AF549753

DIE ENZYKLOPÄDIE DER NATURHEILKUNDE

Michael T. Murray
Joseph E. Pizzorno

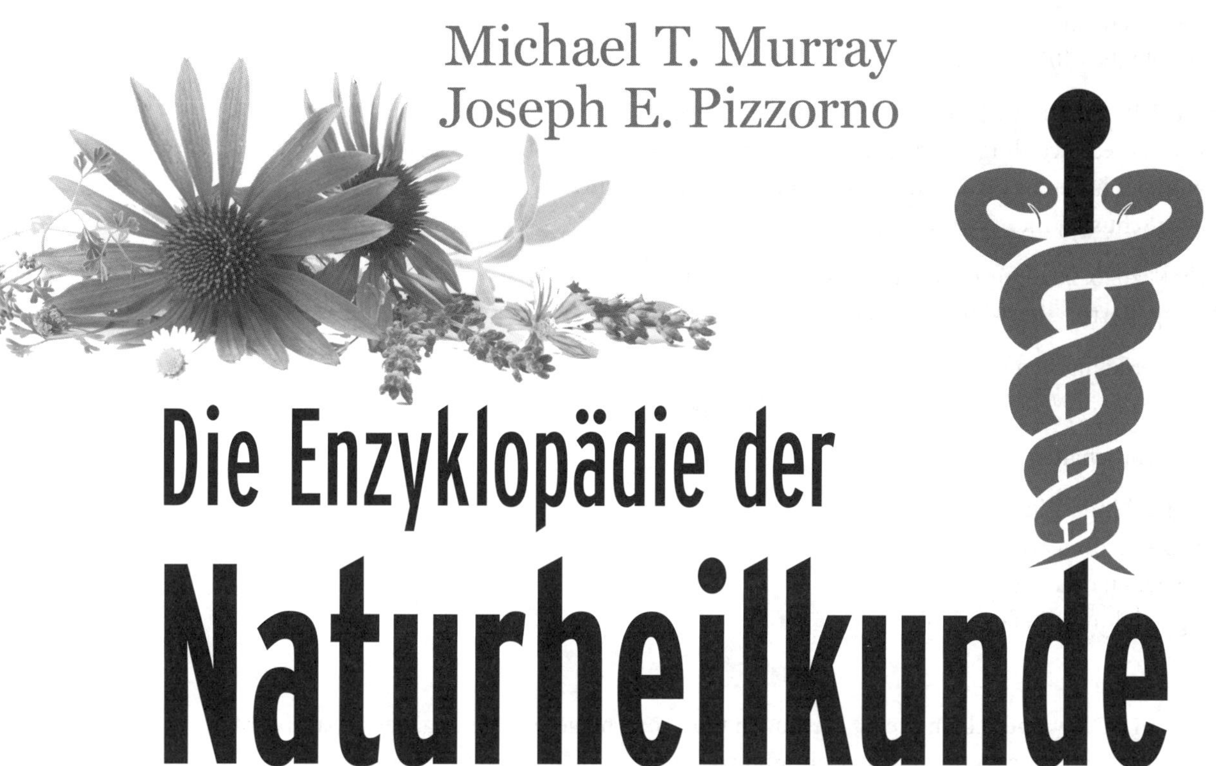

Die Enzyklopädie der Naturheilkunde

Das umfassendste Nachschlagewerk über
die einzigartigen Heilkräfte der natürlichen Medizin

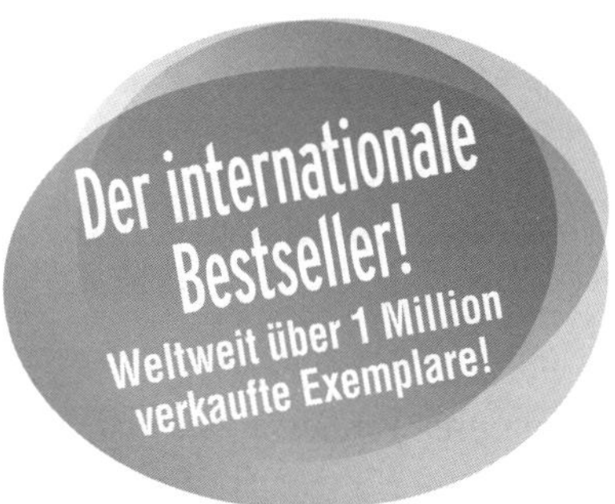

KOPP VERLAG

1. Auflage Mai 2020
2. Auflage Dezember 2020
3. Auflage Oktober 2022

This edition published by arrangement with the original publisher, Atria Books, a division of Simon & Schuster, Inc., New York

Titel der amerikanischen Originalausgabe:
The Encyclopedia of Natural Medicine (Revised Third Edition)

Übersetzung: Linde Wiesner
Lektorat: Gisela Bongart
Satz und Layout: opus verum, München
Umschlaggestaltung: Stefanie Huber

Die in diesem Buch vorgestellten Ideen, Methoden und Vorschläge sind als Ergänzung zu einer professionellen ärztlichen Betreuung gedacht und sollen diese nicht ersetzen. Alle gesundheitlichen Probleme erfordern eine medizinische Betreuung. Konsultieren Sie Ihren Arzt, ehe Sie die Empfehlungen in diesem Buch übernehmen, sowie bei jeder Symptomatik, die einer Diagnose oder ärztlichen Untersuchung bedarf. Die Autoren und Herausgeber übernehmen keine Haftung für Schäden, die direkt oder indirekt mit der Anwendung der Buchinhalte in Zusammenhang stehen.

ISBN: 978-3-86445-745-6

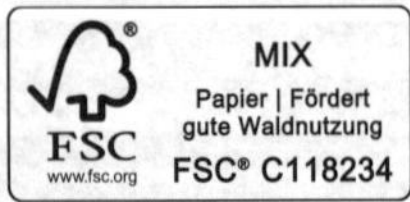

Gerne senden wir Ihnen unser Verlagsverzeichnis
Kopp Verlag
Bertha-Benz-Straße 10
D-72108 Rottenburg
E-Mail: info@kopp-verlag.de
Tel.: (0 74 72) 98 06-10
Fax: (0 74 72) 98 06-11
Unser Buchprogramm finden Sie auch im Internet unter:
www.kopp-verlag.de

INHALT

An die Schönheit, Wahrheit und Weisheit der naturheilkundlichen Medizin

Dieses Buch ist der naturheilkundlichen Medizin sowie den Ärzten und Heilern gewidmet, die auf die »Heilkraft der Natur« vertrauen – jenen, die dies seit Beginn der Menschheitsgeschichte taten, und jenen, die es in Zukunft weiterführen werden.

DANKSAGUNGEN

Allen voran möchte ich mich bei meiner inneren Stimme bedanken, die mich durchs Leben führt und mir immer zur rechten Zeit Inspiration, Kraft und Demut verleiht.

Ich bin mit wunderbaren Eltern gesegnet, deren Unterstützung und Glaube nie nachließen. Wenn jedes Kind so geliebt wird, wie ich es wurde, wäre dies wirklich eine wundervolle Welt. Ich habe versucht, dieses Vermächtnis an meine eigenen Kinder Lexi, Zach und Addison weiterzugeben. Meine wunderbare Frau, Gina: Ich danke dir! Deine Liebe ist eine permanente Quelle der Geborgenheit und Inspiration. Ich habe großes Glück, dich an meiner Seite zu haben!

Dieses Werk repräsentiert für mich so vieles, unter anderem für Engagement und Hingabe. In den inzwischen 25 Jahren, in denen dieses Buch ein Bestandteil meines Lebens ist, haben viele Menschen eine Rolle bei seiner Entstehung und seinem Erfolg gespielt. An erster Stelle stehen hier die gesamte naturheilkundliche Gemeinschaft sowie andere Mitglieder der Heilpraktikerbewegung, darunter die Naturkostindustrie und ihre Patienten beziehungsweise Kunden, die mein Werk am meisten unterstützen. Ich danke Ihnen vielmals!

Schließlich fühle ich mich zutiefst geehrt, Dr. Joseph Pizzorno nicht nur als Koautoren, sondern auch als echten, geschätzten Freund und große Inspiration gewonnen zu haben. Danke für alles, Joe!

Michael T. Murray, Naturheilarzt

Dr. John Bastyr sagte vor 40 Jahren, im dunklen Zeitalter der Naturheilkunde, zu mir als zweifelndem Studenten: »Die Wahrheit unserer Medizin wird sich zeigen.« Während der Arbeit an dieser Neuauflage wurde ich so oft an die beachtliche Weisheit der Pioniere erinnert, deren Erkenntnisse wieder und wieder von der modernen Wissenschaft bestätigt werden. Ich hoffe, dass dieses Werk als Tribut an diese bemerkenswerten und couragierten Männer und Frauen dienen wird, die so vieles erleiden mussten, weil sie es wagten, die Wahrheit auszusprechen.

Ich kenne keine größere Wertschätzung für einen Lehrer, als von seinen Schülern zu lernen und zu sehen, wie sie in der Welt etwas bewirken. Dr. Michael Murray hat durch seine Forschungsarbeit, seinen Unterricht, seine Schriften und seine Verfechtung wissenschaftlich basierter Naturmedizin einen außergewöhnlichen Einfluss darauf, Krankheit und Leid zu mindern. Danke, mein lieber Freund!

Die größten Freuden in meinem Leben sind meine liebe Frau Lara und unsere Kinder Raven und Galen. Lara, meine Liebe, ich danke dir für deine großzügige Liebe und Fürsorge. Und ich gratuliere dir zu deiner eigenen aufkeimenden Karriere als inspirierende Autorin *(Your Bones)*. Ich liebe dich!

Raven, geliebte Tochter, ich bin so stolz auf dich! Du hast deinen Master in Ernährung und den Titel als Registered Dietitian an der Bastyr University gemacht und arbeitest nun als leitende Ernährungsberaterin an einer Klinik für Essstörungen – du bist ein Geschenk für deine Patienten! Mein Sohn Galen, ich beobachte mit Erstaunen, wie du in allem brillierst, was du in jeder einzelnen Ausbildungsstufe tust. Die Zukunft liegt in deiner Hand, und ich freue mich darauf zu sehen, welchen Einfluss du in der Welt haben wirst. Raven und Galen, ich danke euch für eure Liebe – ich bin gesegnet, solch wunderbare Kinder zu haben.

Joseph E. Pizzorno, Naturheilarzt

VORWORT

Dieses Buch wurde geschrieben, um das Wissen der Allgemeinheit, wie man mit natürlichen Methoden seine Gesundheit erhält oder Krankheiten behandelt, auf den neuesten Stand zu bringen. Es räumt mit dem gängigen Mythos über natürliche Heilmittel auf, Naturmedizin sei »nicht wissenschaftlich«. Das Buch liefert Informationen, die auf stabilen wissenschaftlichen Studien fußen, und repräsentiert eine evidenzbasierte Herangehensweise an Gesundheit und Wohlergehen. Diese Enzyklopädie ist zweifellos das am gründlichsten recherchierte und referenzierte Werk über die Anwendung natürlicher Heilmittel, das jemals für das breite Publikum verfasst wurde.

Das Buch soll den Besuch bei einem Arzt oder einem anderen qualifizierten Therapeuten nicht ersetzen. Es soll vielmehr die Dienste von Ärzten ergänzen, die Naturheilkunde praktizieren. Wir legen den Lesern dringend ans Herz, eine gute Beziehung zu einem Therapeuten aufzubauen, der die Kunst und Wissenschaft der Natur- und Präventivmedizin beherrscht, zum Beispiel zu einem Heilpraktiker. In allen Fällen von gesundheitlichen Beschwerden, Erkrankung oder Therapie sollten Sie bitte immer einen Arzt aufsuchen. Die richtige ärztliche Betreuung und Beratung kann Ihre Lebensqualität deutlich erhöhen und Ihre Lebenserwartung verlängern.

Obwohl dieses Buch zahlreiche natürliche Vorgehensweisen bei unterschiedlichsten Symptomen vorstellt, soll es die individuelle ärztliche Betreuung keinesfalls ersetzen. Bitte beachten Sie bei der Lektüre folgende Punkte:

- Stellen Sie keine Selbstdiagnose! Wenn Sie sich wegen irgendeines Themas in diesem Buch Sorgen machen, konsultieren Sie bitte einen Arzt, vorzugsweise einen Naturheilarzt, einen Arzt mit dem Schwerpunkt Ernährungsberatung, einen Osteopathen, Chiropraktiker oder einen anderen auf Naturheilverfahren ausgerichteten Spezialisten.
- Weisen Sie Ihren Arzt auf alle verschreibungspflichtigen und frei verkäuflichen Medikamente, Nahrungsergänzungsmittel oder Pflanzenprodukte hin, die Sie gegenwärtig einnehmen, um mögliche negative Wechselwirkungen zu vermeiden.
- Falls Sie zurzeit verschreibungspflichtige Medikamente einnehmen, müssen Sie sich unbedingt mit Ihrem Arzt besprechen, ehe Sie irgendwelche Arzneien absetzen oder die Dosierungen verändern.
- Bei vielen Erkrankungen sind mehrere Faktoren zur Lösung erforderlich: Änderungen in den Bereichen Medizin, Ernährung und Lebensstil. Bauen Sie nicht nur auf einen einzigen Bereich. Sie können nicht einfach nur Pillen schlucken, Ihre Ernährung jedoch unverändert belassen, oder aber die Ernährung umstellen und Tabletten nehmen, die Probleme in Ihrem Lebensstil dagegen ignorieren. Jede wirklich effektive Heilmethode muss immer alle Faktoren berücksichtigen.

Wenn Sie sich an die in diesem Buch beschriebenen Leitlinien natürlicher Gesundheitsfürsorge halten, werden Sie, wie wir glauben, mit einem Leben voller Gesundheit, Vitalität und Elan belohnt.

Michael T. Murray, Naturheilarzt
Joseph E. Pizzorno, Naturheilarzt

TEIL 1

EINFÜHRUNG

IN DIE NATURHEILKUNDE

WAS IST NATURHEILKUNDE?

Der Arzt der Zukunft wird keine Medizin mehr verabreichen, sondern seine Patienten dazu anregen, sich für den menschlichen Körper, für Ernährung und für die Ursache und Vorbeugung von Krankheiten zu interessieren.
Thomas Edison

Einführung

In den vergangenen Jahrzehnten kam es zu einer fortschreitenden Entwicklung der Grundprinzipien der medizinischen Fürsorge. Im Vordergrund steht bei diesem Wandel die Naturheilkunde – ein medizinisches System, das auf dem Glauben beruht, dass der menschliche Körper eine ganz beachtliche innere Heilkraft besitzt. Naturheilärzte betrachten den Patienten als komplexes, zusammenhängendes System – als ganze Person – und konzentrieren sich darauf, Gesundheit durch natürliche, nicht toxische Methoden wie zum Beispiel Ernährung, Lebensstilmodifikationen, Kräuterarzneien, psychologische Maßnahmen und viele andere mehr herbeizuführen.

Die Naturheilkunde trägt dazu bei, das neue Paradigma in der Medizin einzuführen. Ein *Paradigma* ist ein Modell, mit dessen Hilfe Ereignisse erklärt werden. Wenn sich unser Verständnis der Umwelt und des menschlichen Körpers entwickelt, entstehen neue Paradigmen. In der Physik etwa wurden Descartes' und Newtons Konzepte von Ursache und Wirkung durch Einsteins Relativitätstheorie, die Quantenmechanik und Ansätze in theoretischer Physik ersetzt, die die unglaublich weitgreifende Vernetzung des Universums in Betracht ziehen.

Das neue Paradigma in der Medizin konzentriert sich auch auf die Zusammenhänge zwischen Körper, Geist, Emotionen, sozialen Faktoren und der Umwelt. Während das alte Paradigma den Körper im Grunde genommen als Maschine betrachtete, die am besten mit Medikamenten und operativen Eingriffen zu reparieren ist, sind diese Methoden für das neue Modell zweitrangig. Im Vordergrund stehen vielmehr natürliche, nicht invasive Techniken, die die körpereigenen Heilprozesse unterstützen und dadurch Gesundheit ermöglichen. Die Beziehung zwischen Arzt und Patient verändert sich im Zuge dieser Entwicklung ebenfalls. Vorbei ist die Zeit, in der Ärzte als Halbgötter galten. Nun kommt die Zeit der Eigenverantwortung.

Naturheilkunde: ein historischer Überblick

Die Naturheilkunde ist eine Heilmethode, die einer Person unter Anwendung verschiedener natürlicher Maßnahmen zum bestmöglichen gesundheitlichen Zustand verhelfen soll. Trotz ihrer philosophischen Verbindungen zu vielen Kulturen entwickelte sich die moderne Naturheilkunde aus natürlichen Heilsystemen im Europa und Amerika des 18. und 19. Jahrhunderts. Die europäische Tradition des Kurbads an natürlichen Quellen oder in speziellen Kurorten hatte Mitte des 18. Jahrhunderts auch in Amerika Fuß gefasst. Aufgrund dieser Gepflogenheit waren Deutschland und die Vereinigten Staaten besonders empfänglich für die Ideen der Naturheilkunde. Zu den Pionieren dieser Bewegung gehörten Sebastian Kneipp, ein Priester, der seine eigene Genesung von Tuberkulose den Bädern in der Donau zuschrieb, sowie Benedict Lust, ein Arzt, der in Kneipps Wasserkurklinik in Bad Wörishofen im Unterallgäu lernte. In den 1890er-Jahren zog Lust in die USA und begann dort, für eine eklektische Sammlung von Doktrinen über natürliche Heilmethoden den Begriff Naturheilkunde zu verwenden.

1902 gründete Lust in New York City die erste Schule für Naturheilkunde der USA. Er unterrichtete ein medizinisches System, das das Beste aus allem enthielt, was zu jener Zeit über Naturheilkunde, natürliche Ernährung, Kräutermedizin, Homöopathie, Manipulieren der Wirbelsäule, Bewegungstherapie, Hydrotherapie, Elektrotherapie, Stressreduktion und andere natürliche Therapien bekannt war. Die Grundsätze seines Verständnisses von Naturheilkunde fasste er in dem Artikel »The Principles, Aim and Program of the Nature Cure« zusammen:[1]

Das natürliche System zum Heilen von Krankheiten basiert auf einer Rückkehr zur Natur hinsichtlich Ernährung, Atmung, Bewegung, Bäder und der Anwendung verschiedener Kräfte, um die giftigen Produkte aus dem System herauszuschaffen und somit die Vitalität des Patienten auf einen guten Gesundheitsstandard zu bringen …

Das Programm der Naturheilkunde

1. Ablegen schlechter Gewohnheiten, des Unkrauts im Leben, wie Völlerei, Alkoholgenuss, Medikamenteneinnahme, Konsum von Tee, Kaffee und Kakao, die alle Gifte enthalten, Fleischessen, falsche Schlaf- und Wachzeiten, Verschwendung der Lebenskräfte, verringerte Vitalität, sexuelle und soziale Verirrungen, Sorgen etc.

2. Korrektive Gewohnheiten. Richtiges Atmen, richtige Bewegung, richtige Geisteshaltung. Mäßigung im Streben nach Gesundheit und Reichtum.

3. Neue Lebensprinzipien. Richtiges Fasten, die Wahl der Nahrung, Wassertherapie, Licht- und Luftbäder, Schlammbäder, Osteopathie, Chiropraktik und andere Formen mechanischer Therapien, Mineralsalze in organischer Form, Elektrotherapie, Heliotherapie, Dampf- oder türkische Bäder, Sitzbäder etc. …

Es gibt eigentlich nur eine wirkliche Heilkraft, und das ist die Natur selbst, also die angeborene restaurative Kraft des Organismus, Krankheit zu überwinden. Nun stellt sich die Frage: Kann diese Kraft besser durch äußere oder durch innere Maßnahmen angepasst und angeleitet werden? Das heißt: Ist es eher vertretbar, Krankheit durch irritierende Medikamente, Impfungen und Seren zu behandeln, die von abergläubischen modernen Ärzten verabreicht werden, oder durch sanfte, zuträgliche Kräfte natürlicher Therapien, welche von dieser neuen medizinischen Schule, der Naturheilkunde, angewandt werden, die die einzige orthodoxe Schule der Medizin darstellt? Sind diese natürlichen Kräfte nicht viel orthodoxer als die künstlichen Mittel der Drogisten? Die praktische Anwendung dieser natürlichen Wirkstoffe, die auf den einzelnen Fall zugeschnitten sind, sind echte Anzeichen dafür, dass die Kunst des Heilens durch das Zutun vollkommen unschädlicher, zuträglicher Behandlungen verfeinert wird.

Die frühen Naturheiler wie Lust legten großen Wert auf eine natürliche, gesunde Ernährung. Das hatten sie mit vielen Zeitgenossen gemeinsam. John Kellogg, ein Arzt, Siebenter-Tages-Adventist und Vegetarier, leitete das Battle Creek Sanatorium, in dem natürliche Therapien angewandt wurden. Sein Bruder Will war Gründer und Betreiber einer Fabrik in Battle Creek, Michigan, die Naturkostprodukte wie Weizenschrot und Granolakekse produzierte. Angetrieben sowohl von ihrer persönlichen Überzeugung, dass Getreideballaststoffe große Vorzüge besitzen, als auch von kommerziellen Interessen machten die Kellogg-Brüder zusammen mit dem ehemaligen Angestellten C. W. Post naturheilkundliche Vorstellungen über Ernährung populär.

Anfang des 20. Jahrhunderts wuchs und gedieh die Naturheilkunde. Doch Mitte der 1930er-Jahre führten mehrere Faktoren dazu, dass der Berufsstand der Ärzte die Basis für sein derzeitiges faktisches Monopol im Bereich der Gesundheitsfürsorge legte: 1. Die Ärzteschaft hörte schließlich ganz auf, Therapien wie Aderlass und Quecksilberverabreichung anzuwenden, und ersetzte sie durch neue Verfahren, die in der Behandlung von Symptomen effektiver und weit ungiftiger waren. 2. Von der Pharmaindustrie unterstützte Stiftungen fingen an, medizinische Schulen und Medikamentenforschung zu subventionieren. 3. Die Ärzteschaft wurde mehr zu einer politischen Kraft, was zu Gesetzen führte, die das Überleben anderer Heilsysteme ernsthaft gefährdeten.[2]

Nachdem der Berufszweig nahezu erloschen war, erlebte die Naturheilkunde ab Mitte der 1970er-Jahre jedoch wieder einen gewaltigen Aufwärtstrend. Dieses Wiederaufleben hängt zum großen Teil mit einem gestiegenen öffentlichen Bewusstsein für die Rolle von Ernährung und Lebensstil bei chronischen

Krankheiten und mit dem Versagen der modernen Medizin, mit diesen Krankheiten effektiv umzugehen, zusammen. Zudem spielten die Gründung der Bastyr University in Seattle, USA, mit ihrem Schwerpunkt auf wissenschaftlich begründeter Naturmedizin sowie ihrer richtungsweisenden staatlichen Zulassung eine wichtige Rolle.

Die Philosophie der Naturheilkunde

Der Begriff Naturheilkunde wurde erst Ende des 19. Jahrhunderts eingeführt, doch die philosophischen Wurzeln dieses Medizinsystems reichen Jahrtausende zurück. Die Naturheilkunde bedient sich des Heilwissens vieler Kulturen wie Indiens Ayurveda, Chinas Taoismus sowie der hippokratischen Medizin Griechenlands und gründet sich auf sieben bewährte Prinzipien:

Prinzip 1: Die Heilkraft der Natur *(vis medicatrix naturae)*. Naturheilpraktiker glauben, dass der Körper eine beachtliche Fähigkeit zur Selbstheilung besitzt. Die Aufgabe des Arztes besteht darin, mithilfe natürlicher, ungiftiger Therapien diesen Prozess zu ermöglichen und zu unterstützen.

Prinzip 2: Die Ursache erkennen und behandeln *(tolle causam)*. Der naturheilkundliche Arzt ist darin ausgebildet, die einer Krankheit zugrunde liegenden Ursachen zu suchen, statt einfach die Symptome zu unterdrücken, die ein Ausdruck des Versuchs des Körpers sind, sich selbst zu heilen. Die Ursachen von Krankheiten können auf der physischen, geistig-emotionalen oder spirituellen Ebene liegen.

Prinzip 3: Zuerst einmal nicht schaden *(primum non nocere)*. Der Naturheilarzt bemüht sich, mit der medizinischen Behandlung keinen Schaden anzurichten, indem er sichere und effektive natürliche Methoden anwendet.

Prinzip 4: Die ganze Person behandeln *(Holismus)*. Naturheilkundliche Ärzte sind darin ausgebildet, eine Person als ganzes, komplexes Zusammenspiel aus physischen, geistig-emotionalen, spirituellen, sozialen und anderen Faktoren zu sehen.

Prinzip 5: Der Arzt als Lehrer *(docere)*. Der Naturheilarzt ist zuallererst Lehrer, der seine Patienten unterweist, bestärkt und motiviert, damit sie durch eine gesunde Geisteshaltung, Lebensführung und Ernährung selbst mehr Verantwortung für ihre Gesundheit übernehmen.

Prinzip 6: Prävention ist das beste Heilmittel. Naturheilkundliche Ärzte sind Spezialisten in Präventivmedizin. Durch Schulung und Lebensgewohnheiten wird Krankheiten vorgebeugt und die Gesundheit gestärkt.

Prinzip 7: Gesundheit und Wohlbefinden herstellen. Die optimale Gesundheit herbeizuführen und zu erhalten und das Wohlbefinden zu stärken – dies sind die primären Ziele des Naturheilarztes. Während Gesundheit als Zustand optimalen physischen, geistigen, emotionalen und spirituellen Wohlgefühls definiert wird, ist Wohlbefinden ein gesundheitlicher Zustand, der von einer positiven emotionalen Befindlichkeit gekennzeichnet ist. Der Naturheilarzt strebt danach, das Maß des Wohlbefindens unabhängig von Krankheit oder Gesundheit zu steigern. Selbst bei ernsthaften Erkrankungen kann oftmals ein hohes Maß an Wohlbefinden erreicht werden.

Die naturheilkundliche Therapie

Der primäre Fokus naturheilkundlicher Ärzte liegt auf der Erhaltung der Gesundheit und der Verhinderung von Krankheiten. Neben Empfehlungen hinsichtlich Lebensgewohnheiten, Ernährung und Bewegung können sie eine ganze Reihe von therapeutischen Maßnahmen durchführen, um die Gesundheit zu stärken. Einige Naturheilärzte spezialisieren sich auf ein therapeutisches Verfahren, andere handeln eher eklektisch und wenden mehrere Methoden an. Manche naturheilkundliche Ärzte spezialisieren sich auch auf bestimmte medizinische Bereiche wie etwa Pädiatrie, natürliche Geburt oder physikalische Medizin.

Die Naturheilkunde ist inklusiv, das heißt, sie integriert verschiedene Heilmethoden. Derzeit werden naturheilkundliche Ärzte in Ernährungsmedizin, Pflanzenmedizin, Homöopathie, orientalischer Medizin und Akupunktur, Hydrotherapie, physikalischer Medizin wie Massage und physikalischer Manipulation, psychologischer Beratung und anderen Psychotherapien sowie in kleineren operativen Eingriffen ausgebildet. Zudem können zugelassene Naturheilärzte in vielen Ländern Medikamente verordnen.

Ernährungsmedizin

Die Ernährung als Therapie bildet das Fundament der Naturheilkunde. Immer mehr Erkenntnisse bestätigen den Wert von vollwertiger Ernährung und Nahrungsergänzungsmitteln für die Erhaltung der Gesundheit sowie die Behandlung von Krankheiten.

Pflanzenmedizin

Pflanzen werden schon seit der Antike als Arzneimittel verwendet. Naturheilärzte sind in Kräutermedizin ausgebildet und kennen sowohl die traditionellen Einsatzmöglichkeiten von Pflanzen als auch ihre modernen pharmakologischen Wirkungsweisen.

Homöopathie

Der Begriff *Homöopathie* ist aus den griechischen Wörtern *homoios* (»gleich«, »ähnlich«) und *pathos* (»Leid«) gebildet. Die Homöopathie ist ein medizinisches System, das eine Krankheit mit einem verdünnten, potenzierten Wirkstoff behandelt, der bei einer gesunden Person die gleichen Symptome hervorruft wie die Krankheit. Das dahinterstehende Prinzip lautet: »Gleiches durch Gleiches heilen«. Die homöopathischen Arzneistoffe stammen von unterschiedlichsten Pflanzen, Mineralien und Chemikalien.

Traditionelle Chinesische Medizin und Akupunktur

Die Traditionelle Chinesische Medizin (TCM) und die Akupunktur gehören zu einem uralten medizinischen System mit Techniken, die den Fluss der Lebensenergie (Qi) stärken. Bei der Akupunktur werden bestimmte Körperpunkte entlang der Qi-Leitbahnen, der sogenannten Meridiane, stimuliert. Diese Akupunkturpunkte können durch das Einstechen und Herausziehen von Nadeln, durch Hitzeanwendung (Moxibustion), durch Massieren, mit Laserstrahlen, elektrischem Strom oder auch durch eine Kombination aus diesen Methoden stimuliert werden.

Hydrotherapie

Die Hydrotherapie kann als Anwendung von Wasser in allen möglichen Formen (heiß, kalt, Eis, Dampf etc.) und vielerlei Therapiearten (Sitzbad, Spülung, Mineralbad, Badewanne, Whirlpool, Sauna, Dusche, Tauchbad, Packung, Wickel, Fußbad, feuchter Umschlag, Darmspülung) definiert werden. Sie gehört zu den ältesten Behandlungsmethoden und wurde von zahlreichen Völkern angewandt, etwa den Ägyptern, Assyrern, Persern, Griechen, Hebräern, Hindus und Chinesen.

Physikalische Medizin

Mit physikalischer Medizin ist die Anwendung physikalischer Methoden zur Behandlung eines Patienten gemeint. Dazu gehören die Physiotherapie mit Ultraschall, die Hochfrequenz-Wärmetherapie und andere elektromagnetische Hilfsmittel sowie therapeutisches Training, Massage, Gelenkmobilisierung (Manipulation) und -ruhigstellung sowie Hydrotherapie.

Psychologische Beratung und Lebensstilmodifizierung

Beratung und Empfehlungen zur Änderung von Lebensgewohnheiten sind in der Naturheilkunde von großer Bedeutung. Ein Naturheilarzt ist formell in folgenden Bereichen ausgebildet:

- Den Patienten befragen und auf ihn eingehen, aktiv zuhören, die Körpersprache »lesen« und andere Kommunikationsfertigkeiten anwenden, die für die therapeutische Beziehung erforderlich sind.
- Psychologische Probleme erkennen und verstehen, unter anderem Entwicklungsprobleme, abnormes Verhalten, Abhängigkeiten, Stress oder problematische Sexualität.
- Verschiedene Behandlungsmethoden wie Hypnose und geführte Visualisierung, Beratungstechniken, Korrektur zugrunde liegender organischer Faktoren und Familientherapie.

Naturheilkundliche Grundversorgung

Der moderne naturheilkundliche Arzt bietet alles, was die medizinische Grundversorgung ausmacht. Das heißt, er ist so ausgebildet, dass man ihn bei allgemeinen medizinischen Problemen (nicht Notfällen) als Ersten aufsucht. Die Erstuntersuchung richtet sich im Allgemeinen nach dem konventionellen medizinischen Modell – mit Anamnese, körperlicher Untersuchung, Labortests und anderen anerkannten diagnostischen Verfahren –, aber diese klinische Bewertung kann durch nicht konventionelle Diagnosetechniken wie Tests auf Nährstoffmängel, Toxinbelastung und physiologische Funktionen erweitert werden.

Ein typischer Erstbesuch bei einem Naturheilarzt dauert häufig bis zu einer Stunde. Da naturheilkundliche Ärzte es als eines ihrer wichtigsten Ziele erachten, den Patienten zu unterrichten, wie er ein gesundes Leben führen kann, ist die Zeit, die sie dafür aufwenden, dem Patienten die Prinzipien der Gesunderhaltung und medizinische Aspekte zu erklären, einer der Punkte, die sie von vielen anderen Medizinern unterscheiden.

Die Patient-Arzt-Beziehung beginnt mit einer gründlichen Anamnese und einem Gespräch, um alle Aspekte der Lebensweise des Patienten zu erfahren. Der Arzt führt Standarddiagnoseverfahren durch, falls diese nötig sind, etwa eine physische Untersuchung sowie Blut- und Urinanalysen. Hat er ein gutes Bild vom Gesundheitszustand des Patienten gewonnen (eine Krankheit zu diagnostizieren ist nur ein Teil dieses Prozesses), erarbeitet der Arzt zusammen mit dem Patienten einen Behandlungs- und Gesundheitsplan.

Da viele naturheilkundliche Ärzte als Allgemeinärzte fungieren, sind medizinische Standardkontrollen, Nachbeobachtungen und -untersuchungen entscheidend für die Versorgung der Patienten. Diese werden aufgefordert, jährliche Check-ups machen zu lassen, zu denen eine vollständige körperliche Untersuchung gehört. Wenn Therapien eingesetzt werden, wird deren Erfolg mithilfe konventioneller Methoden ermittelt (zum Beispiel durch Patientenbefragung, körperliche Untersuchung, Labortests und radiologische Untersuchungen).

Naturheilkunde und Allopathie – ein Vergleich

Vielleicht fragen Sie sich, inwiefern naturheilkundliche Ärzte einen anderen Blick auf die Gesundheit haben als konventionelle Ärzte. Zunächst einmal praktizieren die meisten konventionellen Ärzte per Definition und Philosophie *allopathische* Medizin. Allopathie ist die konventionelle Medizin, wie sie von Absolventen medizinischer Hochschulen praktiziert wird, die den Titel »Doktor der Medizin« verleihen. Dieses medizinische System fokussiert sich in erster Linie darauf, Krankheiten zu behandeln, und weniger darauf, die Gesundheit zu bewahren.

Der grundlegende Unterschied zwischen Naturheilkunde und Allopathie (Schulmedizin) besteht darin, dass der allopathische Arzt dazu neigt, Gesundheit primär als körperlichen Zustand zu sehen, bei dem augenscheinlich keine Krankheit präsent ist. Für den naturheilkundlichen Arzt hingegen ist echte Gesundheit ein Zustand optimalen physischen, geistigen, emotionalen und spirituellen Wohlbefindens. Der wichtigste Unterschied zwischen naturheilkundlichen und allopathischen Ärzten zeigt sich, wenn wir uns anschauen, wie sie nicht nur Gesundheit, sondern auch Krankheit betrachten.

Um die Unterschiede zu verdeutlichen, sehen wir uns an, wie die Ärzte mit der »Infektionsgleichung« umgehen. Die Infektionsgleichung ist einer mathematischen Gleichung, zum Beispiel 1 + 2 = 3, vergleichbar. In der Infektionsgleichung wird das Ergebnis durch das Zusammenspiel des Immunsystems des Wirts und des infizierenden Organismus bestimmt. Ein naturheilkundlicher Arzt wendet eher Therapien an, die das Immunsystem stärken, während die meisten konventionellen Ärzte eher Methoden wählen, die die eindringenden Organismen abtöten. Die konventionelle Medizin ist geradezu besessen von den infektiös wirkenden Kräften, statt sich mit den Verteidigungsmechanismen des Wirts zu befassen. Diese Besessenheit begann so richtig mit Louis Pasteur, einem Arzt und Forscher, der im

19. Jahrhundert eine wichtige Rolle bei der Entwicklung der Keimtheorie spielte. Diese Theorie besagt, dass unterschiedliche Krankheiten von unterschiedlichen infektiösen Organismen verursacht werden; der Patient ist in dieser Theorie das passive Opfer. Pasteur widmete einen großen Abschnitt seines Lebens der Suche nach Substanzen, die diese infektiösen Organismen abtöten könnten. Er und andere nach ihm, die effektiven Behandlungsmethoden von ansteckenden Krankheiten den Weg bereiteten, haben Großartiges geleistet, für das wir ihnen dankbar sein sollten. Aber das ist nicht alles bei der Infektionsgleichung.

Ein anderer französischer Wissenschaftler des 19. Jahrhunderts, Claude Bernard, leistete ebenfalls große Beiträge zum medizinischen Verständnis. Bernard hatte aber eine andere Sicht auf Gesundheit und Krankheit. Er glaubte, die innere Verfassung einer Person sei wichtiger für die Bestimmung einer Krankheit als das Pathogen selbst. Anders ausgedrückt: Bernard war sich sicher, dass das innere »Milieu« beziehungsweise die Anfälligkeit für Infektionen wichtiger ist als der Keim. Seiner Meinung nach sollten sich Ärzte mehr darauf konzentrieren, dieses innere Milieu zu einem unwirtlichen Ort für Krankheiten zu machen.

Bernards Theorie führte zu einigen recht interessanten Studien. Ein überzeugter Verfechter der Keimtheorie würde manche davon für völlig aberwitzig halten. Eine der interessantesten Studien führte der russische Wissenschaftler Elias (oder Ilja Iljitsch) Metschnikow durch, der Entdecker der weißen Blutkörperchen. Er und seine Forscherkollegen nahmen Kulturen mit Millionen von Cholerabakterien zu sich, aber keiner von ihnen bekam Cholera. Der Grund: Ihre Immunsysteme waren nicht geschwächt. Metschnikow glaubte wie Bernard, dass der richtige Weg, mit ansteckenden Krankheiten umzugehen, darin bestand, die körpereigenen Abwehrmechanismen zu stärken.

Am Ende ihres Lebens widmeten sich Pasteur und Bernard wissenschaftlichen Diskussionen über den Wert der Keimtheorie und Bernards Sichtweise vom inneren Milieu. Auf seinem Totenbett soll Pasteur gesagt haben: »Bernard hatte recht. Der Erreger ist nichts, das Milieu ist alles.« Leider ist Pasteurs Vermächtnis dennoch die Besessenheit vom Pathogen, die Bedeutung des Milieus hat die moderne Medizin weitgehend vergessen.

Wir möchten hier klarstellen, dass die Fortschritte in der konventionellen Medizin zu lebensrettenden Ergebnissen führen können, wenn sie richtig angewandt werden. Beispielsweise retten Antibiotika bei angemessenem Einsatz zweifellos Leben. Doch es ist ebenso unfraglich, dass viel zu viele Antibiotika verordnet werden. Die angemessene Verabreichung von Antibiotika ist medizinisch sehr sinnvoll, aber bei Krankheiten wie etwa Akne, wiederkehrenden Blasenentzündungen, chronischer Bronchitis und nicht bakteriellen Halsschmerzen ist der Einsatz von Antibiotika sinnlos. Antibiotika haben hier selten dauerhaften Erfolg, und diese Erkrankungen sollten besser mit natürlichen Methoden behandelt werden.

Der weitverbreitete Gebrauch und Missbrauch von Antibiotika ist mittlerweile aus mehreren Gründen alarmierend, zum Beispiel wegen des nahezu epidemischen Ausmaßes chronischer Candidose und der Entstehung von »Superbakterien«, die gegen die derzeit verfügbaren Antibiotika resistent sind. Wir kommen einer »post-antibiotischen Ära«, in der viele ansteckende Krankheiten erneut nahezu unmöglich zu behandeln sind, gefährlich nahe.[3,4]

Da es erwiesen ist, dass die Antibiotikaresistenz eine kleinere Gefahr darstellt, wenn diese Medikamente sparsam eingesetzt werden, ist eine Reduzierung von Antibiotikaverordnungen wohl der einzige gangbare Weg, um das Problem zu lösen. Medizinische Experten und die Weltgesundheitsorganisation sind sich darin einig, dass der Antibiotikakonsum eingeschränkt werden muss und unangemessene Verordnungen aufhören müssen, wenn der steigende Trend zu bakteriellen Resistenzen auf Antibiotika gestoppt und umgekehrt werden soll.

Wir fassen diese Herausforderung so auf, dass konventionelle medizinische Denker sich die Möglichkeiten, den Widerstand gegen Infektionen zu stärken, näher anschauen müssen. Wie wir glauben, werden sie dann die Heilkraft der Natur entdecken. Immer mehr weist darauf hin, dass eine vollwertige Ernährung, die Einnahme von Nahrungsergänzungsmitteln sowie ein gesunder Lebensstil und eine gesunde innere Einstellung die Widerstandskraft gegen Infektionen unterstützen. Kinder mit einem Mangel an mehreren Nährstoffen wie Vitamin A, Vitamin C und Zink sind zum Beispiel viel anfälliger für eine ganze Reihe von Krankheitserregern. Kurzfristig können Antibiotika zwar von entscheidender Bedeutung sein, langfristig bewirken sie aber nichts, um ein geschwächtes Immunsystem zu stärken, weshalb Infektionen immer wiederkehren.

Natürliche Medizin als Therapie

Natürliche Arzneimittel wie pflanzliche Präparate und Nahrungsergänzungsmittel unterstützen nicht nur die Gesundheit allgemein, sondern werden häufig auch als direkter Ersatz für konventionelle Medikamente verabreicht. Es gilt jedoch, eine wichtige Abgrenzung vorzunehmen: In den meisten Fällen unterstützen diese natürlichen Substanzen den Heilungsprozess eher, als dass sie Symptome unterdrücken. Um dies zu veranschaulichen, sehen wir uns die natürliche und konventionelle Vorgehensweise bei Arthrose (der häufigsten Form der Arthritis) an.

Arthrose ist von einem Verschleiß der Gelenkknorpel gekennzeichnet. Knorpelgewebe spielt bei der Funktion von Gelenken eine wichtige Rolle. Mit seiner gallertartigen Struktur schützt es die Enden der Gelenke, indem es als Stoßdämpfer fungiert. Der Abbau des Knorpels ist das Hauptcharakteristikum der Arthrose. Dieser Verschleiß führt zu Entzündung, Schmerzen, Verformungen und eingeschränkter Beweglichkeit des Gelenks.

Arthrose wird in erster Linie mit nichtsteroidalen Entzündungshemmern (NSARs) behandelt. Zu diesen gehören zum Beispiel Aspirin, Ibuprofen, Naproxen, Piroxicam, Diclofenac und die neueren COX-2-Inhibitoren wie Celocoxib. NSARs, die in den USA breite Verwendung finden, haben Nebenwirkungen wie Magen-Darm-Beschwerden, Kopfschmerzen und Schwindel und sollten deshalb nur kurzfristig angewendet werden. Außerdem sterben jährlich rund 7000 Amerikaner an Geschwüren, die von NSAR-Medikamenten der älteren Generation verursacht werden.[5] Neuere Versionen wie Rofecoxib (Vioxx, 2004 vom Markt genommen) und Celecoxib erhöhen, wie man mittlerweile weiß, das Sterberisiko aufgrund von Herzschäden und bergen zudem ein signifikantes Risiko für Magen-Darm-Blutungen. In den ersten 5 Jahren nach der Zulassung dieser Medikamente verloren schätzungsweise mehr als 60 000 Menschen wegen deren Nebenwirkungen ihr Leben.[6]

Weitgehend unbekannt ist die Tatsache, dass diese Medikamente zwar kurzfristig die Symptome der Arthrose unterdrücken können, Studien jedoch gezeigt haben, dass sie langfristig den Gelenkverschleiß sogar beschleunigen und die Knorpelwiederherstellung hemmen können, indem sie die Bildung wichtiger Komponenten im Knorpel, der Glykosaminoglykane (GAG), unterbinden. Diese Substanzen sind dafür zuständig, im Knorpelgewebe den richtigen Wassergehalt aufrechtzuerhalten, wodurch der Knorpel seine gallertartige Struktur und seine Funktion als Stoßdämpfer beibehält. Einfach ausgedrückt, sind Aspirin und andere NSAR-Medikamente darauf ausgerichtet, Krankheiten zu bekämpfen, statt die Gesundheit zu fördern.[7–13]

Im Gegensatz dazu kurbeln natürliche Behandlungsmethoden die natürlichen Heilprozesse des Körpers an. Glucosaminsulfat (GAG) beispielsweise setzt bei einem der Faktoren an, die zu Arthrose führen können: der verminderten Produktion von Knorpelkomponenten (vor allem GAG). Indem es die Wurzel des Problems angeht – nicht nur die Knorpelbildung erhöht, sondern auch die Gesundheit des Knorpels stärkt –, reduziert Glucosaminsulfat die Symptome wie zum Beispiel Schmerzen und hilft dem Körper gleichzeitig, schadhafte Gelenke zu reparieren.[14–16] In direkten Vergleichsstudien mit NSARs wie Ibuprofen, Piroxicam und Celecoxib hat Glucosaminsulfat ähnlichen oder größeren Nutzen bewiesen.[17–20] Während bei pharmazeutischen Medikamenten Nebenwirkungen gängig und sogar zu erwarten sind, hat Glucosaminsulfat keinerlei Nebenwirkungen. Der einzige Vorteil der Medikamente besteht darin, dass die Symptomlinderung schneller eintritt als bei natürlichen Therapien, aber dieser Vorzug dauert nur ein paar Wochen an. Innerhalb weniger Monate führt Glucosaminsulfat zu einer intensiveren Symptomlinderung. Weitere Informationen finden Sie im Kapitel über Arthrose.

Naturheilkunde als Komplementärmedizin

Die Naturheilkunde kann nicht nur als Primärmedizin dienen, sondern vermag auch die konventionelle Medizin zu ergänzen, besonders bei schweren Erkrankungen, die pharmakologischer und/oder chirurgischer Intervention bedürfen, wie Krebs, Angina Pectoris, Herzinsuffizienz, Parkinsonkrankheit und Traumata. Ein Patient mit schwerer Herzinsuffizienz etwa, der Medikamente wie Digoxin und Furosemid braucht, kann von der angemessenen Supplementierung mit Thiamin, Carnitin und Coenzym Q_{10} profitieren. Obwohl Doppelblindstudien auf die Vorzüge dieser Wirkstoffe als Komplementärtherapie bei Herzsuffizienz hinweisen, werden sie in den USA von konventionellen Ärzten nur selten verordnet. Weitere Informationen finden Sie im Kapitel über Herzinsuffizienz.

Naturheilkunde als Präventivmedizin

Am nützlichsten kann sich die Naturheilkunde bei der Krankheitsprävention erweisen. Naturheilärzte sind dazu ausgebildet, reichlich Zeit und Mühe zu investieren, um den Patienten beizubringen, wie wichtig Lebensstil, Ernährung und innere Einstellung für die Gesundheit sind. Zu einer echten Primärprävention gehören die Einschätzung von gesundheitlichen Risiken (vor allem für Herzkrankheiten, Krebs, Schlaganfall, Diabetes und Osteoporose) und ein individuell erstellter Plan, um kontrollierbare Risikofaktoren zu reduzieren.

Die gesundheitlichen Vorzüge und die Kosteneffektivität dieser Präventionspläne sind klar belegt. Studien haben durchweg ergeben, dass die Teilnehmer von Programmen, die auf das Wohlbefinden ausgelegt waren, weniger Fehltage aufgrund von Krankheiten (in einer Studie um 43 Prozent weniger), weniger Tage im Krankenhaus (in einer Studie um 54 Prozent weniger) und weniger medizinische Kosten (in einer Studie beachtliche 76 Prozent weniger) hatten.[21]

Der Bedarf an Naturheilkunde

Es ist absolut erforderlich, dass die Naturheilkunde in der Praxis zur vorherrschenden medizinischen Vorgehensweise wird. Jedes Jahr geben wir in den USA mehr als 2 Billionen Dollar für die Gesundheitsfürsorge aus – genauer gesagt, verwenden wir den Großteil davon für »Krankheitsfürsorge«. Die Gesundheitskosten verschlingen inzwischen 17 Prozent des Bruttonationalprodukts (BNP), und der Anteil der medizinischen Kosten am BNP steigt doppelt so schnell wie die Inflationsrate. Wir können es uns nicht leisten, weiter in diese Richtung abzudriften.

Wenn die Naturheilkunde mit ihrem Fokus auf der Stärkung der Gesundheit und der Vorbeugung von Krankheiten das vorherrschende medizinische Modell werden würde, dann könnten nicht nur die Gesundheitskosten drastisch reduziert werden – auch die Gesundheit der Amerikaner könnte sich drastisch verbessern. Es ist eine traurige Tatsache, dass wir als Nation nicht gesund sind, obwohl wir mehr als jedes andere Land der Welt für die Gesundheitsfürsorge ausgeben. Fast die Hälfte aller Erwachsenen leidet unter einer oder mehreren chronischen Krankheiten (wie Krebs, Diabetes, Arthritis und Herzerkrankung) sowie Adipositas. Besonders alarmierend an diesen Statistiken ist, dass sie für

Definitionen von Prävention	
Primärprävention	Veränderungen im Lebensstil, weniger Speisefette, mehr Ballaststoffe, mehr pflanzliche Nahrungsmittel, Nahrungsergänzungsmittel, mit dem Rauchen und mit Alkoholmissbrauch aufhören, psychologische Beratung, Immunisierung
Sekundärprävention	Frühe Entdeckung subklinischer Erkrankungen, um spätere Einschränkungen zu vermeiden; Screenings für Bluthochdruck, Gehörschäden, Sehverlust, Osteoporose, hohe Cholesterinwerte, Krebs
Tertiärprävention	Behinderungen und Einschränkungen aufgrund diagnostizierter Erkrankungen minimieren

Prozentsatz der erwachsenen Amerikaner mit den zehn häufigsten chronischen Krankheiten[22]						
Krankheit	Männer (%)			Frauen (%)		
	18–44 Jahre	45–64 Jahre	65+ Jahre	18–44 Jahre	45–64 Jahre	65+ Jahre
Arthritis	4,1	21,4	38,3	6,4	33,9	54,4
Atemwegserkrankungen (Asthma, Emphysem, chronische Bronchitis)	5,5	8,8	16,7	9,3	11,4	12,6
Krebs	0,2	2,3	5,2	0,5	2,2	3,8
Chronische Nebenhöhlenentzündung	13,6	16,3	14,1	18,3	19,9	17,0
Diabetes	0,8	5,1	9,1	1,0	5,7	9,9
Heuschnupfen	10,3	7,9	k.A.*	12,1	9,8	k.A.*
Schlechtes Gehör	6,3	19,6	36,2	4,0	10,6	26,8
Bluthochdruck	6,6	25,4	32,7	5,7	27,4	45,6
Ischämische Herzerkrankung	0,3	8,7	17,9	0,3	4,3	12,1
Sehschwäche	4,3	6,2	10,4	1,7	3,2	18,8

*k.A. = keine Angaben

Erwachsene gelten, die eigentlich in der Blüte ihres Lebens stehen sollten. Weit schlimmer noch sehen die Zahlen für die Älteren aus, von denen so gut wie jeder unter einer oder mehreren chronischen degenerativen Erkrankungen leidet.

Gesundheitszustand der Amerikaner zwischen 18 und 64 Jahren[23]

- Eine chronische Krankheit: 29 Prozent
- Zwei chronische Krankheiten: 18 Prozent
- Drei oder mehr chronische Krankheiten: 7 Prozent

Lösung: eine auf Wohlbefinden ausgerichtete Medizin

Eine auf das Wohlbefinden ausgerichtete Medizin wie die Naturheilkunde liefert eine praktische Lösung für die dramatisch steigenden Gesundheitskosten und den schlechten Gesundheitszustand. Ebenso wichtig ist die Tatsache, dass diese Ausrichtung die Zufriedenheit der Patienten erhöhen kann. Studien haben gezeigt, dass Patienten, die die naturheilkundliche beziehungsweise gesundheitsfördernde Herangehensweise wählen, mit den Ergebnissen ihrer Behandlungsmaßnahmen zufriedener sind, als sie es mit konventionellen Behandlungsmethoden wie Medikamenten und operativen Eingriffen wären. Ein paar Studien verglichen die Zufriedenheit von Naturheilkundepatienten direkt mit der von Patienten der Schulmedizin. Die größte Untersuchung wurde in den Niederlanden durchgeführt, wo naturheilkundliche Ärzte fest ins Gesundheitssystem integriert sind.[24] Die groß angelegte Studie verglich die Zufriedenheit von 3782 Patienten, die entweder zu einem konventionellen Arzt oder einem Alternativmediziner gingen. Die Patienten von Naturheilärzten berichteten bei nahezu jeder Erkrankung über bessere Resultate. Besonders interessant war die Beobachtung, dass die alternativmedizinisch versorgten zu Beginn der Behandlung etwas kränker waren und dass in gerade einmal 4 von 23 unterschiedlichen Erkrankungen die konventionelle Medizin bessere Ergebnisse verzeichnete.

Warum haben Ärzte Vorurteile gegen die Naturmedizin?

Die einfache Antwort auf diese wichtige Frage ist, dass viele Ärzte schlicht in der Ausbildung nicht über den Wert der Ernährung oder anderer natürlicher Therapieformen unterrichtet wurden. Tatsächlich wurde den meisten sogar gesagt, die Alternativmedizin sei wertlos. Zahlreiche Ärzte sind sich

Zufriedenheit der Patienten mit Alternativmedizinern bzw. Fachärzten[24]		
Symptom	Besserung durch Alternativmedizin (%)	Besserung durch Facharztbehandlung (%)
Herzrhythmusstörungen	63	59
Steifigkeit	67	54
Starkes Unwohlsein	75	78
Jucken oder Brennen	71	50
Müdigkeit oder Lethargie	70	60
Fieber	86	100
Schmerz	70	58
Anspannung oder Depressionen	69	65
Husten	76	50
Blutverlust	100	100
Kribbeln, Taubheit	59	40
Kurzatmigkeit	77	53
Übelkeit oder Erbrechen	71	67
Durchfall oder Verstopfung	67	50
Seh- oder Hörschwäche	31	47
Lähmung	80	67
Schlaflosigkeit	58	45
Schwindel oder Ohnmacht	80	53
Ängste	65	64
Hautausschlag	58	50
Emotionale Instabilität	56	63
Sexuelle Probleme	57	57
andere	75	56

der Daten über hilfreiche natürliche Therapieformen wie Ernährung, Sport und Nahrungsergänzungsmittel nicht bewusst oder ignorieren sie, selbst wenn die Daten überwiegend positiv ausfallen. Statt zuzugeben, dass sie nicht wissen, ob natürliche Therapien wirksam sind, reagieren die meisten Ärzte reflexartig mit Floskeln, die besagen, solche Methoden könnten einfach nicht hilfreich sein. Häufig leiden sie am sogenannten »Tomateneffekt« – der Begriff spielt darauf an, dass im Nordamerika des 18. Jahrhunderts Tomaten weithin für giftig gehalten wurden, obwohl sie in Europa bereits Grundnahrungsmittel waren. Erst 1820, als Robert Gibbon Johnson auf der Treppe des Gerichtshofs in Salem, Indiana, eine Tomate verspeiste, wurde die »Tomatengift«-Barriere in den Köpfen der Amerikaner durchbrochen.

In der Medizin haben viele Ärzte hinsichtlich alternativer Methoden eine diesem »Tomateneffekt« ähnliche Haltung. Ein Beispiel: Obwohl die Ernährung eine wichtige Grundlage für die Gesundheit darstellt, warnen die meisten Ärzte ihre Patienten davor, den natürlichen Weg einzuschlagen, wenn diese bei einer bestimmten Erkrankung nach einer Ernährungstherapie oder einem Nahrungsergänzungsmittel fragen – selbst wenn die wissenschaftliche Literatur die Sicherheit und Effektivität der diätetischen Herangehensweise belegt. Bestenfalls sagen sie, die natürliche Vorgehensweise würde ihnen zwar nicht schaden, aber auch nicht helfen. Die Wahrheit ist, dass in vielen Fällen der Arzt einfach nichts darüber weiß. Denken Sie daran, dass die medizinische Community über 40 Jahre gebraucht hat, um die Verbindung zwischen einem niedrigen Folsäurespiegel in der Schwangerschaft und verkrüppelnden Geburtsfehlern des Rückenmarks (Neuralrohrfehlbildungen wie Spina bifida) anzuerkennen. Schätzungsweise hätten 70 bis 85 Prozent der mehr als 100 000 in dieser Zeit mit Neuralfehlbildungen geborenen Kinder gesund zur Welt kommen können, wenn die Ärzte nicht so voreingenommen gegen wissenschaftliche Erkenntnisse über Nahrungsergänzungsmittel gewesen wären.[25] Die gute Nachricht ist, dass in den 2 Jahrzehnten seit der Veröffentlichung der ersten Auflage dieses Buches die medizinische Community aufgeschlossener gegenüber natürlichen Therapieformen geworden ist. Leider arbeiten aber ihre politischen Organisationen auf lokaler, bundesstaatlicher und staatlicher Ebene daran, die Zulassung von Naturheilärzten, deren versicherungstechnische Ebenbürtigkeit und wichtige Forschungsprojekte zu verhindern.

Naturheilkundliche Ausbildung

Ein in den USA zugelassener Naturheilkundearzt (Naturopathic Doctor, N.D.) absolviert eine 4-jährige Ausbildung an einer akkreditierten naturheilkundlichen medizinischen Hochschule. Die Einschreibungsansprüche sind denen konventioneller medizinischer Hochschulen ähnlich. Vor allem müssen die Bewerber einen Bachelor- oder höheren Abschluss einer zugelassenen Hochschule oder Universität vorweisen und müssen Kurse in allgemeiner Chemie, organischer Chemie, Physik, Algebra, allgemeiner Biologie, Psychologie und englischer Textgestaltung belegt haben.

Lehrplan

Der Studienplan teilt sich in zwei Hauptkategorien auf: akademisch und klinisch. Das erste akademische Jahr besteht primär aus dem Studium der normalen Körperstruktur und -funktion (zum Beispiel Anatomie, Physiologie, Biochemie, Histologie oder Embryologie). Im zweiten Jahr liegt der Schwerpunkt auf den pathologischen Umstellungen in Richtung Krankheit sowie auf der klinischen Erkennung dieser Vorgänge mittels physischer, klinischer, radiologischer und laborchemischer Diagnoseverfahren.

Im dritten und vierten Jahr konzentrieren sich die Studenten auf konventionelle und naturheilkundliche Perspektiven in der klinischen Diagnostik für Pädiatrie, Gynäkologie, Geburtshilfe, Dermatologie, Neurologie, Endokrinologie, Kardiologie, Gastroenterologie und Geriatrie. Ein weiterer Schwerpunkt liegt auf naturheilkundlichen Therapieformen. Die Studenten müssen Grundkurse in Pflanzenmedizin, Homöopathie, psychologischer Beratung, Ernährung, medizinischer Diät und physikalischer Medizin belegen (normalerweise für 2 oder 3 Quartale). Dann können sie auswählen, in welchen Wahlpflichtfächern – den vorgenannten oder auch in Fächern wie Akupunktur oder ayurvedischer Medizin – sie Fortgeschrittenenkurse belegen.

Zu Beginn der klinischen Ausbildung assistieren die Studenten bei der Patientenversorgung und/oder in der Pharmazie und im Labor. Zwar hat derzeit keine naturheilkundliche Hochschule Einrichtungen für die stationäre Behandlung, aber alle haben umfängliche klinische Abteilungen, in denen die Studenten unter Anleitung betreuender Naturheilärzte arbeiten und die Anamnese, Behandlung und Überwachung von Patienten sowie andere Aspekte der Patientenbetreuung durchführen. Die Studenten müssen zudem bei zugelassenen Allgemeinärzten hospitieren oder praktizieren.

(Auch in Deutschland ist es Ärzten, Therapeuten, Psychologen, Apothekern sowie Gesundheits- und Pflegewissenschaftlern in neun Städten berufsbegleitend möglich, einen Master in Naturheilkunde & komplementärer Medizin zu erlangen. Anmerkung der Redaktion.)

Die Zukunft der Naturheilkunde

Für manche Menschen sind die naturheilkundliche Medizin und das ganze Konzept der Naturmedizin eine Modeerscheinung, die schnell wieder vorbei sein wird. Doch wenn man das Thema unvoreingenommen betrachtet, liegt es auf der Hand, dass die Naturheilkunde die Medizin der Zukunft ist. Offensichtlich ist in der Gesundheitsfürsorge eine Evolution im Gange, und in der Folge dieser Entwicklung werden natürliche Therapien breitere Anerkennung finden – selbst in konventionellen medizinischen Kreisen.

Ein weitverbreitetes Gerücht über Naturheilkunde besagt, es gäbe keine stabile wissenschaftliche Grundlage für die natürlichen Methoden, die Naturheilärzte anwenden. Doch wie dieses Buch beweist, stützen wissenschaftliche Studien und Beobachtungen den Wert nicht nur von Ernährung, Nahrungsergänzungsmitteln und pflanzlichen Medikamenten, sondern auch von einigen der esoterischer angehauchten Heilmethoden wie Akupunktur, Biofeedback, Meditation und Homöopathie. In vielen Fällen haben wissenschaftliche Untersuchungen nicht nur die natürliche Maßnahme bestätigt, sondern auch zu signifikanten Verbesserungen und einem intensiveren Verständnis derselben geführt. In den zurückliegenden rund 30 Jahren gab es enorme Fortschritte im Wissen, wie viele natürliche Therapien und Substanzen wirken, um die Gesundheit zu stärken oder Krankheiten zu heilen.

Selbst in der Schulmedizin ist ein wachsender Trend zu verzeichnen, statt synthetischer Wirkstoffe natürlich vorkommende Substanzen anzuwenden, darunter auch natürliche Komponenten des menschlichen Körpers wie Interferon, Interleukin, Insulin und menschliches Wachstumshormon. Bedenkt man dazu die steigende Popularität von Nahrungsergänzungsmitteln und pflanzlichen Produkten, ist es doch recht offensichtlich, dass der Trend hin zur natürlichen Medizin geht. Der Hinweis möge genügen, dass die Konzepte und die Philosophie der Naturheilkunde fortbestehen werden und in der Zukunft einen wichtigen Teil der Medizin ausmachen werden.

Schnellüberblick

- Die Naturheilkunde ist ein medizinisches System, das sich auf Krankheitsprävention und die Anwendung nicht toxischer, natürlicher Methoden, um Krankheiten zu behandeln und umzukehren, konzentriert.
- Die Naturheilkunde stützt sich auf sieben zugrunde liegende Prinzipien:
  - → Prinzip 1: Die Heilkraft der Natur *(vis medicatrix naturae)*.
  - → Prinzip 2: Die Ursache erkennen und behandeln *(tolle causam)*.
  - → Prinzip 3: Zuerst einmal nicht schaden *(primum non nocere)*.
  - → Prinzip 4: Die ganze Person behandeln (Holismus).
  - → Prinzip 5: Der Arzt als Lehrer *(docere)*.
  - → Prinzip 6: Prävention ist das beste Heilmittel.
  - → Prinzip 7: Gesundheit und Wohlbefinden herstellen.
- Da die Gesundheitskosten in den Himmel schießen, gibt es einen großen Bedarf an Naturheilkunde.

DIE INNEWOHNENDE HEILKRAFT

Die Natur gibt in jedem Augenblick ihr Bestes, damit es uns gut geht.
Sie existiert für nichts anderes. Wehren Sie sich nicht. Schon mit dem geringsten Willen
zum Wohlbefinden sollten wir nie krank werden.
Henry David Thoreau

Einleitung

Eines der grundlegenden Prinzipien der Naturheilkunde ist die körpereigene Fähigkeit, sich spontan selbst zu heilen. Beweise für diese Fähigkeit liefert der *Placeboeffekt*, von dem Sie sicherlich schon einmal gehört haben. Ein Placebo hat angeblich keinerlei medizinische Wirkung, aber diese »Zuckerpillen« und Scheintherapien führen häufig zu erstaunlichen Resultaten.

Eines der dramatischeren Fallbeispiele für den Placeboeffekt betraf einen Patienten von Dr. Bruno Klopfer, einem deutschstämmigen Forscher, der in den 1950er-Jahren das Medikament Krebiozen testete.[1] Krebiozen hatte in den USA als Krebs-»Heilmittel« für sensationelle öffentliche Aufmerksamkeit gesorgt und das Interesse eines Mannes mit fortgeschrittenem Krebs – einem Lymphosarkom – geweckt. Der Patient, Mr. Wright, hatte bereits im ganzen Körper große Tumore und war in einem derart schlechten physischen Zustand, dass er regelmäßig über eine Maske Sauerstoff erhielt und alle 2 Tage Flüssigkeit aus seinem Brustkorb entfernt werden musste. Als er erfuhr, dass Dr. Klopfer an der Erforschung von Krebiozen beteiligt war, bat er darum, mit Krebiozen behandelt zu werden. Dr. Klopfer verabreichte ihm das Mittel, und der Patient erholte sich auf ganz erstaunliche Weise: »Die Tumormassen waren wie Schneebälle auf einem warmen Ofen geschmolzen, und nach wenigen Tagen sie nur noch halb so groß wie am Anfang!« Die Injektionen wurden fortgeführt, bis Mr. Wright aus dem Krankenhaus entlassen wurde und wieder ein ganz normales Leben führen konnte – die Erkrankung und die düstere Prognose waren vollständig umgekehrt worden.

Doch nach 2 Monaten gelangte ein Bericht an die Presse, dass Krebiozen nicht effektiv sei. Als Mr. Wright davon erfuhr, verschlechterte sich sein Zustand sehr schnell. Seine Ärzte, denen dieser Rückfall zu denken gab, beschlossen, die Möglichkeit zu ergreifen, die dramatischen regenerativen Eigenschaften des Denkens zu testen. Sie sagten dem Patienten, es sei eine neue Version von Krebiozen entwickelt worden, die die in der Presse beschriebenen Probleme überwunden habe, und versprachen, ihm diesen neuen Wirkstoff zu verabreichen, sobald er erhältlich sei.

Mit viel Pomp und Getöse wurde ihm ein Salzwasserplacebo gespritzt, und der Patient hegte geradezu fieberhaft große Hoffnungen. Die Erholung von seinem zweiten nahezu tödlichen Zustand war sogar noch dramatischer als die erste. Mr. Wrights Tumormasse schmolz, die Flüssigkeit in seinem Brustkorb verschwand, und er wurde zum wahren Inbegriff von Gesundheit. Die Salzwasserinjektionen wurden weitergeführt, weil sie solche Wunder bewirkten. In der Folge blieb er 2 Monate lang symptomfrei. Dann erschien in der Presse eine endgültige Bekanntgabe: »Landesweite Tests belegen, dass Krebiozen in der Krebsbehandlung nutzlos ist.« Innerhalb weniger Tage nach diesem Artikel wurde Mr. Wright in einem schlimmen Zustand wieder ins Krankenhaus eingeliefert. Sein Glaube war nun dahin, seine letzte Hoffnung verschwunden. 2 Tage später war er tot.

Was ist dieser Placeboeffekt? Spielt sich alles nur im Kopf ab? Absolut nicht! Neue Studien zeigen, dass der Placeboeffekt ein kompliziertes Phänomen ist, das im Kopf beginnt und zu einer ganzen Kaskade tatsächlicher, messbarer Effekte führt. Kurz gesagt, ist der Placeboeffekt die Aktivierung der Heilzentren unseres Wesens in einer Art und Weise, die profunde physiologische Veränderungen bewirkt. Der Körper hat zwei interne Mechanismen zur Erhaltung der Gesundheit. Der erste ist der angeborene innere Heilmechanismus – Lebenskraft, Qi, oder schlicht primitive Lebenserhaltung und Reparaturmechanismus – der sogar dann wirkt, wenn die Person schläft, bewusstlos oder komatös ist. Der zweite Mechanismus bezieht die Kraft des Geistes und der Emotionen ein, um den Verlauf von Gesundheit und Krankheit so zu beeinflussen, dass die Lebenskraft des Körpers unterstützt oder aber ersetzt wird. Beim Placeboeffekt wird anscheinend das höhere Kontrollzentrum aktiviert, aber das heißt nicht, dass sich die Effekte nur im Kopf abspielen würden.

Einer der führenden Forscher auf dem Gebiet des Placeboeffekts ist Dr. Fabrizio Benedetti an der Universität von Turin in Italien. Er hat einige sehr detaillierte Studien durchgeführt, um die dem Placeboeffekt zugrunde liegenden Faktoren zu erforschen.[2] Zahlreiche Studien haben beispielsweise dokumentiert, dass die schmerzlindernde Wirkung eines Placebos von Endorphinen, den körpereigenen morphinähnlichen Substanzen, vermittelt werden. Bei etwa 56 Prozent der Probanden in klinischen Studien wirkt eine Placebosalzwasserinjektion genauso effektiv gegen starke Schmerzen wie Morphium; darüber hinaus kann diese Schmerzlinderung durch den Zusatz von Naloxon (einem Wirkstoff, der die Wirkung von Morphium hemmt) in der Salzwasserlösung vollständig aufgehoben werden. Als Konsequenz aus dieser Art von Experimenten wurde den Endorphinen ein Hauptteil des Placeboeffekts zugeschrieben. Aber Dr. Benedettis Forschung beweist, dass ein Placebo viel deutlichere Veränderungen hervorrufen kann, als nur die Endorphinspiegel zu erhöhen. Zum Beispiel hat er gezeigt, dass ein Salzwasser-Placebo bei Parkinsonpatienten Zittern und Muskelsteifigkeit reduzieren kann. Das überrascht vielleicht nicht, sehr interessant ist aber, was Forscher diesbezüglich herausgefunden haben: Während das Placebo die Symptome merklich linderte, fand zugleich ein signifikanter Wandel in der Aktivität von Neuronen im Gehirn der Patienten statt, der in einem Gehirnscan gemessen wurde. Besonders wenn sie das Salzwasser injizierten, begannen einzelne Neuronen im subthalamischen Nucleus (einem gängigen Zielgebiet chirurgischer Versuche, um Parkinsonsymptome zu lindern), seltener und mit weniger »Salven« – einem Charakteristikum des Zitterns bei Parkinson – zu feuern. Irgendwie führte das Salzwasserplacebo zur Verarbeitung der Information durch Heilzentren im Gehirn, um einen spezifischen Effekt anzusteuern, der die Dysfunktion in den von Parkinson betroffenen Gehirnregionen reduzierte.

Andere Studien haben ergeben, dass sowohl der Placeboeffekt als auch das Erleben bestimmter Emotionen nachweisbare Veränderungen in der Gehirnaktivität hervorrufen, die moderne Bildgebungsverfahren (zum Beispiel Computer- und Kernspintomografie) sichtbar machen. Eine Studie zeigte beispielsweise, dass Erwartung oder Hoffnung die Hirnregion stimulieren können, die durch Schmerzmedikamente aktiviert wird und mit Schmerzlinderung in Zusammenhang steht. Zudem wurden beim Placeboeffekt zahlreiche Veränderungen in den chemischen Mediatoren von Schmerz, Entzündung und Stimmungslage beobachtet. Unter dem Strich weist unglaublich viel darauf hin, dass der Placeboeffekt ein hoch spezifischer und zielgerichteter Heilmechanismus ist, der sowohl von bewussten als auch von unbewussten Aktivitäten im Gehirn initiiert wird. Statt den Placeboeffekt also zu ignorieren oder zu vermeiden zu versuchen, sollte die moderne Medizin entschlossen Techniken und Methoden entwickeln, um in den Patienten dieselben Heilungszentren zu stimulieren, wie es die Placebo-Studien gezeigt haben.[3]

Der Placeboeffekt in der medizinischen Forschung

Der Werdegang der Pharmaindustrie basiert zum großen Teil auf dem vermeintlichen Wert placebokontrollierter Studien. Damit ein Medikament zugelassen wird, muss es eine therapeutische Wirkung unter Beweis stellen, die größer ist als die eines Placebos. Da das Ergebnis einer Studie ebenso vom Glauben des Arztes wie dem des Patienten an den Wert einer Behandlung beeinflusst werden kann, werden die meisten placebokontrollierten Studien in Doppelblindform durchgeführt – das heißt, nicht nur die Patienten wissen nicht, was ihnen verabreicht wird, sondern die Ärzte wissen es ebenfalls nicht. In fast allen Doppelblindstudien zeigt sich auch in der Placebogruppe eine gewisse positive Wirkung. 1955 veröffentlichte der Forscher H. K. Beecher zum Beispiel seinen richtungsweisenden Artikel »The Powerful Placebo«, in dem er schrieb, dass in insgesamt 26 Studien, die er analysierte, durchschnittlich 32 Prozent der Probanden auf ein Placebo ansprachen.[4] Diese Zahl wird allgemein akzeptiert, auch wenn es Belege dafür gibt, dass unter bestimmten Umständen in der realen klinischen Praxis bis zu 80 oder gar 90 Prozent der Patienten auf Placebos ansprechen. Das liegt daran, dass im echten Leben der Placeboeffekt durch die Erwartungen des Arztes wie des Patienten erhöht wird.

Krankheiten, die deutlich auf Placebos ansprechen

- Angina Pectoris
- Angst
- Arthritis
- Asthma
- Bluthochdruck
- Claudicatio intermittens
- Depressionen
- Diabetes (Typ 2)
- Drogenabhängigkeit
- Dyspepsie
- Erkältung
- Geburts- und postpartale Schmerzen
- Heuschnupfen
- Husten, chronisch
- Kopfschmerzen
- Magengeschwür
- Menstruationskrämpfe
- Morbus Menière
- Prämenstruelles Syndrom
- Psychoneurosen
- Schlaflosigkeit
- Schmerzen
- Schwangerschaftsübelkeit
- Verhaltensstörungen
- Zittern

Die heilige Dreieinigkeit des Placeboeffekts

Laut dem bekannten Harvard-Psychologen Dr. Herbert Benson verstärken drei grundlegende Komponenten den Placeboeffekt: der Glaube und die Erwartung des Patienten, der Glaube und die Erwartung des Arztes sowie die Interaktion zwischen Arzt und Patient. Wenn diese drei im Einklang sind, ist der Placeboeffekt am stärksten. Benson glaubt, dass der Placeboeffekt bei 60 bis 90 Prozent aller Erkrankungen zu positiven klinischen Resultaten führt. Er sagt, das Placebo sei »einer der stärksten Aktivposten der Medizin und sollte nicht kleingeredet oder belächelt werden. Im Gegensatz zu den meisten anderen Therapieformen ist es sicher und preiswert und hat sich bewährt.«[5] Wir stimmen ihm vorbehaltlos zu.

So stark der Placeboeffekt auch sein mag, er muss immer noch aktiviert werden. Wenn das therapeutische Zusammenspiel zwischen Arzt und Patient in Letzterem nicht Hoffnung, Vertrauen und Glauben wecken kann, werden die Chancen auf einen Erfolg messbar gemindert – unabhängig davon, wie stark oder effektiv ein Medikament ist. Wiederholt hat sich in klinischen Versuchen gezeigt, die darauf abzielten, den Placeboeffekt besser zu verstehen, dass der Glaube sowohl des Patienten als auch des Arztes sowie ihr Vertrauen zueinander und in den Prozess einen großen Teil des therapeutischen Erfolgs ausmachen.

Die konventionelle Medizin kritisiert und verharmlost häufig Therapieformen, die nicht konsequent in placebokontrollierten Doppelblindstudien getestet wurden, doch damit argumentiert sie gegen etwas, das sich seit langer Zeit bewährt hat – die Kunst des Heilens. Im Endeffekt verzeichnen Patienten eines mitfühlenden, warmherzigen und fürsorglichen Arztes bessere Ergebnisse und weniger medikamentenbedingte Nebenwirkungen als Patienten eines desinteressierten, kaltherzigen und gleichgültigen Arztes.

Das Gegenteil von Placebos

Das lateinische Wort *placebo* heißt »ich werde gefallen«. *Nocebo* hingegen bedeutet »ich werde schaden«. Der Noceboeffekt ist das genaue Gegenteil des

Definitionen einiger Erwartungseffekte hinter dem Placeboeffekt	
Hawthorne-Effekt	Probanden verändern ihr Verhalten, weil sie wissen, dass sie beobachtet werden.
Jastrow-Effekt	Probanden reagieren auf explizite Erwartungen hinsichtlich des Ergebnisses.
Pygmalion-Effekt	Begutachter erwarten therapeutischen Nutzen und sehen ihn deshalb auch.
John-Henry-Effekt	Kontrollpersonen versuchen, erwartete Ergebnisse herzustellen.
Halo-Effekt	Probanden reagieren auf Neuheiten in der Behandlung (das heißt auf neue Technologien).
Experimentatoreffekt	Begutachter interpretieren Ergebnisse bewusst (oder unbewusst) unterschiedlich.
Sozialisationseffekt	Berichte anderer über positive Wirkungen beeinflussen das Ergebnis.
Kosten-Nutzen-Effekt	Der Preis der Therapie beeinflusst die erwarteten Ergebnisse.

Placeboeffekts: Eine augenscheinlich inaktive Therapie oder Substanz führt zu einer negativen Reaktion. Gesunde Menschen verspüren bei Placebos zu 25 Prozent Nebenwirkungen; wenn aber Patienten speziell nach Nebenwirkungen gefragt werden, kann dieser Prozentsatz auf 70 steigen. Normalerweise ist mit dem Begriff Nocebo eine negative Reaktion auf ein Placebo gemeint, er kann aber auch auf eine übersteigerte Reaktion auf ein Medikament angewandt werden. Heißt das nun, dass der Noceboeffekt nicht wirklich stattfindet? Keineswegs.[6]

Symptome und Nebenwirkungen nach Verabreichung von Nocebos

- Anorexie
- Benommenheit
- Depressionen
- Dermatitis
- Durchfall
- Halluzinationen
- Hautausschlag
- Herzrhythmusstörungen
- Kopfschmerzen
- Pupillenerweiterung
- Schmerzen
- Schwäche
- Schwindel
- Verhaltensauffälligkeiten
- Zorn

Die Macht der Erwartung

So wie der Placeboeffekt von der inneren Einstellung des Patienten beeinflusst wird, ist dies auch beim Noceboeffekt der Fall. Dies ist ein weiteres Beispiel für die Macht der Erwartung. Ein klassisches Beispiel dafür ist das Ergebnis der Framingham Heart Study: Frauen, die glaubten, anfällig für Herzerkrankungen zu sein, trugen ein vierfach höheres Risiko, an einem Herzinfarkt zu sterben, als Frauen mit ähnlichem Risikoprofil, aber ohne die entsprechende Erwartungshaltung.[7] Unsere Erwartungen werden von vielen Faktoren beeinflusst, die alle eine Rolle spielen, wenn es darum geht, beim Patienten Vertrauen aufzubauen.

Die Rolle von Glaube und Spiritualität in der Medizin

Die meisten Ärzte und Patienten ignorieren eine der wirksamsten bekannten Heilmethoden. Beten kostet nichts, hat keine negativen Nebenwirkungen und passt perfekt in jeden Behandlungsplan. Unabhängig von Ihrem Glauben können Sie die Macht des Gebets nutzen, um die Gesundheit von Körper, Geist und Seele zu stärken.

Den meisten Ärzten wird beigebracht, dass jede Erwägung des religiösen Hintergrunds den legitimen Interessens- und Geltungsbereich medizinischer Versorgung übersteigt. Es sollte nicht so sein, aber in der Realität denken viele, Glaube und Medizin würden sich gegenseitig ausschließen – trotz der Tatsache, dass zahlreiche wissenschaftliche Studien die heilende Wirksamkeit von Glaube, Gebet und Religion vollauf bestätigen.[8, 9]

Außerdem wissen Patienten, dass Beten wirkt. Laut einer Befragung von 1000 erwachsenen US-

Bürgern glauben 79 Prozent, dass spiritueller Glaube und Gebet dabei helfen können, sich von einer Krankheit zu erholen, und 63 Prozent stimmten zu, dass Ärzte mit den Patienten über Glauben und Gebet sprechen sollten. Tatsächlich spüren viele Mediziner, dass es medizinisch unverantwortlich ist, im Behandlungs- und Genesungsplan des Patienten die spirituelle Dimension *nicht* zu berücksichtigen.[10]

Eine der führenden Figuren, die die Heilkraft des Gebets propagieren, ist Dr. Larry Dossey, Autor von Bestsellern wie *Heilende Worte – Die Kraft der Gebete als Schlüssel zur Heilung* und *The Extraordinary Healing Power of Ordinary Things*. In diesen Büchern liefert Dr. Dossey einen umfassenden Überblick über die wissenschaftliche Beweislage. Seine Erkenntnis, dass die wissenschaftliche Fachwelt Gebeten kaum Beachtung schenkt, verwundert nicht. Seine systematische Analyse von mehr als 4,3 Millionen zwischen 1980 bis 1996 veröffentlichten Artikeln, die auf Medline (einer bibliografischen Datenbank der US-amerikanischen National Library of Medicine) aufgelistet sind, ergab, dass nur 364 Studien Glaube, Religion oder Gebet in den Behandlungsplan integrierten. Die Anzahl war klein, aber die Ergebnisse waren umso deutlicher: Die Daten bewiesen, dass Gebet und religiöses Engagement gute Gesundheit und die Genesung unterstützten.

Die wissenschaftliche Erforschung der heilenden Kraft des Betens ergab, dass Gebete physische Prozesse in einer ganzen Reihe von Organismen beeinflussen können. Studien haben speziell die Wirkung von Gebeten auf Menschen und auf nicht menschliche Dinge wie Wasser, Enzyme, Bakterien, Pilze, Hefen, rote Blutkörperchen, Krebszellen, Schrittmacherzellen, Samen, Pflanzen, Algen, Mottenlarven, Mäuse und Hühner erforscht. In diesen Studien beeinflussten Gebete die Art und Weise, wie diese Organismen wuchsen oder funktionierten. Die Forscher fanden – zweifellos zu ihrem Erstaunen – heraus, dass sich Beten auf eine Reihe biologischer Vorgänge auswirkte, unter anderem auf …

- die Enzymaktivität
- die Wachstumsrate leukämischer weißer Blutkörperchen
- die Mutationsrate von Bakterien
- die Keimungs- und Wachstumsrate verschiedener Samen
- die Impulsfrequenz der natürlichen Schrittmacherzellen im Herzen
- die Heilungsgeschwindigkeit von Wunden
- die Größe von Kröpfen und Tumoren
- die Zeit, die man braucht, um aus einer Narkose zu erwachen
- autonome Effekte wie elektrische Aktivität der Haut
- den Hämoglobinspiegel

Angesichts der wissenschaftlichen Belege für die positiven Effekte des Betens kann *nicht* um den bestmöglichen Heilerfolg zu beten gleichbedeutend sein mit der absichtlichen Vorenthaltung eines effektiven Medikaments oder operativen Eingriffs.

Wenn wir mit Beten anderen Gutes tun können, können wir dann auch für uns selbst beten? Unbedingt. Dr. Benson von der Harvard University fand heraus, dass Patienten, die beteten oder meditierten, damit die körpereigene Entspannung initiierten. Zu dieser Reaktion des Körpers – dem genauen Gegenteil der Stressantwort, der »Kampf-oder-Flucht«-Reaktion in angespannten Situationen – gehören verlangsamter Puls, verlangsamte Atmung, verminderte Muskelanspannung und manchmal sogar niedrigerer Blutdruck. Die medizinischen Auswirkungen der Entspannungsreaktion sind gewaltig und können als Grundlage für die meisten Geist-Körper-Techniken wie geführte Visualisierung und Meditation dienen. Die Entspannungsreaktion führt in unterschiedlichen Krankheitsstadien erwiesenermaßen zu positiven Effekten. Krebspatienten, die sich einer Chemotherapie unterziehen und lernen, die Entspannungsreaktion herbeizuführen, leiden beispielsweise deutlich weniger unter Übelkeit und Müdigkeit.[11]

Religion und das Herz

Dr. Jeff Levin, Verfasser von *God, Faith and Health*, gilt als einer der führenden Wissenschaftler auf dem Gebiet von Spiritualität und Gesundheit. In seinem ersten Studienjahr an der School of Public Health der University of North Carolina in Chapel Hill machten ihn zwei Artikel neugierig, die von einer über-

Die Entspannungsreaktion herbeiführen

Hier ist eine einfache Übung, die Ihre Fähigkeit stärkt, mit dem Zwerchfell zu atmen, die Entspannungsreaktion herbei-zuführen und Stress zu reduzieren. Machen Sie die Übung zweimal pro Tag mindestens 5 Minuten lang.

- Setzen oder legen Sie sich an einen ruhigen, bequemen Platz.
- Stellen Sie Ihre Füße etwas entfernt voneinander auf den Boden und suchen Sie für Ihre Arme eine bequeme Position.
- Atmen Sie durch die Nase ein und durch den Mund aus.
- Konzentrieren Sie sich auf Ihre Atmung.
- Atmen Sie ein und zählen Sie dabei bis vier. Achten Sie bei jedem Atemzug darauf, mühelos mit dem Zwerchfell zu atmen. Es sollte sich anfühlen, als breite sich die Luft zuerst im Bauch und dann in den Lungenflügeln aus und als ströme dann Wärme in alle Regionen Ihres Körpers.
- Halten Sie eine Sekunde lang inne und atmen Sie dann langsam aus, während Sie bis vier zählen. Beim Ausatmen sollte Ihr Bauch nach innen einsinken. Wenn die Luft nach außen strömt, spüren Sie, wie Anspannung und Stress Ihren Körper verlassen.
- Sobald Sie sich zu entspannen beginnen, befreien Sie Ihren Geist von jeder möglichen Ablenkung, indem Sie sich eine friedliche, heilsame Umgebung vorstellen.
- Wiederholen Sie diese Schritte 5 bis 10 Minuten lang – oder bis Sie eine tiefe Entspannung verspüren.

Sollten Sie Schwierigkeiten haben, Entspannungs- oder Visualisierungstechniken zu lernen, suchen Sie jemanden, der sich auf geführte Visualisierung spezialisiert hat, oder fragen Sie Ihren Arzt nach einer Empfehlung. Ein Yogakurs ist ebenfalls eine gute Möglichkeit, Zwerchfellatmung und Entspannung zu lernen

raschenden, aber deutlichen Verbindung zwischen Spiritualität und Herzerkrankungen handelten – einer Verbindung, die inzwischen eines der am besten erforschten Gebiete der positiven Wirkung von religiösem Handeln auf die Gesundheit darstellt. Seine Neugier führte zu einer eingehenden Auswertung und bahnbrechenden Erforschung des Einflusses religiöser Praktiken auf Krankheiten.[12] In *God, Faith and Health* merkt Dr. Levin an, dass sich religiöse Praktiken in mehr als fünfzig Studien als wirksam im Schutz vor Herzkrankheiten erwiesen, das Risiko, an einem Herzinfarkt zu sterben, gesenkt und zahlreiche Risikofaktoren wie Bluthochdruck und erhöhte Cholesterin- und Triglyceridwerte reduziert hatten. Dr. Levin betont vor allem die enge Verbindung von religiösem Engagement und Blutdruck, unabhängig von der Religion der Person sowie ihrem geografischen Standort und ihrer Abstammung.

Abschließende Anmerkungen

Häufig werden Naturärzte nach einem Rezept für gute Gesundheit und effektive Heilung gefragt. Die meisten Menschen wollen eine einfache Lösung, aber wir glauben, dass ein gesundes Leben echtes Engagement in allen Aspekten des Daseins erfordert. Hier sind die unseres Erachtens entscheidenden Schritte zu einem dynamischen, gesunden Leben hin:

- Schritt 1: Integrieren Sie Spiritualität in Ihr Leben.
- Schritt 2: Entwickeln Sie eine positive innere Einstellung.
- Schritt 3: Fokussieren Sie sich darauf, positive Beziehungen aufzubauen.
- Schritt 4: Praktizieren Sie einen gesunden Lebensstil.
- Schritt 5: Seien Sie aktiv und treiben Sie regelmäßig Sport.
- Schritt 6: Ernähren Sie sich gesund.
- Schritt 7: Unterstützen Sie Ihren Körper mit den richtigen Nahrungsergänzungsmitteln und Körpertherapien.

Im nächsten Kapitel werden diese Schritte ausführlich erklärt.

Eines der grundlegenden Prinzipien der Naturheilkunde und anderer bewährter medizinischer Systeme ist es, zuerst alles beiseitezuschaffen, was einer Heilung im Weg steht. Was wir damit meinen? Nun, ein Nährstoffmangel ist häufig ein großes Hindernis auf dem Weg zu echter Heilung, ebenso Dinge wie dauernder Zorn, Belastung mit Schwermetallen oder Umweltgiften, genetische Prädispositionen, Stoffwechselanomalitäten und Adipositas. Diese Hindernisse machen oft selbst die wirksamsten Heilmittel – ob natürliche oder synthetische – wirkungslos. Eine gute Beziehung zu einem Naturheilarzt oder einem anderen auf das Wohlbefinden ausgerichteten Experten kann ein wertvoller erster Schritt sein, um solche Hindernisse zu erkennen und zu eliminieren. Dadurch hat die innewohnende Heilkraft die besten Chancen auf Erfolg.

Schnellüberblick

Der Placeboeffekt liefert deutliche Hinweise auf die Fähigkeit der Selbstheilung.

- Der Placeboeffekt wird größtenteils der Erhöhung der Endorphinspiegel zugeschrieben.
- Placebos haben nachweislich einen Einfluss auf Zentren im Gehirn, die die Heilung stimulieren.
- Der Placeboeffekt führt zu zahlreichen Veränderungen in chemischen Mediatoren von Schmerz, Entzündung und Stimmung.
- Der Placeboeffekt im Allgemeinen liegt in klinischen Versuchen bei etwa 32 Prozent, kann aber unter bestimmten klinischen Umständen bis zu 80 oder 90 Prozent betragen.
- Patienten eines mitfühlenden, warmherzigen und fürsorglichen Arztes erzielen bessere Ergebnisse und haben weniger medikamentenbedingte Nebenwirkungen als Patienten eines desinteressierten, kaltherzigen und gleichgültigen Arztes.
- Zahlreiche wissenschaftliche Studien haben inzwischen die Effektivität von Glaube, Gebet und Religion in der Heilung bestätigt.
- Es gibt mehr als fünfzig Studien, in denen religiöse Praktiken sich als wirksam im Schutz vor Herzkrankheiten erwiesen, das Risiko, an einem Herzinfarkt zu sterben, senkten und zahlreiche Risikofaktoren wie Bluthochdruck und erhöhte Cholesterin- und Triglyceridwerte reduzierten.

TEIL 2

DIE VIER ECKPFEILER DER GESUNDHEIT

Gesundheit ist ein schwierig zu definierender Begriff. Eine Definition neigt dazu, die Bedeutung unnötigerweise einzugrenzen. Während Gesundheit häufig einfach als Nichtvorhandensein von Krankheit angesehen wird, definiert die Weltgesundheitsorganisation sie als »Zustand völligen psychischen, physischen und sozialen Wohlbefindens und nicht nur als Abwesenheit von Krankheit und Gebrechen«. Diese Definition liefert einen positiven Bedeutungsumfang von Gesundheit, der weit über das Nichtvorhandensein von Krankheit hinausgeht.

Die Frage von Gesundheit oder Krankheit geht häufig auf die individuelle Verantwortung zurück. In diesem Kontext bedeutet Verantwortung die Wahl einer gesünderen Alternative gegenüber einer weniger gesunden. Wenn Sie gesund sein möchten, treffen Sie einfach gesundheitsfördernde Entscheidungen und ergreifen die geeigneten Aktionen, um die gewünschten Ergebnisse zu erzielen.

Das Erreichen und Bewahren von Gesundheit ist üblicherweise recht einfach, wenn Sie sich darauf konzentrieren, das zu stärken, was wir die vier Eckpfeiler guter Gesundheit nennen. Sie können diese Eckpfeiler mit den vier Beinen eines Stuhls oder Tischs vergleichen. Soll dieser Stuhl oder Tisch bei Belastung aufrecht bleiben, müssen die vier Beine intakt und stark sein. Wenn Sie sich eine gute oder besser noch ideale Gesundheit wünschen, ist es in ähnlicher Weise unverzichtbar, dass die folgenden vier Bereiche stark sind:

- eine positive mentale Einstellung
- ein gesunder Lebensstil: körperliche Bewegung, Schlaf und gesunde Gewohnheiten
- eine gesunde Ernährung
- ergänzende Maßnahmen

Es ist absolut unverzichtbar, dass Sie die in Teil 2 vorgestellten Prinzipien und Empfehlungen in Ihr Leben aufnehmen, wenn Sie sich eine ideale Gesundheit wünschen.

EINE POSITIVE MENTALE EINSTELLUNG

Einführung

Optimale Gesundheit beginnt mit einer positiven mentalen Einstellung. Es gibt zunehmend Belege dafür, dass die Gedanken und Emotionen, die Sie regelmäßig hegen, in einem großen Ausmaß den Grad Ihrer Gesundheit wie auch Ihre Lebensqualität bestimmen. Das Leben ist voll von Ereignissen, die außerhalb unserer Kontrolle liegen, allerdings verfügen wir über eine vollständige Kontrolle über unsere Reaktion auf diese Ereignisse. Unsere Einstellung trägt viel dazu bei, wie wir all die Herausforderungen des Lebens sehen und darauf reagieren. Sie werden viel glücklicher, viel gesünder und viel erfolgreicher sein, wenn Sie statt einer pessimistischen eine positive Einstellung einnehmen können.

Studien, in denen verschiedene Maßstäbe angewendet werden, um die Einstellung zu beurteilen, haben gezeigt, dass Menschen mit einer pessimistischen Einstellung eine schlechtere Gesundheit haben, anfällig für Depressionen sind, häufiger medizinische und psychologische Gesundheitsleistungen in Anspruch nehmen, im Alter nachlassende Gedächtnis- und Hirnfunktionen zeigen und im Vergleich zu Optimisten eine niedrigere Lebenserwartung aufweisen.[1–8] Eine der neuesten Studien umfasste 5566 Personen, die zu zwei Zeitpunkten ihres Lebens eine Umfrage beantworteten: zwischen 51 und 56 Jahren und dann erneut zwischen 63 und 67 Jahren. Die Ergebnisse zeigten, dass Personen mit negativen Einstellungen 10 Jahre später mit 7,16-fach höherer Wahrscheinlichkeit an Depressionen litten.[8]

Bestimmen Sie Ihren Grad an Optimismus

Die Einstellung kann durch den *Erklärungsstil* definiert werden, ein Begriff, den der bekannte Psychologe Martin Seligman prägte, um zu beschreiben, wie wir gewohnheitsmäßig die Ereignisse in unserem Leben erklären.[7] Um Ihren Grad an Optimismus zu beschreiben, ziehen Sie den von Seligman entwickelten Attributionsstilfragebogen zurate, den Sie in Anhang A finden. Techniken, wie Sie lernen, optimistischer zu werden, finden Sie weiter hinten in diesem Kapitel.

Einstellung, Persönlichkeit, Emotionen & Immunfunktion

Die Bedeutung der Einstellung für die menschliche Gesundheit wurde angesichts der Verknüpfungen zwischen dem Gehirn, Emotionen und dem Immunsystem aufgezeigt. Wie Forschungsarbeiten auf dem Gebiet der Psychoneuroimmunologie nahelegen, ist jeder Teil des Immunsystems auf irgendeine Weise mit dem Gehirn verbunden, entweder über eine direkte Verbindung im Nervengewebe oder über die komplexe Sprache chemischer Botenstoffe und Hormone. Wissenschaftler finden heraus, dass jeder Gedanke, jede Emotion und jede Erfahrung eine Meldung an das Immunsystem sendet, die dessen Funktionsfähigkeit entweder verbessert oder beeinträchtigt. Vereinfacht betrachtet, haben positive Emotionen, wie Freude, Glück und Optimismus, die Tendenz, das Immunsystem zu stärken, während negative Emotionen, wie Depression, Traurigkeit und Pessimismus, dazu neigen, es zu unterdrücken.

Studien, die die Immunfunktion bei Optimisten und Pessimisten untersuchen, haben gezeigt, dass Optimisten über eine signifikant bessere Immunfunktion verfügen.[5, 9–12] Das Immunsystem ist sehr wichtig, um Krebs zu verhindern. Wären daher Emotionen und die Einstellung Risikofaktoren für Krebs, könnte man erwarten, dass Personen mit lange andauernden Depressionen oder pessimistischer Ein-

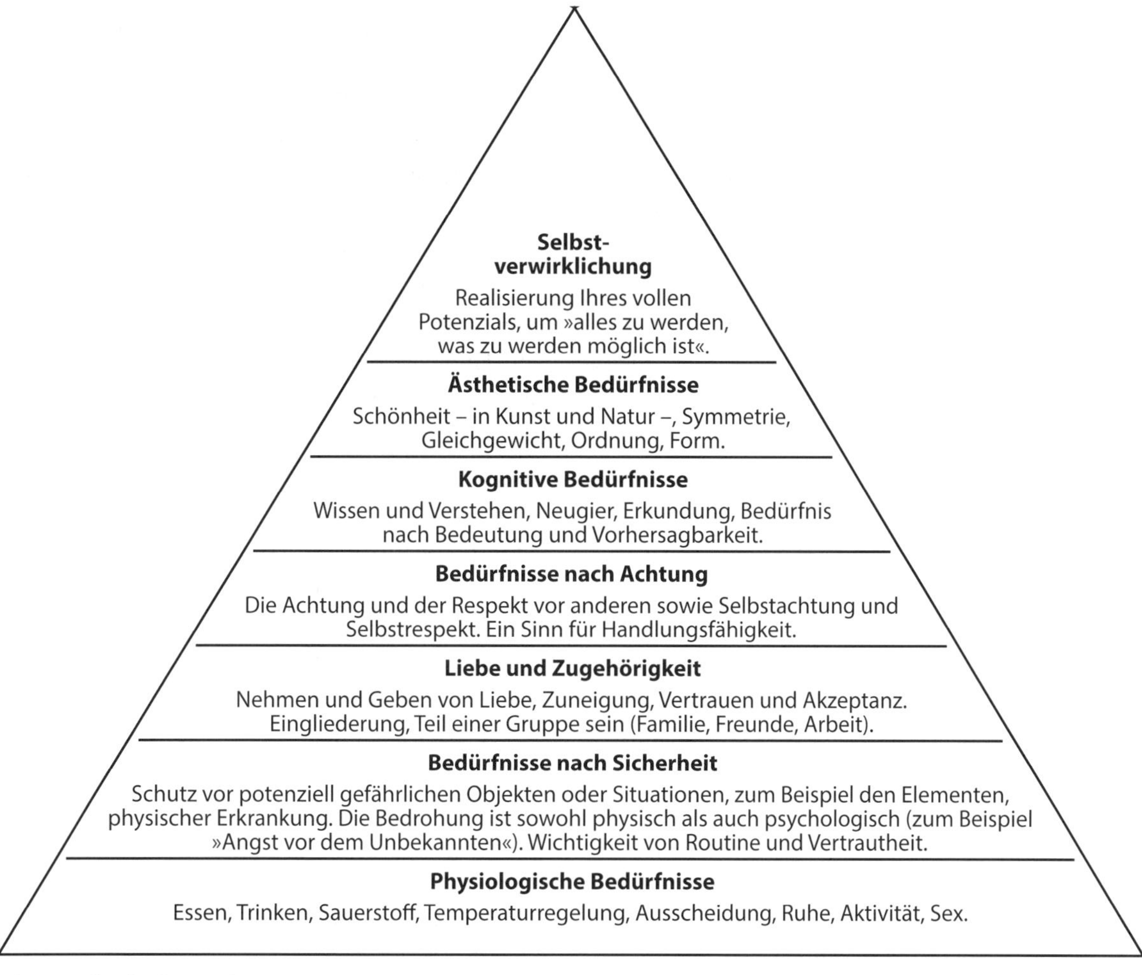

Maslows Bedürfnishierarchie

stellung ein erhöhtes Krebsrisiko aufweisen. Dieser Zusammenhang wird durch Studien bestätigt.[13, 14]

Ebenso wie die Forschung Einstellungsmerkmale identifiziert hat, die mit einer beeinträchtigten Immunfunktion einhergehen, hat sich auch eine Zusammenstellung von »immunstärkenden« Merkmalen herausgestellt. Zu diesen gehören eine positive mentale Einstellung, eine effektive Strategie für den Umgang mit Stress sowie die Fähigkeit, mit den Traumata und Herausforderungen des Lebens effektiv umzugehen.[14, 15]

Einstellung und kardiovaskuläre Gesundheit

Außer dem Gehirn und dem Immunsystem ist auch das Herz-Kreislauf-System des Körpers auf komplexe Weise mit Emotionen und der Einstellung verknüpft. Der Zusammenhang des Erklärungsstils (optimistisch oder pessimistisch) mit der Inzidenz koronarer Herzerkrankungen wurde als Teil der Veterans Affairs Normative Aging Study untersucht, einer noch laufenden Kohortenstudie an älteren Männern.[6] Männer mit einem hohen Grad an Optimismus hatten ein um 45 Prozent niedrigeres Risiko für Angina Pectoris, nicht tödlichen Myokardinfarkt und Tod durch koronare Herzerkrankung als Männer mit einem hohen Grad an Pessimismus. Interessanterweise wurde eine deutliche Dosis-Wirkungs-Beziehung zwischen den Graden an Optimismus und den jeweiligen Ergebnissen festgestellt.

Um zu veranschaulichen, wie eng das kardiovaskuläre System mit der Einstellung verknüpft ist, zeigte eine Studie, dass Messwerte von Optimismus und Pessimismus sich auf so einfache Zusammenhänge wie den ambulatorischen Blutdruck auswirken.[16] Pessimistische Erwachsene hatten höhere Blutdruckwerte und fühlten sich negativer beziehungsweise weniger positiv als optimistische Erwachsene. Diese Ergebnisse weisen darauf hin, dass Pessimismus weitgehende physiologische Konsequenzen hat.

Ein Übermaß an Ärger, Grübeln und anderen negativen Emotionen ist nachweislich auch mit einem höheren Risiko für kardiovaskuläre Erkrankungen verbunden. Diese Emotionen können jedoch auch einfach einen pessimistischen Erklärungsstil widerspiegeln.

Einstellung und Selbstverwirklichung

Eine positive mentale Einstellung ist absolut unentbehrlich, um das Leben voll auszuschöpfen. Sie hilft uns auch, uns zu unserem Besten zu entwickeln. Es scheint einen angeborenen Drang in jedem von uns zu geben, in unserem Leben Selbstverwirklichung zu erreichen. Selbstverwirklichung ist ein Konzept, das Abraham Maslow entwickelte, der Gründervater der humanistischen Psychologie. Seine Theorien waren das Ergebnis intensiver Forschungen an psychologisch gesunden Personen über einen Zeitraum von mehr als 30 Jahren. Maslow war der erste Psychologe, der gesunde Personen untersuchte, da er fest daran glaubte, dass solche Forschungsarbeiten eine solide Grundlage für die Theorien und Werte einer neuen Psychotherapie ergeben würden.

Maslow entdeckte, dass gesunde Individuen zur Selbstverwirklichung motiviert sind, einem Prozess »fortgesetzter Aktualisierung von Potenzialen, Fähigkeiten, Talenten, als Erfüllung einer Mission (oder eines Rufes, eines Schicksals, einer Bestimmung oder Berufung), als vollständigere Erkenntnis und Akzeptanz des eigenen Wesens, als zunehmende Entwicklung hin zu Einheit, Integration oder Synergie in sich selbst«[17]. Anders ausgedrückt: Gesunde Menschen streben danach, sich vollständig zu entwickeln, und werden tatsächlich dazu angetrieben.

Maslow entwickelte eine fünfstufige Pyramide menschlicher Bedürfnisse, in der die Entwicklung der Persönlichkeit von einer Stufe zur nächsten fortschreitet. Die Bedürfnisse der unteren Stufen müssen erfüllt sein, bevor die nächste Stufe erreicht werden kann. Wenn die Bedürfnisse erfüllt sind, bewegt sich das Individuum in Richtung Wohlbefinden. Die obige Grafik veranschaulicht Maslows Bedürfnishierarchie.

Die primären Bedürfnisse, die die Basis der Pyramide bilden, sind grundlegende überlebenswichtige oder physiologische Bedürfnisse: die Befriedigung von Hunger, Durst, Sexualtrieb und Schutzbedürfnis – im Wesentlichen biologische Bedürfnisse. Die nächste Stufe umfasst Bedürfnisse nach Sicherheit: Schutz, Ordnung und Stabilität. Diese Gefühle sind wesentlich im Umgang mit der Außenwelt. Sind diese Bedürfnisse befriedigt, kann das Individuum zur nächsten Stufe fortschreiten: Liebe. Diese Stufe bezieht sich auf die Fähigkeit, zu lieben und geliebt zu werden, was stark zu hohem Selbstwertgefühl und Selbstachtung beiträgt. Der letzte Schritt ist die Selbstverwirklichung – die Nutzung des individuellen kreativen Potenzials zur Selbsterfüllung.

Maslow untersuchte selbstverwirklichte Menschen und stellte fest, dass sie auffallend ähnliche Eigenschaften hatten. Hier sind einige von Maslows Ergebnissen in verkürzter Form:

1) Selbstverwirklichte Menschen nehmen die Realität genauer und effektiver wahr und kommen besser mit ihr zurecht. Sie haben eine ungewöhnliche Fähigkeit, Falsches, Gefälschtes und Unehrliches zu erkennen. Sie beurteilen Erfahrungen, Menschen und Dinge korrekt und effizient. Sie besitzen eine Fähigkeit, gegenüber ihren eigenen Stärken, Möglichkeiten und Beschränkungen objektiv zu sein. Diese Selbsterkenntnis ermöglicht es ihnen, ihre Werte, Ziele, Wünsche und Gefühle klar zu definieren. Sie haben keine Angst vor Unsicherheit.

2) Selbstverwirklichte Menschen verfügen über eine Akzeptanz sich selbst, anderen und der Natur gegenüber. Sie können ihre eigenen menschlichen Unzulänglichkeiten akzeptieren, statt sie zu verachten. Emotionen wie Schuld, Scham, Traurigkeit, Angst oder Abwehr sind ihnen keinesfalls fremd, doch sie erleben diese Gefühle nicht in einem unnötigen oder unrealistischen Ausmaß. Wenn sie Schuld oder Bedauern empfinden, unternehmen sie etwas

Praktische Anwendung der Maslowschen Bedürfnishierarchie		
Bedürfnisstufe	**Allgemeine Belohnungen**	**Berufsbedingte Faktoren**
Selbstverwirklichung	Entwicklung Erfolg Fortschritt Kreativität	Herausfordernde Tätigkeit Chancen für Kreativität Erfolg bei der Arbeit Beförderung
Selbstachtung	Selbstrespekt Status Prestige	Soziale Anerkennung Berufliche Position Hoher Status der Tätigkeit Feedback von der Tätigkeit selbst
Zugehörigkeit	Liebe Freundschaft Zugehörigkeit	Arbeitsgruppen oder Teams Supervision Berufsverbände
Sicherheit	Sicherheit Stabilität Schutz	Gesundheit und Sicherheit Arbeitsplatzsicherheit Arbeitsvertrag
Physiologisch Wasser Schlaf Sex	Essen Arbeitsbedingungen	Lohn

dagegen. Bei Unstimmigkeiten zwischen dem, was ist, und dem, was sein sollte, fühlen sie sich generell unwohl.

3) Selbstverwirklichte Menschen sind relativ spontan in ihrem Verhalten und noch weitaus spontaner in ihrem inneren Erleben, ihren Gedanken und Impulsen. Selten lassen sie zu, dass Konventionen sie davon abhalten, etwas zu tun, was sie für wichtig oder wesentlich halten.

4) Selbstverwirklichte Menschen haben eine problemorientierte Ausrichtung gegenüber dem Leben anstelle einer selbstzentrierten Ausrichtung. Sie haben üblicherweise eine Mission im Leben, befassen sich mit Problemen außerhalb ihrer selbst, die einen Großteil ihrer Energien in Anspruch nehmen. Im Allgemeinen ist diese Mission uneigennützig und hat philosophische und ethische Beweggründe.

5) Selbstverwirklichte Menschen legen eine bestimmte Losgelöstheit und ein Bedürfnis nach Privatsphäre an den Tag. Es gelingt ihnen häufig, sich aus Konflikten rauszuhalten, und sich nicht von Dingen stören zu lassen, die andere aus der Fassung bringen. Selbstbestimmung und Selbstverwaltung sind ihnen wichtig sowie eine aktive, verantwortliche, selbstdisziplinierte und Entscheidungen treffende Person zu sein statt eine hilflose Schachfigur, die von anderen gesteuert wird.

6) Selbstverwirklichte Menschen weisen eine wunderbare Fähigkeit auf, die grundlegenden Freuden des Lebens immer wieder aufs Neue zu schätzen, wie etwa die Natur, Kinder, Musik und sexuelle Erfahrungen. Sie gehen an diese grundlegenden Erlebnisse mit Ehrfurcht, Freude, Staunen und sogar Ekstase heran.

7) Selbstverwirklichte Menschen haben üblicherweise mystische Erfahrungen (Gipfelerfahrungen) – Zeiten intensiver Emotion, in denen sie sich selbst transzendieren. Während einer Gipfelerfahrung haben sie den Eindruck von unbegrenzten Horizonten, von unbegrenzter Kraft, empfinden sich aber gleichzeitig hilfloser als je zuvor. Das Gefühl für Ort und Zeit geht verloren, und Ekstase, Erstaunen und Ehrfurcht kommen auf. Die Erfahrung endet mit der Überzeugung, dass etwas extrem Wichtiges und Wertvolles geschehen ist, und die Person ist zu einem gewissen Grad transformiert und durch die Erfahrung gestärkt.

8) Selbstverwirklichte Menschen hegen trotz gelegentlichem Auftreten von Ärger, Ungeduld und Abneigung tiefe Sympathie für andere Menschen und können sich gut in sie hineinversetzen.

9) Selbstverwirklichte Menschen weisen tiefere und tiefgründigere zwischenmenschliche Beziehungen auf als die meisten anderen Erwachsenen, doch nicht unbedingt tiefere als Kinder. Sie sind fähig zu mehr Nähe, größerer Liebe, perfekterer Identifikation und stärkerer Aufhebung von Egogrenzen, als andere Menschen für möglich halten würden. Eine Konse-

quenz daraus ist, dass selbstverwirklichte Menschen besonders tiefe Bindungen mit eher wenigen Menschen haben und ihr Freundschaftskreis klein ist. Sie neigen einerseits dazu, zu jedem freundlich oder zumindest geduldig zu sein, sprechen andererseits aber realistisch und barsch über jene, die es ihrer Meinung nach verdienen, vor allem Menschen, die heuchlerisch, anmaßend, wichtigtuerisch oder aufgeblasen sind.

10) Selbstverwirklichte Menschen sind in weitestgehendem Sinne demokratisch. Sie sind jedem gegenüber freundlich, unabhängig von seinem Stand, seiner Ausbildung, seinen politischen Ansichten, seiner Rasse oder Hautfarbe. Sie glauben, von jedem etwas lernen zu können. Sie sind demütig in dem Sinne, dass sie sich bewusst sind, wie wenig sie wissen im Vergleich zu dem, was an Wissen existiert und was andere wissen.

11) Selbstverwirklichte Menschen sind sehr ethisch und moralisch. Ihre Ansichten von richtig und falsch oder gut und böse sind aber häufig nicht konventionell.

12) Selbstverwirklichte Menschen verfügen über einen ausgeprägten Sinn für Humor, ohne dabei feindselig zu sein. Sie lachen nicht über Witze, die andere Menschen verletzen oder die auf die Unterlegenheit anderer abzielen. Sie können sich über andere im Allgemeinen lustig machen oder über sich selbst, wenn sie sich dumm anstellen oder wenn sie versuchen, trotz ihrer Kleinheit groß zu erscheinen. Sie neigen zu einem feinsinnigen Humor, der ein Lächeln entlockt, genau zur Situation passt und spontan ist.

13) Selbstverwirklichte Menschen sind hochgradig fantasievoll und kreativ. Die Kreativität eines selbstverwirklichten Menschen entspricht nicht einem sonderbegabten Typ wie etwa Mozart, sondern eher der naiven und universellen Kreativität eines unverdorbenen Kindes.

Der Weg zur Selbstverwirklichung

Selbstverwirklichung geschieht nicht plötzlich. Sie stellt sich allmählich ein, indem nach und nach subtile Veränderungen zusammenkommen. Selbstverwirklichung beginnt, wenn Sie persönliche Verantwortung für Ihren eigenen positiven mentalen Zustand, Ihr Leben, Ihre aktuelle Situation und Ihre Gesundheit übernehmen. Sobald Sie das getan haben, liegt es an Ihnen, Ihr Leben zu lenken. Sie müssen bei allem, was Sie im Leben tun, das Beste anstreben. Zur Motivation folgt ein beliebtes Zitat von Goethe:

> Bis sich jemand verpflichtet hat, ist da ein Zögern, die Möglichkeit zum Rückzug … und immer Untauglichkeit. Über Entschlusskraft und Schöpfung gibt es eine grundlegende Wahrheit; die Unkenntnis davon zerstört unzählige Ideen und großartige Pläne. Und das ist, dass in dem Moment, da jemand sich endgültig verpflichtet, dann auch die Göttliche Vorsehung Einzug hält. Alle möglichen Dinge ereignen sich, um diesem zu helfen – Dinge, die sich sonst nie ereignet hätten. Ein ganzer Strom von Ereignissen ergibt sich aus der Entscheidung. Sie ruft für jenen, der die Entscheidung getroffen hat, alle möglichen unvorhergesehenen Vorkommnisse und Zusammenkünfte und stoffliche Hilfe hervor, von der kein Mensch sich hätte träumen lassen, dass sie auf diese Weise eintreffen würde. Was immer du tun kannst oder wovon du träumst, du könntest es tun: Beginne damit. Kühnheit trägt Genius, Macht und Zauber in sich. Beginne es jetzt!

Die 7 Schritte zu einer positiven mentalen Einstellung

Um Ihnen zu helfen, eine positive mentale Einstellung zu entwickeln und Selbstverwirklichung zu erlangen, bieten wir die folgenden sieben Hauptschritte an:

Schritt 1: Werden Sie ein Optimist

Der erste Schritt zur Entwicklung einer positiven mentalen Einstellung besteht darin, eher ein Optimist als ein Pessimist zu werden. Glücklicherweise sind wir nach Dr. Seligman von Natur aus Optimisten.[18] Optimismus ist ein wesentlicher Aspekt für gute Gesundheit und ein Verbündeter im Heilungsprozess. Konzentrieren Sie sich auch in herausfordernden Situationen auf das Positive.

Schritt 2: Werden Sie sich Ihrer Selbstgespräche bewusst

Wir alle reden mit uns selbst. In unseren Köpfen findet ein andauernder Dialog statt. Unsere Selbstgespräche hinterlassen einen Eindruck in unserem Unterbewusstsein. Um eine positive mentale Einstellung zu entwickeln oder beizubehalten, müssen Sie sich vor negativ gefärbten Selbstgesprächen schützen. Werden Sie sich Ihrer Selbstgespräche bewusst und arbeiten Sie dann bewusst daran, das Unterbewusstsein mit positiven Selbstgesprächen zu prägen. Zwei leistungsstarke Werkzeuge zur Erzeugung positiver Selbstgespräche sind Fragen (Schritt 3) und Affirmationen (Schritt 4).

Schritt 3: Stellen Sie bessere Fragen

Eines der leistungsfähigsten Werkzeuge, die Dr. Murray als nützlich befunden hat, um die Qualität seiner Selbstgespräche und damit auch seines Lebens zu verbessern, ist eine Reihe von Fragen, die er ursprünglich von Anthony Robbins erhalten hat, dem Autor der Bestseller *Grenzenlose Energie* und *Das Robbins Power Prinzip*. Robbins zufolge entspricht die Qualität Ihres Lebens der Qualität der Fragen, die Sie sich für gewöhnlich stellen. Robbins Ansicht basiert auf der Vorstellung, dass Sie auf jede Frage, die Sie Ihrem Gehirn stellen, eine Antwort erhalten.

Lassen Sie uns ein Beispiel betrachten. Eine Person ist mit einer bestimmten Herausforderung oder einem bestimmten Problem konfrontiert. In dieser Situation kann sie eine Reihe von Fragen stellen. Zu den Fragen, die viele Menschen unter diesen Umständen stellen, gehören: »Warum passiert das immer mir?« und »Warum bin ich immer so dumm?« Erhalten sie Antworten auf diese Fragen? Bauen die Antworten Selbstachtung auf? Tritt das Problem erneut auf? Was wäre eine Frage höherer Qualität? Wie wäre es mit: »Dies ist eine sehr interessante Situation. Was muss ich aus dieser Situation lernen, damit sie nie mehr eintritt?« Oder wie wäre es mit: »Was kann ich tun, um diese Situation zu verbessern?«

Lassen Sie uns in einem weiteren Beispiel eine Person betrachten, die an Depressionen leidet. Zu den Fragen, die sie sich stellt und die in der Situation wahrscheinlich nicht hilfreich sind, gehören: »Warum bin ich *immer* so deprimiert?«, »Warum geht *immer* alles schief bei mir?« und »Warum bin ich so unglücklich?« Bessere Fragen, die sich die Person stellen könnte, wären: »Was muss ich tun, um in meinem Leben mehr Freude und Glück zu finden?«, »Was muss ich künftig tun, um in meinem Leben mehr Glück und Energie zu haben?« Nachdem die Person diese Fragen beantwortet hat, könnte sie sich fragen: »Wenn ich gerade jetzt über Glück und hohe Energie verfügen würde, wie würde sich das anfühlen?« Sie werden erstaunt sein, wie kraftvoll Fragen in Ihrem Leben sein können. Durch Änderung der Fragen wird das Unterbewusstsein auf den Glauben umprogrammiert, dass eine Fülle von Energie vorhanden ist. Solange es keine physiologische Ursache für die chronische Erschöpfung gibt (siehe zum Beispiel das Kapitel »Chronisches Erschöpfungssyndrom«), wird es nicht lange dauern, bis das Unterbewusstsein diesen Glauben übernommen hat.

Unabhängig von der Situation: Bessere Fragen zu stellen verbessert zwangsläufig Ihre Einstellung. Wenn Sie ein besseres Leben haben möchten, stellen Sie einfach bessere Fragen. Es klingt einfach, weil es so ist. Wenn Sie mehr Energie, Begeisterung und/oder Zufriedenheit in Ihrem Leben haben möchten, stellen Sie sich einfach dauerhaft die folgenden Fragen:

1. Worüber bin ich in meinem Leben gerade jetzt am glücklichsten?
   Warum macht mich das glücklich?
   Welches Gefühl gibt mir das?
2. Wovon bin ich in meinem Leben gerade jetzt am meisten begeistert?
   Warum begeistert mich das?
   Welches Gefühl gibt mir das?
3. Wofür bin ich in meinem Leben gerade jetzt am meisten dankbar?
   Warum macht mich das dankbar?
   Welches Gefühl gibt mir das?
4. Was genieße ich in meinem Leben gerade jetzt am meisten?
   Was genieße ich daran?
   Welches Gefühl gibt mir das?
5. Wozu bin ich in meinem Leben gerade jetzt am meisten verpflichtet?
   Warum bin ich dazu verpflichtet?
   Welches Gefühl gibt mir das?

6. Wen liebe ich?
   (Beginnen Sie mit Ihrem nächsten Umfeld.)
   Wer liebt mich?
7. Was muss ich heute tun, um mein langfristiges Ziel zu erreichen?

Schritt 4: Nutzen Sie positive Affirmationen

Eine Affirmation ist eine Aussage, die mit einer bestimmten emotionalen Intensität verbunden ist. Positive Affirmationen können auf das Unterbewusstsein einwirken, um ein gesundes, positives Selbstbild zu erzeugen. Zudem können Affirmationen tatsächlich die Änderungen unterstützen, die Sie sich wünschen. Vielleicht möchten Sie die folgenden Affirmationen im Blick haben, um sie im Lauf des Tages zu rezitieren:

- Ich bin mit einer Fülle von Energie gesegnet!
- Liebe, Freude und Glück durchfließen mich mit jedem Herzschlag.
- Ich danke Gott für all mein Glück!
- JA, ICH KANN DAS!

Hier sind einige sehr einfache Richtlinien, mit denen Sie Ihre eigenen Affirmationen verfassen können. Haben Sie Freude dabei! Positive Affirmationen können Ihnen ein richtig gutes Gefühl geben, wenn Sie diese Richtlinien befolgen:

1. Formulieren Sie eine Affirmation ausschließlich im Präsens. Stellen Sie sich vor, es hat sich schon begeben.
2. Formulieren Sie eine Affirmation stets als positive Aussage. Verwenden Sie nicht die Wörter *nicht* und *nie*.
3. Tun Sie Ihr Bestes, um sich vollständig mit den positiven Gefühlen zu verbinden, die durch die Affirmation erzeugt werden.
4. Halten Sie die Affirmation kurz und einfach, doch voller Gefühle. Seien Sie kreativ.
5. Stellen Sie sich vor, wirklich zu erleben, was Sie durch die Affirmation aussagen.
6. Gestalten Sie die Affirmation so, dass Sie für Sie persönlich und voller Bedeutung ist.

Schreiben Sie unter Verwendung der obigen Richtlinien und Beispiele fünf Affirmationen auf, die auf Sie zutreffen. Sagen Sie diese Affirmationen laut auf, während Sie baden, Auto fahren oder beten.

Schritt 5: Legen Sie positive Ziele fest

Ziele so festzulegen, dass sie zu einer positiven Erfahrung führen, ist eine weitere kraftvolle Methode zum Aufbau einer positiven Einstellung und zur Anhebung des Selbstwertgefühls. Ziele können dazu dienen, einen »Erfolgskreislauf« zu erzeugen. Das Erreichen von Zielen hilft Ihnen, sich besser zu fühlen, und je besser Sie sich fühlen, umso wahrscheinlicher erreichen Sie Ihre Ziele. Hier sind einige Richtlinien, die Sie zum Festlegen von Zielen verwenden können.

1. Formulieren Sie das Ziel mit positiven Begriffen; verwenden Sie keine negativen Wörter in Ihrer Zielbeschreibung. So ist es beispielsweise besser zu sagen: »Ich esse gerne gesunde, kalorienarme, nahrhafte Lebensmittel« als zu sagen: »Ich werde keinen Zucker, keine Süßigkeiten und andere dick machende Lebensmittel essen.«
2. Gestalten Sie Ihr Ziel erreichbar und realistisch. Noch einmal: Ziele können dazu dienen, einen Erfolgskreislauf und ein positives Selbstbild zu erzeugen. Kleine Dinge summieren sich und bewirken, dass Sie sich anders fühlen.
3. Seien Sie spezifisch. Je klarer und eindeutiger Ihr Ziel definiert ist, umso wahrscheinlicher erreichen Sie es. Wenn Sie beispielsweise abnehmen möchten, benennen Sie Ihr Wunschgewicht, Ihren Körperfettanteil oder die Kleidergröße, die Sie anstreben. Definieren Sie klar, was Sie erreichen möchten.
4. Formulieren Sie das Ziel im Präsens, nicht im Futur. Um Ihr Ziel zu erreichen, müssen Sie glauben, dass Sie es bereits erreicht haben. Sie müssen sich selbst programmieren, um das Ziel zu erreichen. Sehen und fühlen Sie sich, als hätten Sie das Ziel bereits erreicht.

Jede Reise beginnt mit dem ersten Schritt, gefolgt von vielen weiteren Schritten. Achten Sie darauf, kurzfristige Ziele festzulegen, die Ihnen helfen können, Ihre langfristigen Ziele zu erreichen. Gewöhnen Sie sich an, sich jeden Morgen und Abend die folgende Frage zu stellen: »Was muss ich heute tun, um mein langfristiges Ziel zu erreichen?«

Schritt 6: Üben Sie positive Visualisierung

Positive Visualisierung oder Vorstellung ist ein weiteres kraftvolles Werkzeug, um Gesundheit, Zufriedenheit und Erfolg zu erzielen. Wir müssen unser Leben so sehen, wie wir es gerne haben möchten, ehe es so werden kann. Geht es um ideale Gesundheit, müssen Sie sich selbst absolut gesund vorstellen, wenn Sie diesen Zustand wirklich erreichen möchten. Sie können Visualisierung in allen Bereichen Ihres Lebens anwenden, doch vor allem dann, wenn es um Ihre Gesundheit geht. Einige der vielversprechendsten Studien zur Kraft der Visualisierung widmen sich der Verbesserung des Immunsystems bei der Behandlung von Krebs. Seien Sie kreativ, haben Sie Freude an positiven Visualisierungen, und Sie werden bald Ihre Träume leben.

Schritt 7: Lachen Sie lange und häufig

Wenn Sie häufig lachen und das Leben leichter sehen, werden Sie es viel erfreulicher finden. Forscher finden heraus, dass Lachen das Immunsystem stärkt und die Physiologie verbessert. Die neueste medizinische Forschung hat zudem bestätigt, dass Lachen …

- die Durchblutung der Extremitäten des Körpers fördert und die kardiovaskuläre Funktion verbessert,
- eine aktive Rolle bei der Freisetzung von Endorphinen und anderen natürlichen stimmungsaufhellenden und schmerzstillenden Chemikalien spielt,
- den Transport von Sauerstoff und Nährstoffen zu inneren Organen verbessert.

Hier sind acht Tipps, um Ihr Leben mit Lachen anzureichern:

1. Lernen Sie, über sich selbst zu lachen. Erkennen Sie, wie lustig Ihr Verhalten mitunter tatsächlich ist, vor allem Ihre Schwächen oder Fehler. Wir alle haben kleine Macken oder Verhaltensweisen, die einzigartig für uns sind, die wir uns eingestehen und an denen wir uns erfreuen können. Nehmen Sie sich selbst nicht zu ernst.

2. Bringen Sie Humor ins Spiel, wann immer es angemessen ist. Menschen lachen gerne. Kaufen Sie ein Witzebuch und lernen Sie, gute Witze zu erzählen. Humor und Lachen machen das Leben angenehm.

3. Lesen Sie Comicserien, um eine Geschichte zu finden, die Sie lustig finden, und lesen Sie diese regelmäßig. Humor ist sehr individuell: Eine Person findet etwas lustig, eine andere nicht. Doch die Witzseiten haben etwas für jeden. Finden Sie eine Comicserie, die Sie besonders lustig finden, und sehen Sie sich diese täglich oder wöchentlich an.

4. Sehen Sie sich TV-Komödien an. Dank moderner Technologie ist es erstaunlich einfach, im Fernsehen oder im Internet etwas Lustiges zu finden. Wenn Sie gerne einmal herzlich lachen möchten, suchen Sie etwas im Fernsehen oder auf YouTube. Favoriten dafür sind alte Klassiker wie *Dick und Doof* oder *Die kleinen Strolche.*

5. Sehen Sie sich Komödien im Kino an. Die meisten Menschen lieben es, ins Kino zu gehen, und genießen vor allem eine gute Komödie. Wenn Menschen gemeinsam einen lustigen Film anschauen, lachen sie mehr und länger, als wenn sie dieselben Szenen allein gesehen hätten. Gemeinsames Lachen steckt an – während und nach dem Film. Gemeinsames Lachen hilft auch, gute Beziehungen aufzubauen.

6. Hören Sie sich auf dem Weg zur Arbeit Komödien als Hörbuch an. Suchen Sie in Ihrem Musikgeschäft, Buchladen, Videoladen oder in Ihrer Bibliothek nach Aufnahmen Ihres beliebtesten Komödianten. Falls Sie noch nicht viele Komödianten gehört oder gesehen haben, gehen Sie zuerst zu Ihrer Bibliothek. Dort werden Sie eine Fülle an Aufnahmen finden, die Sie sich kostenlos anhören können.

7. Spielen Sie mit Kindern. Kinder wissen wirklich, wie man lacht und spielt. Wenn Sie keine eigenen Kinder haben, verbringen Sie Zeit mit Ihren Nichten und Neffen oder mit Nachbarskindern von befreundeten Familien. Werden Sie ein großer Bruder oder eine große Schwester. Engagieren Sie sich in Sportvereinen für Kids. Helfen Sie bei der Sonntagsschule Ihrer Kirche und bei Kinderveranstaltungen mit.

8. Fragen Sie sich selbst: »Was ist lustig an dieser Situation?« Oft finden wir uns in scheinbar unmöglichen Situationen wieder, doch wenn wir über sie lachen können, werden sie irgendwie angenehm oder zumindest erträglich. Wir alle haben Menschen sagen gehört: »Darauf werden wir später zurückschauen und darüber lachen.« Nun, warum warten? Entdecken Sie das Komische an der Situation und kommen sofort in den Genuss eines herzhaften Lachens.

Abschließende Bemerkungen

Unsere innere Einstellung ist wie unser physischer Körper – sie benötigt ständige Übung, um fit zu bleiben. Ebenso wie Sie sich nach einer einzigen Trainingseinheit noch nicht in ausgezeichneter körperlicher Verfassung befinden, haben Sie nach dem Lesen dieses Buches vielleicht noch keine positive mentale Einstellung erreicht.

Wir möchten Sie ermutigen, wirklich daran zu arbeiten, lebenslang positiv und optimistisch zu bleiben. Wir alle haben unseren Anteil an Herausforderungen zu tragen, und viele davon werden sich ungerecht und unverdient anfühlen – schlechte Dinge passieren auch guten Menschen. Doch was wirklich die Richtung unseres Lebens entscheidet, ist nicht, was in unserem Leben passiert, sondern wie wir auf die Herausforderungen reagieren. Not, Herzschmerz, Enttäuschungen und Misserfolge sind häufig der Antrieb für Freude, Ekstase, Mitgefühl und Erfolg. Indem Sie Ihre Einstellung positiv verändern, werden Sie in Ihrem Leben ein höheres Maß an Gesundheit und Glück erleben. Einer der besten Wege, Ihre Einstellung zu konditionieren, ist es, regelmäßig inspirierende Bücher zu lesen oder anzuhören.

Schnellüberblick

- Eine positive mentale Einstellung ist die wahre Grundlage für optimale Gesundheit.
- Allen Lebewesen ist ein angeborener Antrieb zu eigen, sich zum Bestmöglichen zu entwickeln.
- Selbstverwirklichung beginnt mit der Übernahme persönlicher Verantwortung für Ihren eigenen positiven mentalen Zustand, Ihr Leben, Ihre aktuelle Situation und Ihre Gesundheit.
- Die sieben Hauptschritte zur Entwicklung und Beibehaltung einer positiven mentalen Einstellung sind:

  Schritt 1: Werden Sie ein Optimist!
  Schritt 2: Werden Sie sich Ihrer Selbstgespräche bewusst!
  Schritt 3: Stellen Sie bessere Fragen!
  Schritt 4: Nutzen Sie positive Affirmationen!
  Schritt 5: Legen Sie positive Ziele fest!
  Schritt 6: Üben Sie positive Visualisierung!
  Schritt 7: Lachen Sie lang und häufig!
- Lesen oder hören Sie inspirierende Botschaften.

EIN GESUNDER LEBENSSTIL

Einführung

Ohne Frage verbessert ein gesunder Lebensstil die Dauer und Qualität des Lebens. Die in diesem Kapitel erörterten wichtigsten Komponenten eines gesunden Lebensstils sind: nicht rauchen, regelmäßiger Sport und gute Schlafgewohnheiten.

Rauchen ist tödlich

Viele Studien belegen, dass Raucher im Vergleich zu Nichtrauchern ein um drei- bis fünffach erhöhtes Risiko für Krebs und Herzerkrankungen haben. Je mehr Zigaretten und je mehr Jahre eine Person geraucht hat, umso höher ist das Risiko, an Krebs, Herzinfarkt oder Schlaganfall zu sterben. Insgesamt stirbt ein durchschnittlicher Raucher etwa 7 bis 8 Jahre früher als ein Nichtraucher und wird öfter krank.

Tabakrauch enthält mehr als 4000 Chemikalien, von denen über 50 als karzinogen identifiziert wurden. Wenn Sie sich eine gute Gesundheit wünschen, müssen Sie unbedingt mit dem Rauchen aufhören! Hier sind ein paar gute Nachrichten dazu: Wenn Sie das Rauchen jetzt beenden, ist es möglich, dass Sie Ihr Krebsrisiko auf dasselbe Niveau reduzieren wie das eines Nichtrauchers. Studien haben herausgefunden, dass 10 Jahre nach dem Aufhören das Risiko eines Exrauchers, an Lungenkrebs zu sterben, um 30 bis 50 Prozent geringer ist als bei jenen, die weiter rauchen. Nach 15 Jahren ist das Risiko eines Exrauchers fast identisch mit dem eines Nichtrauchers. Wenn Sie mit dem Rauchen aufhören, reduziert sich auch das Risiko, eine Herzerkrankung, ein Emphysem und Krebs zu entwickeln. Sie werden länger leben – und Sie werden besser leben.[1]

Verschiedenste Maßnahmen, wie nikotinhaltige Hautpflaster oder Kaugummi, Akupunktur und Hypnose, haben alle nachweislich einen gewissen Nutzen, doch keinen großen. In einer systematischen Übersichtsarbeit zur Wirksamkeit von Interventionen, die Menschen helfen sollten, das Rauchen aufzugeben, wurden Daten aus 188 randomisierten kontrollierten Studien analysiert.[2] Aufforderungen durch einen Arzt während eines Praxisbesuchs, mit dem Rauchen aufzuhören, ergaben eine Abbruchrate von 2 Prozent nach einem Jahr. Ergänzende Maßnahmen, wie zum Beispiel nachfolgende Schreiben oder Besuche, hatten eine zusätzliche Wirkung. Techniken zur Verhaltensänderung, wie Entspannung, Belohnung und Bestrafung, sowie das Vermeiden von Auslösesituationen, gelehrt in von einem Arzt geleiteten Gruppen oder Einzelsitzungen, hatten keine größere Wirksamkeit als die 2-Prozent-Rate einer einfachen ärztlichen Empfehlung. Acht Studien über Akupunktur zeigten einen Gesamtwirkungsgrad von ungefähr 3 Prozent. Hypnose wurde als unwirksam beurteilt, obwohl Studien eine Erfolgsrate von 23 Prozent aufzeigten. Der Grund dafür ist, dass in diesen Studien keine biochemischen Marker, wie Abbauprodukte von Nikotin im Urin verwendet wurden, um die Wirksamkeit genau zu bestimmen. Eine Nikotinersatztherapie (Kaugummi oder Pflaster) war bei 13 Prozent der Raucher wirksam, die Unterstützung beim Aufhören suchten. Insgesamt sind diese Ergebnisse nicht sehr ermutigend.

Unabhängig von der gewählten Strategie scheinen sich durch einen kalten Entzug bessere Erfolge einzustellen als durch Herunterdosieren. Wenn Sie rauchen, hören Sie jetzt auf! Hier sind zehn Tipps, die Ihnen dabei helfen.

- Schreiben Sie alle Gründe auf, warum Sie mit dem Rauchen aufhören möchten, und lesen Sie sie jeden Tag durch.
- Legen Sie einen bestimmten Tag zum Aufhören fest, erzählen Sie mindestens zehn Freunden, dass Sie aufhören werden, und tun Sie es dann!
- Werfen Sie alle Zigaretten, Zigarettenstummel, Streichhölzer und Aschenbecher weg. Wenn Sie etwas im Mund haben möchten, kauen Sie rohes Gemüse, Früchte oder Kaugummi. Wenn Ihre

Finger Beschäftigung brauchen, spielen Sie mit einem Stift.

- Nehmen Sie sich einen Tag nach dem anderen vor.
- Realisieren Sie, dass 40 Millionen Amerikaner aufgehört haben. Wenn sie es konnten, können Sie es auch!
- Stellen Sie sich als Nichtraucher vor, mit einer dickeren Brieftasche, angenehmem Atem, fleckenlosen Zähnen und der Zufriedenheit, dass Sie Ihr Leben unter Kontrolle haben.
- Treten Sie einer Online-Selbsthilfegruppe bei. Obwohl die Forschung dazu noch in den Kinderschuhen steckt, scheinen sich die Erfolgsraten dadurch zu verdoppeln oder gar zu verdreifachen.
- Wenn Sie entspannen möchten, führen Sie tiefe Atemübungen durch, anstatt nach einer Zigarette zu greifen.
- Vermeiden Sie Situationen, die Sie mit dem Rauchen verbinden.
- Belohnen Sie sich für jeden Tag, an dem Sie nicht rauchen. Kaufen Sie sich etwas von dem gesparten Geld oder planen Sie eine besondere Belohnung, um das Aufhören zu feiern.

Die Bedeutung regelmäßiger Bewegung

Regelmäßige körperliche Bewegung ist ganz offensichtlich unerlässlich für eine gute Gesundheit. Wir alle wissen das, doch weniger als 50 Prozent der Amerikaner bewegen sich regelmäßig. Während die unmittelbare Wirkung körperlicher Bewegung eine Belastung für den Körper ist, passt dieser sich bei regelmäßiger Bewegung an – er wird stärker, funktioniert effektiver und hat mehr Ausdauer. Der gesamte Körper profitiert von regelmäßiger Bewegung – im Wesentlichen aufgrund der verbesserten kardiovaskulären und respiratorischen Funktion. Bewegung verbessert den Transport von Sauerstoff und Nährstoffen zu den Zellen und optimiert gleichzeitig den Transport von Kohlendioxid und anderen Abfallprodukten aus den Zellen heraus. Sie werden feststellen, dass körperliche Bewegung Ihr gesamtes Energieniveau erhöht.

Körperliche Inaktivität ist ein Hauptgrund, warum so viele Amerikaner übergewichtig sind. Dies trifft vor allem auf Kinder zu – die Forschung zeigt, dass Fettleibigkeit im Kindesalter mehr mit Inaktivität als mit Überernährung verbunden ist.[3] Es gibt zudem fundierte Belege dafür, dass Fettleibigkeit bei Erwachsenen zu 80 bis 86 Prozent in der Kindheit beginnt. Wenn Sie Kinder haben, sorgen Sie dafür, dass sie aktiv sind. Wenn Sie selbst nicht aktiv sind, ändern Sie es und werden Sie aktiv, vor allem wenn Sie abnehmen möchten. Erwachsene, die physisch aktiv sind, neigen aus folgenden Gründen weniger zu Problemen mit dem Abnehmen:

- Wenn Gewichtsreduzierung durch Diät ohne körperliche Bewegung erzielt wird, geht ein Großteil des gesamten Gewichtsverlusts auf das fettfreie Gewebe zurück, vor allem in Form von Wasserverlust.
- Wenn körperliche Bewegung (vor allem Krafttraining) Teil eines Gewichtsabnahmeprogramms ist, stellt sich üblicherweise eine Verbesserung der Körperzusammensetzung ein: eine Zunahme der Muskelmasse und eine Abnahme des Körperfetts.
- Körperliche Bewegung trägt dazu bei, der Verringerung des Grundumsatzes entgegenzuwirken, der üblicherweise bei einer reinen Diät erfolgt.
- Körperliche Bewegung erhöht den Grundumsatz für eine längere Zeit nach der Trainingseinheit.
- Mittleres bis intensives Training kann dazu beitragen, den Appetit zu unterdrücken.
- Personen, die im Rahmen eines Gewichtsabnahmeprogramms trainieren, behalten den Gewichtsverlust besser bei als Personen, die nicht trainieren.

Körperliche Bewegung fördert die Fettverbrennung. Muskelgewebe ist der primäre Verbraucher von Fettkalorien im Körper. Je größer also Ihre Muskelmasse, umso größer ist Ihre Fettverbrennungskapazität. Wenn Sie gesund sein und Ihr ideales Körpergewicht erreichen möchten, *müssen* Sie Sport treiben.

Körperliche Bewegung und Stimmung

Regelmäßige körperliche Bewegung hat eine äußerst positive Wirkung auf die Stimmung. Anspannung,

Unruhe, Depressionen, Gefühle der Unzulänglichkeit und Grübeln nehmen bei regelmäßiger körperlicher Bewegung stark ab. Es wurde nachgewiesen, dass körperliche Bewegung allein eine enorme Auswirkung auf die Verbesserung der Stimmung und die Fähigkeit hat, belastende Lebenssituationen zu verkraften.[4]

Regelmäßige körperliche Bewegung führt nachweislich zur Zunahme starker stimmungsaufhellender Substanzen im Gehirn, die als Endorphine bezeichnet werden.[5] Diese Verbindungen haben eine ähnliche Wirkung wie Morphin, wenn auch viel milder. Es gibt einen deutlichen Zusammenhang zwischen körperlicher Bewegung und Endorphinzunahme, und wenn die Endorphine zunehmen, hellt sich auch die Stimmung auf.[6]

Könnten die Vorteile körperlicher Bewegung in eine Tablette gepackt werden, wäre dies das stärkste gesundheitsfördernde Medikament auf dem Markt. Sehen Sie sich diese lange Liste der gesundheitlichen Vorteile an, die körperliche Bewegung mit sich bringt:

Muskuloskelettales System

- Erhöht die Muskelkraft.
- Erhöht die Flexibilität der Muskeln und den Bewegungsumfang der Gelenke.
- Bewirkt stärkere Knochen, Bänder und Sehnen.
- Verringert die Gefahr von Verletzungen.
- Verbessert Haltung, Gleichgewicht und Konstitution.
- Verbessert die Balance.

Herz und Blutgefäße

- Verringert die Ruheherzfrequenz.
- Stärkt die Herzfunktion.
- Senkt den Blutdruck.
- Verbessert die Sauerstoffversorgung im gesamten Körper.
- Verbessert die Durchblutung der Muskeln.
- Vergrößert die Herzarterien.

Körperliche Prozesse

- Verbessert die Verarbeitung von Nahrungsfetten im Körper.
- Verringert das Risiko von Herzerkrankungen.
- Hilft, den Gesamtcholesterin- und Trigylceridspiegel im Blut zu senken.
- Erhöht HDL, das »gute« Cholesterin.
- Hilft, die Calciumanlagerung in den Knochen zu verbessern.
- Verhindert Osteoporose.
- Verbessert die Immunfunktion.
- Unterstützt Verdauung und Ausscheidung.
- Verbessert die Ausdauer und das Energieniveau.
- Fördert die fettfreie Körpermasse, verbrennt Fett.

Mentale Prozesse

- Bietet ein natürliches Ventil für angestaute Gefühle.
- Hilft, Anspannungen und Ängste zu verringern.
- Verbessert die mentale Einstellung und das Selbstwertgefühl.
- Hilft, moderate Depressionen zu lindern.
- Verbessert die Fähigkeit, mit Stress umzugehen.
- Fördert die mentale Funktion.
- Erhöht das Selbstwertgefühl.

Körperliche Fitness und Langlebigkeit

Je besser Ihre körperliche Form ist, umso größer sind Ihre Chancen, ein langes und gesundes Leben zu genießen. Die meisten Studien haben gezeigt, dass eine Person, die nicht fit ist, ein achtfach größeres Risiko hat, einen Herzinfarkt oder Schlaganfall zu erleiden, als eine körperlich fitte Person. Forscher schätzen, dass sich das Leben mit jeder Stunde körperlicher Bewegung um 2 Stunden verlängert. Das ist eine sehr gute Rendite.

Die Studie Aerobics Center Longitudinal umfasste 9777 Männer im Alter von 20 bis 82 Jahren, die an der Cooper Clinic in Dallas, Texas, zwischen Dezember 1970 und Dezember 1989 mindestens zwei Vorsorgeuntersuchungen absolviert hatten (in einem mittleren zeitlichen Abstand von 4,9 Jahren). Alle Studienteilnehmer erreichten bei den Laufbandtests beider Untersuchungen mindestens 85 Prozent ihrer altersgemäßen maximalen Herzfrequenz (220 minus Lebensalter). Die Männer wurden weitergehend über ihren Trainingszustand kategorisiert, der anhand ihrer Belastungstoleranz bei einem standardmäßigen Laufbandtest ermittelt wurde. Dieser Messwert ist ein solider objektiver Indikator für die körperliche Fitness, da er nachweislich positiv mit der maximalen Sauerstoffaufnahme korreliert. Die Männer wurden in fünf Gruppen unterteilt. Dabei wurde die erste Gruppe als unfit kategorisiert und die Gruppen zwei bis fünf als fit. Je höher die Gruppennummer, umso höher das Fitnessniveau.

Die höchste altersangepasste Sterberate (alle Ursachen) wurde bei Männern festgestellt, die bei beiden Untersuchungen unfit waren (122,0 Todesfälle pro 10 000 Mannjahre); die niedrigste Todesrate lag bei Männern vor, die bei beiden Untersuchungen körperlich fit waren (39,6 Todesfälle pro 10 000 Mannjahre). Des Weiteren wiesen Männer, die sich zwischen den ersten und den nachfolgenden Untersuchungen von unfit zu fit verbessert hatten, eine altersangepasste Todesrate von 67,7 pro 10 000 Mannjahre auf, was einer Verringerung der Mortalität von 44 Prozent entspricht im Vergleich zu Männern, die bei beiden Untersuchungen unfit blieben. Eine Verbesserung der Fitness war – je nach Alter, Gesundheitsstatus und anderen Risikofaktoren für vorzeitige Mortalität – mit niedrigeren Sterberaten verbunden. Jeder zusätzlichen Minute an Belastungstoleranz entspricht eine Senkung der Sterberate um 7,9 Prozent.[7]

Ein effektiver Trainingsplan

Die Zeit, die Sie für körperliche Bewegung aufwenden, ist eine wertvolle Investition in Ihre Gesundheit. Um Ihnen zu helfen, ein erfolgreiches Trainingsprogramm zu erstellen, sind hier sieben Schritte, die Sie befolgen sollten:

Schritt 1: Erkennen Sie die Bedeutung körperlicher Bewegung

Der erste Schritt ist zu erkennen, wie wichtig es ist, regelmäßig Sport zu treiben: Wir können nicht genug betonen, wie bedeutend regelmäßige körperliche Bewegung für Ihre Gesundheit ist, doch was wir sagen, ist absolut bedeutungslos, solange Sie es nicht wirklich auch in sich aufnehmen und akzeptieren. Körperliche Bewegung muss eines der wichtigsten Dinge in Ihrem Leben werden.

Schritt 2: Konsultieren Sie Ihren Arzt

Wenn Sie derzeit nicht an einem regelmäßigen Trainingsprogramm teilnehmen, holen Sie sich eine ärztliche Genehmigung ein, falls Sie Gesundheitsprobleme haben oder über 40 Jahre alt sind. Der Hauptaspekt ist Ihre Herzfunktion. Körperliche Bewegung kann sehr schädlich sein (und sogar lebensgefährlich), wenn Ihr Herz nicht fähig ist, die zusätzliche Belastung zu bewältigen.

Es ist besonders wichtig, dass Sie einen Arzt konsultieren, wenn einer der folgenden Faktoren auf Sie zutrifft:

- Herzerkrankung
- Rauchen
- Hoher Blutdruck
- Extreme Atemnot bei körperlicher Anstrengung
- Schmerz oder Druck in der Brust, den Armen, Zähnen, im Kiefer oder Nacken bei körperlicher Betätigung
- Schwindel oder Ohnmacht
- Anormale Herzfunktion (Palpitationen oder unregelmäßiger Puls)

Schritt 3: Wählen Sie eine Aktivität, die Sie gerne tun

Wenn Sie ausreichend gesund sind, um ein Trainingsprogramm zu beginnen, wählen Sie eine Aktivität, von der Sie denken, dass sie Ihnen gefällt. Wählen Sie Aktivitäten aus der nachstehenden Liste oder denken Sie sich selbst welche aus. Verpflichten Sie sich, pro Tag eine Aktivität mindestens 20 Minuten und vorzugsweise eine Stunde lang auszuüben. Machen Sie es sich zum Ziel, die Aktivität zu genießen. Wichtig ist, dass Sie Ihren Körper ausreichend bewegen, um Ihren Puls etwas über die Ruhefrequenz anzuheben. Versuchen Sie es mit:

- Anstrengender Hausarbeit
- Bowling
- Fahrradergometertraining
- Gartenarbeit
- Gewichtheben
- Golfspielen
- Jazzdance
- Joggen
- Laufbandtraining
- Radfahren
- Schwimmen
- Tanzen

- Tennisspielen
- Treppensteigen

Die besten Aktivitäten sind die, die Ihre Herzfrequenz am meisten anheben. Aerobe Aktivitäten wie schnelles Gehen, Joggen, Radfahren, Langlauf, Schwimmen, Aerobic-Tanz und Racketsportarten sind gute Beispiele. Schnelles Gehen (8 Kilometer pro Stunde) über etwa 30 Minuten kann die allerbeste Form der Bewegung sein, um abzunehmen. Gehen ist überall möglich – es bedarf keiner teuren Ausrüstung, nur komfortabler Kleidung und gut passender Schuhe –, und das Verletzungsrisiko ist extrem niedrig. Wenn Sie regelmäßig gehen möchten, empfehlen wir Ihnen dringend, ein paar qualitativ hochwertige Lauf- oder Joggingschuhe zu kaufen.

Schritt 4: Überwachen Sie die Trainingsintensität

Die Trainingsintensität bestimmen Sie durch Messung Ihrer Herzfrequenz (der Anzahl Ihrer Herzschläge pro Minute). Diese kann rasch bestimmt werden, indem Sie Zeige- und Mittelfinger einer Hand an die Seite des Halses legen, genau unterhalb des Kieferwinkels, oder auf das gegenüberliegende Handgelenk. Zählen Sie die Anzahl der Herzschläge 6 Sekunden lang. Fügen Sie dieser Zahl einfach eine Null hinzu, und Sie haben Ihren Puls. Haben Sie beispielsweise 14 Schläge gezählt, beträgt Ihre Herzfrequenz 140. Ist das ein guter Wert? Dies hängt von Ihrer »Trainingszone« ab.

Um Ihre maximale Trainingsherzfrequenz schnell und einfach zu bestimmen, ziehen Sie Ihr Alter von 185 ab. Sind Sie zum Beispiel 40 Jahre alt, beträgt Ihre maximale Herzfrequenz 145. Um das untere Ende der Trainingszone zu bestimmen, ziehen Sie 20 von diesem Wert ab. Der Trainingsbereich würde also zwischen 125 und 145 Schlägen pro Minute liegen. Um einen maximalen gesundheitlichen Nutzen zu erzielen, müssen Sie in diesem Bereich bleiben und dürfen ihn nie überschreiten.

Schritt 5: Tun Sie es oft

Sie erhalten keine gute körperliche Verfassung, wenn Sie nur einmal trainieren; Sie müssen es regelmäßig tun. Ein Minimum von 15 bis 20 Minuten körperlicher Bewegung bei Ihrer Trainingsherzfrequenz mindestens dreimal pro Woche ist notwendig, um einen kardiovaskulären Nutzen aus dem Training zu erhalten.

Schritt 6: Machen Sie sich eine Freude daraus

Der Schlüssel für den maximalen Nutzen aus der körperlichen Bewegung besteht darin, sich eine Freude daraus zu machen. Wählen Sie etwas, woran Sie Spaß haben. Wenn Sie die körperliche Bewegung angenehm finden, ist es viel wahrscheinlicher, dass Sie regelmäßig trainieren.

Eine Möglichkeit, körperliche Bewegung angenehm zu gestalten, ist, einen Trainingspartner zu finden. Wählen Sie zum Beispiel Gehen als Ihre Aktivität, suchen Sie ein oder zwei Personen in Ihrer Nachbarschaft, mit denen Sie gerne gemeinsam gehen möchten. Wenn Sie das Gehen gemeinsam planen, ist als weiteres Plus die Wahrscheinlichkeit höher, dass Sie wirklich rausgehen, als wenn es nur nach Ihrem eigenen Willen geht. Verpflichten Sie sich, an drei bis fünf Morgen oder Nachmittagen zu gehen, und erhöhen Sie die Trainingsdauer von anfänglichen 10 Minuten auf mindestens 30 Minuten.

Schritt 7: Bleiben Sie motiviert

Egal, wie sehr Sie sich zu regelmäßiger Bewegung verpflichten – irgendwann wird die Begeisterung für das Training nachlassen. Unser Vorschlag ist, dann eine Pause zu machen. Keine lange Pause – lassen Sie einfach ein oder zwei Trainingseinheiten aus. Dies gibt Ihrem Enthusiasmus und Ihrer Motivation die Chance zurückzukehren, sodass Sie mit einer noch stärkeren Verpflichtung weitermachen können.

Hier sind einige weitere Dinge, die Ihnen helfen können, motiviert zu bleiben:

- Blättern Sie in Fitness-Magazinen. Versuchen Sie es zum Beispiel mit *Women's Health* oder *Men's Health, Shape* oder *Fit for Fun*. Bilder von Menschen in fantastischer Form anzusehen kann motivierend sein. Zudem enthalten diese Art von Magazinen typischerweise Artikel über neue Trainingsprogramme, die Sie vielleicht interessant finden.
- Legen Sie Trainingsziele fest. Zielorientiert zu sein hilft uns, motiviert zu bleiben. Erfolg schafft

Erfolg: Legen Sie daher eine Vielzahl kleiner Ziele fest, die einfach erreicht werden können. Schreiben Sie Ihr tägliches Trainingsziel auf und haken Sie es ab, wenn Sie es erreicht haben.

- Variieren Sie Ihr Programm. Vielfalt ist sehr wichtig, damit Sie an Ihrem Training interessiert bleiben. Jeden Tag das Gleiche zu tun wird monoton und verringert die Motivation. Finden Sie laufend neue Wege, um an Ihrem Training Gefallen zu finden.
- Führen Sie ein Tagebuch über Ihre Aktivitäten und Fortschritte. Manchmal ist es schwer zu erkennen, welche Fortschritte Sie machen. Aber wenn Sie ein Tagebuch führen, verfügen Sie über eine permanente Aufzeichnung Ihrer Fortschritte. Indem Sie Ihre Fortschritte im Auge behalten, motivieren Sie sich zu einer kontinuierlichen Verbesserung.

Krafttraining

Wir empfehlen auch jedem, mindestens dreimal pro Woche Krafttraining zu machen (wie Gewichtheben oder Kraftübungen). Krafttraining ist besonders wertvoll, weil es nicht nur die Muskelkraft erhöht, sondern auch den Blutzucker stabilisiert, den Fettabbau fördert und vor altersbedingtem Muskelschwund schützt.

Die Bedeutung des Schlafs

Der Schlaf ist vielleicht einer der am wenigsten verstandenen physiologischen Prozesse. Seine Bedeutung für die menschliche Gesundheit sowie einwandfreie Körperfunktionen steht außer Zweifel. Schlaf ist absolut unverzichtbar, sowohl für den Körper als auch den Geist. Gestörter Schlaf, veränderte Schlafrhythmen und Schlafmangel haben verheerende Auswirkungen auf die mentalen und physikalischen Körperfunktionen. Viele gesundheitliche Probleme, vor allem Depressionen, chronisches Erschöpfungssyndrom und Fibromyalgie, stehen entweder ganz oder teilweise im Zusammenhang mit Schlafmangel oder gestörtem Schlaf.

Im Verlauf eines Jahres hat mehr als die Hälfte der US-Bevölkerung Schwierigkeiten beim Einschlafen. Circa 33 Prozent der Amerikaner leiden regelmäßig an Schlaflosigkeit, wobei 17 Prozent der Bevölkerung angibt, dass Schlaflosigkeit ein Hauptproblem in ihrem Leben ist. Viele verwenden rezeptfreie Beruhigungsmittel, um der Schlaflosigkeit zu begegnen, während andere sich stärkere, verschreibungspflichtige Medikamente von ihren Ärzten geben lassen. Jedes Jahr erhalten bis zu 10 Millionen Personen in den USA Rezepte für Medikamente, um besser schlafen zu können. (Die natürliche Behandlung der Schlaflosigkeit wird im Kapitel »Schlaflosigkeit« beschrieben.)

Wie auch bei anderen gesundheitlichen Problemen basiert die wirkungsvollste Behandlung der Schlaflosigkeit darauf, die ursächlichen Faktoren zu identifizieren und anzugehen. Die häufigsten Ursachen für Schlaflosigkeit sind psychologischer Natur: Depressionen, Angst und Anspannung. Scheinen psychologische Faktoren nicht die Ursache zu sein, können verschiedene Lebensmittel, Getränke und Medikamente verantwortlich sein. Es gibt zahlreiche Verbindungen in Lebensmitteln und Getränken und weit über 300 Medikamente, die den normalen Schlaf stören können.

Einige Vorteile des Schlafes werden wahrscheinlich durch das Wachstumshormon (*growth hormone,* GH) vermittelt. GH, ein anaboles Hormon, wurde von einigen als »Anti-Aging«-Hormon bezeichnet. Mehrere Forschungsprojekte untersuchen derzeit seine regenierende Wirkung, wenn es injiziert wird. Der Grund für das Interesse liegt darin, dass GH die Geweberegeneration, die Leberregeneration, den Muskelaufbau, den Abbau von Fettspeichern, die Normalisierung der Blutzuckerregulation und eine ganze Reihe anderer nützlicher Prozesse im Körper stimuliert. Mit anderen Worten hilft es, Fett in Muskeln umzuwandeln. Kleine Mengen von GH werden zu verschiedenen Tageszeiten ausgeschüttet, aber die meisten GH-Ausschüttungen treten während des Schlafs auf.

Der Schlaf wirkt als Antioxidans für das Gehirn: Freie Radikale, die Neuronen schädigen können, werden, während Sie schlafen, entfernt. Die meisten Menschen können ein paar Tage ohne Schlaf aushalten und erholen sich vollständig. Chronischer Schlafmangel scheint hingegen die Alterung des Gehirns zu beschleunigen, bewirkt neuronale Schäden und führt zu nächtlichen Erhöhungen des Stresshormons Cortisol (siehe das Kapitel »Schlaflosigkeit« über die Verbesserung der Schlafqualität).

Wie viel Schlaf brauche ich?

Wie viel Schlaf jemand benötigt, variiert von einer Person zur anderen und von einem Lebensabschnitt zum anderen. Ein 1-jähriges Baby benötigt etwa 14 Stunden Schlaf pro Tag, ein 5-jähriges Kind etwa 12 und ein Erwachsener zwischen 7 und 8 Stunden. Zudem scheinen Frauen mehr Schlaf als Männer zu brauchen. Wenn Menschen altern, können ihre Schlafbedürfnisse abnehmen (die Forschungsergebnisse dazu sind nicht eindeutig). Doch das trifft auch auf ihre Fähigkeit durchzuschlafen zu, möglicherweise aufgrund niedrigerer Spiegel wichtiger Gehirnchemikalien wie Serotonin und Melatonin. Ältere Menschen neigen dazu, nachts kürzer zu schlafen. Dafür dösen sie tagsüber mehr als jüngere Erwachsene.

Normale Schlafrhythmen

Aus der Beobachtung der Augenbewegung und elektroenzephalografischen Aufzeichnungen (EEG) wissen wir, dass es zwei verschiedene Arten von Schlaf gibt: den REM-Schlaf (*rapid eye movement*, schnelle Augenbewegung) – das ist, wenn wir träumen – und den Nicht-REM-Schlaf.

Der Nicht-REM-Schlaf wird in die Phasen 1 bis 4 unterteilt, je nach Niveau der EEG-Aktivität und der Tiefe des Schlafs. Mit fortschreitender Schlafdauer nimmt die Schlaftiefe zu, und die Gehirnwellenaktivität verlangsamt sich bis zum REM-Schlaf, wenn das Gehirn plötzlich viel aktiver wird. Bei Erwachsenen wird die erste REM-Schlafphase üblicherweise 90 Minuten nach dem Schlafengehen ausgelöst und dauert etwa 5 bis 10 Minuten. Nach der hektischen Aktivität kehren die Muster der Gehirnwellen wieder für einen weiteren 90-Minuten-Schlafzyklus zu dem des Nicht-REM-Schlafs zurück.

Die meisten Erwachsenen durchlaufen jede Nacht fünf oder mehr Schlafzyklen. Die REM-Schlafphasen werden mit fortschreitender Schlafdauer allmählich länger; der letzte Schlafzyklus kann eine REM-Schlafphase umfassen, die etwa eine Stunde andauert. Bei Kleinkindern und etwa 80 Prozent Erwachsenen entfallen etwa 50 Prozent dieses 90-Minuten-Schlafzyklus auf den Nicht-REM-Schlaf. Wenn Menschen altern, haben sie nicht nur weniger REM-Schlaf, sondern neigen auch dazu, beim Übergang zwischen Nicht-REM-Schlaf und REM-Schlaf aufzuwachen.

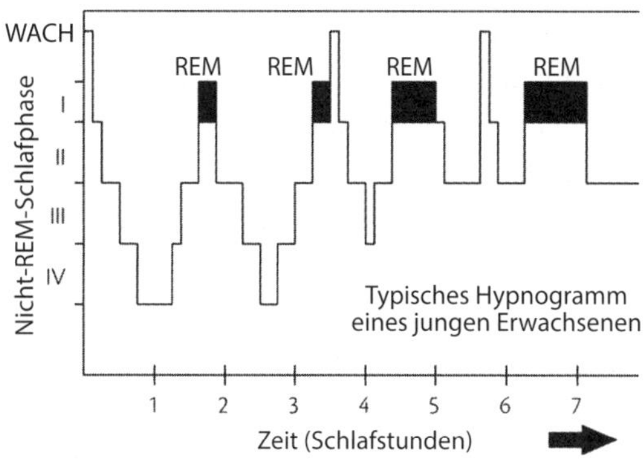

Normaler Schlafaufbau

Die Bedeutung von Träumen

Träume sind sehr wichtig für unser körperliches und geistiges Wohlbefinden. Ein Traum besteht aus einer Abfolge von Gefühlen, Bildern und Gedanken, die durch den Kopf einer schlafenden Person gehen. Wir verwenden den Begriff *Traum* auch, um einen Wunsch, eine Fantasie, ein Begehren oder eine Vision zu bezeichnen. Es sind unsere Träume, die uns antreiben, während wir dieses Leben durchlaufen. Sie sind kraftvoll, inspirierend und potenziell heilend. Der berühmte Autor Anatole France sagte über Träume und Leben etwas wirklich Treffendes: »Die Existenz wäre unerträglich, wenn wir nie träumen würden.«

Die Bedeutung von Träumen für die mentale Gesundheit wird offensichtlich, wenn Sie sich ansehen, was mit Menschen geschieht, denen der REM-Schlaf entzogen wird. In den frühen 1960er-Jahren hat der bahnbrechende Traumforscher William C. Dement mehrere interessante Studien durchgeführt, in denen Probanden, die in einer Laborumgebung schliefen, in dem Moment aufgeweckt wurden, in denen der REM-Schlaf begann, und danach weiterschlafen durften. Das Experiment dauerte eine Woche. Während dieser Zeit berichtete die Testgruppe über eine Zunahme von Reizbarkeit, Angst und Appetit. In anderen Studien zeigten Personen, denen der REM-

Schlaf entzogen wurde, tief greifende Persönlichkeitsveränderungen – zum Beispiel extreme Reizbarkeit, Depressionen oder Angstzustände –, die verschwanden, wenn sie wieder träumen durften.[8]

Seit Anbeginn der Zivilisation haben Menschen versucht, die Frage zu beantworten: »Woher kommen Träume, und was bedeuten sie?« In manchen alten Kulturen wurden die Inhalte von Träumen für wichtiger erachtet als die Ereignisse des wachen Lebens. Doch die moderne Auffassung von Träumen wurde zunächst ein wenig von Ängsten beeinflusst, dass Träume das moralische Verhalten untergraben könnten oder aber bedeutungslos seien – bloß das Ergebnis von zufälligen Nervenimpulsen oder körperlichem Unwohlsein. Die aktuelle Sichtweise ist eine ganzheitlichere, da sie anerkennt, dass Träume sowohl physiologische als auch psychologische Ursachen haben.

Die moderne Psychologie begeisterte sich für Träume aufgrund der Arbeiten von Sigmund Freud, der Träume als das Fenster zur Seele betrachtete. Freud gelangte zu der Ansicht, dass Träume ein zuverlässiger Ausdruck von Impulsen und Wünschen sind, die im Unterbewusstsein vergraben sind.

Auch andere Wissenschaftler begannen Anfang des 20. Jahrhunderts, sich mit Träumen zu befassen. C. G. Jung, Alfred Adler und William Stekel sowie andere Psychologen, die diesen folgten, entwickelten ihre eigenen Theorien zu den Bedeutungen und Interpretationen von Träumen.

Wir glauben, dass manche Träume uns helfen können, Themen in unserem wachen Leben zu lösen. Träume geben uns die Möglichkeit zu sehen, was unserem Unterbewusstsein eingeprägt ist. Sie sind oft symbolische Versuche, die Optionen zu sortieren, die wir im Leben wählen können. Offensichtlich gibt es aber auch Träume, die nicht psychologisch bedeutsam sind. Wenn Sie beispielsweise an Verdauungsstörungen oder einem Magengeschwür leiden und in einem gewalttätigen Traum in den Bauch gestochen werden, würden wir nicht empfehlen, ein tieferes psychologisches Problem zu suchen. Nicht jeder Traum ist bedeutungsvoll. Dennoch glauben wir, dass es wichtig ist, jeden Traum auf mögliche Anhaltspunkte für die persönliche Entwicklung hin zu betrachten.

Wenn Sie daran interessiert sind, mehr über Träume zu lernen, empfehlen wir die Website der International Association for the Study of Dreams *(asdreams.org)*. Diese Organisation »widmet sich der reinen und angewandten Untersuchung von Träumen«. Ihre auf der Website genannten Ziele sind »Förderung eines Bewusstseins und einer Wertschätzung von Träumen in sowohl professionellen als auch öffentlichen Bereichen, die Förderung der Erforschung von Wesen, Funktion und Bedeutung von Träumen, die Förderung des Studiums der Träume und die Bereitstellung eines Forums für den Austausch von Ideen und Informationen über Träume«.

Schlussbemerkungen

Wie auch bei den anderen vier Eckpfeilern guter Gesundheit kann die Wichtigkeit eines gesunden Lebensstils nicht genug betont werden. Beim Lebensstil kommt es definitiv auf Entscheidungen an. Wenn Sie gesund sein möchten, treffen Sie gesunde Entscheidungen. Entscheiden Sie sich, nicht zu rauchen. Entscheiden Sie sich, körperliche Aktivitäten zu finden, an denen sie Freude haben, und führen Sie diese häufig aus. Machen Sie guten Schlaf zu einer Priorität, und erfreuen Sie sich an Ihren Träumen. Diese einfachen Lebensstilentscheidungen werden eine tief greifende Auswirkung auf Ihre Gesundheit und die Qualität Ihres Lebens haben.

Schnellüberblick

- Atmen Sie saubere Luft. Rauchen ist nach wie vor eine hauptverantwortliche Ursache für einen frühen Tod.
- Machen Sie sich körperlich fit. Körperliche Inaktivität ist ein Hauptgrund, warum so viele Menschen übergewichtig sind.
- Schlafen Sie gut. Viele gesundheitliche Probleme stehen entweder ganz oder teilweise im Zusammenhang mit Schlafmangel oder gestörtem Schlaf.

EINE GESUNDE ERNÄHRUNG

Lass die Nahrung deine Medizin sein und Medizin deine Nahrung.
Hippokrates

Einführung

Der Zweck dieses Kapitels ist es, den Leser mit dem wachsenden Bereich der Ernährungsmedizin vertraut zu machen, indem wir uns auf wichtige Ernährungsempfehlungen für eine gesundheitsfördernde Ernährung konzentrieren. Die meisten naturheilkundlichen Ärzte nutzen diese Prinzipien, um ihre Patienten aufzuklären und dazu zu inspirieren, ein höheres Maß an Wohlbefinden zu erreichen. Die entscheidende Bedeutung einer Vollwerternährung für die Gesundheit kann nicht genug betont werden.

Es ist heutzutage bekannt, dass bestimmte Ernährungsweisen eine Vielzahl von Krankheiten verhindern oder aber verursachen können, vor allem chronische degenerative Leiden wie Herzerkrankungen und Krebs sowie Beschwerden, die mit dem Altern zusammenhängen. Darüber hinaus zeigen immer mehr Forschungsergebnisse, dass bestimmte Diäten und Lebensmittel einen unmittelbaren therapeutischen Nutzen bieten.

Es gibt zwei grundlegende Fakten, die dem Zusammenhang zwischen Ernährung und Krankheit zugrunde liegen: 1. Eine Ernährung, die reich an pflanzlichen Lebensmitteln ist (Vollkorngetreide, Hülsenfrüchte, Nüsse und Samen, Obst und Gemüse), schützt vor vielen Krankheiten, die in der westlichen Gesellschaft sehr verbreitet sind, und 2. eine geringe Aufnahme von pflanzlichen Lebensmitteln ist ein ursächlicher Faktor für die Entstehung dieser Krankheiten und schafft Bedingungen, unter denen andere ursächliche Faktoren aktiver sind.

Die Bedeutung einer pflanzenbasierten Ernährung

Wenngleich der menschliche Magen-Darm-Trakt in der Lage ist, sowohl tierische als auch pflanzliche Lebensmittel zu verdauen, deutet eine Reihe von physischen Merkmalen darauf hin, dass Homo sapiens dafür entwickelt ist, hauptsächlich pflanzliche Lebensmittel zu verdauen. Unsere 32 Zähne umfassen zwanzig Backenzähne, die perfekt für das Zerkleinern und Zermahlen von pflanzlichen Lebensmitteln geeignet sind, sowie acht vordere Schneidezähne, die sich gut zum Beißen in Obst und Gemüse eignen. Nur unsere vorderen vier Eckzähne sind speziell für den Fleischverzehr angelegt. Unsere Kiefer bewegen sich sowohl vertikal zum Zerreißen als auch seitlich zum Zermahlen, während sich die Kiefer von Fleischfressern nur vertikal bewegen. Ein weiterer Beweis, dass der Körper pflanzliche Lebensmittel vorzieht, ist die große Länge des menschlichen Darmtraktes. Fleischfresser haben typischerweise einen kurzen Darm, während Pflanzenfresser eine Darmlänge aufweisen, die mit der des Menschen vergleichbar ist. Somit begünstigt die menschliche Darmlänge pflanzliche Lebensmittel.[1]

Nicht menschliche wilde Primaten wie Schimpansen, Affen und Gorillas sind ebenfalls Allesfresser beziehungsweise, wie oft beschrieben, Pflanzenfresser und opportunistische Fleischfresser. Sie fressen hauptsächlich Früchte und Gemüse, können jedoch bei Gelegenheit auch kleine Tiere, Eidechsen und Eier fressen. Nur 1 beziehungsweise 2 Prozent der gesamten Kalorien, die von Gorillas und Orang-Utans aufgenommen werden, sind tierischen Ursprungs. Der Rest ihrer Ernährung besteht aus Pflanzen. Da das Gewicht von Menschen zwischen dem von Gorillas und Orang-Utans liegt, wurde vorgeschlagen, dass Menschen etwa 1,5 Prozent ihrer

Ernährung aus tierischen Nahrungsmitteln beziehen sollten.[2] Die meisten Amerikaner beziehen jedoch weit über 50 Prozent ihrer Kalorien aus tierischen Nahrungsmitteln.

Auch wenn die meisten Primaten eine beträchtliche Menge an Früchten fressen, ist es wichtig, darauf hinzuweisen, dass sich die kultivierten Früchte in amerikanischen Supermärkten sehr stark von den äußerst nährstoffreichen Wildfrüchten unterscheiden, von denen diese Tiere leben. Wildfrüchte haben einen geringfügig höheren Eiweißgehalt und einen höheren Gehalt an bestimmten essenziellen Vitaminen und Mineralstoffen. Kultivierte Früchte haben dagegen einen höheren Zuckergehalt und sind daher sehr schmackhaft für den Menschen. Da sie aber einen höheren Zuckeranteil haben und ihnen außerdem die Faserstoffe und die zahlreichen Samen von Wildfrüchten fehlen, die die Verdauung und die Zuckeraufnahme verlangsamen, heben kultivierte Früchte den Blutzuckerspiegel viel schneller an als ihre wilden Pendants.

Wilde Primaten führen sich nicht nur Früchte, sondern auch andere, nährstoffreiche pflanzliche Lebensmittel zu. Infolgedessen nehmen wilde Primaten, die ein Zehntel eines typischen Menschen wiegen, nahezu die zehnfache Menge an Vitamin C und viel höhere Mengen an anderen Vitaminen und Mineralstoffen auf. Auch weitere Unterschiede in der Ernährung wilder Primaten müssen hervorgehoben werden, wie ein höherer Anteil an Alpha-Linolensäure (einer essenziellen Omega-3-Fettsäure) gegenüber Linolsäure (einer essenziellen Omega-6-Fettsäure).[2]

Um zu bestimmen, für welche Lebensmittel sich Menschen am besten eignen, reicht es wohl nicht aus, einfach nur die Ernährung von wilden Primaten zu betrachten. Zwischen Menschen und Primaten bestehen einige strukturelle und physiologische Unterschiede. Der wichtigste Unterschied ist offenbar das größere, stoffwechselaktivere Gehirn des Menschen. Tatsächlich gibt es die Theorie, dass eine Verschiebung der Ernährung zu tierischen Nahrungsmitteln hin der Stimulus für das Gehirnwachstum gewesen sein mag. Die Verschiebung selbst war vermutlich das Ergebnis eines begrenzten Nahrungsangebots, das den frühen Menschen dazu zwang, grasende Säugetiere wie Antilopen und Gazellen zu jagen. Archäologische Daten unterstützen diesen Zusammenhang: Die Gehirne des Menschen begannen etwa um dieselbe Zeit zu wachsen und sich höher zu entwickeln, zu der sich an Standorten frühgeschichtlicher Dörfer zunehmend Knochen von Tieren finden, die mit Steinwerkzeugen getötet worden waren.

Eine verbesserte Qualität der Ernährung allein kann nicht vollständig erklären, warum das menschliche Gehirn gewachsen ist, aber sie scheint definitiv eine entscheidende Rolle gespielt zu haben. Mit einem größeren Gehirn konnten die frühen Menschen ein komplexeres Sozialverhalten ausbilden, was zu verbesserten Sammel- und Jagdtaktiken führte. Dies wiederum führte zu einer noch hochwertigeren Nahrungsaufnahme und förderte eine weitere Gehirnentwicklung.

Daten von Anthropologen, die sich mit den Kulturen der Jäger und Sammler befassen, geben viele Einblicke in die Ernährung des Menschen; es ist jedoch sehr wichtig, darauf hinzuweisen, dass diese Gruppen nicht ganz frei waren, ihre Ernährung zu bestimmen. Stattdessen wurde ihre Ernährung dadurch bestimmt, was für sie verfügbar war. Unabhängig davon, ob Jäger- und Sammlergemeinschaften auf tierische oder pflanzliche Lebensmittel angewiesen waren, ist die Häufigkeit von Zivilisationskrankheiten wie Herzerkrankungen und Krebs in solchen Gemeinschaften extrem gering.[3]

Es sei auch darauf hingewiesen, dass sich das Fleisch, das unsere Vorfahren konsumierten, stark von dem Fleisch unterschied, das heute in Supermärkten zu finden ist. Domestizierte Tiere hatten schon immer einen höheren Fettanteil als ihre wilden Pendants. Doch der Wunsch nach zartem Fleisch hat zur Zucht von Rindern geführt, die Fleisch mit einem Fettgehalt von 25 bis 30 Prozent oder mehr produzieren, gegenüber weniger als 4 Prozent bei frei lebenden Tieren und Wild. Darüber hinaus ist die Art des Fettes sehr unterschiedlich. Das Fleisch des Hausrinds enthält hauptsächlich gesättigte Fette und ist sehr arm an Omega-3-Fettsäuren. Demgegenüber enthält das Fett von Wildtieren mehr als das Fünffache an mehrfach ungesättigtem Fett pro Gramm und weist hohe Mengen der vorteilhaften Omega-3-Fettsäuren auf (etwa 4 bis 8 Prozent).[4]

Die wegweisende Arbeit von Burkitt und Trowell

Ein Großteil der Verbindung von Ernährung mit chronischen Krankheiten geht auf die Arbeit zweier medizinischer Pioniere zurück: Dr. Denis Burkitt und Dr. Hugh Trowell, den Autoren von *Western Diseases: Their Emergence and Prevention*, erstmals veröffentlicht 1981.[5] Obwohl mittlerweile weitestgehend anerkannt, ist ihr Werk eigentlich eine Fortsetzung der wegweisenden Arbeit von Weston A. Price, einem Zahnarzt und dem Autor von *Nutrition and Physical Degeneration*. In den frühen 1900er-Jahren bereiste Dr. Price die Welt und stellte Veränderungen in der Struktur der Zähne und des Gaumens fest, wenn verschiedene Kulturen traditionelle Ernährungsweisen zugunsten einer »zivilisierteren« Ernährung aufgaben. Price konnte Einzelpersonen sowie Kulturen über Zeiträume von 20 bis 40 Jahren beobachten und dokumentierte sorgfältig den Beginn degenerativer Erkrankungen, wenn sich deren Ernährung änderte. Auf der Grundlage umfangreicher Studien, die das Auftreten von Krankheiten in verschiedenen Populationen untersuchten, und eigener Beobachtungen primitiver Kulturen formulierte Burkitt diese Abfolge von Ereignissen folgendermaßen:

Erste Stufe. Bei Kulturen, die eine traditionelle Ernährung konsumieren, die aus ganzen, unverarbeiteten Lebensmitteln besteht, ist die Häufigkeit chronischer Krankheiten wie Herzerkrankungen, Diabetes und Krebs recht gering.

Zweite Stufe. Wenn sich die Kultur zum Konsum einer mehr westlichen Ernährungsform hinbewegt, gibt es eine stark ansteigende Anzahl von Individuen mit Fettleibigkeit und Diabetes.

Dritte Stufe. Wenn mehr und mehr Menschen ihre traditionelle Ernährung aufgeben, werden Erkrankungen, die einst sehr selten waren, extrem häufig. Beispiele sind Verstopfung, Hämorrhoiden, Krampfadern und Blinddarmentzündung.

Vierte Stufe. Mit voller Verwestlichung der Ernährung vermehren sich schließlich andere chronisch degenerative oder potenziell tödliche Krankheiten wie Herzerkrankungen, Krebs, Arthrose, rheumatoide Arthritis und Gicht.

Seit der wegweisenden Forschung von Burkitt und Trowell hat ein virtueller Erdrutsch von Daten kontinuierlich die westliche Ernährung als Schlüsselfaktor bei praktisch jeder chronischen Krankheit hervorgehoben, vor allem bei Fettleibigkeit und Diabetes. Die folgende Tabelle listet Krankheiten auf, die einen überzeugenden Zusammenhang mit einer an pflanzlichen Lebensmitteln armen Ernährung aufweisen. Viele dieser heute verbreiteten Krankheiten waren vor dem 20. Jahrhundert extrem selten.

Krankheiten, die stark mit einer ballaststoffarmen Ernährung verbunden sind

Krankheitstyp	Spezifische Krankheiten
Metabolisch	Adipositas, Gicht, Diabetes, Nierensteine, Gallensteine
Kardiovaskulär	Bluthochdruck, Schlaganfälle, Herzerkrankungen, Krampfadern, tiefe Venenthrombose, Lungenembolie
Dickdarm	Verstopfung, Appendizitis, Divertikulitis, Divertikulose, Hämorrhoiden, Darmkrebs, Reizdarmsyndrom, Colitis ulcerosa, Morbus Crohn
Andere	Zahnkaries, Autoimmunerkrankungen, perniziöse Anämie, Multiple Sklerose, Thyreotoxikose, Psoriasis, Akne

Trends im US-Lebensmittelverbrauch

Während des 20. Jahrhunderts haben sich die Ernährungsmuster dramatisch verändert. Die gesamte Nahrungsfettaufnahme stieg von 32 Prozent der Kalorien im Jahr 1909 auf 43 Prozent zum Ende des Jahrhunderts. Die gesamte Kohlenhydrataufnahme sank von 57 Prozent auf 46 Prozent, und die Proteinaufnahme blieb relativ stabil bei etwa 11 Prozent.

Diese schädlichen Muster setzen sich aus den individuellen Ernährungsentscheidungen zusammen, die die Menschen treffen. Die größten Veränderungen waren signifikante Anstiege im Konsum von Fleisch, Fetten und Ölen sowie Zuckern und Süßungsmitteln in Verbindung mit dem geringeren Konsum von Nicht-Zitrusfrüchten, Gemüse und

Trends bei der Pro-Kopf-Verzehrmenge von Lebensmitteln (kg pro Jahr)				
Lebensmittel	**1909**	**1967**	**1985**	**1999**
Fleisch, Geflügel und Fisch				
Rindfleisch	54	81	73	66
Schweinefleisch	62	61	62	50
Geflügel	18	46	70	68
Fisch	12	15	19	15
Gesamt	146	203	224	199
Eier	37	40	32	32
Milchprodukte				
Vollmilch	223	232	122	112
Fettarme Milch	64	44	112	101
Käse	5	15	26	30
Andere	47	159	190	453
Gesamt	339	450	450	453
Fette und Öle				
Butter	18	6	5	5
Margarine	1	10	11	8
Backfett	8	16	23	22
Schmalz und Talg	12	5	4	6
Salat- und Speiseöl	2	16	25	29
Gesamt	41	53	68	70
Früchte				
Zitrus	17	60	72	79
Nicht-Zitrus, frisch	154	73	87	115
Nicht-Zitrus, verarbeitet	8	35	34	37
Gesamt	179	168	193	231

Vollkornprodukten. Die größte Veränderung war der Wechsel von einer Ernährung mit einem hohen Anteil an komplexen Kohlenhydraten, die natürlich in Getreide und Gemüse vorkommen, zu einem enormen und dramatischen Anstieg der Kalorienzufuhr aus Einfachzuckern. Derzeit werden mehr als die Hälfte der Kohlenhydrate in Form von Zucker (etwa Saccharose oder Maissirup) konsumiert, der Lebensmitteln als Süßungsmittel zugesetzt wird. Ein hoher Konsum von raffiniertem Zucker ist mit vielen chronischen Krankheiten verbunden, darunter Fettleibigkeit, Diabetes, Herzinsuffizienz und Krebs.

Die Regierung und die Ernährungsempfehlungen

Im Lauf der Jahre haben verschiedene Regierungsorganisationen Ernährungsrichtlinien veröffentlicht, aber die Empfehlungen des Landwirtschaftsministeriums der Vereinigten Staaten (United States Department of Agriculture, USDA) sind am bekanntesten geworden. Im Jahr 1956 veröffentlichte das USDA die Broschüre *Food for Fitness: A Daily Food Guide*. Deren Klassifizierung wurde im Volksmund bekannt

Trends bei der Pro-Kopf-Verzehrmenge von Lebensmitteln (kg pro Jahr)				
Lebensmittel	**1909**	**1967**	**1985**	**1999**
Gemüse (ohne Kartoffeln)				
Tomaten	46	36	38	55
Dunkelgrün und gelb	34	25	31	39
Andere, frisch	136	87	44	57
Andere, verarbeitet	8	35	34	39
Gesamt	224	183	199	259
Kartoffeln, weiß				
Frisch	182	67	25	22
Verarbeitet	0	19	28	91
Gesamt	182	86	82	140
Hülsenfrüchte				
Getrocknete Bohnen, Erbsen, Nüsse und Sojabohnen	16	16	18	22
Getreideprodukte				
Weizenprodukte	216	116	122	150
Mais	56	15	17	28
Andere Getreide	19	13	26	24
Gesamt	291	144	165	202
Zucker und Süßstoffe				
Raffinierter Zucker	77	100	63	68
Sirupe und andere Süßstoffe	14	22	90	91
Gesamt	91	122	153	159
Mit Anpassungen aus: Landwirtschaftsministerium der Vereinigten Staaten, *Food Review*, 2000, 23:8–15				

als die vier grundlegenden Lebensmittelgruppen (Basic Four Food Groups). Die vier grundlegenden Gruppen waren:

- Milchgruppe (Milch, Käse, Speiseeis und andere auf Milch basierende Lebensmittel)
- Fleischgruppe (Fleisch, Fisch, Geflügel und Eier, mit getrockneten Hülsenfrüchten und Nüssen als Alternativen)
- Obst- und Gemüsegruppe
- Brot- und Getreidegruppe

Eines der Hauptprobleme beim Modell der vier grundlegenden Lebensmittelgruppen war, dass es aufgrund seiner grafischen Gestaltung nahelegte, die Lebensmittelgruppen seien von gleichem gesundheitlichem Wert. Das Ergebnis war ein übermäßiger Konsum von tierischen Erzeugnissen, Nahrungsfetten und raffinierten Kohlenhydraten sowie ein ungenügender Konsum von ballaststoffreichen Lebensmitteln wie Obst, Gemüse und Hülsenfrüchten. Dies wiederum hat zu vielen vorzeitigen Todesfällen, chronischen Krankheiten und erhöhten Gesundheitskosten geführt.

Als das Modell der vier grundlegenden Lebensmittelgruppen als veraltet galt, entwickelten verschiedene andere staatliche und medizinische Organisationen eigene Richtlinien, um das Risiko einer bestimmten chronisch degenerativen Erkrankung wie Krebs oder Herzerkrankungen oder aller chronischen Krankheiten zu reduzieren.

In einem Versuch, ein neues Modell in der Ernährungsberatung zu schaffen, veröffentlichte das USDA 1992 erstmals die Broschüre *Eating Right Pyramid* (Richtig-Essen-Pyramide). Dies führte zu harscher Kritik von zahlreichen Experten und Organisationen. Eine große Frage war: »Ist es angemessen, dass das USDA diese Empfehlungen ausspricht?« Letztendlich erfüllt das USDA zwei etwas widersprüchliche Rollen: Erstens repräsentiert es die Lebensmittelindustrie, und zweitens ist es für die Aufklärung der Verbraucher über Ernährung zuständig. Viele Menschen glauben, dass die Pyramide aufgrund des Einflusses der Milch-, Rindfleisch- und Getreideindustrie stärker auf Milchprodukte, rotes Fleisch und Getreide ausgerichtet war. Mit anderen Worten, die Pyramide wurde nicht entworfen, um die Gesundheit der Amerikaner zu verbessern, sondern um die USDA-Agenda zur Unterstützung multinationaler Lebensmittelkonzerne zu fördern.

Einer der Hauptkritikpunkte an der Eating Right Pyramid war, dass sie die Bedeutung einer qualitativ hochwertigen Nahrungsauswahl nicht stark genug betonte. Zum Beispiel stellte die unterste Schicht der Pyramide die Lebensmittel dar, die den Großteil einer gesunden Ernährung ausmachen sollten: die Gruppe mit Brot, Getreide, Reis und Teigwaren. Ein Verzehr von sechs bis elf Portionen pro Tag aus dieser Gruppe war angeblich der Weg zu einem gesünderen Leben. Aber die Eating Right Pyramid berücksichtigte nicht, wie schnell nach dem Verzehr bestimmter Arten von Lebensmitteln der Blutzuckerspiegel steigt – ein Effekt, der als glykämischer Index (GI) der Lebensmittel bezeichnet wird. Der GI ist eine numerische Maßeinheit, mit der angegeben wird, wie schnell und wie stark ein bestimmtes Lebensmittel den Blutglucosespiegel (Blutzucker) erhöht. Lebensmittel mit einem niedrigeren GI erzeugen einen langsameren Anstieg des Blutzuckers, während Lebensmittel mit einem höheren GI einen schnelleren Anstieg des Blutzuckers bewirken. Einige der Lebensmittel, von denen die Amerikaner gemäß der Pyramide mehr essen sollten, wie zum Beispiel Brot, Getreide, Reis und Nudeln, können die Blutzuckerkontrolle stark belasten, besonders wenn

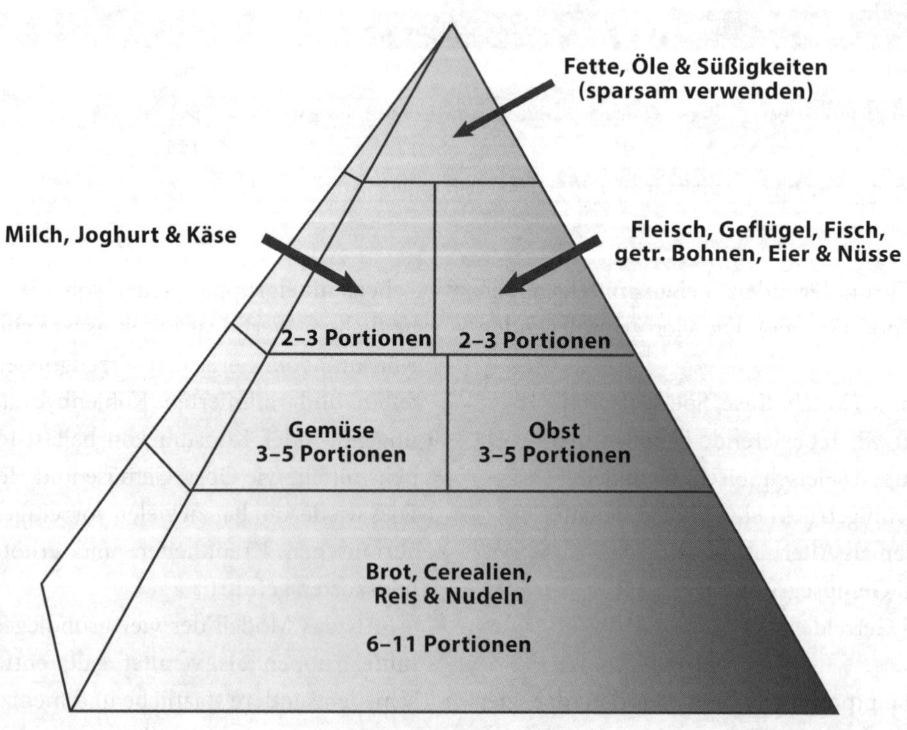

Lebensmittelpyramide des US-Ministeriums für Landwirtschaft

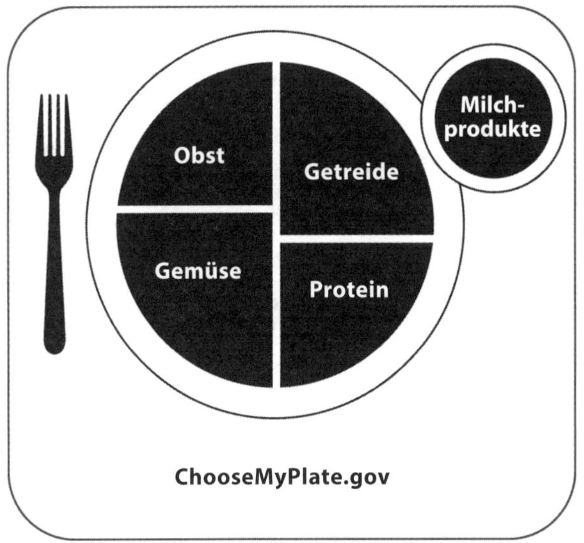

USDA MyPlate

sie aus raffinierten Getreidesorten stammen. Zudem werden diese heute mit einem erhöhten Risiko für Fettleibigkeit, Diabetes und Krebs in Verbindung gebracht. Die Pyramide hob nicht hervor, dass die Verbraucher in dieser Kategorie ganze, unraffinierte Lebensmittel wählen müssen.

Im Juni 2011 präsentierte die USDA ein neues Ernährungssymbol, MyPlate, das die Lebensmittelpyramide ersetzen soll. Diese vereinfachte Illustration soll den Amerikanern helfen, gesündere Ernährungsentscheidungen zu treffen. MyPlate ist der erste Schritt in einem mehrjährigen Versuch, das Bewusstsein der Verbraucher zu verbessern und sie über eine gesündere Ernährung aufzuklären. Der erste Start erfolgte mit einigen einfachen Empfehlungen:

Ausgewogene Kalorienbilanz

- Genießen Sie Ihr Essen, aber essen Sie weniger.
- Vermeiden Sie übergroße Portionen.

Mehr zu konsumierende Lebensmittel

- Die Hälfte einer Mahlzeit soll aus Obst und Gemüse bestehen.
- Mindestens die Hälfte Ihres Getreidekonsums soll aus Vollkorngetreide bestehen.
- Wechseln Sie zu fettfreier oder fettarmer Milch (1 Prozent).

Weniger zu konsumierende Lebensmittel

- Vergleichen Sie den Natriumgehalt von Lebensmitteln wie Suppen, Brot und Tiefkühlgerichten und wählen Sie Produkte mit geringeren Werten.
- Trinken Sie Wasser anstelle von zuckerhaltigen Getränken.

Wir hoffen, dass diese neue Kampagne erfolgreicher sein wird als die bisherigen Bemühungen und dass sich das Programm auf die Vermittlung wichtiger Ernährungshinweise konzentrieren wird und nicht dem politischen Druck nachgibt.

Die Lebensmittelpyramide für optimale Gesundheit

Auf der Grundlage der vorliegenden Erkenntnisse haben wir die Lebensmittelpyramide für optimale Gesundheit erstellt, die das Beste aus zwei der gesündesten Ernährungsformen vereint, die je untersucht wurden: die traditionelle mediterrane Ernährung und die traditionelle asiatische Ernährung. Darüber hinaus definiert die Lebensmittelpyramide für optimale Gesundheit deutlicher, wo innerhalb der Kategorien gesunde Wahlmöglichkeiten vorliegen, und betont die Bedeutung von Pflanzenölen und regelmäßigem Fischkonsum als Teil einer gesunden Ernährung. Wir haben die Ernährung für optimale Gesundheit auf den folgenden neun Prinzipien aufgebaut:

- Essen Sie Obst und Gemüse in den Farben des Regenbogens.
- Verringern Sie die Aufnahme von Pestiziden, Schwermetallen und Lebensmittelzusätzen.
- Unterstützen Sie mit Ihrem Essen Ihre Blutzuckerstabilität.
- Essen Sie nicht zu viele tierische Lebensmittel.
- Essen Sie die richtige Art von Fetten.
- Halten Sie die Salzaufnahme niedrig und die Kaliumaufnahme hoch.
- Vermeiden Sie Lebensmittelzusätze.
- Ergreifen Sie Maßnahmen zur Verringerung von Lebensmittelvergiftungen.
- Trinken Sie jeden Tag eine ausreichende Menge Wasser.

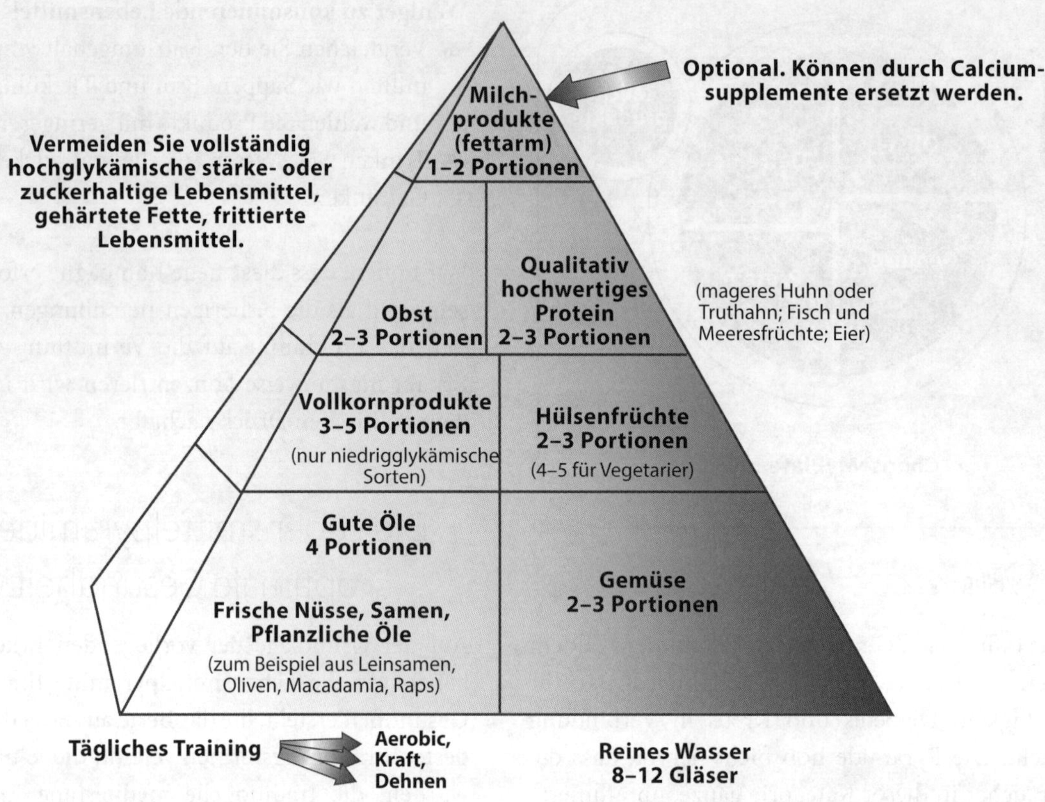

Die Lebensmittelpyramide für optimale Gesundheit

1. Essen Sie Obst und Gemüse in den Farben des Regenbogens

Eine Ernährung, die reich an Obst und Gemüse ist, ist die beste Wahl, um praktisch jede chronische Krankheit zu verhindern. Diese Tatsache wurde in wissenschaftlichen Studien an einer großen Zahl von Menschen immer wieder bestätigt. Die Belege, die diese Empfehlung unterstützen, sind so zwingend, dass sie von den Gesundheitsbehörden der US-Regierung und praktisch allen großen medizinischen Organisationen, einschließlich der American Cancer Society, bestätigt wurden. »Farben des Regenbogens« bedeutet einfach, dass eine Auswahl farbenfroher Lebensmittel – rot, orange, gelb, grün, blau und violett – den Körper mit wirkungsvollen Antioxidantien sowie mit den Nährstoffen versorgt, die er für eine optimale Funktion und den Schutz vor Krankheiten benötigt.

Obst und Gemüse sind so bedeutsam im Kampf gegen Krebs, dass manche Experten sagen und auch wir glauben, dass Krebs das Ergebnis einer »Fehlanpassung« an einen verringerten Verzehr von Obst und Gemüse über längere Zeit ist. Wie es in einer Studie heißt, die in der medizinischen Fachzeitschrift *Cancer Causes and Control* veröffentlicht wurde: »Gemüse und Obst enthalten den antikanzerogenen Cocktail, an den wir angepasst sind. Wir geben ihn auf eigene Gefahr auf.«[6] Eine Vielzahl von Substanzen in Obst und Gemüse schützt bekanntermaßen vor Krebs.[7–9] Manche Experten bezeichnen diese als »Chemopräventionsmittel«, doch besser bekannt sind sie als Phytochemikalien. Zu den Phytochemikalien gehören Pigmente wie Carotine, Chlorophyll und Flavonoide; Ballaststoffe; Enzyme; vitaminähnliche Verbindungen; und andere weniger bedeutsame Nahrungsbestandteile. Obwohl sie harmonisch mit Antioxidantien wie Vitamin C, Vitamin E und Selen zusammenwirken, bieten Phytochemikalien einen wesentlichen größeren Schutz vor Krebs als diese einfachen Nährstoffe.

Das Regenbogensortiment an Früchten				
Rot	**Dunkelgrün**	**Gelb und hellgrün**	**Orange**	**Violett**
Äpfel (rot) Cranberries Erdbeeren Grapefruit Himbeeren Kirschen Paprika (rot) Pflaumen (rot) Radieschen Tomaten Trauben (rot) Wassermelone	Artischocken Blattkohl Brauner Senf Brokkoli Erbsen Grüne Bohnen Grünkohl Gurken Honigmelone Kopfsalat (dunkelgrüne Sorten) Lauch Mangold Paprika (grün) Rosenkohl Rübstiel Spargel Spinat Trauben (grün)	Ananas Äpfel (grün oder gelb) Avocado Bananen Birnen (grün oder gelb) Fenchel Kiwis Kopfsalat (hellgrüne Sorten) Limetten Paprika (gelb) Riesenkürbis- (gelb) Rosenkohl Sellerie Senfkohl Weißkohl Zitronen Zucchini Zwiebeln	Aprikosen Butternusskürbis Cantaloupe-Melone Karotten Kürbis Mangos Orangen Papaya Paprika (orange) Süßkartoffeln Yams	Birnen (rot) Pflaumen (violett) Radieschen Rote Bete Blaubeeren Brombeeren Johannisbeeren Kohl (Rotkohl) Kirschen Auberginen Zwiebeln (rot) Trauben (violett)

Beispiele von Antikrebs-Phytochemikalien		
Phytochemikalie	**Wirkungen**	**Quellen**
Carotine	Antioxidantien Verbesserung der Immunfunktionen	Dunkelfarbiges Gemüse wie z. B. Karotten, Kürbis, Spinat, Grünkohl, Tomaten, Yams und Süßkartoffeln; Früchte wie z. B. Cantaloupe-Melonen, Aprikosen und Zitrusfrüchte
Cumarine	Antitumoreigenschaften Verbesserung der Immunfunktion Stimulierung der Antioxidansmechanismen	Karotten, Sellerie, Fenchel, Rote Bete, Zitrusfrüchte
Dithiolthione, Glucosinolate und Thiocyanate	Blockierung der Zellschädigung durch krebsverursachende Verbindungen Verbesserung der Entgiftung	Gemüse aus der Kohlfamilie – Weißkohl, Brokkoli, Rosenkohl, Grünkohl usw.
Flavonoide	Antioxidantien Direkte Antitumorwirkungen Immunstärkende Eigenschaften	Früchte, besonders dunklere Früchte wie Beeren, Kirschen und Zitrusfrüchte; auch Tomaten, Paprika und Blattgemüse
Isoflavonoide	Blockierung von Östrogenrezeptoren	Soja und andere Hülsenfrüchte
Lignane	Antioxidantien Modulierung von Hormonrezeptoren	Leinsamen und Leinöl; Vollkorngetreide, Nüsse und Samen
Limonoide	Verbesserung der Entgiftung Blockierung von Karzinogenen	Zitrusfrüchte, Sellerie
Polyphenole	Antioxidantien Blockierung der Bildung von Karzinogenen Modulierung von Hormonrezeptoren	Grüner Tee, Schokolade, Rotwein
Sterole	Blockierung der Produktion von Karzinogenen Modulierung von Hormonrezeptoren	Soja, Nüsse, Samen

Einfache Tipps, um Ihr 5-Tages-Ziel zu erreichen

- Kaufen Sie viele Arten von Früchten und Gemüse, damit Sie über eine große Auswahl verfügen.
- Legen Sie einen Vorrat an tiefgekühltem Gemüse an, das einfach zuzubereiten ist. So haben Sie beim Abendessen stets eine Gemüsebeilage.
- Verbrauchen Sie die schnell verderbenden Früchte und Gemüse zuerst (Birnen, Spargel). Halten Sie robustere Arten (Äpfel, Eichelkürbis) oder Tiefkühlkost für den späteren Teil der Woche zurück.
- Bewahren Sie Früchte und Gemüse an einem gut sichtbaren Platz auf. Je besser Sie sie sehen können, umso eher essen Sie sie.
- Stellen Sie eine Schüssel mit zugeschnittenem Gemüse in das oberste Kühlschrankfach.
- Bereiten Sie einen großen gemischten Salat aus verschiedenem Blattgemüse, Kirschtomaten, klein geschnittenen Karotten, rotem Paprika, Brokkoli, Frühlingszwiebeln und Rosenkohl zu. Bewahren Sie ihn in einer großen Glasschüssel mit luftdichtem Deckel im Kühlschrank auf, sodass Sie für mehrere Tage über einen köstlichen Mischsalat verfügen.
- Stellen Sie eine Obstschale auf Ihre Küchenanrichte, den Tisch oder den Schreibtisch am Arbeitsplatz.
- Gönnen Sie sich einen Fruchtbecher. Füllen Sie eine Schale mit Ihren klein geschnittenen Lieblingsfrüchten mit Vanillejoghurt, Kokosraspeln und einer Handvoll Nüsse auf.
- Packen Sie ein Stück Obst oder etwas klein geschnittenes Gemüse in Ihre Aktentasche oder Ihren Rucksack; nehmen Sie Feuchttücher zum schnellen Reinigen mit.
- Bereichern Sie das Mittagessen mit Früchten und Gemüse, indem Sie diese zu Suppen oder Salaten hinzufügen oder roh verzehren.
- Mischen Sie dünn geschnittene Birnen oder Äpfel in Ihr nächstes Omelett.
- Servieren Sie zum Abendessen gedämpftes oder in der Mikrowelle gegartes Gemüse.
- Vergrößern Sie die Portionen, wenn Sie Gemüse servieren. Eine einfache Methode dafür ist das Hinzugeben von frischem Blattgemüse wie Mangold, Kohlblättern oder Rübengrün zu Pfannengerichten.
- Wählen Sie frische Früchte für den Nachtisch. Versuchen Sie es mit einem Fruchtparfait mit fettarmem Joghurt oder einem Sorbet, auf das eine Menge Beeren gegeben werden.
- Fügen Sie beim Zubereiten von Suppen, Saucen und Kasserolen zusätzliche Gemüsesorten hinzu (zum Beispiel geriebene Karotten und Zucchini zu Spaghettisauce).
- Nutzen Sie Salatbars, die verzehrfertige rohe Gemüse und Früchte sowie zubereitete Salate im Angebot haben.
- Verwenden Sie gemüsebasierte Saucen wie Marinara-Sauce und Säfte wie natriumarmen Gemüsesaft oder Tomatensaft.
- Frieren Sie eine Menge Blaubeeren ein. Sie ergeben einen tollen Sommerersatz für Eiscreme, Wassereis und andere zuckerhaltige Lebensmittel.

2. Verringern Sie die Aufnahme von Pestiziden, Schwermetallen und Lebensmittelzusätzen

In den USA werden jährlich mehr als 0,72 Milliarden Kilogramm Pestizide und Herbizide auf Nahrungspflanzen ausgebracht. Das entspricht ungefähr 2,3 Kilogramm Pestiziden pro Mann, Frau und Kind. Es wächst die Besorgnis, dass – zusätzlich zu der erheblichen Anzahl von Krebsfällen, die von den Pestiziden direkt bewirkt werden – eine Exposition mit diesen Chemikalien die Entgiftungsmechanismen des Körpers schädigt und somit das Risiko für Krebs und andere Erkrankungen steigert. Um zu erkennen, wie problematisch Pestizide sein können, sehen Sie sich kurz die Gesundheitsprobleme der Bauern an. Der Lebensstil von Bauern ist in der Regel gesund: Im Vergleich zu Stadtbewohnern haben Bauern Zugang zu einer Menge an frischen Lebensmitteln; sie atmen saubere Luft, arbeiten hart und haben geringere Raten bei Zigaretten- und Alkoholkonsum. Dennoch zeigen Studien, dass Bauern ein höheres Risiko für Lymphome, Leukämie und Krebserkrankungen des Magens, der Prostata, des Gehirns und der Haut haben.[10–12] Der Kontakt mit Pestiziden kann dies erklären.

Vermutlich die problematischsten Pestizide sind halogenierte Kohlenwasserstoffe, wie DDE, PCB, PCP, Dieldrin und Chlordan. Diese Chemikalien bleiben in der Umwelt fast unbegrenzt lange bestehen. Ein ähnliches Pestizid, DDT, ist zum Beispiel seit nahezu 30 Jahren verboten und kann dennoch im Boden und in Wurzelgemüse wie Karotten und Kartoffeln gefunden werden. Unser Körper tut sich schwer, diese Verbindungen zu entgiften und zu beseitigen. Stattdessen bleiben sie in unseren Fettzellen gespeichert. Zudem können diese Chemikalien im Körper wie das Hormon Östrogen wirken und werden deshalb als wesentliche Ursache der zunehmenden Epidemie von östrogenbedingten Gesundheitsproblemen vermutet, einschließlich Brustkrebs.[13] Manche Belege deuten auch darauf hin, dass diese Chemikalien das Risiko für Lymphome, Leukämie und Bauchspeicheldrüsenkrebs erhöhen und bei Männern eine Rolle bei niedriger Spermienzahl und verringerter Fruchtbarkeit spielen.[14]

Die Vermeidung von Pestiziden ist vor allem für Kinder im Vorschulalter wichtig. Kinder sind aus zwei Gründen einem höheren Risiko ausgesetzt: Sie essen mehr Lebensmittel relativ zur Körpermasse, und sie konsumieren mehr Lebensmittel mit höheren Pestizidrückständen, wie Säfte, frisches Obst und Gemüse. In einer neueren Studie an der Universität von Washington wurden die Abbauprodukte von Organophosphor-Pestiziden (einer Klasse von Insektiziden, die das Nervensystem beeinträchtigt) im Urin von 39 Stadt- und Vorstadtkindern zwischen 2 und 4 Jahren analysiert. Dabei wurde festgestellt, dass die Konzentrationen von Pestizidmetaboliten bei den Kindern, die biologisch angebautes Obst und Gemüse aßen, sechsmal niedriger waren als bei Kindern, die konventionelle Produkte aßen.[15]

Nach der Durchführung einer Analyse von USDA-Pestizidrückstandsdaten für alle Pestizide von 1999 und 2000 empfahl die Verbraucherorganisation Consumers Union den Eltern kleiner Kinder, konventionell angebaute Lebensmittel zu begrenzen oder zu vermeiden, die für hohe Pestizidrückstände bekannt sind, wie Cantaloupe-Melonen, grüne Bohnen (in Dosen oder tiefgekühlt), Birnen, Erdbeeren, Tomaten (aus Mexiko) und Winterkürbis.[16] Durch die Studie der Universität von Washington wurde diese Liste um Äpfel erweitert.

Leider haben nicht nur Pestizide Eingang in unsere Lebensmittelversorgung gefunden. Die US-Umweltschutzbehörde EPA führt inzwischen eine Liste der Gehalte an Herbiziden, giftigen Metallen (Arsen, Cadmium, Blei und Quecksilber) und sogar Radionukliden in den Lebensmitteln, die wir essen. Diese alle zu erörtern geht über den Rahmen dieses Buches hinaus. Das Fazit lautet, dass all diese Toxine, ebenso wie Pestizide, unser Risiko für praktisch jede Erkrankung erhöhen.

Wie vermeidet man Toxine in der Ernährung?

- Konsumieren Sie nicht zu viele Lebensmittel, die dazu neigen, Pestizide zu konzentrieren, wie tierische Fette, Fleisch, Eier, Käse und Milch.
- Kaufen Sie Bio-Produkte, die ohne die Hilfe von synthetischen Pestiziden und Düngern angebaut werden. Obwohl weniger als 3 Prozent aller Erzeugnisse in den USA ohne Pestizide angebaut werden, sind Bio-Produkte weithin erhältlich.
- Bauen Sie eine gute Beziehung zum Einkaufsleiter Ihres örtlichen Lebensmittelgeschäfts auf. Sagen Sie ihm, Sie möchten weniger Pestizide, Schwermetalle und Wachse aufnehmen. Fragen Sie, welche Maßnahmen das Geschäft ergreift, um sicherzustellen, dass die Giftrückstände innerhalb der vorgeschriebenen Grenzwerte liegen. Fragen Sie, woher das Geschäft seine Waren bezieht; sorgen Sie dafür, dass man sich in dem Geschäft bewusst ist, dass importierte Produkte viel eher übermäßige Pestizidrückstände enthalten sowie Pestizide, die in den USA verboten sind.
- Versuchen Sie, regionale Erzeugnisse der Saison zu kaufen.
- Schälen oder Entfernen der äußeren Blätter kann bei manchen Produkten ausreichen, um die Pestizidrückstände zu verringern. Der Nachteil ist, dass viele der Ernährungsvorteile von Obst und Gemüse in der Schale und den äußeren Schichten konzentriert sind. Eine alternative Methode besteht darin, oberflächliche Pestizidrückstände, Wachse, Fungizide und Dünger zu entfernen, indem man das Produkt in eine milde Lösung einer zusatzfreien Seife einlegt, wie zum Beispiel reine Olivenölseife. Zudem sind bei den meisten Reformhäusern vollständig natürliche, biologisch abbaubare Gemüsereiniger erhältlich. Damit sprüht man das Lebensmittel ein, schrubbt es vorsichtig ab und spült es.

- Essen Sie kleinere, wild gefangene Fische, die reich an Omega-3-Fettsäuren sind, und vermeiden Sie den Verzehr von größeren Arten sowie Zuchtfisch mit Ausnahme von Tilapia. Die beste Wahl sind Sardinen, Anchovis, kleine Makrelen, Lachs und kleine Thunfische.

3. Unterstützen Sie mit Ihrem Essen Ihre Blutzuckerstabilität

Konzentrierte Zucker, raffinierte Getreide und andere Quellen einfacher Kohlenhydrate werden rasch ins Blut aufgenommen, wodurch sie einen schnellen Blutzuckeranstieg bewirken. Als Reaktion erhöht der Körper die Ausschüttung von Insulin aus der Bauchspeicheldrüse. Die Ernährung mit zuckerreichem Junkfood führt definitiv zu einer schlechten Blutzuckerregulierung, Fettleibigkeit und letztlich zu Typ-2-Diabetes und Herzerkrankungen.[17–19] Die Belastung des Körpers, die diese Ernährungsformen bewirken, kann auch die Entwicklung von Krebs fördern.

Wie bereits erörtert, besagt der glykämische Index (GI) eines Lebensmittels, wie schnell der Blutzuckerwert nach dem Verzehr ansteigt. Der GI gibt jedoch nicht an, wie viele Kohlenhydrate eine typische Portion eines Lebensmittels enthält, sodass eine weitere Hilfsgröße benötigt wird. Mithilfe der glykämischen Last (GL) kann die Wirkung des Kohlenhydratkonsums beurteilt werden. Dabei wird der GI berücksichtigt, es ergibt sich jedoch ein vollständigeres Bild der Wirkung, die ein Lebensmittel auf den Blutzuckerwert hat. Ein GL-Wert von 20 oder mehr ist hoch, ein GL-Wert von 11 bis einschließlich 19 ist mittel, und ein GL-Wert von 10 oder weniger ist niedrig. Rote Bete hat zum Beispiel einen hohen GI, aber einen niedrigen GL. Wenngleich die Kohlenhydrate in Roter Bete einen hohen GI haben, ist die Menge der Kohlenhydrate niedrig, sodass eine typische Portion gekochter Roter Bete einen relativ niedrigen GL aufweist (circa 5). Solange sie also eine vernünftige Portion eines Lebensmittels mit niedrigem GL essen, ist die Auswirkung auf den Blutzucker akzeptabel, und das Lebensmittel verursacht keine Blutzuckerinstabilität. Ein Diabetiker kann zum Beispiel etwas Wassermelone (GI 72) essen, solange er die Portionsgröße in einem vernünftigen Maß hält; der GL für 120 Gramm Wassermelone ist lediglich 4.

Im Wesentlichen bewirken Lebensmittel, die zumeist aus Wasser bestehen (wie Äpfel und Wassermelonen), aus Ballaststoffen (zum Beispiel Rote Bete und Karotten) oder aus Luft (wie Popcorn), keinen steilen Anstieg des Blutzuckers, auch wenn ihre GI-Werte hoch sind, solange die Portionsgrößen maßvoll sind. Um Ihnen zu helfen, eine gesunde Ernährung zusammenzustellen, enthält Anhang B eine Liste der GI-Werte, Ballaststoffanteile und GL-Werte gängiger Lebensmittel.

4. Essen Sie nicht zu viele tierische Lebensmittel

Umfassende Belege deuten darauf hin, dass ein hoher Konsum von rotem oder verarbeitetem Fleisch das Risiko eines frühen Todes erhöht. Als Beispiel sei eine Kohortenstudie über eine halbe Million Menschen im Alter von 50 bis 71 Jahren genannt. Bei deren Beginn wiesen Männer und Frauen, die das meiste rote und verarbeitete Fleisch aßen, im Vergleich zu jenen, die am wenigsten aßen, insgesamt ein erhöhtes Sterblichkeitsrisiko auf.[20]

Studie um Studie scheint zu zeigen, dass sich mit höherem Konsum von Fleisch und anderen tierischen Erzeugnissen das Risiko von Herzkrankheiten und Krebs erhöht, besonders das Risiko für Dickdarm-, Brust-, Prostata- und Lungenkrebs, wohingegen eine auf pflanzlichen Lebensmitteln basierende Ernährung die entgegengesetzte Wirkung hat.[21, 22]

Es gibt viele Gründe für diesen Zusammenhang. Beim Fleisch fehlen die Antioxidantien und Phytochemikalien, die vor Krebs schützen. Gleichzeitig enthält es eine Menge gesättigter Fette und andere potenziell karzinogene Verbindungen. Zu diesen gehören auch Pestizidrückstände, heterozyklische Amine und polyzyklische Kohlenwasserstoffe, wobei sich die beiden Letztgenannten bilden, wenn Fleisch bei hohen Temperaturen gegart wird (Grillen oder Braten). Je stärker das Fleisch gegart ist, desto höher ist auch der Gehalt an Aminen.[23]

Einige Befürworter einer fleischreichen Ernährung meinen, dass sich Menschen auf die gleiche Weise ernähren sollten wie ihre in Höhlen lebenden Vorfahren. Dieses Argument hält nicht wirklich stand. Wie bereits erörtert, hat das Fleisch wilder Tiere, das die frühen Menschen aßen, einen Fettgehalt von weniger als 4 Prozent. Die Nachfrage nach zartem Fleisch hat zur Zucht von Rindern geführt, deren Fleisch 25 bis 30 Prozent oder mehr Fett enthält. Das Fleisch des maisgefütterten Hausrinds enthält vor allem gesättigte Fette und nahezu keine vorteilhaften Omega-3-Fettsäuren (wie später erläutert), wohingegen das Fett wilder Tiere über fünfmal so viel mehrfach ungesättigte Fette pro Gramm enthält und eine erhebliche Menge (circa 4–8 Prozent) an Omega-3-Fettsäuren aufweist.

Besonders schädlich für die menschliche Gesundheit sind gepökelte oder geräucherte Fleischwaren wie Schinken, Wiener Würstchen, Speck und Rauchfleisch, die Natriumnitrat oder Natriumnitrit enthalten – Verbindungen, die das Lebensmittel konservieren, das Krebsrisiko jedoch dramatisch erhöhen. Diese Chemikalien reagieren im Magen mit Aminosäuren in Lebensmitteln, um hochgradig karzinogene Verbindungen zu bilden, die als Nitrosamine bezeichnet werden.

Studien an Erwachsenen liefern ein überzeugendes Argument für die Vermeidung dieser Lebensmittel. Noch überzeugender sind die Belege, die den Konsum von Nitraten mit einem deutlich erhöhten Risiko für die wichtigsten Krebserkrankungen im Kindesalter in Verbindung bringen (Leukämie, Lymphom und Hirntumor):

- Kinder, die zwölf Hotdogs pro Monat essen, haben das nahezu zehnfache Risiko für Leukämie gegenüber Kindern, die keine Hotdogs essen.[24]
- Kinder, die einmal pro Woche Hotdogs essen, verdoppeln ihr Risiko für Hirntumore; der zweimalige Verzehr von Hotdogs pro Woche verdreifacht das Risiko.[24]
- Schwangere Frauen, die täglich zwei Portionen gepökeltes Fleisch essen, haben ein mehr als doppelt so hohes Risiko, Kinder auszutragen, die später Hirntumore entwickeln.[25]
- Kinder, die sehr viel Schinken, Speck und Wurst essen, haben ein dreifaches Risiko für Lymphome.[24]

Des Weiteren haben Kinder, die einmal pro Woche Hackfleisch essen, das doppelte Risiko für akute lymphozytische Leukämie gegenüber Kindern, die keines essen; der wöchentliche Verzehr von zwei oder mehr Hamburgern pro Woche verdreifacht das Risiko sogar.[24]

Glücklicherweise sind mittlerweile vegetarische Alternativen zu diesen Standardbestandteilen der amerikanischen Ernährung allgemein verfügbar, und viele von ihnen schmecken sogar recht gut. Im Reformhaus und in vielen Mainstream-Lebensmittelgeschäften finden Verbraucher Sojahotdogs, Sojawurst, Sojaspeck und sogar Sojapastrami. Wer unbedingt rotes Fleisch möchte, sollte nur magere Stücke essen, vorzugsweise von Tieren, die mit Gras gefüttert wurden statt mit Mais oder Soja.

Gesündere Alternativen

Verringern Sie Ihren Verzehr von:	Ersatz:
Rotem Fleisch	Fisch und weißes Fleisch oder Geflügel
Frikadellen und Hotdogs	sojabasierte oder vegetarische Alternativen
Eiern	Ei-Ersatz und ähnliche cholesterinreduzierte Produkte Tofu
Milchprodukten mit hohem Fettgehalt	Fettarme oder fettfreie Milchprodukte
Butter, Schmalz, anderen gesättigten Fetten	Olivenöl
Eiscreme, Torten, Kuchen, Keksen usw.	Früchte
Gebratenen Lebensmitteln, fetthaltigen Snacks	Gemüse, frische Salate
Salz und salzigen Lebensmitteln	Natriumarme Lebensmittel, Salzersatz
Kaffee, Softdrinks	Kräutertees, grüner Tee, frische Frucht- und Gemüsesäfte
Margarine, Backfett und anderen Quellen von Transfettsäuren oder teilweise gehärteten Ölen	Oliven-, Macadamianuss- oder Kokosöl, pflanzliche Aufstriche, die keine Transfettsäuren enthalten (erhältlich in den meisten Reformhäusern)

5. Essen Sie die richtige Art von Fetten

Es gibt keine Diskussion mehr: Die Belege sind überwältigend, dass eine Ernährung, die reich an Fetten ist, vor allem an gesättigten Fetten, Transfettsäuren und Cholesterin, mit Herzerkrankungen und zahlreichen Krebsarten in Verbindung gebracht wird. Sowohl die American Cancer Society als auch das National Cancer Institute empfehlen eine Ernährung, die weniger als 30 Prozent der Kalorien als Fett liefert. Ebenso wichtig wie die Menge ist jedoch die Art der konsumierten Fette. Das Ziel ist es, die Gesamtfettaufnahme zu verringern (vor allem die Aufnahme von gesättigten Fetten, Transfettsäuren und Omega-6-Fetten) und dabei die Aufnahme von Omega-3-Fettsäuren und einfach ungesättigten Fettsäuren zu erhöhen.

Ob ein Fett »gut« oder »schlecht« ist, hat viel mit der Funktion der Fette im Körper zu tun. Zelluläre Membranen bestehen meist aus Fettsäuren. Welche Art von Fett konsumiert wird, bestimmt den Typ der Fettsäure in der Zellmembran. Eine Ernährung, die reich an gesättigten Fetten (hauptsächlich aus tierischen Fetten), Transfettsäuren (aus Margarine, Backfett und anderen Produkten, die gehärtete Pflanzenöle enthalten) und Cholesterin ist, führt zu ungesunden Zellmembranen. Ohne eine gesunde Membran verlieren Zellen ihre Fähigkeit, Wasser, lebenswichtige Nährstoffe und Elektrolyte einzulagern. Zudem verlieren sie ihre Fähigkeit, mit anderen Zellen zu kommunizieren, und von regulierenden Hormonen einschließlich Insulin gesteuert zu werden. Ohne die richtige Art von Fetten in Zellmembranen funktionieren Zellen einfach nicht richtig. Es gibt zahlreiche Hinweise darauf, dass die Dysfunktion der Zellmembran ein kritischer Faktor für die Entwicklung vieler Krankheiten ist.[26–29]

Eine Ernährungsform, die eine optimale Aufnahme der richtigen Fettarten liefert, ist die traditionelle mediterrane Ernährung. Sie weist Ernährungsmuster auf, wie sie für einige Mittelmeerregionen in den frühen 1960er-Jahren typisch waren, wie Kreta, Teile des restlichen Griechenlands und Süditalien. Die traditionelle mediterrane Ernährung hat einen enormen Nutzen bei der Vorbeugung und sogar Umkehrung von Herzerkrankungen, Krebs und Diabetes gezeigt.[30] Sie hat die folgenden Eigenschaften:

- Olivenöl ist die primäre Fettquelle.
- Sie bietet eine Fülle von pflanzlichen Lebensmitteln (Obst, Gemüse, Brot, Nudeln, Kartoffeln, Bohnen, Nüsse und Samen).
- Die Lebensmittel werden nur minimal verarbeitet; der Schwerpunkt liegt auf saisonalen und lokal angebauten Lebensmitteln.
- Frisches Obst ist das typische Alltagsdessert, während Süßigkeiten mit konzentriertem Zucker oder Honig höchstens ein paar Mal pro Woche verzehrt werden.
- Milchprodukte (hauptsächlich Käse und Joghurt) werden in geringen bis mittleren Mengen konsumiert.
- Fisch wird regelmäßig verzehrt.
- Geflügel und Eier werden in moderaten Mengen (ein- bis viermal wöchentlich) oder gar nicht gegessen.
- Rotes Fleisch wird in geringen Mengen verzehrt.
- Wein wird in geringen bis mittleren Mengen konsumiert, normalerweise zu den Mahlzeiten.

Olivenöl enthält nicht nur die einfach ungesättigte Fettsäure Oleinsäure, sondern auch mehrere Antioxidantien, die einen Teil seiner gesundheitlichen Vorteile ausmachen können. Olivenöl wird besonders wegen seines Schutzes vor Herzerkrankungen geschätzt. Es senkt den schädlichen LDL-Cholesterinspiegel (Low Density Lipoprotein) und erhöht den Spiegel des schützenden HDL-Cholesterins (High Density Lipoprotein). Es hilft auch zu verhindern, dass zirkulierendes LDL-Cholesterin durch freie Radikale beschädigt wird, und erwiesenermaßen ist es hilfreich, die erhöhten Triglyceride im Blut zu kontrollieren, die bei Diabetes so häufig vorkommen.[30]

6. Nehmen Sie wenig Salz, aber viel Kalium zu sich

Elektrolyte – Kalium, Natrium, Chlorid, Calcium und Magnesium – sind Mineralsalze, die Elektrizität leiten können, wenn sie in Wasser gelöst sind. Für eine optimale Gesundheit ist es wichtig, diese Nährstoffe im richtigen Gleichgewicht zu sich zu nehmen. So kann zum Beispiel zu viel von Salz stammendes Natrium in der Ernährung dieses Gleichgewicht stören. Viele Menschen wissen, dass eine Ernährung mit viel Natrium und wenig Kalium Bluthochdruck bewirken und die Umkehrung den Blutdruck senken kann,[31, 32] doch nicht so vielen ist bewusst, dass die erstgenannte Ernährungsweise auch das Krebsrisiko erhöht.[33]

In den USA stammen nur 5 Prozent der Natriumaufnahme von den natürlichen Inhaltsstoffen der Lebensmittel. Fertiggerichte tragen 45 Prozent zu unserer Natriumaufnahme bei, 45 Prozent werden beim Kochen zugegeben und weitere 5 Prozent am Tisch. Sie können Ihren Salzkonsum verringern, indem Sie diesen Tipps folgen:

- Nehmen Sie den Salzstreuer vom Tisch.
- Lassen Sie das Salz bei Rezepten und der Essenszubereitung weg.
- Wenn Sie unbedingt den Geschmack von Salz wünschen, versuchen Sie es mit Salzersatz (wie No Salt und Nu-Salt). Diese Produkte werden mit Kaliumchlorid hergestellt und schmecken sehr ähnlich wie normales Salz (Natriumchlorid).
- Lernen Sie, den Geschmack von ungesalzenen Lebensmitteln zu genießen.
- Versuchen Sie, Speisen mit Kräutern, Gewürzen und Zitronensaft zu würzen.
- Lesen Sie Lebensmitteletiketten sorgfältig durch, um den Natriumgehalt zu bestimmen. Salz, Sojasauce, Salzlake, Backsoda (Natriumbicarbonat) und alle Zutaten mit *Natrium* im Namen (wie Mononatriumglutamat) enthalten Natrium.
- Achten Sie beim Lesen von Etiketten und Speisekarten auf Begriffe, die häufig einen hohen Natriumgehalt signalisieren, wie *geräuchert, gegrillt, eingelegt, Brühe, Sojasauce, Teriyaki, kreolische Sauce, mariniert, Cocktailsauce, Tomatenbasis, Parmesan* und *Senfsauce.*
- Essen Sie keine Gemüse oder Suppen aus Dosen, die häufig einen extrem hohen Natriumgehalt haben.
- Wählen Sie salzarme (natriumreduzierte) Produkte, soweit erhältlich.

Die Ernährung der meisten Amerikaner weist ein Kalium-Natrium-Verhältnis (K:Na) von weniger als 1:2 auf. Mit anderen Worten: Sie nehmen doppelt so viel Natrium wie Kalium auf. Doch Experten glauben, dass das optimale K:Na-Verhältnis in der Ernährung größer als 5:1 ist. Das bedeutet, wir sollten etwa zehnmal mehr Kalium zu uns nehmen, als wir es tatsächlich tun. Doch selbst das ist möglicherweise nicht optimal. Eine natürliche Ernährung, die reich an Früchten und Gemüse ist, kann leicht viel höhere K-Na-Verhältnisse generieren, da die meisten Früchte und Gemüse ein K:Na-Verhältnis von mindestens 50:1 aufweisen. Die durchschnittlichen K:Na-Verhältnisse für einige gängige frische Früchte und Gemüse lauten wie folgt:

- Karotten 75:1
- Kartoffeln 110:1
- Äpfel 90:1
- Bananen 440:1
- Orangen 260:1

7. Vermeiden Sie Lebensmittelzusätze

Lebensmittelzusatzstoffe dienen dazu, das Verderben zu verhindern, Farbe zu verleihen oder den Geschmack zu verbessern; sie umfassen Substanzen wie Konservierungsstoffe, künstliche Aromen und Säuerungsmittel. Obwohl die Regierung viele synthetische Lebensmittelzusätze verboten hat, sollte nicht angenommen werden, dass alle derzeit in den USA verwendeten Zusätze ungefährlich sind. Es bleibt eine große Anzahl von Lebensmittelzusätzen in Gebrauch, die mit Krankheiten wie Depressionen, Asthma, Allergien, Hyperaktivität oder Lernschwäche bei Kindern sowie Migränekopfschmerz in Verbindung gebracht werden.[34–37]

Die FDA, die Behörde für Lebens- und Arzneimittel der USA, hat die Verwendung von mehr als 2000 verschiedenen Lebensmittelzusätzen zugelassen. Es wird geschätzt, dass der Pro-Kopf-Verbrauch dieser Lebensmittelzusätze circa 13–15 Gramm beträgt mit dem Ergebnis, dass jeder von uns pro Jahr erstaunliche 5–6 Kilogramm dieser Chemikalien zu sich nimmt. Dies führt zu vielen Fragen: Welche Lebensmittelzusätze sind ungefährlich? Welche sollten vermieden werden? Ein Extremist könnte argumentieren, kein Lebensmittelzusatz sei gefahrlos. Jedoch erfüllen viele Lebensmittelzusätze wichtige Funktionen in der modernen Lebensmittelversorgung. Und während manche synthetische Verbindungen bekannte Krebsverursacher sind, sind viele als Zusätze zugelassene Substanzen natürlichen Ursprungs und besitzen sogar gesundheitsfördernde Eigenschaften. Offensichtlich ist es der sinnvollste Ansatz, sich auf vollwertige, natürliche Lebensmittel zu konzentrieren und stark verarbeitete Lebensmittel zu vermeiden.

Das Problem, welches Lebensmittelzusätze darstellen, veranschaulicht eine der am meisten verbreiteten synthetischen Lebensmittelfarben, FD&C Yellow No. 5 beziehungsweise Tartrazin. Tartrazin wird fast jedem abgepackten Lebensmittel hinzugefügt sowie vielen Arzneimitteln, darunter einigen Antihistaminika, Antibiotika, Steroiden und Sedativas. In den USA beträgt der durchschnittliche Pro-Kopf-Konsum zugelassener Farbstoffe 40 Milligramm, wovon 25 bis 40 Prozent auf Tartrazin entfallen. Bei Kindern ist der Konsum in der Regel viel höher.

Wenngleich die Gesamtrate der allergischen Reaktionen auf Tartrazin in der Allgemeinbevölkerung sehr niedrig ist, sind solche Reaktionen sehr häufig (20–50 Prozent) bei Personen, die empfindlich auf Aspirin reagieren, sowie bei anderen allergischen Menschen. Wie Aspirin ist Tartrazin ein bekannter Auslöser von Asthma, Nesselsucht und anderen allergischen Erkrankungen, vor allem bei Kindern. Des Weiteren erhöhen Tartrazin ebenso wie Benzoat (ein Konservierungsstoff) und Aspirin die Produktion einer Verbindung, die die Anzahl der Mastzellen im Körper erhöht. Mastzellen sind an der Produktion von Histamin und anderen allergischen Verbindungen beteiligt. Jemand mit mehr Mastzellen im Körper ist typischerweise anfälliger für Allergien. Beispielsweise haben mehr als 95 Prozent der Patienten mit Nesselsucht eine den Normalwert übersteigende Anzahl von Mastzellen.

In Studien mit Provokationstests an Patienten mit Nesselsucht betrug der Anteil jener mit Empfindlichkeiten auf Tartrazin und andere Lebensmittelzusätze 5–46 Prozent. Diäten, bei denen Tartrazin und andere Lebensmittelzusätze weggelassen werden, haben sich bei Patienten mit Nesselsucht und anderen allergischen Erkrankungen, wie Asthma und Ekzemen, in vielen Fällen als von großem Nutzen erwiesen.

8. Ergreifen Sie Maßnahmen zur Verringerung von Lebensmittelvergiftungen

Lebensmittelvergiftungen werden durch den Verzehr von kontaminierten Lebensmitteln oder Getränken verursacht. Obwohl die Lebensmittelversorgung in den USA eine der sichersten der Welt ist, schätzen die Centers for Disease Control and Prevention, dass pro Jahr 76 Millionen Menschen in den USA an Lebensmittelvergiftung erkranken; mehr als 300 000 kommen ins Krankenhaus, und 5000 sterben.[38] Die Mikroben oder Giftstoffe gelangen durch den Magen-Darm-Trakt in den Körper und verursachen dort häufig die ersten Symptome. Übelkeit, Erbrechen, Bauchkrämpfe und Diarrhö sind häufige Symptome bei vielen durch Lebensmittel übertragenen Krankheiten. Die meisten Fälle von Lebensmittelvergiftungen verlaufen mild, doch können auch ernsthafte Durchfallerkrankungen oder andere Komplikationen auftreten.

Es sind mehr als 250 verschiedene Organismen dokumentiert, die Lebensmittelvergiftungen verursachen können.[39] Die meisten dieser Fälle sind Infektionen durch eine Vielzahl von Bakterien, Viren und Parasiten. Doch Vergiftungen können auch infolge der Aufnahme schädlicher Giftstoffe von Organismen, die das Lebensmittel verunreinigt haben, auftreten. So tritt beispielsweise Botulismus auf, wenn das Bakterium *Clostridium botulinum* in Lebensmitteln wächst und einen stark lähmenden Giftstoff produziert. Das Botulismustoxin kann selbst dann noch eine Erkrankung bewirken, wenn die Bakterien nicht mehr vorhanden sind.

Die häufigsten Ursachen von lebensmittelbedingten Infektionen sind Mikroorganismen, die häufig in den Verdauungstrakten gesunder Tiere vorkommen. Fleisch und Geflügel können beim Schlachten durch Kontakt mit geringen Mengen an Darminhalten kontaminiert werden. Das Gleiche gilt für frische Früchte und Gemüse beim Waschen oder Bewässern mit Wasser, das mit tierischem Dünger oder menschlichem Abwasser verunreinigt ist.

Die häufigsten Ursachen von lebensmittelbedingten Infektionen sind die Bakterien *Campylobacter, Salmonella* und *Escherichia coli* Typ O157:H7 sowie eine Gruppe von Viren, die Caliciviren genannt und auch als Norwalk- und Norwalk-ähnliche Viren bezeichnet werden. Unzureichend gegartes Fleisch und Geflügel, rohe Eier, unpasteurisierte Milch und rohe Schalentiere sind die häufigsten Quellen dieser Organismen. Die wichtigste Maßnahme zur Verringerung des Risikos von Lebensmittelvergiftungen ist das gründliche Kochen von Fleisch, Geflügel und Eiern. Die Verwendung eines Thermometers zur Messung der Innentemperatur von Fleisch ist ein guter Weg, um sicherzustellen, dass es ausreichend gegart ist, um Bakterien abzutöten. So sollte zum Beispiel Hackfleisch bis zu einer Innentemperatur von 71 Grad Celsius erhitzt werden, Geflügel sollte eine Temperatur von 85 Grad Celsius erreichen, und Eier sollten gegart werden, bis das Eigelb fest ist.

Achten Sie auch darauf, dass Sie keine Lebensmittel verunreinigen, indem Sie Hände, Geschirr und Schneidebretter waschen, nachdem sie in Kontakt mit rohem Fleisch oder Geflügel gekommen sind, und bevor Sie ein anderes Lebensmittel berühren. Gegartes Fleisch sollte auf einem sauberen Teller serviert werden statt auf jenem Teller, auf dem bereits das rohe Fleisch gelegen hatte. Waschen Sie frisches Obst und Gemüse unter laufendem Leitungswasser. Eine weiche Bürste mit etwas milder Seife kann verwendet werden. Blattgemüse kann so oft in kaltem Wasser geschwenkt werden, bis es sauber ist.

9. Trinken Sie jeden Tag reichlich Wasser

Wasser ist lebenswichtig. Die durchschnittliche Menge Wasser im menschlichen Körper beträgt etwa 38 Liter. Wir empfehlen, dass Sie pro Tag mindestens 1,5 Liter trinken, um das Wasser zu ersetzen, das durch Wasserlassen, Schwitzen und Atmen verloren geht. Schon eine leichte Dehydrierung beeinträchtigt die physiologischen und leistungsbezogenen Reaktionen.[40] Viele Nährstoffe lösen sich in Wasser, sodass sie leichter in den Verdauungstrakt aufgenommen werden können. Ebenso müssen viele Stoffwechselprozesse in Wasser erfolgen. Wasser ist ein Bestandteil des Blutes und daher wichtig für den Transport von Chemikalien und Nährstoffen zu Zellen und Geweben sowie für die Entfernung von Abfallprodukten. Jede Zelle ist ständig in eine wässrige Flüssigkeit getaucht. Wasser nimmt Wärme auf und transportiert sie. So wird zum Beispiel die von den Muskelzellen während des Trainings erzeugte Wärme durch Wasser im Blut an die Oberfläche transportiert, was dazu beiträgt, das richtige Temperaturgleichgewicht zu erhalten. Die Hautzellen geben auch Wasser als Schweiß ab, was hilft, die Körpertemperatur konstant zu halten.

Es wird angenommen, dass mehrere Faktoren die Wahrscheinlichkeit einer chronischen leichten Dehydrierung erhöhen: ein falscher »Durstalarm« im Gehirn, Unzufriedenheit mit dem Geschmack des Wassers, regelmäßige Bewegung, die den Wasserverlust durch Schweiß erhöht, Leben in einem heißen, trockenen Klima und Konsum von Koffein und Alkohol, die beide eine harntreibende Wirkung haben.

Derzeit gibt es große Bedenken wegen der Wasserversorgung in den USA. Es wird immer schwieriger, reines Wasser zu finden. Der größte Teil der Wasserversorgung ist voll von Chemikalien. Hierzu gehören nicht nur Chlor und Fluorid, die routinemäßig zugefügt werden, sondern auch ein breites Spektrum an toxischen organischen Verbindungen und Chemikalien wie PCBs, Pestizidrückstände und Nitrate sowie Schwermetalle wie Blei, Quecksilber und Cadmium. Es wird geschätzt, dass allein durch Blei das Wasser von mehr als 40 Millionen Amerikanern kontaminiert ist. Sie können die Vertrauenswürdigkeit Ihres Leitungs- oder Quellwassers bestimmen, indem Sie Ihren örtlichen Wasserversorger kontaktieren. Die meisten Städte verfügen über Qualitätssicherungsprogramme, die Routineanalysen durchführen.

Nahrungsergänzungsmittel

Nahrungsergänzung – die Einnahme von Vitaminen, Mineralstoffen und anderen Ernährungsfaktoren zur Förderung einer guten Gesundheit sowie zur Vermeidung oder Behandlung von Krankheiten – ist ein wichtiger Bestandteil der Ernährungsmedizin. Die Schlüsselfunktionen von Nährstoffen wie Vitaminen und Mineralstoffen im menschlichen Körper beruhen auf ihrer Rolle als essenzielle Bestandteile in Enzymen und Coenzymen. Eines der Schlüsselkonzepte der Ernährungsmedizin ist die Bereitstellung der notwendigen Unterstützung oder der notwendigen Nährstoffe, damit die Enzyme eines bestimmten Gewebes optimal wirken können. Das Konzept der

»biochemischen Individualität« wurde vom Ernährungsbiochemiker Roger Williams in den 1970er-Jahren entwickelt, um dem breiten Spektrum der enzymatischen Aktivität und des Nährstoffbedarfs des Menschen zu entsprechen. Diese Beobachtungen lieferten auch die Grundlage für die *orthomolekulare Medizin*, wie sie sich der zweimalige Nobelpreisträger Linus Pauling vorstellte, der den Begriff »die richtigen Moleküle in der richtigen Menge« (*ortho* ist griechisch für »richtig«) prägte. Die orthomolekulare Medizin ist bestrebt, die Gesundheit zu erhalten und Krankheiten zu verhindern oder zu behandeln, indem sie die Nahrungsaufnahme optimiert und/oder Ergänzungsmittel verschreibt.

Neben ihrer Funktion als notwendige Komponenten in Enzymen und Coenzymen wirken vermutlich viele Nährstoffe pharmakologisch. Die meisten dieser Effekte scheinen das Ergebnis einer Enzyminduktion oder -hemmung zu sein. Mit anderen Worten, wenn Nährstoffe auf einem Niveau verwendet werden, das über dem für die normale Physiologie erforderlichen Niveau liegt, können sie die Herstellung von Enzymen induzieren, Enzyme dazu veranlassen, aktiver zu werden, oder sogar die Wirkung von Enzymen hemmen. So ist zum Beispiel das B-Vitamin Niacin (Nikotinsäure) bei hoher Dosierung als lipidsenkendes Mittel bekannt (2–6 Gramm täglich in aufgeteilten Dosierungen). Sein Wirkmechanismus scheint die Hemmung von Enzymen zu sein, die Lipoproteine von ultraniederer Dichte (VLDL) herstellen und gleichzeitig die Produktion oder Aktivität von Enzymen stimulieren, die LDL in der Leber aufnehmen. Der Vorteil der Verwendung von Nährstoffen in pharmakologischen Dosierungen besteht darin, dass sie für den Körper besser erkennbar sind und besser verstoffwechselt werden als synthetische Arzneimittel, was sich in einem durchschnittlich höheren Maß an Zuträglichkeit widerspiegelt. Dennoch ist die Verwendung von Nährstoffen als pharmakologischen Wirkstoffen der medikamentösen Therapie sehr ähnlich. Vor diesem Hintergrund ist es unerlässlich, dass sie angemessen genutzt und überwacht werden.

Schlussbemerkungen

Die in diesem Kapitel beschriebenen Ernährungsrichtlinien und -prinzipien sind unsere Antwort auf die heiß diskutierte Frage: »Was ist die beste Ernährung?«. Nach einer detaillierten Überprüfung aller gängigen Ernährungsweisen sowie Tausender von wissenschaftlichen Artikeln über die Rolle der Ernährung in der menschlichen Gesundheit basiert unser Angebot hier auf dem evolutionären Verständnis dessen, was die optimale Ernährung ausmacht. Die Quintessenz einer gesundheitsfördernden Ernährung besteht darin, die Aufnahme potenziell schädlicher Substanzen – Lebensmittel mit leeren Kalorien, Zusatzstoffen und künstlichen Süßstoffen – zu reduzieren und durch natürliche Lebensmittel, vorzugsweise aus biologischem Anbau, zu ersetzen.

Schnellüberblick

- Essen Sie Obst und Gemüse in den Farben des Regenbogens.
- Verringern Sie die Aufnahme von Pestiziden, Schwermetallen und Lebensmittelzusätzen.
- Unterstützen Sie mit Ihrem Essen Ihre Blutzuckerstabilität.
- Essen Sie nicht zu viele tierische Lebensmittel.
- Essen Sie die richtige Art von Fetten.
- Halten Sie die Salzaufnahme niedrig und die Kaliumaufnahme hoch.
- Vermeiden Sie Lebensmittelzusätze.
- Ergreifen Sie Maßnahmen zur Verringerung von Lebensmittelvergiftungen.
- Trinken Sie jeden Tag genügend Wasser.

SUPPLEMENTIERUNG

Einführung

In diesem Kapitel werden wir den Einsatz ergänzender Maßnahmen zur Unterstützung und Erreichung eines guten Gesundheitszustandes untersuchen. Es ist sinnvoll, dies in Verbindung mit einer gesundheitsfördernden Einstellung, Ernährung und Lebensweise zu tun. Beispiele für ergänzende Maßnahmen sind pharmazeutische Medikamente, Operationen, Nahrungsergänzungsmittel, pflanzliche Arzneimittel, physikalische Therapien (chiropraktische Behandlung, Massage und andere Körpertherapien), Akupunktur, Homöopathie und alle anderen Behandlungsmaßnahmen zur Unterstützung oder Verbesserung der Gesundheit.

Wir unterteilen ergänzende Maßnahmen in zwei Kategorien: essenziell und therapieunterstützend. Ein Beispiel für eine essenzielle Ergänzungsmaßnahme ist der Einsatz von Insulin bei der Behandlung von insulinabhängigem Diabetes. Ohne sie würden Diabetiker entweder sterben oder stark leiden. Es gibt zahlreiche andere Beispiele, bei denen ein entsprechend eingesetztes Medikament oder eine Operation absolut notwendig ist, um die Gesundheit aufrechtzuerhalten.

Nur sehr wenige natürliche Ansätze werden als essenziell im engeren Sinne angesehen. Die meisten würden als therapieunterstützend eingestuft werden. Das bedeutet, dass sie andere Therapien ergänzen oder ihre Wirksamkeit verstärken. So hat beispielsweise Johanniskrautextrakt sehr gute Ergebnisse bei der Behandlung von Depressionen gezeigt. Es handelt sich jedoch nicht um ein essenzielles Medikament. Wir betrachten es als ein wichtiges Begleitinstrument zur Unterstützung von psychologischen Therapien, Lebensstiländerungen und Ernährungsempfehlungen zur Behandlung von Depressionen. Sie können diese ergänzenden Therapien als temporäre Krücken betrachten, die nach Wiederherstellung der beeinträchtigten Funktion weggelassen werden.

Es gibt zwei therapieunterstützende Maßnahmen, die zwar nicht unbedingt essenziell, aber aufgrund ihrer enormen Auswirkungen auf die Gesundheit als wichtig angesehen werden können: Nahrungsergänzung und physische Pflege.

Nahrungsergänzung

Die Nahrungsergänzung umfasst die Verwendung von Vitaminen, Mineralstoffen, anderen Ernährungsfaktoren und Pflanzenextrakten zur Unterstützung der Gesundheit sowie zur Vorbeugung oder Behandlung von Krankheiten. Schon der Begriff *Nahrungsergänzung* besagt, dass diese Komponenten ergänzende Maßnahmen sind. Eine Person kann schlechte Ernährungsgewohnheiten, eine negative Einstellung und Bewegungsmangel durch die Einnahme von Pillen nicht ausgleichen, unabhängig davon, ob es sich um Medikamente oder Nahrungsergänzungsmittel handelt. Obwohl viele Nahrungsergänzungsmittel hinsichtlich der Verbesserung der Gesundheit wirksam sind, ist es auf lange Sicht absolut notwendig, dass auf die Entwicklung einer positiven mentalen Einstellung, ein regelmäßiges Trainingsprogramm und eine gesunde Vollwertkost geachtet wird. Die Funktionen von Nährstoffen wie Vitaminen und Mineralien im menschlichen Körper beruhen auf ihrer Rolle als wesentliche Bestandteile von Enzymen und Coenzymen. Enzyme sind Moleküle, die daran beteiligt sind, chemische Reaktionen zu beschleunigen, die für die menschliche Körperfunktion notwendig sind. Coenzyme sind Moleküle, die den Enzymen bei ihren chemischen Reaktionen helfen.

Enzyme und Coenzyme dienen dazu, Moleküle entweder miteinander zu verbinden oder sie zu spalten, indem sie die chemischen Bindungen zwischen den Molekülen herstellen oder aufbrechen. Eines der Schlüsselkonzepte in der Ernährungsmedizin ist es, die notwendige Unterstützung oder die notwendigen Nährstoffe bereitzustellen, damit alle Enzyme eines bestimmten Gewebes auf einem optimalen Niveau arbeiten können.

Die meisten Enzyme bestehen aus einem Protein zusammen mit einem Kofaktor, der typischerweise ein essenzieller Mineralstoff und/oder ein essenzielles Vitamin ist. Fehlt der essenzielle Mineralstoff oder das essenzielle Vitamin, kann das Enzym nicht richtig funktionieren. Wenn wir den essenziellen Mineralstoff oder das essenzielle Vitamin durch eine Diät oder eine Ernährungsformel liefern, kann das Enzym seine Vitalfunktion erfüllen. So ist beispielsweise Zink für das Enzym notwendig, das Vitamin A im Sehprozess aktiviert. Ohne Zink kann Vitamin A nicht in seine aktive Form umgewandelt werden. Dieser Mangel kann zu einer sogenannten Nachtblindheit führen. Indem wir den Körper mit Zink versorgen, führen wir eine Enzymtherapie durch, die es dem Enzym ermöglicht, seine Vitalfunktion zu erfüllen.

Viele Enzyme benötigen zusätzliche Unterstützung, um ihre Funktion erfüllen zu können. Diese liegt in Form eines Coenzyms vor, eines Moleküls, das zusammen mit dem Enzym funktioniert. Die meisten Coenzyme bestehen aus Vitaminen und/oder Mineralstoffen. Ohne das Coenzym ist das Enzym funktionslos. So fungiert zum Beispiel Vitamin C als Coenzym für das Enzym Prolinhydroxylase, das an der Kollagensynthese beteiligt ist. Ohne Vitamin C ist die Kollagensynthese beeinträchtigt, was zu einer schlechten Wundheilung, Zahnfleischbluten und raschen Blutergüssen führt. Es kann viel Prolinhydroxylase (das Enzym) vorhanden sein, aber damit es funktionieren kann, ist Vitamin C nötig.

Die wachsende Beliebtheit von Nahrungsergänzungsmitteln

Seit einigen Jahrzehnten nehmen mehr Amerikaner als je zuvor Nahrungsergänzungsmittel ein. Untersuchungen zeigen, dass über die Hälfte aller Amerikaner regelmäßig eine Form von Supplementen einnimmt.[1] Warum nehmen so viele Amerikaner Nahrungsergänzungsmittel ein? Sie wissen, dass sie durch ihre Ernährung nicht alles bekommen, was sie benötigen, und haben mit Nahrungsergänzungsmitteln das Gefühl, gesünder zu sein. Wie zahlreiche Studien gezeigt haben, enthält die Nahrung der meisten Amerikaner zu wenig Nährstoffe. Umfassende Studien, die von der US-Regierung gefördert wurden (zum Beispiel NHANES I, II, III und 2007–8; 10-State Nutrition Survey; landesweite Lebensmittelkonsumstudien der USDA), haben ergeben, dass bei einem wesentlichen Teil der US-Population (circa 50 Prozent) ein geringfügiger Nährstoffmangel besteht und mehr als 80 Prozent der Menschen in bestimmten Altersgruppen von einigen ausgewählten Nährstoffen weniger aufgenommen haben als die empfohlene Tagesdosis.

Wie diese Studien deutlich machen, ist es für die meisten Amerikaner extrem unwahrscheinlich, eine Kost zu konsumieren, die die empfohlene Tagesdosis für alle Nährstoffe erfüllt. Mit anderen Worten: Obwohl es theoretisch möglich ist, dass ein gesunder Mensch die gesamte Nahrung, die er braucht, aus Lebensmitteln bezieht, decken die meisten Amerikaner nicht einmal annähernd all ihre Ernährungsbedürfnisse durch die Ernährung allein. In dem Bestreben, die Aufnahme essenzieller Nährstoffe zu erhöhen, sehen sich viele Amerikaner nach Vitamin- und Mineralstoffpräparaten um. In allen NHANES-Umfragen wurde am häufigsten von Multivitaminpräparaten berichtet, definiert als Nahrungsergänzungsmittel, die mindestens drei Vitamine enthalten (einige können auch Mineralstoffe enthalten).[1]

Während die meisten Amerikaner einen Mangel an Vitaminen oder Mineralstoffen aufweisen, ist dieser Mangel in der Regel nicht so groß, dass offensichtliche Nährstoffdefizite zutage treten. Eine schwere Mangelerkrankung wie Skorbut (schwerer Mangel an Vitamin C) ist extrem selten, aber ein geringfügiger Vitamin-C-Mangel gilt als relativ häufig. Der Begriff *subklinischer Mangel* wird oft dazu verwendet, marginale Nährstoffmängel zu beschreiben. In vielen Fällen kann der einzige Hinweis auf einen subklinischen Nährstoffmangel Müdigkeit, Lethargie, Konzentrationsschwierigkeiten, mangelndes Wohlbefinden oder ein anderes vages Symptom sein. Schlimmer noch ist jedoch, dass – wie wir in diesem Buch ausführlich dokumentieren – chronische, langfristige marginale Defizite eine der Hauptursachen für die meisten Krankheiten sind, unter denen wir in westlichen Gesellschaften leiden. Die Diagnose subklinischer Defizite ist ein äußerst schwieriger Prozess, der eine detaillierte Ernährungs- oder Laboranalyse erfordert. Es lohnt sich nicht, diese Tests durchzuführen, da sie in der Regel weitaus teurer sind als eine jährliche Zufuhr des getesteten Vitamins.

Die empfohlene Tagesdosis reicht nicht aus

Die empfohlene Tagesdosis (Recommended Dietary Allowances, RDAs) für Vitamine und Mineralstoffe wurde erstmals 1941 vom Food and Nutrition Board des National Research Council aufgestellt. Diese Leitlinien wurden ursprünglich entwickelt, um die Rate schwerer ernährungsbedingter Mangelerkrankungen wie Skorbut (Mangel an Vitamin C), Pellagra (Mangel an Niacin) und Beriberi (Mangel an Vitamin B_1) zu senken. Mitte der 1990er-Jahre wurden diese Leitlinien durch die RDI-Werte (Recommended Daily Intake, empfohlene Tagesdosis) ersetzt. Doch genauso wie die RDA-Werte schaffen auch die RDI-Werte nicht mehr, als dass sie der Öffentlichkeit nützliche Informationen über die Aufnahme von Nährstoffen liefern, die für die Prävention, Minderung und Behandlung einer Vielzahl von Erkrankungen und Krankheiten benötigt werden.

Denn eine enorme Menge an wissenschaftlichen Untersuchungen zeigt, dass der optimale Level vieler Nährstoffe, vor allem der antioxidativen Nährstoffe Vitamin C und E, Betacarotin und Selen, viel höher sein könnte als die aktuellen RDI-Werte. Die RDI-Werte konzentrieren sich nur auf die Vorbeugung offensichtlicher Ernährungsmängel in Bevölkerungsgruppen; sie definieren keine optimale Aufnahme für den Einzelnen.

Sie berücksichtigen auch nicht ausreichend Umwelt- und Lebensstilfaktoren, die Vitamine zerstören und Mineralstoffe so binden können, dass sie für den Körper nicht mehr verfügbar sind. So bestätigt selbst das Food and Nutrition Board, dass Raucher mindestens doppelt so viel Vitamin C benötigen wie Nichtraucher. Aber wie verhält es sich mit anderen Nährstoffen in Bezug auf das Rauchen? Und was ist mit den Auswirkungen von Alkoholkonsum, Lebensmittelzusatzstoffen, Schwermetallen, Kohlenmonoxid und anderen Chemikalien, die mit unserer modernen Gesellschaft in Verbindung stehen und bekanntermaßen die Nährstofffunktion stören? Die Gefahren des modernen Lebens können ein weiterer Grund sein, warum viele Menschen Nahrungsergänzungsmittel einnehmen.

Während die RDI-Werte gute Arbeit geleistet haben, um die Nährstoffaufnahme zu definieren und Nährstoffmangel zu vermeiden, gibt es über die optimale Aufnahme von Nährstoffen noch viel zu lernen.

Gesunkener Vitamin- und Mineralstoffgehalt

Selbst wenn Sie gewissenhaft daran arbeiten, mehr Vollwertkost zu essen, ist es sehr schwierig, wenn nicht gar unmöglich, alle benötigten Nährstoffe allein aus der Nahrung zu beziehen. Eine traurige Tatsache ist, dass konventionell angebaute Lebensmittel heute keine so hohe Nährstoffkonzentration mehr enthalten wie in der Vergangenheit. So zeigte zum Beispiel eine Studie, dass der Vitamingehalt von 1950 bis 1999 um bis zu 37 Prozent gesunken ist,[2] und eine andere Studie ergab, dass der Spurenelementgehalt von 1940 bis 1991 um bis zu 77 Prozent gesunken ist.[3]

Während die Forscher darüber streiten, ob dies auf synthetische Düngemittel oder verschiedene Arten von Saatgut zurückzuführen ist, lautet das Fazit, dass selbst bei vermeintlich »guten« Lebensmitteln die Nährstoffgehalte dezimiert sind. Der Verzehr von mehr biologisch angebauten Lebensmitteln wird helfen, aber wir sehen keine Alternative zur intelligenten Supplementierung.

Bedingt essenzielle Nährstoffe

Zusätzlich zu den essenziellen Nährstoffen gibt es eine Reihe von Lebensmittelkomponenten und natürlichen physiologischen Substanzen, die in diesem Buch diskutiert werden und die beeindruckende gesundheitsfördernde Effekte gezeigt haben. Beispiele sind Flavonoide, Probiotika, Carnitin und Coenzym Q_{10}. Diese Verbindungen haben eine signifikante therapeutische Wirkung bei geringer oder gar keiner Toxizität. Immer mehr Forschungen zeigen, dass diese zusätzlichen Nährstoffe, obwohl sie nicht als »essenziell« im klassischen Sinne angesehen werden, eine wichtige Rolle bei der Vorbeugung von Krankheiten spielen, aber auch spezifische therapeutische Wirkungen entfalten und ein gesundes Altern fördern. Wir bezeichnen diese Verbindungen als »bedingt essenziell«, um darauf hinzuweisen, dass es bestimmte Bedingungen gibt, unter denen ihre Verwendung unerlässlich wird, damit der Körper richtig funktionieren kann.

Praktische Empfehlungen

Es gibt vier primäre Empfehlungen, die wir den Menschen geben, um ihnen zu helfen, ein Programm zur Nahrungsergänzung zu entwickeln:

- Nehmen Sie ein hochpotentes Multivitamin-Mineralstoffpräparat ein.
- Nehmen Sie zusätzliche pflanzliche Antioxidantien wie Flavonoidextrakte oder »Greenfoods«.
- Nehmen Sie ein hochwertiges Fischölprodukt, um 1000 Milligramm EPA + DHA pro Tag zu erhalten.
- Nehmen Sie genügend Vitamin D (typischerweise 2000 bis 4000 IE pro Tag) zu sich, um Ihren Blutzuckerspiegel in den optimalen Bereich zu bringen.

Wann Sie Ihre Nahrungsergänzungsmittel einnehmen sollten

- Multivitamin-Mineralstoffpräparate werden am besten zu den Mahlzeiten eingenommen. Ob Sie sie zu Beginn oder am Ende einer Mahlzeit einnehmen, hängt von Ihnen ab. Wenn Sie mehr als ein paar Pillen einnehmen, stellen Sie vielleicht fest, dass die Einnahme zu Beginn einer Mahlzeit bequemer ist. Die Einnahme einer Handvoll Pillen bei vollem Magen kann zu einer kleinen Magenverstimmung führen.
- Flavonoidreiche Pflanzenextrakte können zu den Mahlzeiten oder zu jeder anderen gewünschten Zeit eingenommen werden.
- »Greenfood«-Getränke eignen sich hervorragend für Zwischenmahlzeiten (besonders wenn Sie versuchen, etwas abzunehmen, da sie einen überaktiven Appetit unterdrücken können).
- Fischölergänzungen werden am besten zu oder kurz vor Beginn einer Mahlzeit eingenommen, um einen fischigen Nachgeschmack zu vermeiden – manche Menschen stoßen ein wenig von dem Öl auf, wenn sie es am Ende der Mahlzeit auf vollen Magen einnehmen.
- Vitamin D_3 wird am besten zu den Mahlzeiten eingenommen.

Empfehlung 1: Nehmen Sie ein hochpotentes Multivitamin-Mineralstoffpräparat ein

Die Einnahme eines hochwertigen Multivitamin-Mineralstoffpräparats mit allen bekannten Vitaminen und Mineralstoffen dient als Grundlage für den Aufbau. Dr. Roger Williams, einer der führenden Biochemiker unserer Zeit, empfiehlt Menschen, die gesund bleiben wollen, Multivitamin-Mineralstoffpräparate als »Versicherung« gegen mögliche Mängel zu verwenden. Dies bedeutet nicht, dass bei Fehlen des Vitamin- und Mineralstoffzusatzes ein Mangel auftritt, ebenso wie keine Feuerversicherung zu haben nicht bedeutet, dass Ihr Haus niederbrennen wird. Aber angesichts der potenziell enormen individuellen Unterschiede von Mensch zu Mensch und der vielfältigen Mechanismen der Vitamin- und Mineralstoffwirkung erscheint eine Ergänzung mit einer Mehrfachformel sinnvoll. Die folgenden Empfehlungen beschreiben einen optimalen Aufnahmebereich, der Sie bei der Auswahl eines hochwertigen Multipräparats unterstützt. (Beachten Sie, dass Vitamine und Mineralstoffe in der Regel in einer von drei verschiedenen Einheiten gemessen werden: IE = Internationale Einheiten, mg = Milligramm oder µg = Mikrogramm.) Bei Kindern bis zum Alter von 2 Jahren sollte die Dosierung am unteren Ende des aufgeführten Bereichs liegen, multipliziert mit 20 Prozent (0,20). So beträgt beispielsweise der empfohlene untere Dosiswert für Vitamin B_1 (Thiamin) 10 Milligramm, sodass die tägliche Dosis für Kinder bis zu 2 Jahren 10 Milligramm × 0,20 = 2 Milligramm beträgt. Für Kinder im Alter von 2 bis 4 Jahren beträgt die Dosierung 40 Prozent des unteren Wertes des angegebenen Bereichs; für Kinder im Alter von 4 bis 8 Jahren 60 Prozent der unteren Erwachsenendosierung, und für Kinder ab einem Alter von 9 Jahren ist die volle Dosis für Erwachsene angemessen.

Empfehlungen für eine tägliche Multivitamin- und -Mineralstoffergänzung	
Vitamin	**Tagesdosis für Erwachsene und Kinder ab 9 Jahren**
Vitamin A (Retinol)[a]	2500–5000 IE
Vitamin A (von Betacarotin)	5000–25 000 IE
Vitamin B_1 (Thiamin)	10–100 mg
Vitamin B_2 (Riboflavin)	10–50 mg
Vitamin B_3 (Niacin)	10–100 mg
Vitamin B_5 (Pantothensäure)	25–100 mg
Vitamin B_6 (Pyridoxin)	25–100 mg
Vitamin B_{12} (Methylcobalamin)	400 µg
Vitamin C (Ascorbinsäure)[b]	250–1000 mg
Vitamin D[c]	1000–2000 IE
Vitamin E (gemischte Tocopherole)[d]	100–200 IE
Vitamin K1 oder K2	60–300 µg
Niacinamid	10–30 mg
Biotin	100–300 µg
Folsäure	400 µg
Cholin	10–100 mg
Insositol	10–100 mg
Mineralstoff	**Bereich für Erwachsene und Kinder ab 4 Jahren**
Bor	1–6 mg
Calcium[e]	600–1000 mg
Chrom[f]	200–400 µg
Eisen[g]	15–30mg
Jod	50–150 µg
Kalium	Keine Angabe[h]
Kieselerde	1–25 mg
Kupfer	1–2 mg
Magnesium	250–500 mg
Mangan	3–5 mg
Molybdän	10–25 µg
Selen	100–200 µg
Vanadium	50–100 µg
Zink	15–30 mg

a. Frauen, die schwanger werden können, sollten wegen des möglichen Risikos von Geburtsschäden nicht mehr als 2500 IE Retinol pro Tag einnehmen.

b. Es kann einfacher sein, Vitamin C separat einzunehmen.

c. Ältere Menschen, die in Pflegeheimen oder in nördlichen Breitengraden leben, sollten im hohen Bereich ergänzen.

d. Es kann kostengünstiger sein, Vitamin E separat und nicht als Bestandteil eines Multivitamins einzunehmen.

e. Frauen, die an Osteoporose leiden oder gefährdet sind, müssen möglicherweise ein separates Calciumpräparat einnehmen, um den empfohlenen Wert von 1000 Milligramm pro Tag zu erreichen.

f. Bei Diabetes und Gewichtsverlust können Dosen von 600 Mikrogramm Chrom verwendet werden.

g. Frauen in der Menopause und Männer benötigen nur selten zusätzliches Eisen.

h. Die FDA beschränkt die Menge an Kalium in Nahrungsergänzungsmitteln auf nicht mehr als 99 Milligramm. Der Kaliumbedarf wird am besten durch die Ernährung und die Verwendung von Kaliumsalzen als Salzersatz gedeckt.

Lesen Sie die Etiketten sorgfältig durch, um Multivitamin-Mineralstoffpräparate zu finden, die Dosierungen in diesen Bereichen enthalten. Beachten Sie, dass Sie kein Produkt finden werden, das all diese Nährstoffe in diesen Dosierungen in einer einzigen Pille liefert – diese wäre dann nämlich zu groß. Normalerweise müssen Sie mindestens 3–6 Tabletten pro Tag einnehmen, um solche Dosierungen zu erreichen. Während viele einmal täglich einzunehmende Nahrungsergänzungsmittel einen guten Vitaminspiegel liefern, reicht oft die Menge der von ihnen bereitgestellten Mineralstoffe nicht aus. Ihr Körper braucht die Mineralstoffe genauso sehr wie die Vitamine – die beiden arbeiten Hand in Hand.

Empfehlung 2: Nehmen Sie zusätzliche pflanzliche Antioxidantien ein

Die Begriffe *freie Radikale* und *Antioxidantien* werden den meisten gesundheitsbewussten Menschen zunehmend vertraut. Grob gesagt ist ein freies Radikal ein hochreaktives Molekül, das sich an zelluläre Strukturen und Blutkomponenten binden und diese zerstören kann. (Oxidative) Schäden durch freie Radikale sind es, die uns altern lassen. Es hat sich auch gezeigt, dass freie Radikale für die Entstehung vieler Krankheiten verantwortlich sind, darunter die beiden größten Todesursachen der Amerikaner – Herzerkrankung und Krebs.

Antioxidantien sind dagegen Verbindungen, die vor Schäden durch freie Radikale schützen. Antioxidative Nährstoffe wie Betacarotin, Selen, Vitamin E und Vitamin C haben sich als sehr wichtig erwiesen, um vor der Entwicklung von Herzerkrankungen, Krebs und anderen chronischen degenerativen Krankheiten zu schützen. Darüber hinaus wird angenommen, dass Antioxidantien auch den Alterungsprozess verlangsamen.

Umfangreiche Datenerhebungen scheinen zu zeigen, dass eine Kombination von Antioxidantien einen besseren Schutz bietet als eine große Dosis eines einzelnen Antioxidans. Um einen breiteren Antioxidansschutz zu gewährleisten empfehlen wir neben einer Ernährung, die reich an pflanzlichen Lebensmitteln (vor allem Obst und Gemüse) ist, und der Einnahme einer hochwirksamen Mehrfachformel aus Vitaminen und Mineralstoffen, wie vorstehend in Empfehlung 1 beschrieben, die Verwendung eines pflanzlichen Antioxidans. Achten Sie entweder auf flavonoidreiche Extrakte oder auf »Greenfoods«. Flavonoide sind pflanzliche Pigmente, die eine antioxidative Aktivität ausüben und dabei stärker auf eine breitere Palette von Oxidantien einwirken als die traditionellen antioxidativen Nährstoffe Vitamin C und E, Betacarotin, Selen und Zink. Neben der Färbung von Früchten und Blumen sind Flavonoide für viele der medizinischen Eigenschaften von Lebensmitteln, Säften, Kräutern und Bienenpollen verantwortlich.

Vorteile von Traubenkern- und Kiefernrindenextrakt

Die Proanthocyanidine sind eine der vorteilhaftesten Gruppen von pflanzlichen Flavonoiden. Die aktivsten Proanthocyanidine sind diejenigen, die an andere Proanthocyanidine in Verbindungen gebunden sind, die als procyanidolische Oligomere (PCO) oder oligomere Proanthocyanidine (OPC) bezeichnet werden. Obwohl PCO in vielen Lebensmitteln vorkommen, haben Supplementquellen wie Extrakte aus Traubenkernen *(Vitis vinifera)* und die Rinde der französischen Seekiefer *(Pinus pinaster)* in klinischen Studien bei folgenden Erkrankungen signifikante Vorteile gezeigt:

- Arthrose
- Asthma
- Atherosklerose, Bluthochdruck, metabolisches Syndrom und Typ-2-Diabetes
- Aufmerksamkeitsdefizit-/Hyperaktivitätsstörung
- Krampfadern, Veneninsuffizienz und Kapillarbrüchigkeit
- Männliche Unfruchtbarkeit
- Parodontalerkrankungen
- Sehfunktion, Retinopathie und Makuladegeneration

PCO üben eine breitbandige antioxidative Wirkung aus und sind aufgrund dieser Wirkung bei vielen weiteren Erkrankungen klinisch nützlich. Ein Großteil der klinischen Forschung zeigt, dass die Supplementierung mit PCO für 6 Wochen in Dosierungen von 150 bis 300 Milligramm die gesamte antioxidative Kapazität des Serums (Blut) und den ORAC-Wert (Sauerstoffradikal-Absorptionsfähigkeit) erheblich verbessert. Aufgrund dieses Effekts (und weiterer) empfehlen wir in diesem Buch die Verwendung von Traubenkernextrakt oder Kiefernrindenextrakt.

Flavonoid-Supplementierung		
Flavonoidreicher Extrakt	**Tagesdosis für Antioxidansunterstützung**	**Indikation**
Grüntee-Extrakt (60–70 Prozent Polyphenole insgesamt	150–300 mg	Systemisches Antioxidans. Kann den besten Schutz vor Krebs bieten; beste Wahl bei familiärer Vorgeschichte von Krebs. Schützt auch vor Schäden an Cholesterinmolekülen.
Traubenkernextrakt oder Kiefernrindenextrakt (95 Prozent oligomere Proanthocyanidine)	100–300 mg	Systemisches Antioxidans; beste Wahl für die meisten Menschen unter 50 Jahren. Auch spezifisch für die Lunge, Diabetes, Krampfadern und den Schutz vor Herzerkrankungen.
Ginkgo-biloba-Extrakt (24 Prozent Ginkgo-Flavonglykoside)	240–320 mg	Die beste Wahl für die meisten Menschen über 50 Jahre. Schützt die Gehirn- und Gefäßauskleidung.
Mariendistelextrakt (70 Prozent Silymarin)	200–300 mg	Beste Wahl für einen zusätzlichen antioxidativen Schutz der Leber oder der Haut
Heidelbeerextrakt (25 Prozent Anthocyanidine)	160–320 mg	Beste Wahl zum Schutz der Augen
Weißdornextrakt (10 Prozent Proanthocyanidine)	300–600 mg	Beste Wahl bei Herzkrankheiten oder hohem Blutdruck

Mehr als 8000 Flavonoidverbindungen wurden charakterisiert und nach ihrer chemischen Struktur klassifiziert. Flavonoide werden manchmal als »biologische Reaktionsmodifikatoren der Natur« bezeichnet, weil sie entzündungshemmend, antiallergisch, antiviral und krebshemmend wirken.[4]

Da sich bestimmte Flavonoide in bestimmten Geweben konzentrieren, ist es möglich, Flavonoide einzunehmen, die auf bestimmte Bedürfnisse ausgerichtet sind. Zu den vorteilhaftesten Gruppen von gewebespezifischen pflanzlichen Flavonoiden gehören beispielsweise die Proanthocyanidine (auch *Procyanidine* genannt). Diese Moleküle sind in hohen Konzentrationen (bis zu 95 Prozent) in Traubenkern- und Pinienrindenextrakten enthalten. Wir empfehlen für die meisten Menschen unter 50 Jahren entweder Traubenkern- oder Kiefernrindenextrakt zur allgemeinen antioxidativen Unterstützung, da beide Produkte besonders nützlich zum Schutz vor Herzerkrankungen zu sein scheinen. Für Menschen über 50 Jahren ist *Ginkgo-biloba*-Extrakt im Allgemeinen die beste Wahl. Wenn es jedoch eine starke familiäre Vorgeschichte von Krebs gibt, ist eindeutig Extrakt aus grünem Tee zu empfehlen (siehe unten). Finden Sie heraus, welches Flavonoid oder welcher flavonoidreiche Extrakt für Sie am besten geeignet ist, und nehmen Sie das Produkt gemäß der empfohlenen Dosierung ein. Es gibt enorme Überschneidungen zwischen den Wirkmechanismen und Vorteilen flavonoidreicher Extrakte; ausschlaggebend dabei ist, denjenigen zu nehmen, der Ihren persönlichen Bedürfnissen am besten entspricht. Der Begriff »Greenfoods« bezieht sich auf grünen Tee und eine Reihe kommerziell erhältlicher Produkte, die getrocknetes Gerstengras, Weizengras oder Algenquellen wie Chlorella oder Spirulina enthalten.

Durch Mischen mit Wasser oder Saft werden solche Präparate rehydriert. Diese Produkte, die vollgepackt sind mit Phytochemikalien, vor allem Carotinen und Chlorophyll, sind verbraucherfreundlicher als Grünzeug, das man in Form von Sprossen selbst zu ziehen versucht. Ein zusätzlicher Vorteil ist, dass sie besser schmecken als zum Beispiel reiner Weizengrassaft.

»Greenfoods« sind besonders reich an natürlichem, fettlöslichem Chlorophyll – dem grünen Pigment, das in Pflanzen, Algen und einigen Mikroorganismen Sonnenlicht in chemische Energie umwandelt. Wie die anderen Pflanzenpigmente besitzt auch das Chlorophyll eine signifikante antioxidative und krebshemmende Wirkung. Es wurde vorgeschlagen, Chlorophyll bestimmten Getränken, Lebensmitteln, Kautabak und Schnupftabak zuzusetzen, um das Krebsrisiko zu verringern. Eine bessere Empfehlung wäre es, »Greenfoods« und frische grüne Gemüsesäfte regelmäßig in die Ernährung aufzunehmen.

Hinsichtlich der Produktauswahl und Dosierung empfehlen wir, den angegebenen ORAC-Wert (Oxygen Radical Absorbance Capacity, Fähigkeit zum Abfangen von Sauerstoffradikalen) eines Produkts zu berücksichtigen. Obwohl es viele Kategorien von Antioxidantien gibt, messen Forscher die antioxidative Aktivität häufig nach ihrem ORAC-Wert. Generell gilt: Je höher der ORAC-Wert eines Lebensmittels, desto besser kann es einen antioxidativen Schutz vor altersbedingten Erkrankungen ausüben. Die durchschnittliche nordamerikanische Ernährung liefert weniger als 1000 ORAC-Einheiten pro Tag. Ernährungsexperten empfehlen jedoch eine Aufnahme von 3000 bis 6000 ORAC-Einheiten pro Tag aus verschiedenen Quellen. Viele der kommerziell erhältlichen »Greenfood«-Produkte sind in der Lage, diesen hohen ORAC-Wert in einer oder zwei Portionen zu liefern. Lesen Sie die Etiketten sorgfältig durch und wählen Sie bewährte Marken aus. Es gibt viele ausgezeichnete »Greenfood«-Produkte auf dem Markt.

Empfehlung 3: Nehmen Sie ein hochwertiges Fischölprodukt, um 1000 Milligramm EPA + DHA pro Tag zu erhalten

Einer der wichtigsten Fortschritte in der Ernährungsmedizin war die Fähigkeit, ein Fischölergänzungsmittel herzustellen, das eine hochkonzentrierte Quelle langkettiger Omega-3-Fettsäuren darstellt und auch frei von geschädigten Fetten (Lipidperoxiden), Schwermetallen, Umweltverunreinigungen und anderen schädlichen Verbindungen ist.

Diese pharmazeutisch hochwertigen Fischölkonzentrate sind den früheren Fischölprodukten derart überlegen, dass sie die Ernährungsmedizin revolutionieren. Alternativ sind jetzt auch vegetarische Quellen für langkettige Omega-3-Fettsäuren aus Algen verfügbar. Während die meisten Amerikaner viel zu viel von den Omega-6-Ölen zu sich nehmen, die in Fleisch und den meisten pflanzlichen Ölen enthalten sind, leiden sie unter einem relativen Mangel an den Omega-3-Ölen – was zu einem erhöhten Risiko für Herzerkrankungen und etwa sechzig weiteren Erkrankungen wie Krebs, Arthritis, Schlaganfall, Bluthochdruck, Hautkrankheiten und Diabetes führt. Von besonderer Bedeutung für die Gesundheit sind die langkettigen Omega-3-Fettsäuren wie Eicosapentaensäure (EPA) und Docosahexaensäure (DHA) in Fischen, vor allem in Kaltwasserfischen wie Lachs, Makrele, Hering und Heilbutt. Obwohl der Körper Alpha-Linolensäure (eine kurzkettige Omega-3-Fettsäure, die in Leinöl, Walnüssen, Chia und vielen anderen Nüssen und Samen vorkommt) in die langkettigen Omega-3-Fettsäuren umwandeln kann, ist dies kein sehr effizienter Prozess.[5]

Einige Krankheiten, die von einer Fischölsupplementierung profitieren

- Allergien
- Alzheimerkrankheit
- Arthritis
- Asthma
- Aufmerksamkeitsdefizit-/Hyperaktivitätsstörung
- Autoimmunerkrankungen (rheumatoide Arthritis, Lupus, MS usw.)
- Bluthochdruck
- Depressionen
- Diabetes
- Ekzeme
- Entzündungskrankheiten (zum Beispiel Colitis ulcerosa, Morbus Crohn)
- Erhöhte Triglyceridwerte
- Herzkrankheiten (Prävention und Behandlung)
- Krebs (Prävention und Behandlungsergänzung)
- Makuladegeneration
- Menopause
- Osteoporose
- Psoriasis
- Schwangerschaft

Warum sind die langkettigen Omega-3-Fettsäuren so wichtig? Die Antwort hat mit der Funktion dieser Fettsubstanzen in Zellmembranen und bei Entzündungen zu tun. Eine Ernährung, die zu wenig Omega-3-Fettsäuren enthält, vor allem EPA und DHA, führt zu veränderten Zellmembranen. Ohne eine gesunde Membran verlieren die Zellen ihre Fähigkeit, Wasser, lebenswichtige Nährstoffe und Elektrolyte aufzunehmen. Sie büßen auch ihre Fähigkeit ein, mit anderen Zellen zu kommunizieren und durch regulierende Hormone kontrolliert zu werden. Sie funktionieren einfach nicht richtig. Die Dysfunktion der

Zellmembran ist ein kritischer Faktor bei der Entwicklung praktisch aller chronischen Krankheiten, vor allem von Krebs, Diabetes, Arthritis und Herzerkrankungen. Es überrascht nicht, dass langkettige Omega-3-Fettsäuren eine enorme Schutzwirkung gegen all diese Krankheiten gezeigt haben.[5]

Langkettige Omega-3-Fettsäuren werden auch in regulatorische Verbindungen umgewandelt, die als Prostaglandine bezeichnet werden. Diese Verbindungen erfüllen viele wichtige Aufgaben im Körper. Sie regulieren Entzündungen, Schmerzen und Schwellungen, spielen eine Rolle bei der Aufrechterhaltung des Blutdrucks und regulieren die Herz-, Verdauungs- und Nierenfunktion. Prostaglandine sind auch an der Reaktion auf Allergien beteiligt, helfen bei der Kontrolle der Signalübertragung entlang der Nerven sowie bei der Regulierung der Produktion von Steroiden und anderen Hormonen. Durch ihre Wirkung auf Prostaglandine und verwandte Verbindungen können langkettige Omega-3-Fettsäuren viele physiologische Prozesse vermitteln, sodass sie auch bei praktisch jedem Krankheitszustand nützlich sind. Eine Ernährung, die reich an Omega-6- und arm an Omega-3-Fettsäuren ist, fördert stark Entzündungen, die vielen Krankheiten zugrunde liegen und mit einem deutlich erhöhten Risiko für viele Krebsarten verbunden sind – vor allem Brust- und Prostatakrebs.

Bei der Auswahl eines Fischölpräparats ist es wichtig, eine Marke zu verwenden, der Sie vertrauen. Eine Qualitätskontrolle ist ein absolutes Muss, um sicherzustellen, dass das Produkt frei von Schwermetallen wie Blei und Quecksilber, Pestiziden, Lipidperoxiden und anderen Verunreinigungen ist. Für die allgemeine Gesundheit wird eine Dosierung von 1000 Milligramm EPA + DHA pro Tag empfohlen. Lesen Sie das Etikett sorgfältig durch, da es sich nicht um 1000 Milligramm Fischöl, sondern um 1000 Milligramm EPA + DHA handeln soll. Für therapeutische Zwecke, wie die Reduzierung von Entzündungen oder die Senkung des Triglyceridspiegels, beträgt die Dosierungsempfehlung in der Regel 3000 Milligramm EPA + DHA pro Tag.

Neben der Einnahme eines hochwertigen Fischöls halten wir es auch für eine gute Idee, einen Esslöffel Leinöl pro Tag einzunehmen. Leinöl ist einzigartig, weil es die essenziellen Fettsäuren Alpha-Linolensäure (eine Omega-3-Fettsäure) und Linolsäure (eine Omega-6-Fettsäure) in nennenswerten Mengen enthält. Der beste Weg, Leinöl einzunehmen, besteht darin, es Lebensmitteln hinzuzufügen. Kochen sollte man allerdings mit Leinöl nicht, da es leicht durch Hitze und Licht beschädigt wird; es sollte also nach dem Kochen zu den Lebensmitteln hinzugefügt oder als Salatdressing verwendet werden. Sie können auch Brot darin eintunken, es zu heißem oder kaltem Getreide hinzufügen oder es über Popcorn verteilen. Hier ein Beispiel für ein Salatdressing mit Leinöl:

Salatdressing auf Leinölbasis

- 4 Esslöffel Bio-Leinöl
- 1½ Esslöffel Zitronensaft
- 1 mittelgroße Knoblauchzehe, zerdrückt
- 1 Prise Gewürzsalz oder salzfreies Gewürz
- Frisch gemahlener Pfeffer nach Belieben

Alle Zutaten in eine Salatschüssel geben und verquirlen, bis das Dressing glatt und cremig ist. Verfeinern Sie dieses Grundrezept nach Ihrem persönlichen Geschmack mit Ihren Lieblingskräutern und -gewürzen.

Empfehlung 4: Nehmen Sie genügend Vitamin D (normalerweise 2000 bis 4000 IE pro Tag)

Eine große und wachsende Anzahl von Studien hat gezeigt, dass Vitamin-D-Mangel sehr häufig ist (mindestens 50 Prozent der Allgemeinbevölkerung und 80 Prozent der Säuglinge haben einen Mangel) und eine wichtige Rolle bei der Entstehung vieler chronisch degenerativen Krankheiten spielt.[6–8] Tatsächlich ist Vitamin-D-Mangel möglicherweise die weltweit häufigste Krankheit, und eine Vitamin-D-Supplementierung kann die kostengünstigste Strategie zur Verbesserung der Gesundheit, zur Verringerung von Krankheiten und zur Erhöhung der Langlebigkeit sein. Menschen mit einem Vitamin-D-Mangel weisen die doppelte Todesrate und ein doppelt so hohes Risiko für viele Krankheiten auf wie Krebs, Herz-Kreislauf-Erkrankungen, Diabetes, Asthma und Autoimmunerkrankungen wie Multiple Sklerose.[8, 9] Das Vitamin-D-Mangelsyndrom (Vitamin D Deficiency Syndrome, VDDS) ist eine neu

Risikofaktoren für einen Vitamin-D-Mangel

- Unzureichende Sonnenlichtexposition. Arbeiten und Spielen in Innenräumen, Bekleidung oder Sonnenschutz im Freien oder Leben an einem nördlichen Breitengrad können es wahrscheinlich machen, dass eine Person eine unzureichende Sonnenlichtexposition erhält.
- Alter. Senioren haben aufgrund mangelnder Mobilität (wodurch sie sich mit geringerer Wahrscheinlichkeit im Freien aufhalten) ein höheres Risiko, und ihre Haut reagiert weniger empfindlich auf ultraviolettes Licht.
- Dunklere Haut. Eine hohe Inzidenz von Vitamin-D-Mangel und seinen Begleiterscheinungen bei Menschen mit dunklerer Hautfarbe ist umfassend dokumentiert.
- Stillen. Das Stillen führt zu Vitamin-D-Mangel beim Baby, wenn die Mutter nicht dafür sorgt, dass der eigene Spiegel hoch genug ist, um den Bedarf des Babys zu decken. Hat die Mutter einen Mangel, so hat aufgrund des niedrigen Vitamin-D-Gehalts der Muttermilch auch das gestillte Kind einen Mangel.
- Fettleibigkeit. Fettlösliches Vitamin D wird im Fettgewebe eingeschlossen und verhindert so dessen Verwertung durch den Körper.

erkannte Erkrankung, die mit einer Vielzahl von Gesundheitsproblemen zusammenhängt.

Vitamin-D-Mangelsyndrom (VDDS)

- Niedriger Blutspiegel von 25-Hydroxyvitamin D (unter 25 ng/ml)
- Vorhandensein von mindestens zwei der folgenden Erkrankungen:
  - Osteoporose
  - Herzkrankheit
  - Bluthochdruck
  - Autoimmunerkrankung
  - Chronische Erschöpfung
  - Krebs
  - Allergien
  - Asthma
  - Schuppenflechte oder Ekzeme
  - Wiederkehrende Infektionen

Vitamin D ist eigentlich mehr ein Prohormon als ein Vitamin. Unter dem Einfluss von Sonnenlicht produzieren wir in unserem Körper Vitamin D_3 (Cholecalciferol) durch die Reaktion einer Chemikalie in unserer Haut. Dieses Vitamin D_3 wird von der Leber und anschließend von den Nieren in seine aktive hormonelle Form, 1,25-Dihydroxyvitamin D [Calcitriol oder 1,25-$(OH)_2D$], umgewandelt. Diese wirkt als ein wichtiger Schlüssel zur Freigabe von Bindungsstellen am menschlichen Genom für die Expression des genetischen Codes. Das menschliche Genom enthält mehr als 2700 Bindungsstellen für Calcitriol: Diese Bindungsstellen liegen in der Nähe von Genen, die an praktisch jeder bekannten schweren Krankheit beteiligt sind.

Es gibt zwei Formen von Vitamin-D-Supplementen: D_3 (Cholecalciferol) und D_2 (Ergocalciferol). Vitamin-D_3-Supplemente werden entweder aus Lanolin oder aus Dorschleberöl-Extrakt gewonnen. Dies ist die Form von Vitamin D, mit der ein Vitamin-D-Mangel am wirksamsten behandelt wird. Vitamin D_2 wird aus Pilzkulturen gewonnen, daher wird es manchmal als vegetarisches Vitamin D bezeichnet. Leider ist Vitamin D_2 im menschlichen Körper nicht natürlich vorhanden und kann im Körper Wirkungen haben, die sich von jenen von Vitamin D_3 unterscheiden. Daher bevorzugen die meisten Experten Vitamin D_3.

Ideal zur Bestimmung der optimalen Dosis ist ein fertig erhältlicher Bluttest für 25-Hydroxyvitamin D [Calcidiol oder 25-(OH)D] . Während manche Menschen mit nur 600 IE pro Tag (oder 20 Minuten Sonnenlichtexposition pro Tag) einen optimalen Spiegel erreichen können, haben andere einen genetischen Bedarf von bis zu 10 000 IE pro Tag. Der einzige Weg, zu bestimmen, was auf Sie zutrifft, besteht im Testen. Viele Ärzte überprüfen heute routinemäßig den Vitamin-D-Status bei ihren Patienten. Im Internet finden Sie auch Onlineshops, bei denen Sie einen

Warnhinweis

Menschen mit den folgenden Erkrankungen sollten Vitamin D nur nach Anweisung eines fachkundigen Arztes einnehmen:

- Primärer Hyperparathyreodismus
- Sarkoidose
- Granulomatöse Tuberkulose
- Einige Krebsarten

Was ist in der Schwangerschaft zu beachten?

Eine Schwangerschaft führt offensichtlich zu einem erhöhten Bedarf an Nährstoffen, einschließlich Vitaminen und Mineralien. Ein Mangel oder Überschuss einer Reihe von Nährstoffen kann zu Geburtsschäden beim Baby und/oder Komplikationen während der Schwangerschaft für die Mutter führen. Was soll eine werdende Mutter tun? Zusätzlich zu einer sehr nahrhaften Ernährung, die sich auf ganze, unverarbeitete Lebensmittel konzentriert, ist es sehr wichtig, die folgenden Nahrungsergänzungsmittel einzunehmen:

- Ein hochpotentes, vollspektrales, pränatales Multivitamin-Mineralstoffpräparat
- Zusätzliches Eisen bei Bedarf
- Ein Fischölsupplement
- Vitamin D_3: 2000 bis 4000 IE pro Tag
- Ein pflanzliches Antioxidantienpräparat

Hochwirksames Multivitamin-Mineralstoffpräparat

Die Entdeckung, dass eine Folsäureergänzung in der frühen Schwangerschaft die Häufigkeit von Neuralrohrdefekten bei Säuglingen um bis zu 80 Prozent reduzieren kann, wurde als eine der größten Entdeckungen der zweiten Hälfte des 20. Jahrhunderts bezeichnet. Folsäure ist aber nur einer von vielen essenziellen Nährstoffen. Was ist mit den anderen? Sind sie weniger wichtig als Folsäure? Auf keinen Fall! Ein Mangel an praktisch jedem Nährstoff während der Schwangerschaft wird schwerwiegende Folgen für Mutter und Baby haben. Darüber hinaus können ausreichende Mengen an wichtigen Nährstoffen wie Antioxidantien, Calcium, Magnesium und B-Vitaminen dazu beitragen, eine gesunde Schwangerschaft und Geburt zu gewährleisten, indem sie Komplikationen wie Schwangerschaftsdiabetes und die potenziell lebensbedrohliche Krankheit Präeklampsie (auch bekannt als Schwangerschaftstoxämie) verhindern.

Einfach ausgedrückt, ist die Einnahme eines Multivitamin-Mineralstoffpräparats, das speziell für schwangere und stillende Frauen entwickelt wurde, absolut sinnvoll. Der einzige Vorbehalt ist, sicherzustellen, dass der Vitamin-A-Gehalt durch Betacarotin und nicht durch Retinol bereitgestellt wird. Nehmen Sie nicht mehr als 3000 IE Vitamin A pro Tag ein, wenn Sie schwanger sind, es sei denn, es liegt in Form von Betacarotin und nicht als Retinol vor. Im Gegensatz zu Retinol hat Betacarotin keine toxischen Auswirkungen auf den Fötus.

Zusätzliches Eisen bei Bedarf

Der dramatisch gestiegene Eisenbedarf während der Schwangerschaft kann in der Regel nicht allein durch die Ernährung gedeckt werden. Eine Supplementierung ist häufig gerechtfertigt. Normalerweise ist die Eisenmenge in einem pränatalen Multipräparat ausreichend, aber wenn eine werdende Mutter Anämie entwickelt oder Hinweise auf niedrige Eisenspeicher aufweist (Serumferritin eignet sich am besten zur Bestimmung), dann ist eine zusätzliche Supplementierung erforderlich. Eisensulfat ist das beliebteste Eisenpräparat, aber es ist sicherlich nicht ideal, da es oft Verstopfung oder andere gastrointestinale Störungen verursacht. Die besten Formen von Eisensupplementen sind Eisensuccinat, Eisenglyzinat, Eisenfumarat und Eisenpyrophosphat. Von diesen bevorzugen wir Eisenpyrophosphat, das mikronisiert (sehr kleine Partikelgröße) und dann mikroverkapselt wird. Die Vorteile dieser Form bestehen darin, dass sie extrem stabil ist, keinen Geruch oder Geschmack hat, frei von gastrointestinalen Nebenwirkungen ist und eine nachhaltig freisetzende Form von Eisen (bis zu 12 Stunden) mit einer hohen relativen Bioverfügbarkeit bietet, vor allem wenn sie auf nüchternen Magen eingenommen wird. Bei Eisenmangel während der Schwangerschaft muss eine Frau zweimal täglich zusätzlich 30 Milligramm Eisen zwischen den Mahlzeiten einnehmen, um die beste Aufnahme zu erzielen. Wenn diese Empfehlung zu Bauchbeschwerden führt, probieren Sie die Pyrophosphatform aus, oder das Supplement kann dreimal täglich zu den Mahlzeiten eingenommen werden.

Fischölsupplement

Nehmen Sie ein hochwertiges Fischölsupplement, um den Spiegel an Omega-3-Fettsäuren zu erhöhen, die dem wachsenden Fötus zur Verfügung stehen. Eine der wichtigeren Omega-3-Fettsäuren für die fetale Entwicklung ist DHA. Tatsächlich ist DHA für die richtige Entwicklung von Gehirn und Augen unerlässlich, da es die primäre strukturelle Fettsäure in der grauen Substanz des Gehirns und der Netzhaut des Auges ist. Nehmen Sie 1000 Milligramm EPA + DHA pro Tag ein.

Vitamin D: 2000 bis 4000 IE pro Tag

Ein Vitamin-D-Mangel bei der Mutter ist mit einem höheren Risiko für eine Reihe von Schwangerschaftskomplikationen verbunden, einschließlich Präeklampsie, Schwangerschaftsdiabetes, Frühgeburt, Einschränkung des fetalen Wachstums, geringes Geburtsgewicht und Schwäche der mütterlichen Muskulatur. In einer Doppelblindstudie wur-

Weiter auf Seite 80

den schwangere Frauen in Kanada im ersten Trimester nach dem Zufallsprinzip mit 400 IE, 2000 IE oder 4000 IE Vitamin D_3 pro Tag bis zur Geburt versorgt.[10] Der Prozentsatz der Frauen, die einen ausreichenden Blutzuckerspiegel von Vitamin D erreichten, war in der Gruppe, die 4000 IE pro Tag erhielt, signifikant höher, und die Wahrscheinlichkeit eines mangelnden oder unzureichenden Vitamin-D-Serumspiegels war bei diesen Frauen und ihren Babys geringer. Es gab keine unerwünschten Vorkommnisse im Zusammenhang mit der Dosis von Vitamin D. Frauen mit einem ausreichenden Spiegel an Vitamin D haben Kinder mit einem deutlich reduzierten Risiko für Autismus, Allergien, Asthma und Diabetes Typ 1.

Pflanzliche Antioxidantienpräparate

Traubenkern-, Kiefernrinden-, Heidelbeer- sowie Grüntee-Extrakt und/oder »Greenfoods« können in den empfohlenen Dosierungen gefahrlos verzehrt werden und bieten erhebliche gesundheitliche Vorteile für die Mutter und das heranwachsende Kind.

Test bestellen können: Sie nehmen mit einer Lanzette eine kleine Blutprobe und senden diese in das Labor ein. Für eine optimale Gesundheit sollten die Blutspiegel von 25-(OH)D bei 50–80 ng/ml (125–200 nmol/l) liegen.

Physische Pflege

Eine wichtige Komponente für einen durchschnittlich guten Gesundheitszustand ist der physische Zustand des Körpers. Die physische Pflege des menschlichen Körpers umfasst die folgenden vier Bereiche:

- Atmung
- Haltung
- Körpertherapie
- Aerobic und Krafttraining

Da die Bedeutung von regelmäßigem Aerobic und Krafttraining im Kapitel »Die innewohnende Heilkraft« behandelt wurde, werden hier die anderen drei Komponenten erläutert.

Atmung

Haben Sie jemals beobachtet, wie ein schlafendes Baby atmet? Mit jedem Atemzug hebt und senkt sich der Bauch des Babys, weil das Baby mit seinem Zwerchfell atmet. Wenn Sie wie die meisten Erwachsenen sind, neigen Sie dazu, nur Ihre obere Brust mit Luft zu füllen, weil Sie das Zwerchfell nicht benutzen. Eine flache Atmung erzeugt leicht Anspannung und Müdigkeit. Eine der wichtigsten Methoden, die Gesundheit zu erhalten sowie mehr Energie und weniger Stress im Körper zu produzieren, ist die Zwerchfellatmung. Versuchen Sie es. Atmen Sie tief und natürlich ein, indem Sie Ihr Zwerchfell benutzen, und lassen Sie die Luft langsam heraus. Erleben Sie, wie es sich anfühlt, mit dem Zwerchfell leicht und natürlich zu atmen; Sie werden auf jeden Fall ein verbessertes Energieniveau, weniger Anspannung und eine verbesserte geistige Wachsamkeit bemerken.

Haltung

Die Haltung – die Art und Weise, wie der Körper aufgerichtet wird – ist für eine gute Gesundheit von größter Bedeutung. Vor allem wird, wenn der Körper gekrümmt ist, mit gesenkten Schultern und nach unten gerichtetem Kopf, die Zwerchfellatmung erschwert. Infolgedessen fördert eine schlechte Haltung eine flache Atmung und ein niedriges Energieniveau, ganz zu schweigen von möglichen körperlichen Auswirkungen durch Fehlausrichtung der Wirbel und/oder Muskelkrämpfe. Haben Sie bemerkt, dass beim Atmen mit dem Zwerchfell die Wirbelsäule aufrechter wird, die Schultern nach hinten geschoben werden und der Kopf nach oben gezogen wird? Energetische Haltung und gute Zwerchfellatmung gehen meist Hand in Hand.

Einer der Schlüssel zur Gewinnung von mehr Energie in Ihrem Körper ist eine energetischere Haltung. Diese sendet eine Botschaft an das Unterbewusstsein, dass Sie voller Energie und tatbereit sind. Werden Sie sich bewusst, wie Sie ihren Körper halten und wie Sie atmen. Sie werden wahrscheinlich bemerken, dass Sie bei einem niedrigen Energieniveau zu einer angespannten Körperhaltung neigen, mit leicht gebeugtem Kopf und hängenden Schultern. Sobald Ihnen das auffällt, fangen Sie einfach an, mit Ihrem Zwerchfell zu atmen, und ziehen Sie Ihren Kopf nach oben, indem Sie sich eine Schnur vorstellen, die an der Oberseite Ihres Kopfes befestigt ist und Ihre Wirbelsäule und Ihren Hals sanft gerade und in die richtige Stellung zieht.

Wenn Sie sich Ihrer Atmung und Ihrer Körperhaltung bewusst werden, werden Sie an bestimmten Stellen Ihres Körpers unter Umständen eine starke Muskelanspannung oder Stress bemerken. Hier kommt die nächste Phase der physischen Pflege des Körpers ins Spiel – die Körpertherapie.

Körpertherapie

Das Bedürfnis, sich zu berühren und berührt zu werden, ist universell. In anderen Ländern der Welt sind Körpertherapeuten weitaus anerkannter als in den Vereinigten Staaten. Allerdings nimmt die Beliebtheit von Körpertherapiebehandlungen bei den Amerikanern zu.

Es stehen viele verschiedene Arten von Körpertherapien zur Auswahl, darunter unterschiedliche Massagetechniken, chiropraktische Korrektur und Manipulation der Wirbelsäule, Rolfing, Reflexzonenmassage, Shiatsu und vieles mehr. Glücklicherweise können alle diese Techniken Vorteile bieten, sodass es wirklich eine Frage der persönlichen Präferenz ist. Finden Sie eine Technik oder einen Therapeuten, den Sie wirklich mögen, und integrieren Sie die Körpertherapie in Ihre Routine.

Beide Autoren dieses Buches haben das Glück, ein breites Spektrum an Körpertherapien kennengelernt zu haben, von Rolfing und Tiefenmassage (oft auch als Sportmassage bezeichnet) bis hin zu sanfteren Techniken wie Trager-Massage, Feldenkrais und Craniosacraltherapie. Unsere Erfahrung hat uns zu dem Schluss geführt, dass der Therapeut für das Ergebnis entscheidender ist als die Technik. Die Technik ist nur ein Werkzeug. Das Ergebnis ist weitgehend abhängig von der Person, die das Werkzeug anwendet. Wenn Ihr physischer Körper (wie auch Ihre Einstellung) eine Auffrischung brauchen, beginnen Sie, nach einem guten Chiropraktiker oder Körpertherapeuten zu suchen. Wie finden Sie eine solche Person? Mundpropaganda ist wahrscheinlich die beste Methode. Fragen Sie sich durch.

Unsere persönliche Ansicht ist, dass die effektivsten Techniken diejenigen sind, die Körperbewusstsein vermitteln und grundlegende strukturelle Probleme angehen. Wir haben diese Techniken in zwei Hauptklassifizierungen eingeteilt: Tiefengewebstherapien und Therapien mit leichter Berührung. Die Techniken, die wir im Folgenden besprechen, erfordern eine umfassende Aus- und Weiterbildung des Praktizierenden, bevor dieser sich als zertifizierter Therapeut bezeichnen kann.

Tiefengewebstherapien wie Rolfing und Hellerwork sind wahrscheinlich die am stärksten wirkenden Körpertherapietechniken, die schnell eine Veränderung der Körperhaltung und des Energieniveaus bewirken können. Im Unterschied zu Massage und Wirbelsäulenkorrektur konzentrieren sich Rolfing und Hellerwork nicht auf die Muskeln und die Wirbelsäule, sondern auf die Faszien, das Netzwerk elastischer Hüllen, die den Körper unterstützen und Knochen, Muskeln und Organe an Ort und Stelle halten. Laut Rolfing- und Hellerwork-Therapeuten können die Faszien durch körperliche Verletzungen, emotionale Traumata und schlechte Haltungsgewohnheiten geschädigt werden, wodurch der Körper aus der korrekten Ausrichtung geworfen wird. Rolfing, Hellerwork und andere Tiefengewebsbehandlungen versuchen, den Körper wieder ins Gleichgewicht zu bringen, die Bewegungseffizienz wiederherzustellen und die Mobilität zu erhöhen, indem sie die Faszien dehnen und verlängern, um sie wieder in ihre natürliche Form und Geschmeidigkeit zu bringen.

Rolfing- oder Hellerwork-Behandlungen bestehen aus zehn oder elf Sitzungen, die jeweils zwischen 60 und 90 Minuten dauern. Sie beginnen mit oberflächlicheren Behandlungen und enden mit tieferen Massagen. Das kann sehr schmerzhaft sein, aber die Ergebnisse sind es wert. Durch Tiefengewebstherapien können bemerkenswerte Verbesserungen von Atmung, Haltung, Stresstoleranz und Energieniveau bewirkt werden. Darüber hinaus berichten viele Menschen, die eine Tiefengewebstherapie durchlaufen, von der Lösung emotionaler Konflikte. Wie es scheint, sind viele schmerzhafte oder traumatische Erfahrungen in den Faszien und den Muskeln als Spannung gespeichert. Das Lösen der Spannung und die Wiederherstellung der Freiheit in den Faszien können zu einer bemerkenswerten Steigerung des Energieniveaus führen.

Wenn Rolfing oder Hellerwork für Sie zu schmerzhaft sind, gibt es drei Therapien mit leichten Berührungen, die ähnliche, aber graduellere Ergebnisse erzielen können und sich unglaublich angenehm anfühlen. Die erste Technik wird Tragerwork oder Trager-Massage genannt. Tragerwork wurde von Dr. Milton Trager entwickelt. Laut Trager entwickeln wir alle mentale und physische Muster, die unsere Bewegungen einschränken oder zu Erschöpfung sowie zu Schmerz und Anspannung beitragen können. Während einer typischen Sitzung schaukelt, wiegt und bewegt der Therapeut sanft und rhythmisch den Körper des Patienten, um ihn zu ermutigen zu erkennen, dass Bewegungsfreiheit und Entspannung durchaus möglich sind. Das Ziel der Behandlung ist es nicht so sehr, zu massieren oder zu manipulieren, sondern vielmehr, Gefühle von Leichtigkeit, Freiheit und Wohlbefinden zu fördern. Den Patienten wird auch eine Reihe von Übungen für zu Hause beigebracht. Diese einfachen, tanzähnlichen Bewegungen, die als »Mentastics« bezeichnet werden, wurden entwickelt, um den Patienten zu helfen, das Gefühl von Flexibilität und Freiheit, das sie während der Sitzungen erlebt haben, zu erhalten und zu verbessern.

Die anderen Therapien mit »leichten Berührungen«, die wir empfehlen, sind zwei miteinander verwandte Techniken: Alexander und Feldenkrais. Bei diesen Methoden bringt der Therapeut den Patienten dazu, sich gewohnter verspannender Bewegungsmuster bewusst zu werden und diese durch optimalere Bewegungen zu ersetzen. Wie viele Körpertherapietechniken sind diese Techniken schwer zu beschreiben. Im Grunde genommen lehren diese Techniken Körperbewusstsein. Der Patient lernt den Unterschied zwischen Muskelverspannung und -entspannung und wie sich verschiedene Haltungen angespannt oder gelöst anfühlen.

Schlussbemerkungen

Ergänzende Maßnahmen können dramatische Auswirkungen auf die Gesundheit und Lebensqualität einer Person haben. In einigen Fällen ist eine ergänzende Maßnahme eine Primärtherapie, in anderen Situationen kann sie einfach nur der Unterstützung oder Förderung der Gesundheit dienen. Wir empfehlen dringend, Nahrungsergänzungsmittel und Körpertherapie als wesentliche ergänzende Maßnahmen zur Unterstützung oder Erreichung eines guten Gesundheitszustands in ihre Lebensroutine aufzunehmen.

Schnellüberblick

- Ergänzende Maßnahmen sind für einen guten Gesundheitszustand entweder wesentlich oder ergänzend.
- Zwei zusätzliche Maßnahmen, die aufgrund ihrer enormen Auswirkungen auf die Gesundheit als wesentlich angesehen werden könnten, sind Nahrungsergänzung und Körperarbeit.
- Die Komponenten eines grundlegenden Nahrungsergänzungsprogramms sind:
  1. Nehmen Sie ein hochwertiges Multivitamin-Mineralstoffpräparat ein.
  2. Sorgen Sie für zusätzliche pflanzliche Antioxidantien wie Flavonoidextrakte oder »Greenfoods«.
  3. Verwenden Sie ein hochwertiges Fischölprodukt, um pro Tag 1000 Milligramm EPA + DHA zu erhalten.
  4. Nehmen Sie ausreichend Vitamin D_3 (typischerweise 2000 bis 4000 IE pro Tag), um Ihre Blutspiegel auf den optimalen Bereich anzuheben.
- Die physische Pflege des menschlichen Körpers umfasst die folgenden vier Bereiche:
  - Zwerchfellatmung fördert eine gute Gesundheit, ein höheres Energieniveau und das Gefühl von Gelassenheit.
  - Die Haltung ist extrem wichtig für die physische Pflege des Körpers.
  - Körpertherapie kann enorme Vorteile bieten.
  - Körperliche Bewegung sollte sowohl aerobes Training als auch Krafttraining umfassen.

TEIL 3

BESONDERE THEMEN

EIN ZELLULÄRER HEILANSATZ

Einführung

Die eigentliche Ursache von Müdigkeit und vielen Krankheiten, vor allem von chronischen degenerativen Erkrankungen, ist eine zelluläre Dysfunktion. Eine zelluläre Herangehensweise an die Gesundheit beruht auf der Anerkennung, dass die äußere und innere Umgebung einer Zelle und ihre Membranzusammensetzung, Kommunikations- und Signalwege, Enzymaktivität und zelluläre Energieproduktion allesamt die Funktion einer Zelle und dadurch die Körpergewebe und Organe des Menschen beeinflussen.

Zu einem grundlegenden zellulären Heilansatz gehört die Versorgung mit Nährstoffen, die für die Zellfunktion erforderlich sind, sowie mit wichtigen Antioxidantien, die die Zellstrukturen vor Schäden durch hohe Blutzuckerspiegel, Toxine und Entzündungen schützen. Während die elementaren Ernährungs- und Supplementierungsrichtlinien, die dafür unabdingbar sind, in Teil 2 besprochen wurden, widmen wir uns in diesem Kapitel deren Auswirkung auf die grundsätzlichen Zellfunktion im Detail.

Homöostase und Zellmembranen

Eine der grundlegendsten Funktionen einer Zelle besteht darin, die Homöostase sicherzustellen – die Fähigkeit, ein konstantes, gleichbleibendes inneres Umfeld zu erhalten. Dieses Ziel erreicht die Zelle, indem sie ihre physiologischen Prozesse kontinuierlich angleicht, etwa wie ein Thermostat, der in einem Haus die Heizung und die Klimaanlage nach Bedarf ein- und ausschaltet. Jeder Organismus auf unserem Planeten, von der einfachsten einzelligen Amöbe bis zum Menschen, ist zum Überleben auf die zelluläre Homöostase angewiesen.

Der erste Schritt, um ein gleichbleibendes inneres Milieu zu erreichen, ist die Bildung einer gesunden Zellmembran – das ist die Wand zwischen der inneren Zelle und der äußeren Umgebung. Ohne eine gesunde Membran verlieren Zellen die Fähigkeit, Wasser, lebenswichtige Nährstoffe und Elektrolyte zu behalten. Und sie verlieren die Fähigkeit, mit anderen Zellen zu kommunizieren und von regulierenden Hormonen kontrolliert zu werden. Sie funktionieren einfach nicht richtig. Eine Veränderung in der Zellmembranfunktion kann zu einer Verletzung und zum Tod der Zelle führen, was zu einer ganzen Reihe chronischer Erkrankungen beiträgt. Zellmembranen bestehen zum größten Teil aus Fettsäuren, die aus der Nahrung bezogen werden. Dementsprechend können die Zusammensetzung der Zellmembranen und die daraus folgende Struktur, Funktion und Integrität von Ernährungsumstellungen beeinflusst werden. Eine an gesättigten Fettsäuren (hauptsächlich tierischen Ursprungs) und Transfettsäuren reiche Ernährung sorgt für Zellmembranen, die viel weniger flexibel sind als die Membranen von Menschen, deren Ernährung optimale Mengen einfach ungesättigter Fettsäuren (aus Nüssen, Samen und Olivenöl) und essenzieller Fettsäuren, vor allem Omega-3-Fettsäuren, liefert.

Zellmembranen fungieren auch als »Pool«, aus dem Fettsäuren zu hormonähnlichen Substanzen namens Eicosanoide umgebaut werden. Diese sind für die Regulierung unterschiedlichster zellulärer Prozesse zuständig, zum Beispiel Entzündungen, Thrombozytenansammlung, die Konstruktion und Erweiterung von Blutgefäßen sowie die Funktion von Herz-Kreislauf-System, Verdauungstrakt und Nieren. Konsumiert man andere Fette oder Fette in einem anderen Verhältnis, kann dies zu deutlichen Veränderungen in der Physiologie führen. Ein höheres Verhältnis von Omega-3- zu Omega-6-Fettsäuren in den Zellmembranen sorgt zum Beispiel für eine höhere Produktion entzündungshemmender und das Gehirn schützender Komponenten, bekannt als Resolvine und Protektine.[1]

Die Forschung zeigt, dass die Art von Fett innerhalb der Zellmembran eine überaus wichtige Rolle beim Risiko für bestimmte Krankheiten spielt. Mehrere Studien haben beispielsweise ergeben, dass

Probanden mit höheren Spiegeln der langkettigen Omega-3-Fettsäuren EPA und DHA in den roten Blutkörperchen ein um 70 Prozent geringeres Risiko für Herzinfarkte hatten als solche mit niedrigerem Omega-3-Gehalt.[2, 3] Der Gesamtgehalt an Transfettsäuren der Zellmembranen beeinflusst ebenfalls erwiesenermaßen das Herz-Kreislauf-Risiko: Menschen mit mehr Transfettsäuren in den roten Blutkörperchen hatten ein dreifach erhöhtes Risiko, einen Herzinfarkt zu erleiden.[4]

Die Art von Fettsäuren in den Zellmembranen ist zudem ein signifikanter Faktor dafür, wie Hormone die Zellen beeinflussen. Langkettige Omega-3-Fettsäuren etwa scheinen die Reaktion auf das Hormon Insulin zu verbessern, während gesättigte Fettsäuren, Transfettsäuren und zu viel Cholesterin in den Zellmembranen den gegenteiligen Effekt haben.[5–9] Insulin ermöglicht nicht nur die richtige Ausnutzung von Glucose (Zucker), sondern spielt auch für andere Aspekte der zellulären Funktion und Ernährung eine Rolle: Es ist für den Transport von Vitamin C in die Zellen erforderlich,[10] und es beeinflusst nachweislich den Proteinstoffwechsel und den Transport einer Reihe von Aminosäuren, Neurotransmittern, Nährstoffen und anderen Molekülen durch die Zellmembran.[11–16]

Ein System namens Natrium-Kalium-Pumpe ist einer der wichtigsten Mechanismen, um die zelluläre Homöostase zu gewährleisten. Dieses System pumpt für zwei Kaliumionen, die es in die Zelle hineinpumpt, jeweils drei Natriumionen hinaus. Dadurch trägt es dazu bei, drei wichtige Zellcharakteristika aufrechtzuerhalten: das elektrische Ruhepotenzial, den pH-Wert und das zelluläre Volumen. Außerdem ist es für viele weitere zelluläre Funktionen wichtig, etwa für die Zellkommunikation, den antioxidativen Schutz und die Regulierung anderer bedeutsamer Zellionen wie Calcium. Diese simple Pumpe verbraucht rund 35 Prozent der täglichen Energieproduktion einer Zelle. Für Nervenzellen ist sie sogar noch wichtiger und für nahezu 70 Prozent des Energieverbrauchs verantwortlich. Eine Störung der Natrium-Kalium-Pumpe wirkt sich infolgedessen katastrophal auf die Gesundheit der Zelle aus.

Die Natrium-Kalium-Pumpe kann auf unterschiedliche Weise beschädigt werden. Beispielsweise veranlasst eine Blutzuckererhöhung (Hyperglykämie, typisch bei Diabetes oder nach ausgiebigem Konsum zuckerreicher Nahrungsmittel) die Produktion inflammatorischer Proteine, verschlimmert oxidative Schäden und führt zur Bindung von Glucose an zelluläre Proteine (Glykosylierung), und jeder dieser potenziellen Mechanismen kann wiederum Schäden an der Natrium-Kalium-Pumpe verursachen. Weitere Möglichkeiten, wie die Pumpe beschädigt werden kann, sind oxidative Schäden und Sauerstoffmangel (Hypoxie). Auf der einen Seite wird Sauerstoff für die normale Zellfunktion benötigt. Fehlt er, können signifikante Gewebeschäden die Folge sein – das passiert bei einem Herzinfarkt oder Schlaganfall. Auf der anderen Seite führen hochreaktive sauerstoffhaltige Moleküle zu oxidativen Schäden durch freie Radikale. Hier kommen Antioxidantien ins Spiel.

Antioxidantien

Antioxidantien sind Substanzen, die vor zellulären Schäden schützen, welche von freien Radikalen oder anderen Toxinen verursacht werden. Grob definiert, ist ein freies Radikal ein hochreaktives sauerstoffhaltiges Molekül, das Körpergewebe, vor allem Zellmembranen, zerstören kann. Alle Atome enthalten kleine Partikel, die Elektronen, die um den Atomkern (Nukleus) rotieren. Normalerweise treten Elektronen paarweise auf, aber manchmal verlieren Moleküle ein Elektron. Bei der Produktion zellulärer Energie zum Beispiel ist es normal, dass sich eines der Elektronen eines Sauerstoffatoms löst. Aufgrund dieses ungepaarten Elektrons wird das Sauerstoffatom – nun ein freies Radikal – instabil und sucht verzweifelt nach einem anderen Elektron, um das Set komplett zu machen. Bei diesem Vorgang kann es jedoch das Molekül, das es eines Elektrons beraubt hat, zerstören. Dieser Prozess, der als Oxidation bezeichnet wird, ist dafür verantwortlich, dass ein aufgeschnittener Apfel braun wird und ein Auto rostet. Schäden durch freie Radikale lassen uns altern, und freie Radikale sind zum Teil für viele Krankheiten verantwortlich, darunter die beiden führenden Todesursachen in den USA: Herzerkrankungen und Krebs.

Im Gegensatz dazu sind Antioxidantien Substanzen, die vor Schäden durch freie Radikale schützen. Sie »beruhigen« das freie Radikal, leihen ihm eines ihrer eigenen Elektronen und setzen seinem Wüten somit ein Ende. Indem sie freie Radikale unschädlich machen, verhindern Antioxidantien Schäden an Zellstrukturen und der DNA, dem genetischen Material im Zellkern.

Drei wichtige Punkte gilt es zu bedenken, um den Schutz durch Antioxidantien zu erhöhen:

- Das antioxidative System des Körpers ist auf ein komplexes Zusammenspiel vieler verschiedener Antioxidantien aus der Ernährung angewiesen.
- Einen einzigen antioxidativen Nährstoff zu sich zu nehmen reicht nicht aus. Für einen vollständigen Schutz ist ein durchdachtes, umfassendes Ernährungs- und Supplementierungsprogramm erforderlich.
- Nahrungsergänzungsmittel sind zwar wichtig, können aber eine antioxidantienreiche Ernährung nicht ersetzen.

Mitochondriale Funktion und Energieproduktion

Mitochondrien gehören zu den wichtigsten Strukturen (Organellen) innerhalb einer Zelle. Sie sind Miniaturkraftwerke, die für die Produktion von 97 Prozent der chemischen Energie des Körpers zuständig sind. Mitochondrien spielen auch bei anderen zellulären Prozessen eine essenzielle Rolle. Im Durchschnitt hat jede Zelle 300 bis 400 Mitochondrien, aber sehr aktive Zellen wie etwa jene im Gehirn, im Muskelgewebe und in der Leber enthalten Hunderttausende von Mitochondrien.[17]

Die Mitochondrien haben auch ihre eigene DNA (mtDNA), die nur von der Mutter vererbt wird. Anders gesagt: Während die DNA in Ihren Zellkernen aus Strängen von Mutter und Vater besteht, stammt die DNA in Ihren Mitochondrien ausschließlich von Ihrer Mutter. Die Mitochondrien wachsen und vermehren sich, um den erhöhten Energiebedarf zu stillen. Manchmal aber reicht die mitochondriale Energieproduktion anscheinend nicht aus, um den Bedarf zu stillen. Die Liste von Krankheiten, die wohl das Ergebnis dieser eingeschränkten mitochondrialen Funktion sind, wird immer länger.

Da die Mitochondrien der energieproduzierende Teil der Zelle sind, sind die mitochondriale DNA und mitochondriale Membranen besonders anfällig für Schäden durch reaktive sauerstoffhaltige Moleküle: Die mtDNA wird nahezu zwanzigmal häufiger beschädigt als die Zellkern-DNA.[18] Diese vermehrten Schäden, kombiniert mit einem Mangel an protektiven Molekülen namens Histonen sowie zu wenig DNA-Reparaturaktivität, führen zu einer siebzehnmal höheren Mutationsrate in der mtDNA als in der Zellkern-DNA. Die fortschreitende Zunahme von Mutationen im Lauf des Lebens verursachen, so glaubt man, eine Abnahme der mitochondrialen Energieproduktion und wird als eine mögliche Erklärung für den Alterungsprozess herangezogen.[19]

Wenn kumulierte Schäden an mitochondrialem Gewebe und mtDNA eine verminderte mitochondriale Energieproduktion bewirken, ist der Weg für einen Teufelskreis gebahnt. Oxidative Schäden verursachen Mutationen in der mtDNA, Veränderungen in Zellsignalleitungen und vermehrten Verlust hochenergetischer intermediärer Moleküle, was in einer verringerten Energieproduktion resultiert. Energieabbau mit daraus folgender zellulärer Dysfunktion und Entzündung hat Fehlfunktionen im Gewebe, Alterung und degenerative Erkrankungen sowie die vermehrte Bildung reaktiver sauerstoffhaltiger Moleküle und einen Abbau von zellulären Antioxidantien wie Glutathion zur Folge. Und weil nun weniger zelluläre Antioxidantien verfügbar sind, um oxidativen Stress zu bekämpfen, kommt es zu weiteren Zellschäden. Mit mitochondrialen Schäden stehen zahlreiche Erkrankungen in Zusammenhang, zum Beispiel Alzheimerkrankheit und andere Formen der Demenz, Parkinsonkrankheit, Epilepsie, Autismus, chronisches Erschöpfungssyndrom, Herz-Kreislauf-Erkrankungen, Diabetes und Migräne.[20–24]

Strategien zur Mitochondrienoptimierung

Um die zelluläre Funktion zu verbessern, ist es entscheidend, die mitochondriale Funktion zu stärken und die Energieproduktion aufrechtzuerhalten. Zu diesem Zweck empfiehlt sich eine Strategie aus drei Elementen: der Bereitstellung von Nährstoffen für die optimale mitochondriale Funktion, einer erhöhten Zufuhr von Antioxidantien, die die Mitochondrien am besten schützen, und einer verminderten Exposition mit Faktoren, die den Mitochondrien schaden. Die ersten beiden Ziele sind zumeist zu bewerkstelligen, indem man die Richtlinien der grundlegenden Nahrungsergänzung im Abschnitt »Supplementierung« befolgt. Die Exposition von Faktoren zu beschränken, die den Mitochondrien Schaden zufügen, ist leider etwas schwieriger. Es gibt eine lange Liste von Faktoren, die den Mitochondrien schaden. Alterung, Zigarettenrauch und erhöhte Blutzuckerwerte tragen zu mitochondrialen Schäden bei, ebenso eine lange Reihe von Umweltgiften wie Cyanid, Kohlenmonoxid, Ozon, Schwermetalle wie Cadmium und Quecksilber sowie verschiedene Herbizide und Petizide.[25–27] Auch viele Medikamente vergiften die Mitochondrien, unter anderem unterschiedliche Antibiotika, Betablocker, Migränemedikamente, L-Dopa und Statine.[28, 29]

Unter diesen Medikamenten sind Statine die am weitaus häufigsten verordneten. Sie senken den Cholesterinspiegel, indem sie ein Enzym (HMG-CoA-Reduktase) blockieren, das eine Substanz (Mevalonat) bildet, die die direkte Vorstufe von Cholesterin ist (siehe Grafik S. 89). Das Problem ist, dass Statine nicht nur die Produktion von Cholesterin hemmen, sondern auch die vieler weiterer Substanzen, die wichtige biochemische Funktionen im Körper haben, beispielsweise Coenzym Q_{10}.

Coenzym Q_{10} (CoQ_{10}) ist eine wichtige Komponente für die Energiegewinnung innerhalb der Zellen. Der Körper stellt zwar CoQ_{10} auch selbst her, zahlreiche Studien weisen aber darauf hin, dass eine Supplementierung signifikante Vorzüge hat, vor allem für Menschen mit allen Arten von Herzerkrankungen, darunter hohem Cholesterinspiegel, Herzinsuffizienz, Angina Pectoris und Bluthochdruck.

Da Statine die CoQ_{10}-Produktion reduzieren, können sie in Organen wie Herz, Leber, Muskeln und Gehirn – die große Mengen an CoQ_{10} benötigen – zu ernsthaften Problemen führen. Die Forschung scheint diese Beobachtung zu bestätigen, da schwerwiegende Nebenwirkungen der Statinmedikamente (Fehlfunktionen von Muskeln, Gehirn, Bauchspeicheldrüse, Leber sowie sexuelle Funktionsstörungen) mit einem niedrigeren CoQ_{10}-Wert und einer verminderten mitochondrialen Funktion in Zusammenhang gebracht werden.[30]

Interessanterweise haben sich die Todesfälle aufgrund von Herzversagen seit 1989 – einem Jahr nach der groß angelegten Markteinführung der Statine – verdoppelt. Wenn Sie Statine oder eines der anderen Medikamente einnehmen, die die mitochondriale Funktion beeinträchtigen, brauchen Sie definitiv ein CoQ_{10}-Ergänzungsmittel.

Was ist CoQ_{10} genau?

CoQ_{10} ist eine essenzielle Komponente der Mitochondrien und spielt für die Energieproduktion in den Zellen eine entscheidende Rolle. Eine gute Analogie dafür ist die Rolle, die eine Zündkerze im Motor spielt. So wie das Auto ohne den initialen Funken nicht funktionieren kann, kann auch der menschliche Körper nicht ohne CoQ_{10} funktionieren. Zudem ist es ein wichtiges Antioxidans, das vor mitochondrialen und zellulären Schäden schützt.

CoQ_{10} kann zwar im Körper hergestellt werden, aber unter verschiedenen Umständen werden einfach keine ausreichenden Mengen produziert. Da Gehirn, Herz und Muskeln zu den stoffwechselaktivsten Geweben gehören, beeinträchtigt ein CoQ_{10}-Mangel diese Körperregionen am meisten und kann dort zu ernsthaften Problemen führen. Der Mangel könnte das Resultat einer gestörten CoQ_{10}-Synthese aufgrund von ernährungsphysiologischen Defiziten, Umwelteinwirkung, diverser Medikamente, eines genetischen oder erworbenen Defekts in der CoQ_{10}-Synthese oder eines erhöhten Bedarfs in den Geweben sein. Krankheiten, die den CoQ_{10}-Bedarf erhöhen, sind hauptsächlich Herz-Kreislauf-Erkrankungen wie hohe Cholesterinwerte und Bluthochdruck. Ab 50 Jahren könnte der CoQ_{10}-Bedarf ebenfalls steigen, weil der Spiegel nachweislich mit fortschreitendem Alter sinkt.[31–35]

Angesichts der zentralen Rolle von CoQ_{10} für die mitochondriale Funktion und den antioxidativen Schutz der Zellen sind seine klinischen Anwendungsmöglichkeiten breit gefächert. Da CoQ_{10} bei vielen Erkrankungen von Nutzen sein kann, sollte es zweifellos als bedingt essenzieller Nährstoff für

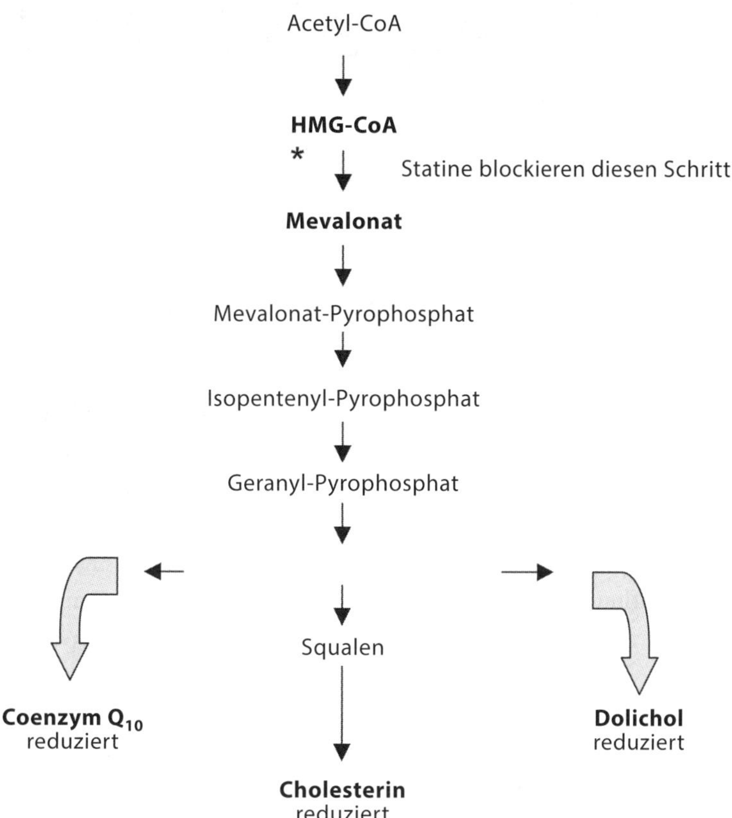

Cholesterinproduktion in der Leber und die von Statinen beeinflussten Endprodukte

die Wiederherstellung der Gesundheit in Betracht gezogen werden. Zu den spezifischen klinischen Bedingungen, in denen CoQ_{10} von hilfreich sein kann, gehören folgende:

- als allgemeines Antioxidans
- bei Herz-Kreislauf-Erkrankungen
  - Bluthochdruck
  - Herzinsuffizienz
  - Kardiomyopathie
  - als Schutz während Herzoperationen
  - parallel zu Cholesterinsenkern, vor allem Statinen
- bei Krebs (um die Immunfunktion anzukurbeln und/oder Nebenwirkungen der Chemotherapie zu mindern)
- bei Diabetes
- bei Unfruchtbarkeit des Mannes
- zur Prävention gegen Alzheimer
- zur Prävention und Behandlung von Parkinson
- Parodontitis
- Makuladegeneration
- Migräne

Der therapeutische Nutzen von CoQ_{10} bei oben genannten Erkrankungen, vor allem bei Herz-Kreislauf-Krankheiten, wurde sowohl in Tier- wie auch in Humanversuchen bestätigt.[36, 37] Die Biopsie-Ergebnisse von Herzgewebe von Patienten mit unterschiedlichen Herz-Kreislauf-Erkrankungen wiesen in 50 bis 75 Prozent der Proben einen CoQ_{10}-Mangel auf. Die Korrektur des CoQ_{10}-Defizits kann bei Patienten mit jeder Art von Herzkrankheiten zu geradezu dramatischen Resultaten führen, wenngleich es meistens einige Zeit dauert, ehe man sie erkennen kann. Der blutdrucksenkende Effekt von CoQ_{10} tritt normalerweise erst nach 4 bis 12 Wochen ein, und

Geschätzte erforderliche Tagesdosis verschiedener Formen von CoQ_{10}				
Ziel	COQ_{10}-Softgel	Q-Gel	$BIOQ_{10}$ SA	Ubichinol
Normale Blutwerte (0,7–1,0 µg/ml)	50–100 mg	50–75 mg	25–50 mg	25–50 mg
Allgemeine Unterstützung des Körpers (2,5 µg/ml)	150–200 mg	125–175 mg	100–150 mg	100–150 mg
Unterstützung des Gehirns (3,5 µg/ml)	300–400 mg	250–300 mg	150–200 mg	150–200 mg
Preis pro 100 mg*	0,20 US-Dollar	0,50 US-Dollar	0,40 US-Dollar	0,80 US-Dollar

** durchschnittlicher Preis im Jahr 2012*

die durch CoQ_{10} hervorgerufene Reduktion sowohl des systolischen als auch des diastolischen Blutdruckwerts bei Bluthochdruckpatienten ist eher mäßig, um die 10 Prozent.[38]

CoQ_{10} als kommerzielles Produkt wird hauptsächlich durch Hefefermentation gewonnen. Es existiert in zwei auswechselbaren chemischen Formen: Ubichinon und Ubichinol. Rund 95 Prozent des CoQ_{10} im Körper macht Ubichinol aus. Doch Ubichinon kann leicht in Ubichinol umgewandelt werden.

Bis vor Kurzem war CoQ_{10} als Nahrungsergänzungsmittel nur in Form von Ubichinon erhältlich. Es ist nicht in Wasser löslich und schwer zu absorbieren, wenn es auf nüchternen Magen eingenommen wird. Doch wenn man es zusammen mit einer Mahlzeit (vor allem mit Ölen) einnimmt, wird es mindestens doppelt so gut absorbiert.[39] Ubichinol wurde in den USA erst 2007 als Nahrungsergänzungsmittel eingeführt. Es ist zweifellos besser löslich als Ubichinon und deshalb besser bioverfügbar; um wie viel es aber besser absorbiert wird, muss noch geklärt werden.[40, 41] In der einzigen bisher veröffentlichten Studie über die Absorption von Ubichinol wurden immer insgesamt zehn Kapseln pro Tag verabreicht, die die Emulgierungswirkstoffe Diglycerol-Monooleat, Canola-Öl, Sojalecithin und Bienenwachs enthielten.[41] Es ist möglich, dass Ubichinon fast so gut wie Ubichinol abgeschnitten hätte, wäre es zusammen mit reichlich Öl und Emulgatoren eingenommen worden. Seltsamerweise verglich die Studie Ubichinol nicht direkt mit Ubichinon, indem sie einer Gruppe exakt gleich aussehende Kapseln verabreicht hätte.

Ehe Sie jedoch auf den Ubichinolzug aufspringen, sollten Sie wissen, dass Ubichinon eine lange und erfolgreiche Geschichte hat, vor allem in Form von Softgelkapseln. Zudem verbessern inzwischen diverse Technologien die Bioverfügbarkeit von

Bedingt essenzielle Nährstoffe

Die Liste von Substanzen, die wir normalerweise selbst in ausreichender Menge bilden, wird immer länger, aber es gibt Situationen, in denen man wegen einer Krankheit, genetischer Veranlagung, eines Medikaments oder anderer Faktoren nicht genügend produziert, um den Bedarf zu stillen. Nachdem ein essenzieller Nährstoff ein Nährstoff ist, der für normale Körperfunktionen nötig ist, aber entweder gar nicht oder nicht in ausreichender Menge selbst hergestellt werden kann, haben wir für diese Situationen den Begriff *bedingt essenzieller Nährstoff* erfunden. Langkettige Omega-3-Fettsäuren, CoQ_{10} und Glucosamin sind klassische Beispiele für bedingt essenzielle Nährstoffe. Hier sind weitere:

Glucosamin	Coenzym Q_{10}	Carnitin	SAMe
Lutein	Glutamin	Melatonin	Phosphatidylserin
Glutathion	5-HTP	Arginin	Hyaluronsäure
Ribose	Beta-Alanin	GABA	Glycerophosphocholin
Cholin	Inositol	Betain	Nucleotide
Tocotrienole	Carnosin	Alpha-Liponsäure	Beta-Alanin

Ubichinon, zum Beispiel die Verringerung der Partikelgröße (Nanonisierung) und die Verbesserung der Löslichkeit mithilfe von Emulgatoren (wie in Q-Gel), Trägerstoffen und selbstemulgierenden Systemen.[42] Die Kombination aus Ubichinon und Sojapeptid (wie in $BioQ_{10}$ SA) sorgt für eine besonders gute Bioverfügbarkeit, da das Sojapeptid das CoQ_{10} emulgiert und ihm hilft, in den Blutstrom zu gelangen.[43]

Aufgrund der Daten vorliegender klinischer Studien ist es möglich, die durchschnittliche Blutkonzentration von CoQ_{10} zu berechnen, die dessen im Handel erhältliche Ausführungen produzieren. Dies hilft bei der Berechnung, wie viel CoQ_{10} für die jeweils gewünschten Blutkonzentrationen nötig ist. Bei Menschen etwa, die Statine einnehmen oder ihren Körper einfach antioxidativ unterstützen wollen, ist das Ziel ein CoQ_{10}-Spiegel knapp über dem Normalwert, der bei 0,7 bis 1,0 Mikrogramm pro Milliliter liegt. Bei Menschen mit Herz-Kreislauf-Erkrankungen, Parodontitis oder anderen Krankheiten, die nicht das Gehirn betreffen, sollte der CoQ_{10}-Spiegel 2,5 Mikrogramm pro Milliliter betragen. Und bei Hirnerkrankungen wie Parkinson ist das Ziel ein CoQ_{10}-Wert von 3,5 Mikrogramm pro Milliliter. In der Tabelle auf Seite 90 finden Sie die empfohlenen Dosierungen für die unterschiedlichen Formen. Bedenken Sie, dass die Aufteilung der CoQ_{10}-Tagesdosis auf zwei- bis dreimal zu den Mahlzeiten zu höheren Blutkonzentrationen führt als eine Einzeldosis, vor allem bei höherer Dosierung.

Säure-Basen-Verhältnis und die menschliche Gesundheit

Damit der Körper richtig funktionieren kann, müssen das Blut und andere Körperflüssigkeiten das richtige Verhältnis von Azidität und Alkalität (pH-Wert) aufweisen. Es gibt immer mehr Belege dafür, dass bestimmte Krankheiten wie Osteoporose, rheumatoide Arthritis, Gicht und viele andere erheblich vom Säure-Basen-Verhältnis in der Ernährung beeinflusst werden. Osteoporose kann zum Beispiel die Folge eines chronischen Konsums säurebildender Nahrungsmittel bei gleichzeitig zu wenigen basenbildenden Nahrungsmitteln sein. Dadurch sind die Knochen ständig gefordert, ihre basischen Mineralien (Calcium und Magnesium) abzugeben, um die überschüssige Säure auszugleichen.

Für die meisten Menschen ist es recht einfach, für die richtige pH-Balance zu sorgen: Stellen Sie sicher, dass Sie mehr basenbildende als säurebildende Nahrung zu sich nehmen. Im Grunde ist eine basische Ernährung eine, die den Schwerpunkt auf Gemüse, Obst und Hülsenfrüchte legt und dabei zu viel Getreide, Fleisch, Milchprodukte und Nüsse (mit Ausnahme von Haselnüssen) vermeidet. Denken Sie daran, dass saure Nahrungsmittel etwas anderes sind als säurebildende Nahrungsmittel. Während beispielsweise Zitronen und andere Zitrusfrüchte sauer sind, haben sie auf den Körper einen alkalisierenden Effekt. Wichtig ist der pH-Wert der Stoffwechselendprodukte, also nachdem die Nahrung verdaut ist. Die Zitronensäure in Zitrusfrüchten wird im Körper in ihre alkalische Form (Citrat) verstoffwechselt und kann sogar zu Bicarbonat, einer anderen alkalischen Substanz, umgebaut werden. Im Anhang C finden Sie eine kurze Tabelle über den säure- beziehungsweise basenbildenden Effekt gängiger Lebensmittel.

Neben der Ernährung können auch Mineralienergänzungsmittel verwendet werden, in denen die Mineralien an Zitrat, Karbonat und andere alkalische Komponenten gebunden sind, um einen basischen pH-Wert herzustellen. In einer Studie konnte die Supplementierung mit basischen Mineralien bei Patienten mit Schmerzen im unteren Rücken die Symptome beeinflussen.[44] 82 Patienten mit chronischen Schmerzen im unteren Rückenbereich erhielten über einen Zeitraum von 4 Wochen zusätzlich zu ihren normalen Medikamenten täglich ein alkalisches Multimineralien-Ergänzungsmittel. Die Schmerzen wurden mit einer Standardskala zur Schmerzbewertung gemessen. Nach 4 Wochen sank der durchschnittliche Schmerzgrad um 49 Prozent, und bei 76 der 82 Patienten war eine deutliche Linderung der Schmerzen im unteren Rücken zu verzeichnen. Daneben stieg der Gesamt-pH-Wert im Blut, wenn auch nur geringfügig von 7,456 auf 7,470 (das war aber nicht überraschend, weil der Körper extrem hart arbeitet, um den pH-Wert im Blut innerhalb eines sehr schmalen Grenzbereichs zu halten). Interessanterweise stieg nur der intrazelluläre Magnesiumwert (um 11 Prozent), während sich die Konzentrationen anderer Mineralien nicht deutlich veränderten, und die Konzentration von Serum-Magnesium sank nach der Supplementierung sogar leicht (– 3 Prozent).

Die Supplementierung mit alkalischen Mineralien kann bei vielen kleineren Beschwerden oder Schmerzen hilfreich sein. Denken Sie an all die Menschen, die ihre Gesundheit riskieren, indem sie wegen dieser Beschwerden und Schmerzen verschiedenste Schmerzmittel und Entzündungshemmer schlucken! Dabei wäre die Schmerzbekämpfung so einfach, wenn sie nur ihren pH-Wert kontrollieren würden.

Neben der Supplementierung mit alkalischen Mineralien haben grüne Nahrungsmittel eine bemerkenswerte Fähigkeit, für einen guten pH-Wert zu sorgen. Die vielleicht beste Methode, diese Fähigkeit für sich zu nutzen, ist der Verzehr grüner Lebensmittelprodukte – im Handel erhältliche Produkte, die Gerstengras, Weizengras oder Algen wie Chlorella oder Spirulina in getrockneter Form enthalten. Mischt man diese Produkte mit Wasser oder Saft, werden sie rehydriert. Sie normalisieren nicht nur den pH-Wert, sondern liefern auch viele Phytochemikalien, vor allem Carotine und Chlorophyll, und sind praktischer, als zu versuchen, eigenes Grüngemüse zum Keimen zu bringen.

Schnellüberblick

- Zu einem einfachen zellulären Heilansatz gehört es, zunächst für die Zellfunktion essenzielle Nährstoffe zu sich zu nehmen und dann wichtige Antioxidantien zu supplementieren, um die zellulären Strukturen vor Schäden durch hohen Blutzucker, Toxine und Entzündung zu schützen.
- Eine der grundlegenden Funktionen einer Zelle besteht darin, Homöostase herzustellen – also die Fähigkeit, ein konstant gleichbleibendes inneres Milieu aufrechtzuerhalten.
- Ohne eine gesunde Membran verlieren Zellen die Fähigkeit, Wasser, lebenswichtige Nährstoffe und Elektrolyte zu behalten.
- Die Forschung bestätigt, dass die Art von Fett innerhalb der Zellmembranen beim Risiko für bestimmte Erkrankungen eine sehr wichtige Rolle spielt.
- Langkettige Omega-3-Fettsäuren und einfach ungesättigte Fette in den Zellmembranen verbessern anscheinend die Reaktion auf das Hormon Insulin, während gesättigte Fette, Transfettsäuren und zu viel Cholesterin in den Zellmembranen den gegenteiligen Effekt haben.
- Die Natrium-Kalium-Pumpe ist ein bedeutender Mechanismus, um die zelluläre Homöostase zu erhalten.
- Eine Erhöhung des Blutzuckerwerts (Hyperglykämie) führt zur Produktion inflammatorischer Proteine, verstärkt oxidative Schäden und hat die Bindung von Glucose an zelluläre Proteine (Glykosylierung) zur Folge. All das kann die Natrium-Kalium-Pumpe beeinträchtigen.
- Das antioxidative System des Körpers ist auf ein komplexes Zusammenspiel vieler verschiedener alimentärer Antioxidantien angewiesen.
- Die Einnahme eines einzigen antioxidativen Nährstoffs reicht nicht. Um rundum geschützt zu sein, ist ein strategischer, umfassender Ernährungs- und Supplementierungsplan nötig.
- Obwohl Nahrungsergänzungsmittel wichtig sind, können sie doch eine antioxidantienreiche Ernährung nicht ersetzen.
- Die Mitochondrien, die Kraftwerke des Körpers, produzieren 97 Prozent von dessen chemischer Energie.
- Viele Erkrankungen stehen mit mitochondrialen Schäden in Zusammenhang: Alzheimerkrankheit und andere Formen der Demenz, Parkinsonkrankheit, Autismus, chronisches Erschöpfungssyndrom, Herz-Kreislauf-Erkrankungen, Diabetes und Migräne.
- Zur Optimierung der mitochondrialen Funktion empfiehlt sich eine Strategie aus drei Teilen: für die optimale Mitochondrien-Funktion erforderliche Nährstoffe zur Verfügung stellen, die Antioxidantieneinnahme erhöhen und die Exposition schädlicher Faktoren einschränken.
- CoQ_{10} ist eine essenzielle Komponente der Mitochondrien und spielt bei der zellulären Energieproduktion eine entscheidende Rolle.
- Der Körper kann zwar CoQ_{10} in begrenzter Menge selbst herstellen, zahlreiche Studien belegen aber einen deutlichen Nutzen der CoQ_{10}-Supplementierung, vor allem bei Menschen mit allen möglichen Herzerkrankungen wie hohen Cholesterinwerten, Herzinsuffizienz, Angina Pectoris und Bluthochdruck.
- Die Herstellung einer optimalen pH-Balance mittels Ernährung und Supplementierung ist ein wichtiges Gesundheitsziel.

KREBSPRÄVENTION

Einführung

Keine andere Erkrankung ist mit so vielen, tief empfundenen Ängsten verbunden wie Krebs. Warum? Fast alle von uns haben schon im direkten Umfeld die verheerenden Folgen von Krebs sowie der Chemo- und Bestrahlungstherapien erlebt. Die Krebsstatistiken in den USA sind voll von ernüchternden Fakten:

- Jedes Jahr werden mehr als 1,25 Millionen neue Fälle von invasivem Krebs diagnostiziert.
- Daneben werden alljährlich 1,5 Millionen neue Fälle von nichtinvasivem Krebs diagnostiziert.
- Jedes Jahr sterben über 500 000 Menschen an Krebs.
- Krebs verursacht einen von fünf Todesfällen.
- Krebs wird einen von drei heute lebenden Menschen treffen.
- Von allen, bei denen Krebs diagnostiziert wird, sterben 50 Prozent daran.
- Die jährlichen von Krebs verursachten Kosten belaufen sich auf über 110 Milliarden US-Dollar.[1]

Obwohl sie enorme Summen in den Kampf gegen Krebs steckt, hat die konventionelle Medizin allein nur sehr begrenzten Erfolg bei dieser Krankheit. Zugegeben, bei ein paar weniger häufigen Krebsarten gab es gewaltige Fortschritte, aber zum Großteil verlieren wir den Krieg gegen den Krebs – heute sterben in Amerika mehr Menschen an Krebs als jemals zuvor.

Wir alle haben schon einmal den Spruch gehört: »Vorbeugen ist besser als heilen.« Wenn es um Krebs geht, liegt in dieser alten Redewendung viel Wahrheit. Es gibt keine Garantie, aber die grundlegende Strategie der Krebsprävention besteht darin, so viele Risikofaktoren wie nur möglich zu reduzieren oder ganz abzustellen und sich gleichzeitig auf gesunde Gewohnheiten, Ernährung, Lebensstilkomponenten und innere Einstellungen zu konzentrieren, die mit einem verminderten Krebsrisiko verbunden werden.

Krebs verstehen und vorbeugen

Um zu verstehen, wie natürliche Präventionsmaßnahmen effektiv Krebs verhindern können, hilft es, ein paar Fakten über die Zellen in Ihrem Körper und im Krebs zu wissen. Ihr Körper enthält Billionen von Zellen. In jeder Zelle befindet sich ein zentraler Kern, der Nukleus. Im Nukleus versteckt sich der Schlüssel zum Leben selbst: ein langes, verdrehtes Molekül aus DNS beziehungsweise englisch *deoxyribonucleic acid*, besser bekannt als DNA. Einfach gesagt, enthält die DNA die Instruktionen (Gene), die die Zelle braucht, um ihre lebenswichtigen Proteine herzustellen und sich selbst zu reproduzieren. Abnormale Veränderungen in der DNA einer Zelle werden *Mutationen* genannt. Normalerweise erkennen Zellen mit Mutationen, dass sie beschädigt sind, und sterben einfach ab – dieser Vorgang wird Apoptose genannt. Doch manchmal teilen sie sich schnell und unkontrolliert weiter und bilden Zellklumpen, die zu einer Gewebemasse, die wir Tumor nennen, heranwachsen. Es gibt zwei Arten von Tumoren: gutartige und bösartige.

- Gutartige Tumoren sind nicht kanzerös, weil die Zellen normal sind (sie sind nicht mutiert), und stellen für gewöhnlich keine Lebensgefahr dar. Normalerweise können sie operativ entfernt oder medikamentös behandelt werden. Zellen von gutartigen Tumoren streuen nicht in andere Körperregionen.
- Bösartige Tumoren sind kanzerös. Ihre mutierten Zellen teilen sich ohne jede Kontrolle oder Ordnung, und sie können benachbarte Gewebe und Organe befallen und beschädigen. Zudem können sich Krebszellen von einem bösartigen Tumor ablösen, in den Blutkreislauf oder das Lymphsystem gelangen und in anderen Organen neue Tumoren bilden.

Mutationen sind normalerweise die Folge davon, dass DNA-Moleküle in Kontakt mit freien Radikalen kommen – hochreaktiven Atomen, die Körperstrukturen, unter anderem die DNA, zerstören oder verändern können. Freie Radikale greifen uns aus allen Richtungen an. Einige kommen aus der Umwelt, in Form von Schadstoffen wie Chemikalien oder Zigarettenrauch, andere stammen aus unserer Nahrung, in Form von beim Braten beschädigten Fetten oder in geräuchertem oder gepökeltem Fleisch. Sogar Sonnenlicht verursacht Schäden durch freie Radikale. Aber freie Radikale resultieren auch aus der zelleigenen Stoffwechselaktivität. Die meisten Karzinogene (krebserregende Substanzen) sind deshalb gefährlich, weil sie schwere Oxidationsschäden durch freie Radikale an der DNA anrichten.

Glücklicherweise wirkt die Natur freien Radikalen und der durch sie entstehenden Oxidation entgegen, indem sie sie mit anderen Molekülen, *Antioxidantien* genannt, neutralisiert. Da sie freie Radikale aus dem Weg räumen, sind Antioxidantien starke Waffen im Kampf gegen Krebs und andere degenerative Erkrankungen. Wenn Sie also Ihr Krebsrisiko reduzieren möchten, ist Folgendes zu unternehmen:

- Reduzieren Sie die Bildung freier Radikale im Körper.
- Setzen Sie sich nur begrenzt ernährungs- und umweltbedingten Quellen freier Radikale aus.
- Erhöhen Sie die Aufnahme antioxidativer Nährstoffe und anderer Substanzen, die die Immunfunktion stärken.

Risikofaktoren erkennen

Krebsrisikofaktoren sind in zwei Kategorien einzuteilen: ererbte und umweltbedingte. Um genetische Risikofaktoren auszuräumen, kann man nicht viel tun, weil sie von Generation zu Generation weitervererbt werden und von Geburt an vorhanden sind. Doch ererbte genetische Defekte sind für nur rund 15 Prozent aller Krebsfälle verantwortlich. Das heißt, dass um die 85 Prozent aller Krebsfälle aus Umweltrisikofaktoren wie Ernährung, Lebensweise und Kontakt mit schädlichen Substanzen herrühren.

Will man die Wahrscheinlichkeit bestimmen, mit der eine Person eine spezifische Krankheit entwickeln wird, wenden Experten auf dem Gebiet der Epidemiologie (empirische und statistische Studien über Menschen und Krankheiten) ein Konzept an, das *relatives Risikomodell* genannt wird. Das relative Risiko (abgekürzt RR) ist ein Wert, der angibt, um wie viel wahrscheinlicher eine Person mit einem bestimmten Merkmal – im Vergleich zu Menschen ohne dieses Merkmal – eine Krankheit entwickeln wird. Eine Person mit einem RR von 1,5 bekommt beispielsweise mit um 50 Prozent höherer Wahrscheinlichkeit eine Krankheit als eine Person mit einem RR von 1. Ein RR von 2 bedeutet, dass die Wahrscheinlichkeit doppelt so hoch ist (100 Prozent wahrscheinlicher), und so fort.

Hier eine alarmierende Statistik, die man sich merken sollte: Im Vergleich zu Nichtrauchern sollen Zigarettenraucher ein relatives Krebsrisiko von 10 haben – anders ausgedrückt: Sie bekommen mit zehnmal höherer Wahrscheinlichkeit (1000 Prozent) Lungenkrebs als jemand, der nie geraucht hat.

Ein paar Worte der Warnung: Das relative Risiko ist ein statistischer Wert, der dazu da ist, große Mengen von Menschen miteinander zu vergleichen. Wir können damit also nicht mit Sicherheit Ihr spezifisches (individuelles) Risiko als Einzelperson bestimmen. Manche Nichtraucher bekommen Lungenkrebs, während einige Raucher die Krankheit niemals entwickeln. Wenn Sie Nichtraucher sind, weiß niemand, ob unter den zehn Menschen mit Lungenkrebs nicht ausgerechnet Sie der eine sind, der nicht raucht. Und wenn Sie rauchen, können wir nicht genau vorhersagen, ob Sie zu den wenigen Rauchern gehören, die dieser Erkrankung entkommen.

Dieses Kapitel erörtert die größten Krebsrisikofaktoren und bietet dann einen Fragebogen zur Selbstbestimmung. Wenn Sie diesen ausfüllen, können Sie Ihr Risiko, gewisse Krebsarten zu bekommen, bestimmen. Je höher der Wert, umso aggressiver müssen Ihre Präventionsmaßnahmen sein.

Genetische Faktoren

Studien mit eineiigen Zwillingen (die exakt dieselbe DNA haben) bestätigen das, was wir oben gesagt haben: Die meisten Krebsfälle entstehen nicht aufgrund genetischer Defekte. Ernährung und Lebensstil spielen eine weit größere Rolle. Überraschenderweise trifft das sogar zu, wenn in einer Familie Krebs grassiert. Dennoch konnten Forscher etwa dreißig genetische Defekte identifizieren, die das Risiko für

Sollten Sie einen Gentest machen lassen?

Das bekannteste Beispiel für Krebs mit genetischem Hintergrund ist eine ererbte Mutation in zwei Genen, deren Funktion darin besteht, die Entstehung von Brustkrebs zu fördern. Diese mutierten Gene (BRCA1 und BRCA2) sind für etwa 10 Prozent aller Brustkrebsfälle verantwortlich. Gut die Hälfte aller Frauen, die Mutationen dieser Gene erben, bekommen bis zum 70. Lebensjahr Brustkrebs. Zudem haben sie ein größeres Risiko für Eierstockkrebs.

Wenn in Ihrer Familie Krebs häufig ist, lohnt es sich, mit Ihrem Arzt über Bluttests zu sprechen, die genetische Mutationen aufdecken. Es ist aber wichtig, zuvor Nutzen und Risiko von Gentests zu verstehen und abzuwägen. Die Tests sind teuer, und einige Krankenkassen übernehmen die Kosten nicht. Es gibt Grund zur Sorge, dass Menschen mit abnormalen Testresultaten keine Lebensversicherung abschließen können oder aber nur zu überhöhten Beiträgen.

Wir empfehlen Gentests nicht als Krebs-Screeningmethode. Dieser Rat gilt vor allem für Tests, die die mutierten BRCA-Gene identifizieren, da nur etwa *eine* Frau von 850 diese Mutationen hat. Aus Perspektive des Gesundheitswesens würden nicht genügend gefährdete Frauen entdeckt, um die enormen Kosten eines breit angelegten Screenings zu rechtfertigen. Und selbst wenn Sie die BRCA1- oder BRCA2-Mutation haben, stehen die Chancen immer noch 50 zu 50, dass Sie den Krebs vor Ihrem 70. Lebensjahr auch wirklich entwickeln.

Wenn Sie einen Gentest machen lassen, und es wird ein mutiertes Gen gefunden, müssen Sie allerdings in Ihrem Präventionsprogramm viel aggressiver vorgehen und viel häufiger auf Frühzeichen der Krebserkrankung untersucht werden.

bestimmte Krebsarten erhöhen. Einige dieser Krebsarten sind selten und gehören eher zu den Arten, die im Kindesalter häufiger sind.

Alter

Es ist eine Tatsache des Lebens: Je älter Sie sind, umso höher ist die Wahrscheinlichkeit, dass Sie Krebs bekommen. Wenn wir altern, werden unsere Zellen weniger gut darin, Schäden an der DNA zu reparieren. In der Folge befinden sich im Körper mehr mit Mutationen behaftete Zellen, die anfällig dafür sind, Krebs zu entwickeln. Im Jahr 2000 betrafen über 60 Prozent aller neu diagnostizierten Krebserkrankungen und über 70 Prozent aller krebsbedingten Todesfälle Menschen über 65 Jahren.

Familiengeschichte

Einige (aber nicht alle) Krebsformen scheinen in Familien zu grassieren. Wenn eine Frau zum Beispiel zwei weibliche Verwandte ersten Grades (Mutter, Tanten oder Schwestern) hat, die Brustkrebs bekommen haben, ist ihr eigenes Brustkrebsrisiko zwei- bis fünfmal höher als das einer Frau ohne eine solche Familiengeschichte. Das Gleiche gilt für Prostatakrebs bei Männern.

Rasse

Insgesamt haben Afroamerikaner ein höheres Krebsrisiko als Angehörige anderer ethnischen Bevölkerungsgruppen (siehe Tabelle unten). Auch die Zahlen bestimmter Krebsarten variieren je nach Rasse. Im Vergleich zu anderen Gruppen bekommen Männer mit dunkler Hautfarbe häufiger Prostata-, Dickdarm-, Enddarm- und Lungenkrebs. Tatsächlich ist die Prostatakrebsrate unter schwarzen Männern um mindestens 50 Prozent höher als in jeder anderen Gruppe. Brustkrebs hingegen ist unter weißen Frauen (114 Fälle pro 100 000 Frauen) am häufigsten und unter amerikanischen Ureinwohnerinnen (33,4 pro 100 000) am niedrigsten.

Krebsfälle bei ethnischen Gruppen in den USA[2]

Gruppe	Fälle (pro 100 000)
Afroamerikaner	445
Weiße	402
Asiaten/Bewohner der Pazifikinseln	280
Hispanoamerikaner	273
Amerikanische Ureinwohner	153

Einige Unterschiede in den Krebsquoten ethnischer Gruppen könnten auf Faktoren zurückzuführen sein, die eher mit dem gesellschaftlichen Rang als mit der Rassenzugehörigkeit zu tun haben. Zu solchen Faktoren gehören Ausbildung, Zugang zu medizinischer Versorgung, Beruf, Einkommen und Kontakt mit schädlichen Substanzen aus der Umwelt. Auch die Ernährung spielt eine große Rolle, wenn man die Daten über Rasse und Krebs auswertet.

Krankengeschichte

Manchmal kann eine Erkrankung das Risiko, eine andere zu bekommen, erhöhen. Krankheiten, die das Risiko für bestimmte Krebsarten erhöhen, sind zum Beispiel Alkoholismus, chronische Hepatitis, Diabetes, Genitalwarzen, HIV-Infektion, entzündliche Darmerkrankungen (Morbus Crohn und Colitis ulcerosa) sowie Magengeschwüre. Liegt eine dieser Erkrankungen vor, ist für die Reduzierung des Krebsrisikos eine noch größere Anstrengung erforderlich.

Hormonelle Faktoren

Bestimmte Krebsarten, vor allem Prostata- und Brustkrebs, werden von hormonellen Faktoren beeinflusst. Bei Prostatakrebs ist der primäre hormonelle Faktor Testosteron, bei Brustkrebs ist es Östrogen. Weitere Informationen finden Sie in den Abschnitten »Brustkrebs (Prävention)« und »Prostatakrebs (Prävention)«.

Umweltfaktoren

Wie oben beschrieben, ist die Exposition mit Tabakrauch eine der führenden Ursachen von Krebs, vor allem von Lungenkrebs. Zu der immer länger werdenden Liste weiterer Umweltfaktoren, die mit bestimmten Krebsarten in Verbindung stehen, gehören Pestizide, Herbizide, Schwermetalle, Asbest, Lösungsmittel und möglicherweise die Nähe zu elektrischen Stromleitungen. Das Risiko ist von der Konzentration, der Intensität und der Dauer der Exposition abhängig. Substanzielle Risikoerhöhungen werden in bestimmten Arbeitsbereichen beobachtet, in denen die Arbeiter Kontakt mit hohen Konzentrationen bestimmter Chemikalien, Metalle oder anderer Substanzen haben.

Medizinische Verfahren

Manchmal erhöhen medizinische Behandlungen das Risiko für bestimmte Krebsarten. Bestrahlungen und viele Chemotherapiemedikamente bringen beispielsweise ein erhöhtes Risiko mit sich, später andere Krebsformen zu entwickeln. Östrogen und orale Verhütungsmittel sind mit einem erhöhten Brustkrebsrisiko verbunden. Der Begriff *iatrogen* bezieht sich auf Erkrankungen, die unbeabsichtigt in der Folge eines medizinischen oder chirurgischen Verfahrens entstehen.

Lebensstilfaktoren

Die Bedeutung einer gesunden Lebensweise bei der Krebsprävention kann gar nicht genug betont werden. Am wichtigsten ist es, Tabakkonsum und -exposition zu meiden, sich regelmäßig zu bewegen und gar keinen oder nur wenig Alkohol zu trinken.

Rauchen

Die Beweise dafür, dass Rauchen in den USA die am besten vermeidbare Ursache von Krebs und vorzeitigem Tod ist, sind überwältigend. Das Rauchen ist für fast 90 Prozent aller Lungenkrebsfälle verantwortlich. Die Todesrate aufgrund von Lungenkrebs ist für derzeit lebende männliche Raucher über zwanzigmal und für derzeitig lebende weibliche Raucherinnen zwölfmal höher als für Menschen, die nie geraucht haben. Rauchen wird auch mit einem erhöhten Risiko für so gut wie alle anderen Krebsarten in Verbindung gebracht und ist für mindestens 30 Prozent aller Todesfälle durch Krebs verantwortlich. Es ist zudem eine häufige Ursache von Herzerkrankungen (der führenden Todesursache in den USA), Schlaganfällen, chronischer Bronchitis und Emphysem.

Das Passivrauchen – die Exposition mit dem Zigarettenrauch anderer – ist ein wichtiger Risikofaktor für Krebs (vor allem für Lungen- und Brustkrebs) und sogar ein noch größerer Risikofaktor für Herzkrankheiten. Menschen, die selbst nicht rauchen, aber den Rauch anderer einatmen, können sogar noch anfälliger für die Freie-Radikale-Schäden der Chemikalien im Tabakrauch sein, weil ihre Körper einfach nicht daran gewöhnt sind, mit dieser großen toxischen Last umzugehen. Eine Studie fand heraus, dass eine Frau, die nie geraucht hat, ein um 24 Prozent höheres Risiko für Lungenkrebs hat, wenn sie mit einem Raucher zusammenlebt.[2] Die US-Umweltschutzbehörde schätzt, dass Passivrauchen jedes Jahr 3000 Todesfälle durch Lungenkrebs verursacht.

Bewegung

Eine ganze Reihe von Studien hat einen Zusammenhang zwischen zu wenig körperlicher Aktivität und einem erhöhten Krebsrisiko festgestellt. Mehr physische Betätigung hingegen, egal ob in Form von Sport oder körperlicher Arbeit, senkt nachweislich das allgemeine Krebsrisiko um nahezu die Hälfte. Je höher der Grad der Aktivität, umso niedriger ist das Risiko. Die Präventivwirkung von körperlicher Bewegung ist sogar an Menschen zu beobachten, die andere Risikofaktoren – etwa schlechte Ernährung, Übergewicht oder Rauchen – haben.[3,4]

Alkoholkonsum

Zwischen Alkoholkonsum und vielen Krebsarten besteht eine ganz klare Verbindung. Je größer die Dosis (also die Alkoholmenge), umso größer das Risiko. Moderater Konsum (das heißt ein Glas Wein, ein Bier oder 30 Milliliter Hochprozentiges pro Tag) stellt ein geringes Risiko dar, alles über diese Menge hinaus erhöht das Risiko für Rachen-, Leber-, Darm- und Brustkrebs. Alkohol wird zu hochreaktiven Komponenten wie Acetylaldehyd verstoffwechselt, die als freie Radikale agieren und die Reparaturmechanismen der DNA beschädigen, wodurch sich das Risiko weiter erhöht.

Psychologische Faktoren

Stress, Persönlichkeit, innere Einstellung und emotionaler Zustand sollen das Entstehen vieler Erkrankungen, so auch Krebs, vorhersagen können. Obwohl diese Theorie kontrovers diskutiert wird, hat sich doch erwiesen, dass gewisse Persönlichkeitstypen ein erhöhtes Risiko für bestimmte Krankheiten bergen. Die sogenannte Typ-A-Persönlichkeit zum Beispiel – leicht erzürnt, wettbewerbsorientiert und ehrgeizig – wird mit einem erhöhten Risiko für Herzkrankheiten verbunden. Die typische Krebspersönlichkeit ist Typ C, der Emotionen, vor allem Ärger, verleugnet und unterdrückt. Andere Kennzeichen dieses Musters sind »pathologische Nettigkeit«, Konfliktvermeidung, übertriebene soziale Erwünschtheit, harmonisierendes Verhalten, übertriebene Regelkonformität und Geduld, hohe Rationalität und eine Tendenz zu Gefühlen der Hilflosigkeit. Nach außen zeigt die Typ-C-Persönlichkeit eine Fassade der Freundlichkeit. Doch dieser äußere Eindruck fällt in stressreichen Zeiten schnell in sich zusammen. Normalerweise handhabt die Typ-C-Persönlichkeit Stress mit übertriebener Verleugnung, Vermeidung, Unterdrückung und Verdrängung von Gefühlen.[5] Diese Verinnerlichung soll zum Entstehen von Krebs beitragen, indem sie die negativen Auswirkungen verstärkt, die Stress auf das Immunsystem ausübt.

Die Wissenschaft weist immer wieder darauf hin, dass die Art und Weise, wie ein Mensch mit Stress umgeht, wichtiger ist als der Stressor selbst, und dass die Reaktion auf Stress höchst individuell ist. Zwei Personen, die dasselbe stressreiche Erlebnis haben, können völlig unterschiedlich darauf reagieren – und in der Folge entwickeln manche Krebs und andere nicht.[6]

Wie wir glauben, ist es wichtiger, einer Person dabei zu helfen, eine effektive Methode zu entwickeln, mit Stress fertig zu werden, als eine bestimmte »Krebspersönlichkeit« zu identifizieren. Einfach gesagt: Mit Stress auf eine positive Weise umzugehen – mithilfe von Bewegung, Entspannungstechniken und psychologischer Beratung – schützt vor Krebs und kurbelt die Immunfunktion an, unabhängig vom Persönlichkeitstyp. Anders herum haben unangebrachte Arten, mit Stress umzugehen – wie Unterdrückung von Emotionen, Verleugnung, Alkohol- und Drogenkonsum oder Esssucht –, eine negative Auswirkung.

In zwei Kapiteln dieses Buchs – »Eine positive mentale Einstellung« und »Stressmanagement« – finden Sie allgemeine Empfehlungen, die ebenfalls unter Beweis gestellt haben, dass sie Krebs bekämpfen und die Immunfunktion fördern.

Ernährung

Ernährungsfaktoren sind in den USA die häufigsten Krebsursachen. Dafür gibt es zwei Hauptgründe. Der eine besteht darin, dass eine schlechte Ernährung den Körper nicht mit den Nährstoffen versorgt, die

Vitamin D und Krebs

Die Verbindung zwischen einem Vitamin-D-Mangel und Krebs entdeckten Dr. Frank und Dr. Cedric Garland von der University of California in San Diego. Als sie beobachteten, dass die Darmkrebsrate in New York fast dreimal so hoch war wie in New Mexico, folgerten die Garland-Brüder, dass der Mangel an Sonnenlicht (der zu einem Vitamin-D-Defizit führt) dabei eine Rolle spielte. 1980 publizierten sie ihre Hypothese:[29]

»Die Forschung weist darauf hin, dass ein Vitamin-D-Mangel das Risiko für Krebs und Tod fast genauso erhöht wie das Zigarettenrauchen.[30, 31] Laut Dr. Michael Holick, einem bekannten Vitamin-D-Forscher, führte die Vermeidung von Sonnenlicht, um Hautkrebs vorzubeugen, zu einem derartigen Vitamin-D-Defizit, dass für jeden, der vor dem Tod durch Hautkrebs gerettet wurde, 55 Frauen an Brustkrebs und 55 bis 60 Männer an Prostatakrebs starben. Diese Behauptung wird zwar kontrovers diskutiert, die Wissenschaft ist sich jedoch darin einig, dass ein Vitamin-D-Mangel das Risiko vieler Krebsarten, vor allem für Brust- und Darmkrebs, drastisch erhöht.«

Eine 4 Jahre laufende placebokontrollierte Studie, die an 1179 postmenopausalen Frauen über 55 Jahren die Effekte von 1100 IE Vitamin D_3 und/oder 1400 Milligramm Calcium auf das Krebsrisiko untersuchte, ergab, dass eine Vitamin-D-Supplementierung zu einem 60-prozentigen Absinken des Risikos aller Krebsarten führte.[49]

erforderlich sind, damit Zellen und Gewebe gesund bleiben. Eine schlechte Ernährung bedeutet, dass das Immunsystem schlechter in der Lage ist, fremde Eindringlinge abzuwehren, die das Entstehen von Krebs auslösen können.

Der zweite Grund, warum eine schlechte Ernährung Krebs verursachen kann, besteht darin, dass sie zu Adipositas führen kann. Forscher der RAND Corporation schlussfolgerten in einem Bericht, dass Übergewicht mindestens genauso zur Entstehung chronischer degenerativer Erkrankungen – darunter Krebs – beiträgt wie Rauchen.[7] Fettleibigkeit beeinträchtigt die körpereigene Fähigkeit, das komplexe Zusammenspiel von Ernährung, Stoffwechsel, physischer Aktivität, Hormonen und Wachstumsfaktoren zu regulieren. Frauen, die nach der Menopause übergewichtig sind, haben ein um 50 Prozent höheres relatives Risiko für Brustkrebs. Und fettleibige Männer haben ein um 40 Prozent erhöhtes relatives Risiko für Darmkrebs. Das Gallenblasen- und Endometriumkrebsrisiko ist bei adipösen Menschen fünfmal höher, und Übergewicht scheint auch das Risiko, an Nieren-, Bauchspeicheldrüsen-, Enddarm-, Speiseröhren- oder Leberkrebs zu erkranken, zu erhöhen.

Im Abschnitt »Eine gesunde Ernährung« konzentrieren wir uns auf allgemeine Ernährungsempfehlungen, die sich mit spezifischen Ernährungsempfehlungen zur Krebsprävention überschneiden. Die Ratschläge im Kapitel »Supplementierung« unterstützen die Krebsbekämpfung zusätzlich. Das Ziel dieser Empfehlungen ist es, Ernährungsfaktoren zu reduzieren, die das Krebsrisiko erhöhen, während man gleichzeitig die Aufnahme von Substanzen steigert, die vor Krebs schützen.

Ernährungsfaktoren, die das Krebsrisiko erhöhen

- Fleisch
- Milchprodukte
- Gesamtfett
- Gesättigte Fettsäuren
- Raffinierter Zucker
- Gesamtkalorien
- Alkohol

Ernährungsfaktoren, die das Krebsrisiko senken

- Fisch
- Vollkornprodukte
- Hülsenfrüchte
- Kohl
- Andere Gemüsesorten
- Nüsse
- Obst

Weiter auf Seite 104

Fragebogen zur Selbstbestimmung des Krebsrisikos

Wenn Sie diesen Fragebogen ausfüllen, kommen Sie auf eine Punktzahl, die Ihnen Aufschluss über Ihr relatives Krebsrisiko gibt. Die Informationen in der Spalte »Begründung« liefern Ihnen eine Zusammenfassung der wissenschaftlichen Daten dazu, warum diese Variablen wichtig sind.

Um die schwierige Aufgabe zu lösen, das Krebsrisiko einzuschätzen, haben wir so viele Variablen wie möglich in den Fragebogen aufgenommen. Wir wissen zum Beispiel aus unseren Recherchen, dass Raucher, die viel Gemüse aus der Kreuzblütlerfamilie (wie Brokkoli, Blumenkohl, Kopfkohl, Brunnenkresse, Pak Choi oder Grünkohl) essen, ein niedrigeres RR haben, Lungenkrebs zu entwickeln. Ein Raucher, der keine Kreuzblütler isst, hat ein relatives Lungenkrebsrisiko von 10, während ein Raucher, der welche isst, ein niedrigeres relatives Risiko (RR) aufweist. Am Ende des Fragebogens erhalten Sie zwei Werte – einen für Faktoren, die das Risiko erhöhen, und einen für Faktoren, die es senken. Wenn Sie diese Werte multiplizieren, bekommen Sie einen Schätzwert, wo Sie im Vergleich zu anderen Menschen in den USA im Krebsrisikokontinuum stehen.

Ein Vorbehalt: Dieser Fragebogen dient lediglich der Orientierung. Er wurde nicht in großen klinischen Studien wissenschaftlich überprüft. Doch die Informationen können als Richtlinie hilfreich sein, um Ihr RR für Krebs einzuschätzen, und können Sie dazu inspirieren, bestimmte Maßnahmen zu ergreifen, um dieses Risiko durch die in den nächsten Kapiteln beschriebenen natürlichen Methoden, Ernährungsweisen und Nahrungsergänzungsmittel zu mindern.

Anleitung

Notieren Sie bei allen Risikofaktoren die 1, wenn er auf Sie *nicht* zutrifft. Ansonsten notieren Sie die daneben angegebene Zahl. (Notieren Sie bei allen 15 Faktoren immer nur eine Zahl.)

Teil 1: Faktoren, die das Krebsrisiko erhöhen

Faktor	Risiko	Wert	Begründung
Rauchen • aktiv (derzeit Raucher) • früher aktiv (seit mind. 1 Jahr nicht mehr) • hohe Exposition mit Passivrauch (v. a. als Kind)	 10,0 2,0 4,5		Mehr als 30 % aller Krebstoten gehen aufs Rauchen zurück. Hört man zu rauchen auf, reduziert sich das Risiko drastisch. Bezüglich Brustkrebs haben Menschen, die irgendwann geraucht haben, ein RR von 2,0 im Vergleich mit Personen, die nie geraucht haben und nie viel Passivrauch ausgesetzt waren. Menschen mit hoher Passivrauch-Exposition vor dem 12. Lebensjahr haben ein Brustkrebs-RR von 4,5.[8]
Direkte Angehörige mit Krebs (Großeltern, Eltern, Geschwister)	2,5		Angehörige haben ein zwei- bis dreifach erhöhtes Risiko, den gleichen Krebs zu bekommen.
Exposition mit elektromagnetischer Strahlung (Telefontechniker, Starkstromelektriker)	2,0		Signifikante elektromagnetische Strahlung jedweder Quelle erhöht das Krebsrisiko. Bestimmte Berufe, die damit zu tun haben, erhöhen das Risiko. In einer Studie hatten Telefontechniker und Starkstromelektriker ein RR von 2,17, in einer anderen hatten Systemanalytiker/Programmierer ein RR von 1,65.[9]
Kein Verzehr von Fisch oder Fischöl-Ergänzungsmitteln	2,0		In einer 30 Jahre laufenden Follow-up-Studie hatten Männer, die keinen Fisch aßen, zwei- bis dreimal häufiger Prostatakrebs als jene, die mäßig oder viel Fisch verzehrten.[10]
Verzehr von rotem Fleisch • höchstens einmal die Woche • öfter als viermal die Woche • für gewöhnlich durchgebraten oder geräuchert	 1,5 2,0 3,0		Forscher des National Cancer Institute fanden heraus, dass Menschen, die Rindfleisch fast oder gut durchgebraten aßen, ein dreifach höheres Magenkrebsrisiko hatten als jene, die es roh oder halb durch aßen. Zudem hatten Menschen, die mindestens viermal die Woche Rindfleisch aßen, ein mehr als doppelt so hohes Risiko für Magenkrebs als jene, die es seltener aßen. Ein- oder mehrmals die Woche Fleisch zu essen sorgt für ein RR für Darmkrebs von 1,90.[11] Durchgebratenes Fleisch erhöhte das Brustkrebsrisiko um den Faktor 4,6.[12]

Teil 1: Faktoren, die das Krebsrisiko erhöhen			
Faktor	**Risiko**	**Wert**	**Begründung**
Wenig Verzehr von Obst und Gemüse (> 1,5 Portionen/Tag)	1,65		Obst und Gemüse enthalten viele krebsbekämpfende Substanzen. Menschen, die weniger als 1,5 Portionen pro Tag davon essen, haben ein RR für Dickdarmkrebs von 1,65.[13]
Adipositas	1,5		Adipositas geht mit einem statistisch signifikanten, um 50–60 % höheren Risiko für Bauchspeicheldrüsenkrebs einher.[14] Menschen mit einem BMI im oberen Drittel haben ein 1,9-fach höheres Risiko, an Brustkrebs zu sterben, als jene im unteren Drittel.[15]
Überdurchschnittlicher Zuckerkonsum (US-Durchschnitt: 140 g/Tag)	1,6		Ein hoher Saccharosekonsum sorgt für einen RR für Darmkrebs von 1,59.[16] Ein hoher Konsum an raffiniertem Zucker geht mit einem RR von Dickdarmkrebs von 1,4 einher.[17] Nahrungsmittel, die den Blutzucker schnell ansteigen lassen, sorgen für ein RR für Dickdarmkrebs von 1,8.[18]
Depressionen	1,4		Depressionen werden mit einem erhöhten Krebsrisiko verbunden, vermutlich weil sie die Immunfunktion beeinträchtigen.[19]
Dieselemissionen (Bagger-/Traktorfahrer)	1,4		Eine 30-jährige Tätigkeit in einem Job mit Dieselemission-Exposition erhöht das RR auf 1,43.[20]
Milchprodukte (>1 Portion/Tag)	1,4		Frauen, die am meisten Lactose konsumieren (1 oder mehr Portionen pro Tag), haben ein um 44 % höheres Risiko für invasiven Eierstockkrebs als jene, die weniger als 3 Portionen im Monat essen.[21] Männer, die 2,5 Portionen Milchprodukte pro Tag konsumieren, haben ein um 50 % höheres Risiko für Prostatakrebs.[22]
Verzehr von raffiniertem Mehl	1,3		Das RR für Darmkrebs steigt mit 1 Portion raffiniertem Mehl (z. B. Weißbrot, Nudeln) auf 1,32.[23]
Verwendung von mehrfach ungesättigten Omega-6-Fetten (Maiskeim-, Färberdistel-, Sonnenblumen- und Sojaöl), v. a. zum Kochen	1,4		Frauen, die die meisten mehrfach ungesättigten Fette konsumieren, bekommen mit 20 % höherer Wahrscheinlichkeit Brustkrebs.[24] Das Erhitzen von Ölen auf hoher Temperatur geht mit einem 1,65-fach erhöhten Risiko für Lungenkrebs einher.[25]
Alkoholkonsum • Männer >21 Gläser/Woche • Frauen >10/Woche	 1,2 1,2		Männer, die 21–41 Drinks oder mehr als 41 die Woche konsumieren, haben ein RR von 1,23 bzw. 1,57. Biertrinker haben ein RR von 1,09 bzw. 1,36. Schnapstrinker von 1,21 bzw. 1,46.[26] Exzessiver Alkoholkonsum stellt ein Darmkrebs-RR von 1,28 dar.[27] Mehr als 20 g Alkohol pro Tag (ca. 10 Drinks die Woche) führt zu einem RR für Brustkrebs von 1,23.[28] Ein bis drei Gläser die Woche erhöhen in dieser Studie das Brustkrebsrisiko nicht.
Keine Sonnenexposition und keine Vitamin-D-Gabe	2,5		Menschen mit den niedrigsten Vitamin-D-Spiegeln haben ein zwei- bis dreifach erhöhtes Risiko, an Krebs zu erkranken – das RR für Darmkrebs liegt bei 2,33, das für Brustkrebs ei 2,33.[29–31]
Gesamtwert Teil 1:			

Teil 2: Faktoren, die das Krebsrisiko senken			
Faktor	Risiko	Wert	Begründung
Einnahme eines Multivitaminpräparats mit Folsäure • 14 Jahre oder länger • 5–14 Jahre	 0,25 0,80		Frauen, die über 15 Jahre lang ein Folsäure enthaltendes Multivitaminpräparat einnehmen, haben ein um 75 % geringeres Risiko für Darmkrebs als Frauen, die kein Ergänzungsmittel einnehmen. Frauen, die 5–14 Jahre lang ein Folsäure enthaltendes Multivitaminpräparat einnehmen, haben ein um 20 % niedrigeres Krebsrisiko.[32]
Flüssigkeitszufuhr >2,5 l/Tag	0,50		Mehr als 2,5 l Flüssigkeitszufuhr pro Tag führt zu einem um 49 % verringerten Risiko für Blasenkrebs im Vergleich zu weniger als 1,3 l täglich.[33]
Selen-Ergänzungsmittel (200 µg/Tag)	0,50		Selen-Supplementierung geht mit einer Reduktion aller Krebsarten einher, v. a. von Lungen-, Dickdarm- und Prostatakrebs, und wird mit einem um 50 % verminderten Sterberisiko aufgrund von Krebs verbunden.[34]
Fischverzehr (dreimal/Woche)	0,50		In einer 30 Jahre dauernden Follow-up-Studie bekamen Männer, die keinen Fisch aßen, ein zwei- bis dreimal häufiger Prostatakrebs als jene, die viel oder mäßig viel Fisch aßen.[9] Ähnliche Ergebnisse wurden bei anderen Krebsarten beobachtet.
Gemüse der Kreuzblütlerfamilie (Kohl, Grünkohl, Brokkoli, Rosenkohl, Blumenkohl u. a.), >5 Portionen/Woche	0,50		Der Verzehr von kreuzblütigem Gemüse wird mit dem Schutz vor Lungen-, Magen-, Darm- und Enddarmkrebs verbunden.[35, 36]
Hülsenfrüchte oder Sojamilch (>5 Portionen/Woche)	0,50		Sojamilch (häufiger als einmal täglich) wird mit einer 70%igen Reduktion von Prostatakrebs verbunden,[37] während der Verzehr von Hülsenfrüchten (>zweimal/Woche bzw. einmal/Woche) mit einem RR von 0,54 für alle Krebsarten einhergeht.[38]
Zink-Ergänzungsmittel	0,55		Zink-Supplementierung reduziert das RR für Prostatakrebs auf 0,55.[39]
Regelmäßige Bewegung (ab 5 Std./Woche)	0,45		Das Risiko für viele Krebsarten (z. B. Darm- und Brustkrebs) ist bei den aktivsten Personen um 40–50 % niedriger als bei den am wenigsten aktiven.[40]
Gemüse (>4 Portionen/Tag oder >28 Portionen/Woche)	0,70		Bei häufigem Konsum rohen und gekochten Gemüses liegt das Darmkrebsrisiko bei 0,85 bzw. 0,69.[13] In einer Studie, die Menschen verglich, die in der Woche mehr als 28 Portionen Gemüse bzw. weniger als 14 Portionen aßen, betrug das RR für Prostatakrebs unter der ersten Gruppe 0,65.[41]
Vitamin-E-Ergänzungsmittel (400 IE/Tag)	0,70		Die Einnahme von Vitamin E führte zu einer 32%igen Reduzierung von Prostatakrebs.[42] Nach 12 Jahren war das Blasenkrebsrisiko um 30 % reduziert.[43]
Grüner Tee (≥3 Tassen/Tag oder 300 mg/Tag Grüntee-Extrakt)	0,70		Beim Konsum von mehr als 3 Tassen Grüntee pro Tag wurde ein vermindertes Wiederauftreten von Brustkrebs festgestellt.[44] Das Trinken von Grüntee senkte das RR für Magenkrebs auf 0,52.[45, 46] 10 Tassen täglich senkten das Auftreten aller Krebsarten auf 0,55. Doch diese Dosis führt zu Nebenwirkungen des Koffeins.
Knoblauch (>20 g od. 5 Zehen/Woche)	0,60		Der Verzehr von Knoblauch reduziert das Risiko für Enddarmkrebs auf 0,69 und für Magenkrebs auf 0,53.[47]

Teil 2: Faktoren, die das Krebsrisiko senken			
Faktor	Risiko	Wert	Begründung
Olivenöl (1 TL/Tag)	0,75		Frauen, die Olivenöl konsumieren, haben ein um 25 % geringeres Brustkrebsrisiko.[24]
Wein (1–13 Gläser/Woche)	0,80		Wer 1–13 Gläser Wein die Woche trinkt, hat ein RR von 0,78 im Vergleich zu Menschen, die keinen Wein trinken.[48]
Vollkorn	0,85		Das Darmkrebsrisiko sinkt mit dem Verzehr von Vollkornprodukten (im Vergleich zu Produkten aus raffiniertem Mehl) auf 0,85.[23]
Obst (2 Portionen/Tag)	0,85		Der Verzehr von Zitrusfrüchten reduziert das RR für Darmkrebs auf 0,86, der Verzehr anderer Früchte auf 0,85.[11]
Vitamin-D3-Ergänzungsmittel (2000–4000 IE/Tag)	0,30		Vitamin D reduziert das Risiko aller Krebsarten erwiesenermaßen auf 0,30.[29–31]
Gesamtwert Teil 2:			

Bestimmung des eigenen Krebsrisikos

Um Ihr relatives Risiko zu bestimmen, zählen Sie Ihre Werte von Teil 1 zusammen und notieren das Ergebnis auf der dafür vorgesehenen Linie. Denken Sie daran: Falls ein Faktor nicht auf Sie zutrifft, tragen Sie bei »Wert« eine 1 ein. Teilen Sie den Gesamtwert nun durch 15. Übertragen Sie diesen Wert in diese Gleichung:
Gesamtwert Teil 1 = ____ : 15 = ____

Wiederholen Sie diese Rechnung für Teil 2, nur teilen Sie diesmal den Gesamtwert durch 17.
Gesamtwert Teil 2 = ____ : 17 = ____

Multiplizieren Sie nun die beiden Ergebnisse:
Ergebnis Teil 1 ____ x Ergebnis Teil 2 ____ = RR ____

Das Resultat ist ein ungefährer Richtwert, der auf Ihr Risiko, Krebs zu bekommen, hinweist. Ein RR von 2 bedeutet, dass Sie mit zweimal so hoher Wahrscheinlichkeit Krebs bekommen wie jemand mit einem RR von 1. Ist Ihr RR 0,75, ist für Sie die Wahrscheinlichkeit einer Krebserkrankung um 25 Prozent geringer.

Alles zusammenfügen

Zu Ihrem eigenen täglichen Plan zur Krebsprävention gehören die vier Eckpfeiler guter Gesundheit, die in Teil 2 dieses Buchs erörtert wurden:

- eine positive mentale Einstellung
- ein gesunder Lebensstil
- eine gesunde Ernährung
- Supplementierung

Diese Strategien zu beherzigen bietet den besten allgemeinen Schutz vor Krebs.

Weitere, spezifischere Empfehlungen zur Prävention von Brust- oder Prostatakrebs finden Sie in den Abschnitten »Brustkrebs (Prävention)« beziehungsweise »Prostatakrebs (Prävention)«. Noch umfangreichere Informationen über Krebs und Naturmedizin liefert unser Buch *How to Prevent and Treat Cancer with Natural Medicine*.

Empfehlungen zur Früherkennung von Krebs

Die American Cancer Society empfiehlt die folgenden Maßnahmen zur Früherkennung verschiedener Krebsarten:

Krebsvorsorge-Check-up

Eine Krebsvorsorgeuntersuchung wird zwischen 20 und 40 Jahren alle 3 Jahre und ab 40 Jahren jährlich empfohlen. Dazu sollten Gesundheitsberatung und, je nach Alter und Geschlecht, Krebsuntersuchungen von Schilddrüse, Mundhöhle, Haut, Lymphknoten und Hoden bzw. Eierstöcken sowie die Suche nach nicht bösartigen Erkrankungen gehören.

Brust

Frauen ab 40 sollten alle 2 Jahre eine Mammografie und alljährlich eine klinische Brustuntersuchung (CBE) machen lassen. Zudem sollten sie einmal im Monat ihre Brust abtasten. Frauen zwischen 20 und 39 sollten alle 3 Jahre eine CBE machen lassen und ebenfalls alle 4 Wochen selbst ihre Brüste untersuchen.

Prostata

Die American Cancer Society empfiehlt Männern ab 50 (die noch eine Lebenserwartung von mindestens 10 Jahren haben) oder auch jünger (mit großem Risiko) jährlich sowohl die Bestimmung des PSA-Werts im Blut (PSA = prostataspezifisches Antigen) als auch die Rektaluntersuchung. Männer in Hochrisikogruppen wie z. B. Afroamerikaner und jene mit starker familiärer Prädisposition (das heißt mit zwei oder mehr betroffenen Angehörigen ersten Grades) können mit den Untersuchungen bereits mit ca. 45 Jahren beginnen.

Dick- und Enddarm

Ab 50 sollten Männer wie Frauen einem der folgenden Ratschläge folgen:

- jährlich ein fäkaler okkulter Bluttest und alle 5 Jahre eine flexible Sigmoidoskopie
- alle 10 Jahre eine Darmspiegelung
- alle 5 bis 10 Jahre ein Doppelkonstrastbariumeinlauf

Eine digitale Rektaluntersuchung sollte zur gleichen Zeit wie Sigmoidoskopie, Darmspiegelung oder Doppelkonstrastbariumeinlauf stattfinden. Menschen mit Darmkrebs in der Familiengeschichte sollten mit einem Arzt über häufigere Check-ups sprechen.

Gebärmutter

Gebärmutterhals: Alle Frauen, die sexuell aktiv sind oder waren oder die 18 Jahre und älter sind, sollten jährlich einen Pap-Test und eine Beckenbodenuntersuchung machen lassen. Nach drei oder mehr aufeinanderfolgenden zufriedenstellenden Untersuchungen mit normalen Ergebnissen kann der Pap-Test auch seltener gemacht werden. Sprechen Sie darüber mit Ihrem Arzt.

Gebärmutterschleimhaut

Frauen mit Gebärmutterkrebs in der Familiengeschichte sollten bei Eintritt der Wechseljahre eine Gewebeprobe des Endometriums untersuchen lassen.

Schlussbemerkungen

Eine wichtige Maßnahme in der Krebsprävention ist regelmäßiges Screening, das heißt spezielle Untersuchungen zur Krebsvorsorge. Das Screening ist besonders für Menschen wichtig, die bestimmte Risikofaktoren haben, wie Krebsfälle in der Familie oder Kontakt mit Umweltgiften.

Der wichtigste Vorzug regelmäßiger Untersuchungen durch einen Mediziner besteht darin, dass Krebs früh diagnostiziert werden kann. Krebsarten, die bei Screenings entdeckt werden können – vor allem Brust-, Darm-, Enddarm-, Gebärmutterhals-, Prostata-, Hoden-, Mundhöhlen- und Hautkrebs –, machen rund die Hälfte aller erstmals auftretenden Krebsfälle aus. Allgemein kann man sagen: Je früher ein Krebs entdeckt wird, umso wahrscheinlicher ist es, dass die Behandlung erfolgreich ist. Die Selbstuntersuchung auf Brust- und Hautkrebs hin kann ebenfalls zur Früherkennung von Tumoren führen. Wir können gar nicht genug betonen, wie wichtig eine regelmäßige vollständige körperliche Untersuchung ist. Ihr Leben kann davon abhängen!

Schnellüberblick

- Krebs ist das Ergebnis von Mutationen in der DNA einer Zelle.
- Um Ihr Krebsrisiko zu senken, ist Folgendes wichtig:
  - → Reduzieren Sie die Bildung freier Radikale im Körper.
  - → Schränken Sie den Kontakt zu ernährungs- und umweltbedingten Quellen freier Radikale ein.
  - → Erhöhen Sie den Konsum antioxidativer Nährstoffe und anderer Substanzen, die die Immunfunktion stützen.
- Um die Wahrscheinlichkeit einer Person, eine bestimmte Krankheit zu bekommen, zu ermitteln, verwenden Experten der Epidemiologie (empirische und statistische Studien über Menschen und Krankheiten) ein Konzept, das *relatives Risikomodell* genannt wird.
- Im Vergleich zu Nichtrauchern sollen Raucher ein relatives Krebsrisiko von 10 haben – anders ausgedrückt: Die Wahrscheinlichkeit, Lungenkrebs zu bekommen, ist bei ihnen zehnmal höher (1000 Prozent) als bei jemandem, der nie geraucht hat. Die Schlüsselkomponenten einer krebsverhindernden Lebensweise sind das Meiden von Tabakrauch (auch Passivrauchen), regelmäßige Bewegung, und Alkohol sollte entweder ganz gestrichen oder nur in Maßen genossen werden.
- Die typische Krebspersönlichkeit ist Typ C, der mit dem Verleugnen und Unterdrücken von Emotionen, vor allem Zorn, verbunden wird.
- Ernährungsfaktoren sind in den Vereinigten Staaten die Hauptursache von Krebs.
- Forscher der RAND Corporation schlussfolgerten in einem Bericht, dass Adipositas mindestens genauso zur Entstehung chronischer degenerativer Erkrankungen – darunter Krebs – beiträgt wie Rauchen.
- In Ihren eigenen täglichen Plan zur Krebsvorbeugung sollten Sie Strategien einbauen, die die vier Eckpfeiler guter Gesundheit stärken, welche in Teil 2 dieses Buchs erörtert wurden.
- Allgemein gilt: Je früher ein Krebs erkannt wird, desto wahrscheinlicher ist es, dass die Behandlung Erfolg haben wird.

ENTGIFTUNG UND INNERE REINIGUNG

Einführung

Haben Sie schon einmal bemerkt, dass viele Menschen ihr Auto besser behandeln als ihren Körper? Sie kämen nie auf die Idee, eine Alarmlampe auf dem Armaturenbrett zu ignorieren, die darauf hinweist, dass der nächste Ölwechsel ansteht, aber die eindeutigen Anzeichen dafür, dass ihr Körper dringend eine Reinigung oder lebenswichtige Unterstützung braucht, werden häufig ignoriert. Um herauszufinden, ob Sie eine »Überholung« brauchen, beantworten Sie die folgenden Fragen. Wenn Sie nur eine davon mit Ja beantworten, sollten Sie unbedingt Ihre Entgiftung im Blick haben.

- Haben Sie das Gefühl, weniger gesund und kräftig zu sein als andere Menschen Ihres Alters?
- Haben Sie ein niedriges Energieniveau?
- Haben Sie häufig Probleme, klar zu denken?
- Fühlen Sie sich oftmals traurig oder bedrückt?
- Sind Sie häufiger als zweimal im Jahr erkältet?
- Leiden Sie unter prämenstruellem Syndrom, fibrozystischer Mastopathie oder Gebärmuttermyomen?
- Haben Sie grundlos Muskelkater oder -schmerzen?
- Leiden Sie unter Mundgeruch oder übel riechendem Stuhl?

Ist eine verbesserte Entgiftung tatsächlich eine effektive Lösung bei all diesen Symptomen? In den meisten Fällen lautet die Antwort definitiv Ja. Giftstoffe können dem Körper auf heimtückische und kumulative Weise Schaden zufügen. Ist das Entgiftungssystem erst einmal überlastet, häufen sich toxische Abbauprodukte an, und wir werden immer empfindlicher gegen andere Chemikalien, von denen einige normalerweise gar nicht toxisch sind.

Die Konzepte der inneren Reinigung und Entgiftung (Detoxifikation) existieren seit geraumer Zeit. Unsere moderne Gesellschaft ist immer mehr toxischen Komponenten – in der Luft, im Wasser und in der Ernährung – ausgesetzt, und es ist uns inzwischen klar, dass die Fähigkeit einer Person, die Substanzen zu entgiften, mit denen sie in Kontakt kommt, entscheidend für ihre Gesundheit ist.

Wenn Sie die toxische Belastung des Körpers reduzieren und ihm über die Ernährung die nötige Unterstützung zukommen lassen, verschwinden in den meisten Fällen diese lästigen Symptome. Noch wichtiger ist die Tatsache, dass wir durch die Beachtung dieser Warnzeichen für eine bessere langfristige Gesundheit sorgen und verhindern, dass aus kleinen Problemen große werden.

Was sind Giftstoffe?

Per Definition ist ein Toxin oder Giftstoff jede Substanz, die sich auf die Zellfunktion oder -struktur negativ auswirkt. Einige Toxine sorgen für minimale negative Effekte, andere können tödlich sein. In diesem Kapitel widmen wir uns folgenden Kategorien von Toxinen:

- Schwermetallen
- persistenten organischen Schadstoffen (*persistent organic pollutants*, POPs)
- mikrobiellen Substanzen
- Abbauprodukten des Eiweißstoffwechsels

Wir konzentrieren uns darauf, die Detoxifikation hauptsächlich dadurch zu verbessern, dass wir die Leberfunktion stärken. Unsere moderne Umwelt überlastet die Leber schwer, was dazu führt, dass immer mehr Giftstoffe im Blut zirkulieren, die wiederum die meisten Körpersysteme beschädigen. Eine toxische Leber sendet Alarmsignale, die sich als Schuppenflechte, Akne, chronische Kopfschmerzen, entzündliche und Autoimmunkrankheiten sowie chronische Erschöpfung manifestieren können.

Eine Auswahl aus den Tausenden von Chemikalien, die in jedem Menschen zu finden sind:

- giftige Metalle (Blei, Cadmium, Quecksilber, Arsen und andere)
- polyzyklische aromatische Kohlenwasserstoffe
- flüchtige organische Verbindungen
- Nebenprodukte des Tabakrauchs (darunter über 500 Chemikalien)
- Phthalate
- Acrylamide
- Dioxine, Furane, PBCEs (Flammschutzmittel) und polychlorierte Biphenyle (PCBs)
- Organochlor-Nebenprodukte der Chlorierung von Wasser
- Organophosphat-Pestizide
- Carbamat-Pestizide
- Herbizide
- Schädlingsbekämpfungsmittel
- Desinfektionsmittel

Verschiedene Arten von Toxinen

Schwermetalle

Die giftigen Metalle Aluminium, Arsen, Cadmium, Blei, Quecksilber und Nickel werden häufig als »Schwermetalle« bezeichnet, um sie von alimentären Mineralstoffen wie Calcium und Magnesium zu unterscheiden (technisch gesehen ist Aluminium zwar kein Schwermetall, es ist aber definitiv toxisch). Schwermetalle neigen dazu, sich in Gehirn, Nieren, Leber, Immunsystem und anderen Körpergeweben anzusammeln, wo sie die normalen Funktionen ernsthaft beeinträchtigen können.[1–6]

Der durchschnittliche US-Amerikaner hat mehr Schwermetalle im Körper, als sich mit guter Gesundheit vereinbaren lässt. Vorsichtig geschätzt leiden bis zu 25 Prozent der US-Bevölkerung unter einer mehr oder minder schweren Schwermetallvergiftung.

Die meisten Schwermetalle im Körper sind eine Folge der Umweltbelastung durch die Industrie. Allein in den Vereinigten Staaten schleudern Fabriken mehr als 600000 Tonnen Blei in die Atmosphäre, das eingeatmet oder – nachdem es sich in landwirtschaftlichen Produkten, im Wasser und im Boden angereichert hat – geschluckt wird. Wir betanken heute zwar unsere Autos nicht mehr mit bleihaltigem Benzin (es wird aber nach wie vor für Kolben-

Schwermetallquellen und Symptome für Toxizität		
Schwermetall	**Quellen**	**Krankheiten/Symptome**
Aluminium	Aluminiumhaltige Säureblocker, Alu-Kochgeschirr, Trinkwasser	Alzheimerkrankheit, Demenz, Verhaltensstörungen, beeinträchtigte Gehirnfunktion
Arsen	Trinkwasser	Müdigkeit, Kopfschmerzen, Herzerkrankungen, Schlaganfall, Nervenstörungen, Anämie, Raynaud-Syndrom
Blei	Tabakrauch, Autoabgase, Dolomit, Knochenmehl, Austernschalen-Calcium-Ergänzungsmittel, Trinkwasser	Müdigkeit, Kopfschmerzen, Schlaflosigkeit, Nervenstörungen, Bluthochdruck, Aufmerksamkeitsdefizit-/Hyperaktivitätsstörung, Lernstörungen, Anämie
Cadmium	Tabakrauch, Trinkwasser	Müdigkeit, Konzentrations- und Gedächtnisprobleme, Bluthochdruck, Verlust des Riechsinns, Anämie, trockene Haut, Prostatakrebs, Nierenprobleme
Nickel	Luft und Wasser	Herzerkrankungen, Immunstörungen, Allergien
Quecksilber	Amalgamfüllungen, Trinkwasser, Fische und Krustentiere, Luft an Orten, wo Kohle zur Stromgewinnung verbrannt wird	Müdigkeit, Kopfschmerzen, Schlaflosigkeit, Nervenstörungen, Bluthochdruck, Gedächtnis- und Konzentrationsstörungen

motorflugzeuge und Helikopter verwendet), doch seine jahrzehntelange Verwendung trug einen Großteil zum Bleigehalt in der Umwelt bei, der nur schwer wieder abzubauen ist. Weitere gängige Schwermetallquellen sind zum Beispiel Blei aus dem Lötzinn in Blechdosen, Pestizidsprühdosen und Kochutensilien, Cadmium und Blei aus dem Zigarettenrauch, Quecksilber aus Zahnfüllungen, kontaminierten Fischen und Kosmetikprodukten sowie Aluminium aus Säureblockern und Kochtöpfen. Zu den Berufen mit besonders hoher Belastung gehören Batteriehersteller, Tankstellenmitarbeiter, Drucker, Dachdecker, Löter, Zahnärzte und Juweliere.

Giftige Metalle sorgen auf drei verschiedene Arten für Schäden: indem sie die Aktivität von Enzymen hemmen (Quecksilber zum Beispiel blockiert das Enzym, das das Schilddrüsenhormon T4 in das aktivere T3 umwandelt, was zu funktioneller Schilddrüsenunterfunktion führt), indem sie Mineralien verdrängen (Blei zum Beispiel ersetzt das Calcium in Knochen, wodurch diese schwächer werden) und indem sie den oxidativen Stress erhöhen, der so gut wie alle Gewebe und Funktionen im Körper beeinträchtigt.

Die ersten Anzeichen für eine Schwermetallvergiftung sind für gewöhnlich unklar und hängen zudem vom Grad der Toxizität ab. Bei milder Toxizität kann es zu Kopfschmerzen, Müdigkeit sowie zu Denk- und Konzentrationsproblemen kommen. In dem Maß, wie sich die Toxizität erhöht, verschlimmern sich die Anzeichen und Symptome. Ein Mensch mit schwerer Vergiftung kann unter Muskelschmerzen, Verdauungsstörungen, Zittern, Verstopfung, Anämie, Blässe, Schwindel und Koordinationsproblemen leiden.

Schwermetalle haben eine eindeutige Affinität zu Körpergeweben, die hauptsächlich aus Fett bestehen, wie Gehirn, Nerven und Nieren. Infolgedessen gehen mit Schwermetallen Störungen der Gemütslage und der Gehirnfunktionen sowie neurologische Probleme (zum Beispiel Multiple Sklerose) und Bluthochdruck einher (die Nieren regulieren den Blutdruck). Zahlreiche Studien haben einen engen Zusammenhang zwischen Intelligenz, Lernstörungen im Kindesalter und Blei-, Aluminium-, Cadmium- und Quecksilberanreicherungen im Körper ergeben.[7–12] Allgemein lässt sich sagen: Je höher die Schwermetallbelastung eines Kindes ist, umso niedriger ist sein IQ.

Bestimmung der Schwermetallbelastung

Die Bestimmung der Schwermetallbelastung kann recht schwierig sein und wird kontrovers diskutiert. Mit der Messung von Quecksilber, Blei, Cadmium und Arsen im Blut lässt sich die derzeitige Belastung einschätzen. Doch die Gesamtbelastung, die für die Toxizität ausschlaggebend ist, ist damit nur schlecht zu bemessen.

Früher galt die Haarmineralanalyse als nützliches Tool, um toxische Schwermetalle im Körper zu messen. Doch leider ergaben neuere Studien, dass manche Menschen Schwierigkeiten haben, Schwermetalle auszuscheiden, und die Haaranalyse deshalb einen niedrigen Wert anzeigen kann, obwohl die Körperbelastung hoch ist.

Die beste Methode, die Schwermetallbelastung zu messen, sind derzeit sogenannte Challenge-Tests. Dafür werden Substanzen eingenommen, die Schwermetalle im Körper komplexieren; die daraus resultierenden Chelatierungsprodukte werden mit dem Urin ausgeschieden. Der Level an toxischen Metallen im Urin nach der Chelatierung entspricht der Körperbelastung.

Jeder, der daran interessiert ist, optimale Gesundheit zu erreichen, sollte seine Schwermetallbelastung bestimmen. Diese Empfehlung gilt vor allem, wenn Sie mit Schwermetallen in Kontakt kommen oder Symptome einer Schwermetallvergiftung (siehe Tabelle S. 107) aufweisen.

Persistente organische Schadstoffe (POPs)

Diese Kategorie von Giftstoffen, die hauptsächlich in der Leber abgebaut werden, umfasst Medikamente, Alkohol, Lösungsmittel, Formaldehyd, Pestizide, Herbizide und Lebensmittelzusatzstoffe. Die gewaltige Belastung der Leber, die die unglaubliche Menge toxischer Chemikalien entgiften muss, mit der sie ständig zu tun hat, ist gigantisch.

Die Symptome bei Exposition mit oder Toxizität von POPs können variieren. Am häufigsten kommt es zu psychologischen und neurologischen Symptomen wie Depressionen, Kopfschmerzen, geistiger

Verwirrung, Geisteskrankheiten, Kribbeln in Händen und Füßen, abnormalen Nervenreflexen und anderen Zeichen gestörter Nervensystemfunktion. Das Nervensystem ist extrem empfindlich gegen diese Chemikalien. Auch Atemwegsallergien und vermehrte Fälle vieler Krebsarten sind bei Menschen zu verzeichnen, die chronisch chemischen Giftstoffen ausgesetzt sind.[13-19] Studien zeigen zudem, dass sich POPs besonders auf das endokrine System negativ auswirken. Überraschenderweise deuten hohe POP-Level stärker auf Diabetes hin, als Übergewicht dies tut.

Mikrobielle Substanzen

Von Bakterien und Hefepilzen im Darm produzierte Toxine können vom Körper absorbiert werden und seine Funktionen signifikant beeinträchtigen. Beispiele für diese Art von Giftstoffen sind Endotoxine, Exotoxine, toxische Amine, toxische Derivate der Gallensäure und verschiedene karzinogene Substanzen.

Mikrobielle Toxine aus dem Darm sind an zahlreichen Krankheiten beteiligt, unter anderem an Lebererkrankungen, Morbus Crohn, Colitis ulcerosa, Schilddrüsenerkrankung, Schuppenflechte, Lupus erythematodes, Bauchspeicheldrüsenentzündung, Allergien, Asthma und Immunstörungen.

Neben toxischen Substanzen, die von Mikroorganismen produziert werden, können Antikörper, die gegen die mikrobiellen Antigene gebildet werden, mit körpereigenem Gewebe kreuzreagieren und so zu Autoimmunerkrankungen führen. Krankheiten, die mit kreuzreagierenden Antikörpern in Zusammenhang stehen, sind zum Beispiel rheumatoide Arthritis, Myasthenia gravis, Diabetes und Autoimmun-Thyreoiditis.

Um die Absorption toxischer Substanzen zu reduzieren, empfehlen wir eine Ernährung, die reich an Ballaststoffen ist – vor allem an löslichen Ballaststoffen, wie sie beispielsweise Gemüse, Guaran, Pektin und Haferkleie liefern. Ballaststoffe können sich im Darm an Giftstoffe binden und unterstützen ihre Ausscheidung.

Das Immunsystem und die Leber sind dafür zuständig, sich mit den toxischen Substanzen auseinanderzusetzen, die vom Darm absorbiert werden.

Abbauprodukte des Eiweißstoffwechsels

Für die Ausscheidung toxischer Abfallprodukte der Eiweißaufspaltung (etwa Ammoniak oder Harnstoff) sind hauptsächlich die Nieren verantwortlich. Diese wichtige Funktion können Sie unterstützen, indem Sie ausreichend Wasser trinken und die Zufuhr zu vieler Proteine vermeiden.

Toxizität diagnostizieren

Neben der direkten Messung des Toxinspiegels im Blut und im Urin oder der Biopsie von Fettgewebe gibt es noch eine ganze Reihe spezifischer Labortechniken, um zu bestimmen, wie gut wir die Chemikalien, denen wir ausgesetzt sind, entgiften. Clearance-Tests messen die Konzentrationen von Koffein, Acetaminophen, Benzoesäure und anderen Substanzen nach der Zufuhr bestimmter Mengen. Andere sind ebenfalls wichtig, aber weniger sensitiv. Gentests sind eine neuere Option, mit der man bestimmen kann„ welche Entgiftungsenzymspiegel nicht optimal sind. Die beste Methode, um einzuschätzen, ob Ihre Leber die Anforderungen erfüllt, ist ein Blick auf die folgende Liste. Falls auch nur einer der Faktoren auf Sie zutrifft, raten wir Ihnen, die Richtlinien zur Verbesserung der Leberfunktion zu befolgen, die unten vorgestellt werden:

- mehr als 10 Kilogramm Übergewicht
- Diabetes
- Gallensteine
- schwerer Alkoholmissbrauch (derzeit oder früher)
- Schuppenflechte
- Einnahme natürlicher oder synthetischer Hormone
  - anabole Steroide
  - Östrogene
  - orale Verhütungsmittel
- starke Exposition mit bestimmten Chemikalien oder Medikamenten:
  - Flüssigreiniger
  - Pestizide
  - Antibiotika
  - Diuretika
  - nonsteroide Entzündungshemmer
  - Schilddrüsenhormone
- virale Hepatitis (derzeit oder früher)

Naturheilärzte wenden eine Reihe spezifischer Labortechniken an, um mikrobielle Substanzen zu bestimmen, darunter Tests auf abnormale Mikrobenkonzentrationen und krankheitsverursachende Organismen (Stuhlkulturen), auf mikrobielle Nebenprodukte (Indikan-Harnproben) und auf Endotoxine (die Blutsenkungsgeschwindigkeit ist ein grober Anhaltspunkt).

Um hohe Konzentrationen von Abbauprodukten des Eiweißstoffwechsels und der Nierenfunktion zu bestimmen, sind sowohl Blut- als auch Urintests erforderlich.

So funktioniert das Entgiftungssystem des Körpers

Der Körper eliminiert Giftstoffe entweder, indem er sie direkt neutralisiert oder über den Urin oder den Kot (und in geringerem Maß über Haare, Lunge und Haut) ausscheidet. Toxine, die der Körper nicht eliminieren kann, reichern sich in den Geweben, normalerweise in den Fettspeichern, an. Leber, Darm und Nieren sind die primären Entgiftungsorgane.

Die Leber

Die Leber ist ein komplexes Organ, das für die meisten Stoffwechselprozesse, vor allem die Entgiftung, eine entscheidende Rolle spielt. Die Leber wird permanent mit giftigen Chemikalien bombardiert, die teils im Körper selbst produziert werden und teils aus der Umwelt stammen. Die Stoffwechselprozesse, die dafür sorgen, dass unser Körper normal funktioniert, produzieren zahlreiche Toxine, für die die Leber effektive Neutralisierungsmechanismen entwickelt hat. Doch die Konzentration und die Art dieser intern produzierten Toxine erhöhen sich deutlich, wenn Stoffwechselprozesse schiefgehen – eine typische Folge von ernährungsphysiologischen Defiziten.

Viele der Chemikalien, die die Leber entgiften muss, kommen aus der Umwelt: der Inhalt unseres Darms, die Nahrung, die wir essen, das Wasser, das wir trinken, und die Luft, die wir einatmen. Die polyzyklischen Kohlenwasserstoffe (zum Beispiel DDT, Dioxin, 2,4,5-T, 2,4-D, PCBs und PCP), die in verschiedenen Unkraut- und Schädlingsbekämpfungsmitteln enthalten sind, sind ein Beispiel dafür. Aber selbst Menschen, die nur unverarbeitete biologische Nahrungsmittel zu sich nehmen, brauchen ein effektives Entgiftungssystem, weil sogar biologisch angebaute Produkte natürlich vorkommende toxische Komponenten enthalten.

Die Leber spielt bei der Entgiftung verschiedene Rollen. Sie filtert das Blut, um große Toxine zu entfernen, sie synthetisiert und sekretiert Gallenflüssigkeit voller Cholesterin und anderer fettlöslicher Toxine und baut enzymatisch unerwünschte Chemikalien ab. Dieser enzymatische Prozess läuft normalerweise in zwei Schritten – Phase I und Phase II – ab. In Phase I werden die Chemikalien chemisch modifiziert, um sie zu einem leichteren Ziel für eines oder mehrerer Enzymsysteme in Phase II zu machen. Auch für die Ausscheidung metallischer Toxine wie Quecksilber ist die Leber von entscheidender Bedeutung.

Dass die Entgiftungssysteme der Leber richtig funktionieren, ist besonders für die Krebsprävention wichtig. Bis zu 90 Prozent aller Krebsarten sind wohl Folgen von Karzinogenen aus der Umwelt, wie jenen in Tabakrauch, Nahrungsmitteln, Wasser und Luft, kombiniert mit einem Defizit an Nährstoffen, die der Körper für die Entgiftungs- und Immunsysteme benötigt. Unsere Exposition mit Umweltkarzinogenen variiert beträchtlich, ebenso die Effektivität unserer Entgiftungssysteme. Eine hohe Exposition mit Karzinogenen, kombiniert mit schwachen Entgiftungsenzymen, erhöht unsere Krebsanfälligkeit deutlich.

Die Verbindung zwischen der Effektivität unseres Entgiftungssystems und unserer Anfälligkeit für Umweltgifte wie Karzinogene veranschaulicht eine Studie mit Arbeitern in einer Turiner Chemiefabrik, unter denen eine hohe Blasenkrebsrate zu verzeichnen war. Die Messung der Aktivität der Entgiftungsenzyme in der Leber ergab, dass die Arbeiter, die Blasenkrebs hatten, jene mit dem schwächsten Entgiftungssystem waren.[20] Anders gesagt: Alle kamen in Kontakt mit den gleichen Karzinogenkonzentrationen, aber nur jene mit schlechter Leberfunktion bekamen den Krebs.

Glücklicherweise kann man die Entgiftungskapazität der Leber mit der Ernährung, speziellen Nähr-

Die wichtigsten Entgiftungssysteme		
Organ	**Methode**	**Neutralisierte Giftstoffe**
Haut	Ausscheidung durch Schweiß	Fettlösliche Toxine wie DDT, Schwermetalle wie Blei und Cadmium
Leber	Filterung des Blutes	Bakterien und bakterielle Produkte, Immunkomplexe
	Gallensekretion	Cholesterin, Hämoglobin-Abbauprodukte, überschüssiges Calcium
	Entgiftungsphase I	Viele verschreibungspflichtige Medikamente (z. B. Amphetamine, Digitalis, Pentobarbital), viele frei verkäufliche Medikamente (Acetaminophen, Ibuprofen), Koffein, Histamin, Hormone (vom Körper produzierte und zugeführte), Benzopyren (Karzinogen in über Holzkohle gegrilltem Fleisch), Anilinfarben, Kohlenstofftetrachlorid, Insektizide (z. B. Aldrin, Heptachlor), Arachidonsäure
	Entgiftungsphase II	
	Glutathionkonjugation	Acetaminophen, Nikotin im Tabakrauch, Organophosphate (Insektizide), Epoxide (Karzinogene)
	Aminosäuren-Konjugation	Benzoate (gängige Konservierungsmittel), Aspirin
	Methylierung	Dopamin (Neurotransmitter), Epinephrin (Hormon der Nebennieren), Histamin, Thiouracil (Krebsmedikament), Arsen
	Sulfatierung	Östrogen, Anilinfarben, Cumarin (Blutverdünner), Acetaminophen, Methyldopa (gegen Parkinson)
	Acetylierung	Sulfonaminde (Antibiotika), Mescalin
	Glucuronidierung	Acetaminophen, Morphin, Diazepam (Sedativum, Muskelrelaxans), Digitalis
	Sulfoxidation	Sulfite, Knoblauchkomponenten
Darm	Mukosale Entgiftung	Toxine aus Darmbakterien
	Ausscheidung durch Kot	mit der Gallenflüssigkeit ausgeschiedene fettlösliche Toxine, Quecksilber und Blei
Nieren	Ausscheidung durch Urin	Viele Toxine, nachdem sie in der Leber wasserlöslich gemacht wurden, Cadmium, Quecksilber und Blei

stoffen und Kräutern aufwerten. Der beste Schutz vor Krebs besteht jedoch letztendlich darin, Karzinogene zu meiden und dafür zu sorgen, dass das Entgiftungssystem gut funktioniert, um die Karzinogene zu eliminieren, denen man nicht aus dem Weg gehen kann.

Filterung des Blutes

Eine der wichtigsten Aufgaben der Leber besteht darin, das Blut zu filtern. Pro Minute fließen fast 2 Liter Blut durch die Leber und werden dort gefiltert. Dass aus dem Blut, das aus dem Darm kommt, Giftstoffe herausgefiltert werden, ist unerlässlich, weil es voller Bakterien, Endotoxinen (Toxinen, die freigesetzt werden, wenn Bakterien absterben und abgebaut werden), Antigen-Antikörper-Komplexen (großen Molekülen, die entstehen, wenn sich das Immunsystem an einen Eindringling heftet, um ihn zu neutralisieren) und anderen toxischen Substanzen ist.

Wenn sie richtig funktioniert, filtert die Leber 99 Prozent der Bakterien und anderen Toxine aus dem Blut, ehe es wieder in den Kreislauf gelangt. Doch wenn die Leber Schäden aufweist, versagt dieses Filtersystem.

Die Gallensekretion

Der zweite Entgiftungsprozess der Leber besteht aus der Bildung und der Sekretion von Gallenflüssigkeit. Jeden Tag produziert die Leber durchschnittlich einen Liter Gallenflüssigkeit, die als Trägerstoff dient, über den viele toxische Substanzen effektiv aus dem Körper ausgeschieden werden. Das Gallen-

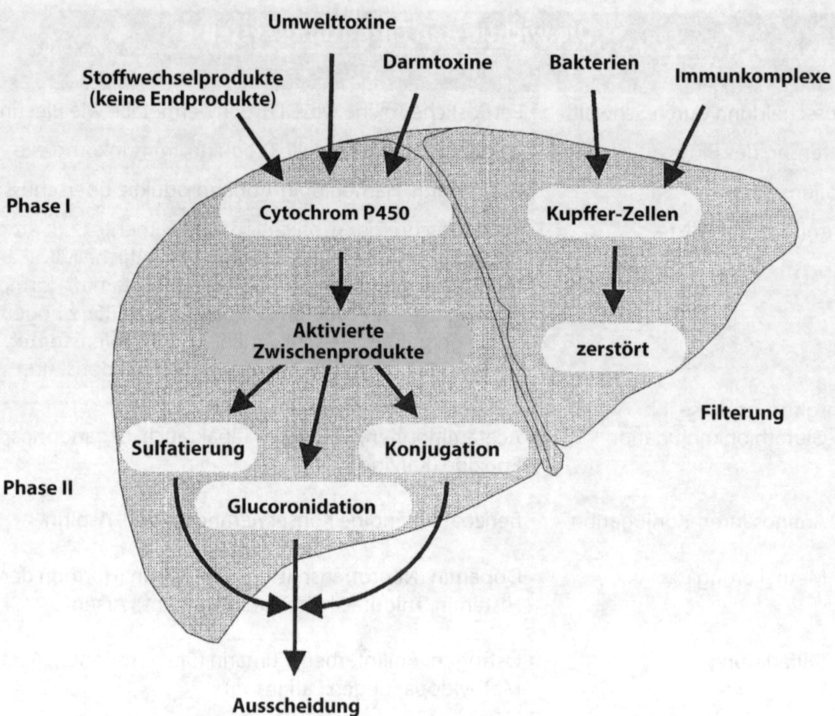

Die Entgiftungsmethoden der Leber

sekret und seine toxische Last werden in den Darm transportiert, von Ballaststoffen absorbiert und ausgeschieden. Bei einer ballaststoffarmen Ernährung werden diese Giftstoffe jedoch nicht gut im Kot gebunden, sondern erneut absorbiert. Noch schlimmer ist, dass Bakterien im Darm diese Giftstoffe so modifizieren, dass sie noch schädlicher werden. Ein weiteres Problem einer ballaststoffarmen Ernährung ist die toxische Metallausscheidung. Die Leber beseitigt über die Gallenflüssigkeit normalerweise Tag für Tag rund ein Prozent der Quecksilberbelastung des Körpers. Doch häufig werden 99 Prozent dessen, was über die Galle ausgeschieden wird, aufgrund ungenügenden Ballaststoffkonsums wieder aufgenommen. Die Gallenflüssigkeit eliminiert nicht nur unerwünschte Toxine, sondern emulgiert auch Fett und fettlösliche Vitamine, wodurch sie besser im Darm absorbiert werden.

Entgiftungsphase I

Die dritte Aufgabe der Leber bei der Entgiftung besteht aus einem zweistufigen enzymatischen Prozess, durch den unerwünschte chemische Substanzen neutralisiert werden. Zu diesen gehören nicht nur Medikamente, Pestizide und Giftstoffe aus dem Darm, sondern auch Körperchemikalien wie Hormone und inflammatorische Chemikalien (wie Histamin), die toxisch werden, wenn sie sich ansammeln können. In Phase I neutralisieren Enzyme einige Chemikalien direkt, aber viele andere Toxine werden in Zwischenstufen umgewandelt, die dann von Phase-II-Enzymen verarbeitet werden. Leider sind diese Zwischenformen häufig chemisch weit aktiver und deshalb toxischer. Wenn also die Entgiftungssysteme der Phase II nicht richtig funktionieren, bleiben diese Zwischenformen bestehen und sorgen für größere Schäden.

An der Entgiftungsphase I der meisten chemischen Toxine ist eine Gruppe von Enzymen beteiligt, die unter dem Kollektivbegriff Cytochrom P450 zusammengefasst werden. Das Cytochrom-P450-System besteht aus etwa 50 bis 100 Enzymen. Jedes Enzym ist auf die Entgiftung einer bestimmten Art von Chemikalien spezialisiert, wobei es aber umfangreiche Überlappungen gibt. Verschiedene Enzyme verstoffwechseln zwar dieselben Chemikalien, jedoch unterschiedlich effizient. Dieses störungssichere System stellt eine maximale Entgiftung sicher.

Die Aktivität der verschiedenen Cytochrom-P450-Enzyme variiert von Person zu Person deutlich – je nach Genetik, Kontakt mit chemischen Giftstoffen und Ernährungszustand. Da die Cytochrom-P450-Aktivität derart unterschiedlich ist, ist man individuell anfälliger für unterschiedliche Erkrankungen. Wie beispielsweise in der oben erwähnten Studie mit den italienischen Chemiearbeitern herauskam, sind jene mit einem hypoaktiven Cytochrom P450 anfälliger für Krebs.[20] Diese Variabilität von Cytochrom-P450-Enzymen spiegelt sich auch darin wider, wie eine Person die Karzinogene in Tabakrauch entgiften kann, und erklärt, warum einige Menschen rauchen können, ohne dass ihre Lunge große Schäden davonträgt, während andere schon nach ein paar Jahrzehnten des Rauchens Lungenkrebs bekommen. Menschen, die Krebs bekommen, sind normalerweise jene, die in Kontakt mit vielen Karzinogenen kommen und/oder deren Cytochrom P450 nicht gut funktioniert.[21]

Selbst unter gesunden Erwachsenen variiert der Aktivitätsgrad der Entgiftungsphase I beträchtlich. Eine Methode, um die Aktivität von Phase I zu ermitteln, besteht darin, zu messen, wie effektiv jemand Koffein entgiften kann. Mithilfe dieses Tests haben Forscher einen überraschenden fünf- bis fünfzehnfachen Unterschied in der Entgiftungsrate augenscheinlich gesunder Erwachsener festgestellt.[22]

Wenn das Cytochrom P450 ein Toxin verstoffwechselt, versucht es, dieses chemisch in eine weniger toxische Form umzuwandeln, es wasserlöslich zu machen oder in eine chemisch aktivere Form umzubauen. Die effektivste Option ist die erste, also die Neutralisierung des Toxins. Das ist es auch, was mit Kaffee passiert. Den Giftstoff wasserlöslich zu machen ist ebenfalls effektiv, weil ihn die Nieren dadurch besser über den Urin ausscheiden können. Die letzte Option besteht darin, das Toxin in eine chemisch reaktivere Form umzuwandeln, die von den Phase-II-Enzymen leichter konjugiert und wasserlöslich gemacht wird.

Diese Transformation von Toxinen in chemisch aktivere Toxine ist zwar für unsere Gesundheit von großer Bedeutung, kann aber zu ernsthaften Problemen führen. Eines davon ist die Entstehung freier Radikale bei der Umwandlung der Giftstoffe. Für jedes in Phase I verstoffwechselte Toxin wird ein freies Radikal gebildet. Ohne adäquate Verteidigungsmaßnahmen gegen freie Radikale wird die Leber jedesmal, wenn sie ein Toxin neutralisiert, um den Körper zu schützen, selbst von den gebildeten freien Radikalen geschädigt.

Das für die Neutralisierung der als Phase-I-Nebenprodukte gebildeten freien Radikalen wichtigste Antioxidans ist Glutathion, ein kleines Molekül aus drei Aminosäuren – Cystein, Glutaminsäure und Glycin. Bei der Neutralisierung freier Radikale wird Glutathion jedoch zu Glutathiondisulfid oxidiert. Glutathion ist auch für einen der wichtigsten Entgiftungsprozesse in Phase II erforderlich. Wenn also bei hohen Leveln der Toxinexposition in Phase I so viele freie Radikale gebildet werden, dass alles Glutathion verbraucht wird, leiden die Prozesse in Phase II unter einem Glutathionmangel.

Ein weiteres mögliches Problem tritt auf, wenn die Toxine, die in Phase I in aktivierte Zwischenformen umgewandelt werden, noch toxischer sind als zuvor. Wenn sie nicht schnell von Phase-II-Mechanismen aus dem Körper entfernt werden, können sie weitreichende Folgen haben. Deshalb muss die Rate, mit der in Phase I aktivierte Zwischenformen produziert werden, im Gleichgewicht mit der Rate sein, mit der diese in Phase II verarbeitet werden. Leider haben manche Menschen aufgrund genetischer Variationen oder Nährstoffdefizite ein sehr aktives Phase-I-Entgiftungssystem, aber sehr träge oder inaktive Phase-II-Enzyme. In der Folge leiden diese Menschen unter starken toxischen Reaktionen, wenn sie in Kontakt mit Umweltgiften kommen.

Zu einem Ungleichgewicht zwischen Phase I und Phase II kann es auch kommen, wenn eine Person über kurze Zeit großen Toxinmengen oder aber langfristig kleineren Toxinleveln ausgesetzt ist. In solchen Situationen werden so viele Giftstoffe neutralisiert, dass die für Phase II dringend erforderlichen Nährstoffe aufgebraucht werden, wodurch sich die hochgiftigen aktivierten Zwischenstufen anhäufen können.

Neuere Studien zeigen, dass Cytochrom-P450-Enzymsysteme auch in anderen Körperregionen zu finden sind, vor allem in Hirnzellen. Zu wenig Antioxidantien und Nährstoffe im Gehirn resultieren in vermehrten Neuronenschäden, wie das bei Alzheimer- und Parkinsonpatienten zu beobachten ist.

Wie alle Enzyme brauchen die Cytochrom-P450-Enzyme mehrere Nährstoffe, um richtig zu funktionieren. Ein Mangel an einem oder mehreren dieser Nährstoffe bedeutet, dass mehr Toxine im Umlauf sind und Schäden anrichten.

Auslöser der Entgiftungsphase I: Cytochrom P450 wird von einigen Toxinen, aber auch von manchen Nahrungsmitteln und Nährstoffen induziert (das heißt aktiviert). Offensichtlich ist es hilfreich, die Entgiftungsphase I zu unterstützen, um die Gifte so schnell wie möglich loszuwerden. Dies bewerkstelligt man am besten durch die Versorgung mit den nötigen Nährstoffen und ungiftigen Stimulantien, während man gleichzeitig die toxischen Substanzen meidet. Dennoch ist eine Stimulierung von Phase I *keine* gute Idee, wenn Ihr Phase-II-System nicht richtig funktioniert.

Substanzen, die die Entgiftungsphase I aktivieren

Drogen und Medikamente:
- Alkohol
- Nikotin im Tabakrauch
- Phenobarbital
- Sulfonamide
- Steroide

Nahrungsmittel:
- Kohl, Brokkoli und Rosenkohl
- über Holzkohle gegrilltes Fleisch (wegen der hohen Konzentration an toxischen Komponenten)
- proteinreiche Ernährung
- Orangen und Mandarinen (aber nicht Grapefruits)

Nährstoffe:
- Niacin
- Vitamin B_1 (Thiamin)
- Vitamin C

Kräuter:
- Kümmelsamen
- Dillsamen

Umweltgifte:
- Kohlenstofftetrachlorid
- Autoabgase
- Farbdämpfe
- Dioxin
- Pestizide

Alle oben aufgeführten Medikamente, Drogen und Umweltgifte aktivieren P450, um deren schädlichen Effekte zu bekämpfen, und indem sie dies tun, brauchen sie nicht nur die für dieses Entgiftungssystem nötigen Substanzen auf, sondern tragen auch signifikant zur Bildung von freien Radikalen und oxidativem Stress bei.

Im Reich der Lebensmittel enthalten Mitglieder der Kohlfamilie (etwa Kopfkohl, Brokkoli oder Rosenkohl) chemische Substanzen, die sowohl Phase-I- als auch Phase-II-Entgiftungsenzyme stimulieren. Zu diesen Substanzen gehört eine leistungsstarke krebshemmende Chemikalie namens Indol-3-Carbinol. Sie wirkt stark stimulierend auf Entgiftungsenzyme im Darm und in der Leber.[23] Das Nettoergebnis ist ein ansehnlicher Schutz vor mehreren Toxinen, vor allem Karzinogenen. Dies erklärt, warum der Verzehr von Kohlgemüse vor Krebs schützt.

Orangen und Mandarinen sowie die Samen von Kümmel und Dill enthalten Limonen, eine Phytochemikalie, die an Tiermodellen unter Beweis gestellt hat, dass sie Krebs vorbeugen und sogar heilen kann.[24] Die schützenden Effekte von Limonen gehen vermutlich auf die Tatsache zurück, dass es stark aktivierend auf Phase-I- wie Phase-II-Entgiftungsenzyme wirkt, die Karzinogene neutralisieren.

Inhibitoren der Entgiftungsphase II: Viele Substanzen hemmen Cytochrom P450. Das ist gefährlich, da Toxine dadurch potenziell noch schädlicher werden, weil sie länger im Körper verweilen, ehe sie entgiftet werden. Wenn Sie zum Beispiel Statine oder andere Medikamente einnehmen, die von Phase-I-Enzymen verstoffwechselt werden, oder wenn Sie großen Toxinleveln ausgesetzt sind, sollten Sie *keine* Grapefruits essen und *keinen* Grapefruitsaft trinken. Grapefruits enthalten das Flavonoid Naringenin, das die Cytochrom-P450-Aktivität um 30 Prozent reduzieren und somit die Eliminierung vieler Medikamente und Giftstoffe aus dem Blut verlangsamen kann.[25]

Inhibitoren der Entgiftungsphase I

Medikamente:

- Benzodiazepine (zum Beispiel Halcion, Centrax, Librium, Valium)
- Antihistaminika (gegen Allergien)
- Cimetidin und andere Magensäureblocker (bei Magengeschwüren)
- Ketoconazol
- Sulfaphenazol

Nahrungsmittel:

- Naringenin in Grapefruitsaft
- Curcumin in Kurkuma
- Capsaicin in Chilischoten
- Eugenol in Nelkenöl

Andere:

- Alterung
- Toxine von inadäquaten Bakterien im Darm

Curcumin – die Substanz, die Kurkuma die gelbe Farbe verleiht – ist interessant, weil es die Phase I hemmt und zugleich Phase II stimuliert. Dieser Effekt ist auch für die Krebsprävention sehr nützlich. Curcumin hinderte in mehreren Tierstudien Karzinogene wie Benzopyren (das Karzinogen in Fleisch vom Holzkohlengrill) daran, Krebs zu erregen. Die krebshemmende Aktivität von Curcumin geht anscheinend darauf zurück, dass es die Aktivierung von Karzinogenen reduziert und die Entgiftung jener Karzinogene ankurbelt, die bereits aktiviert sind. Curcumin hemmt zudem nachweislich das Wachstum von Krebszellen.[26]

Vor allem, wenn Sie selbst rauchen oder häufig Passivrauch ausgesetzt sind, raten wir Ihnen, viel Curry zu konsumieren (Kurkuma ist die Hauptzutat dieser Gewürzmischung). Da die meisten krebserregenden Chemikalien im Tabakrauch nur in der Zeit zwischen der Aktivierung von Phase I und der finalen Entgiftung in Phase II karzinogen sind, kann das Curcumin in Kurkuma einen großen Einfluss haben. In einer Humanstudie wurden sechzehn Langzeitrauchern täglich 1,5 Gramm Kurkuma verabreicht; sechs Nichtraucher dienten als Kontrollgruppe.[27] Am Ende der 30-tägigen Studie war bei den Rauchern, die Kurkuma bekamen, ein deutlicher Rückgang in der durch den Harn ausgeschiedenen Mutagenkonzentration zu verzeichnen. Dieses Ergebnis ist recht signifikant, da die Konzentration von Mutagenen im Urin wohl mit der systemischen Karzinogenbelastung und der Effektivität der Entgiftungsmechanismen korreliert.

Die Entgiftungsenzyme in Phase I sind im Alter weniger aktiv. Mit dem Älterwerden verringert sich zudem der Blutfluss durch die Leber, was das Problem noch verschärft. Auch ein Mangel an Bewegung, die für einen guten Blutkreislauf nötig ist, sowie die schlechte Ernährung, die bei Senioren so häufig ist, tragen zu einer verminderten Entgiftungskapazität bei. Dies erklärt, warum toxische Reaktionen auf Medikamente bei älteren Personen so häufig sind – sie sind schlicht nicht in der Lage, Arzneistoffe schnell genug zu eliminieren, wodurch sich eine toxische Last aufbaut. Ein anderer Grund besteht darin, dass viele Senioren so viele Medikamente einnehmen, dass sie ihre Entgiftungssysteme überfordern.

Um sicherzustellen, dass die Phase I gut funktioniert, empfehlen wir Ihnen, viel Kohl (Kopfkohl, Brokkoli und Rosenkohl), Vitamin-B-reiche Produkte (Nährhefe, Vollkorn), Vitamin-C-reiche Lebensmittel (Paprika, Kohl und Tomaten) sowie Zitrusfrüchte (Orangen und Mandarinen, aber keine Grapefruits) zu essen.

Entgiftungsphase II

Zur Phase II der Entgiftung gehört ein Vorgang namens Konjugation, bei dem eine protektive Komponente ein Toxin bindet, indem sie eine kleine Chemikalie anheftet. Diese Konjugationsreaktion neutralisiert das Toxin entweder oder sorgt dafür, dass es leichter mit dem Urin oder der Gallenflüssigkeit ausgeschieden wird. Auf manche Giftstoffe wirken Phase-II-Enzyme direkt, andere müssen erst durch Phase-I-Enzyme aktiviert werden. Grundsätzlich gibt es in der Entgiftungsphase II sechs Mechanismen: Glutathionkonjugation, Aminosäurenkonjugation, Methylierung, Sulfatierung, Acetylierung und Glucuronidierung. Manche Toxine werden durch mehrere Mechanismen neutralisiert.

Diese Enzymsysteme benötigen Nährstoffe für ihre Aktivierung und um die kleinen Moleküle bereitzustellen, die sie an die Toxine binden. Zudem brauchen sie Stoffwechselenergie, um richtig zu funktionieren und einige der kleinen Konjugationsmoleküle zu bilden. Wenn die Energie erzeugenden Strukturen der Leberzellen, die Mitochondrien, nicht richtig funktionieren (die Fehlfunktion kann auf Alterung, Magnesiummangel oder zu wenig Bewegung zurückzuführen sein), verlangsamt sich die Phase-II-Entgiftung, wodurch sich toxische Zwischenformen ansammeln können. Die erste Tabelle unten listet die wichtigsten Nährstoffe auf, die jedes der sechs Entgiftungssysteme in Phase II braucht. In der zweiten Tabelle stehen die Aktivatoren von Phase-II-Enzymen an, in der dritten ihre Inhibitoren.

Glutathionkonjugation: Viele toxische Chemikalien, darunter Schwermetalle, Lösungsmittel und Pestizide, sind fettlöslich. Dadurch sind sie für den Körper nur schwer auszuschwemmen. Die wichtigste Methode, mit der der Körper fettlösliche Substanzen eliminiert, ist die Ausscheidung mit der Gallenflüssigkeit. Wir sprachen bereits über das Problem, dass bei der Ausscheidung von Toxinen mit der Gallenflüssigkeit bei zu geringem Ballaststoffkonsum bis zu 99 Prozent der Gifte wieder absorbiert werden können. Glücklicherweise ist der Körper mit der Hilfe von Glutathion in der Lage, die fettlöslichen Toxine in eine wasserlösliche Form umzuwandeln, wodurch die Ausscheidung über die Nieren effektiver wird. Die Eliminierung fettlöslicher Komponenten, vor allem Schwermetalle wie Quecksilber und Blei, ist

Für Enzyme der Entgiftungsphase II erforderliche Nährstoffe

Phase-II-Mechanismus	Benötigte Nährstoffe
Glutathionkonjugation	Glutathion, Vitamin B_6
Aminosäurenkonjugation	Glycin
Methylierung	S-Adenosol-Methionin
Sulfatierung	Cystein, Methionin, Molybdän
Acetylierung	Acetyl-Coenzym A
Glucuronidierung	Glucuronsäure

Aktivatoren der Phase-II-Entgiftungsenzyme

Phase-II-Mechanismus	Aktivatoren
Glutathionkonjugation	Kohl (Kopfkohl, Brokkoli, Rosenkohl), limonenhaltige Produkte (Zitrusschalen, Dillsamen, Kümmelsamen)
Aminosäuren-Konjugation	Glycin
Methylierung	Lipotrope Nährstoffe (Cholin, Methionin, Betain, Folsäure, Vitamin B_{12})
Sulfatierung	Cystein, Methionin, Taurin
Acetylierung	Keine bekannt
Glucuronidierung	Fischöl, Tabakrauch, Antibabypille, Phenobarbital, limonenhaltige Produkte

Inhibitoren der Phase-II-Entgiftungsenzyme

Phase-II-Mechanismus	Inhibitoren
Glutathionkonjugation	Mangel an Selen, Vitamin B_2, Glutathion oder Zink
Aminosäuren-Konjugation	Proteinarme Ernährung
Methylierung	Mangel an Folsäure oder Vitamin B_{12}
Sulfatierung	Nichtsteroidale entzündungshemmende Medikamente (z. B. Aspirin), Tartazin (gelbe Lebensmittelfarbe), Molybdänmangel
Acetylierung	Mangel an Vitamin B_2, Vitamin B_5 oder Vitamin C
Glucuronidierung	Aspirin, Probenecid

auf einen ausreichend hohen Glutathionspiegel angewiesen, der wiederum auf ausreichend hohe Metathionin- und Cysteinspiegel angewiesen ist. Wenn die Anzahl toxischer Substanzen ansteigt, greift der Körper auf eingelagertes Methionin und Cystein zurück, um mehr Glutathion zu bilden und somit die Leber zu schützen.

Glutathion ist auch ein wichtiges Antioxidans. Wegen dieser Kombination aus Entgiftung und Schutz vor freien Radikalen ist Glutathion eines der wichtigsten Antikarzinogene und Antioxidantien in unseren Zellen. Das bedeutet, dass ein Glutathiondefizit katastrophale Folgen haben kann. Wenn das Glutathion schneller aufgebraucht wird, als es vom Körper produziert oder aus der Nahrung absorbiert werden kann, werden wir viel anfälliger für toxinbedingte Erkrankungen wie Krebs, vor allem wenn unser Phase-I-Entgiftungssystem hochaktiv ist.

Ein Mangel kann entweder die Folge von Krankheiten sein, die den Bedarf an Glutathion ankurbeln, von zu wenigen Nährstoffen, die für die Synthese erforderlich sind, oder von Erkrankungen, die seine Produktion hemmen. Menschen mit idiopatischer Lungenfibrose, adultem respiratorischem Distresssyndrom, HIV-Infektion, Leberzirrhose, Grauem Star oder fortgeschrittenem AIDS zum Beispiel haben erwiesenermaßen einen Glutathionmangel, vermutlich aufgrund ihres gesteigerten Glutathionbedarfs – sowohl als Antioxidans als auch zur Entgiftung. Rauchen erhöht die Geschwindigkeit, mit der Glutathion aufgebraucht wird, sowohl für die Entgiftung des Nikotins als auch für die Neutralisierung freier Radikale, die von den Toxinen im Tabakrauch produziert werden. Ähnliches gilt für Alkohol: Die Glutathionproduktion ist direkt proportional zur konsumierten Alkoholmenge.

Glutathion wird über zwei Wege bereitgestellt: über die Ernährung und die Synthese. Glutathion aus der Ernährung (von frischem Obst und Gemüse, gekochtem Fisch und Fleisch) wird im Darm gut absorbiert und anscheinend von den Verdauungsvorgängen nicht beeinträchtigt.[28] Doch das gilt vermutlich nicht für Glutathion-Ergänzungsmittel.[29]

Den Glutathionspiegel kann man auch auf andere Weise erhöhen. Für gesunde Personen kann eine tägliche Dosis von 500 Milligramm Vitamin C ausreichen, um eine gute Glutathionkonzentration in den Geweben zu erreichen und aufrechtzuerhalten.[30] In einer Doppelblindstudie stieg der Glutathionspiegel in den roten Blutkörperchen mit täglich 500 Milligramm Vitamin C im Durchschnitt um fast 50 Prozent.[30] (Wurde die Dosis jedoch auf 2000 Milligramm angehoben, stieg die Glutathionkonzentration in den roten Blutkörperchen lediglich um weitere 5 Prozent.) Andere Substanzen, die die Glutathionsynthese ankurbeln können, sind N-Acetylcystein (NAC), Molkenprotein (das reich an Cystein ist), Glycin und Methionin, aber Vitamin C hebt bei ernsthaftem Glutathionmangel den Spiegel anscheinend zu den geringsten Kosten.[31]

In den zurückliegenden 5 bis 10 Jahren wurden NAC- und Glutathionprodukte als Antioxidantien bei ernährungsbewussten Menschen und Ärzten zunehmend populär, aber ist dies gerechtfertigt?

Für diese Anwendung gibt es eine biochemische Begründung. Es heißt, NAC fungiere als Vorstufe von Glutathion, und die Einnahme von Extra-Glutathion würde die Glutathionkonzentration im Gewebe erhöhen. Während aber die Supplementierung mit hohen NAC-Dosen bei extremem oxidativem Stress (zum Beispiel bei AIDS, während der Chemotherapie oder bei einer Drogenüberdosis) durchaus hilfreich sein kann, kann sie bei gesunden Menschen kontraproduktiv sein. Der Grund dafür? Einerseits fand eine Studie heraus, dass die Verabreichung von NAC an gesunde Personen in der Dosierung von 1,2 Gramm pro Tag über 4 Wochen, gefolgt von 2,4 Gramm pro Tag für weitere 3 Wochen, die oxidativen Schäden sogar erhöhte, weil es als Prooxidans agierte.[32] Andererseits ergaben viele Studien, dass NAC den Glutathionspiegel in den roten Blutkörperchen effektiv erhöht, und Langzeitstudien über die Sicherheit von NAC – die teilweise mehrere Jahre andauerten und Tausende von Probanden umfassten – stellten fest, das es sehr zuverlässig ist.

Um zu gewährleisten, dass die Glutathionkonjugation gut funktioniert, sollten Sie viel glutathionreiche Nahrungsmittel (Spargel, Avocados und Walnüsse), Gemüse aus der Kohlfamilie (wie Kopfkohl und Brokkoli) sowie limonenreiche Lebensmittel essen, die die Glutathionkonjugation stimulieren (Orangenschalenöl, Dill- und Kümmelsamen). Zudem empfehlen wir eine Vitamin-C-Ergänzung (1000 bis 3000 Milligramm pro Tag, aufgeteilt auf mehrere Einzeldosen). Für Menschen, die toxischen Metallen wie Quecksilber ausgesetzt sind, ist NAC besonders vorteilhaft, weil es sowohl den Glutathionspiegel anhebt als auch Methylquecksilberverbindungen aus dem Körper chelatiert.

Aminosäuren-Konjugation: Der Körper nutzt mehrere Aminosäuren (Glycin, Taurin, Glutamin, Arginin und Ornithin), um Toxine zu binden und zu neutralisieren. Glycin ist die in Entgiftungsphase II am häufigsten verwendete Aminosäure. Menschen mit Hepatitis, alkoholbedingten Leberproblemen, Karzinomen, chronischer Arthritis, Schilddrüsenunterfunktion, Schwangerschaftsvergiftung und exzessiver Chemikalienbelastung haben für gewöhnlich ein schlecht arbeitendes Aminosäuren-Konjugationssystem. Der Wert des Benzoat-Clearance-Tests zum Beispiel (Messung der Rate, in der der Körper Benzoat entgiftet, indem er es mit Glycin konjugiert, um Hippursäure zu bilden, die von den Nieren ausgeschieden wird) ist bei Menschen mit Lebererkrankungen halb so hoch wie bei gesunden Erwachsenen. Bei diesen Menschen bleiben also alle Giftstoffe, die diese Phase durchlaufen müssen, fast doppelt so lang im Körper und können dort Schäden anrichten.[33]

Selbst zwischen augenscheinlich normalen Erwachsenen variiert die Aktivität der Glycinkonjugation enorm. Dies liegt nicht nur an genetischen Unterschieden, sondern auch an der Verfügbarkeit von Glycin in der Leber. Ein Defizit an Glycin und den anderen für die Konjugation erforderlichen Aminosäuren entsteht durch eine eiweißarme Ernährung und dann, wenn chronischer Kontakt mit Toxinen zum Aminosäurenabbau führt.

Um sicherzustellen, dass die Aminosäurenkonjugation gut funktioniert, sorgen Sie einfach dafür, dass Sie ausreichend eiweißreiche Nahrungsmittel zu sich nehmen. Wenn zusätzliches Protein benötigt wird, greifen Sie auf Molkenprotein zurück, denn das hat den höchsten biologischen Wert.

Methylierung: Bei der Methylierung werden Methylgruppen mit Toxinen konjugiert. Die meisten für die Entgiftung verwendeten Methylgruppen kommen von S-Adenosyl-Methionin (SAM-e). SAM-e wird aus der Aminosäure Methionin synthetisiert. Für diese Synthese sind die Nährstoffe Cholin, Vitamin B_{12} und Folsäure erforderlich.

SAM-e kann Östrogene durch Methylierung unwirksam machen – dies stützt den Einsatz von Methionin bei Problemen, die mit Östrogenüberschuss einhergehen, wie zum Beispiel PMS. Seine Effekte in der Prävention östrogeninduzierter Cholestase (Stagnation von Gallenflüssigkeit in der Gallenblase) konnte an Schwangeren und an Frauen, die die Antibabypille nehmen, nachgewiesen werden.[34] Neben der Unterstützung der Östrogenausscheidung erhöht Methionin erwiesenermaßen die Membranfluidität, die Östrogene normalerweise beeinträchtigen. Dadurch unterstützt es mehrere Faktoren, die den Gallenfluss fördern. Methionin kurbelt zudem den Fluss von Lipiden zur und aus der Leber an. Methionin liefert zahlreiche schwefelhaltige Verbindungen, darunter die Aminosäuren Cystein und Taurin.

Um sicherzustellen, dass die Methylierung richtig funktioniert, sollten Sie Nahrungsmittel essen, die reich an Folsäure (grünes Blattgemüse), Vitamin B_6 (Vollkorn, Hülsenfrüchte) und Vitamin B_{12} (tierische Produkte oder Nahrungsergänzungsmittel) sind. Ein Methioninmangel ist selten, weil es mit der Ernährung in ausreichendem Maß konsumiert wird.

Die Methylierung hat auch andere sehr wichtige Funktionen im Körper. Beispielsweise wird es zur Entgiftung von Homocystein verwendet, einem Zwischenprodukt, der Gehirn und Herz schädigt, sofern es nicht eliminiert wird, und sie bindet Arsen, wodurch dieses leichter über den Urin ausgeschieden wird.

Sulfatierung: Unter Sulfatierung versteht man die Konjugation von Giftstoffen mit schwefelhaltigen Verbindungen. Das Sulfatierungssystem ist für die Entgiftung diverser Medikamente, Ergänzungsmittel und Gifte wichtig.

Die Sulfatierung führt wie die anderen Phase-II-Entgiftungssysteme zu verminderter Toxizität und verbesserter Wasserlöslichkeit von Toxinen, wodurch sie leichter über den Urin oder manchmal die Gallenflüssigkeit ausgeschieden werden. Die Sulfatierung dient auch der Entgiftung einiger normaler

Körperchemikalien und ist die wichtigste Methode, Steroidhormone (wie Östrogen) und Schilddrüsenhormone zu eliminieren, sodass sie sich nicht auf gefährliche Level anhäufen können. Da die Sulfatierung auch die wichtigste Methode zur Eliminierung von Neurotransmittern ist, kann eine Fehlfunktion dieses Systems zur Entstehung von Störungen im Nervensystem beitragen.

Viele Faktoren beeinflussen die Aktivität der Schwefelkonjugation. Beispielsweise muss die Ernährung ausreichend Methionin und Cystein liefern. Eine an diesen Aminosäuren arme Ernährung vermindert nachweislich die Sulfatierung.[35] Auch ein Überschuss an Molybdän oder Vitamin B_6 (über 100 Milligramm pro Tag) reduziert die Sulfatierung.[36] In manchen Fällen kann die Sulfatierung durch Schwefelergänzungsmittel, extra viele schwefelhaltige Nahrungsmittel und die Aminosäuren Taurin und Glutathion gestärkt werden. Ein weiterer wichtiger Nährstoff ist das Spurenelement Molybdän, das für die meisten an Schwefelstoffwechsel beteiligten Enzyme erforderlich ist.

Um sicherzustellen, dass die Sulfatierung gut funktioniert, sollten Sie ausreichend schwefelhaltige Nahrungsmittel wie zum Beispiel Molkenprotein, Eier, rote Paprikaschoten, Knoblauch, Zwiebeln, Brokkoli und Rosenkohl konsumieren.

Acetylierung: Die Konjugation von Toxinen mit Acetyl-Coenzym A (Acetyl-CoA) ist die Methode, mit der der Körper Sulfonamide (Antibiotika, die normalerweise bei Harnwegsinfektionen eingesetzt werden) beseitigt. Dieses System scheint besonders anfällig für genetische Veränderungen zu sein, und Menschen mit schlecht funktionierendem Acetylierungssystem reagieren viel empfindlicher auf Sulfonamide und andere Antibiotika. Darüber, wie man dieses System direkt positiv beeinflussen kann, ist zwar wenig bekannt, man weiß aber, dass die Acetylierung auf Thiamin (Vitamin B_2), Patothensäure (B_5) und Vitamin C angewiesen ist.[37]

Um sicherzustellen, dass die Acetylierung richtig funktioniert, sollten Sie Nahrungsmittel konsumieren, die viele B-Vitamine (Nährhefe, Vollkorn) und Vitamin C (Paprikaschoten, Kohl, Zitrusfrüchte) liefern.

Glucuronidierung: Für die Glucuronidierung, die Bindung von Glucuronsäure an Toxine, ist das Enzym UDP-Glucuronyltransferase (UDPGT) erforderlich. Viele gängige Medikamente werden mit dieser wichtigen Methode entgiftet. Zudem hilft sie, Aspirin, Menthol, Vanillin (synthetisch hergestellte Vanille), Nahrungsmittelzusätze wie Benzoate sowie einige Hormone zu entgiften. Die Glucuronidierung funktioniert bei den meisten von uns anscheinend gut und bedarf keiner besonderen Aufmerksamkeit, außer man leidet am Gilbert-Syndrom – einer relativ häufigen Erkrankung, die durch einen chronisch erhöhten Bilirubinspiegel im Blutserum (1,2 bis 3,0 mg/dl) gekennzeichnet ist. Diese früher als selten geltende Krankheit betrifft tatsächlich ganze 5 Prozent der Gesamtbevölkerung. Für gewöhnlich verläuft sie symptomfrei, aber einige Patienten leiden unter Appetitmangel, Unwohlsein und Müdigkeit (typische Symptome beeinträchtigter Leberfunktion). Hauptsächlich wird die Erkrankung aber anhand des Gelbstichs von Haut und Augen erkannt – dieser ist durch die mangelhafte Verstoffwechslung von Bilirubin, einem Abbauprodukt von Hämoglobin, bedingt.

Die Aktivität von UDPGT wird durch Nahrungsmittel unterstützt, die viel Limonen liefern (Zitrusfrüchte sowie Dill- und Kümmelsamen). Der Konsum dieser Nahrungsmittel verbessert nicht nur die Glucuronidierung, sondern schützt uns auch erwiesenermaßen vor chemischen Karzinogenen.

Um sicherzugehen, dass die Glucuronidierung richtig funktioniert, sollten Sie schwefelreiche Nahrung (siehe oben) und Zitrusfrüchte (aber keine Grapefruits) essen. Wenn Sie das Gilbert-Syndrom haben, sollten Sie mindestens 1,5 Liter Wasser pro Tag trinken. Auch Methionin in Form von SAM-e kann in der Behandlung des Gilbert-Syndroms von Vorteil sein.[38]

Sulfoxidation: Mit dem Prozess der Sulfoxidation werden die schwefelhaltigen Moleküle in Medikamenten (wie dem Tranquilizer Chlorpromazin) und Nahrungsmitteln (wie Knoblauch) verstoffwechselt. Zudem beseitigt die Sulfoxidation Sulfit-Zusatzstoffe, die zur Konservierung von Nahrungs- und Arzneimitteln verwendet werden. Verschiedene Sulfite kommen in Kartoffelsalat (als Konservierungsmittel), in Salatbars (damit die Salate frisch aussehen), Trockenfrüchten (Sulfite erhalten die orangene Farbe getrockneter Aprikosen) und einigen Medikamenten (wie zum Beispiel Asthmamitteln) zum Einsatz. Normalerweise verstoffwechselt das Enzym Sulfitoxidase Sulfite in die sichereren Sulfate, die dann über den Urin ausgeschieden werden. Menschen mit einem mangelhaften Sulfidoxidationssystem haben im Urin ein erhöhtes Sulfit-Sulfat-Verhältnis.

Funktioniert die Sulfoxidationsentgiftung nicht besonders gut, wird man empfindlich gegen schwefelhaltige Arzneien und Lebensmittel, die Schwefel oder Sulfit-Zusatzstoffe enthalten. Dies ist besonders wichtig für Asthmatiker, die auf diese Stoffe mit lebensbedrohlichen Anfällen reagieren können.

Dr. Jonathan Wright, einer der führenden ganzheitlichen Ärzte in den USA, entdeckte vor ein paar Jahren, dass bei Asthmatikern mit erhöhtem Sulfit-Sulfat-Verhältnis im Urin die Verabreichung von Molybdän zu einer deutlichen Verbesserung ihres Gesundheitszustands führte. Molybdän hilft, weil die Sulfitoxidase auf dieses Spurenelement angewiesen ist. Obwohl den meisten Ernährungslehrbüchern zufolge ein Molybdänmangel selten ist, fand eine österreichische Studie mit 1750 Patienten heraus, dass 41,5 Prozent ein Molybdändefizit aufwiesen.[39]

Um sicherzustellen, dass die Sulfoxidation richtig funktioniert, sollten Sie Nahrungsmittel konsumieren, die viel Molybdän liefern, zum Beispiel Hülsenfrüchte (Bohnen) und Vollkornprodukte.

Praktische Anwendungen

Die Aktivität von und das Zusammenspiel zwischen Phase-I- und Phase-II-Reaktionen ist vielleicht der einzige Faktor, der unsere biochemische Individualität bestimmt. Dabei sind genetische Faktoren ganz klar von Bedeutung. Ein Beispiel hierfür ist der strenge Geruch des Urins, den einige Menschen nach dem Verzehr von Spargel wahrnehmen (der Geruch ist eine Funktion der Variabilität bei der Leberentgiftung). In China ist dieses Phänomen so gut wie unbekannt, während schätzungsweise 100 Prozent der Franzosen und rund 50 Prozent der erwachsenen US-Amerikaner diesen Geruch wahrnehmen.

Für den Nachweis, dass ein bestimmtes Leberentgiftungssystem gestört ist, bedarf es ausgeklügelter Labortests, aber mehrere Anzeichen oder Symptome können uns gute Hinweise liefern, wann die Entgiftungssysteme der Leber nicht gut funktionieren oder überlastet sind. Im Allgemeinen gilt: Wenn Sie irgendwann einmal auf ein Medikament oder ein Umweltgift schlimm reagiert haben, können Sie so gut wie sicher sein, dass ein Problem mit der Entgiftung vorliegt. Die Tabelle unten listet Symptome auf, die

Funktionsgestörte Leberentgiftungssysteme	
Situation	**Wahrscheinlich gestörtes System**
Unerwünschte Reaktion auf Sulfit-Ergänzungsmittel (wie z. B. in fertig gekauftem Kartoffelsalat oder Salatbars)	Sulfoxidation
Asthmatische Reaktion nach einem Restaurantbesuch	Sulfoxidation
Koffeinintoleranz (schon geringe Mengen lassen Sie nachts nicht schlafen)	Phase I
Chronische Exposition mit Toxinen	Phase II, Glutathionkonjugation
Strenger Uringeruch nach Spargelverzehr	Sulfoxidation
Knoblauch sorgt für Übelkeit	Sulfoxidation
Gilbert-Syndrom	Phase II, Glucuronidierung
Darmtoxizität	Phase II, Sulfatierung und Aminosäuren-Konjugation
Lebererkrankung	Dysfunktion von Phase I und Phase II
Parfüms und andere Umweltchemikalien sorgen für Krankheitsgefühl	Phase I
Schwangerschaftsvergiftung	Phase II, Aminosäuren-Konjugation
Gelbstich von Augen und Haut (Hepatitis ausgeschlossen)	Phase II, Glucuronidierung

in direktem Zusammenhang mit einer bestimmten Fehlfunktion stehen.

Die Bedeutung des Gallenflusses

Wenn die Leber einen Giftstoff modifiziert hat, muss er schnellstmöglich aus dem Körper entfernt werden. Einer der wichtigsten Eliminierungspfade führt durch die Galle. Doch wenn die Ausscheidung über die Gallenflüssigkeit gestört ist (diese Erkrankung wird Cholestase genannt), verweilen die Gifte länger in der Leber. Cholestase kann verschiedene Ursachen haben, zum Beispiel eine Blockierung der Gallenwege oder eine Beeinträchtigung des Gallenflusses in der Leber. Die häufigste Ursache einer Blockierung der Gallenwege sind wiederum Gallensteine. Derzeit haben vorsichtigen Schätzungen zufolge allein in den USA 20 Millionen Menschen Gallensteine. Bei fast 20 Prozent der Frauen über 40 und bei 8 Prozent der Männer über 40 werden bei einer Biopsie Gallensteine festgestellt, und alljährlich werden in den Vereinigten Staaten aufgrund von Gallensteinen rund 500 000 Gallenblasen entfernt. Dass in den USA Gallensteine derart häufig sind, wird mit der fettreichen und ballaststoffarmen Ernährung der meisten Amerikaner in Verbindung gebracht.

Eine Beeinträchtigung des Gallenflusses in der Leber kann von einer ganzen Reihe von Wirkstoffen und Erkrankungen verursacht werden (siehe unten). Diese Erkrankungen gehen häufig mit einer veränderten Leberfunktion in Labortests (zum Beispiel Serumbilirubin, alkalische Phosphatase, SGOT, LDH oder GGTP) einher, die auf zelluläre Schäden hinweist. Doch zur Bewertung der Leberfunktion sollte man sich nicht allein auf diese Tests verlassen, weil Laborwerte in der Anfangs- oder subklinischen Phase vieler Probleme noch normal sein können. Zu den Symptomen, die bei Zellschäden in der Leber auftreten können, gehören Müdigkeit, allgemeines Krankheitsgefühl, Verdauungsstörungen, Allergien und Empfindlichkeit gegen Chemikalien, prämenstruelles Syndrom und Verstopfung.

Ursachen von Cholestase

- Gallensteine
- Alkohol
- Endotoxine
- Erbkrankheiten wie Gilbert-Syndrom
- Schilddrüsenüberfunktion oder Thyroxin-Supplementierung
- Virale Hepatitis
- Schwangerschaft
- Natürliche und synthetische steroide Hormone
  - Anabole Steroide
  - Östrogene
  - Orale Verhütungsmittel
- Bestimmte Medikamente
  - Aminosalicylsäure
  - Chlorothiazid
  - Erythromycinestolat
  - Mepazin
  - Phenylbutazon
  - Sulfadiazin
  - Thiouracil

Die wohl häufigste Ursache von Cholestase und einer beeinträchtigten Leberfunktion ist Alkohol. Bei besonders empfindlichen Personen können schon 30 Milliliter Alkohol der Leber Schaden – in Form von Fettablagerungen – zufügen. Alle aktiven Alkoholiker haben diese Fettansammlungen in der Leber.

SAM-e hat sich in der Behandlung von zwei gängigen Ursachen für Gallestauungen in der Leber als recht nützlich erwiesen: von Östrogenüberschuss (ausgelöst durch die Antibabypille oder eine Schwangerschaft) und Gilbert-Syndrom.[40]

Zusammenfassung

Zu einer vernünftigen Methode, die Entgiftungssysteme des Körpers zu unterstützen, gehören erstens eine Verringerung der Toxinbelastung, zweitens eine Ernährung aus frischem Obst und Gemüse, Vollkornprodukten, Hülsenfrüchten, Nüssen und Samen, drittens ein gesunder Lebensstil (Alkohol meiden und sich regelmäßig bewegen), viertens Einnahme eines hochwirksamen Multivitamin-Mineralien-Ergänzungsmittels, fünftens spezielle Nahrungs- und Pflanzen-Ergänzungsmittel, um die Leber zu schützen und ihre Funktion zu stärken, und sechstens bei jedem Jahreszeitenwechsel eine 3- bis 7-tägige innere Reinigung.

Ernährung und Leberfunktion

Der erste Schritt in der Unterstützung der Leberfunktion besteht darin, die Ernährungsempfehlungen im Kapitel »Eine gesunde Ernährung« zu befolgen. Eine solche Ernährung liefert eine Fülle essenzieller Nährstoffe, die die Leber für die Erfüllung ihrer wichtigen Aufgaben benötigt. Wenn Sie eine gesunde Leber haben möchten, sollten Sie sich von drei Dingen definitiv fernhalten: gesättigten Fettsäuren, raffiniertem Zucker und Alkohol. Eine Ernährung mit vielen gesättigten Fetten erhöht das Risiko für Fettansammlungen und/oder Cholestase. Eine Ernährung mit vielen Ballaststoffen, vor allem löslichen Ballaststoffen, hingegen fördert die Gallensekretion.

Zu den Nahrungsmitteln, die dazu beitragen, die Leber vor Schäden zu schützen und ihre Funktion zu verbessern, gehören schwefelreiche Produkte wie Knoblauch, Hülsenfrüchte, Zwiebeln und Eier, Lebensmittel mit löslichen Ballaststoffen wie Birnen, Haferkleie, Äpfel und Hülsenfrüchte, Kohlgemüse, vor allem Brokkoli, Rosenkohl und Kopfkohl, Artischocken, Rüben, Karotten und Löwenzahn sowie viele Kräuter und Gewürze wie Kurkuma, Zimt und Süßholz.

Trinken Sie Alkohol nur in Maßen (höchstens zwei Gläser Wein oder Bier beziehungsweise 60 Milliliter Schnaps pro Tag für Männer und halb so viel für Frauen) und lassen Sie die Finger ganz vom Alkohol, wenn Ihre Leberfunktion eingeschränkt ist. Alkohol überlastet die Entgiftungsprozesse und kann zu Leberschäden und Immunsuppression führen.

Empfehlungen zur Nährstoffsupplementierung

Die Supplementierungsempfehlungen im Kapitel »Ergänzende Maßnahmen« sind zur Unterstützung der Entgiftung recht hilfreich. Ein hochwirksames Multivitamin-Mineralien-Ergänzungsmittel ist ein Muss, um mit all den toxischen Chemikalien, denen wir ständig ausgesetzt sind, fertigzuwerden. Antioxidative Vitamine wie Vitamin C, Betacarotin und Vitamin E sind offenbar wichtig, um die Leber vor Schäden zu schützen und die Entgiftungsmechanismen zu unterstützen, aber auch schlichte Nährstoffe wie B-Vitamine, Calcium und Spurenelemente sind für die Beseitigung von Schwermetallen und anderen toxischen Substanzen überaus wichtig.[41–43]

> **Trinken Sie Wasser!**
>
> Eine zu geringe Flüssigkeitszufuhr im Allgemeinen und zu geringer Wasserkonsum im Speziellen erschweren die Ausscheidung von Giften aus dem Körper. In der Folge erhöht sich das Risiko für Krebs und viele andere Krankheiten. Ausreichend Wasser zu trinken ist eine grundlegende Maxime, die Sie wohl schon tausendmal gehört haben. Aber es stimmt: Sie müssen mindestens sechs bis acht Gläser Wasser (1,5–2 Liter) pro Tag trinken – das bedeutet ein Glas alle zwei Stunden, wenn Sie wach sind. Warten Sie nicht, bis Sie durstig sind, sondern planen Sie den ganzen Tag lang regelmäßige Trinkpausen ein.

Spezielle Nährstoffe

Cholin, Betain, Methionin,[44–46] Vitamin B_6, Folsäure und Vitamin B_{12} sind wichtig. Diese Nährstoffe sind *lipotrope Substanzen*, die den Fluss von Fett und Gallenflüssigkeit zur und von der Leber stärken. Im Wesentlichen wirken sie Stauungen in der Leber entgegen und unterstützen die Leberfunktion und den Fettstoffwechsel. Lipotrope Rezepturen erhöhen anscheinend die Konzentration zweier wichtiger Lebersubstanzen, SAM-e und Glutathion.

Produkte mit lipotropen Substanzen sind sehr hilfreich, um die Entgiftungsreaktionen und andere Leberfunktionen zu stärken. Auf Ernährung spezialisierte Ärzte empfehlen lipotrope Rezepturen bei vielerlei Erkrankungen, darunter eine ganze Reihe von Leberproblemen wie Hepatitis, Zirrhose und chemikalieninduzierte Lebererkrankung.

Die meisten großen Hersteller von Nahrungsergänzungsmitteln bieten lipotrope Produkte an. Wenn Sie sie einnehmen, ist es wichtig, eine ausreichend große Menge zu nehmen, die täglich 1000 Milligramm Cholin und 1000 Milligramm Methionin und/oder Cystein entspricht. Alternativ können Sie 200–400 Milligramm SAM-e pro Tag einnehmen.

Pflanzliche Arzneimittel und Leberfunktion

Die Liste von Pflanzen, die sich positiv auf die Leberfunktion auswirken, ist lang. Am gründlichsten untersucht wurde aber der Extrakt der Mariendistel

(Silybum marianum), Silymarin genannt. Es enthält eine Gruppe von Flavonoidkomponenten, die sich in hohem Maß schützend auf die Leber auswirken und auch die Entgiftungsprozesse unterstützen.

Silymarin schützt vor Leberschäden, indem es als Antioxidans agiert, aber auch durch andere wichtige Mechanismen, die es in mehreren experimentellen Studien unter Beweis stellte. In Tierversuchen schützte Silymarin vor Leberschäden durch höchst toxische Chemikalien wie Kohlenstofftetrachlorid, das Gift des Knollenblätterpilzes, Galaktosamin und Praseodym-Nitrat.[47, 48]

Eine der wichtigsten Maßnahmen, mit denen Silymarin die Entgiftungsreaktion unterstützt, ist die Unterbindung von Glutathionabbau. Wie oben erwähnt, schützt Glutathion die Leber vor oxidativen Schäden und ist eng mit der Entgiftungskapazität der Leber verbunden. Je höher der Glutathionspiegel ist, umso größer ist die Kapazität der Leber, schädliche Chemikalien zu entgiften. Wenn wir in Kontakt mit Chemikalien kommen, die der Leber schaden könnten (darunter Alkohol), wird normalerweise der Glutathionspiegel in der Leber nach und nach reduziert. Dies macht Leberzellen anfällig für Schäden. Silymarin schützt nicht nur vor Glutathionabbau, der von Alkohol und anderen toxischen Chemikalien verursacht wird, sondern erhöht auch nachweislich den Glutathionspiegel in der Leber um bis zu 35 Prozent.[49] Da die Entgiftungskapazität der Leber in Zusammenhang mit der Glutathionkonzentration in der Leber steht, weisen die Ergebnisse dieser Studie darauf hin, dass Silymarin die Entgiftungsreaktionen um bis zu 35 Prozent erhöht.

Humanstudien bewiesen, dass Silymarin sich bei der Behandlung von unterschiedlichen Lebererkrankungen wie Zirrhose, chronische Hepatitis, Fettansammlungen in der Leber (von Chemikalien oder Alkohol) und Entzündung der Gallenwege positiv auswirkt.[50–54] Die Standarddosierung von Silymarin liegt bei dreimal täglich 70–210 Milligramm.

Fasten

Fasten wird häufig zur Entgiftung eingesetzt, weil es eine der schnellsten Methoden ist, die Beseitigung von Abfallprodukten anzukurbeln und die körpereigenen Heilprozesse zu unterstützen. Es wird als Abstinenz von allen Speisen und Getränken – außer Wasser – für eine bestimmte Zeit, für gewöhnlich zu therapeutischen oder religiösen Zwecken, definiert.

Obwohl therapeutisches Fasten wohl eine der ältesten bekannten Therapieformen ist, wird es von der medizinischen Fachwelt größtenteils ignoriert – wenngleich es in der medizinischen Literatur signifikante wissenschaftliche Berichte über das Fasten gibt. Zahlreiche Fachzeitschriften haben Artikel über die Rolle des Fastens in der Behandlung von Adipositas, chemischen Vergiftungen, rheumatoider Arthritis, Allergien, Schuppenflechte, Ekzemen, Thromophlebitis, offenen Beinen, Reizdarmsyndrom, vermindertem oder gestörtem Appetit, Bronchialasthma, Depressionen, Neurosen und Schizophrenie veröffentlicht.

Eine der bemerkenswertesten Studien über Fasten und Entgiftung erschien 1984 im *American Journal of Industrial Medicine*.[55] An der beschriebenen Studie nahmen Patienten teil, die mit polychlorierten Biphenylen (PCB) kontaminiertes Reisöl konsumiert hatten. Alle berichteten nach 7- bis 10-tägigem Fasten über Symptomlinderungen, manche sogar von »drastischer« Linderung. Diese Studie bestätigte frühere Versuche mit Patienten mit PCB-Vergiftung und bestärkt die therapeutischen Effekte des Fastens als Entgiftungsmethode.

Es ist jedoch zu erwähnen, dass beim Fasten immer Vorsicht angebracht ist. Bitte konsultieren Sie einen Arzt, ehe Sie eine unbeaufsichtigte Fastenkur machen.

Wenn Sie das Fasten einmal ausprobieren wollen, raten wir Ihnen, gleichzeitig die Entgiftungsreaktionen zu unterstützen, vor allem wenn Sie eine besonders schwere toxische Belastung haben oder über lange Zeit fettlöslichen Giftstoffen wie Pestiziden ausgesetzt waren. Denn während des Fastens werden in unseren Fettzellen eingelagerte Toxine ins System freigesetzt. Das Insektizid DDT beispielsweise wird erwiesenermaßen beim Fasten vom Körperfett abgegeben und kann zu Blutkonzentrationen führen, die für das Nervensystem toxisch sind.[56]

Die beste Methode, während des Fastens die Entgiftung zu unterstützen, ist eine 3-tägige Fastenkur mit frischem Gemüsesaft (statt einer Wasserkur oder einer längeren Fastenkur). Für längeres Fasten ist eine medizinische Beaufsichtigung unter stationärem Klinikaufenthalt erforderlich, kürzere Fastenkuren können aber normalerweise zu Hause durchgeführt werden.

Bei einer 3-tägigen Saftkur nehmen Sie täglich drei- bis viermal 240–350 Milliliter Saft zu sich. In den 3 Tagen beginnt der Körper, sich selbst der eingelagerten Gifte zu entledigen. Das Trinken frischer Säfte zur Reinigung vermindert einige Nebenwirkungen, die mit einer Wasserkur einhergehen, zum Beispiel Benommenheit, Müdigkeit und Kopfschmerzen. Während der Saftkur verspürt man für gewöhnlich ein Gefühl von erhöhtem Wohlbefinden, frischer Energie, klarerem Denken und Reinheit. Aber nehmen Sie ausschließlich Gemüsesäfte (vorzugsweise frisch gepresst und in Bioqualität) zu sich, keine Fruchtsäfte – der hohe Zuckergehalt in Fruchtsäften kann zu extrem schwankendem Blutzuckerspiegel führen.

Um die Entgiftung noch weiter zu fördern, hier ein paar Tipps:

- Nehmen Sie zur allgemeinen Unterstützung ein hochwirksames Multivitamin-Mineralien-Ergänzungsmittel ein.
- Nehmen Sie eine lipotrope Rezeptur ein, um täglich jeweils 1000 Milligramm Cholin und Methionin und/oder Cystein zu sich zu nehmen. Alternativ können Sie täglich 200–400 Milligramm SAM-e verwenden.
- Nehmen Sie dreimal pro Tag 1000 Milligramm Vitamin C ein.
- Nehmen Sie abends vor dem Schlafengehen 1–2 Esslöffel eines Ballaststoffpräparats zu sich, vorzugsweise lösliche Ballaststoffe wie Flohsamenschalen-, Guaran- oder Haferkleiepulver.
- Falls Sie eine besonders schwere toxische Belastung haben, nehmen Sie dreimal pro Tag 70–210 Milligramm Silymarin.

Weitere Ratschläge zum Fasten

Eine kurze Saftkur kann zwar immer begonnen werden, am besten eignet sich aber ein Wochenende oder eine Zeit, wenn ausreichend Ruhe sichergestellt ist. Je mehr Ruhe Sie sich gönnen, umso besser sind die Ergebnisse, weil die Energie direkt in Richtung Heilung gelenkt werden kann statt zu anderen Körperfunktionen.

Bereiten Sie sich vor, indem Sie als letzte Mahlzeit pro Tag vor dem Fastenbeginn ausschließlich frisches Obst und Gemüse zu sich nehmen. (Manche Fachleute empfehlen, zu Beginn einer Fastenkur, auch einer Saftkur, einen ganzen Tag lang nur rohe Nahrungsmittel zu essen.)

Die nächsten 3–5 Tage nehmen Sie nichts als frische Gemüsesäfte (idealerweise aus Biogemüse) zu sich. Wie oben erwähnt, trinken Sie über den Tag verteilt vier Gläser (à 240–350 Milliliter) frisch gepressten Saft. Darüber hinaus trinken Sie viel pures Wasser. Die Wassermenge richtet sich nach Ihrem Durst, aber mindestens vier 240-Milliliter-Gläser sollten es schon sein.

Trinken Sie keinen Kaffee, keinen in Flaschen oder Dosen abgefüllten oder tiefgefrorenen Saft. Kräutertees können eine Fastenkur gut unterstützen, sie sollten aber ungezuckert sein.

Sport wird während des Fastens für gewöhnlich nicht empfohlen. Sie sind gut beraten, Energie zu sparen, um die bestmögliche Heilung zu erreichen. Kurze Spaziergänge und leichte Dehnübungen sind nützlich, aber anstrengendes Training belastet das System und beeinträchtigt Reparatur und Ausscheidung.

Ruhe ist einer der wichtigsten Aspekte einer Fastenkur. Ein oder zwei Nickerchen pro Tag sind empfehlenswert. Nachts brauchen Sie normalerweise weniger Schlaf, weil Sie tagsüber weniger aktiv sind. Die Körpertemperatur sinkt für gewöhnlich während des Fastens, ebenso Blutdruck, Puls und Atemfrequenz – all dies geht auf die verlangsamte Stoffwechselrate zurück. Es ist deshalb wichtig, sich warm zu halten.

Wenn es an der Zeit ist, das Fasten zu beenden, führen Sie feste Nahrungsmittel nach und nach in kleinen Portionen wieder ein. Überessen Sie sich nicht. Eine gute Idee ist es auch, langsam zu essen, gründlich zu kauen und die Speisen vor dem Essen auf Zimmertemperatur zu bringen.

Schnellüberblick

- Die Fähigkeit zu entgiften ist ein wesentlicher Bestimmungsfaktor für den Gesundheitszustand einer Person.
- Vorsichtig geschätzt, leiden bis zu 25 Prozent aller US-Bürger zu einem gewissen Grad an Schwermetallvergiftungen.
- Die Belastung oder Toxizität von Nahrungszusätzen, Lösungsmitteln (etwa Putzmittel, Formaldehyd, Toluol oder Benzol), Pestiziden, Herbiziden, Weichmachern und anderen toxischen Chemikalien kann psychologische und neurologische Symptome hervorrufen. Von Bakterien und Hefepilzen im Darm gebildete Gifte können absorbiert werden und zu signifikanten Störungen der Körperfunktionen führen.
- Die Leber ist ein komplexes Organ, das eine wichtige Rolle für die meisten Stoffwechselprozesse, vor allem die Entgiftung, spielt.
- Die Entgiftungsmechanismen der Leber:
  → Filterung des Blutes
  → Produktion von Gallenflüssigkeit
  → Phase-I-Entgiftungsreaktionen
  → Phase-II-Entgiftungsreaktionen
- Glutathion ist eine wichtige Entgiftungssubstanz; Vitamin-C-Supplementierung ist die kosteneffektivste Methode, den Glutathionspiegel zu heben.
- Silymarin, der Flavonoidkomplex der Mariendistel, ist eine gut erforschte Komponente zur Stärkung der Leberfunktion.
- Fasten ist eine der schnellsten Methoden, die Beseitigung von Abfallstoffen anzukurbeln und die Heilungsprozesse des Körpers zu unterstützen.

Wir empfehlen dringend, die Entgiftungsreaktionen während des Fastens zu unterstützen, vor allem wenn Sie eine besonders große toxische Belastung haben oder lange Zeit fettlöslichen Toxinen wie Insektiziden ausgesetzt waren.

VERDAUUNG UND AUSSCHEIDUNG

Einführung

Wenn wir die ernährungsphysiologischen Vorzüge von Nahrungsmitteln nutzen wollen, müssen diese richtig verdaut, absorbiert und ausgeschieden werden. Auch das beste Essen der Welt verkommt, wenn der Körper es nicht verarbeiten kann. Zum Glück ist das menschliche Verdauungssystem im Extrahieren der nötigen Nährstoffe aus der Nahrung recht effizient.

Die wichtigsten Funktionen des Magen-Darm-Systems sind Aufspaltung und Absorption von Nährstoffen. Das Verdauungssystem reicht vom Mund bis zum Anus. Es besteht aus dem Magen-Darm-Trakt und Anhangorganen wie Speicheldrüsen, Leber und Gallenblase sowie der Bauchspeicheldrüse.

Die Verdauung ist das Resultat mechanischer wie chemischer Prozesse. Die mechanischen Verdauungsvorgänge bestehen im Mahlen und Zerkleinern der Speisemasse und in der Vermischung mit Verdauungssäften, während die Nahrung durch den Verdauungstrakt geschoben wird. Die Verdauungssäfte sind für die chemische Aufspaltung des Essens zuständig. Die aktiven Komponenten in den Verdauungssäften sind vor allem Salzsäure und Enzyme.

Der Verdauungsprozess

Der Verdauungsprozess beginnt im Mund. Das Kauen der Speisen ist der erste Schritt, um so viel wie möglich aus dem Essen herauszuziehen. Der Kauvorgang signalisiert anderen Teilen des Verdauungssystems, sich einsatzbereit zu machen; zudem vermengt er das Essen mit Speichel. Dieser enthält das Enzym Speichelamylase, das Stärkemoleküle in kleinere Zucker abbaut. Ist die Nahrung gekaut, wird sie durch die Speiseröhre in den Magen transportiert.

Im Magen wird die Nahrung mechanisch und chemisch abgebaut. Der Magen rüttelt und wendet die Nahrung, um sie mit seinen Verdauungssäften wie Salzsäure und dem Enzym Pepsin zu vermischen. Diese Faktoren sind für die Proteinverdauung und die Mineralstoffaufnahme entscheidend. Ist die Salzsäuresekretion unzureichend oder blockiert, können Eiweiße nicht richtig verdaut werden. Die Nahrung bleibt im Magen, bis sie zu einer halbflüssigen Konsistenz reduziert ist. Im Allgemeinen dauert dieser Vorgang zwischen 45 Minuten und 4 Stunden. Wenn die Nahrung den Magen verlässt, wird sie als Chymus (Speisebrei) bezeichnet.

Der Speisebrei braucht für seinen Weg durch den etwa 6 Meter langen Dünndarm 2–5 Stunden. Der Dünndarm ist in drei Abschnitte unterteilt: Der Zwölffingerdarm (Duodenum) bildet die ersten 25–30 Zentimeter, der Leerdarm (Jejunum) ist der mittlere Teil und etwa 2 Meter lang, und der Krummdarm (Ileum) misst circa 3,60 Meter. Der Dünndarm ist an allen Aspekten der Verdauung, der Absorption und des Transports der aufgenommenen Speisen beteiligt. Er setzt eine ganze Reihe von Verdauungs- und Schutzstoffen frei und erhält noch dazu die Sekrete von Bauchspeicheldrüse, Leber und Gallenblase.

Die Absorption von Mineralstoffen geht hauptsächlich im Zwölffingerdarm vonstatten, die Absorption von wasserlöslichen Vitaminen, Kohlenhydraten und Proteinen vor allem im Leerdarm, und der Krummdarm absorbiert fettlösliche Vitamine, Fette, Cholesterin und Gallensalze.

Erkrankungen des Dünndarms führen häufig zu Malabsorptionssyndromen, die von multiplen Nährstoffdefiziten gekennzeichnet sind. Häufige Ursachen von Malabsorption sind zum Beispiel Zöliakie (Glutenintoleranz), Lebensmittelallergien oder -unverträglichkeiten, Darminfektionen und Morbus Crohn.

Die Bauchspeicheldrüse

Die Bauchspeicheldrüse (Pankreas) produziert Enzyme, die für die Verdauung und Absorption der Nahrung erforderlich sind. Jeden Tag sondert sie etwa 1,5 Liter Pankreassaft in den Dünndarm ab. Zu den freigesetzten Enzymen gehören Lipasen, Proteasen und Amylasen.

Lipasen sind – neben der Gallenflüssigkeit – für die Verdauung von Fetten verantwortlich. Ein Lipasemangel führt zur Malabsorption von Fett und fettlöslichen Vitaminen. Amylasen bauen Stärkemoleküle zu kleineren Zuckern ab. Die Speicheldrüsen und die Bauchspeicheldrüse setzen Amylase frei. Die von der Bauchspeicheldrüse freigesetzten Proteasen (Trypsin, Chymotrypsin und Carboxypeptidase) wirken an der Verdauung mit, indem sie Proteinmoleküle in einzelne Aminosäuren aufspalten. Unvollständige Verdauung von Proteinen sorgt im Körper für einige Probleme; sie verursacht zum Beispiel Allergien und die Bildung toxischer Substanzen während der Zersetzung (des Abbaus von Proteinen durch Bakterien).

Proteasen sind nicht nur für die Proteinverdauung wichtig, sondern erfüllen auch andere bedeutsame Aufgaben. Die Proteasen sind weitgehend dafür verantwortlich, den Dünndarm frei von Bakterien, Hefepilzen und Parasiten wie zum Beispiel Protozoen und Würmern zu halten. Ein Defizit an Proteasen und anderen Verdauungssekreten erhöht das Risiko für Darminfektionen, wie etwa chronische Candida-Infektionen des Magen-Darm-Trakts, erheblich. Die Proteasen sind außerdem für den Schutz vor Gewebeschäden bei Entzündungen, vor Fibringerinnseln und Immunkomplexablagerungen im Gewebe zuständig.

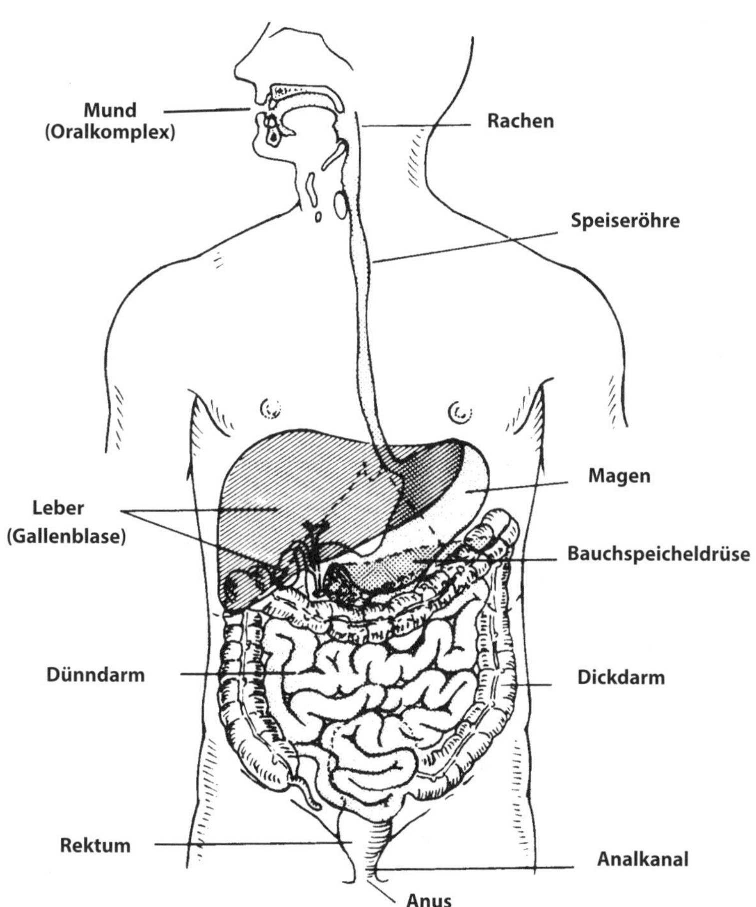

Das Verdauungssystem

Das Leber-Galle-System

Die Leber produziert Galle, eine höchst wichtige Substanz für die Absorption von Fettsäuren und fettlöslichen Vitaminen. Die von der Leber gebildete Galle wird entweder in den Dünndarm freigesetzt oder in der Gallenblase gespeichert. Gallensäfte sind auch wichtig, um den Stuhl weich zu machen, indem sie die Einbindung von Wasser ermöglichen. Ist zu wenig Galle verfügbar, kann der Stuhl recht hart werden, wodurch er nur schwer auszuscheiden ist.

Wie die Bauchspeicheldrüsenenzyme hält auch Galle den Dünndarm frei von Mikroorganismen. Jeden Tag wird circa 1 Liter Galle in den Dünndarm freigesetzt. Etwa 99 Prozent dessen, was mit der Galle ausgeschieden wird, wird bei Menschen, die sich ballaststoffarm ernähren, wieder absorbiert.

Wenn zusätzliche Gallensäuren aufgenommen werden, normalerweise in Form von Ursodeoxycholsäure oder Gallensalzen, erhöhen sie erwiesenermaßen den Ausstoß von Galle und tragen zu einer milden abführenden Wirkung bei. Eine andere Methode, den Ausstoß von Galle anzuregen (ein choleretischer Effekt), ist die Einnahme pflanzlicher Substanzen wie Mariendistel- oder Artischockenextrakt.

Der Dickdarm

Der Dickdarm ist etwa 1,50 Meter lang und für die Absorption von Wasser, Elektrolyten (Salzen) und – in geringerem Ausmaß – einigen Endprodukten der Verdauung zuständig. Zudem werden im Dickdarm temporär Abfallprodukte gespeichert, die als Medium für Bakterien dienen. Die Gesundheit des Dickdarms wird hauptsächlich von der Art der Nahrung beeinflusst, die wir konsumieren. Besonders Ballaststoffe sind wichtig, um den Dickdarm gesund zu halten.

Die effektive Beseitigung von Abfallprodukten ist genauso wichtig wie die korrekte Verdauung. Alle 12–24 Stunden Stuhlgang zu haben ist für die Gesundheit unerlässlich. Für die regelmäßige Entleerung sind ballaststoffreiche Nahrungsmittel nötig, das heißt Obst, Gemüse, Vollkornprodukte, Hülsenfrüchte, Nüsse und Samen. Eine ballaststoffreiche Ernährung erhöht Häufigkeit und Menge des Stuhlgangs, verringert die Durchlaufzeit des Kots und schützt anscheinend vor diversen Krankheiten, die den Dickdarm betreffen, zum Beispiel Verstopfung, Dickdarmkrebs, Divertikulitis, Hämorrhoiden und Reizdarmsyndrom.

Stress und Verdauung

Das autonome Nervensystem kontrolliert alle unwillkürlichen Nervenaktivitäten. Ein Teil davon, das sympathische Nervensystem, stimuliert die Kampf-oder-Flucht-Reaktion, der andere Teil, das parasympathische Nervensystem, ist für Verdauung, Reparatur, Sanierung und Verjüngung zuständig. In stressreichen Zeiten dominiert das sympathische System und verleitet den Körper dazu, Blut und Energie weg vom Verdauungstrakt und hin zu den Skelettmuskeln und zum Gehirn zu transportieren. Regelmäßig für Entspannung zu sorgen (also Geist und Körper zu beruhigen lernen) ist für die Stressminderung und eine verbesserte Verdauung überaus wichtig.

Verdauungsstörungen

Den Begriff *Verdauungsstörungen* benutzen Patienten häufig, um Sodbrennen und/oder Schmerzen im oberen Bauchraum sowie das Gefühl des Aufgeblähtseins, ein Druck- oder Schweregefühl oder Blähungen nach dem Essen, Magen- oder Bauchschmerzen oder -krämpfe oder auch ein Völlegefühl im Bauch zu beschreiben. Die medizinischen Fachbegriffe für Verdauungsstörungen sind *funktionale Dyspepsie* (FD), *nichtulzerative Dyspepsie* (NUD) und *gastroösophageale Refluxkrankheit* (*gastroesophageal reflux disorder*, GERD).

Verdauungsstörungen werden hauptsächlich mit Antazida (Säureblockern) behandelt. Säureblocker werden in zwei Gruppen eingeteilt. Die eine Medikamentengruppe sind die älteren Histamin-Rezeptorantagonisten wie Zantac, Tagamet und Pepcid AC. Die andere, neuere und stärkere Medikamentengruppe sind die Protonenpumpeninhibitoren (PPI) wie Nexium, Prilosec, Protonix, Prevacid und Aciphex. Die Einnahme von Säureblockern, vor allem der jüngeren Generation, wird mit einem erhöhten

Risiko für Osteoporose, Herzrhythmusstörungen, Darminfektionen, bakterieller Lungenentzündung und multiplen Nährstoffdefiziten in Zusammenhang gebracht. Am schlimmsten ist die Tatsache, dass diese Medikamente die Entstehung verschiedener Krebsarten im Magen-Darm-Bereich fördern.[1] Weil der Körper Magensäure verwendet, um viele Nährstoffe aus der Nahrung zu ziehen, haben Patienten, die Säureblocker einnehmen, ein erhöhtes Risiko für multiple Nährstoffdefizite. Vor allem die Konzentrationen wichtiger Nährstoffe wie Vitamin B_{12}, Magnesium und Eisen sind bei Menschen, die lange Zeit Protonenpumpenhemmer einnehmen, zu niedrig.

Der optimale pH-Wert im Magen liegt bei 1,5–2,5, wobei Salzsäure die wichtigste Magensäure darstellt. Die Einname von Säureblockern erhöht normalerweise den pH-Wert auf 3,5. Dies verhindert effektiv die Tätigkeit von Pepsin, einem Enzym, das an der Eiweißverdauung beteiligt ist und den Magen irritieren kann. Ein höherer pH-Wert kann zwar Symptome lindern, es muss aber auch erwähnt werden, dass Salzsäure und Pepsin wichtige Faktoren für die Proteinverdauung sind. Ist ihre Freisetzung unzureichend oder ihre Aktivität gehemmt, sind auch Eiweißverdauung und Mineraldissoziation gestört. Zudem kann der veränderte pH-Wert die mikrobielle Flora im Darm negativ beeinflussen und zum Beispiel zu einer Überbesiedlung mit dem Bakterium *Helicobacter pylori* führen, das mit diversen Magenproblemen verbunden wird. Deshalb ist es wichtig, Säureblocker klug und sparsam zu verwenden. Außerdem sind viele ernährungsphysiologisch orientierte Ärzte der Meinung, dass nicht zu viel Säure das Problem ist, sondern eher zu wenig Säure. Naturheilkundliche Ärzte behandeln Verdauungsprobleme normalerweise mit Methoden, die die Verdauung fördern statt zu bremsen. Zu den häufig verordneten verdauungsfördernden Mitteln gehören Salzsäure, Präparate mit Pankreasenzymen und magensaftresistente Pfefferminzölprodukte.

Allgemeine Hinweise

Die gastroösophageale Refluxkrankheit (GERD) wird meistens durch den Rückfluss der Magensäfte in die Speiseröhre (Refluxösophagitis) verursacht, was zu einem Brennen führt, das nach oben ausstrahlt und im Liegen schlimmer wird. Die Refluxösophagitis wiederum wird meist durch übermäßiges Essen verursacht. Weitere häufige Ursachen dafür sind Adipositas, Rauchen, Schokolade, Frittiertes, kohlensäurehaltige Getränke (Softdrinks), Alkohol und Kaffee. Diese Faktoren erhöhen entweder den intraabdominalen Druck, wodurch der Mageninhalt nach oben gedrückt wird, oder mindern den Tonus des Ösophagussphinkters (Schließmuskel der Speiseröhre). Der erste Schritt bei der Behandlung von Refluxösophagitis ist die Vorbeugung. In den meisten Fällen reicht schon die Vermeidung oder Reduzierung der verursachenden Faktoren.

Bei gelegentlichem Sodbrennen können Säureblocker das Richtige sein. Doch sie sollten nicht im Übermaß eingenommen werden. Die beste Wahl sind Präparate, die auch Alginat, eine Art löslichen Ballaststoff, enthalten. Eine sehr ausführliche Analyse aller veröffentlichten klinischen Studien zu GERD verglich die Reaktion auf Placebos, die zwischen 37 und 64 Prozent betrug, mit der relativen Nutzensteigerung bei Säureblockern, die nur 11 Prozent ergab, bei Histamin-2-Rezeptorantagonisten, die bei 41 Prozent lag, und bei Alginat-Antazid-Kombinationen, die auf 60 Prozent kam.[2] Meiden Sie unbedingt aluminiumhaltige Antazida, und beachten Sie bei allen frei verkäuflichen Antazidpräparaten die Anweisungen im Beipackzettel.

Falls Sie chronisch unter Sodbrennen leiden, könnte dies auf eine Hiatushernie (»Zwerchfellbruch«, Durchtritt eines Teils des Magens durch das Zwerchfell) hinweisen. Es ist jedoch interessant, dass zwar 50 Prozent aller über 50-Jährigen eine Hiatushernie aufweisen, aber nur 5 Prozent davon unter Refluxösophagitis leiden.

Die vielleicht effektivste Therapie von chronischer Refluxösophagitis und symptomatischer Hiatushernie ist die Nutzung der Schwerkraft. Die Standardempfehlung besteht darin, einfach 10 Zentimeter hohe Blöcke unter die Pfosten am Kopfende des Bettes zu legen. Diese erhöhte Lage des Kopfes ist häufig sehr effektiv. Daneben wird die Einnahme von deglycyrrhiziniertem Süßholz (*deglycyrrhinzinated licorice*, DGL; siehe unten) empfohlen, um die Speiseröhre zu heilen.

Eine relativ neue natürliche Heilmethode bei GERD ist Limonen, das aus Zitrusschalen gewonnen wird. Es wirkt insofern ähnlich wie magensaftresistentes Pfefferminzöl, als man annimmt, dass es die Koordination normaler Darmbewegungen verbessert. Überraschenderweise hilft vielen GERD-Patienten die Einnahme von 1000 Milligramm bereits nach einer Woche.[3] Die gängige Empfehlung lautet jedoch eine 1000-Milligramm-Kapsel alle 2 Tage über einen Zeitraum von 20 Tagen – insgesamt also 10 Kapseln.

Hypochlorhydrie

Obwohl Übersäuerung ein gängiges Thema ist, liegt Verdauungsproblemen häufiger zu wenig Magensäure zugrunde. Unter *Hypochlorhydrie* versteht man eine verminderte Ausschüttung von Magensäure, und bei *Achlorhydrie* fehlt sie ganz.

Viele Symptome und Anzeichen weisen auf eine verminderte Magensäuresekretion hin, und mit einer unzureichenden Ausschüttung von Magensäure steht eine ganze Reihe von Erkrankungen in Zusammenhang.[4–12]

Häufige Anzeichen und Symptome einer verminderten Magensäureproduktion

- Blähungen, Aufstoßen, Brennen und Flatulenz unmittelbar nach dem Essen
- übersteigertes Völlegefühl nach dem Essen
- Verdauungsstörungen, Durchfall oder Verstopfung
- multiple Lebensmittelallergien
- Übelkeit nach der Einnahme von Nahrungsergänzungsmitteln
- Jucken rund um das Rektum
- weiche, abblätternde und rissige Fingernägel
- geweitete Blutgefäße in den Wangen und an der Nase
- Akne
- Eisenmangel
- chronische Darmparasiten oder abnormale Darmflora
- unverdaute Nahrung im Stuhl
- chronische Candida-Infektionen
- Gasbildung im oberen Verdauungstrakt

Mit verminderter Magensäure einhergehende Erkrankungen

- Addisonkrankheit
- Asthma
- Autoimmunstörungen
- Dermatitis herpetiformis
- Diabetes
- Ekzeme
- Gallenblasenerkrankung
- Hepatitis
- Lupus erythematosus
- Morbus Basedow
- Myasthenia gravis
- Nesselsucht (chronisch)
- Osteoporose
- perniziöse Anämie
- rheumatoide Arthritis
- Rosacea
- Schilddrüsenüber- und -unterfunktion
- Schuppenflechte
- Sjögren-Syndrom
- Thyrotoxikose
- Vitiligo
- Zöliakie

Es gibt Indizienbeweise, dass die Fähigkeit, Magensäure freizusetzen, mit dem Alter abnimmt, was aber inzwischen als Folge vermehrter Überbesiedlung mit dem Bakterium *H. pylori* im Magen verstanden wird und nicht als echte Alterserscheinung. In einigen älteren Studien wurde bei mehr als 50 Prozent der über 60-Jährigen zu wenig Magensäure festgestellt.[13–15] Die beste Methode, einen Magensäuremangel zu diagnostizieren, verwendet ein spezielles Werkzeug, die »Heidelberger Kapsel« (Endoradiosonde):[16] Die an einem Faden befestigte elektronische Kapsel wird geschluckt und misst im Magen den pH-Wert. Dieser Wert wird per Funk zu einem Empfänger geschickt, der den pH-Wert aufzeichnet. Nach dem Test wird die Kapsel mithilfe des Fadens aus dem Magen gezogen.

Nicht jeder kann eine detaillierte Magensäureanalyse erstellen lassen, um seinen Bedarf an einer Magensäuresupplementierung zu ermitteln. Falls Sie irgendwelche der oben aufgeführten Anzeichen oder Symptome für einen Magensäuremangel an sich feststellen oder eine der erwähnten Erkrankungen haben, folgen Sie diesen Ratschlägen:

- Beginnen Sie mit einer Tablette oder Kapsel mit 500–600 Milligramm Salzsäure zu Ihrer nächsten größeren Mahlzeit. Falls dies Ihre Symptome nicht verschlimmert, nehmen Sie jeweils eine Tablette oder Kapsel mehr zu jeder größeren Mahlzeit (zwei zur nächsten, drei zur übernächsten etc.).
- Erhöhen Sie die Dosis, bis Sie bei sieben Tabletten oder Kapseln angelangt sind oder Sie im Magen erstmals ein Wärmegefühl verspüren. Dieses Wärmegefühl zeigt an, dass Sie zu dieser Mahlzeit zu viel Salzsäure genommen haben und Sie künftig zu einer Mahlzeit dieser Größe weniger brauchen. Eine gute Idee ist es, zu einer späteren Mahlzeit diese Dosis erneut zu versuchen, um sicherzugehen, dass wirklich die Salzsäure das Wärmegefühl ausgelöst hat und nicht irgendetwas anderes.
- Haben Sie die größtmögliche Dosis gefunden, die Sie zu Ihren Hauptmahlzeiten einnehmen können, ohne im Magen ein Wärmegefühl zu verspüren, bleiben Sie für alle Mahlzeiten dieser Größe bei dieser Dosis. Zu kleineren Mahlzeiten brauchen Sie eine kleinere Dosis.
- Wenn Sie mehrere Tabletten oder Kapseln einnehmen, ist es am besten, sie über die Mahlzeit verteilt zu schlucken.
- Beginnt Ihr Magen, wieder die Salzsäuremenge zu produzieren, die für die richtige Verdauung Ihrer Nahrung nötig ist, bemerken Sie das Wärmegefühl erneut und sollten die Dosis reduzieren.

Überbesiedelung mit Helicobacter pylori

Eine *Helicobacter-pylori*-Überbesiedelung des Magens wird mit GERD, Achlorhydrie und Hypochlorhydrie sowie mit Magengeschwüren verbunden.[17, 18] Das Vorhandensein von *H. pylori* wird festgestellt, indem man die Konzentration von *H.-pylori*-Antikörpern im Blut oder Speichel misst oder durch die Kultivierung des bei einer Endoskopie entnommenen Materials und der Untersuchung des Atems auf Harnstoff.

Eine niedrige Magensäureproduktion gilt als Prädisposition für *H.-pylori*-Besiedelung, und diese erhöht den pH-Wert im Magen, wodurch ein positives Feedback-Szenario entsteht und die Wahrscheinlichkeit steigt, dass Magen und Zwölffingerdarm mit anderen Organismen besiedelt werden.[19] Diese Überbesiedelung beschädigt die Magenschleimhaut, dadurch dünnen die Salzsäure freisetzenden Zellen immer mehr aus und gehen verloren. Interessanterweise scheint die chronische Einnahme von Säureblockern die *H.-pylori*-Überbesiedelung tatsächlich zu fördern.[20]

Wenn *H.-pylori*-Gastritis zu Achlorhydrie führt, stellt sich als Nächstes die Frage, welche Faktoren zur *H.-pylori*-Gastritis führen. Im Einklang mit ihrer Geschichte ist die konventionelle Medizin geradezu besessen von Krankheitserregern, statt auf die Abwehrkräfte des Wirts zu achten. Vor den von *H. pylori* verursachten Darmschäden schützen die Aufrechterhaltung eines niedrigen pH-Werts sowie adäquate antioxidative Schutzmechanismen.[21–23] Niedrige Konzentrationen von Vitamin C, Vitamin E und anderen antioxidativen Faktoren im Magensaft scheinen die *H.-pylori*-Besiedelung anzukurbeln. Die Tatsache, dass *H. pylori* Magen- und Darmschleimhaut durch Oxidation beschädigt, trägt ebenfalls zum krebserregenden Potenzial des Mikroorganismus bei.[24] Darüber hinaus sind anscheinend der antioxidative Status und der Magensäureausstoß die Antwort auf die Frage, warum nicht jeder, der von *H. pylori* infiziert ist, ein Magengeschwür oder Magenkrebs bekommt. Um den Organismus zu bekämpfen und die Abwehrmechanismen des Wirts zu stärken, kann sich deglycyrrhiniertes Süßholz (DGL) als nützlich erweisen. DGL hat bei der Heilung von Zwerchfell- und Magengeschwüren (Details siehe im Kapitel »Magengeschwür«) zu guten Ergebnissen geführt. Es blockiert die Säurefreisetzung nicht, sondern stimuliert die normalen Abwehrmechanismen, die vor der Geschwürbildung schützen. Vor allem verbessert DGL sowohl Qualität als auch Quantität der schützenden Substanzen, die den Darmtrakt säumen, erhöht die Lebensspanne der Darmzellen und fördert die Blutzufuhr der Darmschleimhaut.

Die aktiven Komponenten von DGL, so glaubt man, sind spezielle Flavonoidderivate. Diese haben in Tierstudien eindrucksvolle Wirkung gegen chemisch induzierte Geschwürbildung unter Beweis gestellt. Mehrere ähnliche Flavonoide blockieren erwiesenermaßen und eindeutig auf konzentrationsbezogene Art *H. pylori.*[25] Zudem verstärken die Flavonoide, anders als Antibiotika, nachweislich natürliche Abwehrfaktoren, die vor einer Geschwürbildung schützen. Flavon, das wirkungsvollste Flavonoid in der Studie, hat eine ähnliche Wirkung wie Bismutsubcitrat. Bismut ist ein natürlich vorkommendes Mineral, das sowohl als Säureblocker agieren als auch *H. pylori* bekämpfen kann. Das bekannteste und meistverwendete Bismutpräparat ist Bismutsubsalicylat (Pepto-Bismol); es hat gegen *H. pylori* und bei der Behandlung von nicht-ulkusbedingten Verdauungsstörungen sowie von Magengeschwüren die besten Ergebnisse erbracht.[26, 27]

Einer der Vorteile von Bismutpräparaten im Vergleich zur Standardantibiotikatherapie bei der Beseitigung von *H. pylori* besteht darin, dass dieses Bakterium zwar resistent gegen Antibiotika werden kann, eine Resistenz gegen Bismut aber äußerst unwahrscheinlich ist. Die gewöhnliche Dosierung von Bismutsubcitrat beträgt zweimal täglich 240 Milligramm vor den Mahlzeiten, bei Bismutsubsalicylat viermal täglich 500 Milligramm (2 Tabletten oder 30 Milliliter Pepto-Bismol in Standardkonzentration).

Bismutpräparate sind gefahrlos, solange sie in der verordneten Dosierung und höchstens 6 Wochen lang eingenommen werden. Bismutsubcitrat kann vorübergehend zu einer harmlosen Dunkelfärbung der Zunge und/oder des Stuhls führen. Es sollte Kindern, die gerade Grippe, Windpocken oder eine andere Virusinfektion hatten, nicht verabreicht werden, weil es Übelkeit und Erbrechen kaschieren kann, die mit dem Reye-Syndrom – einer seltenen, aber schweren Erkrankung – einhergehen.

Ein weiteres hilfreiches natürliches Produkt, das die Symptome von GERD lindern kann, sind magensaftresistente Pfefferminzölkapseln (*enteric-coated peppermint oil capsules,* ECPO), deren Hülle den Abbau im Magen verhindert. ECPO wird hauptsächlich dafür verwendet, bei einem Reizdarmsyndrom (siehe »Reizdarmsyndrom« auf S. 136 und den Abschnitt über das Reizdarmsyndrom) die Magen-Darm-Funktion zu verbessern, es kann aber auch bei NUD, GERD und *H. pylori* hilfreich sein.

Mehrere klinische Studien mit Reizdarmpatienten untersuchten die Kombination aus Pfefferminz- und Kümmelöl. Wie die Ergebnisse nahelegen, erbringt diese Kombination bei Symptomen des Reizdarmsyndroms bessere Resultate als Pfefferminzöl allein. Neuere Studien deuten auch darauf hin, dass die Kombination aus Pfefferminz- und Kümmelöl bei der Linderung nichtulzeröser Dyspepsie (NUD) wirksamer ist.[28, 29] In einer Doppelblindstudie wurde 120 NUD-Patienten über 4 Wochen entweder das Pfefferminz-Kümmelöl (ECPO) oder der Arzneistoff Cisaprid (Propulsid) verabreicht. Die durchschnittliche Minderung des Schmerzgrads war in beiden Gruppen vergleichbar (4,62 bei ECPO, 4,60 bei Cisaprid).[29] Andere NUD-Symptome verbesserten sich ähnlich gut. Positive Ergebnisse wurden auch bei *H.-pylori*-positiven Personen festgestellt.

Während magensaftresistentes Pfefferminz-Kümmelöl in der empfohlenen Dosierung risikolos ist, wurde Cisaprid (Propulsid) im Juli 2000 vom Markt genommen, nachdem es in 341 Berichten mit Herzrhythmusstörungen in Verbindung gebracht worden war.

Die normale Dosis magensaftresistenter Kapseln mit Pfefferminz- und Kümmelöl liegt bei einer oder zwei Kapseln (à 200 Milligramm) bis zu dreimal pro Tag zwischen den Mahlzeiten. Nebenwirkungen treten selten auf, es kann aber zu allergischen Reaktionen (Hautausschlag), Sodbrennen und – bei zu hoher Dosierung – zu einem Brennen beim Stuhlgang kommen. Wechselwirkungen mit anderen Medikamenten sind nicht bekannt.

Pankreasinsuffizienz

Die Funktion der Bauchspeicheldrüse kann sowohl an körperlichen Symptomen als auch mit Labortests gemessen werden. Häufige Symtpome einer Pankreasinsuffizienz sind Blähungen und Unbehagen, Bauchgase, Verdauungsstörungen und unverdaute Nahrung im Stuhl. Zur Labordiagnose verwenden die meisten ernährungsphysiologisch orientierten Ärzte die umfassende Stuhl- und Verdauungsanalyse.

Eine Pankreasinsuffizienz ist gekennzeichnet durch Verdauungsstörungen, Malabsorption, Nährstoffdefizite und Bauchbeschwerden. Die schwerste Form einer Pankreasinsuffizienz sieht man bei Mukoviszidose. Mukoviszidose ist recht selten, aber eine milde Schwäche der Bauchspeicheldrüse scheint relativ häufig vorzukommen, besonders bei älteren Menschen.

Pankreasenzympräparate sind die effektivsten Mittel bei einer Schwäche der Bauchspeicheldrüse und auch zur Verdauungsförderung beliebt. Die meisten kommerziellen Präparate enthalten Pankreatin aus frischem Schweinepankreas.

Die Dosierung pankreatischer Enzyme richtet sich nach dem Grad der Enzymaktivität des jeweiligen Präparats. In der *United States Pharmacopeia* (USP) wird eine strenge Definition des Aktivitätsgrads gegeben. Ein 1X-Pankreasenzym(Pankreatin)-Produkt hat in jedem Milligramm nicht weniger als 25 USP-Einheiten an Amylase-Aktivität, nicht weniger als 2 USP-Einheiten an Lipase-Aktivität und nicht weniger als 25 USP-Einheiten an Protease-Aktivität. Pankreatin mit höherer Potenz wird ein ganzzahliges Vielfaches zugeteilt, um seine Stärke anzugeben. Ein unverdünnter pankreatischer Extrakt, der zehnmal stärker als der USP-Standard ist, wird beispielsweise als 8-10X USP gekennzeichnet. Produkte mit voller Potenz werden weniger starken Präparaten gegenüber bevorzugt, die häufig mit Salz, Lactose oder Galactose verdünnt werden, um die gewünschte Stärke zu erreichen (zum Beispiel 4X oder 1X). Die empfohlene Dosierung für ein 8-10X-USP-Pankreasenzympräparat liegt bei dreimal täglich 350 bis 1000 Milligramm unmittelbar vor den Mahlzeiten, wenn es zur Verdauungsförderung eingesetzt wird, und 10–20 Minuten vor den Mahlzeiten beziehungsweise auf leeren Magen, wenn es entzündungshemmend wirken soll.

Enzymprodukte sind häufig magensaftresistent, das heißt, sie sind ummantelt, um die Verdauung im Magen zu verhindern, sodass die Enzyme erst im Dünndarm freigesetzt werden. Doch mehrere Studien haben gezeigt, dass nicht-magensaftresistente Enzympräparate die magensaftresistenten tatsächlich in der Wirkung übertreffen.[30]

Alternativen zu Pankreatin sind pflanzliche Enzyme (zum Beispiel Bromelain und Papain) sowie aus verschiedenen Mikroben oder Hefepilzen (zum Beispiel *Aspergillus oryzae*) extrahierte Enzyme. Diese Enzyme sind resistenter gegen Verdauungssäfte und in einer größeren pH-Spanne aktiv. Eine Doppelblind-Cross-over-Studie mit siebzehn Patienten mit schwerer pankreatischer Insuffizienz verglich die Wirkung eines nicht-magensaftresistenten Pankreasenzympräparats (360 000 Lipase-Einheiten pro Tag), eines magensaftresistenten Pankreasenzympräparats (100 000 Lipase-Einheiten pro Tag) und eines Pilzenzympräparats (75 000 Lipase-Einheiten pro Tag).[31] Alle drei Präparate führten in beiden Gruppen – im Vergleich zu Kontrollgruppen – zu einer deutlichen Reduzierung des täglichen Stuhlgewichts und der täglichen Fettausscheidung über den Stuhl. Es ist jedoch interessant, dass das Pilzenzympräparat schon bei drei Vierteln der Dosis für magensaftresistentes Pankreasenzym und bei einem Fünftel der Dosis für nicht magensaftresistentes Pankreasenzym zu ähnlichen Ergebnissen führte.

Pankreatin und Lebensmittelallergien

Lebensmittelallergien gelten als ursächlicher Faktor für vielerlei Erkrankungen, die verschiedenste Körperregionen betreffen. Die individuellen Symptome bei einer allergischen Reaktion hängen von dem Ort der Aktivierung des Immunsystems, den Mediatoren der damit einhergehenden Entzündung und der Empfindlichkeit der Gewebe auf spezifische Mediatoren ab. Da Lebensmittelallergien häufig im Magen-Darm-Trakt für die Aktivierung des Immunsystems sorgen, überrascht es nicht, dass Lebensmittelallergien oft zu Magen-Darm-Symptomen führen.

Sowohl Pankreasinsuffizienz als auch Hypochlorhydrie spielen bei vielen Lebensmittelallergien eine wichtige Rolle, vor allem wenn ein Patient mehrere Allergien hat. Während Stärke und Fett auch ohne die Hilfe von Bauchspeicheldrüsenenzymen gut verdaut werden können, sind die Proteasen für die Eiweißverdauung entscheidend. Eine unvollständige Verdauung von Proteinen sorgt im Körper für eine ganze Reihe von Problemen, zum Beispiel für das Entstehen von Lebensmittelallergien. Normalerweise leiden Menschen, die nicht ausreichend Proteasen freisetzen, unter multiplen Lebensmittelallergien.

In Studien, die in den 1930er- und 1940er-Jahren durchgeführt wurden, hatten sich Bauchspeichelenzyme zur Prävention von Lebensmittelallergien als recht effektiv erwiesen. Und jüngere Studien haben dieses Anwendungsgebiet bestätigt.[32]

Bakterielle Überbesiedelung des Dünndarms

Der obere Teil des menschlichen Dünndarms ist so angelegt, dass er relativ bakterienfrei ist. Der Grund dafür ist einfach: Wenn Bakterien im Zwölffinger- und Leerdarm in signifikanter Konzentration vorhanden sind, machen sie ihrem Wirt die Nahrung streitig. Wenn Bakterien (oder Hefepilze) die Nahrung zuerst bekommen, kann es zu Problemen kommen. Der Organismus kann die Kohlenhydrate fermentieren, was zu übermäßiger Gasbildung, Blähungen und Aufgeblähtheit führt. Als wäre das nicht schon schlimm genug, können die Bakterien auch durch Fäulnisprozesse Eiweiß abbauen und dadurch vasoaktive Amine produzieren. Bakterien und Hefepilze enthalten zum Beispiel Enzyme (Decarboxylasen), die die Aminosäure Histadin zu Histamin und Tyrosin zu Tyramin umwandeln, was in beiden Fällen zu Entzündungen und Schwellungen führt. Noch gefährlicher klingen (und riechen) die Substanzen, die aus den Aminosäuren Ornithin und Lysin gebildet werden – Putrescin beziehungsweise Cadaverin. All diese Substanzen werden vasoaktive Amine genannt, das heißt, sie können Blutgefäße anspannen oder entspannen, indem sie auf die glatte Muskulatur wirken, die die Gefäße umgibt. Im Darmtrakt kann eine übermäßige Synthese vasoaktiver Amine Darmdurchlässigkeit (»Leaky-Gut-Syndrom«), Bauchschmerzen und Veränderungen der Darmmotilität verstärken. Vasoaktive Amine sind zudem die Hauptursache für Stuhlgeruch. Das Leaky-Gut-Syndrom hat die Absorption von Darminhalt, der normalerweise nicht in den Körper gelangt, zur Folge und kann zu Entzündungen, Gelenkschmerzen, Überlastung der Immun- und Entgiftungssysteme und einer Reihe weiterer Symptome führen.

Die Diagnose der bakteriellen Überbesiedelung des Dünndarms bedarf einer sorgfältigen Auswertung der umfassenden Stuhl- und Verdauungsanalyse. Es gibt auch Atemtests, die nach der Verabreichung von Kohlenhydraten (Lactulose und Glucose) den Wasserstoff- und Methangehalt des Atems messen. Liegt eine bakterielle Überbesiedelung des Dünndarms vor, sind die Konzentrationen dieser Gase höher als normal.

Die Anzeichen einer bakteriellen Überbesiedelung des Dünndarms sind denen ähnlich, die allgemein mit Achlorhydrie und Pankreasinsuffizienz einhergehen – vor allem Verdauungsstörungen und Völlegefühl (Blähungen) –, können aber auch in Symptomen bestehen, die generell mit Candida-Überbesiedelung in Zusammenhang stehen (siehe weiter unten). Zu den ernsthafteren Magen-Darm-Symptomen können Übelkeit und Durchfall gehören; es kann aber auch zu Arthritis kommen.[33]

Der Körper schützt sich auf mehrere Weisen vor bakterieller Überbesiedelung des Dünndarms. Besonders Salzsäure, Galle und Pankreasenzyme sind wichtig, um zu verhindern, dass eine signifikante Menge an Bakterien in den Dünndarm hochwandert. Defizite an diesen Substanzen können zu bakterieller Überbesiedelung führen. Normale Peristaltik ist ein weiterer Faktor, der vor einer Überbesiedelung schützt. Verminderte Bewegungen im Dünndarm aufgrund von Motilitätsstörungen (zum Beispiel systemischer Sklerose) oder eine Mahlzeit mit viel raffiniertem Zucker können zu einer bakteriellen Überbesiedelung des Dünndarms beitragen. Unter normalen Umständen ist auch das sekretorische IgA (Immungloblin A), ein Antikörper, der Schleimhäute schützt und säumt, ein weiterer Sicherheitsfaktor. Doch eine reduzierte Immunfunktion, Lebensmittelallergien, Stress und andere Faktoren, die mit einer verminderten Konzentration an sekretorischem IgA einhergehen, können zu einer bakteriellen Überbesiedelung im Dünndarm beitragen. Schließlich kann auch eine schwache Ileozekalklappe (die den bakterienreichen Darminhalt vom Krummdarm, dem letzten Teilstück des Dünndarms, trennt) zur bakteriellen Überbesiedelung des Dünndarms führen. Eine schwache Ileozekalklappe ist meist die Folge lang andauernder Verstopfung oder zu großer Anpannung bei der Defäkation. In beiden Fällen liegt meistens eine ballaststoffarme Ernährung zugrunde.

Faktoren, die mit bakterieller Überbesiedelung des Dünndarms einhergehen

- Verminderung der Verdauungssäfte aufgrund von:
  - Achlorhydrie
  - Hypochlorhydrie
  - Medikamenten, die die Salzsäure hemmen
  - Pankreasinsuffizienz
  - vermindertem Ausstoß von Gallenflüssigkeit wegen Leber- oder Gallenblasenerkrankungen
- Verminderte Motilität aufgrund von:
  - Sklerodermie (fortschreitender systemischer Sklerose)
  - systemischem Lupus erythematosus
  - Darmverwachsungen
  - zuckerinduzierter Hypomotilität
  - Strahlungsschäden
- Geringe Konzentration an sekretorischem IgA
- Schwache Ileozekalklappe

Offenbar ist die Behebung der Ursache für die bakterielle Überbesiedelung des Dünndarms der erste Schritt. Das Thema verminderter Verdauungssäfte wurde oben bereits diskutiert. Wie reduzierte Motilität sind sie meist die Folge einer zu zuckerreichen Mahlzeit. Der Mechanismus ist einfach: Wenn der Blutzuckerspiegel zu schnell ansteigt, wird ein Signal an den Magen-Darm-Trakt geschickt, damit er langsamer arbeitet. Da Glucose hauptsächlich im Zwölffinger- und Leerdarm absorbiert wird, betrifft dieses Signal diesen Abschnitt des Magen-Darm-Trakts am stärksten. In der Konsequenz hören Zwölffinger- und Leerdarm auf, den Speisebrei durch Peristaltik durch den Darmtrakt zu schieben.

Zur Wiederherstellung des sekretorischen IgA-Spiegels auf Normalwerte gehören die Beseitigung von Lebensmittelallergien (siehe Abschnitt »Lebensmittelallergie«) und die Stärkung der Immunfunktion. Stress ist für das sekretorische IgA besonders schädlich. Dieser Effekt bietet eine zusätzliche Erklärung dafür, dass stressreiche Ereignisse die Magen-Darm-Funktion und Lebensmittelallergie negativ beeinflussen.

Ein mögliches natürliches Mittel gegen die bakterielle Überbesiedelung des Dünndarms ist Berberin. Berberin zeigt nicht nur Breitbandantibiotika-Aktivität (zum Beispiel gegen den Hefepilz *Candida albicans*), sondern blockiert auch erwiesenermaßen Decarboxylase, das bakterielle Enzym, das Aminosäuren in vasoaktive Amine umwandelt.[34] Ein weiteres natürliches Mittel sind Pankreasenzyme. Wie bereits erwähnt, sind die Eiweiß verdauenden Enzyme der Bauchspeicheldrüse größtenteils dafür verantwortlich, den Dünndarm frei von Bakterien und Hefepilzen sowie von Parasiten wie Protozoen und Würmern zu halten. Ein Mangel an Proteasen oder anderen Verdauungssäften erhöht das Risiko für Darminfektionen wie chronische Candida-Infektionen enorm.

Eine Überbesiedelung des Magen-Darm-Trakts mit dem normalerweise harmlosen Hefepilz *Candida albicans* wird inzwischen als komplexes medizinisches Syndrom erkannt, das Candidasyndrom oder chronische Candidose genannt wird (siehe das Kapitel »Cadidose, chronische«). Man glaubt, dass eine Candida-Überbesiedelung zu vielfältigen Symptomen in so gut wie allen Körpersystemen führen kann. Am anfälligsten sind Magen-Darm-, Urogenital-, Hormon- und Immunsystem.

Ausscheidung und Dickdarmfunktion

Genauso wichtig wie die Verdauung ist die Beseitigung von Abfällen aus dem Körper. Die Gesundheit und Funktion des Dickdarms sind dafür von großer Bedeutung. Der Dickdarm ist an der Verdauung in keinem bedeutenden Maß beteiligt. Seine Aufgabe ist die Absorption von Wasser und Elektrolyten (Salzen), aber hauptsächlich dient er der temporären Speicherung von Abfallprodukten und der Kotbildung. Die Gesundheit des Dickdarms wird großteils von der Menge an zugeführten Ballaststoffen bestimmt. Konsumiert man zu wenige Ballaststoffe, kann sich Abfallmaterial ansammeln.

Mehr als 4 Millionen Menschen in den USA leiden regelmäßig unter Verstopfung. Diese hohe Rate führt dazu, dass alljährlich Abführmittel im Wert von über 500 Millionen Dollar verkauft werden. Verstopfung kann mehrere Ursachen haben, die häufigste ist aber eine ballaststoffarme Ernährung. Weitere Informationen darüber finden Sie im Kapitel über Verstopfung.

Divertikelerkrankung

Divertikel sind kleine Säckchen, die durch die Vorstülpung der Innenauskleidung des Darms an Schwachstellen der Darmwand entstehen. Der Begriff *Divertikulose* bezeichnet das Auftreten von Divertikeln im Dickdarm. Das Risiko für Divertikulose steigt mit dem Alter an, von unter 5 Prozent bei unter 40-Jährigen auf über 65 Prozent bei 85-Jährigen. Meist verursachen Divertikel keinerlei Symptome; doch wenn sie sich entzünden, perforieren oder eingeklemmt werden, kommt es zu der Erkrankung namens *Divertikulitis*. Nur etwa 20 Prozent der von Divertikulose Betroffenen bekommen Divertikulitis. Zu den Symptomen von Divertikulitis gehören Episoden mit Unterbauchschmerzen und -krämpfen, verändertes Stuhlverhalten (Verstopfung oder Durchfall) sowie ein Völlegefühl im Bauch. In schwereren Fällen kann es zu Fieber sowie Druckempfindlichkeit und zu harten Stellen über der betroffenen Darmregion kommen.

Zur Behandlung der Divertikelerkrankung gehört eine ballaststoffreiche Ernährung. In schweren Fällen von Divertikulitis können Antibiotika angesagt sein.

Reizdarmsyndrom

Das Reizdarmsyndrom (RDS) ist eine sehr häufige Erkrankung, bei der der Dickdarm nicht richtig funktioniert. Schätzungen zufolge leiden etwa 15 Prozent der Gesamtbevölkerung unter RDS (auch als nervöse Verdauungsstörung, spastische Kolitis, muköse Kolitis und »nervöser Darm« bezeichnet).

Zu den charakteristischen Symptomen bei RDS gehören folgende: Bauchschmerzen und -auftreibung, häufigerer Stuhlgang unter Schmerzen oder aber Schmerzlinderung durch Stuhlgang, Verstopfung, Durchfall, übermäßige Schleimbildung im Dickdarm, Symptome von Verdauungsstörungen wie Flatulenz, Übelkeit oder Anorexie sowie unterschiedlich ausgeprägte Ängste oder Depressionen.

RDS wird normalerweise von zu wenigen Ballaststoffen in der Ernährung, von Lebensmittelallergien oder von Stress ausgelöst. In den meisten Fällen ist schon ein höherer Konsum von pflanzlichen Nahrungsmitteln effektiv. In mehreren Doppelblindstudien linderten zudem magensaftresistente Pfefferminzölkapseln bereits nach 2–4 Wochen in 70–85 Prozent der Fälle alle RDS-Symptome. Ausführlichere Informationen finden Sie im Abschnitt »Reizdarmsyndrom«.

Dysbiose

Der menschliche Magen-Darm-Trakt ist ein unglaublich komplexes Ökosystem, in dem sich normalerweise mindestens 500 verschiedene Mikroflora-Spezies tummeln. In ihm befinden sich neunmal so viele Bakterien, wie es Zellen im menschlichen Körper gibt. Art und Anzahl der Darmbakterien spielen eine wichtige Rolle für Gesundheit und Krankheit. Eine veränderte Darmflora ist unter der Bezeichnung *Dysbiose* bekannt. Der Begriff wurde erstmals von dem russischen Wissenschaftler Elias Metschnikow verwendet, um ein Leben mit einer Darmflora zu beschreiben, die negative Auswirkungen hat. Er vermutete, dass toxische Verbindungen, die durch den bakteriellen Abbau der Nahrung entstehen, die Ursache für degenerative Erkrankungen sind. Inzwischen stützen und verfeinern immer mehr Studien Metschnikows Theorie. Die Hauptursachen von Dysbiose sind:

- schlechte Ernährung
  - hoher Eiweißkonsum
  - hoher Zuckerkonsum
  - hoher Fettkonsum
  - niedriger Ballaststoffkonsum
- Lebensmittelallergien
- Mangel an Verdauungssäften
- Stress
- Antibiotika oder andere Medikamente
- herabgesetzte Immunfunktion
- Malabsorption
- Darminfektion
- veränderter pH-Wert

Es liegt auf der Hand, dass die Behandlung von Dysbiose damit beginnt, diese Ursachen anzugehen.

Probiotika

Der Begriff *Probiotika*, Substanzen »für das Leben«, bezieht sich auf die gesundheitsfördernden Effekte »freundlicher« Bakterien. Die wichtigsten freundlichen Bakterien sind *Lactobacillus acidophilus* und *Bifidobacterium bifidum*. Da die Darmflora für die Gesundheit eine so große Rolle spielt, können probiotische Nahrungsergänzungsmittel dazu verwendet werden, die allgemeine Gesundheit zu stärken. Darüber hinaus gibt es zahlreiche spezielle Anwendungsgebiete, die klinische Studien bestätigen.

Wissenschaftlich dokumentierte Vorzüge probiotischer Supplementierung

- Unterstützung eines einwandfreien Darmmilieus
- Stimulierung des Magen-Darm-Trakts und der systemischen Immunität
- Prävention und Behandlung von:
  - antibiotikainduziertem Durchfall
  - Infektionen der Harnwege
  - vaginalen Pilzinfektionen und bakterieller Vaginose
  - Ekzemen
  - Lebensmittelallergien
  - Krebs
  - Reizdarmsyndrom
  - entzündlicher Darmerkrankung
  - Colitis ulcerosa
  - Morbus Crohn
  - Reisedurchfall
  - Lactoseintoleranz

Zahlreiche Analysen im Handel erhältlicher Probiotikaergänzungsmittel deuten darauf hin, dass die Qualität enorm variiert. Die Güte probiotischer Nahrungsergänzungsmittel hängt von den Eigenschaften der enthaltenen Stämme ab sowie der Frage, ob eine ausreichende Anzahl lebensfähiger Bakterien vorliegt. Ihre Lebensfähigkeit wiederum hängt von mehreren Faktoren ab, beispielsweise der richtigen Verarbeitung und der »Zähigkeit« des Stamms sowie der Verpackung und Lagerung des Präparats bei richtiger Temperatur und Feuchtigkeit. Die Kunden sollten Probiotika wählen, die in Fabriken entwickelt und hergestellt wurden, die mit wissenschaftlichen Studien die Lebensfähigkeit ihrer Produkte garantieren können.

Die Dosierung probiotischer Ergänzungsmittel basiert einzig auf der Anzahl der lebenden Organismen im Präparat. Gute Resultate erbringt meist die tägliche Einnahme von 5–20 Milliarden lebensfähigen Bakterien.

Probiotika sind überaus wichtig zur Vorbeugung einer Überbesiedelung opportunistischer Organismen. Unter normalen Bedingungen lebt zum Beispiel der Hefepilz *Candida albicans* harmonisch mit dem Wirt zusammen, nimmt er jedoch überhand und gerät die Balance mit anderen Darmmikroben aus dem Gleichgewicht, können Probleme entstehen.

Außerdem helfen Probiotika, vor Parasiteninfektionen zu schützen. Die meisten Probleme, die Parasiten verursachen, haben mit einer Beeinträchtigung der Verdauung und/oder einer Beschädigung der Darmwände zu tun, die beide zu Diarrhö führen können. Von Parasiten hervorgerufene Durchfallerkrankungen sind nach wie vor weltweit die häufigste Einzelursache für Krankheit und Tod. Das Problem wird in unterentwickelten Ländern mit schlechter Sanitärversorgung noch verstärkt, aber sogar in den USA sind Durchfallerkrankungen die dritthäufigste Ursache für Krankheit und Tod. Darüber hinaus sorgen die Mühelosigkeit und Häufigkeit des globalen Reisens sowie die verstärkte Einwanderung in die USA hierzulande für steigende Raten an parasitären Infektionen. Ausführlichere Informationen hierzu liefert der Abschnitt »Durchfall«.

Die häufigsten Symptome von Parasiteninfektionen sind zwar Diarrhö und Bauchschmerzen, doch diese treten nicht in allen Fällen auf. Tatsächlich wächst anscheinend die Anzahl der Menschen, die parasitäre Infektionen haben, aber leichtere Magen-Darm-Beschwerden und/oder Symptome aufweisen, die traditionell nicht mit Parasiten in Verbindung gebracht werden. Beispielsweise können viele Fälle von Reizdarmsyndrom, Verdauungsbeschwerden und schlechte Verdauung auf eine Parasiteninfektion zurückgehen. Zudem sind parasitäre Infektionen häufig eine unerwartete Ursache chronischer Krankheit und Müdigkeit.

Anzeichen und Symptome parasitärer Infektionen

- Appetitverlust
- Bauchschmerzen und -krämpfe
- Diarrhö
- Erhöhte Darmdurchlässigkeit
- Faulig riechender Stuhl
- Fieber
- Flatulenz
- Gastritis
- Geschwächtes sekretorisches IgA
- Gewichtsverlust
- Kopfschmerzen
- Lebensmittelallergien
- Malabsorption
- Müdigkeit
- Nesselsucht
- Reizdarmsyndrom
- Schmerzen im unteren Rücken
- Unregelmäßiger Stuhlgang
- Verdauungsstörungen
- Verstopfung

Um Parasiten aufzuspüren, sind mehrere Stuhlproben – im Abstand von 2–4 Tagen – erforderlich. Sie werden unter Verwendung von Mikroskopie, speziellen Färbetechniken und fluoreszierenden Antikörpern analysiert (die Antikörper heften sich an die Parasiten und machen diese sichtbar, wenn sie fluoreszieren).

Eine ganze Reihe natürlicher Substanzen können dem Körper helfen, die Parasiten loszuwerden. Doch ehe Sie eine natürliche Alternative zu Antibiotika erwägen, um die Parasiteninfektion zu behandeln, sollten Sie herauszufinden versuchen, welche Faktoren dafür verantwortlich waren, dass Ihr internes Milieu den Parasitenbefall begünstigt hat. Haben Sie vielleicht Achlorhydrie oder einen verminderten Ausstoß an Pankreasenzymen? 2 Wochen nach der Behandlung mit Antibiotika oder einer natürlichen Alternative sind erneut mehrere Stuhlproben nötig. Weitere Informationen für den Umgang mit Parasiten finden Sie im Kapitel »Diarrhö«.

Präbiotika

Eine wichtige Methode, dafür zu sorgen, dass Probiotika Fuß fassen können, ist die Einnahme von Präbiotika – hauptsächlich lösliche Ballaststoffverbindungen, die die gesundheitsfördernden Bakterien nähren. Zu den traditionellen Nahrungsquellen von Präbiotika gehören Sojabohnen, Inulinquellen (zum Beispiel Topinambur, Yambohne und Chicoréewurzel), Hafer und Vollkornprodukte; es gibt aber auch Nahrungsergänzungsmittel. Die normale Dosis liegt bei 3–5 Gramm pro Tag.

Lactoseintoleranz

Der Begriff *Lactoseintoleranz* bezeichnet die Unfähigkeit, Lactose (den Zucker in Milch und Milchprodukten) richtig zu verdauen. Die häufigste Ursache ist ein Mangel an Lactase, einem Enzym im Dünndarm, das das große Molekül Lactose in kleinere, absorbierbare einfache Zucker aufspaltet. Eine Lactoseintoleranz kann zu Durchfall, Blähungen, Flatulenz und Bauchbeschwerden führen. Insgesamt sind schätzungsweise 25 Prozent aller Amerikaner und weltweit 75 Prozent aller Erwachsenen von Lactoseintoleranz betroffen. Doch in einigen Bevölkerungsgruppen ist sie häufiger als in anderen. Viele

Verbreitung von Lactoseintoleranz in ethnischen Gruppen

Gruppe	Verbreitung (%)
Schwarzafrikaner	97–100
Asiaten	90–100
Schwarze Nordamerikaner	70–75
Mexikaner	70–80
Menschen aus Mittelmeerländern	60–90
Weiße Nordamerikaner	7–15
Nordeuropäer	1–5

Menschen mit Lactoseintoleranz können durchaus moderate Mengen an Lactose konsumieren, ohne Symptome zu bekommen; für alle jedoch, die unter Symptomen leiden, sind die Vermeidung von Lactose oder die Verwendung lactosereduzierter Milchprodukte die einfache Lösung. Eine Supplementierung mit Probiotika kann Lactoseintoleranz häufig mindern.

Schnellüberblick

- Verdauungsstörungen können viele Ursachen haben, zum Beispiel nicht nur eine erhöhte Magensäureproduktion, sondern auch zu wenig Magensäure sowie andere Verdauungsfaktoren und -enzyme.
- GERD wird meist von Überessen (Refluxösophagitis) und einer gestörten Verdauung verursacht.
- Die natürliche Vorgehensweise bei chronischen Verdauungsstörungen konzentriert sich darauf, die Verdauung zu unterstützen, statt die Verdauungsprozesse mit Säureblockern zu hemmen.
- Häufige Symptome einer Pankreasinsuffizienz sind Bauchaufblähungen und -schmerzen, Gasbildung, Verdauungsstörungen und die Ausscheidung unverdauter Nahrung mit dem Stuhl.
- Genauso wichtig wie die Verdauung ist die Beseitigung von Abfallstoffen aus dem Körper.
- Den Dickdarm zu heilen und gesund zu erhalten ist einfach: Ernähren Sie sich ballaststoffreich, trinken Sie viel Wasser, und sorgen Sie für eine gesundheitsfördernde Mikroflora.

EIN GESUNDES HERZ-KREISLAUF-SYSTEM

Einführung

Das kardiovaskuläre System besteht aus Herz und Blutgefäßen. Seine primären Aufgaben bestehen darin, die Zellen im gesamten Körper mit Sauerstoff und lebenswichtigen Nährstoffen zu versorgen und zelluläre Abfallprodukte zu beseitigen. Um diese Funktionen zu erfüllen, schlägt das menschliche Herz 100 000-mal pro Tag und pumpt dabei 9500–19 000 Liter Blut durch die 95 000 Kilometer langen Blutgefäße des Körpers. In einem durchschnittlich langen Leben schlägt das Herz 2,5 Milliarden Mal und pumpt insgesamt 380 Milliarden Liter durch den Körper.

Es liegt auf der Hand, dass wir das Herz in seiner unermüdlichen Anstrengung unterstützen müssen. Unglücklicherweise kommen wir als Nation unserer Aufgabe, unsere Herzen gesund zu halten, sehr schlecht nach. Herzerkrankungen und Schlaganfälle sind in den USA die Todesursachen Nummer eins beziehungsweise Nummer vier. Zusammen sind sie für mindestens 30 Prozent aller Todesfälle verantwortlich. Beide gelten als »lautlose Killer«, weil oftmals das tödliche Ereignis selbst das erste Symptom oder Anzeichen der Erkrankung ist. Beiden Krankheiten geht häufig eine Arteriosklerose – eine Erhärtung der Gefäßwände – voraus.

Atherosklerose ist der Krankheitsprozess, der einer Herz-Kreislauf-Erkrankung (*cardiovascular disease*, CVD) zugrunde liegt. CVD ist ein Oberbegriff für Atherosklerose der Herzkranzgefäße (koronare Herzkrankheit; *coronary artery disease*, CAD), Herzinfarkt (der medizinische Fachbegriff dafür ist Myokardinfarkt), Blockade einer Hauptschlagader in der Lunge (Lungenembolie) und Schlaganfall (zerebrovaskuläre Erkrankung). Die Herzkranzgefäße (Koronararterien) sind die Blutgefäße, die den Herzmuskel mit lebenswichtigem Sauerstoff und Nährstoffen versorgen. Ist der Blutfluss durch diese Arterien beeinträchtigt oder blockiert, kommt es häufig zu schweren Schäden am Herzmuskel oder zu dessen Tod – zu einem Herzinfarkt. In den meisten Fällen geht die Arterienverstopfung auf eine Anhäufung von Plaque zurück, einer Mischung aus Cholesterin, Fettmaterial und zellulären Ablagerungen. Bei einem Schlaganfall ist eine Arterie im Gehirn blockiert.

Atherosklerose verstehen

Um die Art und Weise, wie die verschiedenen, in diesem Kapitel beschriebenen natürlichen Methoden die Gesundheit der Arterien und die Behandlung von Herz-Kreislauf-Erkrankungen beeinflussen, müssen wir zunächst den Aufbau einer Arterie und den Prozess der Atherosklerose genau betrachten.

Aufbau eines Blutgefäßes

Ein Blutgefäß besteht aus drei Schichten:

- Die *Tunica intima* (oder nur *Intima*) oder das *Endothel* ist die innere Auskleidung eines Blutgefäßes. Die Tunica intima besteht aus einer Zellschicht, den Endothelzellen. Moleküle namens Glykosaminoglykane (GAGs) säumen die exponierten Endothelzellen, um sie vor Schäden zu schützen und die Reparatur zu fördern. Unter der Oberfläche der Endothelzellen befindet sich eine innere elastische Membran aus einer GAG-Schicht und anderen Grundsubstanzen, die die Endothelzellen stützen und die Intima von der glatten Muskelschicht trennen.
- Die *Tunica media* (oder nur *Media*), die mittlere Schicht, besteht hauptsächlich aus glatten Muskelzellen. Zwischen den Zellen befinden sich GAGs und andere Grundsubstanzen, die das Blutgefäß stützen und elastisch machen.
- Die *Tunica adventitia* (oder nur *Adventitia*) ist die äußere elastische Membran, die hauptsächlich aus Bindegewebe, darunter GAGs, besteht, die das Blutgefäß stützen und elastisch machen.

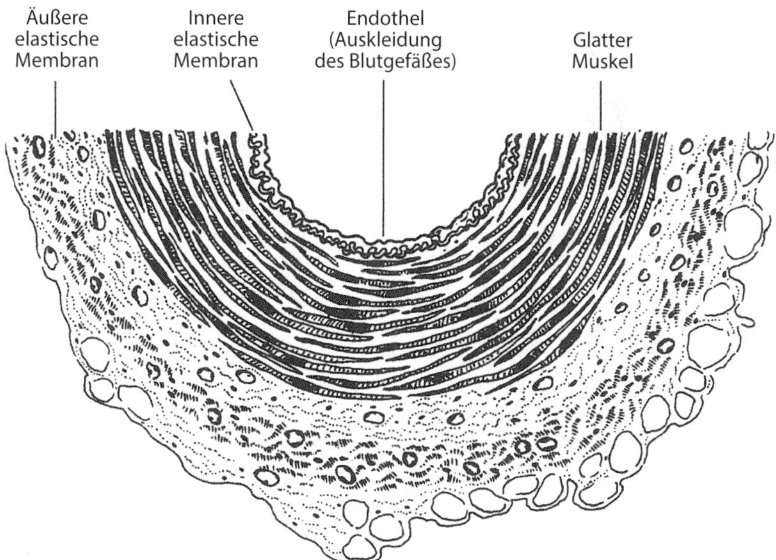

Aufbau eines Blutgefäßes

Der Prozess der Atherosklerose

Keine Theorie über die Entstehung von Atherosklerose kann alle Forscher zufriedenstellen. Die Erklärung, die am meisten Anklang findet, hypothetisiert, dass die Läsionen der Atherosklerose als Reaktion auf Verletzungen der Zellen beginnen, die die Innenseite des Blutgefäßes, die Intima, auskleiden. Den detaillierten Verlauf der Atherosklerose veranschaulicht die Grafik auf Seite 142.

Ursachen für Atherosklerose

Für die Prävention von Herz-Kreislauf-Erkrankungen (CVD) ist es erforderlich, Risikofaktoren zu reduzieren und nach Möglichkeit auszuschalten. Die Risikofaktoren werden in zwei Kategorien eingeteilt: Hauptrisikofaktoren und weitere Risikofaktoren. Bedenken Sie, dass sich einige der »weiteren« Risikofaktoren als wichtiger herausgestellt haben als die sogenannten Hauptrisikofaktoren. Ein starkes Argument spricht beispielsweise dafür, dass Insulinresistenz und höhere Konzentrationen des hochsensitiven C-reaktiven Proteins (hsCRP), eines Entzündungsmarkers, viel wichtiger sind als erhöhte Cholesterinwerte. Wichtig ist auch herauszustellen, dass das Herzinfarktrisiko mit der Anzahl der Risikofaktoren exponentiell steigt.

Risikofaktoren für Atherosklerose

- Hauptrisikofaktoren
  - Rauchen
  - Hohe Cholesterinspiegel (besonders von oxidiertem LDL-Cholesterin)
  - Bluthochdruck
  - Diabetes
  - Bewegungsmangel
- Weitere Risikofaktoren
  - hohe Konzentration des hochsensitiven C-reaktiven Proteins
  - Insulinresistenz
  - Schilddrüsenunterfunktion
  - Niedriger Antioxidantienstatus
  - Niedrige Konzentrationen essenzieller Fettsäuren
  - Vermehrte Thrombozytenaggregation
  - Erhöhte Fibrinogenbildung
  - Niedriger Magnesium- und/oder Kaliumspiegel
  - Hoher Homocysteinspiegel
  - Typ-A-Persönlichkeit

Klinische Beurteilung

Weil CVD eine derart häufige Todesursache ist, empfehlen wir, einen Arzt zu konsultieren, um Ihr Herz-Kreislauf-Risiko zu ermitteln. Dazu können folgende Untersuchungen gehören:

Laboruntersuchungen

- Gesamt-Cholesterin (oxidiertes LDL ist aufschlussreicher)

Weiter auf Seite 143

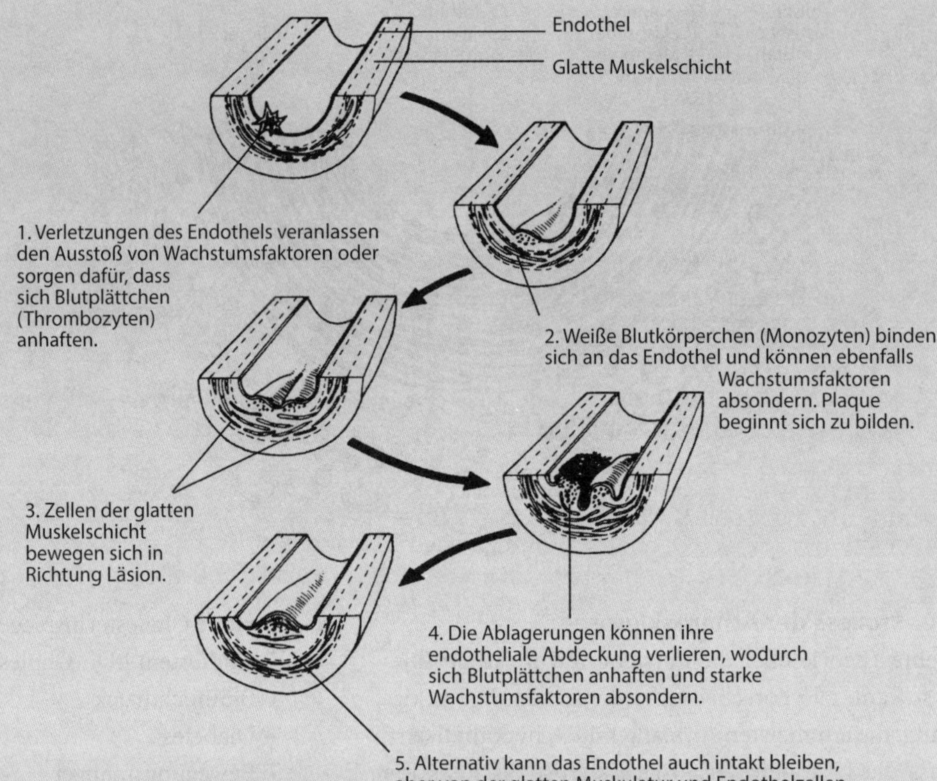

Die Entstehung von Atherosklerose

A. Der erste Schritt bei der Entstehung von Atherosklerose ist eine Schwächung der GAG-Schicht, die die Endothelzelle schützt. In der Folge ist die Endothelzelle anfällig für Schäden durch freie Radikale und andere schädlichen Faktoren. Immunologische, physikalische, mechanische, virale, chemische und medikamentöse Faktoren können nachweislich die Endothelzellen beschädigen und zur Plaquebildung führen.

B. Ist die endotheliale Auskleidung erst einmal beschädigt, werden diese verletzten Stellen durchlässiger für Plasmabestandteile, vor allem Lipoproteine (fetthaltige Proteine). Die Bindung von Lipoproteinen an Glykosaminoglykane führt zu einer Störung der Integrität der Grundsubstanzmatrix und verursacht eine erhöhte Affinität für Cholesterin. Sind erst einmal signifikante Schäden entstanden, haften sich Monozyten (große weiße Blutkörperchen) und Thrombozyten an die beschädigte Stelle, wo sie Wachstumsfaktoren absondern, die die glatten Muskelzellen dazu veranlassen, von der Media in die Intima zu wandern und sich zu vervielfältigen.

C. Die lokale Konzentration von Lipoproteinen und Thrombozyten führt auch zur Migration glatter Muskelzellen von der Media in die Intima, wo sie sich vermehren. Die glatten Muskelzellen kippen zelluläre Ablagerungen in die Intima, was zu vermehrter Plaquebildung führt.

D. Eine fibröse Kappe (aus Kollagen, Elastin und Glykosaminoglykanen) bildet sich über der Intima-Oberfläche. Fett- und Cholesterinablagerungen sammeln sich an.

E. Die Plaque wächst weiter, bis sie schließlich entweder die Arterie direkt verstopft oder einreißt und sich ein Gerinnsel bildet, das durch den Blutkreislauf wandert, bis es ein Blutgefäß verschließt. Plaque-Instabilität geht mit einem deutlich größeren Risiko für Herzinfarkte oder Schlaganfälle einher.[1] Deshalb ist die Reduzierung von Entzündungen und anderen Faktoren, die die Plaque-Instabilität fördern, ein wichtiges Ziel.

Zusammenhang zwischen den Hauptrisikofaktoren und dem Auftreten von Atherosklerose	
Hauptrisikofaktoren	**Anstieg der Fälle (%)**
Einer der Hauptrisikofaktoren vorhanden	30
Hoher Cholesterinspiegel und Bluthochdruck	300
Hoher Cholesterinspiegel und Rauchen	350
Bluthochdruck und Rauchen	350
Rauchen, hoher Cholesterinspiegel und Bluthochdruck	720

- Low-density-Lipoprotein (LDL) Cholesterin
- High-densitiy-Lipoprotein (HDL) Cholesterin
- Hochsensitives C-reaktives Protein
- Lipoprotein(a), Lp(a)
- Fibrinogen
- Homocystein
- Ferritin (ein eisenbindendes Protein) Lipidperoxide

Andere Methoden

- Belastungs-EKG
- Elektrokardiografie
- Echokardiografie

Ermitteln Sie Ihr Risiko

Um Ihnen zu helfen, Ihr Gesamtrisiko für einen Herzinfarkt oder Schlaganfall zu bestimmen, haben wir die Tabelle auf Seite 144 mit Risikodeterminanten entwickelt. Obwohl diese Einschätzung wichtige Faktoren wie den Fibrinogenspiegel und individuelle Bewältigungsstrategien nicht berücksichtigt, liefert der gewonnene Wert doch einen guten Hinweis auf Ihr relatives Risiko, einen Herzinfarkt oder Schlaganfall zu erleiden. Jeder dieser Risikofaktoren wird weiter unten erörtert.

Die Risikofaktoren im Detail

Rauchen

Zigarettenrauchen ist der vielleicht größte Risikofaktor für CVD. Statistiken zufolge haben Raucher ein um 70 Prozent höheres Risiko, an Herz-Kreislauf-Erkrankungen zu sterben, als Nichtraucher.[2] Je mehr Zigaretten und je länger eine Person raucht, umso höher ist ihr Risiko, an einem Herzinfarkt oder Schlaganfall zu sterben. Im Durchschnitt stirbt ein Raucher 7–8 Jahre früher als ein Nichtraucher.

Tabakrauch enthält über 4000 Chemikalien, von denen mehr als 50 als Karzinogene identifiziert wurden. Diese Substanzen sind extrem schädlich fürs Herz-Kreislauf-System. Sie werden durch das LDL-Cholesterin in den Blutkreislauf gebracht, wo sie entweder die Gefäßwände direkt oder das LDL-Molekül beschädigen (wodurch oxidiertes LDL entsteht), das dann wiederum die Blutgefäße lädiert. Ein erhöhter LDL-Spiegel verschlimmert die Auswirkung des Rauchens, weil mehr Tabakgifte durch das kardiovaskuläre System wandern. Rauchen trägt vermutlich zu einem erhöhten Cholesterinspiegel bei, indem es die Rückkopplungsmechanismen in der Leber schädigt, die kontrolliert, wie viel Cholesterin produziert wird.[3] Rauchen fördert zudem die Thrombozytenaggregation und einen erhöhten Fibrinogenspiegel, zwei weitere unabhängige CVD-Risikofaktoren, weil sie dazu neigen, zur Bildung von Blutgerinnseln zu führen. Außerdem ist es eine gut dokumentierte Tatsache, dass Rauchen auch zu Bluthochdruck beiträgt.[4]

Sogar Passivrauchen schadet dem Herz-Kreislauf-System. Es gibt überzeugende Beweise für den Zusammenhang von Umgebungsrauch (Passivrauch) mit kardiovaskulären Erkrankungen. Die Analyse von zehn bevölkerungsbezogenen Studien weist auf einen konsistenten, auf die Belastung bezogenen Dosis-Wirkungs-Effekt hin.[5] Anders gesagt: Je mehr Sie Zigarettenrauch ausgesetzt sind, desto höher ist Ihr CVD-Risiko. Es gibt Anzeichen dafür, dass Nichtraucher empfindlicher auf Rauch und seinen schädlichen Effekt auf das Herz-Kreislauf-System sind. Passivrauch enthält tatsächlich einige toxische Substanzen in noch höheren Konzentrationen.

Skala zur Bestimmung des Herzinfarkt- und Schlaganfallrisikos					
	Risikowert				
	1	2	3	4	5
Blutdruck (systolisch)	< 125	125–134	135–149	150–164	≥ 165
Blutdruck (diastolisch)	< 90	90–94	95–105	105–114	≥ 115
Rauchen (Zigaretten pro Tag)	keine	1–9	10–19	20–29	≥ 30
Vererbung I*	keine	> 65	50–64	35–49	< 35
Vererbung II**	0	1	2	4	≥ 4
Diabetes (seit wie vielen Jahren)	0	1–5	6–10	11–15	> 15
Gesamt-Cholesterin (mg/dl)	< 200	200–224	225–249	250–274	≥ 275
HDL-Cholesterin (mg/dl)	≥ 75	65–74	55–64	35–54	< 35
Gesamt-Cholesterin-HDL-Verhältnis***	< 3	3–3,9	4–4,9	5–6,4	≥ 6,5
Hochsensitives CRP	< 1	1–2	2–3	3–4	> 4
Sport (Stunden pro Woche)	> 4	3–4	2–3	1–2	0–1
EPA/DHA-Supplementierung (mg)	> 600	400–599	200–399	100–199	< 100
Vitamin-C-, Vitamin-E-, Selen-, PCO-, Lutein-Supplementierung (Stückzahl)	5	3	2	1	0
Obst und Gemüse (Portionen pro Tag)	> 5	4–5	3	1–2	0
Alter	< 35	36–45	46–55	56–65	> 65
Zwischenergebnisse					

* Alter des Patienten beim ersten Herzinfarkt oder Schlaganfall
** Anzahl der direkten Angehörigen, die vor dem 50. Geburtstag einen Herzinfarkt hatten
*** Gesamt-Cholesterin geteilt durch HDL
Risiko = Summe aller fünf Spalten; 14–20 = sehr geringes Risiko; 21–30 = niedriges Risiko; 31–40 = mittleres Risiko; 41–50 = hohes Risiko; ≥ 50 = sehr hohes Risiko

Die Werte nach kurz- und langfristiger Exposition mit Passivrauch belegen Veränderungen der Gefäßwände und der Thrombozytenfunktion sowie eine körperliche Leistungsfähigkeit, die der von aktiven Rauchern ähnelt. Zusammenfassend lässt sich sagen, dass Passivrauchen einen maßgeblichen CVD-Risikofaktor darstellt. In den Vereinigten Staaten gehen schätzungsweise mehr als 37 000 Todesfälle aufgrund von Herzkrankheiten auf Passivrauchen zurück.

Die gute Nachricht ist, dass das Ausmaß der Risikoreduktion durch Raucherentwöhnung bei CVD-Patienten recht signifikant ist. Die Ergebnisse einer detaillierten Metaanalyse zeigten eine 36-prozentige Reduzierung des relativen Sterberisikos bei Patienten mit koronarer Arterienkrankheit, die zu rauchen aufhören, im Vergleich zu jenen, die weiterhin rauchen.[6]

Verschiedene Methoden – darunter nikotinhaltige Pflaster oder Kaugummis, Akupunktur und Hypnose – haben unter Beweis gestellt, dass sie hilfreich sind, wenn man mit dem Rauchen aufhören möchte.[7] Weitere Informationen über Maßnahmen zur Raucherentwöhnung finden Sie im Abschnitt »Ein gesunder Lebensstil«.

Hohe Cholesterinwerte

Es gibt überwältigend viele Hinweise darauf, dass ein erhöhter Cholesterinspiegel – vor allem ein hoher LDL-Wert – das Sterberisiko aufgrund von CVD stark erhöht.[8] Derzeit wird empfohlen, dass das Gesamt-Cholesterin 200 mg/dl nicht übersteigt. Das LDL-Cholesterin sollte unter 130 mg/dl liegen, das HDL-Cholesterin über 40 mg/dl bei Männern und über 50 mg/dl bei Frauen, und der Triglyceridspiegel sollte weniger als 150 mg/dl betragen.

Cholesterin wird von Lipoproteinen im Blut transportiert. Die Hauptkategorien von Lipoproteinen sind Very low density lipoprotein (VLDL), LDL und HDL. Da VLDL und LDL für den Transport von Fetten (hauptsächlich Triglyceriden und Cholesterin) von der Leber zu den Körperzellen zuständig sind, während HDL Fette zur Leber zurücktransportiert, gehen erhöhte VLDL- oder LDL-Konzentrationen mit einem erhöhten Risiko für Atherosklerose einher, die Hauptursache von Herzinfarkten und Schlaganfällen. HDL hingegen wird mit einem geringen Herzinfarktrisiko verbunden.

Das Verhältnis von Gesamt-Cholesterin und HDL-Cholesterin sowie das von LDL- zu HDL-Cholesterin gelten als kardiale Risikofaktorquotienten, weil sie reflektieren, ob Cholesterin in den Geweben eingelagert oder aber abgebaut und ausgeschieden wird. Das Verhältnis von Gesamt- zu HDL-Cholesterin sollte nicht höher als 4,2 und jenes von LDL zu HDL nicht höher als 2,5 sein. Das Risiko für Herzkrankheiten kann drastisch reduziert werden, wenn man den LDL-Spiegel senkt und zugleich den HDL-Spiegel anhebt. Für jedes Prozent, um das der LDL-Spiegel sinkt, geht das Herzinfarktrisiko um 2 Prozent zurück. Und für jedes Prozent, um das der HDL-Spiegel steigt, sinkt das Herzinfarktrisiko um 3 bis 4 Prozent.[8, 9]

Weitere Informationen über erhöhte Cholesterin- und Lipoproteinspiegel finden Sie im Abschnitt »Hohe Cholesterin- und/oder Triglyceridwerte«.

Diabetes

Atherosklerose ist einer der zugrunde liegenden Schlüsselfaktoren für die Entstehung vieler chronischer Komplikationen bei Diabetes. Diabetiker haben ein zwei- bis dreimal höheres Risiko, vorzeitig an Herzinfarkt oder Schlaganfall zu sterben, als Menschen ohne Diabetes, und 55 Prozent der Todesfälle unter Diabetikern werden von CVD verursacht. Aber auch schon milde Formen der Insulinresistenz und schlechte Blutzuckerwerte haben erwiesenermaßen einen dramatischen Einfluss auf die Häufigkeit und das Fortschreiten von CVD. Weitere Informationen finden Sie im Kapitel »Diabetes«.

Bluthochdruck

Hoher Blutdruck ist häufig ein Anzeichen erheblicher Atherosklerose und ein Hauptrisikofaktor für Herzinfarkt oder Schlaganfall. Tatsächlich gilt Bluthochdruck allgemein als signifikantester Risikofaktor für Schlaganfälle. Weitere Informationen finden Sie im Abschnitt »Bluthochdruck«.

Bewegungsmangel

Eine sitzende Lebensweise ist ein weiterer Hauptrisikofaktor für CVD. Etwa 54 Prozent der erwachsenen Amerikaner bewegen sich kaum oder nicht regelmäßig, und auch bei Kindern und Jugendlichen ist ein merklicher Rückgang von regelmäßiger sportlicher Betätigung zu verzeichnen.[10] Aber Aktivität schützt nicht nur vor dem Entstehen von CVD, sondern beeinflusst auch andere CVD-Risikofaktoren positiv, darunter Bluthochdruck, Lipidspiegel, Insulinresistenz und Adipositas. Sport ist zudem für CVD-Patienten und Menschen wichtig, die ein erhöhtes CVD-Risiko haben (zum Beispiel bei Bluthochdruck, stabiler Angina Pectoris, einem früheren Herzinfarkt, peripherer Gefäßerkrankung oder Herzinsuffizienz oder nach einem Herz-Kreislauf-Ereignis). Weitere Informationen finden Sie im Kapitel »Ein gesunder Lebensstil«.

Weitere Risikofaktoren

Neben den großen Risikofaktoren für CVD (Rauchen, hoher Cholesterinspiegel, Bluthochdruck, Diabetes, Bewegungsmangel und Adipositas) sind eine Reihe anderer Faktoren gelegentlich maßgeblicher als diese sogenannten Hauptrisikofaktoren. Tatsächlich hat man mehr als 300 unterschiedliche Risikofaktoren identifiziert. Obgleich es beträchtliche Hinweise gibt, dass all diese und weitere Risikofaktoren bei der Entstehung von Atherosklerose eine signifikante Rolle spielen, fokussiert sich die derzeitige Forschung vor allem auf die inflammatorischen Prozesse und Insulinresistenz.[11]

Entzündungsmediatoren beeinflussen viele Phasen der Entstehung von Atherosklerose, von der anfänglichen Leukozytenrekrutierung bis zur endgültigen Ruptur der instabilen atherosklerotischen Plaque. Vor allem hochsensitives C-reaktives Protein (hsCRP), ein Blutmarker für verschiedene Grade der Inflammation, wurde als eigenständiger Risikofaktor für CAD ausgemacht. Der hsCRP-Spiegel ist erwiesenermaßen ein deutlicherer Indikator für spätere kardiovaskuläre Erkrankungen als der LDL-Spiegel, aber beide Werte zusammen erlauben bessere Prognosen als einer allein.[12]

Erhöhte hsCRP-Spiegel stehen in engem Zusammenhang mit Insulinresistenz, bei der Körperzellen unempfänglich für das Hormon Insulin werden (siehe das Kapitel »Diabetes«).[13] Insulinresistenz ist einer der Schlüsselfaktoren hinter Typ-2-Diabetes sowie dem metabolischen Syndrom, das als Kombination aus mindestens drei der folgenden metabolischen Risikofaktoren definiert wird:

- Taille-Hüfte-Quotient über 1 bei Männern und über 0,8 bei Frauen
- Triglyceridspiegel über 150 mg/dl und niedriger HDL-Spiegel (unter 40 mg/dl bei Männern und unter 50 mg/dl bei Frauen)
- Bluthochdruck (ab 130/85 mm Hg)
- Insulinresistenz oder Glucoseintoleranz (Nüchternblutzucker über 101 mg/dl)
- hohe Blutkonzentrationen von Fibrinogen oder Plasminogen-Aktivator-Inhibitor
- hoher hsCRP-Spiegel

In den USA wird das metabolische Syndrom immer häufiger. Derzeit sind schätzungsweise mehr als 60 Millionen erwachsene US-Bürger betroffen.

Therapeutische Erwägungen

Zur Prävention gegen Herzinfarkt und Schlaganfall gehört die Reduzierung von Risikofaktoren. Die Hauptrisikofaktoren – Rauchen, Adipositas, Bewegungsmangel, Diabetes und Bluthochdruck – werden detailliert in anderen Kapiteln beschrieben. Hier möchten wir darauf hinweisen, dass es beachtliche Hinweise gibt, wonach schon eine gesunde Ernährung und eine ebensolche Lebensweise die CVD-induzierte Sterblichkeit erheblich reduziert. Eine Prospektivstudie mit mehr als 20 000 Männern und Frauen fand heraus, dass die Kombination von vier gesunden Verhaltensweisen (nicht rauchen, viel Bewegung, mäßiger Alkoholkonsum und mindestens fünf Portionen Obst und Gemüse pro Tag) die Gesamtsterblichkeit um das Vierfache reduzierte – im Vergleich zum Fehlen dieser vier Faktoren.[14]

Neben diesen gesunden Verhaltensweisen wollen wir uns auch dem Antioxidantienstatus, erhöhten hsCRP-Werten und dem Fibrinogenspiegel widmen.

Ernährung

Das Kapitel »Eine gesunde Ernährung« liefert ein umfassendes Ernährungskonzept, das sowohl die Prävention und Behandlung kardiovaskulärer Erkrankungen unterstützt als auch die Blutlipidwerte aufbessert. Besonders wichtig ist es, den Verzehr von gesättigten Fetten und Transfettsäuren zu reduzieren und mehr Gemüse, Früchte, Ballaststoffe, einfach ungesättigte Fette und Omega-3-Fettsäuren zu konsumieren. Ein wichtiges ernährungsphysiologisches Ziel ist es, die Struktur und Zusammensetzung der Zellmembranen zu verbessern, indem man essenzielle strukturelle Komponenten wie einfach ungesättigte und Omega-3-Fettsäuren zur Verfügung stellt und durch Oxidation und freie Radikale verursachte Schäden an diesen Strukturen verhindert. Dazu ist der Verzehr vieler Antioxidantien und Phytochemikalien erforderlich.

Eine der am besten erforschte ernährungsphysiologische Maßnahme gegen CVD ist die traditionelle mediterrane Diät, die sich auf die Ernährungsmuster einiger Mittelmeerregionen aus den 1960er-Jahren besinnt.[15] Wie wir im Kapitel »Eine gesunde Ernährung« erörtert haben, hatte die ursprüngliche Mittelmeerdiät folgende Besonderheiten:

- Olivenöl ist die hauptsächliche Fettquelle.
- Sie bietet eine Fülle von pflanzlichen Lebensmitteln (Obst, Gemüse, Brot, Nudeln, Kartoffeln, Bohnen, Nüsse und Samen).
- Die Lebensmittel werden nur minimal verarbeitet, und es liegt ein Schwerpunkt auf saisonalen und lokal angebauten Lebensmitteln.
- Frisches Obst ist das typische Alltagsdessert, während Süßigkeiten mit konzentriertem Zucker oder Honig höchstens ein paar Mal pro Woche konsumiert werden.
- Milchprodukte (hauptsächlich Käse und Joghurt) werden in geringen bis mittleren Mengen konsumiert.
- Fisch wird regelmäßig verzehrt.
- Geflügel und Eier werden in moderaten Mengen (ein- bis viermal wöchentlich) oder gar nicht verzehrt.
- Rotes Fleisch wird in geringen Mengen verzehrt.
- Wein wird in geringen bis mittleren Mengen konsumiert, normalerweise zu den Mahlzeiten.

In einer Studie wurde an Patienten mit metabolischem Syndrom die Auswirkung der mediterranen Ernährung auf die Blutgefäßwände und hsCRP untersucht.[16] Die Patienten der Interventionsgruppe wurden angewiesen, sich der mediterranen Diät entsprechend zu ernähren, und bekamen detaillierte Vorgaben, wie sie den Konsum von Vollkornprodukten, Früchten, Gemüsen, Nüssen und Olivenöl steigern können. Die Patienten in der Kontrollgruppe beherzigten die Empfehlungen der American Heart Association (AHA). Nach 2 Jahren verzehrte die Mittelmeergruppe regelmäßig mehr Nahrungsmittel, die viel einfach ungesättigte und mehrfach ungesättigte Fettsäuren sowie Ballaststoffe enthielten, und hatte ein niedrigeres Omega-6-zu-Omega-3-Fettsäuren-Verhältnis. Im Vergleich zur Kontrollgruppe waren bei den Patienten der Interventionsgruppe niedrigere Spiegel an hsCRP und anderen Entzündungsmarkern, verbesserte Blutgefäßfunktion und eine deutlichere Gewichtsabnahme zu verzeichnen.

Obwohl mehrere Komponenten der mediterranen Ernährung besonders erwähnt werden sollten, ist es wichtig zu betonen, dass die Vorzüge insgesamt ein Zusammenspiel zwischen mehreren hilfreichen Faktoren widerspiegeln.[17]

Zudem ist es auch wichtig, dass die Ernährung eine niedrige glykämische Last aufweist. Eine Studie mit mehr als 48 000 Teilnehmern, die sich im Durchschnitt 8 Jahre lang der Mittelmeerdiät entsprechend ernährten, stellte fest, dass der Konsum von Nahrungsmitteln mit hoher glykämischer Last das CVD-Risiko bei Frauen um 68 Prozent erhöhte. Frauen in dem Quartil mit der höchsten glykämischen Last hatten im Vergleich zu jenen im niedrigsten Quartil ein relatives CVD-Risiko von 2,2.[18]

Olivenöl und Omega-3-Fettsäuren

Einer der wichtigsten Aspekte der mediterranen Ernährungsweise ist wohl die Kombination von Olivenöl und Omega-3-Fettsäuren. Olivenöl enthält nicht nur einfach ungesättigte Fettsäure (Ölsäure), sondern auch mehrere antioxidative Wirkstoffe, die vermutlich für einige gesundheitsfördernde Effekte verantwortlich sind. Olivenöl wirkt nicht nur mild senkend auf LDL- und Triglyceridwerte, sondern erhöht auch den HDL-Spiegel und trägt dazu bei, dass LDL nicht von freien Radikalen beschädigt wird.[19]

Neben Olivenöl wurden in über 300 klinischen Studien die Vorzüge der längerkettigen Omega-3-Fettsäuren EPA und DHA für die kardiovaskuläre Gesundheit bewiesen. Diese Fettsäuren reduzieren das CVD-Risiko deutlich. Eine Supplementierung mit EPA und DHA wirkt sich zwar auf den Cholesterinspiegel kaum aus, senkt aber den Triglyceridwert signifikant und sorgt für eine Vielzahl weiterer positiver Effekte, zum Beispiel verminderte Thrombozytenansammlungen, verbesserte Funktion der Blutgefäßauskleidung und der arteriellen Flexibilität, bessere Blut- und Sauerstoffversorgung des Herzens sowie eine milde Blutdrucksenkung.[20]

Die EPA- und DHA-Werte in roten Blutkörperchen hat sich als sehr guter Indikator für spätere Herzerkrankungen herausgestellt. Dieser Laborwert wird »Omega-3-Index« genannt. Ein Omega-3-Index von 8 Prozent wird mit dem höchsten Schutz verbunden, ein Index von 5 Prozent mit dem geringsten Schutz. In einer Analyse erwies sich der Omega-3-Index – im Vergleich mit hsCRP, Gesamt-Cholesterin, LDL, HDL und Homocystein – als deutlichster CVD-Prädikator. Forscher setzten in der Folge fest, dass insgesamt 1000 Milligramm EPA und DHA pro Tag nötig sind, um den Omega-3-Index von 8 Prozent zu erreichen oder gar zu übertreffen.[21, 22]

Die Erkenntnisse über den Omega-3-Index überraschen nicht, da zahlreiche Informationen auf eine klare Verbindung zwischen Omega-3-Fettsäurenkonsum und der Wahrscheinlichkeit, CVD zu bekommen, hinweisen: Je höher der Konsum von Omega-3-Fettsäuren ist, desto niedriger ist das CVD-Risiko. Schätzungen zufolge kann eine Anhebung der langkettigen Omega-3-Fettsäuren durch die Ernährung oder eine Supplementierung die Gesamtsterblichkeit aufgrund kardiovaskulärer Erkrankungen um bis zu 45 Prozent senken.[23, 24]

Generell liegt die empfohlene Dosierung zur CVD-Prävention bei 1000 Milligramm EPA und DHA pro Tag und zur Senkung des Triglyceridspiegels bei 3000 Milligramm pro Tag. In einer Doppelblindstudie senkte eine Dosis von 3,40 Gramm EPA und DHA nach 8 Wochen den Triglyceridspiegel um 27 Prozent, während eine niedrigere Dosis von 0,85

Gramm keinen Effekt hatte. Die Ergebnisse zeigen deutlich, dass zur Senkung der Triglyceridwerte eine Dosis von 3 Gramm EPA und DHA pro Tag erforderlich ist.[25]

Obgleich die längerkettigen Omega-3-Fettsäuren deutlichere Auswirkungen haben als Alpha-Linolensäure, eine kürzerkettige Omega-3-Fettsäure (aus pflanzlichen Quellen wie Leinöl und Walnüssen), muss man betonen, dass die zwei Bevölkerungsgruppen mit den niedrigsten Herzinfarktraten einen relativ hohen Konsum von Alpha-Linolensäure aufweisen: die Japaner auf der Insel Kohama sowie die Bewohner Kretas.[26, 27] Dass die Kreter normalerweise eine dreimal höhere Serumkonzentration von Alpha-Linolensäure als andere Europäer haben, verdanken sie ihrem häufigen Verzehr von Walnüssen und Portulak.[26] Ein weiterer wichtiger ernährungsspezifischer Faktor auf Kohama und Kreta ist die Verwendung ölsäurehaltiger Öle. Doch obwohl der Ölsäuregehalt in der Ernährung nur einen gewissen Grad an Schutz gewährt, ist die Anzahl von Herzinfarkten unter den Bewohnern dieser Inseln viel niedriger als in Bevölkerungsgruppen, die zwar Ölsäurequellen, abe keine Alpha-Linolensäure zu sich nehmen. Alpha-Linolensäure gilt als stärkerer Schutzfaktor als Ölsäure.

Nüsse und Samen

Dass ein höherer Konsum von Nüssen und Samen das CVD-Risiko deutlich senkt, wurde in großen bevölkerungsbezogenen Studien, wie zum Beispiel der Nurses Health Study, der Iowa Health Study und der Physicians Health Study, nachgewiesen.[28] Wissenschaftler schätzen, dass die Substitution einer bestimmten Kohlenhydratmenge durch Nüsse zu einer 30-prozentigen Reduzierung des Herzinfarktrisikos führt. Forscher errechneten eine noch eindrucksvollere Risikominderung, nämlich um 45 Prozent, wenn Fett von Nüssen anstelle von gesättigten Fetten (hauptsächlich aus Fleisch und Milchprodukten) konsumiert wird. Nüsse haben einen cholesterinsenkenden Effekt, der zum Teil diesen Vorzug erklärt, sie sind aber auch reich an Arginin. Indem es den Stickoxidspiegel anhebt, kann Arginin dazu beitragen, den Blutfluss zu verbessern, Gerinnselbildung zu reduzieren und das Fließvermögen des Blutes zu optimieren (das Blut wird weniger zäh und fließt deshalb leichter durch die Blutgefäße).

Walnüsse scheinen besonders hilfreich zu sein, weil sie so viele Antioxidantien wie auch Alpha-Linolensäure enthalten. In einer Studie wurden Männer und Frauen mit hohen Cholesterinspiegeln willkürlich einer cholesterinsenkenden mediterranen Ernährung beziehungsweise einer Diät mit ähnlichem Energie- und Fettgehalt zugeteilt, in der Walnüsse etwa 32 Prozent der Energie aus einfach ungesättigtem Fett (Olivenöl) ersetzten. Die Probanden hielten die Diäten 4 Wochen lang ein. Im Vergleich zur mediterranen Ernährung verbesserte die Walnussdiät die Endothelfunktion (sie erhöhte die endothelabhängige Gefäßerweiterung und reduzierte die Konzentration des vaskulären Adhäsionsmoleküls um 1). Die Walnussdiät senkte zudem das Gesamtcholesterin (–4,4 Prozent) sowie das LDL (–6,4 Prozent).[29]

Gemüse, Früchte und Rotwein

Ein wichtiger Faktor für die positiven Effekte der mediterranen Ernährung ist der Fokus auf carotinoid- und flavonoidreichen Obst- und Gemüsesorten und Getränken (zum Beispiel Rotwein). Zahlreiche Populationsstudien haben wiederholt gezeigt, dass ein höherer Konsum von Antioxidantien das Herzinfarkt- und Schlaganfallrisiko deutlich reduziert. Höhere Blutkonzentrationen antioxidativer Nährstoffe werden auch mit niedrigeren hsCRP-Spiegeln verbunden.[30] Die Bedeutung des Antioxidantienkonsums bei der Prävention und Behandlung von CAD wird weiter unten erörtert.

Zwei wertvolle Antioxidantienquellen in der mediterranen Ernährung sind Tomatenprodukte und Rotwein. Tomaten sind reich an dem Carotin Lycopen. In großen klinischen Studien, die die Verbindung zwischen Carotinstatus und Herzinfarkten untersuchten, erwies sich nicht Betacarotin, sondern Lycopen als Schutz. Lycopen zeigt im Vergleich mit Betacarotin eine stärkere allgemeine antioxidative Wirkung, vor allem aber gegen LDL-Oxidation.[31]

Der kardiovaskuläre Schutz von Rotwein wird gern als das »französische Paradox« bezeichnet. Die Franzosen verzehren mehr gesättigte Fette als zum Beispiel Briten und Amerikaner, leiden aber seltener unter Herzkrankheiten – als Grund dafür wird ihr Rotweinkonsum vermutet. Dieser Schutz geht vermutlich auf Flavonoide und andere Polyphenole im Rotwein zurück, die LDL vor oxidativen Schäden bewahren und dazu beitragen, die Konzentration inflammatorischer Mediatoren zu senken.[16, 32] Doch auch moderater Alkoholkonsum allein hat sich in einigen Studien als schützender Faktor erwiesen und wirkt sich positiv auf das Verhältnis von HDL zu LDL und C-reaktives Protein (CRP) sowie den Fibrinogenspiegel aus (obwohl Rotwein normalerweise die deutlichste Wirkung zeigt).[33] Wichtig zu erwähnen ist, dass die Effekte des Alkohols auf CVD-Risiko, Morbidität und Gesamtmortalität von seinen suchterzeugenden und psychologischen Auswirkungen aufgewogen werden. Zu hoher Alkoholkonsum führt zu Glutathionabbau und einem erhöhten Darmkrebsrisiko.

Der größte Vorzug von Rotwein, der Schutz vor CVD, könnte letztlich den Polyphenolen zu verdanken sein, die die Funktion der Zellen stärkt, welche die Blutgefäße auskleiden.[34] Der Konsum von grünem Tee und dunkler Schokolade hat in Populationsstudien ebenfalls zu einem reduzierten CVD-Risiko geführt. Wie bei Rotwein könnten die positiven Effekte von Grüntee und Schokolade das Resultat mehrerer unterschiedlicher Mechanismen wie zum Beispiel der Stärkung der Endothelzellenfunktion sein.[35]

Andere Nahrungsmittel und Getränke mit hohem Antioxidantiengehalt haben sich als hilfreich gegen Atherosklerose erwiesen. Der Saft des Granatapfels *(Punica granatum)* wirkt hier anscheinend besonders gut. Er enthält erstaunlich viele Antioxidantien wie lösliche Polyphenole, Tannine und Anthocyanine. Tierversuche weisen darauf hin, dass Komponenten des Granatapfelsafts Atherosklerose verzögern, Plaquebildung mindern und die Gesundheit der Blutgefäße stärken können. Klinische Humanstudien bestätigen, dass Granatapfelsaft (240 Milliliter pro Tag) vorteilhaft für die Herzgesundheit ist.[36–38] Ein wichtiger Warnhinweis: Da Granatapfelsaft wie alle ansonsten wohltuenden Fruchtsäfte (etwa Blaubeer-, Kirsch- oder Traubensaft) viele einfache Zucker enthält, sollten Sie ihn in moderaten Mengen genießen. Trinken Sie nicht mehr als 120–180 Milliliter zweimal pro Tag.

Den Cholesterinspiegel senken

Eine Senkung des Gesamtcholesterin- sowie des LDL- und Triglyceridspiegels geht eindeutig mit einem verringerten CVD-Risiko einher. Weitere Informationen finden Sie im Kapitel »Hoher Cholesterin- und/oder Triglyceridspiegel«.

Antioxidantien

Mit dem Essen aufgenommene antioxidative Nährstoffe wie Lycopen, Lutein, Selen, Vitamin E und Vitamin C schützen laut bevölkerungsbezogenen Studien deutlich vor dem Entstehen von CVD. Fette und Cholesterin sind besonders anfällig für Schäden durch freie Radikale. Dann bilden sie Lipidperoxide und oxidiertes Cholesterin, die wiederum die Gefäßwände beschädigen und das Fortschreiten von Atherosklerose beschleunigen können. Antioxidantien hemmen die Bildung dieser schädlichen Komponenten.

Zwar beweist eine antioxidantienreiche Ernährung beständig eine enorme Schutzwirkung gegen CVD, doch klinische Studien mit antioxidativen Vitaminen und Mineralstoffen führen zu widersprüchlichen Ergebnissen.[39, 40] Dies kann auf diverse Ursachen zurückzuführen sein, vor allem aber auf die Tatsache, dass das menschliche Antioxidantiensystem ein komplexes Netzwerk interagierender Komponenten ist. Es ist unwahrscheinlich, dass sich ein einzelnes Antioxidans als effektiv erweist, vor allem wenn entsprechende unterstützende Begleiter fehlen. Die meisten Antioxidantien brauchen eine Art »Partner«-Antioxidans, das es ihnen ermöglicht, effektiver zu wirken. Das beste Beispiel dafür ist die Partnerschaft zwischen den zwei primären Antioxidantien im menschlichen Körper: Vitamin C und Vitamin E. Ersteres ist ein Antioxidans der wässrigen Phase, Letzteres eines der Lipidphase. Obwohl einige Studien gezeigt haben, dass eine Supplementierung mit diesen Nährstoffen atherosklerotische Läsionen reduziert, ist für eine optimale Wirkung wohl mehr Schutz nötig.[41]

Außer Vitamin C braucht Vitamin E auch Selen und CoQ_{10}, um effektiv zu wirken (das wird weiter unten näher erörtert). Ein weiteres Manko vieler Studien über antioxidative Nährstoffe ist die mangelnde Berücksichtigung der hohen Bedeutung von Phytochemikalien und pflanzlichen Antioxidantien, die nicht nur eigene positive Eigenschaften haben, sondern nachweislich auch die Wirkung von Vitamin- und Mineralstoffantioxidantien verstärken. Phytochemikalien wie Carotine (vor allem Lycopen und Lutein) und Flavonoide sind besonders wichtig, um Schäden durch freie Radikale zu bekämpfen. Die meisten wissenschaftlichen Berichte über Antioxidantiensupplementierung widmen sich vor allem Studien über Betacarotin, weil diese mehr als 700 000 Probanden umfassten, aber solche Studien differenzieren nicht, dass synthetisches Betacarotin verwendet wurde und dass Betacarotin an sich beim Schutz vor LDL-Oxidation von geringer Bedeutung ist. (Im Gegensatz zu Lycopen und Lutein wird Betacarotin nicht effektiv in LDL aufgenommen, auch wenn es dazu beiträgt, das Endothel zu schützen.)

Lutein könnte sich im Kampf gegen Atherosklerose als wichtigstes Carotin erweisen. Basierend auf Analysen der verschiedenen Unterformen von LDL wurden Lycopen, Betacarotin und Cryptoxanthin hauptsächlich in den größeren, weniger dichten LDL-Partikeln gefunden, während Lutein und Zeaxanthin eher in den kleineren, dichteren LDL-Partikeln festgestellt wurden. Weil die kleinere, dichtere LDL-Unterform leichter oxidiert, sind Lutein und Zeaxanthin besonders wichtig, um LDL vor Schäden zu schützen.[42]

Auch andere Vitamine und Mineralien können die Effektivität von Antioxidantien unterstützen. Die Einnahme eines Multivitamin-/Multimineralergänzungsmittels scheint durchaus angemessen zu sein. In einer Doppelblindstudie waren die CRP-Spiegel bei der Multivitamingruppe deutlich niedriger als in der Placebogruppe. Am auffälligsten war die Senkung bei Patienten, die am Beginn der Studie erhöhte CRP-Spiegel hatten (ab 1 Milligramm pro Liter).[43] Die Forscher stellten fest, dass die Vitamin-B_6- und Vitamin-C-Spiegel sich antiproportional zum CRP-Spiegel verhielten.

Vitamin E

Obwohl klinische Studien widersprüchliche Effekte zeigten, ist es eindeutig erwiesen, dass Vitamin E eine Rolle beim Schutz vor LDL-Oxidation spielt, weil es leicht ins LDL-Molekül eingebunden werden kann. Darüber hinaus ist die Wirkung deutlich dosisabhängig (das heißt, je höher die Vitamin-E-Dosis ist, umso größer ist der Schutz gegen oxidative Schäden am LDL). Zwar haben ursprünglich schon niedrige Dosierungen ab 25 Milligramm einen gewissen Schutz geboten, aber offenbar sind höhere Dosierungen ab 400 IE erforderlich, um klinisch signifikante Effekte zu erzielen.[44–46] Was aber wohl am wichtigsten ist, ist die Verwendung von Vitamin E im Rahmen einer umfassenden Ernährungs- und Supplementierungsstrategie, um den Antioxidantienstatus zu verbessern.

Eine Supplementierung mit Vitamin E kann vor Herzerkrankungen und Schlaganfall schützen, weil es

- die LDL-Oxidation reduziert und den LDL-Abbau im Blutplasma erhöht.
- exzessive Thrombozytenaggregation unterbindet.
- den HDL-Spiegel anhebt.
- den CRP-Spiegel senkt.
- die Funktion der Endothelzellen verbessert.
- die Insulinsensitivtät steigert.

Zwei frühe, groß angelegte Studien mit relativ niedrigen Dosierungen von Vitamin-E-Ergänzungsmitteln zeigten eine deutliche Reduzierung des Herzinfarkt- und Schlaganfallrisikos. Die Nurses Health Study mit 87 245 Krankenschwestern kam zu dem Schluss, dass Frauen, die über 2 Jahre lang täglich 100 IE Vitamin E eingenommen hatten, ein um 41 Prozent geringeres Risiko für Herzkrankheiten hatten als jene, die kein Vitamin-E-Präparat verwendet hatten.[47] Die Physicians Health Study mit 39 910 männlichen Ärzten kam zu ähnlichen Ergebnissen: Die tägliche Einnahme von mehr als 30 IE eines Vitamin-E-Ergänzungsmittels führte zu einem um 37 Prozent niedrigeren Risiko für Herzerkrankungen.[48] Nachfolgende Studien waren sich jedoch uneins, ob Vitamin E überhaupt eine positive Wirkung hat. In einigen Studien erwies es sich sogar, dass eine Vitamin-E-Supplementierung mit einem erhöhten Risiko einherging, an CVD zu sterben.[49] Hier ist es ebenfalls wichtig zu bedenken, dass Vitamin E eine sehr eingegrenzte antioxidative Wirkung hat und möglicherweise nur zusammen mit ergänzenden Antioxidantien effektiv ist.

Einige der enttäuschenden Ergebnisse könnten auch auf die Verwendung von synthetischem Vitamin E (DL-alpha-Tocopherol) statt der aktiveren natürlichen Form (D-alpha-Tocopherol) in einer der großen Studien zurückgehen. Ein Problem ist zudem die Beeinträchtigung des Vitamin-E- und CoQ_{10}-Stoffwechsels durch Statine, wodurch der Bedarf an beiden Substanzen steigt. Vitamin E und CoQ_{10} wirken synergistisch zusammen, und jede der beiden Komponenten ist für die Neubildung der anderen erforderlich. CoQ_{10} ist zum Beispiel im Blut sowohl in oxidierter (inaktiver) als auch in reduzierter (aktiver) Form vorhanden. In Zeiten mit erhöhtem oxidativem Stress oder niedrigem Vitamin-E-Spiegel wird mehr CoQ_{10} in die oxidierte Form umgewandelt. So werden durch die Bereitstellung von höheren Vitamin-E-Konzentrationen die biologische Aktivität und Funktion von CoQ_{10} verbessert und umgekehrt. Mehrere Human- und Tierstudien haben gezeigt, dass die Kombination von Vitamin E und CoQ_{10} besser wirkt als jede der beiden Substanzen allein. In einer Studie mit Pavianen beispielsweise, in der die Supplementierung mit Vitamin E allein den CRP-Spiegel senkte, verstärkte die gleichzeitige Verabreichung von CoQ_{10} diesen Effekt deutlich. Ähnliche Resultate erbrachten Tierstudien über Faktoren, die der Atherosklerose zugrunde liegen, wie LDL-Oxidation und Lipidperoxidgehalt in der Aorta.[50–52]

Neben CoQ_{10} braucht Vitamin E für eine optimale antioxidative Wirkung auch ausreichend Selen. Selen fungiert hauptsächlich als eine Komponente des antioxidativen Enzyms Glutathionperoxidase. Dieses Enzym arbeitet eng mit Vitamin E zusammen, um die Zellmembranen vor Schäden durch freie Radikale zu schützen. Studien, die nur untersuchen, wie gut Vitamin E Krebs und Herzerkrankungen reduzieren kann, sind häufig fehlerhaft, weil sie die wichtige Kooperation zwischen Selen und Vitamin E nicht berücksichtigen, ganz zu schweigen von der Wechselbeziehung zwischen Vitamin E und CoQ_{10}. Mehrere Studien haben ganz klar bewiesen, dass ein niedriger Selenstatus in signifikantem Zusammenhang mit koronarer Arterienkrankheit steht.[53, 54] Dass weder Selen noch Vitamin C und CoQ_{10} zusätzlich verabreicht wurden, könnte einer der Hauptgründe für die inkonsistenten Ergebnisse von Interventionstests mit Vitamin-E-Supplementierung allein sein.

Wenn Sie Vitamin E einnehmen, ist es schließlich auch noch wichtig, eine Kombination aus Tocopherolen (das heißt aus allen in der Nahrung vorkommenden Vitamin-E-Formen) zu wählen statt einfach nur D-alpha-Tocopherol.

Vitamin C

Vitamin C wirkt in wässrigen Milieus im Körper – sowohl außerhalb als auch innerhalb der Zellen – als Antioxidans. Es steht im antioxidativen Schutz des Körpers an vorderster Stelle. Sein wichtigster antioxidativer Partner ist Vitamin E, weil es fettlöslich ist. Neben CoQ_{10} ist Vitamin C auch für die Regenerierung von Vitamin E zuständig, nachdem dieses im Körper oxidiert wurde, es potenziert dadurch die antioxidativen Wirkungen von Vitamin E.[55] Vitamin C arbeitet auch mit antioxidativen Enzymen wie Glutathionperoxidase, Katalase und Superoxiddismutase zusammen. Es hat sich als überaus effektiv im Schutz von LDL vor Oxidation erwiesen, sogar bei Rauchern.[56] Ergänzungsmittel mit Vitamin C und Vitamin E – 6 Jahre lang täglich 500 Milligramm beziehungsweise 272 IE – mindern nachweislich das Fortschreiten von Atherosklerose der Halsschlagader, und zwar um 53 Prozent bei Männern und um 14 Prozent bei Frauen.[57]

Eine hohe Vitamin-C-Zufuhr senkte in zahlreichen Bevölkerungsstudien das Risiko für Tod durch Herzinfarkt, Schlaganfall und andere Ursachen (darunter Krebs) deutlich. Eine der gründlichsten Studien analysierte 5 Jahre lang den diätetischen Vitamin-C-Konsum von 11 348 Erwachsenen, die in drei Gruppen eingeteilt wurden: Die erste bekam weniger als 50 Milligramm Vitamin C pro Tag, die zweite über 50 Milligramm Vitamin C ohne Supplementierung und die dritte über 50 Milligramm Vitamin C über die Ernährung plus Vitamin-C-Ergänzungsmittel (ab 300 Milligramm).[58] Die Analyse ergab, dass in der Gruppe mit der höchsten Vitamin-C-Zufuhr die durchschnittliche Todesrate (aufgrund von CVD und die Gesamtmortalität) bis zu 48 Prozent niedriger war als in der Gruppe mit der geringsten Vitamin-C-Zufuhr. Diese Unterschiede entsprechen einer um 5–7 Jahre längeren Lebensspanne bei Männern und 1–3 Jahre bei Frauen.

Dutzende von Beobachtungs- und klinischen Studien zeigen, dass der Vitamin-C-Spiegel mit dem Gesamt- und HDL-Cholesterinspiegel korrespondiert.[59–61] Eine der Studien mit dem besten Konzept kam zu dem Ergebnis, dass die Gesamtcholesterin- und Triglyceridspiegel umso niedriger und der HDL-Spiegel umso höher waren, je mehr Vitamin C im Blut gemessen wurde.[61] Die positiven Wirkungen auf den HDL-Wert waren besonders beeindruckend. Pro 0,5 mg/dl mehr Vitamin C im Blut stieg der HDL-Spiegel um 14,9 mg/dl bei Frauen und um 2,1 mg/dl bei Männern. Diese Studie ist insofern besonders, als sie bewies, dass der Zusammenhang zwischen Vitamin C und HDL-Werten sogar bei gut genährten Personen mit normalen Vitamin-C-Spiegeln bestand, die zusätzlich zur Ernährung ein Vitamin-C-Präparat einnahmen.

Zusammenfassend kann man sagen, dass Vitamin C das CVD-Risiko senkt, weil es[62, 63]

- als Antioxidans wirkt.
- die Kollagenstruktur der Blutgefäße stärkt.
- Gesamtcholesterin, Lp(a) und Blutdruck senkt.
- den HDL-Spiegel erhöht.
- die Ansammlung von Thrombozyten verhindert.
- den Abbau von Fibrin (einer Komponente von Blutgerinnseln und Arterienablagerungen) fördert.
- Entzündungsmarker reduziert.
- Vitamin E wieder aufbaut.

Traubenkern- und Kiefernrindenextrakt

Eines der nützlichsten pflanzlichen Flavonoidgruppen sind die oligomeren Procyanidine (PCO). Sie kommen in vielen Pflanzen sowie in Rotwein vor, im Handel gibt es sie aber vor allem in Form von Extrakten aus Traubenkernen und der Rinde der Seekiefer. Diese Extrakte bieten mithilfe diverser Mechanismen Schutz, etwa durch ihre antioxidative Aktivität und Wirkung auf die Endothelzellen, die die Blutgefäße auskleiden.[64, 65]

Weitere Risikofaktoren

Thrombozytenaggregation

Eine exzessive Blutplättchenansammlung beziehungsweise Verklumpung ist ebenfalls ein Risikofaktor für Herzinfarkt und Schlaganfall. Wenn sich diese Thrombozyten ansammeln, setzen sie starke Substanzen frei, die die Bildung von atherosklerotischen Ablagerungen drastisch erhöhen, oder sie bilden selbst ein Gerinnsel, das kleine Blutgefäße verschließen und einen Herzinfarkt oder Schlaganfall auslösen kann. Die Adhäsivität von Blutplättchen wird hauptsächlich durch die Art von Fetten in der Ernährung und den Antioxidantienstatus bestimmt. Während gesättigte Fette und Cholesterin die Thrombozytenaggregation fördern, haben Omega-3-Öle (sowohl kurz- als auch langkettige) und einfach ungesättigte Fette den gegenteiligen Effekt.[66–68]

Neben den einfach ungesättigten und Omega-3-Fettsäuren, antioxidativen Nährstoffen und Flavonoiden unterbindet auch Vitamin B_6 die Plättchenaggregation und senkt den Blutdruck sowie den Homocysteinspiegel.[69, 70] In einer Studie wurde die positive Wirkung einer Vitamin-B_6-Supplementierung (Pyridoxin-HCl) auf die Blutplättchenansammlung bei 24 gesunden männlichen Probanden (19–24 Jahre alt) unter Beweis gestellt.[69] Sie nahmen 4 Wochen lang täglich entweder Pyridoxin in einer Dosis von 5 Milligramm pro Kilogramm oder ein Placebo ein, und wie die Ergebnisse zeigten, reduzierte Pyridoxin die Plättchenaggregation um 41–48 Prozent, während es in der Kontrollgruppe zu keinerlei Veränderungen kam. Pyridoxin senkt auch erwiesenermaßen im Vergleich zum Status vor der Behandlung die Gesamtlipide im Plasma sowie den Cholesterinspiegel deutlich. Die Plasmalipide gingen von 593 auf 519 Milligramm pro Deziliter zurück und der Gesamtcholesterinspiegel von 156 auf 116 Milligramm pro Deziliter. Der HDL-Wert stieg von 37,9 auf 48,6 Milligramm pro Deziliter, der Zinkspiegel im Blutserum von 96 auf 138 Milligramm pro Deziliter.

In einer anderen Studie wurde eine deutliche umgekehrt gradierte Relation zwischen dem Serumspiegel einer aktiven Form von Vitamin B_6 – Pyridoxal-5-Phosphat (P5P) – und CRP sowie Fibrinogen beobachtet.[70] Niedrige P5P-Konzentrationen wurden mit einem berechneten 89-prozentigen Anstieg von CVD verbunden. Diese Ergebnisse liefern klare Beweise für die mögliche Rolle einer Vitamin-B_6-Supplementierung bei der Reduzierung des Risikos, an Atherosklerose zu sterben.

Knoblauchpräparate mit genormtem Allingehalt sowie Knoblauchöl unterbinden erwiesenermaßen die Blutplättchenaggregation. In einer Studie wurden 120 Patienten mit fortgeschrittener Thrombozytenaggregation 4 Wochen lang entweder täglich 900 Milligramm eines getrockneten Knoblauchpräparats mit 1,3 Prozent Alliin oder ein Placebo verabreicht.[71] Bei der Knoblauchgruppe schwand die spontane Plättchenansammlung, die Mikrozirkulation der Haut stieg um 47,6 Prozent, die Plasmaviskosität sank um 3,2 Prozent, der diastolische Blutdruck ging von durchschnittlich 74 auf 67 mm/HG zurück, und der Nüchternblutzucker verringerte sich von durchschnittlich 89,4 auf 79 mg/dl.

Fibrinogen

Fibrinogen ist ein Bestandteil von Blutgerinnseln und atherosklerotischer Plaque. Erhöhte Fibrinogenspiegel sind ein weiterer offensichtlicher Risikofaktor für CVD. Frühe klinische Studien regten gründliche Untersuchungen eines möglichen Zusammenhangs zwischen Fibrinogen und CVD an. Die erste derartige Studie war die Northwick Park Heart Study in Großbritannien. An dieser groß angelegten Untersuchung beteiligten sich 1510 Männer zwischen 40 und 64 Jahren, die willkürlich ausgesucht und auf eine ganze Reihe von Gerinnungsfaktoren, unter anderem Fibrinogen, getestet wurden. Beim Follow-up nach 4 Jahren wurde ein engerer Zusammenhang zwischen Herztod und Fibrinogenspiegeln festgestellt als zwischen Herztod und Cholesterinspiegeln. Diesen Zusammenhang bestätigen mittlerweile mindestens fünf weitere große bevölkerungsbezogene Studien.[72]

Natürliche Hilfsmittel, die den Abbau von Fibrin (Fibrinolyse) unterstützen sollen, sind Bewegung, Omega-3-Öle, Niacin, Knoblauch und Nattokinase. Letztere ist ein einweißverdauendes Enzym, das aus einem fermentierten Sojaprodukt namens Natto gewonnen wird. Nattokinase zeigt eine starke fibrinolytische und thrombolytische (Gerinnsel sprengende) Aktivität, die ein signifikantes Potenzial zur Verbesserung von CVD bewiesen hat.[73] Die normale Dosis liegt bei 100 Milligramm (2000 FU; FU ist die *fibrinolytic activity unit*, fibrinolytische Aktivitätseinheit) ein- bis zweimal täglich.

Auch die mediterrane Ernährung allein reduziert Fibrinogen und andere Entzündungsmarker deutlich.[74] Das Einhalten der mediterranen Ernährungsweise geht erwiesenermaßen mit einem um 20 Prozent niedrigeren CRP-Spiegel, einem um 17 Prozent niedrigeren Interleukin-6-Spiegel (ein weiterer Entzündungsmarker), einem um 15 Prozent niedrigeren Homocysteinwert und einem um 6 Prozent niedrigeren Fibrinogenspiegel einher.

Homocystein

Homocystein, ein Zwischenprodukt bei der Umformung der Aminosäure Methionin zu Cystein, kann die Auskleidung der Blutgefäße und das Gehirn verletzen. Hat eine Person einen funktionellen Folsäure-, Vitamin-B_6- oder Vitamin-B_{12}-Mangel, kommt es zu einem Anstieg des Homocysteinspiegels. Erhöhte Homocysteinwerte sind ein eigenständiger Risikofaktor für Herzinfarkt, Schlaganfall oder periphere Gefäßerkrankung. Schätzungsweise 20–40 Prozent aller Herzpatienten haben erhöhte Homocysteinwerte, die in deutlichem Zusammenhang mit CVD stehen.[75–78]

Zwar kann eine Folsäuresupplementierung (400 Milligramm pro Tag) allein schon bei vielen Menschen den Homocysteinspiegel senken, doch weil Vitamin B_{12} und Vitamin B_6 für den Homocysteinstoffwechsel so wichtig sind, sollten alle drei zusammen eingenommen werden. In einer Studie lagen die suboptimalen Level dieser Nährstoffe bei Männern mit erhöhtem Homocysteinspiegel bei 56,8 Prozent für Folsäure, 59,1 Prozent für Vitamin B_{12} und 25 Prozent für Vitamin B_6, was darauf hinwies, dass eine Folsäuresupplementierung allein in vielen Fällen den Homocysteinwert nicht senken würde.[79] Anders gesagt: Folsäuresupplementierung senkt den Homocysteinspiegel nur dann, wenn ausreichend Vitamin B_{12} und Vitamin B_6 vorhanden sind.

1998 ordnete die FDA die Anreicherung von Lebensmittelprodukten mit Folsäure an. Obwohl seitdem die Homocysteinwerte leicht gesunken sind, ist die Auswirkung auf die Sterblichkeit im besten Fall gering zu nennen.[80] Dies bestätigt die Bedeutsamkeit offensiverer Supplementierungsmaßnahmen, um das mit Homocystein einhergehende Herzrisiko zu reduzieren, und den Bedarf aller drei Nährstoffe zusammen.

Typ-A-Persönlichkeit

Typ-A-Verhalten ist durch ein übersteigertes Gefühl von Zeitdruck, Leistungsdruck, Ungeduld und Aggressivität gekennzeichnet. Dieses Verhalten bringt doppelt so viele koronare Herzerkrankungen mit sich wie das Verhalten anderer Persönlichkeitstypen.[81–83] Besonders schädlich fürs Herz-Kreislauf-System sind die regelmäßigen Wutausbrüche. Eine Studie untersuchte an 86 gesunden Probanden den Zusammenhang von gewohnheitsmäßigem Zorn als Bewältigungsmethode, vor allem Wutausbrüchen, und dem Serumlipidspiegel.[82] Notorische Zornausbrüche wurden nach vier Maßstäben gemessen: Aggression, Affektkontrolle, Schuldgefühle und soziale Hemmung. Zwischen Cholesterinspiegel im Serum und Aggression wurde ein positiver Zusammenhang festgestellt: je höher der Aggressionsgrad, desto höher der Cholesterinspiegel. Zwischen dem LDL-HDL-Quotienten und dem Grad der Affektkontrolle ergab sich ein negativer Zusammenhang: je höher die Fähigkeit, die Wut zu kontrollieren, desto niedriger der Quotient. Anders ausgedrückt: Wer lernt, seine Wut zu kontrollieren, kann sein Risiko für Herzerkrankungen deutlich reduzieren, während ein ungünstiges Lipidprofil mit einem hauptsächlich aggressiven (feindlichen) Bewältigungsmuster einhergeht.

Wutausbrüche spielen auch für den CRP-Spiegel eine Rolle. Eine Studie stellte bei augenscheinlich gesunden Männern und Frauen einen Zusammenhang zwischen Wut und schwerer Depressivität – separat oder mit Feindseligkeit gepaart – und einem Anstieg des CRP-Wertes her.[83] Weitere Mechanismen, die die Verbindung von Emotionen, Persönlichkeit und CVD erklären, sind eine erhöhte Cortisolausschüttung, endotheliale Dysfunktion, Bluthochdruck sowie vermehrte Thrombozytenaggregation und erhöhte Fibrinogenspiegel.[84]

Zehn Tipps für bessere Bewältigungsstrategien

- 1. Lassen Sie Ihr Gefühlsleben nicht darben. Pflegen Sie innige Beziehungen. Räumen Sie sich genügend Zeit ein, um Liebe zu geben und anzunehmen.
- 2. Lernen Sie, ein guter Zuhörer zu sein. Erlauben Sie den Menschen in Ihrem Leben, Ihnen ihre Gefühle und Gedanken mitzuteilen, ohne sie zu unterbrechen. Fühlen Sie mit ihnen. Versetzen Sie sich in ihre Lage.
- 3. Versuchen Sie nie, den anderen umzustimmen. Wenn Sie selbst unterbrochen werden, entspannen Sie sich; versuchen Sie nicht, den anderen in Grund und Boden zu reden. Sind Sie selbst höflich und lassen den anderen ausreden, wird der andere (wenn er nicht extrem ungehobelt ist) sich schließlich ebenso verhalten. Falls nicht, sagen Sie, dass er die Kommunikation unterbricht. Das können Sie nur, wenn Sie selbst ein guter Zuhörer gewesen sind.
- 4. Vermeiden Sie aggressives oder passives Verhalten. Seien Sie selbstbewusst, aber verleihen Sie Ihren Gedanken und Gefühlen auf freundliche Weise Ausdruck, um bei der Arbeit wie zu Hause die Beziehungen zu verbessern.
- 5. Lassen Sie in Ihrem Leben nicht zu viel Stress zu, indem Sie zu lange Arbeitszeiten, schlechte Ernährung und zu wenig Schlaf vermeiden. Schlafen Sie möglichst lange.
- 6. Vermeiden Sie Stimulanzien wie Koffein und Nikotin. Sie fördern die Kampf-oder-Flucht-Reaktion und machen zunehmend nervös.
- 7. Nehmen Sie sich Zeit, um für langfristige Gesundheit und Erfolg zu sorgen, indem Sie Techniken zum Stressabbau und Übungen zum tiefen Atmen lernen.
- 8. Akzeptieren Sie in Würde alles, was Sie nicht kontrollieren können. Sparen Sie Ihre Energie für das auf, was Sie beeinflussen können.
- 9. Nehmen Sie sich selbst an. Denken Sie daran, dass Sie nur ein Mensch sind und Fehler machen, aus denen Sie fürs Leben lernen können.

- 10. Seien Sie anderen gegenüber geduldiger und toleranter. Halten Sie sich an die goldene Regel.

Magnesium- und Kaliummangel

Magnesium und Kalium sind absolut unerlässlich, damit das gesamte Herz-Kreislauf-System richtig funktionieren kann. Inzwischen wird ihre bedeutsame Rolle für die Prävention von Herzkrankheiten und Schlaganfällen weithin anerkannt. Zudem belegt ein umfangreicher Wissensschatz, dass die Supplementierung mit Magnesium, Kalium oder beiden in der Behandlung zahlreicher Herz-Kreislauf-Erkrankungen effektiv ist, etwa bei Angina Pectoris, Herzrhythmusstörungen, Herzinsuffizienz und Bluthochdruck. Auf vielen dieser Anwendungsgebiete werden Magnesium- und Kaliumpräparate bereits seit über 50 Jahren eingesetzt.

In den USA liegt die durchschnittliche Magnesiumzufuhr gesunder Erwachsener zwischen 143 und 266 Milligramm pro Tag. Diese Menge liegt sogar weit unter der empfohlenen täglichen Zufuhr (*recommended daily intake*, RDI) von 350 Milligramm für Männer und 300 Milligramm für Frauen. Dafür verantwortlich ist vor allem die Wahl unseres Essens. Da Magnesium reichlich in vollwertigen Nahrungsmitteln enthalten ist, glauben viele Ernährungsberater und -wissenschaftler, dass die meisten Amerikaner genügend Magnesium mit der Nahrung aufnehmen. Doch die meisten essen keine vollwertigen, natürlichen Speisen, sondern große Mengen verarbeiteter Lebensmittel. Da die Verarbeitung einen Großteil des enthaltenen Magnesiums entfernt, kommen die meisten Amerikaner nicht an ihre Magnesium-RDI heran.

Die besten alimentären Magnesiumquellen sind Tofu, Hülsenfrüchte, Samen, Nüsse, Vollkorngetreide und grünes Blattgemüse. Fisch, Fleisch, Milch und die meisten gängigen Früchte enthalten recht wenig Magnesium. Die meisten Amerikaner ernähren sich magnesiumarm, weil dieses Mineral in den verarbeiteten Lebensmitteln sowie im Fleisch und in den Milchprodukten, die sie zu sich nehmen, nicht enthalten ist.

Menschen, die an einem Herzinfarkt gestorben sind, hatten zuvor erwiesenermaßen niedrigere Magnesiumkonzentrationen im Herzen als Menschen, die im selben Alter an einer anderen Todesursache starben.[85] Ein niedriger Magnesiumspiegel trägt über diverse Mechanismen – darunter Störungen der Schutzfaktoren innerhalb der Gefäßauskleidung – zu Atherosklerose und CVD bei.[86]

Die intravenöse Verabreichung von Magnesium hat sich inzwischen bei einem akuten Herzinfarkt als Behandlungsmittel bewährt.[87–89] Dass es nicht die erste Wahl ist, wenn es darum geht, ein Menschenleben zu retten, könnte vor allem an finanziellen Interessen liegen. Magnesium ist billig im Vergleich zu neuen hochpreisigen, gentechnisch hergestellten High-Tech-Medikamenten, die derzeit von den Pharmaunternehmen propagiert werden. Die Behandlung von Herzinfarkten ist in den Vereinigten Staaten ein großes Geschäft: Jedes Jahr erleiden mehr als 1,5 Millionen US-Bürger einen Infarkt. Obwohl in anderen Teilen der Welt heute bei Herzinfarkten eine Magnesiumtherapie eingesetzt wird, weil sie effektiv, kostengünstig, sicher und leicht anzuwenden ist, spielt sie in den USA hinter den High-Tech-Medikamenten nur die zweite Geige.

In den vergangenen 10 Jahren haben acht gut konzipierte Studien mit über 4000 Patienten bewiesen, dass die intravenöse Magnesiumsupplementierung innerhalb von einer Stunde nach der Klinikeinlieferung bei einem akuten Herzinfarkt unmittelbare und langfristige Komplikationen sowie die Todesrate reduziert. Die nützlichen Effekte von Magnesium bei Herzinfarkten gehen auf diese Eigenschaften zurück:

- Verbesserung der Energieproduktion im Herzen
- Weitung der Koronargefäße, wodurch die Sauerstoffzufuhr zum Herzen verbessert wird
- Reduzierung des peripheren Gefäßwiderstands, wodurch das Herz weniger beansprucht wird
- Unterbindung einer Thrombozytenansammlung und Blutgerinnselbildung
- Reduzierung der Blockierung
- Verbesserung von Herzfrequenz und -rhythmusstörungen

Vitamin-D-Mangel

Daten aus einer detaillierten Studie mit mehr als 8000 Probanden weisen darauf hin, dass Menschen mit Vitamin-D-Werten unter 30 Nanogramm pro Milliliter ein höheres CVD-Risiko haben.[90] Eine andere Studie mit gut 3000 Männern und Frauen fand heraus, dass jene, deren Vitamin-D-Spiegel im Blut zum letzten Quartil gehörten, eine mehr als doppelt so hohe CVD-Todesrate aufwiesen.[91]

Einem zweiten Herzinfarkt vorbeugen

Wer schon einmal einen Herzinfarkt oder Schlaganfall erlitten und überlebt hat, bekommt mit hoher Wahrscheinlichkeit einen zweiten. Um künftige Herz-Kreislauf-Vorfälle zu verhindern, liegt das Hauptaugenmerk natürlich nach wie vor darauf, die größten Risikofaktoren (zum Beispiel hoher Cholesterinspiegel, Bluthochdruck, Rauchen, Diabetes, Bewegungsmangel) zu kontrollieren. Viele Ärzte empfehlen niedrig dosiertes Aspirin (für gewöhnlich 325 Milligramm alle 2 Tage oder täglich 81 Milligramm – ein »Baby-Aspirin«), um das Risiko eines weiteren Herzinfarkts zu mindern. Doch es gibt eventuell effektivere Alternativen, besonders für Menschen, die Aspirin nicht vertragen. Außerdem wird es zwar immer beliebter, Dosierungen unter 325 Milligramm alle 2 Tage zu empfehlen, aber es gibt kaum (oder gar keine) Daten, die diese niedrigen Dosierungen stützen.

Aspirintherapie

Wir wollen zunächst einen Blick auf Studien über Aspirin werfen. Es reduziert erwiesenermaßen das Risiko für CVD-Ereignisse (Herzinfarkte oder Schlaganfälle), und zwar sowohl bei Menschen, die noch nie einen Herzinfarkt hatten, als auch bei jenen mit Herzinfarkten in der Vergangenheit. Die Physicians Health Study ergab bei Verabreichung von 325 Milligramm Aspirin alle 2 Tage eine 44-prozentige Minderung des Risikos für einen ersten Herzinfarkt. Seit dieser Studie erwies sich Aspirin in drei weiteren randomisierten Studien mit Männern und Frauen als effektiv in der Prävention eines ersten Herzinfarkts. Bei den 55 580 Probanden ging Aspirin mit einem statistisch relevanten 32-prozentigen Rückgang des Risikos für einen ersten Herzinfarkt und einer deutlichen 15-prozentigen Reduzierung des Risikos für alle anderen wichtigen Gefäßerkrankungen einher, es hatte aber keinen signifikanten Effekt auf nicht tödliche Schlaganfälle oder Tod durch Herzinfarkt oder Schlaganfall. Wie eine Überprüfung der aus der Physicians Health Study gewonnenen Daten zeigte, hatten Menschen mit dem höchsten CRP-Spiegel mit 55,7 Prozent die deutlichste Risikominderung – verglichen mit 13,9 Prozent bei jenen mit dem niedrigsten CRP-Spiegel. Eine Präventionstherapie mit Aspirin sollte also wohl Patienten mit hohen CRP-Werten vorbehalten sein.[92]

Seit 2012 untersuchten sieben prospektive randomisierte placebokontrollierte Studien mit fast 15 000 Menschen, die einen Herzinfarkt überlebt hatten, die Anwendung von Aspirin, um einem erneuten Infarkt und Tod durch Herzinfarkt vorzubeugen. In diesen Studien wurden unterschiedliche Dosierungen verabreicht, von 325 bis 1500 Milligramm täglich, und die verstrichene Zeit seit dem Herzinfarkt reichte von 4 Wochen bis zu 5 Jahren. Keine Studie ergab eine statistisch relevante Reduzierung der Mortalität mithilfe von Aspirin. Doch als die Ergebnisse all dieser Studien zusammengenommen wurden, zeigte sich, dass von den Probanden, die Aspirin nahmen, weniger an diversen Ursachen sowie an Herz-Kreislauf-Versagen starben. Die Todesrate durch alle Ursachen betrug in der Aspiringruppe 5,8 Prozent, in der Placebogruppe 8,3 Prozent – das Mittel senkte also die Sterblichkeit um 30 Prozent.[93, 94]

Aspirin und andere nicht steroidale entzündungshemmende Medikamente (*nonsteroidal anti-inflammatory drugs*, NSAIDs) werden mit einem deutlichen Risiko für Magengeschwüre in Verbindung gebracht. Doch die meisten Studien, die die relative Häufigkeit von Magengeschwüren infolge von Aspirineinnahme dokumentierten, konzentrierten sich auf die Anwendung bei Arthritis und Kopfschmerzen. Das Risiko für Magen-Darm-Blutungen aufgrund von Magengeschwüren wurde für Aspirin in einer täglichen Dosierung von 300, 150 und 75 Milligramm ausgewertet. Im Grunde besteht bei allen Dosierungen ein erhöhtes Risiko, doch die Dosis von 75 Milligramm pro Tag ging mit einem relativ niedrigen Risiko einher, nämlich mit einem nur 2,3-fach erhöhten Risiko, verglichen mit einem 3,9-fach erhöhten Risiko bei 300 Milligramm täglich und einem 3,2-fach erhöhten Risiko bei 150 Milligramm täglich.[95]

Da man nicht weiß, ob täglich 75 Milligramm wirklich einem zweiten Herzinfarkt oder Schlaganfall vorbeugen, empfehlen die meisten Ärzte mindestens 300 Milligramm. Um einem Tod durch Schlaganfall vorzubeugen, liegt die erforderliche Dosis anscheinend bei 900 Milligramm. Diese Dosierungsempfehlungen bringen jedoch ein signifikantes Risiko, ein Magengeschwür zu entwickeln, mit sich. Für Patienten mit hohem Risiko, die eine natürliche Prävention ablehnen, können sie jedoch hilfreich sein.

Ernährungsalternativen für Aspirin

Die beste Art und Weise, spätere Herzinfarkte zu vermeiden, ist aber nicht niedrig dosiertes Aspirin, vor allem nicht für Menschen, die darauf empfindlich reagieren. Die erste hier vorgestellte Alternative zu Aspirin übersehen allzu viele Ärzte: die Ernährung. Mehrere Studien haben gezeigt, dass Ernährungsumstellungen nicht nur effektiver als Aspirin sind, wenn es um die Prävention rezidivierender Herzinfarkte geht, sondern sogar verstopfte Blutgefäße wieder frei machen können. Neben den Studien zur mediterranen Ernährung verdienen drei berühmte Untersuchungen besondere Erwähnung. Die erste Studie, Lifestyle Heart Trial genannt, führte Dean Ornish durch.[96] Er teilte Herzpatienten in eine Kontroll- und eine Versuchsgruppe ein: Die Kontrollgruppe erhielt die medizinische Standardfürsorge, die Versuchsgruppe wurde angewiesen, sich mindestens ein Jahr lang fettarm und vegetarisch zu ernähren. Ihre Diät bestand aus Obst, Gemüse, Getreide, Hülsenfrüchten und Sojaprodukten. Die Probanden durften so viele Kalorien zu sich nehmen, wie sie wollten. Tierische Produkte wurden, bis auf Eiweiß und eine Tasse fettfreier Milch oder Joghurt pro Tag, vollständig gestrichen. Die Ernährung bestand aus circa 10 Prozent Fett, 15 bis 20 Prozent Protein und 70 bis 75 Prozent Kohlenhydraten (hauptsächlich komplexe Kohlenhydraten aus Vollkorngetreide, Hülsenfrüchten und Gemüse).

Die Mitglieder der Versuchsgruppe sollten zudem täglich 1 Stunde lang Techniken zum Stressabbau anwenden, zum Beispiel Atemübungen, Dehnübungen, Meditation, Imaginationen und andere Entspannungsmethoden, und jede Woche mindestens 3 Stunden Sport treiben. Nach Ablauf des Jahres war bei den Teilnehmern der Versuchsgruppe ein deutlicher Rückgang der Atherosklerose in den koronaren Blutgefäßen zu verzeichnen. Bei den Mitgliedern der Kontrollgruppe hingegen, die die normale medizinische Fürsorge erhalten und die Standardernährung nach AHA-Empfehlungen eingehalten hatte, war die Erkrankung sogar fortgeschritten. Ornish schlussfolgerte: »Diese Ergebnisse legen nahe, dass konventionelle Empfehlungen für Patienten mit CHD (wie zum Beispiel 30 Prozent Fett in der Ernährung) für viele Patienten nicht ausreichen, um eine gesundheitliche Besserung zu erzielen.«

Zwei andere berühmte Untersuchungen, die zeigten, dass man über die Ernährung nach einem Herzinfarkt weitere Infarkte vermeiden kann, betonten die Bedeutung von Omega-3-Fettsäuren und belegten erneut die Unwirksamkeit der AHA-Empfehlungen. Wie bereits erwähnt, haben diverse Bevölkerungsstudien unter Beweis gestellt, dass Menschen, die viel Omega-3-Öle (aus Fisch oder Gemüse) verzehren, ein signifikant geringeres Risiko für Herzerkrankungen aufweisen. Zwei berühmte Interventionsstudien stützten diese schützende Wirkung. Im Dietary and Reinfarction Trial (DART) wurden nachfolgende Herzinfarkte nur dann reduziert, wenn die Zufuhr von Omega-3-Fettsäuren (aus Fisch) erhöht wurde.[97] In einer weiteren Untersuchung, der Lyon Diet Heart Study, bot der vermehrte Konsum von Omega-3-Fettsäuren aus pflanzlichen Quellen (Alpha-Linolensäure) denselben Schutz wie erhöhter Fischverzehr.[98]

Schlussendlich können wir gar nicht genug betonen, dass eine gesunde Ernährung keinerlei Nebenwirkungen hat, wohingegen die Einnahme von Aspirin das Risiko für Magengeschwüre und andere Probleme erhöht.

Weitere Überlegungen

Angiografie, Koronararterien-Bypassoperation oder Angioplastie?

Für Patienten ist es nicht leicht, die Vorzüge und Risiken abzuwägen, wenn ihnen eine Angiografie, eine Bypassoperation oder eine Angioplastie empfohlen wird. Diese Eingriffe, die im Kapitel »Angina Pectoris« näher erläutert werden, kommen viel häufiger zum Einsatz, als angesichts ihrer Angemessenheit und Wirksamkeit gerechtfertigt wäre. Im entsprechenden Kapitel finden Sie auch Ratschläge zur Patientenbetreuung, wenn Angiografie, Koronararterien-Bypassoperation oder Angioplastie unumgänglich sind.

In einer Studie wurde an 205 konsekutiven Patienten eine Angiografie durchgeführt. Sie sagte mit 82-prozentiger Genauigkeit eine Herzerkrankung voraus, mit einer falsch-positiven Rate von 12 Prozent und einer falsch-negativen von 18 Prozent.

Ohrläppchenfalte

1973 erkannte man, dass eine diagonale Falte im Ohrläppchen auf CVD hinweist. In der medizinischen Fachliteratur gibt es dazu Berichte über mehr als 30 Studien. Das Ohrläppchen wird mit vielen Blutgefäßen versorgt, und ein verminderter Blutfluss über längere Zeit soll zu einem Einbrechen des Gefäßbettes führen. Dies hat eine diagonale Falte zur Folge.[99, 100]

Eine Studie mit 112 konsekutiven Patienten zeigte einen engen Zusammenhang zwischen Ohrläppchenfalte und nachweisbarer Herzerkrankung, aber einen geringeren Zusammenhang mit vorangegangenen Herzinfarkten.[99]

Die Ohrläppchenfalte tritt bei Menschen höheren Alters häufiger auf – bis das Auftreten der Falte mit 80 Jahren drastisch sinkt. Doch der Zusammenhang mit Herzerkrankungen ist vom Alter unabhängig. Obwohl eine Ohrläppchenfalte kein Beweis für eine Herzkrankheit ist, deutet sie doch stark darauf hin, und die Begutachtung des Ohrläppchens ist eine einfache Untersuchungsmethode. Dieser Zusammenhang besteht übrigens nicht bei Asiaten, Indianern oder Kindern mit Beckwith-Wiedemann-Syndrom.[100]

Schnellüberblick

- Atherosklerose – Verhärtung der Blutgefäßwände – ist der Prozess, der Herz-Kreislauf-Erkrankungen (CVD) zugrunde liegt.
- Um CVD vorzubeugen, sind diverse Risikofaktoren zu reduzieren und nach Möglichkeit ganz abzustellen.
- Rauchen ist der vielleicht wichtigste CVD-Risikofaktor, da Statistiken beweisen, dass Raucher ein um 70 Prozent höheres Risiko haben, an CVD zu sterben, als Nichtraucher.
- Es gibt viele Hinweise darauf, dass erhöhte Cholesterinwerte, vor allem ein erhöhter LDL-Cholesterinspiegel, das Sterberisiko durch CVD stark erhöht.
- Körperliche Betätigung und regelmäßiger Sport schützen vor der Entstehung von CVD und modifizieren auch andere CVD-Risikofaktoren positiv, darunter Bluthochdruck, Lipidwerte, Insulinresistenz und Adipositas.
- Hochsensitives C-reaktives Protein, ein Blutmarker verschiedener Entzündungsgrade, ist als eigenständiger Risikofaktor für koronare Herzerkrankung identifiziert worden.
- Einer der wichtigsten Aspekte der mediterranen Ernährung ist wohl die Kombination von Olivenöl (einer Quelle einfach ungesättigter Fette und Antioxidantien) und Omega-3-Fettsäuren.
- Ein höherer Konsum von Nüssen und Samen reduzierte in großen bevölkerungsbezogenen Studien wie der Nurses Health Study, der Iowa Health Study und der Physicians Health Study das CVD-Risiko deutlich.
- Diätetische antioxidative Nährstoffe wie Lycopen, Lutein, Selen, Vitamin E und Vitamin C bieten laut bevölkerungsbezogenen Studien signifikanten Schutz vor der Entstehung von CVD.
- Mehrere Studien haben gezeigt, dass Ernährungsumstellungen nicht nur effektiver vor wiederkehrenden Herzinfarkten schützen als Aspirin, sondern auch verstopfte Blutgefäße wieder frei machen können.
- Eine diagonale Ohrläppchenfalte gilt seit 1973 als Anzeichen für CVD.

Behandlungsübersicht

Es gibt kaum einen Zweifel daran, dass Atherosklerose in den meisten Fällen direkt mit der Ernährung und dem Lebensstil zusammenhängt. Die Behandlung und Prävention umfasst alle bekannten Risikofaktoren. Besonders wichtig ist es, mit dem Arzt zusammenzuarbeiten, um mittels Laboruntersuchungen die Spiegel von Cholesterin, Triglyceriden und CRP zu bestimmen und alle Risikofaktoren herauszufinden.

Lebensstil

- Rauchen Sie nicht.
- Sorgen Sie für das ideale Körpergewicht und erhalten Sie es aufrecht.
- Treiben Sie regelmäßig Sport.

Ernährung

- Befolgen Sie die Richtlinien im Kapitel »Eine gesunde Ernährung«.
- Besonders wichtig ist Folgendes:
  - → Konsumieren Sie weniger gesättigte Fette und Cholesterin, indem Sie tierische Produkte reduzieren oder ganz streichen.
  - → Erhöhen Sie die Zufuhr ballaststoffreicher pflanzlicher Produkte (Obst, Gemüse, Getreide, Hülsenfrüchte, Nüsse und Samen).
  - → Erhöhen Sie den Konsum einfach ungesättigter Fette (zum Beispiel von Nüssen, Samen und Olivenöl) sowie von Omega-3-Fettsäuren.
  - → Halten Sie eine Ernährung mit niedriger glykämischer Last ein.

Nahrungsergänzungsmittel

- Nehmen Sie laut den Empfehlungen im Kapitel »Supplementierung« ein hochpotentes Multivitamin-Mineralienpräparat ein
  - → Die wichtigsten Nährstoffe:
  - → Vitamin C: ein- bis dreimal täglich 250–500 Milligramm
  - → Vitamin E (gemischte Tocopherole): täglich 100–200 IE
  - → Vitamin D: täglich 2000–4000 IE (am besten die Dosis an die Blutwerte anpassen)
  - → Vitamin B_6: täglich 25–50 Milligramm
  - → Folsäure: täglich 800 Mikrogramm
  - → Vitamin B_{12}: täglich 800 Mikrogramm
  - → Magnesium: täglich 250–400 Milligramm
  - → Fischöl: mindestens 1000 Milligramm EPA + DHA pro Tag
  - → eines der folgenden Produkte:
    - Traubenkernextrakt (mehr als 95 Prozent oligomere Procyanidine): täglich 100–300 Milligramm
    - Kiefernrindenextrakt (mehr als 95 Prozent oligomere Procyanidine): täglich 100–300 Milligramm
    - andere flavonoidreiche Extrakte mit ähnlichem Flavonoidgehalt, »Supergreens« oder andere pflanzliche Antioxidantien, die pro Tag für eine Sauerstoffradikal-Absorptionsfähigkeit von 3000 bis 6000 Einheiten oder mehr sorgen
- Eventuell:
  - Nattokinase: 100 Milligramm (2000 FE) pro Tag

UNTERSTÜTZUNG DES IMMUNSYSTEMS

Einführung

Das Immunsystem ist eines der komplexesten und faszinierendsten Systeme im menschlichen Körper. Seine primäre Funktion besteht darin, den Körper vor Infektionen und der Entstehung von Krebs zu schützen. Die konventionelle Medizin übersieht allzu häufig die große Bedeutung, die eine Anfälligkeit für Infektionen oder Krankheiten hat. Die Unterstützung und Optimierung des Immunsystems sind die vielleicht wichtigsten Schritte, um die Anfälligkeit für Erkältungen, Grippe und Krebs zu reduzieren.

Einschätzung der Immunfunktion

Wenn Sie eine der folgenden Fragen mit Ja beantworten, sollten Sie Ihrem Immunsystem größere Beachtung schenken:

- Bekommen Sie leicht eine Erkältung oder Grippe?
- Haben Sie häufiger als dreimal im Jahr eine Erkältung oder Grippe?
- Leiden Sie unter chronischen Infektionen?
- Bekommen Sie häufig Fieberbläschen oder Nagelpilzinfektionen, oder haben Sie Genitalherpes?
- Sind Ihre Lymphdrüsen manchmal schmerzhaft und geschwollen?
- Haben Sie oder hatten Sie jemals Krebs?

Wiederkehrende chronische Infektionen, schon leichte Erkältungen, treten nur dann auf, wenn das Immunsystem geschwächt ist. Was es anfälligen Menschen schwermacht, ihre Ansteckungsneigung zu überwinden, ist ein sich wiederholender Zyklus: Ein geschwächtes Immunsystem führt zu Infektionen, und chronische Infektionen führen zur Erschöpfung des Immunsystems, wodurch die Widerstandskraft noch mehr geschwächt wird. Sie können diesen Teufelskreis durchbrechen und Ihr Immunsystem stärken, indem Sie den Richtlinien in diesem Kapitel folgen.

Komponenten des Immunsystems

Das Immunsystem besteht aus den Lymphbahnen und Lymphorganen (Thymus, Milz, Mandeln und Lymphknoten), weißen Blutkörperchen (Lymphozyten, Neutrophilen, Basophilen, Eosinophilen, Monozyten etc.), spezialisierten Zellen in verschiedenen Geweben (Makrophagen, Mastzellen etc.) sowie speziellen Serumfaktoren.

Der Thymus

Der Thymus ist die wichtigste Drüse unseres Immunsystems. Er besteht aus zwei zartrosa-grauen Lappen, die wie ein Lätzchen unterhalb der Thymusdrüse und oberhalb des Herzens liegen. Zu einem großen Teil bestimmt der Zustand des Thymus die Gesundheit des gesamten Immunsystems. Menschen, die häufig Infektionen haben oder an chronischen Infektionen leiden, haben für gewöhnlich eine geschwächte Thymusaktivität. Auch bei Personen mit Heuschnupfen, anderen Allergien, Migräne oder rheumatoider Arthritis ist die Thymusfunktion normalerweise eingeschränkt.

Der Thymus ist für viele Immunfunktionen zuständig, zum Beispiel für die Produktion von T-Lymphozyten, einer Gruppe von weißen Blutkörperchen, die für die zellvermittelte Immunität (Immunmechanismen, die nicht von Antikörpern kontrolliert oder vermittelt werden) verantwortlich sind. Die zellvermittelte Immunität ist für die Resistenz gegen schimmelartige Bakterien, Hefepilze (*Candida albicans* und andere), Parasiten und Viren (wie *Herpes simplex*, Epstein-Barr und Hepatitiserreger) äußerst wichtig. Wenn ein Mensch an einer von diesen Organismen ausgelösten Infektion leidet, ist dies ein guter Hinweis darauf, dass seine zellvermittelte Immunität die Anforderungen nicht erfüllt. Zudem ist die zellvermittelte Immunität für die Prävention gegen Krebs, Autoimmunerkrankungen wie rheumatoide Arthritis und Allergien entscheidend.

Die Thymusdrüse schüttet mehrere Hormone aus, zum Beispiel Thymosin, Thymopoeitin und Serum-Thymus-Faktor, die zahlreiche Immunfunktionen kontrollieren. Niedrige Blutkonzentrationen dieser Hormone gehen mit einer geschwächten Immunität und einer erhöhten Anfälligkeit für Infektionen einher. Sehr niedrig sind die Thymushormonspiegel normalerweise bei Senioren (die Thymusfunktion lässt im Alter nach), infektanfälligen Personen, Krebs- und AIDS-Patienten sowie bei Menschen, die unter übermäßigem Stress stehen.

Lymphe, Lymphbahnen und Lymphknoten

Etwa ein Drittel des gesamten Körpers machen die Zwischenräume zwischen den Zellen aus. Der Oberbegriff für diese Zwischenräume lautet Interstitium, und die Flüssigkeit in diesen Räumen wird interstitielle Flüssigkeit oder Interzellularflüssigkeit genannt. Diese Flüssigkeit fließt in die Lymphbahnen und wird zur Lymphe.

Für gewöhnlich verlaufen Lymphbahnen parallel zu Arterien und Venen. Diese Gefäße dienen dazu, Abfallprodukte aus den Geweben zu entfernen. Die Lymphbahnen transportieren die Lymphe zu den Lymphknoten, die die Lymphe filtern. Die Zellen, die für diese Filterung zuständig sind, sind die Makrophagen. Diese großen Zellen umschließen und zerstören Fremdpartikel wie Bakterien und Zellmüll.

Die Lymphknoten enthalten auch B-Lymphozyten – weiße Blutkörperchen, die als Reaktion auf eindringende Viren, Bakterien, Hefepilze und andere Organismen die Antikörperproduktion in Gang setzen können.

Die Milz

Die Milz ist das größte lymphatische Gewebe im Körper. Das rund 200 Gramm schwere Organ ist faustgroß, schwammartig, dunkellila und liegt im oberen linken Bauchraum hinter den unteren Rippen. Zu den Funktionen der Milz gehören die Produktion weißer Blutkörperchen, die Umschließung und Zerstörung von Bakterien und Zellmüll sowie die Zerstörung abgenutzter roter Blutkörperchen und Thrombozyten. Außerdem fungiert die Milz als Blutspeicher: Wenn Bedarf besteht, etwa bei Blutungen, kann die Milz das gespeicherte Blut freisetzen und so einen Schock verhindern.

Wie der Thymus schüttet auch die Milz viele stark wirkende immunfördernde Substanzen aus. Tuftsin und Splenopentin zum Beispiel, zwei kleine von der Milz freigesetzte Proteine, haben eine stark immunfördernde Aktivität unter Beweis gestellt.

Weiße Blutkörperchen

Es gibt mehrere Gruppen von weißen Blutkörperchen, darunter Neutrophile, Eosinophile, Basophile, Lymphozyten und Monozyten.

Neutrophile

Diese Zellen phagozytieren – umschließen und zerstören – Bakterien, Tumorzellen und abgestorbene Partikel. Besonders wichtig sind Neutrophile für die Prävention bakterieller Infektionen.

Eosinophile und Basophile

Diese Zellen sind an allergischen Erkrankungen beteiligt. Sie setzen Histamin und andere Komponenten frei, die Antigen-Antikörper-Komplexe abbauen, fördern aber auch allergische Mechanismen.

Lymphozyten

Es gibt mehrere Arten von Lymphozyten, zum Beispiel T-Zellen, B-Zellen und natürliche Killerzellen.

T-Zellen sind im Thymus ausgereifte Lymphozyten. Sie organisieren viele Immunfunktionen und sind die wichtigsten Komponenten der zellvermittelten Immunität (siehe oben). Auch von T-Zellen gibt es verschiedene Arten: Helfer-T-Zellen, die andere weiße Blutkörperchen bei ihrer Funktion unterstützen, Suppressor-T-Zellen (Regulatorische T-Zellen), die die Funktion weißer Blutkörperchen unterdrücken, und Cytotoxische T-Zellen, die fremdes Gewebe, Krebszellen und von Viren infizierte Zellen angreifen und zerstören.

Das Verhältnis von Helfer-T-Zellen zu Suppressor-T-Zellen ist ein hilfreicher Bestimmungsfaktor der Immunfunktion. Ist das Verhältnis niedrig, liegt eine Immunschwäche vor. Bei AIDS etwa ist das

Verhältnis von Helfer- zu Suppressor-T-Zellen sehr niedrig. Ist dieses Verhältnis jedoch hoch, liegen meist Allergien oder Autoimmunerkrankungen wie rheumatoide Arthritis oder Lupus vor. Beim chronischen Erschöpfungssyndrom kann es sowohl zu einem hohen als auch zu einem niedrigen T-Zellen-Verhältnis kommen.

B-Zellen sind für die Produktion von Antikörpern zuständig, das sind große Proteinmoleküle, die sich an fremde Moleküle (Antigene) auf Bakterien, Viren, anderen Organismen und Tumorzellen binden. Nachdem sich ein Antikörper an das Antigen gebunden hat, sorgt er für eine Reihe von Ereignissen, die schließlich den infektiösen Organismus oder die Tumorzelle zerstören.

Natürliche Killerzellen (NK-Zellen) sind nach ihrer Eigenschaft benannt, Zellen abzutöten, die kanzerös oder von Viren infiziert sind. Sie sind die erste Verteidigungslinie des Körpers gegen Krebs. Bei chronischem Erschöpfungssyndrom, Krebs und chronischen Virusinfektionen ist der Aktivitätsgrad natürlicher Killerzellen normalerweise niedrig.

Monozyten

Monozyten sind die Müllmänner des Körpers. Diese großen weißen Blutkörperchen sind dafür zuständig, nach einer Infektion den Zellmüll abzutransportieren. Außerdem kurbeln Monozyten zahlreiche Immunreaktionen an.

Besondere Gewebezellen

Makrophagen

Wie bereits erwähnt, wird die Lymphe von speziellen Zellen, den Makrophagen, gefiltert. Makrophagen sind eigentlich Monozyten, die sich in bestimmten Geweben wie Leber, Milz und Lymphknoten angesiedelt haben. Diese großen Zellen phagozytieren oder umschließen fremde Partikel wie Bakterien und Zellabfälle. Makrophagen sind für den Schutz vor eindringenden Mikroorganismen und vor Schäden des lymphatischen Systems unerlässlich.

Mastzellen

Mastzellen sind Basophile, die sich hauptsächlich entlang von Blutgefäßen ansiedeln. Wie Basophile sind Mastzellen dafür zuständig, Histamin und andere an allergischen Reaktionen beteiligte Substanzen freizusetzen.

Besondere chemische Faktoren

Eine ganze Reihe von chemischen Faktoren unterstützen das Immunsystem, darunter Interferon, Interleukine oder Komplementfaktoren. Diese Komponenten werden von verschiedenen weißen Blutkörperchen gebildet – Interferon zum Beispiel wird hauptsächlich von T-Zellen produziert, Interleukine werden von Makrophagen und T-Zellen gebildet und Komplementanteile von Leber und Milz. Diese speziellen chemischen Faktoren sind extrem wichtig dafür, die weißen Blutkörperchen dahingehend zu aktivieren, Krebszellen und Viren zu zerstören.

Das Immunsystem stärken

Den einen magischen Knopf, der die Immunfunktion unmittelbar wiederherstellt, gibt es nicht. Das Immunsystem ist eine komplexe Verflechtung von Teilen, die den Körper kontinuierlich vor mikrobiellen und kanzerösen Angriffen schützen. Es ist im wahrsten Sinne holistisch, was seine enge Verbindung mit psychologischen, neurologischen, diätetischen, umweltbedingten und hormonellen Faktoren belegt. Die Unterstützung des Immunsystems ist für eine optimale Gesundheit überaus wichtig. Umgekehrt ist eine gute Gesundheit unverzichtbar, um das Immunsystem zu stärken. Die beste Methode dafür ist ein umfassender Plan, der Lebensstil, Stressmanagement, Sport, Ernährung, Nahrungsergänzung, Vermeidung von Toxinen und pflanzliche Arzneimittel einschließt.

Emotionale Verfassung und Immunfunktion

Der erste Schritt zur Unterstützung der Immunfunktion ist die Nutzung der Heilkraft von Gedanken und Einstellungen. *Psychoneuroimmunologie* (PNI) ist der Fachbegriff für die Interaktionen zwischen emotionaler Verfassung, Funktion des Nervensystems und Immunsystem.[1] Untersuchungen zu diesen Wechselwirkungen haben gezeigt, dass Gedanken und Einstellungen eine wichtige Rolle für das Funktionieren des Immunsystems spielen. Doch eine vollständige und ausführliche Beschreibung der zahlreichen Facetten der PNI oder Verhaltensimmunologie würde den Rahmen dieses Kapitels sprengen. Wir konzentrieren uns hier nur auf das Wesentliche.

Stimmung und Geisteshaltung haben einen enormen Einfluss auf die Funktion unseres Immunsystems. Wenn wir glücklich und frohen Mutes sind, funktioniert unser Immunsystem viel besser. Sind wir jedoch bedrückt, ist unser Immunsystem eher geschwächt. Die im Kapitel »Eine positive mentale Einstellung« vorgestellten Methoden können sehr hilfreich sein, um das Immunsystem zu stärken.

Dass ein negativer emotionaler Zustand das Immunsystem beeinträchtigen kann, wird von der konventionellen Medizin als gegeben akzeptiert, aber aus irgendeinem Grund verhöhnt sie die Vorstellung, dass umgekehrt ein positiver emotionaler Zustand die Immunfunktion verbessern kann.

Obwohl ein Stressor kein großes Lebensereignis sein muss, um eine geschwächte Immunfunktion zu verursachen, lässt sich mit Sicherheit Folgendes sagen: Je bedeutender der Stressor ist, desto größer sind die Auswirkungen auf das Immunsystem. Der Verlust des Ehepartners, vielleicht das stressreichste Ereignis des ganzen Lebens, war bereits stark mit Krankheit und Tod verbunden, lange bevor ein Zusammenhang zwischen Psyche und Immunfunktion dokumentiert wurde. Tatsächlich zeigte erst 1977 eine Studie mit 26 Witwen und Witwern, dass Trauer zu einer signifikanten Unterdrückung der Immunfunktion führte (die Aktivität natürlicher Killerzellen war deutlich beeinträchtigt).[2] Wie spätere Studien bestätigten, verschlechterten Trauer, Depressionen und Stress wichtige Immunfunktionen signifikant.[1,3]

Positiver emotionaler Status und Immunfunktion

Ende der 1970er-Jahre hatten mehrere Studien gezeigt, dass negative Emotionen die Immunfunktion beeinträchtigen. Aber 1979 sorgte Norman Cousins' populäres Buch *Der Arzt in uns selbst* für Aufregung in der medizinischen Fachwelt. Cousins lieferte darin eine autobiografische anekdotische Darstellung, dass positive emotionale Zustände den Körper sogar von einer recht schweren Krankheit heilen können.[4] Cousins schaute gerne *Die Versteckte Kamera* sowie Marx-Brothers-Filme und las humoristische Literatur.

Zuerst spotteten Ärzte und Wissenschaftler über Cousins' Buch. Aber bald schon demonstrierten sie in zahlreichen Studien, dass Lachen und andere positive emotionale Zustände tatsächlich das Immunsystem stärken.[5,6] Auch geführte Imaginationen, Hypnose und andere meditative Methoden unterstützen nachweislich die Funktion des Immunsystems.[1,7]

Wenn Sie also ein gesundes Immunsystem anstreben, müssen Sie so oft wie möglich lachen, das Leben positiv sehen und sich regelmäßig in einen entspannten Geisteszustand versetzen.

Stress

Wie viele klinische und experimentelle Studien ganz klar gezeigt haben, verursachen Stress, Persönlichkeit, Geisteshaltung und Emotionen eine Unterdrückung des Immunsystems oder sind zumindest daran beteiligt und führen zum Entstehen vieler Krankheiten.[1] Die Reaktion auf stressreiche Stimuli ist ganz individuell, was für die Tatsache spricht, dass sich Menschen deutlich darin unterscheiden, wie sie Lebensereignisse wahrnehmen und auf sie reagieren. Die Unterschiede in den Reaktionen tragen zur großen Bandbreite stressbedingter Erkrankungen bei. Stress verursacht erhöhte Blutwerte der Nebennierenhormone Adrenalin und Cortisol, und dies führt zu einem immunsuppressiven Status und macht den Wirt anfällig für Infektionen und karzinogene Erkrankungen. Diese Immunsuppression ist proportional zum Stressgrad, und obwohl die Auswirkungen vielfältig sind, liegt ihnen anscheinend ein gemeinsamer Mechanismus zugrunde: erhöhte Konzentrationen von Cortisol und proinflammatorischer Substanzen namens Zytokine und Adrenalin. Die Folge ist eine deutliche Abschwächung der Funktionen von weißen Blutkörperchen und Thymus sowie die Bildung neuer weißer Blutkörperchen. Mehr als 150 klinische Studien haben inzwischen gezeigt, dass Stress die Immunfunktion verändern kann und zum Entstehen von Krankheiten und allgemein zu schlechter Gesundheit beiträgt.[1,3] Stress beeinträchtigt nicht nur die Fähigkeit des Immunsystems, Infektionen zu bekämpfen, sondern kann auch zum

Entstehen von Allergien und/oder Autoimmunerkrankungen führen.[8–10]

Studien haben den Zusammenhang zwischen psychosozialem Stress und der Entstehung von ansteckenden Krankheiten dokumentiert. Forschungsstudien verwenden häufig die Reaktion auf einen Impfstoff, um die Reaktion auf einen infektiösen Organismus zu stimulieren und somit die Funktion des Immunsystems zu messen. Der chronische Stress etwa, der mit der Pflege des alzheimerkranken Ehepartners einhergeht, oder, bei jüngeren Personen, stressreiche Ereignisse im Leben gingen mit einer schlechteren Antikörperreaktion auf eine Grippeimpfung einher als bei ausgeglichenen Kontrollprobanden.[11, 12] Die Prämisse ist, dass eine verzögerte, schwächere und kürzere Immunantwort auf einen Impfstoff gleichbedeutend ist mit einer beeinträchtigten Immunantwort auf krankheitserregende Organismen in der realen Welt. Diesem Konzept entsprechend erleben Probanden, die schlechter auf Impfstoffe reagieren, auch vermehrt klinische Erkrankungen sowie länger anhaltende Infektionen.

Glücklicherweise können die Auswirkungen von Stress auf das Immunsystem gemildert oder sogar ganz beseitigt werden – und zwar mit positiver Stimmung, effektiven Techniken zur Stressreduzierung, Humor, Lachen und geführten Imaginationen.[1, 13] Weitere Informationen zum Umgang mit Stress finden Sie im Abschnitt »Stressmanagement«.

Lebensstil

Eine gesunde Lebensweise, wie sie im Kapitel »Ein gesunder Lebensstil« ausführlich dargestellt wird, trägt wesentlich zu einem gesunden Immunsystem bei. Dies ist am auffälligsten, wenn man sich die Auswirkungen des Lebensstils auf die Aktivität natürlicher Killerzellen anschaut.[14–16] Unten sehen Sie eine Liste der Gewohnheiten, die mit einer erhöhten Aktivität der natürlichen Killerzellen einhergehen. Ein Lebensstilfaktor, der besonders wichtig für eine gesunde Immunfunktion ist, ist ausreichend Schlaf. Bei gesunden Menschen zeigt sich durchgehend, dass Schlafentzug verschiedene Komponenten der Immunfunktion und Stimmungslage beeinträchtigt. Interessanterweise geht bei Schlafentzug die Verschlechterung der Immunfunktion dem Einbruch des subjektiven Wohlbefindens und der psychosozialen Leistungsfähigkeit voraus.[17]

Lebensgewohnheiten, die für eine stärkere Aktivität natürlicher Killerzellen sorgen

- nicht rauchen
- hoher Konsum von grünem Gemüse
- regelmäßiges Essen
- gesundes Körpergewicht
- jede Nacht mehr als 7 Stunden Schlaf
- regelmäßiger Sport
- vegetarische Ernährung

Ernährung

Die Gesundheit des Immunsystems wird stark vom Ernährungszustand einer Person beeinflusst. Ernährungstechnische Faktoren, die die Immunfunktion unterdrücken, sind zum Beispiel Nährstoffdefizite, zu hoher Zuckerkonsum, Verzehr von allergieauslösenden Nahrungsmitteln und ein hoher Cholesterinspiegel. Förderlich auf das Immunsystem wirken sich hingegen alle essenziellen Nährstoffe, Antioxidantien, Carotine und Flavonoide aus. Wie eine gute Gesundheit braucht auch ein optimal funktionierendes Immunsystem eine gesunde Ernährung, das heißt:

- viele naturbelassene Nahrungsmittel wie Obst, Gemüse, Getreide, Bohnen, Samen und Nüsse
- wenig Fett und raffinierten Zucker
- ausreichend, aber nicht zu viel Protein

Zudem sollen wir fünf oder sechs 150-Milliliter-Gläser Wasser pro Tag trinken. Diese Empfehlungen – zusammen mit einer positiven Geisteshaltung, einem starken Multivitamin-Mineralstoffpräparat, einem regelmäßigen Sportprogramm, täglichen Atem- und Entspannungsübungen (Meditation, Gebet usw.) sowie jede Nacht mindestens 7 Stunden Schlaf – tragen erheblich dazu bei, dass das Immunsystem optimal funktioniert.

Nährstoffdefizite. Ein Nährstoffmangel ist die häufigste Ursache für ein geschwächtes Immunsystem. Studien, die den Ernährungszustand in Relation zur Immunfunktion setzten, befassten sich früher mit schweren Mangelzuständen (zum Beispiel Kwashiorkor oder Marasmus), doch inzwischen verschiebt sich der Fokus auf geringfügige Defizite eines oder mehrerer Nährstoffe und die Auswirkung von zu vielen Kalorien. Die allermeisten klinischen und experimentellen Daten lassen nur die Schlussfolgerung zu, dass schon ein einziges Nährstoffdefizit das Immunsystem stark beeinträchtigen kann.

Angesichts des in den USA weitverbreiteten Problems multipler marginaler (subklinischer) Nährstoffdefizite kann man folgern, dass viele Menschen unter einer geschwächten Immunfunktion leiden, die mit einer Nährstoffsupplementierung zu beheben wäre. Das gilt ganz besonders für ältere Menschen. Wie zahlreiche Studien gezeigt haben, weisen nahezu alle älteren Amerikaner einen Mangel an mindestens einem Nährstoff auf, die meisten sogar an mehreren. Ebenso haben diverse Studien ergeben, dass die Einnahme eines Multivitamin-Mineralstoffpräparats die Immunfunktion bei älteren Probanden stärkt (egal, ob sie einen offenkundigen Mangel haben oder nicht).[18–20] Diese Ergebnisse sind von beträchtlicher fundamentaler, klinischer und öffentlicher Relevanz.

Zucker. Die orale Verabreichung von 100-Gramm-Kohlenhydratportionen in Form von Glucose, Fructose, Saccharose, Honig oder Orangensaft reduziert die neutrophile Phagozytose deutlich, während Stärke keinerlei Wirkung hat. Wie Sie im Diagramm unten sehen, beginnt die Wirkung innerhalb einer halben Stunde und dauert über 5 Stunden an, und normalerweise reduziert sich die phagozytische Aktivität am Höhepunkt der Inhibition (meist 2 Stunden nach dem Verzehr).[21, 22] Da Neutrophile 60–70 Prozent aller weißen Blutkörperchen und einen Großteil des Verteidigungsmechanismus ausmachen, führt eine Beeinträchtigung der phagozytischen Aktivität zu einem immungeschwächten Zustand. Die orale Zufuhr ansteigender Mengen von Glucose mindert allmählich die neutrophile Phagozytose; die maximale Inhibition entspricht dabei dem maximalen Glucosespiegel im Blut.

Die orale Zufuhr von 75 Gramm Glucose unterdrückt zudem erwiesenermaßen die Lymphozytenreaktion; Lymphozyten sind die für die Virenbekämpfung wichtigsten weißen Blutkörperchen.[23] Zweifellos beeinträchtigt Zuckerkonsum auch andere Parameter der Immunfunktion.

Wie man vermutet, sind die negativen Auswirkungen hoher Glucosespiegel die Folge erhöhter Insulinwerte und der Konkurrenz mit Vitamin C um Membrantransportstellen.[24, 25] Diese Hypothese basiert auf Hinweisen darauf, dass Vitamin C und Glucose um die Aufnahme in weiße Blutkörperchen wetteifern, wofür Insulin erforderlich ist. Sind sie erst einmal in dem weißen Blutkörperchen, scheinen Glucose und Vitamin C gegenteilige Effekte auf das Immunsystem zu haben. Da der durchschnittliche Amerikaner jeden Tag 125 Gramm Saccharose plus 50 Gramm anderer raffinierter Einfachzucker konsumiert, ist die Schlussfolgerung unausweichlich, dass die meisten Amerikaner chronisch geschwächte

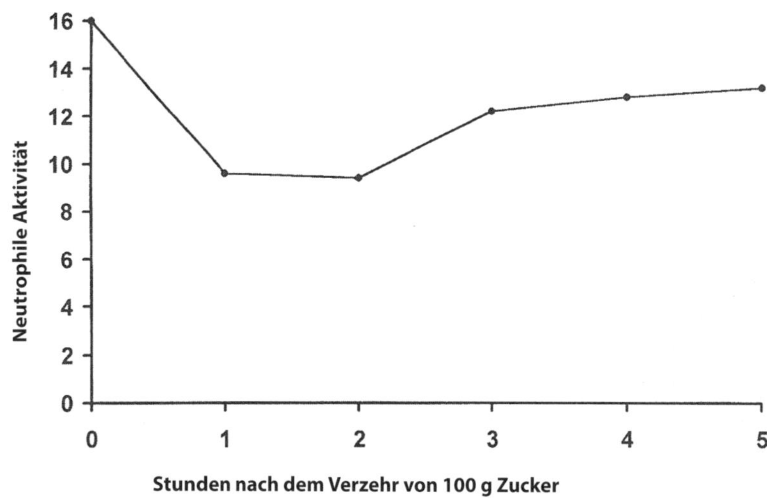

Die Wirkung von Zucker auf die Funktion der weißen Blutkörperchen

Immunsysteme haben. Gerade bei einer Infektion ist klar, dass der Verzehr von Einfachzucker, auch in Form von Fruchtsaft, den Immunstatus des Wirts beeinträchtigt.

In der Anfangsphase einer Infektion zu fasten könnte hilfreich sein, weil das zu einem deutlichen Anstieg (bis zu 50 Prozent) des phagozytischen Index führt.[21] Das Fasten sollte jedoch nicht über die ersten 24 Stunden hinaus ausgedehnt werden, weil sonst die Energiequellen der weißen Blutkörperchen aufgebraucht werden.

Adipositas

Fettleibigkeit geht mit einem herabgesetzten Immunstatus einher, wie sich an der verminderten Fähigkeit weißer Blutkörperchen, Bakterien zu zerstören, zeigt. Adipositas steht auch mit höheren Infektionsraten sowie einem erhöhten Risiko bestimmter Krebsarten in Zusammenhang.[26] Außerdem erhöht sie das Risiko für Asthma und Autoimmunerkrankungen, indem sie zu verminderter Immuntoleranz führt – einer Folge immunologischer Veränderungen, die von Hormonen namens Adipokine und Zytokine herbeigeführt werden, die wiederum von Fettzellen freigesetzt werden.[27] Außerdem sind bei übergewichtigen Menschen normalerweise die Cholesterin- und Lipidwerte erhöht; dies könnte ihre beeinträchtigte Immunfunktion erklären. Hohe Blutspiegel von Cholesterin, freien Fettsäuren, Triglyceriden und Gallensäure unterbinden diverse Immunfunktionen, zum Beispiel:[28, 29]

- Bildung neuer weißer Blutkörperchen
- Reaktion auf Krankheitserreger
- Antikörperreaktion
- Transport weißer Blutkörperchen zu infizierten Körperregionen
- Phagozytose

Die optimale Immunfunktion hängt deshalb von der Kontrolle dieser Blutserumkomponenten ab. Interessanterweise kann Carnitin schon in minimalen Konzentrationen die lipidinduzierte Immunsuppression nachweislich aufheben.[30] Dieser Effekt geht wohl auf die Rolle von Carnitin als begrenzender Faktor für die Beseitigung von Fettsäuren aus dem Blut zurück. Menschen mit erhöhten Blutlipidwerten, die häufig unter Infektionen leiden, sollten ein Carnitinergänzungsmittel (900–1500 Milligramm pro Tag) in Erwägung ziehen.

Alkohol

Alkoholgenuss erhöhte in Tierstudien die Anfälligkeit für Infektionen, und Alkoholiker sind nachweislich anfälliger für Infektionen, vor allem für Lungenentzündungen. Studien über die Immunfunktion bei Alkoholikern zeigen eine deutliche Reduzierung der meisten Immunindikatoren.[31]

Vitamine und Mineralstoffe

Vitamin A und Carotine

Vitamin A spielt für die Erhaltung der Hautgesundheit und der Auskleidungen der Atemwege und des Magen-Darm-Trakts sowie für deren Sekrete eine entscheidende Rolle. Diese Gewebe bilden einen primären nicht spezifischen Verteidigungsmechanismus. Vitamin A stimuliert und/oder stärkt außerdem zahlreiche Immunprozesse. Insofern macht ein Vitamin-A-Mangel möglicherweise für eine Infektion anfällig, und während einer Infektion gehen die Vitamin-A-Speicher normalerweise stark zurück. Vitamin A kann auch bei der Stärkung der Immunfunktion über die Behebung des Vitamin-A-Mangels hinaus hilfreich sein, weil viele Immunfunktionen von der Verabreichung (vermeintlich) übermäßiger Mengen des Vitamins profitieren.[20, 32] Vitamin A verhindert und kehrt außerdem eine stressbedingte Schrumpfung der Thymusdrüse (Involution) um, und zusätzliches Vitamin A kann das Thymuswachstum tatsächlich fördern.[33]

Auch Carotine haben eine ganze Reihe immunförderlicher Effekte unter Beweis gestellt. Sie werden in Vitamin A umgewandelt, fungieren aber auch als Antioxidantien. Weil die Thymusdrüse so anfällig für Schäden durch freie Radikale ist, zeigt Betacarotin Vorzüge bei der Stärkung des Immunsystems, die sich von denen von Vitamin A (Retinol) durch ihre Eigenschaft, den Thymus zu schützen, unterscheiden. Doch die Zufuhr von ausreichend Vitamin A ist nach wie vor wichtig, weil rund 25 Prozent der Bevölkerung Betacarotin nicht effektiv in Vitamin A umwandelt.

Vitamin C

Vitamin C (Ascorbinsäure) spielt bei der natürlichen Methode, das Immunsystem zu stärken, eine wichtige Rolle. Obwohl Vitamin C erwiesenermaßen auch antiviral und antibakteriell wirkt, verbessert es hauptsächlich die Widerstandskraft des Wirts. Es zeigt viele unterschiedliche immunstimulierende Effekte; zum Beispiel verbessert es die lymphoproliferative Reaktion auf Mitogene und die lymphotrophe Aktivität und erhöht die Interferonspiegel, die Freisetzung von Thymushormonen und die Integrität der Grundsubstanz.[20, 34] Vitamin C hat außerdem unmittelbar biochemische Effekte ähnlich wie die von Interferon.[35]

Zahlreiche klinische Studien bestätigen den Nutzen von Vitamin C bei der Behandlung infektiöser Erkrankungen und in sehr hoher, intravenös verabreichter Dosierung möglicherweise sogar von Krebs. Vitamin C hat sich nicht nur bei gewöhnlichen Erkältungen als hilfreich erwiesen, sondern auch bei anderen ansteckenden Krankheiten.[36] Durch den Stress während einer Infektion sowie bei chronischen Erkrankungen sinkt der Vitamin-C-Spiegel rasch.[37]

Es ist sinnvoll, Vitamin C gleichzeitig mit Flavonoiden zu supplementieren, weil diese die Vitamin-C-Konzentration in bestimmten Geweben erhöhen und die Effekte von Vitamin C potenzieren, während sie noch ihre eigenen Wirkungen zeigen.[38]

Vitamin D

Die Bedeutung von Vitamin D für die Regulierung von Zellen des Immunsystems wurde in den vergangenen 10 Jahren immer mehr anerkannt durch die Entdeckung des Vitamin-D-Rezeptors auf weißen Blutkörperchen und wichtigen Vitamin-D-Metabolisierungsenzymen, die von Zellen des Immunsystems exprimiert werden. Vitamin D hat erwiesenermaßen zahlreiche immunstärkende Effekte, darunter folgende:[39–43]

- Hochregulierung antimikrobieller Peptide, um die Beseitigung von Bakterien an verschiedenen Barrierestellen und in Immunzellen zu unterstützen
- Modulation des Immunsystems durch direkte Auswirkungen auf die Aktivierung der T-Zellen
- Schutz vor dem Entstehen von Autoimmunerkrankungen (zum Beispiel Morbus Crohn, Diabetes Typ 1, Multipler Sklerose, Asthma und rheumatoider Arthritis)
- Reduzierung der Häufigkeit von Virusinfektionen der oberen Atemwege

Vitamin D ist anscheinend besonders wichtig für den Schutz vor viralen oder bakteriellen Infektionen der oberen Atemwege.[44]

Vitamin E

Vitamin E verbessert sowohl die Antikörperproduktion als auch die zellvermittelte Immunität. Ein Vitamin-E-Mangel führt zum Schwund von Lymphgewebe und vermindert die Reaktion und Funktion weißer Blutkörperchen. Es ist erwiesen, dass eine Vitamin-E-Supplementierung (30 bis 150 IE)[45]

- die Reaktion der weißen Blutkörperchen stärkt.
- von freien Radikalen verursachte Thymusatrophie verhindert.
- die Aktivität von Helfer-T-Zellen verbessert.
- Antikörperreaktion und Phagozytose stärkt.

Ältere Personen können sogar von noch höheren Vitamin-E-Dosierungen profitieren. Eine Studie untersuchte bei 88 Patienten über 65 Jahre die Wirkung einer Vitamin-E-Ergänzung in verschiedenen Dosierungen auf die Immunfunktion.[20, 46] Die Forscher ermittelten mithilfe mehrerer Auswertungen die T-Zellenfunktion. 235 Tage lang wurden 60, 200 oder 800 IE Vitamin E verabreicht. In der Placebogruppe war eine um 8 Prozent verbesserte T-Zellenfunktion zu verzeichnen, in der 60-IE-Gruppe war sie um 20 Prozent verbessert, in der 200-IE-Gruppe um 58 Prozent und in der 800-IE-Gruppe um 65 Prozent. Hinsichtlich der Antikörperproduktion wurden die besten Ergebnisse bei der 200-IE-Gruppe festgestellt. Auf Autoimmunantikörper war keinerlei Effekt festzustellen. In keiner der Gruppen kam es zu Nebenwirkungen.

In einer anderen Doppelblindstudie mit 451 älteren Probanden in einem Pflegeheim zeigte die Vitamin-E-Supplementierung (200 IE pro Tag) eine Schutzwirkung gegen Infektionen der Atemwege, vor allem gegen Erkältungen.[47]

Vitamin B6

Ein Vitamin-B_6-Defizit führt zu einer verminderten zellulären und humoralen Immunität; Thymus, Milz und Lymphknoten schrumpfen; die Anzahl der weißen Blutkörperchen sinkt rapide; Quantität und Qualität der produzierten Antikörper lassen merklich nach; und die Aktivität der Thymushormone nimmt ab. Faktoren, die einen Vitamin-B_6-Mangel begünstigen, sind zu geringe Zufuhr über die Ernährung, zu viel Eiweiß und zu viele gelbe Farbstoffe in der Ernährung (Hydralazin), Alkoholkonsum und orale Verhütungsmittel.

Folsäure und Vitamin B_{12}

Ein Mangel an Vitamin B_{12} und/oder Folsäure führt dazu, dass deutlich weniger weiße Blutkörperchen produziert werden und diese abnormale Reaktionen zeigen. Ein Folsäuredefizit (in den USA der häufigste Vitaminmangel) resultiert nachweislich in einer Schrumpfung von Thymus und Lymphknoten sowie einer schwächeren Funktion der weißen Blutkörperchen. Ein Vitamin-B_{12}-Defizit sorgt für die gleichen Effekte und wirkt sich besonders schädlich auf die Eigenschaft weißer Blutkörperchen aus, infizierende Organismen zu umschließen und zu zerstören.

Weitere B-Vitamine

Thiamin-, Riboflavin- und Pantothensäuremangel führen zu verminderter Antikörperreaktion, herabgesetzter Reaktion der weißen Blutkörperchen und zur Atrophie von Thymus und Lymphgewebe.

Eisen

Ein Eisenmangel ist ein häufiges Nährstoffdefizit, das bei vielen Menschen zu Immunstörungen führt, vor allem bei menstruierenden Frauen, Kindern sowie bei älteren Personen, die Aspirin oder andere Medikamente einnehmen, die aufgrund von Geschwürbildungen zu Magenblutungen führen können. Schon ein minimaler Eisenmangel, der noch nicht im Blutspiegel zu erkennen ist, kann das Immunsystem beeinflussen. Häufig kommt es zu Verkümmerung von Thymus und Lymphknoten, verminderter Reaktion und Funktion der weißen Blutkörperchen und einem niedrigeren T-Zellen-B-Zellen-Verhältnis.

Eisen ist sowohl für Bakterien als auch für Menschen ein wichtiger Nährstoff. Bei einer Infektion ist einer der nicht spezifischen Abwehrmechanismen des Körpers, um das Bakterienwachstum einzuschränken, die Reduzierung der Eisenkonzentration im Plasma. Und wie In-vitro-Studien gezeigt haben, werden die natürlichen Verteidiger gegen bakterielle Infektionen durch eine Eisenzufuhr im Serum beseitigt.[48] Wenn die Körpertemperatur steigt, sinkt der Eisenspiegel im Plasma, und wenn die Temperatur Fieberniveau erreicht, wird das Bakterienwachstum unterbunden, jedoch nicht bei hohen Eisenkonzentrationen.

Diese Erkenntnisse führen uns zu der Schlussfolgerung, dass eine Eisensupplementierung bei akuten Infektionen kontraindiziert ist, vor allem bei Patienten mit niedrigem Transferrinspiegel. Bei Patienten mit geschwächtem Immunsystem, chronischen Infektionen und subnormalem Eisenspiegel jedoch ist eine ausreichende Supplementierung essenziell.

Zink

Die angeborene Zinkmangelerkrankung Acrodermatitis enteropathica (AE) bietet ein hervorragendes Modell zur Erklärung, welche Rolle Zink für die Immunität spielt. Bei AE ist die Anzahl der T-Zellen vermindert, die Funktion der weißen Blutkörperchen ist deutlich geschwächt, und die Thymushormonspiegel sind niedriger. All diese Symptome sind mit einer ausreichend hohen Zinksupplementierung und -absorbierung umkehrbar.

Wie einige Studien gezeigt haben, ist Zink für viele Reaktionen des Immunsystems überaus wichtig. Beispielsweise unterstützt es den Abbau fremder Partikel und Mikroorganismen, schützt vor Schäden durch freie Radikale, wirkt synergistisch mit Vitamin A zusammen, ist für die Funktion der weißen Blutkörperchen erforderlich und ist ein unabdingbarer Kofaktor bei der Aktivierung des Thymus-Serum-Faktors.[49, 50]

Zink hemmt auch direkt das Wachstum mehrerer Viren, darunter gewöhnliche Erkältungsviren und das Herpes-Simplex-Virus.[51, 52] Lutschtabletten mit Zink sind für die Behandlung von Erkältungen inzwischen recht beliebt – und das aus gutem Grund: Sie wirken (siehe das Kapitel »Erkältung«).

Selen

Mit seiner essenziell wichtigen Rolle, die es für das antioxidative Enzym Glutathionperoxidase spielt, beeinflusst Selen alle Komponenten des Immunsystems, darunter auch die Entwicklung und Expression aller weißen Blutkörperchen. Ein Selenmangel führt zu einer Beeinträchtigung der Immunfunktion, während eine Selenergänzung zu einer Erhöhung und/oder Wiederherstellung der Immunfunktionen führt. Wie sich gezeigt hat, hemmt Selenmangel die Infektionsabwehr infolge einer Beeinträchtigung der weißen Blutkörperchen und der Thymusfunktion, während die Selensupplementierung (täglich 200 Mikrogramm) die weißen Blutkörperchen und die Thymusfunktion stimuliert.[53–56]

Die Supplementierung kann die Immunfunktion auf eine Weise verbessern, die weit über die Wiederherstellung des Selenspiegels bei Menschen mit Selenmangel hinausgeht. So führte beispielsweise in einer Studie die Selensupplementierung (200 Mikrogramm pro Tag) bei Probanden mit normalen Selenkonzentrationen im Blut zu einer 118-prozentigen Erhöhung der Fähigkeit von Lymphozyten, Tumorzellen abzutöten, und zu einer 82,3-prozentigen Aktivitätserhöhung bei natürlichen Killerzellen.[56] Diese Effekte gingen offensichtlich auf die Eigenschaft von Selen zurück, die Expression der immunstärkenden Komponente Interleukin-2 – und in der Folge die Wachstumsrate weißer Blutkörperchen sowie die Differenzierung in Strukturen, die Tumorzellen und Mikroorganismen abtöten können – zu verbessern. Die Supplementierung führte zu keinen signifikanten Veränderungen im Blutselenspiegel der Teilnehmer. Die Ergebnisse zeigten, dass für die immunstärkende Wirkung von Selen beim Menschen eine Ergänzung über die normale Nahrungsaufnahme hinaus nötig ist.

Stärkung der Thymusfunktion

Die vielleicht effektivsten Methoden, für ein gesundes Immunsystem zu sorgen, sind solche, die die Thymusfunktion unterstützen. Für die optimale Aktivität der Thymusdrüse ist es erforderlich,

- eine Involution (Schrumpfung) des Thymus zu verhindern, indem mit der Nahrung ausreichend antioxidative Nährstoffe aufgenommen werden.
- Nährstoffe zuzuführen, die für die Herstellung oder Wirkung der Thymushormone nötig sind.

Antioxidantien

Unmittelbar nach der Geburt erreicht die Entwicklung der Thymusdrüse ihr Maximum. Während des Alterungsprozesses durchläuft sie dann einen Rückbildungs- beziehungsweise Involutionsprozess. Der Grund dafür ist die Tatsache, dass die Thymusdrüse äußerst anfällig für freie Radikale und oxidative Schäden ist, die durch Stress, Strahlung, Infektionen und chronische Krankheiten verursacht werden.

Viele Patienten mit geschwächter Immunfunktion oder mit Erkrankungen, die damit einhergehen (zum Beispiel dem chronischen Erschöpfungssyndrom, Krebs oder AIDS), leiden unter einem oxidativen Ungleichgewicht, das heißt, in ihrem System sind mehr Prooxidantien als Antioxidantien vorhanden. Diese Situation ist sehr nachteilig für die Thymusfunktion. Eine der wichtigsten Methoden, wie Antioxidantien das Immunsystem beeinflussen, vor allem die zellvermittelte Immunität, kann der Schutz der Thymusdrüse vor Schäden sein. Zu den wichtigsten antioxidativen Nährstoffen für den Schutz der Thymusdrüse gehören Carotine, Vitamin C, Vitamin E, Zink und Selen.

Nährstoffe

Viele Nährstoffe fungieren als wichtige Kofaktoren bei der Herstellung, Sekretion und Funktion von Thymushormonen. Ein Defizit an jedem einzelnen von ihnen führt zu einer verminderten Tätigkeit der Thymushormone und einer geschwächten Immunfunktion. Zink, Vitamin B6 und Vitamin C gehören hier zu den bedeutsamsten. Eine Supplementierung mit diesen Nährstoffen verbessert nachweislich die Thymushormonfunktion und die zellvermittelte Immunität.

Zink ist wohl der für die Funktion der Thymusdrüse und der Thymushormone wichtigste Nährstoff und an so gut wie allen Aspekten der Immunität beteiligt. Wenn der Zinkspiegel zu niedrig ist, verringern sich die Anzahl der T-Zellen und der Thymushormonspiegel, und es mangelt an vielen der für die Immunantwort wichtigen Funktionen der weißen Blutkörperchen. All diese Auswirkungen sind jedoch mit richtig verabreichtem und absorbiertem Zink reversibel.[57,58]

Ein angemessener Zinkspiegel ist besonders wichtig bei älteren Menschen, und die Zinkergänzung bei älteren Menschen führt zu einer erhöhten Anzahl von T-Zellen und einer verbesserten zellvermittelten Immunantwort.[58]

Pflanzliche Arzneimittel

Viele Pflanzen wirken nachweislich antibakteriell, antiviral und immunstimulierend. Eine eingehende Erörterung würde den Rahmen dieses Kapitels sprengen, aber einige für die Immunfunktion wichtige Pflanzen – zum Beispiel *Echinacea*, Gelbwurzel *(Hydrastis canadensis)* und *Pelargonium sidoides* – werden in den Abschnitten über Infektionen der oberen Atemwege (Erkältung, Bronchitis, Nebenhöhlenentzündung und Halsschmerzen) beschrieben, weil dies ihre primären Anwendungsgebiete sind. In diesem Kapitel wird die Wurzel von *Astragalus membranaceus*, einem traditionellen chinesischen Heilmittel für Infektionen, beschrieben. Chinesische klinische Studien haben ihre Effektivität bei der Vorbeugung von Erkältungen bestätigt.[59] Darüber hinaus reduziert sie Dauer und Schwere akuter Erkältungssymptome und hebt die Gesamtleukozytenzahl an (*white blood cells*, WBC), wenn Patienten chronisch niedrige WBC-Werte haben.

Tierstudien haben gezeigt, dass Astragalus offenbar mehrere Faktoren des Immunsystems stimuliert. Unter anderem stärkt es die phagozytische Aktivität von Monozyten und Makrophagen, erhöht die Interferonproduktion und die Aktivität natürlicher Killerzellen, verbessert die Aktivität der T-Zellen und potenziert weitere antivirale Mechanismen.[59–61] Astragalus ist anscheinend besonders hilfreich, wenn das Immunsystem von Chemikalien oder Strahlung geschädigt wurde. Wie sich bei Mäusen mit Immunsuppression herausstellte, kehrt Astragalus die T-Zell-Anomalien um, die durch ein immununterdrückendes Medikament (Cyclophosphamid), Strahlung und Alterung verursacht werden.[62]

Zur Unterstützung der Immunfunktion empfehlen sich Extrakte und Zubereitungen aus Backhefe und Heilpilzen wie Maitake *(Grifola frondosa)*, Shiitake *(Lentinus edodes)*, Reishi *(Ganoderma lucidum)* und *Cordyceps sinensis*. Ein Großteil dieser Aktivität ist auf das Vorhandensein von Molekülen zurückzuführen, die als Beta-Glucane bekannt sind. Zahlreiche experimentelle und klinische Studien haben gezeigt, dass Hefe- und Pilz-Beta-Glucane weiße Blutkörperchen aktivieren, indem sie sich an Rezeptoren an die äußeren Membranen von Neutrophilen, Makrophagen, natürlichen Killerzellen und zytotoxischen T-Zellen binden. Wie ein Schlüssel in einem Schloss knipst die Bindung des Beta-Glucans an zelluläre Rezeptoren weiße Blutkörperchen an und löst eine Kettenreaktion aus, die zu einer erhöhten Immunaktivität führt. Neben der Stärkung der Eigenschaft von Neutrophilen und Makrophagen, Mikroben, Krebszellen und andere Fremdzellen anzugreifen und zu zerstören, stimuliert die Bindung die Produktion wichtiger Signalproteine des Immunsystems, wie beispielsweise Interleukin-1, Interleukin-2 und Lymphokine. Diese Immunaktivatoren steigern die Abwehrkräfte, indem sie die Immunzellen ankurbeln.[63,64]

Eine der am besten erforschten Beta-Glucanquellen ist Wellmune WGP – ein vollständiges Glucanpartikel, das aus 1,3/1,6-Beta-Glucan besteht, welches aus den Zellwänden einer hochreinen, proprietären Backhefe *(Saccharomyces cerevisiae)* stammt. Nach der Absorption wird Wellmune von Makrophagen aufgenommen, in kleinere Fragmente zerlegt und über mehrere Tage langsam freigesetzt. Die Fragmente binden sich über den Komplementrezeptor 3 (CR3) an Neutrophile und erhöhen so ihre Aktivität. Bis 2011 wurden sechs klinische Doppelblindstudien über Wellmune WGP durchgeführt, die positive Ergebnisse bezüglich der Reduzierung der Anzeichen, Symptome, Häufigkeit und Dauer von Infektionen der oberen Atemwege erbrachten. In einer Studie mit Marathonläufern (die nach langen Läufen vermehrt an Infektionen leiden) reduzierte Wellmune WGP die Symptome einer Infektion der oberen Atemwege (Halsschmerzen, verstopfte Nase etc.) signifikant. Darüber hinaus berichtete die Wellmunegruppe von einer 22-prozentigen Kraftsteigerung, 48 Prozent weniger Müdigkeit, 38 Prozent weniger Verspannungen und 38 Prozent weniger Verwirrtheit im Vergleich zu den Kontrollgruppen.[65]

In einer in der Erkältungs- und Grippezeit durchgeführten Doppelblindstudie berichtete die Wellmune WGP-Gruppe erstens über keine Inzidenz von Fieber im Vergleich zu einer Inzidenz von 3,5 in der Kontrollgruppe über einen Zeitraum von 90 Tagen; zweitens musste sich niemand auch nur einen Tag wegen Krankheit von der Arbeit oder der Schule befreien lassen, verglichen mit 1,38 Krankheitstagen bei der Placebogruppe; und drittens ließ sich eine bessere allgemeine Gesundheit, einschließlich höherer körperlicher Energie und mehr emotionalen Wohlbefindens verzeichnen.[66]

In der neuesten Studie mit 122 gesunden Probanden verzeichneten die Teilnehmer, die 12 Wochen lang täglich 250 Milligramm Wellmune WGP eingenommen hatten, im Vergleich zur Placebogruppe einen 58-prozentigen Rückgang von Infektionssymptomen der oberen Atemwege. Diese Probanden berichteten auch über verbesserte Energielevel.[67]

Schnellüberblick

- Das Immunsystem schützt den Körper vor Infektionen und der Entstehung von Krebs.
- Immer wiederkehrende oder chronische Infektionen, auch schon leichte Erkältungen und Grippeinfektionen, zeigen an, dass das Immunsystem geschwächt ist.
- Zur Unterstützung des Immunsystems ist ein umfassender Ansatz nötig.
- Gedanken und Emotionen haben einen großen Einfluss auf die Immunfunktion.
- Stress beeinträchtigt die Immunfunktion.
- Zu viel Zucker in der Ernährung führt zu einer verminderten Aktivität der weißen Blutkörperchen.
- Nährstoffmangel ist die häufigste Ursache einer reduzierten Immunfunktion.
- Wichtige Nährstoffe, die zur Stärkung des Immunsystems supplementiert werden sollten, sind Vitamin A, Vitamin C, Vitamin E, B-Vitamine, Zink und Selen.
- Die Unterstützung des Thymus, der wichtigsten Drüse des Immunsystems, ist eines der primären Therapieziele.
- Die Pflanze Astragalus hat vielerlei positive Wirkungen auf das Immunsystem.
- Eine der am besten erforschten Beta-Glucan-Quellen ist Wellmune WGP, ein ganzes Glucanpartikel aus den Zellwänden der Backhefe.

Behandlungsübersicht

Der hier vorgestellte Therapieplan ist als allgemeine Methode zur Stärkung der Immunfunktion bei akuten Infektionen gedacht. Er soll unterstützend wirken und die medizinische Fürsorge keineswegs ersetzen. Die meisten gängigen Infektionen wie die gewöhnliche Erkältung sind selbstlimitierende Erkrankungen, aber andere können lebensbedrohlich werden. Eine richtige ärztliche Versorgung ist nötig, wenn Anzeichen oder Symptome schwerer Infektionen auftreten, wie Fieber, Rötung, übermäßige Schwellungen, schwere Müdigkeit oder Eiterbildung.

Allgemeine Empfehlungen

- Ruhen Sie (Bettruhe ist am besten).
- Trinken Sie viel (vorzugsweise verdünnte Gemüsesäfte, Suppen und Kräutertees – keine Fruchtsäfte).
- Beschränken Sie den Konsum einfacher Zucker (auch Fruchtzucker) auf weniger als 50 Gramm pro Tag.

Nahrungsergänzungsmittel

- Hochpotente Multivitamin-Mineralstoffpräparate, wie im Kapitel »Supplementierung« beschrieben
- Vitamin C: alle 2 Stunden 500 Milligramm
- Eine der folgenden Optionen:
  - → Bioflavonoide (gemischt): täglich 1000 Milligramm
  - → Traubenkern- oder Kiefernrindenextrakt: täglich 50–100 Milligramm
- Eine der folgenden Optionen:
  - → Vitamin A: täglich 2500 IE
  - → Betacarotin: täglich 25 000 IE
- Vitamin D: täglich 2000–4000 IE (am besten den Vitamin-D-Spiegel messen lassen und die Dosis darauf ausrichten)
- Zink: 20–30 Milligramm pro Tag

Pflanzliche Arzneimittel

- *Astragalus membranaceus:*
  - → als getrocknete Wurzel (oder als Absud): dreimal täglich 1–2 Gramm
  - → Tinktur (1:5): dreimal täglich 2–4 Milliliter
  - → Flüssigextrakt (1:1): dreimal täglich 2–4 Milliliter
  - → Trockenextrakt (Pulver; 0,5 Prozent 4-Hydroxy-3-Methoxy-Isoflavon): dreimal täglich 100–150 Milligramm
- Beta-Glucan-Quellen:
  - → Wellmune WGP: täglich 250–500 Milligramm
  - → Maitake: Dosis hängt vom Körpergewicht und von der Beta-Glucan-Konzentration ab, angegeben als MD- oder D-Anteil (normalerweise täglich 0,5–1,0 Milligramm pro Kilogramm Körpergewicht)
  - → Shiitake oder Reishi: täglich 6–9 Gramm getrocknete Pilze

LEBENSERWARTUNG UND -VERLÄNGERUNG

Einführung

Schon lange vor Ponce de Leóns Suche nach dem mythischen Jungbrunnen war die Lebensverlängerung ein Ziel der Menschheit. Seit Anfang der 1980er-Jahre stehen Bücher darüber, wie man mit Vitaminen, Mineralstoffen, Hormonen, Arzneimitteln und anderen Substanzen das Leben verlängern kann, auf den Bestsellerlisten. Viele – wenn auch nicht alle – Ratschläge, wie sich der Alterungsprozess aufhalten lässt, sind durchaus sinnvoll und klingen wissenschaftlich solide. Solchen Empfehlungen widmet sich dieses Kapitel.

Zunächst wollen wir ein paar Begriffe klären: *Lebenserwartung* ist die durchschnittliche Anzahl an Lebensjahren, die eine Person in einer bestimmten Bevölkerungsgruppe zu erwarten hat, während mit *Lebensspanne* das maximal zu erreichende Alter eines Mitglieds einer bestimmten Spezies gemeint ist. *Gesundheitsspanne* bezieht sich auf die Anzahl der gesunden Lebensjahre – unser eigentliches Ziel. Warum sollte man schließlich länger leben wollen, wenn man schwach ist, im Pflegeheim lebt und die eigenen Kinder nicht mehr erkennt?

Oberflächlich betrachtet scheint es so, als wären in den USA seit Anfang des 20. Jahrhunderts imposante Fortschritte in der Lebensverlängerung gemacht worden. Im Jahr 1900 lag die durchschnittliche Lebenserwartung bei 45 Jahren, heute liegt sie für Männer bei 75,6 und für Frauen bei 80,8 Jahren.[1] Doch wenn wir uns fragen, was für diese verlängerte Lebenserwartung verantwortlich ist, lautet die Antwort: hauptsächlich die verminderte Säuglingssterblichkeit. Nimmt man die Säuglingssterblichkeit aus den Berechnungen heraus, erhöhte sich die Lebenserwartung seit 1900 tatsächlich um maximal 6 Jahre. Für Erwachsene, die bereits 50 Jahre erreicht haben, hat sich die Lebenserwartung bestenfalls nur um wenige Jahre erhöht.

Die wichtigste Strategie zur Erhöhung der Lebenserwartung ist die Reduzierung der Ursachen für einen vorzeitigen Tod. Übergewicht, Rauchen und Alkoholmissbrauch tragen einen Großteil zu vorzeitigem Tod bei und liegen den meisten Top-10-Todesursachen zugrunde. So verheerend Rauchen auch ist – Adipositas ist dem Rauchen als Risikofaktor für vorzeitiges Sterben und eine verkürzte Lebensspanne ebenbürtig, wenn nicht sogar überlegen.[2]

Ein langes Leben: Mythen und Wahrheiten

Nach wie vor kursieren Mythen über bestimmte Völkergruppen (zum Beispiel die Hunzukuc in Pakistan, die Georgier im Kaukasus und die Bewohner von Andendörfern in Ecuador), die angeblich extrem alt, nämlich zwischen 125 und 150 Jahre, werden. Doch gründliche wissenschaftliche Untersuchungen zweifeln diese Behauptungen an.[3–5]

Eine Forschergruppe untersuchte beispielsweise die Bewohner von Vilcabamba in Ecuador, um festzustellen, ob bei ihnen etwa der Knochenschwund, der mit dem Altern einhergeht, geringer wäre als in

Top 10 der Todesursachen im Jahr 2009[1]

Ursache	Todesfälle
1. Herzerkrankungen	598 607
2. Krebs	568 668
3. Chronische Lungenkrankheit	137 082
4. Schlaganfall	128 603
5. Unfälle	117 176
6. Alzheimerkrankheit	78 889
7. Diabetes	68 504
8. Grippe und Lungenentzündung	53 582
9. Nierenversagen	48 714
10. Suizid	36 547

der US-Bevölkerung. Die Wissenschaftler machten dabei eine aufschlussreiche Entdeckung.[3] Sie führten eine Erstbefragung durch und kehrten nach 5 Jahren für ein Follow-up zurück, bei dem einige Personen angaben, sie seien nun 10 Jahr älter als bei der ersten Befragung. Als die Forscher die existierenden Geburtsaufzeichnungen studierten, kamen sie zu dem Schluss, dass die Leute ihre Altersangaben beträchtlich übertrieben. In dieser Gesellschaft wie auch in den anderen Bevölkerungsgruppen, die mit Langlebigkeit verbunden werden, steigt das soziale Ansehen mit dem Alter.

In Georgien konnte belegt werden, dass der Großteil der angeblichen Hundertjährigen in Wahrheit um die 70 oder 80 Jahre alt sind. Allerdings sehen sie wegen ihrer harten Lebensbedingungen wie 140 aus.[4]

Der derzeitige offizielle Weltrekord liegt bei 122 Lebensjahren, den die Französin Jeanne Louise Calment aufstellte. Sie kam am 21. Februar 1875 zur Welt und erlebte Frankreichs Dritte und Vierte Republik und sogar noch den Anfang der Fünften Republik. Als 1889 der Eiffelturm fertiggestellt wurde, war sie 14 Jahre alt. Am 28. August 1997 starb sie. In ihren späteren Jahren lebte sie hauptsächlich von Einkünften durch ihren Wohnungsverkauf. Sie hatte die Wohnung 1966 günstig an den Anwalt André-François Raffray abgegeben, der zustimmte, ihr monatlich eine bestimmte Summe zu bezahlen und erst nach ihrem Tod die Wohnung selbst zu beziehen. Doch er zog nie ein, denn er starb ein Jahr vor Jeanne Calment im Alter von 77 Jahren; seine Familie musste die Zahlungen fortsetzen.

Was verursacht den Alterungsprozess?

Antworten auf die Frage, was die Alterung verursacht, ergeben sich aus Forschungen auf dem Gebiet der Gerontologie, der Alterswissenschaft. Es gibt viele interessante Theorien über das Altern, von denen wir hier aber nur die signifikantesten kurz vorstellen wollen. Im Grunde kann man die vorgebrachten Ursachen des Alterns in zwei Arten einteilen: Programmierung und Schäden. Die Theorien über Programmierung glauben an eine Art genetische Uhr, die abläuft und bestimmt, wann das Alter einsetzt. Die Schadenstheorien hingegen halten das Altern für eine Folge sich anhäufender Schäden an Zellen und genetischem Material. Unseres Erachtens haben beide Auffassungen ihre Berechtigung. Derartige Diskussionen scheinen sich in der Wissenschaft ständig zu wiederholen – ein Paradebeispiel ist das Wesen des Lichts, das sowohl als Partikel als auch als Welle wahrgenommen werden kann. Nun, das menschliche Altern ist das Resultat sowohl des programmierten Zelllebens als auch zellulärer Schäden.

Die Hayflick-Grenze

1912 begann Dr. Alexis Carrel, einer der führenden Biologen seiner Zeit, in einem Labor am Rockefeller Institute mit einem Experiment, das über 32 Jahre andauern sollte. Dr. Carrel wollte herausfinden, wie lange er Hühnerfibroblasten sich teilen lassen könnte. Fibroblasten sind Bindegewebszellen, die Kolla-

Die an ihrem Todesdatum ältesten Menschen der Welt (offiziell bestätigt)

Rang	Name	Geschlecht	Geburt	Tod	Alter (Jahre, Tage)	Land
1	Jeanne Calment	W	21.2.1875	4.8.1997	122 J, 164 T	Frankreich
2	Sarah Knauss	W	24.9.1880	30.12.1999	119 J, 87 T	USA
3	Lucy Hannah	W	16.7.1875	31.3.1993	117 J, 248 T	USA
4	Marie-Louise Meilleur	W	28.8.1880	16.4.1998	117 J, 230 T	Kanada
5	María Capovilla	W	14.9.1889	27.8.2006	116 J, 374 T	Ecuador
6	Tane Ikai	W	18.1.1879	12.7.1995	116 J, 175 T	Japan
7	Elizabeth Bolden	W	15.8.1890	11.12.2006	116 J, 118 T	USA
8	Carrie C. White	W	18.11.1874	14.2.1991	116 J, 88 T	USA
9	Kamato Hongo	W	16.9.1887	31.10.2003	116 J, 45 T	Japan
10	Maggie Barnes	W	6.3.1882	19.1.1998	115 J, 319 T	USA

gen produzieren. Er nährte die Hühnerfibroblasten mit einer speziellen Brühe, die einen Extrakt aus Hühnerembryonen enthielt, und die Fibroblasten wuchsen damit in Glaskolben recht gut. Sie teilten sich und bildeten neue Zellen, überschüssige Zellen wurden von den Forschern regelmäßig beseitigt. Das Gewebekultursystem konnte 34 Jahre lang am Teilen gehalten werden, bis 2 Jahre nach Dr. Carrels Tod seine Mitarbeiter die Kultur schließlich wegwarfen. Dr. Carrels Arbeit führte zu der Idee, dass Zellen von Natur aus unsterblich sind, wenn sie eine ideale Umgebung erhalten.[6]

Diese Theorie wurde erst Anfang der 1960er-Jahren verworfen, als Dr. Leonard Hayflick beobachtete, dass menschliche Fibroblasten in Gewebekulturen sich höchstens fünfzigmal teilen.[7] Woher kam diese Diskrepanz? Anscheinend hatte Dr. Carrel mit der Embryobrühe, mit der er seine Gewebekultur fütterte, versehentlich »frische« Fibroblasten eingebracht. Regelmäßig kamen so neue Zellen in die Gewebekulturen.

Hayflick fand heraus, dass sich Zellen aus der Gewebekultur, die er nach zwanzig Teilungen eingefroren hatte, nach dem Auftauen und erneuten Füttern »erinnerten«, dass sie sich noch dreißigmal teilen konnten. Fünfzig Zellteilungen werden heute als *Hayflick-Grenze* bezeichnet. Wenn Fibroblasten sich diesen fünfzig Teilungen nähern, beginnen sie, alt auszusehen. Sie werden größer und sammeln immer mehr Lipofuszin an – das gelbbraune Pigment, das für Altersflecken verantwortlich ist, die auf der Haut erscheinen, wenn Zellmüll und Lipofuszin verklumpen.

Die Theorie der Telomerverkürzung

Basierend auf der Hayflick-Grenze entwickelten Altersexperten die Theorie, dass in jeder einzelnen Zelle eine genetische Uhr tickt, die bestimmt, wann das Altern einsetzt. Die neueste und wahrscheinlichste Theorie der Vorprogrammierung des Alterns ist die Theorie der Telomerverkürzung. Telomere sind die Endstücke der DNA (unseres genetischen Materials). Die Vorstellung, dass eine Verkürzung des Telomers bei jeder Zellteilung zum Alterungsprozess führt, wurde erstmals 1971 von dem russischen Wissenschaftler Alexey Olovnikow und 1972 von James Watson (dem Mitentdecker der DNA-Struktur) geäußert. Doch erst seit 1990 wurde die Telomertheorie des Alterns nach und nach akzeptiert.[8] Neue Beweise stützen die Idee, dass Telomere tatsächlich die »Uhren des Alterns« sind.

Jedesmal, wenn eine Zelle sich teilt, löst sich am Ende jedes Chromosoms ein kleines DNA-Stück. Bei der Empfängnis sind die Telomere etwa 10 000 Basenpaare lang, bei der Geburt sind sie bereits um 5000 Basenpaare kürzer. Im Vergleich zum Rest des Chromosoms ist das Telomer klein. Ein durchschnittliches Chromosom ist 130 Millionen Basenpaare lang beziehungsweise rund 25 000-mal so lang wie das Telomer bei der Geburt. Jedesmal, wenn eine Körperzelle sich teilt, wird das Telomer kürzer. Und je kürzer es wird, umso mehr beeinflusst es die Genexpression. Die Folge ist die zelluläre Alterung.

Das Telomer dient nicht nur als Uhr für den Alterungsprozess, sondern ist auch daran beteiligt, das Ende des Chromosoms vor Schäden zu schützen, die vollständige Reproduktion des Chromosoms zu garantieren, die Genexpression zu kontrollieren und die Organisation des Chromosoms zu unterstützen. Das Telomer bestimmt nicht nur die Alterung der Zelle, sonder auch unser Risiko für Krebs, Alzheimerkrankheit und andere degenerative Erkrankungen.[9]

Am besten beweist die Telomertheorie über das Altern vielleicht das Hutchinson-Gilford-Syndrom. Sehr wahrscheinlich haben Sie diesen Begriff noch nie gehört, aber vielleicht doch den umgangssprachlichen Namen dieser Erkrankung: Progerie. Dieses Syndrom wurde erstmals 1886 beschrieben. Kinder mit Progerie sind extrem selten, nur eines von 8 Millionen Kindern hat es, aber wenn Sie jemals ein Hutchinson-Gilford-Kind gesehen haben, werden Sie es nie mehr vergessen. Die Kinder zeigen schon im ersten Lebensjahr Alterssymptome, und normalerweise sterben sie mit etwa 13 Jahren an »Altersschwäche«. Ein anderes seltenes Syndrom, das Werner-Syndrom, ist weniger schwerwiegend – die typischen Symptome manifestieren sich ab etwa 20 Jahren, und der Tod tritt meist mit ungefähr 50 Jahren ein.

Aus Untersuchungen von Progeriekindern hat man viel gelernt. Wenn Progerie eine beschleunigte Alterung widerspiegelt – und kaum jemand bestreitet das –, könnte darin der Schlüssel dafür liegen, wie man die Lebenserwartung und sogar die Lebensspanne wirklich verlängern kann. Forscher arbeiten intensiv daran, die Mechanismen herauszufinden, die für das beschleunigte Altern bei Progerie verantwortlich sind. Vieles deutet auf die Telomerverkürzung hin. Verglichen mit normalen Kindern haben Progeriekinder bei der Geburt die Telomere von 90-Jährigen. Beim Werner-Syndrom sind die Telomere bei der Geburt normal lang, werden aber anscheinend schneller kürzer.

Der Schlüssel für eine Verlängerung der maximalen humanen Lebensspanne wird schlussendlich sein, die Telomerlänge zu erhalten beziehungsweise wiederherzustellen (und Chromosomenschäden, zelluläre Oxidation und viele andere Faktoren zu reduzieren). Mehrere Methoden haben sich hierin bereits als erfolgreich erwiesen. Es hat sich gezeigt, dass einfache, aber umfassende Ernährungs- und Lebensstiländerungen im Einklang mit einer guten Gesundheit dazu beitragen, die Telomerlänge beizubehalten.[10] Körperliche Betätigung geht erwiesenermaßen mit einer Erhaltung der Telomerlänge einher.[11] Und Meditation kann ebenfalls die Telomerlänge erhalten, indem sie die negativen Folgen von Stress reduziert.[12] Ein höherer Vitamin-D-Spiegel wird ebenfalls mit längeren Telomeren in Zusammenhang gebracht (dazu später mehr).[13] Und schließlich sind Strategien, die Entzündungen reduzieren, sehr wichtig, um die Telomerverkürzung zu mindern.[14] Die Werte der Entzündungsmarker im Blut korrelieren mit der Telomerverkürzung. Weitere Informationen über natürliche Wege zur Reduzierung dieser Entzündungsmarker finden Sie im Kapitel »Stille Entzündungen«.

Die Freie-Radikale-Theorie

Die beste Schadenstheorie ist die Freie-Radikale-Theorie des Alterns. Laut dieser Theorie tragen Schäden durch freie Radikale zum Altern und zu altersbedingten Krankheiten bei.[15, 16] Freie Radikale sind hochreaktive Moleküle, die sich an Zellkomponenten binden, und in der Lage, diese zu zerstören. Sie können aus unserer Umwelt (Sonnenlicht, Röntgenstrahlen, Strahlung, Chemikalien), aus konsumierten Lebensmitteln oder Getränken stammen oder durch chemische Reaktionen im Körper selbst gebildet werden. Die Mehrheit der im Körper vorhandenen freien Radikale wird tatsächlich im Körper produziert. Die Exposition gegenüber freien Radikalen aus Umwelt und Ernährung erhöht jedoch die Freie-Radikale-Belastung des Körpers erheblich. Neben dem Altern selbst wurden freie Radikale mit praktisch jeder altersbedingten Krankheit in Verbindung gebracht, einschließlich Atherosklerose, Krebs, Alzheimer, Katarakt, Arthrose und Immunschwäche.

Telomere scheinen besonders anfällig für oxidative Schäden zu sein, sodass die Telomerverkürzung als Folge der kumulativen Schädigung durch freie Radikale tatsächlich sehr gut zutreffen mag.

Rauchen ist ein gutes Beispiel dafür, wie man selbst seine Belastung mit freien Radikalen erhöhen kann. Viele der gesundheitsschädlichen Auswirkungen des Rauchens hängen mit dem Einatmen extrem hoher Mengen an freien Radikalen zusammen. Andere externe Quellen für freie Radikale sind Strahlung, Luftschadstoffe, Pestizide, Anästhetika, aromatische Kohlenwasserstoffe (Produkte auf Erdölbasis), gebratene, gegrillte und gebratene Nahrungsmittel, Alkohol, Kaffee und Lösungsmittel wie Formaldehyd, Toluol und Benzol, die in Reinigungsflüssigkeiten, Farben, Benzin und Möbelpolituren enthalten sind.

Es liegt auf der Hand, dass ein Programm zur Lebensverlängerung eine Reduktion des Kontakts mit diesen Freie-Radikale-Quellen einschließen muss.

Die meisten freien Radikale im Körper sind toxische sauerstoffhaltige Moleküle. Es ist paradox, dass das Sauerstoffmolekül die Hauptquelle für Schäden durch freie Radikale in unserem Körper ist. Sauerstoff hält uns auf der einen Seite am Leben, auf der anderen Seite ist er jedoch für einen Großteil der Schäden und die Alterung unserer Körperzellen verantwortlich. Ähnlich wie Sauerstoff mit Eisen reagiert und dadurch Rost bildet, kann Sauerstoff in seinem toxischen Zustand Moleküle in unserem Körper oxidieren. Wie Sie vermutlich bereits wissen, heißen Substanzen, die diese Art von Schäden verhindern, Antioxidantien.

Freie Radikale beschädigen nicht nur Zellmembranen und Proteine, sondern auch unsere DNA. Das genetische Material ist für die Übermittlung der Eigenschaften einer Zellgeneration zur anderen zuständig. Schäden an der DNA-Struktur führen zu Mutationen (Expressionen unterschiedlichen genetischen Materials), oder die Zellen sterben einfach ab oder werden zerstört. Die DNA wird kontinuierlich von freien Radikalen und anderen schädlichen Substanzen bombardiert. Glücklicherweise hat der Körper Enzyme, die (zumeist) beschädigte DNA reparieren. Die Unterschiede in der Lebensspanne zwischen Säugetieren sind größtenteils die Folge davon, wie gut ein Tier oder der Mensch beschädigte DNA reparieren kann. Die maximale Lebensspanne des Menschen (etwa 120 Jahre) ist beispielsweise doppelt so lang wie die eines Schimpansen (etwa 50 Jahre), weil unsere DNA-Reparatur viel effektiver ist.[17]

Wie die Forschung zeigt, sind alte Zellen nicht in der Lage, die DNA so schnell zu reparieren wie junge Zellen. Es scheint, dass die Natur die Rate der DNA-Reparatur auf weniger als die Schadensrate festgelegt hat, sodass Tiere Mutationen ansammeln und sich entwickeln können. Wäre die Reparatur perfekt, gäbe es keine evolutionären Prozesse.

Glycosylierung und Alterung

Eine andere Schadenstheorie, die der Erwähnung lohnt, ist die Glycosylierungstheorie. Kurz gesagt beinhaltet diese Theorie die kontinuierliche Bindung von Blutzucker-(Glucose-)Molekülen an zelluläre Proteine, bis das Protein schließlich nicht mehr richtig funktioniert. Beispielsweise binden sich cholesterinhaltige Proteine, die glycosyliert wurden, nicht an Rezeptoren auf Leberzellen, die die Produktion von Cholesterin stoppen. In der Folge wird zu viel Cholesterin gebildet. Exzessive Glycosylierung und die Bildung dessen, was wir *advanced glycation end products* (AGEs) nennen, haben viele nachteilige Auswirkungen: die Inaktivierung von Enzymen, Schäden an strukturellen und regulatorischen Proteinen, geschwächte Immunfunktion und größere Wahrscheinlichkeit für Autoimmunerkrankungen. Wie freie Radikale werden AGEs mit vielen chronischen degenerativen Erkrankungen in Verbindung gebracht.[18] Eine Ernährung, die die Glycosylierung und eine schlechte Blutzuckerkontrolle fördert, steht auch mit der Telomerverkürzung in Zusammenhang.

Natürlich wollen wir eine übermäßige Glykosylierung vermeiden. Dies kann erreicht werden, indem man den Blutzuckerspiegel durch eine niedrigglykämische Ernährung unter Kontrolle hält (und bei Bedarf spezielle Nährstoffe wie PolyGlycopleX, Alpha-Liponsäure und andere einnimmt). Weitere Informationen finden Sie im Kapitel »Diabetes«.

Die Lebensspanne verlängern

Kann die Lebensdauer erhöht und der Alterungsprozess verlangsamt werden? Die Antwort lautet defintiv Ja. Aber wir möchten die Leser davon abhalten, nach dem einen »Wundermittel« zu suchen, um den Alterungsprozess zu stoppen. Sie sollten vielmehr erkennen, dass das Beste, was Sie tun können, um den Alterungsprozess zu verlangsamen und Ihr Risiko für die Hauptursachen eines vorzeitigen Tods zu senken, darin besteht, die Richtlinien in Teil II, »Die vier Eckpfeiler guter Gesundheit«, zu beherzigen:

- eine positive innere Einstellung
- einen gesunden Lebensstil
- eine gesunde Ernährung
- zusätzliche Maßnahmen

Kalorienrestriktion

Eine starke Restriktion der Kalorienzufuhr ist eine konsistente und reproduzierbare Methode, um die Lebensdauer von Laborratten, Mäusen und Primaten drastisch zu erhöhen.[19] Doch man weiß nicht, ob sie für Menschen ebenso hilfreich ist. Aus von Versicherungsgesellschaften und anderen Institutionen gesammelten Bevölkerungsdaten können folgende Schlussfolgerungen gezogen werden: Personen, die entweder übergewichtig oder stark untergewichtig sind (Letzteres ist typischerweise auf eine schwere Erkrankung, wie zum Beispiel Krebs im Endstadium, zurückzuführen), haben die kürzeste Lebensdauer, während diejenigen, deren Gewicht knapp unter dem Durchschnittsgewicht Ihrer Größe liegt, die längste Lebensdauer haben.

Sport

Wie im Kapitel »Die innewohnende Heilkraft« gesagt: Je besser Ihre körperliche Verfassung ist, desto größer sind Ihre Chancen auf ein gesundes und langes Leben. Die meisten Studien haben gezeigt, dass Menschen, die körperlich nicht fit sind, ein achtmal höheres Risiko für Herzinfarkt oder Schlaganfall haben als körperlich fitte. Forscher schätzen, dass jede Stunde sportlicher Betätigung das Leben um 2 Stunden verlängert. Das ist doch eine super Rendite für eine Investition!

Die Erhaltung der Muskelmasse muss ein Hauptziel in jedem Lebensverlängerungsplan sein. Die Muskelmasse nimmt in der Kindheit zu und erreicht ihren Höhepunkt zwischen dem 18. und 25. Geburtstag. Danach beginnt ein Rückgang der Muskelmasse, der zwar eher langsam, aber leider sehr konstant ist. Zwischen 25 und 50 beträgt der Muskelabbau etwa 10 Prozent. In unseren 50-ern wird der Rückgang etwas schneller, aber der echte Verfall beginnt mit 60 Jahren. Mit 80 hat man nur noch etwas mehr als die Hälfte der Muskelmasse, die man mit 20 Jahren hatte.

Sarkopenie ist der Fachbegriff für den altersbedingten degenerativen Verlust von Skelettmuskelmasse und -kraft. Für unsere Muskelmasse ist Sarkopenie das, was Osteoporose für unsere Knochen ist. Der Schweregrad der Sarkopenie im Lauf des Alterungsprozesses ist ein Prädiktor für Sterblichkeit und Invalidität.[20] Er steht nicht nur in Zusammenhang mit einer deutlich kürzeren Lebenserwartung, sondern auch mit verminderter Vitalität, Gleichgewichtsproblemen, verminderter Ganggeschwindigkeit sowie mit häufigeren Stürzen und Brüchen. Für die Prävention von Osteoporose sollten wir in jungen Jahren Knochen aufbauen, damit sie im Alter länger erhalten bleiben; dasselbe gilt für die Muskelmasse. Und so, wie es wichtig ist, in unseren späteren Jahren Ernährungs-, Lebens- und Bewegungsstrategien zur Bekämpfung der Osteoporose anzuwenden, müssen wir dasselbe im Kampf gegen die Sarkopenie tun. Sie müssen Muskeln aufbauen, um Ihre Gesundheit zu erhalten.[21]

Interessanterweise stehen dieselben Ernährungsfaktoren, die mit beschleunigtem Altern einhergehen, auch mit Sarkopenie in Zusammenhang, während die mit guter Gesundheit verbundenen Ernährungspraktiken mit dem Schutz vor Sarkopenie in Verbindung stehen. Die Ernährung ist zweifellos von hoher Bedeutung, doch der für die meisten Menschen wichtigste Schritt, um gegen Sarkopenie vorzubeugen, ist regelmäßiges Krafttraining, also Gewichte zu stemmen.[22] Die Vorteile des Krafttrainings sind enorm, vor allem für Frauen und für alle über 50 Jahre. Zusätzlich zur Unterstützung der Fettverbrennung wird eine größere Muskelmasse mit einem gesünderen Herzen, einer verbesserten Gelenkfunktion, der Linderung von Arthritisschmerzen, einem besseren Antioxidantienschutz, einer besseren Blutzuckerkontrolle und einem höheren Selbstwertgefühl verbunden. Viele Frauen machen kein Krafttraining, weil sie Angst haben, an Gewicht zuzulegen, dabei geschieht genau das Gegenteil: Der Aufbau von Muskelmasse hilft tatsächlich, Kalorien effektiver zu verbrennen.

Eiweißkonsum ist ebenfalls unerlässlich, um den Muskelaufbau zu unterstützen und die Sarkopenie zu bekämpfen, besonders in Kombination mit Bewegung.[22] Die beste Wahl für eine Eiweißsupplementierung ist Molke. Molkenprotein hat die höchste biologische Wertigkeit aller Proteine. Die biologische Wertigkeit gibt an, wie viel von einem Nährstoff, in diesem Fall Eiweiß, tatsächlich vom Körper absorbiert, bewahrt und genutzt wird. Dass die biologische Wertigkeit von Molke so hoch ist, liegt unter anderem daran, dass sie die höchste natürliche Konzentration von Glutamin und verzweigtkettigen Aminosäuren aufweist. Diese Aminosäuren sind für die Zellgesundheit, das Muskelwachstum und die Proteinsynthese überaus wichtig. Molkenprotein ist zudem reich an Cystein, das die Synthese von Glutathion fördert, welches wiederum eine wichtige Rolle in der Ausscheidung von Toxinen spielt (siehe das Kapitel »Entgiftung und Reinigung«).

Am beliebtesten ist Molkenprotein bei Bodybuildern und Athleten, die ihre Proteinaufnahme erhöhen wollen, doch es eignet sich auch zur Unterstützung der Genesung nach einer Operation, zur Vorbeugung des Wasting-Syndroms bei AIDS und zum Ausgleich einiger negativen Auswirkungen von Strahlen- und Chemotherapie. Diese erhöhte Effizienz der Proteinverwendung ist besonders wichtig im Kampf gegen Sarkopenie. Eine Supplementierung mit Molkenproteinen hat sich auch in klinischen Studien als hilfreicher erwiesen, um bei älteren Probanden, die an einem Krafttrainingsprogramm teilnahmen, größere Kraft- und Muskelmassegewinne zu erzielen, verglichen mit einem Placebo sowie anderen Arten von Proteinen.[23]

Die Dosierungsempfehlung, um den Proteinspiegel anzukurbeln, liegt bei 25–50 Gramm pro Tag, aber bei schwerer Sarkopenie sollte man täglich 1 Gramm pro Kilogramm Körpergewicht einnehmen.

Ein umfassender alimentärer Ansatz, Sarkopenie zu verhindern

- Reduzieren Sie gesättigte Fette, Transfettsäuren, Cholesterin und den Gesamtfettanteil Ihrer Ernährung, indem Sie nur magere Proteinquellen und mehr pflanzliche Lebensmittel konsumieren.
- Erhöhen Sie die Zufuhr von Omega-3-Fettsäuren in Form von Leinöl, Walnüssen und Kaltwasserfischen wie zum Beispiel Lachs. Essen Sie mindestens zwei, aber nicht mehr als drei Portionen Fisch in der Woche.
- Erhöhen Sie den Konsum von einfach ungesättigten Fetten und der Aminosäure Arginin, indem Sie regelmäßig moderate Mengen an Nüssen und Samen essen, zum Beispiel Mandeln, Para-, Kokos-, Hasel-, Macadamia- und Pekannüsse, Pinienkerne, Pistazien sowie Sesam- und Sonnenblumenkerne, und indem Sie zum Kochen ein einfach ungesättigtes Öl verwenden, zum Beispiel Oliven-, Macadamia- oder Rübenöl.
- Essen Sie fünf oder mehr Portionen Obst und Gemüse pro Tag, am besten eine Mischung aus grünem, orangefarbenem und gelbem Gemüse, dunklen Beeren und Zitrusfrüchten.
- Beschränken Sie den Konsum raffinierter Kohlenhydrate. Zucker und andere raffinierte Kohlenhydrate führen zur Entstehung einer Insulinresistenz, die wiederum mit vermehrten stillen Entzündungen einhergeht, was zur Sarkopenie beiträgt.
- Nutzen Sie die Vorzüge von Molkenprotein, indem Sie 25–50 Gramm täglich einnehmen.

Glutathion und schwefelhaltige Aminosäuren

Molkenprotein liefert auch große Mengen der schwefelhaltigen Aminosäuren Methionin und Cystein, die wichtige Bestandteile eines Lebensverlängerungsplans sind. Normalerweise sinkt die Konzentration dieser Aminosäuren im Körper mit dem Älterwerden.[24] Da die Forschung gezeigt hat, dass die Ergänzung der Ernährung von Mäusen und Meerschweinchen mit Cystein deren Lebensdauer erheblich verlängert, nimmt man an, dass die Aufrechterhaltung eines optimalen Methionin- und Cysteinspiegels die Langlebigkeit auch beim Menschen fördern kann.

Der Mechanismus kann darauf zurückzuführen sein, dass Methionin- und Cysteinspiegel ein wichtiger Bestimmungsfaktor für die Konzentration schwefelhaltiger Verbindungen, wie etwa Glutathion, in den Zellen sind. Glutathion spielt eine entscheidende Rolle bei der Abwehr einer Vielzahl von schädlichen Verbindungen und tut sich direkt mit diesen toxischen Substanzen zusammen, um deren Beseitigung zu unterstützen. Wenn erhöhte Mengen an toxischen Verbindungen oder freien Radikalen vorhanden sind, benötigt der Körper mehr Glutathion und damit Methionin und Cystein. Gute Nahrungsquellen sind Molkenprotein, Fisch, Eier, Bierhefe, Knoblauch, Zwiebeln und Nüsse.

Antioxidantien

Die Freie-Radikale-Theorie des Alterns bietet sich in der Tat für Ernährungsinterventionen durch antioxidative Verbindungen an, die als Radikalfänger fungieren. Der Körper verfügt über mehrere Enzyme, die durch bestimmte Arten von freien Radikalen verursachte Schäden verhindern. So schützt beispielsweise die Superoxiddismutase vor Schäden durch das giftige Sauerstoffmolekül Superoxid. Catalase und Glutathionperoxidase sind zwei weitere antioxidative Enzyme, die im menschlichen Körper vorkommen.

Der Level antioxidativer Enzyme und der Level diätetischer Antioxidantien bestimmen die Lebensdauer von Säugetieren. Wir Menschen leben länger als Schimpansen, Katzen, Hunde und viele andere Säugetiere, weil wir in unseren Zellen mehr Antioxidantien haben.[25, 26] Einige Mäusestämme leben länger als andere, weil sie einen höheren Level antioxidativer Enzyme haben. Vermutlich ist der Grund, warum einige Menschen länger leben als andere, der, dass sie mehr Antioxidantien in ihren Zellen haben. Vor allem wegen dieser Denkweise empfehlen viele Spitzenärzte, den Anteil antioxidativer Mechanismen in den Zellen zu erhöhen.

Wie eine signifikante Anzahl von Studien eindeutig gezeigt hat, kann eine antioxidantienreiche Ernährung die Lebenserwartung definitiv erhöhen. Darüber hinaus reduziert sie das Risiko für Krebs, Herzerkrankungen und viele andere Krankheiten, die mit vorzeitigem Tod in Zusammenhang stehen.

Für die Lebensverlängerung äußerst wichtige diätetische Antioxidantien sind die Vitamine C und E, Selen, Betacarotin, Flavonoide und schwefelhaltige Aminosäuren. Es überrascht nicht, dass dieselben Nährstoffe auch für die Krebsprävention von großer Bedeutung sind, da Alterung und Krebs viele Mechanismen gemeinsam haben.

Carotine

Eine für die Langlebigkeit wichtige Klasse diätetischer Antioxidantien sind die Carotine, die am weitesten verbreitete Gruppe von natürlich vorkommenden Pflanzenpigmenten. Für viele Menschen (einschließlich Ärzte) ist der Begriff *Carotin* gleichbedeutend mit Provitamin A, aber nur 30 bis 50 der mehr als 400 identifizierten Carotinoide weisen vermutlich Vitamin-A-Aktivität auf.

Zahlreiche Belege zeigen inzwischen, dass Carotine viel mehr leisten, als nur als Vorläufer von Vitamin A zu dienen. Zum Beispiel haben Carotine eine starke antioxidative Wirkung. Obwohl sich die Forschung in erster Linie auf Betacarotin konzentriert, sind andere Carotine wie Lycopin, Lutein und Astaxanthin in ihrer antioxidativen Aktivität stärker und werden in größerem Maße im Gewebe gespeichert. Ebenfalls zu bedenken ist, dass man mit einer Ernährung, die reich an Betacarotin ist, auch viele andere Carotine zu sich nimmt.

Es sieht ganz so aus, dass der Gehalt an Carotinoiden im Gewebe einer der wichtigsten Faktoren für die Bestimmung der Lebensdauer bei Säugetieren, einschließlich des Menschen, ist.[26] Da Gewebecarotinoide der wichtigste Faktor für die Bestimmung des maximalen Lebenszykluspotenzials einer Art zu sein scheinen, ist es nur logisch, dass Individuen mit dem optimalen Carotinoidspiegel in ihrem Gewebe diejenigen sind, die am längsten leben.

Der Verzehr von carotinreichen Lebensmitteln (etwa grünes Blattgemüse, Kürbis, Süßkartoffeln oder Karotten) und die Supplementierung mit Palmöl-Carotinkomplex, Carotinkomplexen aus Algen

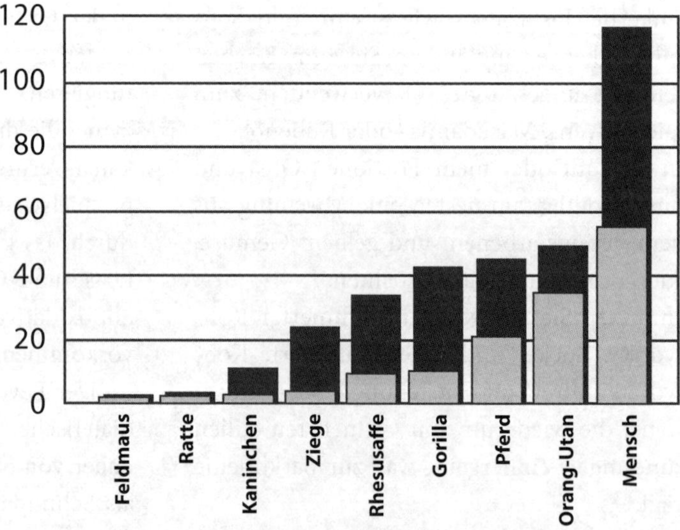

Der Einfluss des Carotingehalts auf die mögliche Lebensspanne

(im Gegensatz zu isoliertem, synthetischem Betacarotin), Lycopin, Lutein oder Astaxanthin sind die besten Methoden, um den Carotinoidspiegel im Gewebe zu erhöhen.

Eine hohe Carotinzufuhr kann auch dem Immunsystem einen erheblichen Nutzen bringen – die Thymusdrüse besteht größtenteils aus Epithelzellen, und in diesen Zellen konzentrierte Carotine sind in der Lage, die Schrumpfung der Thymusdrüse während des normalen Alterns und in Stressphasen deutlich zu reduzieren. Darüber hinaus haben Studien gezeigt, dass die durch die Thymusdrüse vermittelte Immunfunktion durch eine Carotinsupplementierung verbessert werden kann (siehe das Kapitel »Unterstützung des Immunsystems«).

Flavonoide

Eine weitere Gruppe von Pflanzenpigmenten mit bemerkenswertem Schutz vor Schäden durch freie Radikale sind die Flavonoide. Diese Substanzen sind weitgehend für die Farben von Früchten und Blumen verantwortlich. Sie erfüllen jedoch noch andere Funktionen im Pflanzenstoffwechsel und tragen zur ästhetischen Qualität der Pflanzen bei. In Pflanzen dienen Flavonoide als Schutz gegen Umweltstress. Im Menschen scheinen Flavonoide als biologische Reaktionsmodifikatoren zu fungieren. Die entzündungshemmenden, antiallergischen, antiviralen und krebshemmenden Eigenschaften der Flavonoide zeigen, dass sie die Reaktion des Körpers auf andere Substanzen wie Allergene, Viren und Karzinogene modifizieren. Flavonoidmoleküle sind auch in ihrer antioxidativen und radikalabfangenden Wirkung recht ungewöhnlich, da sie gegen eine Vielzahl von Oxidantien und freien Radikalen wirksam sind.

Die beste Methode, eine ausreichende Zufuhr von Flavonoiden zu gewährleisten, ist eine abwechslungsreiche Ernährung mit reichlich buntem Obst und Gemüse. Die reichhaltigsten Nahrungsquellen für Flavonoide sind Zitrusfrüchte, Beeren, Zwiebeln, Petersilie, Hülsenfrüchte, grüner Tee und Rotwein. Was Flavonoid-Nahrungsergänzungsmittel betrifft, so sind flavonoidreiche Extrakte die beste Wahl, vor allem oligomere Procyanidine wie Traubenkerne und Kiefernrinde.[27, 28] Grüner Tee und *Ginkgo-biloba*-Extrakt bieten ebenfalls signifikante Vorzüge in Sachen Langlebigkeit.

Obwohl es erhebliche Überschneidungen zwischen diesen flavonoidreichen Extrakten gibt, ist *Ginkgo biloba* besonders erwähnenswert. In der Kräutermedizin wurde jahrhundertelang geglaubt, dass Pflanzen vom Schöpfer mit einem sichtbaren oder anderen Hinweis auf ihren therapeutischen Nutzen ausgestattet wurden. Diese Vorstellung wird für gewöhnlich als »Signaturenlehre« bezeichnet. Die Signatur von *Ginkgo biloba* ist sein langes Leben und seine Widerstandsfähigkeit. *Ginkgo biloba* ist die langlebigste Baumart der Welt. Als einzige überlebende Art der Familie *Ginkgoaceae* kann der Ginkgobaum mehr als 200 Millionen Jahre auf die Fossilien des Perms zurückgeführt werden und wird daher oft als »lebendes Fossil« bezeichnet.

Einst in Nordamerika und Europa verbreitet, wurde der Ginkgo während der Eiszeit in allen Regionen der Welt fast zerstört – mit Ausnahme von China, wo er seit Langem als heiliger Baum angebaut wird. 1784 wurde ein Ginkgobaum nach Amerika gebracht, und zwar in den Garten von William Hamilton bei Philadelphia. Heute wird der Ginkgo in weiten Teilen der Vereinigten Staaten als Zierbaum gepflanzt, da er dort gedeiht, wo andere Bäume schnell sterben. Ginkgo ist der Baum mit der höchsten Resistenz gegen Insekten, Krankheiten und Umweltverschmutzung. Daher wird er häufig an Straßen in Städten angepflanzt.

Obwohl die Vorstellung einer Signaturenlehre wirklichkeitsfremd ist, ist das Fazit doch, dass *Ginkgo-biloba*-Extrakt sehr nützlich sein kann, um die Lebensqualität älterer Menschen zu verbessern. Viele der bei älteren Menschen häufigen Symptome sind auf eine unzureichende Blut- und Sauerstoffversorgung zurückzuführen. *Ginkgo-biloba*-Extrakt hat positive Effekte auf die Blut- und Sauerstoffversorgung des Gehirns gezeigt und kann daher dazu beitragen, eine ganze Reihe häufiger Alterssymptome zu verbessern, darunter Verlust des Kurzzeitgedächtnisses, Schwindel, Kopfschmerzen, Ohrensausen, Hörverlust und Depressionen.[29, 30]

Resveratrol

Resveratrol ist eine pflanzliche Substanz ähnlich den Flavonoiden. Es kommt in niedrigen Konzentrationen in der Schale von roten Trauben, Rotwein, Kakaopulver, Backschokolade, dunkler Schokolade, Erdnüssen und der Schale von Maulbeeren vor. Rotwein ist vielleicht die bekannteste Resveratrolquelle, er enthält jedoch nur 1 Milligramm pro Glas. Die meisten Resveratrol-Präparate verwenden Japanischen Staudenknöterich *(Polygonum cuspidatum)* als Quelle. Resveratrol kommt natürlich in zwei Formen vor: Cis-Resveratrol und Trans-Resveratrol. Letzteres ist viel bioaktiver und klinisch vorteilhafter.

Resveratrol hat als Langlebigkeitshilfe viel Aufmerksamkeit erhalten, aber die wissenschaftliche Grundlage dafür sind Reagenzglas- und Tierversuche – es gibt derzeit nur wenige veröffentlichte Humanstudien, und viele Fragen sind noch zu beantworten.[31,32] Wir wissen, dass Resveratrol ein Enzym, Sirtuin 1, aktiviert, das eine wichtige Rolle bei der Regulierung der zellulären Lebensdauer spielt und gleichzeitig die Insulinsensitivität verbessert. Die Effekte von Resveratrol im Tierversuch sind den Vorteilen einer Kalorienrestriktion sehr ähnlich, werden aber ohne tatsächliche Verringerung der Kalorienzufuhr erzielt. Seine langlebigkeitsfördernde Wirkung wurde bei Hefepilzen, Fischen und Mäusen nachgewiesen, beim Menschen jedoch noch nicht richtig evalutiert. Zum jetzigen Zeitpunkt bevorzugen wir es, kostengünstigere und fundiertere Maßnahmen zu empfehlen, wie zum Beispiel die Sicherstellung eines optimalen Vitamin-D-Spiegels (siehe unten).

Vitamin D

Die Liste der Vorzüge einer Vitamin-D-Supplementierung wächst rasant an. Der größte Nutzen besteht wohl in der Lebensverlängerung. Eine Analyse von Studien über Vitamin-D-Supplementierung zeigte, dass Probanden, die Vitamin-D-Präparate einnahmen, ein um 7 Prozent geringeres Todesrisiko hatten als jene, die keines einnahmen.[33] Natürlich ist dieses Ergebnis keine Überraschung. Inzwischen weiß man, dass so gut wie jede Zelle in unserem Körper Rezeptoren für Vitamin D hat. Es schützt nachweislich vor bestimmten Krebsarten (vor allem Brust- und Prostatakrebs), vor Autoimmunerkrankungen wie Multiple Sklerose und Diabetes Typ 1 sowie vor Herzkrankheiten.[34]

Eine Studie aus dem Jahr 2007 fügte Vitamin D einen weiteren wichtigen Vorzug hinzu und liefert auch eine Erklärung für seine langlebigkeitsfördernde Wirkung: Vitamin D kann das Altern verlangsamen, indem es die Länge der Telomere erhöht.[35] In der Studie untersuchten Wissenschaftler bei 2160 Frauen im Alter von 18–79 Jahren die Auswirkungen von Vitamin D auf die Länge der Telomere in weißen Blutkörperchen. Je höher der Vitamin-D-Spiegel war, desto länger waren die Telomere. In Bezug auf die Wirkung auf das Altern gab es einen Unterschied von 5 Jahren in der Telomerlänge bei denjenigen mit dem höchsten Vitamin-D-Spiegel im Vergleich zu denjenigen mit dem niedrigsten Spiegel. Adipositas, Rauchen und Bewegungsmangel können die Telomerlänge verkürzen, aber die Forscher fanden heraus, dass ein steigender Vitamin-D-Spiegel diese Effekte überwand. Dieser 5-jährige Unterschied bedeutet, dass eine 70-jährige Frau mit einem höheren Vitamin-D-Spiegel ein biologisches Alter von 65 Jahren hätte.

DHEA

Hauptsächlich ist das Nebennierenhormon Dehydroepiandrosteron (DHEA) eine Vorstufe aller anderen Steroidhormone im menschlichen Körper, darunter Geschlechtshormone und Corticosteroide. Da die DHEA-Werte mit dem Alter tendenziell sinken, wurde postuliert, dass die Erhöhung von DHEA durch Supplementierung einen gewissen Schutz vor den Auswirkungen des Alterns bieten kann. Tatsächlich können die Vorteile einer DHEA-Ergänzung weit über eine Anti-Aging-Wirkung hinausgehen. In den zurückliegenden 10 Jahren haben mehrere Studien gezeigt, dass sinkende DHEA-Spiegel mit Krankheiten wie Diabetes, Adipositas, erhöhten Cholesterinspiegeln, Herzerkrankungen, Arthritis und Autoimmunkrankheiten einhergehen. Darüber hinaus zeigt sich DHEA vielversprechend für die Verbesserung des Gedächtnisses und der geistigen Funktion bei älteren Menschen sowie für die Erhöhung der Muskelkraft und der mageren Körpermasse, die Verbesserung der Immunfunktion und der Lebensqualität bei alternden Männern und Frauen.[36-38] Auch verbessert es die Insulinsensitivität. In einer 2-jährigen Studie wurden 57 Männer und 68 Frauen im Alter von 65 bis 75 Jahren willkürlich angewiesen, einmal täglich 50 Milligramm DHEA oder ein Placebo einzunehmen. Im ersten Jahr war es eine randomisierte Doppelblindstudie, im zweiten Jahr wurde es als Open-Label-Studie weitergeführt. Die DHEA-Supplementierung verbesserte die Insulinsensitivität, reduzierte Plasmatriglyceride und senkte Entzündungsmarker (Zytokine IL6 und TNFα).[39]

Obwohl sich DHEA als nützlich bei der Aufrechterhaltung von Kraft und Elan erweisen kann, denken wir, dass es die Lebensdauer eines Menschen wahrscheinlich nicht signifikant erhöht. Während einige Arten von Ratten länger leben, wenn sie DHEA einnehmen, tun es andere nicht. Aber das wahrscheinlich größte Argument gegen DHEA als etwas, das das Leben eines gesunden Menschen dramatisch verlängern könnte, ist die Beobachtung, dass bei Kindern mit Progerie die DHEA-Werte normal sind. Wäre DHEA ein bedeutender Faktor für das Altern, würden die Werte bei solchen Kindern sicherlich niedrig ausfallen.

Dennoch, obwohl DHEA wahrscheinlich nicht die Lebensdauer einer Person verlängert, kann es oft die Gesundheitsspanne verbessern und bietet, so glauben wir, bei sachgemäßer Anwendung erhebliche Vorteile. Eines unserer Bedenken bei DHEA besteht darin, dass es nicht wie Vitamin C oder viele andere Nährstoffe ist, die praktisch keine Toxizität haben. DHEA ist ein Hormon, und es gibt relativ wenige Informationen über seine langfristige Sicherheit. Es ist sicher vertrauenswürdig, wenn es richtig verwendet wird, aber ein großes Risiko, wenn es missbraucht wird.

Für Männer zwischen 40 und 50 Jahren empfehlen wir DHEA bei verminderter Libido, Müdigkeit, Diabetes und lang anhaltendem großem Stress. Wir raten, die Dosierung auf der Grundlage der Blutspiegel von DHEA und Testosteron vorzunehmen; typischerweise liegt sie zwischen 15 und 25 Milligramm pro Tag. Für Frauen, die noch nicht in den Wechseljahren sind, empfehlen wir DHEA nicht, es sei denn, ihr DHEA-Wert ist tatsächlich zu niedrig. Wenn Frauen sich der Menopause nähern, kommt es zu einem Anstieg der DHEA-Werte. Die Einnahme von zusätzlichem DHEA kann dann zu Akne und vermehrter Gesichtsbehaarung führen. Nach der Menopause empfehlen wir die Anwendung von DHEA mit Vorsicht und in niedrigen Dosierungen von 5 bis 15 Milligramm, es sei denn, die Frau hat eine Autoimmunerkrankung oder Diabetes. Bei Männern über 50 Jahren empfehlen wir wiederum Blut- oder Speichelmessungen zur Bestimmung der Dosierung. Für Männer, die ihre Libido erhöhen, ihr Wohlbefinden verbessern und sich jünger fühlen wollen, ist es unser Ziel, ihr Testosteron und DHEA auf das Niveau von Männern Anfang 20 anzuheben. Normalerweise liegt die für dieses Ziel erforderliche Dosierung zwischen 25 und 50 Milligramm. Männer und Frauen ab 70 Jahren brauchen eventuell höhere Dosierungen, aber bis mehr über DHEA bekannt ist, gehen wir lieber auf Nummer sicher.

Melatonin

Melatonin (nicht zu verwechseln mit Melanin, der Substanz, die für die Produktion von Hautpigmenten verantwortlich ist) ist ein Hormon, das aus Serotonin hergestellt und von der Zirbeldrüse ausgeschieden wird. Seit der Antike fragt man sich, welche Rolle genau die Zirbeldrüse, eine kleine erbsengroße Drüse an der Hirnbasis, spielt. Die alten Griechen betrachteten die Zirbeldrüse als den Sitz der Seele – ein Konzept, das vom Philosophen Descartes erweitert wurde. Im 17. und 18. Jahrhundert verbanden Mediziner »Wahnsinn« mit der Zirbeldrüse. Anfang des 20. Jahrhunderts dachten Ärzte, die Zirbeldrüse sei irgendwie am endokrinen System beteiligt. Die Identifizierung von Melatonin im Jahr 1958 lieferte den ersten soliden wissenschaftlichen Beweis für eine wesentliche Rolle für die Zirbeldrüse. Heute wird angenommen, dass die einzige Funktion der Zirbeldrüse darin besteht, Melatonin herzustellen und abzusondern.

Melatonin ist maßgeblich an der Synchronisation der Hormonsekretion beteiligt. Der natürliche Biorhythmus der Hormonsekretion wird als zirkadianer Rhythmus bezeichnet. Der menschliche Körper wird von einer inneren Uhr gesteuert, die die Sekretion verschiedener Hormone zu verschiedenen Zeiten signalisiert, um die Körperfunktionen zu regulieren. Melatonin spielt eine Schlüsselrolle als biologischer

Zeitmesser der Hormonsekretion. Es hilft auch, die Phasen von Müdigkeit und Wachsein zu kontrollieren. Die Freisetzung von Melatonin wird durch Dunkelheit angeregt und durch Licht unterdrückt.

Zusätzlich zu seiner Rolle bei der Synchronisation der Hormonsekretion hat Melatonin in Tierversuchen antioxidative und langlebigkeitsfördernde Effekte unter Beweis gestellt.[40] Beispielsweise zeigten Studien mit Ratten, dass eine Melatoninsupplementierung das Leben verlängerte (31 Monate versus 25 Monate). Die klinische Bedeutung der antioxidativen Wirkung von Melatonin ist jedoch beim Menschen noch nicht vollständig geklärt. Es ist bekannt, dass Melatonin sehr wichtig ist, um einen guten Nachtschlaf einzuleiten, und allein dies kann tief greifende Auswirkungen auf die Lebenserwartung haben.[40]

Unzureichender oder schlechter Schlaf beschleunigt den Alterungsprozess, besonders im Gehirn.[41] Mit zunehmendem Alter nimmt der Prozentsatz des tiefen langsamwelligen Schlafes nachweislich ab, und Schlafunterbrechungen sind sehr häufig. Schlechte Schlafqualität löst in jedem Alter eine Stressreaktion aus und führt zu einer erhöhter Inflammation, aber es ist vor allem ein Problem, wenn wir älter werden. Eine Reihe von Lebensstilinterventionen, wie zum Beispiel kurze Nickerchen im Laufe des Tages, die Einhaltung einer Routine, die Anwendung von Lichttherapie am Morgen sowie ergänzende Maßnahmen können erwiesenermaßen die Phasen tiefen, langsamwelligen Schlafs erhöhen, die Schlafqualität verbessern und die allgemeine Schlafdauer verlängern.[42, 43] Weitere Informationen finden Sie im Kapitel »Schlaflosigkeit«.

Schnellüberblick

- Nimmt man die Säuglingssterblichkeit aus der Berechnung heraus, hat sich die Lebenserwartung im vergangenen Jahrhundert nur um 6 Jahre verlängert, während degenerative Erkrankungen proportional dazu in den Himmel geschossen sind.
- Basierend auf bestätigten Aufzeichnungen wurde der älteste Mensch 122 Jahre und 164 Tage alt.
- Um die Lebenserwartung zu erhöhen, muss man die Ursachen für vorzeitigen Tod reduzieren.
- Das Ziel muss eine Verlängerung der Gesundheitsspanne sein, nicht nur der Lebensspanne.
- Die neueste und wahrscheinlichste vorprogrammierte Theorie des Alterns ist die Theorie der Telomerverkürzung.
- Telomere, die Enden unserer DNA-Moleküle, sind die »Uhren des Lebens«.
- Schäden durch freie Radikale verursachen die zelluläre Alterung, antioxidative Nährstoffe beugen ihr vor.
- Menschen mit Übergewicht oder deutlichem Untergewicht haben die kürzeste Lebensspanne, während jene, deren Gewicht knapp unter dem für ihre Größe durchschnittlichen Gewicht liegt, am längsten leben.
- Forscher schätzen, dass jede Stunde sportlicher Betätigung das Leben um 2 Stunden verlängert.
- Die Erhaltung der Muskelmasse muss in jedem Lebensverlängerungsplan eines der Hauptziele sein.
- Der Level an antioxidativen Enzymen und der Level an diätetischen Antioxidantien bestimmen die Lebensdauer von Säugetieren.
- *Ginkgo-biloba*-Extrakt wirkt sich nachweislich positiv auf viele altersbedingte Symptome aus.
- Resveratrol hat als Langlebigkeitshilfe viel Aufmerksamkeit erhalten, aber seine wissenschaftliche Basis beschränkt sich auf Reagenzgläsern und Tierversuchen – es gibt derzeit nur wenige veröffentlichte Humanstudien, und viele Fragen sind noch zu beantworten.
- Vitamin D kann das Altern verzögern, indem es die Telomerlänge erhöht.
- Adipositas, Rauchen und Bewegungsmangel können die Telomerlänge verkürzen, aber Forscher haben festgestellt, dass ein steigender Vitamin-D-Spiegel diese Effekte sogar überwindet.
- Da die DHEA-Werte mit zunehmendem Alter tendenziell sinken, wurde postuliert, dass die Erhöhung von DHEA durch Supplementierung einen gewissen Schutz vor den Auswirkungen des Alterns bieten kann.
- Melatonin verlängert das Leben beim Menschen nicht nur aufgrund seiner antioxidativen Wirkung; seine Vorteile könnten mit einer verbesserten Schlafqualität verbunden sein.

Behandlungsübersicht

Der beste Weg, ein langes, gesundes und qualitativ hochwertiges Leben zu gewährleisten, besteht darin, die in Teil II, »Die vier Eckpfeiler guten Gesundheit«, beschriebenen Richtlinien zu befolgen und alle Faktoren, die einen vorzeitigen Tod begünstigen – etwa Rauchen, Adipositas oder Alkoholmissbrauch usw –, sowie alle Erkrankungen, die sich als tödlich erweisen könnten, wie Atherosklerose, Diabetes und Krebs, anzugehen.
Spezifische Empfehlungen und Dosierungen von Nahrungsergänzungsmitteln zur Verlangsamung des Alterungsprozesses sind unten aufgeführt. Während der Versuch, Ihre Lebensdauer zu verlängern, zwar durchaus wichtig ist, möchten wir Sie ermutigen, sich auch auf die Verbesserung der Lebensqualität zu konzentrieren.

Ernährung

Befolgen Sie die Ernährungsempfehlungen im Kapitel »Eine gesunde Ernährung«. Vor allem eine hohe Zufuhr von farbenfrohem Gemüse und Obst ist aufgrund der Vitamine, Mineralien, Carotine, Flavonoide und Ballaststoffe, die in diesen Lebensmitteln enthalten sind, für ein Lebensverlängerungsprogramm unerlässlich. Besonders wichtig ist es auch, die Ernährungsempfehlungen zur Reduzierung des Risikos von Herzerkrankungen (Atherosklerose) zu befolgen, wie zum Beispiel mehr Ballaststoffe (besonders lösliche Ballaststoffe, die in Hülsenfrüchten, Leinsamen, Haferkleie, Pektin usw. vorkommen), Olivenöl und Fisch zu sich zu nehmen, und zugleich weniger gesättigte Fette, Cholesterin, Zucker und tierisches Eiweiß.

Nahrungsergänzung

- Ein hochpotentes Multivitamin-Mineralstoffpräparat, wie im Kapitel »Supplementierung« beschrieben
- Wichtige Nährstoffe:
  - → Vitamin C: täglich 500–1000 Milligramm
  - → Selen: täglich 100–200 Mikrogramm
  - → Vitamin E (gemischte Tocopherole): täglich 100–200 IE
  - → Vitamin D3: täglich 2000–4000 IE (Dosierung am besten nach dem Blutspiegel bemessen)
  - → Fischöl: täglich 1000 Milligramm EPA und DHA
- Eine der folgenden Optionen:
  - → Traubenkernextrakt (mehr als 95 Prozent oligomere Procyanidine): täglich 150–300 Milligramm
  - → Kiefernrindenextrakt (mehr als 95 Prozent oligomere Procyanidine): täglich 150–300 Milligramm
  - → Grüntee-Extrakt (mehr als 80 Polyphenole): täglich 300–00 Milligramm
  - → *Ginkgo-biloba*-Extrakt (24 Prozent Ginkgo-Flavonglycoside): täglich 240–320 Milligramm
  - → Andere flavonoidreiche Extrakte mit ähnlichem Flavonoidgehalt, »Supergreens« oder andere pflanzliche Antioxidantien mit einer Sauerstoffradikalabsorptionsfähigkeit von 3000 bis 6000 Einheiten oder höher
- Eventuell:
  - → DHEA: siehe S. 193
  - → Melatonin: täglich 3 Milligramm vor dem Schlafengehen

STILLE ENTZÜNDUNGEN

Einführung

Entzündungen sind eine Reaktion, die uns nach einer Verletzung oder Infektion schützen soll. Der gleichbedeutende Begriff Inflammation hat seinen Ursprung in dem lateinischen Wort *inflammare*, das »in Brand setzen« bedeutet. Bei der klassischen Reaktion auf eine Verletzung oder Infektion wird die verletzte Stelle rot und heiß, schwillt an und ist schmerzhaft. Doch es gibt eine weitere Art von Entzündungen, die nicht so offensichtlich ist. Diese stille Infektion ist eine unterschwellige, niedriggradige Stimulierung des Entzündungsprozesses ohne äußere Anzeichen einer Entzündung. Sie wird nur dann offensichtlich, wenn das Blut auf Entzündungsmarker getestet wird, wie zum Beispiel auf C-reaktives Protein (im Folgenden ausführlich erläutert). Stille Entzündungen sind ein wichtiger Faktor bei der Entstehung praktisch aller wichtigen chronischen degenerativen Krankheiten, einschließlich von Herz-Kreislauf-Erkrankungen, Allergien, Typ-2-Diabetes, Krebs und Alzheimerkrankheit.

Es gibt viele Faktoren, die stille Entzündungen auslösen, darunter Insulinresistenz, Fettleibigkeit, emotionaler Stress, Umweltgifte, niedriger Antioxidantienkonsum, erhöhte Exposition gegenüber freien Radikalen (zum Beispiel durch Strahlung oder Rauchen), chronische Infektionen, Ungleichgewichte bei Nahrungsfetten und erhöhte Durchlässigkeit der Darmschleimhaut.

Entzündungsmarker

Der häufigste Test zur Bestimmung stiller Entzündungen ist ein Bluttest auf C-reaktives Protein (CRP).[1, 2] Technisch betrachtet, wird CRP als ein Akute-Phase-Protein klassifiziert. Seine physiologische Rolle besteht darin, sich an die Oberfläche von toten oder sterbenden Zellen (und einigen Arten von Bakterien) zu binden, um das Komplementsystem zu aktivieren – ein System von anderen Blutproteinen, die dann helfen, die Zelle, die Bakterien oder andere Partikel zu zerstören.

Bei einer akuten Infektion oder Verletzung steigt der CRP-Spiegel innerhalb von 2 Stunden rapide an und erreicht seinen Höchststand nach 48 Stunden. Wenn die akute Entzündung wirksam bekämpft wird, fällt der CRP-Spiegel schnell ab. Da es eine große Anzahl von Krankheitszuständen gibt, die die CRP-Produktion erhöhen können, diagnostiziert ein erhöhter CRP-Spiegel keine bestimmte Krankheit. Aber er sagt uns, wie stark die im Körper auftretenden Entzündungen sind. Schnelle Erhöhungen bei CRP bis zum 50 000-Fachen des Normalwertes von 1 Milligramm pro Liter können bei Entzündungen, Infektionen, Traumata, Gewebenekrosen, malignen Erkrankungen und Autoimmunerkrankungen wie rheumatoider Arthritis auftreten.[3]

Das Interesse an der Messung von CRP wurde durch das Ergebnis umfangreicher Forschungen geweckt, die gezeigt haben, dass es sich um einen sehr empfindlichen Marker für die Vorhersage von Herz-Kreislauf-Erkrankungen handelt.[1, 2] Von allen derzeit in der klinischen Praxis verwendeten Entzündungsmarkern liefert CRP die aussagekräftigsten Informationen über das kardiovaskuläre Risiko. Die Ergebnisse werden typischerweise in drei verschiedene Risikokategorien unterteilt: geringes Risiko (unter 1 mg/l), durchschnittliches Risiko (1–3 mg/l) und hohes Risiko (mehr als 3 mg/l).

Patienten mit hohen CRP-Konzentrationen haben eine höhere Wahrscheinlichkeit für einen Schlaganfall oder Herzinfarkt oder die Entwicklung schwerer peripherer Gefäßerkrankungen. Die Forschung zeigt auch, dass erhöhte CRP-Werte mit Diabetes, einigen Krebsarten, Alzheimerkrankheit und vielen anderen chronischen degenerativen Erkrankungen in Zusammenhang stehen. Obwohl sich andere Kandidaten zur Bestimmung stiller Entzündungen ergeben können, steht außer Frage, dass die Messung von CRP die anerkannteste Beurteilung ist. Die beste Bestimmung wird als *high-sensitivity* CRP (hsCRP) bezeichnet, da dieser Test in 25 Minuten Ergebnisse mit einer Empfindlichkeit von bis zu 0,04 Milligramm pro Liter liefert.

Therapeutische Erwägungen

Es besteht kein Zweifel, dass die Ernährung – als Hauptfaktor bei der Entwicklung einer Insulinresistenz – auch einen wesentlichen Faktor bei stillen Entzündungen darstellt. Eine verminderte Reaktionsfähigkeit des Körpergewebes auf Insulin führt zu Blutzuckererhöhungen und erhöhtem oxidativem (durch freie Radikale verursachtem) Stress. Die CRP-Werte korrespondieren im Allgemeinen mit der Insulinresistenz. Die Insulinresistenz ist weitgehend das Ergebnis einer erhöhten abdominalen Adipositas und eines übermäßigen Kalorienkonsums, vor allem von Kohlenhydraten. Tatsächlich ist die abdominale Adipositas der stärkste unabhängige Prädiktor für stille Entzündungen und erhöhte CRP-Werte.[4, 5] Daher sollten die im Kapitel »Adipositas und Gewichtskontrolle« gegebenen Richtlinien als erster Schritt zur Reduzierung stiller Entzündungen bei übergewichtigen oder adipösen Personen beachtet werden. Neben der Gewichtsabnahme ist eine Ernährung mit niedrigem Gehalt an raffinierten Kohlenhydraten und stärkehaltigen Lebensmitteln, die den Blutzuckerspiegel erhöhen können, entscheidend (das heißt, eine Ernährung mit geringer glykämischer Last), um stille Entzündungen zu reduzieren. In einer Studie mit mehr als 200 scheinbar gesunden Frauen wurde festgestellt, dass die glykämische Last signifikant und positiv mit dem CRP-Spiegel verbunden ist.[6]

Neben einer niedrigglykämischen Ernährung hat sich auch die mediterrane Ernährung als sehr vorteilhaft für die Senkung des CRP-Spiegels erwiesen.[7] Eine Ernährung, die reich an pflanzlichen Pigmenten ist, vor allem an Flavonoiden, die in Soja, Äpfeln, Beeren und anderen Früchten und Gemüsen enthalten sind, ist auch mit einem niedrigeren CRP-Spiegel verbunden.[8, 9]

Omega-3/Omega-6-Verhältnis

Das Verhältnis von Omega-3- zu Omega-6-Fettsäuren ist auch ein wichtiger Faktor bei der Bestimmung des Grades stiller Entzündungen und der CRP-Spiegel. Die typische westliche Ernährung fördert Entzündungen, da sie besonders reichhaltig an Quellen der Omega-6-Fettsäure Linolsäure und arm an Quellen sowohl kurzkettiger (Alpha-Linolensäure) als auch langkettiger Omega-3-Fettsäuren (EPA und DHA) ist.[10] In den vergangenen 150 Jahren ist ein dramatischer Anstieg der Lebensmittel mit einem hohen Gehalt an Omega-6-Fettsäuren zu verzeichnen, zusammen mit einem dramatischen Rückgang der Lebensmittel mit einem hohen Gehalt an Omega-3-Fettsäuren. Infolgedessen liegt das Verhältnis von Omega-6 zu Omega-3 in der westlichen Ernährung zwischen 15:1 und 20:1 – weit entfernt von dem ungefähren 1:1-Verhältnis, mit dem sich der Mensch entwickelt hat.

Sowohl Omega-6- als auch Omega-3-Fettsäuren werden vom Körper als Bausteine für Entzündungsmediatoren verwendet. Es ist vereinfacht, aber dennoch ziemlich zutreffend zu sagen, dass die meisten Mediatoren, die aus Omega-3-Fettsäuren gebildet werden, entzündungshemmend sind, während diejenigen, die aus Omega-6 stammen, entzündungsfördernd sind.[11] Besonders entzündungsfördernd ist die Omega-6-Fettsäure Arachidonsäure, die in tierischen Lebensmitteln enthalten ist, aber auch aus Linolsäure gebildet werden kann. Bei der Bekämpfung von Entzündungen ist es daher ratsam, die üblichen Quellen von Linolsäure wie Soja-, Distel-, Sonnenblumen- und Maisöl zu eliminieren. Unter dem Strich muss die Aufnahme von Omega-6-Fettsäuren reduziert werden, kombiniert mit einem Anstieg der Omega-3-Fettsäuren, um Entzündungen zu reduzieren. Letztendlich besteht das Ziel darin, die Zusammensetzung und Funktion der Zellmembran zu verbessern. Um dieses Ziel zu erreichen, beachten Sie die folgenden Ernährungsrichtlinien:

- Achten Sie auf den Fettgehalt von Lebensmitteln. Begrenzen Sie die gesamte Nahrungsfettaufnahme auf nicht mehr als 30 Prozent der verbrauchten Kalorien (400–600 Kalorien pro Tag aus Fett, basierend auf einer Standarddiät von 2000 Kalorien pro Tag). Reduzieren Sie den Anteil an gesättigten Fettsäuren und das Gesamtfett in der Ernährung. Im Allgemeinen sind tierische Produkte fettreich, während die meisten pflanzlichen Lebensmittel sehr fettarm sind. Wenngleich die meisten Nüsse und Samen relativ fettreich sind, stammen die von ihnen gelieferten Kalorien meist aus einfach ungesättigten Fetten.

- Reduzieren Sie den Verzehr von Fleisch und Milchprodukten von mit Mais gefütterten Tieren und erhöhen Sie gleichzeitig den Verzehr von Fisch. Besonders vorteilhaft sind Kaltwasserfische wie Wildlachs, Makrele, Hering und Heilbutt wegen ihres hohen Anteils an Omega-3-Fetten.
- Kochen Sie mit Oliven-, Raps- oder Macadamianussöl. Verwenden Sie Leinöl oder Olivenöl als Grundlage für Salatdressings.
- Lassen Sie Margarine und andere Lebensmittel weg, die Transfettsäuren und teilweise gehärtete Öle enthalten.
- Nehmen Sie ein hochwertiges Fischölpräparat mit mindestens 1000 Milligramm EPA + DHA täglich ein.

Sport und körperliche Aktivität

Körperliche Aktivität ist auf sehr komplexe Weise eng mit Entzündungen verbunden. Sie scheint allerdings nicht den CRP-Wert zu beeinflussen, sondern andere Marker für stille Entzündungen wie Interleukine. Regelmäßige, moderate Bewegung reduziert das Niveau stiller Entzündungen, während hochintensives Training über einen längeren Zeitraum stille Entzündungen erhöht.[12–14]

Gastrointestinale Permeabilität

Eine erhöhte Durchlässigkeit der Darmschleimhaut kann die Folge von Lebensmittelallergien, mikrobiellen Toxinen, Lebensmittel- und Umweltgiften, einigen Medikamenten wie Aspirin oder von Krankheiten sein, die dieses Gewebe betreffen, wie zum Beispiel entzündliche Darmerkrankungen (Morbus Crohn und Colitis ulcerosa) und Zöliakie (Empfindlichkeit gegenüber Gluten). Die letztgenannten Krankheiten wurden als Modelle dafür verwendet, wie eine beeinträchtigte Darmpermeabilität einen chronischen Entzündungsprozess auslöst. Um stille Entzündungen zu reduzieren, ist es wichtig, Lebensmittelallergien auszuschließen (siehe das Kapitel »Lebensmittelallergie«), Medikamente zu vermeiden, die den Darm schädigen, und eine gesunde und intakte Darmschleimhaut zu erhalten. Wenn Sie eine entzündliche Darmerkrankung, Schuppenflechte oder Zöliakie haben, lesen Sie die Kapitel, die sich mit diesen Problemen befassen, und befolgen Sie die dortigen Empfehlungen.

> **Kraut oder Gewürz?**
>
> Technisch gesehen ist ein Kraut eine Pflanze, die keinen holzigen Stamm hat. Wenn eine Pflanze einen holzigen Stamm hat, wird sie als Strauch, Busch oder Baum bezeichnet. Mit dem Begriff *Kraut* werden auch Pflanzen oder Pflanzenteile bezeichnet, die für medizinische Zwecke angewendet werden. Ein Gewürz hingegen ist technisch gesehen ein Pflanzenprodukt mit aromatischen Eigenschaften, das zum Würzen oder Aromatisieren von Lebensmitteln verwendet wird. Die meisten Gewürze werden aus Rinden (zum Beispiel Zimt), Früchten (zum Beispiel rotem und schwarzem Pfeffer), Samen (zum Beispiel Muskatnuss) oder anderen Teilen eines Krauts, Baums oder Strauchs gewonnen, während bei Kräutern zum Kochen normalerweise die Blätter und Stiele verwendet werden. Dies ermöglicht eine einfache Unterscheidung zwischen einem Kraut und einem Gewürz. Doch können Kräuter Gewürze sein und Gewürze Kräuter? Ja, natürlich. Viele Kräuter werden verwendet, um Lebensmittel zu würzen, was der Definition eines Gewürzes entspricht, und die meisten Gewürze können für medizinische Zwecke verwendet werden, was der zweiten Definition eines Krauts entspricht. Um stille Entzündungen zu reduzieren, verwenden Sie großzügig Gewürze, vor allem Kurkuma, Ingwer, Cayennepfeffer, Zimt und andere Gewürze, die alle erhebliche entzündungshemmende Wirkungen haben, ideal zur Reduzierung stiller Entzündungen.

Nahrungsergänzungsmittel

Die allgemeinen Richtlinien im Kapitel »Supplementierung« sorgen gemeinsam für einige entzündungshemmende Wirkungen. Vor allem die Supplementierung mit EPA + DHA in Form von Fischölen sowie mit verschiedenen flavonoidreichen Extrakten hat entzündungshemmende Effekte gezeigt, darunter die Fähigkeit, den CRP-Wert zu senken. Kiefernrinden- und Traubenkernextrakt erscheinen sehr nützlich, da sie eine Reihe von entzündungshemmenden Effekten ausüben, die in klinischen Studien gezeigt haben, dass sie den CRP senken.[15,16] In einer Doppelblindstudie an Patienten mit Kniearthrose sank bei denjenigen, die 100 Milligramm Kiefernrindenextrakt (Pycnogenol) pro Tag einnahmen, der CRP-Spiegel von 3,9 Milligramm pro Liter auf 1,1 Milligramm pro Liter, während die Kontrollgruppe keine signifikante Veränderung aufwies. Auch andere Entzündungsmarker nahmen durch Kiefernrindenextrakt ab. Spezifische pflanzliche Medikamente zur Reduzierung stiller Entzündungen sind in der Regel nicht notwendig, da die Empfehlungen für die Ernährung weitaus wichtiger sind. Dennoch kann es spezifische Situationen geben, in denen der CRP-Wert hartnäckig bleibt und nicht absinkt. In diesen Situationen kann Curcumin, das gelbe Pigment der Kurkuma *(Curcuma longa)*, wegen seiner vielfältigen entzündungshemmenden Wirkung hilfreich sein.[17]

Ein Problem in Bezug auf Curcumin war die Absorption, aber es gibt jetzt eine Reihe von Methoden und Produkten, die die Absorption von Curcumin verbessern. Eines dieser Produkte, Meriva, basiert auf einem Komplex des Curcumins mit Sojaphospolipiden. Studien zur Absorption an Tieren zeigten, dass die Spitzenplasmaspiegel von Curcumin nach Verabreichung von Meriva fünfmal höher waren als nach Verabreichung von normalem Curcumin.[18] Studien mit einer anderen fortgeschrittenen Form von Curcumin, Theracurmin, wiesen eine noch höhere Absorption auf (27-mal mehr als normales Curcumin).[19] In einer Studie mit Arthrosepatienten senkte eine Dosierung von 1000 Milligramm Meriva (die 200 Milligramm Curcumin bereitstellte) für 3 Monate den CRP-Wert von 168 auf 11,3 Milligramm pro Liter.[20]

Kurkuma kann auch reichlich in der Ernährung konsumiert werden, aber da Curcumin so schlecht aufgenommen wird, kann Meriva in einer Dosierung von 1000–1200 Milligramm pro Tag oder Theracurmin in einer Dosierung von 300 Milligramm pro Tag verwendet werden.

Schnellüberblick

- Stille Entzündungen sind ein wichtiger Faktor bei der Entwicklung praktisch aller wichtigen chronischen degenerativen Krankheiten, einschließlich von Herz-Kreislauf-Erkrankungen, Allergien, Typ-2-Diabetes, Krebs und Alzheimerkrankheit.
- Der häufigste Test zur Bestimmung stiller Entzündungen ist ein Bluttest auf C-reaktives Protein (CRP). Abdominale Adipositas ist das stärkste unabhängige Anzeichen für stille Entzündungen und erhöhte CRP-Werte.

Behandlungsübersicht

Die Forschung lässt wenig Raum für Zweifel, dass die Ernährung ein wichtiger Faktor bei stillen Entzündungen ist, zumal sie der Hauptfaktor bei der Entwicklung einer Insulinresistenz darstellt. Eine verminderte Empfindlichkeit des Körpergewebes gegenüber Insulin führt zu erhöhten Blutzuckerwerten und erhöhtem oxidativem Stress. Die Insulinresistenz ist weitgehend das Ergebnis einer erhöhten abdominalen Adipositas und eines übermäßigen Kalorienkonsums, vor allem von Kohlenhydraten. Tatsächlich ist die abdominale Adipositas das stärkste unabhängige Anzeichen für stille Entzündungen und erhöhte CRP-Werte.[4, 5] Daher sollten die Richtlinien des Kapitels »Adipositas und Gewichtskontrolle« als erster Schritt zur Reduzierung stiller Entzündungen bei übergewichtigen oder fettleibigen Personen angesehen werden. Der CRP-Spiegel korreliert in der Regel mit der Insulinempfindlichkeit. Mit anderen Worten: Wenn die Insulinempfindlichkeit gut ist, sind die CRP-Werte viel niedriger als bei schlechter Insulinempfindlichkeit. Es überrascht nicht, dass die CRP-Werte von Diabetikern im Allgemeinen hoch sind.

Lebensstil

- Rauchen Sie nicht.
- Erreichen und halten Sie Ihr Idealgewicht.
- Bewegen Sie sich regelmäßig.

Ernährung

- Befolgen Sie die Ernährungsrichtlinien im Kapitel »Eine gesunde Ernährung«. Besondere wichtig ist dabei Folgendes:
  - ➔ Halten Sie eine niedrigglykämische, mediterrane Ernährung ein und erhöhen Sie den Konsum ballaststoffreicher pflanzlicher Lebensmittel (Obst, Gemüse, Getreide und Hülsenfrüchte).
  - ➔ Nehmen Sie weniger gesättigte Fette und Cholesterin zu sich, indem Sie den Anteil an tierischen Produkten in der Nahrung reduzieren oder diese eliminieren.
  - ➔ Erhöhen Sie den Konsum von einfach ungesättigten Fetten (zum Beispiel Nüssen, Samen und Olivenöl) und Omega-3-Fettsäuren.

Nahrungsergänzungsmittel

- Ein hochpotentes Multivitamin-Mineralstoffpräparat, wie im Kapitel »Supplementierung« beschrieben
- Wichtige Nährstoffe:
  - ➔ Vitamin C: 250–500 Milligramm ein- bis dreimal täglich
  - ➔ Vitamin D: 2000–4000 IE pro Tag (idealerweise Blutwerte messen und die Dosierung entsprechend anpassen)
- Fischöl: mindestens 1000 Milligramm EPA + DHA pro Tag
- Eines der folgenden Produkte:
  - ➔ Traubenkernextrakt (mehr als 95 Prozent oligomere Proanthocyanidine): 100–300 Milligramm pro Tag
  - ➔ Kiefernrindenextrakt (mehr als 95 Prozent oligomere Proanthocyanidine): 100–300 Milligramm pro Tag
  - ➔ Andere flavonoidreiche Extrakte mit einem Flavonoidgehalt, »Supergreens« oder ein anderes pflanzliches Antioxidans, das eine Sauerstoffradikal-Absorptionsfähigkeit (ORAC) von 3000 bis 6000 Einheiten oder mehr pro Tag liefern kann

Pflanzliche Arzneimittel

Wenn der hochempfindliche C-reaktive Proteintest zeigt, dass die CRP-Werte nach einer dreimonatigen Testphase nicht auf die oben genannten Empfehlungen reagieren, fügen Sie eines der folgenden Curcumin-Produkte hinzu:

- Meriva: zweimal täglich 500–1000 Milligramm
- BCM95-Komplex (Biocurcumin): zweimal täglich 750–1500 Milligramm
- Theracurmin: ein- bis dreimal täglich 300 Milligramm

STRESSMANAGEMENT

Einführung

Stress ist definiert als jede Störung – zum Beispiel durch Hitze oder Kälte, chemische Giftstoffe, Mikroorganismen, physische Traumata, starke emotionale Reaktionen –, die eine »Stressreaktion« auslösen kann. Wie ein Mensch mit Stress umgeht, spielt eine große Rolle bei der Bestimmung seines Gesundheitszustandes. Umfassendes Stressmanagement beinhaltet einen wirklich ganzheitlichen Ansatz, der den alltäglichen Belastungen des Lebens entgegenwirkt. Meistens ist die Stressreaktion so dezent, dass sie völlig unbemerkt bleibt. Wenn Stress jedoch extrem, ungewöhnlich oder lang anhaltend ist, kann die Stressantwort überwältigend sein und für praktisch jedes Körpersystem sehr schädlich werden. Bevor wir Methoden zur Unterstützung des effektiven Umgangs mit Stress erörtern, ist es wichtig, die Stressreaktion zu verstehen. Letztendlich hängt der Erfolg eines jeden Stressmanagementprogramms von seiner Fähigkeit ab, die kurz- und langfristigen Reaktionen einer Person auf Stress zu verbessern.

Das allgemeine Anpassungssyndrom

Die Stressreaktion ist eigentlich Teil einer größeren Reaktion, die als allgemeines Anpassungssyndrom bekannt ist – ein Begriff, der von dem Pionier der Stressforschung Hans Selye geprägt wurde. Das Syndrom besteht aus drei Phasen: Alarm, Widerstand und Erschöpfung.[1] Diese Phasen werden weitgehend von den Nebennieren gesteuert und reguliert. Die erste Reaktion auf Stress ist die Alarmreaktion, die oft als Kampf-oder-Flucht-Reaktion bezeichnet wird. Die Kampf-oder-Flucht-Reaktion wird durch die Aktivierung des sympathischen Nervensystems und letztlich der hypothalamisch-hypophysären-adrenalen Achse ausgelöst, wodurch die Nebennieren Adrenalin und andere stressbedingte Hormone ausscheiden.

Die Kampf-oder-Flucht-Reaktion soll der Gefahr entgegenwirken, indem sie die Ressourcen des Körpers für sofortige körperliche Aktivität mobilisiert. Infolgedessen steigen die Herzfrequenz und die Herzkontraktionskraft, um die Bereiche zu durchbluten, die für die Reaktion auf die Stresssituation notwendig sind. Der Blutfluss wird von der Haut und den inneren Organen – mit Ausnahme von Herz und Lunge – abgezweigt, während die Menge des Blutes, die den Muskeln und dem Gehirn den benötigten Sauerstoff und die benötigte Glucose zuführt, erhöht wird. Die Atemfrequenz steigt, um das Herz, das Gehirn und den arbeitenden Muskel mit dem notwendigen Sauerstoff zu versorgen. Die Schweißproduktion nimmt zu, um die vom Körper produzierten toxischen Verbindungen zu beseitigen und die Körpertemperatur zu senken. Die Produktion von Verdauungssekreten wird stark reduziert, da die Verdauungsaktivität nicht entscheidend ist, um Stress entgegenzuwirken. Der Blutzuckerspiegel steigt dramatisch an, da die Leber das gespeicherte Glykogen in Glucose umwandelt und in den Blutkreislauf abgibt.

Obwohl die Alarmphase in der Regel nur von kurzer Dauer ist, ermöglicht die nächste Phase – die Widerstandsreaktion – dem Körper, einen Stressor lange Zeit weiter zu bekämpfen, nachdem die Auswirkungen der Kampf- oder Flucht-Reaktion nachgelassen haben. Andere Hormone, wie Cortisol und andere Kortikosteroide, die von der Nebennierenrinde ausgeschüttet werden, sind maßgeblich für die Widerstandsreaktion verantwortlich. Diese Hormone stimulieren beispielsweise die Umwandlung von Eiweiß in Energie, sodass der Körper lange Zeit, nachdem die Glucosespeicher erschöpft sind, über eine große Menge an Energie verfügt. Die Hormone fördern auch die Speicherung von Natrium, um den Blutdruck auf einem hohen Wert zu halten. Die Widerstandsreaktion liefert nicht nur die notwendigen Energie- und Kreislaufveränderungen, die für einen effektiven Umgang mit Stress erforderlich sind, sondern auch die notwendigen Veränderungen, um eine emotionale Krise zu bewältigen, anstrengende Aufgaben auszuführen und Infektionen zu bekämpfen. Die Wirkung von Nebennierenrindenhormonen ist bei Gefahr für den Körper durchaus notwendig, aber eine Verlängerung der Widerstandsreaktion oder anhaltender Stress erhöht das Risiko einer signifikanten Erkrankung (einschließlich von Diabetes, Bluthochdruck und Krebs) und führt zum Endstadium des allgemeinen Anpassungssyndroms, der Erschöpfung.

Die Erschöpfung kann sich als teilweiser oder vollständiger Zusammenbruch einer Körperfunktion oder eines bestimmten Organs manifestieren. Zwei der Hauptursachen für die Erschöpfung sind der Verlust von Kaliumionen und der Abbau von Nebennierenglukokortikoidhormonen wie Cortison. Der Verlust von Kalium führt zu einer zellulären Dysfunktion und, wenn schwerwiegend, zum Zelltod. Die Erschöpfung der Nebennieren-Glukokortikoide verringert die Glucosekontrolle und führt zu Hypoglykämie.

Eine weitere Ursache der Erschöpfung ist die Schwächung der Organe. Längerer Stress belastet nicht nur die Nebennieren, sondern auch viele andere Organsysteme, vor allem das Herz, die Blutgefäße und das Immunsystem, und ist mit vielen häufigen Krankheiten verbunden.

Krankheiten, die stark mit Stress verbunden sind

- Angina Pectoris
- Asthma
- Autoimmunerkrankung
- Colitis ulcerosa
- Depressionen
- Diabetes (Typ 2)
- Erkältung
- Geschwüre
- Herz-Kreislauf-Erkrankungen
- Hypertonie
- Immunsuppression
- Kopfschmerzen
- Krebs
- Menstruationsstörungen
- Prämenstruelles Spannungssyndrom
- Reizdarmsyndrom
- Rheumatoide Arthritis

Stress: eine gesunde Sichtweise

Der Vater der modernen Stressforschung war Hans Selye. Selye hat viele Jahre damit verbracht, dieses Thema zu studieren, und hat wertvolle Erkenntnisse über die Rolle von Stress bei Krankheiten entwickelt. Laut Selye sollte Stress an sich nicht in einem negativen Kontext gesehen werden. Es ist nicht der Stressor, der die Antwort bestimmt, sondern die innere Reaktion des Einzelnen, die dann die Antwort auslöst. Diese innere Reaktion ist hochgradig individuell. Was für eine Person als Stress empfunden wird, kann von der nächsten Person ganz anders gesehen werden. Selye fasste seine Sichtweise vielleicht am besten in der folgenden Passage aus seinem Buch *Stress beherrscht unser Leben* zusammen:

> »Niemand kann leben, ohne ständig ein gewisses Maß an Stress zu erleben. Vielleicht denken Sie, dass nur schwere Krankheiten oder intensive körperliche oder mentale Verletzungen Stress verursachen können. Das ist falsch. Das Überqueren einer belebten Kreuzung, die Einwirkung von Luftzug oder sogar pure Freude reichen aus, um die Stressmechanismen des Körpers bis zu einem gewissen Grad zu aktivieren. Stress ist nicht einmal unbedingt schlecht für Sie; er ist auch die Würze des Lebens, denn jede Emotion, jede Aktivität verursacht Stress. Aber natürlich muss Ihr System darauf vorbereitet sein, es damit aufzunehmen. Der gleiche Stress, der eine Person krank macht, kann für eine andere Person eine belebende Erfahrung sein.«[2]

Die Kernaussage von Selye könnte lauten: »Ihr System muss darauf vorbereitet sein, es damit aufzunehmen.« Mittlerweile liegt ein beträchtliches Wissen über Strategien zur Entwicklung gesunder statt krankheitsfördernder Reaktionen auf kurz- und langfristigen Stress vor.

Die Stress-Skala

Die Bewertung der Auswirkungen von Stress auf den Gesundheitszustand einer Person erfordert eine vollständige klinische Beurteilung (Überprüfung der Systeme, Krankengeschichte, körperliche Untersuchung,

Schlafprotokoll etc.). Viele Menschen, die gestresst sind, sind möglicherweise nicht in der Lage, genau zu erkennen, was sie dazu bringt, sich gestresst zu fühlen. Typische auftretende Symptome sind Schlaflosigkeit, Depressionen, Müdigkeit, Kopfschmerzen, Magenverstimmung, Verdauungsstörungen und Reizbarkeit.

Ein nützliches Instrument zur Beurteilung der Rolle, die Stress spielen kann, ist die von Holmes und Rahe entwickelte Bewertungsskala *Social Readjustment Rating Scale* (siehe Seite 194).[3] Die Skala wurde ursprünglich entwickelt, um das Risiko einer schweren Krankheit aufgrund von Stress vorherzusagen. Verschiedene lebensverändernde Ereignisse werden nach ihrem krankheitsauslösenden Potenzial eingestuft. Beachten Sie, dass auch Ereignisse, die allgemein als positiv angesehen werden, wie zum Beispiel eine herausragende persönliche Leistung, Stress mit sich bringen. Wenn eine Person unter großem unmittelbarem Stress steht oder seit einigen Monaten oder länger eine gewisse Belastung erlitten hat, ist es angebracht, die Nebennierenfunktionsstörung mit Labormethoden genauer zu beurteilen.

Die Standardauslegung der *Social Readjustment Rating Scale* lautet, dass insgesamt 200 oder mehr Einheiten in einem Jahr für eine hohe Wahrscheinlichkeit des Auftretens einer schweren Krankheit stehen. Anstatt die Skala jedoch nur zur Vorhersage der Wahrscheinlichkeit einer schweren Erkrankung zu verwenden, kann jeder damit seine Stressor-Exposition bestimmen, denn jeder reagiert unterschiedlich auf Stressereignisse.

Cortisolspiegel im Speichel

Eine beliebte Bewertung der Auswirkungen von Stress basiert auf dem Spiegel des Stresshormons Cortisol im Speichel. Der Cortisolspiegel im Speichel ist reproduzierbar, vergleichbar mit dem Plasmaspiegel und leicht zu beurteilen.[4, 5] Speichelcortisolspiegel zeigen in der Regel einen starken Anstieg beim morgendlichen Erwachen und während der ersten Stunde danach. Im Allgemeinen führt eine anfänglich überaktive akute Stressreaktion zu erhöhten Cortisolwerten, aber chronischer Stress, Schlaflosigkeit oder Depressionen können diesen Effekt überdecken.[6, 7]

Ein weiterer populärer Test ist die Messung des Speichelcortisolspiegels sowohl beim Aufwachen als auch am Abend, meist zusammen mit DHEA. Das klassische Muster, das mit chronischem Stress verbunden ist, ist erhöhtes Cortisol in Kombination mit reduziertem DHEA, was auf eine Verschiebung in Richtung Stresshormonproduktion und weg von der Produktion von Sexualhormonsteroiden hinweist. Dieses Muster wird oft mit Angst und Depressionen in Verbindung gebracht. Die Erschöpfung der Nebennieren wird durch niedrige Cortisol- und DHEA-Werte gekennzeichnet. Die Erschöpfung der Nebennieren ist eine häufige Nebenwirkung von anhaltend hohem Stress sowie von Steroidmedikamenten wie Prednison, die bei der Behandlung von allergischen oder entzündlichen Erkrankungen eingesetzt werden.

Therapeutische Erwägungen

Ob Sie sich dessen bewusst sind oder nicht: Sie haben ein Muster für den Umgang mit Stress entwickelt. Leider haben die meisten Menschen Muster und Methoden gefunden, die letztendlich der Gesundheit schaden. Negative Bewältigungsmuster müssen identifiziert und durch positive Bewältigungswege ersetzt werden. Versuchen Sie, die unten aufgeführten negativen oder destruktiven Bewältigungsmuster zu identifizieren, und ersetzen Sie diese durch positivere Maßnahmen zur Stressbewältigung. Das Stressmanagement kann durch die Konzentration auf die folgenden sechs gleich wichtigen Bereiche erheblich verbessert werden:

- Techniken zur Beruhigung des Geistes, zur Förderung des parasympathischen Tonus und zur Förderung einer positiven mentalen Einstellung
- Lebensstilfaktoren
- Körperliche Bewegung
- Eine gesunde Ernährung, die den Körper nährt und physiologische Prozesse unterstützt.
- Nahrungsergänzungsmittel und pflanzliche Präparate zur Unterstützung des gesamten Körpers, doch vor allem der Nebennieren
- Betreutes Stressbewältigungsprogramm

Bewertungsskala für soziale Neuausrichtung		
Rang	Lebensereignis	Mittelwert
1	Tod des Ehepartners	100
2	Scheidung	73
3	Trennung vom Ehepartner	65
4	Haftstrafe	63
5	Tod eines nahestehenden Familienmitglieds	63
6	Eigene Verletzung oder Krankheit	53
7	Eheschließung	50
8	Kündigung des Arbeitsplatzes	47
9	Eheliche Aussöhnung	45
10	Pensionierung	45
11	Veränderung des Gesundheitszustands eines Familienmitglieds	44
12	Schwangerschaft	40
13	Sexuelle Probleme	39
14	Neues Familienmitglied	39
15	Unternehmensanpassung	39
16	Veränderung des finanziellen Status	38
17	Tod eines nahestehenden Freundes	37
18	Beruflicher Wechsel zu einer anderen Abteilung	36
19	Änderung der Anzahl von Streitigkeiten mit dem Ehepartner	35
20	Große Hypothek	31
21	Zwangsvollstreckung von Hypotheken oder Darlehen	30
22	Veränderung der beruflichen Zuständigkeiten	29
23	Sohn oder Tochter verlässt das Elternhaus	29
24	Probleme mit den Schwiegereltern	29
25	Herausragende persönliche Leistung	28
26	Ehepartner beginnt oder beendet Berufstätigkeit	26
27	Beginn oder Ende der Schule	26
28	Veränderung der Lebensbedingungen	25
29	Überarbeitung der persönlichen Gewohnheiten	24
30	Probleme mit dem Vorgesetzten	23
31	Veränderung der Arbeitszeit oder -bedingungen	20
32	Wohnortwechsel	20
33	Schulische Veränderung	20
34	Veränderung der Freizeitgestaltung	19
35	Veränderung kirchlicher Aktivitäten	19
36	Veränderung der sozialen Aktivitäten	18
37	Kleine Hypothek	17
38	Veränderung der Schlafgewohnheiten	16
39	Veränderung der Anzahl der Familientreffen	15
40	Veränderung der Essgewohnheiten	15
41	Urlaub	13
42	Weihnachten	12
43	Geringfügige Gesetzesverstöße	11

Negative Bewältigungsmuster

- Chemikalienabhängigkeit: legale und illegale Drogen, Alkohol, Rauchen
- Übermäßiges Essen
- Zu hoher Fernsehkonsum
- Emotionale Ausbrüche
- Gefühle der Hilflosigkeit
- Überschreitung der finanziellen Ausgaben
- Übermäßiges Verhalten

Beruhigung von Geist und Körper

Zu lernen, Geist und Körper zu beruhigen, ist äußerst wichtig, um Stress abzubauen. Zu den einfachsten Methoden, die der Patient lernen kann, gehören Entspannungsübungen. Das Ziel von Entspannungstechniken ist es, eine physiologische Reaktion zu erzeugen, die als Entspannungsreaktion bekannt ist – eine Reaktion, die genau entgegengesetzt zu der Stressreaktion ist und die Aktivierung des parasympathischen Nervensystems widerspiegelt. Obwohl sich eine Person auch durch einfaches Schlafen, Fernsehen oder Lesen eines Buches entspannen kann, sind Entspannungstechniken speziell darauf ausgelegt, die Entspannungsreaktion zu erzeugen. Der Begriff *Entspannungsreaktion* wurde Anfang der 1970er-Jahre vom Harvard-Professor und Kardiologen Herbert Benson geprägt, um eine physiologische Reaktion zu beschreiben, die er bei Menschen fand, welche meditieren.[1] Die Entspannungsreaktion ist genau das Gegenteil der Stressreaktion. Bei der Stressreaktion dominiert das sympathische Nervensystem, bei der Entspannungsreaktion dominiert das parasympathische Nervensystem. Das parasympathische Nervensystem steuert Körperfunktionen wie Verdauung, Atmung und Herzfrequenz in Ruhephasen, bei Entspannung, Visualisierung, Meditation und Schlaf. Obwohl das sympathische Nervensystem dazu bestimmt ist, vor unmittelbaren Gefahren zu schützen, ist das parasympathische System für die Reparatur, Wartung und Wiederherstellung des Körpers ausgelegt.

Die Entspannungsreaktion kann durch eine Vielzahl von Techniken erreicht werden. Es spielt keine Rolle, welche Technik Sie wählen, denn alle haben den gleichen physiologischen Effekt – einen Zustand der tiefen Entspannung. Die beliebtesten Techniken sind Meditation, Gebet, progressive Entspannung, Selbsthypnose und Bio-Feedback. Um die gewünschten langfristigen gesundheitlichen Vorteile zu erzielen, wenden Sie die Entspannungstechnik täglich mindestens 5–10 Minuten lang an.

Atmung

Um mit einer beliebigen Technik eine tiefe Entspannung zu erreichen, muss man lernen, richtig zu atmen. Eine der wirkungsvollsten Methoden, weniger Stress und mehr Energie im Körper zu erzeugen, ist die Atmung mit dem Zwerchfell. Die Zwerchfell-

Stressreaktion	Entspannungsreaktion
Herzfrequenz und Kontraktionsstärke erhöhen sich, um Blut in die Regionen zu pumpen, die für die Reaktion auf die stressreiche Situation nötig sind.	Die Herzfrequenz sinkt, und das Herz schlägt effektiver. Der Blutdruck sinkt.
Blut wird von der Haut und inneren Organen (außer Herz und Lunge) abgezogen, während die Menge des Blutes, das Sauerstoff und Glucose zu den Muskeln und zum Gehirn transportiert, erhöht wird.	Blut wird vermehrt zu den inneren Organen, besonders jenen, die an der Verdauung beteiligt sind, transportiert.
Die Atemfrequenz erhöht sich, um erforderlichen Sauerstoff zu Herz, Gehirn und arbeitenden Muskeln zu befördern.	Die Atemfrequenz sinkt, weil der Sauerstoffbedarf in Ruhephasen geringer ist.
Die Schweißproduktion wird angekurbelt, um vom Körper produzierte giftige Substanzen auszuscheiden und die Körpertemperatur zu senken.	Die Schweißproduktion geht zurück, weil eine ruhige, entspannte Person nicht aufgeregt transpiriert.
Die Produktion von Verdauungssäften geht massiv zurück, weil die Verdauung nicht essenziell wichtig ist, um dem Stress zu begegnen.	Es werden vermehrt Verdauungssäfte produziert, was die Verdauung ankurbelt.
Der Blutzuckerspiegel steigt dramatisch an, weil die Leber eingelagerte Glucose in den Blutkreislauf freisetzt.	Der Blutzuckerspiegel bleibt im normalen physiologischen Spektrum.

atmung aktiviert die Entspannungszentren im Gehirn und im parasympathischen Nervensystem. Es folgt eine Technik zum Erlernen der Zwerchfellatmung.

Anleitung zur Zwerchfellatmung

- Suchen Sie sich einen bequemen und ruhigen Ort zum Liegen oder Sitzen.
- Stellen Sie Ihre Füße leicht auseinander. Legen Sie eine Hand auf Ihren Bauch in der Nähe Ihres Bauchnabels. Legen Sie die andere Hand auf Ihre Brust.
- Atmen Sie von nun an durch die Nase ein und durch den Mund aus.
- Konzentrieren Sie sich auf Ihre Atmung. Beachten Sie, welche Hand mit jedem Atemzug steigt und fällt.
- Atmen Sie den größten Teil der Luft in Ihrer Lunge sanft aus.
- Atmen Sie ein, während Sie langsam bis vier zählen. Dehnen Sie beim Einatmen leicht Ihren Bauch, sodass er sich um etwa zweieinhalb Zentimeter anhebt. Achten Sie darauf, dass Sie Ihre Brust oder Schultern nicht bewegen.
- Wenn Sie einatmen, stellen Sie sich die erwärmte Luft vor, die einströmt. Stellen Sie sich vor, dass diese Wärme in alle Teile Ihres Körpers fließt.
- Halten Sie für eine Sekunde inne und atmen Sie dann langsam aus, während Sie bis vier zählen. Während Sie ausatmen, sollte sich Ihr Bauch senken.
- Wenn die Luft ausströmt, stellen Sie sich vor, wie all Ihre Anspannung und Ihr Stress aus Ihrem Körper entweichen.
- Wiederholen Sie den Vorgang, bis ein Gefühl der tiefen Entspannung erreicht ist.

Progressive Entspannung

Eine der beliebtesten Techniken zur Erzeugung der Entspannungsreaktion ist die progressive Entspannung. Die Technik basiert auf einem sehr einfachen Verfahren zum Vergleich von An- und Entspannung. Viele Menschen sind sich des Gefühls der Entspannung nicht bewusst. Bei der progressiven Entspannung wird dem Ausführenden beigebracht, wie sich das Entspannen anfühlt, indem er Entspannung mit Muskelanspannung vergleicht. Die Grundtechnik besteht darin, einen Muskel für einen Zeitraum von 1–2 Sekunden kräftig anzuspannen und dann einem Gefühl der Entspannung in diesem Muskel Platz zu machen. Das Verfahren durchläuft systematisch alle Muskeln des Körpers und erzeugt nach und nach einen tiefen Zustand der Entspannung. Das Verfahren beginnt mit der Kontraktion der Muskeln von Gesicht und Hals, dann der Oberarme und der Brust, gefolgt von den Unterarmen und Händen. Der Körper wird bei diesem Prozess von oben nach unten durchgegangen, vom Bauch über das Gesäß, die Oberschenkel und die Waden bis zu den Füßen. Der Vorgang wird zwei- bis dreimal wiederholt. Diese Technik wird häufig bei der Behandlung von Angst und Schlaflosigkeit eingesetzt.

Progressive Entspannung, tiefes Atmen oder eine andere Technik zum Stressabbau ist ein wichtiger Bestandteil eines umfassenden Stressmanagementprogramms.

Lebensstil

Der Lebensstil einer Person ist eine wichtige Determinante ihres Stressniveaus. Neben den im Kapitel »Ein gesunder Lebensstil« beschriebenen Faktoren sind zwei weitere Themen von Bedeutung: Zeitmanagement und Beziehungsfragen.

Einer der größten Stressfaktoren für die meisten Menschen ist die Zeit. Sie haben einfach nicht das Gefühl, dass sie genug davon haben. Hier sind einige Tipps zum Thema Zeitmanagement.

Tipps für ein verbessertes Zeitmanagement

Setzen Sie Prioritäten. Erkennen Sie, dass Sie nur ein bestimmtes Quantum an einem Tag schaffen können. Entscheiden Sie, was wichtig ist, und beschränken Sie Ihre Bemühungen auf dieses Ziel.

Organisieren Sie Ihren Tag. Es gibt immer Unterbrechungen und ungeplante Anforderungen an Ihre Zeit, aber erstellen Sie einen konkreten Tagesplan auf der Grundlage Ihrer Prioritäten. Vermeiden Sie die Gefahr, immer die unmittelbaren Anforderungen Ihr Leben kontrollieren zu lassen.

Delegieren Sie Aufgaben. Delegieren Sie so viele Aufgaben, wie Sie können. Man kann nicht alles

selbst machen. Lernen Sie, andere zu schulen und sich auf sie zu verlassen.
Erledigen Sie schwierige Dinge zuerst. Erledigen Sie die wichtigsten Dinge zuerst, solange Ihr Energieniveau noch hoch ist. Erledigen Sie unproduktive oder hektische Tätigkeiten später am Tag.
Minimieren Sie die Dauer von Meetings. Planen Sie Meetings so, dass sie zur Mittagspause oder zur Feierabendzeit enden; so können sie nicht ewig dauern.
Vermeiden Sie es, Dinge zu verschieben. Arbeiten, die unter dem Druck einer unangemessenen Frist durchgeführt werden, müssen oft wiederholt werden. Das erzeugt mehr Stress, als wenn es beim ersten Mal richtig gemacht worden wäre. Planen Sie im Voraus.
Seien Sie kein Perfektionist. Man kann sowieso nie wirklich Perfektion erreichen. Tun Sie Ihr Bestes in einer angemessenen Zeitspanne und beginnen Sie dann mit anderen wichtigen Aufgaben. Wenn Sie Zeit haben, können Sie später immer noch darauf zurückkommen und die Aufgabe verbessern. Das alte Sprichwort »Das Bessere ist der Feind des Guten« enthält viel Weisheit.

Eine weitere Hauptursache für Stress sind für viele Menschen zwischenmenschliche Beziehungen. Sie lassen sich in drei Hauptkategorien einteilen: Ehe, Familie und Beruf. Die Qualität jeder Beziehung hängt letztlich von der Qualität der Kommunikation ab. Das Erlernen einer effektiven Kommunikation trägt sehr viel dazu bei, Stress und Konflikte in zwischenmenschlichen Beziehungen zu reduzieren. Hier sind sieben Tipps für eine effektive Kommunikation, unabhängig von der Art der zwischenmenschlichen Beziehung.

Schlüsselelemente zur Verbesserung der Kommunikation

Lernen Sie, ein guter Zuhörer zu sein. Erlauben Sie der Person, mit der Sie kommunizieren, ihre Gefühle und Gedanken wirklich mitzuteilen, ohne unterbrochen zu werden. Zeigen Sie Empathie; versetzen Sie sich in die Lage des anderen. Wenn Sie zuerst versuchen zu verstehen, werden Sie sich selbst besser verstanden fühlen.
Seien Sie ein aktiver Zuhörer. Das bedeutet, dass Sie sich wirklich dafür interessieren müssen, was die andere Person kommuniziert. Hören Sie sich an, was er oder sie sagt, anstatt an Ihre Antwort zu denken. Stellen Sie Fragen, um mehr Informationen zu erhalten oder zu klären, was die andere Person Ihnen sagen will. Gute Fragen eröffnen Kommunikationswege.
Seien Sie ein reflektierender Zuhörer. Formulieren oder reflektieren Sie Ihre Interpretation dessen, was er oder sie Ihnen sagt, an die andere Person zurück. Diese einfache Technik zeigt der anderen Person, dass Sie sowohl zuhören als auch verstehen, was sie sagt. Das Wiederholen dessen, was Ihrer Meinung nach gesagt wird, kann in einigen Situationen zu kurzfristigen Konflikten führen, aber es ist sicherlich das Risiko wert.
Warten Sie, bis die Person, mit der Sie kommunizieren möchten, zuhört. Wenn die Person nicht bereit ist zuzuhören, wird Ihre Botschaft nicht gehört, egal, wie gut Sie sie kommunizieren.
Versuchen Sie nie, den anderen umzustimmen. Wenn Sie selbst unterbrochen werden, entspannen Sie sich; versuchen Sie nicht, den anderen in Grund und Boden zu reden. Sind Sie selbst höflich und lassen den anderen ausreden, wird der andere sich schließlich ebenso verhalten. Wenn dies nicht der Fall ist, weisen Sie die andere Person darauf hin, dass sie den Kommunikationsprozess unterbricht. Das können Sie nur, wenn Sie selbst ein guter Zuhörer gewesen sind. Mit zweierlei Maß zu messen funktioniert selten in Beziehungen.
Helfen Sie der anderen Person, ein aktiver Zuhörer zu werden. Dies kann durch die Frage geschehen, ob Ihr Gegenüber verstanden hat, was Sie kommuniziert haben. Bitten Sie ihn oder sie, Ihnen zu sagen, was er oder sie gehört hat. Wenn die andere Person nicht zu verstehen scheint, was Sie sagen, versuchen Sie es weiter.
Haben Sie keine Angst vor langem Schweigen. Menschliche Kommunikation beinhaltet viel mehr als menschliche Worte. Durch Stille kann viel kommuniziert werden; leider kann sie in vielen Situationen dazu führen, dass wir uns unwohl fühlen. Entspannen Sie sich. Einige Menschen brauchen Stille, um ihre Gedanken zu sammeln und sich in der Kommunikation sicher zu fühlen. Das Wichtigste, woran man sich bei Stille erinnern sollte, ist, dass man ein aktiver Zuhörer bleiben muss.

Körperliche Bewegung

Die unmittelbare Wirkung von Bewegung ist für den Körper Stress. Bei einem regelmäßigen Trainingsprogramm passt sich der Körper jedoch an, und Sport wird zu einer effektiven Stressabbautechnik. Mit regelmäßiger Bewegung wird der Körper stärker, funktioniert effizienter und hat eine größere Ausdauer. Sport ist ein wichtiger Bestandteil eines umfassenden Stressmanagements und einer insgesamt guten Gesundheit.

Menschen, die regelmäßig Sport treiben, leiden viel seltener an Müdigkeit und Depressionen. Anspannung, Depressionen, Gefühle der Unzulänglichkeit und Sorgen nehmen bei regelmäßiger Bewegung stark ab.

Es hat sich gezeigt, dass Bewegung allein einen enormen Einfluss auf die Verbesserung der Stimmung und die Fähigkeit hat, mit stressigen Lebenssituationen umzugehen. Dieser Effekt zeigt sich sowohl bei Jugendlichen als auch bei Erwachsenen. In einer Studie wurden 2223 Jungen und 2838 Mädchen (Durchschnittsalter 16,3 Jahre) aus zehn Teams und 25 verschiedenen Einzelsportarten auf den Zusammenhang zwischen emotionalem und psychischem Wohlbefinden untersucht. Das Engagement im Sport und in der aktiven Freizeitgestaltung erwies sich als positiv mit dem emotionalen Wohlbefinden verbunden, unabhängig von anderen Variablen.[8]

Ernährung

Jemand, der unter Stress oder Angst leidet, muss die Biochemie seines Körpers unterstützen, indem er einige wichtige Ernährungsrichtlinien befolgt:

- Eliminierung oder Einschränkung der Koffeinzufuhr
- Eliminierung oder Einschränkung des Alkoholkonsums
- Eliminierung raffinierter Kohlenhydrate aus der Nahrung
- Verzehr einer großen Auswahl an farbenreichen, vollwertigen Lebensmitteln
- Erhöhung des Kalium-Natrium-Verhältnisses
- Verzehr regelmäßig geplanter Mahlzeiten in einer entspannten Umgebung
- Kontrolle von Lebensmittelallergien

Laut Selye basiert die Frage, ob Stress schädlich ist oder nicht, auf der Stärke des Systems.[2] Aus rein physiologischer Sicht kann man eindringlich argumentieren, dass die Zufuhr einer hochwertigen Ernährung zu den Zellen des Körpers der entscheidende Faktor für die Bestimmung der Stärke des Systems ist.

Wenn die Essgewohnheiten der Amerikaner als Ganzes betrachtet werden, ist es kein Wunder, dass so viele Menschen unter Stress, Angst und Müdigkeit leiden. Die meisten Amerikaner versorgen ihren Körper nicht mit der hochwertigen Nahrung, die sie brauchen. Anstatt Lebensmittel zu essen, die reich an lebenswichtigen Nährstoffen sind, konzentrieren sie sich auf raffinierte Lebensmittel mit hohem Kaloriengehalt, Zucker, Fett und Cholesterin.

Koffein

Der durchschnittliche Amerikaner konsumiert 150–225 Milligramm Koffein pro Tag beziehungweise ungefähr die Menge an Koffein in zwei Tassen Kaffee. Obwohl einige Menschen mit dieser Menge umgehen können, sind andere empfindlicher auf die Auswirkungen von Koffein. Schon kleine Mengen können empfindliche Menschen beeinträchtigen, während Menschen mit normaler Empfindlichkeit nur auf große Mengen reagieren. Übermäßiger Koffeinkonsum kann »Koffeinismus« hervorrufen, der durch Symptome wie Depressionen, Nervosität, Reizbarkeit, wiederkehrende Kopfschmerzen, Herzklopfen und Schlaflosigkeit gekennzeichnet ist. Menschen, die anfällig für Stress und Angst sind, neigen dazu, besonders empfindlich auf Koffein zu reagieren.[9] Eine Möglichkeit festzustellen, ob Sie unter Koffeinismus leiden, besteht darin, den Konsum von Kaffee und allen anderen Quellen von Koffein (etwa Schokolade, Tee oder Medikamente mit Koffein) einzustellen. Wenn Sie Kopfschmerzen bekommen, ist das ein sicheres Zeichen dafür, dass Sie zu viel konsumieren.

Alkohol

Alkohol übt chemischen Stress auf den Körper aus und erhöht den oxidativen Stress, was zu einem Mangel des wichtigen intrazellulären Antioxidans Glutathion führt. Er erhöht auch die Produktion von Nebennierenhormonen und stört sowohl die normale Gehirnchemie als auch die normalen Schlafzyklen. Obwohl viele Menschen glauben, Alkohol habe eine beruhigende Wirkung, zeigte eine Studie mit 90 gesunden männlichen Freiwilligen, die entweder ein Placebo oder Alkohol erhielten, einen signifikanten Anstieg der Angstwerte nach dem Konsum von Alkohol.[10]

Raffinierte Kohlenhydrate und glykämische Schwankungen

Eine der Folgen der Stressreaktion ist das Wachstum der Bauchfettzellen und der Verlust von Muskelmasse, ein Szenario, das offensichtlich zu Insulinresistenz und Fettleibigkeit führt. Ein komplexer Satz von Ereignissen, die durch Cortisol orchestriert werden, das als Ergebnis der Stressreaktion freigesetzt wird, ist letztendlich dafür verantwortlich, dass Stress die Gewichtszunahme fördert. Cortisol ist auch ein Faktor, der zu schnell schwankenden Blutzuckerwerten beiträgt, die im Allgemeinen mit einem gewissen Grad von Insulinresistenz zusammenhängen und durch den übermäßigen Verzehr von Lebensmitteln mit hoher glykämischer Wirkung verschlimmert werden. Raffinierte Kohlenhydrate (zum Beispiel Zucker und Weißmehl) tragen bekanntlich zu Problemen bei der Blutzuckerkontrolle bei, vor allem zu Hypoglykämie (Unterzuckerung)und glykämischen Schwankungen. Der Zusammenhang zwischen Hypoglykämie und gestörter geistiger Funktion ist bekannt. Zahlreiche Studien haben gezeigt, dass sich bei depressiven Patienten häufig eine Hypoglykämie entwickelt.[11, 12] Da Depressionen eine der häufigsten Ursachen für Angstzustände sind, stellt dieser Befund eine Verbindung zwischen Hypoglykämie und Stressgefühlen her. Die einfache Eliminierung von raffinierten Kohlenhydraten aus der Ernährung kann alles sein, was für Patienten mit Depressionen oder Angstzuständen aufgrund von Hypoglykämie erforderlich ist.

Kalium-Natrium-Verhältnis

Eine der wichtigsten Ernährungsempfehlungen zur Unterstützung der Nebennieren ist die Gewährleistung eines angemessenen Kaliumspiegels im Körper. Dies kann am besten durch den Verzehr kaliumreicher Lebensmittel und die Vermeidung natriumreicher Lebensmittel erreicht werden. Die meisten Amerikaner haben ein Kalium-Natrium-Verhältnis (K:Na) von weniger als 1:2 in der Ernährung. Im Gegensatz dazu empfehlen die meisten Forscher ein diätetisches K:Na-Verhältnis von mehr als 5:1. Aber auch diese Empfehlung ist möglicherweise nicht optimal. Eine natürliche Ernährung, die reich an Obst und Gemüse ist, kann ein K:Na-Verhältnis von mehr als 50:1 erzeugen, da die meisten Früchte und Gemüse ein K:Na-Verhältnis von mehr als 100:1 haben.

Mahlzeitenplanung

Die Mahlzeiten sollten in einer entspannten Umgebung eingenommen werden. Wie bereits erwähnt, ist die Verdauung ein Prozess, der weitgehend vom parasympathischen Nervensystem gesteuert wird. Hastiges Essen oder Essen in einer lauten oder eiligen Umgebung ist nicht förderlich für eine gute Verdauung oder Gesundheit.

Lebensmittelallergien

Menschen mit Symptomen von Angst oder chronischer Müdigkeit sollten auf Lebensmittelallergien hin untersucht werden. Bereits 1930 bemerkte der bahnbrechende Allergiker Albert Rowe, dass Angst und Müdigkeit Schlüsselmerkmale von Lebensmittelallergien sind.[13] Ursprünglich beschrieb Rowe ein Syndrom, das als »allergische Toxämie« bekannt war, zu dem Symptome wie Angst, Müdigkeit, Muskel- und Gelenkschmerzen, Schläfrigkeit, Konzentrationsschwierigkeiten und Depressionen gehörten. Ab den 1950er-Jahren wurde dieses Syndrom als »allergisches Spannungs- und Ermüdungssyndrom« bezeichnet. Bei der aktuellen Fixierung auf das chronische Müdigkeitssyndrom vergessen viele Ärzte und andere Menschen, dass Lebensmittelallergien sowohl zu Angst als auch zu chronischer Müdigkeit führen können.

Nahrungsergänzungsmittel und pflanzliche Arzneimittel

Die ernährungsphysiologische und pflanzliche Unterstützung des Einzelnen bei Anzeichen und Symptomen von Stress umfasst im Wesentlichen die Unterstützung der Nebennieren. Langfristiger Stress und Kortikosteroide führen dazu, dass die Nebennieren schrumpfen und dysfunktional werden, was Angst, Depressionen und chronische Müdigkeit verschlimmert. Eine abnormale Nebennierenreaktion, entweder eine unzureichende oder eine übermäßige Hormonausschüttung, verändert die Reaktion einer Person auf Stress signifikant. Oft werden die Nebennieren durch die ständigen Anforderungen an sie »erschöpft«. Ein Mensch mit Nebennierenerschöpfung leidet in der Regel unter chronischer Müdigkeit und beklagt sich unter Umständen darüber, dass er sich »gestresst« oder chronisch ängstlich fühlt. Er hat typischerweise eine reduzierte Resistenz gegen Allergien und Infektionen.

Nahrungsergänzungsmittel

Die für die Unterstützung der Nebennierenfunktion besonders wichtigen Nährstoffe sind Vitamin C, Vitamin B_6 (Pyridoxin), Zink, Magnesium und Pantothensäure (Vitamin B_5). All diese Nährstoffe spielen eine entscheidende Rolle für die Gesundheit der Nebenniere und die Herstellung von Nebennierenhormonen. Bei Stress nimmt der Spiegel an diesen Nährstoffen in den Nebennieren erheblich ab.

So wird beispielsweise bei chemischem, emotionalem, psychologischem oder physiologischem Stress die Harnausscheidung von Vitamin C erhöht. Beispiele für chemische Stressoren sind Zigarettenrauch, Schadstoffe und Allergene. Zusätzliches Vitamin C in Form von Nahrungsergänzungsmitteln und einer höheren Aufnahme von Vitamin-C-reichen Lebensmitteln wird oft empfohlen, um das Immunsystem in Zeiten von Stress funktionstüchtig zu halten. Ebenso wichtig bei hohem Stress oder bei Menschen, die eine Nebennierenunterstützung benötigen, ist die Pantothensäure. Pantothensäuremangel führt zu Nebennierenatrophie, gekennzeichnet durch Müdigkeit, Kopfschmerzen, Schlafstörungen, Übelkeit und Bauchbeschwerden. Pantothensäure kommt in Vollkorn, Hülsenfrüchten, Blumenkohl, Brokkoli, Lachs, Leber, Süßkartoffeln und Tomaten vor. Bei Patienten, die unter chronischem Stress leiden oder in der Vergangenheit Corticosteroid (Prednison) eingenommen haben, liegt der typische Grad der Supplementierung bei 100–500 Milligramm pro Tag.

Gamma-Aminobuttersäure (GABA)

Gamma-Aminobuttersäure (GABA) ist ein wichtiger Neurotransmitter, der im gesamten zentralen Nervensystem reichlich und weit verbreitet ist. Ein niedriger GABA-Spiegel oder eine verminderte GABA-Funktion im Gehirn ist mit mehreren psychiatrischen und neurologischen Störungen verbunden, aber vor allem mit Angst, Depressionen, Schlaflosigkeit und Epilepsie. Derzeit interagieren viele beliebte angstlösende Medikamente – die beruhigenden Hypnotika – hauptsächlich mit GABA-Rezeptoren. Zu diesen Medikamenten gehören die Benzodiazepine wie Alprazolam (Xanax) und Diazepam (Valium) sowie Medikamente wie Flurazepam (Dalmane), Quazepam (Doral), Temazepam (Restoril), Triazolam (Halcion), Zolpidem (Ambien) und Baclofen (Kemstro und Lioresal). Wie klinische Studien mit dem Produkt PharmaGABA ergeben haben, das auf natürliche Weise durch einen Fermentationsprozess unter Verwendung von *Lactobacillus hilgardii* hergestellt wird, hat es signifikante Antistresswirkungen hat.[14] Vor allem hat sich erwiesen, dass PharmaGABA Entspannung hervorruft, wie Veränderungen in den Hirnstrommustern, dem Pupillendurchmesser und der Herzfrequenz zeigen, und Stressmarker, einschließlich des Cortisolspiegels im Speichel, reduziert. Diese Effekte werden als das Ergebnis der Aktivierung des parasympathischen Nervensystems und nicht des Passierens der Blut-Hirn-Schranke durch PharmaGABA angesehen. Die typische Dosierung beträgt 100–200 Milligramm bis zu dreimal täglich. Die allgemeine Richtlinie sieht vor, nicht mehr als 1000 Milligramm innerhalb eines Zeitraums von 4 Stunden und nicht mehr als 3000 Milligramm innerhalb eines Zeitraums von 24 Stunden einzunehmen.

Pflanzliche Arzneimittel

Mehrere pflanzliche Medikamente unterstützen die Nebennierenfunktion. Am bemerkenswertesten sind der Chinesische Ginseng *(Panax ginseng)* und der Sibirische Ginseng *(Eleutherococcus senticosus)*, Rhodiola *(Rhodiola rosea)* sowie Ashwagandha *(Withania somnifera)*. All diese Pflanzen wirken sich positiv auf die Nebennierenfunktion aus, erhöhen die Widerstandsfähigkeit gegen Stress und werden oft als »Adaptogene« bezeichnet. Diese Pflanzen wurden historisch für folgende Zwecke verwendet:

- Wiederherstellung der Vitalität bei geschwächten und schwachen Menschen
- Steigerung des Gefühls von Energie
- Verbesserung der geistigen und körperlichen Leistungsfähigkeit
- Verhinderung der negativen Auswirkungen von Stress und Verbesserung der Reaktion des Körpers auf Stress

Es hat sich gezeigt, dass sowohl Sibirischer als auch Chinesischer Ginseng die Fähigkeit verbessern, mit verschiedenen physischen und mentalen Stressfaktoren umzugehen.[15, 16] Vermutlich wird diese Antistressaktion durch Mechanismen vermittelt, die die Nebennieren steuern. Ginseng verzögert den Beginn der Alarmphase des allgemeinen Anpassungssyndroms und reduziert dessen Schwere.

Menschen, die eine der Ginseng-Arten einnehmen, berichten typischerweise von einem gesteigerten Wohlbefinden. Klinische Studien haben bestätigt, dass sowohl sibirischer als auch chinesischer Ginseng das Gefühl von Stress und Angst deutlich reduziert. So nahmen zum Beispiel in einer klinischen Doppelblindstudie Krankenschwestern, die von Tag- auf Nachtschicht gewechselt hatten, eine Selbsteinschätzung hinsichtlich Handlungskompetenz, Stimmung und allgemeines Wohlbefinden vor; ferner wurden sie einem Test auf geistige und körperliche Leistungsfähigkeit unterzogen, und ihre Blutkörperchenzahl und Blutchemie wurden untersucht.[17] Die Gruppe, der Chinesischer Ginseng verabreicht wurde, zeigte höhere Werte in Handlungskompetenz, Stimmung sowie geistige und körperliche Leistungsfähigkeit als die, die Placebos erhielt. Die Krankenschwestern, die den Ginseng einnahmen, fühlten sich wacher, jedoch auch ruhiger und konnten besser arbeiten als die Krankenschwestern, die keinen Ginseng einnahmen.

Zusätzlich zu diesen Humanstudien haben mehrere Tierversuche gezeigt, dass die Ginseng-Arten eine signifikante Antiangstwirkung ausüben. In mehreren dieser Studien waren die stresslösenden Effekte mit denen von Valium vergleichbar; während Valium jedoch Verhaltensveränderungen, sedative Effekte und eine beeinträchtigte motorische Aktivität verursacht, hat Ginseng keine dieser negativen Auswirkungen.[15, 16]

Auf der Grundlage der klinischen und tierischen Studien scheint Ginseng einen erheblichen Nutzen für Menschen zu bieten, die unter Stress und Angst leiden. Chinesischer Ginseng *(P. Ginseng)* wird allgemein als stärker angesehen als Sibirischer Ginseng. *P. Ginseng* ist wahrscheinlich besser für Menschen, die viel Stress erlebt haben, sich von einer langen Krankheit erholen oder über längere Zeit Kortikosteroide wie Prednison eingenommen haben. Für die Person, die unter leichtem bis mittlerem Stress steht und eine weniger offensichtliche Beeinträchtigung der Nebennierenfunktion erfährt, kann Sibirischer Ginseng die bessere Wahl sein. Die Dosierungen sind wie folgt:

Chinesischer oder Koreanischer Ginseng (Panax ginseng):

- Hochwertige rohe Ginsengwurzel: 1,5–2 Gramm ein- bis dreimal täglich
- Flüssigextrakt (mit einem Gehalt von mindestens 10,5 mg/ml Ginsenosiden mit Rg1: Rb1 größer oder gleich 0,5 durch HPLC): 2–4 Milliliter ein halber bis ganzer Teelöffel) ein- bis dreimal täglich
- Getrockneter Pulverextrakt, standardisiert auf 5 Prozent Ginsenoside mit einem Rb1/Rg1-Verhältnis von 2:1: 250 bis 500 Milligramm ein- bis dreimal täglich

Sibirischer Ginseng (Eleutherococcus senticosus):

- Getrocknete Wurzel: 2–4 Gramm ein- bis dreimal täglich
- Fluidextrakt (1:1): 2–4 Milliliter ein halber bis ganzer Teelöffel) beziehungsweise 2–4 Gramm ein- bis dreimal täglich
- Fester (trockener, pulverförmiger) Extrakt (20:1 oder standardisiert auf einen Gehalt von mehr als ein Prozent Eleutherosid E): 100–200 Milligramm ein bis drei Mal pro Tag.

Eine weitere nützliche pflanzliche Medizin zur Unterstützung des Stressmanagements ist *Rhodiola rosea* (Rosenwurz), eine beliebte Pflanze in traditionellen medizinischen Systemen in Osteuropa und

Asien, wo sie üblicherweise zur Bekämpfung von Müdigkeit und zur Wiederherstellung der Energie empfohlen wird. Die moderne Forschung hat diese Effekte und ihre Eigenschaften als Adaptogen bestätigt. Die adaptogene Wirkung von Rosenwurz unterscheidet sich jedoch von der von chinesischen und sibirischen Ginsengen, die hauptsächlich auf die Achse Hypothalamus-Hypophyse-Nebenniere wirken. Rosenwurz scheint die adaptogene Wirkung durch die Beeinflussung von Neurotransmittern und Endorphinen auszuüben. Rhodiola scheint unter akuten Stressbedingungen einen Vorteil gegenüber anderen Adaptogenen zu bieten, da es ein größeres Gefühl von Entspannung und Antiangstwirkung erzeugt. Eine Einzeldosis Rhodiolaextrakt vor akuten Stressereignissen verhindert nachweislich stressbedingte Störungen in Funktion und Leistung, aber wie Ginseng hat auch *R. rosea* positive Ergebnisse bei langfristigem Gebrauch gezeigt.[18–21] In einer randomisierten, placebokontrollierten Studie mit 60 Patienten mit stressbedingter Erschöpfung wurde festgestellt, dass Rhodiola einen Antimüdigkeitseffekt hat, der die mentale Leistungsfähigkeit erhöht, vor allem die Konzentrationsfähigkeit; es verringerte auch die Cortisolreaktion auf den Stress des Erwachens aus dem Schlaf.[21]

Auf der Grundlage der Ergebnisse klinischer Studien mit einem standardisierten *R.-rosea*-Extrakt variiert die therapeutische Dosis je nach Rosavingehalt. Für ein Dosisziel von 3,6 bis 7,2 Milligramm Rosavin würde die Tagesdosis 360 bis 600 Milligramm für einen auf 1 Prozent Rosavin standardisierten Extrakt, 180 bis 300 Milligramm für 2 Prozent Rosavin und 100 bis 200 Milligramm für 3,6 Prozent Rosavin betragen. Wenn Rosenwurz als Adaptogen verwendet wird, beginnt die Langzeitverabreichung in der Regel mehrere Wochen vor einer Periode mit einer erwarteten erhöhten physiologischen, chemischen oder biologischen Belastung und wird über die Dauer des herausfordernden Ereignisses oder der herausfordernden Aktivität fortgesetzt. Wenn Rhodiola als Einzeldosis bei akutem Stress (zum Beispiel für eine Prüfung oder einen sportlichen Wettkampf) verwendet wird, ist die empfohlene Dosis das Dreifache der Dosis, die für eine langfristige Ergänzung verwendet wird. In den klinischen Studien wurden keine Nebenwirkungen berichtet, aber bei höheren Dosierungen können manche Menschen eine größere Reizbarkeit und Schlaflosigkeit erfahren.

Klinische Studien mit Sensoril, einem patentierten proprietären Extrakt aus Wurzeln und Blättern von Ashwagandha *(Withania somnifera)*, haben erhebliche Antistress- und adaptogene Effekte gezeigt. In einer Doppelblindstudie wiesen chronisch gestresste Probanden, die Sensoril einnahmen, signifikante Verringerungen von Angstzuständen, Serumcortisol, C-reaktivem Protein, Pulsfrequenz und Blutdruck im Vergleich zur Placebogruppe sowie signifikante Erhöhungen von Serum-DHEA und Hämoglobin auf. Darüber hinaus gab es dosisabhängige Reaktionen bei der Senkung des Nüchternblutzuckerspiegels und der Verbesserung des Blutcholesterinspiegels. Die Dosierung beträgt 125–250 Milligramm pro Tag.[22]

Zusätzliche Therapien

DHEA (Dehydroepiandrosteron)

Bei längerem Stress wird der DHEA-Spiegel tendenziell reduziert. Einer der Schlüsselindikatoren für zu viel Stress oder eine schlechte Stressreaktion ist eine Reduzierung des Speichel-DHEA und eine Erhöhung des Speichel-Cortisols. Die DHEA-Supplementierung wird wegen ihrer wichtigen gesundheitsfördernden Wirkung anerkannt, einschließlich der Fähigkeit, den Cortisolspiegel zu senken.[23] Für Männer im Alter von 40 bis 50 Jahren empfehlen wir DHEA, wenn sie über verminderte Libido oder Müdigkeit klagen, wenn sie an Diabetes leiden oder wenn sie über einen längeren Zeitraum starkem Stress ausgesetzt waren. Die Dosierung sollte auf Grundlage der Blutspiegel von DHEA und Testosteron festgelegt werden; sie liegt in der Regel zwischen 15 und 25 Milligramm pro Tag. Bei Männern über 50 Jahren liegt die von uns empfohlene Dosierung typischerweise zwischen 25 und 50 Milligramm. Für Frauen, die noch nicht in den Wechseljahren sind, empfehlen wir DHEA nicht, es sei denn, es gibt eine Bestätigung, dass die DHEA-Werte tatsächlich niedrig sind. Der Grund dafür ist, dass es bei vielen Frauen mit der Annäherung an die Menopause tatsächlich einen Anstieg der DHEA-Werte gibt. Die Einnahme von zusätzlichem DHEA kann zu Akne und verstärkter Gesichtsbehaarung führen. Nach der

Menopause kann DHEA mit Vorsicht und in niedrigen Dosierungen von 5 bis 15 Milligramm verwendet werden, es sei denn, die Frau hat eine Autoimmunerkrankung oder Diabetes.

Stressmanagement-Programme

Man nimmt an, dass überwachte Stressmanagementprogramme eine höhere Compliance und bessere Ergebnisse bieten als unbeaufsichtigte, patientengesteuerte Programme. In einer Studie bewerteten Stressmanagementexperten sechs weit verbreitete berufliche Stressbewältigungsmaßnahmen (Entspannung, körperliche Fitness, kognitive Restrukturierung, Meditation, Selbstbehauptungstraining und Stressimpfung) anhand von zehn praktischen Kriterien und sieben Wirksamkeitszielen. Sie fanden heraus, dass Entspannung die praktikabelste Intervention war und Meditation und Stressimpfung am wenigsten praktikabel waren. Die körperliche Fitness wurde als effektivste Intervention eingestuft, und sowohl das Meditations- als auch das Selbstbehauptungstraining wurden insgesamt als am wenigsten effektiv eingestuft. Diese Ergebnisse deuten darauf hin, dass körperliche Bewegung die effektivste Intervention war, obwohl Entspannungstraining die praktikabelste sein kann.[24]

Obwohl sich in dieser Bewertung gezeigt hat, dass Meditation die am wenigsten praktikable und am wenigsten effektive Methode ist, kann sie, wenn sie Teil eines überwachten Programms ist, sehr effektiv sein. In einer Studie mit 103 Erwachsenen haben 59 Prozent beziehungsweise 61 Prozent der Meditations- und Kontrollgruppe die Studie abgeschlossen.[25] Das Interventionsprogramm bestand aus einem 8-wöchigen Gruppenprogramm zur Stressreduzierung, in dem die Probanden die Achtsamkeitsmeditation für Alltagssituationen lernten, übten und anwandten. Die Mitglieder der Kontrollgruppe erhielten Lehrmaterial und wurden ermutigt, Angebote ihrer örtlichen Gemeinde für das Stressmanagement zu nutzen. Im Vergleich zur Kontrollgruppe berichteten die Interventionspatienten über signifikante Verringerungen der Wirkung von Alltagsbeschwerden (24 Prozent), psychischer Belastung (44 Prozent) und medizinischen Symptomen (46 Prozent); diese bestanden auch noch bei der Nachbeobachtung nach 3 Monaten.

Schnellüberblick

- Wie ein Mensch mit Stress umgeht, spielt eine wichtige Rolle bei der Bestimmung seines Gesundheitszustandes.
- Das Stressmanagement kann durch die Konzentration auf die folgenden sechs gleich wichtigen Bereiche erheblich verbessert werden:
  - → Techniken zur Beruhigung des Geistes, zur Förderung des parasympathischen Tonus und zur Förderung einer positiven mentalen Einstellung
  - → Lebensstilfaktoren
  - → Körperliche Bewegung
  - → Eine gesunde Ernährung, die den Körper und physiologische Prozesse unterstützt
  - → Nahrungsergänzungsmittel und pflanzliche Präparate zur Unterstützung des gesamten Körpers, vor allem der Nebennieren
  - → Überwachtes Stressmanagementprogramm
- Eine der wirkungsvollsten Methoden, weniger Stress und mehr Energie im Körper zu erzeugen, ist die Zwerchfellatmung.
- Das Erlernen von Zeitmanagement und effektiver Kommunikation trägt sehr viel zum Abbau von Stress bei.
- Bewegung ist ein wichtiger Bestandteil eines umfassenden Stressmanagements und fördert eine insgesamt gute Gesundheit.
- Übermäßiger Koffeinkonsum kann »Koffeinismus« hervorrufen, der durch Symptome wie Depressionen, Nervosität, Reizbarkeit, wiederkehrende Kopfschmerzen, Herzklopfen und Schlaflosigkeit gekennzeichnet ist.
- Eine der Folgen der Stressreaktion ist das Wachstum der Bauchfettzellen und der Verlust von Muskelmasse – ein Szenario, das zu Insulinresistenz und Fettleibigkeit führt.
- Eine der wichtigsten Ernährungsempfehlungen zur Unterstützung der Nebennieren ist die Gewährleistung eines angemessenen Kaliumspiegels im Körper.
- Die für die Unterstützung der Nebennierenfunktion besonders wichtigen Nährstoffe sind Vitamin C, Vitamin B6, Zink, Magnesium und Pantothensäure.
- Klinische Studien mit PharmaGABA haben gezeigt, dass es signifikante Antistresswirkungen hat.
- Chinesischer Ginseng *(Panax ginseng)* und Sibirischer Ginseng *(Eleutherococcus senticosus)*, Rhodiola *(Rhodiola rosea)* sowie Ashwagandha *(Withania somnifera)* wirken sich positiv auf die Nebennierenfunktion aus und erhöhen die Widerstandsfähigkeit gegen Stress.
- Eine DHEA-Supplementierung kann helfen, den Cortisolspiegel zu senken.
- Formale Stressmanagementprogramme bringen messbare Vorteile.

Behandlungsübersicht

Ein umfassender Ansatz für ein gesünderes, ruhigeres Leben ist ein absolutes Muss im modernen Leben. Nachfolgend finden Sie Richtlinien, die darauf basieren, wie viel Unterstützung die Person braucht.

Unterstützung auf Stufe 1

Zusätzlich zu den oben beschriebenen allgemeinen Lebens- und Ernährungsrichtlinien und dem regelmäßigen Einsatz von Techniken zur Beruhigung von Geist und Körper beinhaltet die Unterstützung auf Stufe 1 lediglich die vier in Teil II dargestellten Eckpfeiler einer guten Gesundheit:

- eine positive mentale Einstellung
- einen gesunden Lebensstil
- eine gesunde Ernährung
- ergänzende Maßnahmen

Unterstützung auf Stufe 2

Die Unterstützung auf Stufe 2 Stufe umfasst über Stufe 1 hinaus den Einsatz von PharmaGABA (100–200 Milligramm bis zu sechsmal täglich) zur Behandlung von situativem Stress und Nervosität.

Unterstützung auf Stufe 3

Bei ängstlicheren Personen umfasst die Unterstützung der Stufe 3 über Stufe 2 hinaus die Verwendung eines pflanzlichen Adaptogens (mit den oben genannten Dosierungen).

Unterstützung auf Stufe 4

Für Menschen, die signifikante Anzeichen von Nebennierenermüdung, generalisierter Erschöpfung und/oder Angst aufweisen, umfasst die Unterstützung der Stufe 4 über Stufe 3 hinaus die Empfehlungen im Kapitel »Angst« und/oder im Kapitel »Schlaflosigkeit«.

ADIPOSITAS UND GEWICHTSKONTROLLE

Einführung

Jedes Jahr kosten Adipositaserkrankungen in den Vereinigten Staaten über 100 Milliarden Dollar und verursachen schätzungsweise 300 000 vorzeitige Todesfälle, was ein sehr starkes Argument dafür ist, dass die Adipositasepidemie die bedeutendste Bedrohung für die Zukunft dieses Landes und anderer Nationen ist. 1962 waren 13 Prozent der Amerikaner fettleibig. Bis 1980 war der Anteil auf 15 Prozent gestiegen, bis 1994 auf 23 Prozent, und bis zum Jahr 2004 hatte die Fettleibigkeit in Amerika eine Quote von jedem Dritten oder 33 Prozent erreicht. Etwa 65 Millionen erwachsene Amerikaner sind heute fettleibig – das ist mehr als die Bevölkerung Großbritanniens, Frankreichs oder Italiens. So alarmierend diese Statistiken auch sein mögen, muss darauf hingewiesen werden, dass kein Ende in Sicht ist, denn auch der Prozentsatz der fettleibigen Kinder steigt auf besonders alarmierende Weise an. Es wird heute geschätzt, dass 16,9 Prozent der Kinder und Jugendlichen im Alter von 2 bis 19 Jahren fettleibig sind. Angesichts der gesundheitlichen Herausforderungen im Zusammenhang mit Adipositas ist die Bedeutung dieser Erhöhungen erschütternd.[1–5]

Adipositas und Gesundheit

Können Sie sowohl fett als auch gesund sein? Nein. Detaillierten Studien zufolge ist Fettleibigkeit gesundheitsschädlicher als Rauchen, hoher Alkoholkonsum oder Armut.[4, 5] Fettleibigkeit betrifft alle wichtigen Körpersysteme – Herz, Lunge, Muskeln und Knochen. Die mit Adipositas verbundenen gesundheitlichen Auswirkungen umfassen unter anderem die folgenden Punkte:

Bluthochdruck. Zusätzliches Fettgewebe im Körper benötigt zum Leben Sauerstoff und Nährstoffe, und deshalb müssen die Blutgefäße mehr Blut zum Fettgewebe zirkulieren lassen. Dies erhöht die Arbeitsbelastung des Herzens, da es mehr Blut durch zusätzliche Blutgefäße pumpen muss. Mehr zirkulierendes Blut bedeutet auch mehr Druck auf die Arterienwände. Ein höherer Druck auf die Arterienwände erhöht den Blutdruck. Darüber hinaus kann zusätzliches Gewicht die Herzfrequenz erhöhen und die Fähigkeit des Körpers, Blut durch die Gefäße zu transportieren, verringern.

Diabetes. Fettleibigkeit, besonders abdominale Adipositas, ist die Hauptursache für Typ-2-Diabetes. Fettleibigkeit kann zu einer Resistenz gegen Insulin führen, das Hormon, das den Blutzucker reguliert. Wenn Fettleibigkeit eine Insulinresistenz verursacht, wird der Blutzuckerspiegel des Körpers erhöht. Schon moderate Adipositas erhöht das Risiko für Diabetes dramatisch.

Herzerkrankungen. Arteriosklerose (Verhärtung der Arterien) ist bei adipösen Menschen zehnmal häufiger vorhanden als bei denen, die nicht adipös sind. Ebenfalls häufig tritt die koronare Herzkrankheit auf, da sich Fettablagerungen in Arterien, die das Herz versorgen, bilden. Verengte Arterien und eine verminderte Durchblutung des Herzens können Brustschmerzen (Angina Pectoris) oder einen Herzinfarkt verursachen. Auch können sich Blutgerinnsel in verengten Arterien bilden und einen Schlaganfall verursachen.

Krebs. Bei Frauen trägt Übergewicht zu einem erhöhten Risiko für eine Vielzahl von Krebsarten bei, einschließlich derjenigen an Brust, Dickdarm, Gallenblase und Gebärmutter. Männer mit Übergewicht haben ein höheres Risiko für Darm- und Prostatakrebs.

Gelenkprobleme, einschließlich Arthrose. Adipositas kann die Knie und Hüften beeinträchtigen, da die Gelenke durch zusätzliches Gewicht belastet werden. Eine Gelenkersatzoperation, wie sie häufig an beschädigten Gelenken durchgeführt wird, kommt für eine fettleibige Person möglicherweise nicht infrage, da ein höheres Risiko besteht, dass das künstliche Gelenk sich lockert und dadurch weitere Schäden verursacht.

Schlafapnoe und Atembeschwerden. Schlafapnoe, die dazu führt, dass Menschen für kurze Zeit nicht mehr atmen, unterbricht den Schlaf die ganze Nacht über; die Folge ist Schläfrigkeit pro Tag. Sie verursacht auch starkes Schnarchen. Atembeschwerden im Zusammenhang mit Fettleibigkeit treten auf, wenn das zusätzliche Gewicht der Brustwand die Lunge zusammendrückt und eine eingeschränkte Atmung verursacht. Schlafapnoe ist auch mit Bluthochdruck verbunden.

Psychosoziale Auswirkungen. In einer Kultur, in der das Ideal der körperlichen Attraktivität oft darin besteht, besonders schlank zu sein, erleiden Menschen, die übergewichtig oder fettleibig sind, häufig Nachteile. Übergewichtige und fettleibige Menschen werden oft für ihren Zustand verantwortlich gemacht und können als faul oder willensschwach angesehen werden. Es ist nicht ungewöhnlich, dass übergewichtige oder fettleibige Menschen ein geringeres Einkommen oder weniger oder keine Liebesbeziehungen haben. Die von einigen Personen geäußerte Ablehnung von übergewichtigen Menschen kann zu Vorurteilen, Diskriminierung und sogar zu Quälereien führen.

Die Lebenserwartung adipöser Menschen ist im Durchschnitt 5–7 Jahre kürzer als die von Normalgewichtigen, wobei eine stärkere Adipositas mit einem höheren relativen Risiko für frühe Mortalität verbunden ist.[4, 5] Der größte Teil des erhöhten Risikos für die frühe Sterblichkeit ist auf Herz-Kreislauf-Erkrankungen zurückzuführen, da Fettleibigkeit ein enormes Risiko für Typ-2-Diabetes, erhöhten Cholesterinspiegel, hohen Blutdruck und andere Faktoren, die zur Atherosklerose beitragen, mit sich bringt. Im Jahr 2009 wurden die jährlichen medizinischen Ausgaben aufgrund von Übergewicht und Fettleibigkeit auf 147 Milliarden US-Dollar geschätzt.[6]

Gesundheitliche Probleme aufgrund von Fettleibigkeit

- Kardiovaskuläre Probleme
  - Angina pectoris
  - Atherosklerose
  - Bluthochdruck
  - Herzinfarkt
  - Hoher Cholesterinspiegel
  - Herzinsuffizienz
  - Lungenembolie
  - Schlaganfall
  - Tiefe Venenthrombose
- Hautprobleme
  - Cellulite
  - Dehnungsstreifen
  - Hirsutismus
  - Intertrigo
  - Lymphödeme
- Hormonelle und reproduktive Probleme
  - Diabetes
  - Komplikationen während der Schwangerschaft
  - Intrauteriner Tod des Fötus
  - Menstruationsstörungen
  - Polyzystisches Ovarialsyndrom
  - Unfruchtbarkeit
- Magen-Darm-Probleme
  - Fettleber
  - Gallensteine
  - Gastroösophageale Refluxerkrankung
- Neurologische Probleme
  - Demenz
  - Idiopathische intrakranielle Hypertonie
  - Karpaltunnelsyndrom
  - Migräne-Kopfschmerzen
  - Multiple Sklerose
- Krebs
- Psychische Gesundheitsprobleme
  - Depressionen
  - Soziale Stigmatisierung
- Respiratorische Probleme
  - Asthma
  - Obstruktive Schlafapnoe
- Rheumatologische und orthopädische Probleme
  - Arthrose
  - Chronische Schmerzen im unteren Rückenbereich
  - Gicht
- Genital- und Harnwegsprobleme
  - Chronisches Nierenversagen
  - Erektionsstörungen

- Harninkontinenz
- Hypogonadismus

Definition der Adipositas

Die Grunddefinition von Adipositas ist eine übermäßige Menge an Körperfett. Ein einfaches Maß, der sogenannte Body-Mass-Index (BMI), ist heute der anerkannte Standard für die Klassifizierung von Individuen in Bezug auf ihre Körperzusammensetzung und korreliert im Allgemeinen gut mit dem gesamten Körperfett einer Person. (Dies gilt möglicherweise nicht für einige sehr muskulöse Sportler, deren Körpergewicht sie in die Kategorie des Übergewichts einordnen kann, obwohl sie einen geringen Anteil an Körperfett haben.) Der BMI errechnet sich aus der Division des Gewichts einer Person in Kilogramm durch das Quadrat der Körpergröße in Metern. Auf der nächsten Seite finden Sie eine einfache Tabelle zur Bestimmung Ihres BMI. Um die Tabelle zu verwenden, suchen Sie Ihre Körpergröße in der linken Spalte. Gehen Sie dann zu der Spalte mit Ihrem Gewicht. Die Zahl oben in der Spalte ist der BMI für diese Größe und dieses Gewicht.

Ein BMI von 25 bis 29,9 ist ein Marker für Übergewicht, während jemand, der einen BMI von 30 oder mehr hat, als adipös gilt. Um den BMI zu veranschaulichen, liegt eine Frau mit einer Größe von 1,62 Metern mit einem BMI von 30 etwa 14 Kilogramm über ihrem idealen Körpergewicht. Adipositas ist also keine Frage eines unproblematischen Übergewichts von ein paar Pfunden. Sie entspricht einer beträchtlichen Menge an überschüssigem Fett.

Es gibt noch eine weitere Berechnung, die wichtig ist: Ihr Taillenumfang. Die Kombination aus BMI und Taillenumfang ist ein sehr guter Indikator für Ihr Risiko für alle mit Fettleibigkeit verbundenen Krankheiten, vor allem für die wichtigsten Todesursachen: Herzkrankheiten, Schlaganfall, Krebs und Diabetes.

BMI-Tabelle

BMI (kg/m²)	19	20	21	22	23	24	25	26	27	28	29	30	35	40
Größe (m)	Gewicht (kg)													
1,47	41	43	45	47	50	52	54	56	58	61	63	65	76	87
1,50	42	45	47	49	52	54	56	58	60	63	65	67	78	90
1,52	44	46	48	51	53	56	58	60	63	65	67	69	81	92
1,55	45	48	50	52	55	57	60	62	65	67	69	71	84	96
1,57	47	49	52	54	57	59	62	64	67	69	71	74	86	99
1,60	48	51	53	56	59	61	64	66	69	71	74	77	89	102
1,62	50	53	55	58	61	63	66	68	71	74	77	79	92	105
1,65	52	54	57	60	62	65	68	71	73	76	79	82	95	109
1,68	53	56	59	62	64	67	70	73	76	78	81	84	98	112
1,70	55	58	61	63	66	70	72	75	78	81	84	87	101	116
1,73	57	59	63	65	68	72	74	77	80	83	86	89	104	119
1,75	58	61	64	67	70	73	77	80	82	86	89	92	107	122
1,78	60	63	66	69	72	76	79	82	85	88	92	94	110	126
1,80	62	65	68	71	75	78	81	84	87	91	94	97	113	130
1,83	63	67	70	73	77	80	83	87	90	93	97	100	117	133
1,85	65	68	72	75	79	83	86	89	92	96	99	103	120	137
1,88	67	70	74	77	81	84	88	92	95	99	102	106	123	141
1,90	70	72	76	80	83	87	91	94	98	102	105	109	126	145
1,93	71	74	78	82	86	89	93	97	100	104	108	111	130	149

Krankheitsrisiko nach BMI und Taillenumfang		
BMI	Taillenumfang kleiner oder gleich 102 cm (Männer) bzw. 89 cm (Frauen)	Taillenumfang größer als 102 cm (Männer) bzw. 89 cm (Frauen)
18,5 oder weniger (untergewichtig)	Kein erhöhtes Krankheitsrisiko	Kein erhöhtes Krankheitsrisiko
18,5–24,9 (normalgewichtig)	Kein erhöhtes Krankheitsrisiko	Kein erhöhtes Krankheitsrisiko
25,0–29,9 (übergewichtig)	Erhöhtes Krankheitsrisiko	Hohes Krankheitsrisiko
30,0–34,9 (adipös)	Hohes Krankheitsrisiko	Sehr hohes Krankheitsrisiko
35,0–39,9 (adipös)	Sehr hohes Krankheitsrisiko	Sehr hohes Krankheitsrisiko
40 oder größer (extrem adipös)	Extrem hohes Krankheitsrisiko	Extrem hohes Krankheitsrisiko

Abdominale Adipositas

Abdominale Adipositas ist in hohem Maße mit dem metabolischen Syndrom, der Insulinresistenz, erhöhten Entzündungsmarkern, hohem Cholesterinspiegel und/oder Triglyceriden und hohem Blutdruck verbunden. Sie ist viel stärker mit diesen Faktoren verknüpft als der Body-Mass-Index. Es scheint also, dass es nicht darum geht, wie viel Sie wiegen, sondern dass Ihr Risiko für Herz-Kreislauf-Erkrankungen dadurch bestimmt wird, wo Sie Ihr Fett speichern.

Bauchfettgewebe galt bisher als träges Lagerdepot. Das aktuelle Konzept beschreibt Fettgewebe jedoch als komplexes und hochaktives Stoffwechsel- und Hormonsystem. Fettzellen schütten hormonähnliche Verbindungen aus, die als Adipokine bekannt sind und die Insulinempfindlichkeit sowie den Appetit kontrollieren. Wenn sich Bauchfett ansammelt, führt es zu Veränderungen bei den Adipokinen, die letztlich die Insulinresistenz und den Appetit steigern und dadurch mehr Bauchfett hinzufügen. Glücklicherweise kann die Reduzierung von Bauchfett durch Diät und erhöhte körperliche Aktivität die Insulinempfindlichkeit wiederherstellen und den Appetit reduzieren.

Um Ihren Taillenumfang zu bestimmen, legen Sie ein Maßband um den Bauch direkt über dem oberen Hüftknochen. Es sollte eng anliegen, aber nicht fest gespannt sein. Wenn Ihr Taillenumfang als Mann größer als 102 Zentimeter oder als Frau größer als 89 Zentimeter ist, brauchen Sie keine weiteren Berechnungen durchzuführen, da sich dieser Messwert allein als ein wichtiger Risikofaktor sowohl für Herz-Kreislauf-Erkrankungen als auch für Typ-2-Diabetes erwiesen hat. Wenn Ihr Taillenumfang kleiner als diese Werte ist, müssen Sie Ihr Taillen-Hüft-Verhältnis bestimmen. Hierzu messen Sie den Umfang Ihrer Hüfte an der breitesten Stelle. Teilen Sie den Taillenumfang durch den Hüftumfang. Ein Taillen-Hüft-Verhältnis über 1,0 bei Männern beziehungsweise über 0,8 bei Frauen erhöht das Risiko für Herz-Kreislauf-Erkrankungen, Typ-2-Diabetes, Bluthochdruck und Gicht.

1. Messen Sie den Umfang Ihrer Taille: _____

2. Messen Sie den Umfang Ihrer Hüfte: _____

3. Teilen Sie den Taillenumfang durch den Hüftumfang (das ist Ihr Taillen-Hüft-Verhältnis): _____

Körperfett und Körpergewicht

Die Zahl auf der Waage stellt Ihr Gesamtgewicht dar, nicht die Körperzusammensetzung (Verhältnis von Fett zu Muskeln). Es ist das erhöhte Körperfett, das mit schlechten Gesundheitsergebnissen verbunden ist, nicht erhöhtes Körpergewicht. Beispielsweise können Menschen mit einem normalen BMI Typ-2-Diabetes entwickeln, wenn sie einen erhöhten Körperfettanteil haben, vor allem wenn sich überschüssiges Fett um die Taille sammelt. Um die Körperzusammensetzung genauer zu bestimmen, empfehlen wir die Verwendung einer Waage, die eine sichere, sehr geringe Stromstärke verwendet, um den Körperfettanteil durch bioelektrische Impedanz zu messen. Da Fett nicht viel Bioelektrizität leitet, ist ein höherer Impedanzgrad der elektrischen Ladung mit einem höheren Anteil an Körperfett verbunden. Die beliebtesten Waagen dieser Art werden von Tanita *(www.tanita.com)* hergestellt und kosten je nach Ausstattung zwischen 45 und 150 Euro. Im Idealfall

Körperfett-Bewertungstabelle zur Verwendung mit einer Körperfettwaage					
Männer					
Alter	Riskant	Hervorragend	Gut	Mittelmäßig	Schlecht
19–24	<6%	10,8%	14,9%	19,0%	23,3%
25–29	<6%	12,8%	16,5%	20,3%	24,4%
30–34	<6%	14,5%	18,0%	21,5%	25,2%
35–39	<6%	16,1%	19,4%	22,6%	26,1%
40–44	<6%	17,5%	20,5%	23,6%	26,9%
45–49	<6%	18,6%	21,5%	24,5%	27,6%
50–54	<6%	19,8%	22,7%	25,6%	28,7%
55–59	<6%	20,2%	23,2%	26,2%	29,3%
60+	<6%	20,3%	23,5%	26,7%	29,8%
Frauen					
Alter	Riskant	Hervorragend	Gut	Mittelmäßig	Schlecht
19–24	<9%	18,9%	22,1%	25,0%	29,6%
25–29	<9%	18,9%	22,0%	25,4%	29,8%
30–34	<9%	19,7%	22,7%	26,4%	30,5%
35–39	<9%	21,0%	24,0%	27,7%	31,5%
40–44	<9%	22,6%	25,6%	29,3%	32,8%
45–49	<9%	24,3%	27,3%	30,9%	34,1%
50–54	<9%	26,6%	29,7%	33,1%	36,2%
55–59	<9%	27,4%	30,7%	34,0%	37,3%
60+	<9%	27,6%	31,0%	34,4%	38,0%

sollten Frauen bestrebt sein, ihr Körperfett unter 25 Prozent zu halten, Männer unter 20 Prozent.

Ursachen der Adipositas

Ob es nun ein bestimmtes »Adipositasgen« gibt oder nicht, die Tendenz zu Übergewicht ist eindeutig vererbt. Dennoch können selbst Hochrisikopersonen Fettleibigkeit vermeiden, was darauf hindeutet, dass Ernährungs- und Lebensgewohnheiten (vor allem wenig oder keine körperliche Aktivität) die Hauptverantwortung für Fettleibigkeit tragen. Bei der Suche nach möglichen Ursachen jenseits von Ernährung und Lebensstil haben sich die Forscher sowohl auf psychologische als auch auf physiologische Faktoren konzentriert.

Psychologische Faktoren

In der Vergangenheit wurden psychologische Faktoren als weitgehend verantwortlich für Adipositas angesehen. Eine frühe populäre Theorie schlug vor, dass übergewichtige Menschen unempfindlich gegenüber internen Signalen für Hunger und Sättigung sind und gleichzeitig extrem empfindlich auf externe Reize (Sehen, Riechen und Schmecken) reagieren, die den Appetit erhöhen können. Eine Quelle für externe Reize, die eindeutig mit Fettleibigkeit in Verbindung gebracht wird, ist das Fernsehen. Wie sich erwiesen hat, ist das Fernsehen mit dem Auftreten von Fettleibigkeit verbunden, und es gibt einen dosisabhängigen Effekt. Erhöhter Fernsehkonsum und verminderte körperliche Aktivität gelten als Hauptursachen für die wachsende Zahl fettleibiger Kinder in den Vereinigten Staaten. Das Fernsehen in der Kindheit und Jugend ist nicht nur mit Übergewicht, sondern auch mit schlechter Fitness und mit Fettleibigkeit, Rauchen und erhöhtem Cholesterinspiegel im Erwachsenenalter verbunden, was darauf hindeutet, dass übermäßiges Fernsehen langfristig negative Auswirkungen auf die Gesundheit hat.[7]

Doch auch bei Erwachsenen trägt das Fernsehen zu Übergewicht bei. In einer Studie beantworteten 50 277 Frauen, die einen BMI unter 30 hatten, Fragen zur physischen Aktivität. Während der 6 Jahre dauernden Nachbeobachtung wurden 3757 (7,5 Prozent) adipös (BMI größer/gleich 30) und 1515 neue Fälle von Typ-2-Diabetes traten auf. Die Zeit, die mit Fernsehen verbracht wurde, war positiv mit dem Risiko von Fettleibigkeit und Typ-2-Diabetes verbunden. Jede 2-stündige Zunahme des Fernsehkonsums pro Tag war mit einem Anstieg der Fettleibigkeit um 23 Prozent und einem Anstieg des Diabetesrisikos um 14 Prozent verbunden. Demgegenüber war jede 2-stündige Zunahme sitzender Arbeit pro Tag mit einem Anstieg der Adipositas um 5 Prozent und einem Anstieg von 7 Prozent bei Diabetes verbunden.[8]

Obwohl das Fernsehen gut zur psychologischen Theorie passt (erhöhte Empfindlichkeit gegenüber externen Signalen), fördern mehrere physiologische Effekte des Fernsehens die Fettleibigkeit; so führen zum Beispiel die Verringerung der körperlichen Aktivität und die Senkung des Grundumsatzes zu einem ähnlichen Niveau wie in tranceartigen Zuständen. Diese Faktoren unterstützen eindeutig die physiologische Sichtweise.

Physiologische Faktoren

Obwohl die psychologischen Theorien von dem Grundgedanken ausgehen, dass fettleibige Menschen eine verminderte Empfindlichkeit gegenüber internen Signalen für Hunger und Sättigung haben, stellt eine aufkommende Theorie zur Fettleibigkeit fast das Gegenteil fest: dass fettleibige Menschen extrem empfindlich auf bestimmte interne Signale zu reagieren scheinen.[4] Leider führen diese Signale aufgrund einer Kombination aus genetischen, diätetischen und Lebensstilfaktoren zu einer gestörten Kontrolle des Appetits. Im Zentrum dieser Dysfunktion steht in vielen Fällen die Resistenz gegen das Hormon Insulin, eine konditionierte Reaktion auf eine hochglykämische Ernährung. Die Entwicklung, Zunahme und Aufrechterhaltung von Fettleibigkeit bildet einen Teufelskreis aus positivem Feedback, bestehend aus Insulinresistenz, abdominaler Fettleibigkeit, Veränderungen der Fettzellenhormone, die als Adipokine bekannt sind, Verlust der Appetitkontrolle, beeinträchtigter diätinduzierter Thermogenese und niedrigem Serotoninspiegel im Gehirn. All diese Faktoren sind miteinander verbunden und unterstützen die Theorie, dass Fettleibigkeit in erster Linie eine adaptive Reaktion ist, die außer Kontrolle geraten ist. Wenn es nicht gelingt, diese zugrunde liegenden Bereiche anzugehen und eine angemessene psychologische Unterstützung zu bieten, führt dies bestenfalls zu einer vorübergehenden Gewichtsabnahme.

Der Sollwert

Das Körpergewicht ist eng mit dem sogenannten »Sollwert« verbunden – dem Gewicht, das ein Körper zu halten versucht, indem er die Menge der aufgenommenen Nahrung und Kalorien reguliert. Die Forschung mit Tieren und Menschen hat ergeben, dass jede Person ein programmiertes Sollwertgewicht hat. Es wurde postuliert, dass einzelne Fettzellen diesen Sollwert kontrollieren: Wenn die vergrößerten Fettzellen bei adipösen Individuen kleiner werden, senden sie entweder starke Botschafen an das Gehirn, zu essen, oder sie blockieren die Wirkung von appetithemmenden Verbindungen.

Die Existenz dieses Sollwerts hilft zu erklären, warum die meisten Diäten nicht funktionieren. Obwohl die adipöse Person den Impuls zum Essen für eine gewisse Zeit unterdrücken kann, werden die Signale schließlich zu stark, um sie zu ignorieren. Das Ergebnis ist eine übermäßige Nahrungsaufnahme, bei der die Individuen oft ihr vorheriges Gewicht überschreiten. Darüber hinaus wird ihr Sollwert nun auf ein höheres Niveau gesetzt, was es noch schwieriger macht, abzunehmen. Dies wird als »Jo-Jo-Effekt« bezeichnet.

Der Schlüssel zur Überwindung des Sollwerts der Fettzellen scheint die Erhöhung der Empfindlichkeit der Fettzellen gegenüber Insulin zu sein. Diese Empfindlichkeit kann offenbar durch Bewegung, eine speziell entwickelte Diät und mehrere Nahrungsergänzungsmittel (die später besprochen werden) verbessert und der Sollwert gesenkt werden. Die Sollwerttheorie legt nahe, dass eine Diät, die die Insulinempfindlichkeit nicht verbessert, höchstwahrscheinlich keine langfristigen Ergebnisse liefern wird.

Wenn Fettzellen, besonders im Bauchbereich, mit Fett gefüllt werden, schütten sie eine Reihe von biologischen Produkten aus (zum Beispiel Resistin, Leptin, Tumornekrosefaktor und freie Fettsäuren), die die Wirkung von Insulin dämpfen, die Glucoseverwertung in der Skelettmuskulatur beeinträchtigen und die Glucoseproduktion der Leber fördern. Wichtig ist auch, dass die zunehmende Anzahl und Größe der Fettzellen zu einer verringerten Ausschüttung von Verbindungen führt, die die Insulinwirkung fördern, einschließlich Adiponectin, einem von Fettzellen produzierten Protein. Adiponectin ist nicht nur mit einer verbesserten Insulinempfindlichkeit verbunden, sondern hat auch eine entzündungshemmende Wirkung, senkt Triglyceride und blockiert die Entwicklung von Atherosklerose. Der Nettoeffekt all dieser Aktionen von Fettzellen ist, dass sie die Blutzucker-Kontrollmechanismen stark belasten und zur Entwicklung großer Komplikationen von Diabetes bis Atherosklerose führen. Wegen all dieser neu entdeckten Hormone, die von den Fettzellen ausgeschüttet werden, betrachten viele Experten das Fettgewebe heute als Teil des endokrinen Systems.[9, 10]

Adipokin und vom Darm bestimmte Hormonveränderungen

Es könnte argumentiert werden, dass fettleibige Individuen empfindlicher auf innere Signale zu essen reagieren. Appetit spiegelt ein komplexes System wider, das sich entwickelt hat, um Menschen bei der Bewältigung von Nahrungsmangel zu helfen. Infolgedessen ist es extrem programmiert in Richtung Gewichtszunahme. Es ergibt Sinn, dass Menschen, die Hungersnöte überlebt haben, diejenigen waren, die Fett besser speichern konnten, als es zu verbrennen. Der Mensch hat also eine eingebaute Tendenz zur Überernährung, auch wenn in den entwickelten Ländern Lebensmittel leicht verfügbar sind.

Um die Tendenz zu bekämpfen, mehr zu essen als nötig, ist es wichtig, die normalen physiologischen Prozesse zu verstärken, die den Appetit bremsen. Es gibt ein ausgeklügeltes System, das dem Hypothalamus sagen soll, wann der Körper mehr Nahrung benötigt sowie wann genügend Nahrung aufgenommen wurde. Viele dieser starken Signale der Appetitkontrolle stammen tatsächlich aus dem Magen-Darm-Trakt. Zusätzlich zu den Nervensignalen, die auf das zentrale Nervensystem zurückgreifen, haben Forscher eine wachsende Liste von aus dem Darm stammenden Hormonen und Peptiden identifiziert, die den Appetit beeinflussen, wie PYY, Ghrelin und Cholecystokinin.[11, 12]

Während einige dieser Verbindungen das Sättigungsgefühl fördern, verursachen andere einen erhöhten Appetit. Zum Beispiel erhöht das aus dem Magen stammende Hormon Ghrelin den Appetit. Der Ghrelinspiegel ist am höchsten, wenn der Magen leer ist und während der Kalorienbeschränkung. Adipöse Menschen neigen dazu, einen erhöhten Ghrelinspiegel zu haben, und wenn sie versuchen abzunehmen, steigt der Ghrelinspiegel noch weiter an. Als Teil der Ursache, warum eine Magenbypasschirurgie erfolgreich ist, um eine dauerhafte Gewichtsabnahme zu erreichen, wird angenommen, dass sie den Ghrelinspiegel signifikant reduziert.[13]

Obwohl der Einsatz verschiedener Appetitregulatoren als Therapeutika bei menschlicher Adipositas möglich ist, scheinen Vorstudien darauf hinzudeuten, dass Kompensationsmaßnahmen beim Menschen deren Wirkung wieder aufheben können. Ein Medikament oder Naturprodukt, das den Appetit auf perfekte Weise beeinflusst, muss die Fähigkeit besitzen, die Insulinempfindlichkeit zu erhöhen und eine gezielte Wirkung zu produzieren, indem es Faktoren reduziert, die den Appetit erhöhen, und gleichzeitig Faktoren erhöht, die den Appetit verringern. Hochviskose Ballaststoffe scheinen dafür ideal zu sein (ein gutes Beispiel, PolyGlycopleX, wird im Folgenden erläutert).

Diätinduzierte Thermogenese

Ein weiterer physiologischer Unterschied zwischen fettleibigen und schlanken Menschen besteht darin, wie viel von der konsumierten Nahrung sofort in Wärme umgewandelt wird. Dieser Prozess wird als diätinduzierte Thermogenese bezeichnet. Forscher haben herausgefunden, dass eine Mahlzeit bei schlanken Personen eine bis zu 40-prozentige Zunahme der diätinduzierten Thermogenese anregen kann. Im Gegensatz dazu zeigen übergewichtige Menschen oft nur einen Anstieg von 10 Prozent oder weniger.[14] Bei übergewichtigen Personen wird die Nahrungsenergie gespeichert, anstatt wie bei schlanken Personen in Wärme umgewandelt zu werden.

Ein wesentlicher Faktor für die verminderte Thermogenese bei übergewichtigen Menschen ist wiederum die Insulinunempfindlichkeit.[15] Daher kann es bei übergewichtigen Personen lange dauern, bis die Erhöhung der Insulinempfindlichkeit zur Wiederherstellung der normalen Thermogenese und zum Zurücksetzen des Sollwerts führt. Forscher haben auch gezeigt, dass die diätinduzierte Thermogenese bei zu Fettleibigkeit neigenden Menschen selbst nach

Erreichen einer Gewichtsabnahme im Vergleich zu schlanken Personen immer noch verringert ist.[16] Daher ist es wichtig, die Insulinempfindlichkeit und den richtigen Stoffwechsel auf unbestimmte Zeit zu unterstützen, wenn die Gewichtsabnahme aufrechterhalten werden soll.

Neben der Insulinunempfindlichkeit und der verminderten Aktivität des sympathischen Nervensystems bestimmt ein weiterer Faktor die diätinduzierte Thermogenese – die Menge an braunem Fettgewebe. Das meiste Fett im Körper ist weißes Fett: eine Energiereserve, die Triglyceride enthält, die in einer einzigen Vakuole gespeichert sind. Gewebe aus weißem Fett sieht weiß oder blassgelb aus. Braune Fettzellen enthalten mehrere Fettspeichervakuolen. Die Triglyceride sind in kleineren Tröpfchen lokalisiert, die zahlreiche Mitochondrien umgeben. Ein ausgedehntes Blutgefäßnetz und die Dichte der Mitochondrien verleihen dem Gewebe sein braunes Aussehen und seine erhöhte Fähigkeit, Fettsäuren zu verstoffwechseln.[17] Braunes Fett metabolisiert Fettsäuren nicht so effizient in chemische Energie wie andere Gewebe des Körpers, weißes Fettgewebe eingeschlossen. Diese Ineffizienz führt zu einer erhöhten Wärmeproduktion. Braunes Fettgewebe spielt eine wichtige Rolle bei der diätinduzierten Thermogenese.

Einige Theorien deuten darauf hin, dass schlanke Menschen ein höheres Verhältnis von braunem Fett zu weißem Fett haben als übergewichtige Personen. Belege sprechen für diese Theorie. Der Anteil an braunem Fettgewebe ist beim modernen Menschen extrem gering (Schätzungen gehen von 0,5 bis 5 Prozent des gesamten Körpergewichts aus), aber wegen seiner tiefgreifenden Wirkung auf die diätinduzierte Thermogenese könnten bereits 30 Gramm braunes Fettgewebe den Unterschied zwischen der Aufrechterhaltung des Körpergewichts und der Zunahme von zusätzlichen 5 Kilogramm pro Jahr ausmachen.[17]

Schlanke Menschen neigen auch dazu, auf überschüssige Kalorien anders zu reagieren als übergewichtige Personen. In einem Experiment wurden schlanke Personen überfüttert, um ihr Gewicht zu erhöhen. Um das Übergewicht aufrechtzuerhalten, mussten sie ihre Kalorienzufuhr um 50 Prozent gegenüber der vorherigen erhöhen.[18] Bei übergewichtigen und ehemals übergewichtigen Personen scheint das Gegenteil der Fall zu sein. Sie benötigen weniger Kalorien, um ihr Gewicht zu erhöhen und zu halten. Außerdem haben Studien gezeigt, dass ehemals fettleibige Personen ihre Nahrungsaufnahme auf circa 25 Prozent weniger beschränken müssen als eine schlanke Person mit ähnlichem Gewicht und ähnlicher Körpergröße, um ein reduziertes Gewicht zu halten.[19]

Individuen, die aufgrund einer verminderten diätinduzierten Thermogenese für Fettleibigkeit anfällig sind, haben sich im Vergleich zu schlanken Personen als extrem anfällig für eine signifikante Gewichtszunahme bei der Einnahme einer fettreichen Ernährung erwiesen.[20] Sie sind nicht nur empfindlicher für die Effekte einer fettreichen Ernährung, die die Gewichtszunahme fördern, sondern neigen auch dazu, viel mehr Nahrungsfett zu konsumieren als schlanke Menschen sowie dazu, weniger Sport zu treiben.

Die Theorie des niedrigen Serotoninspiegels

Es gibt umfangreiche Belege dafür, dass der Serotoninspiegel im Gehirn eine wichtige Rolle bei der Beeinflussung des Essverhaltens spielt. Wie erste Studien ergaben, wird der Appetit bei Tieren und Menschen, die zu wenig Tryptophan mit der Nahrung zu sich nehmen, signifikant erhöht, was die verstärkte Aufnahme von Kohlenhydraten begünstigt.[21, 22]

Eine tryptophanarme Ernährung führt zu einem niedrigen Serotoninspiegel im Gehirn, eine Bedingung, die das Gehirn als Hunger empfindet, was zur Stimulation der Appetitkontrollzentren führt. Diese Stimulation bewirkt eine Vorliebe für Kohlenhydrate. Die Ernährung von Tieren oder Menschen mit einer Kohlenhydratmahlzeit löst eine erhöhte Tryptophanabgabe ans Gehirn aus, was wiederum zu einer erhöhten Produktion von Serotonin führt. Durch dieses Szenario entstand die Idee, ein niedriger Serotoninspiegel trage zu einem Verlangen nach Kohlenhydraten bei und spiele eine wichtige Rolle bei der Entwicklung von Fettleibigkeit.

Darüber hinaus wurde nachgewiesen, dass die Konzentrationen von Tryptophan im Blutkreislauf und die nachfolgenden Serotoninspiegel im Gehirn beim Abnehmen sinken.[23] Als Reaktion auf starke Absenkungen des Serotoninspiegels sendet das Gehirn einfach eine so starke Botschaft zu essen aus, dass sie nicht ignoriert werden kann. Dies erklärt, warum die meisten Diäten nicht funktionieren.

Das Verlangen nach Kohlenhydraten aufgrund des niedrigen Serotoninspiegels kann leicht oder ziemlich stark sein. Es kann in seiner Schwere von dem Wunsch, an einem Stück Brot oder einem Keks zu knabbern, bis hin zu unkontrollierbaren Essorgien reichen. Am oberen Ende des Spektrums der Kohlenhydratabhängigkeit steht die Bulimie, eine potenziell schwere Essstörung, die durch Essorgien und nachfolgendes erzwungenes Erbrechen der Nahrung oder den Einsatz von Abführmitteln gekennzeichnet ist. Die medizinischen Folgen der Bulimie können sehr schwerwiegend sein (zum Beispiel Magenruptur, Erosion des Zahnschmelzes und Herzstörungen durch Kaliumverlust).

Therapeutische Erwägungen

Die langfristige Kontrolle von Fettleibigkeit ist eine der größten klinischen Herausforderungen. Nur wenige Menschen wollen übergewichtig sein, und die meisten übergewichtigen Menschen äußern den starken Wunsch, Gewicht zu verlieren, doch nur 5 Prozent der fettleibigen Menschen können ein Jahr lang oder länger ein normales Körpergewicht erreichen und aufrechterhalten, während 66 Prozent derjenigen, die nur ein paar Pfunde zu viel haben, dazu durchaus in der Lage sind. Ein erfolgreiches Programm zur Bekämpfung von Fettleibigkeit steht im Einklang mit den Grundvoraussetzungen für einen guten Gesundheitszustand – einer positiven psychischen Einstellung, einem gesunden Lebensstil (besonders wichtig ist regelmäßige Bewegung), einer gesunden Ernährung und ergänzenden Maßnahmen. All diese Komponenten sind miteinander verbunden, sodass eine Situation entsteht, in der keine einzelne Komponente wichtiger ist als die anderen. Die Verbesserung in einem Aspekt kann ausreichen, um einige positive Veränderungen zu bewirken, aber die Einbeziehung aller Komponenten bringt die größten Ergebnisse.

Buchstäblich Hunderte von Diäten und Diätprogrammen behaupten, die Antwort auf das Problem der Fettleibigkeit zu haben. Die Übergewichtigen werden ständig mit neuen Berichten über eine weitere »Wunderdiät« bombardiert. Die Basisberechnung für die Gewichtsabnahme ändert sich jedoch nie. Damit eine Person abnehmen kann, muss die Energieaufnahme geringer sein als der Energieaufwand. Dieses Ziel kann durch eine Verringerung der Kalorienzufuhr oder durch eine Erhöhung der Geschwindigkeit, mit der Kalorien verstoffwechselt werden, erreicht werden; die besten Ergebnisse werden erzielt, wenn man beides tut.

Um 0,5 Kilogramm zu verlieren, muss eine Person 3500 Kalorien weniger konsumieren, als sie verbraucht. Die Abnahme von 0,5 Kilogramm pro Woche erfordert eine negative Kalorienbilanz von 500 Kalorien pro Tag. Dies kann erreicht werden, indem die Menge der aufgenommenen Kalorien verringert wird oder durch mehr Bewegung. Die Reduzierung der Kalorienzufuhr einer Person um 500 Kalorien ist oft schwierig, ebenso wie die Erhöhung des Stoffwechsels um weitere 500 Kalorien pro Tag durch Bewegung (erreicht durch 45 Minuten Joggen, eine Stunde Tennisspielen oder eineinviertel Stunden schnelles Gehen). Der sinnvollste Ansatz zur Gewichtsabnahme besteht darin, sowohl die Kalorienzufuhr zu verringern als auch den Energieaufwand durch Bewegung zu erhöhen.

Die meisten Menschen beginnen abzunehmen, wenn sie ihre Kalorienzufuhr unter 1500 Kalorien pro Tag senken und 15–20 Minuten lang drei- bis viermal pro Woche trainieren. Hungerkuren und Crashdiäten führen in der Regel zu einer schnellen Gewichtsabnahme (hauptsächlich von Muskeln und Wasser), verursachen aber anschließend durch den Jo-Jo-Effekt wieder eine Gewichtszunahme. Der erfolgreichste Ansatz zur langfristigen, nachhaltigen Gewichtsabnahme ist die schrittweise Gewichtsreduktion (0,25 bis 0,5 Kilogramm pro Woche) durch die Einführung langfristiger Ernährungs- und Lebensgewohnheiten, die die Gesundheit und die Erreichung und Erhaltung des idealen Körpergewichts fördern. Bewegung ist entscheidend für den Erhalt der Muskelmasse, der Knochenmineraldichte und die Verhinderung der Ansammlung von Bauchfett, sowohl während der aktiven Gewichtsabnahme als auch danach.[24, 25]

Obwohl viele fettleibige Personen möglicherweise beträchtlich an Gewicht verlieren müssen, um ihre langfristigen Ziele zu erreichen, ist es wichtig zu betonen, dass selbst eine bescheidene Verringerung des Körpergewichts erhebliche gesundheitliche Vorteile bringen kann. So geht beispielsweise eine Gewichtsreduktion von 5 bis 10 Prozent mit klinisch bedeutsamen Verbesserungen bei Cholesterin, Blutdruck und Blutzucker einher.

Verhaltenstherapie

Obwohl klinische Studien zeigen, dass verhaltenstherapeutische Ansätze zur Behandlung von Fettleibigkeit oft erfolgreich sind, um eine klinisch signifikante Gewichtsabnahme zu erreichen, wird das verlorene Gewicht in der Regel wieder zugenommen. Die große Mehrheit der Patienten kehrt innerhalb von 3 Jahren zu ihrem Gewicht vor der Behandlung zurück. Um die besten Erkenntnisse über effektive Interventionen zu erhalten, ist es wichtig, die psychologischen Eigenschaften von Menschen zu untersuchen, die viel Gewicht verloren und nur eine minimale erneute Gewichtszunahme erfahren haben.[26] Sechs Hauptverhaltensmerkmale wurden bei Personen identifiziert, die eine signifikante Gewichtszunahme vermeiden:

- Aufrechterhaltung eines hohen Maßes an körperlicher Aktivität (circa eine Stunde pro Tag)
- eine kalorienarme, fettarme, niedrigglykämische Ernährung
- regelmäßiges Frühstück
- eigenständige Überwachung des Gewichts
- Aufrechterhaltung eines konsistenten Essverhaltens an Wochentagen und Wochenenden
- Vermeidung von Depressionen

Diese Punkte sind mit einer ganzen Reihe von zusätzlichen Faktoren verknüpft, die den notwendigen Hebel für eine erfolgreiche Gewichtsabnahme darstellen. Zum Beispiel wollen die meisten fettleibigen Patienten, die zwecks Gewichtsabnahme einen Arzt aufsuchen, 20–30 Prozent ihres Körpergewichts verlieren. Da die Mehrheit aber nur geringe Mengen an Gewicht abnimmt, verlieren viele schnell die Motivation und Entschlossenheit, ihr Gewicht zu kontrollieren. Wenn die Menschen jedoch einen deutliche Zunahme ihres Selbstwertgefühls und Selbstvertrauens verspüren und die Erfahrung machen, ihr Aussehen zu verbessern, sich attraktiver zu fühlen und modischere Kleidung tragen zu können, kann dies einen enormen Impuls für eine weitere Gewichtsabnahme geben, bis das Endziel erreicht ist.

Denken Sie daran, dass die meisten Menschen abnehmen möchten, um ihre körperlichen Erscheinung zu verändern, und nicht wegen der gesundheitlichen Vorteile. Obwohl allgemein bekannt ist, dass Übergewicht mit erhöhten Gesundheitsrisiken verbunden ist, geben relativ wenige Patienten dies als Grund für eine Behandlung an. Die Identifizierung der primären Ziele des Patienten zur Gewichtsabnahme ist ein wichtiger Schritt, um ihn zum Erfolg zu führen.

Ernährung

Die Ernährungsstrategie, die wir bei Fettleibigkeit empfehlen, ist die im Kapitel »Eine gesunde Ernährung« beschriebene. Die dort aufgeführten Prinzipien und Ziele verstärken einige der wichtigsten Ziele bei der Erreichung der Gewichtsabnahme und der Aufrechterhaltung des idealen Körpergewichts. Wir empfehlen 2 Gramm Protein täglich pro Kilogramm Körpergewicht, es sei denn, eine Person zeigt Anzeichen von Nierenversagen.

Die Bedeutung eines höheren Proteinverbrauchs wurde in der Diogenes-Studie nachgewiesen (Diogenes ist ein Akronym für »Diet, Obesity, and Genes«: Diät, Adipositas und Gene). Das 5-jährige Programm umfasste 29 Weltklassezentren für Ernährungs- und Gesundheitsstudien, Epidemiologie, Ernährungsgenomik und Lebensmitteltechnologie in ganz Europa. Mehr als 700 übergewichtige Erwachsene aus acht europäischen Ländern, die mit einer 800-Kalorien-Diät mindestens 8 Prozent ihres ursprünglichen Körpergewichts verloren hatten (der durchschnittliche anfängliche Gewichtsverlust betrug 11 Kilogramm), wurden zufällig einer von fünf Diäten zugeordnet, um eine erneute Gewichtszunahme zu verhindern: einer proteinarmen und niedrigglykämischen Diät, einer proteinarmen und hochglykämischen Diät, einer proteinreichen und niedrigglykämischen Diät, einer proteinreichen und hochglykämischen Diät oder einer Kontrolldiät. Die Teilnehmer sollten 26 Wochen lang auf Diät bleiben, und die Menge, die sie essen konnten, wurde nicht kontrolliert. In den Gruppen mit der proteinreichen, hochglykämischen Diät und mit der proteinreichen, niedrigglykämischen Diät sind weniger Teilnehmer ausgeschieden als in der Gruppe mit der proteinarmen, hochglykämischen Diät (26,4 Prozent beziehungsweise 25,6 Prozent gegenüber 37,4 Prozent). Unter den Teilnehmern, die die Studie abgeschlossen haben, war nur die proteinarme, hochglykämische Diät, allerdings verbunden mit einer anschließenden signifikanten erneuten Gewichtszunahme (1,7 Kilogramm). Die erneute Gewichtszunahme war in den Gruppen, die einer proteinreichen Ernährung zugeordnet waren, um 0,9 Kilogramm geringer als in den Gruppen mit einer proteinarmen Ernährung, und sie betrug 0,95 Kilogramm weniger in den Gruppen mit einer Ernährung mit niedrigem glykämischen Index als in den Gruppen, die sich von Lebensmitteln mit hohem glykämischem Index ernährten. Die Gruppen unterschieden sich nicht signifikant in Bezug auf ernährungsbedingte Nebenwirkungen.[27]

Wasserzufuhr

Es ist allgemein bekannt, dass der Wasserkonsum die Menge der während einer Mahlzeit aufgenommenen Kalorien deutlich reduzieren kann, besonders bei Erwachsenen mittleren und höheren Alters. In der jüngsten Studie wurden 48 Erwachsene im Alter von 55 bis 75 Jahren mit einem BMI von 25 bis 40 einer von zwei Gruppen zugeordnet: entweder einer mit einer kalorienarmen Diät, die vor jeder Mahlzeit 500 Milliliter Wasser zu sich nahm (Wassergruppe) oder einer, die sich lediglich kalorienarm ernährte (Nichtwassergruppe). Der Gewichtsverlust war in der Wassergruppe etwa 2 Kilogramm größer als in der Nichtwassergruppe, und die Wassergruppe zeigte in den 12 Wochen einen um 44 Prozent höheren Gewichtsverlust als die Nichtwassergruppe.[28]

Die Atkins-Diät

Obwohl im Lauf der Jahre Hunderte von Modediäten befürwortet wurden, sollten wir es nicht versäumen, die berühmteste Reduktionsdiät aller Zeiten zu erwähnen: die Atkins-Diät. Diese proteinreiche, fettreiche, kohlenhydratarme Diät wurde von Dr. Robert Atkins in den 1960er-Jahren entwickelt. Anfang der 1990er-Jahre brachte er mit der Veröffentlichung seines Bestsellers *Dr. Atkins' Diät-Revolution* seine Ernährung wieder ins Rampenlicht. Schätzungsweise 50 Millionen Menschen weltweit haben die Atkins-Diät ausprobiert, die den Konsum von Eiweiß und Fett betont. Personen, die sich an die Atkins-Diät halten, dürfen unbegrenzte Mengen an Fleisch, Geflügel, Fisch und Eiern sowie die meisten Käsesorten essen.

Die Atkins-Diät ist in vier Phasen unterteilt: Einleitungsdiät, grundlegende Reduktionsdiät, Vor-Erhaltungsdiät und lebenslange Erhaltungsdiät. Während der Einleitungsphase (die ersten 14 Tage der Diät) ist die Kohlenhydratzufuhr auf maximal 20 Gramm pro Tag begrenzt. Obst, Brot, Getreide, stärkehaltiges Gemüse oder Milchprodukte mit Ausnahme von Käse, Sahne und Butter sind in dieser Phase nicht erlaubt. Während der Phase der grundlegenden Reduktionsdiät experimentieren die Diäthalter mit verschiedenen Niveaus des Kohlenhydratkonsums, bis sie das maximale Niveau der Kohlenhydrataufnahme bestimmen, das es ihnen ermöglicht, weiterhin Gewicht zu verlieren. Sie werden ermutigt, diese Menge an Kohlenhydraten so lange einzuhalten, bis ihre Ziele zur Gewichtsabnahme erreicht sind. Dann, während der Phasen der Vor-Erhaltungsdiät und der lebenslangen Erhaltungsdiät, bestimmen die Diäthalter erneut den Grad des Kohlenhydratverbrauchs, der es ihnen ermöglicht, ihr Gewicht zu halten. Um eine Gewichtszunahme zu verhindern, müssen sie an diesen Kohlenhydratverbrauch halten, gegebenenfalls für den Rest ihres Lebens.

Obwohl wir mit dem Grundprinzip der Atkins-Diät einverstanden sind, dass zuckerreiche und raffinierte Kohlenhydrate zu Gewichtszunahme und letztlich zu Fettleibigkeit führen, stimmen wir mehreren Aspekten der Lösung nicht zu. Einer der Hauptgründe, warum die Atkins-Diät so attraktiv für Menschen ist, die erfolglos versucht haben, mit fett- und kalorienarmen Diäten abzunehmen, liegt darin, dass sie bei dieser Diät so viele Kalorien, wie sie wollen, in Form von Protein und Fett zu sich nehmen können, solange nur der Kohlenhydratverbrauch eingeschränkt wird. Infolgedessen bleiben viele Atkins-Diäthalter von den Gefühlen des Hungers und der Entbehrung verschont, die andere Abnahmeprogramme begleiten. Wir sind jedoch schlicht nicht der Meinung, dass eine solche Ernährung langfristig gesund ist.

Trotz seiner enormen Popularität wurde das Atkins-Programm erst 2003 in einer ordnungsgemäßen klinischen Studie bewertet. Dabei verloren die Menschen, die der Atkins-Diät folgten, anfänglich Gewicht (wahrscheinlich als Folge des Wasserverlustes und nicht des wahren Fettabbaus), gewannen jedoch auf lange Sicht alles zurück und noch mehr. In der Studie wurden 63 fettleibige Männer und Frauen nach dem Zufallsprinzip der Atkins-Diät oder einer kalorienarmen, kohlenhydratreichen, fettarmen Diät zugeordnet. Sie hatten währenddessen nur wenig Kontakt zu Fachleuten, um den Ansatz der meisten Diäthalter zu reproduzieren. Obwohl die Probanden auf der Atkins-Diät nach 6 Monaten mehr Gewicht verloren hatten als die Probanden auf der konventionellen Diät, war der Unterschied nach 12 Monaten nicht signifikant. Die Einhaltung war schlecht, und die Fluktuation war in beiden Gruppen hoch.[29]

Seit dieser ersten klinischen Bewertung haben andere Studien ähnliche Ergebnisse erbracht. In einer Studie an 34 Erwachsenen mit eingeschränkter Glucosetoleranz wurden beispielsweise 12 Wochen einer fettarmen (18 Prozent der Gesamtkalorien), hochkomplexen Kohlenhydratdiät (62 Prozent der Gesamtkalorien) allein (High-CHO) oder gepaart mit einem Aerobic-Trainingsprogramm (High-CHO-ex) mit den Auswirkungen einer Atkins-ähnlichen Diät (41 Prozent Fett, 14 Prozent Protein, 45 Prozent Kohlenhydrate) verglichen. Die Ballaststoffzufuhr betrug in den beiden kohlenhydratreichen Gruppen durchschnittlich 58–61 Gramm pro Tag gegenüber 18,5 Gramm pro Tag in der Kontrollgruppe. In der High-CHO-ex-Gruppe absolvierten die Teilnehmer an 4 Tagen pro Woche für jeweils 45 Minuten ein aerobes Training bei 80 Prozent des maximalen Sauerstoffverbrauchs. Alle Teilnehmer wurden angewiesen, ihre Nahrungsaufnahme nicht einzuschränken. Obwohl die Kalorienzufuhr in allen drei Gruppen ähnlich war, verloren beide High-CHO-Gruppen (mit und ohne Bewegung) mehr Gewicht (der mittlere Verlust betrug 4,8 Kilogramm mit Bewegung und 3,2 Kilogramm ohne Bewegung) als die Kontrollgruppe (der mittlere Verlust betrug einen Bruchteil von 0,5 Kilogramm). Ebenso wurde ein höherer Prozentsatz des Körperfetts bei der High-CHO-ex-Gruppe (3,5 Prozent) und der High-CHO-Gruppe ohne Training (2,2 Prozent) verloren als bei der Kontrollgruppe (0,2 Prozent Zunahme des Körperfetts). Auch der Oberschenkelfettbereich nahm in beiden High-CHO-Gruppen signifikant ab, nicht aber in der Kontrollgruppe. Der Ruheumsatz und die Rate der Fettoxidation wurden in den High-CHO (oder Kontroll)-Gruppen nicht verringert.[30]

In einer weiteren Studie wurde 132 fettleibigen Erwachsene (BMI >35), von denen 83 Prozent einen Typ-2-Diabetes oder ein metabolisches Syndrom aufwiesen, empfohlen, entweder eine Atkins-ähnliche Diät, die auf weniger als 30 Gramm Kohlenhydrate pro Tag beschränkt war, oder eine Diät, die auf 500 Kalorien pro Tag mit weniger als 30 Prozent Kalorien aus Fett beschränkt war, einzuhalten. Obwohl die Atkins-Diät die Gewichtsabnahme im ersten halben Jahr förderte, begann dieser Effekt im zweiten Halbjahr wieder zu verschwinden. Nach 12 Monaten war der Unterschied beim durchschnittlichen Gewichtsverlust der Gruppen statistisch nicht mehr signifikant (5 Kilogramm in der Atkins-Gruppe versus 3,2 Kilogramm bei der fettarmen Gruppe), obwohl Veränderungen im Triglyceridspiegel die Atkins-Diät begünstigten (–57 mg/dl versus –4 mg/dl), ebenso wie HgA1c-Reduktionen (–0,7 versus –0,1 Prozent) bei den Patienten mit Typ-2-Diabetes.[31]

Eine weitere erwähnenswerte Studie wurde von der Atkins Foundation finanziert. Bei dieser Studie befolgten 120 übergewichtige, aber ansonsten gesunde erwachsene Probanden mit erhöhtem Lipidspiegel entweder die Atkins-Diät oder eine Diät, die weniger als 30 Prozent Kalorien aus Fett, 10 Prozent oder weniger Kalorien aus gesättigten Fettsäuren, weniger als 300 Milligramm Cholesterin und ein Defizit von 500 bis 1000 Kalorien enthielt. Nach 24 Wochen hatte die Atkins-Gruppe im Mittel 12 Kilogramm verloren gegenüber einem Mittelwert von 6 Kilogramm bei der fettreduzierten Gruppe. Die Triglyceridwerte sanken in der Atkins-Gruppe (–74 Milligramm pro Deziliter) stärker als in der fettreduzierten Gruppe (–28 Milligramm pro Deziliter), und die HDL-Werte stiegen in der Atkins-Gruppe an (5,5 Milligramm pro Deziliter), während sie in der fettreduzierten Gruppe sanken (–1,6 Milligramm pro Deziliter). Die Hauptkritik an dieser Ernährungsstudie war, dass die sogenannte fettreduzierte Gruppe fast 30 Prozent ihrer Kalorienzufuhr aus Fett erhielt, und die Diätspezialisten, die die Ernährungsempfehlungen machten, keinen klaren Versuch unternahmen, Zucker und raffinierte Kohlenhydratquellen deutlich einzuschränken. Somit war die Kontrolldiät, mit der die Atkins-Diät verglichen wurde, alles andere als ideal.[32]

Die Ergebnisse dieser klinischen Studien zeigen, dass die strikte Einhaltung der Atkins-Diät (drastisch reduzierte Kohlenhydrataufnahme bei freiem Zugang zu fettreichen und proteinreichen Lebensmitteln) in den ersten 6 Monaten zu mehr Gewichtsabnahme führen kann, während der Verzehr der im Kapitel »Eine gesunde Ernährung« beschriebenen Diät langfristig mit einer höheren Wirksamkeit verbunden und für die Gesundheit erheblich besser ist. Obwohl die kohlenhydratarme Ernährung mit einer stärkeren Verbesserung einiger Risikofaktoren verbunden war, empfehlen wir auf der Grundlage der aktuellen Erkenntnisse die Atkins-Diät nicht. Da zudem der hohe Proteingehalt der Atkins-Diät die Leber und Nieren belastet, empfehlen wir sie auch nicht für Menschen mit eingeschränkter Leber- oder Nierenfunktion. Unser letzter Kritikpunkt ist, dass bei der Atkins-Diät nicht auf eine Unterscheidung zwischen hochwertigen Proteinen und Fetten und solchen mit geringerer Qualität geachtet wird. Zum Beispiel kann eine Person, die eine Atkins-Diät durchführt, übermäßige Mengen an krebserregenden Stoffen aus Fleisch und Omega-6-Fettsäuren von maisgefütterten Tieren konsumieren, die zu stillen Entzündungen führen können (für eine umfassendere Erörterung siehe das Kapitel »Stille Entzündungen«).

Natürliche Hilfsmittel zur Gewichtsabnahme

Mehrere natürliche Methoden zur Gewichtsabnahme können helfen, den Appetit zu reduzieren oder den Stoffwechsel zu verbessern. In abnehmender Reihenfolge der Wirksamkeit werden wir folgende Hilfsmittel bewerten:

- Ballaststoffergänzungen
- Produkte zum Ersatz von Mahlzeiten
- Chrom
- 5-Hydroxytryptophan (5-HTP)
- Hydroxycitrat
- Mittelkettige Triglyceride

Ballaststoffergänzungen

Eine enorme Menge an klinischen Beweisen deutet darauf hin, dass die Erhöhung der Menge an Ballaststoffen die Gewichtsabnahme fördert. Die beste Ergänzungsfaser zur Gewichtsabnahme ist PolyGlycopleX beziehungsweise PGX (siehe unten), gefolgt von Glucomannan, Karayagummi, Psyllium, Chitin, Guargummi und Pektin, da es sich um hochviskose, lösliche Fasern handelt. Wenn sie mit Wasser vor den Mahlzeiten eingenommen werden, binden sich diese Ballaststoffquellen an das Wasser im Magen und bilden eine gelatinöse Masse, die ein Gefühl der Sättigung hervorruft. Infolgedessen ist die Wahrscheinlichkeit einer Überernährung geringer.

Die Vorteile der Ballaststoffe gehen jedoch weit über diesen mechanischen Effekt hinaus. Wie sich gezeigt hat, verbessern Ballaststoffergänzungen die Blutzuckerkontrolle, senken den Insulinspiegel und reduzieren die Anzahl der vom Körper aufgenommenen Kalorien. In einigen der klinischen Studien, die eine Gewichtsabnahme nachweisen, konnten Ballaststoffergänzungen die Anzahl der aufgenommenen Kalorien um 30–180 pro Tag reduzieren. Obwohl moderat, würde diese Kalorienreduzierung im Laufe eines Jahres zu einem Gewichtsverlust von 2 bis 9 Kilogramm führen.[33, 34]

Vermeiden Sie bei der Wahl eines Ballaststoffpräparats Produkte, die viel Zucker oder andere Süßstoffe enthalten, um den Geschmack zu tarnen. Achten Sie darauf, ausreichende Mengen an Wasser zu trinken, wenn Sie Ballaststoffpräparate einnehmen, besonders wenn sie in Pillenform vorliegen.

In mehreren Studien wurden Guargummi, eine lösliche Faser aus der Guarbohne *(Cyamopsis tetragonoloba)*, Glucomannan aus der Konjakwurzel *(Amorphophallus konjac)* und Pektin verwendet, und zwar mit guten Ergebnissen.[35–40] In einer Studie erhielten neun Frauen mit einem Gewicht zwischen 72 und 110 Kilogramm 10 Gramm Guargummi unmittelbar vor dem Mittag- und Abendessen. Ihnen wurde gesagt, sie sollten ihre Essgewohnheiten nicht bewusst ändern. Nach 2 Monaten berichteten die Frauen über einen durchschnittlichen Gewichtsverlust von 4,2 Kilogramm. Reduzierungen wurden auch bei den Cholesterin- und Triglyceridwerten festgestellt.[35]

Ein wichtiger Aspekt ist, dass die Wirksamkeit von Ballaststoffen bei der Reduzierung von Appetit, Blutzucker und Cholesterin direkt proportional zur Wassermenge ist, die der Ballaststoff aufnehmen kann (Wasserhaltevermögen), und zum Grad der Dickflüssigkeit oder Viskosität, die er im Magen und Darm vermittelt. Zum Beispiel ist diese Fähigkeit, Wasser zu binden und eine viskose Masse zu bilden, der Grund, warum Haferkleie pro Gramm besser den Cholesterinspiegel senkt und den Blutzucker kontrolliert als Weizenkleie.

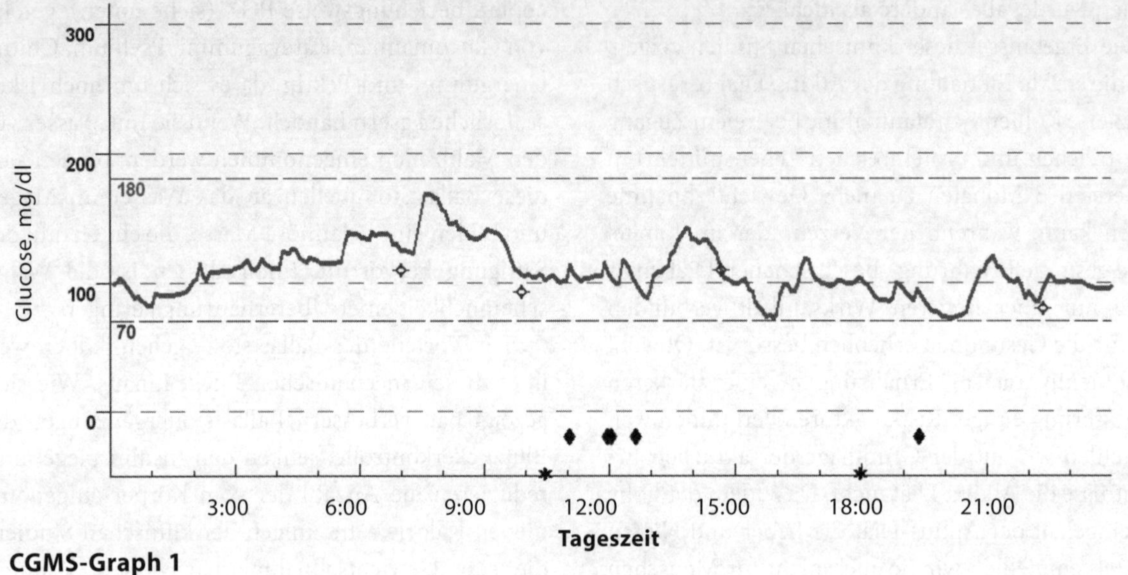

CGMS-Graph 1

Unkontrollierte und sprunghafte Blutzuckerspiegel einer übergewichtigen Frau über 24 Stunden mit schlechter Ernährung und keiner physischen Aktivität

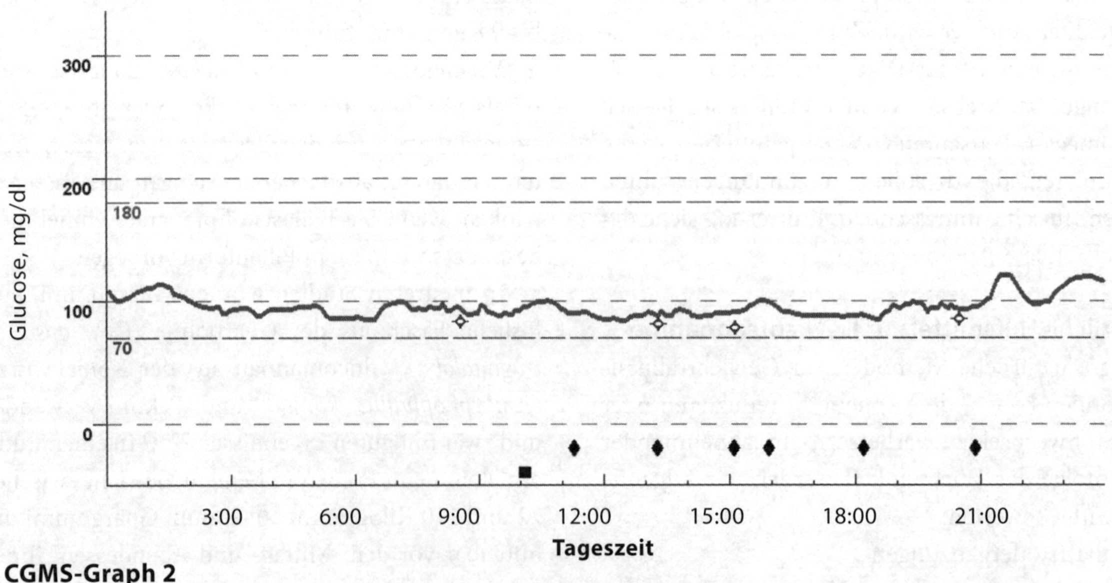

CGMS-Graph 2

Kontrollierte und ausgeglichene Blutzuckerspiegel derselben Frau nach Einnahme von PGX für 6 Wochen bei einer gesunden Gewichtsabnahme von 1 Kilogramm pro Woche

Obwohl es viele Varianten von löslichen Ballaststoffen gibt, ist PolyGlycopleX (PGX) eine völlig neuartige Matrix, hergestellt aus natürlich löslichen Fasern (Xanthangummi, Alginat und Glucomannan). PGX erzeugt ein höheres Maß an Viskosität, Gelbildungseigenschaften und Aufquellung durch Wasser als die gleiche Menge jeder anderen Faser allein.[41, 42] PGX ist in der Lage, etwa das 600-Fache seines Gewichts an Wasser zu binden, was zu Volumen- und Viskositätswerten führt, die drei- bis fünffach höher sind als bei anderen hochlöslichen Fasern wie Psyllium oder Haferbetaglucan. Um dies zu veranschaulichen, produziert eine 5-Gramm-Portion PGX in einem Mahlzeitenersatzprodukt oder allein Volumen- und Viskositätswerte, die genauso hoch sind wie die von vier Schalen Haferkleie. Auf diese Weise können kleine Mengen PGX zu Lebensmitteln hinzugefügt oder vor den Mahlzeiten als Getränk eingenommen werden, um einen Einfluss auf den Appetit und die Blutzuckerkontrolle zu haben, der dem nicht praktizierbaren Verzehr enormer Mengen jeder anderen Form von Ballaststoffen entspricht.

Detaillierte klinische Studien, die in den wichtigsten medizinischen Fachzeitschriften veröffentlicht und auf den wichtigsten Diabeteskonferenzen der Welt vorgestellt wurden, haben gezeigt, dass PGX die folgenden Vorteile hat:[43–47]

- Reduziert den Appetit und fördert eine effektive Gewichtsabnahme, auch bei krankhaft fettleibigen Personen.
- Erhöht den Anteil an Verbindungen, die den Appetit blockieren und die Sättigung fördern.
- Verringert den Anteil an Verbindungen, die zu übermäßigem Essen anregen.
- Reduziert den postprandialen (nach der Mahlzeit vorliegenden) Blutzuckerspiegel, wenn es zu Lebensmitteln hinzugefügt oder mit diesen eingenommen wird.
- Reduziert den glykämischen Index von beliebigen Lebensmitteln und Getränken.
- Erhöht die Insulinempfindlichkeit und senkt das Blutinsulin.
- Verbessert die Diabeteskontrolle und reduziert drastisch den Bedarf an Medikamenten oder Insulin.
- Stabilisiert die Blutzuckereinstellung bei Übergewicht und Fettleibigkeit.
- Senkt die Cholesterin- und Triglyceridspiegel im Blut.

Wie bahnbrechende Studien von Dr. Michael R. Lyon gezeigt haben, verbringen Menschen mit Übergewicht einen Großteil ihres Tages in einer virtuellen »Blutzuckerachterbahn«. Vor allem durch den Einsatz neuer Techniken bei der 2-stündigen Blutzuckerüberwachung konnte gezeigt werden, dass übermäßiger Appetit und Heißhunger bei übergewichtigen Personen direkt mit schnellen Schwankungen des Blutzuckerspiegels während des Tages und der Nacht korrelieren. Darüber hinaus können dieselben Probanden durch die Verwendung von PGX die Fähigkeit ihres Körpers, den Blutzuckerspiegel streng zu kontrollieren, wiederherstellen, wobei diese Leistung stark mit bemerkenswerten Verbesserungen der Insulinempfindlichkeit und der Reduzierung des Kalorienverbrauchs verbunden ist.

Um die Vorteile von PGX zu nutzen, ist es wichtig, 1,5–5 Gramm PGX bei größeren Mahlzeiten einzunehmen – vielleicht doppelt so viel bei Menschen mit einem Appetit, der schwieriger zu zähmen ist. PGX ist in verschiedenen Formen erhältlich: als Weichgelatinekapseln, nullkalorische Getränkemischung, Granulat zur Zugabe in Lebensmittel und Getränke und Mahlzeitenersatz-Getränkemischung. Der Schlüssel zum effektiven Gebrauch von PGX besteht darin, es vor jeder Mahlzeit mit einem Glas Wasser einzunehmen. Detaillierte Studien an Mensch und Tier haben gezeigt, dass PGX gefahrlos und gut verträglich ist. Es gibt keine spezifischen Arzneimittelwechselwirkungen, aber es ist am besten, jedes Medikament entweder eine Stunde vor oder eine Stunde nach der Einnahme von PGX einzunehmen. Weitere Informationen finden Sie unter *http://www.PGX.com.*

Mahlzeitenersatzprodukte

Mahlzeitenersatzprodukte sind eine beliebte Strategie zur Gewichtsabnahme. Ihre Wirksamkeit wurde in mehreren klinischen Studien bestätigt.[48–54] In diesen Studien bewerteten die Teilnehmer, die Mahlzeitenersatz (MR-Produkte) einnahmen, diese

Methode zur Gewichtsreduktion als wesentlich angenehmer und praktikabler, als die Teilnehmer eines herkömmlichen Gewichtsabnahmeprogramms ihre jeweilige Methode empfanden. Im Idealfall sollten MR-Präparate von hoher Nährstoffqualität sein: proteinreich, mit niedriger glykämischer Last und reich an löslichen Ballaststoffen. Ein Proteinziel von 2,2 Gramm pro Kilogramm Körpergewicht und Tag wird empfohlen.

Medifast ist ein beliebtes ärztlich überwachtes Gewichtsabnahmeprogramm, das sich stark auf MR-Präparate stützt. In einer 40-wöchigen randomisierten, kontrollierten klinischen Studie, an der 90 fettleibige Erwachsene mit einem BMI zwischen 30 und 50 beteiligt waren, wurden die Probanden 16 Wochen lang zufällig einem von zwei Gewichtsabnahmeprogrammen zugeordnet und dann für einen Zeitraum von 24 Wochen zur Gewichtserhaltung nachverfolgt. Die Ernährungsintervention war entweder ein Mahlzeitenersatzprogramm (Medifast) oder ein selbst ausgewählter, lebensmittelbasierter Mahlzeitenplan (FB) mit einer Kalorienmenge, die dem Medifastplan entsprach. Der Medifastplan beinhaltete fünf Mahlzeitenersatzgetränke (je 90–110 Kalorien), 140–200 Gramm mageres Protein, anderthalb Tassen nicht stärkehaltiges Gemüse und bis zu zwei Fettportionen pro Tag, die insgesamt 800–1000 Kalorien liefern. Die in dieser Studie verwendeten Mahlzeitenersatzstoffe waren fettarm, niederglykämisch und zuckerarm; sie lieferten ein ausgewogenes Verhältnis von Kohlenhydraten zu Proteinen und basierten entweder auf Soja- und/oder Molkenprotein. Der lebensmittelbasierte Plan beinhaltete 85 Gramm Getreide, 180 Gramm Gemüse, 150 Gramm Obst, 0,5 Liter Milch, 140–200 Gramm mageres Protein und 3 Teelöffel Fett pro Tag, was insgesamt etwa 1000 Kalorien ergibt. Die FB-Gruppe wurde auch angewiesen, ein Multivitamin und zusätzliches Calcium zu nehmen, um sicherzustellen, dass der Bedarf an Mikronährstoffen gedeckt wird, während sie einem kalorienarmen Mahlzeitenplan folgt. Die Gewichtsabnahme nach 16 Wochen war in der Medifastgruppe signifikant besser als in der Lebensmittelgruppe: 12,3 Prozent des Startgewichts gegenüber 6,9 Prozent. Deutlich mehr Medifastteilnehmer hatten in Woche 16 (93 Prozent gegenüber 55 Prozent) und Woche 40 (62 Prozent gegenüber 30 Prozent) 5 Prozent oder mehr ihres Ausgangsgewichts verloren. Auch wurden in Woche 16 und Woche 40 bei den Medifastteilnehmern signifikante Verbesserungen in der Körperzusammensetzung im Vergleich zu denen der FB-Gruppe beobachtet. In Woche 40 war das mittlere Körperfett bei den Probanden in der Medifastgruppe um 2,9 Prozent gesunken, während es bei der FB-Gruppe um 1,8 Prozent gesunken war; die fettfreie Muskelmasse als Prozentsatz des Gesamtgewichts wurde in der Medifastgruppe zwischen Behandlungsbeginn und Woche 40 signifikant um 4,5 Prozent erhöht, während die FB-Gruppe keine signifikante Veränderung verzeichnete. Auch der Blutdruck sank: In Woche 40 sank der systolische Blutdruck in der Medifastgruppe um 6,0 mm/Hg (4,5 Prozent) und in der FB-Gruppe um 8,3 mm/Hg (6,5 Prozent). Der diastolische Blutdruck sank in der Medifastgruppe um 5,5 mm Hg (6,20 Prozent), verglichen mit 0,9 mm Hg (0,45 Prozent) in der FB-Gruppe.

Chrom

Eines der Ziele zur Verbesserung der Gewichtsabnahme besteht darin, die Empfindlichkeit der Zellen im ganzen Körper gegenüber Insulin zu erhöhen. Chrom hat in letzter Zeit große Aufmerksamkeit als Hilfsmittel zur Gewichtsabnahme erlangt, da es eine Schlüsselrolle bei der zellulären Sensitivität gegenüber Insulin spielt. Die Bedeutung dieses Spurenminerals für die menschliche Ernährung wurde erst 1957 entdeckt, als gezeigt wurde, dass es für eine angemessene Blutzuckerkontrolle unerlässlich ist. Obwohl es keine empfohlene Nahrungsaufnahme (RDI) für Chrom gibt, erfordert eine gute Gesundheit eine Nahrungsaufnahme von mindestens 200 Mikrogramm pro Tag. Die Chromspiegel können durch raffinierten Zucker, Weißmehlprodukte und Bewegungsmangel reduziert werden.[54]

In einigen klinischen Studien mit Typ-2-Diabetikern hat sich gezeigt, dass eine Nahrungsergänzung mit Chrom den Nüchternblutzuckerspiegel senkt, die Glucosetoleranz verbessert, den Insulin- sowie den Gesamtcholesterin- und Triglyceridspiegel senkt, während der HDL-Cholesterinspiegel erhöht wird.[55]

Chrom ist offensichtlich ein wichtiger Nährstoff bei Diabetes, aber es ist auch wichtig bei Hypoglykämie. In einer Studie zeigten acht Patientinnen mit Hypoglykämie bei 200 Milligramm pro Tag über 3 Monate hinweg eine Linderung ihrer Symptome.[56] Darüber hinaus wurden die Ergebnisse der Glucosetoleranztests verbessert und die Anzahl der Insulinrezeptoren auf roten Blutkörperchen erhöht.

Wie sich gezeigt hat, reduziert eine Chromergänzung das Körpergewicht und erhöht gleichzeitig die fettfreie Körpermasse, vermutlich als Folge einer erhöhten Insulinempfindlichkeit.[57] In einer Studie erhielten die Patienten 2,5 Monate lang entweder ein Placebo oder Chrom-Picolinat in einer von zwei Dosen (200 oder 400 Mikrogramm) pro Tag.[58] Patienten, die die 200- und 400-Mikrogramm-Dosen Chrom einnahmen, verloren durchschnittlich 1,9 Kilogramm Fett. Die Gruppe, die das Placebo einnahm, verlor nur 0,2 Kilo. Noch beeindruckender war die Tatsache, dass die Chromgruppen mehr Muskeln gewonnen hatten (0,6 gegenüber 0,1 Kilogramm) als die, die ein Placebo einnahmen. Die Ergebnisse waren am auffälligsten bei älteren Probanden und bei Männern. Die Männer, die Chrompicolinat einnahmen, verloren mehr als siebenmal so viel Körperfett wie die, die das Placebo einnahmen (3,5 gegenüber 0,5 Kilogramm). Die 400-Mikrogramm-Dosis war effektiver als die 200-Mikrogramm-Dosis.

Die Ergebnisse dieser Vorstudien mit Chrom sind ermutigend. Besonders interessant ist die Tatsache, dass Chrom-Picolinat in diesen ersten Studien eine Erhöhung des Anteils des mageren Körpergewichts förderte, da es zu Fettabbau, aber auch zu Muskelaufbau führte.[59] Mehr Muskelmasse bedeutet mehr Fettverbrennungspotenzial. Zwei klinische Studien mit Frauen, die an einem Trainingsprogramm beteiligt waren, zeigten jedoch keine signifikanten Veränderungen in der Körperzusammensetzung.[60, 61]

Alle Effekte von Chrom scheinen auf eine erhöhte Insulinempfindlichkeit zurückzuführen zu sein. Es gibt mehrere Formen von Chrom auf dem Markt. Chrompicolinat, Chrompolynicotinat, Chromchlorid und chromangereicherte Hefe werden von ihren jeweiligen Lieferanten jeweils als das Präparat mit dem größten Nutzen angekündigt. Beweise dafür, dass eines davon eine deutlich bessere Wahl ist als die anderen, fehlen.

5-Hydroxytryptophan (5-HTP)

5-HTP ist der direkte Vorläufer der Gehirnchemikalie Serotonin. Vor mehr als 3 Jahrzehnten zeigten Forscher, dass die Verabreichung von 5-HTP an Ratten, die genetisch gezüchtet wurden, um zu viel zu essen und fettleibig zu werden, zu einer signifikanten Verringerung der Nahrungsaufnahme führte. Wie weitere Forschungen zeigten, wiesen diese Ratten eine verringerte Aktivität des Enzyms Tryptophanhydroxylase auf, das Tryptophan in 5-HTP umwandelt, welches selbst anschließend in Serotonin umgewandelt wird. Mit anderen Worten, diese Ratten sind fett als Ergebnis einer genetisch bedingten niedrigen Aktivität des Enzyms, das die Herstellung von Serotonin aus Tryptophan startet. Sie erhalten kein Signal, mit dem Essen aufzuhören, bis sie weitaus größere Mengen an Nahrung konsumiert haben als normale Ratten. Indizien deuten darauf hin, dass viele Menschen genetisch für Fettleibigkeit prädisponiert sind. Diese Prädisposition kann den gleichen Mechanismus beinhalten wie bei diesen genetisch veranlagten Ratten (das heißt verminderte Umwandlung von Tryptophan in 5-HTP und damit verminderte Serotoninwerte). Wenn vorgeformtes 5-HTP bereitgestellt wird, wird dieser Gendefekt umgangen und mehr Serotonin hergestellt.

Den frühen Tierversuchen mit 5-HTP als Gewichtsabnahmehilfe folgten eine Reihe von drei klinischen Studien am Menschen mit übergewichtigen Frauen.[62–64] Die erste Studie zeigte, dass 5-HTP in der Lage war, die Kalorienzufuhr zu reduzieren und die Gewichtsabnahme zu fördern, obwohl die Frauen keine bewussten Anstrengungen unternahmen, um Gewicht zu verlieren.[62] Der durchschnittliche Gewichtsverlust während der 5-wöchigen Periode der 5-HTP-Supplementierung betrug etwas mehr als 1,4 Kilogramm.

Die zweite Studie versuchte zu bestimmen, ob 5-HTP übergewichtigen Personen geholfen hat, sich an die Ernährungsempfehlungen zu halten.[63] Die 12-wöchige Studie wurde in zwei 6-wöchige Perioden unterteilt. In den ersten 6 Wochen gab es keine Ernährungsempfehlungen, in den folgenden 6 Wochen wurden die Frauen auf eine 1200-Kalorien-Diät gesetzt. Die Teilnehmerinnen, die das Placebo einnahmen, verloren 1,0 Kilogramm, während diejenigen, die das 5-HTP einnahmen, 4,7 Kilogramm verloren.

Wie in der vorherigen Studie schien 5-HTP die Gewichtsabnahme durch die Förderung der Sättigung zu fördern, was zu einem geringeren Kalorienverbrauch bei den Mahlzeiten führte. Alle Frauen, die 5-HTP einnahmen, berichteten von einer frühen Sättigung.

Eine dritte Studie mit 5-HTP war ähnlich wie die zweite Studie: In den ersten 6 Wochen gab es keine Ernährungseinschränkungen, und in den folgenden 6 Wochen wurden die Frauen auf eine Ernährung mit 1200 Kalorien pro Tag gesetzt.[64] Die Gruppe, die das 5-HTP erhielt, verlor durchschnittlich 2,0 Kilogramm nach den ersten 6 Wochen und durchschnittlich 5,3 Kilogramm nach 12 Wochen. Im Vergleich dazu verlor die Placebogruppe nach den ersten 6 Wochen durchschnittlich nur 0,28 Kilogramm und nach 12 Wochen 0,85 Kilogramm. Die geringere Gewichtsabnahme während der zweiten sechswöchigen Periode in der Placebogruppe spiegelt offensichtlich die Tatsache wider, dass die Frauen Schwierigkeiten hatten, sich an die Ernährung zu halten.

Frühe Sättigung wurde von 100 Prozent der Probandinnen berichtet, die 5-HTP während der ersten 6 Wochen einnahmen. Während der zweiten 6-Wochen-Periode, berichteten 90 Prozent der Frauen, die 5-HTP einnahmen, selbst bei starker Kalorienrestriktion von einer frühen Sättigung. Viele von ihnen, die das 5-HTP (300 Milligramm dreimal täglich) erhielten, berichteten von leichter Übelkeit während der ersten 6 Wochen der Therapie. Das Symptom war jedoch nie so stark, dass eine der Frauen aus der Studie ausschied. Es wurden keine weiteren Nebenwirkungen gemeldet.

Hydroxycitrat

Hydroxycitrat (HCA) ist eine natürliche Substanz, die aus der Frucht der Malabar-Tamarinde (Garcinia cambogia) isoliert wird, einer gelblichen Frucht von etwa der Größe einer Orange, mit einer dünnen Schale und tiefen Furchen wie auf einem Eichelkürbis. Sie stammt aus Südindien, wo sie getrocknet und häufig in Currys verwendet wird. Die Trockenfrüchte enthalten circa 30 Prozent Hydroxycitronensäure.

HCA hat sich als starker Inhibitor der Fettbildung bei Tieren erwiesen.[65, 66] Ob es diesen Effekt beim Menschen zeigt, ist noch nicht bekannt. Die gewichtsverlustfördernden Effekte bei Tieren werden vielleicht am besten in einer Studie veranschaulicht, die zeigt, dass HCA eine »signifikante Reduzierung der Nahrungsaufnahme und der Körpergewichtszunahme« bei Ratten bewirkt.[67] HCA kann nicht nur ein starker Inhibitor der Fettproduktion sein, sondern auch den Appetit unterdrücken. Bei der Verwendung einer HCA-Rezeptur ist es wichtig, dass eine fettarme Ernährung eingehalten wird, da sie nur die Umwandlung von Kohlenhydraten in Fett verhindert.

An sich kann HCA eine sichere, natürliche Hilfe zur Gewichtsabnahme bieten, wenn es mit einer Dosis von 1500 Milligramm dreimal täglich eingenommen wird. In zwei klinischen Studien wurden insgesamt 90 mäßig adipöse Probanden (21 bis 50 Jahre, BMI höher als 26) nach dem Zufallsprinzip in drei Gruppen eingeteilt. Gruppe A wurde 4667 Milligramm HCA verabreicht; Gruppe B wurde eine Kombination aus 4667 Milligramm HCA, 4 Milligramm Niacin-gebundenem Chrom und 400 Milligramm *Gymnema-sylvestre*-Extrakt verabreicht; und Gruppe C erhielt ein Placebo. Alle Probanden durften tägliche 2000 Kalorien verzehren und nahmen an einem überwachten Programm teil, das an 5 Tagen die Woche 30-minütige Spaziergänge umfasste. 82 Probanden absolvierten die Studie vollständig. Nach 8 Wochen sanken in Gruppe A sowohl das Körpergewicht als auch der BMI um 5,4 Prozent, der LDL-Cholesterin- und Triglyceridspiegel fiel um 12,9 Prozent beziehungsweise 6,9 Prozent, der HDL-Cholesterinspiegel stieg um 8,9 Prozent, und die Urinausscheidung von Fettstoffwechselprodukten stieg zwischen 32 und 109 Prozent. Gruppe B zeigte ähnlich positive Veränderungen, aber im Allgemeinen in größerem Ausmaß. Vor allem reduzierte Gruppe B das Körpergewicht und den BMI um 7,8 Prozent beziehungsweise 7,9 Prozent; die Nahrungsaufnahme wurde um 14,1 Prozent gesenkt; der Gesamtcholesterin-, LDL- und Triglyceridspiegel fielen um 9,1 Prozent, 17,9 beziehungsweise 18,1 Prozent, während der HDL-Spiegel um 20,7 Prozent zunahm; und die Ausscheidung von Fettstoffwechselprodukten im Urin stieg zwischen 146 und 281 Prozent. In beiden Studien wurden keine signifikanten Nebenwirkungen beobachtet.[68]

Mittelkettige Triglyceride

Mittelkettige Triglyceride (MCTs) sind gesättigte Fette (extrahiert aus Kokosöl), die eine Länge von 6 bis 12 Kohlenstoffketten haben. MCTs werden vom Körper anders verwertet als die langkettigen Triglyceride (LCTs), die die häufigsten Fette in der Natur sind. LCTs, die in der Länge von 18 bis 24 Kohlenstoffketten reichen, sind die Speicherfette für Mensch und Pflanze. Dieser Längenunterschied macht einen wesentlichen Unterschied in der Art und Weise aus, wie MCTs und LCTs metabolisiert werden. Im Gegensatz zu herkömmlichen Fetten scheinen MCTs eher die Gewichtsabnahme als die Gewichtszunahme zu fördern.

Diese Eigenschaft der MCTs beruht möglicherweise darauf, dass sie die Thermogenese und den Energieaufwand erhöhen.[69–73] Im Gegensatz dazu werden die LCTs in der Regel in den Fettdepots gespeichert, und da ihre Energie erhalten bleibt, neigt eine fettreiche Ernährung dazu, die Stoffwechselrate zu verringern. In einer Studie wurde die thermogene Wirkung einer kalorienreichen Ernährung mit 40 Prozent Fett in Form von MCTs mit einer mit 40 Prozent Fett in Form von LCTs verglichen. Die thermogene Wirkung (Kalorienverbrauch 6 Stunden nach einer Mahlzeit) der MCTs war fast doppelt so hoch wie die der LCTs, 120 Kalorien gegenüber 66 Kalorien. Die Forscher kamen zu dem Schluss, dass die überschüssige Energie von Fetten in Form von mittelkettigen Triglyceriden nicht effizient als Fett gespeichert wird, sondern als Wärme verloren geht. Eine Folgestudie zeigte, dass MCT-Öl, das über einen Zeitraum von 6 Tagen verabreicht wird, die diätinduzierte Thermogenese um 50 Prozent erhöhen kann.[72]

In einer weiteren Studie verglichen die Forscher einzelne Mahlzeiten mit 400 Kalorien, die vollständig aus MCTs oder LCTs bestanden.[73] Die thermische Wirkung von MCTs über 6 Stunden war dreimal so groß wie die von LCTs. Darüber hinaus führten die LCTs zwar zu einem Anstieg der Blutfettwerte um 68 Prozent, hatten aber keine Auswirkungen auf den Blutfettgehalt. Die Forscher kamen zu dem Schluss, dass die Substitution von MCTs durch LCTs eine Gewichtsabnahme bewirken würde, solange der Kaloriengehalt gleich bleibt. Um den Nutzen aus MCTs zu ziehen, muss eine Ernährung niedrig an LCTs bleiben. MCTs (oder Kokosöl) können als Öl für Salatdressing oder als Brotaufstrich verwendet oder einfach als Ergänzung genommen werden. Eine gute Dosierungsempfehlung für MCTs ist 1–2 Esslöffel pro Tag.

Schnellüberblick

- Ein erfolgreiches Programm zur Gewichtsabnahme muss mit den vier Eckpfeilern eines guten Gesundheitszustandes vereinbar sein – einer richtigen Ernährung, ausreichender Bewegung, einer positiven mentalen Einstellung und der richtigen Unterstützung des Körpers durch natürliche Maßnahmen.
- Arteriosklerose (Verhärtung der Arterien) ist bei adipösen Menschen zehnmal häufiger vorhanden als bei denen, die nicht adipös sind.
- Adipöse Menschen haben eine Lebenserwartung, die im Durchschnitt 5–7 Jahre kürzer ist als die von Normalgewichtigen; je übergewichtiger ein Mensch ist, umso größer ist sein relatives Risiko für frühzeitige Mortalität.
- Wenn sich Bauchfett ansammelt, führt es zu Veränderungen bei Adipokinen, die letztlich die Insulinresistenz und einen erhöhten Appetit fördern und dadurch mehr Bauchfett hinzufügen.
- Die meisten Amerikaner sind übergewichtig, weil sie zu viel Fett und Zucker essen und sich nicht ausreichend körperlich betätigen.
- Es wurde nachgewiesen, dass das Fernsehen mit dem Auftreten von Fettleibigkeit in Verbindung steht, und es gibt einen dosisabhängigen Effekt: Je höher der Fernsehkonsum ist, desto größer ist der Grad der Fettleibigkeit.
- Physiologische Theorien über Fettleibigkeit sind an den Serotoninspiegel im Gehirn, die diätinduzierte Thermogenese, die Aktivität des sympathischen Nervensystems, den Stoffwechsel der Fettzellen und die Empfindlichkeit gegenüber dem Hormon Insulin gebunden.
- Ballaststoffpräparate, vor allem PGX, verbessern nachweislich die Blutzuckerkontrolle und die Insulinwirkung und reduzieren die Anzahl der vom Körper aufgenommenen Kalorien.
- 5-Hydroxytryptophan (5-HTP) reduziert die Anzahl der konsumierten Kalorien und fördert die Gewichtsabnahme.
- Eines der Hauptziele für die Verbesserung der Gewichtsabnahme ist die Erhöhung der Empfindlichkeit der Zellen im ganzen Körper gegenüber dem Hormon Insulin.
- Es hat sich gezeigt, dass eine Chromergänzung das Körpergewicht senkt und gleichzeitig die fettfreie Körpermasse erhöht, vermutlich als Folge einer erhöhten Insulinempfindlichkeit.
- Mittelkettige Triglyceride (MCTs) können unter Umständen die Gewichtsabnahme durch Erhöhung der Thermogenese fördern.
- Hydroxycitrat hat sich als starker Inhibitor der Fettbildung bei Tieren erwiesen.

Behandlungsübersicht

Ein erfolgreiches Programm zur Gewichtsabnahme muss mit den vier Eckpfeilern der Gesundheit übereinstimmen, die in diesen Kapiteln beschrieben werden:

- einer positiven mentalen Einstellung
- einem gesunden Lebensstil
- einer gesunden Ernährung
- ergänzenden Maßnahmen

All diese Komponenten sind essenziell und miteinander verbunden.

Nahrungsergänzung

- Grundlegende Ergänzungen wie im Kapitel »Supplementierung« beschrieben:
  - → PGX: 1,5–5 Gramm vor den Mahlzeiten
  - → Chrom: 200–400 Mikrogramm pro Tag
  - → Mittelkettige Triglyceride (optional): bis zu 1–2 Esslöffel pro Tag
  - → 5-HTP: Für die ersten 2 Wochen 50–100 Milligramm 20 Minuten vor den Mahlzeiten. Ist nach 2 Wochen der Gewichtsverlust geringer als 0,5 Kilogramm pro Woche, Dosis verdoppeln bis zu einem Maximum von 300 Milligramm (hohe Dosen können Übelkeit bewirken, doch dieses Symptom verschwindet nach 6 Wochen der Einnahme).

Pflanzliche Arzneimittel

- Hydroxycitrat (aus *G. cambogia*): 1500 Milligramm dreimal täglich

TEIL 4

EINZELNE KRANKHEITEN

AIDS UND HIV-INFEKTION

- Positiver Test auf HIV (Humanes Immundefizienz-Virus)
- Primäre Risikofaktoren: sexueller Kontakt mit einer HIV-infizierten Person, mit einer Person, die sich Drogen intravenös spritzt und deren Nadeln andere mitbenutzen, Kind einer HIV-infizierten Mutter sein
- Der Ausbruch der Krankheit kann variieren:
  - Kann plötzlich auftreten (Dauer bis zu 2 Wochen) durch Fieber, Schweißausbrüche, Unwohlsein, Ermüdung, Gelenk- und Muskelschmerzen, Kopfschmerzen, Halsschmerzen, Diarrhö, allgemeines Anschwellen der Lymphdrüsen, Ausschlag am Rumpf
  - Kann schleichend auftreten durch unerklärliche, progressive Ermüdung, Gewichtsverlust, Fieber, Diarrhö und allgemeines Anschwellen der Lymphknoten
  - Kann zunächst auftreten durch eine opportunistische Infektion wie zum Beispiel Soor (orale Candidose) oder eine durch *Pneumocystis carinii* ausgelöste Lungenentzündung
- Im fortgeschrittenen Stadium treten neurologische Veränderungen auf, darunter Demenz und Verlust von Nervenfunktionen (Teillähmungen, Schwindel, Sehstörungen etc.).

Charakteristisch für das erworbene Immundefizienzsyndrom (AIDS, *Acquired Immunodeficiency Syndrome*) ist die vollständige Funktionsunfähigkeit der Immunabwehr. Primärer Auslöser von AIDS ist die Infektion mit dem Humanen Immundefizienz-Virus (HIV). Das Spektrum der HIV-Infektionen reicht von Menschen mit einem positiven HIV-Test ohne jegliche Symptome einer Immundefizienz bis hin zu Menschen mit voll ausgeprägter AIDS-Erkrankung mit allen inzwischen klassischen Komponenten der Krankheit. Das HI-Virus tötet nicht; sehr wohl aber zerstört es das Immunsystem so weit, dass ein Infizierter an einer ernsthaften Infektion oder an Krebs stirbt. AIDS wird heute als spätes Stadium einer HIV-Infektion angesehen.

HIV wird diagnostiziert, wenn jemand einen positiven Bluttest auf das HIV-Antigen und Antikörper hat. AIDS wird diagnostiziert, wenn bestimmte Kriterien zutreffen, wie etwa das Bestehen einer der 23 opportunistischen Infektionen (Infektionen, die von gewöhnlich nicht infektiösen Organismen ausgelöst werden) sowie mit AIDS in Zusammenhang stehende Krebsarten oder ein positiver HIV-Test gekoppelt mit einem CD4-Wert (Wert wichtiger weißer Blutzellen, auch bezeichnet als T-Helferzellen) von weniger als 200/Mikroliter oder einem Verhältnis der T-Helferzellen zur Gesamtzahl von Lymphozyten (CD4/CD8-Wert) von weniger als 14 Prozent. Derzeit beträgt der Zeitraum zwischen der Infektion mit HIV und der Entwicklung von AIDS 10 Jahre.[1]

Schätzungen zufolge sind heute mehr als eine Million Amerikaner mit HIV infiziert, und etwas weniger als 200 000 erfüllen die Kriterien, um eine AIDS-Diagnose zu erhalten. In den Vereinigten Staaten machen Afroamerikaner 10 Prozent der Bevölkerung aus, aber etwa die Hälfte der HIV/AIDS-Fälle im Land entfällt auf sie. Auch geografisch gesehen gibt es in den Vereinigten Staaten Unterschiede in der Verbreitung von AIDS: Am meisten verbreitet ist es in ländlichen Gebieten und in den Südstaaten, besonders im Gebiet der Appalachen und des Mississippideltas und entlang der Grenze zu Mexiko. Die größere Häufigkeit der HIV-Infektionen in diesen Bevölkerungsgruppen führt man zurück auf weniger Informationen über AIDS, auf die Auffassung der Menschen, sie seien nicht gefährdet, auf den beschränkten Zugang zur Gesundheitsversorgung sowie auf eine höhere Wahrscheinlichkeit für sexuellen Kontakt mit männlichen Sexpartnern aus der Risikogruppe.[1]

Weltweit sind mehr als 30 Millionen Menschen mit HIV infiziert. Die bei Weitem am schwersten betroffene Region ist Schwarzafrika. Im Jahr 2007 lebten dort geschätzte 68 Prozent aller AIDS-Kranken, und 76 Prozent aller Todesfälle durch AIDS entfielen auf diese Region; bei 1,7 Millionen Neuinfektionen beläuft sich die Zahl der Menschen dort mit HIV heute auf 22,5 Millionen, und es gibt 11,4 Millionen AIDS-Waisen. 2007 lag die geschätzte Verbreitung unter Erwachsenen bei 5 Prozent; weiterhin bleibt AIDS die häufigste Todesursache in diesem Gebiet.[1]

HIV

Praktisch alle Experten auf diesem Gebiet betrachten heute das Humane Immundefizienz-Virus (HIV) als primären Erreger von AIDS. Aus unserer Perspektive spielen Ernährungszustand, Lebensweise und der mental/emotionale Zustand wesentliche Rollen beim Fortschreiten von HIV zu AIDS; auch eine grundsätzliche Anfälligkeit für Infektionen gehört dazu.

HIV ist als Retrovirus klassifiziert und hat die Fähigkeit, seine RNA durch die Aktivität eines Enzyms mit der Bezeichnung reverse Transkriptase in die menschliche DNA einzuschleusen. Wenn die Zelle aktiviert ist, produziert die eingeschleuste DNA neue Viren. Die von diesem Prozess am meisten betroffenen Zellen sind die T4-Induktoren/Helferzellen, eine Untergruppe der Lymphozyten. HIV ist hochselektiv und kann leicht von diesen weißen Blutzellen isoliert werden, man findet es jedoch auch in anderen weißen Blutzellen. Es repliziert sich aktiv in diesen Zellen, besonders wenn sie aktiviert sind, um auf eine Infektion anzusprechen.

Dieser Infektionsreplikationsprozess setzt die Funktionsfähigkeit der T-Zellen außer Kraft und reduziert ihre Anzahl dramatisch, was zur umfassenden Zerstörung des Immunsystems beiträgt.

Schutz gegen eine HIV-Infektion

Während sich dieses Kapitel mit der Behandlung der HIV-Infektion und AIDS befasst, sollten nicht-HIV-positive Menschen Folgendes beachten, um sich nicht mit dem Virus anzustecken:

- Kein sexueller Kontakt mit HIV-positiven Menschen oder Personen, bei denen der Verdacht besteht, HIV-positiv zu sein, oder mit solchen, die sich intravenös Drogen spritzen.
- Praktizieren Sie Safer Sex.
- Benutzen Sie keine Zahnbürste, keinen Rasierer oder irgendein anderes Utensil, das mit dem Blut eines HIV-Infizierten verunreinigt sein könnte.
- Verwenden Sie Injektionsnadeln nicht zusammen mit anderen Menschen.

Therapeutische Erwägungen

Der konventionelle medizinische Umgang mit HIV/AIDS ändert sich ständig, konzentriert sich aber grundsätzlich auf zwei Behandlungsprinzipien: erstens Deaktivierung oder Eindämmung der Replikation von HIV und zweitens Verabreichung von Antibiotika an Patienten mit anormal niedrigen CD4-Werten. Ein Fortschritt bei der Behandlung von AIDS wurde 1996 mit der Anwendung der hochaktiven anti-retroviralen Therapie (HAART) erzielt. Die fünf Hauptklassen der HAART-Therapie, die derzeit in unterschiedlichen Kombinationen Anwendung bei der Betreuung von HIV-positiven Patienten finden, sind:

- 1. Nucleoside und nucleotide reverse Transkriptasehemmer (NRTIs oder »nukes«)
- 2. Nicht nucleoside reverse Transkriptasehemmer (NNRTIs oder »non-nukes«)
- 3. Proteasehemmer (PIs)
- 4. Entry-Inhibitoren (auch Fusions-Inhibitoren und CCR5-Inhibitoren)
- 5. Integrasehemmer

Die Anwendung dieser Medikamente scheint sich sehr gut für HIV-positive Patienten mit einem CD4-Wert von unter 500 zu eignen. Umstrittener ist die Gabe dieser Medikamente bei HIV-positiven Patienten, die keine Symptome einer Immunschwäche zeigen. Wir empfehlen HIV-infizierten Menschen derzeit eine halbjährliche Kontrolle der Immunabwehr durch CD4-Tests, solange der Wert über 500 bleibt, und vierteljährlich, wenn der Wert unter 500 fällt. Es gibt auch spezielle Tests zur Messung von Menge und Aktivität der Viren (zum Beispiel p24-Antigenkonzentration, PCR-basierte HIV-RNA-Konzentration), die zur Kontrolle gemacht werden können.

Kurz gesagt, empfehlen wir derzeit konventionelle Therapien für alle mit einem CD4-Wert unter 500. Das heißt nicht, dass natürliche Methoden in dieser Situation ausgeschlossen werden sollten. Ganz im Gegenteil – bei einer HIV-Infektion ist es unerläss-

Verhältnis des CF4-Wertes und Entwicklung einer opportunistischen Infektion			
600	400 bis 600	100 bis 400	unter 100
Keine opportunistischen Infektionen	Bakterielle Infektionen Tuberkulose Herpes simplex Herpes zoster Vaginalcandidose Haarleukoplakie Kaposi-Sarkom	Pneumocystose Toxoplasmose Kryptokokkose Histoplasmose Cryptosporidiose	Zytomegalievirus retinitis Zerebrales Lymphom Schwere Infektionen aller Körpergewebe sind möglich

lich, hochwirksame natürliche Methoden anzuwenden, um Gesundheit und Immunsystem von Anfang an zu unterstützen, und ganz sicher dann, wenn AIDS ausbricht. Man darf nicht vergessen, dass das HI-Virus nicht tötet. Die opportunistischen Infektionen, die durch ein unterdrücktes Immunsystem freie Bahn haben, sind es, die eine beschleunigte Abwärtsspirale in Gang setzen und schließlich zum Tod führen.

Aus naturheilkundlicher Sicht sind die wichtigsten therapeutischen Ziele die Optimierung der Nahrung und die Stärkung der Immunabwehr. Studien zufolge nehmen mehr als 70 Prozent der HIV-Infizierten in irgendeiner Form Nahrungsergänzungsmittel oder alternative Präparate ein, was zur Verbesserung der Lebensqualität und der Befunde führt. Unser Ziel ist es, eine kleine Anleitung auf dem Weg zur besten Behandlung zu geben.

Ernährung und HIV/AIDS

Um richtig zu funktionieren, braucht das Immunsystem eine ständige Zufuhr an Nährstoffen. Unglücklicherweise stellen sich dem AIDS-Patienten da viele Hindernisse in den Weg, vor allem Infektionen des Verdauungstraktes und der durch die fortschreitende Infektion verursachte Muskelschwund (Muskelabbau). Es ist einfacher, schon früh mit einer ernährungsphysiologischen Therapie zu beginnen und nicht erst, wenn AIDS sich ausgebildet hat.

Es besteht ein starker Zusammenhang zwischen Ernährungsstatus, Immunsystem und der Entwicklung von HIV zu AIDS.[2–4] Die Einnahme von optimalen Mengen aller Nährstoffe ist unerlässlich. Die optimale Menge für die allgemeine Bevölkerung wird intensiv diskutiert, aber es herrscht zunehmend Einigkeit darüber, dass HIV/AIDS-Patienten höhere Mengen von praktisch allen bekannten Nährstoffen brauchen. Die entsprechenden Empfehlungen stimmen mit jenen im Kapitel »Supplementierung« überein, wobei in diesem Fall eine hochwirksame Supplementierung notwendig ist. Die Nahrungsergänzung mit Multivitamin- und Mineralstoffpräparaten hat sich als wesentlich bei der Verbesserung der Immunabwehr und der verzögerten Ausbildung von AIDS bei HIV-positiven Patienten erwiesen.[5–8]

HIV-positive Menschen sollten sich besonders gesund ernähren, so wie im Kapitel »Eine gesunde Ernährung« definiert. Die Auswahl ihrer Lebensmittel sollte reich an vollwertigen und natürlichen Nährstoffen sein, wie sie etwa in Früchten, Gemüse, Getreide, Bohnen, Samen und Nüssen vorkommen, und wenig Fett und raffinierten Zucker enthalten; es ist wichtig, adäquate, aber keine exzessiven Mengen an Proteinen zu sich zu nehmen. Darüber hinaus werden Betroffene dazu angeregt, täglich fünf oder sechs Gläser Wasser mit je circa 250 Milliliter zu trinken. Diese Ernährungsempfehlungen zusammen mit einer positiven Geisteshaltung, einer guten, hochkonzentrierten Multivitamin- und Mineralstoffsupplementierung, regelmäßigem Bewegungsprogramm, täglichen tiefen Atem- und Entspannungsübungen (Meditation, Gebet etc.) und mindestens 7–8 Stunden Schlaf pro Tag leisten einen großen Beitrag zur optimalen Funktion des Immunsystems – ein wesentliches Ziel bei HIV und AIDS.[9–12]

Häufig benötigen HIV-positive Patienten verdauungsfördernde Mittel und eventuell auch die Einnahme von Verdauungsenzymen, um die unerwünschten Nebenwirkungen von HIV, HAART und Antibiotikaprophylaxe auf das Verdauungssystem zu bekämpfen.[13, 14] Für weitere Informationen zur Einnahme von Verdauungsenzymen siehe das Kapitel »Verdauung und Ausscheidung«. HIV-positive Patienten sollten natriumreiche Lebensmittel meiden,

Protein für AIDS-Patienten

Zur Bewertung der Qualität eines Proteins messen Wissenschaftler den Anteil der Aminosäuren, die im Körper absorbiert, behalten und genutzt werden. Diese bestimmen den biologischen Wert des Proteins. Das Protein mit dem höchsten *biologischen Wert* findet man in Molke, ein natürliches Nebenprodukt bei der Herstellung von Käse. Kuhmilch enthält circa 6,25 Prozent Eiweiß. 80 Prozent davon sind Kasein (ebenfalls ein Protein) und 20 Prozent Molkeneiweiß. Zur Herstellung von Käse nutzt man die Kaseinmoleküle, die Molke bleibt zurück. Die Proteine aus Molke werden gewonnen, indem die anderen Molkekomponenten, wie Laktose, Fette und Mineralstoffe, ausgefiltert werden.

Protein aus Molke ist ein komplettes Eiweiß, da es alle essenziellen und nichtessenziellen Aminosäuren enthält. Seine hohe biologische Qualität rührt daher, dass es den höchsten Gehalt an Glutamin und verzweigtkettigen Aminosäuren hat, der überhaupt natürlich vorkommt; diese Substanzen sind wesentlich für Zellgesundheit, Muskelaufbau und Proteinsynthese.

Obwohl Molkenprotein hauptsächlich von Bodybuildern und Sportlern genommen wird, die ihre Eiweißzufuhr steigern wollen, kann dieses Protein auch die Genesung nach einer Operation unterstützen, einige der unerwünschten Nebenwirkungen von Bestrahlung und Chemotherapie kompensieren und unterstützend gegen das Muskelschwundsyndrom vorbeugen, das man sowohl bei Krebs als auch AIDS antrifft.

Protein aus Eiern ist fast ebenso gut wie Protein aus Molke.

Proteinquelle	Biologischer Wert
Molke (Ionenaustausch, mikrofiltriert)	100
Ganzes Ei	93,7
Milch	84,5
Fisch	76,0
Rindfleisch	74,3
Sojabohnen	72,8

fructosereichen Maissirup in verarbeiteten Lebensmitteln, Alkohol, Koffein und Frittiertes sowie rohe Eier, nicht pasteurisierte Milch, nicht durchgebratenes Fleisch oder Fisch und jegliches eventuell verunreinigte Nahrungsmittel.

Häufig wird über Diarrhö geklagt, und diese kann die Lebensqualität erheblich belasten. Es gibt viele Gründe, die bei einem HIV-positiven Patienten zu einer Diarrhö führen können, und der genaue Grund entscheidet über die Behandlung der Wahl. Da sich die Fälle von Glutenunverträglichkeit bei HIV-positiven Menschen mehren, sollten alle HIV-positiven Patienten sämtliche glutenhaltige Nahrungsmittel meiden (weitere Informationen siehe das Kapitel »Zöliakie«).[15] Laktoseintoleranz entsteht oft bei chronischer Diarrhö, folglich sollten auch Milch und sämtliche Milchprodukte, die Lactose enthalten, gemieden werden. Die Empfehlungen im Kapitel »Diarrhö« gelten für die meisten Fälle, besonders für die Gabe von probiotischen Bakterien.[16, 17]

Über diese grundlegenden Empfehlungen hinaus hat ein HIV/AIDS-Patient einen höheren Bedarf an Proteinen. Während ein gesunder Mensch gut mit 0,8 Gramm Protein pro Kilo Körpergewicht auskommt, braucht ein an HIV/AIDS erkrankter Patient mindestens 1,5 Gramm pro Kilo.[18] Besonders hilfreich bei AIDS scheint die Nahrungsergänzung mit Proteinen aus Molke zu sein, die einen hohen Gehalt der Aminosäure Glutamin enthält und potenziell fähig ist, das Muskelschwundsyndrom bei AIDS zu bekämpfen, den Verdauungsapparat zu heilen und die Konzentration des wichtigen Antioxidans Glutathion innerhalb der Körperzellen zu erhöhen.[19, 20]

Das Muskelschwundsyndrom (schwere Schädigung von Körpergewebe) ist eine häufig vorkommende Komplikation bei einer HIV-Infektion und zeigt sich durch starken Gewichtsverlust und Schwäche, oft begleitet von Fieber und Diarrhö. Die für dieses Syndrom verantwortlichen Mechanismen sind nicht genau definiert, aber klar ist, dass viele verschiedene Faktoren an diesem Prozess beteiligt sind. Zur Verschlimmerung des Muskelschwundsyndroms führt zum Beispiel unzureichende Aufnahme von Proteinen aus der Nahrung, Malabsorption, erhöhter Metabolismus und die Vermehrung entzündlicher Komponenten, bekannt als Zytokine, die vom Immunsystem abgesondert werden (zum Beispiel Tumornekrosefaktor, Interleukine und Interferon alpha). Diese Zytokine fördern die Schädigung von Fett und Muskeln.

Nahrungsergänzungsmittel

Während allgemein ein breit gefächertes Spektrum an Nahrungsergänzung nötig ist, darunter hochkonzentrierte Multivitamin- und Mineralstoffpräparate, gibt es verschiedene Nährstoffe, die besondere Aufmerksamkeit verdienen.

- Vitamin A (15 000–30 000 IE, zum Essen aufgenommen) verlangsamt die Ausbildung von AIDS und verringert die Sterblichkeitsrate, verbessert das Wachstum bei Säuglingen und Kleinkindern, beugt Nährstoffdefiziten vor, die auf chronische Diarrhö zurückzuführen sind, und verhindert eine Verschlimmerung der Verdauungsprobleme bei Müttern und Kindern.[21, 22]
- Betacarotin (60–120 Milligramm, [150 000 IE], zum Essen eingenommen) erhöhte CD4+-Wert, CD4/CD8- Ration und Anzahl der Lymphozyten; auch hier sank die Sterblichkeitsrate.[23] Der Mangel an Betacarotin, der bei allen HIV+-Patienten festgestellt wurde, ist wohl die Folge von schlechter Verdauung, verschlechterter Abwehr der freien Radikalen und hoher Lipidperoxidation.[24]
- Folsäure (400 Mikrogramm) ist wichtig für die Aufhebung der Toxizität des Medikaments AZT auf die Bildung roter Blutkörperchen.[25, 26]
- Thiamin-Supplementierung (Vitamin B_1, 50 Milligramm) wird verbunden mit erhöhter Überlebensrate bei HIV+-Patienten und seltenerer Ausbildung von AIDS.[27–29]
- Vitamin B_6 (50 Milligramm) ist ein wesentlicher Bestandteil der Nukleinsäure und des Proteinstoffwechsels sowie der zellularen und humeralen Immunantwort.[30, 31] Sowohl die alleinige Gabe von B_6 als auch zusammen mit CoQ_{10} erhöhte die Zirkulation des Lactobacillus GG, der CD4+-Zellen und das CD4-CD8-Verhältnis.[32]
- Vitamin B_{12} (1000 Mikrogramm täglich) kann die Anzahl der Lymphozyten, das DC4-CD8-Verhältnis und die Aktivität der natürlichen Killerzellen verbessern.[33] Die Supplementierung hat auch schon dazu beigetragen, den AIDS-Demenzkomplex rückgängig zu machen, wenn dieser Zustand mit niedriger Konzentration des Vitamins verbunden ist.[34] Ein Mangel wird mit dem vergrößerten Risiko, AIDS auszubilden, verbunden.[35–37]
- Vitamin C (dreimal täglich 500–1000 Milligramm) zeigt im Reagenzglastest einige positive Auswirkungen gegen die HIV-Replikation. Andere Untersuchungen zeigen, das HIV-positive Patienten mit der höchsten Zufuhr von Vitamin C am langsamsten AIDS entwickelten.[4, 38]
- Vitamin E (400 bis 800 IE täglich als gemischte Tocopherole) verlangsamt ebenfalls die Progression von HIV zu AIDS.[39–42] Männer mit dem höchsten Vitamin-E-Anteil im Blut hatten ein um 34 Prozent geringeres Risiko, AIDS zu entwickeln, als jene mit dem niedrigsten Anteil. Ein Mangel zeigt sich bei den meisten HIV+-Patienten durch Auszehrung und die Ausbildung von AIDS.[43]
- Vitamin-D-Mangel tritt häufig bei männlichen HIV-infizierten Stadtbewohnern mit unterdrückter Virenbelastung und einem CD4-Wert von über 200 auf; Tabakkonsum wird mit schweren Mangelerscheinungen in Verbindung gebracht.[44] Nicht feststellbare Mengen an Vitamin D bei HIV-positiven Patienten korrelierten mit weiter fortgeschrittener HIV-Infektion, niedrigerem CD4-Wert und höherem Entzündungswert.[45] Die empfohlene Dosierung liegt bei 5000 IE.
- Kupfer (2 Milligramm) kann die HIV-Protease und Virenreplikation verhindern.[46] Kupfermangel ist die Folge einer AZT-Therapie und von AIDS verbunden.[47, 48]
- AIDS-Patienten leiden an Magnesiummangel.[49, 50] Die empfohlene Dosierung beträgt 300 Milligramm.
- Selen (400 Mikrogramm) unterdrückt die Progression von HIV, reduziert die Virenbelastung und sorgt indirekt für die Verbesserung des CD4-Wertes.[51] Die Zufuhr von Selen verringert die mit HIV in Zusammenhang stehende Sterblichkeitsrate, Klinikaufenthalte und die Kosten für die Betreuung von HIV-positiven Patienten.[52–54] Ein Mangel bei Patienten, die AIDS ausbilden, könnte an niedrigerer Kalorien- und Proteinzufuhr, Malabsorption und verschiedenen Infektionen liegen.[55]

- Zink (15–30 Milligramm) führt zu seltenerem Auftreten von Infektionen.[56, 57] Zinkmangel tritt sehr häufig bei HIV+-Patienten auf, die AIDS entwickeln.[58]

Antioxidantien

Zahlreiche Studien zeigen eine Beeinträchtigung des antioxidativen Abwehrsystems bei HIV-Infizierten.[59] Zudem wird HAART mit der oxidativen Schädigung von Zellbausteinen, darunter den Mitochondrien, verbunden.[60] Die Konzentration von Antioxidantien im Blut von HIV-positiven Patienten ist reduziert, und Peroxidationsprodukte von Lipiden (Fetten) und Proteinen nehmen zu.

Dieses Blutbild kann zur Progression von AIDS beitragen, weil Antioxidantien, zum Beispiel Glutathion, die Virenreplikation verhindern, während reaktive Oxidantien die Viren eher stimulieren. Folglich liegt es nahe, dass HIV-infizierte Patienten von einer Therapie profitieren, die Antioxidantien zuführt. Tatsächlich scheint die Therapie mit Antioxydantien, besonders Vitamin E und Selen, die Progression von HIV zu AIDS zu verlangsamen sowie den durch HAART verursachten Schaden durch freie Radikale aufzuheben.[39–42, 51, 61]

Umstrittener unter den Antioxidantien bei HIV-Infektionen ist das N-Acetylcystein (NAC). Es wurde angeregt, NAC könne bei Dosierungen von 2 bis 8 Gramm täglich als wirkungsvolles Antioxidans eingesetzt werden und den Gehalt an Glutathion bei AIDS-Patienten erhöhen.[62–64] Jedoch hat die Zufuhr einer Dosierung von 1,8 Gramm NAC Glutathion in den weißen Blutkörperchen von AIDS-Patienten nicht vermehrt.[65] Nichtsdestotrotz verhindert NAC die HIV-Replikation. Bessere Möglichkeiten zur Erhöhung des Glutathiongehalts sind möglicherweise Vitamin E, Betacarotin, Vitamin C, Selen und Alpha-Liponsäure.

Alpha-Liponsäure (auch bekannt als Thioctacid) ist eine sulfurhaltige, vitaminähnliche Substanz, die als notwendiger Kofaktor eine wichtige Rolle bei zwei wesentlichen energieerzeugenden Reaktionen bei der zellulären Energieerzeugung spielt. Man rechnet die Alpha-Liponsäure nicht zu den Vitaminen, denn man geht davon aus, dass der Körper für gewöhnlich in der Lage ist, entweder selbst eine ausreichend hohe Konzentration herzustellen, oder dass der Nährstoff durch ausreichend hohe Mengen aus der Nahrung aufgenommen werden kann. Jedoch entsteht wie bei so vielen der anderen in diesem Abschnitt beschriebenen Wirkstoffen in bestimmten Situationen möglicherweise ein relativer Mangel, und die Supplementierung mit Alpha-Liponsäure bringt über seine Rolle beim normalen Stoffwechsel hinaus Vorteile. Die Alpha-Liponsäure ist ein leistungsstarkes Antioxidans und einzigartig, weil es sowohl gegen wasser- als auch fettlösliche freie Radikale Wirkung zeigt.

Basierend auf der antioxidativen Wirkung der Alpha-Liponsäure sowie seiner Fähigkeit, die HIV-Replikation durch die Verminderung der Aktivität der reversen Transkriptase wesentlich zu verhindern, lag es nahe, dass es für HIV-positive Patienten wertvoll sein könnte.[66, 67] Zur Überprüfung dieser Hypothese wurde eine Pilotstudie entwickelt, um den Kurzzeiteffekt einer Alpha-Liponsäure-Supplementierung (dreimal täglich 150 Milligramm) auf HIV-positive Patienten herauszufinden.[68] Bei neun von zehn Patienten erhöhte eine Supplementierung mit Alpha-Liponsäure Plasma Ascorbat, bei sieben von sieben Patienten den Glutathiongehalt, bei acht von neun Patienten Plasmasulfatgruppen und bei sechs von zehn Patienten die Ratio der T-Helfer-Lymphozyten und T-Helfer/Suppressoren, während bei acht von neun Patienten Malondialdehyd, ein Produkt aus der Lipidperoxidation, zurückging. Wie die Ergebnisse dieser Pilotstudie zeigen, führte die Supplementierung mit Alpha-Liponsäure zu wesentlichen, günstigen Veränderungen im Blut von HIV-infizierten Patienten. Am wichtigsten ist hierbei wohl die Erhöhung des Glutathiongehalts, da dieser direkt mit der Verhinderung der Progression zu AIDS verbunden ist. Alpha-Liponsäure (600 Milligramm) schützte die Leber, verhinderte die virale Replikation, erhöhte intrazellulares Glutathion und das CD4-CD8-Verhältnis; dank ihrer antioxidativen Wirkung auf das Nervengewebe ist sie in der Lage, Schmerzen der peripheren Neuropathie zu mildern.

Auch Coenzym Q_{10} scheint wichtig zu sein. Die CoQ_{10}-Konzentration bei HIV-positiven Patienten ist häufig zu niedrig, was zur Beeinträchtigung der Energieerzeugung führt. Die Supplementierung mit

CoQ_{10} erhöht bei gesunden Menschen die Zirkulation von Antikörpern, T-Helferzellen und die CD4-CD8-Verhältnisse und hat möglicherweise ähnliche Auswirkungen auf HIV-positive-Patienten.[69, 70]

Carnitin

Mehrere Berichte deuten darauf hin, dass ein systemischer Carnitinmangel bei AIDS-Patienten problematisch sein könnte. Er wird häufig in Blut und Blutzellen von AIDS-Patienten festgestellt. Durch die Erhöhung des Carnitingehalts der weißen Blutzellen wird ihre Funktion spürbar verbessert, ein Ergebnis, das zeigt, wie wichtig Carnitin für das Immunsystem ist.[71]

Zudem verhindert Carnitin nachweislich die Toxizität des Medikaments AZT auf die Muskelzellen. AZT vergiftet die Mitochondrien des Muskels, was zu anormaler Energieerzeugung innerhalb des Muskels führt und sich klinisch als Ermüdung der Muskeln, einhergehend mit Schmerzen, äußert. Da L-Carnitin in der Lage ist, diese Negativwirkung von AZT und ähnlichen Medikamenten zu verhindern, ist es für diese Patienten ausgesprochen wichtig.[72–74]

Klinische Studien weisen darauf hin, dass die Supplementierung mit Carnitin die Immunabwehr verbessern kann. AIDS-Patienten, die mit AZT behandelt wurden, und denen täglich 6 Gramm L-Carnitin verabreicht wurde, erfuhren eine wesentliche Vermehrung der weißen Blutzellen und eine Verminderung des Tumornekrosefaktors – ein bekannter Auslöser der HIV-Replikation.[75] Als ebenfalls effektiv hat sich die Supplementierung bei peripheren Nervenschmerzen gezeigt, die bei HIV-positiven Patienten häufig auftreten.[76]

Pflanzliche Arzneimittel

Es gibt eine ganze Reihe unterschiedlicher Pflanzen und Pflanzenstoffe, die sich mit großem Erfolg als wirksam gegen HIV erweisen. Unseres Erachtens sind die drei hier vorgestellten am vielversprechendsten:

Mariendistel

Das Extrakt (Silymarin) aus der Mariendistel *(Silybum marianum)* ist stark indiziert für alle Patienten, die sich einer HAART-Therapie unterziehen, um die Leberfunktion zu verbessern, Leberschäden einzudämmen und die antioxidative Aktivität der Blutzellen zu stärken. Selbst HIV-positive Menschen ohne HAART-Therapie könnten davon profitieren, dass die Mariendistel die Leber unterstützt. Für weitere Informationen siehe das Kapitel »Hepatitis«.

Curcumin aus Kurkuma

HIV-Infektion und AIDS werden mit der Aktivierung eines latenten Virus verbunden. Diese Aktivierung wird von repetitiven DNA-Sequenzen (LTR) in der viralen DNA bestimmt. Das Virus bleibt inaktiv, bis LTR ihm signalisiert, sich zu vermehren. Ob dem latenten Provirus ein Signal zur Aktivität gegeben wird oder nicht, wird von einer komplexen Interaktion positiver und negativer Regulatoren bestimmt, die sich an bestimmte Stellen innerhalb von LTR binden. Wenn sich die Stimuli reduzieren lassen, die LTR aktivieren, und man gleichzeitig Stoffe einsetzt, die die Aktivierung von LTR blockieren, so geht man davon aus, dass die Progression einer HIV-Infektion zu AIDS zum Stillstand gebracht oder zumindest hinausgezögert werden kann.

Im März 1993 veröffentlichten Wissenschaftler der Harvard Medical School Ergebnisse einer Studie und zeigten, dass Curcumin die HIV-Replikation verhindert, indem es die LTR-Expression blockiert.[77] Curcumin ist das gelbe Pigment und der aktive Inhaltsstoff des Gewürzes Kurkuma *(Curcuma longa)*, einem wichtigen Bestandteil von Curry. Die Untersuchung wurde möglicherweise als Folgestudie einer Bevölkerungsstudie in Trinidad durchgeführt. Etwa 40 Prozent der Bevölkerung Trinidads sind indischer Abstammung, und sie verwenden ausgesprochen viel Curry in ihrer Ernährung. Weitere 40 Prozent der Bevölkerung sind afrikanischer Abstammung; diese nehmen nur selten Curry zu sich. Bevölkerungsstudien in Trinidad zeigten, dass die Wahrscheinlichkeit, an HIV zu erkranken, bei den Menschen afrikanischer Abstammung zehnmal höher war als bei jenen indischer Abstammung. Ob dies nun an Ernährungsfaktoren oder am kulturell bestimmten Sexualverhalten liegt, muss sich noch zeigen; angesichts der neuesten antiviralen Studien mit Curcumin jedoch mag viel für Ersteres sprechen.

In einer weiteren Studie verhinderte Curcumin HIV-Integrase, das Enzym, das eine doppelsträngige

DNA-Kopie des RNA-Genoms in ein Wirts-Chromosom einbindet.[78, 79] Nachweislich hemmt Curcumin auch andere Faktoren, die die HIV-Replikation stimulieren, wie etwa den Tumor-Nekrose-Faktor (TNF) und NF-kappaB.[80–82] TNF, ein chemischer Mediator für Entzündungen, ist Teil der Entzündungsantwort des Immunsystems, der bei richtiger Funktion genutzt wird, um krankheitserregende Organismen abzutöten. Die Produktion des TNF aber löst die Produktion von NF-kappaB aus, eines chemischen Botenstoffs, der eine wesentliche Rolle bei der Auslösung der HIV-Replikation spielt.

Darüber hinaus ist Curcumin ein starkes Antioxidans, dessen Aktivität gleich 300-mal größer ist als die von Vitamin E. Die vorläufigen Ergebnisse der Wirkung auf HIV/AIDS sind ermutigend. So nahmen zum Beispiel in einer kontrollierten klinischen Studie eine Gruppe von achtzehn HIV-positiven Patienten mit CD4-Werten zwischen 5 und 615 täglich durchschnittlich 2000 Milligramm Curcumin ein.[83] Diese Dosierung führte zu einer Erhöhung der CD4-Werte verglichen mit Vergleichsbehandlungen. Leider hat das Interesse an Curcumin durch die Entwicklung von HAART nachgelassen. Die einzige noch durchgeführte Studie über Curcumin bewertete die Wirkung bei acht Patienten mit HIV-bedingter Diarrhö, die täglich eine durchschnittliche Dosis von 2000 Milligramm Kurkuma erhielten und über einen Zeitraum von durchschnittlich 41 Wochen begleitet wurden.[84] Bei allen zeigten sich ein Abklingen der Diarrhö und eine Normalisierung der Stuhlbeschaffenheit, für gewöhnlich innerhalb von 2 Wochen. Im Durchschnitt reduzierte sich der Stuhlgang pro Tag von 7 auf 1,7 Darmentleerungen. Sieben von acht Patienten nahmen mit Curcumin erheblich an Gewicht zu (5,4 Kilogramm)). Bei fünf von sechs Patienten zeigte sich ein Abklingen von Aufblähung und abdominalen Bauchschmerzen. Patienten in einer anti-retroviralen Therapie erfuhren keine erkennbaren Wechselwirkungen von Medikamenten, Veränderungen im CD4-Wert oder Veränderungen bei der HIV-Belastung während der Einnahme von Curcumin.

Der Curcuminanteil in Kurkuma beträgt circa 1 Prozent. Um eine effektive Dosierung (1,2–2 Gramm pro Tag) an Curcumin zu erzielen, müsste man 100 bis 200 Gramm (circa 90–170 Gramm) Kurkuma täglich verzehren. Deshalb wird reinen Curcuminpräparaten der Vorzug gegenüber Kurkuma gegeben, wenn eine medizinische Wirkung gewünscht ist. Obwohl der Nutzen von Curcumin bei HIV und AIDS noch bewiesen werden muss, ist die Supplementierung angesichts möglicher Vorteile sinnvoll, weil es keine Nebenwirkungen hat.

Bedenken bereitete die Absorbierung von Curcumin, inzwischen gibt es aber eine Reihe von Methoden und Produkten, die die Absorbierung von Kurkuma verbessern. Eine dieser Methoden ist die Komplexbildung von Curcumin mit Phospholipiden aus Soja, wie zum Beispiel bei Meriva. Studien zur Absorbierung bei Tieren zeigen, dass der höchste Plasmagehalt von Curcumin nach der Gabe von Meriva fünfmal höher war als nach der Gabe von normalem Curcumin.[85] Studien mit einer anderen weiterentwickelten Form von Curcumin, Theracurmin, zeigen sogar eine noch bessere Absorbierung.[86]

Kurkuma kann beliebig in die Ernährung integriert werden, da aber Curcumin so schlecht absorbiert wird, kann Meriva in einer Dosierung von 1000 bis 1200 Milligramm täglich oder Theracurmin in einer Dosierung von 300 Milligramm täglich spürbar bessere klinische Ergebnisse erzielen.

Süßholz

Die wichtigsten Aktivstoffe der Süßholzwurzel *(Glycyrrhiza glabra)* sind Glycyrrhetin und seine Hauptkette Glycyrrhetinsäure (Glycyrrhetin ohne kleines Zuckermolekül). Diese sind sowohl bei der Behandlung von AIDS als auch bei chronischer Hepatitis (siehe das Kapitel »Hepatitis«) erfolgversprechend. Obwohl der Großteil der Untersuchung sich auf intravenöse Verabreichung bezog, dürfte dieser Weg der Einnahme nicht notwendig sein, weil Glycyrrhetin und Glycyrrhetinsäure leicht absorbiert werden und gut verträglich sind.

Der Vorteil der oralen Verabreichung ist am besten aus einer kürzlich durchgeführten Doppelblindstudie zu erkennen, deren Inhalt es war, die klinische Wirksamkeit von Glycyrrhetin durch Langzeitverabreichung an sechzehn bluterkranken HIV-positiven Patienten herauszufinden.[87] Die Patienten erhielten tägliche Dosen zwischen 150 und 225 Milligramm

Glycyrrhetin über einen Zeitraum von 3 bis 7 Jahren. Kontrolliert wurden die T-Helferzellen und die Gesamtzahl der T-Zellen, andere Indikatoren des Immunsystems sowie Glycyrrhetin und Glycyrrhetinsäure im Blut. Die Ergebnisse zeigen, dass oral verabreichtes Glycyrrhetin ohne Nebenwirkungen in Glycyrrhetinsäure umgewandelt wurde. Keiner der Patienten, die das Glycyrrhetin erhalten hatten, litt unter einer Ausbildung von AIDS oder einer Verschlechterung der Immunabwehr. Demgegenüber zeigte die Gruppe, die keine Glycyrrhetinsäure bekommen hatte, einen Rückgang der Werte für Helferzellen und der gesamten T-Zellen und Antikörper. Zwei der Patienten in der Kontrollgruppe entwickelten AIDS.

Glycyrrhetin bei HIV-positiven und AIDS-Patienten erzeugt eine nahezu sofortige Verbesserung der Immunabwehr. In einer Studie erhielten neun symptomfreie HIV-positive Patienten täglich intravenös 200–800 Milligramm Glycyrrhetin. Nach 8 Wochen zeigte die Gruppe erhöhte CD4-Werte, ein verbessertes CD4-CD8-Verhältnis und eine bessere Leberfunktion. In einer anderen Studie erhielten sechs AIDS-Patienten täglich intravenös 400–1600 Milligramm Glycyrrhetin. Nach 30 Tagen war P24-Antigens (ein Indikator für die Virenbelastung und Schwere der aktiven Erkrankung) bei fünf der sechs Patienten vermindert oder sogar verschwunden.[88]

In einer neueren Studie zeigte hochdosiertes Glycyrrhetin (SNMC, Stronger Neo-Minophagen C,) die Verhinderung von Leberschäden durch HAART bei vier Bluterkranken, die sowohl mit HIV als auch mit Hepatitis C infiziert waren. Zwei von ihnen hatten zuvor HAART wegen Leberschädigung abbrechen müssen. Nach der Verabreichung von SNMC konnten diese Patienten die HAART-Therapie wieder aufnehmen.[89]

Die Ergebnisse dieser und anderer Studien mit HIV-positiven und AIDS-Patienten sind ermutigend. Große Bedenken bereitet jedoch, dass die Süßholzwurzel bei einer Dosierung von mehr als 3 Gramm täglich oder Glycyrrhetin bei mehr als 100 Milligramm täglich über mehr als 6 Wochen hinweg Soda- und Wassereinlagerung zur Folge haben kann, was zu hohem Blutdruck führt. Blutdruckkontrolle und eine höhere Zufuhr von Kalium werden empfohlen.

Sport

Regelmäßige Bewegung hat sich bei Patienten mit Erkrankungen des Immunsystems als günstig erwiesen, besonders durch den Stressabbau und die Besserung der Stimmung. HIV-positive Menschen erfuhren einen Anstieg des CD4-CD8-Verhältnisses sowie der natürlichen Killerzellen (NK) unmittelbar nach dem aeroben Training, und langfristig führt Bewegung sogar zum Anstieg anderer Immunindikatoren.[90, 91] HIV-positive Patienten, die Tai Chi praktizieren, wirkten ganz allgemein gesünder und zeigten wesentliche Verbesserungen bei mehreren Messungen der Körperfunktionen im Vergleich zu Kontrollgruppen.[92] Andere Patienten, die Yoga praktizieren, berichteten von gestärktem Selbstvertrauen und einer schnelleren Rückkehr zu sportlichen Aktivitäten nach medizinischen Behandlungen.[93]

Schnellüberblick

- Das erworbene Immundefizienzsyndrom (AIDS) besteht in einer profunden Schädigung der zellvermittelten Immunität.
- Das HI-Virus tötet nicht; sehr wohl aber zerstört es das Immunsystem in einem Maße, dass der Betroffene an einer schweren Infektion oder an Krebs stirbt.
- Ernährungsstatus, Lebensweise sowie der mentale und emotionale Zustand spielen eine wesentliche Rolle bei der Progression von HIV zu AIDS.
- Derzeit empfehlen wir die Anwendung konventioneller Therapien für alle Patienten mit CD4-Werten von unter 500.
- Es besteht ein sehr starker Zusammenhang zwischen Ernährungsstatus, Immunabwehr und der Progression von HIV zu AIDS.
- Optimale Mengen sämtlicher Nährstoffe sind von besonderer Bedeutung bei allen Patienten mit HIV/AIDS.
- Die Supplementierung mit Multivitamin- und Mineralstoffpräparaten hat sich als besonders wertvoll bei der Verbesserung des Immunstatus und der Verzögerung bei der Ausbildung von AIDS bei HIV-positiven Patienten erwiesen.
- Die Supplementierung der Ernährung mit Proteinen aus Molke scheint besonders hilfreich bei AIDS zu sein, weil es möglicherweise das Auszehrungssyndrom bei AIDS bekämpfen, das Verdauungssystem heilen und die Konzentration des wichtigen Antioxidans Glutathion in den Körperzellen erhöhen kann.
- Zahlreiche Studien zeigen, dass Menschen, die an HIV erkrankt sind, ein geschädigtes Antioxidansabwehrsystem haben.
- Eine Antioxidantientherapie, besonders mit Vitamin E und Selen, scheint in der Tat die Progression von HIV zu AIDS zu verlangsamen sowie den Schaden aufzuheben, der durch die freien Radikalen, ausgelöst durch HAART, entstanden ist.
- Alpha-Liponsäure führt zu ausgesprochen ermutigenden Ergebnissen bei HIV-Patienten.
- Klinische Studien zeigen, dass die Supplementierung mit Carnitin die Immunabwehr verbessern und das Niveau der durch HIV ausgelösten Immunsuppression reduzieren kann.
- Mariendistelextrakt (Silymarin) ist für alle Patienten, die sich einer HAART-Therapie unterziehen, stark indiziert, um die Leberfunktion zu verbessern, Leberschädigungen einzudämmen und die Aktivität der Antioxidantien der Blutzellen zu erhöhen.
- Curcumin hat eine starke Wirkung gegen HIV und ist in klinischen Versuchen erfolgversprechend.
- Teile der Süßholzwurzel zeigen großen Nutzen in klinischen Studien.
- HIV-positive Menschen erfuhren einen Anstieg des CD4-CD8-Verhältnisses sowie der natürlichen Killerzellen unmittelbar nach aerober Bewegung, und langfristig führt Bewegung zu einem Anstieg bei anderen Immunindikatoren.

Behandlungsübersicht

Das Ziel der Behandlung bei HIV-positiven Menschen ist die Verlangsamung der Progression von HIV zu AIDS. Dieses Ziel wird erreicht, indem man den Ernährungsstatus optimiert, ein gesundheitsförderndes Leben führt und Methoden zur Stärkung des Immunsystems anwendet. Bei der Behandlung von AIDS verändert sich das Ziel dahingehend, die derzeit möglichen konventionellen Therapien zu unterstützen. Besonders wichtig ist ein guter Status von Nährstoffen und Antioxidantien.

Lebensstil

- Machen Sie 10–15 Minuten täglich Entspannungsübungen, zum Beispiel tiefes Atmen, Meditation, Gebet oder Visualisierung.
- Bewegen Sie sich regelmäßig (etwa gemäßigtes Gehen, Tai Chi oder Stretching).

Ernährung

- Folgen Sie den Ernährungsempfehlungen im Kapitel »Eine gesunde Ernährung«.
- Nehmen Sie angemessene Mengen an Proteinen zu sich; ziehen Sie die Supplementierung mit einem hochqualitativen Molkenprotein bei einer Dosierung von 1 Gramm pro Kilogramm Körpergewicht in Betracht.
- Verzichten Sie auf Alkohol, Koffein und Zucker.
- Trinken Sie mindestens 1,5 Liter Wasser pro Tag.

Nahrungsergänzungsmittel

- Ein hochpotenziertes Multivitamin- und Mineralstoffpräparat, wie im Kapitel »Supplementierung« beschrieben
- Wesentliche Nährstoffe:
  - → Vitamin C: 500–1000 Milligramm, dreimal täglich
  - → Vitamin E: 400–800 IE täglich
  - → Vitamin D: 5000 IE täglich (idealerweise Gehalt im Blut messen und Dosierung entsprechend anpassen)
  - → Carotinkomplex: 50 000–100 000 IE täglich
- Methylcobalamin (aktive Form von Vitamin B12): 1000 Mikrogramm täglich
- Leinöl: 1 EL täglich
- Fischöl: 3000 Milligramm EPA + DHA täglich
- Eines der folgenden Präparate:
  - → Traubenkernextrakt (mehr als 95 Prozent oligomere Proanthocyanidine): 100–300 Milligramm täglich
  - → Kiefernrindenextrakt (mehr als 95 Prozent oligomere Proanthocyanidine): 100–300 Milligramm täglich
  - → Andere flavonoidreiche Extrakte mit ähnlichem Gehalt an Flavonoiden, »Supergreens« oder andere Antioxidantien auf Pflanzenbasis, die täglich einen ORAC-Wert (Sauerstoffradikal-Absorptionsfähigkeit) von 3000 bis 6000 oder mehr liefern können
- Probiotika (aktive *Lactobacillus-* und *Bifidobakterium*-Kulturen): mindestens 5–10 Milliarden koloniebildende Einheiten täglich
- Spezielle Nährstoffe:
  - → Alpha-Liponsäure: dreimal täglich 150 Milligramm
  - → Carnitin: ein- bis dreimal täglich 2000 Milligramm

Pflanzliche Arzneimittel

- Mariendistel *(Silybum marianum):* Die Standarddosis von Mariendistel basiert auf ihrem Silymaringehalt. Aus diesem Grund werden standardisierte Extrakte bevorzugt. Die besten Ergebnisse werden mit höheren Dosierungen erzielt, das heißt dreimal täglich etwa 150–200 Milligramm. Die Dosierung für Silymarin Phytosom beträgt zwei- bis dreimal täglich 120 Milligramm zwischen den Mahlzeiten.
- Curcumin, eins der folgenden Produkte:
  - → Curcumin: dreimal täglich 600–800 Milligramm zwischen den Mahlzeiten
  - → Meriva: 1000–1200 täglich
  - → Theracurmin: 300 Milligramm täglich
- Süßholz *(Glycyrrhiza glabra)*, eins der folgenden Produkte:
  - → Pulverisiert: dreimal täglich1–2 Gramm
  - → Flüssiges Extrakt (1:1): dreimal täglich 2–4 Milliliter
  - → Fester (Trockenpulver) Extrakt (10 Prozent Glycyrrhetinsäure-Gehalt): dreimal täglich 250–500 Milligramm
  - → Anmerkung: Wenn Süßholzwurzel über einen längeren Zeitraum eingenommen wird, ist die Zufuhr von kaliumreicher Nahrung zu erhöhen.

AKNE

- Schwarze Mitesser: vergrößerte Hautfollikel mit dunklen, hornartigen Einschlüssen im Zentrum
- Weiße Mitesser: rote, geschwollene Follikel mit oder ohne weiße Pusteln
- Knoten: tief unter der Haut liegende, kleinere Eiteransammlungen, die an der Hautoberfläche austreten
- Zysten: tiefe Knoten, deren Inhalt nicht an der Oberfläche austreten kann
- Große, tiefe Pusteln: Zysten, die entzündliche Anteile enthalten, die auf benachbartes Hautgewebe übergehen und zu Narbenbildung führen

Akne ist die häufigste aller Hauterkrankungen. Es gibt zwei Hauptformen: *Acne vulgaris* und *Acne conglobata*. Die *Acne vulgaris* ist eine oberflächliche Erkrankung, die die Haarfollikel und Talgdrüsen der Haut betreffen; man erkennt sie an schwarzen und weißen Mitessern und Entzündungen (Rötung). Die Acne vulgaris ist die harmloseste Form der Akne. Die *Acne conglobata* jedoch ist eine schwerere Form, bei der sich Zysten bilden und Narben zurückbleiben. *Rosacea* ist ein chronischer, der Akne ähnlicher Ausschlag im Gesicht bei Erwachsenen im mittleren oder höheren Alter, in Verbindung mit Rötungen im Gesicht (siehe das Kapitel »Rosacea«). Sowohl bei der oberflächlichen (Acne vulgaris) als auch bei der zystischen Akne (Acne conglobata) treten die erkrankten Stellen vorwiegend im Gesicht auf und, weniger ausgeprägt, auf dem Rücken, der Brust und den Schultern.

Ursachen

Akne entsteht in den Poren der Haut oder genauer in den Haartalgdrüseneinheiten. Diese Einheiten bestehen für gewöhnlich aus einem Haarfollikel und den dazugehörigen Talgdrüsen. Sie sind durch den follikularen Gang, durch den der Haarschaft an die Oberfläche gelangt, mit der Haut verbunden. Die Talgdrüsen produzieren Talg, eine Mischung aus Fetten und Wachsen, die die Haut befeuchten und sie vor Feuchtigkeitsverlust bewahren. Die meisten Talgdrüsen befinden sich im Gesicht und weniger häufig auf dem Rücken, der Brust und den Schultern.

Akne kommt bei Männern häufiger vor und fängt üblicherweise in der Pubertät an (die zystische Form etwas später). Häufiger deshalb, weil die männlichen Sexualhormone, wie etwa das Testosteron, die Zellen entlang des follikularen Gangs zur Produktion von Keratin anregen, einem faserigen Protein, das Hauptbestandteil der äußersten Schichten der Haut sowie von Haaren und Nägeln ist. Übermäßige Produktion von Keratin kann Hautporen verstopfen. Dazu kommt, dass Testosteron die Talgdrüsen vergrößert und zu größerer Talgproduktion führt. Ein höherer Testosterongehalt erhöht also die Wahrscheinlichkeit, dass Poren durch übermäßig viel Keratin oder durch Talg verstopfen. Obwohl Jungen diesem Risiko eher ausgesetzt sind, erhöht sich auch bei Mädchen während der Pubertät der Testosterongehalt, was sie ebenfalls anfällig macht.

Während der Beginn von Akne für gewöhnlich einen Anstieg des Testosteronspiegels anzeigt, werden Schwere und Fortschritt einer Akne von einer komplexen Interaktion zwischen hormonellen Faktoren, keratinproduzierenden Zellen, Talg und Bakterien bestimmt. In der Regel geht das wie folgt vor sich: Wenn die Zellen entlang des Gangs übermäßig viel Keratin produzieren, entstehen Pickel nahe der Oberfläche der Hautporen; so wird der Gang schließlich blockiert, was zu Schwelllungen und Ausdünnung führt. Schließlich entsteht ein weißer oder schwarzer Mitesser. Ein schwarzer Mitesser bildet sich, wenn die Blockierung nicht vollständig ist, der Talg an die Oberfläche gelangen kann und so die Entzündung eines weißen Mitessers verhindert (siehe Besprechung weiter unten). Ein weißer Mitesser bildet sich, wenn die Blockierung vollständig ist.

Durch den Verschluss des Ganges kann ein Bakterium, bekannt unter der Bezeichnung *Propionibacterium acnes (Corynebacterium acnes),* wuchern und Enzyme freisetzen, die den Talg auflösen und Entzündungen fördern. Die Rötungen bei Pickeln sind eine Folge dieser Entzündungen. Wenn das Bakterium außer Kontrolle gerät oder die Entzündung schwerwiegend ist, kann die Erkrankung zu einer Verletzung der Haarkanalwand führen und umliegendes Gewebe schädigen. Geschieht dies an der Hautoberfläche, kommt es lediglich zu oberflächlichen Rötungen und Pusteln. Geschieht es jedoch tiefer unter der Haut, kann sich ein Knoten oder eine Zyste bilden, was zu größerer Schädigung und eventuell auch zur Bildung von Narben führt.

Wie bereits gesagt, kontrollieren männliche Hormone die Absonderung der Talgdrüsen und verschlimmern die Entwicklung abnormalen Wachstums der Haarfollikelzellen. Doch ist die übermäßige Absonderung der männlichen Hormone nicht notwendigerweise die Ursache, denn es besteht nur ein schwacher Zusammenhang zwischen der Konzentration dieser Hormone im Blut und der Schwere der Erkrankung.[1–3] Wichtiger ist vielleicht, dass die Haut von Aknepatienten eine größere Aktivität des Enzyms 5-Alpha-Reductase aufweist, das Testosteron in eine stärkere Form umwandelt, bekannt unter der Bezeichnung Dihydrotestosteron (DHT).[4, 5]

Die Genetik ist ein entscheidender Faktor bei Akne. Sie wird autosomal-dominant vererbt. Das bedeutet, wenn beide Elternteile Akne hatten, werden drei von vier Kindern auch Akne bekommen. Wenn ein Elternteil Akne hatte, wird eines von vier Kindern Akne bekommen.[6]

Auch die Ernährung spielt eine wesentliche Rolle bei Akne, sowohl aus präventiver als auch aus therapeutischer Sicht. Dies wird weiter unten besprochen. Ein weiterer, häufig nicht erkannter Faktor für Akne ist die Toxämie des Darms. Aus einer Studie geht hervor, dass 50 Prozent der Patienten mit starker Akne erhöhte Toxinwerte im Blut hatten, die vom Darm aufgenommen worden waren.[7] Dies ist noch nicht vollständig ausgewertet, ist aber eine interessante Erkenntnis angesichts der Tatsache, dass die naturheilkundlichen Ärzte in den frühen Jahren des 19. Jahrhunderts Akne als eine Erkrankung betrachteten, die hauptsächlich von einer schlechten Darmgesundheit herrührte.

Dr. M. B. Sulzberger stellte 1948 fest: »Es gibt keine einzige Krankheit, die schlimmere psychische Traumata und Missverhältnisse zwischen Eltern und Kindern verursacht, größere allgemeine Verunsicherung und Minderwertigkeitsgefühle und mehr Versuche, die psychische Verfassung zu beurteilen, als die Acne vulgaris«. Akne wird seit jeher mit emotionalem Stress und Depressionen in Verbindung gebracht, aber es ist möglich, dass emotionaler Stress auch eine Rolle im Fortschreiten der Krankheit spielt. In den 1940er-Jahren erwähnten diese Ärzte erstmals den Zusammenhang zwischen Magen-Darm-Mechanismus und Depressionen, Angststörung und Hauterkrankungen wie Akne. Sie stellten die Hypothese auf, der emotionale Zustand könne die gesunde Darmflora verändern, die Durchlässigkeit des Darms erhöhen und zu einer systemischen Entzündung und erhöhter Talgproduktion beitragen. Zudem bemerkten sie, dass nicht weniger als 40 Prozent der Aknepatienten an Hypochlorhydrie leiden, und sie stellten die These auf, dass eine unzureichende Menge an Magensäure den Boden für die Migration von Bakterien vom Darm zu den distalen Anteilen des Dünndarms sowie für eine Veränderung der normalen Darmflora bereitet. Unter den von den Autoren diskutierten Heilansätzen, diesen stressbedingten Kreis zu durchbrechen, waren die Verabreichung von *Lactobacillus-acidophilus*-Kulturen (das war lange, bevor sie als probiotische Bakterien bekannt wurden) sowie von Lebertran. Viele Aspekte dieser von Stokes und Pillsbury vorgestellten Theorie, Darm, Kopf und Haut als Gesamtheit zu betrachten, wurden kürzlich bestätigt. Die Fähigkeit des Darms und der oral verabreichten probiotischen Bakterien, systemische Entzündungen, oxidativen Stress, glykämische Kontrolle, den Feuchtigkeitsgehalt der Haut und selbst die Stimmungslage zu beeinflussen, könnten wichtige Auswirkungen auf die Akne haben.[8] Darüber hinaus ist häufig die zusätzliche Gabe von probiotischen Bakterien angezeigt, denn oft wird Akne mit Antibiotika behandelt, was wichtige, gesunde Darmbakterien abtötet.

Wenn jemand aussieht, als habe er Akne, muss zunächst mit Sicherheit festgestellt, werden, dass es sich tatsächlich um Akne handelt. Es gibt eine ganze Reihe von Stoffen, die die charakteristischen Anzeichen der Akne hervorrufen, wenn man mit ihnen in Berührung kommt.

Auslöser für akneähnliche Läsionen

Medikamente: Steroide, Diphenylhydantoin, Lithiumcarbonat

Industrielle Schadstoffe: Maschinenöl, Kohlenteerderivate, chlorierter Kohlenwasserstoff

Lokale Anwendungen: Verwendung von Kosmetika oder Pomade, exzessives Waschen, ausgiebiges Rubbeln

Therapeutische Erwägungen

Akne erfordert eine ganzheitliche Herangehensweise, auch weil viele Menschen sich einer Langzeitbehandlung mit Breitbandantibiotika unterziehen und sich infolgedessen häufig eine übermäßige Vermehrung des Hefepilzes *Candida albicans* entwickelt. Diese chronische Hefepilzinfektion kann die Akne verschlimmern und muss bei Auftreten behandelt werden (siehe das Kapitel »chronische Candidose«).

Konventionelle Therapien

Zusätzlich zu oral verabreichten Antibiotika wird bei Akne auch Isotretinoin (Accutane), ein Vitamin-A-Derivat, gegeben. Dies ist nur für schwere Akne und therapieresistente Formen der Akne zugelassen und hat wegen Bedenken hinsichtlich seiner Ungefährlichkeit viel Aufsehen erregt. Vor allem Berichte über intrakranielle Hypertonie, Depressionen und Suizidgedanken haben zu einer Untersuchung über das lebensbedrohliche Potenzial von Accutane geführt. Auch schwangere Frauen dürfen es nicht einnehmen. Der Beipackzettel wurde mit einem Warnhinweis hinsichtlich Anzeichen einer Depression und Selbstmordgedanken versehen, und inzwischen wurde von der US-amerikanischen Gesundheitsbehörde FDA angeordnet, ein Register über jede Person zu führen, die Isotretinoin verordnet, verabreicht oder einnimmt, um die mit der Isotretinointherapie verbundenen Risiken zu senken.

Eine weitere gängige Behandlung der Akne ist die Anwendung von rezeptfreien Präparaten, die Benzoylperoxid enthalten (zum Beispiel Oxy5/Oxy10, Clearasil, Benoxyl). Benzoylperoxid ist ein Hautantiseptikum zur Reduktion von Bakterien. Sehr wirksam ist es bei oberflächlichen, entzündeten Pickeln. Um die Wirksamkeit sicherzustellen, müssen Benzy-

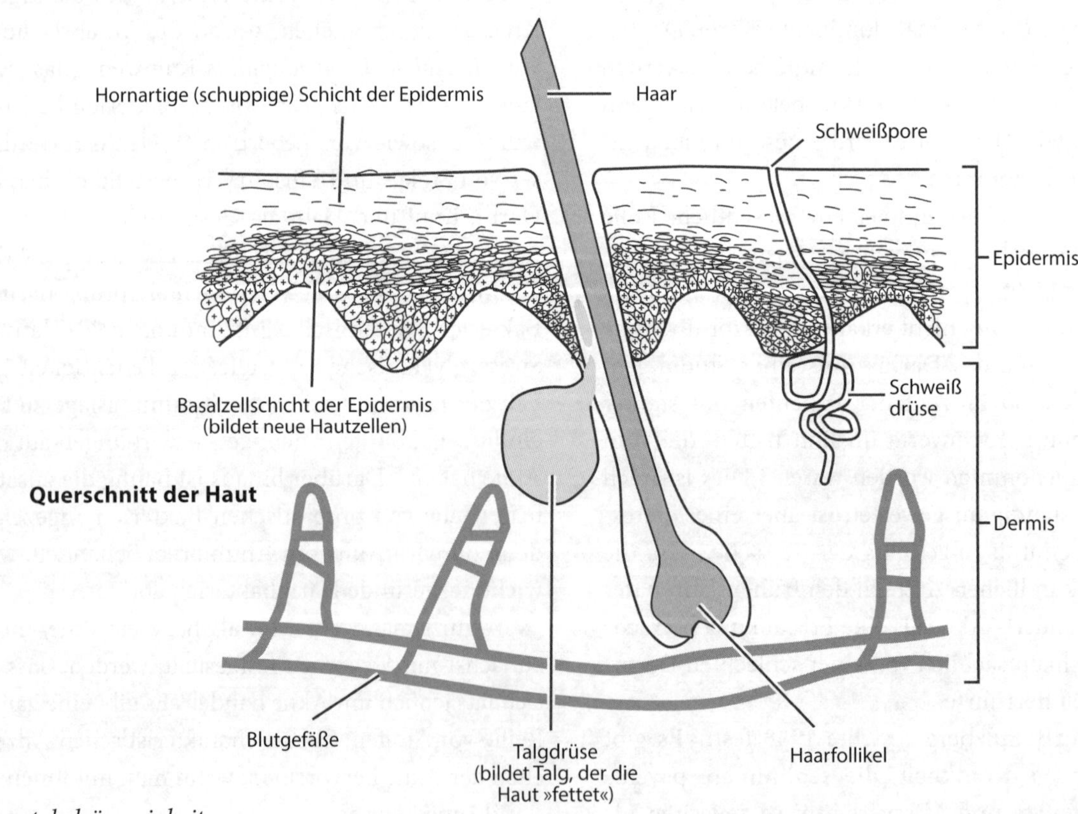

Haartalgdrüseneinheit

olperoxidpräparate täglich aufgetragen werden. Eine primäre Nebenwirkung dieser Mittel ist die Tendenz zur Austrocknung und/oder Rötung und Schälung der Haut. Am häufigsten wird Tretinoin (Retin-A) verordnet. Hier treten häufiger Nebenwirkungen auf als bei Benzoylperoxid. Schälung und Austrocknung können sehr stark werden, denn Retin-A bekämpft die Akne durch chemisches Verbrennen der Haut.

Ernährung

Obwohl die Ernährung als Krankheitsursache von Akne umstritten ist, gibt es doch klare Hinweise auf einen Zusammenhang. In der westlich orientierten Gesellschaft ist die Acne vulgaris eine nahezu universelle Hauterkrankung, die 79 bis 95 Prozent der jugendlichen Bevölkerung betrifft. Bei Frauen und Männern, die älter als 25 Jahre sind, haben noch 40 bis 54 Prozent eine leichte Akne, und im mittleren Alter tritt klinische Akne im Gesicht noch bei 12 Prozent der Frauen und 3 Prozent der Männer auf. In nicht westlich orientierten Gesellschaften dagegen ist epidemiologischen Erkenntnissen zufolge des Auftretens von Akne erheblich seltener.[9]

Inzwischen wurde eine Reihe von Ernährungsfaktoren identifiziert. Milch ist für viele an Akne Leidende ein wesentliches Problem. Außer Transfettsäuren enthält Milch Hormone, darunter Vorstufen des DHT, und sie fördert den Anstieg des insulinähnlichen Wachstumsfaktors 1 (IGF-1); Rezeptoren dafür befinden sich auf den Talgdrüsen. Wenn IGF-1 an diesen Rezeptoren andockt, wird die Talgproduktion angeregt. Es wird empfohlen, auf Milch und Milchprodukte sowie auf stark zuckerhaltige Lebensmittel zu verzichten.[10–13]

Menschen, die auf Jod reagieren, sollten auf jodhaltige Lebensmittel verzichten (auch auf Lebensmittel mit einem hohen Salzgehalt, denn Salz ist meistens jodiert). Ebenso sollten Nahrungsmittel, die Transfettsäuren enthalten (Milch und Milchprodukte; Margarine, Schmalz und andere synthetisch gehärtete Pflanzenfette), oder oxidierte Fettsäuren (frittierte Lebensmittel) gemieden werden, weil sie die Entzündungswerte in den Talgdrüsen erhöhen und so die Akne verschlimmern können.

Eine Ernährung mit einem hohen Anteil an verarbeiteten Kohlenhydraten wird mit Akne in Verbindung gebracht. In den frühen 1940er-Jahren berichteten Dermatologen von einer effektiven Behandlung von Akne mit Insulin, was eine gestörte Glucosetoleranz der Haut, eine Unempfindlichkeit gegenüber Insulin oder beides nahelegte.[14, 15] Das Insulin wurde entweder systemisch (zwei- bis dreimal wöchentlich fünf bis zehn Einheiten) verabreicht oder direkt in die erkrankte Hautstelle injiziert. Interessant ist, dass eine Studie, die die Ergebnisse der oralen Glucosetoleranztests bei Aknepatienten verglich, keinen Unterschied zu den Kontrollen der Blutzuckermessung fand. Wie jedoch wiederholte Hautbiopsien ergaben, war die Glucosetoleranz der Haut bei Aknepatienten erheblich beeinträchtigt.[11] Ein Wissenschaftler prägte sogar den Begriff *Diabetes der Haut* zur Beschreibung von Akne.[16] Menschen, die an Akne leiden, nehmen im Allgemeinen mehr glykämische Lebensmittel zu sich als selbst der typische Amerikaner.[17] Das ist aus mehreren Gründen problematisch, auch wegen des Einflusses der Anteile in der Ernährung an Kohlenhydraten, Eiweiß und Fett auf den Testosteronstoffwechsel in der Haut. Grundsätzlich erhöht eine stark kohlenhydrathaltige Ernährung die Umwandlung von Testosteron in das stärkere DHT in der Haut, was wiederum die Talgproduktion anregt und die Akne verschlimmert. Dagegen führt eine Ernährung aus etwa 45 Prozent Proteinen, 35 Prozent Kohlenhydraten und 20 Prozent Fett dazu, dass erheblich weniger DHT gebildet und der Östrogenspiegel reduziert wird. Beides sind Ziele der Therapie.[18]

Über Hefe mit hohem Chromgehalt weiß man, dass sie die Glucosetoleranz verbessert und die Insulinempfindlichkeit verstärkt;[19] einer unkontrollierten Studie zufolge führt sie bei Aknepatienten zu einer raschen Verbesserung.[20] Andere Formen von Chrom bringen möglicherweise ähnlichen Nutzen.

Nahrungsergänzungsmittel

Vitamin A (Retinol)

Viele Studien zeigen, dass die orale Einnahme von Vitamin A in Form von Retinol die Produktion von Talg und die Überproduktion von Keratin reduzieren kann. Retinol erweist sich bei der Aknebehandlung als wirksam, wenn es in hohen – und potenziell toxischen – Dosierungen eingenommen wird (das heißt 300 000–400 000 IE täglich über einen Zeitraum von 5–6 Monaten).[21] Obwohl Vitamin-A-Dosierungen von unter 300 000 IE pro Tag über wenige Monate hinweg selten toxische Symptome hervorrufen, empfehlen wir diese Therapie nicht, es sei denn, sie wird unter direkter Aufsicht eines Arztes durchgeführt. Tatsächlich empfehlen wir Dosierungen, die nicht höher als 150 000 IE sind, selbst unter ärztlicher Aufsicht. Und hohe Vitamin-A-Dosierungen sollten niemals von Menschen mit schweren Lebererkrankungen eingenommen werden.

Das häufigste toxische Symptom sind Kopfschmerzen, gefolgt von Ermüdungserscheinungen, emotionaler Unbeständigkeit sowie Muskel- und Gelenkschmerzen. Labortests erscheinen zur Kontrolle der Toxizität nicht zuverlässig, da der Serumspiegel von Vitamin A nur wenig mit der Toxizität korreliert, und die Leberenzyme sind nur bei symptomatischen Patienten erhöht. Weit größere Bedenken bereitet das Risiko von Geburtsfehlern, die durch hohe Dosierungen von Vitamin A entstehen. Frauen im gebärfähigen Alter müssen vor Beginn einer Vitamin-A-Therapie mindestens zwei negative Schwangerschaftstests vorweisen und sollten während der Behandlung und mindestens noch einen Monat nach Behandlungsende eine zuverlässige Empfängnisverhütung anwenden. Schwangere Frauen oder Frauen, die schwanger werden könnten, müssen die tägliche Einnahme von Vitamin A auf 3000 IE begrenzen, da höhere Dosierungen das Risiko von Geburtsschäden erhöhen. Die Eingangslaboruntersuchung sollte auch Cholesterin, Triglycerid, Leberenzyme und Blutstatus auswerten. Diese Tests sollten während der Behandlung einmal im Monat wiederholt werden. Auch hier empfehlen wir, die Therapie nur unter strenger ärztlicher Aufsicht durchzuführen.

Zink

Zink ist ein wichtiger Nährstoff bei der Behandlung von Akne. Es spielt eine Rolle bei der lokalen Hormonaktivierung, bei der Bildung von Retinol bindendem Protein, der Wundheilung, der Leistung des Immunsystems und der Regeneration von Gewebe.

Die Gabe von Zink bei der Behandlung von Akne ist höchst umstritten und Gegenstand vieler Doppelblindstudien. Widersprüchliche Ergebnisse könnten auf die unterschiedliche Absorptionsfähigkeit der verwendeten Zinksalze zurückzuführen sein. So zeigen Studien beispielsweise, dass die Wirksamkeit von Zinksulfat-Brausetabletten ähnlich ist wie jene des Antibiotikums Tetracyclin, allerdings mit geringeren Nebenwirkungen,[22] während die Anwender von einfachem Zinksulfat weniger günstige Ergebnisse erzielten.[23] Bei den meisten Patienten war eine Gabe über 12 Wochen erforderlich, bis sich gute Ergebnisse einstellten, wobei jedoch einige Patienten sofort eine dramatische Verbesserung erfuhren.

Bei einer anderen Studie wurde 66 Patienten mit entzündlicher Akne über den Zeitraum von 2 Monaten Zinkgluconat (30 Milligramm elementares Zink) oder ein Placebo verabreicht.[24] Basierend auf Anzahl und Schwere der Läsionen wurde jedem Patienten eine »Entzündungspunktzahl« zugeordnet. In der Placebogruppe sank die Punktzahl von 58 auf 47, während der Wert in der Zinkgluconatgruppe von 49 auf 27 sank. In der Zinkgluconatgruppe stuften die Ärzte 24 von 32 Patienten als Responder ein, im Vergleich zu nur 8 von 34 in de Placebogruppe. Dies wird von mindestens zwei weiteren Doppelblindstudien über Zinkgluconat zusätzlich gestützt.[25, 26] Leider gibt es bis heute keine Studien über besser absorbierte Formen von Zink, wie etwa Zinkpicolinat, -citrat, -ccetat oder -monomethionin.

Wie wichtig Zink für die Funktion normaler Haut ist, ist weithin anerkannt, besonders im Hinblick auf das Zinkmangelsyndrom *Acrodermatitis enteropathica*. Wie bereits festgestellt, ist Zink ganz wesentlich für Retinol bindende Proteine und damit für den Serum-Retinol-Spiegel.[27] Obwohl ein niedriger Zinkgehalt die Bildung von DHT verstärkt, hemmt ein hoher Gehalt die DHT-Bildung erheblich.[28] Interessanterweise ist die Serum-Zink-Konzentration bei 13- bis 14-jährigen Jungen niedriger als bei allen anderen Altersgruppen.[29]

Vitamin E und Selen

Bei Ratten mit einer Vitamin-E-armen Nährstoffzufuhr bleibt die Serum-Vitamin-A-Konzentration niedrig, ungeachtet der Menge an oral oder intravenös zugeführter Vitamin-A-Supplementierung. Wird der Ernährung wieder Vitamin E zugeführt, pendelt sich die Serumkonzentration wieder auf den normalen Stand ein. Wie sich gezeigt hat, reguliert Vitamin E bei Menschen den Retinolgehalt.

Männliche Aknepatienten haben eine besonders niedrige Konzentration des antioxidativen Enzyms Glutathionperoxidase, die sich bei Behandlung mit Vitamin E und Selen wieder normalisiert. Durch diese Behandlung verbessert sich die Akne sowohl bei Männern als auch bei Frauen.[30] Diese Verbesserung liegt wahrscheinlich daran, dass die Bildung von Lipidperoxid gehemmt wird, und lässt darauf schließen, dass der Einsatz anderer Antioxidationsmittel von Nutzen sein könnte.

Lokale Behandlung

Zur Behandlung von Akne sind heute unterschiedliche Gels, Salben und Cremes mit natürlichen Inhaltsstoffen erhältlich. Wie Benzoylperoxid zielen diese Präparate darauf ab, Bakterienkonzentration und Entzündung zu reduzieren. Es gibt zwar eine große Auswahl an Präparaten, die gängigsten sind aber Teebaumöl- und Azelainsäurerezepturen.

Teebaumöl

Melaleuca alternifolia, der Teebaum, ist ein kleiner Baum, der weltweit nur in einer einzigen Gegend vorkommt: in der nordöstlichen Küstenregion von New South Wales in Australien. Von medizinischem Nutzen sind seine Blätter, daraus wird das Teebaumöl gewonnen.

Teebaumöl enthält hohe antiseptische Anteile, und für viele ist es das ideale Mittel zur Hautdesinfektion. Bekräftigt wird diese Aussage durch seine Wirksamkeit gegen ein breites Spektrum von Organismen (darunter 27 von 32 Stämmen des *P. acnes*),[31] weil es gut einzieht und die Haut für gewöhnlich nicht reizt. Der therapeutische Nutzen des Teebaumöls basiert weitgehend auf seinen antiseptischen und antimykotischen Eigenschaften.

Einer Studie des Royal Prince Hospital in New South Wales, Australien, zufolge brachte eine Lösung mit 5-prozentigem Teebaumöl ähnlich günstige Ergebnisse wie mit 5-prozentigem Benzoylperoxid, jedoch mit weit weniger Nebenwirkungen.[32] Diese 5-Prozent-Teebaumöllösung ist jedoch bei mittlerer bis schwerer Akne wahrscheinlich nicht stark genug. Stärkere Lösungen (bis 15 Prozent) müssten sogar noch bessere Ergebnisse bringen. Viele Studien zeigen, dass Teebaumöl bei lokaler Anwendung ausgesprochen sicher ist, bisweilen kann es aber eine Kontaktdermatitis hervorrufen.

Azelainsäure

Diese natürliche 9-Carbon-Dicarbonsäure, die zum Beispiel aus Weizen- oder Gerstenkorn gewonnen wird, zeigt große pharmakologische Wirksamkeit, darunter antibiotische Wirksamkeit gegen *P. acnes*. Klinische Studien mit 20-prozentiger Azelainsäurecreme bringen die gleichen Ergebnisse wie bei der Anwendung von Benzoylperoxid, Tretinoin und oralem Tetracyclin.[33] Die Säure zeigt ihre Wirksamkeit bei allen auftretenden Akneformen.

Um eine Besserung zu erzielen, muss die Azelainsäure über einen Zeitraum von mindestes 4 Wochen zweimal täglich auf die betroffenen Stellen aufgetragen werden. Für gewöhnlich sollte die Behandlung noch mindestens 6 Monate fortgesetzt werden, um die nach dem ersten Monat erzielte Besserung zu halten.

Ein Zeitschriftenartikel berichtet, dass eine lokale Creme mit 20 Prozent Azelainsäure ebenso wirksam bei der Verbesserung der Acne vulgaris ist wie 0,05 Prozent Benzoylperoxid, eine Creme mit 4 Prozent Hydrochinon, 0,5 Prozent Tretinoin, 2 Prozent Erythromycin und 0,5 bis 1 Gramm täglich orales Tetracycline, aber weniger wirksam als orales Isotretinoin bei einer täglichen oralen Dosis von 0,5 bis 1 Milligramm pro Kilogramm bei Acne conglobata. Die Autoren folgerten, dass die Azelainsäure wegen ihrer geringen Nebenwirkungen und der Abwesenheit offener systemischer Toxizität einen klaren Vorteil gegenüber konventionellen Medikamenten bietet.[34]

Schnellüberblick

- Akne ist die häufigste Hauterkrankung.
- Sie entsteht durch männliche Hormone, besonders Testosteron, die die Talgproduktion anregen.
- Wegen der Hormonumstellung tritt Akne am häufigsten bei Jungen in der Pubertät auf.
- Die Langzeiteinnahme von Antibiotika kann zu einer starken Vermehrung des Hefepilzes *Candida albicans* im Darm führen.
- Bei der Ernährung wird dringend empfohlen, auf Zucker, Transfettsäuren, Milch, frittierte Lebensmittel und Jod zu verzichten.
- Die Behandlung unterstützende Nährstoffe sind zum Beispiel Chrom, Vitamin A, Vitamin E, Selen und Zink.
- Die lokale Behandlung mit Teebaumöl oder Azelainsäure ergab ebenso gute Ergebnisse wie Benzoylperoxid, ohne Nebenwirkungen.

Behandlungsübersicht

Akne ist eine multifaktorielle Erkrankung, die einen ganzheitlichen therapeutischen Ansatz erfordert, um die gewünschten klinischen Ergebnisse zu erhalten und dabei eine durch Zusatzpräparate hervorgerufene Toxizität zu vermeiden. Die Patienten sollten vor Beginn von speziellen Therapien auf behandelbare Ursachen und grundlegende hormonelle Abnormalitäten untersucht werden.

Ernährung

Die im Kapitel »Eine gesunde Ernährung« genannten Empfehlungen sollten die Grundlagen der Behandlung sein. Zudem sollten alle weiterverarbeiteten und konzentrierten Kohlenhydrate vermieden und der Verzehr von Lebensmitteln mit hohem Fett- und Kohlenhydratgehalt reduziert werden. Verzichten Sie auch auf frittierte Lebensmittel, Jod und Nahrungsmittel, die Transfettsäuren enthalten. Nehmen Sie Milch und andere Milchprodukte nur in geringen Mengen zu sich.

Nahrungsergänzungsmittel

- Ein hochpotentes Multivitamin-Mineralstoffpräparat, wie im Kapitel »Supplementierung« beschrieben
- Die wichtigsten Nährstoffe:
  - → Vitamin A: 150 000 IE täglich über einen Zeitraum von 3 Monaten unter Aufsicht eines Arztes (schwangere Frauen oder solche, die schwanger werden könnten, sollten täglich nicht mehr als 3000 IE einnehmen)
  - → Vitamin C: 1000 Milligramm täglich
  - → Zink: 50 Milligramm täglich (am besten Picolinate)
  - → Selen: 200 Mikrogramm täglich
  - → Chrom: 200–400 Mikrogramm täglich
  - → Vitamin D_3: 2000–4000 IE täglich (idealerweise Blutwerte messen und die Dosierung entsprechend anpassen)
- Fischöl: 3000 Milligramm EPA + DHA täglich
- Ein Produkt aus der folgenden Liste:
  - → Traubenkernextrakt (mehr als 95 Prozent oligomere Proanthocyanidine): 100–300 Milligramm täglich
  - → Kiefernrindenextrakt (mehr als 95 Prozent oligomere Proanthocyanidine): 100–300 Milligramm täglich
  - → Andere flavonoidreiche Extrakte, Extrakte mit ähnlichem Gehalt an Flavonoiden, »Supergreens« oder andere pflanzliche Antioxydantien, die einen ORAC-Wert (Sauerstoffradikal-Absorptionsfähigkeit) von 3000 bis 6000 Einheiten täglich liefern können
- Probiotika (aktive *Lactobacillus*- und *Bifidobakterien*-Kulturen): mindestens 5–10 Milliarden koloniebildende Einheiten täglich

Physikalische Medizin

- Bestrahlung durch Sonne oder Ultraviolettlampe
- Fruchtsäure-Peelings
- Lichttherapie (blaues und rotes Licht), intensives Impulslicht, Laser, photodynamische Therapie, Therapie mit fraktioniertem Licht (gegen Aknenarben)

Lokale Anwendung

- Gründliche tägliche Reinigung
- Auftragen eines der folgenden Mittel:
  - → Teebaumöl, Präparat mit 5–15 Prozent
  - → Azelainsäure, Präparat mit 20 Prozent

ALKOHOLABHÄNGIGKEIT

- Psychologische/soziale Anzeichen eines exzessiven Alkoholkonsums: Depressionen, Verlust von Freunden, Strafen für Fahren unter Alkoholeinfluss, Trinken vor dem Frühstück, häufige Stürze, unerklärte Abwesenheit vom Arbeitsplatz
- Wie Alkoholabhängigkeit sich bei Entzug darstellt: Delirium tremens, Zuckungen, Halluzinationen
- Trinkgelage, Besäufnisse (48 Stunden oder länger ständiges Trinken; nicht fähig, üblichen Verpflichtungen nachzukommen) oder Blackouts
- Physische Anzeichen exzessiven Alkoholkonsums: Atem riecht nach Alkohol, gerötetes Gesicht, Zittern, unerklärliche Prellungen

Alkoholabhängigkeit – oder früher als Alkoholismus oder Alkoholmissbrauchsstörung bezeichnet – ist eine lähmende Suchtstörung; typisch dafür ist ein Alkoholkonsum, der jede akzeptable gesellschaftliche Grenze überschreitet, der Gesundheit und sozialen Beziehungen schadet. Man schätzt, dass in den Vereinigten Staaten 12,5 Prozent der Bevölkerung an irgendeinem Punkt im Leben ein Problem mit Alkoholabhängigkeit haben werden, während 3,8 Prozent in den vergangenen 12 Monaten ein Problem mit Alkoholabhängigkeit hatten.[1]

Wesentlich häufiger tritt eine Alkoholabhängigkeit bei Männern, Weißen, Indianern, jüngeren Erwachsenen, unverheirateten Erwachsenen und Menschen mit niedrigerem Einkommen auf. Alkoholabhängigkeit gehört zu den schwerwiegendsten gesundheitlichen Problemen in unserer heutigen Gesellschaft.[1] Die Anzahl der direkt oder indirekt betroffenen Amerikaner ist viel höher, wenn man zerstörtes Familienleben, Autounfälle, Verbrechen, verminderte Produktivität und mentale und physische Krankheiten mitrechnet. Mit mehr als 100 000 Todesfällen jährlich, die auf Alkoholmissbrauch zurückzuführen sind, sind mit Alkohol in Zusammenhang stehende Probleme eine wesentliche Todesursache.[2]

Folgen des Alkoholismus

Erhöhte Sterblichkeitsrate

- Die Lebenserwartung verkürzt sich um 10 Jahre.
- Die Sterblichkeitsrate verdoppelt sich bei Männern und verdreifacht sich bei Frauen.
- Die Suizidrate ist sechsmal höher.
- Hauptfaktor bei den vier vorrangigen Todesursachen bei Männern zwischen 25 und 44: Unfälle, Tötungsdelikte, Suizide, Zirrhose

Auswirkungen auf die Gesundheit

- Metabolische Schädigung aller Zellen
- Intoxikation
- Abstinenz- und Entzugserscheinungen
- Ernährungsbedingte Krankheiten
- Degeneration des Gehirns
- Psychische Störungen
- Ösophagitis, Gastritis, Geschwüre
- Erhöhtes Risiko für Mund-, Rachen-, Kehlkopf- und Speiseröhrenkrebs
- Pankreatitis
- Leberverfettung und Zirrhose
- Herzerkrankungen
- Bluthochdruck
- Angina Pectoris
- Unterzuckerung
- Verringerte Proteinsynthese
- Erhöhte Triglyceridwerte in Serum und Leber
- Verringerte Serum-Testosteronwerte
- Muskelschwund
- Osteoporose
- Acne rosacea
- Schuppenflechte
- Fetales Alkoholsyndrom

Ursachen

Die Ursachen für eine Alkoholabhängigkeit sind bis heute nicht ganz geklärt. Es ist eine multifaktorielle Erkrankung mit genetischen, physiologischen, psychologischen und sozialen Faktoren, wobei alle gleich wichtig zu sein scheinen. Schweres Trinken fängt oft bei jungen Menschen an: Etwa 35 Prozent der Alkoholiker entwickeln ihre ersten Symptome im Alter zwischen 15 und 19 Jahren, mehr als 80 Prozent vor ihrem 30. Geburtstag.[3]

Obwohl Alkoholabhängigkeit bei Männern am häufigsten auftritt, trifft man sie auch immer mehr bei Frauen an: Das Verhältnis der Alkoholabhängigkeit zwischen Frauen und Männern hat sich auf 1:2 erhöht.[1, 2] Im Allgemeinen scheinen Frauen die Krankheit schon bei einer geringeren Alkoholmenge zu entwickeln. Das kann zum Teil am niedrigeren Körpergewicht von Frauen liegen, kann aber auch mit der erhöhten Durchlässigkeit des Darms für Endotoxine zusammenhängen.[4]

Forschungen deuten darauf hin, dass genetische Faktoren von größter Wichtigkeit sind.[5] Würde ein genetischer Marker für Alkoholabhängigkeit gefunden werden, könnte die Diagnose im Anfangsstadium gestellt werden, wenn die Krankheit noch am ehesten reversibel ist. Einige Fallstudien legen nahe, dass nicht geschlechtsspezifische Genpolymorphismen, die Zytokin und andere Immunmodulatoren kodieren, eine Rolle bei der Prädisposition für Alkoholabhängigkeit spielen könnten. Die Genmuster, die mit Risikobereitschaft in Zusammenhang gebracht werden, zeigen, dass Antikörper vermittelnde Mechanismen eine Rolle bei der Pathogenese der Krankheit spielen könnten.[4] Die genetische Basis für eine Alkoholabhängigkeit wird auch von folgenden Punkten gestützt:

- Stammbaumstudien legen nahe, dass Alkoholabhängigkeit eine familiäre Veranlagung ist.
- Die biologischen Kinder von Alkoholikern, die von Adoptiveltern erzogen wurden, weisen ein anhaltend größeres Risiko für eine Alkoholabhängigkeit auf.
- Zwillingsstudien zeigen Unterschiede bei den Alkoholabhängigkeitsraten von eineiigen und zweieiigen Zwillingen.
- Alkoholabhängigkeit wird mit genetischen Markern für Farbsehvermögen, Non-Secretor ABH, HLA-B13 und wenig Monoaminooxidase (MAO) in den Thrombozyten verbunden.
- Biochemische Studien demonstrieren die Bedeutung von Alkoholdehydrogenase Polymorphismus für die Anfälligkeit für Alkoholabhängigkeit verschiedener Rassen.[5]

Obwohl ein biologischer Marker hilfreich wäre, ist er vielleicht nicht unbedingt notwendig, da die Familiengeschichte eines Menschen Hinweise geben kann, wann der Einsatz relativ harmloser erster Vorsorgemaßnahmen Sinn ergibt.

Anzeichen einer Alkoholvergiftung

Die Symptome einer Alkoholvergiftung entsprechen denen eines Beruhigungsmittels des Zentralnervensystems: Benommenheit, fehlgeleitete Aktionen, Enthemmung und unkoordinierte Körperbewegungen. Bei einer Alkoholabhängigkeit treten die Entzugssymptome gewöhnlich 1–3 Tage nach dem letzten Glas auf. Typischerweise reichen diese von Angst und Zittern bis hin zu geistiger Verwirrung, erhöhter Empfindlichkeit für Sinnesreize, visuellen Halluzinationen, exzessivem Schwitzen, Dehydrierung, Schwankungen des Elektrolythaushalts, Anfällen und kardiovaskulären Anomalien.

Metabolische Auswirkungen von Alkohol und Alkoholabhängigkeit

Alkoholstoffwechsel

Die primären Stoffwechselprozesse, die die Zeit für den Alkoholabbau bei gesunden Menschen regeln, sind:[6]

- Die Zeit für die Alkoholabsorbierung vom Darm
- Die Konzentration und Aktivität der Leberenzyme Alkoholdehydrogenase (ADH) und Aldehyddehydrogenase (ALDH)
- Das Verhältnis von aktivem zu nicht aktivem Niacin innerhalb der Leberzellen

Es ist weithin anerkannt, dass das Vorhandensein und die Regeneration von Niacin die wichtigsten Faktoren für die Zeit für den Alkoholabbau sind.[7] Alkohol wird von dem Leberenzym ADH in Acetaldehyd umgewandelt, wobei aktives Niacin ein notwendiger Kofaktor ist. Man nimmt an, dass Acetaldehyd sowohl für viele der schädlichen Folgen von Alkoholkonsum als auch für den Suchtprozess selbst verantwortlich ist. Normalerweise wird Acetaldehyd von einem anderen Leberenzym (ALDH) entweder in Energie oder in langkettige Fettsäuren umgewandelt.[6] Jedoch wurde bei Alkoholikern und Verwandten nach dem Konsum von Alkohol ein höherer Aldehydgehalt im Blut festgestellt, was nahelegt, dass bei Menschen, die anfällig für eine Alkoholabhängigkeit sind, entweder die ADH-Aktivität höher oder die ALDH-Aktivität niedriger ist.[7]

Fettleber

Alle aktiven Alkoholiker haben Fettansammlungen in der Leber, wobei die Schwere dieser Erkrankung nahezu proportional zu Dauer und Maß des Alkoholmissbrauchs ist. Selbst moderate Alkoholdosen können sowohl akute als auch chronische Fettansammlungen in der Leber verursachen. Eine Fettleber entwickelt sich aufgrund folgender Faktoren:[6, 8]

- Erhöhte Fettsäureerzeugung, stimuliert durch Alkohol
- Reduzierter Verbrauch von Tryglyceriden
- Schädigung der Fähigkeit, Fettsäuren von der Leber abzutransportieren
- Direkte Schädigung von Zellstrukturen durch freie Radikale, die durch den Alkoholstoffwechsel entstehen
- Die sehr fetthaltige Ernährung von Alkoholikern (entspricht einer durchschnittlichen amerikanischen Ernährung)

Leptin ist ein Peptidhormon, das die Regulierung von Appetit und den Energiestoffwechsel beeinflusst. Höchstwahrscheinlich steht es im Zusammenhang mit der Pathologie der Leber bei Alkoholikern. Es ist bekannt, dass hohe Leptinkonzentrationen zu Fettansammlungen in der Leber und anderen Leberschädigungen beitragen.[9] Wie Forschungen zeigen, sind erhöhte Konzentrationen von zirkulierendem Leptin abhängig von der Dosis bei chronischer Alkoholabhängigkeit, ungeachtet des Ernährungsstatus.[10]

Unterzuckerung

Alkoholkonsum führt häufig zu nahrungsbedingter Unterzuckerung, wobei einem rapiden Anstieg des Blutzuckergehalts ein Abfall folgt. Der Blutzuckerabfall erzeugt starke Essgelüste, besonders auf Nahrungsmittel, die den Blutzucker schnell wieder anheben, wie etwa Zucker und noch mehr Alkohol. Erhöhter Zuckerkonsum verschlimmert die reaktive Hypoglykämie, besonders wenn Alkohol im Spiel ist. Die Unterzuckerung verschärft die mentalen und emotionalen Probleme des Alkoholikers und ruft Symptome wie Schwitzen, Zittern, Angst, Hunger, Schwindel, Kopfschmerzen, Sehstörungen, Nachlassen geistiger Klarheit, Verwirrung und Depressionen hervor.

Therapeutische Erwägungen

Die Ernährungsweise steht bei einer Alkoholabhängigkeit im Mittelpunkt. Obwohl viele Ernährungsprobleme von Alkoholikern direkt mit den Auswirkungen von Alkohol in Zusammenhang stehen, neigen Alkoholiker dazu, nicht zu essen, sondern ihre Nahrung durch Alkohol zu ersetzen. Folglich haben sie nicht nur mit dem Mangel an Nährstoffen zu kämpfen, der durch exzessiven Alkoholkonsum hervorgerufen wird, sondern auch mit dem Mangel aus inadäquater Nahrungszufuhr.

Zink

Einer der wichtigsten Nährstoffe bei der Entgiftung von Alkohol ist Zink, da sowohl ADH als auch ALDH zinkabhängige Enzyme sind, wobei Letzteres sensibler auf einen Mangel reagiert.[11] Sowohl akuter als auch chronischer Alkoholkonsum führen zu Zinkmangel.[11, 12] Mehrere Faktoren tragen zur Entwicklung eines Zinkmangels bei Alkoholikern bei:

- Verringerte Nahrungsaufnahme
- Verringerte Absorbierung
- Erhöhte Urinausscheidung

Ein niedriger Serum-Zink-Gehalt wird mit einem gestörten Alkoholstoffwechsel, einer Prädisposition für Zirrhose verbunden sowie mit beeinträchtigter Hodenfunktion und anderen alkoholbedingten Komplikationen.[11, 13] Die Supplementierung mit Zink, besonders in Kombination mit Ascorbinsäure, zeigt bei Tests mit Ratten großartige Ergebnisse bei der Entgiftung von Alkohol und der Überlebensrate.[14]

Vitamin A

Ein Vitamin-A-Mangel ist bei Alkoholikern ebenfalls häufig und scheint synergetisch mit Zinkmangel einherzugehen, wodurch die größten Komplikationen der Alkoholabhängigkeit hervorgerufen werden.[8, 13] Folgende Hypothese über den Mechanismus wurde aufgestellt: Verminderte Absorbierung von Zink und Vitamin A im Darm (Alkohol schädigt den Darm) zusammen mit gestörter Leberfunktion (verringerte Extraktion von Zink, Mobilisierung von Retinol bindenden Proteinen [RBP] und Speicherung von Vitamin A) führen zu reduziertem Gehalt von Zink, Vitamin A, RBP und Transportproteinen im Blut sowie zu einer Umschichtung von Nicht-Proteinliganden. Das führt zu einem Zink- und Vitamin-A-Mangel im Gewebe, zu anomalen Aktivitäten von Enzymen und zu Glycoproteinsynthese sowie einem gestörten DNA/RNA-Metabolismus; auch die Nieren verlieren dadurch zunehmend Zink. Diese Stoffwechselanomalien führen dann zu den häufigen Störungen einer Alkoholabhängigkeit:

- Nachtblindheit
- Hautprobleme
- Leberzirrhose
- Langsames Heilen der Haut
- Verringerte Hodenfunktion
- Beeinträchtigte Immunabwehr

Die Supplementierung mit Vitamin A unterdrückt den Alkoholkonsum bei weiblichen Ratten (allerdings wird diese Wirkung durch die Verabreichung von Testosteron und die Entfernung der Ovarien gehemmt).[15, 16]

Die Supplementierung mit Vitamin A bei Alkoholikern verbesserte Nachtblindheit und Sexualfunktion.[8] Jedoch muss bei der Empfehlung für eine Vitamin-A-Supplementierung große Sorgfalt angewandt werden, da eine durch exzessiven Alkoholkonsum geschädigte Leber beträchtlich an ihrer Fähigkeit einbüßt, Vitamin A einzulagern. Folglich besteht bei einem Alkoholiker ein großes Risiko, eine Vitamin-A-Toxizität zu entwickeln, wenn das Vitamin in einer Dosierung von über 5000 IE täglich verabreicht wird.

Antioxidantien

Alkoholkonsum erhöht die Bildung von geschädigten Fetten (Lipidperoxide) sowohl in der Leber als auch im Blut. Was alles noch schlimmer macht, ist, dass Alkoholiker typischerweise einen Mangel an den wichtigsten antioxidativen Nährstoffen aufweisen, besonders an Vitamin E, Selen und Vitamin C, das vor der Bildung von Lipidperoxiden schützt.[17, 18] Es besteht ein wichtiger Zusammenhang zwischen Serum-Lipidperoxide und Leberschädigung, der sich durch eine Erhöhung des Leberenzyms Serum-Glutamat. Oxalacetat-Transaminase (SGOT) im Blut zeigt.[19] Die Verabreichung von Antioxidantien entweder vor oder gleichzeitig mit dem Alkoholkonsum hemmt die Bildung von Lipidperoxiden und verhindert Fettansammlungen in der Leber.[20] Wirksame Antioxidantien sind Vitamin C und E, Zink, Selen und Cystein (in Form von N-Acetylcystein oder Protein aus Molkepulver).

Carnitin

Die üblichen die Leberfunktion unterstützenden Nährstoffe, wie Cholin, Niacin und Cystein, scheinen bei der Verbesserung der Leberfunktion eines Alkoholikers nicht sehr wertvoll zu sein.[21, 22] Dagegen hemmt Carnitin in hohem Maße die durch den Alkohol verursachte Fettlebererkrankung. Es liegt nahe, dass chronischer Alkoholkonsum entweder die Produktion von Carnitin reduziert oder den Bedarf erhöht.[23, 24] Carnitin wird normalerweise in ausreichender Menge vom Körper produziert. Es spielt eine wichtige Rolle beim Transport von Fettsäuren in die Mitochondrien, die energieerzeugenden Strukturen der Zellen. Eine Supplementierung mit Carnitin verbessert die Leberfunktion bei Alkoholikern; zudem reduziert es die Konzentration an Serum-Triglycerid und SGOT und erhöht HDL-Cholesterin.[24]

Aminosäuren

Der Gehalt verschiedener Aminosäuren (Bausteine von Proteinmolekülen) im Blut ist bei Alkoholikern nicht im Gleichgewicht.[25–27] Da die Leber der wichtigste Ort für den Aminosäurestoffwechsel ist, überrascht es nicht, dass Alkoholiker anormale Aminosäuremuster entwickeln. Eine Korrektur dieser Störung ist sehr hilfreich für den Alkoholiker, besonders wenn es Anzeichen für eine Zirrhose oder für Depressionen gibt.[28] Obwohl es bei Alkoholikern ein paar charakteristische Anomalitäten bezüglich der Aminosäuren gibt, ist eine individuelle Herangehensweise angezeigt, um auf individuellen Ernährungsstatus, Biochemie und Ausmaß der Leberschädigung einzugehen. Zur Behebung des Ungleichgewichts sollte wohl ein Arzt aufgesucht werden, der sich auf Ernährungsfragen spezialisiert hat und eine richtige Analyse und Behandlung durchführen kann. Trotzdem können die verzweigtkettigen Aminosäuren – Valin, Isoleucin und Leucin – von großem Nutzen für Alkoholiker mit Zirrhose sein.[28]

Typisch bei Alkoholikern ist eine sehr niedrige Konzentration von Tryptophan, einer Aminosäure, die in Serotonin umgewandelt wird. Ein niedriger Serotoninspiegel ist ein charakteristisches Merkmal einer Depression. Die Empfehlungen im Kapitel »Depressionen« sind definitiv dazu geeignet, eine Verbesserung zu unterstützen, besonders wenn 5-Hydroxytryptopahn (5-HTP) eingesetzt wird, um den Serotoninspiegel im Gehirn anzuheben.

Wenn die Leber durch Alkohol schwer geschädigt ist, kann sie die Aminosäure Methionin nicht mehr in S-Adenosylmethionin (SAM-e), einen wertvollen Stoff in der normalen Physiologie, umwandeln. Eine Supplementierung mit SAM-e ist erforderlich.[29]

Für den Alkoholiker mit schwerer Leberschädigung kann es notwendig sein, die Belastung der Leber zu mindern, indem er temporär auf eine eiweißarme Ernährung umstellt und die Nahrung gemäß ärztlicher Empfehlung mit freien Aminosäuren supplementiert.

Vitamin C

Vitamin-C-Mangel triff häufig bei alkoholbedingten Erkrankungen auf – in einer Studie waren 91 Prozent aller Patienten davon betroffen.[30] Bei experimentellen Studien mit Menschen und Meerschweinchen, zwei Spezies, die nicht in der Lage sind, ihr eigenes Vitamin C zu produzieren, zeigte sich eine Verringerung der Wirkung von akuter und chronischer Alkoholtoxizität durch die Supplementierung mit Vitamin C.[14, 31] Es besteht ein direkter Zusammenhang zwischen Vitamin C in den Leukozyten (ein guter Index für die Feststellung des aktuellen Vitamin-C-Status eines Menschen), der Abbaurate des Blutalkohols und der Aktivität der Leberenzyme, die für den Alkoholabbau zuständig sind.[13] Mit anderen Worten: Je höher der Vitamin-C-Gehalt, desto besser ist die Leber in der Lage, Alkohol abzubauen.

Selen

Bei alkoholabhängigen Patienten ist die Selenkonzentration im Blut niedriger.[18] Ein niedriger Selengehalt trägt zu gedrückter Stimmung bei, während sich herausgestellt hat, dass eine hohe Zufuhr von Selen über die Nahrung oder eine Supplementierung die Stimmung verbessert.[32] In der Forschung herrscht einhellig die Meinung, dass eine niedrige Selenkonzentration mit wesentlich häufigerem Auftreten von Depressionen, Angst, Verwirrung und Feindseligkeit zusammenhängt.[18] Darüber hinaus besteht bei einem Patienten, bei dem Alkoholabhängigkeit und Depression zusammen auftreten, erhöhte Suizidgefahr.[33] Angesichts der Häufigkeit von niedrigem Selengehalt bei Alkoholikern und des Zusammenhangs zwischen Selengehalt und Depressionen ist eine Supplementierung mit Selen gerechtfertigt.

B-Vitamine

Typisch für Alkoholiker ist ein Defizit der meisten B-Vitamine.[1, 8, 30] Dieser Mangel rührt von verschiedenen Mechanismen her:

- Geringe Zufuhr über die Ernährung
- Deaktivierung der aktiven Form
- Gestörte Umbildung zur aktiven Form
- Gestörte Absorbierung
- Verminderte Speicherkapazität

Alkohol reduziert die Absorbierung von Thiamin (Vitamin B_1) im Darm und verringert die Speicherung von Thiamin in der Leber. Weiter reduziert er die Bildung von Thiamin in seiner aktivsten Form, und dieser Effekt kann auch zur Entwicklung eines funktionellen Thiaminmangels beitragen.[34] Thiaminmangel ist sowohl die häufigste (55 Prozent in einer Studie) als auch die schwerste Form der B-Vitamin-Mängel, denn er löst die klinischen Erkrankungen Beriberi und das Wernicke-Korsakow-Syndrom aus. Zudem gibt es Hinweise, dass ein Thiaminmangel zu größerem Alkoholkonsum führt, was darauf hindeutet, dass Thiaminmangel ein Faktor ist, der eine Alkoholabhängigkeit begünstigt.[35] Es muss darauf hingewiesen werden, dass das Wernicke-Korsakow-Syndrom, sobald es aufgetreten ist, nicht auf orale Gaben von Thiamin anspricht, folglich ist eine wiederholte intravenöse Therapie erforderlich, um den aufgebrauchten Thiamingehalt im Gehirn schnell wieder zu füllen.[36]

Auch ein funktioneller Vitamin B_6 (Pyridoxin)-Mangel tritt häufig bei Alkoholikern auf, was aber nicht so sehr an unmäßigem Trinken liegt, sondern an der gestörten Umwandlung in seine aktive Form, Pyridoxal-5-Phospat, eine verstärkte Zersetzung.[37] Abgesehen von der gestörten Umwandlung in die aktivere Form verringert Alkohol auch die Absorbierung und Nutzung durch die Leber und erhöht die Urinausscheidung vieler B-Vitamine, vor allem der Folsäure.[38]

Magnesium

Ein Magnesiummangel ist bei Alkoholikern sehr häufig. Tatsächlich wurde in einer Studie bei nicht weniger als 60 Prozent der Patienten ein Mangel festgestellt sowie ein enger Zusammenhang mit Delirium tremens (ein Zustand von Verwirrung und Zittern bei Alkoholentzug).[39] Man nimmt an, dass dies der Hauptfaktor für vermehrte Herz-Kreislauf-Erkrankungen bei Alkoholikern ist. Dieser Mangel rührt in erster Linie von einer reduzierten Magnesiumzufuhr in Verbindung mit alkoholbedingter, exzessiver Ausscheidung von Magnesium durch die Nieren her, wobei diese exzessive Ausscheidung während eines Entzugs trotz niedriger Serum-Magnesiumkonzentration weiterläuft. Die alkoholische Kardiomyopathie, die oft mit einem Thiaminmangel verbunden wird, könnte auch von einem Magnesiummangel stammen.

Essenzielle Fettsäuren

Alkohol greift in den Metabolismus der essenziellen Fettsäuren (EFS) ein und kann bei exzessivem Konsum Symptome eines Mangel auslösen.[40] In einer Studie, in der man einen Rhesusaffen über einen Zeitraum von 5 Jahren Alkohol konsumieren ließ, entwickelte dieser Amblyopie, eine seltene neurologische Störung mit verschwommenem Sehen, retinaler Funktionsstörung und beträchtlicher Verschlechterung der Sehschärfe; Biopsien zeigten einen erheblichen Rückgang der Konzentration der Omega-3-Fettsäure DHA in Gehirn und Retina der Affen im Vergleich zu Kontrollen.[41] Angesichts der Bedeutung langkettiger Fettsäuren für die Gehirnfunktion ist wohl eine Supplementierung mit EPA + DHA bei Alkoholikern sinnvoll.

Glutamin

Die Supplementierung mit der Aminosäure Glutamin (1 Gramm täglich) reduziert den freiwilligen Alkoholkonsum, wie sich in unkontrollierten Studien mit Menschen und in experimentellen Studien mit Tieren zeigt.[42–44] Obwohl diese Forschungen älter als 50 Jahre sind, gibt es bis heute keine weiteren Versuche zu diesen Vorstudien. Das ist bedauerlich, denn die Ergebnisse waren vielversprechend und zeigten, dass diese Supplementierung sicher und relativ kostengünstig ist.

Psychologische Aspekte

Psychologische und soziale Ansätze sind von entscheidender Bedeutung bei der Behandlung von Alkoholabhängigkeit, denn sie kann eine chronische, progressive und potenziell tödliche Krankheit sein.[1] Soziale Unterstützung für den Alkoholiker und seine Familie ist wichtig, und der Erfolg der Behandlung ist oft proportional zur Einbeziehung von Beratern der Anonymen Alkoholiker (AA) und anderen sozialen Organisationen. Da die meisten Ärzte weder eine adäquate Ausbildung noch Erfahrungen mit den psychosozialen Aspekten dieser Problematik haben, ist es wichtig, eng mit erfahrenen Beratern und AA zusammenzuarbeiten. Hilfreiche Kontakte für Familienangehörige sind Al-Anon und Alateen. Ein erfolgreicher Einstieg in die Behandlung erfordert Folgendes:

- Der Alkoholiker muss sich eingestehen, dass er ein Alkoholproblem hat.
- Aufklärung über die physischen und psychologischen Auswirkungen einer Alkoholabhängigkeit
- Einen sofortigen Einstieg in ein Behandlungsprogramm

Erfolgreiche Programme (wie AA) schließen für gewöhnlich eine strenge Überwachung des Konsums ein, was intensiv von Familie, Freunden und ebenfalls Betroffenen unterstützt wird. Obwohl eine strikte Abstinenz nicht unbedingt nötig sein muss, scheint sie zu diesem Zeitpunkt am sichersten und effektivsten.[1]

Depressionen

Depressionen sind bei Alkoholikern häufig, was bekanntlich zu einer hohen Suizidrate führt. In einigen Fällen werden Menschen mit Depressionen zu Alkoholikern (primäre Depression), während andere zuerst zu Alkoholikern werden und später im Zusammenhang mit ihrer Alkoholabhängigkeit eine depressive Erkrankung (sekundäre Depression) entwickeln. Einige Formen von Depression werden mit Veränderungen im Metabolismus der chemischen Stoffe im Gehirn, zum Beispiel Serotonin, und der Verfügbarkeit seiner Vorstufe, Tryptophan, in Verbindung gebracht, andere hingegen mit Veränderungen im Katecholaminstoffwechsel und der Verfügbarkeit von Tyrosin.

Wie bereits erwähnt, ist die Tryptophankonzentration bei Alkoholikern ernsthaft erschöpft, was sowohl Depressionen als auch Schlafstörungen erklären mag, die bei einer Alkoholabhängigkeit sehr häufig sind, weil der Serotoningehalt im Gehirn von der Konzentration zirkulierender Tryptophane abhängt.[45] Alkohol stört den Transport von Tryptophan ins Gehirn und vermehrt die Enzyme, die Tryptophan abbauen.[25] In einer Studie hatten fünf von sechs chronischen Alkoholikern unter Entzug keine erkennbare Plasma-Tryptophankonzentration.[26] Nach 6-tägiger Behandlung und Abstinenz pendelte sich die Tryptophankonzentration wieder auf normales Niveau ein.

Ein weiterer Faktor, der die Aufnahme von Tryptophan im Gehirn beeinflusst, ist die Konkurrenz von Aminosäuren, die denselben Transportmechanismus nutzen, vor allem Tyrosin und Phenylalanin, die bei unzureichend ernährten Alkoholikern erhöht sind. Alkoholiker haben, im Vergleich zu normalen Kontrollen, eine deutlich niedrigere Ratio von Tryptophan zu diesen Aminosäuren, wobei depressive Alkoholiker die niedrigsten Raten haben.[26, 46]

Um eine Besserung zu unterstützen, ist es sicher angebracht, den Empfehlungen im Kapitel »Depressionen« Folge zu leisten, besonders bezüglich der Zufuhr von 5-Hydroxytryptophan (5-HTP) zur Erhöhung des Serotoninspiegels im Gehirn.

Darmflora

Die Darmflora ist bei Alkoholikern empfindlich gestört.[47] Die Besiedlung des Dünndarms mit Bakterien, die Endotoxine produzieren, kann zur schlechten Absorbierung von Fetten, Kohlenhydraten, Proteinen, Folsäure und Vitamin B_{12} führen. Dieser Mechanismus ist wohl die Ursache für die Anomalien des Dünndarms, die man bei Alkoholikern oft antrifft. Die Aufnahme von Alkohol erhöht auch die Durchlässigkeit des Darms für Endotoxine und größere Partikel, die das Immunsystem negativ beeinflussen können.[48]

Körperliche Bewegung

Die Teilnahme von Alkoholpatienten an einem individuell zugeschnittenen Fitnessprogramm erhöht erwiesenermaßen die Wahrscheinlichkeit, abstinent zu bleiben.[49] Forschungsergebnisse zeigen, dass regelmäßige körperliche Bewegung Angstzustände und Depressionen mildert und den Patienten dazu verhilft, besser mit Stress umgehen zu können. Eine verbesserte Fitness kann effektivere Reaktionen auf emotionale Aufregungen auslösen und so die Wahrscheinlichkeit eines Rückfalls zum Trinken verringern, wenn der Patient auf Konflikte stößt.

Pflanzliche Arzneimittel

Kudzu

Kudzu *(Pueraria lobata)* war eine der ersten Heilpflanzen, die in der traditionellen chinesischen Medizin genutzt wurde. Sie hat viele starke pharmakologische Wirkungen, darunter die Vorbeugung gegen Alkoholmissbrauch.[50] Zuständig für diese Wirkung sind zwei ihrer Isoflavone, Daidzin und Daidzein.[51] Diese Stoffe findet man auch in einigen Sojaprodukten. Studien an Nagetieren zeigen beeindruckende Resultate, beim Menschen sind die Ergebnisse jedoch gemischt. In einer Studie führte die Behandlung mit Kudzu dazu, dass wesentlich kleinere Mengen Bier getrunken wurden. Es dauerte länger, bis es ausgetrunken war, wobei die Anzahl der Schlucke mehr und der Inhalt jedes Schlucks weniger wurde.[52] In einer Doppelblindstudie jedoch erbrachte Kudzu-Wurzelextrakt (zweimal täglich 1,2 Gramm) keinen statistisch bedeutsamen Unterschied bezüglich Gelüst und Nüchternheit im Vergleich zur Placebogruppe.[53] Es ist möglich, dass Kudzu die Alkoholaufnahme reduziert, ohne das Verlangen danach wirksam zu beeinflussen.

Mariendistel

Der Flavonoidkomplex der Mariendistel *(Silybum marianum* oder *Silymarin)* scheint sinnvoll für Alkoholiker zu sein, besonders wenn die Leber erheblich betroffen ist oder eine Zirrhose vorliegt. Silymarin ist erwiesenermaßen wirkungsvoll bei der Behandlung des gesamten Spektrums der alkoholbedingten Lebererkrankungen, von der anfänglich leichten bis hin zur schweren Zirrhose. Der vielleicht größte Nutzen liegt in der Lebensverlängerung dieser Patienten. In einer Studie erhielten 87 an einer Zirrhose erkrankte Patienten (46 mit alkoholbedingter Zirrhose) Silymarin, und weitere 83 ebenfalls erkrankte Patienten (45 mit Alkoholzirrhose) erhielten ein Placebo.[54] Die Patienten wurden durchschnittlich über einen Zeitraum von 41 Monaten begleitet. In der Silymaringruppe gab es 24 Todesfälle, 18 aufgrund einer Lebererkrankung, während es in der Kontrollgruppe 37 Todesfälle gab, mit 31 aufgrund einer Lebererkrankung. Die Überlebensrate nach 4 Jahren betrug 58 Prozent in der Silymaringruppe, im Vergleich zu 39 Prozent in der Kontrollgruppe.

Silymarin kann auch die Immunabwehr bei Zirrhosepatienten verbessern.[55] Ob diese Wirkung am Schutz der Leber beteiligt ist oder eine Folge der verbesserten Leberfunktion, muss erst noch festgestellt werden.

Schnellüberblick

- Genetische Faktoren spielen eine große Rolle bei der Entwicklung einer Alkoholabhängigkeit.
- Alle aktiven Alkoholiker zeigen Symptome einer Leberschädigung.
- Hypoglykämie verschärft mentale und emotionale Probleme von Alkoholikern.
- Zink ist einer der wichtigsten Nährstoffe beim Abbau von Alkohol.
- Vitamin-A-Mangel tritt bei Alkoholikern ebenfalls häufig auf und scheint, zusammen mit Zinkmangel, die größten Komplikationen der Alkoholabhängigkeit hervorzurufen.
- Antioxidantien, die vor oder während des Trinkens eingenommen werden, verhindern Schäden durch freie Radikale und die Entwicklung einer Fettleber.
- Carnitin verhindert die alkoholbedingte Fettleber.
- Es besteht ein direkter Zusammenhang zwischen der Vitamin-C-Konzentration in den weißen Blutkörperchen und der Abbaurate von Alkohol im Blut.
- Mangel an Thiamin (Vitamin B_1) ist der häufigste und schwerste Mangel an B-Vitaminen bei Alkoholikern.
- Bei nicht weniger als 60 Prozent der Alkoholiker findet man eine niedrige Magnesiumkonzentration. Diese wird mit Delirium tremens verbunden.
- Nicht kontrollierte Humanstudien zeigen, dass die Supplementierung mit Glutamin (1 Gramm täglich) freiwilligen Alkoholkonsum reduziert.
- Kudzu, ein altes chinesisches Pflanzenheilmittel, erbringt in Humanstudien gute Ergebnisse bei der Reduzierung von Alkohol.

Behandlungsübersicht

Alkoholabhängigkeit ist eine schwer behandelbare Erkrankung. Obwohl es viele Ansätze für Therapieprogramme gibt, ist wenig über Langzeiterfolge dokumentiert, ausgenommen bei den Anonymen Alkoholikern (und selbst der allgemeine Erfolg dieses Programms ist höchst umstritten). Am meisten kommt es Alkoholikern zugute, und zwar egal, in welchem Stadium sie sich befinden, wenn sie sich beraten lassen und gleichzeitig um ihre Lebensweise und Ernährung kümmern.

Lebensstil

Folgen Sie den Empfehlungen im Kapitel »Ein gesunder Lebensstil« sowie jenen im Kapitel »Stressmanagement«. Dies ist besonders wichtig, um

- Stressoren zu identifizieren
- Stressquellen zu eliminieren oder zu reduzieren
- negative Verarbeitungsmuster zu identifizieren und diese durch positive zu ersetzen
- mindestens zweimal täglich Entspannungs- beziehungsweise Atemübungen durchzuführen
- Zeit effektiv einzuteilen
- Beziehungen durch bessere Kommunikation zu stärken
- sich regelmäßig körperlich zu bewegen

Ernährung

Für eine erfolgreiche Behandlung ist die Stabilisierung des Blutzuckerspiegels entscheidend. Die Empfehlungen im Kapitel »Eine gesunde Lebensweise« sollten als Grundlage für die Ernährung bei der Behandlung einer Alkoholabhängigkeit dienen. Zu den wichtigsten Ernährungsempfehlungen gehören der Verzicht auf alle einfachen Zucker (Lebensmittel mit einem Zusatz von Saccharose, Fructose oder Glucose; Fruchtsäfte; getrocknete Lebensmittel; ballaststoffarme Früchte wie Trauben und Zitrusfrüchte), die Reduzierung von verarbeiteten Kohlenhydraten (Weißmehl, vorgefertigte Kartoffelgerichte, weißer Reis) und der Verzehr vermehrt komplexer Kohlenhydrate (Vollkorn, Gemüse, Bohnen).

Nahrungsergänzungsmittel

- Ein hochpotenziertes Multivitamin- und Mineralstoffpräparat, wie im Kapitel »Supplementierung« beschrieben
- Wesentliche Nähstoffe:
  - → Vitamin A: 2500–5000 IE täglich (nehmen Sie Betacarotin, wenn eine Leberstörung vorliegt)
  - → Vitamin-B-Komplex: das Zwanzigfache der empfohlenen Tagesdosis (RDI)
  - → Vitamin C: zweimal täglich 1 Gramm
  - → Vitamin E: 100–200 IE täglich
  - → Magnesium (Citrat oder Asparat): zweimal täglich 250 Milligramm
  - → Selen: 200 Mikrogramm täglich
  - → Zink: täglich 30 Milligramm
- Fischöl: täglich 3000 Milligramm EPA + DHA
- Eines der folgenden Produkte:
  - → Traubenkernextrakt (mehr als 95 Prozent oligomere Proanthocyanidine) täglich 100–300 Milligramm
  - → Kiefernrindenextrakt (mehr als 95 Prozent oligomere Proanthocyanidine) täglich 100–300 Milligramm
  - → Andere flavonoidreiche Extrakte mit ähnlichem Gehalt an Flavonoiden, »Supergreens« oder ein anderes Antioxidans auf Pflanzenbasis, das täglich einen ORAC-Wert von 3000 bis 6000 Einheiten oder mehr liefern kann
- Spezielle Nahrungsergänzung:
  - → Probiotika (aktive *Laktobacillus-* und *Bifidobakterien*-Kulturen): mindestens 5–10 Milliarden koloniebildende Einheiten täglich
  - → Carnitin: zweimal täglich 500 Milligramm (L-Carnitin)
  - → Glutamin: täglich 1 Gramm
  - → Falls eine Depression vorliegt, 5-Hydroxy-Tryptophan: dreimal täglich 50–100 Milligramm

Pflanzliche Arzneimittel

- Wurzelextrakt aus Kudzu *(Pueraria lobata):* zweimal täglich 1,2 Gramm
- Mariendistelextrakt: (70 bis 80 Prozent Silymarin): dreimal täglich 70–210 Milligramm und höhere Dosierungen, falls eine erhebliche Leberschädigung vorliegt; die Dosierung für Silymarin Phytosom beträgt zwei-bis dreimal täglich 120 Milligramm zwischen den Mahlzeiten

Weitere Überlegungen

- → Bauen Sie eine gute Beziehung zu den Anonymen Alkoholikern oder einem Berater auf, der schon einschlägige Erfahrungen in der Arbeit mit Alkoholikern gemacht hat.
- → Zur Unterstützung ist es wichtig, ein starkes Netz aus empathischen Familienmitgliedern, Freunden und Betroffenen aufzubauen. Nehmen Sie an geselligen Events teil. Entwickeln Sie Strategien, um mit Stress und den Herausforderungen des Lebens besser umgehen zu können.

ALZHEIMERKRANKHEIT

- Progressive Verschlechterung der mentalen Fähigkeiten, Verlust von Gedächtnis und kognitiven Funktionen, Unfähigkeit, alltäglichen Aktivitäten nachzugehen
- Auf dem EEG sind charakteristisch symmetrische, für gewöhnlich diffuse Gehirnwellen zu erkennen.
- Zumeist wird eine Ausschlussdiagnose gestellt; bildgebende Verfahren können dazu beitragen, andere Ursachen einer Demenz auszuschließen.
- Derzeit kann eine definitive Diagnose nur durch eine Gehirnbiopsie nach dem Tod gestellt werden.

Die Alzheimerkrankheit (AK) ist eine degenerative Gehirnstörung mit progressiver Demenz – eine Verschlechterung des Gedächtnisses und der Wahrnehmung. Man schätzt, dass in den Vereinigten Staaten derzeit ein Anteil von 1,6 Prozent der Bevölkerung unter 74 Jahren davon betroffen ist, bei den 75- bis 84-Jährigen steigt der Anteil auf 19 Prozent und auf 42 Prozent bei über 84-Jährigen. Im Vergleich zu Daten aus den 1960er-Jahren sind diese Zahlen eklatant, denn damals trat die Krankheit bei lediglich 2 Prozent der Menschen über 85 auf. Der gewaltige Anstieg der AK bei Menschen über 85 wird häufig als »Alzheimerepidemie« bezeichnet.[1]

Ursachen

Die AK ist die Folge einer Schädigung vieler Komponenten von Gehirnstruktur und -funktion. Eine charakteristische Eigenschaft von AK ist die Entwicklung von ausgeprägten Hirnläsionen, die man als Plaques und Tangles bezeichnet.[1] Plaques sind harte Ablagerungen eines Proteins namens Beta-Amyloid, die sich zwischen den Neuronen befinden. *Amyloid* ist ein allgemeiner Begriff für Proteinfragmente, die der Körper für gewöhnlich produziert, und Beta-Amyloid ist ein Fragment des Amyloid-Vorläuferproteins (APP). In einem gesunden Gehirn werden diese Fragmente abgebaut und ausgeschieden, bei der Alzheimerkrankheit jedoch häufen sie sich an und bilden Plaques. Eine andere Form von Läsion, neurofibrilläre Bündel, findet man in den Gehirnzellen. In einem gesunden Gehirn formt das Protein Tau Strukturen, die man als Mikrotubuli bezeichnet. Bei der Alzheimerkrankheit jedoch ist das Tau-Protein anormal, und die Mikrotubuli fallen zu einer verdrehten Masse zusammen. Man nimmt an, dass die Anhäufung von Beta-Amyloid die Veränderungen beim Tau-Protein auslöst. Beide Läsionsformen unterbrechen die Informationsübertragung innerhalb des Gehirns und führen letztlich zum Absterben der Zellen.

Genetische Faktoren spielen eine große Rolle, und man schätzt, dass diese für bis zu 70 Prozent der AK-Fälle verantwortlich sind. Genetisch bedingte Veränderungen in der Fähigkeit des Immunsystems, Entzündungen im Gehirn zu steuern, scheinen hier entscheidend zu sein. Obwohl die Immunzellen im Gehirn die Beta-Amyloide in der Regel auslöschen, setzt die Forschung jetzt dazu an, eine chronische und exzessive Entzündungsreaktion auf Amyloid-Proteine im Gehirn zu beschreiben, die AK bei dafür anfälligen Menschen fördern kann.[2] Derzeit forscht man nach Therapien, die auf diese Immunzellen im Gehirn einwirken sollen. Das Hauptziel hierbei ist, AK-Patienten mit Beta-Amyloid-Peptiden zu immunisieren, damit sie Antikörper bilden, die sich an die Beta-Amyloide koppeln und sie so besser beseitigen können.[3] Zwar waren vorklinische Studien erfolgreich, der erste klinische Versuch am Menschen mit aktivem Beta-Amyloid-Impfstoff musste jedoch abgebrochen werden, weil etwa 6 Prozent der geimpften AK-Patienten schwere Hirnentzündungen entwickelten.

Obwohl die Gene in der Anfälligkeit für AK eine große Rolle spielen, sind auch Lebensweise und Umweltfaktoren wesentlich, wie es bei den meisten chronisch-degenerativen Erkrankungen der Fall ist. Nach jüngsten Forschungsergebnissen sind Ernährungsfaktoren besonders wichtig. Eine qualitativ schlechte Ernährung mit übermäßigen Mengen an gesättigten Fettsäuren und Transfettsäuren kann die Neuronen empfänglich für Umweltgifte machen.[4, 5] Einige Studien deuten darauf hin, dass ein unüblicher Schlaf-Wach-Rhythmus und zu wenig Morgenlicht beim Auftreten der AK eine Rolle spielen könnten (siehe hierzu den Absatz über Melatonin in diesem Kapitel). Traumatische Kopfverletzungen, ständiger Kontakt mit Aluminium, Silizium (meistens berufsbedingt im Baugewerbe, beim Sandstrahlen und im Bergbau) oder beidem, Kontakt mit Neurotoxinen wie Quecksilber aus der Umwelt und die Schädigung durch freie Radikale können ebenfalls impliziert sein. Wie bei anderen chronisch-degenerativen Erkrankungen gibt es auch hier zahlreiche Hinweise darauf, dass eine größere oxidative Schädigung eine zentrale Rolle spielt. Therapien, die antioxidative Mechanismen unterstützen (Besprechung folgt), könnten bei der Prävention der AK von großem Nutzen sein.[6]

Der erhebliche Anstieg der AK entspricht dem Anstieg bei der Diabetes-Typ-2-Erkrankung und der Insulinresistenz, was einen möglichen Zusammenhang nahelegt. Es ist bekannt, dass Typ-2-Diabetiker ein eineinhalb- bis viermal größeres Risiko für die AK sowie andere Demenzerkrankungen, die keine AK sind, haben, was durch die Schädigung der Blutgefäße im Gehirn verursacht wird. Eine gestörte Insulinsignalisierung, Insulinresistenz im Gehirn und eine Verminderung der Insulinrezeptoren im Gehirn, die mit dem Alterungsprozess verbunden werden, könnten weitere wichtige Faktoren für die Entwicklung der AK sein. Wichtige Schritte zur Prävention der AK scheinen hier Methoden zur Verbesserung der Blutzuckerkontrolle und der Insulinsensitivität zu sein.[7, 8]

Diagnostische Erwägungen

Ganzheitliche Bewertung

Eine umfassende diagnostische Abklärung ist entscheidend, denn es gibt eine Reihe von Vorbedingungen für das Entstehen einer Demenz. Bei älteren Menschen tritt zum Beispiel häufig eine Depression auf, was einer Demenz gleichen kann. Und die häufigste reversible Ursache für Demenz ist eine Medikamententoxizität. Weitere wichtige Faktoren sind Störungen im Stoffwechsel oder Nährstoffhaushalt, wie Hypoglykämie, Schilddrüsenerkrankungen und Mangel an Vitamin B_{12}, Folat oder Thiamin. Eine ganzheitliche Bewertung sollte Folgendes umfassen:[9]

- Eine detaillierte Anamnese
- Neurologische und körperliche Untersuchungen
- Eine psychologische Einschätzung, besonders hinsichtlich einer Depression
- Eine allgemeine medizinische Einschätzung, wobei eventuellen metabolischen, toxischen oder Herz-Lunge-Störungen besondere Aufmerksamkeit geschenkt werden muss, denn diese können einem Verwirrungszustand vorausgehen, besonders bei älteren Menschen
- Eine Reihe von neurophysiologischen Standardtests, zum Beispiel der Mini-Mental- Status-Test (MMST) oder der Test nach Folstein, um Art

Empfohlene Laboruntersuchungen für Demenz	
Test	**Verdacht auf …**
CBC	Anämie, Infektion
Elektrolyte	Stoffwechselstörung
Leberfunktionstest	Leberfunktionsstörung
BUN	Nierenfunktionsstörung
TSH, T4, T3, T3U	Schilddrüsenfehlfunktion
Serum-B12 und RBC-Folat	Mangel
Urinuntersuchung	Nieren-/Leberfunktion
ECG	Herzfunktion
EEG	Punktuelle vs. diffuse Hirnläsionen
CT	Atrophie, intrakranielle Masse

und Schwere der kognitiven Schädigung zu dokumentieren
- Geeignete Laboruntersuchungen (siehe weiter unten empfohlene Tests)
- Ein Elektroenzephalogramm (EEG)
- Bildgebende Verfahren wie Computertomografie (CT), Magnetresonanztomografie (MRT), Positronen-Emissions-Tomografie (PET) und andere.

Fingerabdruckmuster

Anormale Fingerabdruckmuster werden sowohl mit der AK als auch mit dem Down-Syndrom verbunden.[10] Im Vergleich zur gesunden Bevölkerung haben Alzheimer- und Down-Syndrom-Patienten eine erhöhte Anzahl von ulnaren Schleifen auf den Fingerkuppen und weniger Windungen, radiale Schleifen und Bogen. Ulnare Schleifen (weisen in Richtung Elle, vom Daumen weg) zeigen sich häufig auf allen zehn Fingerkuppen. Radiale Schleifen (weisen in Richtung Daumen), wenn welche vorhanden sind, sind weniger auf Zeige- und Mittelfingern zu sehen – wo sie sonst am häufigsten vorkommen –, als auf Ring- und kleinen Fingern. Bei Patienten mit diesem Fingerabdruckmuster wird empfohlen, umgehend aggressive und präventive Maßnahmen zu ergreifen.

Therapeutische Erwägungen

Aus Sicht der Naturmedizin kann hauptsächlich bei der Prävention (mit Blick auf die mutmaßlich ursächlichen Faktoren) und der Behandlung im Frühstadium der Krankheit (um die Mentalfunktion zu verbessern) eingegriffen werden. Im fortgeschrittenen Stadium der AK sind natürliche Mittel in der Regel nicht von großem Nutzen.

Ernährung

Ernährungsfaktoren sind bei der Entwicklung der AK zweifellos wichtig. Die Wahl von Nahrungsmitteln, wie sie üblicherweise auf dem Speiseplan der Amerikaner stehen, wird mit einem erheblichen Risiko in Verbindung gebracht, die AK zu bekommen. Eine Ernährung, die reich an gesättigten Fettsäuren und Transfettsäuren und arm an Antioxidantien ist, kann zu einer höheren Konzentration von Aluminium und Übergangsmetall-Ionen in Serum und Gehirn führen, was mit oxidativem Stress in Zusammenhang gebracht wird. Zudem kann eine qualitativ schlechte Ernährung zu Entzündungen im Gehirn führen.[4, 5, 11]

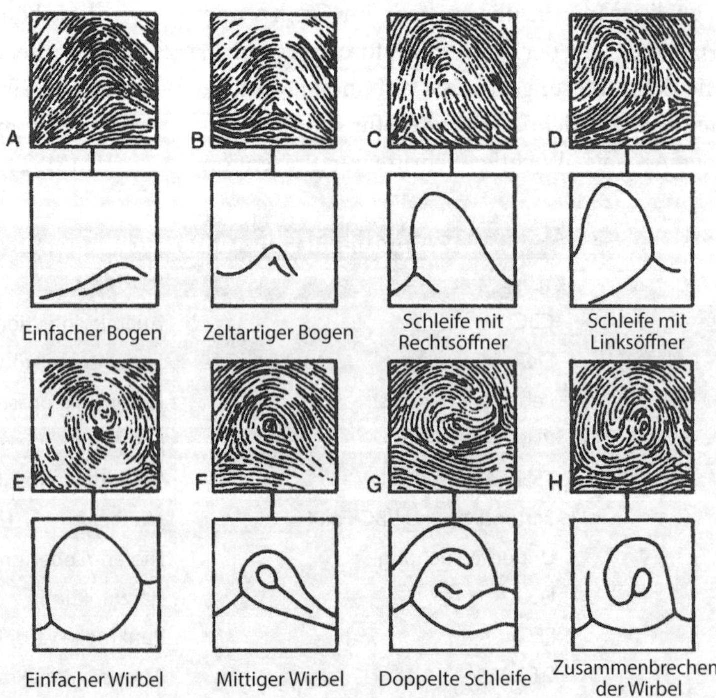

Fingerabdruckmuster bei der Alzheimerkrankheit

Viele Risikofaktoren in der Ernährung treffen sowohl für die AK als auch für die Atherosklerose zu. Gleichermaßen liefern neue Studien klare Belege dafür, dass die Umstellung auf eine mediterrane Ernährung nicht nur das Risiko für Herzerkrankungen senkt, sondern definitiv auch mit langsamerem Abbau der kognitiven Fähigkeiten, niedrigerem Risiko für die AK und ihre Vorstufen sowie einer niedrigeren Sterblichkeitsrate aufgrund der üblichen Ursachen bei AK-Patienten in Zusammenhang steht.[11, 12]

Die wichtigsten Ernährungsfaktoren, die das Risiko für die AK verringern, sind erhöhter Konsum von Fisch (und Omega-3-Fettsäuren) und einfach gesättigten Fettsäuren (hauptsächlich aus Olivenöl), geringer bis mäßiger Alkoholkonsum (hauptsächlich Rotwein) und vermehrter Verzehr von nicht stärkehaltigem Gemüse und Obst. Es ist wohl die Kombination all dieser Faktoren, die den größten Schutz bietet, nicht ein einzelner Faktor in der Ernährung allein.[11, 12]

Vor allem eine Studie erbrachte einige sehr interessante Ergebnisse. Angesichts der Fähigkeit der mediterranen Ernährung, Entzündungen zu reduzieren und die Insulinsensitivität zu verbessern, wird weithin angenommen, sie spiele eine wesentliche Rolle beim Rückgang der AK. Laut einer 4 Jahre andauernden Prospektivstudie jedoch schien das niedrigere Risiko für die AK bei mediterraner Ernährung nicht an verminderter Atherosklerose zu liegen.[13] Man nimmt deshalb an, dass wohl andere Aspekte der Ernährung oder spezieller Nahrungsmittel verantwortlich sind, die Bildung oder Ablagerungen von Beta-Amyloid direkt zu reduzieren.[14–21]

So hemmen beispielsweise die in Trauben, Traubenkernextrakten und Rotwein enthaltenen Polyphenole die Bildung von Beta-Amyloiden und fördern die Zerlegung der neurofibrillären Bündel.[19–21] In Tierversuchen mit Traubenpolyphenolen, die mit radioaktiven Partikeln markiert wurden, geschieht nach oraler Verabreichung eine Absorbierung im Gehirn.[22]

Selbst etwas so Simples wie der Verzehr von Sellerie *(Apium graveolens)* kann einen starken Schutz vor der AK bieten. Sellerie und Selleriesamenextrakt enthalten einen einzigartigen Stoff namens 3-n-Butylphthalid (3nB), der für den charakteristischen Geruch und die heilende Wirkung von Sellerie verantwortlich ist. Bei einem Tierversuch verbesserte die Behandlung mit 3nB Lerndefizite und das räumliche Langzeitgedächtnis spürbar, reduzierte erheblich die Beta-Amyloid-Plaque-Ablagerungen im Gehirn und die Konzentration von Beta-Amyloiden im Gehirn. Weiter zeigt sich, dass 3nB die Verarbeitung des Amyloid-Precursor-Proteins deutlich dahin lenkt, die Bildung von Beta-Amyloid zu verhindern. Die Forscher schlossen daraus: »3nB zeigt vielversprechendes vorklinisches Potenzial als ein vielseitig einsetzbares Präparat bei der Vorbeugung und/oder Behandlung der Alzheimerkrankheit«.[23]

Die Forschung mit Trauben, Polyphenolen und 3nB wirft eine bedeutungsschwere Frage auf: Wie viele andere Nahrungsmittel enthalten einzigartige Stoffe, die auf die Pathophysiologie der Alzheimerkrankheit einwirken? Aus den vorläufigen Untersuchungen zu schließen, könnte es davon eine Vielzahl geben. Besonders vielversprechend sind Phenole, Polyphenole und Flavonoide.

Östrogen

Östrogen wird als Möglichkeit angepriesen, schützende und möglicherweise therapeutische Vorteile bei der AK zu bieten. Die Hinweise auf einen möglichen Nutzen sind jedoch umstritten. Zwar ging aus sechzehn Bevölkerungsstudien hervor, dass Frauen, die sich einer Hormonersatztherapie (HET) unterzogen, eine niedrigere AK-Rate hatten,[24] doch das Problem bei diesen Studien war, dass diese Frauen schon vor Einnahme der Hormone viel gesünder waren als die Frauen in der Kontrollgruppe, die eher zu Bluthochdruck, Diabetes und Schlaganfällen neigten.[25] Daten aus der einzigen bis heute veröffentlichten großen randomisierten kontrollierten Studie, der Women's Health Initiative Memory Study, einer Studie der Frauengesundheitsinitiative über das Erinnerungsvermögen, bestätigten diese Beobachtungen nicht, sondern deuteten sogar auf eine vergleichsweise Verschärfung des Demenzrisikos bei Frauen in der HET hin (besonders bei Einnahme nach der Menopause.[26] Klinische Versuche mit AK-Patientinnen ergaben, dass eine Östrogentherapie die Demenzsymptome bei erkrankten Frauen nicht mildert.[27–29] Angesichts der Vielzahl von Unsicherheiten bezüglich des Nutzens der HET scheint es an diesem Punkt am vernünftigsten zu sein, die Risiken einer Hormontherapie bei der Prävention gegen die Alzheimerkrankheit als höher einzuschätzen als ihren möglichen Nutzen.

Aluminium

Besondere Aufmerksamkeit wird der Aluminiumkonzentration in den Neurofibrillenbündeln geschenkt. Ob die Ansammlung von Aluminium in den Bündeln eine Reaktion auf die Bildung von Läsionen ist oder ob sie diese Läsionen sogar auslöst, konnte noch nicht ermittelt werden; signifikante Beweise zeigen aber, dass sie zur Erkrankung beiträgt, möglicherweise in erheblichem Maße.[30] Eine ganze Reihe von Indizienbeweise spricht für einen Zusammenhang zwischen ständigem Kontakt mit Aluminium und der AK. Eine erhöhte Aluminiummenge im Gehirn könnte erklären, warum die Häufigkeit der AK im höheren Alter ansteigt. Und AK-Patienten haben eine wesentlich höhere Aluminiumkonzentration als gesunde Menschen oder Patienten, die an anderen Arten von Demenz erkrankt sind, wie etwa durch Alkohol, Atherosklerose oder einen Schlaganfall.[31] Das Aluminium scheint von Wasser, Nahrung, Magensäureblockern oder Deodorants herzukommen. Die größte Quelle ist wohl Trinkwasser, denn die Form von Aluminium im Wasser ist leichter biologisch verfügbar und damit potenziell toxisch. Forscher, die die Absorbierung von Aluminium aus Leitungswasser maßen, gaben eine kleine Menge löslichen Aluminiums in radioaktiver Form in Tiermägen. Wie sie herausfanden, trat diees wenige Aluminium von diesem einen Kontakt sofort in das Hirngewebe der Tiere ein. Das Erschreckende daran ist, dass Aluminium nicht nur natürlicherweise in Wasser vorkommt, sondern zum Teil auch zur Wasseraufbereitung zugegeben wird (in Form von Kaliumaluminiumsulfat).[32]

Es scheint sicher angebracht, alle bekannten Quellen von Aluminium zu meiden: aluminiumhaltige Säureblocker, aluminiumhaltige Deodorants, Kochtöpfe und Pfannen aus Aluminium, in Aluminiumfolie eingepacktes Essen, milchfreier Kaffeeweißer mit Natriumpulverzusatz und Tafelsalz. Zudem scheinen Zitronensäure und Calciumcitrat die Absorbierung von Aluminium (nicht aber Blei) aus Wasser und Nahrung zu verbessern.[33] Durch Magnesium kann die Absorbierung von Aluminium verschlechtert werden, denn Magnesium konkurriert bei der Absorbierung mit Aluminium nicht nur im Darm, sondern auch an der Blut-Hirn-Schranke.[34] Legen Sie Wert auf unverarbeitete Nahrungsmittel, vermeiden Sie Milch und Milchprodukte und nehmen Sie mehr Gemüse, Vollkornprodukte, Nüsse und Samen zu sich – alles gute Magnesiumquellen.

Überlegungen zur Ernährung

Der Ernährungszustand bei älteren Menschen steht in direkter Verbindung mit der mentalen Funktion.[35] Angesichts der Vielzahl von älteren Menschen in der Bevölkerung, die an Ernährungsmängeln leiden, sind wohl viele Fälle von gestörter Mentalfunktion auf die Ernährung zurückzuführen. Wie bereits gesagt, ist die Ernährung von großer Bedeutung bei der Prävention der AK oder kann sie sogar zum Stillstand bringen, wobei verschiedene Komponenten synergetisch zusammenspielen um viele zugrunde liegende Ursachen der AK anzugehen.

Antioxidantien

Wie bereits festgestellt, gibt es gewichtige Hinweise darauf, dass oxidative Schädigungen eine große Rolle bei Entwicklung und Progression der AK spielen.[6, 36, 37] Hinweise aus Bevölkerungsstudien legen nahe, dass antioxidative Nährstoffe spürbaren Schutz vor der AK bieten.[4, 38] Prospektive und klinische Studien konzentrieren sich vorwiegend auf Vitamin C, Vitamin E und Betacarotin, und mit durchaus positiven Ergebnissen (siehe Tabelle rechts).[36, 39–42] Wie bei anderen chronisch-degenerativen Krankheiten kann man wohl mit einem breiteren Spektrum an Nahrungsergänzungsmitteln bessere Ergebnisse erzielen. In einer französischen Studie mit Erwachsenen mittleren Alters erbrachte die tägliche Supplementierung mit 120 Milligramm Vitamin C, 30 Milligramm Vitamin E, 6 Milligramm Betacarotin, 100 Mikrogramm Selen und 20 Milligramm Zink über einen Zeitraum von 13 Jahren signifikante Ergebnisse, die gegenüber der Gabe von Placebos deutlich besser waren. Sie zeigen sich vor allem in Form eines besseren Wortgedächtnisses – ein kognitiver

Prospektive Studien mit Antioxidantien und dem Risiko für die AK		
Studie	Follow-up	Erkenntnisse
Rotterdam Study	6 Jahre	Verzehr von Vitamin E effektiv (am ehesten bei Rauchern)
Canadian Study of Health and Aging	5 Jahre	Kombination von Vitamin-E- und Vitamin C-Supplementen und/oder Verzehr von Multivitamin effektiv
Chicago Health and Aging Study	3,9 Jahre	Verzehr von Vitamin E effektiv nur bei einer Teilgruppe, denen ein genetischer Risikofaktor fehlte (Träger des ApoE4)
Washington Heights-Inwood Columbia Aging Project	4 Jahre	Vitamin E nicht effektiv (Nahrung oder Ergänzung)
Cache County Study	3 Jahre	Vitamin E allein nicht effektiv, wohl aber in Kombination mit Vitamin C
Honolulu-Asia Aging Study	30 Jahre	Vitamin E über die Nahrung nicht effektiv
Duke Established Populations for Epidemiologic Studies of the Elderly	10 Jahre	Vitamin C und/oder Vitamin E nicht effektiv
Group Health Cooperative	5,5 Jahre	Vitamin E- oder Vitamin C-Supplementierung nicht effektiv, weder allein noch in Kombination

Bereich, der bei der AK besonders anfällig ist. Diese Resultate scheinen deutlich besser als die durch Vitamin C, Vitamin E und Carotin erzielten, ob allein oder in Kombination ohne Mineralstoffe.

Es ist durchaus möglich (und sehr wahrscheinlich), dass Vitamin E, Vitamin C und Betacarotin lediglich Marker für die erhöhte Zufuhr von phytochemischen Antioxidantien sind und für sich allein genommen keine wichtige Rolle spielen. Obst und Gemüse enthalten – außer diesen drei – eine ganze Reihe von antioxidativen Stoffen, und einige der anderen Stoffe könnten von großem Nutzen bei der AK sein. Häufig denken Forscher fälschlicherweise, dass die antioxidative Aktivität einer bestimmten Obst- oder Gemüsesorte einzig und allein vom Gehalt an Vitamin C, Vitamin E oder Betacarotin herkommt. Diese Antioxidantien aus der Nahrung bringen jedoch häufig nur einen kleinen Teil der Wirkung eines antioxidativen Lebensmittels – zum Beispiel nur circa 0,5 Prozent der gesamten antioxidativen Wirkung eines Apfels. Die bemerkenswerte antioxidative Wirkung von Obst und Gemüse rührt vielmehr von den Phytochemikalien, wie Flavonoide, Phenole, Polyphenole und anderen Carotinoiden her.[16] Vor allem Phytochemikalien sind, wie bereits erwähnt, über ihre antioxidative Wirkung hinaus äußerst vielversprechend beim Schutz vor der AK, denn sie haben Einfluss auf Bildung und Ablagerung von Beta-Amyloid.

Thiamin (Vitamin B_{12})

Obwohl akuter Thiaminmangel relativ selten ist (ausgenommen bei Alkoholikern), nehmen viele Amerikaner, und vor allem die älteren, nicht einmal die empfohlene Dosis von 1,5 Milligramm zu sich. Für einen Versuch, die Häufigkeit von Thiaminmangel in der älteren Bevölkerung einzuschätzen, wurden 30 Besucher der Ambulanz einer Universitätsklinik in Tampa, Florida, auf ihre Thiaminkonzentration getestet. Abhängig von der Messmethode (Thiamin im Plasma oder in den roten Blutkörperchen) wurden bei 58 Prozent beziehungsweise bei 33 Prozent der getesteten Personen niedrige Konzentrationen festgestellt.[43]

Über seine Rolle als Nährstoff hinaus zeigt Thiamin eine weitere pharmakologische Wirkung auf das Gehirn. Genauer gesagt, kann es Acetylcholin, einen wichtigen Neurotransmitter für das Gedächtnis, sowohl potenzieren als auch imitieren.[44] Diese Wirkung erklärt die positiven klinischen Ergebnisse für Thiamin (täglich 3–8 Gramm) bei der Verbesserung der mentalen Funktionen bei AK-Patienten oder altersbedingten Störungen der Mentalfunktionen.[45,46] Eine hoch dosierte Thiamin-Supplementierung hat keine Nebenwirkungen.

Diese Ergebnisse stützen die sich mehrenden Beweise, dass ein bedeutender Prozentsatz der betagten Bevölkerung unter einem Mangel an einem oder mehreren B-Vitaminen leidet. Angesichts der wichtigen Rolle von Thiamin und anderen B-Vitaminen in der gesunden menschlichen Physiologie, besonders für die Herz- und Gehirnfunktion, scheint eine routinemäßige Supplementierung mit B-Vitaminen in dieser Altersgruppe lohnend. Die AK kann einfach die Folge von chronisch niedriger Zufuhr von essenziellen Nährstoffen sein – die wichtigsten darunter sind die B-Vitamine.

Vitamin B_{12}

Ein weiteres B-Vitamin, das mit der AK im Zusammenhang steht, ist das Vitamin B_{12}. Ein Mangel daran führt zu gestörten Nervenfunktionen, die Taubheit, Kribbeln oder Brennen in den Füßen sowie eine gestörte Mentalfunktion hervorrufen können, was bei älteren Menschen für die AK gehalten werden kann.[47, 48] In dieser Altersgruppe ist Vitamin-B_{12}-Mangel auch eine Hauptursache für Depressionen.

Mehrere Forscher fanden heraus, dass der Vitamingehalt mit dem Alter abnimmt (wahrscheinlich aufgrund einer Magenatrophie) und dass 3–42 Prozent der Menschen über 65 und älter diesen Mangel haben. Eine Möglichkeit, ihn zu bestimmen, besteht darin, den Blutgehalt von Cobalamin zu messen. In einer Studie mit 100 betagten Ambulanzpatienten, die wegen unterschiedlicher akuter und chronischer Krankheiten vorstellig wurden, hatten elf einen Serumcobalamingehalt von 148 Pikomol pro Liter oder darunter, dreißig zwischen 148 und 295 Pikomol pro Liter, und 59 Patienten wiesen einen Gehalt von 296 Pikomol pro Liter auf.[49] Nach der ersten Testung des Cobalamingehalts wurden die Patienten bis zu 3 Jahre lang begleitet. Jene mit einem Gehalt von unter 148 Pikomol pro Liter wurden behandelt und nicht in die Analyse über sinkende Cobalaminkonzentrationen aufgenommen. Der durchschnittliche Rückgang des Serumcobalamingehalts lag bei 18 Pikomol pro Liter pro Jahr bei Patienten, die am Anfang eine höhere Cobalaminkonzentration (224–292 Pikomol pro Liter) hatten. Bei Patienten mit anfänglich niedrigerem Wert lag der jährliche Rückgang im Durchschnitt viel höher, nämlich bei 28 Pikomol pro Liter. Wie diese Ergebnisse zeigen, scheint die Testung auf Vitamin-B_{12}-Mangel bei älteren Menschen angebracht, auch hinsichtlich des günstigen Kosten-Nutzen-Verhältnisses.[50–52] Man kann den Vitamin-B_{12}-Gehalt auch testen, indem man den Gehalt von Methylmalonsäure im Urin misst oder den von Plasmahomocystein (womit man auch den Folatstatus bestimmen kann). Ein hoher Homocysteingehalt (mehr als 14 Millimol pro Liter) verdoppelt das Risiko für die AK nahezu.[53]

Wie wichtig eine genaue Untersuchung bei älteren Patienten mit mentalen Symptomen ist, betonen Ergebnisse einer Studie über Plasmahomocystein, Serumcobalamin und Blutfolat bei 296 Patienten, die in eine geriatrisch-psychiatrische Station in Schweden zur Diagnosestellung mentaler Erkrankungen eingewiesen wurden.[54] Patienten mit Vitamin-B_{12}- oder Folsäure-Mangel oder mit erhöhtem Homocystein erhielten Vitamin B_{12} (keine Angaben über die Dosierung), Folsäure (10 Milligramm pro Tag) oder beides. Bei Patienten mit niedrigem Cobalamingehalt, die eine Vitamin-B_{12}-Supplementierung erhielten, stellte man signifikante klinische Besserungen fest.

Eine andere Studie ergab, dass die Supplementierung von enormen Nutzen bei der Reversion der gestörten mentalen Funktion ist, wenn ein niedriger B_{12}-Gehalt vorliegt.[47] In einer umfassenden Studie wurde bei 61 Prozent der Fälle eine vollständige Genesung von mentaler Schädigung aufgrund von niedrigem B_{12}-Wert beobachtet.[55] Die Tatsache, dass 39 Prozent nicht reagierten, ist wohl Folge eines Langzeitmangels an Vitamin B_{12}, der irreversible Schäden verursachte. Wie mehrere Studien nachwiesen, kamen die besten klinischen Reaktionen von Menschen, die weniger als 6 Monate lang Symptome einer mentalen Störung zeigen.[16] Während einer Studie erhielten achtzehn Personen mit niedrigem Serumcobalamingehalt und Hinweisen auf mentale Störungen Vitamin B_{12}. Besserungen zeigten nur die Patienten, die weniger als 12 Monate Symptome gezeigt hatten.[56] Die Bedeutung von Diagnose und Behebung eines niedrigen B_{12}-Gehalts bei älteren Menschen kann nicht genug betont werden.

Bei AK-Patienten ist der Serum-Vitamin-B_{12}-Wert auffallend niedrig.[47, 57, 58] Kürzlich wurde demonstriert, dass bereits eine so kleine orale Dosis wie 50 Mikrogramm täglich den Serum-Vitamin-B_{12}-Wert bei älteren Menschen mit einem Vitamin-B_{12}-Mangel beträchtlich anhebt.[59] Die Supplementierung mit Vitamin B_{12}, Folsäure oder beidem kann bei einigen Patienten zur vollständigen Reversion führen, aber im Allgemeinen sieht man wenig Besserung der Mentalfunktion bei Patienten, die länger als 6 Monate Alzheimersymptome aufweisen.[60]

Vitamin B_{12} ist in unterschiedlicher Form erhältlich. Die häufigste ist Cyanocobalamin; aber Vitamin B_{12} ist im menschlichen Körper nur auf zweierlei Arten aktiv: durch Methylcobalamin und Adenosylcobalamin. Obwohl beide unmittelbar nach der Absorbierung aktiv sind, muss Cyanocobalamin entweder in Methylcobalamin oder in Adenosylcobalamin umgewandelt werden. Mit zunehmendem Alter kann die Fähigkeit des Körpers nachlassen, diese Umwandlung durchzuführen; dies mag somit ein weiterer verantwortlicher Faktor für Störungen im Vitamin-B_{12}-Haushalt bei der älteren Bevölkerung sein.

Schließlich werden die schädlichen Auswirkungen von niedrigem Vitamin-B_{12}-Gehalt durch eine hohe Konzentration von Folsäure verschärft, weil dies einen Vitamin-B_{12}-Mangel verbirgt. Während 1998 die Zugabe von Folsäure in der Nahrung dazu beitrug, Neuralrohrdefekte bei Säuglingen zu verringern, ist es ebenso möglich, dass die Probleme durch einen niedrigen Vitamin-B_{12}-Gehalt verschlimmert wurden.

Zink

Zinkmangel ist einer der häufigsten Nährstoffmängel bei älteren Menschen und wird als Hauptfaktor für die Entwicklung der AK genannt, da die meisten Enzyme, die an Replikation, Behebung von Schädigungen und Übertragung der DNA beteiligt sind, Zink enthalten.[61] Es wurde nahegelegt, dass Demenz das Ergebnis einer langfristigen Kettenreaktion von fehlerbehafteten Enzymen sein könnte oder von solchen, die nicht effektiv an der DNA in den Nervenzellen wirken, möglicherweise aufgrund eines Langzeitmangels an Zink.[62] Zudem wird Zink für eine Reihe von antioxidativen Enzymen benötigt, darunter Superoxiddismutase. Bei Zinkmangel kann die Folge schließlich die Zerstörung von Nervenzellen und die Bildung von neurofibrillären Tangles und Plaques sein. Der Zinkgehalt in Gehirn und Rückenmarksflüssigkeit ist bei AK-Patienten deutlich verringert, und es besteht eine starke umgekehrte Korrelation zwischen Serumzinkgehalt und der Anzahl von Plaques.[63]

Die Supplementierung mit Zink zeigt gute Ergebnisse bei der AK. In einer Studie erhielten zehn AK-Patienten täglich 27 Milligramm Zink (in Form von Aspartat). Bei nur zwei Patienten zeigte sich keine Besserung bei Gedächtnis, Verständnis, Kommunikation und sozialem Kontakt. Bei einer 79-jährigen Patientin wurde die Reaktion vom medizinischen Team und von der Familie als »unglaublich« beschrieben.[64] Leider scheint die Wissenschaft kein großes Interesse daran zu haben, diese beeindruckenden Ergebnisse durch die Zinktherapie weiterzuverfolgen.

Die neuere medizinische Literatur ist ambivalent in Bezug auf Zink, weil es in-vitro die Bildung von nicht löslichen Beta-Amyloid-Peptiden beschleunigt.[65, 66] Obwohl Zink in hoher Konzentration neurotoxisch ist und sich an degenerierten Stellen anhäuft, ist sein Gehalt im Hirngewebe von Alzheimerpatienten deutlich reduziert. Andere Forschungen ergaben eine weit höhere Konzentration von Kupfer-Zink-Superoxiddismutase in und um das zerstörte Hirngewebe von AK-Patienten.[67] Dies deutet darauf hin, dass die erhöhte Zinkkonzentration in den zerstörten Bereichen vielleicht da herrührt, dass der Körper versucht, freie Radikale durch die verstärkte lokale Bildung von Dismutase zu neutralisieren. Eine mögliche Erklärung ist, dass die lokalisierte höhere Zinkkonzentration zu einer stärkeren Bildung von Amyloid führt, wenn die Mechanismen, die die freien Radikale vernichten sollen, unzulänglich sind.

Phosphatidylcholine und Choline anderer Herkunft

Da Phosphatidylcholin in der Nahrung den Acetylcholingehalt im Gehirn von gesunden Menschen erhöhen kann und eine schlechtere Acetylcholinfunktion für die AK bezeichnend ist, scheint ein Nutzen durch die Supplementierung mit Phospahatidylcholin bei Alzheimerpatienten naheliegend, da dadurch mehr Cholin zugeführt würde. Jedoch besteht die grundlegende Schädigung bei vielen AK-Patienten in der gestörten Aktivität des Enzyms Acetylcholintransferase. Dieses Enzym kombiniert Cholin (aus Phosphatidylcholin) mit einem Acetylmolekül, um den Neurotransmitter Acetylcholin zu bilden. Die höhere Verfügbarkeit von Cholin erhöht nicht unbedingt die Aktivität dieses Schlüsselenzyms, die Supplementierung mit Phosphatidylcholin ist also bei der Mehrheit der AK-Patienten nicht nutzbringend. Darüber hinaus ist bei einer Alzheimererkrankung der Cholingehalt in der Rückenmarksflüssigkeit erhöht. Bei der Messung der Konzentration der wasserlöslichen Metaboliten von Phosphatidylcholin (Glycerophosphocholin [GPC], Phosphocholin und Cholin) bei gesunden und gleichaltrigen AK-Patienten stießen Forscher auf erhöhte Konzentrationen bei den AK-Patienten. GPC war um 76 Prozent höher, Phosphocholine um 52 Prozent und freies Cholin um 39 Prozent. Wie diese Zahlen zeigen, wird die AK nicht nur mit der Bildung von weniger Acetylcholin verbunden, sondern auch mit der vermehrten Zerstörung von Phosphatidylcholin, einem Stoff der Hirnzellenmembranen.[68]

Es überrascht nicht, dass klinische Versuche mit Phosphatidylcholine weitgehend enttäuscht haben. Studien haben eine unzuverlässige Gedächtnisbesserung durch die Cholinsupplementierung sowohl bei gesunden als auch bei Alzheimer-Patienten ergeben.[69–72] Kritisiert werden diese Studien wegen der geringen Mustermenge, niedriger Dosierung des Phosphatidylcholins, schlechter Ausarbeitung und schlechter Wahl der Cholinart.[73] Klinische Studien mit Glycerophosphocholin (GPC) und Citicolin (auch bekannt als Cytidindiphosphat-Cholin oder CDP-Cholin) erweisen sich als nutzbringend bei der Besserung von altersbedingtem Gedächtnisverlust; aber Studien, die diese Wirkstoffe bei der AK untersuchten, sind nicht sehr erfolgreich.[73] In einer Doppelblindstudie wurden Patienten mit leichter bis mäßiger AK 180 Tage lang mit GPC oder einem Placebo behandelt.[74] Gemäß Standardprüfungsskalen (zum Beispiel Alzheimer's Disease Assessment Scale und Global Improvement Scale) zeigten sich nach 90 und 180 Tagen Besserungen in der GPC-Gruppe, während in der Placebogruppe keinerlei Veränderungen oder sogar Verschlechterungen auftraten. Studienergebnisse mit Citolin waren bei der AK unbeständig.[75, 76]

Trotz des fragwürdigen Nutzens, besonders in Bezug auf die AK, empfehlen wir in Fällen milder oder mäßiger Demenz einen 90-tägigen Versuch mit GPC oder CDP bei einer Dosierung von täglich 1200 beziehungsweise 1000 Milligramm. Angesichts der schwierigen Diagnostizierung der AK ist es möglich, dass viele Fälle von Demenz andere Ursachen haben, die möglicherweise auf eine Supplementierung mit Cholin ansprechen. Wenn nach 90 Tagen keine spürbare Besserung eintritt, sollte die Supplementierung abgebrochen werden.

Phosphatidylserin

Phosphatidylserin (PS) ist das wichtigste Phospholipid im Gehirn und entscheidend für die Unversehrtheit und Fluidität der Zellmembranen. In der Regel kann das Gehirn ausreichende Mengen von Phosphatidylserin bilden, aber ein Mangel an Methylspendern (wie etwa S-Adenosylmethionin [SAM-e], Folsäure und Vitamin B_{12}) oder an Fettsäuren kann die Erzeugung von ausreichend PS hemmen. Ein niedriger Gehalt an Phosphatidylserin im Gehirn wird mit gestörter Mentalfunktion und Depressionen bei älteren Menschen verbunden. Inzwischen wurden elf Doppelblindstudien veröffentlicht, die von der erfolgreichen Anwendung von PS bei der Behandlung von altersbedingter kognitiver Verschlechterung, der AK oder Depressionen berichten.[77–86] In der größten Studie wurden insgesamt 494 Patienten im Alter zwischen 65 und 93 mit moderater bis schwerer Demenz über einen Zeitraum von 6 Monaten entweder mit Phosphatidylserin (dreimal täglich 100 Milligramm) oder einem Placebo behandelt. Die Patienten wurden zu Beginn und am Ende der Studie nach mentaler Leistung, Verhalten und Stimmung beurteilt. Bei der Phosphatidylseringruppe wurde eine statistisch signifikante Besserung festgestellt.

L-Acetylcarnitin

Ein großer Teil der Forschung über die Behandlung der AK, seniler Depression und altersbedingter Gedächtnisstörungen befasst sich mit L-Acetylcarnitin (LAC, auch als Acetyl-L-Carnitin bezeichnet). LAC setzt sich aus Essigsäure und L-Carnitin zusammen, die sich miteinander verbinden. Im menschlichen Gehirn ist dies eine natürliche Reaktion. Daher ist nicht genau bekannt, um wie viel größer die Wirkung mit LAC versus L-Carnitin wäre. LAC wird jedoch bei Erkrankungen des Gehirns für weit aktiver angesehen als andere Formen von Carnitin.[87, 88]

Aufgrund der großen Strukturähnlichkeit von LAC und Acetylcholin erschien es interessant, LAC bei der AK einzusetzen. Forschungen zeigen, dass LAC Acetylcholin sowohl verstärkt als auch nachahmt und nicht nur bei Patienten im Frühstadium der AK von Nutzen ist, sondern auch bei älteren Patienten mit Depressionen oder gestörtem Erinnerungsvermögen.[88] Es hat sich als wirkungsvolles Antioxidans innerhalb der Gehirnzellen und als Stabilisator der Zellmembranen erwiesen, und es erhöht auch die Energieerzeugung innerhalb der Gehirnzellen.[89]

In einer Studienanalyse über den Einsatz von LAC bei leichter kognitiver Störung und leichter (früher) AK wurden Patienten unter Dosierungen von täglich 1,5 bis 3 Gramm nach 3, 6, 9 und 12 Monaten beurteilt. Diese Analyse ergab einen erheblichen Vorsprung für LAC im Vergleich mit einem Placebo. Der Vorsprung von LAC ließ sich schon zum Zeitpunkt der ersten Beurteilung nach 3 Monaten feststellen und wurde im Laufe der Zeit noch größer. Zudem wurde LAC in allen Studien gut vertragen.[90]

Weitere Studien zeigen die Wirksamkeit auch dann, wenn AK-Patienten nicht auf die medikamentöse Standardtherapie (Acetylcholinesterase-Hemmer) ansprachen. Eine Studie ergab, dass LAC bei Verabreichung von täglich 2 Gramm die Wirkung von Medikamenten wie Donepezil und Rivastigmin verstärkten.[91]

Für die Effektivität von LAC darf die Gedächtnisstörung nicht so schwer sein, wie es für gewöhnlich bei der AK der Fall ist.[92–94] In einer Doppelblindstudie mit 236 älteren Menschen mit leichter mentaler Beeinträchtigung, die zuvor durch eine detaillierte klinische Beurteilung festgestellt worden war, zeigte die Gruppe, die täglich 1500 Milligramm LAC erhielt, eine erhebliche Besserung der Mentalfunktion, vor allem hinsichtlich Gedächtnis und konstruktivem Denken.[94]

Dehydroepiandrosteron (DHEA)

DHEA ist das häufigste Hormon im Blutstrom und findet sich in äußerst hoher Konzentration im Gehirn. Da die Konzentration von DHEA mit dem Alter dramatisch sinkt, nimmt man an, dass eine niedrige Konzentration in Blut und Gehirn zu vielen Symptomen beiträgt, die man mit dem Älterwerden in Verbindung bringt, unter anderem Störungen der Mentalfunktion. In einigen Studien erwies sich die Supplementierung mit DHEA vielversprechend bei der Verbesserung von Gedächtnis und kognitiver Funktionen.[95] In der größten Studie und auch in anderen wurde jedoch keine Wirkung festgestellt.[96, 97] Die einzige Doppelblindstudie zur AK war eine kleine Pilotstudie (58 Personen), bei der zweimal täglich 50 Milligramm DHEA verabreicht wurde. Obwohl nach 3 Monaten von einer leichten Besserung berichtet wurde, verbesserte DHEA die kognitive Leistung oder die Schwere der Störung insgesamt nicht wesentlich.[98]

Wir sind der Ansicht, dass die ausbleibende Wirkung von DHEA an der unzulänglichen Auswahl der Patienten gelegen haben könnte. Die Messung der DHEA-Konzentration in Blut oder Speichel kann bei der Entscheidung helfen, ob DHEA wirken kann. Bei Menschen, deren Konzentration für ihr Alter und Geschlecht zufriedenstellend ist, wird es wohl keine Wirkung zeigen. Bei Männern über 50 scheint eine DHEA-Dosierung von täglich 25–50 Milligramm für die Verbesserung der Hirntätigkeit erforderlich. Bei Frauen ist in den meisten Fällen anscheinend eine Dosierung von 15 bis 25 Milligramm täglich ausreichend. Wenn Männer und Frauen ihre Siebziger erreichen, können höhere Dosierungen erforderlich sein (zum Beispiel 50–100 Milligramm). Übermäßige Gaben von DHEA können Akne und, bei jüngeren Frauen, Unregelmäßigkeiten bei der Menstruation verursachen.

Melatonin und Lichttherapie

Reagenzglasversuche zeigen, dass Melatonin die Gehirnzellen vor Schädigung durch Schwermetalle schützt. So hemmte die Behandlung mit Melatonin zum Beispiel oxidative Schädigungen und die Freigabe von Beta-Amyloid durch Cobalt. Da Cobalt ein weiteres toxisches Metall ist, das in hoher Konzentration bei AK-Patienten auftritt, könnte Melatonin sich als bedeutende Präventivmaßnahme bei der Behandlung von AK erweisen.[99]

Bei einer Doppelblindstudie mit AK-Patienten erhielten die Teilnehmer einen Monat lang täglich um 20:30 Uhr abends 3 Milligramm Melatonin oder ein Placebo. Gemäß den Standardprüfungsskalen für Demenz und die AK konnten bei der Melatoningruppe bei verbesserter Mentalfunktion die Schlafdauer erheblich verlängert und die nächtliche Aktivität verkürzt werden.[100]

Auch bei Störungen des zirkadianen (Tages-) Rhythmus, die bei AK-Patienten häufig auftreten, kann Melatonin zu Besserungen führen. Der zirkadiane Rhythmus beeinflusst Körperfunktionen wie Schlafzyklus, Temperatur, Aufmerksamkeit und Hormonproduktion. Gestörter Schlaf und nächtliche Ruhelosigkeit belasten AK-Patienten und die Menschen, die sie betreuen, sehr. Klinische Forschungen zeigen, dass Vollspektrumlicht während des Tages und in der Dunkelheit bei Nacht dazu beitragen können, einige Symptome der AK zu verbessern, Unruhe zu vermindern, die Schlafeffizienz zu erhöhen (Anteil der Zeit, die schlafend im Bett verbracht wird) und nächtliche Wachzeiten und Aktivität zu reduzieren. Wenn natürliches Sonnenlicht nicht für mindestens eine Stunde am Morgen verfügbar ist, sind im Handel Lichtgeräte erhältlich, die das Sonnenlicht simulieren. Ebenfalls erhältlich sind Vollspektrumglühbirnen, die konventionelle Glühbirnen ersetzen können.[101–103]

Obwohl Lichttherapie allein während des Tages häufig erfolgreich ist, erzielt die Kombination mit Melatonin die besten Ergebnisse.[104]

Pflanzliche Arzneimittel

Ginkgo-biloba-Extrakt

Ginkgo-biloba-Extrakt (GBE) bei Demenz und auch bei der Alzheimerkrankheit ist eingehend untersucht worden. Über seine Fähigkeit hinaus, die funktionelle Hirnkapazität zu erweitern, konnte GBE nachweislich auch die Acetycholinrezeptoren im Gehirn älterer Tiere normalisieren, die cholinerge Transmission erhöhen, die Ablagerung von Beta-Amyloid hemmen und viele andere wesentliche Elemente der AK angehen.[105] Während vorläufige Studien mit AK-Patienten recht erfolgversprechend waren, scheint es heute jedoch, dass GBE den mentalen Verfall bestenfalls im Frühstadion der AK verzögern oder aufheben kann. Selbst das kann angezweifelt werden, denn in mehreren Doppelblindstudien wurde im Vergleich zu einem Placebo kein Vorteil beim kognitiven Verfall festgestellt.[106–108] In anderen Studien waren jedoch die Vorteile von GBE im Frühstadium der AK ganz offensichtlich, wie auch in einer Metaanalyse von Studien über einen Zeitraum von mehr als 6 Monaten.[109] In einer Studie erhielten 216 Patienten mit AK oder Multi-Infarktdemenz über einen Zeitraum von 24 Wochen täglich entweder 240 Milligramm GBE oder ein Placebo.[110] In einigen klinischen Bereichen konnten Besserungen festgestellt werden, auch auf der Skala für den klinischen Gesamteindruck (Clinical Global Impressions scale, Beschreibung siehe unten). Ähnliche Ergebnisse ergaben sich aus einer anderen Doppelblindstudie mit einer Dosierung von 240 Milligramm täglich.[111]

Eine Studie, die besondere Erwähnung verdient, war die erste US-amerikanische klinische Untersuchung zu GBE, die im *Journal of the American Medical Association* veröffentlich wurde.[112] Sie wurde an sechs Forschungszentren durchgeführt. Die Harvard Medical School und das New York Institute for Medical Research befürworteten das Konzept der Studie, bei der 202 Patienten mit AK ein Jahr lang entweder eine geringe Dosis GBE (120 Milligramm täglich) oder ein Placebo erhielten. GBE stabilisierte die AK nicht nur, sondern führte auch zu einer erheblichen Besserung der Mentalfunktion bei 64 Prozent der Patienten. Es gab keine Nebenwirkungen.

Ginkgo wird seit Jahrhunderten weltweit häufig als Heilmittel eingesetzt. Es ist das am häufigsten verschriebene pflanzliche Heilmittel in Europa, und Hunderte von Studien berichten von der positiven Wirkung durch die Einnahme von Ginkgo sowohl zur Prävention als auch zur Behandlung diverser Gesundheitsprobleme. Die weitaus besten Ergebnisse zeigen sich bei der Verbesserung der Durchblutung bei älteren Menschen. Dies kann das Gedächtnis verbessern und möglicherweise den Beginn der Alzheimerkrankheit verzögern, andere Formen der Demenz mildern und Tinnitus und Schwindel verbessern. Auch jüngere Menschen profitieren Berichten zufolge von der gedächtnisverbessernden Wirkung von Ginkgo.

Skala für den klinischen Gesamteindruck: Ginkgo-biloba-Extrakt – (GBE) vs. Placebo		
Status	**GBE (%)**	**Placebo (%)**
Wesentliche Besserung	3	1
Starke Besserung	29	16
Leichte Besserung	41	38
Unverändert	28	30
Leichte Verschlechterung	0	14
Starke Verschlechterung	0	1

In der jüngsten Studie erhielten 410 Patienten mit leichter oder mäßiger Demenz über einen Zeitraum von 24 Wochen nach dem Zufallsprinzip entweder täglich 240 Milligramm GBE oder ein Placebo. Im Ergebnis führte die Behandlung mit GBE zu einer spürbaren Besserung bei den Symptomen Apathie/Gleichgültigkeit, Schlaf/nächtliches Verhalten, Reizbarkeit/Labilität, Depression/Missstimmung und motorische Störungen. Wie dies zeigt, kann GBE Stimmung und Verhalten wesentlich verbessern, selbst wenn es auf die kognitiven Funktionen nicht einwirkt.[112] Dies würde den Patienten zumindest dazu verhelfen, weiterhin ein normales Leben zu führen und nicht in einem Heim untergebracht zu werden.

Wichtig ist der Hinweis, dass Ginkgo und die Standardmedikation in direkten Vergleichsstudien ähnliche Wirkungen bei der AK haben, jedoch mit weniger Nebenwirkungen bei Ginkgo. Eine Vergleichsanalyse von Studien, die über mindestens 6 Monate gelaufen waren, ergab, dass GBE und Cholinesterasehemmer der zweiten Generation (Tacrin, Donepezil, Rivastigmin, Metrifonat) bei der Behandlung von leichter und mäßiger AK gleichermaßen effektiv waren.[113] Bei einer Metaanalyse von 50 Studien, die die Wirkung von Ginkgo auf objektive Messungen der kognitiven Funktion von AK-Patienten unter Anwendung standardisierter Messungen der Kognition untersuchten, schloss man, dass die Ergebnisse bei GBE mit jenen bei der Standardmedikamententherapie vergleichbar waren.[114]

Über seine mögliche positive Wirkung bei der AK im Frühstadium hinaus hat GBE in der Regel auch eine günstige Wirkung bei der Umkehrung der Erkrankung, wenn die mentale Beeinträchtigung durch venöse Insuffizienz oder Depression verursacht wurde und nicht durch die AK. Zur Ermittlung einer Wirkung sollte GBE konsequent 12 Wochen lang eingenommen werden. Zwar wird berichtet, dass bei einigen AK-Patienten die günstige Wirkung bereits innerhalb von 2 bis 3 Wochen auftritt, der Großteil jedoch wird GBE über einen längeren Zeitraum einnehmen müssen.

Huperzin A

Huperzin A, ein Alkaloid aus der Bärlapppflanze *Huperzia serrata*, potenziert nachweislich die Wirkung von Acetylcholin im Gehirn, indem es das Enzym Acetylcholinesterase hemmt, das Acetylcholin abbaut. Es ist weit selektiver und erheblich weniger toxisch als die Acetylcholinesterasehemmer, die derzeit in der Schulmedizin eingesetzt werden (Physostigmin, Tacrin und Donepezil). Huperzin A wird seit den frühen 1990er-Jahren als verschreibungspflichtiges Medikament in China eingesetzt und wurde Berichten zufolge inzwischen von über 100 000 Menschen eingenommen, ohne ernsthafte Nebenwirkungen auszulösen.[115]

In einer der ersten klinischen Doppelblindstudien brachte eine Dosierung von zweimal täglich 200 Mikrogram Huperzin A eine messbare Besserung bei 58 Prozent der AK-Patienten in Bezug auf Gedächtnis, kognitive Funktion und Verhaltensfaktoren.[116] Demgegenüber zeigten in der Placebo-Gruppe nur 36 Prozent eine Besserung.

In einer jüngeren Doppelblindstudie erhielten 210 AD-Patienten nach dem Zufallsprinzip ein Placebo oder Huperzin A (zweimal täglich 200 oder 400 Mikrogramm) über einen Zeitraum von mindestens 16 Wochen. Die Dosis von 200 Mikrogramm führte zu keinerlei Veränderung auf der Skala der kognitiven Beurteilung, aber die Patienten mit einer Dosis von 400 Mikrogramm zeigten nach 11 Wochen eine Besserung um 2,27 Punkte auf dieser Skala, verglichen mit einer Verschlechterung um 0,29 Punkte bei der Placebogruppe, und eine Besserung von 1,92 Punkten nach 16 Wochen, verglichen mit einer Besserung von 0,34 Punkten in der Placebo-Gruppe.[117]

Bei Huperzin A wurden unerwünschte Reaktionen festgestellt, darunter Hyperaktivität, Behinderung der Nasenatmung, Übelkeit, Erbrechen, Diarrhö, Schlaflosigkeit, Angstzustände, Benommenheit, Durst und Verstopfung. Ein Versuch berichtet von Unregelmäßigkeiten beim EKG (Mangeldurchblutung und Herzrhythmusstörungen).

Curcumin

Es gibt gewichtige experimentelle Belege für den Schutz von Curcumin gegen altersbedingte Schädigungen des Gehirns und besonders gegen die Alzheimerkrankheit. Forscher machten sich daran, diese Wirkung zu erkunden, nachdem sie festgestellt hatten, dass ältere Bewohner des ländlichen Indien, die große Mengen Kurkuma zu sich nehmen, weltweit die niedrigsten Alzheimerzahlen aufweisen: 4,4-mal niedriger als die Amerikaner. Im Reagenzglas und in Tierversuchen wurde nachgewiesen, dass Curcumin Beta-Amyloid hemmt und weitere günstige Wirkungen bei der AK zeigt. Leider konnten die beiden bis dato durchgeführten klinischen Versuche

Schnellüberblick

- Die AK ist die Folge einer Hirnschädigung, die die Aktivität des Neurotransmitters Acetylcholin beeinträchtigt.
- Die Forschung steht am Anfang der Identifizierung einer chronischen und ausgesprochen entzündlichen Reaktion auf Amyloidproteine im Gehirn von Menschen, die anfällig für die AK sind.
- Obwohl die Gene bei der Anfälligkeit für die AK eine große Rolle spielen, sind auch Lebensweise und Umweltfaktoren von wesentlicher Bedeutung.
- Traumatische Kopfverletzungen, ständiger Kontakt mit Aluminium, Silizium oder beidem, Kontakt mit Neurotoxinen aus der Umwelt und freie Radikale wurden alle als Auslöser impliziert.
- Methoden zur Verbesserung der Blutzuckerkontrolle und Insulinsensitivität scheinen wichtige Schritte bei der Prävention der AK zu sein. Anormale Fingerabdruckmuster werden sowohl mit der Alzheimerkrankheit als auch mit dem Down-Syndrom verbunden.
- Aus Sicht der Naturmedizin sind Prävention und Anwendung natürlicher Maßnahmen das Wichtigste für die Verbesserung der Mentalfunktion im Frühstadium der Krankheit.
- Bei fortgeschrittener Erkrankung sind natürliche Maßnahmen für gewöhnlich nur wenig nutzbringend.
- Es gibt Hinweise darauf, dass Antioxidantien signifikant vor der Alzheimerkrankheit schützen und auch einen therapeutischen Nutzen haben.
- Die Absorbierung von Aluminium kann durch Magnesium reduziert werden, denn Magnesium konkurriert mit Aluminium um Absorbierungsbahnen.
- Polyphenole aus Trauben, Traubenkernextrakt und Rotwein hemmen erwiesenermaßen die Bildung von Beta-Amyloid und fördern die Auflösung von neurofibrillären Bündeln.
- Ein großer Prozentsatz der betagten Bevölkerung ist von einem Mangel an B-Vitaminen betroffen, was mit der Alzheimerkrankheit in Verbindung gebracht wird.
- Die Supplementierung mit Zink weist gute Ergebnisse bei der Behandlung der Alzheimerkrankheit auf.
- Hervorragende Ergebnisse für die verzögerte Progression der Alzheimerkrankheit wurden durch die Anwendung von L-Acetylcarnitin erzielt.
- DHEA ist vielversprechend für die Gedächtnisstärkung und Verbesserung der Mentalfunktion bei älteren Menschen.
- *Ginkgo biloba* scheint den mentalen Verfall nur im Frühstadium der Alzheimerkrankheit umzukehren oder zu verzögern.
- Huperzin A ist selektiver und weit weniger toxisch als die Acetylcholinesterasehemmer, die derzeit in der Schulmedizin genutzt werden.
- Gewichtige Belege sprechen dafür, dass Curcumin vor altersbedingter Hirnschädigung und besonders vor der Alzheimerkrankheit schützt.

keine Vorteile nachweisen.[118] Dies kann jedoch am niedrigen Absorbierungsprofil des in den Versuchen verwendeten Curcumins liegen. Inzwischen gibt es eine Reihe von Methoden und Präparaten, die die Absorbierung von Curcumin fördern. Das Präparat Meriva ist ein Curcumin-Sojaphospholipid-Komplex. Absorbierungsstudien mit Tieren zeigen, dass die höchste Plasmakonzentration von Curcumin nach der Gabe von Meriva fünfmal höher war als bei reinem Curcumin.[119] Studien mit einer anderen weiterentwickelten Form von Curcumin zeigen sogar noch bessere Absorbierungsergebnisse (27-mal besser als bei reinem Curcumin).[120]

Behandlungsübersicht

Primäres therapeutisches Ziel ist die Prävention; folgen Sie den unten angeführten Empfehlungen hinsichtlich »Lebensstil«, »Ernährung« und »Nahrungsergänzung«. Wenn Symptome auftreten, ist es wichtig, die alimentäre Unterstützung zu erhöhen, wie unter »Therapeutische Erwägungen« beschrieben; auch unter »Pflanzliche Arzneimittel« bieten wir Vorschläge an. Vergessen Sie nicht, dass eine Behandlung bei fortgeschrittener AK eher wenig Erfolg bringt. Im Allgemeinen empfehlen wir, zunächst über einen Zeitraum von mindestens 90 Tagen zu versuchen, die AK mit natürlichen Methoden zu verbessern. Wenn sich in dieser Zeit keine positive Wirkung einstellt, wird wohl die Weiterführung der Therapie nicht nutzbringend sein.

Lebensstil

- Folgen Sie den Empfehlungen im Kapitel »Ein gesunder Lebensstil«.
- Meiden Sie Aluminium (oft enthalten in Deodorants, Säureblockern und Kochgeschirr).

Ernährung

Folgen Sie den Empfehlungen im Kapitel »Eine gesunde Ernährung«. Ernähren Sie sich vor allem nach den Prinzipien der mediterranen Küche; erhöhen Sie die Zufuhr von vollwertiger Kost, einschließlich Fisch, Cerealien, Gemüse und einfach gesättigter Fette; meiden Sie Lebensmittel mit hohem glykämischem Index und ungesunde Fette; bringen Sie Ihren Körper auf Idealgewicht und ergreifen Sie Maßnahmen zur Verbesserung der Insulinsensitivität.

Nahrungsergänzungsmittel

- Ein hochpotentes Multivitamin-Mineralstoffpräparat, wie im Kapitel »Supplementierung« beschrieben
- Vitamin C: täglich 500–1000 Milligramm
- Vitamin E: täglich 100–200 IE
- Fischöl: täglich 1000 Milligramm EPA + DHA
- Traubenkern- oder Kiefernrindenextrakt (mehr als 95 Proanthocyanidine-Gehalt): täglich 150–300 Milligramm
- Bei stark gefährdeten Menschen wählen Sie eines der folgenden bioverfügbaren Curcumine:
  - ➔ Meriva: täglich 1000–1200 Milligramm
  - ➔ Theracurmin: täglich 300 Milligramm

Therapeutische Erwägungen

Folgende Präparate sind eine Ergänzung zu allen unter »Nahrungsergänzungsmittel« genannten Supplementierungen:

- Thiamin: täglich 3 bis 8 Gramm
- Eines der folgenden Präparate:
  - ➔ Glycerophosphocholin; täglich 1200 Milligramm
  - ➔ Citicolin: täglich 1000 Milligramm
- Phosphatylserin: dreimal täglich 100 Gramm
- L-Acetylcarnitin: täglich 1500
- Methylcobalamin: 1000 Mikrogramm täglich nach dem Aufstehen
- Melatonin: 3 Milligramm am Abend, frühestens eine Stunde vor dem Zubettgehen

Pflanzliche Arzneimittel

- *Ginkgo biloba* (24 Prozent Ginkgo-Flavonglykoside): täglich 240–320 Milligramm
- Huperzin A: täglich 200–400 Mikrogramm
  - ➔ Curcumin, eins der folgenden Präparate:
  - ➔ Meriva: zweimal täglich 500–1000 Milligramm
  - ➔ BCM95 Complex: zwei täglich 750–1500 Milligramm
  - ➔ Theracurmin: ein- bis dreimal täglich 300 Milligramm

ANÄMIE

- Blässe, Schwäche und Neigung zur schnellen Ermüdung
- Geringes Blutvolumen, niedriger Gehalt an roten Blutkörperchen oder abnorme Größe oder Form der roten Blutkörperchen

Anämie ist eine Erkrankung, bei der ein Mangel an roten Blutkörperchen oder am Anteil von Hämoglobin (eisenhaltig) in den roten Blutkörperchen im Blut vorliegt. Die primäre Funktion der roten Blutkörperchen ist der Sauerstofftransport von der Lunge zum Körpergewebe und der Rücktransport von Kohlendioxid aus dem Gewebe in die Lunge, wo es ausgeatmet wird. Die Symptome der Anämie, wie beispielsweise extreme Müdigkeit, zeigen auf, dass zu wenig Sauerstoff zum Gewebe transportiert und Kohlendioxid angesammelt wird. Anämie wird nach drei Hauptformen klassifiziert:

1. Anämie durch exzessiven Blutverlust
2. Anämie durch exzessive Zerstörung roter Blutkörperchen
3. Anämie durch ungenügende Bildung von roten Blutkörperchen oder Hämoglobin

Exzessiver Blutverlust

Anämie kann durch akuten (schnell) oder chronischen (langsam, aber konstant) Blutverlust entstehen. Akuter Blutverlust kann tödlich enden, wenn mehr als ein Drittel (circa 2 Liter) des gesamten Blutvolumens fehlt. Da akuter Blutverlust gewöhnlich nicht zu übersehen ist, ist die Diagnose einfach. Häufig ist eine Bluttransfusion erforderlich.

Chronischer Blutverlust aufgrund eines langsam blutenden Magengeschwürs, Hämorrhoiden oder Menstruation kann auch eine Anämie verursachen. Das zeigt, wie wichtig es ist, die Ursache durch eine komplette diagnostische Aufarbeitung durch einen qualifizierten Mediziner zu identifizieren.

Exzessive Zerstörung roter Blutkörperchen

Alte und abnormale rote Blutkörperchen werden hauptsächlich durch die Milz aus dem Kreislauf entfernt. Ist die Anzahl der zerstörten alten oder abnormalen roten Blutkörperchen höher, als sie der Körper neu zu bilden vermag, kann eine Anämie entstehen. Die häufigste Ursache exzessiver Zerstörung von roten Blutkörperchen ist eine abnormale Form.

Eine Reihe von Dingen kann zu einer abnormalen Form der roten Blutkörperchen führen, einschließlich der Synthese von defektem Hämoglobin, wie es von vererblichen Krankheiten bekannt ist, zum Beispiel der Sichelzellenanämie; weitere potenzielle Ursachen sind mechanische Verletzungen durch Traumata oder Turbulenzen innerhalb von Arterien, vererbliche Defekte der Enzyme der roten Blutkörperchen und Vitamin- oder Mineralstoffmangel.

Ungenügende Bildung von roten Blutkörperchen oder Hämoglobin

Die ungenügende Bildung von roten Blutkörperchen oder Hämoglobin ist die häufigste Art von Anämie, und die bei weitem häufigste Ursache dafür ist Nährstoffmangel. Obwohl ein Mangel an mehreren Vitaminen und Mineralstoffen eine Anämie hervorrufen kann, werden wir hier nur die häufigsten – Eisen, Vitamin B_{12} und Folsäure – besprechen. Die Eisenmangelanämie wird als *mikrozytäre Anämie* bezeichnet, da die roten Blutkörperchen sehr klein werden, während die Folsäure- und B_{12}-Mangel-Anämien als *makrozytäre Anämie* klassifiziert werden, weil die roten Blutkörperchen recht groß werden.

Eisenmangelanämie

Eisen ist von entscheidender Bedeutung für das menschliche Leben. Es spielt die zentrale Rolle im Hämoglobinmolekül unserer roten Blutkörperchen, wo es Sauerstoff aus der Lunge in das Körpergewebe und Kohlendioxid aus dem Gewebe in die Lungen transportiert. Eisen übernimmt auch Funktionen bei der Energieerzeugung mehrerer Schlüsselenzyme und beim Stoffwechsel einschließlich der DNA-Synthese.

Eisenmangel ist der häufigste Nährstoffmangel und die häufigste Ursache von Anämie in den Vereinigten Staaten. Das höchste Risiko für Eisenmangel tragen Säuglinge und Kleinkinder unter 2 Jahren, weibliche Teenager, schwangere Frauen und die ältere Bevölkerung. Studien haben ergeben, dass nicht weniger als 30 bis 50 Prozent dieser Menschengruppen an Eisenmangel leiden. So tritt zum Beispiel bei 35 bis 58 Prozent junger, gesunder Frauen Eisenmangel auf. Während der Schwangerschaft sind die Zahlen sogar noch höher. Es muss jedoch betont werden, dass Anämie das letzte Stadium eines Eisenmangels ist. Eisenabhängige Enzyme, die an Energieerzeugung und Stoffwechsel beteiligt sind, werden als Erstes durch einen niedrigen Eisengehalt beeinträchtigt. Serumferritin ist der beste Labortest zur Messung des Eisengehalts eines Körpers.[1]

Eisenmangel kann durch erhöhten Eisenbedarf, reduzierte Aufnahme über die Nahrung, verminderte Eisenaufnahme oder -verbrauch, Blutverlust oder eine Kombination mehrerer Faktoren verursacht werden. Erhöhter Eisenbedarf tritt während der Wachstumsschübe im Kleinkind- und Teenageralter und während der Schwangerschaft und Milchbildung auf. Heutzutage erhält die große Mehrheit schwangerer Frauen regelmäßig eine Eisensupplementierung, da der dramatische Anstieg des Eisenbedarfs während der Schwangerschaft meistens nicht über die Nahrung allein ausgeglichen werden kann. Ungenügende Eisenzufuhr kommt in vielen Teilen der Welt vor, vor allem in Gegenden, wo die Menschen sich vorwiegend vegetarisch ernähren.

In den Industrieländern hat die typische Säuglings- und Kleinkindnahrung einen hohen Anteil an Milch und Cerealien und damit auch einen niedrigen Eisengehalt. Der Jugendliche, der große Mengen Junkfood isst, hat ein hohes Risiko für Eisenmangel. Das größte Risiko aber für eine eisenarme Ernährung haben ältere Menschen mit niedrigem Einkommen. Dies wird noch durch die Tatsache verschärft, dass bei älteren Menschen sehr häufig eine verminderte Eisenaufnahme auftritt. Verminderte Eisenaufnahme ist oft eine Folge von niedriger oder fehlender Salzsäuresekretion im Magen, eine überaus häufig auftretende Störung bei betagten Menschen.

Weitere Ursachen für eine verminderte Absorbierung sind chronische Diarrhö oder ungenügende Aufnahme aus dem Verdauungstrakt, die operative Entfernung des Magens und die Einnahme von magensäurehemmenden Medikamenten. Blutverlust ist bei Frauen im gebärfähigen Alter die häufigste Ursache von Eisenmangel. Dieser Blutverlust ist oft auf eine übermäßig starke Menstruationsblutung zurückzuführen. Interessanterweise ist Eisenmangel häufig eine Ursache für übermäßigen Blutverlust während der Menstruation.[2,3] Zu den anderen häufigen Ursachen für Blutverlust gehören Blutungen von Magengeschwüren, Hämorrhoiden und Blutspenden.

Verantwortlich für die negativen Wirkungen eines Eisenmangels sind vorwiegend der gestörte Sauerstofftransport ins Gewebe und die gestörte Aktivität der eisenhaltigen Enzyme in verschiedenen Geweben. Eisenmangel kann zu Anämie, übermäßigem Blutverlust während der Menstruation, Lernstörungen, geschädigter Immunabwehr sowie zur Verminderung des Energielevels und der körperlicher Leistungsfähigkeit führen.[1]

Es ist deutlich nachgewiesen, dass selbst ein leichter Eisenmangel zu verminderter körperlicher Arbeitsleistung und Produktivität führt. Die eisenabhängigen Enzyme, die an Energieerzeugung und Stoffwechsel beteiligt sind, werden bereits lange vor dem Auftreten einer Anämie geschädigt.[1] Die Supplementierung mit Eisen hat bei Patienten mit Eisenmangel zu einer schnellen Verbesserung der Arbeitsleistung geführt.

Vitamin-B_{12}-Mangel-Anämie

Die Ursache für eine Vitamin-B_{12}-Mangel-Anämie ist meistens auf eine Störung bei der Absorbierung zurückzuführen, nicht auf einen Mangel aus der Ernährung. Damit Vitamin B_{12} aus der Nahrung absorbiert werden kann, muss es durch Salzsäure von der Nahrung getrennt und an eine Substanz namens intrinsischer Faktor innerhalb des Dünndarms gebunden werden. Der intrinsische Faktor wird von den Parietalzellen des Magens abgegeben. Dieselben Zellen sind verantwortlich für die Sekretion der Salzsäure. Folglich läuft die Sekretion des intrinsischen Faktors parallel zur Sekretion von Salzsäure. Der B_{12}-intrinsische-Faktor-Komplex wird mithilfe des Verdauungsenzyms Trypsin im Dünndarm absorbiert.

Damit Vitamin B_{12} absorbiert werden kann, muss der Mensch genügend Salzsäure, intrinsischen Faktor und Verdauungsenzym, einschließlich Trypsin, abgeben und ein gesundes, intaktes Ileum haben (der letzte Abschnitt des Dünndarms, in dem der Vitamin-B_{12}-intrinsiche-Faktor-Komplex absorbiert wird).

Der Mangel an intrinsischem Faktor führt zu einer Erkrankung, die als perniziöse Anämie bekannt ist. Der Defekt tritt selten im Alter von unter 35 Jahren auf und kommt häufiger bei Menschen skandinavischer, englischer oder irischer Abstammung vor. Bei Südeuropäern, Asiaten und Schwarzen tritt er weit weniger häufig auf. Die perniziöse Anämie wird häufig auch mit Eisenmangel verbunden.

Ein Mangel an Vitamin B_{12} in der Nahrung ist häufig die Folge einer veganen Ernährung (eine vegetarische Ernährung ohne Milchprodukte oder Eier). Im Unterschied zu anderen wasserlöslichen Nährstoffen wird Vitamin B_{12} in der Leber, Niere und in weiteren Körpergeweben gespeichert. Die Folge ist, dass Anzeichen und Symptome eines Vitamin-B_{12}-Mangels vielleicht erst nach 5 oder 6 Jahren der mangelnden Versorgung mit Vitamin B_{12} oder nach inadäquater Sekretion des intrinsischen Faktors auftreten. Das klassische Symptom für einen Vitamin-B_{12}-Mangel ist die perniziöse Anämie. Es scheint jedoch, als würde ein Vitamin-B_{12}-Mangel Gehirn und Nervensystem angreifen, noch bevor sich eine Anämie entwickelt.

Die Diagnose eines Vitamin-B_{12}-Mangels erstellt man am besten durch die Messung des Vitamin-B_{12}-Gehalts im Blut. Die meisten Ärzte verlassen sich aber auf die Verfügbarkeit von großen roten Blutkörperchen und charakteristische Symptome. Symptome eines schweren Vitamin-B_{12}-Mangels können sein: Blässe, schnelle Ermüdung, Kurzatmigkeit, eine wunde, geschwollene, rote Zunge, Diarrhö und Unregelmäßigkeiten im Herz- und Nervensystem.

Störungen im Nervensystem aufgrund eines Vitamin-B_{12}-Mangels können recht ernst sein. Zu den häufigen Symptomen gehören Taubheit und Kribbeln in Armen und Beinen, Depression, geistige Verwirrung, der Verlust der Fähigkeit, Vibrationen zu spüren, und der Verlust tiefer Sehnenreflexe. Bei älteren Menschen kann sich ein Vitamin-B_{12}-Mangel wie die Alzheimerkrankheit darstellen.

Folsäuremangel

Folsäuremangel ist weltweit die häufigste Art eines Vitaminmangels. Der Körper speichert keinen großen Vorrat an Folsäure (anders als bei Vitamin B_{12}), sondern nur genügend für 1 oder 2 Monate. Folsäuremangel führt zur selben Art von Anämie wie ein Vitamin-B_{12}-Mangel und eine Anämie, die sich durch vergrößerte rote Blutkörperchen (makrozytäre Anämie) darstellt. Weitere Symptome eines Folsäuremangels sind Diarrhö, Depression und eine geschwollene, rote Zunge.

Folsäuremangel ist überaus häufig bei Alkoholikern anzutreffen, denn Alkoholkonsum beeinträchtigt die Absorbierung von Folsäure, stört ihren Stoffwechsel und bringt den Körper dazu, sie auszuscheiden.

Folsäuremangel kommt aufgrund des wachsenden Bedarfs des Fötus auch häufig bei schwangeren Frauen vor. Folsäure ist unverzichtbar für die Zellvermehrung innerhalb des Fötus. Wird dem Fötus nicht permanent Folsäure zugeführt, können Geburtsfehler wie Neuralrohrdefekte die Folge sein. Wird während der Schwangerschaft Alkohol konsumiert, kann der Alkohol den Folsäuregehalt reduzieren und zu einem fetalen Alkoholsyndrom oder Neuralrohrdefekten führen.

Abgesehen von Alkohol gibt es auch eine Reihe von Medikamenten, die einen Folsäuremangel auslösen können; dazu gehören auch Krebsmedikamente, Medikamente gegen Epilepsie und orale Kontrazeptiva.

Folsäuremangel ist recht häufig bei Patienten mit chronischer Diarrhö oder Resorptionsstörungen wie Zöliakie, Morbus Crohn oder tropischer Sprue. Da ein Folsäuremangel zu Diarrhö und Resorptionsstö-

> **Zur Beachtung**
>
> Es ist immer erforderlich, Vitamin B_{12} zusammen mit Folsäure zu supplementieren, um zu vermeiden, dass das Folsäurepräparat einen Vitamin-B_{12}-Mangel verschleiert. Die Supplementierung mit Folsäure korrigiert die Anämie eines Vitamin-B_{12}-Mangels, kann aber nicht die Probleme lösen, die dieser Mangel im Gehirn verursacht. Zudem verschlimmert ein hoher Folsäurespiegel sogar die Probleme, die der Vitamin-B_{12}-Mangel verursacht.

rungen führt, entwickelt sich oft ein Teufelskreis. Die Verabreichung von Folsäure als Präventivmaßnahme ist bei jedem Patienten mit chronischer Diarrhö gerechtfertigt. Häufig hat dies auch einen therapeutischen Effekt.

Therapeutische Erwägungen

Die Behandlung einer Anämie hängt von der richtigen klinischen Bewertung durch einen Arzt ab. Eine umfassende Laboranalyse des Blutes ist unerlässlich. Geben Sie sich nicht mit der Diagnose »Anämie« zufrieden. Es ist unbedingt erforderlich, die Ursache der Anämie zu identifizieren, damit die richtige Therapie durchgeführt werden kann.

Allgemeine Unterstützung für alle Formen der Anämie

Das vielleicht beste Nahrungsmittel für einen an jeglicher Form der Anämie leidenden Menschen ist Kalbsleber. Sie ist nicht nur reich an Eisen, sondern auch an B-Vitaminen. Auch grünes Blattgemüse ist sehr nutzbringend für Anämiepatienten. Dieses Gemüse enthält natürliches fettlösliches Chlorophyll (ein Molekül, das dem Hämoglobinmolekül ähnelt) sowie andere wichtige Nährstoffe, darunter Eisen und Folsäure. Nur fettlösliches Chlorophyll kann vom Magen-Darm-Trakt absorbiert werden; nicht aber die wasserlösliche Form, womit ihre Verwendung bei der Behandlung einer Anämie sinnlos ist.

Da ein großer Prozentsatz der Anämiepatienten nicht genug Salzsäure absondert, ist häufig eine Nahrungsergänzung mit Salzsäure wichtig. Siehe das Kapitel »Verdauung und Ausscheidung« für weitere Informationen und Dosierungsanleitungen.

Hilfe bei einer Eisenmangelanämie

Nochmals: Die Behandlung jeder Form von Anämie sollte sich auf ihre Ursachen konzentrieren. Bei einer Eisenmangelanämie muss üblicherweise ein Grund für chronischen Blutverlust gefunden werden oder für die Tatsache, dass der Patient nicht genügend Eisen aus der Nahrung aufnimmt. Ein Mangel an Salzsäure ist ein häufiger Grund für eine gestörte Eisenaufnahme, vor allem bei älteren Menschen.

Die vermehrte Zufuhr von Eisen über die Nahrung kann eine schlechte Eisenaufnahme ganz oder teilweise ausgleichen. Es gibt zwei Formen von Eisen in der Nahrung: Hämeisen und Nicht-Hämeisen. Hämeisen, das nur in tierischen Lebensmitteln wie Fleisch, Geflügel und Fisch enthalten ist, ist an die sauerstoffbindenden Proteine Hämoglobin und Myoglobin gebunden. Es ist die am effektivsten absorbierbare Form von Eisen. Die Absorbierung von Nicht-Hämeisen, das man in pflanzlicher Nahrung und Ergänzungsmitteln wie Eisensulfat und Eisenfumarat findet, liegt bei 2,9 Prozent auf leeren Magen und 0,9 Prozent zu den Mahlzeiten eingenommen, viel niedriger als bei Hämeisen, wo sie sogar 35 Prozent beträgt. Darüber hinaus hat Hämeisen keine Nebenwirkungen, wie sie mit Nicht-Hämeisen verbunden sind, zum Beispiel Übelkeit, Blähungen, Verstopfung und Diarrhö.[4]

Trotz der Überlegenheit des Hämeisens sind Nicht-Hämeisen-Salze die am häufigsten verabreichte Supplementierung. Das liegt auch daran, dass es trotz der besseren Absorbierung von Hämeisen einfach ist, größere Mengen von Nicht-Hämeisen-Salzen einzunehmen; folglich ist die Nettomenge des absorbierten Eisens in etwa gleich. Mit anderen Worten, wenn man 3 Milligramm Hämeisen einnimmt und 50 Milligramm Nicht-Hämeisen, wird die Nettoaufnahme in beiden Fällen etwa gleich sein.

Eisensulfat ist die häufigste Eisensupplementierung, jedoch ist sie alles andere als ideal, weil sie häufig Verstopfung und andere Magen-Darm-Beeinträchtigungen auslöst. Die besten Nicht-Hämeisen sind Eisensuccinat, Glycinat, Fumarat und Pyrophosphat. Von diesen bevorzugen wir Eisenpyrophosphat, das mikronisiert (zu sehr kleinen Partikeln gemacht) und dann mikroverkapselt wird. Zu den Vorteilen dieser Form gehören extreme Stabilität, Geschmacks- und Geruchsneutralität, das Fehlen von Nebenwirkungen für Magen und Darm und die nachhaltige Freisetzung von Eisen (bis zu 12 Stunden) mit einer hohen relativen Bio-Verfügbarkeit, besonders, wenn es auf leeren Magen eingenommen wird.[5]

Bei Eisenmangel liegt die Empfehlung für Nicht-Hämeisen im Allgemeinen bei bis zu 60 Milligramm täglich, aufgeteilt auf mehrere Dosen. Eine hohe Zufuhr von anderen Mineralstoffen, besonders Calcium, Magnesium und Zink, kann die Eisenaufnahme beeinträchtigen. Zur Behandlung eines Eisenmangels wird deshalb empfohlen, Eisen getrennt von Mineralstoffpräparaten einzunehmen. Vitamin C dagegen verstärkt die Eisenaufnahme.

Die beste Nahrungsquelle für Eisen ist rotes Fleisch, vor allem Leber. Gute Eisenquellen außer Fleisch sind Fisch, Bohnen, Melasse, Trockenfrüchte, Vollkorn- und angereichertes gesundes Brot sowie grünes Blattgemüse.

Die unten stehende Tabelle zeigt den Eisengehalt pro Portion einiger der besseren Eisenquellen. Sie sagt nichts über die Absorbierung aus. Die Absorbierung bei Kalbsleber liegt zum Beispiel bei fast 30 Prozent, während sie für Eisen aus Gemüse bei ungefähr 5 Prozent liegt.

Mehrere Lebensmittel und Getränke enthalten Substanzen, die die Eisenaufnahme verhindern; dazu gehören Tee, Kaffee, Weizenkleie und Eigelb. Antazida und übermäßige Supplementierung mit Calcium verringern ebenfalls die Eisenaufnahme. Diese Präparate sollten bei Menschen mit Eisenmangel eingeschränkt werden.[1]

Hilfe bei einer Vitamin-B_{12}-Mangel-Anämie

Im Jahr 1926 wurde nachgewiesen, dass eine Injektion mit Leberextrakt Wirkung bei der Behandlung der perniziösen Anämie zeigt. Wenig später standen aktive Leberkonzentrate für die intramuskuläre sowie die orale Verabreichung zur Verfügung. Die heutige Medizin nutzt Leber und Leberextrakte kaum noch. Bei perniziöser Anämie besteht die medizinische Standardbehandlung aus Injektionen mit Vitamin B_{12} bei einer Dosis von täglich 1000 Mikrogramm über den Zeitraum einer Woche, die orale Therapie hat sich jedoch als ebenso effektiv erwiesen (siehe untenstehende Besprechung im Abschnitt »Orales versus injiziertes B_{12}«).

Eisenquellen

Nahrungsmittel	Durchschnittliche Portionsgröße (Gramm)	Eisen pro Portion (Milligramm)
Kalbs- oder Lammleber	60	9,6
Rind- oder Hühnerleber	60	5,2
Rindfleisch	90	2,7
Bohnen, gekocht	100	2,3
Trockenpflaumen	100	1,8
Brot (3 Scheiben)	70	1,7
Huhn oder Truthahn	90	1,6
Grünes Gemüse, gekocht	75	1,5
Erbsen	75	1,5
Eier	50	1,1

Empfohlene Tagesdosis Eisen

Gruppe	Tägliche Dosis (Milligramm)
Säuglinge (7 Monate) bis zu 10 Jahren	10
Männlich 11–18 Jahre	12
Männlich 19 Jahre und älter	8
Weiblich 11 Jahre und älter	18
Schwangere Frauen	27

Vitamin B_{12} ist in erwähnenswerten Mengen nur in tierischen Lebensmitteln enthalten. Den höchsten Gehalt haben Leber und Nieren, gefolgt von Eiern, Fisch, Käse und Fleisch. Veganer hören oft, Lebensmittel wie Tempeh und Miso seien ausgezeichnete Vitamin-B_{12}-Quellen. Abgesehen davon jedoch, dass der B_{12}-Gehalt in fermentierten Lebensmitteln enormen Schwankungen unterliegt, gibt es auch Hinweise, dass die Form des B_{12} in diesen Nahrungsmitteln nicht die Form ist, die der menschlicher Körper braucht, und sie daher nutzlos sind. Dasselbe gilt für bestimmte gekochte Meerespflanzen. Obwohl ihr Vitamin-B_{12}-Gehalt dem von Rindfleisch entspricht, ist nicht bekannt, wie viel Nutzen der Körper aus dieser Form zieht. Daher empfehlen wir derzeit Vegetariern und besonders Veganern, ihre Nahrung mit Vitamin B_{12} zu ergänzen.

Vitamin B_{12} ist in mehreren Formen verfügbar. Die häufigste Form ist Cyanocobalamin. Vitamin B_{12} ist jedoch nur in zwei Formen aktiv: Methylcobalamin und Adenosylcobalamin. Methylcobalamin ist das einzige in Tablettenform im Handel erhältliche Vitamin B_{12} in den Vereinigten Staaten. Während Methylcobalamin unmittelbar nach der Absorbierung aktiv wird, muss Cyanocobalamin vom Körper in Methylcobalamin oder Adenosylcobalamin umgewandelt werden. Cynocobalamin erwies sich in vielen Versuchsmodellen als inaktiv, während sowohl Methylcobalamin als auch Adenosylcobalamin außergewöhnliche Aktivität zeigten.

Orales versus injiziertes B_{12}

Obwohl es weithin üblich ist, Vitamin B_{12} zu injizieren, ist dies nicht notwendig; die orale Verabreichung einer angemessenen Dosis kann, auch ohne intrinsischen Faktor, zu einem effektiven Anstieg des Vitamin-B_{12}-Gehalts im Blut führen. Die meisten Mediziner ignorieren diese Tatsache mehr oder weniger. In den Vereinigten Staaten wird die orale Vitamin-B_{12}-Therapie selten angewandt, trotz der Tatsache, dass sie bei der Langzeitbehandlung der perniziösen Anämie erwiesenermaßen voll (100 Prozent) wirksam ist.[6]

Fast unmittelbar nach seiner Isolierung im Jahr 1948 wurde Vitamin B_{12} in injizierbarer Form eingeführt, und die Forscher suchten intensiv nach einer oralen Alternative. Orale Präparate, die den intrinsischen Faktor enthalten, wurden getestet, aber einige Patienten entwickelten Antikörper gegen den intrinsischen Faktor und reagierten daher nicht. Studien aus den 1950er- und 1960er-Jahren dokumentierten bald, dass eine kleine, aber konstante orale Dosis von Cyanocobalamin sogar ohne intrinsischen Faktor durch den Diffusionsprozess absorbiert wurde, also konnte durch die ausreichende Erhöhung der Dosis eine adäquate Absorbierung erreicht werden. Eine Studie aus dem Jahr 1978 beschrieb 64 schwedische Patienten mit perniziöser Anämie und anderen Vitamin-B_{12}-Mangelzuständen, die täglich mit einer oralen Dosis von 1000 Mikrogramm Cyanocobalamin behandelt wurden.[7] Bei allen Patienten, die über einen Zeitraum von 3 Jahren beobachtet wurden, stellte sich eine vollständige Normalisierung von Serumgehalt und Vorrat in der Leber von Vitamin B_{12} sowie eine vollständige klinische Remission ein. Seitdem haben zahlreiche weitere Studien ausnahmslos die Wirkung der oralen Therapie mit Vitamin B_{12} bei perniziöser Anämie bestätigt.[6]

Trotz dieser Forschungsergebnisse wird die orale Vitamin-B_{12}-Therapie in den Vereinigten Staaten bis heute nicht angewandt. Warum? Kurz gesagt: Ausbildung und Vorurteil. Ärzten wurde in medizinischen Texten fälschlicherweise gelehrt, die orale Gabe von Vitamin B_{12} sei bei perniziöser Anämie »nicht prognostizierbar«, werde von den Patienten ungern eingenommen und sei teurer. Dieselben Texte stellen später fest, orales Cobalamin zeige Wirkung und könne angewandt werden, sollte eine Injektionstherapie problematisch sein; doch das Vorurteil gegenüber der oralen Behandlung hatte sich bereits festgesetzt. Bei einer Umfrage unter Internisten gaben 91 Prozent fälschlicherweise an, Vitamin B_{12} könne ohne intrinsischen Faktor nicht ausreichend absorbiert werden. Interessanterweise gaben auch 88 Prozent dieser Ärzte an, eine effektive orale Vi-

Vorsichts- und Warnhinweise

Bewahren Sie alle Eisenpräparate außerhalb der Reichweite von Kindern auf. Eine akute Eisenvergiftung kann bei Säuglingen und Kleinkindern ernste Folgen haben: Schädigung der Darmwand, Leberversagen, Übelkeit und Erbrechen, Schockzustand.

tamin-B_{12}-Therapie wäre in ihrer Praxis durchaus sinnvoll, und fügten weiter hinzu, dass sie es sogar am liebsten so verabreichen würden, wenn es denn nur effektiv wäre. (In Deutschland scheint es diese Bedenken nicht zu geben; Vitamin B_{12} für die orale Einnahme ist hier sogar rezeptfrei in Apotheken erhältlich. Anm. d. Redaktion.)

Es sollte klar sein, dass der dogmatische Glaube, Vitamin B_{12} müsse per Injektion verabreicht werden, um einen klinischen Effekt zu erzielen, jeder Grundlage entbehrt. Bei der Behandlung der perniziösen Anämie ist die übliche vom Großteil der medizinischen Texte empfohlene Dosierung 1000 Mikrogramm pro Woche über einen Zeitraum von 8 Wochen, danach ein Leben lang einmal im Monat. Für orales Vitamin B_{12} wird eine Dosierung von 2000 Mikrogramm täglich (14 000 Mikrogramm pro Woche) über einen Zeitraum von mindestens einem Monat empfohlen; danach täglich 1000 Mikrogramm. Methylcobalamin, die aktive Form von Vitamin B_{12} ist Cyanocobalamin vorzuziehen.

Hilfe bei der Folsäuremangelanämie

Die Ernährung sollte auf Nahrungsmittel mit hohem Folsäuregehalt ausgelegt sein: Leber, Spargel, getrocknete Bohnen, Bierhefe, dunkelgrünes Blattgemüse und Vollkornprodukte. Da Folsäure durch Hitze und Licht zerstört wird, sollten Früchte und Gemüse frisch oder nur leicht gegart verzehrt werden. Die meisten Fleischsorten, Milch, Eier und Wurzelgemüse enthalten nur wenig Folsäure.

Um den Folsäurevorrat aufzufüllen, sollten täglich bis zu einen Monat lang 800–1000 Mikrogramm Folsäure genommen werden. Sie ist erhältlich als Folsäure (Folat) und Folinsäure (5-Methyltetrahydrofolat). Zur Nutzbarmachung muss der Körper die Folsäure zunächst in Tetrahydrofolat umwandeln und dann eine Methylgruppe hinzufügen, um 5-Methyltetrahydrofolat (Folinsäure) zu bilden. Die Versorgung des Körpers mit 5-Methyltetrahydrofolat umgeht deshalb diese Schritte und ist für alle notwendig, deren Körper genetisch nicht fähig ist, die Umwandlung durchzuführen. Folinsäure ist die aktivste Form der Folsäure und erwiesenermaßen effizienter bei der Erhöhung des Folsäuregehalts als Folsäure.[8]

Schnellüberblick

- Es ist unerlässlich, die Ursache einer Anämie durch eine vollständige diagnostische Aufarbeitung durch einen qualifizierten Mediziner herauszufinden.
- Eine durch den Mangel an roten Blutkörperchen verursachte Anämie ist fast immer auf einen Mangel in der Ernährung zurückzuführen. Die drei häufigsten Formen basieren auf Mangel an Eisen, Vitamin B_{12} oder Folsäure.
- Eisenmangel ist die häufigste Ursache einer Anämie.
- Das vielleicht beste Nahrungsmittel für alle Anämiepatienten ist Kalbsleber.
- Obwohl es weithin üblich ist, einen Vitamin-B_{12}-Mangel mit einer Vitamin-B_{12}-Injektion zu behandeln, ist eine Injektion nicht notwendig, weil die orale Gabe einer entsprechenden Dosierung erwiesenermaßen exzellente Ergebnisse erzielt.

Behandlungsübersicht

Eine effektive Therapie für eine Anämie hängt von der richtigen Diagnose ihrer Ursache ab. Folgende Empfehlungen basieren auf dieser Aussage. Zur Gewährleistung einer effektiven Behandlung sollte einmal im Monat eine Blutuntersuchung durchgeführt werden.

Ernährung

Wir empfehlen den Verzehr von drei- bis fünfmal pro Woche 110–170 Gramm Kalbsleber bis zum Abklingen der Anämie, zusammen mit einer beliebigen Menge an grünem Blattgemüse. Ansonsten folgen Sie bitte den Empfehlungen im Kapitel »Eine gesunde Ernährung«.

Nahrungsergänzung

Zusätzlich zu den Empfehlungen im Kapitel »Supplementierung« folgen hier spezifische Empfehlungen für alle Formen der Anämie.

- Bei Eisenmangel-Anämie:
  - ➔ Eisen: 30 Milligramm, entweder gebunden an Pyrophospat, Succinat, Glycinat oder Fumarat, zweimal täglich zwischen den Mahlzeiten (sollte dies zu Bauchbeschwerden führen, nehmen Sie dreimal täglich 30 Milligramm zu den Mahlzeiten)
  - ➔ Vitamin C: dreimal täglich 1 Gramm zu den Mahlzeiten
- Bei Vitamin-B_{12}-Anämie:
  - ➔ Orales Vitamin B_{12}: mindestens einen Monat lang 2000 Mikrogramm täglich, danach täglich 1000 Mikrogramm (Methylcobalamin, die aktive Form von Vitamin B_{12}, erhältlich in Tabletten zur sublingualen Einnahme, ist dem Cyanocobalamin vorzuziehen)
  - ➔ Folsäure: dreimal täglich 800–1200 Mikrogramm
- Bei Folsäuremangel-Anämie:
  - ➔ Folsäure: dreimal täglich 800–1200 Mikrogramm
  - ➔ Vitamin B_{12}: täglich 1000 Mikrogramm (Vitamin B_{12} muss immer mit Folsäure ergänzt werden, um zu verhindern, dass die Folsäuresupplementierung einen potenziellen Vitamin-B12-Mangel verdeckt

ANGINA PECTORIS

- Quetschgefühl oder druckähnlicher Schmerz im Brustraum unmittelbar nach Anstrengung (andere vorausgehende Faktoren können emotionale Anspannung, kaltes Wetter oder üppige Mahlzeiten sein); sie können auf das linke Schulterblatt, den linken Arm oder den Kiefer ausstrahlen und dauern üblicherweise nur zwischen einer und 20 Minuten an.
- Charakteristische Begleiterscheinungen sind Stress, Angstzustände und hoher Blutdruck.
- Abnorme EKG-Werte (vorübergehende ST-Streckensenkung) als Reaktion nach leichter Anstrengung (Stresstest)

Angina Pectoris wird durch ungenügenden Sauerstofftransport zum Herzmuskel verursacht, was ein Quetschgefühl oder druckähnlichen Schmerz im Brustraum erzeugt. Üblicherweise geht eine Angina einem Herzinfarkt voraus. Da körperliche Anstrengung und Stress den Sauerstoffbedarf des Herzens erhöhen, sind diese häufig die Auslöser. Der Schmerz kann auf das linke Schulterblatt, den linken Arm oder den Kiefer ausstrahlen. Üblicherweise dauert er nur zwischen einer und 20 Minuten an.

Fast immer ist Angina Pectoris auf Atherosklerose zurückzuführen, die Bildung von cholesterinhaltiger Plaque, die allmählich die Blutgefäße, welche das Herz (die Herzkranzgefäße) versorgen, verengen und schließlich verschließen. Dieser Verschluss führt zu einer verminderten Blut- und Sauerstoffzufuhr zum Herzgewebe. Wenn der Sauerstofffluss zum Herzmuskel wesentlich vermindert ist oder das Herz erhöhten Bedarf hat, ist Angina Pectoris die Folge. Hypoglykämie (niedriger Blutzucker) kann ebenfalls eine Angina Pectoris verursachen.[1]

Es gibt noch eine andere Art der Angina Pectoris, die nichts mit der Bildung von Plaque in den Herzkranzgefäßen zu tun hat. Sie ist unter dem Namen *Prinzmetal-Angina* bekannt und wird durch Spasmen einer Herzkranzarterie ausgelöst. Diese Form der Angina Pectoris tritt eher im Ruhezustand zu jeder Tages- und Nachtzeit und häufiger bei Frauen unter 50 Jahren auf. Normalerweise zeigt hier eine Supplementierung mit Magnesium Wirkung.

> Warnung
>
> Ein akuter Angina-Pectoris-Anfall kann ein medizinischer Notfall sein. Wenn Sie einen akuten Anfall haben, konsultieren Sie umgehend einen Arzt oder eine Notaufnahme.

Therapeutische Erwägungen

Angina Pectoris ist eine ernste Erkrankung, die eine sorgfältige Behandlung und Überwachung erfordert. In schweren Fällen und auch im Anfangsstadium einer leichten bis moderaten Angina Pectoris können verschreibungspflichtige Medikamente notwendig sein. Schließlich sollte es möglich sein, die Erkrankung mithilfe natürlicher Mittel zu kontrollieren. Liegt eine schwere Blockade der Koronararterie vor, kann eine Angioplastie, ein Koronararterien-Bypass oder eine intravenöse EDTA-Chelat-Therapie (Besprechung siehe unten) angezeigt sein.

Koronarangiogramm, Angioplastie und Bypassoperation

Ein Angiogramm (Herzkatheteruntersuchung) ist ein Röntgenverfahren, bei dem Farbstoff in die Koronararterien injiziert wird, um die Blockaden zu lokalisieren. Meistens werden diese Verengungen dann durch *Ballonangioplastie* geweitet (ein operativer Eingriff, bei dem der Durchmesser der blockierten Arterie mithilfe eines sehr kleinen Ballons, der an einem flexiblen Schlauch hängt, erweitert wird), durch die Anbringung eines Stents (eines winzigen Schlauchs aus Drahtgeflecht, der als Gerüst dient, um die Öffnung einer Arterie zu erhalten und zu unterstützen) und/oder durch eine Koronararterien-Bypassoperation (ein Eingriff, bei dem die Koronararterie durch den Aufbau einer alternativen Bahn unter Nutzung eines Teils einer Beinvene des Patienten umgangen wird). Häufig stimmen Patienten all diesen Verfahren zu, ohne sorgfältig Risiken und Nutzen abzuwägen.

Angiogramme, Angioplastie und Bypassoperationen sind ein großes Geschäft. Jährlich werden eine Million Herzangiogramme durchgeführt, deren Kosten sich auf insgesamt mehr als 10 Milliarden US-Dollar belaufen. Umfangreiche Analysen haben jedoch erwiesen, dass das meiste davon Geldverschwendung zu sein scheint.

Mehrere Studien stellen die weitverbreitete Empfehlung für Angiogramme durch Kardiologen infrage.[2] Eine davon beurteilte 168 Patienten, denen ein Angiogramm nahegelegt worden war, um die Schwere der Blockade festzustellen und danach eine Bypassoperation oder eine Angioplastie vorzunehmen. Unter Anwendung von nicht-invasiven Tests, wie Belastbarkeitsstest, Echokardiogramm (einer Ultraschalluntersuchung, die Größe und Funktionsstatus des Herzens misst) und Langzeit-EKG (man führt 24 Stunden lang einen tragbaren Herzmonitor mit sich, der den Puls misst und prüft, ob der Herzschlag normal ist), fanden die Forscher heraus, dass 134 Patienten oder 80 Prozent die Katheterisierung nicht brauchten. Diese Gruppe von 168 Patienten hatte im Zeitraum von 5 Jahren nur eine tödliche Herzinfarktquote von 1,1 Prozent pro Jahr. Eine solche Quote ist viel niedriger als die Sterblichkeitsrate, die mit Koronararterien-Bypassoperationen (5–10 Prozent) oder mit Angioplastie (1–2 Prozent) verbunden wird. Daraus schlossen die Forscher, dass »bei einem großen Teil der medizinisch stabilen Patienten mit Herzerkrankungen, die gezwungen werden, sich einer Koronarangiographie (Herzkatheteruntersuchung) zu unterziehen, diese ohne Gefahr aufgeschoben werden kann«. Für die Entscheidung, welche Therapie durchzuführen ist, sind nicht-invasive Tests zum Funktionsstatus des Herzens viel wichtiger als die gefährliche Suche nach verstopften Arterien. Erst dann, wenn das Herz nicht gut arbeitet, kann ein Angiogramm erforderlich sein, um zu sehen, ob operiert werden sollte.

Außerdem sind Blockaden, die durch Angiogramme festgestellt werden, für gewöhnlich nicht relevant für das Herzinfarktrisiko eines Patienten. In einer der bis heute aufwendigsten Studien über Bypassoperationen, der Coronary Artery Surgery Study (CASS), wurde demonstriert, dass Herzpatienten mit ansonsten gesundem Herzen, jedoch mit einer Verengung in einem, zwei oder allen drei Hauptherzgefäßen, überraschend gut ohne Operation auskamen.[3–5] Unabhängig von Anzahl oder Schwere der Blockaden hatte jede Gruppe dieselbe niedrige Sterblichkeitsrate von 1 Prozent pro Jahr.

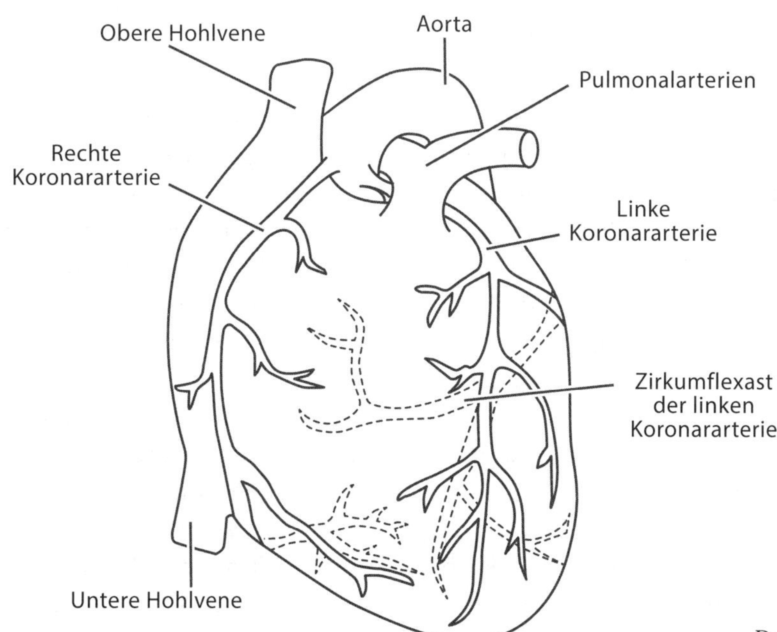

Das Herz und die koronaren Blutgefäße

Im selben Jahr lag die durchschnittliche Sterblichkeitsrate durch Bypassoperationen bei 10,1 Prozent, was etwa einem Todesfall pro zehn Operationen entsprach. Mit anderen Worten: Die Operationen, die vermeintlich zur Lebensrettung empfohlen worden waren, endeten fünf- bis zehnmal häufiger tödlich als die Erkrankung selbst. Das Positivste, was man über Bypassoperationen und Ballonangioplastie sagen kann, ist, dass sie, mit Ausnahme der schwersten Fälle, unerheblich für den Verlauf der Erkrankung sind. Patienten, die sich gegen eine Operation entscheiden, leben mindestens genauso lang wie jene, die sich operieren lassen.[6]

Die Schwere der Blockade korreliert nicht notwendigerweise mit vermindertem Blutfluss in der Arterie. In einer Studie maßen Wissenschaftler in Iowa den Blutfluss bei 44 Blockaden, die durch ein Angiogramm dargestellt worden waren.[7] Zu ihrer großen Überraschung fanden sie keinen Zusammenhang zwischen dem Blutfluss und der Schwere der Verengung der Herzarterien. Anders gesagt, lieferte das Angiogramm keine klinisch relevanten Informationen. In einem Fall sahen die Forscher eine Koronararterie mit einer Blockade von 96 Prozent mit einem besseren Blutfluss als eine nur zu 40 Prozent blockierte. Die Autoren zogen den Schluss, dass die durch die Herzkatheteruntersuchung identifizierten Blockaden schlichtweg nicht mit der Verminderung des Blutflusses in Zusammenhang stehen, und stellten fest, dass diese Ergebnisse »höchst verwirrend waren … Die konventionelle Angiographie kann nicht exakt Aufschluss geben.«

Grundsätzlich ist es so: Wenn Patienten zu einem Angiogramm geraten wird, ist es bei acht von zehn nicht nötig. Der entscheidende Faktor, ob ein Patient eine Koronararterien-Bypassoperation oder eine Angioplastie braucht, ist nicht die Schwere der Blockade oder die Anzahl der betroffenen Arterien, sondern die Stärke der linksventrikulären Pumpfunktion. Die linke Herzkammer ist dafür zuständig, sauerstoffgesättigtes Blut durch die Aorta (die große, vom Herzen abgehende Arterie) in den gesamten Körper zu pumpen. Eine Bypassoperation ist nur sinnvoll, wenn die *Auswurfleistung*, die Blutmenge, die von der rechten Herzkammer gepumpt wird, unter 40 Prozent liegt.[8] Bis zu 90 Prozent aller Bypassoperationen werden vorgenommen, wenn die Auswurfleistung bei über 50 Prozent liegt, was für die Zirkulation ausreichend ist. Mit anderen Worten: Mindestens 90 Prozent aller Bypasseingriffe sind möglicherweise nicht notwendig.

Der Koronararterien-Bypass ist inzwischen größtenteils durch die Angioplastie ersetzt worden – oder durch die sogenannte perkutane Koronarintervention (PCI). Die Ergebnisse weit angelegter Studien über diese Eingriffe, darunter auch der Einsatz von Stents, die Medikamente zur Blockadehemmung freisetzen (medikamentenfreisetzende Stents), zeigten ebenso wenig Nutzen wie Bypassoperationen. So machte der Versuch der Clinical Outcomes Utilization Revascularization and Aggressive Drug Evaluation (COURAGE) deutlich, dass PCI bei 2287 Patienten mit stabiler Erkrankung der Koronararterien über einen Beobachtungszeitraum von 4,6 Jahren keine signifikanten Unterschiede im Vergleich zur medikamentösen Therapie ergab, was die primären Endpunkte der Gesamtsterblichkeit, der nicht tödlichen Herzinfarkte oder wichtige sekundäre Endpunkte betraf (mehrere Todesursachen zusammen, Herzinfarkt und Schlaganfall; Krankenhausaufenthalt aufgrund von Angina Pectoris oder Herzinfarkt).[8]

Wenn eine Bypassoperation der Koronararterie oder eine Angioplastie auf der Grundlage dieser anerkannten Kriterien tatsächlich erforderlich ist, erhöht diese definitiv die Langzeitüberlebensrate und lindert bei 85 Prozent der Patienten die Symptome. Die Operation ist jedoch nicht ohne Risiko. Komplikationen nach Bypassoperationen sind häufig, denn dieser operative Eingriff ist einer der technisch schwierigsten Eingriffe in der modernen Medizin. In Anbetracht der Kosten für den Eingriff, der nicht existenten verbesserten Langzeitüberlebensrate und der großen Häufigkeit an Komplikationen scheint die Entscheidung für diese Operation für den Großteil der Patienten unklug.

Dies ist besonders zutreffend in Anbetracht der Verfügbarkeit effektiver natürlicher Alternativen zur koronaren Bypassoperation. Zahlreiche Studien haben nachgewiesen, dass Änderungen in Ernährung und Lebensweise die Risiken eines Herzinfarkts und anderer Todesursachen aufgrund von Atherosklerose (siehe das Kapitel »Ein gesundes Herz-Kreislauf-

System«) erheblich senken. Einfache Änderungen in der Ernährung – das Einschränken von gesättigten Fetten und Cholesterin, die erhöhte Zufuhr von Ballaststoffen, komplexen Kohlenhydraten, Fischöl und Magnesium, der Verzicht auf Alkohol und Zigaretten, das Vermeiden von hohem Blutdruck – würde die Zahl der in den westlichen Ländern durchgeführten Bypassoperationen beträchtlich reduzieren. Wie zudem klinische Studien nachgewiesen haben, verbessern mehrere Nahrungsergänzungsmittel und Pflanzenheilstoffe die Herzfunktion sogar in den schwersten Fällen von Angina Pectoris. Eine weitere wichtige Alternative ist die intravenöse EDTA-Chelat-Therapie (Besprechung weiter unten in diesem Kapitel). Diese Therapie ist zwar umstritten, ihre Wirksamkeit wurde jedoch in wichtigen klinischen Forschungsprojekten nachgewiesen.

Wenn ein Angiogramm unvermeidlich ist

Wenn ein Angiogramm oder eine Angioplastie erforderlich scheint, besteht das Ziel darin, die schädlichen Folgen dieses Eingriffs zu vermeiden. Dies kann durch hochwirksame Mineralstoff- und Vitaminpräparate erreicht werden, in Kombination mit ergänzendem Vitamin C (mindestens dreimal täglich 500 Milligramm) und Coenzym Q_{10} (CoQ_{10}: 2 Wochen vor dem Eingriff und 3 Monate danach täglich 300 Milligramm). *Bitte beachten Sie:* Im Allgemeinen wird empfohlen, die Supplementierung mit Knoblauch und hohe Dosen Vitamin E (höher als 200 IE) vor jeder Operation zu meiden, da diese möglicherweise massive Blutungen fördern, indem sie die Aggregation der Blutplättchen (Thrombozyten) hemmen – ein Hauptaspekt der Bildung von Blutgerinnseln.

Die Supplementierung mit Vitamin C wird in Kliniken selten durchgeführt, obwohl sie erheblichen Nutzen bringen kann, denn ein niedriger Vitamin-C-Spiegel ist bei Krankenhauspatienten recht häufig. In einer Studie, die den Vitamin-C-Spiegel von Patienten vor einer Bypassoperation untersuchte, zeigte sich eine Verringerung der Plasmakonzentration von Vitamin C um 70 Prozent innerhalb von 24 Stunden nach der Operation; dieses Niveau hielt bei den meisten Patienten noch bis zu 2 Wochen nach dem Eingriff an.[9] Im Gegensatz dazu änderten sich Vitamin-E-Spiegel und Carotingehalt nicht wesentlich, wohl weil diese Stoffe fettlöslich sind und deshalb länger im Körper gespeichert werden. Angesichts der Bedeutung von Vitamin C kann diese starke Dezimierung die Abwehrmechanismen gegen freie Radikale, Infektionen und Wundheilung bei solchen Patienten schwächen. Eine Supplementierung scheint unerlässlich für Patienten, die sich von einer Herzoperation – übrigens auch von jeder anderen – erholen.

Die Rückkehr des Blutflusses *(Reperfusion)* nach einer koronaren Bypassoperation führt zu einer oxidativen Schädigung des vaskulären Endothels und des Herzmuskels und vergrößert so erheblich das Risiko für eine Folgeerkrankung der Koronararterie. Coenzym Q_{10} wird als Vorbeugungsmaßnahme gegen derartige oxidative Schädigungen nach Bypassoperationen und Angioplastien empfohlen. In einer Studie gehörten vierzig Patienten, bei denen eine Operation geplant war, zur Kontrollgruppe oder erhielten 7 Tage lang vor dem Eingriff täglich 150 Milligramm CoQ_{10}.[10] Die Konzentrationen von Lipidperoxid und des Enzyms Kreatinkinase, die auf eine Herzmuskelschädigung hinweisen, waren bei den Patienten, die CoQ_{10} erhielten, wesentlich niedriger als bei der Kontrollgruppe. Bei der therapierten Gruppe traten auch während der Genesungsphase statistisch erheblich weniger Kammerarrhythmien auf. Diese Ergebnisse demonstrieren deutlich, dass eine Vorbehandlung mit CoQ_{10} durch die Verringerung der oxidativen Schädigung eine schützende Rolle während eines Routinebypasseingriffs spielen kann.

Therapeutische Erwägungen

Nahrungsergänzung

Aus Sicht der Naturheilkunde gibt es zwei primäre therapeutische Ziele bei der Behandlung von Angina Pectoris: die Verbesserung des Energiestoffwechsels im Herzen sowie der Blutzufuhr zum Herzen. Diese Ziele stehen in einer Wechselbeziehung, denn ein erhöhter Blutfluss bedeutet einen besseren Energiestoffwechsel und umgekehrt. Das Herz nutzt Fett als wichtigsten Kraftstoff für den Stoffwechsel. Es wandelt freie Fettsäuren in Energie um, vergleichbar mit einem Auto, das Benzin in Energie umwandelt. Störungen bei der Verwendung der Fette durch das Herz vergrößern das Risiko für Atherosklerose, Herzinfarkte und Anginaschmerzen erheblich. Vor allem führt eine gestörte Verwertung von Fettsäuren durch das Herz zur Ansammlung hoher Konzentrationen von Fettsäuren innerhalb des Herzmuskels. Das macht das Organ überaus anfällig für Zellschädigungen, die letzten Endes zu einem Herzinfarkt führen.

Carnitin, Pantethin und Coenzym Q_{10} sind essenzielle Komponenten von normalem Fett sowie beim Energiestoffwechsel und von erheblichem Nutzen für an Angina Pectoris Leidende. Diese Nährstoffe verhindern die Ansammlung von Fettsäuren innerhalb des Herzmuskels, indem sie die Umwandlung von Fettsäuren und anderen Stoffen in Energie verbessern.

Antioxidantien

Die Supplementierung mit Antioxidantien ist wichtig für Angina-Pectoris-Patienten. In einer Analyse über normale Kontrollpersonen und Patienten mit stabiler oder instabiler Angina Pectoris erwies sich der Plasmagehalt an Antioxidantien als sensiblerer Vorbote für eine instabile Angina Pectoris als für die Schwere der Atherosklerose.[11, 12] Eine Forschergruppe kam zu folgendem Schluss: »Diese Daten stimmen mit der Hypothese überein, dass die günstige Wirkung von Antioxidantien bei Erkrankungen der Koronararterien zum Teil eher von einem Einfluss auf die Aktivität der Läsionen herrührt als von einer Minderung des gesamten Ausmaßes der Erkrankung.«[11]

Antioxidative Nährstoffe sind auch wichtig für Patienten, die sich einer oralen Nitroglycerintherapie unterziehen. Orales Nitroglycerin wird weithin bei der konventionellen Behandlung von Angina Pectoris eingesetzt, eine ständige Einnahme kann jedoch zu Toleranz (Wirkungsverlust) führen. Testergebnisse weisen darauf hin, dass Toleranz mit erhöhter vaskulärer Produktion von Superoxid, einer Freie-Radikale-Form von Sauerstoff, zusammenhängt. Die schnell erzeugten Superoxidmoleküle degradieren das Stickoxid, das durch die Gabe von Nitroglycerin gebildet wurde, und führen zu niedrigeren Konzentrationen intrazellulärer Regulatoren, die die Relaxation der Koronararterien fördern. Da Vitamin C das wichtigste Wasserphaseantioxidans und Fänger von freien Radikalen von Superoxyd ist, Vitamin E hingegen das wichtigste Lipid-(Fett)-Phase-Antioxidans, liegt ihre Bedeutung auf der Hand. Klinische Versuche untermauern diese Verbindung und zeigen auf, dass die Supplementierung mit hochdosiertem Vitamin C und E die Entwicklung einer Toleranz verhindern kann.[13, 14]

Carnitin

Carnitin, eine vitaminähnliche Substanz, stimuliert den Abbau von langkettigen Fettsäuren durch die Mitochondrien, die energieerzeugenden Einheiten der Zellen. Es ist essenziell für den Transport von Fettsäuren in die Mitochondrien. Ein Carnitinmangel führt zu verminderter Fettsäurekonzentration in den Mitochondrien und zu reduzierter Energieproduktion.

Eine normale Herzfunktion hängt in hohem Maß von einer adäquaten Carnitinkonzentration ab. Obwohl das gesunde Herz mehr Carnitin speichert, als es braucht, leert sich der Carnitinspeicher, wenn das Herz keine gute Sauerstoffzufuhr hat. Dies führt zu niedrigerer Energieproduktion im Herzen und einem höheren Risiko für eine Angina Pectoris oder Herzerkrankung. Da Angina-Pectoris-Patienten unter verminderter Sauerstoffzufuhr leiden, ist eine Supplementierung mit Carnitin sehr sinnvoll.

Mehrere klinische Versuche haben gezeigt, dass Carnitin Angina Pectoris und Herzerkrankungen verbessert.[15–19] Die Supplementierung normalisiert die Carnitinkonzentration des Herzens und ermöglicht es dem Herzmuskel, seine begrenzte Sauerstoffmenge effizienter zu nutzen. Die Folge ist eine Besserung der Angina Pectoris. Verbesserungen wurden bei Belastungstests und Herzfunktion festgestellt. Wie die Ergebnisse zeigen, ist Carnitin bei Angina Pectoris eine effektive Alternative zu Medikamenten.

In einer Studie mit Patienten mit stabiler Angina Pectoris erhöhte die orale Verabreichung von 900 Milligramm Carnitin die durchschnittliche Belastungsdauer und die Zeit, bis bei einem Belastungstest Abnormalitäten auftraten (6,4 Minuten in der

Placebogruppe zu 8,8 Minuten in der mit Carnitin behandelten Gruppe).[19]

Diese Ergebnisse belegen, dass Carnitin eine effektive Alternative zu anderen Mitteln wie Betablockern, Calciumkanalblockern und Nitraten sein kann, besonders bei Patienten mit chronisch stabiler Angina Pectoris.

Durch die Fähigkeit von Carnitin, die Aufnahme von Fettsäure und die Energieproduktion im Herzmuskel zu verbessern, kann es möglicherweise auch die Erzeugung von toxischen Fettsäuremetaboliten hemmen. Diese Substanzen sind überaus schädlich, da sie verschiedene entzündliche Enzyme aktivieren und Zellmembranstrukturen angreifen. Man nimmt an, dass Änderungen in den Anteilen der Herzzellenmembran durch Fettsäuremetaboliten zu einer gestörten Herzmuskelkontraktilität, erhöhter Anfälligkeit für unregelmäßigen Herzschlag und schließlich zum Absterben von Herzgewebe beitragen. Die Supplementierung mit Carnitin erhöht die Konzentration dieses Stoffes im Herzen und hemmt die Erzeugung von toxischen Fettsäuremetaboliten. Dies wurde klinisch nachgewiesen: Die frühzeitige Verabreichung von Carnitin (täglich 40 Milligramm pro Kilogramm Körpergewicht) bei Herzinfarktpatienten ergab eine erheblich geringere Schädigung des Herzens.[20]

Pantethin

Pantethin ist die stabile Form des Pantetheins, die aktive Form der Pantothensäure, der Grundstoff von Coenzym A (CoA). CoA trägt dazu bei, dass Fettsäuren zu und von den Zellen und zu den Mitochondrien transportiert werden. Der Syntheseweg von Pantethin zu CoA ist viel kürzer als bei der Pantothensäure, was Pantethin zur bevorzugten therapeutischen Substanz macht. Darüber hinaus hat Pantethin eine enorme fettsenkende Aktivität, während Pantothensäure sehr wenig (oder gar keine) Einwirkung auf die Reduzierung von Cholesterin und die Triglyceridkonzentration hat.

Die Standarddosis für Pantethin liegt bei 900 Milligramm pro Tag. Wie bei Carnitin wurde bei Pantethin in klinischen Versuchen nachgewiesen, dass es die Triglycerid- und Cholesterinkonzentration im Serum erheblich senkt, während es die Konzentration von HDL-Cholesterin erhöht.[21–23] Am beeindruckendsten ist die fettsenkende Wirkung, wenn man die Toxizität (praktisch keine) mit jener von konventionellen fettsenkenden Medikamenten vergleicht. Sein Wirkprinzip beruht auf der Hemmung der Cholesterinsynthese und der Beschleunigung des Fettsäureabbaus in den Mitochondrien.

Pantethin ist bei Angina Pectoris durchaus indiziert. Ebenso wie die Carnitinkonzentration sinkt auch die Pantethinkonzentration im Herzen bei reduzierter Sauerstoffzufuhr. Die in Tierversuchen gezeigte Wirkung weist darauf hin, dass Angina-Pectoris-Patienten sehr davon profitieren würden.[24]

Coenzym Q_{10} (CoQ_{10})

CoQ_{10} ist eine weitere essenzielle Komponente der Mitochondrien, wo es eine wesentliche Rolle bei der Energieerzeugung spielt. Wie Carnitin und Pantethin kann es innerhalb des Körpers synthetisiert werden. Trotzdem wird von Mangelzuständen berichtet. Ein Mangel kann die Folge einer gestörten CoQ_{10}-Synthese aufgrund von Nährstoffmangel sein, eines genetischen oder erworbenen Defekts in der CoQ_{10}-Synthese (Statine blockieren zum Beispiel die Bildung von CoQ_{10}) oder eines erhöhten Bedarfs des Gewebes.[25]

Kardiovaskuläre Erkrankungen einschließlich Angina Pectoris, Bluthochdruck, Mitralklappenprolaps und Herzinsuffizienz sind Beispiele für Erkrankungen, die einen höheren CoQ_{10}-Gehalt im Gewebe erfordern.[25] Außerdem können viele ältere Menschen einen erhöhten CoQ_{10}-Bedarf haben: Das Absinken der CoQ_{10}-Konzentration im Alter kann zum Teil für die altersbedingte Schwächung des Immunsystems verantwortlich sein.

Bei Herzpatienten tritt häufig ein CoQ_{10}-Mangel auf. Herzgewebsbiopsien von Patienten mit unterschiedlichen Herzerkrankungen weisen in 50 bis 75 Prozent der Fälle einen CoQ_{10}-Mangel auf.[25] Das Herz, eines der metabolisch aktivsten Gewebe des Körpers, mag besonders anfällig für die Folgen eines CoQ_{10}-Mangels sein. Entsprechend hat sich CoQ_{10} bei der Behandlung von Angina Pectoris als sehr vielversprechend dargestellt. In einer Studie wurden zwölf Patienten mit stabiler Angina Pectoris in einem Cross-over-Doppelblindversuch mit CoQ_{10} (4 Wochen lang täglich 150 Milligramm) behandelt.[26] Im Vergleich zum Placebo reduzierte das CoQ_{10} die Anzahl von Angina-Pectoris-Anfällen um 53 Prozent. Zudem zeigte sich während der Behandlung mit CoQ_{10} eine deutliche Verbesserung der körperlichen Belastbarkeitstoleranz (Dauer, bis ein Brustschmerz einsetzt und sich Abnormalitäten beim EKG entwickeln). Die Ergebnisse dieser und anderer Studien legen nahe, dass CoQ_{10} eine sichere und effektive Behandlung bei Angina Pectoris ist.

Magnesium

Magnesiummangel spielt möglicherweise eine wesentliche Rolle bei Angina Pectoris, einschließlich der Prinzmetal-Angina. Wie sich gezeigt hat, löst ein Magnesiummangel Spasmen der Koronararterien aus, und man glaubt, er sei eine Ursache für nichtokklusive Herzinfarkte.[27] Weiterhin konnte beobachtet werden, dass Männer, die plötzlich an einem Herzinfarkt sterben, erheblich geringere Magnesium- und Kaliumkonzentration im Herzen hatten als vergleichbare Kontrollpersonen.[28]

Einige Forscher schlugen vor, Magnesium wegen der Spasmen der Koronararterien zum Mittel der Wahl bei der Behandlung von Angina Pectoris zu machen.[28–30] Die Gabe von Magnesium erwies sich auch bei der Bewältigung von Arrhythmien und bei Angina Pectoris aufgrund von Atherosklerose als hilfreich. Es ist anzunehmen, dass der Nutzen in diesen Situationen von den gleichen Mechanismen herrührt, die für die Wirkung bei einem akuten Herzanfall verantwortlich sind.

Wie seit den 1980er-Jahren acht gut ausgearbeitete Studien mit mehr als 4000 Patienten gezeigt haben, reduziert eine intravenöse Magnesiumsupplementierung innerhalb der ersten Stunde nach Einlieferung in ein Krankenhaus nach akutem Herzanfall sowohl unmittelbare und langfristige Komplikationen als auch die Sterblichkeitsrate.[31–33]

Die positive Wirkung von Magnesium bei einem akuten Herzanfall beruht auf seiner Fähigkeit, Folgendes zu gewährleisten:

- Erhöhung der Energieproduktion im Herzen
- Erweiterung der Koronararterien, Verbesserung des Sauerstofftransports zum Herzen
- Verkleinerung des peripheren vaskulären Widerstands, verminderte Beanspruchung des Herzens
- Hemmung von Ansammlungen der Blutplättchen und deren Bildung von Blutgerinnseln
- Verkleinerung der Blockade
- Verbesserung von Herzschlag und Arrhythmien

Arginin

Die Supplementierung mit Arginin hat sich bei einer Reihe von kardiovaskulären Erkrankungen, auch bei Angina Pectoris, als günstig herausgestellt. Seinen Nutzen führt man auf eine Erhöhung des Stickstoffgehalts zurück, was den Blutfluss verbessert und die Bildung von Blutgerinnseln (Thrombosen) einschränkt. Der Grad der Verbesserung durch die Supplementierung mit Arginin kann recht erheblich sein. In Doppelblindstudien wurde nachgewiesen, dass es bei der Erhöhung der Belastungstoleranz besonders effektiv ist. Die übliche Dosis liegt bei täglich 6 Gramm, aufgeteilt auf mehrere Dosen.[34–36] In einer Kurzzeitstudie, während der 15 Tage lang täglich 3 Gramm verabreicht wurden, führte die Supplementierung mit Arginin zu erhöhter Aktivität des Enzyms Superoxiddismutase (SOD), das freie Radikale einfängt, und zur Verbesserung anderer antioxidativer Schutzmechanismen.[37] Zur Vorsicht gemahnt eine Studie mit den Überlebenden von Herzanfällen, bei denen nach der Einnahme von Arginin (6 Monate lang täglich 9 Gramm) ein Anstieg der Sterblichkeitsrate im Vergleich zur Placebogruppe (8,6 Prozent versus 0 Prozent) zu verzeichnen war.[38] Diese Folge mag eine Ausnahme sein oder auch an höheren Dosierungen des Argininpräparates liegen.

Pflanzliche Arzneimittel

Weißdorn

Die Anwendung der Beeren und Blütenextrakte des Weißdorns *(Crataegus species)* ist in Europa aufgrund ihrer kardiovaskulären Aktivität weit verbreitet. Sie verfügen über eine Wirkungskombination, die von großem Wert für Patienten mit Angina Pectoris oder anderen Herzproblemen sind. Studien haben gezeigt, dass Weißdornextrakte effektiv Angina-Pectoris-Anfälle reduzieren, Blutdruck- und Serumcholesteringehalt senken und die Herzfunktion verbessern.[39–41]

Die günstige Wirkung bei der Behandlung von Angina Pectoris rührt von der Verbesserung der Blut- und Sauerstoffversorgung des Herzens aufgrund der Erweiterung der koronaren Blutbahnen und der Verbesserung der Stoffwechselprozesse im Herzen her.[39–41]

Die Fähigkeit des Weißdorns, koronare Blutbahnen zu erweitern, ist wiederholt in experimentellen Studien demonstriert worden. Zudem hat sich in Human- und experimentellen Studien gezeigt, dass Weißdornextrakte den Energiestoffwechsel des Herzens verbessern. Diese kombinierte Wirkung ist überaus wichtig bei der Behandlung von Angina Pectoris, da sie die myokardiale Funktion verbessern und so den Sauerstoff effektiver verwerten können. Die Verbesserung geht nicht nur auf verstärkte Blut- und Sauerstoffzufuhr zum Herzmuskel zurück, sondern auch auf die Interaktion der Weißdornflavonoide mit Schlüsselenzymen, um die Kontraktionsfähigkeit des Herzen zu verstärken.

Khella (Bischofskraut)

Khella *(Ammi visnaga)* ist eine sehr alte Heilpflanze aus dem Mittelmeergebiet, wo sie seit Jahrtausenden bei der Behandlung von Angina Pectoris und anderen Herzerkrankungen eingesetzt wird. Einige ihrer Komponenten haben sich als effektiv bei der Erweiterung der Koronararterien erwiesen. Das Wirkprinzip scheint ähnlich wie bei Medikamenten zu sein, die den Calciumkanal blockieren.

Seit den späten 1940er-Jahren entstanden zahlreiche wissenschaftliche Studien über die klinische Wirkung des Khella-Extrakts bei der Behandlung von Angina Pectoris. Genauer gesagt, Khellin, ein Derivat der Pflanze, zeigte sich überaus wirksam bei der Linderung von Angina-Pectoris-Symptomen, der Verbesserung der Belastungstoleranz und der Normalisierung von EKG-Werten. Die Schlussfolgerung einer Studie aus dem Jahr 1952 lautet wie folgt: »Der hohe Anteil an günstigen Ergebnissen, zusammen mit einem häufig beobachteten, überaus hohen Maß an Besserungen, führt uns zu der Schlussfolgerung, dass Khellin bei richtiger Anwendung ein sicheres und wirksames Medikament bei der Behandlung von Angina Pectoris ist.«[42]

Bei höheren Dosierungen (120–150 Milligramm pro Tag) wird reines Khellin mit leichten Nebenwirkungen verbunden, etwa Appetitverlust, Übelkeit und Schwindelgefühl. Obwohl der Großteil der klinischen Studien hohe Dosierungen einsetzte, zeigten mehrere Studien, dass schon so kleine Dosen wie 30 Milligramm pro Tag bei weniger Nebenwirkungen ebenso gute Ergebnisse zu bringen scheinen.[43, 44]

Statt des isolierten Stoffes Khellin ist die bevorzugte Form Khella-Extrakt, in dem der Khellingehalt (üblicherweise 12 Prozent) standardisiert ist. Die Dosierung eines solchen Extrakts läge bei täglich 250 bis 300 Milligramm. Die Kombination aus Khella und Weißdornextrakten scheint sehr wirkungsvoll zu sein.

Andere Therapien

Akupunktur

In mehreren Studien wurde nachgewiesen, dass Akupunktur die Besserung von Angina Pectoris begünstigt, vor allem die Reduzierung der Nitroglycerinaufnahme, die Anzahl an Angina-Pectoris-Anfällen sowie die Verbesserung der Belastungstoleranz und der EKG-Ergebnisse.[45–48]

Entspannungs- und Atemübungen

Entspannungs- und Atemübungen können hilfreich bei der Verbesserung von Angina-Pectoris-Symptomen sein, besonders wenn Angstzustände ein wesentlicher Faktor sind.[49] In einer Studie mit Patienten, die ein kardiales Syndrom X hatten, eine Form der Angina Pectoris mit ansonsten normalen koronaren Arterien, wurde festgestellt, dass transzendentale Meditation (zweimal 20 Minuten täglich leiser Gesang eines Mantras bei geschlossenen Augen) Angina-Pectoris-ähnliche Brustschmerzen vermindert und EKGs normalisiert.[50]

Intravenöse Chelat-Therapie mit Ethylendiamin-Tetraessigäure (EDTA)

Die EDTA-Chelat-Therapie wird als Alternative zu Bypassoperationen von Koronararterien und Angioplastien propagiert. EDTA ist ein aminosäureähnliches Molekül, das sich bei langsamer Einbringung in den Blutfluss mit Mineralien wie Calcium, Eisen, Kupfer und Blei bindet und diese zu den Nieren befördert, wo sie ausgeschieden werden. Die EDTA-Chelat-Therapie wurde häufig bei Bleivergiftungen eingesetzt, aber wie man in den späten 1950er- und frühen 1960er-Jahren feststellte, hilft sie auch Atherosklerosepatienten.

Die Entdeckung der EDTA-Chelat-Therapie bei der Behandlung von Angina Pectoris und anderen Erkrankungen im Zusammenhang mit Atherosklerose war rein zufällig. Im Jahr 1956 bemerkte ein Mitarbeiter einer Batteriefabrik, der wegen einer Bleivergiftung von Dr. Norman Clarke mit EDTA behandelt wurde, dass seine Angina-Pectoris-Symptome verschwanden. Clark und andere begannen, die EDTA-Chelat-Therapie bei Patienten mit Angina Pectoris, zerebralvaskulärer Insuffizienz und peripherer vaskulärer Verschlusskrankheit einzusetzen.

Von 283 Patienten, die von Clarke und seinen Kollegen zwischen 1956 und 1960 behandelt wurden, zeigten 87 Prozent Verbesserungen ihrer Symptome. Herzpatienten erfuhren eine Linderung, und Patienten mit blockierten Arterien in den Beinen, besonders Diabetespatienten, konnten einer Amputation entgehen.[51–52]

Ursprünglich dachte man, EDTA öffne blockierte Arterien durch die Chelation der Calciumablagerungen in der Cholesterinplaque. Jetzt scheint es jedoch eher, als hänge es mit der Chelation des Überschusses von Eisen und Kupfer zusammen – Mineralien, die bei Verfügbarkeit von Sauerstoff freie Radikale stimulieren. Freie Radikale schädigen die Zellen in den Arterien und sind die primäre Ursache für Atherosklerose. In einer Zusammenfassung über Progression und Regression von Atherosklerose schreiben die Autoren, der Prozess der Atherosklerose sei »abhängig von der Verfügbarkeit einiger Metalle (Kupfer und Eisen) und kann durch Chelatagenten wie EDTA vollständig verhindert werden«[53].

Trotz des deutlichen Nutzens von EDTA für Herzpatienten verlor es Mitte der 1960er-Jahre an Popularität. Befürworter glauben, dies habe zwei Gründe: Erstens war die lukrative, operative Herangehensweise an Herz- und Gefäßerkrankungen auf dem Vormarsch, und zweitens lief das Patent auf EDTA aus, das von Abbott Laboratories gehalten worden war, sodass es vonseiten der Pharmaindustrie kein Interesse mehr gab, in Forschungen zu investieren.

Erfreulicherweise gründete im Jahr 1972 eine kleine Gruppe von praktizierenden Ärzten, die mit EDTA arbeiten, eine Organisation – das American College for the Advancement of Medicine –, um die Fortbildung und Forschung auf diesem wichtigen Gebiet fortzuführen.

Während der Anfänge der EDTA-Chelat-Therapie entstanden mehrere ernsthafte Probleme. Bald stellte man fest, dass es gefährlich war, EDTA in zu großen Dosierungen oder zu schnell zu verabreichen. Tatsächlich wurden mehrere Todesfälle aufgrund von Nierenversagen durch Toxizität als Reaktion auf EDTA verursacht. Glücklicherweise führten weitere Forschungen zu besseren Darreichungsplänen, und die heutzutage angewandte EDTA-Chelattherapie ist sicher. Von 500 000 Patienten, die sich einer EDTA-Chelattherapie unterzogen haben, gab es keine Todesfälle oder signifikante negative Reaktionen mehr. Da die EDTA-Chelattherapie den Blutfluss im gesamten Körper verbessert, sind die »Nebenwirkungen« in der Regel günstig, und es werden nur wenige nachteilige Wirkungen festgestellt.

Es existieren umfassende wissenschaftliche Belege über die Anwendung der EDTA-Chelattherapie bei der Behandlung von Angina Pectoris, peripheren Gefäßerkrankungen und zerebralvaskulären Erkrankungen.[54–58]

Trotz alledem fehlen gut ausgearbeitete, placebokontrollierte Studien, um die Wirksamkeit dieser Methode endgültig zu beurteilen. Angesichts der frühen Erfolge ist dieses Manko bedauerlich. Die Folgerung einer Cochrane-Zusammenfassung beschreibt die Situation gut: »Derzeit gibt es nicht genügend Belege für die Entscheidung, ob die Chelattherapie für die Besserung klinischer Ergebnisse bei Patienten mit atherosklerotischen kardiovaskulären Erkrankungen sinnvoll ist.«[59]

Schnellüberblick

- Angina Pectoris ist eine ernste Erkrankung, die sorgfältige Behandlung und Beobachtung erfordert.
- Nicht weniger als 90 Prozent aller Bypassoperationen sind möglicherweise unnötig.
- Der entscheidende Faktor, ob ein Patient eine Koronararterien-Bypassoperation oder eine Angioplastie braucht, ist die Funktion der linken Herzkammerpumpe, nicht die Schwere der Blockade oder die Anzahl der beeinträchtigten Arterien.
- Eine Bypassoperation ist nur dann sinnvoll, wenn der Ausstoßanteil (die Menge an Blut, die von der linken Herzkammer gepumpt wird) unter 40 Prozent ihrer Kapazität liegt.
- Die beiden primären therapeutischen Ziele bei der natürlichen Behandlung von Angina Pectoris sind:
  - → Verbesserung des Energiestoffwechsels innerhalb des Herzens
  - → Verbesserung der Blutzufuhr zum Herzen
- Carnitin und Coenzym Q_{10} (CoQ_{10}) haben sich in gut ausgearbeiteten klinischen Doppelblindversuchen als erfolgreich bei der Besserung von Angina Pectoris herausgestellt.
- Magnesiummangel spielt eine wesentliche Rolle bei Angina Pectoris.
- Weißdornextrakte verbessern die Blut- und Sauerstoffzufuhr zum Herzen.
- Seit den späten 1940er-Jahren zeigen zahlreiche wissenschaftliche Studien die klinische Wirksamkeit von Khella-Extrakten bei der Behandlung von Angina Pectoris.
- Die EDTA-Chelattherapie ist eine Alternative zu Koronararterien-Bypassoperation und Angioplastie; sie kann sich als effektiver erweisen und ist garantiert sicherer und weniger kostspielig.

Behandlungsübersicht

Die primäre Therapie bei Angina Pectoris ist Vorbeugung; die Krankheit wird für gewöhnlich einer Atherosklerose untergeordnet. Wenn sich eine Angina Pectoris entwickelt hat, sind die Wiederherstellung einer adäquaten Blutzufuhr zum Herzen und die Stärkung der Energieerzeugung innerhalb des Herzen erforderlich. Besonders wichtige Nährstoffe zur Gewährleistung dieser Ergebnisse sind Vitamin C und E, Carnitin, Pantethin, CoQ_{10}, Magnesium und Arginin. Magnesium hat noch einen weiteren Vorzug, denn es kann Spasmen der Koronararterien entspannen und die Herzfunktion verbessern.

Weißdornbeeren oder -extrakte bieten eine Reihe von Vorteilen für Angina-Pectoris-Patienten, einschließlich der Erweiterung der Koronararterien und der Verbesserung des Herzmuskelstoffwechsels.

Patienten mit instabiler Angina Pectoris (zeigt sich durch progressiven Anstieg der Häufigkeit und Schwere des Schmerzes, erhöhte Sensitivität für auslösende Faktoren, Progression der Symptome über mehrere Tage und längeren koronaren Schmerz) brauchen sofort medizinische Betreuung.

Ernährung

Die in den Kapiteln »Eine gesunde Ernährung« und »Ein gesundes Herz-Kreislauf-System« angeführten Ernährungsrichtlinien sind hier angezeigt. Vor allem wird eine Erhöhung der Zufuhr von löslichen Ballaststoffen empfohlen (zum Beispiel Leinsamen, Haferkleie, Pektin). Auch die Zufuhr von Zwiebeln und Knoblauch (roh und gekocht), Gemüse und Fisch sollte erhöht werden, während der Verzehr von gesättigten Fetten, Cholesterin, Zucker und tierischen Proteinen reduziert werden sollte. Frittiertes Essen und Nahrungsmittelallergene sind zu meiden. Patienten mit reaktiver Hypoglykämie sollten regelmäßig Mahlzeiten zu sich nehmen und genau darauf achten, auf einfache Kohlenhydrate in jeglicher Form (zum Beispiel Zucker, Honig, Trockenfrüchte, Fruchtsäfte) zu verzichten. Eine an die mediterrane Lebensweise angelehnte Ernährung wird empfohlen.

Lebensstil

Angina-Pectoris-Patienten sollten nicht rauchen oder Alkohol oder Kaffee trinken. Stress sollte mithilfe von Stressmanagementtechniken wie progressiver Entspannung, Meditation und geführter Visualisierung reduziert werden. Ein sorgfältig abgestimmtes, progressives aerobes Trainingsprogramm (dreimal 30 Minuten pro Woche) ist unerlässlich. Spazierengehen ist für den Anfang eine gute Übung.

Nahrungsergänzungsmittel

- Ein hochpotentes Multivitamin-Mineralstoffpräparat, wie im Kapitel »Supplementierung« beschrieben
- Wichtige Nährstoffe:
  - → Vitamin C: täglich 500–1000 Milligramm
  - → Vitamin E (gemischte Tocopherole): täglich 200–400 IE
  - → Magnesium, vorzugsweise an Aspartat, Zitrat, Glycinat oder Malat gebunden: dreimal täglich 200–400 Milligramm
  - → Fischöl: täglich 3000 Milligramm EPA + DHA
- Eines der folgenden Präparate:
  - → Traubenkernextrakt (mehr als 95 Prozent oligomere Proanthocyanidine): täglich 100–300 Milligramm
  - → Kiefernrindenextrakt (mehr als 95 Prozent oligomere Proanthocyanidine): täglich 100–300 Milligramm
  - → Andere flavonoidreiche Extrakte mit ähnlichem Gehalt an Flavonoiden, »Supergreens« oder andere Antioxidantien auf Pflanzenbasis, die täglich einen ORAC-Wert (Sauerstoffradikal-Absorptionsfähigkeit) von 3000 bis 6000 oder höher liefen können
- Carnitin: dreimal täglich 500 Milligramm
- Pantethin: dreimal täglich 300 Milligramm
- Coenzym Q_{10}: zwei- bis dreimal täglich 100 Milligramm
- Arginin: dreimal täglich 1000–2000 Milligramm

Pflanzliche Arzneimittel

- Weißdorn *(Crataegus oxyacantha):*
  - → Beeren oder Blüten (getrocknet): dreimal täglich 3–5 Gramm oder als Tee
  - → Flüssigextrakt (1:1): dreimal täglich 1–2 Milliliter (ein viertel bis ein halber Teelöffel)
  - → Festextrakt (10 Prozent Proanthocyanidine oder 1,8 Prozent Vitexin-4'-Rhamnosid): dreimal täglich 150–250 Milligramm
- Khella *(Ammi visnaga):*
- Getrockneter Pulverextrakt (12 Prozent Khellingehalt): dreimal täglich 100 Milligramm

ANGSTSTÖRUNG

- Nervosität, Angstzustände oder unbegründetes Angstgefühl
- Kurzatmigkeit, Herzklopfen und Kribbeln in den Extremitäten

Mehr als 20 Millionen Amerikaner leiden unter Angststörungen – ein unangenehmer emotionaler Zustand, der von leichtem Unbehagen bis hin zu starker Angst reicht. Eine Angststörung unterscheidet sich dahingehend von Angst, dass Angst eine rationale Reaktion auf eine reale Gefahr ist, eine Angststörung hingegen überwiegend keine klare oder realistische Ursache hat. Obwohl eine gewisse Angst normal und sogar gesund ist, sind stärkere Ausmaße von Angst nicht nur unangenehm, sondern können zu erheblichen Problemen führen.

Eine Angststörung wird häufig von einer Reihe von Symptomen begleitet. Die häufigsten Symptome äußern sich im Brustraum, wie Herzklopfen (Wahrnehmung eines stärkeren oder schnelleren Herzschlags), pochender oder stechender Schmerz, ein Engegefühl oder die Unfähigkeit, genügend Luft einzuatmen, sowie eine Neigung zum Seufzen oder Hyperventilieren. Spannungen in der Hals- und Rückenmuskulatur führen oft zu Kopfschmerzen, Rückenschmerzen und Muskelkrämpfen. Weitere Symptome können übermäßiges Schwitzen, Mundtrockenheit, Benommenheit, Verdauungsstörungen und das ständige Bedürfnis sein, die Toilette aufzusuchen.

Menschen mit einer Angststörung haben für gewöhnlich ständig das Gefühl, dass etwas Schlimmes passieren wird. Vielleicht haben sie Angst, eine chronische oder gefährliche Krankheit zu haben – ein Glaube, der durch die Symptome der Angststörung noch verstärkt wird. Ihre Unfähigkeit, sich zu entspannen, kann zu Einschlafproblemen und ständigem Aufwachen während der Nacht führen.

Panikattacken

Eine ernste Angststörung wird häufig dazu führen, was gemeinhin als »Panikattacke« bekannt ist – ein intensives Angstgefühl. Panikattacken können unabhängig von einer Angststörung auftreten, werden aber häufig mit einer generalisierten Angststörung oder einer Agoraphobie in Zusammenhang gebracht. Die *Agoraphobie* ist eine starke Angst davor, sich an öffentlichen Orten aufzuhalten. Infolgedessen sind die meisten Menschen mit einer Agoraphobie an ihr Heim gebunden.

Panikattacken sind sehr häufig; etwa 15 Prozent der US-amerikanischen Bevölkerung haben einmal im Leben eine Panikattacke. Bei Erwachsenen im Alter zwischen 25 und 54 Jahren erleiden circa 1,5 bis 3 Prozent häufig Panikattacken.

Ursachen

Eine klinische Angststörung, einschließlich Panikattacken, kann durch psychische Probleme sowie durch biochemische Faktoren wie Koffein, bestimmte andere Stoffe und Laktatinfusionen ins Blut ausgelöst werden. Das Wissen, dass diese Stoffe Angststörungen und Panikattacken auslösen können, ist höchst wertvoll, um die einer Angststörung zugrunde liegenden biochemischen Vorgänge zu verstehen.

Die vielleicht wichtigsten biochemischen Störungen, die man bei Menschen mit einer Angststörung und mit Panikattacken antrifft, sind eine erhöhte Milchsäurekonzentration im Blut und ein erhöhtes Milchsäure-Brenztraubensäure-Verhältnis. Laktat (die lösliche Form von Milchsäure) ist das Endprodukt beim Abbau von Blutzucker (Glucose) bei Sauerstoffmangel.

Um zu demonstrieren, wie Milchsäure entsteht, sehen wir uns das klassische Beispiel eines arbeitenden Muskels an. Muskeln bevorzugen Fett als Energiequelle; wenn man jedoch intensiv trainiert, ist nicht genug Sauerstoff verfügbar, und der Muskel muss Glucose verbrennen. Ohne Sauerstoff bildet sich Milchsäure innerhalb des Muskels; dies verursacht Muskelermüdung und Muskelkater nach dem Training. Lassen Sie uns einen genaueren Blick auf diesen Prozess werfen.

Die ersten Schritte des normalen Glucoseabbaus können ohne Sauerstoff ablaufen, bis die Brenztraubensäure (Acetylameisensäure) erzeugt wird. Die nächsten Schritte erfordern Sauerstoff und wandeln die Brenztraubensäure vollständig in Kohlendioxid und Wasser um. Was aber geschieht, wenn nicht genügend Sauerstoff verfügbar ist? Da der arbeitende Muskel Energie braucht, wandeln die Muskelzellen immer weiter Glucose in Brenztraubensäure um. Dieser Vorgang heißt *anaerober Metabolismus.* Dann wird die Brenztraubensäure in ein temporäres Abfallprodukt, Milchsäure, umgewandelt. Bei guter Durchblutung wird die Milchsäure vom Muskel zur Leber transportiert, wo sie wieder zu Brenztraubensäure oder sogar Glucose umgewandelt wird, falls erforderlich.

All diese biochemischen Vorgänge spielen eine Rolle bei Angststörungen, weil Menschen mit einer Angststörung im Vergleich zu Gesunden einen erhöhten Laktatgehalt im Blut haben und ein höheres Milchsäure-Brenztraubensäure-Verhältnis. Zudem werden bei Menschen, die zu Panikattacken neigen, durch Laktatinjektionen schwere Panikattacken ausgelöst. Bei gesunden Menschen geschieht nichts. Es scheint also, als würden Menschen mit Angststörungen empfindlich auf Laktat reagieren. Mit anderen Worten: Laktat löst möglicherweise ihre Angststörungen aus. Das Senken des Laktatgehalts ist ein wesentliches Ziel bei der Behandlung von Angststörungen und Panikattacken.

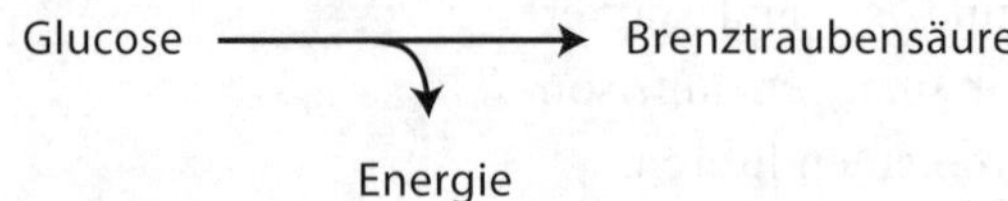

Aufspaltung von Glucose zu Brenztraubensäure

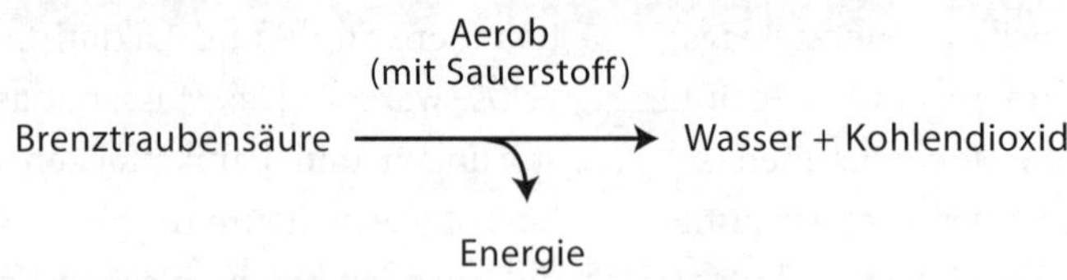

Aufspaltung von Brenztraubensäure in CO_2 und H_2O

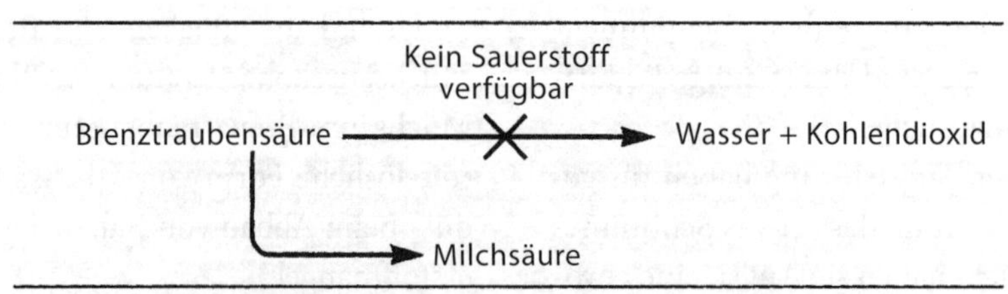

Umwandlung von Brenztraubensäure in Milchsäure

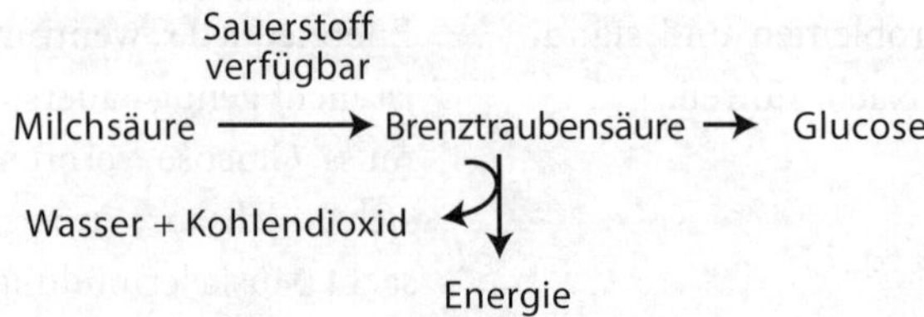

Umwandlung von Milchsäure in Brenztraubensäure oder Glucose

Therapeutische Erwägungen

Der natürliche Ansatz bei Angststörungen geht von den Empfehlungen gegen Stress im Kapitel »Stressmanagement« aus. Schließlich ist eine Angststörung meistens ein Symptom bei großem Stress. Wenn Sie an einer leichten Angststörung leiden, folgen Sie bitte den im Kapitel genannten Empfehlungen zu Ernährung, körperlicher Betätigung, Nahrungsergänzungsmitteln, Entspannung von Körper und Geist und der Einnahme von adrenalen Adaptogenen. Wenn Sie an einer mittleren bis schweren Angststörung leiden, folgen Sie bitte ebenfalls allen Empfehlungen in diesem Kapitel und zusätzlich jenen, die wir unten besprechen werden; nehmen Sie Kava als adrenales Adaptogen.

Laktatkonzentration

Wie bereits angeführt, kann eine erhöhte Konzentration von Milchsäure Panikattacken und Angststörungen zugrunde liegen. Ziel ist es, die Umwandlung von Brenztraubensäure in Milchsäure zu verhindern und die Wiederumwandlung von Milchsäure in Brenztraubensäure zu fördern. Die Ernährung scheint auf dem Weg zu diesem Ziel eine Schlüsselrolle zu spielen. Es gibt mindestens sechs alimentäre Faktoren, die für erhöhte Laktatkonzentrationen oder für das Milchsäure-Brenztraubensäure-Verhältnis verantwortlich sein können:[1]

1. Alkohol
2. Koffein
3. Zucker
4. Mangel an den B-Vitaminen Niacin, Pyridoxin und Thiamin
5. Calcium- oder Magnesiummangel
6. Nahrungsallergene

Durch den Verzicht auf Alkohol, Koffein, Zucker und Nahrungsallergene können Menschen mit einer Angststörung schon viel auf dem Weg zur Linderung ihrer Symptome erreichen. Allein der Verzicht auf Kaffee kann zum vollständigen Abklingen der Symptome führen. Diese Empfehlung mag zu einfach klingen, um wirksam zu sein, aber weitreichende klinische Belege deuten darauf hin, dass dies in vielen Fällen schon genügt. Eine Studie befasste sich mit vier Männern und zwei Frauen, die an generalisierter Angststörung oder Panikstörungen litten. Deren Kaffeekonsum reichte von anderthalb bis dreieinhalb Tassen Kaffee pro Tag. Der Verzicht auf Kaffee über den Zeitraum einer Woche brachte eine merkliche Linderung der Symptome.[2] Das Maß an Besserung war derart spürbar, dass alle Patienten freiwillig weiterhin auf Kaffee verzichteten. Zuvor konnte diesen Patienten nur minimal mit einer medikamentösen Therapie geholfen werden. Folgeuntersuchungen nach 6 bis 18 Monaten zeigten, dass fünf von sechs Patienten völlig symptomfrei waren; der sechste Patient wurde mit einer sehr niedrigen Dosis Valium beschwerdefrei.

Wenn Sie den Richtlinien im Kapitel »Eine gesunde Ernährung« und den Empfehlungen für Nahrungsergänzungsmitteln im Kapitel »Supplementierung« folgen, versorgen Sie Ihren Körper mit der alimentären Unterstützung, die er für die Bekämpfung der biochemischen Störungen von Patienten mit Angststörungen und Panikattacken braucht.

Nahrungsergänzungsmittel

Omega-3-Fettsäuren

Angststörungen und Depressionen scheinen mit niedrigen Konzentrationen von Omega-3-Fettsäuren zusammenzuhängen.[3] Der Wirkmechanismus scheint darin zu bestehen, dass sowohl Depressionen als auch Angststörungen die Erzeugung von entzündungsfördernden Stoffen, bekannt als Zytokine, verstärken können. Eine hohe Zufuhr von Omega-6-Fettsäuren (enthalten in Produkten aus mit Mais gefütterten Tieren, Milchprodukten und herkömmlichen Pflanzenölen wie zum Beispiel aus Mais, Soja, Distel und Sonnenblume) sowie eine geringe Zufuhr von Omega-3-Fettsäuren (enthalten in Fisch, Fisch- und Leinöl) können zu verstärkter Produktion dieser Zytokine führen. Zytokine fördern nicht nur Entzündungen, sondern scheinen auch unser Gefühlsleben zu beeinflussen. Folglich können eine erhöhte Zufuhr von Omega-3-Fettsäuren und eine verringerte Zufuhr von Omega-6-Fettsäuren möglicherweise dazu beitragen, Angststörungen und Depressionen zu lindern. Die positiven Ergebnisse mit Fischölsupplementierung bei klinischer Depression sind gut dokumentiert. Was Angststörungen angeht, so zeigte eine klinische Studie, dass die Supplementierung mit Fischöl Wut- und Angstgefühle bei Substanzabhängigen abschwächte.[4] In einer detaillierten Studie mit Medizinstudenten verringerten täglich 2,5 Gramm langkettige Omega-3-Fettsäuren (2085 Milligramm EPA und 348 Milligramm DHA) aus Fischöl die Produktion von Zykotin um 14 Prozent und die Symptome einer Angststörung um 20 Prozent.[5]

Leinöl, eine Quelle für die kurzkettige Omega-3-Fettsäure Alpha-Linolensäure, erwies sich bei Angststörungen ebenfalls als wirksam. Eine Studie ergab, dass die Einnahme von Leinöl bei einer Dosierung von täglich 2–6 Esslöffeln, je nach Reaktion in Dosen aufgeteilt, bei drei von vier Patienten, die seit 10 Jahren oder länger unter Agoraphobie gelitten hatten, innerhalb von 2–3 Monaten zu einer Besserung führte.[6] Bei allen Patienten gab es Anzeichen für einen Mangel an essenziellen Fettsäuren wie etwa trockene Haut, brüchige, langsam wachsende Fingernägel und Nervenstörungen.

Kava

Ozeanien – die pazifische Inselgruppe, zu der auch Mikronesien, Melanesien und Polynesien gehören – ist eines der wenigen geografischen Gebiete der Welt, das bis zum ersten Kontakt mit Europäern im 18. Jahrhundert keine alkoholischen Getränke kannte. Jedoch hatten die Bewohner dieser Inseln ein magisches Getränk, das anlässlich von Zeremonien und Feiern getrunken wurde, weil es eine beruhigende Wirkung hatte und die Geselligkeit förderte. Das Getränk namens Kava wird in diesem Gebiet, über dessen Bewohner man sagt, sie seien die glücklichsten und freundlichsten Menschen auf der Welt, noch heute getrunken. Bis zum Jahr 2001 erfreuten sich Präparate aus der Kava-Wurzel *(Piper methysticum)* immer größerer Beliebtheit in Europa und den Vereinigten Staaten, bis Sicherheitsbedenken (siehe unten) dem ein Ende setzten.

Mehrere klinische Versuche setzten ein spezielles Kava-Extrakt mit einem standardisierten Gehalt von 70 Prozent Kavalactonen ein. Diese hohe Dosis an Kavalactonen opfert jedoch möglicherweise ein paar der anderen Komponenten, die auch zur Pharmakologie von Kava gehören. Daher können sich Präparate mit etwa 30 Prozent als am effektivsten erweisen. Wichtiger als der tatsächliche Prozentsatz sind die Gesamtdosis der Kavalactone und die Gewissheit, dass ihr gesamtes Spektrum enthalten ist.

In einer der ersten Doppelblindstudien erbrachte ein 70-prozentiges Konzentrat von Kavalactonen spürbaren therapeutischen Nutzen bei Patienten mit Angststörung.[7] 29 Probanden erhielten dreimal täglich 100 Milligramm Kava-Extrakt, während 29 andere ein Placebo bekamen. Die therapeutische Wirksamkeit wurde auf der Basis von mehreren psychologischen Standardeinstufungen beurteilt, darunter die Hamilton Anxiety Scale. Diese vierwöchige Studie ergab, dass die Patienten, die das Kava-Extrakt eingenommen hatten, eine statistisch erhebliche Linderung ihrer Angstsymptome erfuhren, auch bei Nervosität und somatischen Beschwerden wie Herzklopfen, Brustschmerzen, Kopfschmerzen, Benommenheit und Magenreizung. Über Nebenwirkungen wurde von der Kavagruppe nicht berichtet.

Studien verglichen auch die Wirkung von Kavaextrakt mit angstlösenden Medikamenten wie Buspiron und Opipramol. In einer Doppelblindstudie bekamen 129 Patienten mit generalisierter Angststörung täglich entweder 400 Milligramm Kava (30 Prozent Kavalactone), 10 Milligramm Buspiron oder 100 Milligramm Opipramol über einen Zeitraum von 8 Wochen. Nach einer detaillieren Analyse wurden keine signifikanten Unterschiede hinsichtlich Wirksamkeit und Sicherheit beobachtet. In beiden behandelten Gruppen wurden etwa 75 Prozent der Patienten als Responder eingestuft (mindestens 50 Prozent Rückgang auf der Angstskala), und etwa 60 Prozent erlebten eine vollständige Remission.[8]

Kava hat sich auch als besonders wirksam bei der Angstlinderung bei Frauen während und nach den Wechseljahren erwiesen.[9–11] In einer Doppelblindstudie wurden zwei Gruppen mit je zwanzig Frauen mit Wechseljahrbeschwerden mit 70 Prozent Kavalactone-Extrakt (dreimal täglich 100 Milligramm) oder einem Placebo behandelt.[11] Als Messstandard wurde ebenfalls die Hamilton Anxiety Scale verwendet. Die Kavagruppe erfuhr schon am Ende der ersten Behandlungswoche eine merkliche Besserung. Im Verlauf der 8-wöchigen Studie verbesserten sich die Werte weiterhin. Zusätzlich zu den Symptomen für Stress und Angststörung verbesserten sich auch eine Reihe anderer Symptome. Hervorzuheben sind die allgemeine Verbesserung des subjektiven Wohlbefindens, der Stimmung und der üblichen Symptome der Wechseljahre, einschließlich Schweißausbrüchen. Wie bei den vorhergehenden Studien wurden keine Nebenwirkungen beobachtet.

Wie ergänzende Studien nachgewiesen haben, ist die Einnahme von Kava-Extrakt im Gegensatz zu Benzodiazepinen (Medikamente wie Valium oder Diazepam), Alkohol und anderen Rauschmitteln nicht mit einer geschwächten geistigen Funktion oder einer Beeinträchtigung beim Fahren oder Bedienen von Maschinen verbunden.[12, 13] In einer dieser Studien wurden zwölf gesunde Freiwillige in einer Doppelblind-Cross-over-Untersuchung getestet, um die Wirkung von Oxazepam, 70 Prozent Kavalactone-Extrakt (5 Tage lang dreimal täglich 200 Milligramm) und einem Placebo zu beurteilen.[13] Die Studienteilnehmer sollten auf einer Liste mit visuell dargestellten Wörtern herausfinden, welche zum ersten Mal und welche wiederholt gezeigt wurden. Wie andere Benzodiazepine schwächte auch Oxazepam die Wiedererkennung von sowohl alten als auch neuen Wörtern. Im Gegensatz dazu war die Wiedererkennungsquote mit Kava etwas besser, und die Differenz zwischen sowohl neuen als auch alten Wörtern war größer. Die Ergebnisse dieser Studie demonstrieren einmal mehr die außergewöhnliche Wirkung von Kava. In diesem Fall lindert es Angststörungen, aber anders als konventionelle angstlösende Medikamente verbessert Kava tatsächlich die geistige Funktion und führt bei richtiger Dosierung nicht zu einer Sedierung.

Im Jahr 2009 wurde die erste dokumentierte klinische Humanstudie zur Beurteilung der angstlösenden und antidepressiven Wirkung von Kavaextrakt auf Wasserbasis veröffentlicht.[14] Die placebokontrollierte Studie »The Kava Anxiety Depression Spectrum Study« dauerte 3 Wochen und war ein Doppelblind-Cross-over-Versuch mit sechzig erwachsenen Probanden, die einen Monat lang oder länger eine verschlimmerte generalisierte Angststörung verspürt hatten. Das Kavapräparat erwies sich als bemerkenswert angstlösend und antidepressiv wirksam, und bei der Untersuchung wurden weder Giftstoffe in der Leber festgestellt, noch ergaben sich Sicherheitsbedenken hinsichtlich Dosis und Dauer der Einnahme. Vor allem reduzierte Kava in der ersten Kontrollrunde die Werte der Teilnehmer um −9,9 auf der Hamilton Anxiety Scale versus −0,8 beim Placebo und in der zweiten Kontrollrunde um −10,3 versus −3,3. Eine Zusammenfassung von Analysen demonstrierte ebenfalls höchst signifikante relative Reduzierungen auf anderen Angst- oder Depressionsbewertungsskalen.

Die Dosierung der Kavapräparate hängt vom Kavalactonegehalt ab. Klinischen Studien zufolge wird die Einnahme von dreimal täglich 45–70 Milligramm Kavalactone zur Angstlinderung empfohlen. Für eine beruhigende Wirkung kann dieselbe tägliche Menge (135–210 Milligramm) in einer Gabe vor dem Zubettgehen eingenommen werden.

Um die therapeutische Dosierung richtig anzugeben, ist der Hinweis wichtig, dass das übliche Maß einer traditionell zubereiteten Kavaschale circa 250 Milligramm Kavalactone enthält, und es können mehrere Schalen nacheinander getrunken werden.

Kava kann starke Nebenwirkungen haben. Im November 2001 teilten die deutschen Gesundheitsbehörden mit, ihnen seien 24 Fälle von Lebererkrankungen (darunter Hepatitis, Leberversagen und Zirrhose) gemeldet worden, die im Zusammenhang mit Kava stünden; einer der Betroffenen starb, und drei benötigten eine Lebertransplantation. Demzufolge begann die US-amerikanische Gesundheitsbehörde U.S. Food and Drug Administration im Dezember 2001, Konsumenten auf das potenzielle Risiko ernster Leberschädigungen im Zusammenhang mit der Einnahme von kavahaltigen Nahrungsergänzungsmitteln hinzuweisen. Daraufhin wurde Kava in der Europäischen Union, im Vereinigten Königreich und in Kanada vom Markt genommen. Deutschland bewertete die Daten im Jahr 2007 neu und erlaubte die Wiedereinführung in den Markt.

Im ursprünglichen Bericht war das tatsächliche Ausmaß der von Kava ausgelösten Leberschäden von der Tatsache verschleiert, dass in 18 dieser Fälle auch konventionelle, verschreibungspflichtige oder frei verkäufliche Medikamente mit bekanntem oder potenziellem Risiko für eine Lebertoxizität eingenommen worden waren. Befürworter von Kava waren schnell mit dem Argument zur Hand, es sei durchaus möglich, dass die Einnahme von Kava durch diese Patienten sich zufällig zeitlich überschnitten habe und nicht die Ursache der Leberprobleme sei. Von den etwa hundert Fällen einer Lebertoxizität, die seit 2007 weltweit gemeldet wurden, wurden nur vierzehn Fälle als »wahrscheinlich« in ursächlichem Zusammenhang stehend erachtet.[15] Zwei Arzneimittel-Kontrollstudien mit insgesamt 7087 Patienten, die täglich 120–150 Milligramm Kavaextrakt einnahmen, beobachteten keinen einzigen Fall einer durch Kava ausgelösten Lebertoxizität. Trotz allem kann seit dem Jahr 2011 nicht ausgeschlossen werden, dass Kava zu Lebertoxizität führt.

Die vorliegenden Daten sind komplex, aber offensichtlich lag der Hauptgrund bei jeder durch Kava ausgelösten Lebertoxizität darin, dass andere Bestandteile als Teile der Wurzel genutzt wurden, wie Stängel und Blätter sowie die Schale der Stängel.[16] Es gab einfach nicht genug Wurzelmaterial, um die explodierende Nachfrage zu bedienen. Die Anbieter kauften damals, ob bewusst oder unbewusst, die Blätter und Schalen der Kavapflanze. Bis zu dieser Entwicklung waren die einzigen Bestandteile der Pflanze, die in ihrer ganzen 3000-jährigen Geschichte traditionell genutzt wurde, die Wurzeln, niemals Schale oder Blätter. Nach einem Bericht der Weltgesundheitsbehörde WHO bevorzugten deutsche Pharmabetriebe den Ankauf von Kavaschale, um Kavalactone zu entziehen und Medikamente aus Kava herstellen zu können; die Schalen der Stängel wurden für nur ein Zehntel des Preises verkauft, den die Wurzeln kosteten.[17] Zudem kann auch die Dosierung bei einigen Fällen Einfluss auf die Lebertoxizität gehabt haben. Eine Umfrage in 400 deutschen Arztpraxen ergab, dass 78 Prozent aller vor 2001 ausgestellten Kavarezepte die empfohlene Dosierung erheblich überschritten hatten.[18] Trotzdem gibt es Berichte von Hepatitispatienten, die Kava in der gleichen oder etwas höheren Dosis als der empfohlenen einnahmen, was darauf hindeutet, dass abgesehen von der Dosierung noch andere Faktoren mitwirken.[19] Flavokavain B, ein Chalcon aus der Kavawurzel, wurde als potenziell toxisch für die Leber identifiziert.

Zu den vorgeschlagenen Maßnahmen zur Bewältigung der Lebertoxizität gehören erstens die Nutzung von edlen Kavakulturen, die zur Erntezeit mindesten 5 Jahre alt sind, zweitens die Nutzung von getrockneten Wurzelstöcken und Wurzeln, drittens die Dosierungsempfehlung von täglich ≤ 250 Milligramm Kavalactone (für medizinische Zwecke) und viertens eine strenge Überwachung der Qualitätssicherungssysteme der Lieferanten.[16] Ein weiterer Schritt könnte die genaue Bestimmung von Flavokavain B sein. Obwohl die Verwendung von traditionellen wässrigen Extrakten statt Alkohol- oder Acetonextrakten empfohlen wird, sollte beachtet werden, dass die Toxizität von der Kavapflanze selbst herrührt, möglicherweise von Pflanzen schlechter Qualität oder einem falschen Bestandteil der Pflanze, und es nicht am Extraktions- oder Lösungsmittel liegt.[20]

Derzeit wird Kava Menschen mit Leberproblemen oder regelmäßigen Alkoholkonsumenten nicht empfohlen. Die Einnahme über einen Zeitraum von mehr als 4 Wochen erfordert alle 4–6 Wochen eine genaue Kontrolle der Leberenzyme. Die Patienten sollten angewiesen werden, Kava abzusetzen, wenn Gelbsuchtsymptome (zum Beispiel dunkler Urin, Gelbfärbung der Augen) auftreten. Unspezifische Symptome einer Lebererkrankung können Übelkeit, Erbrechen, heller Stuhl, ungewöhnliche Müdigkeit, Schwäche, Bauch- oder Magenschmerzen und Appetitverlust sein. Für schwangere oder stillende Frauen wird Kava nicht empfohlen.

Kava kann mit einer ganzen Reihe von Medikamenten interagieren und möglicherweise auch die Wirkung von Benzodiazepinen, Barbituraten und verschreibungspflichtigen Beruhigungstabletten (Schlaftabletten) verstärken.[21] Es gibt auch Hinweise darauf, dass Kava die Wirkung von Dopamin oder anderen Medikamenten, die bei der Behandlung der Parkinsonkrankheit eingesetzt werden, beeinträchtigt. Bis dies endgültig geklärt ist, sollte Kavaextrakt nicht von Parkinsonpatienten eingenommen werden.[22]

Schnellüberblick

- Die vielleicht signifikanteste biochemische Störung bei Menschen mit Angststörungen und Panikattacken ist eine erhöhte Laktatkonzentration im Blut.
- Es gibt mindestens sechs alimentäre Einflüsse, die für das Milchsäure-Brenztraubensäure-Verhältnis verantwortlich sind:
  - → Alkohol
  - → Koffein
  - → Zucker
  - → Mangel an den B-Vitaminen Niacin, Pyridoxin und Thiamin
  - → Mangel an Calcium oder Magnesium
  - → Nahrungsmittelallergene
- Die Linderung von Angststörungen durch Kava ist vergleichbar mit der Wirkung von Medikamenten wie Valium; das Präparat muss jedoch mit Sorgfalt eingenommen werden und ist bei Lebererkrankungen kontraindiziert.

Behandlungsübersicht

Eine effektive Behandlung bei Angststörungen muss sowohl psychologische als auch physiologische Faktoren umfassen. Diesbezüglich ist es wichtig, diesen Empfehlungen zu folgen:

- Reduzieren oder meiden Sie Stimulanzien.
- Folgen Sie den Empfehlungen für Ernährung, Lebensweise und Supplementierung im Kapitel »Stressmanagement« sowie den unten genannten.

Hinweis: Falls Sie derzeit ein Schlaf-/Beruhigungsmittel oder Antidepressivum einnehmen, müssen Sie dieses nach Rücksprache mit Ihrem Arzt absetzen. Das Absetzen des Medikaments unter Eigenregie kann gefährlich sein; Sie brauchen unbedingt eine gute medizinische Betreuung.

Ernährung

Folgen Sie den Richtlinien im Kapitel »Eine gesunde Ernährung«. Besonders wichtig ist:

- Meiden oder reduzieren Sie Koffein.
- Meiden oder reduzieren Sie Alkohol.
- Meiden Sie verarbeitete Kohlenhydrate.
- Erhöhen Sie das Kalium-Natrium-Verhältnis in Ihrer Ernährung.
- Nehmen Sie regelmäßig geplante Mahlzeiten in entspannter Umgebung ein.
- Achten Sie auf Nahrungsmittelallergene.

Lebensstil

Folgen Sie den Empfehlungen im Kapitel »Ein gesunder Lebensstil« und im Kapitel »Stressmanagement«. Wichtig ist:

- Finden Sie Ihre Stressauslöser heraus.
- Meiden oder reduzieren Sie Stressquellen.
- Finden Sie negative Verhaltensmuster heraus und ersetzen diese durch positive.
- Machen Sie mindestens zweimal täglich für 5 Minuten Entspannungs-/Atemübungen.
- Teilen Sie Ihre Zeit effektiv ein.
- Stärken Sie Beziehungen durch bessere Kommunikation.
- Trainieren Sie regelmäßig.

Nahrungsergänzungsmittel

- Ein hochpotentes Multivitamin-Mineralstoffpräparat, wie im Kapitel »Supplementierung« beschrieben
- Wesentliche Nährstoffe:
  - ➔ Calcium: täglich 1000 Milligramm
  - ➔ Magnesium: täglich 350–500 Milligramm
  - ➔ Vitamin D_3: täglich 2000–4000 IE (idealerweise Blutwerte messen und die Dosierung entsprechend anpassen)
  - ➔ Vitamin B_6: täglich 25–50 Milligramm
  - ➔ Folsäure: täglich 800 Mikrogramm
  - ➔ Vitamin B_{12}: täglich 800 Mikrogramm
  - ➔ Vitamin K_2 (MK-7): täglich 100 Mikrogramm
- Fischöl: täglich 1000–3000 Milligramm EPA + DHA
- Leinöl: täglich 1 Esslöffel
- Eines der folgenden Präparate:
  - ➔ Traubenkernextrakt (mehr als 95 Prozent oligomere Proanthocyanidine): täglich 100–300 Milligramm
  - ➔ Kiefernrindenextrakt (mehr als 95 Prozent oligomere Proanthocyanidine): täglich 100–300 Milligramm
  - ➔ Oder andere an Flavonoiden reiche Extrakte mit ähnlichem Gehalt an Flavonoiden, »Supergreens« oder andere Antioxidantien auf Pflanzenbasis, die täglich einen ORAC-Wert (Sauerstoffradikal-Absorptionsfähigkeit) von 3000 bis 6000 Einheiten liefern können

Pflanzliche Arzneimittel

- *Panax ginseng* (chinesischer oder koreanischer Ginseng):
  - ➔ Hochwertige, rohe Ginsengwurzel: dreimal täglich 1,5–2 Gramm
  - ➔ Flüssigextrakt (muss mindestens 10,5 Milligramm/Milliliter Ginsenoside mit einem Rb1-Rg1-Verhältnis von 2:1 enthalten): ein- bis dreimal täglich 4 Milliliter (ein halber bis ganzer Teelöffel)
  - ➔ Fester (Trockenpulver-)Extrakt (Standardgehalt an Ginsenosiden von 5 Prozent mit einer RB1-Rg1-Verhältnis von 2:1): ein- bis dreimal täglich 250–500 Milligramm
- Sibirischer Ginseng *(Eleutherococcus senticosus):*
  - ➔ Trockenwurzel: ein- bis dreimal täglich 2–4 Gramm
  - ➔ Flüssigextrakt (1:1): ein- bis dreimal täglich 2–4 Gramm
  - ➔ Fester (Trockenpulver-)Extrakt (20:1 oder Standardgehalt an Eleutherosiden E von mehr als 1 Prozent): ein- bis dreimal täglich 100–200 Milligramm oder 2 bis 4 Gramm
- *Rhodiola rosea* (Rosenwurz): Für ein Dosierungsziel von 3,6 bis 7,2 Milligramm Rosavin läge die tägliche Dosis bei 360–600 Milligramm für ein Extrakt mit einem Standardgehalt an Rosavin von 1 Prozent, 180–300 Milligramm für 2 Prozent Rosavin und 100–200 Milligramm für 3,6 Prozent Rosavin
- *Withania somnifera* (Ashwagandha), gleichwertig mit Sensoril: täglich 125–250 Milligramm [22]
- Kava *(Piper methysticum):* Dosierung gleichwertig mit dreimal täglich 45–70 Milligramm Kavalactone

APHTHEN

- Einzelne oder Gruppen von oberflächlichen, schmerzhaften Geschwüren in der Mundhöhle.
- Die Geschwüre heilen normalerweise in 7–21 Tagen ab, treten aber bei vielen Menschen immer wieder auf.

Mundfäule (der medizinische Begriff dafür ist *aphthöse Stomatitis*) kommt ziemlich häufig vor, aber bei 20 Prozent der amerikanischen Bevölkerung tritt sie immer wieder auf. (In diesem Fall wird sie *chronisch rezidivierende Aphthose* oder CRA genannt.) Obwohl die wunden Stellen von selbst heilen, scheinen sie bei einigen Personen ständig vorhanden zu sein.

Ursachen

Lokale chemisch oder physisch bedingte Wunden werden bei dafür anfälligen Menschen oft zu Geschwüren. Häufig ist Stress einer der auslösenden Faktoren für CRA, was auf einen Zusammenbruch der normalen Schutzfaktoren bei diesen Personen hindeutet.[1] Auch Allergien, Glutenintoleranz und Nährstoffmangel sind übliche Gründe dafür. Eine kontrollierte Studie wies bei Personen eine statistisch signifikante Zunahme von CRA nach, die nichtsteroidale Antirheumatika (NSARs) wie Aspirin und Ibuprofen einnahmen.[2]

Allergien

Allergien, vor allem Lebensmittelallergien gegen Milch und Gluten, sind eine häufige Ursache. Die Mundhöhle ist naheliegenderweise die erste Kontaktstelle bei der Aufnahme von Allergenen mit der Nahrung und bei vielen eingeatmeten Allergenen. Die Wunden und der gleichzeitige Anstieg von Antikörpern gegen Lebensmittelantigene im Serum bei CRA legen nahe, dass eine allergische Reaktion involviert ist.[3] Darüber hinaus sind höhere Spiegel von Allergien auslösenden Antikörpern (IgE) und weißen Blutkörperchen (Mastzellen und Basophilen), die mit Allergien verbunden sind, für eine CRA charakteristisch.[4,5] Mastzellen und Basophile besitzen Granula aus Histaminen und anderen Allergieauslösern, die in Reaktion auf die Allergene freigesetzt werden. Die Überempfindlichkeit wird nicht notwendigerweise durch ein Lebensmittel ausgelöst, sie kann auch einen Lebensmittelzusatz oder ein Kontaktmetall betreffen. Zu den häufigen Allergenen außerhalb des Nahrungsbereichs, die CRA auslösen, gehören:[6]

- Benzoesäure
- Zimtaldehyd
- Nickel
- Parabene
- Dichromate
- Sorbinsäure

Glutenintoleranz

Es gibt erhebliche Belege dafür, dass eine Glutenintoleranz mit CRA in Verbindung gebracht werden kann. Bei Patienten mit Zöliakie (siehe das Kapitel »Zöliakie«) tritt CRA häufiger auf.[7–11] Bei Patienten mit einer Zöliakie führt eine glutenfreie Ernährung zu einem völligen Abklingen der CRA und einigen weiteren Verbesserungen.[7–11]

Nährstoffmangel

Die Mundhöhle ist oft die erste Stelle, an der Nährstoffmängel sichtbar werden, da dort die Zellen im Deckgewebe (dem Schleimhaut-Epithel) häufig erneuert werden. Obwohl eine Reihe von Nährstoffmängeln zu einer Mundfäule führen können, scheint ein Vitamin-B_1-Mangel der signifikanteste zu sein. In einer Studie, die untersuchte, ob ein Vitamin-B_1-Mangel zu einer CRA führt, wurde bei 70 Patienten mit CRA und bei 50 Patienten einer Kontrollgruppe der Transketolasespiegel (ein von Vitamin B_1 abhängiges Enzym) bestimmt.[12] Bei 49 der 70 CRA-Patienten wurden niedrige Transketolasespiegel festgestellt, in der Kontrollgruppe nur bei 2 von 50 Patienten.

Einige weitere Studien zeigen, dass Nährstoffmängel bei CRA-Patienten weitaus verbreiteter sind als bei anderen Menschen. Eine Studie mit 330 CRA-Patienten stellte fest, dass 47 (14,2 Prozent) davon einen Eisen-, Folsäure-, Vitamin B_{12}-Mangel oder eine Kombination davon hatten.[13] In einer anderen Studie mit 60 Patienten hatten 28,2 Prozent einen Vitamin-B_1-, Vitamin-B_2- oder Pyridoxin-Mangel.[14]

Ein niedriger Nährstoffstatus kann erklären, warum Patienten mit CRA ein geschwächtes antioxidantes Abwehrsystem haben, was zu einer Anreicherung freier Radikale und schädlicher Fette im Blut führen kann.[15]

Therapeutische Erwägungen

Die wirksamste Behandlung einer CRA erfolgt nach einer Identifizierung des Auslösers. Lebensmittelallergien, Glutenintoleranz und Nährstoffmängel sollten entsprechend behandelt und behoben werden. Eine Behebung des Auslösers wird den Kreislauf der CRA durchbrechen. Eine Kost, die Allergie auslösende Lebensmittel vermeidet, bringt nachweislich gute therapeutische Ergebnisse.[16, 17] So heilt der Verzicht auf Gluten mit Glutenintoleranz verbundene Symptome. Und wenn Nährstoffmängel behoben werden, wird eine CRA bei den meisten Patienten vollständig abklingen.[18] Sogar die alleinige Einnahme von zusätzlichem Vitamin B_{12} (1000 Mikrogramm pro Tag) zeigt bereits einen Nutzen, egal ob ein Mangel besteht oder nicht.[19]

Auch eine Supplementierung mit Zink hat sich schon als nützlich erwiesen. In einer Doppelblindstudie mit vierzig CRA-Patienten wurde diesen einen Monat lang einmal pro Tag entweder Zinksulfat (220 Milligramm, die 50 Milligramm elementares Zink liefern) oder ein Placebo verabreicht.[20] Die Ergebnisse zeigten, dass die Zinkspiegel im Serum vor der Behandlung bei 42,5 Prozent der Studienteilnehmer mit CRA unter dem Normalmaß lagen. Nach einem Monat Zinktherapie hatten sich die wunden Stellen verringert und traten 3 Monate lang nicht mehr auf.

Eine kleine Studie mit Jugendlichen zeigte mit 2000 Milligramm Vitamin C pro Tag einen Rückgang beim Auftreten von CRA und damit verbundenen Schmerzen.[21]

Süßholz, dem das Glycyrrhizin entzogen wurde, kann in der Förderung der Heilung einer CRA wirksam sein. In einer Studie mit zwanzig Patienten wurden diese angewiesen, viermal täglich eine Lösung mit glycyrrhizinfreiem Süßholz (200 Milligramm gemahlenes glycyrrhizinfreies Süßholz in 200 Milliliter warmem Wasser aufgelöst) als Mundspülung zu verwenden.[22] Von den zwanzig Patienten stellten 15 (75 Prozent) innerhalb eines Tages eine 50–75-prozentige Verbesserung fest, auf die bis zum dritten Tag ein völliges Abheilen des Geschwürs erfolgte. Glycyrrhizinfreies Süßholz (DGL) in Tablettenform kann praktischer und wirksamer sein. Weitere Informationen zu glycyrrhizinfreiem Süßholz finden Sie im Kapitel »Magengeschwür«.

Schnellüberblick

- Wiederkehrende Mundfäule kann durch Wunden, Nahrungsmittelintoleranzen (vor allem gegen Milch und Gluten), Stress und/oder Nährstoffmängel verursacht werden.
- Die Vermeidung von Lebensmittelallergien, Gluten und Nährstoffmängeln führt in den meisten Fällen zu einer völligen Heilung.
- Glycyrrhizinfreies Süßholz (DGL) kann bei der Förderung der Heilung von CRA wirksam sein.

Behandlungsübersicht

Lebensmittelallergien, Glutenintoleranz und Nährstoffmängel sollten behandelt und behoben werden. Eine Vielzahl von Belegen weist darauf hin, dass eine Glutenintoleranz einer der zu CRA beitragenden Faktoren sein kann.

Ernährung

Die Ernährung sollte frei von Allergenen sein und, wenn eine Glutenintoleranz gegeben ist, frei von jeglichem Gluten. Ansonsten sind die Richtlinien im Kapitel »Eine gesunde Ernährung« angemessen.

Nahrungsergänzungsmittel

- Ein hochpotentes Multivitamin-Mineralstoffpräparat wie im Kapitel »Supplementierung« beschrieben
- Einzelne entscheidende Nährstoffe:
  - → Thiamin (Vitamin B_1): 50–100 Milligramm pro Tag
  - → Vitamin B_6: 25–50 Milligramm pro Tag
  - → Folsäure: 400–800 Mikrogramm pro Tag
  - → Vitamin B_{12} (Methylcobalamin): 1000 Mikrogramm pro Tag
  - → Vitamin C: 500–1000 Milligramm zweimal täglich
  - → Zink: 20–30 Milligramm pro Tag
- Fischöl: 1000 Milligramm EPA und DHA pro Tag
- Eines der folgenden Präparate:
  - → Traubenkernextrakt (mehr als 95 Prozent oligomere Proanthocyanidine): 100–300 Milligramm pro Tag
  - → Kiefernrindenextrakt (mehr als 95 Prozent oligomere Proanthocyanidine): 100–300 Milligramm pro Tag
  - → Andere flavonoidreiche Extrakte mit einem ähnlichen Flavonoidgehalt, »Supergreens« oder ein anderes pflanzliches Antioxidans, das eine Absorptionsfähigkeit von 3000 bis 6000 Einheiten freier Sauerstoffradikale oder mehr pro Tag hat

Pflanzliche Arzneimittel

- Glycyrrhizinfreies Süßholz (DGL): eine oder zwei Kautabletten à 380 Milligramm 20 Minuten vor den Mahlzeiten

ARTHROSE

- Leichte Steifheit am Morgen, Steifheit nach Ruhephasen, verstärkte Schmerzen bei Bewegung der Gelenke, Verlust der Gelenkfunktion
- Lokale Schmerzempfindlichkeit, leichte Gewebeanschwellung, Gelenkkrepitation (Knirschen), knöchrige Schwellungen und eingeschränkte Mobilität
- Röntgenbefunde (verengte Gelenkspalten, Knorpelabnutzung, Knochenwucherungen etc.)

Arthritis ist eine Entzündung der Gelenke, und die häufigste Form der Arthritis ist die Arthrose oder degenerative Gelenkerkrankung. Sie äußert sich durch die Degeneration von Gelenken und den Verlust von Knorpelgewebe, der stoßdämpfenden, gelartigen Substanz zwischen den Gelenken.

Der Prozentsatz an Arthrosepatienten erhöht sich im Alter dramatisch. Erhebungen zeigen, dass mehr als 40 Millionen US-Amerikaner an Arthrose leiden, einschließlich 80 Prozent der über 50-Jährigen. Unter 45 Jahren tritt die Arthrose bei Männern häufiger auf; darüber kommt sie etwas häufiger bei Frauen vor.[1, 2] Hände und lasttragende Gelenke – Knie, Hüften und Wirbelsäule – sind am häufigsten von den degenerativen Veränderungen der Arthrose betroffen. Durch Gewicht und Bewegung sind diese Gelenke größeren Belastungen ausgesetzt.

Die Arthrose wird in zwei Kategorien unterteilt: primär und sekundär. Bei der primären Arthrose tritt der degenerative Abnutzungsprozess nach der fünften oder sechsten Lebensdekade auf, wobei keine Prädispositionsanomalien erkennbar sind. Die Kumulativwirkung durch jahrzehntelange Abnutzung führt zu den degenerativen Veränderungen durch die Überlastung der Kollagenmatrix, die die Struktur des Knorpelgewebes stützt. Der Schaden am Knorpelgewebe löst die Freisetzung von Enzymen aus, die die Komponenten des Knorpelgewebes zerstören. Die Häufigkeit der Arthrose in den lasttragenden Gelenken steigt mit dem Älterwerden und der Zunahme des Body-Mass-Index dramatisch an.[1–3]

Die sekundäre Arthrose steht in Zusammenhang mit einigen prädisponierenden Faktoren, die für die degenerativen Veränderungen verantwortlich sind.[4] Zu diesen Faktoren gehören vererbte Anomalien in Struktur oder Funktion der Gelenke, Traumata (etwa Frakturen entlang von Gelenkflächen oder Operationen), anormales Knorpelgewebe und frühere Gelenkentzündungen wie rheumatoide Arthritis, Gicht oder septische Arthritis.

Mitwirkende Faktoren der Arthrose:

- Altersbedingte Veränderungen des Regenerationsmechanismus der Kollagenmatrix
- Veränderte Biochemie
- Frakturen und mechanische Schädigungen
- Genetische Prädisposition
- Hormonelle Faktoren und Geschlechtszugehörigkeit
- Überbeweglichkeit/Instabilität der Gelenke
- Entzündungen
- Entzündliche Gelenkerkrankungen
- Andere Faktoren

Eines der interessantesten klinischen Merkmale der Arthrose ist, dass es keinen Zusammenhang zwischen ihrem durch eine Röntgenuntersuchung festgestellten Schwere- und Schmerzgrad gibt. In einigen Fällen erscheint das Gelenk weitgehend normal, mit wenig oder gar keiner Gelenkspaltverengung, und doch kann der Schmerz quälend sein. Allerdings gibt es Fälle mit erheblichen Deformierungen, jedoch leichten bis gar keinen Schmerzen. Tatsächlich sind etwa 40 Prozent der Arthrosepatienten mit der schlechtesten Röntgeneinstufung schmerzfrei.[5] Depressionen und Angstzustände scheinen die Wahrnehmung des Arthroseschmerzes zu verschärfen.

Therapeutische Erwägungen

Im Normalfall reagiert der Körper auf Knorpelschäden mit dem Versuch, sich selbst zu heilen. Auf diese Weise können die Schädigungen zum Stillstand gebracht und manchmal sogar zurückgebildet werden. Die wesentlichen Ziele einer Therapie sollten darin bestehen, das Ausmaß der Schädigung zu reduzieren und die Kollagenmatrix zu unterstützen, wiederherzustellen und zu regenerieren.[6,7]

Eine Forschergruppe beobachtete über einen Zeitraum von 10 Jahren Patienten, die an einer Hüftarthrose litten und nicht behandelt wurden. Bei allen Teilnehmern wiesen die Röntgenergebnisse auf eine fortgeschrittene Arthrose hin, jedoch berichteten die Forscher von erheblichen klinischen Verbesserungen sowie Röntgenbelegen für eine Wiederherstellung bei 14 von 31 Hüften im Lauf der Zeit.[8]

Konventionelle medikamentöse Behandlung

Die Schulmedizin behandelt die Arthrose derzeit hauptsächlich mit nichtsteroidalen entzündungshemmenden Medikamenten (NSARs). Auch wenn diese eine kurzzeitige Linderung ermöglichen, gehen sie nicht die Ursache des Problems an und können den Degenerationsgrad des Gelenkknorpelgewebes sogar noch verschlimmern. Wie experimentelle Untersuchungen gezeigt haben, hemmen Aspirin und andere NSARs die Synthese der Kollagenmatrix und beschleunigen die Zerstörung des Knorpelgewebes.[9] Einige retrospektive klinische Studien ergaben, dass der Einsatz von NSARs in Zusammenhang mit beschleunigter Arthrose und verschlimmerter Gelenkzerstörung steht.[10–13]

Es ist unwahrscheinlich, dass ein Patient an Arthrose stirbt, jedoch ist die Einnahme von NSARs mit einem signifikanten Sterblichkeitsrisiko verbunden. Bei älteren NSARs besteht das Risiko in erster Linie in Magen-Darm-Blutungen, während neuere Cycloocygenase-2 (COX-2)-Hemmer wie etwa Celecoxib (Celebrex) mit einer erhöhten Sterblichkeitsrate infolge von Herzerkrankungen in Zusammenhang gebracht werden.

Ernährung und Bewegung

Der alimentäre Schwerpunkt bei Prävention und Behandlung der Arthrose sollte auf normalem Körpergewicht und der Verbesserung der Insulinsensitivität liegen. Übergewicht bedeutet eine erhöhte Belastung der lasttragenden Gelenke, und es gibt hinreichende Belege, die die Arthrose mit einer Insulinresistenz assoziieren (siehe das Kapitel »Adipositas und Gewichtskontrolle«). Eine Insulinresistenz verstärkt nicht nur Entzündungen, sondern beeinträchtigt auch die Regeneration des Knorpelgewebes.[14] Eine angemessene Insulinsensitivität ist erforderlich, um den Knorpelzellen zu signalisieren, die Synthese und den Aufbau von Strukturmolekülen, bekannt als Proteoglykane, zu verstärken, und die auffälligste Veränderung im Frühstadium der Arthrose ist ein Rückgang sowohl der Konzentration als auch der Struktur der Proteoglykane.

Gewichtsreduktion, etwa infolge einer Kombination aus mechanischen (Bewegung) und physiologischen Faktoren (weniger Entzündungen), verringert das Arthroserisiko sowie nachweislich auch die Schmerzen und verbessert die Knorpelfunktion bei bestehender Arthrose, besonders in Kombination mit körperlicher Aktivität.[3,15,16] Bewegungsmangel verschlechtert die Hydratation der Gelenkknorpel und verzögert die Verteilung von Nährstoffen in die betroffenen Bereiche. Wenn sich ein Arthroseschmerz entwickelt, neigen die Betroffenen zur Einschränkung ihrer Bewegung, und Inaktivität wiederum führt zu schwächerer Muskulatur. Muskelschwäche verstärkt den Verschleiß der Gelenke, und die Inaktivität kann zur Gewichtszunahme führen, was wiederum die Arthrose verschlimmern kann, und somit wiederholt sich dieser Zyklus. Zudem können Patienten mit Diabetes und Herz-Kreislauf-Problemen, die ihre Bewegung einschränken, auch ihr Risiko im Zusammenhang mit diesen Erkrankungen erhöhen. Gewichtsabnahme und körperliche Aktivität verringern unabhängig voneinander die ursächlichen Faktoren der Arthrose und führen zu klinischen Verbesserungen, die besten Ergebnisse werden jedoch durch eine Kombination beider Ansätze erzielt. In einer Studie wurden 252 ältere adipöse Patienten mit einem Body-Mass-Index von über 28 und durch Röntgen bestätigter Arthrose beliebig in Gruppen mit gesunder Lebensweise (Kontrollgruppe), nur Diät, nur Bewegung und Diät-und-Bewegung eingeteilt.[16] Das Bewegungsprogramm bestand aus drei einstündigen Einheiten pro Woche und konzentrierte sich auf aerobes Training und Krafttraining. Die Diätmaßnahmen sollten im Lauf der 18 Monate einen durchschnittlichen Gewichtsverlust von 5 Prozent bringen. Im Vergleich zu den Kontrollpatienten und der Gruppe, die nur die Diät machte, erzielten die Probanden der Diät-plus-Bewegung-Gruppe, wie sie selbst berichteten, erhebliche körperliche Verbesserungen bei der sechsminütigen Laufstrecke, der Geschwindigkeit beim Treppensteigen und den Knieschmerzen. In der Gruppe, die sich nur auf die Bewegung konzentrierte, gab es lediglich auf der sechsminütigen Gehstrecke Verbesserungen.

Im Allgemeinen sind die Prinzipien, wie sie im Kapitel »Eine gesunde Ernährung« erläutert werden, bei Arthrose geeignet. Wie bei anderen degenerativen Erkrankungen kann die mediterrane Ernährungsweise auch hierbei zu positiven Veränderungen führen. Die mediterrane Ernährung umfasst einen großen Anteil an pflanzlichen Nahrungsmitteln (Obst, Gemüse, Vollkorn, Bohnen, Nüsse und Kerne), minimal weiterverarbeiteten, saisonalen und lokal angebauten Lebensmitteln, Fisch und Geflügel; Olivenöl als Hauptfettquelle und Milchprodukten, rotes Fleisch und Wein in geringen bis maßvollen Mengen. Somit ist die Ernährung reich an einfach gesättigten Fettsäuren, langkettigen, vielfach gesättigten Fettsäuren, Antioxidantien und unraffinierten Kohlenhydraten.

In zwei neueren Studien erzielte die mediterrane Ernährungsweise signifikante Verbesserungen bei rheumatoider Arthritis, und sie könnte ähnlich günstige Wirkungen bei Arthrose zeigen.[17, 18]

Eine weitverbreitete Diät bei der Behandlung der Arthrose besteht im Verzicht auf Lebensmittel aus der Familie der Solanaceae (Nachtschattengewächse). Der Gärtner Norman Childers erfand diese Diät, nachdem er mit diesem simplen Verzicht seine eigene Arthrose geheilt hatte.[19] Seiner Theorie zufolge bekommen genetisch anfällige Menschen Arthrose und andere Beschwerden durch langzeitigen, geringen Verzehr von Akaloiden, die in Tomaten, Kartoffeln, Auberginen, Paprika und Piment enthalten sind. Er geht davon aus, dass diese Alkaloide die normale Kollagenregeneration in den Gelenken hemmen oder die entzündliche Degeneration der Gelenke fördern. Obwohl dies bislang nicht bewiesen ist, hat diese Ernährung schon einigen Menschen geholfen.

Nahrungsergänzungsmittel

Glucosamin

Glucosaminsulfat ist inzwischen der am meisten verbreitete alimentäre Ansatz bei Arthrose. Es handelt sich um ein einfaches Molekül, das sich aus Glucose und einem Amin zusammensetzt. Seine wichtigste physiologische Funktion in den Gelenken besteht darin, die Herstellung von Glycosaminoglykanen (GAGs) anzukurbeln – das sind Moleküle, die den strukturellen Rahmen der Knorpel liefern und Wasser anziehen, um die gelähnliche Materie des Knorpelgewebes sicherzustellen. Glucosamin fördert auch das Eindringen von Schwefel in die Knorpel. Anscheinend gibt es Menschen, die im höheren Alter keine ausreichenden Mengen von Glucosaminen produzieren können. Dies führt dazu, dass das Knorpelgewebe nicht länger gelartig ist und seine Funktion als Stoßdämpfer verliert. Umfangreiche präklinische und klinische Forschungen, einschließlich Langzeit-Doppelblindstudien, untermauern die mögliche Rolle von Glucosamin als primäre Behandlungsmethode von Arthrose.

Zahlreiche Doppelblindstudien zeigten, dass Glucosamin bei der Linderung von Schmerz und Entzündung bei Arthrose weit bessere Ergebnisse erzielt als NSARs, Placebos oder Acetaminophen. Während einige der Studien, die Glucosamin mit NSARs oder Acetaminophen verglichen, einen ähnlichen Rückgang auf der Schmerz- und Symptomskala ergaben, verbesserte nur Glucosamin die Indikatoren der Gelenkfunktion und der Marker, die eine Verbesserung der Knorpelstruktur anzeigen. Normalerweise erkennt man die Vorteile von Glucosamin gegenüber diesen anderen Behandlungsmethoden nach 2–4 Anwendungswochen, es gibt jedoch Belege dafür, dass der therapeutische Nutzen von Glucosamin umso stärker ist, je länger es eingesetzt wird.[20–37]

Nicht alle Studien erbrachten deutlich positive Ergebnisse; einige ergaben bei der Verbesserung auf der Symptomskala keinen größeren Nutzen für Glucosamin als bei einem Placebo.[38–41] Man muss jedoch bedenken, dass die Placeboreaktion bei Arthrose recht gut ist und Placebos so den wahren Nutzen von Glucosamin und anderen Ansätzen bei Arthrose verschleiern können. Erfreulicherweise konnten einige Studien objektive Verbesserungen erzielen. Die Ergebnisse der beiden längsten placebokontrollierten Versuche zeigen recht überzeugend, dass Glucosamin die Progression der Arthrose verlangsamt, in vielen Fällen eine Rückbildung der Erkrankung herbeiführt, wie bei Röntgenuntersuchungen festgestellt wurde, und die Notwendigkeit für einen vollständigen Gelenkersatz erheblich verringert, sogar noch 5 Jahre nach Absetzen der Behandlung mit Glucosamin.[26–30]

Bei der ersten Langzeitstudie wurden 212 Patienten mit Kniearthrose über einen Zeitraum von 3 Jahren einmal täglich entweder 1500 Milligramm Glucosamin oder ein Placebo verabreicht. Die lasttragenden Gelenke wurden jeweils zu Beginn der Behandlung und nach einem und 3 Jahren geröntgt. Beurteilt wurden die durchschnittliche Gelenkspaltgröße sowie Schmerz-, Steifheits- und Funktionalitätssymptome.[26]

Nach 3 Jahren stellte man bei den 106 Placebopatienten eine fortschreitende Verengung der Gelenkspalten fest, bei einem durchschnittlichen Abstandsverlust der Gelenke von 0,31 Millimetern. In der Glucosamingruppe trat keine signifikante Verengung auf. Zudem zeigte sich bei den Patienten mit einem größeren Gelenkabstand (mehr als 6,2 Millimeter) in der Placebogruppe eine Verengung der Gelenkspalte um 14,9 Prozent, während es bei der Patienten der Glucosamingruppe nur 6 Prozent waren.[2]

Bei der zweiten Langzeitstudie erhielten 202 Patienten mit Kniearthrose beliebig entweder Glucosamin (einmal täglich 1500 Milligramm) oder ein Placebo.[27] Zur Wirkungskontrolle benutzte man CT-Untersuchungen und Symptomskalen. In der Glucosamingruppe verbesserten sich die Symptome deutlicher; am vielsagendsten aber war die Tatsache, dass sich die Gelenkspalten mit dem Placebo um 0,19 Millimeter verengten, während man mit Glucosamin eine tatsächliche Erweiterung der Gelenkabstände um 0,04 Millimeter beobachtete.

Von den 414 Patienten der beiden Langzeitstudien waren 319 Frauen nach der Menopause. Nach 3 Jahren zeigten diese Teilnehmerinnen in der Glucosamingruppe keine Gelenkspaltverengungen, die Probandinnen in der Placebogruppe jedoch hatten eine Verengung von 0,33 Millimetern.[20] Nach 3 Jahren stellte man bei der Glucosamingruppe eine Verbesserung auf der Symptomskala um 14,1 Prozent fest, während es bei der Placebogruppe eine Verschlechterung um 5,4 Prozent gab. Diese Ergebnisse können ein Hinweis darauf sein, dass Frauen nach der Menopause besonders gut auf Glucosamin ansprechen.[28]

In mehreren vergleichenden Doppelblindstudien stellte sich heraus, dass Glucosamin im Vergleich zu NSARs und Analgetika viel bessere Ergebnisse bei der Schmerz- und Entzündungslinderung bei Arthrose erzielte, obwohl Glucosamin kaum direkte entzündungshemmende Wirkung und überhaupt keine direkte analgetische oder schmerzlindernde Wirkung hat.[31–37]

Wie bereits festgestellt, führen NSARs und Analgetika wie Acetaminophen lediglich zur symptomatischen Linderung, und NSARs fördern möglicherweise sogar das Fortschreiten der Erkrankung; Glucosamin dagegen scheint auf die Ursache der Arthrose anzusprechen, indem es die Gelenke regeneriert und so die Symptome lindert. Die klinische Wirkung von Glucosamin ist beeindruckend, besonders angesichts seiner Sicherheit und der Tatsache, dass keinerlei Nebenwirkungen auftreten.

In einer der früheren Vergleichsstudien, die Glucosamin (täglich 1500 Milligramm) mit Ibuprofen (täglich 1200 Milligramm) verglich, ging der Schmerzgrad in der Ibuprofengruppe innerhalb der ersten 2 Wochen schneller zurück. In der vierten Woche jedoch erfuhr die Glucosamingruppe eine wesentlich größere Linderung als die Ibuprofengruppe.[31] Bei den mit Glucosamin behandelten Patienten stuften die Ärzte die allgemeine Ansprechquote bei 44 Prozent als gut ein, im Vergleich zu 15 Prozent in der Ibuprofengruppe.

Zusätzliche Studien, die zur weiteren Einschätzung der vergleichenden Wirkung von Glucosamin und NSARs ausgearbeitet wurden, erbrachten sogar noch bessere Belege.[32–37] An einer Studie nahmen 200 Patienten mit einer Kniearthrose teil, die 4 Wochen lang entweder Glucosamin (dreimal täglich 500 Milligramm) oder Ibuprofen (dreimal täglich 400 Milligramm) erhielten.[32] Übereinstimmend mit früheren Studien erfuhr die Ibuprofengruppe eine schnellere Linderung der Schmerzen. Am Ende der zweiten Woche aber waren die Ergebnisse der Glucosamingruppe ebenso gut wie jene in der Ibuprofengruppe. Dazu kommt, dass die Nebenwirkungen von Glucosamin gering waren und nur 6 Prozent in der Gruppe betrafen, Ibuprofen hingegen stärkere und häufiger Nebenwirkungen auslöste, wovon 35 Prozent in der Gruppe betroffen waren.

In einer offenen Studie in Portugal erwies sich Glucosamin bei 1506 Patienten als ausgesprochen nutzbringend.[42] Die Patienten erhielten über einen Zeitraum von durchschnittlich 50 Tagen dreimal täglich 500 Milligramm Glucosamin. Sämtliche Schmerzsymptome bei Ruhe, im Stehen und bei körperlicher Aktivität sowie bei eingeschränkter aktiver und passiver Bewegung besserten sich während der Behandlungsphase stetig. Ärzte stuften den objektiven therapeutischen Nutzen bei 59 Prozent der Patienten als »gut« und bei weiteren 36 Prozent als »ausreichend« ein.

Obwohl es sich hier nicht um eine kontrollierte Studie handelte, ist eine Ansprechquote von 95 Prozent beeindruckend. Die Ergebnisse mit Glucosamin wurden sowohl von den Ärzten als auch von den Patienten als erheblich besser beurteilt als jene, die sie bei früheren Behandlungen erreicht hatten, darunter mit NSARs, Vitamintherapien und Knorpelextrakten. Glucosamin erzielte bei einer bemerkenswerten Anzahl von Patienten, die auf keine andere medizinische Behandlung angesprochen hatten, eine gute Wirkung. Die Besserung durch Glucosamin hielt zwischen 6 und 12 Wochen nach Behandlungsende an. Bei Adipositas beobachtete man eine signifikante Veränderung von einem »guten« zu einem »ausreichenden« Ergebnis. Dieses Ergebnis kann bedeuten, dass für Übergewichtige eine höhere Dosierung erforderlich ist oder dass Glucosamin nicht ausreicht, um der zusätzlichen Belastung der Gelenke durch die Adipositas entgegenzuwirken. Auch bei Patienten mit Magengeschwüren oder solchen, die Diuretika einnahmen, wurde bezüglich Wirksamkeit und Toleranz die Veränderung von »gut« nach »ausreichend« beobachtet. Menschen mit bestehendem Magengeschwür sollten Glucosamin mit den Mahlzeiten einnehmen. Menschen, die Diuretika einnehmen, müssen eventuell die Dosierung erhöhen, um die verminderte Wirkung zu kompensieren.

Es ist möglich, dass Glucosamin auch eine Rolle bei der Prävention von Arthrose spielt, besonders bei Sportlern, deren Gelenke erhöhten Belastungen ausgesetzt sind. Eine Studie, die die knorpelschützende Wirkung von Glucosamin bei Sportlern untersuchte, verglich die Biomarker für den Abbau und die Herstellung von Knorpelgewebe bei Fußballspielern und Kontrollpersonen, die keinen Sport trieben, vor und nach der Einnahme von Glucosamin oder einem Placebo. Auf der Basis der Ratio zwischen Abbau und Aufbau von Knorpelgewebe folgerte man, dass Glucosamin bei Sportlern eine knorpelschützende Wirkung ausübt, indem es die Degeneration der Knorpel verhindert, die Knorpelsynthese jedoch aufrechterhält.[43]

Glucosamin hat nur einen geringen Einfluss auf die Heilung einer Verletzung. In einer Studie erhielten 106 männliche Sportler nach akuter Knieverletzung 28 Tage lang entweder Glucosamin (täglich 1500 Milligramm) oder ein Placebo; hinsichtlich der Schmerzintensität im Ruhezustand oder beim Gehen oder der Schwere der Knieschwellung wurden keine wesentlichen Unterschiede zwischen der Glucosamin- und der Placebogruppe bei den Untersuchungen am 7., 14., 21. und 28. Tag festgestellt. Nach 28 Tagen bestand der einzige Vorteil von Glucosamin gegenüber dem Placebo in einer besseren Knieflexibilität.[44] Für weitere Informationen über natürliche Ansätze bei akuten Sportverletzungen siehe das Kapitel »Sportverletzungen, Sehnenentzündung und Schleimbeutelentzündung«.

Die Standarddosierung für Glucosamin liegt bei 1500 Milligramm täglich. Sie kann bei gleicher Wirkung als Einzeldosis eingenommen oder auf mehrere Dosen aufgeteilt werden. Übergewichtige brauchen eventuell höhere Dosen, ausgehend von ihrem Körpergewicht (zum Beispiel täglich 20 Milligramm pro Kilogramm Körpergewicht). Auch Menschen, die Diuretika einnehmen, benötigen möglicherweise eine höhere Dosierung. Sportler oder Menschen, die ihre Gelenke stärkeren Belastungen aussetzen, müssen die Dosierung eventuell auf 3000 Milligramm erhöhen, um den Prozess der Knorpelsynthese aufrechtzuerhalten.

Glucosaminsulfat scheint effektiver zu sein als Glucosaminhydrochlorid. Bedauerlicherweise ha-

Ergebnisse einer Doppelblindstudie über Glucosamin versus Ibuprofen[34]				
Zeit	**Glucosamin**		**Ibuprofen**	
	Knieschmerzen (Mittelwert)			
Vor der Behandlung	8,42		8,46	
Woche 2	5,54		5,63	
Woche 4	3,60		4,18	
2 Wochen nach der Behandlung	3,26		3,84	
	Knieschwellung (Mittelwert)			
Vor der Behandlung	1,43		1,48	
Woche 2	0,77		0,89	
Woche 4	0,47		0,48	
2 Wochen nach der Behandlung	0,36		0,54	
	Klinische Besserung			
	Glucosamin		**Ibuprofen**	
Wirkung	Nach 4 Wochen (%)	Nach 6 Wochen (%)	Nach 4 Wochen (%)	Nach 6 Wochen (%)
Symptomfrei	45	55	32	36
Gebessert	39	32	45	41
Unverändert	11	7	15	14
Verschlechtert	5	6	8	9
	Nebenwirkungen			
	Glucosaminsulfat		**Ibuprofen**	
Nebenwirkungen	6 %		16 %	
Studienabbrecher	0 %		10 %	

ben mehrere große, weithin veröffentlichte Studien mit der Hydrochloridform gearbeitet. So umfasste der Glucosamin/Chondroitin Arthritis Intervention Trial zum Beispiel 1583 Patienten mit symptomatischer Kniearthrose.[45, 46] Die Patienten wurden beliebig eingeteilt und erhielten täglich entweder 1500 Milligramm Glucosaminhydrochlorid oder 1200 Milligramm Chondroitinsulfat oder eine Kombination aus Glucosaminhydrochlorid und Chondroitinsulfat oder 200 Milligramm Celecoxib oder ein Placebo. Insgesamt erwiesen sich Glucosaminhydrochlorid und Chondroitinsulfat als nicht wesentlich wirksamer bei der Linderung der Knieschmerzen um 20 Prozent als ein Placebo.

In Tier- und Humanstudien erwies sich Glucosamin als ausgesprochen sicher. Auf Grundlage dieser Studien empfehlen viele Experten, Glucosamin bevorzugt bei der Behandlung von Arthrose einzusetzen. Nebenwirkungen, sollten welche auftreten, beschränken sich im Allgemeinen auf leichte bis mäßige Magen-Darm-Symptome, wie etwa Magenverstimmung, Sodbrennen, Durchfall, Übelkeit und Verstopfung. Wenn diese Symptome auftreten, sollte das Glucosamin zu den Mahlzeiten eingenommen werden.

Es gibt Menschen, die empfindlich auf Schwefel reagieren und Bedenken bei der Einnahme von Glucosaminsulfat haben können. Man muss hier jedoch etwas Wichtiges unterscheiden: Wenn Patienten von einer Schwefelallergie berichten, meinen sie für gewöhnlich eine Allergie auf Sulfamedikamente oder Lebensmittel, die sulfithaltige Zusatzstoffe enthalten. Eine allergische Reaktion auf Schwefel ist nicht möglich, da Schwefel ein essenzieller Mineralstoff ist. Die Sulfatform von Schwefel ist im menschlichen Blut enthalten. Kurz gesagt: Glucosamin wird ausgesprochen gut vertragen, und obwohl Millionen von Menschen es einnehmen, wurde nur selten von allergischen Reaktionen berichtet. Es wurden Bedenken geäußert, Glucosamin könnte die Insulinsekretion oder -wirkung oder beides beeinflussen. Diese Bedenken beruhen in erster Linie auf In-vitro-Versuchen mit hohen Glucosaminkonzentrationen, die man mit der empfohlenen Dosierung für die orale Supplementierung niemals erreichen kann. Detaillierte Humanstudien ergaben, dass Glucosamin bei gesunden Menschen, Typ-2 Diabetikern und Menschen mit Insulinresistenz keinen Einfluss auf die Sekretion und Wirkung von Insulin hat.[47–50] Wie Langzeitstudien tatsächlich gezeigt haben, führt Glucosamin bei all diesen Patienten sogar zu einem unwesentlichen Rückgang des Nüchternblutzuckers.[50]

Glucosamin kann die Wirkung von Warfarin (Coumadin) potenzieren. Die Datenbank über unerwünschte Reaktionen auf Arzneimittel der Weltgesundheitsorganisation führt 21 spontane Reaktionen auf, bei denen Warfarin durch Glucosamin beeinflusst wurde; 17 dieser Reaktionen gingen nach Absetzen des Glucosamins zurück. Angesichts des weitverbreiteten Einsatzes von Glucosamin erscheint diese Potenzierung als nicht sehr bedenklich. Trotzdem sollten Patienten, die Glucosamin und Warfarin einnehmen, unter ärztlicher Kontrolle stehen.[51]

Chondroitin

Chondroitinsulfat (wie auch Haifischknorpel, Rinderknorpelextrakte und Seegurken) enthalten eine Mischung von intakten oder teilweise hydrolisierten GAGs. Chondroitinsulfat besteht aus sich wiederholenden Einheiten von Derivaten von Glucosaminsulfat mit angefügten Zuckermolekülen. Obwohl die Absorbierungsrate von Glucosaminsulfat zwischen 90 und 98 Prozent beträgt, schätzt man die Absorbierung von intaktem Chondroitinsulfat viel geringer ein, etwa zwischen 0 und 13 Prozent.[52–54] Der Unterschied bei der Absorbierung ist vorwiegend auf den Größenunterschied zurückzuführen. Ein Chondroitinsulfatmolekül ist mindestens 50- bis 300-mal größer als ein Glucosaminsulfatmolekül – zu groß, um intakte Darmschranken oder Knorpelzellen zu passieren. Diese Absorbierungsprobleme legen nahe, dass jegliche direkte Wirkung dieser Stoffe bei Arthrose höchst unwahrscheinlich ist. Darüber hinaus sind die Konzentrationen von Chondroitinsulfat im Synovialgewebe von Arthrosepatienten in der Regel erhöht.[55] Alle klinischen Vorteile des Chondroitinsulfats beruhen mit hoher Wahrscheinlichkeit auf der Absorbierung von Schwefel oder kleinerer GAG-Moleküle, die vom Verdauungstrakt abgebaut werden. Selbst dies ist jedoch umstritten, denn in einer Humanstudie wurde durch die Verabreichung von einem Gramm Chondroitinsulfat die Serum-GAG-Konzentration überhaupt nicht erhöht. Diese Ergebnisse veranlassten die Forscher zu dem Schluss, die orale Gabe von Chondroitin habe keinerlei Wirkung auf die Knorpel.[56, 57]

Trotz der Tatsache, dass eine direkte Wirkung der Chondroitinmoleküle unwahrscheinlich ist, ergab eine Studie, die innerhalb eines Jahres in zwei getrennten, dreimonatigen Phasen 800 Milligramm Chondroitinsulfat einsetzte, Schmerzlinderung und verbesserte Kniefunktion sowie eine verringerte Progression der Gelenkspaltverengung.[58] Diese Studie demonstriert, dass selbst der periodische Einsatz von Chondroitin von Nutzen sein kann.

Die klinischen Studien auf Grundlage von oral verabreichtem Chondroitinsulfat zeigten eine geringere Wirkung als bei Glucosaminsulfat.[59–64] Zudem fehlten Belege dafür, dass es effektiver sei, Glucosamin und Chondroitin in Kombination einzunehmen als einzeln. Im Allgemeinen waren die Ergebnisse mit Glucosaminsulfat beeindruckender. Angesichts der großen Sicherheit von Chondroitin und der Belege, dass es die Gelenkspaltpathologie verändern kann, ist Chondroitin trotz allem eine vertretbare Ergänzung zur Glucosaminmedikation von Arthrosepatienten. Selbst wenn Chondroitin nicht offensichtlich direkt wirkt, kann es durch bestimmte indirekte Effekte hinsichtlich einer verbesserten Gesundheit der Gelenke vielleicht in gewisser Weise hilfreich sein (siehe nächster Abschnitt).

Hyaluronsäure

Die Hyaluronsäure ist ein wichtiges Glycosaminoglykan in den Gelenken, wo es für ein strukturelles Gerüst sorgt und die Fähigkeit des Knorpels beeinflusst, Wasser zu speichern. Bei den meisten Menschen ist mit Erreichen eines Alters von 70 Jahren der Gehalt an Hyaluronsäure in ihrem Körper im Vergleich zu 40-Jährigen um 80 Prozent gesunken, was sie für eine schwächere Bindegewebsfestigkeit prädisponiert, vor allem in Haut und Gelenken. Wöchentliche Injektionen mit Hyaluronsäure (Synvisc, Hyalgan, Supartz etc.) in die von Arthrose betroffenen Gelenke erwiesen sich als effektive Behandlung mit Verbesserungen hinsichtlich Schmerz, Funktion und Selbsteinschätzung der Patienten zu verschiedenen Zeitpunkten nach der Injektion, besonders aber in den Wochen 5–13 nach der Injekton.[65]

Die orale Supplementierung mit Hyaluronsäure hat sich als praktikable Methode zur Erhöhung des Hyaluronsäurespeichers im Körper erwiesen. Die Supplementierungen enthalten entweder Hyaluronsäure tierischen Ursprungs oder aus bakterieller Fermentation.

Über die Wirkung von Hyaluronsäure bei Arthrose wurden bislang zwei placebokontrollierte Doppelblindstudien durchgeführt. Bei der ersten erhielten zwanzig Patienten mit Kniearthrose 8 Wochen lang entweder Hyaluronsäure (täglich 80 Milligramm) oder ein Placebo.[66] Im Vergleich zur Placebogruppe besserten sich die Schmerzwerte in der Hyaluronsäuregruppe erheblich. Bei der zweiten Studie mit sechzig Arthrosepatienten erhielten diese über einen Zeitraum von 8 Wochen beliebig eingeteilt entweder 200 Milligramm Hyaluronsäure, 100 Milligramm Hyaluronsäure oder ein Placebo.[67] Nach der 200-Milligramm-Dosierung konnte ein signifikanter Rückgang auf der Schmerzskala beobachtet werden, nicht jedoch nach der 100-Milligramm-Dosierung.

Niacinamid

In den 1940er- und 1950er-Jahren berichteten Dr. William Kaufman und später Dr. Abram Hoffer von guten klinischen Ergebnissen bei der Behandlung von Hunderten von Patienten mit rheumatoider Arthritis und Arthrose nach der Verabreichung von hochdosiertem Niacinamid (täglich 900–4000 Milligramm in mehrere Dosen aufgeteilt).[68, 69] Dr. Kaufman dokumentierte Verbesserungen der Gelenkfunktion, des Bewegungsbereichs, der Muskelstärke und Ausdauer sowie der Sedimentationsgeschwindigkeit. Die meisten Patienten erzielten innerhalb von einem bis drei Behandlungsmonaten eine spürbare Besserung, wobei sich der größte Nutzen nach einer Einnahme zwischen einem und 3 Jahren einstellte.

Diese klinischen Ergebnisse wurden in einer gut ausgearbeiteten, placebokontrollierten Doppelblindstudie in den 1990er-Jahren noch detaillierter beurteilt.[70] 72 Patienten mit Arthrose wurden über einen Zeitraum von 12 Wochen beliebig Behandlungsgruppen mit Niacinamid (täglich 3000 Milligramm, in mehrere Gaben aufgeteilt) oder einem Placebo zugeteilt. Die Ergebnismessungen umfassten den allgemeinen Einfluss auf die Arthrose sowie Schmerzen, Bewegungsradius und -fähigkeit der Gelenke, Erythrozytensedimentationsrate, Blutstatus, Leberfunktionstests, Serumcholesterin, Serumharnsäure und Nüchternblutzucker. Mit Niacinamid stellten die Forscher eine Verbesserung von 29 Prozent des allgemeinen Einflusses auf Arthrose fest, im Vergleich zu einer Verschlechterung um 10 Prozent in der Placebogruppe. Der Schmerzgrad änderte sich nicht, doch die Patienten der Niacinamidgruppe konnten ihre Einnahme von NSARs reduzieren. Die Supplementierung mit Niacinamid verringerte die Sedimentationsrate um 22 Prozent und verbesserte die Bewegungsfähigkeit der Gelenke um 4,5 Grad im Vergleich zu den Kontrollen (8 versus 3,5 Grad). Ansonsten gab es keine Veränderungen in der Blutchemie. Nebenwirkungen, hauptsächlich leichte Magen-Darm-Beschwerden, traten häufiger in der Niacinamidgruppe auf, konnten aber effektiv durch die Tabletteneinnahme zusammen mit den Mahlzeiten oder einer Flüssigkeit eingedämmt werden.

Niacinamid in derart hoher Dosierung kann zu erheblichen Nebenwirkungen (zum Beispiel Glucoseintoleranz, Leberschäden) führen und erfordert deshalb eine genaue medizinische Überwachung – das Mindeste sind regelmäßige Bluttests zur Einschätzung von Leberschädigungen.

S-Adenosylmethionin (SAM-e)

S-Adenosylmethionin (SAM-e) ist eine wichtige Substanz, die der Körper bildet, indem er die essenzielle Aminosäure Methionin mit Adenosintriphosphat kombiniert. Ein Mangel an SAM-e im Gelenkgewebe führt ebenso wie ein Mangel an Glucosamin zum Verlust der gelähnlichen und stoßdämpfenden Beschaffenheit der Knorpel. Eine genaue Analyse von elf Studien berichtet, dass SAM-e bei Patienten mit Arthrose Schmerzen und Funktionseinschränkungen verringerte.[71]

SAM-e hat sich als bedeutend für den Aufbau von Knorpelkomponenten erwiesen.[72] In einer Doppelblindstudie erhöhte SAM-e bei vierzehn Patienten mit Arthrose in den Händen die Knorpelbildung, wie durch MRI festgestellt wurde.[73] Zudem erzielte SAM-e in Tierstudien auch leicht schmerzlindernde und entzündungshemmende Wirkung.

In Doppelblindversuchen wurde mit SAM-e eine Verringerung des Schmerzgrads und klinischer Symptome beobachtet, ähnlich wie bei NSARs wie Ibuprofen, Indometacin, Naproxen und Piroxicam.[71–82] All diese Studien zeigten signifikante Vorteile von SAM-e gegenüber NSARs. Diese Medikamente verbindet man mit erheblichen Toxizitätsrisiken, Nebenwirkungen und sogar der Förderung des Krankheitsprozesses bei Arthrose, während SAM-e bei minimalem Risiko und minimalen Nebenwirkungen einen ähnlichen Nutzen bietet. Nebenwirkungen sind selten, gelegentlich kommt es aber zu Magen-Darm-Störungen, hauptsächlich Durchfall. Wie auch bei Glucosaminsulfat liegt der Hauptnutzen in einer verbesserten Knorpelregeneration und nicht nur in der simplen Symptomlinderung.

Vitamin C

Ergebnisse der Framingham Arthrose Cohort Study zeigen, dass eine hohe Zufuhr von antioxidativen Nährstoffen, vor allem Vitamin C, das Risiko für Knorpelverlust und Fortschreiten der Erkrankung bei Arthrosepatienten senken kann.[83] Bei höherer Vitamin-C-Zufuhr konnte eine dreimal so hohe Minderung des Risikos für das Fortschreiten von Arthrose festgestellt werden. Diese Ergebnisse betonen bei chronisch degenerativen Erkrankungen, einschließlich Arthritis, die Bedeutung einer Ernährung, die reich an antioxidativen Nährstoffen auf Pflanzenbasis ist. Eine niedrige Vitamin-C-Zufuhr ist bei älteren Menschen häufig anzutreffen, was zu veränderter Kollagensynthese und beeinträchtigter Regeneration des Bindegewebes führt.[84, 85] Wie mehrere Reagenzglas-Tests zeigen, hat Vitamin C eine anabole Wirkung auf das Knorpelgewebe.[86, 87] Die Forschung hat die Bedeutung – ja sogar Notwendigkeit – von Vitamin C bei der menschlichen Knorpelzellenproteinsynthese bestätigt.[87] Eine Studie mit Patienten, die zuvor ein Vitamin-C-Ergänzungsmittel eingenommen hatten, ergab, dass die Progression ihrer Arthrose zum Stillstand kam.[88] Die Vitamine C und E scheinen synergistische Effekte auf die Arthrose auszuüben.[84]

Vitamin D

Mehrere Studien ergaben, dass ein geringer Serumgehalt von Vitamin D mit einem erhöhten Risiko der Progression von Arthrose in Verbindung zu stehen scheint, vor allem bei Menschen unter 60.[89–91] In einer Studie mit Patienten, die eine Hüftprothese erhalten sollten, hatten die Patienten mit einem Vitamin-D-Mangel vor der Operation schlechtere Hüftfunktionswerte, und ihre Chance auf ein optimales Ergebnis nach der Operation war wesentlich geringer.[91] Ein niedriger Vitamin-D-Serumgehalt deutet auch auf einen künftigen Knorpelverlust hin, was sich durch eine Verengung der Gelenkspalten und Vermehrung von knöchernen Verwachsungen äußert. Man darf begründet annehmen, dass angemessene Sonnenbäder sowie eine ausreichende Zufuhr von Vitamin D in Kindheit und jungem Erwachsenenalter das Arthroserisiko senken kann. Nicht bekannt ist jedoch, ob die erhöhte Zufuhr von Vitamin D dazu beitragen kann, eine bereits bestehende Arthrose zu lindern oder zurückzubilden.

Vitamine A und E, Pyridoxin, Zink, Kupfer und Bor

Diese Nährstoffe sind für die Kollagensynthese und die Aufrechterhaltung normaler Knorpelstrukturen erforderlich. Ein Mangel an auch nur einem dieser Nährstoffe könnte zu einer beschleunigten Gelenkdegeneration führen. Zudem kann die Supplementierung in geeigneten Mengen die Regeneration und Synthese der Knorpel fördern.

In Deutschland beispielsweise wird Bor seit Mitte der 1970er-Jahre supplementiert. Diese Anwendung wurde kürzlich in einer kleinen, klinischen Doppelblindstudie und in einer offenen Studie beurteilt. In der Doppelblindstudie erfuhren 71 Prozent der Patienten, die 6 Milligramm Bor erhielten, eine Verbesserung, gegenüber nur 10 Prozent in der Placebogruppe.[92] Die öffentliche Studie führte mit der Borsupplementierung (täglich 6–9 Milligramm) zu einer effektiven Linderung von 90 Prozent bei Arthritispatienten, einschließlich Patienten mit Arthrose, juveniler Arthritis und rheumatoider Arthritis.[93] Vorläufig kann man davon ausgehen, dass die Supplementierung mit Bor bei Arthritis ihre Berechtigung hat, denn viele Arthrosepatienten erleben einen vollständigen Rückgang ihre Symptome.

Vitamin K

Studien zeigen einen Zusammenhang zwischen niedrigem Vitamin-K-Status und Kniearthrose.[94, 95] Vitamin K kann also einen gewissen Schutz vor Arthrose bieten. Zu den Nahrungsmitteln mit hohem Vitamin-K-Gehalt gehören grüner Tee, Grünkohl, Rübenstiele, Spinat und anderes grünes Blattgemüse.

Pflanzliche Arzneimittel

Im Lauf der Geschichte wurden viele Pflanzen bei der Behandlung von Arthrose eingesetzt.

Curcumin

Curcumin ist das gelbe Pigment von Kurkuma *(Curcuma longa)*. Dank einer Vielzahl von entzündungshemmenden Wirkungen kann es bei einer Arthrose nutzbringend sein.[96] Bedenken bereitete Curcumin hinsichtlich seiner Absorbierung, inzwischen gibt jedoch es eine Reihe von Methoden und Produkten, die die Aufnahme fördern. Eine dieser Methoden besteht in der Komplexbildung von Curcumin mit Sojaphospholipiden zu einem Präparat, das unter dem Namen Meriva erhältlich ist. Tierstudien zur Absorbierung beobachten, dass die Höchstplasmawerte von Curcumin nach der Verabreichung von Meriva fünfmal höher waren als nach der Verabreichung von regulärem Curcumin.[97] Studien mit einer anderen weiterentwickelten Form von Curcumin, Theracurmin, zeigen sogar eine noch bessere Absorbierung (27-mal besser als normales Curcumin).[98]

Meriva wurde in zwei Studien an Arthrosepatienten getestet. In der ersten erhielten 50 Probanden 3 Monate lang 1000 Milligramm Meriva (entspricht einem Curcuminanteil von 200 Milligramm), wonach die Werte auf der Symptomskala um 58 Prozent sanken, die Gehstrecke auf dem Laufband sich von 76 Meter auf 332 Meter verlängerte und die Konzentration der Entzündungsmarker (CPR) im Blut bei einer Untergruppe von Patienten mit hohem CRP von 168 auf 11,3 Milligramm pro Liter sank.[99] In der zweiten Studie erhielten hundert Patienten mit Arthrose 8 Monate lang 1000 Milligramm Meriva. Ebenso wie in der vorherigen Untersuchung verbesserten sich die Werte auf der Symptomskala, die Gehstrecke und die Entzündungswerte im Blut beträchtlich.[100]

Indischer Weihrauch

Boswellia serrata, ein großer, verzweigter, in Indien vorkommender Baum, liefert ein Gummiharz, bekannt als Salai-Guggal, das seit Jahrhunderten bei arthritischen und anderen Erkrankungen angewandt wird. Neuere Rezepturen mit höheren Konzentrationen der aktiven Komponenten (Boswelliasäuren) liefern signifikante klinische Ergebnisse. Anfangs zeigten Extrakte aus Boswelliasäure bei verschiedenen Tiermodellen gute antiarthritische Effekte. Die Wirkmechanismen sind unter anderem Hemmung der Entzündungsmediatoren, Prävention einer erhöhten GAG-Synthese und verbesserte Blutzufuhr zum Gelenkgewebe.[101, 102] Klinische Studien mit pflanzlichen Rezepturen mit Weihrauch brachten gute Ergebnisse bei Kniearthrose – die Schmerzen der Patienten ließen nach, Schwellungen gingen zurück, und Kniebeugung und Gehdistanzen verbesserten sich.[103–106] Die Reduzierung der Schmerzwerte und die Optimierung der Gelenkfunktion wurden noch untermauert durch den signifikanten Rückgang der Knorpelabbauprodukte, was auf eine verbesserte Stabilität der Kollagenmatrix hinweist. Von Nebenwirkungen infolge von Boswelliasäuren wurde nicht berichtet.

Oligomere Proanthocyanidine

Oligomere Proanthocyanidine gehören zu den nützlichsten pflanzlichen Flavonoiden. Traubenkern- und Kiefernrindenextrakt (zum Beispiel Pycnogenol) sind zwei bekannte, im Handel erhältliche Quellen; diese Verbindungen kommen aber auch in vielen Nahrungsmitteln vor, vor allem in Beeren. Bislang wurden zwei Doppelblindstudien mit Pycnogenol bei Arthrose durchgeführt, mit sehr guten Ergebnissen. In der ersten Studie wurde 156 Patienten mit Arthrose über einen Zeitraum von 3 Monaten Pycnogenol (täglich 100 Milligramm) oder ein Placebo verabreicht.[107] Die allgemeinen Anzeichen und Symptome für Arthrose gingen in der behandelten Gruppe um 56 Prozent zurück gegenüber 9,6 Prozent in der Placebogruppe. Die Gehdistanz auf dem Laufbandtest verlängerte sich in der Pycnogenolgruppe von anfänglich 68 Meter auf 198. Die Einnahme von Medikamenten ging in der Pycnogenolgruppe um 79 Prozent zurück gegenüber 1 Prozent bei den Kontrollpersonen. Ähnliche Ergebnisse wurden in einer zweiten Studie bei gleicher Dosierung mit Pycnogenol erzielt.[108]

Ingwer

Ingwer *(Zingiber officinalis)* hat eine gewisse entzündungshemmende Wirkung. In einer 6-wöchigen Studie, bei der 261 Patienten mit Kniearthrose Ingwerextrakt oder ein Placebo erhielten, beobachtete man eine moderate Wirkung bei den Symptomen: 63 Prozent der Ingwergruppe verspürten eine Linderung gegenüber 50 Prozent in der Placebogruppe.[109] Die Patienten in der Ingwergruppe griffen seltener auf Acetaminophen zurück und stellten einen Rückgang der Knieschmerzen im Stehen und nach dem Gehen fest. Jedoch traten bei den Patienten, die den Ingwerextrakt erhalten hatten, häufiger Magen-Darm-Beschwerden auf als in der Placebogruppe (59 versus 21 Patienten), wenn auch nur leichte. Ein Doppelblind-Cross-over-Versuch ergab eine Wirkung von Ingwer (dreimal täglich 170 Milligramm) vor dem Cross-over, aber am Ende der Studie zeigte er im Vergleich zum Placebo keine Wirkung mehr.[110] Damit ist klar, dass weitere Studien zur Beurteilung der Wirksamkeit von Ingwer bei Arthrose erforderlich sind.

Teufelskralle

Die Teufelskralle *(Harpagophytum procumbens)* ist eine südafrikanische Pflanze, die in den Randgebieten der Kalahari-Wüste wächst. Extrakte aus der Wurzel sind üblicherweise standardisiert für Harpagosid, die wichtigste aktive Komponente. Eine systematische Übersicht der klinischen Wirksamkeit der Teufelskralle kam zu dem Schluss, dass Produkte mit weniger als 30 Milligramm Harpagosiden täglich kaum Wirkung bei der Behandlung von Knie- und Hüftarthrose zeigten, während Dosierungen mit täglich 60 Milligramm Harpagosiden moderate Belege für die Wirksamkeit bei der Behandlung von Arthrose der Wirbelsäule, der Hüfte und des Knies zeigten.[111] Ein paar der individuellen Studien erzielten signifikanten Nutzen. So war beispielsweise in einer 2-monatigen Doppelblindstudie über Arthrose der Wirbelsäule und des Knies eine Gabe von dreimal täglich 670 Milligramm Teufelskrallenpulver effektiver als ein Placebo bei der Schmerzlinderung.[112] In einer 4-monatigen Doppelblindstudie über Hüft- und Kniearthrose erzielten täglich 2,6 Gramm Teufelskrallenpulver dieselbe Wirkung wie täglich 200 Milligramm Diacerein bei der Schmerzlinderung, es wurde jedoch besser vertragen als das Medikament.[113] In einer Übersicht über 28 klinische Versuche mit Teufelskrallenextrakt traten ungünstige Folgen mit einer Quote von etwa 3 Prozent auf und überstiegen die Nebenwirkungen von Placebos nicht.[114] Die Langzeitanwendung scheint ohne Risiko.

Lokale Analgetika

Die wichtigsten der natürlichen äußerlich anzuwendenden Präparate gegen Arthrose enthalten mit Menthol verwandte Komponenten. Eine bekannte Kombination setzt sichaus 4 Prozent Kampfer, 10 Prozent Menthol und 30 Prozent Methylsalicylat und/oder Capsaicin zusammen (eine Salbe enthält für gewöhnlich 0,075 Prozent Capsaicin). Diese seit Langem erprobten und klinisch erwiesenen lokalen Analgetika können häufig erhebliche Linderung bei Arthrose bringen. Alternativ gibt es Produkte, die Celadrin enthalten, eine Mischung aus natürlich vorkommenden Fettsäuren. Es hat nachweislich Einfluss auf mehrere entzündungsfördernde Schlüsselfaktoren. Seine wesentliche Wirkung scheint die Fähigkeit zur Stärkung der Gesundheit und Unversehrtheit von Zellmembranen zu sein. Das hat zur Folge, dass es die Produktion von Entzündungskomponenten, bekannt als Prostaglandine, stoppt. Es senkt auch die Produktion von negativen Immunfaktoren wie IL-6, die eine entscheidende Rolle bei Entzündungen spielen. Studien haben die orale und lokale Verabreichung von Celadrin untersucht. Bei einer Untersuchung zu oralem Celadrin wurden 64

Patienten mit chronischer Kniearthrose am Anfang und nach 30 und 68 Tagen beurteilt. Im Vergleich zu einem Placebo zeigten die Ergebnisse mit Celadrin eine verbesserte Bewegungsfreiheit des Knies.[115]

Auch die Wirkung von Celadrincreme bei Kniearthrose wurde untersucht. Vierzig Patienten wurden beliebig Gruppen mit Celadrinsalbe oder einem Placebo zugeteilt. Die Probanden wurden zu drei Zeitpunkten beurteilt: zu Beginn, 30 Minuten nach der Erstbehandlung und nach 30 Behandlungstagen, wobei die Salbe zweimal täglich aufgetragen wurde. Zu den Beurteilungsfaktoren gehörten Beweglichkeit des Kniegelenks, Dauer zwischen Aufstehen von einem Stuhl und dem ersten Schritt, Dauer des Treppensteigens und zwei weitere Funktionstests. Beim Treppensteigen und dem Aufstehtest wurden 30 Minuten nach dem ersten Auftragen und nach einem Monat nur in der Celadringruppe signifikante Verbesserungen beobachtet. Ebenso verbesserte sich die Bewegungsfähigkeit des Knies mit Celadrin, sowohl 30 Minuten nach Erstbehandlung als auch nach einmonatiger Anwendung. In der Placebogruppe dagegen konnte kein Unterschied festgestellt werden. Auch die anderen Funktionstests zeigten deutliche Verbesserungen mit Celadrin, während das Placebo keinerlei Ergebnisse erbrachte.[116]

In einer anderen Studie mit Patienten mit Kniearthrose wurden die Teilnehmer beim Stehen auf einem speziellen Podest für 20 und 40 Sekunden getestet, um zu beurteilen, wie lange sie bequem auf einer Stelle stehen können. Auch hier zeigten wieder nur die Teilnehmer Verbesserungen, die die Celadrinsalbe aufgetragen hatten.[117]

Eine der bemerkenswerten Eigenschaften von Celadrin besteht darin, dass es, anders als viele andere natürliche Methoden, fast sofortige Ergebnisse bringt.

Physikalische Therapie

Fehlstellungen der Gelenke belasten diese und erhöhen das Arthroserisiko. Obwohl dieses Konzept recht einfach ist, ist es erst kürzlich wissenschaftlich untersucht worden. Eine 18-monatige Studie mit 230 Patienten mit Kniearthrose und zumindest gewissen Einschränkungen bei Aktivitäten, die Kniebewegungen erfordern, zeigte schlüssig, dass Patienten mit O-Beinen ein viermal höheres Risiko für die Progression von Arthrose an der Innenseite der Knie hatten.[118] Ebenso hatten Patienten mit X-Beinen ein fast fünfmal höheres Risiko für die Progression von Arthrose an der Außenseite der Knie. Es überrascht nicht, dass die Schwere der Arthrose umso stärker ausfällt, je größer die Fehlstellung ist. Menschen, die eine Fehlstellung haben, sollten eventuell eine chiropraktische oder osteopathische Behandlung sowie orthopädische Hilfsmittel in Betracht ziehen.

Verschiedene physikalische Therapiearten (zum Beispiel körperliche Aktivität, Hitze, Kälte, Diathermie, Ultraschall) sind häufig günstig für die Verbesserung der Gelenkmobilität und Schmerzlinderung bei Arthrose, besonders bei regelmäßiger Wiederholung. Man glaubt, die positive Wirkung der physikalischen Therapie sei zum großen Teil der geeigneten Hydratation der Gelenkkapsel zu verdanken.

Klinische und experimentelle Studien weisen anscheinend darauf hin, dass die Kurzwellendiathermie den größten Nutzen bringt.[119–121] Die Kombination von Kurzwellendiathermie mit periodischen Eismassagen, Ruhe und geeigneten Körperübungen scheint der effektivste Ansatz zu sein. Ultraschall und Lasertherapie haben sich ebenfalls als hilfreich erwiesen.[122, 123]

Die besten körperlichen Aktivitäten sind isometrische Übungen und Schwimmen. Diese Bewegungen erhöhen die Blutzirkulation zu den Gelenken und stärken die benachbarten Muskeln, ohne die Gelenke übermäßiger Belastung auszusetzen. Die Stärkung des Quadrizeps verbessert nachweislich die klinischen Merkmale und reduziert den Schmerz bei Kniearthrose.[124] Gehprogramme helfen Menschen mit Kniearthrose, die Gelenkfunktion zu verbessern, und lindern den Schmerz.[125] Auch physikalische Therapien, die genau auf den Patienten zugeschnitten sind, können hilfreich sein. So profitierten zum Beispiel vier ältere Patienten mit Arthrose in den Händen von vier wöchentlichen, 20-minütigen Spieleinheiten am Keyboard.[126]

Effektive nicht-pharmakologische Ansätze bei Arthroseschmerzen

- Akupunktur
- Diathermie

- Gewichtsreduzierung
- Körperliche Bewegung
- Lasertherapie
- Magnetfeldtherapie
- Massage
- Physikalische Therapie
- Psychologische Hilfe
- Thermalbäder
- Transkutane elektrische Nervenstimulation (TENS)
- Ultraschall

Akupunktur und Elektroakupunktur

Akupunktur hat sich als sicher und effektiv bei der Senkung von Schmerzen durch Arthrose erwiesen.[127, 128] Andere Studien zeigen sehr gute Ergebnisse mit entweder Elektroakupunktur oder transkutaner elektrischer Nervenstimulation (TENS) bei der Linderung von Arthroseschmerzen, aber nur die Elektroakupunktur verbesserte die Gelenkfunktion.[129] In einer kontrollierten, direkten Vergleichsstudie mit 186 Patienten wurde auch Elektroakupunktur gegen das NSAR Diclofenac getestet.[130]

Bei diesen Patienten mit Kniebeschwerden gab es die größten Verbesserungen der Arthrosesymptome in der Elektroakupunkturgruppe. Anders als bei der Diclofenac- und der Placebogruppe stuften die Patienten, die eine Elektroakupunktur erhalten hatten, ihre Ergebnisse als »viel besser« ein, und die Elektroakupunkturgruppe verzeichnete auch eine wesentlich bessere Schmerzkontrolle und Funktionalität.

Magnetfeldtherapie

Die Magnetfeldtherapie wird bei einem breiten Spektrum von chronischen Schmerzsyndromen angewandt.[131] Eine Reihe von Studien unterstützt die Magnetfeldtherapie bei Kniearthrose eindeutig.[132–135] Eine Doppelblindstudie untersuchte 75 Patienten mit Kniearthrose, die zuvor keine akzeptablen Ergebnisse mit konventioneller Behandlung erzielen konnten.[134] Magnetfelder mit Niedrigfrequenztaktung erzielten bemerkenswerte Verbesserungen bei Schmerz, Funktionalität und der ärztlichen Beurteilung des Patientenzustands. Die durchschnittliche Steifheit am Morgen löste sich in der Magnetfeldgruppe 20 Minuten früher, während sie in der Placebogruppe 2 Minuten länger anhielt. Eine zweite Doppelblindstudie mit 176 Patienten mit Kniearthrose zeigte ebenfalls signifikante Ergebnisse durch den Einsatz von Niedrigfrequenz- und Niedrigamplitudefeldern.[135] Die Schmerzminderung nach einer Behandlungssitzung war in der Magnetfeldgruppe (46 Prozent) bedeutend höher als in der Kontrollgruppe (8 Prozent). Eine kleinere Studie mit 29 Patienten mit Kniearthrose setzte entweder starke Magnetfelder ein oder eine 4-stündige Placebobehandlung mit einer Kniebandage unter Aufsicht und anschließender Eigenbehandlung über einen Zeitraum von 6 Wochen, wobei die Bandage täglich 6 Stunden lang getragen wurde.[135] Diese Studie wies nach 4-stündiger Behandlung einen erheblichen Rückgang auf der Schmerzskala in der behandelten Gruppe auf und nur eine minimale Verbesserung in der Placebogruppe, allerdings keine signifikanten Unterschiede nach 6-wöchiger Eigenbehandlung. Dies kann bedeuten, dass entweder eine Behandlung unter Aufsicht effektiver ist oder die günstige Wirkung mit der Zeit nachlässt. Nichtsdestotrotz gibt es Belege für wirksame Magnetfeldbehandlungen bei Arthrose.

Entspannungstechniken

Entspannungstechniken wie Meditation, tiefes Atmen und geführte Visualisierung werden bei vielerlei Arten von Schmerzen eingesetzt. Eine Studie mit 66 älteren Patienten, die unter chronischen Arthroseschmerzen litten, beurteilte die Wirkung täglichen Musikhörens auf ihre Schmerzstärke.[136] Unterschiede in der Schmerzwahrnehmung wurden bei Versuchsteilnehmern beurteilt, die täglich entweder 20 Minuten lang eine Auswahl von Mozart hörten oder 20 Minuten lang einfach nur ruhig dasaßen. Die Musikhörer hatten weniger Schmerzen im Vergleich zu den Kontrollpersonen, die keine Musik hörten. Über den Zeitraum der 14-tägigen Studie verminderte sich der wahrgenommene Schmerz in der Mozartgruppe schrittweise.

Schnellüberblick

- Arthrose ist die häufigste Ursache für Arthritis.
- NSARs scheinen die Symptome der Arthrose zu unterdrücken, ihre Progression jedoch zu beschleunigen.
- Die wichtigsten Ernährungsfaktoren bei der Prävention und der Behandlung von Arthrose sind normales Körpergewicht und die Verbesserung der Insulinsensitivität.
- Die mediterrane Ernährung kann sich positiv auf die Arthrose auswirken.
- Eine bekannte Ernährungsmethode bei der Behandlung von Arthrose ist die Eliminierung von Nahrungsmitteln aus der Familie der Solanaceae (Nachtschattengewächse).
- Zahlreiche Doppelblindstudien zeigen, dass Glucosamin im Vergleich mit NSARs, Placebos oder Acetaminophen weit bessere Ergebnisse bei der Schmerz- und Entzündungslinderung bei Arthrose erzielt.
- Klinische Studien deuten darauf hin, dass oral verabreichtes Chondroitin weniger wirksam ist als Glucosamin.
- Eine hohe Zufuhr von antioxidativen Nährstoffen, vor allem Vitamin C, kann das Risiko für Knorpelverlust und Progression der Krankheit bei Arthrosepatienten reduzieren.
- Meriva, eine spezielle Form von Curcumin, das für die verbesserte Absorbierung an Phosphatidylcholin gebunden ist, erwies sich in zwei Doppelblindstudien als wirkungsvoll bei Arthrose.
- Bislang wurden zwei Doppelblindstudien mit Pycnogenol durchgeführt. Diese zeigten sehr gute Wirkung bei Arthrose.
- Natürliche, lokal anzuwendende Präparate für Arthrose (Menthol, Capsaicin oder Celadrin) können Entzündungen eindämmen.
- Eine Fehlstellung der Gelenke belastet diese und erhöht das Risiko für Arthrose.
- Physikalische Therapie (zum Beispiel Sport, Hitze, Kälte, Diathermie, Ultraschall, Akupunktur, Transkutane elektrische Nervenstimulation und Elektroakupunktur) können die Beweglichkeit der Gelenke verbessern und die Schmerzen bei Arthrose verringern.

Behandlungsübersicht

Der natürliche Ansatz bei Arthrose ist ein vernünftiger Plan zur Reduzierung der Belastung und Schädigung der Gelenke, Förderung der Kollagenregenerationsmechanismen und Eliminierung von Lebensmitteln und anderen Faktoren, die eine normale Kollagenregeneration verhindern könnten. NSARs sollten so weit wie möglich gemieden werden. Wenn Sie sie einnehmen müssen, nehmen Sie zum Schutz des Magen-Darm-Trakts auch deglycyrrhizinierte *Glycyrrhiza glabra* (DGL) ein und setzen Sie die NSARs so bald wie möglich ab.

Ernährung

Das primäre alimentäre Ziel ist das Erreichen des idealen Körpergewichts, siehe das Kapitel »Adipositas und Gewichtskontrolle«. Die allgemeinen Empfehlungen im Kapitel »Eine gesunde Ernährung« sind hier ebenfalls zutreffend. Zudem gibt es Berichte von Patienten, die durch den Verzicht auf Pflanzen der Solanaceae-Familie (unter anderem Tomaten, Kartoffeln, Auberginen und Paprika) profitiert haben. Der regelmäßige Verzehr von Beeren, die reich an Flavonoiden sind, und natürlichen Vitamin-C-Quellen wie Brokkoli, dunkelgrünem Blattgemüse (Grünkohl, indischem Senf, Spinat etc.) und Zitrusfrüchten ist wesentlich, ebenso wie die mediterrane Ernährung.

Nahrungsergänzungsmittel

- Ein hochpotentes Multivitamin-Mineralstoffpräparat, wie im Kapitel »Supplementierung« beschrieben
- Wesentliche Nährstoffe:
  - → Vitamin B_6: täglich 50 Milligramm
  - → Vitamin K: täglich 100 Mikrogramm
  - → Zink: täglich 30–45 Milligramm
  - → Kupfer: täglich 0,5–1 Milligramm
  - → Bor: täglich 6 Milligramm
  - → Vitamin C: täglich 500–1000 Milligramm
  - → Selen: täglich 100–200 Mikrogramm
  - → Vitamin E (gemischte Tocopherole): täglich 100–200 IE
  - → Vitamin D_3: täglich 2000–4000 IE
- Fischöl: 1000 Milligramm EPA + DHA pro Tag
- Eins der folgenden Produkte:
  - → Traubenkernextrakt (mehr als 95 Prozent oligomere Proanthocyanidine): täglich 100–300 Milligramm

Fortsetzung Behandlungsübersicht

- → Kiefernrindenextrakt (mehr als 95 Prozent oligomere Proanthocyanidine): täglich 100–300 Milligramm
- → Andere flavonoidreiche Extrakte mit ähnlichem Gehalt an Flavonoiden, »Supergreens« oder andere Antioxidantien auf Pflanzenbasis, die täglich einen ORAC-Wert (Sauerstoffradikal-Absorptionsfähigkeit) von 3000 bis 6000 Einheiten liefern können
- Spezielle Ergänzungsmittel (beginnen Sie mit Glucosamin; wenn nach 4 bis 6 Wochen keine Besserung eintritt, nehmen Sie SAM-e hinzu, gefolgt von Hyaluronsäure und danach Niacinamid):
  - → Glucosaminsulfat: 1500 Milligramm pro Tag (tägliche Dosierungen bis zu 3000 Milligramm können erforderlich sein bei übergewichtigen Patienten, bei Personen, die Diuretika einnehmen, sowie bei Sportlern oder Menschen, die ihre Gelenke großen Belastungen aussetzen)
  - → SAM-e: dreimal täglich 200–400 Milligramm
  - → Hyaluronsäure: täglich 100–200 Milligramm
  - → Niacinamid: dreimal täglich 1000 Milligramm (unter ärztlicher Aufsicht; die Leberenzyme müssen regelmäßig getestet werden)

Pflanzliche Arzneimittel

Eines oder mehrere der folgenden Präparate:

- Curcumin:
  - → Meriva: zweimal täglich 500–1000 Milligramm
  - → BCM95-Komplex: zweimal täglich 750–1500 Milligramm
  - → Theracurmin: ein- bis dreimal täglich 300 Milligramm
- Boswellia-Extrakt: dreimal täglich eine Dosierung, die 400 Milligramm Boswelliasäure entspricht
- Ingwer: dreimal täglich 8–10 Gramm getrocknetes Ingwerpulver oder Ingwerextrakt standardisiert auf 20 Prozent Gingerol und Shogaol in einer Dosierung von 100 bis 200 Milligramm
- Teufelskralle:
  - → Getrocknetes Wurzelpulver (Tablette oder Kapsel): dreimal täglich 2000 Milligramm
  - → Flüssigextrakt (1:1): dreimal täglich 2 Milliliter
  - → Trockener Pulverextrakt (standardisiert für 2,5 Prozent Harpagoside): dreimal täglich 750–1000 Milligramm

Sport

Körperliche Aktivitäten, die die Gelenke zu stark belasten, sollten vermieden werden. Versuchen Sie, eine gute Körperhaltung einzunehmen; sollten Sie strukturelle Fehlstellungen haben (zum Beispiel X- oder O-Beine), suchen Sie einen Orthopäden auf. Diese Maßnahmen werden Ihnen dabei helfen, die Belastung Ihrer Gelenke zu verringern.

Die besten körperlichen Aktivitäten sind neben Gehen und Schwimmen isometrische Übungen. Dabei wird die Muskulatur effektiv trainiert, ohne diese zu bewegen. Die Aktivierung wird über Anspannung, durch Druck oder Zug erreicht. Viele isometrische Übungen können auch von Bettlägerigen ausgeführt werden.

Physikalische Therapie und Akupunktur

Verschiedene physikalische Therapiemaßnahmen wie Bewegung, Hitze, Kälte, Diathermie, Ultraschall, Akupunktur, transkutane elektrische Nervenstimulation und Elektroakupunktur verbessern häufig die Beweglichkeit der Gelenke und lindern die Schmerzen bei Arthrose.

ASTHMA

- Wiederholte Anfälle von Kurzatmigkeit, Husten und Aushusten von zähem Schleim
- Verlängerte Ausatmungsphase mit Pfeifgeräuschen und anderen anormalen Atemgeräuschen
- Laborwerte weisen auf Allergien hin (erhöhter Eosinophilenblutwert, erhöhte Serum-IgE-Konzentration, positiver Nahrungsmittel- und/oder Klebstoff-Allergietest)

Asthma ist eine Atmungsstörung, die sich durch Verkrampfen und Anschwellen der Bronchien sowie exzessiven Ausstoß von zähflüssigem Schleim darstellt, der ebenfalls zu Atemschwierigkeiten führen kann. Etwa 7 Prozent der US-amerikanischen Bevölkerung ist von Asthma betroffen, und 4210 Menschen sterben jährlich daran. Obwohl es in jedem Alter auftritt, sind Kinder unter 10 Jahren am häufigsten betroffen. Das Verhältnis männlich/weiblich liegt bei 2:1, was sich bis zum Alter von 30 Jahren ausgleicht.[1]

Die Zahl der Asthmafälle in den Vereinigten Staaten steigt rasant, besonders bei Kindern. Häufig angeführte Gründe, die diesen Anstieg erklären, sind:

- Erhöhte Belastung des Immunsystems aufgrund von zum Beispiel größerer chemischer Luft- und Wasserverschmutzung, Insektenallergenen (meistens von der Hausstaubmilbe) und Lebensmitteln
- Früheres Abstillen und frühere Heranführung an feste Mahlzeiten bei Säuglingen
- Nahrungsmittelzusätze
- Anstieg von Adipositas[2]
- Genmanipulation von Pflanzen, was die Wahrscheinlichkeit erhöht, dass Nahrungsbestandteile Allergene enthalten

Warnhinweis

Ein akuter Asthmaanfall kann ein medizinischer Notfall sein. Wenn Sie einen akuten Anfall haben, konsultieren Sie umgehend Ihren Arzt oder begeben sich in eine Notaufnahme.

Darüber hinaus kann es sein, dass bestimmte genetische Variablen bestimmte Menschen anfälliger für Asthma machen.[3–6]

Hauptkategorien

Asthma wird in zwei Kategorien eingeteilt: extrinsisch und intrinsisch. *Extrinsisches* oder *atopisches Asthma* wird im Allgemeinen als Allergie angesehen, wobei klassischerweise der IgE-Wert ansteigt – der Antikörper, der von den weißen Blutkörperchen erzeugt wird, die sich an spezielle weiße Blutkörperchen, bekannt als Mastzellen, binden können und die Freisetzung von Mediatoren wie zum Beispiel Histaminen auslösen. *Intrinsisches Asthma* verbindet man nicht mit einer Bronchialreaktion auf Allergien, sondern mit Faktoren wie etwa Chemikalien, kalter Luft, Sport, Infektionen und emotionaler Aufregung.

Asthma wird klinisch häufig nach der Frequenz der Symptome, dem forciertem Ausatmungsvolumen in einer Sekunde (»forced expiratory volume«, FEV_1) sowie nach dem »peak flow« (maximalem Atemstrom) klassifiziert.

Diagnostische Erwägungen

Die Richtlinien des U.S. National Asthma Education and Prevention Program (NAEPP) für Diagnose und Handhabung von Asthma besagen, die Diagnose von Asthma fange damit an, ob einer der folgenden Indikatoren vorliege:

- Pfeifen (hohe Pfeifgeräusche während des Ausatmens), besonders bei Kindern (das Fehlen von Pfeifgeräuschen und eine Untersuchung des Brustraums ohne Befund schließen Asthma nicht aus).
- Welche Symptome traten in der Vergangenheit auf?
  - Husten, Verschlimmerung besonders nachts
  - Wiederholte Pfeifgeräusche
  - Wiederholte Atemschwierigkeiten
  - Wiederholtes Engegefühl im Brustraum

Klinische Klassifizierung von Asthma nach Schweregrad				
Schweregrad Patienten 12 Jahre oder älter	Symptomfrequenz	Nächtliche Symptome	FEV_1, % der Voraussage	FEV_1 variabel
Unregelmäßig	Weniger als zweimal pro Woche	Ein- oder zweimal im Monat	≥80 %	<20 %
Leicht anhaltend	Zwei- oder mehrmals pro Woche, aber nicht täglich	Drei- oder viermal im Monat	≥80 %	20–30 %
Moderat anhaltend	Täglich	Mehr als einmal pro Woche, aber nicht nachts	60–80 %	>30 %
Schwer anhaltend	Den ganzen Tag lang	Häufig (oft siebenmal pro Woche)	<60 %	>30 %

- Die Symptome treten auf oder verschlimmern sich bei:
  - Sport
  - Viraler Infektion
  - Tieren mit Fell/Haaren
  - Hausstaubmilben (in Matratzen, Kissen, Polstermöbeln, Teppichen)
  - Schimmel
  - Rauch (von Tabak oder Holz)
  - Pollen
  - Wetterveränderung
  - Starker emotionaler Bewegung (starkem Lachen oder Weinen)
  - Chemikalien oder Staub in der Luft
  - Beginn der Menstruation
- Die Symptome treten auf oder verschlimmern sich nachts und wecken den Patienten.

Die Ermittlung der Atemfunktion mithilfe eines Spirometers spielt eine zentrale Rolle bei der Behandlung von Asthma und sollte bei der Erstdiagnose durchgeführt werden, nach Behandlungsbeginn, nachdem die Symptome sich stabilisiert haben, immer wenn die Symptome sich verschlimmern und regelmäßig alle ein bis 2 Jahre.

Ursachen

Asthma wird durch ein komplexes Zusammenspiel von Umwelt- und genetischen Faktoren ausgelöst. Der größte Risikofaktor für die Entwicklung von Asthma sind Allergien in der Vergangenheit, wie zum Beispiel Ekzeme (atopische Dermatitis) und Heuschnupfen. Wenn eine atopische Dermatitis vorliegt, erhöht sich das Risiko für Asthma um das Drei- bis Vierfache. Allergien und die Reaktion des Immunsystems hängen offenbar mit Asthma zusammen. Das spezifische Ungleichgewicht besteht in einer Erhöhung der Anzahl oder Funktion der spezialisierten weißen Blutkörperchen, bekannt als TH2-Helferzellen. Diese Zellen führen schließlich zur erhöhten Freisetzung von Stoffen, die die Allergiereaktion verstärken.[2–4]

Sowohl extrinsische als auch intrinsische Faktoren lösen die Freisetzung von Mastzellen aus Chemikalien aus, die Entzündungen vermitteln (erzeugen oder beeinflussen). Die Entzündungsmediatoren sind verantwortlich für die Anzeichen und Symptome von Asthma. Sie sind entweder innerhalb der Mastzellen in kleinen Päckchen vorgeformt (Granula) oder werden von Fettsäuren in den Zellmembranen erzeugt.

Zu den vorgeformten Mediatoren gehören Histamin und Verbindungen namens Leukotriene. Diese Stoffe sind für den Großteil der allergischen Reaktionen bei Asthma verantwortlich. Einige der Leukotriene sind bei der Auslösung von Bronchialkrämpfen und Allergien tausendmal stärker als Histamine. Man hat beobachtet, dass Asthmatiker häufig eine höhere Leukotrienenkonzentration bilden.[5] Diese Anomalie wird bei Patienten, bei denen das Asthma durch Aspirin ausgelöst wurde, noch verschlimmert. Aspirin und andere nichtsteroidale Entzündungshemmer (NSAIDs, wie zum Beispiel Indometacin und Ibuprofen) führen bei anfälligen Menschen zu exzessiver Produktion von Leukotrienen.[6–7] Tartrazin (gelber Farbstoff #5) hat ähnliche Auswirkungen auf den Leukotrienengehalt und ist häufig Ursache für Asthma, besonders bei Kindern. Den meisten verarbeiteten Lebensmitteln wird Tartrazin beigesetzt, und man findet es sogar in Vitaminpräparaten und verschreibungspflichtigen Medikamenten gegen Asthma. Tartrazin kann indirekt auch durch seine Rolle als Antimetabolit von Vitamin B_6 zum Asthmaprozess beitragen (siehe die Erörterung unter »Tryptophanmetabolismus und Pyridoxinsupplementierung« weiter hinten in diesem Kapitel).

Das vegetative Nervensystem und die Nebennieren

Das vegetative Nervensystem und die Nebennieren stehen ebenfalls im Zusammenhang mit Asthma.[8] Einige der entzündlichen Mediatoren blockieren die Beta-2-Rezeptoren für den Neurotransmitter Epinephrin (Adrenalin), der von der Nebennieren abgesondert wird. Dies führt schließlich zu einer Verkrampfung des glatten Atemwegs und zur Freisetzung von Histamin und anderen Allergiestoffen von Mastzellen und Basophilen. Wenn die Nebenniere zudem nicht ausreichend Cortisol und Epinephrin produziert, kann es zu einem Bronchialkrampf kommen.

Impfstoff gegen Keuchhusten

Eine Beurteilung von 448 Kindern und Jugendlichen in Großbritannien, die in den ersten 6 Lebensmonaten und besonders am ersten Tag nach der Geburt, nur Muttermilch erhielten, erbrachte einige interessante Ergebnisse. Alle Kinder waren nach einem Jahr abgestillt worden und zum Zeitpunkt, als ihre Eltern befragt wurden, älter als 4 Jahre. Das Durchschnittsalter lag bei 7,87 Jahren. Auf die Frage »Wurde Ihr Kind jemals als Asthmatiker diagnostiziert?« gab es 30 bejahende Antworten (6,72 Prozent). Die wahre Überraschung kam, als die Wissenschaftler die Befragten danach klassifizierten, ob sie gegen Pertussis (Keuchhusten) geimpft waren.[9]

Von 243 immunisierten Kindern wurden 26 (10,69 Prozent) mit Asthma diagnostiziert. Demgegenüber hatten von den 203 Kindern, die nicht immunisiert worden waren, nur 4 Asthma (1,97 Prozent). Dieser Studie zufolge lag das relative Risiko, durch eine Keuchhustenimpfung Asthma zu entwickeln, bei 5,43.

Obwohl alle Kinder, die gegen Keuchhusten geimpft worden waren, auch andere Impfungen erhalten hatten, vermuteten die Wissenschaftler, dass die statistischen Belege sich auf Keuchhusten konzentrierten. Bei den Kindern, die nicht gegen Keuchhusten geimpft waren, hatten die meisten einige andere Impfungen erhalten. Von den 91 Teilnehmern der Studie, die nicht geimpft worden waren, hatte nur einer Asthma, im Vergleich zu 3 von den 112, die andere Impfungen bekommen hatten. Das relative Risiko, Asthma zu bekommen, liegt daher bei Kindern ohne Impfungen bei 1 Prozent, bei 3 Prozent bei Kindern, die andere Impfungen als gegen Keuchhusten erhalten hatten, und bei 11 Prozent bei Kindern, die die Impfung gegen Keuchhusten erhalten hatten. Ein weiteres Ergebnis, das bedacht werden muss, ist, dass in der nicht gegen Keuchhusten geimpften Gruppe 16 an letzterem erkrankten, verglichen mit nur einem Kind aus der geimpften Gruppe.

Grippeschutzimpfung

Über 9600 Kinder wurden beurteilt, um die Sicherheit eines intranasalen Impfstoffs gegen das Influenzavirus bei Kindern festzustellen. Obwohl dieser relativ neue Impfstoff als sicher für Kinder und Jugendliche galt, war das Risiko für Asthma und verwandte reaktive Atemwegserkrankungen bei Kindern zwischen 18 und 35 Monaten viermal höher.[10]

Antibiotika, Probiotika und Schleimhaut-IgA

In einer kombinierten Analyse aus sieben Studien mit mehr als 12 000 Jugendlichen stellten Wissenschaftler an der Universität von British Columbia fest, dass Kinder, die vor ihrem ersten Geburtstag Antibiotika bekommen hatten, ein mehr als doppelt so hohes Risiko für Asthma hatten wie unbehandelte Kinder.[11] Wenn sie mehrmals Antibiotika eingenommen hatten, schnellte das Risiko noch weiter nach oben – 16 Prozent für jede Therapieeinheit des Medikaments, das sie unter einem Jahr eingenommen hatten. Es gibt eine Reihe von Erklärungen für diesen Zusammenhang zwischen Antibiotikaeinnahme und Asthma. Eine ist, dass Antibiotika zu einem Zustand von »exzessiver Hygiene« beitragen, was zu weniger Kontakt mit Mikroben führt, was wiederum ein überempfindliches Immunsystem schafft, das extreme allergische Reaktionen auf Pollen und Hausstaubmilben an den Tag legt und letztendlich zu Asthma führt. Die zweite Erklärung lautet, Antibiotika haben einen negativen

Einfluss auf die normale Flora des Darms und der Atemwege. Wie einige Studien gezeigt haben, senkt die Gabe von Probiotika (aktive *Lactobacillus-* und *Bifidobakterium*-Kulturen) das Risiko für atopische Allergien wie Asthma und Ekzeme. Manche dieser Schutzeffekte gehen möglicherweise von Mukosal IgA aus, einem Antikörper, der an der Eliminierung von Antigenen beteiligt ist. In einer Gruppe von 237 zu Allergien neigenden Kleinkindern, die entweder eine Kombination aus vier probiotischen Stämmen oder ein Placebo erhielten, stellten Wissenschaftler fest, dass die Supplementierung mit Probiotika das IgA im Stuhl vermehrte und Entzündungsmarker verringerte.[12]

Bei Kindern, die mit 6 Monaten eine hohe IgA-Konzentration im Stuhl aufwiesen, sank das Risiko für jedwede Allergie oder für mit IgE assoziierte (atopische) Erkrankungen bis zum Alter von 2 Jahren um fast 50 Prozent. Frühzeitig hohes IgA im Darm sieht man im Zusammenhang mit minimalem Darmentzündungsrisiko, und es weist auf ein geringeres Risiko für mit IgE assoziierte allergische Erkrankungen hin.

Therapeutische Erwägungen

Der erste natürliche Ansatz bei Asthma besteht darin, allergische Einflüsse zu reduzieren. Allergene kann man verstehen wie Strohhalme auf dem Rücken eines Kamels. Wenn man dem Kamel genug Strohhalme auf den Rücken lädt, wird es letzten Endes zusammenbrechen. Ähnlich ist es beim Kontakt mit Allergenen – von einer bestimmten Menge an werden sie Symptome verursachen. Durch die Verminderung allergischer Einflüsse, und in vielen Fällen auch der allergieauslösenden Stoffe, kann der allergische Prozess verhindert werden. Es gibt zwei primäre Möglichkeiten, die Allergieschwelle zu erhöhen: den Kontakt mit Allergenen in der Luft vermeiden und die Zufuhr von Nahrungsmittelallergenen reduzieren.

Allergene in der Luft

Häufig ist es schwierig, Allergene in der Luft wie Pollen, Haar- oder Hautschuppen von Tieren und Hausstaubmilben ganz zu vermeiden, aber man kann durchaus Maßnahmen ergreifen, um den direkten Kontakt zu verringern. Ein wichtiger erster Schritt ist, keine Hunde oder Katzen zu halten, und Oberflächen, auf denen sich Allergene ansammeln können (Teppiche, Läufer, Polstermöbel), zu entfernen. Sollte das nicht ganz möglich sein, stellen Sie sicher, dass das Schlafzimmer so weit wie möglich allergenfrei ist. Umhüllen Sie die Matratze mit allergiefreiem Plastik, waschen Sie Bettlaken, Decken, Kissenhüllen und Matratzenschoner wöchentlich in heißem Wasser mit einem Waschmittel, das frei von Zusatz- und Duftstoffen ist – empfehlenswert ist Allergikerbettwäsche aus Ventflex, einem speziellen hypoallergenen synthetischen Material –, und installieren Sie einen Luftreiniger. Die besten mechanischen Luftreiniger sind HEPA (high-efficiency particulate air)-Filter, die in das Zimmer gestellt oder an Zentralheizungs- und Klimaanlagensystem angeschlossen werden können.

Bei Kindern mit hohem Risiko kann Stillen große Wirkung zeigen. Es gibt hinreichend Belege, dass Stillen allein schon eine präventive Wirkung gegen Asthma hat.[13, 14] Wenn Stillen noch mit der Vermeidung von Allergenen kombiniert wird, werden sogar noch bessere Ergebnisse erzielt. So sammelte beispielsweise die »Canadian Asthma Primary Prevention«-Studie 2 Jahre lang Daten von ausgewählten 545 Säuglingen, die aufgrund ihres familiären Hintergrunds ein sehr hohes Risiko für Asthma hatten.[15] Diese Kinder wurden in Kontroll- und Interventionsgruppe eingeteilt.

Zu den Interventionen gehörten erstens Maßnahmen zur Bewältigung von Hausstaub, zweitens Empfehlungen gegen Haustiere, Tabakrauch und Tagespflege im ersten Lebensjahr und drittens nur Stillen oder die Gabe von teilweise hydrolisierter Säuglingsnahrung aus Weizen bis zum Alter von mindestens 4 Monaten. Im Alter von einem Jahr war Asthma in der Interventionsgruppe signifikant um 34 Prozent verringert. Mit 2 Jahren gab es in der Interventionsgruppe 60 Prozent weniger Kinder mit andauerndem Asthma und eine Minderung um 90 Prozent bei periodisch auftretenden Pfeifgeräuschen. Derartige Studien sind höchst hilfreich, um aufzuzeigen, wie sinnvoll ein kombinierter Ansatz im Gegensatz zu einzelnen Maßnahmen ist.

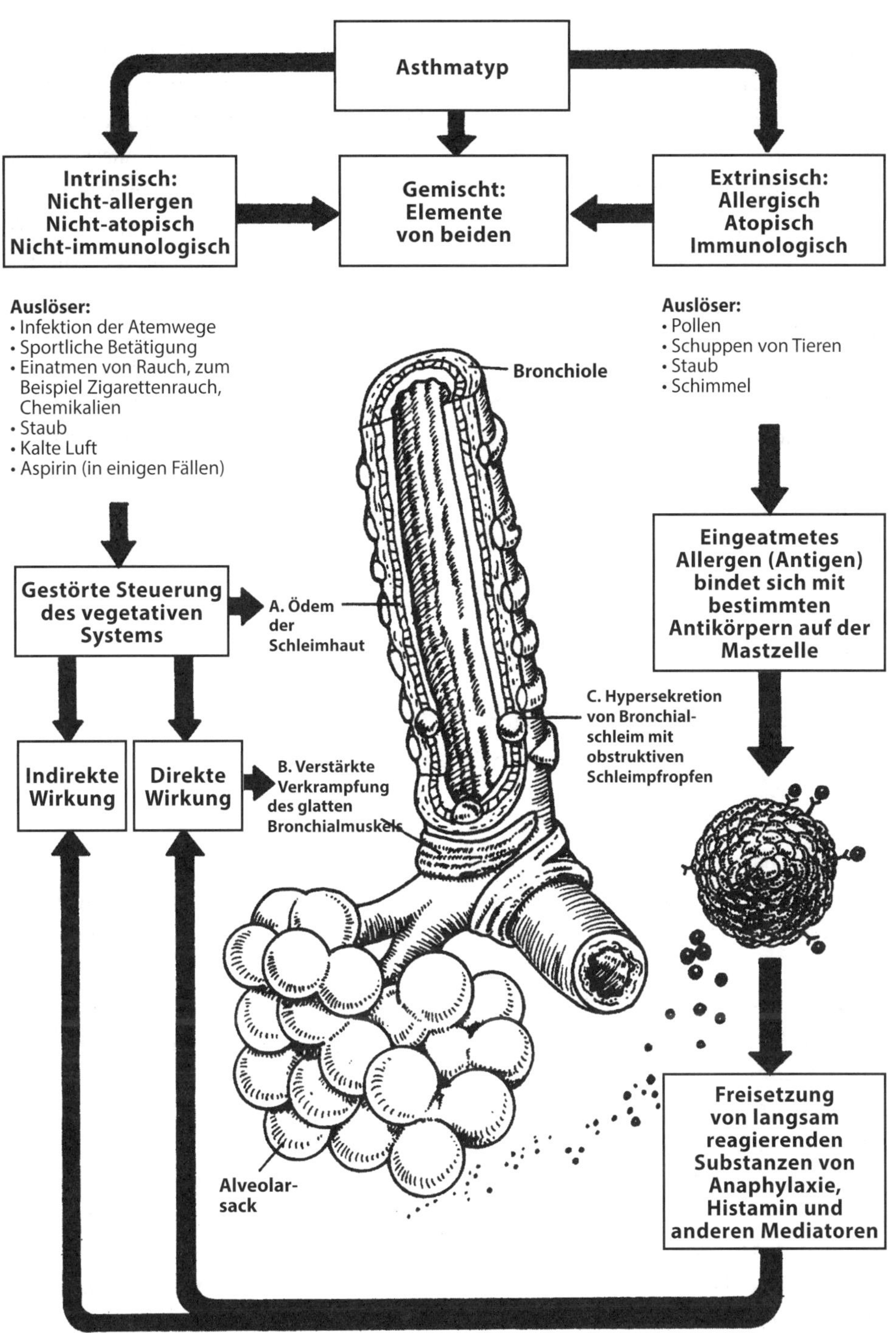

Mechanismen bei Asthma

Lebensmittelallergene

Viele Studien haben gezeigt, dass Lebensmittelallergene eine wichtige Rolle bei Asthma spielen können.[16–20] Negative Reaktionen auf Nahrungsmittel können unmittelbar oder verspätet auftreten. Doppelblindversuche mit Nahrungsmitteln bei Kindern ergaben, dass es unmittelbare Reaktionen üblicherweise bei (absteigend nach Häufigkeit) Eiern, Fisch, Schalentieren, Nüssen und Erdnüssen gibt. Nahrungsmittel, die im Allgemeinen mit einer verzögerten Reaktion verbunden werden (absteigend nach Häufigkeit), sind Milch, Schokolade, Weizen,

Zitrusfrüchte und Lebensmittelfarbstoffe. Durch den bewussten Verzicht auf diese Stoffe in der Nahrung konnten die Allergene erfolgreich identifiziert und das Asthma behandelt werden; es ist ein besonders wertvolles diagnostisches und therapeutisches Werkzeug bei Kleinkindern.[17] Der Verzicht auf weitverbreitete Allergene in den ersten 2 Lebensjahren eines Kindes hat erwiesenermaßen die Allergieneigung bei Kindern mit hohem Risiko (das heißt mit einschlägigem familiärem Hintergrund) reduziert.[13]

Eine bestehende Lebensmittelallergie senkt die Schwelle für Asthma deutlich. Mit anderen Worten, sie bereitet den Weg für eine Überreaktion der Atemwege auf Allergene aus der Luft. Etwas so Einfaches wie der Mangel an Magensäureproduktion kann schon für eine Nahrungsmittelallergie bei Asthmatikern verantwortlich sein. Magenanalysen von 200 asthmatischen Kindern zeigten 1931, dass bei 80 Prozent die Magensäuresekretion unter dem normalen Niveau lag.[21] Diese große Häufigkeit legt nahe, dass eine verminderte Magensäuresekretion diese Kinder für Lebensmittelallergien prädisponiert und einen wichtigen Einfluss auf den Erfolg von Rotations- oder Eliminationsdiäten haben kann; falls nicht korrigiert, führt sie möglicherweise zur Entwicklung von weiteren Nahrungsmittelallergien.

Man nimmt an, Nahrungsmittelallergien seien verantwortlich für das »Leaky-Gut-Syndrom« bei Asthmatikern.[22] Ein anderer wichtiger Gesichtspunkt ist die Überbesiedlung mit dem Hefepilz *Candida albicans*.[23] Infolge der erhöhten Durchlässigkeit des Darms aufgrund von Leaky Gut oder Candida, steigt die Antigenbelastung auf das Immunsystem. Dies überfordert das Immunsystem und die Fähigkeit der Kupfferzellen in der Leber, die Immunkomplexe und unvollständig verdauten Proteine aus dem Darm zu entfernen; dadurch wächst die Wahrscheinlichkeit, zusätzliche Allergien zu entwickeln sowie die Anzahl der bronchialverengenden Komponenten im Blutkreislauf zu erhöhen. Es ist entscheidend, die allergieauslösenden Nahrungsstoffe so früh wie möglich zu identifizieren, um die Entwicklung weiterer Allergien zu verhindern. Weitere Informationen dazu siehe das Kapitel »Lebensmittelallergie«.

Nahrungsmittelzusatzstoffe

Um Asthma unter Kontrolle zu halten, ist es äußerst wichtig, Lebensmittelzusatzstoffe zu meiden.[24] Künstliche Farbstoffe und Konservierungsmittel sind sehr häufig in Lebensmitteln, Getränken und Medikamenten enthalten. Vor allem gibt es Berichte über den Farbstoff Tartrazin und die Konservierungsmittel Benzoat, Schwefelsäure und Sulfit als Auslöser von Asthmaanfällen bei dafür empfänglichen Menschen.[24, 25] Schätzungen zufolge nimmt der durchschnittliche US-Bürger täglich 2–3 Milligramm Sulfite zu sich, Wein- und Bierkonsumenten noch 5–10 Milligramm zusätzlich.

Es wird stark vermutet, dass ein Mangel des Spurenelements Molybdän für die Sulfatsensibilität verantwortlich ist.[26] Sulfitoxidase, das Enzym, das für die Neutralisierung von Sulfiten zuständig ist, ist auf Molybdän angewiesen.

Salz

Es gibt starke Hinweise darauf, dass die Zufuhr von zu viel Salz die bronchiale Reaktivität und Sterblichkeitsrate durch Asthma erhöht.[27, 28] Der Grad der bronchialen Reaktivität auf Histamin hängt zweifellos mit 2-stündlicher Urinausscheidung von Natrium zusammen und nimmt mit der Zufuhr von Natrium in der Nahrung noch zu. Da die Schwere einer Asthmaerkrankung mit dem Maß der bronchialen Reaktivität korreliert, kann sie auf jeden Fall durch eine Änderung der Natriumzufuhr in der Ernährung beeinflusst werden.

Förderliche Nahrungsmittel

Eine Reihe von wissenschaftlichen Studien untermauert die Auffassung, dass Menschen, die viel Obst und Gemüse zu sich nehmen, ein niedrigeres Risiko für Atemwegserkrankungen haben.[29–31] Dies liegt sehr wahrscheinlich an der erhöhten Konzentration von Antioxidantien. Eine Studie stellte fest, das bei Kindern der Verzehr von frischem Obst, besonders mit hohem Vitamin-C-Gehalt, mit geringerer Häufigkeit von Asthmasymptomen und besserer Lungenfunktion zusammenhängt.[32] Diese Wirkung konnte sogar schon nach dem Verzehr von kleinen Mengen (ein oder zwei Portionen pro Woche, im Vergleich zu weniger als einer Portion pro Woche) beobachtet werden; das legt nahe, dass sich schon der Verzehr von nur etwas mehr Obst günstig auswirken könnte. Dieselbe Studie befasste sich auch mit dem Verzehr von Fisch, was ebenfalls mit geringerer Hyperreaktionsneigung der Atemwege bei Kindern und besserer Lungenfunktion bei Erwachsenen verbunden wird.

Eine Studie mit Erwachsenen in Schottland ergab eine Dosiswirkungsbeziehung zwischen dem Verzehr von Obst und der Lungenfunktion, wobei der Verzehr von Obst den Schleim verringerte und die Lungenfunktion verbesserte.[33] Eine weitere Studie mit 607 Asthmapatienten und 864 Kontrollen hob vor allem Äpfel und moderate Mengen von Rotwein (mit vorzugsweise niedrigem Sulfitgehalt) als Lieferanten von Antioxidantien hervor, die die Erkrankung linderten.[34]

Auch der Verzehr von Sojanahrung kann hilfreich sein, weil das Soja-Isoflavon Genistein mit weniger schwerem Asthma und verbesserter Lungenfunktion in Verbindung gebracht wird.[35] Während diese Auswirkungen möglicherweise auf eine antioxidative Wirkung zurückzuführen sind, wurde in Studien auch nachgewiesen, dass Genistein die Produktion von allergischen Mediatoren, einschließlich Leukotrienen, bei Asthma-Patienten blockieren kann.[36, 37] Wenn Sie den Verzehr von Soja erhöhen, achten Sie bitte auf allergische Reaktionen.

Vegane Ernährung

Eine Langzeitstudie über vegane Ernährung (Verzicht auf sämtliche tierischen Produkte) brachte signifikante Besserungen bei 92 Prozent der 25 behandelten Patienten, die die Studie zu Ende führten (neun haben abgebrochen).[38] Die Verbesserung wurde anhand einer Reihe von klinischen Variablen gemessen, wie Lungenkapazität, FEV_1 und körperliche Arbeitsbelastungskapazität. Die Wissenschaftler beobachteten auch eine geringere Anfälligkeit für infektiöse Erkrankungen. Zu beachten ist allerdings, dass die 92 Prozent erst nach einer einjährigen Therapie erreicht wurde, obwohl 71 Prozent der Patienten bereits innerhalb von 4 Monaten eine Reaktion zeigte.

Die Ernährung schloss sämtliche Produkte aus Fleisch, Fisch, Eiern und Milch aus. Das Trinkwasser wurde auf Quellwasser beschränkt (vor allem gechlortes Leitungswasser war verboten); auch Kaffee, gewöhnlicher Tee, Schokolade, Zucker und Salz waren ausgeschlossen. Erlaubt waren Kräuter zum Würzen und täglich bis zu 1,5 Liter Wasser und Kräutertees als Getränke. Uneingeschränkt zur Verfügung standen die Gemüsesorten Kopfsalat, Karotten, Rote Bete, Zwiebeln, Sellerie, Kohl, Blumenkohl, Brokkoli, Topinambur und alle Bohnen außer Sojabohnen und Gartenerbsen. Kartoffeln waren in eingeschränkter Menge erlaubt. Auch eine Reihe von Früchten war uneingeschränkt zugelassen: Heidelbeeren, Moltebeeren, Himbeeren, Erdbeeren, schwarze Johannisbeeren, Stachelbeeren, Pflaumen und Birnen. Äpfel und Zitrusfrüchte waren hingegen nicht erlaubt und Körner entweder eingeschränkt oder ganz verboten.

Die günstige Wirkung dieses Ernährungsplans ist wohl auf drei Faktoren zurückzuführen:

- Eliminierung von Lebensmittelallergenen
- Veränderter Prostaglandinmetabolismus
- Erhöhte Zufuhr von antioxidativen Nährstoffen und Magnesium

Wie wichtig das Meiden von Lebensmittelallergenen ist, wurde hier schon besprochen. Höchst wichtig scheint der Verzicht auf Nahrungsquellen, die Arachidonsäure (aus Tierprodukten) enthalten. Auch tragen die Prostaglandine und Leukotriene aus der Arachidonsäure wesentlich zur allergischen Reaktion bei Asthma bei. Die Vorteile der Veränderung des Prostaglandinmetabolismus und die Rolle erhöhter Zufuhr von Antioxidantien bei der Asthmaprävention werden später noch erörtert.

Die vielleicht bedeutendsten Folgen des Versuchs mit der veganen Ernährung waren, abgesehen von der verbesserten Gesundheit der Patienten, die starke Kostensenkung für die medizinische Versorgung (die Patienten hatten über einen Zeitraum von durchschnittlich 12 Jahren Corticosteroide und andere Medikamente und Therapien erhalten) und, so die Autoren, die veränderte Einstellung der Patienten, dass sie mehr Eigenverantwortung für ihre Gesundheit übernahmen.

Omega-3-Fettsäuren

Wie Bevölkerungsstudien ergeben haben, beträgt das Asthmarisiko von Kindern, die mehr als einmal pro Woche Fisch essen, nur ein Drittel im Vergleich zu denen, die Fisch nicht regelmäßig verzehren.[39] Mehrere klinische Studien zeigen, dass die erhöhte Zufuhr von Omega-3-Fettsäuren durch die Supplementierung mit Fischölen (die EPA und DHA enthalten) erheblichen Nutzen bei Asthma bringt, wie die verbesserte Reaktion der Atemwege auf Allergene und die bessere Atemfunktion demonstrieren.[40, 41] Diese positiven Effekte liegen an der Erhöhung des Omega-3-/Omega-6-Fettsäuren-Verhältnisses in den Zellmembranen, wodurch die Verfügbarkeit von Arachidonsäure, die eine verstärkte Produktion von entzündlichen Leukotrienen fördern kann, reduziert wird. Die erhöhte Zufuhr von Omega-3-Fettsäuren führt zu einer signifikanten Veränderung in der Leukotrienensynthese, von den höchst entzündlichen 4er-Serie- zu den weniger entzündlichen 5er-Serie-Leukotrienen. Diese Veränderung hängt unmittelbar mit der Besserung der Asthmasymptome zusammen.[42] Es kann bis zu einem Jahr dauern, bis die Vorteile erkennbar werden, denn anscheinend nimmt es gewisse Zeit in Anspruch, bis neue Zellmembranen erzeugt werden, die Omega-3-Fettsäuren enthalten.

Tryptophanmetabolismus und Pyridoxinsupplementierung

Kinder mit Asthma haben erwiesenermaßen einen metabolischen Defekt beim Tryptophanstoffwechsel, und der Serotonintransport der Blutplättchen ist reduziert.[43, 44] Diese Defekte könnten an einem niedrigen Vitamin-B_6 (Pyridoxin)-Spiegel liegen. In einer Studie war bei fünfzehn erwachsenen Asthmapatienten die Konzentration von Vitamin B_6 in Plasma und Blutzellen auffallend niedriger als bei sechzehn Kontrollpersonen.[45] Die orale Supplementierung von zweimal täglich 50 Milligramm Pyridoxin für sieben dieser Patienten erbrachte keinen wesentlichen Anstieg dieser niedrigen Konzentration. Jedoch berichteten alle Patienten von einer dramatischen Verminderung von Keuchen und Asthmaanfällen während der Einnahme der Supplementierungen. In einer Studie mit 76 Kindern führte die tägliche Gabe von 200 Milligramm zu einer erheblichen Verminderung der Symptome und der benötigten Dosierungen von Bronchodilatoren und Corticosteroiden. Eine Doppelblindstudie jedoch zeigte keine wesentlichen Verbesserungen durch die Supplementierung mit Vitamin B6 bei Patienten, die für die Symptomkontrolle auf Steroide angewiesen waren.[46]

Obwohl die Supplementierung mit Vitamin B_6 Patienten, die Steroide brauchen, vielleicht nicht hilft, ist sie zweifellos für Asthmatiker angezeigt, die mit dem Medikament Theophyllin behandelt werden. Theophyllin unterdrückt spürbar den Pyridoxal-5-Phosphatgehalt.[47] Zudem wurde in einer anderen Studie nachgewiesen, dass die Supplementierung mit Vitamin B_6 die typischen Nebenwirkungen von Theophyllin (zum Beispiel Kopfschmerzen, Übelkeit, Gereiztheit oder Schlafstörungen) deutlich lindern kann.[48]

Nahrungsergänzungsmittel

Antioxidantien

Der deutliche Anstieg der Asthmahäufigkeit im Laufe der vergangenen 20 Jahre erklärt sich zum Teil durch den reduzierten Verzehr von antioxidativen alimentären Nährstoffen wie Betacarotin und die Vitamine A, C und E sowie von mineralischen Kofaktoren wie Zink, Selen und Kupfer, die für den antioxidativen Abwehrmechanismus entscheidend sind.[49] Über Patienten in einem akuten asthmatischen Zustand weiß man, dass sie niedrigere Serumantioxidantienkonzentrationen aufweisen.[50] Auch genetische Einflüsse können eine Rolle beim Bedarf an Antioxidantien spielen.

Eine Studie mit 158 Kindern mit moderatem oder schwerem Asthma beobachtete, dass die Supplementierung mit täglich jeweils 50 Milligramm Vitamin E und 250 Milligramm Vitamin C einen signifikanten Schutz gegen eine schlechtere Lungenfunktion durch Ozonbelastung ergab.[51] Man glaubt, Antioxidantien erzeugen wichtige Abwehrmechanismen gegen Oxidationsmittel, die sowohl Bronchialverengung als auch die Überempfindlichkeit gegenüber anderen Stoffen fördern können.[52] Paracetamol, von dem man weiß, dass es bei Tieren den Vorrat an Antioxidantien reduziert, sollte daher bei asthmatischen Patienten nur mit Vorsicht eingesetzt werden.

Vitamin C. Vitamin C ist sehr wichtig für die Gesundheit der Lunge, da es die wichtigste antioxidative Substanz in der extrazellulären Flüssigkeit ist, die sich auf den Oberflächen der Atemwege befindet. Zwischen Asthma und der Aufnahme von Vitamin C in der breiten Bevölkerung scheint ein Zusammenhang zu bestehen: Ein niedriger Vitamin-C-Gehalt (in der Nahrung und im Blut) ist ein eigenständiger Risikofaktor für Asthma. Eine Befragung von 771 Patienten mit bestehendem Asthma, 352 Patienten mit geheiltem Asthma und 15418 Menschen ohne Asthma ergab niedrigere Vitamin-C-Konzentrationen bei den Patienten mit bestehendem oder geheiltem Asthma als bei den Menschen, die nie Asthma gehabt hatten.[53] Dies wird noch durch die Tatsache untermauert, dass Kinder von Rauchern ein höheres Asthmarisiko haben (wie man weiß, dezimiert Zigarettenrauch die Vitamin-C- und E-Konzentrationen in den Atmungsorganen), und die Symptome für beständiges Asthma bei Erwachsenen scheinen durch den Kontakt mit Oxidationsmitteln aus der Umwelt verstärkt, durch die Supplementierung mit Vitamin C doch abgeschwächt zu werden.[57]

Sowohl behandelte als auch unbehandelte Asthmapatienten haben nachgewiesenermaßen wesentlich niedrigere Konzentrationen von Ascorbinsäure im Serum und in den Leukozyten.[53] Aus klinischer Sicht haben Asthmatiker anscheinend einen höheren Bedarf an Vitamin C. Zwischen 1973 und 1994 wurden elf klinische Studien über die Vitamin-C-Supplementierung bei Asthma durchgeführt.[54] Sieben davon ergaben signifikante Besserungen bei der Atmung und den Asthmasymptomen durch die Supplementierung der Ernährung mit täglich 1–2 Gramm Vitamin C. Angesichts der steigenden Einatmung von Oxidantien heutzutage scheint diese Dosierung äußerst sinnvoll zusammen mit der wachsenden Anerkennung der antioxidativen Wirkung von Vitamin C im Atmungssystem.

Eine hochdosierte Vitamin-C-Therapie hilft vielleicht auch gegen Asthma, indem es die Histaminkonzentration senkt.[55] Die Bedeutung von Vitamin C als einem natürlichen Antihistamin kam im Zusammenhang mit der Besorgnis über die Sicherheit von Antihistaminmedikamenten und der kürzlich anerkannten immunsuppressiven Wirkungen von Histamin auf. Im Anfangsstadium einer Immunreaktion verstärkt Histamin diese durch die Erhöhung der kapillaren Durchlässigkeit und sanfte Muskelkontraktion und fördert so den Fluss von Immunfaktoren zum Ort der Entzündung. Danach übt Histamin in dem Versuch, die Entzündungsreaktion einzudämmen, einen suppressiven Effekt auf die angesammelten weißen Blutkörperchen aus.

Vitamin C agiert auf mehrere Arten gegen Histamin. Vor allem hemmt es die Sekretion von Histamin durch die weißen Blutkörperchen und fördert die Entgiftung von diesem Stoff. Eine Studie untersuchte den Antihistamineffekt von Kurz- und Langzeitgabe von Vitamin C und deren Wirkung auf die neutrophile Funktion bei Frauen und Männern. Im Langzeitteil der Studie nahmen zehn Teilnehmer in den Wochen 1, 2, 5 und 6 ein Placebo ein und in den Wochen 3 und 4 täglich 2 Gramm Vitamin C. Am Ende der Wochen 2, 4 und 6 wurden Blutproben (nüchtern) genommen. Der Vitamin-C-Gehalt im Blut war durch die Vitamin-C-Gabe erheblich gestiegen, während der Histamingehalt im Blut während der Wochen mit Vitamin-C-Gaben um 38 Prozent fiel. Die Fähigkeit der weißen Blutkörperchen, auf Infektionen zu reagieren (Chemotaxis), stieg um 19 Prozent während der Vitamin-C-Verabreichung und sank um 30 Prozent nach Absetzen der Vitamin-C-Gaben. Interessanterweise hingen diese Veränderungen mit der Histaminkonzentration zusammen. Die Chemotaxis war am größten, als die Histaminkonzentration am niedrigsten war. Im Teil der Studie, der sich mit der Kurzzeitwirkung von Vitamin C befasste, änderten sich Histaminkonzentration und Chemotaxis über Stunden nach einer einzigen Dosis Vitamin C nicht. Dieses Ergebnis legt nahe, dass Vitamin C den Gehalt von Histamin im Blut nur dann senkt, wenn es über einen bestimmten Zeitraum eingenommen wird. Menschen, die zu Allergien oder Entzündungen neigen, werden dazu angehalten, ihre Vitamin-C-Zufuhr durch Supplementierung zu erhöhen.[55]

In einer kleinen Studie nahmen Asthmatiker mit dokumentierter, durch Anstrengung ausgelöster Bronchialverengung an einem randomiserten, placebokontrollierten Doppelblind-Cross-over-Versuch teil.[56] Die Teilnehmer begannen die Studie mit ihrer üblichen Ernährung und wurden entweder auf eine 2-wöchige Vitamin-C-Supplementierung (täglich 1500 Milligramm) oder ein Placebo gesetzt, gefolgt von einer 1-wöchigen Ausleitungsphase; danach wechselten sie zur jeweils anderen Behandlung. Unter dem Einfluss der Vitamin-C-Gabe reduzierte sich der maximale Rückgang der Einsekundenkapazität (FEV_1) nach Anstrengung (-6,4 Prozent) im Vergleich zur üblichen Ernährung (-14,3 Prozent) und der Placeboeinnahme (-12,9 Prozent) erheblich. Das heißt, die Bewertung der Asthmasymptome verbesserte sich mit der Vitamin-C-Supplementierung spürbar im Vergleich zum Placebo und zur üblichen Ernährung. Auch die Entzündungsmediatoren nach Belastung waren nach der Supplementierung mit Ascorbinsäure wesentlich geringer.

Flavonoide. Flavonoide scheinen ein entscheidendes Antioxidans bei der Behandlung von Asthma zu sein. Unterschiedliche Flavonoide – das wichtigste unter ihnen ist Quercetin – haben sich als günstig bei der Verhinderung von Bildung und Freisetzung allergischer Mediatoren erwiesen.[57–60] Darüber hinaus haben Flavonoide einen Vitamin-C-schonenden Effekt und eine direkte stabilisierende Wirkung auf Membranen, einschließlich Mastzellenmembranen.

Quercetin oder besser biologisch verfügbare Formen von Quercetin können eingesetzt werden (zum Beispiel enzymatisch verändertes Isoquercitin oder EMIQ). Jedoch können sich an Flavonoiden reiche Extrakte wie solche aus Traubenkern, Kiefernrinde, grünem Tee oder Ginkgo-Biloba möglicherweise als noch sinnvoller bei der Behandlung von Asthma erweisen. Vor allem scheinen die Proanthocyanidine aus Traubenkern- oder Kiefernrindenextrakt eine Affinität zur Lunge zu haben. In einer randomisierten, placebokontrollierten Doppelblindstudie mit 60 Teilnehmern zwischen 6 und 18 Jahren verbesserte das urheberrechtlich geschützte Kiefernrindenextrakt Pycnogenol Lungenfunktion und Asthmasymptome im Vergleich zu einem Placebo erheblich. Vor allem wurde beobachtet, dass die Teilnehmer der Pycnogenolgruppe im Vergleich zur Placebogruppe den Notfallinhalator wesentlich seltener einsetzen mussten oder sogar ganz darauf verzichten konnten. Zudem sank bei der Pycnogenolgruppe die Konzentration von Leukotrienen im Urin signifikant.[61]

In einer anderen Studie wurde ein flavonoidreiches Präparat aus der Schale der Passionsfrucht (PFP) in einer 4-wöchigen randomisierten, placebokontrollierten Doppelblindstudie mit Asthmapatienten untersucht. Die Dosierung lag bei täglich 150 Milligramm des PFP-Extrakts. In der Gruppe, die mit dem PFP-Extrakt behandelt wurde, waren Keuchen, Husten und Kurzatmigkeit deutlich reduziert, während es in der Placebogruppe keine merklichen Besserungen gab.

Die Supplementierung mit PFP-Extrakt führte auch zu wesentlich leichterer Atmung, das Placebo zeigte hingegen keine Wirkung.[62]

Carotine. Carotine sind starke Antioxidantien, die zur Unversehrtheit der epithelialen Auskleidung des Atmungstrakts und zu geringerer Bildung von entzündlichen Leukotrienen beitragen können.[63] Einige Studien beobachteten, dass Asthmatiker aufgrund von niedrigerem Carotinoidgehalt (Betacarotin, Alphacarotin, Betacryptoxantin, Lutein und Zeaxanthin)[64] im Blut ein reduziertes Plasma-Antioxidantien-Potenzial und vor allem eine niedrige Konzentration von Lycopin[65] haben und so empfänglicher für die schädigende Wirkung von oxidativer Belastung sind. Dies betont, wie wichtig die Supplementierung mit Carotinoiden bei diesen Patienten sein kann. Möglicherweise wird sich Lycopin als das hilfreichste Carotinoid herausstellen. Bei Tiermodellen mit Asthma unterdrückt die Supplementierung mit Lycopin die allergischen Reaktionen in den Bronchien, im Lungengewebe und Blut und reduziert auch die Anzahl der schleimabsondernden Zellen in den Atemwegen.[66]

In einer humanen Machbarkeitsstudie nahmen 32 asthmatische Erwachsene 10 Tage lang niedrige Mengen an Antioxidantien ein und begannen danach eine randomisierte Cross-over-Studie mit 7-tägigen Behandlungsphasen, in denen sie entweder ein Placebo oder Tomatenextrakt (täglich 45 Milligramm Lycopin) und Tomatensaft (täglich 45 Milligramm Lycopin) erhielten.[67] Durch die Ernährung mit niedrig dosierten Antioxidantien sank die Plasmakonzentration an Carotinoiden, die Asthmakontrollwerte verschlechterten sich, die Lungenfunktion (gemessen durch FEV_1) sank, und die weißen Blutkörperchen im Sputum (Neutrophile) erhöhten sich. Die Behandlung sowohl mit Tomatensaft als auch mit Tomatenextrakt hingegen reduzierte den Zustrom von Neutrophilen in die Atemwege und verringerte außerdem die Sputumaktivität der Neutrophilelastase. Diese Kurzzeitstudie zeigt, dass der Antioxidantienstatus, besonders der Carotinoide, einige Anzeichen und Symptome von Asthma verändert.

Es gibt zwei Doppelblindstudien über die Supplementierung mit Lycopin (täglich 30 Milligramm) bei durch Belastung ausgelöstem Asthma. Eine Studie konnte keinerlei Nutzen feststellen,[68] während die andere zeigte, dass bei einigen Patienten die Bronchialverengung und schlechtere Atemkapazität unterbunden wurden.[69]

Selen. Bei Asthmapatienten zeigten sich verringerte Selenkonzentrationen.[70–72] Glutathionperoxidase, ein von Selen abhängiges Enzym, ist wichtig für die Reduzierung der Leukotrienen-Bildung. Auch von niedrigerer Konzentration von Glutathionperoxidase bei Asthmatikern wurde berichtet. Die Supplementierung mit Selen scheint seine Berechtigung bei jeglichem Mangel von Glutathionperoxidase zu haben.

Vitamin B_{12}

Der bekannte Mediziner Jonathan Wright glaubt, »die B_{12}-Therapie ist der wichtigste Behandlungsansatz bei Asthma bei Kindern«[73]. In einer klinischen Studie erbrachte die intramuskuläre Injektion von wöchentlich 1000 Mikrogramm eindeutige Verbesserungen bei asthmatischen Patienten.[74] Von zwanzig Patienten zeigten achtzehn eine verringerte Kurzatmigkeit bei körperlicher Belastung sowie eine Verbesserung von Appetit, Schlaf und Allgemeinbefinden. Vitamin B_{12} scheint besonders wirksam bei Sulfitempfindlichkeit zu sein.

Magnesium

Im Jahr 1912 zeigte Paul Trendelenburg im Reagenzglas, dass Magnesium den trägen, glatten Bronchialmuskel entspannt.[75] Unkontrollierte klinische Studien demonstrierten später den Nutzen von Magnesium bei der Behandlung von akuten Anfällen von Bronchialasthma.[76, 78] Inzwischen hat sich intravenös verabreichtes Magnesium (stündliche Infusion von 2 Gramm Magnesiumsulfat, bis zu einer Gesamtdosis von 24,6 Gramm) gut bewährt und ist eine klinisch anerkannte Maßnahme, um einen akuten Asthmaanfall sowie die akute Verschlechterung von COPD (Chronische obstruktiver Lungenerkrankung) aufzuhalten.[77–81]

Obwohl diese Erststudien mit Magnesiuminjektionen arbeiteten, ist orales Magnesium erwiesenermaßen ebenso effektiv, um den Magnesiumgehalt aufzufüllen (außer bei Notfallsituationen wie akuter Herz- oder Asthmaanfall), obwohl es üblicherweise 6 Wochen dauern wird, um einen deutlichen Anstieg der Magnesiumkonzentration im Gewebe zu erreichen.[82] Die orale Supplementierung scheint berechtigt, denn bei asthmatischen Patienten wurde ein niedriger Gehalt an Plasmamagnesium festgestellt,[83] und die alimentäre Magnesiumzufuhr hat einen unabhängigen Bezug zu Lungenfunktion und Schweregrad von Asthma.[84] Mehrere Doppelblindstudien über die orale Magnesiumsupplementierung bei Kindern und Erwachsenen mit Asthma zeigen Verbesserungen der Atemfunktion, des Antioxidantienstatus (das heißt erhöhte Glutathionkonzentration), der Reaktionen auf chemische Belastung durch Metacholin und der Maßnahmen zur Asthmakontrolle und der Lebensqualität.[85–87] Die Dosierungen reichten von täglich 300 Milligramm bei Kindern bis zu 340 Milligramm bei Erwachsenen, meistens in mehrere Dosen aufgeteilt.

Auch Magnesium in zerstäubter Form hat sich bei schweren Asthmatikern als zusätzlich hilfreich zur Standard-Bronchodilatationstherapie erwiesen, mit stärkerer Reaktion bei Patienten mit lebensbedrohlichem Asthma.[88]

Vitamin D

Vitamin-D-Mangel steht im Zusammenhang mit erhöhter Reaktivität der Atemwege, verringerter Lungenfunktion und schlechterer Asthmakontrolle.[89] In eine Studie mit mehr als 1000 an Asthma erkrankten Kindern hatten 35 Prozent ungenügende Konzentrationen von Vitamin D (30 Nanogramm pro Milliliter oder 25-Hydoxyvitamin D).[90] Wie sich herausstellte, erhöhte ein unzureichender Vitamin-D-Status die Wahrscheinlichkeit eines Krankenhausaufenthalts oder des Besuchs in einer Notaufnahme. Außer der Regulierung des Vitamin-D-Mangels kann eine Supplementierung mit Vitamin D die Asthmakontrolle verbessern, indem sie die Kaskade von entzündungsverursachenden Proteinen in der Lunge blockiert. Die vorläufigen klinischen Belege sind ermutigend, besonders bei der Asthmaprävention bei Kindern mit einer Dosierung von täglich 1200 IE Vitamin D_3.[91] Diese Studie aus Japan untersuchte die Wirksamkeit einer Vitamin-D-Supplementierung als Vorbeugung einer Influenzainfektion. Die Wissenschaftler waren überrascht festzustellen, dass Vitamin D nicht nur das Auftreten der Grippe um 42 Prozent verringerte, sondern auch der Asthmaanfälle um bemerkenswerte 83 Prozent.

Pflanzliche Arzneimittel

Asthmapatienten behandeln sich häufig selbst mit pflanzlichen Mitteln. Wie eine Querschnittsanalyse mit 601 erwachsenen Asthmatikern ergab, setzen 14 Prozent der Erkrankten entweder pflanzliche Mittel oder Kaffee beziehungsweise Tee zur Behandlung ihrer Erkrankungen. Leider demonstrierte diese Studie aber auch, dass Patienten, die diese Methoden anwandten, öfter im Krankenhaus behandelt werden mussten.[92] Möglicherweise wird die Pflanzenmedizin nicht richtig eingesetzt, und die Anwender erkennen nicht, wann sie akut konventionelle Intervention brauchen. Daher raten wir Asthmapatienten, vor dem eigenständigen Einsatz natürlicher Therapien einen Naturheilarzt oder einen anderen qualifizierten Arzt zu konsultieren, der sich auf die richtige Anwendung von pflanzlichen Mitteln versteht und einschätzen kann, wie hoch das Risiko des Asthmapatienten ist.

Seit Langem ist die bekannteste pflanzliche Behandlungstherapie bei Asthma der Einsatz von *Ephedra sinensis* (Ma Huang, chinesisches Meerträubel) in Kombination mit pflanzlichen Schleimlösern. Dieser Ansatz schien von großer Wirkung, denn Ephedra und seine Alkaloide haben sich als effektive Bronchodilatatoren bei der Behandlung von leichtem bis moderatem Asthma und Heuschnupfen erwiesen.[93] Aufgrund von Sicherheitsbedenken wegen exzessiver Dosierungen zur Unterstützung von Gewichtsabnahme werden Ephedrapräparate in den Vereinigten Staaten (und auch in Europa; Anmerkung der Redaktion) allerdings nicht mehr verkauft.

Efeu

In Europa sind Präparate, die Efeublätter *(Hedera helix)* enthalten, ausgesprochen populär zur Linderung von Husten und auch Asthma. Im Jahr 2007 enthielten 80 Prozent aller in Deutschland verschriebenen pflanzlichen Schleimlöser Efeuextrakt, was sich deutschlandweit auf nahezu 2 Millionen Rezepte belief. Efeublätter enthalten Saponine (α-Hederin und Hederacosid C), die schleim- und krampflösend, bronchienerweiternd und antibakteriell wirken.[94] Eine Metaanalyse aus dem Jahr 2003 über drei Doppelblindstudien mit Kindern belegte, dass die Efeupräparate Placebos bei Weitem übertrafen.[95] Eine Studie verglich Hustenpastillen aus Efeuextrakt mit einem Placebo, eine verglich Zäpfchen mit Pastillen, und eine weitere testete Sirup gegenüber Pastillen. Die Forscher folgerten, dass Efeuextraktpräparate eine Reihe von Atemproblemen bei Kindern mit chronischem Bronchialasthma verbessern, fanden jedoch die Daten unzureichend. Bei der einzigen placebokontrollierten Doppelblindstudie in dieser Analyse bekamen 24 Kinder mit Asthma im Alter zwischen 4 und 12 Jahren 3 Tage lang entweder ein Placebo oder ein getrocknetes Efeublätterextrakt (35 Milligramm) in Form von Hustenpastillen mit einer anschließenden Ausleitungsphase von 3 bis 5 Tagen, bevor sie zur anderen Behandlung wechselten. Die Überlegenheit des Efeuextrakts zeigte sich am dritten Tag, 3 Stunden nach der Morgendosis, durch kleine Verbesserungen des Atemwegswiderstands, des Restvolumens und der Atemkapazität im Vergleich zum Zustand vor Behandlungsbeginn.

Süßholz

Die Süßholzpflanze *(Glycyrrhiza glabra)* hat eine lange Anwendungsgeschichte als entzündungshemmendes und antiallergenes Mittel, und in der wissenschaftlichen Literatur ist dies ausführlich dokumentiert. Der relevante, aktive Hauptbestandteil der Süßholzpflanze ist die Glycyrrhetinsäure, ein Stoff, der eine dem Cortisol ähnliche Wirkung zeigt. Vor allem konnte die Glycyrrhetinsäure Phospholipase A_2 hemmen, das Enzym, das für die Spaltung der Arachidonsäure vom phospholipiden Membranpool zuständig ist und die Bildung von entzündlichen Prostaglandinen und Leukotrienen auslöst.[96] Süßholz ist auch ein Schleimlöser, der bei der Behandlung von Asthma hilfreich ist.

Capsaicin aus Cayennepfeffer

In Experimenten wurde nachgewiesen, dass Capsaicin, der Hauptbestandteil von Cayennepfeffer *(Capsicum frutescens)*, die Schleimhaut der Atemwege gegen unterschiedliche mechanische und chemische Reizstoffe desensibilisiert.[97] Diese Wirkung liegt wohl an der durch Capsaicin geförderten Dezimierung der Substanz P (die normalerweise die Durchlässigkeit und den Fluss der Blutbahnen erhöht) in den Nerven des Atmungstrakts.[98] Im Atem- und Magen-Darm-Trakt befinden sich große Mengen an Neuronen, die die Substanz P enthalten. Aufgrund ihres Einsatzortes und ihrer physiologischen Aktivität glaubt man, die Substanz P spiele eine wichtige Rolle bei atopischen Erkrankungen wie Asthma und atopischer Dermatitis. Folglich könnte die Dezimierung der Substanz P bei diesen Erkrankungen wünschenswert sein.

Jujube-Frucht

Jujube *(Zizyphi fructus)* wird in der chinesischen Medizin umfassend bei der Behandlung von Asthma und allergischer Nasenschleimhautentzündung Rhinitis eingesetzt.[99] Sie enthält cyclisches AMP – eine Substanz, die die Bronchien entspannt – in einer Menge von 100 bis 500 Nanomol pro Gramm Trockengewicht, eine Konzentration, die zehnmal stärker ist als die jeder anderen Pflanze oder jedem tierischem Gewebe, soweit bislang in der Literatur berichtet.[100] Diese experimentellen Ergebnisse zusammen mit seiner langjährigen Anwendungsgeschichte unterstützen die klinische Anwendung der Jujube.

Tylophora

Die Tylophorablätter *(Tylophora asthmatica)* werden in der ayurvedischen Medizin bei Asthma und anderen Atemwegserkrankungen in großem Maße eingesetzt. Man weiß nicht, worauf die Wirkung von Tylophora beruht, aber man glaubt, sie sei auf die enthaltenen Alkaloide zurückzuführen, vor allem Tylophorin, von dem berichtet wird, es helfe gegen Antihistamine und Krämpfe und würde auch die Mastzellendegranulation hemmen.[101, 102] Jedoch kann auch ein zentralerer Mechanismus für die Wirkung bei Asthma verantwortlich sein.

Mehrere klinische Doppelblindstudien zeigen, dass Tylophora gute Ergebnisse erzielt.[103, 106] In einer Studie mit 135 Patienten zeigten jene, die 6 Tage lang zweimal 200 Milligramm Tylophorablätter erhielten, eine Besserung ihrer Symptome und Atemfunktion während der Behandlungsphase und für bis zu 2 Wochen danach.[103] Nebenwirkungen wie Übelkeit und Erbrechen hatten 9,8 Prozent der Teilnehmer in der Tylophoragruppe und 14 Prozent in der Placebogruppe.

In einer anderen Doppelblindstudie mit 103 Patienten zeigte sich bei denjenigen, die 6 Tage lang nur 40 Milligramm des Trockenalkoholextrakts von *Tylophora indica* erhielten, im Vergleich zur Placebogruppe eine signifikante Besserung der Asthmasymptome.[104, 105] Am Ende der ersten Woche erfuhren 56 Prozent eine vollständige oder moderate Besserung, verglichen mit 31,6 Prozent der 92 Patienten in der Placebogruppe. Am Ende der vierten Woche lagen die Zahlen bei 32 Prozent beziehungsweise 23,8 Prozent, nach 8 Wochen bei 23,8 Prozent und 8,4 Prozent und nach 12 Wochen bei 14,8 Prozent und 7,2 Prozent. Die Häufigkeit der auftretenden Nebenwirkungen wie Übelkeit, partielle Minderung des Geschmacksempfindens für Salz und ein leichtes Wundsein im Mund lagen in der Tylophoragruppe bei 16,3 Prozent und in der Placebogruppe bei 6,6 Prozent. Dieses sowie die Ergebnisse einer zusätzlichen Studie deuten darauf hin, dass der Nutzen von Tylophora nur von kurzer Dauer ist.[106]

Ginkgo-biloba-Extrakt (GBE)

Ginkgo-biloba-Extrakt enthält mehrere einzigartige Moleküle von Terpenen, allgemein bekannt als *Ginkgolide*, die dem blutplättchenaktivierenden Faktor (PAF) entgegenwirken, einem chemischem Schlüsselmediator bei Asthma, Entzündungen und Allergien.

Ginkgolide konkurrieren mit PAF um Bindungsorte und hemmen die verschiedenen, durch PAF ausgelösten Vorgänge. Die antiasthmatische Wirkung von oral verabreichten oder inhalierten Ginkgoliden verbesserte nachweislich die Atemfunktion und reduzierte in mehreren Doppelblindstudien die bronchiale Reaktivität.[107, 108] Behandelt wurde mit täglich 120 Milligramm reinen Ginkgoliden – eine derzeit noch teure Dosierung, will man GBE mit einem Gehalt von 24 Prozent Ginkgo Flavonglykosiden und 6 Prozent Terpenoiden einsetzen.

Aloe vera

Die Verabreichung von *Aloe-vera*-Präparaten kann sinnvoll bei Patienten sein, die nicht auf Corticosteroide angewiesen sind. Eine Studie mit Teilnehmern verschiedener Altersgruppen ergab über einen Zeitraum von 6 Monaten bei oraler Verabreichung eines *Aloe-vera*-Extrakts gute Ergebnisse bei der Behandlung von Asthma.[109] Der Extrakt bestand aus frischen Blättern, die 7 Tage lang bei einer Temperatur von 4 Grad Celsius im Dunklen gelagert worden waren. Setzt man die Blätter Dunkelheit und Kälte aus, kommt es zu einem Anstieg der Polysaccharidanteils – 1 Gramm Rohextrakt aus dunkel und kühl gelagerten Blättern ergab 400 Milligramm neutrales Polysaccharid gegenüber nur 30 Milligramm, wenn es aus Blättern erzeugt wurde, die nicht kühl und dunkel gelagert waren. Die Dosierung betrug zweimal täglich 5 Milliliter einer 20-prozentigen Lösung des *Aloe-vera*-Extrakts in Kochsalzlösung über einen Zeitraum von 24 Wochen. 11 von 27 Patienten (40 Prozent), die nicht auf Corticosteroide angewiesen waren, fühlten sich am Ende der Studie viel besser. Man glaubt, dass die Wirkweise auf der Wiederherstellung von Schutzmechanismen sowie der Stärkung des Immunsystems beruht.

Coleus

Extrakt aus *Coleus forskohlii* könnte bei Asthma besonders nutzbringend sein, da sein aktiver Stoff, Forskolin, bei Asthmatikern nachweislich eine bemerkenswerte Wirkung bei der Entspannung verkrampfter Bronchialmuskeln hat.[110–111] Diese Studien setzten jedoch inhalierte Dosen reinen Forskolins ein. Ob oral verabreichtes Forskolin in Form eines Extrakts aus *C. forskohlii* eine ebenso starke entspannende Wirkung auf die Bronchien hat, muss sich noch zeigen. Aber auf der Grundlage der historischen Anwendung der Pflanze und der zusätzlichen Wirkmechanismen erscheint dies wahrscheinlich.

Boswellia

Die indische ayurvedische Pflanze *Boswellia serrata* wirkt gegen Entzündungen und Allergien. In einer placebokontrollierten Doppelblindstudie wurde Bronchialasthma bei 40 Patienten um 70 Prozent reduziert, die dreimal täglich über einen Zeitraum von 6 Wochen mit 300 Milligramm Boswelliagummiharz behandelt wurden, während in der Kontrollgruppe nur 27 Prozent eine Besserung erfuhren. Die Besserung konnte man an physischen Symptomen und Anzeichen wie Kurzatmigkeit, Anzahl der Anfälle, Atemkapazität und Eosinophilenanteil erkennen.[112]

Akupunktur und Akupressur

Die Traditionelle Chinesische Medizin (TCM) charakterisiert die Symptomatik von chronischem Asthma für gewöhnlich als Lungen- oder Milzschwäche. Nach diesem Modell könnten akute Symptome von kaltem Wind (Umwelteinflüsse) oder von einem inneren Zustand wie einem Wärmeherd in der Lunge (erhöhte Entzündung und Eosinophile) kommen. Chronisches Asthma wird eher als Schwäche der Lunge selbst oder als Schwäche der Milz betrachtet, die für die Nährung des Lungen-Chi verantwortlich ist. In der TCM weiß man, dass das Gefühl der Trauer ebenfalls das Lungen-Chi schwächt.

In einer Studie wurden 41 Patienten mit chronischem obstruktivem Asthma beliebig Gruppen zugewiesen, die entweder Akupunktur und Standardbehandlung, Akupressur und Standardbehandlung oder die Standardbehandlung allein erhielten. Jeder Teilnehmer erhielt 20 Akupunkturbehandlungen; diese wurden 8 Wochen lang täglich in Eigenregie durchgeführt. Dem standardisierten Fragebogen über Atmung zufolge ergab sich bei den Akupunkturteilnehmern eine 18,5-fache Besserung, während die Besserung bei den Patienten mit Akupressur nur das 6,57-Fache erreichte. Bei den Patienten, die Akupressur erhielten, zeigte sich zudem eine 11,8-fache Verbesserung auf der Skala für Reizbarkeit.[113] An einer weiteren Studie nahmen 44 Patienten teil, die entweder tatsächlich oder nur vorgetäuscht Akupressur erhielten. Jeder erhielt fünf 16-minütige Behandlungen pro Woche über einen Zeitraum von 4 Wochen. Auf der Basis von Werten für Atemfunktion und Kurzatmigkeit, Messungen nach Zurücklegen einer 6-minütigen Gehstrecke und Werten für einen Zustand von Beklemmung zeigte sich, dass die Akupressurgruppe im Vergleich zur getäuschten Gruppe signifikante Verbesserungen bei der Atmung und eine Linderung der Beklemmung vorweisen konnten.[114]

Schnellüberblick

- Häufigkeit und Schweregrad von Asthma steigen.
- Der erste natürliche Ansatz bei Asthma besteht darin, die allergische Reizschwelle durch das Meiden von Allergenen in Luft und Ernährung zu senken.
- Durch Weglassen bestimmter Ernährungsbestandteile können erfolgreich Allergene identifiziert und Asthma behandelt werden.
- Eine vegane Ernährung kann sich als sehr effektiv bei der Linderung der Asthmasymptome erweisen.
- Omega-3-Fettsäuren sind in der Lage, Asthma zu lindern.
- Nahrungszusatzstoffe können allergische Reaktionen und Asthma auslösen.
- Die Supplementierung mit Vitamin B6 ist für die Behandlung von Asthma angezeigt, besonders, wenn der Asthmatiker das Medikament Theophylin einnehmen muss.
- Antioxidantien, besonders hohe Dosierungen von Vitamin-C- und flavonoidreichen Extrakten wie Traubenkern oder Kiefernrinde, werden stark für die Behandlung von Asthma empfohlen.
- Magnesium kann zur Öffnung der Atemwege beitragen.
- Asthmatiker sollten auf Salz verzichten.
- Efeuextrakt hat sich als nützlich bei der Verbesserung der Lungenfunktion von Asthmatikern erwiesen.

Behandlungsübersicht

Die effektive Behandlung von Asthma erfordert die Einbeziehung vieler Umwelt- und Ernährungseinflüsse sowie weiterer Faktoren. Wir empfehlen, einen Naturheilarzt oder einen anderen praktischen Arzt zu konsultieren, der dabei helfen kann, all diese unterschiedlichen Einflüsse zu koordinieren.

Umwelt

Allergene aus der Luft wie Pollen, Hautschuppen oder Staubmilben sind selten vollständig zu meiden, aber die beschriebenen Maßnahmen müssen angewendet werden, um den Kontakt zu verringern.

Ernährung

Alle Ernährungsallergene und Zusatzstoffe sollten ausgeschlossen werden. Der Patient mit vielen Nahrungsmittelallergien wird vielleicht eine 4-Tages-Rotationsernährung einführen müssen. Knoblauch und Zwiebeln sollten beliebig gegessen werden, es sei denn, der Patient reagiert darauf. Wenn der Patient bereit ist oder wenn ihr oder sein Asthma nicht auf die empfohlene Therapie reagiert, sollte über einen Zeitraum von 4 Monaten bis zu einem Jahr eine vegane Ernährung (wenn möglich inklusive Kaltwasserfisch) versucht werden. Auch zu moderatem Verzehr von Früchten, besonders Äpfeln, sollte ermuntert werden, zusammen mit beliebigen Mengen von grünem Tee. Zum Thema Ernährungsrichtlinien siehe das Kapitel »Eine gesunde Ernährung«.

Nahrungsergänzungsmittel

- Ein hochpotentes Multivitamin-Mineralstoffpräparat, wie im Kapitel »Supplementierung« beschrieben.
- Wesentliche Nährstoffe:
  - → Vitamin B_6: zweimal täglich 25–50 Milligramm
  - → Vitamin B_{12}: täglich 800–1000 Mikrogramm
  - → Vitamin C: 10–30 Milligramm pro Kilogramm in mehreren Dosen
  - → Vitamin E (gemischte Tocopherole): täglich 100 bis IE
  - → Magnesium (Citrat, Malat, Asparat oder Glycinat): dreimal täglich 200–400 Milligramm
  - → Selen: täglich 200 Mikrogramm
  - → Vitamin D_3: täglich 2000–4000 IE (idealerweise Blutwerte messen und die Dosierung entsprechend anpassen)
- Fischöl: täglich 1000–3000 Milligramm EPA + DHA
- Eines der folgenden Präparate:
  - → Traubenkernextrakt (mehr als 95 Prozent oligomere Proanthocyanidine): täglich 100–300 Milligramm
  - → Kiefernrindenextrakt (mehr als 95 Prozent oligomere Proanthocyanidine): täglich 100–300 Milligramm
  - → Einige andere flavonoidreiche Extrakte mit ähnlichem Gehalt an Flavonoiden, »Supergreens« oder andere Antioxidantien auf Pflanzenbasis, die einen ORAC-Wert (Sauerstoffradikal-Absorptionsfähigkeit) von 3000 bis 6000 Einheiten oder mehr täglich liefern können
- Quercetin: täglich 400 Milligramm 20 Minuten vor den Mahlzeiten oder 100 Milligramm enzymatisch verändertes Isoquercetin (EMIQ).
- Lycopin: täglich 15–30 Milligramm

Pflanzliche Arzneimittel

- Nehmen Sie eines oder mehrere dieser Präparate:
  - → Efeublätter *(Hedera helix)*, erhältlich als Tinktur, Flüssigextrakt und Trockenpulverextrakt in Kapseln oder Tabletten; die normale Dosis für Erwachsene und Kinder über 12 Jahren für einen 4:1-Trockenpulverextrakt beträgt täglich 100 Milligramm (entspricht 420 Milligramm getrocknete pflanzliche Substanz); für Kinder zwischen 1 und 5 Jahren entspricht die Dosis 150 Milligramm getrocknete pflanzliche Substanz; für Kinder zwischen 6 und 12 Jahren entsprechend 210 Milligramm getrocknete pflanzliche Substanz
  - → *Glycyrrhiza glabra:*
    - Pulverisierte Wurzel: dreimal täglich 1–2 Gramm
    - Flüssigextrakt (1:1): dreimal täglich 2–4 Milliliter
    - Fester (trocken pulverisiert) Extrakt (4:1): dreimal täglich 250–500 Milligramm
  - → *Tylophora asthmatica:* täglich 200 Milligramm Tylophorablätter oder 40 Milligramm trockenes Alkoholextrakt
  - → *Coleus forskohlii:* zwei- bis dreimal täglich 50 Milligramm eines Standardextrakts mit 18 Prozent Forskolin

Psychotherapie

Eine Psychotherapie ist wichtig für Patienten, die auf emotionalen Stress mit Asthmaanfällen reagieren, und ebenso wichtig für Kinder mit moderatem bis schwerem Asthma, die Verhaltensauffälligkeiten entwickeln könnten.

Akupunktur und Akupressur

Akupunktur und Akupressur zu Hause sollten regelmäßig durchgeführt werden.

AUFMERKSAMKEITSDEFIZIT-(HYPERAKTIVITÄTS-)STÖRUNG

- Eine Störung des Gehirns und des Verhaltens, die in der frühen Kindheit beginnt und bis ins Jugend- und Erwachsenenalter anhält
- Äußert sich durch ein oder mehrere Symptome von Unaufmerksamkeit, Hyperaktivität und Impulsivität
- Häufig begleitet von Stimmungsstörungen und Lernproblemen

Der Begriff Aufmerksamkeitsdefizit-/Hyperaktivitätsstörung (ADHS) umfasst drei unterschiedliche Formen: vorwiegend unaufmerksam (häufig bezeichnet als einfache Aufmerksamkeitsdefizitstörung (ADS), vorwiegend hyperaktiv und die kombinierte Form. Abhängig von geografischer Lage und Diagnosesteller/in trifft man ADHS bei 5 bis 15 Prozent der Schulkinder an oder bei etwa 10 Millionen Kindern in den Vereinigten Staaten (in Deutschland sind es circa 500 000 Kinder, rund 4–6 Prozent; Anmerkung der Redaktion). Klinische Beobachtungen und epidemiologische Untersuchungen berichten von einer größeren Häufigkeit bei Jungen als bei Mädchen (etwa 2:1). Mehr als 5,5 Millionen Kinder in den Vereinigten Staaten nehmen täglich amphetaminartige Medikamente gegen ADHS. In der Regel setzt die Störung mit 3 Jahren ein, obwohl die Diagnose häufig erst später gestellt wird, wenn das Kind in der Schule ist.[1]

Typisch für ADHS sind (in der Reihenfolge der Häufigkeit): 1. Hyperaktivität, 2. emotionale Instabilität (Stimmungsschwankungen, Wutausbrüche etc.), 3. Ungeschicktheit, 4. Aufmerksamkeitsstörungen (kurze Aufmerksamkeitsspanne; Ablenkbarkeit; Unvermögen, Dinge zu Ende zu bringen; nicht zuhören; schlechte Konzentration), 5. Impulsivität (Handlung vor Denken, abrupte Tätigkeitswechsel, schlechte Organisation, Aufspringen im Unterricht), 6. Erinnerungs- und Denkstörungen, 7. spezielle Lernstörungen, 8. Sprech- und Hörstörungen sowie 9. verschiedene neurologische Anzeichen und Unregelmäßigkeiten bei der Messung der Gehirnströme.

Diese Charakteristika stehen oft im Zusammenhang mit Schwierigkeiten in der Schule, sowohl was das Lernen als auch das Verhalten angeht. Wenn nicht intensiv betreut, wird ein Kind mit ADHS wahrscheinlich in seiner schulischen Laufbahn Beeinträchtigungen erleben, einer erhöhten Verletzungsgefahr unterliegen sowie Probleme mit Selbstwertgefühl und Sozialisierung haben. Später, in Jugend und Erwachsenenalter, haben Menschen mit ADHS ein hohes Risiko für Depressionen oder Angstzustände, Drogenmissbrauch und Sucht, Verkehrsunfälle, finanzielle Probleme, schlechtere berufliche Leistung und soziale Probleme. Trotzdem ist ADHS eine Störung, die überwunden werden kann – viele Menschen mit ADHS haben ein hohes Niveau persönlicher Erfolge erreicht.

Ursachen

Viele Faktoren werden mit ADHS in Verbindung gebracht; der wichtigste davon ist die verschlechterte Funktion bestimmter Kreisläufe in den Schaltzentralen des Gehirns, die für Impulskontrolle und Aufrechterhaltung der Aufmerksamkeit zuständig sind. Belege aus Studien mit hoch entwickelten, bildgebenden Technologien wie MRI, PET-Scan, CT-Bildgebung und EEGs zeigen, dass das Gehirn bei Menschen mit ADHS im Vergleich zu normalen Kontrollen Unterschiede sowohl in Struktur als auch Funktion aufweist, besonders im Hinblick auf die Schaltzentralen.

Die Erforschung der Ursachen dieser Veränderung konzentriert sich auf genetische Faktoren sowie Umwelt- und Ernährungseinflüsse. Es besteht kaum ein Zweifel daran, dass die Genetik ein prädisponierender Faktor ist.[2] Wie jedoch bei den meisten Erkrankungen scheinen auch Umwelt- und Ernährungsfaktoren eine wichtige Rolle dabei zu spielen, ob und wie diese genetischen Prägungen sich manifestieren.

Therapeutische Erwägungen

Die Rolle der Umwelt- und Ernährungsfaktoren bei ADHS wird weithin mehr und mehr anerkannt. Trotz erheblicher Fortschritte beim Einsatz von alimentären Therapien bei ADHS besteht der primäre konventionelle Behandlungsansatz fast ausschließlich in Amphetaminmedikamenten zur rein symptomatischen Linderung. Diese Medikamente wie Ritalin und Concerta (Methylphenidat), Adderall (Amphetamin) und Vyvanse (Lisdexamfetamin) verbessern die ADHS-Symptome in erster Linie durch die Verstärkung des Neurotransmitters Dopamin innerhalb aller Gehirnregionen, einschließlich der, die am meisten von ADHS betroffen sind. Berichten zufolge verbessern diese Medikamente Verhalten und kognitive Funktionen bei circa 75 Prozent der Kinder in formalen, placebokontrollierten Versuchen. Es ist jedoch möglich, dass der Behandlungserfolg bei Studien in realer klinischer Praxis wesentlich schlechter ist. Außerdem konnten nachfolgende Studien keinen Langzeitnutzen durch diese stimulierenden Medikamente beobachten. Zudem sind diese Medikamente sehr häufig mit unerwünschten Nebenwirkungen wie Appetitmangel, Schlafproblemen, Angstzuständen und Reizbarkeit verbunden. Einige der Langzeitfolgen dieser Medikamente könnten äußerst schädlich für Gehirnfunktion und Verhalten sein.[3–5]

Nicht stimulierende Medikamente wie Atomoxetin (Strattera) werden als sichere Alternative beworben. Atomoxetin bringt jedoch ebenfalls eine Reihe von Problemen mit sich, darunter die Tatsache, dass Kinder und Jugendliche mit ADHS, die Atomoxetin einnehmen, eher zu Suizidgedanken neigen.[6]

Grundsätzlich sollte jeder Versuch unternommen werden, ADHS zu behandeln, ohne langfristig auf Medikamente angewiesen zu sein.

Umwelteinflüsse

Umwelteinflüsse, die zur Entwicklung von ADHS beitragen, können schon bei der Empfängnis oder sogar davor einwirken. Der Transport von verschiedenen Neurotoxinen von der Mutter zum Fötus kann ohne Weiteres während der Schwangerschaft stattfinden. Eine Frau, die ständig Kontakt zu neurotoxischen Substanzen hat oder körperlich stark davon belastet ist (zum Beispiel durch Schwermetalle wie Blei oder Quecksilber, Lösungsmittel, Pestizide, PCBs, Alkohol und andere Drogen), könnte selbst Merkmale aufweisen, die mit ADHS übereinstimmen, und ein Kind auf die Welt bringen, das dann die Symptome von ADHS manifestiert. In solchen Fällen könnte man glauben, ADHS sei vererbt, obwohl es tatsächlich erworben wurde. Kinder bleiben nach der Geburt empfänglich für Neurotoxine, und einige dieser Stoffe sind erwiesenermaßen häufig bei Kindern in Nordamerika anzutreffen.[7,8]

Tabak- und Drogenmissbrauch der Mutter wird mit einem höheren Risiko für ADHS verbunden.[9–11] Eine Studie legte nahe, dass bis zu 25 Prozent aller Verhaltensstörungen bei Kindern auf Zigarettenrauch während der Schwangerschaft zurückgeführt werden kann.[9] Darüber hinaus gibt es eine erschreckend hohe Anzahl von chronischer leichter Bleivergiftung bei nordamerikanischen Kindern. Die Centers for Disease Control and Prevention schätzten, dass etwa 2 Prozent der amerikanischen Kinder unter 6 Jahren derzeit die Kriterien für eine Bleivergiftung erfüllt, und zwar in einem Maß, das mit kognitiven Defiziten und Verhaltensauffälligkeiten (mehr als10 Milligramm pro Deziliter Bleianteil im Blut) verbunden wird.[12] Eine schwache Bleivergiftung wird auch mit Suchtverhalten und Impulsivität in Verbindung gebracht, was auf neurologische Veränderungen hinweist.[13] Pilotstudien demonstrierten bei einigen Kindern mit ADHS-Verhaltensweisen mit moderater Erhöhung der Bleikonzentration im Blut eine Besserung, wenn sie mit intravenöser EDTA-Chelat-Therapie behandelt wurden.[14]

Neben Blei sind auch andere Schwermetalle wie Quecksilber, Cadmium und Aluminium sowie Pestizide und PCBs fast allgegenwärtige Giftstoffe aus Amalgamfüllungen, Nahrungsmitteln, Luft und Trinkwasser, und diese Stoffe können synergetische Wirkung haben und dadurch die neurologische Funktion und Entwicklung bei anfälligen Kindern beeinträchtigen. Der US-amerikanische Konsumentenverband führte kürzlich die bislang größte Studie durch und untersuchte, inwieweit die Menschen in den USA einem breiten Spektrum an Pestiziden in der Ernährung ausgesetzt sind. Wie sich zeigte, war die Lage noch weit schlimmer als je zuvor geschätzt;

besonders Kinder sind durch die regelmäßige unbeabsichtigte Aufnahme von pestizidbelasteten Nahrungsmitteln einem hohen Risiko für neurotoxische Folgen ausgesetzt.[15]

Eine neue Studie zeigt eine direkte Korrelation zwischen dem Gehalt von Organophosphaten im Urin von Kindern und der Häufigkeit von ADHS.[16] Kinder, die konventionell angebaute Nahrungsmittel essen, weisen eine neunmal größere Konzentration an Organophosphaten auf als solche, die biologisch angebaute Nahrungsmittel essen.[17] Ein solches Niveau führt zu einem 50-prozentigen Anstieg von ADHS – was nicht überrascht, denn diese Pestizide sind Neurotoxine.

Nahrungsmittelzusatzstoffe, Zucker und die Feingold-Hypothese

Die Vermutung, dass Lebensmittelzusatzstoffe ADHS bei Kindern verursachen können, wurde durch die Forschung von Dr. med. Benjamin Feingold populär und wird heute für gewöhnlich als die »Feingold-Hypothese« bezeichnet. Dr. Feingold zufolge reagieren viele hyperaktive Kinder, etwa 40–50 Prozent, empfindlich auf künstliche Lebensmittelfarbstoffe, Aromen und Konservierungsmittel.[18]

Feingolds Behauptungen basierten auf seiner Erfahrung mit mehr als 1200 Fällen, bei denen Lebensmittelzusatzstoffe mit Lern- und Verhaltensstörungen zusammenhingen. Seit der pädiatrische Allergologe diese Thematik 1973 der American Medical Association vorstellte, ist die Rolle von Lebensmittelzusatzstoffen als mitverantwortliche Ursache für Hyperaktivität ein intensiv diskutiertes Thema in der wissenschaftlichen Literatur. Tatsächlich befassen sich Wissenschaftler aber nur mit zehn Lebensmittelfarben, obwohl Feingold bei 3000 Lebensmittelzusatzstoffen Bedenken hatte.

Auf den ersten Blick scheint es, als hätte der Großteil der Doppelblindstudien, die zur Untersuchung dieser Hypothese ausgearbeitet worden waren, im Wesentlichen negative Ergebnisse erbracht. Bei genauerer Betrachtung dieser Studien jedoch und nach weiteren Nachforschungen in der Literatur wird deutlich, dass Lebensmittelzusatzstoffe in der Tat eine große Rolle bei Hyperaktivität spielen. Einige dieser Studien führten zu erdrückenden Beweisen.[19, 20]

In einer neueren Studie bekamen 153 3-jährige und 144 9-jährige Kinder aus der allgemeinen Bevölkerung (mit anderen Worten lag der Fokus der Studie nicht auf Kindern mit einer ADHS-Diagnose) entweder ein Getränk, das Natriumbenzoate und verschiedene künstliche Lebensmittelfarben enthielt, oder einen Placebo-Mix. Der Hauptmaßstab zur Messung der Ergebnisse war eine weltweite Datensammlung über Hyperaktivität (GHA) auf der Basis von beobachteten Verhaltensweisen und Einschätzungen von Lehrern und Eltern; für die älteren Kinder wurde zusätzlich ein Aufmerksamkeitstest am Computer durchgeführt. Wie sich herausstellte, war bei den Kindern, die die künstlichen Lebensmittelfarben erhalten hatten, ein statistisch signifikanter Anstieg von Hyperaktivität zu verzeichnen.[21]

Interessanterweise fielen Berichte aus dem Vereinigten Königreich, aus Australien und Kanada positiver aus, während amerikanische Studien weitgehend negativ waren. Feingold vertrat die Ansicht, es bestehe ein Interessenkonflikt mit der Nutrition Foundation, einer Organisation, die von großen US-amerikanischen Lebensmittelherstellern – Coca-Cola, Nabisco, General Foods und anderen – unterstützt wird. Bemerkenswert scheint, dass die Nutrition Foundation die meisten der negativen Studien finanziert hat. Der Interessenkonflikt rührt daher, dass diese Unternehmen wirtschaftlichen Schaden erleiden würden, würde sich herausstellen, dass Lebensmittelzusatzstoffe schädlich sind. Andere Länder haben den Einsatz von künstlichen Lebensmittelzusatzstoffen aufgrund potenzieller Schädlichkeit deutlich eingeschränkt.

Praktisch jede Studie (ob negativ oder positiv), die sich mit der Rolle von Lebensmittelzusatzstoffen bei ADHS befasste, zeigte, dass einige hyperaktive Kinder unter dem Einfluss spezieller Lebensmittelzusatzstoffe anhaltend mit Verhaltensproblemen reagieren. Kritiker der Hypothese ignorieren die Bedeutung dieser deutlichen, nachvollziehbaren individuellen Ergebnisse. Im Endeffekt reagieren einige Kinder stark genug auf Lebensmittelzusatzstoffe, um zu rechtfertigen, diese Stoffe in der Ernährung mindestens 10 Tage lang wegzulassen, um ihre Bedeutung für jedes einzelne Kind feststellen zu können.

Auch der Konsum von Zucker scheint ein Faktor zu sein. Eine Studie demonstrierte, dass eine hohe Korrelation zwischen destruktiv-aggressivem und ruhelosem Verhalten und der Menge an verzehrtem Zucker besteht.[22] Je höher die Zuckerzufuhr, desto schlechter das Verhalten. In einer anderen Studie führten Wissenschaftler bei 261 hyperaktiven Kindern 5-stündige orale Glucosetoleranztests durch; 74 Prozent hatten eine abnorme Glucosetoleranz oder Hypoglykämie.[23]

Essenzielle Fettsäuren

Zahlreiche Studien konnten jetzt nachweisen, dass Kinder mit ADHS im Vergleich zu Kontrollen mit Gleichaltrigen messbar weniger Omega-3-Fettsäuren Eicosapentaensäure (EPA) und Docosahexaensäure (DHA) im Gewebe aufwiesen. Das sollte nicht überraschen: Omega-3-Fettsäuren sind entscheidend für Struktur und Funktion von Gehirnzellen. Die Supplementierung mit Omega-3 (EPA + DHA) bei ADHS ist umfangreich erforscht und wird selbst von konventionellen Ärzten für angezeigt erachtet. Die Supplementierung mit Omega-3-Fettsäuren verbesserte viele ADHS-Symptome, einschließlich impulsivem Verhalten, einem Symptom, bei dem die pharmazeutische Behandlung von ADHS üblicherweise nicht helfen konnte.[24] Auch in Tierversuchen wurde gezeigt, dass ein DHA-Mangel zu einer erhöhten Durchlässigkeit der Blut-Hirn-Schranke führt, was eine entscheidende Rolle beim Schutz des Gehirns vor dem Eindringen neurotoxischer Stoffe wie Pestiziden und Quecksilber spielt.[25,26]

Die menschliche Muttermilch ist reich an DHA, und mehrere Studien beobachteten, dass Kinder, die mit Säuglingsnahrung ernährt werden, gegenüber Kindern, die gestillt werden, ein doppelt so hohes Risiko tragen, ADHS zu entwickeln.[27] Die Rolle von DHA bei der Entwicklung von Gehirn, Intelligenz und potentiellem Schutz vor ADHS führte schließlich zu seiner Einführung in vielen Säuglingsnahrungen und anderen Lebensmitteln.

Einzelne Nährstoffe und ADHS

Neben Fettsäuren kann auch die inadäquate Verfügbarkeit von anderen Nährstoffen während der fetalen Entwicklung und in der frühen Kindheit eine wesentliche Rolle bei der Entwicklung von ADHS spielen.[28,29] Zudem haben Kinder mit ADHS häufig vielfältige Nährstoffmängel, was die Bedeutung einer breit gefächerten alimentären Unterstützung noch betont. Besonders die folgenden Mineralien sind entscheidende Nährstoffe im Umgang mit ADHS:

- **Magnesium.** Der Magnesiumgehalt in Serum, roten Blutkörperchen und Haaren ist bei der Mehrheit der Kinder mit ADHS gering.[30] Das Verhalten dieser Kinder besserte sich, wenn ihnen eine Supplementierung mit Magnesium verabreicht wurde.[31]
- **Zink.** Ein geringer Zinkgehalt in Haaren und Serum geht häufig mit ADHS einher.[32] Kinder mit niedrigen Zinkkonzentrationen im Serum hatten oft auch niedrige Konzentrationen an freien Fettsäuren, was nahelegt, dass Anomalien beim Fettsäuremetabolismus, zumindest teilweise, von einem Zinkmangel herrühren können.[33] Wie sich außerdem herausstellte, korreliert ein geringer Zinkgehalt in den Haaren mit einer schlechteren Reaktion auf die Behandlung mit Amphetaminen. Mehrere klinische Versuche zeigen positive Effekte durch die Supplementierung mit Zink bei hyperaktiven Kindern.[34,35]
- **Eisen.** Schätzungsweise 20 Prozent aller Säuglinge und Kleinkinder sind von einer Anämie durch Eisenmangel betroffen, und man glaubt, dass viele mehr unter Eisenmangel leiden, ohne anämisch zu sein, was sie dem Risiko einer beeinträchtigen Entwicklung des Gehirns aussetzt.[36] Noch häufiger trifft man Eisenmangel bei ADHS-Kindern an. Wie eine Studie zeigte, führte die Supplementierung mit Eisen bei nicht anämischen ADHS-Kindern innerhalb von 30 Tagen zu verringerten Symptomen.[37] Eine neuere Studie ergab Verbesserungen der Symptome bei Kindern mit ADHS und niedriger Eisenkonzentration.[38]

Lebensmittelallergien

Es besteht ein sehr starker Zusammenhang zwischen Allergien, einschließlich Lebensmittelallergien, und AHDS.[39–43] In einer Studie traten darstellbare Veränderungen der Gehirnströme unmittelbar nach dem Verzehr eines zuvor identifizierten Nahrungsallergens auf.[43] Lebensmittelallergien und andere allergische Störungen werden auch mit der größeren Häufigkeit von wiederkehrenden Ohrinfektionen (Otitis media) verbunden.[44] Umgekehrt wurde eine wiederkehrende Otitis media mit einem erhöhten Risiko für ADHS in Verbindung gebracht.[45] Sowohl Lebensmittelallergien als auch ADHS werden im Zusammenhang mit Schlafstörungen gesehen, was wiederum zu einer Verschlechterung der ADHS-Symptome führen kann. Besonders häufig trifft man bei allergischen Kindern auf starkes Schnarchen und Schlafapnoe, was wesentlich zu den ADHS-Symptomen beitragen kann.[46–48] Studien haben ein besseres Schlafverhalten bei ADHS-Kindern gezeigt, die Nahrung mit niedrigem Allergiepotenzial (oligoantigen) zu sich nehmen. Tatsächlich kann die Ausschaltung von Nahrungsallergenen oder die Desensibilisierung bei der Verminderung von ADHS-Symptomen ebenso wirksam sein wie eine Medikamententherapie.[49–52]

Die Supplementierung mit Probiotika mit aktiven Bifidobakterien- und Laktobazillen-Kulturen kann ebenfalls nutzbringend bei der Behandlung von ADHS sein. Diese Organismen fungieren als Teil der ersten Verteidigungslinie der Darmimmunität und wirken der veränderten Darmdurchlässigkeit aufgrund von Lebensmittelallergien entgegen.[53, 54]

Nahrungsergänzungsmittel

Traubenkern- oder Kiefernrindenextrakt

Extrakte aus Traubenkernen und der Rinde der maritimen Kiefer (Pycnogenol) sind reiche Quellen von Proanthocyanidinen, einer der nutzbringendsten Gruppen pflanzlicher Flavonoide. Allein dank ihrer breit gefächerten antioxidativen Wirkung könnten sich diese Extrakte bei der Behandlung von ADHS als hilfreich erweisen, denn man hält vermehrte oxidative Schädigungen für einen zentralen Einflussfaktor bei ADHS.

Bislang wurden vier Studien über den Einsatz von Pycnogenol bei ADHS-Kindern durchgeführt. Bei zwei dieser Studien verbesserte sich bei den Kindern, die eine Supplementierung mit Pycnogenol (täglich 1 Milligramm pro Kilogramm Körpergewicht) erhielten, der antioxidativen Status.[55, 56] Eine dritte Studie bestätigte diesen antioxidativen Effekt nicht nur, sondern zeigte auch, dass Pycnogenol die Hyperaktivität verringerte.[57] Die detaillierteste Studie mit 61 ADHS-Kindern, die 4 Wochen lang täglich eine Supplementierung von 1 Milligramm Pycnogenol pro Kilogramm Körpergewicht oder ein Placebo erhielten, ergab, dass die Hyperaktivität der Kinder, die Pycnogenol einnahmen, deutlich nachließ, zusammen mit verbesserter Aufmerksamkeit, Auge-Hand-Koordination und Konzentration.[58] Diese Ergebnisse verweisen auf die Option, Traubenkern- oder Kiefernrindenextrakt als Nahrungsergänzung bei ADHS zu wählen.

Ginkgo-biloba-Extrakt (GBE)

Zwei Pilotstudien, die GBE in Kombination mit amerikanischem Ginseng untersuchten – eine davon mit Kindern, die andere mit Erwachsenen –, erbrachten einige günstige Effekte, die der Supplementierung mit GBE zugeschrieben wurden.[59, 60] Vor allem zeigten diese Studien Verbesserungen bei Unaufmerksamkeit, Hyperaktivität und Sozialisierung.

L-Theanin

L-Theanin, eine Aminosäure aus grünem Tee, ist vielversprechend bei der Verbesserung der Schlafqualität von Kindern mit ADHS. Man weiß über diese Aminosäure auch, dass sie Angstzustände verringern und die Konzentration erhöhen kann. Ein kürzlich abgeschlossener Doppelblindversuch mit L-Theanin bei ADHS beobachtete nach Supplementierung signifikante Verbesserungen der Schlafqualität.[61] L-Theanin wurde in einer Dosis von täglich zweimal 200 Milligramm verabreicht. Diese Ergebnisse sind höchst vielversprechend, denn Störungen der Schlafqualität treten bei ADHS sehr häufig auf.

Bio-Feedback

Bei der Bio-Feedback-Trainings-Behandlung erhalten die Teilnehmer mithilfe elektronischer Instrumente ein Echtzeit-Feedback über ihre Gehirnstromaktivität. Dieses ermöglicht es den Teilnehmern, die Intensität und Frequenz der Gehirnströme selbst zu regulieren. Die Bio-Feedback-Behandlung wurde entwickelt, um ADHS-Betroffene darauf zu trainieren, anormale Gehirnstromaktivitäten (kortikale Verlangsamung) zu reduzieren oder auszuschalten und dadurch viele ADHS-Symptome zu reduzieren oder auszuschalten. Die Belege für das Bio-Feedback als effektive Behandlung häufen sich; einige Studien zeigen, dass Kinder, die das Bio-Feedback anwenden, vielleicht sogar das Ritalin absetzen können.

Schnellüberblick

- Mehr als 5,5 Millionen Kinder in den Vereinigten Staaten nehmen täglich amphetaminartige Medikamente gegen ADHS ein.
- Viele Faktoren stehen mit ADHS in Verbindung; der bedeutendste ist die verminderte Funktion bestimmter Kreisläufe in den Schaltzentren des Gehirns, die für Impulskontrolle und die Fähigkeit, anhaltende Konzentration zu erzeugen, verantwortlich sind.
- Die Rolle von Ernährungs- und Umwelteinflüssen als zugrunde liegende Ursachen von ADHS findet immer größere Akzeptanz.
- Gemäß der Feingold-Hypothese reagieren viele ADHS-Kinder, vielleicht 40–50 Prozent, auf Lebensmittelzusatzstoffe.
- Die Wissenschaft beobachtet vermehrt einen Zusammenhang zwischen der Menge an verzehrtem Organophosphatpestiziden und der ADHS-Häufigkeit.
- Zahlreiche Studien haben gezeigt, dass ADHS-Kinder in ihrem Gewebe messbar geringere Konzentrationen der Omega-3-Fettsäuren EPA und DHA aufweisen.
- Die Supplementierung mit Omega-3-Fettsäuren verbessert viele ADHS-Symptome, auch impulsiv-trotziges Verhalten, ein Symptom, das normalerweise durch medikamentöse Behandlung nicht gelindert werden kann.
- Kinder mit ADHS haben häufig Nährstoffmängel, was die Bedeutung einer breit gefächerten Unterstützung durch Nahrungsergänzungsmittel hervorhebt.
- Die Supplementierung mit Magnesium, Zink und Eisen hat sich als günstig bei ADHS erwiesen, besonders bei Betroffenen mit nachgewiesenem Mangel.
- Es besteht ein starker Zusammenhang zwischen Allergien, einschließlich Lebensmittelallergien, und ADHS.
- Die Ausschaltung von Nahrungsallergenen oder die Desensibilisierung kann bei der Verminderung der ADHS-Symptome ebenso wirksam sein wie eine medikamentöse Therapie.
- Pycnogenol führte zu einem deutlichen Rückgang von Hyperaktivität sowie zu verbesserter Aufmerksamkeit, Auge-Hand-Koordination und Konzentration bei ADHS-Kindern.
- Es häufen sich Belege, die für das Bio-Feedback-Training als wirksame Behandlung bei ADHS sprechen.

Behandlungsübersicht

Zum Behandlungsplan von ADHS gehören Nachweis und Entfernung jeglicher toxischen Quelle aus Schwermetallen und Umwelt, die Planung einer optimalen Ernährung, einschließlich hochwirksamer Multivitamin-Mineralstoffpräparate und der Supplementierung mit Fischöl, das Weglassen von Lebensmittelzusatzstoffen und Zucker aus der Ernährung sowie die Eliminierung von Lebensmittelallergenen.

Ernährung

Eine allergieausschließende (oligoantigene) Ernährung über den Zeitraum von 4 Wochen, gefolgt von der (testweisen) Wiedereinführung verdächtiger Lebensmittel (mindestens einmal täglich eine Portion, Einführung eines Lebensmittels alle 3–4 Tage), ist der geschickteste und wirtschaftlichste Ansatz, Lebensmittelallergien zu identifizieren; weitere Informationen finden Sie im Kapitel »Lebensmittelallergie«. Wenn möglich, nehmen Sie nur biologisch angebaute Lebensmittel zu sich.

Nahrungsergänzungsmittel

- Ein hochpotentes Multivitamin-Mineralstoffpräparat, wie im Kapitel »Supplementierung« beschrieben.
- Wesentliche Nährstoffe:
  - ➔ Vitamin B_6: täglich 25–50 Milligramm
  - ➔ Folsäure: täglich 400–800 Mikrogramm
  - ➔ Vitamin B_{12}: täglich 400–800 Mikrogramm
  - ➔ Zink: täglich 20–30 Milligramm
  - ➔ Vitamin C: täglich 500–1000 Milligramm
  - ➔ Vitamin E (gemischte Tocopherole): täglich 100–200 IE
  - ➔ Vitamin D_3: täglich 2000–4000 IE (idealerweise Blutwerte messen und die Dosierung entsprechend anpassen)
  - ➔ Magnesium: täglich 5 Milligramm pro Kilogramm Körpergewicht, aufgeteilt auf mehrere Dosen
  - ➔ Eisen: täglich 30 Milligramm, gebunden entweder an Pyrophosphat, Succinat, Glycinat oder Fumarat, zwischen den Mahlzeiten (sollte diese Empfehlung zu Unwohlsein im Bauchraum führen, nehmen Sie zweimal täglich 30 Milligramm zu den Mahlzeiten oder Eisenpyrophosphat)
- Fischöl: täglich 1000–3000 Milligramm EPA +DHA
- Eines der folgenden Präparate:
  - ➔ Traubenkernextrakt (mehr als 95 Prozent oligomere Proanthocyanidine): täglich 150–300 Milligramm
  - ➔ Kiefernrindenextrakt (mehr als 95 Prozent oligomere Proanthocyanidine):
  - ➔ Täglich 150–300 Milligramm
  - ➔ *Ginkgo-biloba*-Extrakt (24 Prozent Ginkgo-Flavonglykoside): täglich 120–320 Milligramm
- In Erwägung zu ziehen:
  - ➔ L-Theanin: bis zu dreimal täglich 100–200 Milligramm
  - ➔ Melatonin: 1–3 Milligramm vor dem Zubettgehen

AUTISMUSSPEKTRUMS-STÖRUNG

- Äußert sich durch Schwierigkeiten bei sozialer Interaktion, Problemen bei der verbalen und nicht verbalen Kommunikation sowie durch ständige Wiederholungen derselben Verhaltensweisen und eingeschränkte, zwanghafte Interessen, die für gewöhnlich erkennbar werden, bevor das Kind das dritte Lebensalter erreicht.
- Jungen haben ein viermal höheres Risiko für die Autismusspektrumsstörung als Mädchen.
- Autismusspektrumsstörungen (ASD) treten in drei Hauptformen auf:
  - Klassischer Autismus
  - Aspergersyndrom
  - Tief greifende Entwicklungsstörungen, nicht näher definiert (PDD-NOS)

Die Verwendung des Begriffs *Spektrum* weist auf eine große Bandbreite der dem Autismus zuzurechnenden Störungen hin, dazu gehören der schwererAutismus, der hochfunktionale Autismus, das dezente Aspergersyndrom und die leichtere PDD-NOS. Das Aspergersyndrom unterscheidet sich vom Autismus insofern, als dabei keine Verzögerungen der mentalen und sprachlichen Entwicklung auftreten. Der Begriff PDD-NOS wird verwendet, wenn nicht alle Kriterien für Autismus oder das Aspergersyndrom zutreffen. Es wurde angeregt, alle Klassifizierungen der ASD als einzelne Störungen abzuschaffen und sie einfach unter einer einzigen ASD-Diagnose zusammenzufassen; dann würden die Ärzte den Schweregrad des klinischen Erscheinungsbilds von ASD einfach als schwer, moderat oder leicht einordnen.

Eltern mit Kindern, die ASD haben, stellen häufig schon früh fest, dass ihr Kind nicht auf Menschen reagiert oder sich über sehr lange Zeit auf nur eine Sache intensiv konzentriert. In vielen Fällen scheint sich das Kind normal zu entwickeln, wird aber dann ganz plötzlich still, zieht sich zurück, fügt sich selbst Schaden zu und wird unempfänglich für soziale Annäherungen.

Das Auftreten eines dieser Warnsignale für ASD ist ein Grund, ein Kind von einem auf diese Störungen spezialisierten Arzt untersuchen zu lassen. Heute ist es häufig schon ab einem Alter von 18 Monaten möglich, die Diagnose zu stellen, und in einigen Fällen sogar schon mit 12 Monaten. Eine frühzeitige Intervention verbessert die Folgen ganz erheblich. Frühzeitige Intervention bei Verhalten und kognitiven Fähigkeiten kann das autistische Kind dabei unterstützen, selbständig zu werden und soziale und kommunikative Kompetenzen zu erlernen. Bei vielen Kindern bessern sich die Autismussymptome durch Behandlung und mit dem Alter. Es gibt autistische Kinder, die später ein normales oder annähernd normales Erwachsenenleben führen können.

Die Anzahl der bekannten Fälle von Autismus stieg in den 1990er- und frühen 2000er-Jahren dramatisch. Durch die neuen Diagnoseverfahren und Klassifizierungen schätzt man die ASD-Rate in den USA heute auf etwa 9 Fälle von 1000 gegenüber einem bis 2 weltweit.

Frühe und späte Anzeichen für ASD

Frühe Anzeichen

- Kein Geplapper oder Mit-dem-Finger-Zeigen im Alter von einem Jahr
- Keine einzelnen Wörter mit 16 Monaten oder Zweiwortsätze mit 2 Jahren
- Keine Reaktion auf das Rufen des Kindernamens
- Verlust von Sprache oder sozialen Kompetenzen
- Wenig Augenkontakt
- Exzessive Ordnung bei Spielzeug oder anderen Objekten
- Kein Lächeln oder soziales Reaktionsvermögen

Späte Anzeichen

- Beeinträchtigung der Fähigkeit, Freundschaften mit Gleichaltrigen zu schließen
- Beeinträchtigung der Fähigkeit, ein Gespräch mit anderen anzufangen oder aufrechtzuerhalten

- Mangel oder Beeinträchtigung der Fähigkeit zum fantasievollen oder sozialen Spielen
- Repetitiver oder ungewöhnlicher Gebrauch der Sprache
- Begrenzte Interessenmuster, die abnormal intensiv oder fokussiert sind
- Vertiefte Beschäftigung mit bestimmten Objekten oder Subjekten
- Starres Festhalten an bestimmten Routinen oder Ritualen

Ursache

Die Ursache für den Autismus ist höchst umstritten. Er hat eine starke genetische Komponente, aber wie bei jeder Erkrankung spielen andere Faktoren eine immense Rolle dabei, ob und in welcher Form sich die genetische Prädisposition manifestiert. Denn wichtiger als ein spezieller genetischer Marker sind zuweilen die Faktoren, die bestimmen, wie sich die Gene ausdrücken, etwa in Hinsicht auf Umwelt und Ernährung. Obwohl es Kontroversen um die erwähnten unterschiedlichen Umwelteinflüsse gibt, so beispielsweise Schwermetalle, Pestizide oder Impfungen in der Kindheit, besteht wenig Zweifel daran, dass genetische Faktoren allein nicht ausreichen, um zu Autismus zu führen.

Therapeutische Erwägungen

Kinder mit ASD brauchen eine Kombination aus speziellem und förderndem Unterrichtsprogramm, kommunikativem Training (wie etwa Sprachtherapie, Logopädie) sowie Unterstützung bei den sozialen Kompetenzen und Verhaltensweisen. Im Allgemeinen ist die Prognose umso besser, je früher eingegriffen wird. Seit sich das Auftreten der Störung häuft, gibt es glücklicherweise immer mehr Anlaufstellen, um Autismuskinder und deren Eltern zu unterstützen.

Der Individuals with Disabilities Education Act (IDEA) ist ein behördlich vorgeschriebenes Programm, das freie und angemessene öffentliche Bildung für Kinder mit Lernstörungen gewährleistet. Normalerweise werden die Kinder in öffentlichen Schulen eingeschult, und die Schulverwaltung kümmert sich um alle erforderlichen Dienste. Dazu gehören je nach Bedarf die Dienste von Sprach- und/ oder Verhaltenstherapeuten, Schulpsychologen, Sozialarbeitern, Sonderpädagogen oder Beratern. Laut Gesetz müssen Schulen für jedes Kind in einem speziellen Lernprogramm eine Reihe von Unterrichtszielen oder bestimmte Kompetenzen vorbereiten und realisieren.

Ernährung

Für ASD treffen die allgemeinen alimentären Ansätze zu wie für ADHS (siehe das Kapitel »Aufmerksamkeitsdefizit-[Hyperaktivitäts-]Störung«), da sie darauf abzielen, die Gehirnfunktion zu stärken. Diese Ernährungsempfehlungen werden nicht heilen, aber einigen Kinder geht es wesentlich besser, nachdem Lebensmittelallergien identifiziert und Lebensmittelzusatzstoffe ausgeschaltet wurden. Gluten- und Milchsensibilität (besonders das Protein Casein) scheint bei einigen Autismuskindern ein wichtiger Faktor zu sein.[1, 2] Die Ergebnisse einer gluten- und caseinfreien Ernährung sind ganz unterschiedlich, können aber manchmal drastisch sein. In einer Studie wurden neunzehn Kinder mit Autismus entweder mit einer glutenfreien und milchreduzierten oder mit einer glutenreduzierten und milchfreien Ernährung behandelt.[3] Nachdem diese Ernährung ein Jahr befolgt worden war, verbesserten sich die sozialen Kontakte, die Neigung, sich selbst wehzutun – wie etwa das Mit-dem-Kopf-gegen-die-Wand-Schlagen – hörte auf, und die »Träumer«-Phasen wurden weniger. Zu diesen Besserungen kam eine signifikante Abnahme der Peptidausscheidung im Urin hinzu. Der Wirkmechanismus bei Autismuskindern könnte darin bestehen, dass sie unter einer oder mehreren Peptidasestörungen leiden, weshalb bestimmte Peptide aus Milch und Weizen nicht abgebaut werden können.[4, 5] Diese Peptide finden so Zugang zum Gehirn, wo sie die Gehirnchemie beträchtlich stören. Es scheint zumindest der Mühe wert zu sein, eine Ernährung ohne Gluten und Casein einmal mindestens 3 Monate lang zu versuchen.

Auch andere Lebensmittelallergene können zu einigen der Autismussymptome beitragen. Die Identifizierung von Lebensmittelallergien ist möglicherweise sehr wichtig beim Umgang mit der erhöhten

Durchlässigkeit des Darms, die man bei diesen Patienten festgestellt hat. Weitere Informationen siehe das Kapitel »Lebensmittelallergie«.

Nahrungsergänzungsmittel

Omega-3-Fettsäuren

Omega-3-Fettsäuren (wie in Fischölen, die EPA + DHA liefern) werden bei ASD als wichtige Nahrungsergänzung angesehen.[6] Trotz des potenziellen Nutzens gibt es nur ein paar sehr kleine klinische Studien, die Omega-3-Fettsäuren bei ASD untersuchten. In der ersten Doppelblindstudie erhielten dreizehn Kinder mit ASD zwischen 5 und 17 Jahren, die schwere Wutanfälle, Aggression oder selbstverletzendes Verhalten an den Tag legten, 6 Wochen lang täglich 1,5 Gramm EPA + DHA.[7] Die Kinder, die EPA + DHA einnahmen, erfuhren eine Besserung bei Hyperaktivität und repetitiven und ritualisierten Bewegungen gegenüber denen, die ein Placebo bekamen. In einer anderen kontrollierten Studie erhielten 27 Kinder mit ASD zwischen 3 und 8 Jahren 12 Wochen lang täglich 1,3 Gramm EPA + DHA.[8] Bei ihnen verbesserte sich in erster Linie das hyperaktive Verhalten. Die Ergebnisse sind bei kleineren Kindern vielleicht signifikanter als bei Erwachsenen: Eine offene Studie mit jungen Erwachsenen führte nicht zu denselben positiven Ergebnissen wie die Studien mit Kindern.[9]

Vitamin B_6 und Magnesium

Bei ASD wurde von Serotoninanomalien und Anomalien bei anderen Neurotransmittern berichtet. Zur Klärung dieser Aspekte untersuchte man in verschiedenen klinischen Doppelblindstudien die Supplementierung mit Vitamin B_6 bei autistischen Kindern.[10–13] Wie die Ergebnisse zeigen, gibt es eine kleine Untergruppe, die durch Vitamin B_6 eine Besserung erfährt. Im Durchschnitt zeigen nur etwa 20 Prozent der Patienten eine moderate Besserung der Symptome, während etwa 10 Prozent drastische klinische Besserungen aufweisen. Auch wurde beobachtet, dass die Supplementierung mit B_6 größeren Erfolg erzielte, wenn sie zusammen mit Magnesium erfolgte.[11–13]

In einer Studie aus dem Jahr 1985 mit sechzig autistischen Kindern wurden die Teilnehmer in zwei Gruppen aufgeteilt und erhielten unterschiedliche Kombinationen von Vitamin B_6, Magnesium und einem Placebo. Der therapeutische Erfolg wurde mithilfe einer Verhaltensbewertungsskala und der Konzentration von Homovanillinsäure (HVA) im Urin gemessen. Die Kombination von Vitamin B6 und Magnesium führte zu einer erheblichen Verbesserung im Verhalten, was stark mit der Abnahme von HVA verbunden wurde. Die alleinige Anwendung von entweder Magnesium oder Vitamin B_6 war jedoch nicht besonders hilfreich.[13] Neuere Studien zeigen denselben synergetischen Effekt zwischen Vitamin B_6 und Magnesium.[14]

Folsäure, Vitamin B_{12} und Vitamin C

Die Anomalien bei Serotonin und anderen Neurotransmittern, über die bei ASD berichtet wird, könnten auf eine verringerte Aktivität des Enzyms Tryptophanhydroxydase zurückzuführen sein. Dieses Enzym ist abhängig vom Molekül Tetrahydrobiopterin (BH4), das bei Menschen mit ASD niedrig konzentriert ist. Seit Mitte der 1980er-Jahre weisen mehrere klinische Versuche darauf hin, dass die Behandlung mit BH4 ASD bei einigen Patienten lindert. Kinder mit ASD, die niedrige BH4-Konzentrationen in der Rückenmarksflüssigkeit oder im Urin hatten, wurden mit einer täglichen Dosis von 20 Milligramm BH4 pro Kilogramm Körpergewicht behandelt. Der Großteil von ihnen (63 Prozent) reagierte positiv auf die Behandlung. Die Forschungen werden fortgesetzt; man geht davon aus, dass die BH4-Therapie in größerem Umfang eingesetzt werden wird, wenn diese Studien ähnliche Ergebnisse bringen.[15] Leider ist BH4 nicht ohne Weiteres verfügbar, aber Folsäure, Vitamin B_{12} und Vitamin C könnten die Fähigkeit des Gehirns verbessern, eigenes BH4 zu produzieren.

Melatonin

Schlafstörungen sind sehr häufig bei ASD. Klinische Studien zeigen bei ADS-Patienten Anomalien bei der Erzeugung oder Freisetzung von Melatonin. Wie mehrere klinische Studien ebenfalls feststellen konnten, verbessert Melatonin bei Dosierungen zwischen 0,75 und 6 Milligramm vor dem Schlafengehen die Schlafqualität bei ASD spürbar. In der Tat kamen mehrere Metaanalysen über gesammelte Daten zu dem Schluss, dass die Gabe von Melatonin bei ASD mit verbessertem Schlaf, besserem Verhalten im Wachzustand und minimalen Nebenwirkungen verbunden wird.[16, 17] Unter den besprochenen Studien waren drei Doppelblindstudien. Alle drei beobachteten eine wesentlich kürzere Einschlafzeit und eine längere Schlafdauer mit Melatonin (2- bis 5-Milligramm-Dosen) im Vergleich zu einem Placebo.[18–20]

In einem offenen Versuch berichteten 86 Prozent der Eltern von autistischen Kindern, dass Melatonin die Schlafstörungen entweder ganz aufhob oder bedeutend verbesserte. Von den 107 mit Melatonin behandelten Kindern hatten nur drei leichte Nebenwirkungen (Schläfrigkeit am Morgen).[21]

L-Carnosin

L-Carnosin ist ein kleines Protein, das in einer placebokontrollierten Doppelblindstudie mit 31 Autismuskindern den aktiven und passiven Wortschatz verbesserte; eine subjektive Verbesserung auf einer Autismusbewertungsskala gab es auch während eines 8-wöchigen Versuchs bei einer Dosierung von täglich 800 Milligramm.[22]

Sekretin

Sekretin ist ein Magen-Darm-Hormon, das in Bezug auf Autismus umfangreich untersucht wurde. Auf seinen potenziellen Einsatz bei der Behandlung wurde man durch eine Fernsehsendung aufmerksam, die von drei Kindern berichtete, die nach der Verabreichung von Sekretin während einer Endoskopie eine Besserung ihrer ASD-Symptome zeigten.[23] Seitdem konnten mehr als ein Dutzend gut ausgearbeitete Studien die Wirkung von Sekretin auf ASD-Symptome leider nicht bestätigen.[24, 25] Es gibt derzeit keine überzeugenden Beweise dafür, dass einzelne oder mehrere Dosen von intravenös verabreichtem Sekretin einen Nutzen bei der Behandlung von ASD bringen.

Schnellüberblick

- Obwohl es bei ASD eine starke genetische Komponente gibt, besteht wenig Zweifel daran, dass Faktoren in Ernährung und Umwelt eine Rolle bei der Manifestierung der genetischen Tendenz spielen.
- Kinder mit ASD brauchen eine Kombination aus einem speziellen Förderunterricht, Kommunikationstraining (Sprachtherapie, Logopädie) sowie Unterstützung bei Sozialkompetenz und Verhalten.
- Gluten- und Milchsensitivität scheint bei einigen Kindern mit ASD ein wichtiger Faktor zu sein.
- Die Supplementierung mit Omega-3-Fettsäuren mindert nachweislich Hyperaktivität und repetitive oder ritualisierte Bewegungen.
- Eine kleine Untergruppe von ASD-Patienten reagiert auf die Supplementierung mit Vitamin B_6 und Magnesium.
- Mehrere klinische Versuche weisen darauf hin, dass die Behandlung mit Tetrahydropiopterin (BH4) bei einigen Patienten ASD lindert.
- Melatonin fördert die Schlafqualität bei ASD.
- Derzeit gibt es keine glaubhaften Belege für die Effektivität von Sekretin bei der Behandlung von ASD.

Behandlungsübersicht

ASD erfordert einen umfassenden Ansatz, um das bestmögliche Ergebnis zu erreichen. Jeder Aspekt, ein Kind mit ASD zu unterstützen, sollte maximiert werden; dazu gehören die angemessene Förderung von Sozialverhalten, Sprachvermögen, Ernährung und medizinische Versorgung. Besonders entscheidend ist es, sich der zugrunde liegenden Probleme, wie oben beschrieben, anzunehmen.

Ernährung

Schalten Sie die Ernährungsfaktoren aus, die eine Rolle bei der Verschlechterung der Gehirnfunktion spielen, einschließlich Gluten- und Caseinsensitivität, Lebensmittelallergien, Nährstoffmangel und niedrige Omega-3-Fettsäurekonzentrationen. Darüber hinaus folgen Sie den allgemeinen Empfehlungen im Kapitel »Eine gesunde Ernährung«.

Nahrungsergänzungsmittel

- Ein hochwirksames Multivitamin-Mineralstoffpräparat, wie im Kapitel »Supplementierung« beschrieben
- Wesentliche Nährstoffe:
  - → Vitamin B_6: zwei-bis dreimal täglich 25 Milligramm
  - → Folsäure: täglich 400–800 Mikrogramm
  - → Vitamin B_{12}: täglich 400–800 Mikrogramm
  - → Vitamin D_3: täglich 1000–2000 IE
  - → Magnesium: täglich 250–400 Milligramm
- Fischöl: täglich 1500–3000 Milligramm EPA + DHA
- L-Carnosin: täglich 800 Milligramm
- Eines der folgenden Präparate:
  - → Traubenkernextrakt (mehr als 95 Prozent oligomere Proyanthocyanidine): täglich 150–300 Milligramm
  - → Kiefernrindenextrakt (mehr als 95 Prozent oligomere Proyanthocyanidine): täglich 150–300 Milligramm
  - → *Ginkgo-biloba*-Extrakt (24 Prozent Ginkgo-Flavonglykosid): täglich 120–320 Milligramm
- Ebenso in Erwägung zu ziehen sind: (siehe das Kapitel »Aufmerksamkeitsdefizit-Hyperaktivitäts-Störung«)
  - → L-Theanin: bis zu dreimal täglich 100–200 Milligramm
  - → Melatonin: 1–3 Milligramm vor dem Schlafengehen
  - → Carnosin: täglich 800 Milligramm

BLUTHOCHDRUCK

- Borderlinehypertonie (Prähypertonie): 130–139/85–89 mm Hg
- Leicht erhöhter Blutdruck (Stufe 1): 140–159/90–99 mm Hg
- Moderat erhöhter Blutdruck (Stufe 2): 160–179/100–109 mm Hg
- Stark erhöhter Blutdruck (Stadium 3): 180 oder höher/110 mm Hg oder höher

Bluthochdruck (Hypertonie) ist ein Hauptrisikofaktor für Herzinfarkte oder Schlaganfälle. Genau genommen gilt er sogar als der primäre Faktor für Schlaganfälle. Mehr als 60 Millionen US-Bürger haben einen hohen Blutdruck, dazu gehören mehr als die Hälfte (54,3 Prozent) aller Amerikaner zwischen 65 und 74 Jahren und fast drei Viertel (71,8 Prozent) der schwarzen Bevölkerung in derselben Altersgruppe.

Menschen mit normalem diastolischem Druck (unter 85 mm Hg), aber erhöhtem systolischem Druck (über 158 mm Hg) leiden an *isolierter systolischer Hypertonie*. Für gewöhnlich ist dies ein Hinweis auf eine starke Verhärtung der Aorta, was eine doppelt so hohe Sterblichkeitsrate infolge kardiovaskulärer Erkrankungen im Vergleich zu einem systolischen Druck unter 130 mm Hg zur Folge hat.

Ursachen

Bluthochdruck ergibt sich meistens aus Umständen, die den Grad der Blutgefäßverengung und der Flüssigkeitsmenge beeinflussen. Obwohl die genetische Prägung eine Rolle spielt, bestreitet kaum jemand, dass in den meisten Fällen von hohem Blutdruck Ernährung, Lebensweise sowie psychologische und umweltbedingte Einflüsse die Hauptfaktoren sind. Zu den alimentären Faktoren gehören exzessive Kalorienzufuhr, ein hohes Natrium-Kalium-Verhältnis, ballaststoffarme und zuckerreiche Ernährung, hohe Aufnahme von gesättigten Fetten und niedrige Zufuhr von Omega-3-Fettsäuren sowie eine Ernährung mit niedrigen Anteilen von Calcium, Magnesium und Vitamin C. Zu den wesentlichen Einflüssen der Lebensweise zählen Stress, Bewegungsmangel und Rauchen. Im Hinblick auf Ernährung fiel vor allem der Salzkonsum auf. Zwischen 40 und 60 Prozent der Menschen mit Bluthochdruck reagieren empfindlich auf Salz (nähere Erläuterung folgt).

Der Kontakt mit Schwermetallen wie Blei, Quecksilber, Cadmium und Arsen kann bei einigen Patienten ebenfalls ein signifikanter Faktor sein. Die Nieren übernehmen die Hauptrolle bei der Beseitigung von Schwermetallen, folglich konzentrieren sich diese Metalle dort und stören die Fähigkeit der Nieren, den Flüssigkeitshaushalt des Körpers zu regulieren; diese Störung führt zu Natrium- und Wassereinlagerungen. Obwohl Studien zum Bleigehalt im Blut nicht verlässlich gezeigt haben, dass ein Zusammenhang mit Bluthochdruck besteht, ist es doch wichtig zu wissen, dass eine Bleikonzentration im Blut vor allem auf einen akuten Kontakt mit diesem Metall hinweist.[1–3] Und Studien, die den Bleigehalt beispielsweise in den Knochen untersuchten, haben eindeutig belegt, dass der Kontakt mit Schwermetallen mit einem erhöhten Risiko für hohen Blutdruck in Zusammenhang steht.[4]

Klassifizierung von Blutdruck

- Optimal: systolisch unter 120, diastolisch unter 80 mm Hg
- Normal: systolisch 120–129, diastolisch 80–85 mm Hg
- Borderlinebluthochdruck (Prähypertonie): systolisch 130–139, diastolisch 85–89 mm Hg
- Leichter Bluthochdruck (Stufe 1): systolisch 140–159, diastolisch 90–99 mm Hg
- Moderater Bluthochdruck (Stufe 2): systolisch 160–179, diastolisch 100–109 mm Hg
- Starker Bluthochdruck (Stufe 3): systolisch 180 oder darüber, diastolisch 110 mm Hg oder darüber

»Weißkittelhypertonie«

Als »Weißkittelhypertonie« wird eine Erhöhung des Blutdrucks bezeichnet, wenn sie nur in einem Krankenhaus oder in einer Arztpraxis auftritt. Das kann bei den mit Bluthochdruck diagnostizierten Menschen sogar einen Anteil von 20 bis 45 Prozent ausmachen.[5] Bei Frauen und älteren Patienten scheint dies häufiger aufzutreten. Gemäß den derzeit gängigen Erkenntnissen unter den Naturmedizinern soll die Weißkittelhypertonie wie eine echte Hypertonie behandelt werden, weil Ergebnisse der jüngsten Studien darauf hinweisen, dass sie kein harmloses Phänomen ist.[6, 7] Um eine Weißkittelhypertonie auszuschließen, trägt der Patient ein Gerät zur Dauermessung des Blutdrucks (Langzeit-Blutdruckmessung) mit sich.[8] Bei Patienten mit bestätigter Weißkittelhypertonie ist in der Regel keine medikamentöse Behandlung angezeigt. Stattdessen sollte die Behandlung in einer Beratung über Stressmanagement, Lebensweise, Ernährungsumstellung, Gewichtsabnahme, regelmäßige Bewegung, Verzicht aufs Rauchen und Korrektur von erhöhten Blutzucker- und Cholesterinwerten bestehen.

Therapeutische Erwägungen

Da sich mehr als 80 Prozent der Patienten mit hohem Blutdruck zwischen Borderline- und moderatem Bereich befinden, kann der hohe Blutdruck in den meisten Fällen durch Änderungen in Ernährung und Lebensweise unter Kontrolle gebracht werden. Im direkten Vergleich ist es in der Tat so, dass viele nichtmedikamentöse Ansätze, wie Ernährung, sportliche Betätigung und Entspannungstherapien, sich bei Borderline- bis leicht erhöhtem Blutdruck als bessere Therapie erwiesen haben. Bei moderat bis stark erhöhtem Blutdruck kann eine medikamentöse Therapie erforderlich sein. Idealerweise sollte eine medikamentöse Therapie nur so lange durchgeführt werden, bis ergänzende Maßnahmen sowie Ernährung und Lebensweise greifen. Manchmal ist jedoch eine Langzeittherapie mit Medikamenten erforderlich.

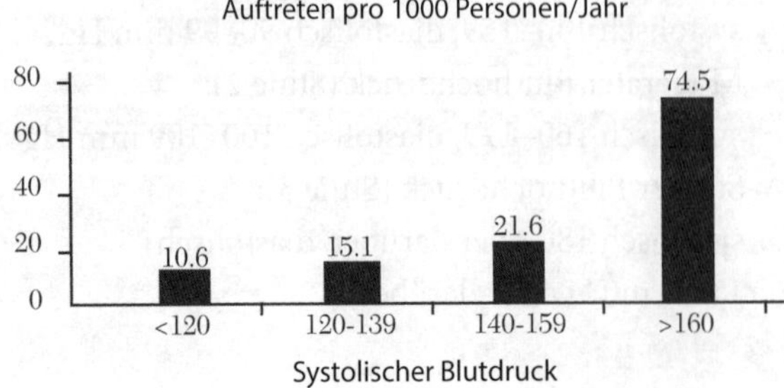

Hoher Blutdruck

Lebensstil

Bluthochdruck steht in einem engen Zusammenhang mit Lebensstil- und Ernährungsfaktoren. Zu den wesentlichen Lebensstilfaktoren zählen Rauchen, Stress und Bewegungsmangel. Die wesentlichen Ernährungsfaktoren sind übermäßige Kalorienzufuhr, ein hohes Natrium-Kalium-Verhältnis, wenig Ballaststoffe, viel Zucker; hoher Konsum von gesättigten Fetten und niedriger Konsum von essenziellen Fettsäuren, eine Ernährung mit niedrigen Anteilen von Calcium, Magnesium oder Vitamin C und exzessiver Alkohol- oder Kaffeekonsum.

Zusätzlich zur nun folgenden Erörterung werden mehrere dieser Ernährungs- und Lebensweisefaktoren auch im Kapitel »Ein gesundes Herz-Kreislauf-System« besprochen, denn die Gesundheit der Arterien ist entscheidend zur Beibehaltung eines normalen Blutdrucks.

Stress

Stress kann unter vielen Umständen der Auslöser von hohem Blutdruck sein, obwohl dies, wie auch bei anderen Erkrankungen, mehr damit zu tun hat, wie man auf Stress reagiert und ihn verarbeitet, als mit Stress selbst. Entspannungstechniken wie Übungen für vertiefte Atmung, autogenes Training, transzendentale Meditation, Yoga, progressive Muskelentspannung und Hypnose zeigten alle eine gewisse blutdrucksenkende Wirkung.[9] Wenn auch der Effekt in einigen Fällen nur moderat sein mag, ist Stressreduktion dennoch eine wichtige Komponente eines natürlichen Programms zur Blutdrucksenkung.

Eine der wirkungsvollsten Möglichkeiten zur Stressbewältigung und Energiegewinnung ist die Zwerchfellatmung. Regelmäßige, kurze Sitzungen mit langsamer und regelmäßiger Zwerchfellatmung haben in mehreren Studien blutdrucksendende Wirkung gezeigt.[10–12] In einer Studie wurden Freiwillige mit normalem Blutdruck darin unterrichtet, wie man flach atmet. Messungen des Natrium- und Kaliumwerts im Urin zeigten, dass flache Atmung zu Natriumeinlagerungen im Körper führt. Es wurde vermutet, dass dieses Atemmuster bei einigen Fällen von Bluthochdruck eine auslösende Rolle spielen kann.[13] Dagegen verbessert eine tiefe, langsame Atmung (sechs Atemzüge pro Minute) nachweislich Sauerstoffsättigung, körperliche Ausdauer und Blutdruckwerte, was von Sensoren am Körper überwacht wurde.[14]

RESPeRATE ist ein medizinisches Gerät, das den Nutzer interaktiv zu einer langsamen und regelmäßigen Atmung führt, indem es gezielt Atmung mit Muskelspannung synchronisiert. Wird das Gerät täglich 15 Minuten eingesetzt, kann es zu einer deutlichen Blutdrucksenkung führen. In einer 8-wöchigen Studie wurden der systolische Blutdruck bei den Anwendern von RESPeRATE um 10,0 mm Hg und der diastolische Blutdruck um 3,6 mm Hg gesenkt, nicht aber in der Kontrollgruppe; bei konsequenter Nutzung des Geräts konnte eine noch stärkere Senkung des Blutdrucks erzielt werden.[15]

Sport

Bevölkerungsbasierte Studien zeigen beständig einen inversen Zusammenhang zwischen körperlicher Aktivität (oder Fitness) und Blutdruck. Je besser jemand trainiert ist, desto geringer ist die Wahrscheinlichkeit, dass er oder sie einen hohen Blutdruck hat. Darüber hinaus haben klinische Versuche mit hypertonischen Patienten regelmäßige Bewegung als effektive Methode bei hohem Blutdruck etabliert.[16–20] Obwohl man gemeinhin annimmt, dass die blutdrucksenkende Wirkung umso größer ist, je stärker die Intensität der aeroben Anstrengung ist, zeigte sich kürzlich, dass schon 20 Minuten leichte bis moderate Anstrengung den Blutdruck senken kann.[20] Das Maß der Blutdrucksenkung, das durch die Aufnahme eines regelmäßigen Bewegungsprogramms erreicht wird, liegt üblicherweise zwischen 5 und 10 mm Hg sowohl bei den systolischen als auch bei den diastolischen Werten. Patienten mit Borderline- und leichter Hypertonie können die Blutdruckwerte bei regelmäßiger körperlicher Betätigung in den Normalbereich bringen.

Ernährung

Das wichtigste Ernährungsziel beim Großteil der Patienten mit hohem Blutdruck in jedweder Form ist ein normales Körpergewicht. Gewichtsabnahme kann zu wesentlicher Verbesserung und sogar zur vollständigen Ausmerzung des Problems führen; auch kann dadurch die Anzahl der einzunehmenden, verschreibungspflichtigen Medikamente reduziert werden.[21, 22]

Neben dem Erreichen eines idealen Körpergewichts ist die vielleicht wichtigste Ernährungsempfehlung die, den Anteil an pflanzlichen Lebensmitteln zu erhöhen. Vegetarier haben im Allgemeinen einen niedrigeren Blutdruck und seltener hohen Blutdruck sowie andere kardiovaskuläre Erkrankungen als Nichtvegetarier.[23] Obwohl sich bei diesen beiden Gruppen die durch die Ernährung zugeführten Natriummengen nicht signifikant unterscheiden, enthält die vegetarische Ernährung üblicherweise mehr Kalium, komplexe Kohlenhydrate, gute Öle, Ballaststoffe, Calcium, Magnesium und Vitamin C sowie weniger gesättigte Fette und raffinierte Kohlenhydrate; all diese Faktoren haben einen günstigen Einfluss auf den Blutdruck.

Auch ein erhöhter Verzehr von Obst und Gemüse hat sich als blutdrucksenkend erwiesen.[24] Diese Wirkung kann die Folge von mehr Antioxidantienaufnahme sein. Menschen mit Bluthochdruck erleben verstärkten oxidativen Stress, und Nahrungsantioxidantien wirken sich nachweislich positiv auf den Blutdruck aus.[25, 26]

Die folgenden Nahrungsmittel sind für Menschen mit Bluthochdruck am hilfreichsten:

- Sellerie
- Knoblauch und Zwiebeln
- Nüsse und Samen, Kerne und deren Öle
- Kaltwasserfisch (zum Beispiel Lachs, Makrele)
- Grünes Blattgemüse wegen seines hohen Gehalts an Calcium und Magnesium
- Vollkorn und Hülsenfrüchte
- Vitamin-C-reiche Nahrungsmittel wie Brokkoli und Zitrusfrüchte
- Lebensmittel, die hohe Flavonoidanteile haben, wie Beeren, Kirschen, Weintrauben und rote Kidneybohnen

Staudensellerie ist eine besonders interessante Empfehlung für hohen Blutdruck. Er enthält 3-n-Butylphtalid, eine Verbindung, die sich als blutdrucksenkend erwiesen hat. Bei Tieren senkte eine kleine Menge dieser Substanz den Blutdruck um 12 bis 14 Prozent und Cholesterin um etwa 7 Prozent.[27] Dieselbe Dosis für Menschen liefern etwa vier bis sechs Stangen Sellerie. Diese Forschung wurde durch den Vater einer der Wissenschaftler angeregt, der, nachdem er eine Woche lang täglich ein viertel Pfund Sellerie gegessen hatte, beobachtete, dass sein Blutdruck von 158/96 auf 118/82 gefallen war. Knoblauch und Zwiebeln sind ebenfalls wichtige blutdrucksenkende Nahrungsmittel. Obwohl sich die jüngste Forschung auf die cholesterinsenkenden Anteile von Knoblauch und Zwiebeln konzentriert, haben sich beide bei Menschen mit hohem Blutdruck auch als blutdrucksenkend erwiesen. In einer Metaanalyse über veröffentlichte klinische Versuche mit insgesamt 415 Teilnehmern, bei der die Wirkung von Knoblauchpräparaten untersucht wurde, erfuhren die Probanden, die täglich eine Dosis von 600 bis 900 Milligramm standardisiertem getrocknetem Knoblauchpulver mit 1,3 Prozent Alliingehalt bekommen hatten (entspricht 7,8 bis 11,7 Milligramm Alliin aus etwa 1,8–2,7 Gramm frischem Knoblauch), in einem Zeitraum von 1 bis 3 Monaten eine durchschnittliche Senkung von 11 mm Hg des systolischen Blutdrucks und um 5 mm Hg des diastolischen Blutdrucks.[28]

Blutdrucksenkung durch Ernährung – die DASH-Diät

Die klinischen Studien über Ernährungsprogramme gegen zu hohen Blutdruck (Dietary Approaches to Stop Hypertension, DASH) wurden vom National Heart, Lung and Blood Institute ins Leben gerufen, um die Effektivität eines Systems von Ernährungsempfehlungen bei der Behandlung von hohem Blutdruck zu beurteilen. Die DASH-Ernährung ist reich an Obst, Gemüse und fettarmen Milchprodukten und cholesterinarm; zudem ist sie reich an Ballaststoffen, Kalium, Calcium und Magnesium bei maßvollem Protein.

Wie die erste Studie zeigte, kann eine Ernährung mit hohen Anteilen von Obst, Gemüse und fettarmen Milchprodukten den Blutdruck in der allgemeinen Bevölkerung und bei Bluthochdruckpatienten senken.[29] Die ursprüngliche DASH-Ernährung verlangte, um wirksam zu sein, weder eine Einschränkung von Natrium noch eine Gewichtsabnahme – die beiden herkömmlichen Ernährungsmethoden zur Blutdruckkontrolle.[30] Die zweite Studie stellte fest, dass die Kopplung der ursprünglichen DASH-Ernährung mit der Natriumeinschränkung effektiver war als entweder die DASH-Ernährung allein oder die Natriumeinschränkung allein.[31] Beim ersten Versuch ergab die DASH-Ernährung bei Bluthochdruckpatienten eine Netto-Blutdrucksenkung von 11,4 beziehungsweise 5,5 mm Hg systolisch und diastolisch. Beim zweiten Versuch wurde die Natriumzufuhr auch auf eine »höhere« Zufuhr von täglich 3300 Milligramm festgesetzt, eine mittlere Zufuhr von täglich 2400 Milligramm und eine »niedrige« Zufuhr von täglich 1500 Milligramm. Im Vergleich zur Kontrollernährung ergab die DASH-Ernährung auf jedem Natriumniveau einen deutlich niedrigeren systolischen Blutdruck. Die DASH-Ernährung mit dem niedrigeren Natriumniveau führte zu einem mittleren systolischen Blutdruck, der bei den Teilnehmern ohne Hypertonie um 7,1 mm Hg geringer und bei den Teilnehmern mit Hypertonie um 11,5 mm Hg niedriger war. Diese Ergebnisse sind klinisch signifikant und weisen darauf hin, dass eine Natriumzufuhr von täglich weniger als 1500 Milligramm den Blutdruck deutlich und schnell senken kann.

Kalium und Natrium

Zahlreiche Belege deuten darauf hin, dass eine kaliumarme und natriumreiche Ernährung in Zusammenhang mit Bluthochdruck steht und eine große Rolle bei der Entwicklung von Krebs und Herzerkrankungen spielt.[32, 33] Überwältigende Beweise gibt es dafür, dass Natriumchlorid (Salz) ein Hauptfaktor für erhöhten Blutdruck ist und eine moderate Einschränkung der Salzzufuhr den Blutdruck senkt; so werden vorhersagbare Herz-Kreislauf-Erkrankungen reduziert, da eine direkte Verbindung zwischen Salzzufuhr und kardiovaskulärem Risiko besteht.[34] Im Gegensatz dazu wirkt eine kaliumreiche und natriumarme Ernährung als Schutz gegen diese Erkrankungen. Wie aus der zweiten Studie ersichtlich

Bestandteile des DASH-Ernährungsplans				
Lebensmittelgruppe	**Portionen pro Tag**	**Portion**	**Beispiele**	**Bedeutung der einzelnen Lebensmittel bei der DASH-Ernährung**
Gemüse	4–5	1 Tasse* rohes Blattgemüse ½ Tasse gekochtes Gemüse 180 Milliliter Gemüsesaft	Tomaten, Kartoffeln, Karotten, Birnen, Kürbis, Brokkoli, grünes Blattgemüse, Kohl, Spinat, Artischocken, Süßkartoffeln, Bohnen	Reiche Kalium-, Magnesium- und Ballaststoffquellen
Obst	4–5	180 Milliliter Obstsaft 1 mittleres Stück Obst ¼ Tasse Trockenfrüchte ½ Tasse frisches, gefrorenes oder eingemachtes Obst	Aprikosen, Bananen, Datteln, Orangen, Orangensaft, Grapefruit, Grapefruitsaft, Mangos, Melone, Pfirsich, Ananas, Pflaumen, Rosinen, Erdbeeren, Mandarinen	Wichtige Quellen für Kalium, Magnesium und Ballaststoffe
Fettarme oder fettfreie Milchprodukte	2–3	240 Milliliter Milch 1 Tasse Joghurt 45 Gramm Käse	Magermilch oder mit 1 % Fett, magere oder fettarme Buttermilch, fettfreier oder fettarmer Joghurt, teilentrahmter Mozzarella, fettfreier Käse	Hauptquellen für Calcium und Proteine
Fleisch, Geflügel und Fisch	2 oder weniger	90 Gramm gekochtes Fleisch, Geflügel oder Fisch	Nur Mageres; entfernen Sie sichtbares Fett; grillen, rösten oder kochen, anstatt zu braten; entfernen Sie die Haut des Geflügels	Reiche Quellen für Proteine und Magnesium
Nüsse, Samen und Hülsenfrüchte	4–5 pro Woche	45 Gramm oder 1/3 Tasse Nüsse 15 Gramm oder 2 Esslöffel Samen ½ Tasse gekochtes Gemüse	Mandeln, Haselnüsse, Nussmischung, Erdnüsse, Walnüsse, Sonnenblumenkerne, Kidneybohnen, Linsen	Reiche Quellen für Energie, Magnesium, Kalium, Proteine und Ballaststoffe
Ein Gefäß mit einem Fassungsvermögen von circa 250 Millilitern (Anmerkung der Redaktion)				

ist, kann diese Art der Ernährung therapeutisch bei hohem Blutdruck eingesetzt werden.

Es ist eine weithin bekannte Tatsache, dass der exzessive Konsum von Natriumchlorid über die Ernährung in Verbindung mit geringer Kaliumzufuhr bei vielen Menschen die Ursache für hohen Blutdruck ist. Einige reagieren empfindlich auf Salz, andere nicht, aber seit dem Jahr 2012 gibt es außer der Einschränkung von Salz und der Beobachtung der Reaktion darauf keine Möglichkeit, die auf Salz empfindlichen Menschen herauszufiltern. Zwar ist die Einschränkung von Salz wichtig, aber wie zahlreiche Studien ebenfalls zeigten, verbessert diese allein den Blutdruck bei vielen Kontrollpersonen nicht deutlich– sie muss mit einer hohen Kaliumzufuhr gekoppelt werden. Bei einer typischen westlichen Ernährung kommen lediglich 5 Prozent der Natriumzufuhr aus natürlichen Bestandteilen der Nahrungsmittel. Fertiggerichte tragen zu 45 Prozent zur Natriumzufuhr bei, 45 Prozent werden während des Kochens und weitere 5 Prozent beim Würzen auf dem Teller hinzugefügt.

Der Großteil der US-Amerikaner hat ein Kalium-Natrium-Verhältnis von weniger als 1:2. Epidemiologische und experimentelle Forschungen deuten darauf hin, dass ein alimentäres K:Na-Verhältnis von über 5:1 nötig ist, um gesund zu bleiben. Doch selbst dieses Niveau ist möglicherweise nicht optimal. Eine natürliche Ernährung mit viel Obst und Gemüse kann ein K:Na-Verhältnis von über 100:1 erzeugen, denn die meisten Früchte und Gemüse haben ein K:Na-Verhältnis von 50:1.

Wie viele Studien nun zeigen, kann die Erhöhung der alimentären Kaliumzufuhr den Blutdruck senken.[35] Darüber hinaus ergeben mehrere Studien, dass allein die Supplementierung mit Kalium den Blutdruck bei Hypertoniepatienten erheblich senken kann. In einer Metaanalyse von 33 randomisierten, kontrollierten Versuchen mit 2609 Teilnehmern war die Supplementierung mit Kalium mit einer Senkung des mittleren systolischen und diastolischen Blutdrucks von 4,44 beziehungsweise 2,45 mm Hg verbunden. Die Wirkung der Supplementierung mit Kalium schien bei Probanden, die viel Natrium verzehrten, noch verstärkt, was darauf hinweist, dass Kalium wichtig für Prävention und Behandlung von hohem Blutdruck bei Menschen ist, die nicht in der Lage sind, ihre Natriumzufuhr zu reduzieren. Die übliche Kaliumdosierung in den Studien lag zwischen täglich 2,5 und 5 Gramm.

In einer Studie erhielten 37 Erwachsene mit leichter Hypertonie 8 Wochen lang entweder täglich 2,5 Gramm Kalium, täglich 2,5 Gramm Kalium plus täglich 480 Milligramm Magnesium oder ein Placebo; nach der ersten Variante wechselten sie für 8 Wochen zur nächsten Therapie und dann noch einmal für weitere 8 Wochen zur dritten Behandlungsversion.[36] Die Supplementierung mit Kalium senkte den systolischen Blutdruck um durchschnittlich 12 mm Hg und den diastolischen Blutdruck um durchschnittlich 16 mm Hg. Interessanterweise brachte die zusätzliche Gabe von Magnesium keine weitere Senkung des Blutdrucks; trotzdem hat sich die Magnesiumsupplementierung in anderen Studien als nutzbringend erwiesen (dies wird später noch besprochen).

Die Supplementierung mit Kalium kann besonders hilfreich bei der Behandlung von über 65-Jährigen mit hohem Blutdruck sein, die häufig nicht in vollem Umfang auf Blutdrucksenker ansprechen. In einer Doppelblindstudie bekamen achtzehn unbehandelte ältere Patienten (Durchschnittsalter 75 Jahre) mit einem systolischen Blutdruck von über 160 mm Hg oder einem diastolischen Blutdruck von über 95 mm Hg oder beidem 4 Wochen lang täglich entweder Kaliumchlorid (2,5 Gramm Kalium) oder ein Placebo.[37] Nach dieser relativ kurzen Behandlungsphase erfuhr die Kaliumgruppe eine Senkung von 12 mm Hg beim systolischen Blutdruck und um 7 mm Hg beim diastolischen Blutdruck. Diese Ergebnisse können recht gut mit der Blutdrucksenkung durch medikamentöse Therapie mithalten, allerdings hat diese Art der Behandlung keine Nebenwirkungen.[38]

Kaliumsupplementierungen können verordnet werden, sind aber auch rezeptfrei erhältlich. Aufgrund von Problemen mit hochdosierten, verordneten Kaliumsalzen beschränkte die US-amerikanische Gesundheitsbehörde FDA jedoch die erlaubte Kaliummenge in rezeptfreien Supplementierungen auf 99 Milligramm pro Dosis. Und doch liefern Salzersatzstoffe wie die bekannten Marken NoSalt und Nu-Salt, die aus Kaliumchlorid bestehen, 530 Milligramm Kalium pro 1/6 Teelöffel. Kaliumsalze werden im Allgemeinen im Dosierungsbereich zwischen 1,5 und 3 Gramm täglich verordnet, aber bei dieser hohen Dosierung können sie Erbrechen, Diarrhö und, wenn in Tablettenform eingenommen, Geschwüre auslösen. Diese Effekte werden nicht beobachtet, wenn der Kaliumgehalt über die Ernährung oder den Einsatz von Salzersatzstoffen auf Kaliumbasis erhöht wird. Dieser Unterschied betont die Vorteile des Einsatzes von Lebensmitteln oder Kaliumsupplementierungen gegenüber Tabletten, um den hohen Kaliumbedarf des menschlichen Körpers zu erfüllen.

Die Supplementierung mit Kalium ist relativ sicher; ausgenommen sind Patienten mit Nierenerkrankungen. Da diese überschüssiges Kalium nicht ausscheiden können, kann es zu Herzarrhythmien und anderen Folgen von Kaliumtoxizität kommen. Die Kaliumsupplementierung ist ebenfalls kontraindiziert, wenn ein Patient ein Medikament aus einer Reihe von verschreibungspflichtigen Medikamenten einnimmt, einschließlich Digitalis, kaliumsparender Diuretika und der blutdrucksenkenden Mittel der ACE-Hemmer-Gruppe.

Koffein

Koffeinkonsum in Form von Kaffee, Tee und anderen Produkten kann einen sofortigen, kurzzeitigen Anstieg des Blutdrucks verursachen, und regelmäßiger Kaffeegenuss wird mit einem leichten Anstieg des Blutdrucks verbunden, aber im Allgemeinen geht man davon aus, dass sich durch gewohntes Kaffee- oder Teetrinken eine Toleranz gegenüber der blutdruckerhöhenden Wirkung des Koffeins entwickelt.[39–41] Einige Studien zeigten jedoch, dass der wiederholte Konsum von Koffein eine anhaltende blutdruckerhöhende Wirkung hat. In elf Kurzzeitversuchen über die Wirkung von Koffeinkonsum (zwischen 14 und 79 Tagen) betrug der durchschnittliche Konsum fünf Tassen täglich, und diese führten zu mit einem Anstieg von 2,4 mm Hg des systolischen Blutdrucks und 1,2 mm Hg des diastolischen Blutdrucks.[42] Obwohl insgesamt der Vorteil des Langzeitverzichts auf Koffein (aus Kaffee, Tee, Schokolade, Colagetränken und einigen Medikamenten) auf den Blutdruck unklar ist, scheint er doch bei Hypertoniepatienten angebracht, denn einige Patienten scheinen recht gut auf das Weglassen von Koffein anzusprechen.

Nahrungsergänzungsmittel

Magnesium

Kalium interagiert bei vielen Regelkreisläufen des Körpers mit Magnesium, und niedrige intrazelluläre Kaliumkonzentrationen können auch die Folge von zu niedriger Magnesiumzufuhr sein. Deshalb ist eine Nahrungsergänzung mit Magnesium (täglich 400–1200 Milligramm, auf mehrere Gaben aufgeteilt) in Kombination mit Kalium angebracht. Diese Supplementierung kann auch den Blutdruck senken.

Eine Metaanalyse über vierzehn klinische Versuche, die die Wirkung einer Magnesiumsupplementierung auf Bluthochdruck untersuchte, ergab eine deutliche dosisabhängige Senkung des Blutdrucks – ein Rückgang von 4,3 mm Hg systolisch und 2,3 mm Hg diastolisch für jede tägliche Erhöhung der Magnesiumdosis um 10 Millimol.[43]

In einer klinischen Doppelblindstudie erhielten 21 männliche Patienten mit hohem Blutdruck täglich 600 Milligramm Magnesium (als Magnesiumoxid) oder ein Placebo.[44] Der durchschnittliche Blutdruck (der Durchschnitt zwischen systolisch und diastolisch) sank von 111 auf 102 mm Hg. Die Patienten, die am besten ansprachen, waren jene mit reduziertem Kaliumgehalt in den roten Blutkörperchen. Nach der Magnesiumtherapie normalisierten sich die Konzentrationen von Natrium, Kalium und Magnesium in den Zellen, was darauf hindeutet, dass eine Weise, wie Magnesium den Blutdruck senkt, in der Aktivierung der zellulären Membranpumpe besteht, die Natrium aus und Kalium in die Zelle pumpt.

Umfangreiche Belege deuten darauf hin, dass bei Bevölkerungsstudien eine hohe Magnesiumzufuhr im Zusammenhang mit niedrigerem Blutdruck steht. In frühen Studien war Wasser die Hauptquelle für Magnesium. An Nährstoffen reiches Wasser, zum Beispiel an Magnesium, wird oft als »hart« bezeichnet. Zahlreiche Studien beobachteten eine umgekehrte Korrelation zwischen Wasserhärte und hohem Blutdruck.[45]

Diese frühen Untersuchungen machten den Weg für umfangreiche Ernährungsstudien frei, die die Verbindung zwischen Magnesium und hohem Blutdruck untersuchten. Diese Forschungsarbeiten kamen zu denselben Ergebnissen wie die Studien über hartes Wasser. In einer der umfangreichsten Untersuchungen – der Honolulu Heart Study – waren der systolische Blutdruck in der Gruppe mit der höchsten Magnesiumeinnahme um 6,4 mm Hg und der diastolische Blutdruck um 3,1 mm Hg niedriger im Vergleich zur Gruppe mit der geringsten Einnahme.[46]

Die Studien über die Supplementierung mit Magnesium bei hohem Blutdruck ergaben gemischte Ergebnisse. Obwohl die Ergebnisse insgesamt in einer sehr detaillierten Analyse der Daten recht positiv sind, scheinen am besten diejenigen hypertonischen Patienten anzusprechen, die ein Diuretikum einnehmen, wenig Magnesium in den roten Blutkörperchen aufweisen und einen erhöhten intrazellulären Natriumgehalt oder einen verminderten intrazellulären Kaliumgehalt haben.

Die empfohlene Magnesiumdosis in Fällen von hohem Blutdruck scheint täglich etwa zwischen 6 und 10 Milligramm pro Kilogramm Körpergewicht zu liegen. Magnesium ist in verschiedenen Formen erhältlich. Obwohl die meisten gleich gut absorbiert werden, ist mit organischen Komponenten (Aspartat, Malat, Succinat, Fumarat oder Citrat) gebundenes Magnesium normalerweise der Vorzug gegenüber Magnesium zu geben, das an Mineralsalze (Oxid, Gluconat, Sulfat oder Chlorid) gebunden ist.[47,48]

Zudem können Magnesiumaspartat, -malat, -succinat, -fumarat oder -citrat auch hilfreich gegen Ermüdung sein, denn die bindenden Komponenten sind im Krebszyklus involviert, dem letzten gemeinsamen Pfad für die Umwandlung von Fett- und Aminosäuren in chemische Energie. Mineralstoffe, die mit Zwischenprodukten im Krebszyklus chelatiert sind, werden im Vergleich mit nicht-organischen Mineralsalzen besser absorbiert, verbraucht und vertragen. Zudem verursachen organische Magnesiumformen für gewöhnlich keine Diarrhö, wie es bei nicht-organischen Magnesiumsalzen häufig der Fall ist.

Wie bei Kalium muss die Supplementierung mit Magnesium bei Patienten mit Nierenerkrankungen mit großer Vorsicht eingesetzt werden.

Calcium

Bevölkerungsstudien weisen auf eine Verbindung zwischen hohem Blutdruck und niedriger Calciumzufuhr hin. Diese Verbindung ist jedoch nicht so stark wie jene zwischen Magnesium und Kalium. Über die epidemiologischen Daten hinaus zeigten mehrere klinische Studien, dass die Supplementierung mit Calcium in Fällen von hohem Blutdruck diesen senken kann; die Ergebnisse waren jedoch unzuverlässig.[49]

Zur Klärung der Wirksamkeit von Calciumsupplementierung bei Patienten mit hohem Blutdruck wurde eine placebokontrollierte Doppelblindstudie mit 46 Patienten durchgeführt, die entweder an salzempfindlicher oder an salzresistenter Hypertonie litten.[50] Während der Supplementierungsphase erhielten die Patienten 8 Wochen lang täglich 1,5 Gramm Calcium (als Calciumcarbonat). Die Supplementierung mit Calcium erwies sich als wirksamer Blutdrucksenker bei Schwarzen und bei salzempfindlichen Menschen, nicht aber bei Patienten mit salzresistenter Hypertonie. Bessere Ergebnisse wurden mit Calciumcitrat versus Calciumcarbonat erzielt.[51]

Eine weitere Gruppe, die auf die Calciumsupplementierung anzusprechen scheint, sind ältere Menschen mit hohem Blutdruck. Eine Studie bediente sich der Blutdrucküberwachung, um die Wirkung der Supplementierung bei leichter bis moderater Hypertonie bei älteren Patienten festzustellen, die im Krankenhaus lagen. Der durchschnittliche systolische und diastolische Blutdruck sank innerhalb von 24 Stunden um 13,6 mm Hg beziehungsweise 5 mm Hg bei Patienten, deren Ernährung um 1 Gramm elementares Calcium ergänzt wurde.[52]

Vitamin C

Wie Bevölkerungs- und klinische Studien zeigen, ist der Blutdruck umso niedriger, je höher die Vitamin-C-Zufuhr ist. Die Ergebnisse mehrerer Vorgängerstudie, die bei Supplementierung mit Vitamin C eine moderate Blutdrucksenkung bei Menschen mit leichter Erhöhung des Blutdrucks aufwiesen, wurden in zwei neueren Doppelblindversuchen bestätigt.[53,54] Eines der Schlüsselergebnisse dieser Studien war, dass die tägliche Dosis von 500 Milligramm dieselbe positive Wirkung hat wie höhere Dosierungen (täglich 1000 und 2000 Milligramm). Die Vitamin-C-Supplementierung kann eine Senkung von bis zu 4,5 mm Hg des systolischen Blutdrucks und 2,5 mm Hg des diastolischen Blutdrucks bewirken.

Eine der blutdrucksenkenden Wirkungsweisen von Vitamin C ist die Förderung der Bleiausscheidung. Ständiger Kontakt mit Blei durch die Umwelt – dazu gehört auch das Trinken von Wasser – wird mit Hypertonie und erhöhter Sterblichkeit infolge kardiovaskulärer Erkrankungen verbunden. Gebiete, die mit weichem Wasser beliefert werden, haben aufgrund der höheren Säure häufig erhöhte Bleikonzentrationen im Trinkwasser, und die in diesen Regionen lebenden Menschen können für Hypertonie prädisponiert sein. Es sei noch darauf hingewiesen, dass weiches Wasser auch wenig Calcium und Magnesium enthält, zwei Mineralstoffe, die gegen Hypertonie schützen.

Vitamin C ist wohl effektiver, wenn es zusammen mit anderen antioxidativen Nährstoffen eingenommen wird. Die Kombination von täglich 500 Milligramm Vitamin C, 600 Milligramm Alpha-Tocopherol, 200 Milligramm Zinksulfat und 30 Milligramm Betacarotin führte zu einer leichten Senkung des systolischen Blutdrucks verglichen mit einem Placebo, und zwar sowohl bei Menschen, die Blutdrucksenker einnahmen, als auch bei solchen mit normalem Blutdruck.[55]

Folsäure und Vitamin B6

Folsäure und Vitamin B_6 reduzieren die Plasmakonzentration von Homocystein, einem Faktor, der bekanntermaßen zur Entwicklung von Atherosklerose beiträgt. Ein über 2 Jahre laufender Versuch zur Therapie mit Folsäure und Vitamin B_6 und der Senkung von Homocystein war mit einem um 3,7 mm Hg niedrigeren systolischen und um 1,9 mm Hg niedrigeren diastolischen Blutdruck verbunden.[56] Die Supplementierung mit Vitamin B_6 allein hat sich ebenfalls als blutdrucksenkend erwiesen. In einer Studie ergab die Vitamin-B_6-Supplementierung über einen Zeitraum von 4 Wochen bei einer täglichen Einzeldosis von 5 Milligramm pro Kilogramm Körpergewicht bei zwanzig Hypertoniepatienten deutliche Senkungen des Blutdrucks (der systolische Druck fiel von 167 auf 153 mm Hg und der diastolische Druck von 108 auf 98 mm Hg) sowie der Norepinephrinkonzentration.[57]

Omega-3-Fettsäuren

Die Erhöhung der Zufuhr von Omega-3-Fettsäuren kann den Blutdruck senken. Mehr als 60 Doppelblindstudien zeigen, dass Supplementierungen mit Fischöl den Blutdruck senken.[58, 59] Jedoch ist die Wirkung nur schwach. In der Regel erzeugte Fischöl eine Senkung von 2,1 mm Hg des systolischen Blutdrucks und von 1,6 mm Hg des diastolischen Blutdrucks bei einer typischen Dosierung von täglich 3000 Milligramm EPA + DHA. Leinöl senkt möglicherweise den Blutdruck ebenfalls; dazu liegt der Schlüssel in der gleichzeitigen Reduzierung der Zufuhr von gesättigten Fetten und Omega-6-Fettsäuren. In einer Studie führte täglich 1 Esslöffel Leinöl in Kombination mit einer Reduzierung der Zufuhr an gesättigten Fetten zu einer Senkung von bis zu 9 mm Hg sowohl der systolischen als auch der diastolischen Werte.[60] Eine andere Studie beobachtete, dass jede absolute Erhöhung von 1 Prozent des Gehalts von Alpha-Linolensäure im Körper eine Senkung von 5 mm Hg bei systolischem, diastolischem und durchschnittlichem Blutdruck ergab.[61]

Arginin

Arginin ist wichtig für die Bildung von Stickoxid, einer Verbindung, die eine zentrale Rolle bei der Entspannung von Blutgefäßen spielt und so Durchblutung und Nierenfunktion verbessert. Normalerweise erzeugt der Körper genügend Arginin, auch wenn es in der Ernährung fehlt. Unter bestimmten Umständen aber kann der Körper unfähig sein, den erhöhten Anforderungen gerecht zu werden, was eine Supplementierung sinnvoll macht. Bei hohem Blutdruck, sogar in leichten Fällen, scheint ein Problem mit der Stickoxidproduktion zu bestehen, vor allem in den Nieren.

Die Supplementierung mit Arginin ist nachweislich bei einer Reihe von kardiovaskulären Erkrankungen günstig, auch bei Hypertonie. Durch die Erhöhung der Stickoxidkonzentration verbessert die Supplementierung mit Arginin die Durchblutung, reduziert die Bildung von Blutgerinnseln und verbessert die Fließfähigkeit des Blutes. Bei Hypertonie kann der Grad der Verbesserung durch die Argininsupplementierung in einigen Fällen erheblich sein,[62, 63] aber im Allgemeinen wird eine Dosierung von dreimal täglich 4 Gramm nur eine leichte Senkung (zum Beispiel 5 mm Hg) des systolischen Blutdrucks bewirken und eine kaum spürbare Senkung des diastolischen Blutdrucks.[64] Möglicherweise stellt sich die Supplementierung mit Arginin am nutzbringendsten bei jüngeren Menschen mit hohem Blutdruck heraus, weil bei älteren Menschen anscheinend weniger effektive, von Stickoxid abhängige Mechanismen wirken. In einer Studie mit jüngeren und älteren Menschen mit hohem Blutdruck erzeugte eine intravenöse Verabreichung von Arginin eine deutliche Verbesserung des Nierenflusses, der Filterungsrate und der Natriumausscheidung bei den Jüngeren.[65] Bei den Älteren konnte dies nicht festgestellt werden.

Anti-ACE-Peptide

Diverse natürlich vorkommende Peptide zeigten sich erfolgreich bei der Hemmung des Enzyms, das Angiotensin umwandelt (ACE) und eine Rolle bei den Prozessen spielt, die große Blutgefäße verengen und die Nieren zu erhöhter Natriumeinlagerung bringen. Die gründlichste Studie dieser Peptide ist einem

Fisch namens Bonito (der Thunfischfamilie zugehörig) zu verdanken.[66–69] Humanen Sicherheitsstudien zufolge rufen Anti-ACE-Peptide des Bonito anscheinend nicht die Nebenwirkungen hervor, die typisch für ACE-hemmende Medikamente sind, und wirken bei Menschen mit normalem Blutdruck nicht blutdrucksenkend – nicht einmal bei Dosierungen, die zwanzigmal höher sind als jene, die bei Menschen mit hohem Blutdruck blutdrucksenkend wirken. Ein möglicher Grund hierfür ist, dass ihre Wirkmechanismen bei der ACE-Hemmung anders arbeiten als bei den Medikamenten. Die Forschung bestätigt diese Theorie. Durch die Spaltung eines kleinen Peptids wandelt ACE Angiotensin I in Angiotensin II um. Die Medikamente blockieren diesen Vorgang direkt. Natürlich vorkommende Anti-ACE-Peptide dagegen reagieren mit den Peptiden und nicht mit dem Angiotensin. Vier klinische Studien (drei mit den Bonitopeptiden und eine über das Dipeptid der Sardine) zeigten, dass Anti-ACE-Peptide von Fischen bei Menschen mit hohem Blutdruck deutlich blutsenkende Wirkung haben.[67–70] Bei Patienten mit Borderline- oder leichter Hypertonie sank der systolische Blutdruck für gewöhnlich um mindestens 10 mm Hg und der diastolische um 7 mm Hg. Bei Patienten mit anfänglich höheren Blutdruckwerten wird eine stärkere Senkung beobachtet.

Coenzym Q_{10} (CoQ_{10})

Coenzym Q_{10}, auch bekannt als Ubichinon, ist eine essenzielle Komponente der Mitochondrien. Obwohl CoQ_{10} im Körper synthetisch gebildet werden kann, gibt es Berichte über Mängel, besonders bei Menschen, die Statine einnehmen. CoQ_{10}-Mangel tritt bei 39 Prozent der Hypertoniepatienten auf. Allein diese Erkenntnis legt einen Bedarf an einer Supplementierung mit CoQ_{10} nahe. Aber CoQ_{10} scheint über die Verbesserung des Blutdrucks hinaus noch weitere Vorzüge zu haben.

Die Mehrheit der Studien über CoQ_{10} bei der Behandlung von Hypertonie ist nicht kontrolliert oder verwendete CoQ_{10} in Kombination mit konventionellen blutdrucksenkenden medizinischen Behandlungen; folglich sind diese Studien schwierig zu deuten. Eine Cochrane-Übersicht über CoQ_{10} bei der Behandlung von Hypertonie (zwölf klinische Versuche, 362 Patienten) folgerte, dass CoQ_{10} bei hypertonischen Patienten das Potenzial hat, systolischen und diastolischen Blutdruck ohne bemerkenswerte Nebenwirkungen zu senken.[71] Bei allen Studien reichte der Rückgang des systolischen Blutdrucks von 11 bis 17 mm Hg und des diastolischen Blutdrucks von 8 bis 10 mm Hg. In drei von zwölf Studien wurde CoQ_{10} zusätzlich zu schon eingenommenen blutdrucksendenden Medikamenten verabreicht, und in einer von ihnen konnten mehr als 50 Prozent der Patienten während des Versuchs mindestens ein blutdrucksenkendes Medikament absetzen. Diese Ergebnisse stimmen mit einigen der unkontrollierten Studien überein. In einer der unkontrollierten Untersuchungen wurde die CoQ_{10}-Dosis zum Beispiel bei 109 Patienten mit hohem Blutdruck entsprechend klinischer Reaktion und der CoQ_{10}-Konzentration im Blut angepasst (Ziel war eine Blutkonzentration von mehr als 2 Mikrogramm pro Milliliter). Die durchschnittliche CoQ_{10}-Dosis lag bei täglich 225 Milligramm, zusätzlich zur üblichen Einnahme von Blutdrucksenkern der Patienten. Der Bedarf an medikamentösen Blutdrucksenkern ging allmählich zurück, und nach einer durchschnittlichen Behandlungsdauer von 4,4 Monaten konnte etwa die Hälfte der Patienten zwischen einem und drei ihrer Medikamente absetzen.[72]

Man darf nicht vergessen, dass der blutdrucksenkende Effekt von CoQ_{10} normalerweise erst nach 4–12 Therapiewochen zutage tritt. Damit ist CoQ_{10} kein typisches blutdrucksenkendes Medikament; vielmehr scheint es einige Stoffwechselanomalien zu korrigieren, was wiederum einen positiven Einfluss auf den Blutdruck hat.[73]

Pflanzliche Arzneimittel

Weißdorn

Extrakte aus Beeren und Blüten des Weißdorns *(Crataegus species)* werden dank ihrer kardiovaskulären Aktivität von vielen europäischen Naturmedizinern eingesetzt. Mehrere Studien, darunter auch Doppelblindversuche, zeigen, dass Weißdornextrakte hilfreich bei der Blutdrucksenkung und bei der Verbesserung der Herzfunktion sind.[74, 75] Jedoch ist die blutdrucksenkende Wirkung von Weißdorn nur leicht, und die Extrakte müssen mindesten 2–4

Wochen lang eingenommen werden, ehe man überhaupt eine Wirkung erkennt.

Olive

Die Blätter des Olivenbaums *(Olea europaea)* werden seit der Antike verwendet, um hohen Blutdruck zu senken, und neuere Human- und Tierstudien unterstützen ihren Einsatz als Blutdruck- und Cholesterinsenker. Die aktiven Substanzen sind Oleuropein (ein polyphenolisches Iridoidglykosid),[76] Oleacein und Oleanolsäure, die als natürlicher Calciumkanalblocker wirken, um verengte, große Blutgefäße zu entspannen. Hydroxytyrosol ist ein Metabolit des Oleuropeins, der antioxidativ wirksam ist. Häufig sind Olivenextrakte für Hydroxytyrosol standardisiert, aber diese Verbindung hat keinen deutlichen Effekt auf den Blutdruck. Oleuropein ist auch in Früchten und Öl enthalten, jedoch in wesentlich kleineren Mengen als in den Blättern.

In einer ersten kleinen Doppelblindstudie mit Patienten mit starker Hypertonie – zwölf, die noch nie behandelt worden waren, und achtzehn, die zum Zeitpunkt der Studie Blutdrucksenker einnahmen – führte die Verabreichung von viermal täglich 400 Milligramm über einen Zeitraum von 3 Monaten zu einer moderaten, jedoch statistisch signifikanten Senkung des Blutdrucks, und zwar ohne Nebenwirkungen.[77]

Jüngere Studien setzten ein für Oleuropein standardisiertes Extrakt (16 zu 24 Prozent) und Polyphenole ein. In einer vorläufigen klinischen Studie, die mit zehn eineiigen, erwachsenen Zwillingspaaren mit leichter Hypertonie durchgeführt wurde, erhielt einer der Zwillinge täglich eine Dosis von entweder 500 oder 1000 Milligramm und der andere ein Placebo. Nach 8 Wochen war der systolische Blutdruck in der Placebogruppe und in der Gruppe, die täglich 500 Milligramm einnahm, unverändert, in der Gruppe, die täglich 1000 Milligramm einnahm, war er jedoch erheblich gesunken (137 vs. 126 mm Hg).[78]

In einer anderen Studie erhielten 232 Patienten mit hohem Blutdruck entweder Olivenblattextrakt (zweimal täglich 500 Milligramm) oder den konventionellen Blutdrucksenker Captopril (zweimal täglich 12,5 Milligramm). Die durchschnittliche Senkung des Blutdrucks betrug in der Olivengruppe 11,5 mm Hg systolisch und 4,8 mm Hg diastolisch, gegenüber 13,7 mm Hg systolisch und 6,4 mm Hg diastolisch in der Captoprilgruppe.[79]

Hibiskus

Tee und Extrakte aus den getrockneten Blüten des *Hibiscus sabdariffa* haben in klinischen Versuchen blutdrucksenkende Eigenschaften gezeigt. Die aktiven Komponenten sind Anthocyanglykoside. Eine Doppelblindstudie wurde mit 65 prähypertonischen und leicht hypertonischen Erwachsenen zwischen 30 und 70 Jahren durchgeführt, die keine blutdrucksenkenden Medikamente einnahmen. Sie erhielten täglich entweder drei 240-Milliliter-Portionen von gebrühtem Hibiskustee oder eine Placebogetränk. Nach 6 Wochen hatte der Hibiskustee den systolischen Blutdruck im Vergleich zum Placebo gesenkt (7,2 versus 1,3 mm Hg). Der diastolische Blutdruck war ebenfalls niedriger, obwohl diese Änderung sich nicht vom Ergebnis beim Placebo unterschied. Die Teilnehmer mit einem anfänglich höheren Blutdruck sprachen besser auf die Behandlung mit Hibiskus an.[80]

In einer anderen Doppelblindstudie wurde bei sechzig Diabetespatienten mit leichter Hypertonie, die jedoch weder blutdruck- noch lipidsenkende Medikamente einnahmen, die Wirkung von Hibiskustee mit schwarzem Tee verglichen. Im Durchschnitt sank der systolische Blutdruck in der Hibiskusgruppe von 124,4 mm Hg zu Beginn der Studie auf 112,7 mm Hg nach einem Monat, dagegen stieg er in der Gruppe mit schwarzem Tee von 118,6 auf 127,3 mm Hg. Keine der beiden Gruppen zeigte jedoch einen deutlichen Effekt auf den diastolischen Blutdruck.[81]

In einer anderen Studie zeigte Hibiskustee nach 12-tägiger Behandlungsdauer sehr wohl Wirkung auf den diastolischen Blutdruck (Rückgang um 10,7 Prozent) wie auch auf den systolischen Blutdruck (Rückgang um 11,2 Prozent).[82]

Gegenstand zweier klinischer Studien war ein standardisiertes Hibiskusextrakt (Tagesdosis 250 Milligramm Anthozyane) oder 10 Milligramm Lisinopril (Kontrollgruppe). Wie sich zeigte, senkte das Hibiskusextrakt den systolischen Blutdruck um 17,14 mm Hg und den diastolischen um 11,97 mm Hg, ohne Nebenwirkungen, Lisinopril war jedoch effektiver. Die Behandlung mit Hibiskus reduzierte die Plasma-ACE-Aktivität um 31 Prozent.[83]

Ähnliche Blutdruckergebnisse wurden in einer anderen Doppelblindstudie erzielt. Ein standardisierter Hibiskusextrakt (täglich 9,6 Milligramm Gesamtanthocyan) wurde mit einem anderen Medikament (Captopril, täglich 50 Milligramm) verglichen. Es konnten keine deutlichen Unterschiede zwischen den beiden Therapien festgestellt werden. Der Hibiskusextrakt senkte den systolischen Blutdruck von 139,05 auf 123,73 mm Hg und den diastolischen Blutdruck von 90,81 auf 79,52 mm Hg.[84]

Schnellüberblick

- Ein erhöhter Blutdruck ist ein Hauptrisikofaktor für Herzinfarkte und Schlaganfälle.
- Die meisten Fälle von Borderline- oder leichter Hypertonie können mit nicht-medikamentösen Therapien behandelt werden.
- Vegetarier haben im Allgemeinen niedrigere Blutdruckwerte und weniger Herz-Kreislauf-Erkrankungen als Nichtvegetarier.
- Ein hohes Kalium-Natrium-Verhältnis in der Ernährung wird mit niedrigerem Blutdruck verbunden.
- Entspannungstechniken erwiesen sich als hilfreich bei der Senkung des Blutdrucks.
- Bevölkerungs- und klinische Studien demonstrierten, dass der Blutdruck umso niedriger ausfällt, je höher die Zufuhr von Vitamin C ist.
- Ständiger Kontakt mit Blei in der Umwelt, auch durch das Trinken von bleihaltigem Wasser, wird mit hohem Blutdruck und erhöhter Sterblichkeit infolge von kardiovaskulären Erkrankungen verbunden.
- 39 Prozent aller Patienten mit hohem Blutdruck haben einen CoQ_{10}-Mangel, und die Supplementierung mit CoQ_{10} kann den Blutdruck senken.
- Über 60 Doppelblindstudien haben gezeigt, dass die Supplementierung entweder mit Fischöl oder mit Leinöl einen gewissen blutdrucksenkenden Effekt hat.
- Weißdorn-, Olivenblatt- und Hibiskusextrakte haben sich in Doppelblindstudien als leicht blutdrucksenkend erwiesen.

Behandlungsübersicht

Wir empfehlen ein umfassendes Programm blutdrucksenkender Strategien in Lebensweise, Ernährung und Nahrungsergänzung. Es sollte alles versucht werden, um ein ideales Körpergewicht zu halten.

Borderline-, leichte oder Weißkittelhypertonie

- Erreichen und halten Sie ein ideales Körpergewicht. Siehe das Kapitel »Adipositas und Gewichtskontrolle«.
- Schränken Sie den Salzkonsum ein.
- Führen Sie ein gesundes Leben. Meiden Sie Alkohol, Koffein und Rauchen. Bewegen Sie sich, und wenden Sie Techniken zur Stressreduzierung an.
- Ernähren sie sich kalium- und ballaststoffreich und gemäß der mediterranen oder der DASH-Ernährung und den Empfehlungen im Kapitel »Eine gesunde Ernährung«.
- Erhöhen Sie den Verzehr von Sellerie, Knoblauch und Zwiebeln.
- Reduzieren oder meiden Sie den Konsum von tierischen Fetten, und erhöhen Sie gleichzeitig den Konsum von einfach ungesättigten Pflanzenölen.
- Nehmen Sie folgende Supplementierungen ein:
  - → Ein hochwirksames Multivitamin-Mineralstoffpräparat
  - → Vitamin C: dreimal täglich 500–1000 Milligramm
  - → Magnesium (vorzugsweise -citrat): täglich 6–10 Milligramm pro Kilogramm Körpergewicht in mehreren Dosen
  - → Knoblauch: täglich eine Menge, die 4000 Milligramm frischem Knoblauch entspricht
  - → Omega-3-Fettsäuren, entweder Fischöl (mit täglich insgesamt 3 Gramm EPA + DHA) oder Leinöl (täglich 1 Esslöffel)

Wenn Ihr Blutdruck nach einer Probephase von 3 Monaten gemäß diesen Empfehlungen nicht auf den Normalzustand gesunken ist, folgen Sie den unten stehenden Empfehlungen für moderate Hypertonie.

Moderate Hypertonie

- Sämtliche unter »Borderline-, leichte oder Weißkittelhypertonie« genannten Maßnahmen
- CoQ_{10}: 200–300 Milligramm pro Tag
- Anti-ACE-Peptide vom Bonito: 1500 Milligramm pro Tag
- Eines der folgenden Präparate:
  - → Weißdornextrakt (10 Prozent Proanthocyanidine oder 1,8 Prozent Vitexin-4-Rhamnosid): dreimal täglich 100–250 Milligramm
  - → Olivenblattextrakt (17–23 Prozent Oleuropeingehalt): zweimal täglich 500 Milligramm
  - → Hibiskus: täglich drei Tassen Tee oder ein Extrakt, der täglich 10–20 Milligramm Anthozyan liefert

Diese Richtlinien sollten zwischen 1 und 3 Monaten befolgt werden. Sollte der Blutdruck dann nicht unter 140/105 gesunken sein, können Medikamente zur Blutdrucksenkung notwendig sein.

Starke Hypertonie

Eine medikamentöse Behandlung ist notwendig. Alle Maßnahmen, die bereits unter »Borderline-, leichte oder Weißkittelhypertonie« und »Moderate Hypertonie« genannt wurden, sollten ebenfalls angewendet werden. Sobald der hohe Blutdruck zufriedenstellend unter Kontrolle ist, kann die Medikation unter Aufsicht eines Arztes eventuell allmählich abgesetzt werden.

BRONCHITIS UND LUNGENENTZÜNDUNG

- Husten mit oder ohne Schleim (Auswurf)
- Rührt normalerweise von einer Infektion oder Reizung der oberen Atemwege her
- Bei einer Lungenentzündung zeigen sich die klassischen Anzeichen, dass die Lunge betroffen ist, etwa flache Atmung, Husten oder anormale Atemgeräusche.
- Bei Lungenentzündung: Röntgenbilder zeigen das Eindringen von Flüssigkeit und Lymphe.

Bronchitis ist eine Entzündung der Schleimhaut der Bronchien, also der Atemwege, die die Luft aus der Luftröhre in die Lungen leiten. Eine Lungenentzündung ist die Entzündung der Lungen. Typischerweise geht sowohl mit einer akuten Bronchitis als auch mit einer Lungenentzündung ein Husten einher, mit oder ohne Produktion von Schleim. Eine akute Bronchitis tritt oft im Verlauf einer akuten viralen Erkrankung auf, wie etwa bei einer Erkältung oder einer Influenza. Viren verursachen etwa 90 Prozent der Fälle einer akuten Bronchitis.

Obwohl auch gesunde Menschen eine Lungenentzündung bekommen können, tritt sie in der Regel bei Menschen auf, deren Immunsystem geschwächt ist, vor allem bei Drogen- und Alkoholabhängigen, bei Menschen mit chronischen Lungenerkrankungen, bei Menschen während einer Chemotherapie oder bei solchen, die andere Medikamente nehmen, die das Immunsystem unterdrücken. Ein ernstes Problem sind auch Lungenentzündungen durch eine Krankenhausinfektion, die mit einer hohen Sterblichkeitsrate einhergehen. Die akute Lungenentzündung ist immer noch die siebthäufigste Todesursache in den Vereinigten Staaten.[1] Sie ist besonders bei Älteren gefährlich.

Bei Menschen, die keine Medikamente einnehmen, die ihr Immunsystem unterdrücken oder die an Krankheiten leiden, die es schwächen, folgt eine Lungenentzündung am häufigsten auf eine Virusinfektion (vor allem Influenza) oder auf einen Angriff auf ihre Abwehrmechanismen: Zigarettenrauch und andere schädliche Dämpfe, eine Beeinträchtigung des Bewusstseins (das den Würgreflex herabsetzt und die Atmung erlaubt), Krebs oder Behandlung im Krankenhaus. (Ein jeglicher Krankenhausaufenthalt erhöht das Risiko, eine Lungenentzündung zu entwickeln.) Zigarettenrauchen ist der größte unabhängige Risikofaktor für schwere Lungenentzündungen.[2]

Unterscheidung zwischen Bronchitis und Lungenentzündung

Da Husten sowohl für eine akute Bronchitis als auch für eine Lungenentzündung typisch ist, ist es manchmal schwierig zu erkennen, welches von beiden es ist. Das Röntgen der Lunge klärt die Diagnose, aber es sollte nicht jedes Mal durchgeführt werden, wenn jemand Husten hat. Bei Patienten mit akutem Husten legen die folgenden Befunde eine Röntgenaufnahme nahe: erstens eine Herzfrequenz von über 100 Schlägen in der Minute, zweitens eine Atemfrequenz von über 24 Atemzügen pro Minute, drittens eine Körpertemperatur über 38 Grad Celsius (oral gemessen) und viertens typische Atemgeräusche in der Brust bei einer Untersuchung durch einen Arzt. Wenn jemand eine Lungenentzündung hat, macht sich das durch charakteristische Atemgeräusche in der Brust bemerkbar:

- Rasselgeräusche (perlende oder knisternde Geräusche), die auf einer Seite der Brust zu hören sind oder wenn der Patient liegt
- Rhonchus (anormales Brummeln, das auf Dickflüssiges hinweist)
- Beim Abklopfen ist das Schlaggeräusch dumpf statt hohl dröhnend wie bei einer Trommel, was auf eine Verdichtung – die Lunge wird bei diesem Zustand fester und unelastischer – und einen Pleuraerguss (Flüssigkeitsansammlung

im Raum zwischen Lunge und umhüllendem Brustfell) hindeutet.

Spezielle Erwägungen zur Lungenentzündung

Die drei häufigsten Formen der Lungenentzündung werden durch Viren, Mykoplasmen oder durch Pneumokokken verursacht.

Lungenentzündung durch Viren

Die virale Lungenentzündung wird meistens durch Adenoviren, Influenzaviren, Parainfluenzaviren oder Respiratorische Synzytialviren ausgelöst. Die virale Lungenentzündung ist für etwa 30 Prozent der Fälle von Lungenentzündung verantwortlich und entwickelt sich oft infolge einer Infektion der oberen Atemwege, die durch einen der Virentypen verursacht wurde. Zu den Menschen, die ein erhöhtes Risiko für eine virale Lungenentzündung haben, gehören solche mit einem geschwächten Immunsystem (zum Beispiel Krebspatienten während der Chemotherapie und ältere Patienten mit vielfachen Ernährungsmängeln). Antibiotika sind bei einer viralen Lungenentzündung nutzlos.

Klinische Zusammenfassung für Lungenentzündung durch Viren

- Menschen, die ein erhöhtes Risiko für eine virale Lungenentzündung haben, haben oft ein geschwächtes Immunsystem.
- Antibiotika sind bei einer viralen Lungenentzündung nutzlos.
- Die Symptome für eine virale Lungenentzündung beginnen oft langsam und können zuerst leicht sein.
- Die häufigsten Symptome einer viralen Lungenentzündung sind
  - Husten (einige Patienten mit Lungenentzündung können Schleim oder sogar blutigen Schleim aushusten),
  - Fieber, das niedrig oder hoch sein kann,
  - Schüttelfrost,
  - Kurzatmigkeit (kann auch bei nur leichter Anstrengung wie Treppensteigen auftreten).

Lungenentzündung durch Mykoplasmen

Eine mykoplasmische Lungenentzündung wird durch *Mycoplasma pneumoniae* verursacht. *Mycoplasma* ist eine Bakteriengattung ohne Zellwände. Wie verschiedene Studien nahelegen, ist *Mycoplasma pneumoniae* für 15–50 Prozent der Fälle von Lungenentzündung bei Erwachsenen verantwortlich, wobei der Anteil bei Kindern im Schulalter sogar noch höher liegt. Sie wird oft als interstitielle Pneumonie bezeichnet. Antibiotika sind in der Regel nicht notwendig, können die Genesung jedoch beschleunigen. Zu den wirksamen Antibiotikaklassen, die gegen *M. pneumoniae* wirken können, gehören die Makrolide, die Chinolone und die Tetrazykline.

Klinische Zusammenfassung für Lungenentzündung durch Mykoplasmen

- Sie kommt meistens bei Kindern oder jungen Erwachsenen vor.
- Sie setzt schleichend über mehrere Tage hinweg ein.
- Unproduktiver Husten, minimale physische Befunde, Temperatur im Allgemeinen unter 39 Grad Celsius
- Kopfschmerzen und Unpässlichkeit sind übliche Symptome.
- Die Zahl der weißen Blutkörperchen ist normal oder leicht erhöht.
- Das Röntgenbild weist Schatten auf.

Lungenentzündung durch Pneumokokken

Eine durch *Streptococcus pneumoniae* verursachte Pneumokokkenlungenentzündung ist die häufigste bakterielle Lungenentzündung und erfordert in den meisten Fällen einen Krankenhausaufenthalt. Bei einer Pneumokokkenlungenentzündung sind fast immer Antibiotika erforderlich. Unglücklicherweise werden diese immer weniger wirksam, da es immer mehr resistente Bakterienstämme gibt.[3–5] In zwei multinationalen Studien lag die weltweite Prävalenz von gegen Penicillin und Makrolid resistenten *S. pneumoniae* zwischen 18 und 22 Prozent beziehungsweise 24 und 31 Prozent.[6,7] Daher ist es so wichtig, in Fällen von Antibiotikaresistenzen oder als Unterstützung für Antibiotika Naturheilverfahren in Erwägung zu ziehen.

Klinische Zusammenfassung für Lungenentzündung durch Pneumokokken

- Einer Lungenentzündung geht normalerweise eine Infektion der oberen Atemwege voraus.
- Schüttelfrost, Frösteln, Fieber und Brustschmerzen setzen plötzlich ein.
- Der Schleim ist zuerst rötlich oder mit Blut gesprenkelt und wird am Höhepunkt der Infektion rostfarben, um schließlich während der Lösung gelb und grün zu werden.
- Ein schneller Urintest (BinaxNOW) auf Antigene gegen *S. pneumoniae* ist positiv.
- Die Atemgeräusche sind anfänglich gedämpft, und ein leicht rasselnder Atem ist zu hören.
- Später treten die Anzeichen für eine Festigung auf, wie tieferes Rasseln und Dumpfheit.
- Ein Röntgenbild zeigt eine Lungenkonsolidierung.

Therapeutische Erwägungen

Eine naturheilkundliche Behandlung von Bronchitis und Lungenentzündung verfolgt drei primäre Ziele: erstens die Stimulierung des normalen Prozesses, der die Expektoration (Auswurf) des Schleims fördert, zweitens eine Verdünnung des Schleims, um die Expektoration zu unterstützen, und drittens die Stärkung der Immunfunktion.

Eine bakterielle Lungenentzündung kann ziemlich ernst sein, und jeder mit Symptomen, die auf eine Lungenentzündung hinweisen, sollte sofort einen Arzt zurate ziehen, da Antibiotika erforderlich sein könnten. Bei einer viralen Lungenentzündung helfen Antibiotika allerdings nicht. Auch bei einer Bronchitis helfen sie nicht, wie in den vergangenen 30 Jahren in über einem Dutzend Doppelblindstudien gezeigt wurde. Laut den Richtlinien des American College of Chest Physicians »ist der weitverbreitete Einsatz von Antibiotika zur Behandlung von akuter Bronchitis nicht gerechtfertigt, und es sollten energische Bemühungen zur Einschränkung ihres Einsatzes unternommen werden«.[8] Trotzdem verschreiben bei einer akuten Bronchitis etwa 70 Prozent der Ärzte regelmäßig ein Antibiotikum, obwohl es keinen Nutzen, sondern vielmehr ein signifikantes Risiko mit sich bringt. Zu den Risiken gehören ein übermäßiges Wachstum von *Candida albicans*, eine Schädigung der normalen Mikroflora im Darm und die Möglichkeit, dass Bakterienstämme eine Antibiotikaresistenz entwickeln.

Viele Ärzte bestehen trotz der wissenschaftlichen Fakten aufgrund ihrer falschen Auffassungen darauf, bei akuter Bronchitis Antibiotika zu verschreiben. Sie sehen im Fieber ein Anzeichen dafür, dass Antibiotika erforderlich sind, oder sie halten Antibiotika erforderlich, um eine Weiterentwicklung zu einer Lungenentzündung zu verhindern. Vielleicht verschreiben sie Antibiotika auch aufgrund des Drängens von Patienten, die irrtümlicherweise Antibiotika für erforderlich halten.[9]

Schleimlöser

Pflanzliche Schleimlöser steigern die Bildung von Schleim in den Atemwegen, verringern seine Zähflüssigkeit und fördern den Auswurf. Pflanzliche Expektorantien werden seit Langem gegen Bronchitis und Lungenentzündung verwendet. Da man dachte, ein geschwächter Hustenreflex spiele bei wiederholt auftretender Bronchitis und Lungenentzündung eine Rolle, schien es vernünftig anzunehmen, dass sie dabei hilfreich seien, diese Krankheiten zu lindern und ein Wiederauftreten zu verhindern.[10] Viele von ihnen besitzen auch antibakterielle und antivirale Eigenschaften. Einige Expektorantien unterdrücken auch den Husten; doch *Lobelia inflata* (Indianertabak), ein häufig verwendetes Expektorans, hilft dabei, den Hustenreflex zu fördern.[11] *Lobelia* könnte daher bei der Reinigung der Lungen wirksamer sein als andere Expektorantien, wenn der Husten produktiv ist. Andere häufig eingesetzte Expektorantien sind *Glycyrrhiza glabra* (Echtes Süßholz), *Pelargonium sidoides* (Afrikanische Geranie), *Hedera helix* (Efeu) und die Rinde der Vogelkirsche.

Afrikanische Geranie (Pelargonium sidoides)

Pelargonium sidoides ist eine Arzneipflanze aus der Familie der Geranien, die in Südafrika wächst. Ihr südafrikanischer Name *Umckaloaba* leitet sich von einem Zulu-Wort ab, das »starker Husten« bedeutet und ihre Wirksamkeit gegen Bronchitis belegt. Die Extrakte aus den unterirdischen Pflanzenteilen (Rhizome und Knollen) haben nachweislich eine Reihe von Wirkungen, die bei Infekten des oberen Atemwegstrakts helfen, besonders bei Bronchitis. Fast die gesamte Forschung wurde mit dem Extrakt EPs 7630, der unter dem Namen Umckaloaba vermarktet wird, durchgeführt. Er ist in Deutschland eine anerkannte Arznei zur Behandlung der akuten Bronchitis. Zu seinen Hauptwirkstoffen gehören hoch oxidiertes Cumarin (zum Beispiel Umckalin) und Polyphenolverbindungen.[12]

Die Forschung mit EPs 7630 zeigt, dass der Extrakt auf dreierlei Art auf eine akute Bronchitis einwirkt: erstens steigert er die Immunfunktion, zweitens besitzt er einige antimikrobische Wirkungen, darunter auch gegen Mykobakterien[13] und Viren[14], und er scheint die Anlagerung von Bakterien, Viren und vielleicht anderen Organismen an die Schleimhäute der Atemwege zu hemmen, und drittens wirkt er als Expektorans.[12] In Bezug auf die antiviralen Wirkungen von EPs 7630 wurde nachgewiesen, dass es die Reproduktion der jahreszeitlich auftretenden Influenza-A-Virenstämme (H1N1, H3N2), der respiratorischen Synzytialviren und der Coxsackieviren stört, aber auf die Reproduktion der Influenza-A-Viren H5N1, der Adenoviren oder der Rhinoviren nicht einwirkt.[14]

Eine Metaanalyse aus dem Jahr 2008 von vier randomisierten klinischen Studien mit EPs 7630, die 1647 Patienten mit akuter Bronchitis umfassten, unterstützt seine Sicherheit und Wirksamkeit.[15] Teilnehmer, die EPs 7630 erhielten, waren im Durchschnitt 2 Tage früher in der Lage, wieder zur Arbeit zu gehen, als diejenigen, die ein Placebo erhielten. In einer weiteren Studie zeigte sich an 742 Kindern mit akuter Bronchitis ein Rückgang der schweren Symptome von mindestens 80 Prozent innerhalb von 2 Therapiewochen, und über 88 Prozent der behandelnden Ärzte beurteilten die Behandlung als »erfolgreich«.

Seit der Metaanalyse von 2008 wurden weitere Studien durchgeführt, die zusätzliche Belege für die Sicherheit und Wirksamkeit von EPs 7630 bei akuter Bronchitis und weitere Einsichten in die Dosierung liefern. In der neuesten dieser Studien wurden 406 Patienten mit akuter Bronchitis nach dem Zufallsprinzip auf vier Gruppen aufgeteilt, die 7 Tage lang täglich drei Gaben von Folgendem erhielten: die erste Gruppe 10 Milligramm EPs 7630-Tabletten (30-Milligramm-Gruppe), die zweite 20 Milligramm EPs-7630-Tabletten (60-Milligramm-Gruppe), die dritte 30 Milligramm EPs-7630-Tabletten (90-Milligramm-Gruppe), und die vierte bekam einen Placebo (Kontrollgruppe).[16] Die Wirkungen wurden anhand der Veränderungen des »Bronchitis Severity Score« (BSS) ermittelt. Zwischen Tag 0 und Tag 7 sank der mittlere BSS-Wert in der Kontrollgruppe um 2,7, in der 30-Milligramm-Gruppe um 4,3, in der 60-Milligramm-Gruppe um 6,1 und in der 90-Milligramm-Gruppe um 6,3 Punkte. Diese Ergebnisse deuten darauf hin, dass dreimal täglich eine 20-Milligramm-Tablette EPs 7630 die optimale Dosierung darstellt. Ähnliche Resultate erbrachte eine Studie mit 400 Kindern mit akuter Bronchitis und denselben Dosierungen.[17]

Efeu (Hedera helix)

Pflanzliche Präparate mit Extrakten aus Efeublättern *(Hedera helix)* erfreuen sich in Europa großer Beliebtheit, sowohl zur Linderung von Husten als auch bei Asthma. Von den 2007 in Deutschland verschriebenen pflanzlichen Expektorantien enthielten über 80 Prozent von insgesamt fast 2 Millionen Verschreibungen Efeuextrakt. Die Efeublätter enthalten Saponine, die expektorierende, mukolytische, spasmolytische, bronchodilatatorische und antibakterielle Wirkungen zeigen. Die mukolytische und expektorierende Aktivität des Efeus ist den Saponinen alpha-Hederin und Hederacosid C zu verdanken. Letzteres wird zu alpha-Hederin verstoffwechselt, wenn es verdaut wird.[18]

Efeu wird sowohl bei akuter als auch bei chronischer Bronchitis oft als alleinige Therapie verwendet und bezüglich Sicherheit und Wirksamkeit als sehr gut bewertet.[19, 20] In einer Doppelblindstudie wurde eine Kombination aus Efeu und Thymian *(Thymus vulgaris)* 361 Patienten mit akuter Bronchitis verabreicht, die pro Tag an zehn oder mehr Hustenanfällen litten, den entstandenen Bronchialschleim schlecht aushusten konnten und einen BSS-Wert von 5 oder höher hatten. Die Patienten wurden nach dem Zufallsprinzip einer 11-tägigen Behandlung mit entweder einem Thymian-Efeu-Sirup (5,4 Milliliter dreimal täglich) oder einem Placebosirup unterzogen. Die durchschnittliche Verringerung der Hustenanfälle an den Tagen 7 bis 9 betrug mit der Thymian-Efeu-Kombination 68,7 Prozent im Vergleich zur Kontrollgruppe mit 47,6 Prozent. In der Thymian-Efeu-Gruppe wurde eine 50-prozentige Verringerung der Hustenanfälle 2 Tage früher erreicht als in der Kontrollgruppe. Die Symptome, die im BSS-Wert beurteilt wurden, verbesserten sich in beiden Gruppen schnell, doch die Thymian-Efeu-Kombination brachte eine schnellere Rückbildung der Symptome und eine höhere Ansprechrate bei der zweiten (83 Prozent zu 53,9 Prozent) und dritten Visite (96,2 Prozent zu 74,7 Prozent). Die Behandlung wurde gut vertragen, einen Unterschied in der Häufigkeit oder Schwere von Nebenwirkungen gab es zwischen der Thymian-Efeu-Gruppe und der Kontrollgruppe nicht.[21]

Mukolytika

Um das Schleimsekret zu verdünnen und den Auswurf zu fördern, sollte ein schleimlösender Wirkstoff eingesetzt werden. Guaifenesin ist ein Derivat einer Verbindung, die ursprünglich aus Buchenholz isoliert wurde. Es ist ein bewährtes verschreibungsfreies Expektorans und Mukolytikum und in Form von vielen verschreibungsfreien Präparaten erhältlich. Zu den Alternativen gehören Acetylcystein und Bromelain.

Acetylcystein

Acetylcystein (ACC) hat in der Behandlung von akuten und chronischen Lungenerkrankungen eine lange Geschichte als Mukolytikum. Es spaltet die Schwefelverbindungen der Schleimproteine und reduziert auf diese Weise die Viskosität der Bronchial- und Lungensekrete. Dies verbessert die Bronchial- und Lungenfunktionen, verringert den Husten und erhöht die Sauerstoffsättigung des Bluts.

ACC hilft bei allen Störungen der Lungen und des Atemwegstrakt besonders bei einer chronischen Bronchitis und einer chronischen obstruktiven Lungenerkrankung. Detaillierte Analysen von 39 Studien legen nahe, dass oral eingenommenes ACC im Vergleich zum Placebo das Risiko einer ernsten Verschlechterung senkt und die Symptome der Patienten mit chronischer Bronchitis verbessert.[22]

Neben seiner Wirkung als Mukolytikum kann ACC die Produktion von Glutathion erhöhen, einem wichtigen Antioxidans für den gesamten Atemwegstrakt. Die typische Dosierung für ACC ist 200 Milligramm dreimal täglich.

Bromelain

Bromelain ist bei Bronchitis und Lungenentzündung eine nützliche unterstützende Therapie dank seiner fibrinolytischen, entzündungshemmenden und schleimlösenden Aktivität und seiner Verstärkung der Resorption von Antibiotika.[23] Die schleimlösende Aktivität von Bromelain ist für seine besondere Wirksamkeit bei Atemwegserkrankungen verantwortlich, wie etwa Lungenentzündung, Bronchitis und Nebenhöhlenentzündung.[24]

Nahrungsergänzungsmittel

Vitamin C

Im frühen 20. Jahrhundert, bevor es wirksame Antibiotika gab, zeigten viele kontrollierte und unkontrollierte Studien die Wirksamkeit von hohen Dosen Vitamin C bei Bronchitis und Lungenentzündung, doch nur, wenn damit am ersten oder zweiten Tag der Infektion begonnen wurde.[25] Wenn es später verabreicht wurde, kam es tendenziell lediglich zu einer Abschwächung der Schwere der Erkrankung. Forscher zeigten auch, dass die weißen Blutkörperchen bei Lungenentzündung große Mengen Vitamin C aufnahmen.

Der Wert der Vitamin-C-Supplementierung bei älteren Patienten mit Lungenentzündung wurde ganz klar in einer Doppelblindstudie mit 57 älteren Patienten aufgezeigt, die wegen schwerer akuter Bronchitis und Lungenentzündung im Krankenhaus lagen.[26] Den Patienten wurde täglich entweder 200 Milligramm Vitamin C oder ein Placebo verabreicht, und ihr Zustand wurde mit klinischen und Labormethoden beurteilt (Vitamin-C-Spiegel im Blutplasma, in den weißen Blutkörperchen und Blutplättchen; Ablagerungsrate; Zahl der weißen Blutkörperchen und ihre Abnahme und Differenz). Patienten, die diese moderate Dosis Vitamin C erhielten, zeigten in allen Geweben substanziell erhöhte Vitamin-C-Spiegel, sogar bei einer akuten Atemwegsinfektion. Einem klinischen Bewertungsverfahren zufolge, das auf den Hauptsymptomen von Atemwegsinfekten beruhte, erging es den Patienten, die Vitamin C erhielten, signifikant besser als denen mit Placebo. Der Vorteil von Vitamin C zeigte sich am deutlichsten bei den Patienten mit den schwersten Erkrankungen, von denen viele bei der Aufnahme niedrige Vitamin-C-Spiegel im Blutplasma und in den weißen Blutkörperchen hatten.

Vitamin A

Eine Vitamin-A-Supplementierung scheint besonders bei Kindern mit Masern nützlich zu sein, bei denen eine Lungenentzündung als Komplikation auftreten kann. Grund könnte die erhöhte Ausscheidungsrate von Vitamin A bei schweren Infektionen wie einer Lungenentzündung sein. Eine Studie untersuchte 29 Patienten mit Lungenentzündung und Sepsis und fand heraus, dass ihre mittlere Ausscheidungsrate von Vitamin A signifikant höher war als normal. Bemerkenswerte 34 Prozent der Patienten schieden täglich mehr als 1,75 Millimol Vitamin A (Retinol) aus, was 50 Prozent der in den Vereinigten Staaten empfohlenen Aufnahme mit der Nahrung entspricht.[27] Dies könnte besonders für Kinder wichtig sein. Eine randomisierte Doppelblindstudie mit 189 Kindern mit Masern (Durchschnittsalter 10 Monate) in Südafrika untersuchte die Wirksamkeit von Vitamin A bei der Verringerung von Komplikationen. Eine Dosis von 400 000 Internationalen Einheiten (120 Milligramm Retinylpalmitat) – die Hälfte pro Tag der Aufnahme, die andere Hälfte am folgenden Tag – verminderte die Sterberate um über 50 Prozent und die Dauer von Lungenentzündung, Diarrhö und Krankenhausaufenthalt um 33 Prozent.[28] Eine andere Studie zeigte jedoch keinerlei Vorteile durch eine Vitamin-A-Supplementierung. Der Unterschied könnte auf die niedrigere Dosis (100 000 IA) in der zweiten Studie zurückzuführen sein oder auf die Tatsache, dass sie nicht auf Kinder mit Lungenentzündung als Komplikation von Masern begrenzt war.[29]

Belege weisen auch darauf hin, dass eine Zinksupplementierung, die die Vitamin-A-Supplementierung begleitet, positive Ergebnisse bringt. Eine Studie mit 2482 Kindern im Alter zwischen 6 Monaten und 3 Jahren zeigte auf, dass bei Kindern, denen zu Beginn hohe Dosen Vitamin A und anschließend 4 Monate lang natürliches Zink (10 Milligramm täglich für Säuglinge und 20 Milligramm täglich für Kinder älter als ein Jahr) gegeben wurden, seltener eine Lungenentzündung auftrat, was in der Gruppe, die lediglich Vitamin A erhielt, nicht der Fall war.[30]

In den Vereinigten Staaten denken wir nicht, dass es nötig ist, solche extreme Dosen Vitamin A zu verabreichen, aber wir merken, dass besonders bei Kindern angemessene Dosen Vitamin A (zum Beispiel 10 000 IE täglich über eine Woche) von Nutzen sein könnten und dass sie durch Zink in der oben angeführten Menge begleitet werden sollten. (Beachten Sie, dass Frauen im gebärfähigen Alter nicht mehr als 3000 IE Vitamin A pro Tag einnehmen sollten.)

Flaschenblasen und Salzpfeife-Inhalator

In einer schwedischen Studie, die mit 145 hospitalisierten Erwachsenen mit Lungenentzündung durchgeführt wurde, mussten Patienten im Sitzen 10-mal pro Tag 20-mal kräftig durch ein Plastikrohr in eine Flasche mit 10 Milliliter Wasser pusten und Blasen erzeugen. Wie die Studie ergab, hatten diese Patienten kürzere Krankenhausaufenthalte.[31] Eine andere Studie befand, dass dies auch Patienten, die eine Bypassoperation an der Koronararterie hatten, dabei hilft, die Beeinträchtigung der Lungenfunktion zu verringern und die Gesamtlungenkapazität zu steigern.[32] Das Blasen oder eine andere ähnliche Aktivität, wie mit einem Blasinstrument zu spielen, könnte sich als Mittel zur Verringerung der Häufigkeit und Dauer von Erkrankungen der Atemwege für diejenigen Patienten als nützlich erweisen, die für Atemwegsinfekte sowie für Lungenentzündungen anfällig sind.

Eine Alternative zum Flaschenblasen ist die Benutzung eines Salzpfeife-Inhalators. Die Pfeifen enthalten winzige Salzkörnchen, die das Atmen erleichtern sollen. Diese Praxis kommt ursprünglich aus Osteuropa, wo Menschen mit Atembeschwerden Zeit in Salzhöhlen oder -minen verbrachten, um sich bei ihren Atemproblemen Erleichterung zu verschaffen.

Abtropfhaltung

Eines der wichtigsten Behandlungsziele bei Bronchitis, Nebenhöhlenentzündung und Lungenentzündung ist, den Lungen und Atemwegen zu helfen, den überschüssigen Schleim loszuwerden. Wir empfehlen zweimal pro Tag ein Wärmekissen, eine Wärmflasche oder einen Senfwickel für bis zu 20 Minuten auf die Brust zu legen. Um einen Senfwickel herzustellen, mischen Sie einen Teil Senf mit drei Teilen Mehl und fügen so viel Wasser hinzu, dass eine Paste entsteht. (Die Stärke des Senfpulvers variiert stark, testen Sie daher zuerst eine kleine Menge auf der Haut, um sicherzustellen, dass es nicht zu stark wird, was sich an einer übermäßigen Rötung zeigt.) Tragen Sie die Paste auf ein dünnes Baumwolltuch (ein alter Kissenbezug tut es) oder Mull auf und legen Sie es gefaltet auf die Brust. Kontrollieren Sie öfters die Haut, da Senf Blasen verursachen kann, wenn er zu lange auf der Brust liegt. Nach der heißen Packung oder dem Senfwickel legen Sie sich für 5–15 Minuten mit den Füßen aufs Bett und mit dem Oberkörper auf den Boden, stützen sich mit den Armen ab und versuchen zu husten und den Schleim in ein Gefäß oder eine Zeitung auf dem Boden zu expektorieren.

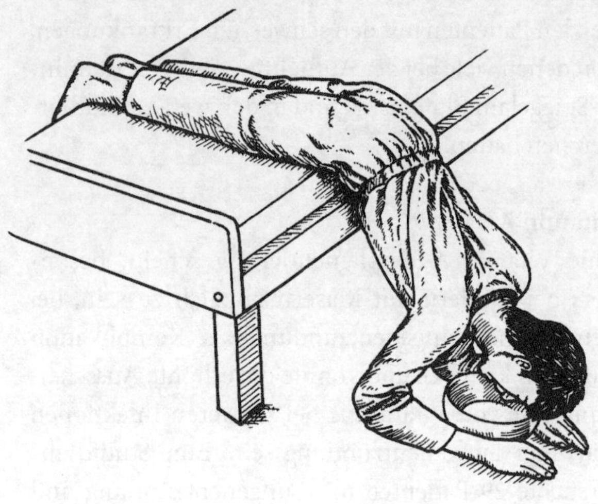

Abtropfhaltung

Schnellüberblick

- In den meisten Fällen von Bronchitis und/oder Lungenentzündung sind keine Antibiotika nötig.
- Der natürliche Heilungsansatz bei Bronchitis und Lungenentzündung verfolgt drei primäre Ziele:
  1. den normalen Prozess zu stimulieren, der die Expektoration (Auswurf) des Schleims fördert,
  2. den Schleim zu verdünnen, um die Expektoration zu erleichtern,
  3. die Immunfunktion zu steigern.
- Trotz ausreichender Daten, die keinen klinischen Vorteil beim Einsatz von Antibiotika in Fällen von akuter Bronchitis zeigen, verschreiben viele Ärzte Patienten mit akuter Bronchitis diese Medikamente.
- Pflanzliche Expektorantien steigern die Quantität, senken die Viskosität und fördern den Ausstoß der Sekrete der Atemwegsschleimhäute.
- Eine Metaanalyse randomisierter klinischer Studien mit EPs 7630 (Umcka) aus dem Jahr 2008 stützt dessen Sicherheit und Wirksamkeit.
- Acetylcystein bringt bei der Behandlung von Bronchitis nachweislich gute Ergebnisse.
- Eine Vitamin-C-Supplementierung ist bei allen älteren Patienten mit akuten Atemwegsinfekten gerechtfertigt, vor allem bei solchen, die schwer krank sind.
- Die lokale Anwendung von Wärme mit darauf folgender Abtropfhaltung kann dabei helfen, überschüssigen Schleim loszuwerden.

Behandlungsübersicht

Wie oben erwähnt, besteht der grundlegende Ansatz darin, Expektorantien, Mukolytika und das Immunsystem unterstützende Nährstoffe zu verwenden, um den Krankheitszustand überwinden zu helfen. Auch einige allgemeine physische Maßnahmen könnten hilfreich sein, wie etwa Senfwickel oder heiße Packungen zusammen mit einer Abtropfhaltung und dem Einsatz von Salzpfeife-Inhalator und Flaschenblasen. Daneben ist es wichtig,

- sich viel auszuruhen,
- genügend zu trinken,
- ein Befeuchtungsgerät zu verwenden.

Schleimlöser

Eines oder mehrere der folgenden Präparate:

- Indianertabak *(Lobelia inflata):*
  - → Getrocknetes Kraut: 0,2–0,6 Gramm dreimal täglich
  - → Tinktur: 15–20 Tropfen dreimal täglich
  - → Flüssigextrakt: 8–10 Tropfen dreimal täglich
- Süßholzwurzel *(Glycyrrhiza glabra):*
  - → Wurzelpulver: 1–2 Gramm
  - → Flüssigextrakt (1:1): 2–4 Milliliter
  - → Fester Extrakt (4:1, getrocknet und gemahlen): 250–500 Milligramm
- Afrikanische Geranie *(Pelargonium sidoides)* als EPs 7630 oder Äquivalent:
  - → Erwachsene: 1,5 Milliliter dreimal täglich oder 20-Milligramm-Tabletten dreimal täglich bis zu 14 Tage lang
  - → Kinder: Im Alter von 7 bis 12 Jahren 20 Tropfen (ein Milliliter) dreimal täglich; 6 Jahre oder weniger 20 Tropfen (0,5 Milliliter) dreimal täglich
- Efeu *(Hedera helix),* als Tinktur, Flüssigextrakt und getrockneter Pulverextrakt in Kapseln oder als Tabletten erhältlich; typische Dosierung für Erwachsene und Kinder über 12 Jahren bei einem trockenen 4:1-Pulverextrakt sind 100 Milligramm pro Tag (das Äquivalent zu 420 Milligramm getrocknetem Pflanzenstoff); für Kinder von 1 bis 5 Jahren ist die Dosis das Äquivalent zu 150 Milligramm getrocknetem Pflanzenstoff; für Kinder von 6 bis 12 Jahren das Äquivalent zu 210 Milligramm getrocknetem Pflanzenstoff

Mukolytika

Eines oder mehrere der folgenden Mittel:

- Guaifenesin
  - → Erwachsene und Kinder im Alter ab 12 Jahren: 200–400 Milligramm alle 4 Stunden. (Nehmen Sie nicht mehr als 2400 Milligramm in 24 Stunden)
  - → Kinder von 6 bis 11 Jahren: 100–200 Milligramm alle 4 Stunden. (Nehmen Sie nicht mehr als 1200 Milligramm in 24 Stunden)
  - → Kinder von 2 bis 5 Jahren: 50–100 Milligramm alle 4 Stunden. (Nehmen Sie nicht mehr als 600 Milligramm in 24 Stunden)
  - → Kinder unter 2 Jahren: nicht empfohlen.
- Acetylcystein: 200 Milligramm dreimal täglich
- Bromelain (1200–1800 Milchgerinnungseinheiten [milk clotting unit, MCU] oder Gelatineaufschlusseinheiten [gelantine digesting unit, GDU]): 500–750 Milligramm dreimal täglich zwischen den Mahlzeiten

Nahrungsergänzungsmittel

- Ein hochpotentes Multivitamin-Mineralstoffpräparat, wie im Kapitel »Supplementierung« beschrieben
- Einzelne entscheidende Nährstoffe:
  - → Vitamin A: 10 000 internationale Einheiten pro Tag, eine Woche lang. (Frauen, die schwanger sind oder schwanger werden könnten, sollten nicht mehr als 3000 internationale Einheiten pro Tag einnehmen)
  - → Vitamin C: 500–1000 Milligramm alle 2 Stunden
  - → Zink: 20–30 Milligramm pro Tag
- Eines der folgenden Präparate:
  - → Bioflavonoide (gemischte Zitrusfrüchte): 1000 Milligramm pro Tag
  - → Traubenkernextrakt (mehr als 95 Prozent Oligomere Proanthocyanidine): 150–300 Milligramm pro Tag
  - → Kieferrindenextrakt (mehr als 95 Prozent Oligomere Proanthocyanidine): 150–300 Milligramm pro Tag

BRUSTKREBS (PRÄVENTION)

- Meistens wird Brustkrebs entdeckt, wenn eine Frau einen Knoten in ihrer Brust fühlt.
- Eine Mammografie kann früh Brustkrebs aufzeigen.
- Neben Knoten können Veränderungen der Brustgröße oder -form, wie etwa Hautgrübchen, eingezogene Brustwarzen, oder Absonderungen aus einer einzelnen Brustwarze auf Brustkrebs hinweisen.

Brustkrebs entsteht im Brustgewebe, am häufigsten am inneren Gewebe um die Milchgänge oder die Drüsenläppchen, die die Milchgänge mit Milch versorgen. Entsteht der Krebs an den Gängen, nennt man ihn duktales Karzinom, entsteht er an den Läppchen, bezeichnet man ihn als lobuläres Karzinom.

Obwohl Brustkrebs auch bei Männern vorkommt, ist er bei Frauen hundertmal häufiger. Im Augenblick schätzt man, dass jede achte Frau in den Vereinigten Staaten Brustkrebs bekommt. Nach dem Hautkrebs ist dies die zweithäufigste Krebsform und diejenige mit der höchsten Sterblichkeitsrate bei Frauen. Brustkrebs verursacht in den Vereinigten Staaten jedes Jahr über 40 000 Todesfälle.

Ursachen

Die Gene sind ein bedeutender Risikofaktor, doch in den meisten Fällen wird eine genetische Prädisposition durch Ernährung, Lebensstil und Umweltfaktoren stark beeinflusst. Das heißt, das Brustkrebsrisiko ist größtenteils das Ergebnis von Ernährung und Lebensstil. Die Brustkrebsrate ist bei Frauen in den Vereinigten Staaten bezeichnenderweise fünfmal höher als bei Frauen in vielen anderen Teilen der Welt. Es ist interessant festzustellen, dass die Brustkrebsrate in Japan nur etwa ein Fünftel derjenigen in den Vereinigten Staaten beträgt, dass jedoch die Brustkrebsrate bei japanischen Frauen, die in der zweiten oder dritten Generation in Amerika leben und sich typisch amerikanisch ernähren, mit derjenigen anderer Frauen in den Vereinigten Staaten identisch ist.

Mit Brustkrebs sind viele Risikofaktoren verbunden. Hier ein kurzer Überblick:

- **Alter.** Das Risiko für Brustkrebs steigt mit dem Alter der Frau an. Bei Frauen unter 35 Jahren ist Brustkrebs ungewöhnlich. Die meisten Fälle treten bei Frauen über 50 Jahren auf, und für Frauen über 60 Jahre ist das Risiko besonders hoch.
- **Gene.** Das Vorhandensein von bestimmten Genen (BRCA1, BRCA2 und anderen) erhöht das Brustkrebsrisiko, auch wenn dies hauptsächlich für Frauen gilt, in deren Familie viele Frauen tatsächlich Brustkrebs oder Eierstockkrebs bekamen. Das Risiko einer Frau, Brustkrebs zu bekommen, wächst, wenn bereits ihre Mutter, Schwester oder Tochter Brustkrebs hatte, vor allem im jungen Alter. Auch Frauen mit Aschkenasimvorfahren (mittel- und osteuropäische Juden) tendieren zu einer überdurchschnittlichen Brustkrebsrate.
- **Rasse.** Brustkrebs tritt bei weißen Frauen häufiger auf als bei schwarzen, hispanischen oder asiatischen Frauen.
- **Östrogen.** Das weibliche Hormon Östrogen stimuliert die Brustzellen. Je länger eine Frau in irgendeiner Form Östrogen ausgesetzt ist – ob dem körpereigenen oder als Medikament oder über ein Pflaster aufgenommenen –, desto wahrscheinlicher ist es, dass sie Brustkrebs entwickelt. Das Risiko ist zum Beispiel für Frauen höher, wenn bei ihnen die Menstruation in einem frühen Alter (vor 12) eingesetzt hat, wenn die Menopause spät (nach 55) eingesetzt hat, wenn sie nie Kinder hatten oder wenn sie über lange Zeit eine Hormonersatztherapie machen.
- **Spätes Gebären.** Frauen, die ihr erstes Kind erst mit 30 Jahren oder später bekommen, entwickeln mit höherer Wahrscheinlichkeit Brustkrebs als Frauen, die schon früher ein Kind gebären. Am meisten Schutz bietet eine Geburt mit anschließendem Stillen.
- **Brustverdichtung.** Brustkrebs entwickelt sich fast immer in dichtem Gewebe (Drüsenläppchen

und Gänge), nicht in fettem Gewebe. Daher entwickelt sich der Krebs häufiger bei Frauen, die ein dichteres Brustgewebe besitzen, als bei solchen mit fetthaltigerem Brustgewebe. Komplizierter wird es noch dadurch, dass bei einer Mammografie anormale Bereiche in dichten Brüsten schwerer zu entdecken sind.

- **Umweltfaktoren.** Zu den Faktoren, die in verschiedenen Graden mit Brustkrebs in Verbindung gebracht werden, gehören eine Belastung durch Xenoestrogene (synthetische Verbindungen, die Östrogen nachahmen), passives Mitrauchen, Pestizide, Herbizide, Stromleitungen, Heizdecken und Strahlung sowie wenig Sonnenlicht.
- **Sport.** Bei Frauen, die regelmäßig Sport treiben, sinkt das Risiko für Brustkrebs um 60 Prozent im Vergleich zu Frauen, die nur wenig aktiv sind, unter Berücksichtigung der anderen erwiesenen Risikofaktoren für Brustkrebs.
- **Alkoholkonsum.** Bei Frauen, die einen Drink pro Tag zu sich nehmen, wächst das Risiko um 10 Prozent; bei Frauen, die zwei Drinks zu sich nehmen, wächst das Risiko um 20 Prozent, und so weiter.
- **Rauchen.** Wie bei den meisten anderen Krebsarten steigt das Risiko für die Entwicklung von Brustkrebs mit dem Rauchen von Zigaretten.
- **Ernährungsfaktoren.** Zu den wichtigen Ernährungsfaktoren gehören das Körpergewicht (je größer das Übergewicht, desto größer das Risiko), erhöhter Konsum von gesättigten Fettsäuren und verminderte Einnahme von Antioxidantien, Ballaststoffen, Omega-3-Fettsäuren (vor allem Alpha-Linolensäure) und Phytoöstrogene (östrogenähnliche Verbindungen in Lebensmitteln wie Hülsenfrüchten, Nüssen und Samen).

Brustkrebs erkennen

Nach konventioneller Meinung erhöht eine frühe Erkennung von Brustkrebs die Überlebenswahrscheinlichkeit. Es wird betont, dass eine monatliche Selbstuntersuchung ein wichtiger Schritt zu diesem Ziel ist. Mit der Mammografie (einer besonderen Art des Bruströntgens) kann Brustkrebs, lange bevor er zu spüren ist, entdeckt werden. Das National Cancer Institute empfiehlt, dass Frauen ab 40 Jahre alle 1–2 Jahre eine Mammografie durchführen lassen.

In letzter Zeit ist diese routinemäßige Mammografie jedoch in die Kritik geraten. Eine zunehmende Zahl von Studien legt nahe, dass sie für Frauen unter 50 Jahren, bei denen die Menopause noch nicht eingetreten ist, unangebracht ist. Vielen Experten in diesem Bereich zufolge ist die Reihenuntersuchung aus folgenden Gründen bei diesen Frauen nicht sehr erfolgreich:

- Sie ergeben einen hohen Prozentsatz irrtümlich negativer Ergebnisse (die also keinen Krebs anzeigen, obwohl einer vorhanden ist). Das dichte, gesunde Brustgewebe von jüngeren Frauen kann nämlich einem Tumor ähneln oder ihn verbergen. Etwa 40 Prozent der Brustkrebsfälle bleiben in der Mammografie-Reihenuntersuchung bei Frauen zwischen 40 und 49 Jahren unentdeckt.
- In der Mammografie werden die Frauen einer Strahlung ausgesetzt, die Brustkrebs verursachen kann. Das Risiko ist bei modernen Mammografiegeräten zwar gering (nicht mehr als einer von 2700 Fällen), kumuliert aber, wächst also mit jeder Mammografie.
- Die Reihenuntersuchung hat nachweislich nicht gezeigt, dass sie die Chance von prämenopausalen Frauen erhöht, Brustkrebs zu überleben.
- Bei Frauen im Alter von über 50 Jahren scheint die Mammografie besser zur Untersuchung verdächtiger Knoten geeignet zu sein als zur Überprüfung auf Krebs (das heißt, nach Krebs zu suchen, wenn es keine Anzeichen dafür gibt, dass die Frau diese Krankheit haben könnte).
- Das Ergebnis einer größeren Studie, der Canadian National Breast Screening Study 2 mit fast 40 000 Frauen zeigt, dass eine jährliche Mammografie bei Frauen zwischen 50 und 59 Jahren die Brustkrebssterblichkeit im Vergleich zu einer jährlichen Tastuntersuchung alleine nicht senkt,. Die Autoren der Studie schlossen, dass eine sorgfältige jährliche Tastuntersuchung und eine zusätzliche Unterrichtung in der Selbstuntersuchung für Frauen über 50 Jahren eine wirksame Alternative zur jährlichen Mammografie sein könnte.[1]

- Eine Übersichtsarbeit der Cochrane Collaboration zog 2009 den Schluss, dass die Mammografie die Sterblichkeit bei Brustkrebs um 15 Prozent reduziert, jedoch unnötige Operationen und Ängste verursacht.[2]

All diese Informationen können ein bisschen verwirrend sein. Es gibt keine einfachen Antworten, da es viele sich widersprechende Studien gibt. Unsere Empfehlung ist, ab über 40 Jahren zur Basismammografie zu gehen, regelmäßig selbst die Brust zu untersuchen, sich jährlich abtasten zu lassen und die Verhältnismäßigkeit einer regelmäßigen Mammografie mit Ihrem Arzt zu besprechen.

Zu den Alternativen für eine Mammografie gehört die Thermografie (aktive und passive Thermografie), die dabei helfen kann, Entzündungen des Brustgewebes und/oder die Existenz eines Brusttumors festzustellen. Doch diese Techniken gelten als noch nicht so zuverlässig wie die Mammografie.

Therapeutische Erwägungen

Das therapeutische Ziel ist es, so viele Risikofaktoren wie möglich zu reduzieren und gleichzeitig die Ernährung und die Lebensstilfaktoren, die mit der Prävention von Brustkrebs in Zusammenhang stehen, zu optimieren. Die meisten Lebensstilfaktoren, die mit der Entstehung oder der Verhinderung von Krebs im Allgemeinen verbunden werden, wie die Vermeidung von Zigarettenrauch und exzessivem Alkoholkonsum, treffen auch für Brustkrebs zu. Und dasselbe gilt für die Ernährung. Wir empfehlen daher, die vier in Teil II dieses Buchs ausführlich dargestellten »Eckpfeiler der Gesundheit« zu stärken. Wenn Sie sich auf diese vier entscheidenden Grundlagen konzentrieren, erhalten Sie den stärksten Schutz gegen Krebs, der möglich ist:

- Eine positive mentale Haltung
- Einen gesunden Lebensstil
- Eine gesunde Ernährung
- Supplementierungsmaßnahmen

Stillen

Einer der interessantesten Schutzfaktoren ist das Stillen. Zahlreiche wissenschaftliche Studien zeigen, dass der Schutz umso höher ist, je länger eine Frau ihr Kind stillt. Der kürzeste Zeitraum, der einen vorteilhaften Effekt bringt, beträgt 3 Monate. Stillen könnte insofern einen Schutz bieten, als es den Zeitraum verlängert, bis der Eisprung erneut eintritt, wodurch sich die Gesamtlebenszeitbelastung durch Östrogen verringert.

Die Gesamtzahl der Ovarialzyklen war bei den Frauen der vorindustriellen Gesellschaften wesentlich niedriger als in der heutigen Gesellschaft, in der der Menstruationszyklus der Frauen früher einsetzt und sie später und weniger Kinder bekommen.

Die vorläufigen Belege legen nahe, dass das Stillen auch den gestillten Mädchen einen gewissen Schutz vor der Entwicklung von Brustkrebs im Erwachsenenalter verschafft. Dieser Schutz könnte durch die Hormone und Immunfaktoren der Muttermilch bewirkt werden. Natürlich sind mit dem Stillen auch noch viele andere gesundheitliche Vorteile verbunden, sowohl für die Mutter als auch für den Säugling. Einige Kinderkrankheiten – wie Durchfall, Infektionen der unteren Atemwege, Ohreninfektionen und bakterielle Meningitis – treten bei Säuglingen, die gestillt werden, seltener oder in einer weniger schweren Form auf. Andere mögliche Schutzwirkungen wurden in Bezug auf den plötzlichen Kindstod, auf allergische Krankheiten und auf chronische Verdauungsstörungen berichtet.[3,4]

Sport

Wie viele Studien nachwiesen, senkt Sport das Risiko für Brustkrebs. Wenn man die anderen erwiesenen Risikofaktoren berücksichtigt, haben Frauen, die regelmäßig Sport treiben, ein um 60 Prozent geringeres Risiko, Brustkrebs zu entwickeln, als Frauen, die sich nur wenig körperlich betätigen.[5] Sport hilft selbst Frauen mit Brustkrebs, sowohl während als auch nach einer konventionellen Behandlung wie Operation, Chemotherapie und Bestrahlung.[6–8] Frauen mit Brustkrebs, die Sport machten, berichteten vor allem über ein höheres Selbstwertgefühl, besseres Körperbewusstsein, weniger Übelkeit während der Chemotherapie und geringere Müdigkeit, Depressionen und Schlaflosigkeit. Frauen, die sich sportlich betätigen, haben auch eine größere körperliche Leistungsfähigkeit und eine höhere Lebensqualität.

Die Frauen in einer der Studien, die in ihrer eigenen Geschwindigkeit vier- bis fünfmal pro Woche 20–30 Minuten spazieren gingen, berichteten zum Beispiel, dass sie sich weniger müde und emotional erschöpft sowie körperlich fitter fühlten.[8] Auch eine Gewichtszunahme ist ein beschwerliches und potenziell ernstes Problem für Brustkrebspatientinnen, die sich einer Chemotherapie unterziehen. Bei Patientinnen einer Studie, die während ihrer Behandlung zunahmen, waren ein Rückfall wahrscheinlicher und die Sterblichkeit aufgrund des Brustkrebses höher als bei Patientinnen, die weniger Gewicht zunahmen.[9] Brustkrebspatientinnen, die während der Behandlung trainieren, nehmen weniger Gewicht zu als Patientinnen, die keinen Sport betreiben.

Ernährung

Die Ernährung scheint einer der kritischsten Aspekte in der Brustkrebsprävention zu sein. Fettleibigkeit ist vermutlich der bedeutendste Faktor, da sie das Risiko für die Entwicklung von Brustkrebs mindestens um 30 Prozent steigert. Genau wie bei Herzerkrankungen und anderen chronisch-degenerativen Krankheiten wird eine traditionell mediterrane Ernährungsweise mit einem geringeren Risiko verbunden. Diese Ernährung beinhaltet viel Gemüse, Ballaststoffe, Früchte und Fisch und ungesättigte Fettsäuren, besonders Omega-3-Fettsäuren. Eine typische westliche Ernährungsweise beinhaltet hingegen eine große Menge an Gesamtfett und gesättigten Fettsäuren, raffinierten Kohlenhydraten, verarbeiteten und rotem Fleisch sowie eine geringere Aufnahme von Ballaststoffen.[10]

Die Forschungen zu spezifischen Ernährungsfaktoren sind ein wenig unklar, da die Wissenschaftler oft nur die Ernährungsfaktoren in den Vereinigten Staaten betrachten. Schauen wir uns zum Beispiel die Forschung zu den gesättigten Fetten und Brustkrebs an. Das wahre Risiko zu bestimmen ist schwierig, wenn man nur die Frauen in den Vereinigten Staaten untersucht, denn was hier als geringe Aufnahme von gesättigten Fetten gilt, gilt in anderen Staaten oft bereits als hoher Anteil. Um alle Risikofaktoren in der Ernährung in Bezug auf Brustkrebs zu beurteilen, ist es extrem wichtig, die Datenlage weltweit zu untersuchen. Erst wenn solche Analysen vorliegen, wird man über brauchbare Hinweise verfügen, welche Ernährungsfaktoren Brustkrebs fördern und welche ihn verhindern.[11]

Ernährungsfaktoren und Brustkrebs

Faktoren, die das Risiko erhöhen könnten

- Fleisch
- Hohe Gesamtfettaufnahme
- Gesättigte Fette
- Milchprodukte
- Raffinierter Zucker
- Übermäßige Zufuhr an Gesamtkalorien
- Alkohol

Faktoren, die das Risiko verringern könnten

- Fisch
- Vollkorn
- Soja und andere Hülsenfrüchte
- Weißkraut
- Andere Gemüse
- Nüsse
- Früchte

Aber es könnte nicht nur einfach der Fleischkonsum sein, der mit Brustkrebs in Verbindung steht. Es wäre auch möglich, dass die Zubereitungsmethode darüber entscheidet, ob er krebserregend ist oder nicht. Am wichtigsten ist es vielleicht, Fleisch zu vermeiden, das gegrillt oder bei hohen Temperaturen gebraten wurde, da bei dieser Zubereitung viele potenzielle Karzinogene entstehen, wie etwa oxidativ degenerierte Lipide und heterocyclische Amine.

Forscher der University of South Carolina verteilten zwischen 1992 und 1994 an 273 Frauen Fragebögen, die eine Brustkrebsdiagnose erhalten hatten, sowie an 657 Frauen, die keinen Krebs hatten. Sie fanden heraus, dass Frauen, die regelmäßig sehr gut durchgebratene Hamburger, Beefsteaks und Speck aßen, ein um 462 Prozent höheres Risiko hatten, Brustkrebs zu entwickeln. Bei Frauen, die regelmäßig nur eines von diesen dreien konsumierten, war die Risikozunahme für die Entwicklung von Brustkrebs geringer als bei den Frauen, die alle drei Fleischgerichte aßen. Doch auch bei ihnen wuchs das Risiko für Brustkrebs. Das Risiko war bei gut durchgebratenen Hamburgern und Speck gegenüber rohen oder nur medium gebratenen Hamburgern und Speck um 50 bis 70 Prozent höher, und bei Beefsteak stieg das Risiko um 220 Prozent. Diese Ergebnisse legen zusammen mit anderen Hinweisen nahe, dass die Vermeidung gut durchgebratenen Fleischs das Brustkrebsrisiko dramatisch senken kann.[12]

Einer der interessantesten Aspekte dieser Populationsstudie war der enorm schützende Effekt von Fischkonsum. Fisch – besonders Fisch aus dem Meer wie Lachs, Makrele, Heilbutt und Hering – ist eine reiche Quelle für Omega-3-Fettsäuren. Diese Fette haben nachweislich enorme antikarzinogene Wirkungen und sind im Kampf gegen Brustkrebs besonders bedeutend.[13–15] Im Gegensatz dazu werden Omega-6-Fettsäuren, die in den meisten tierischen Produkten sowie gewöhnlichen Pflanzenölen aus Mais, Distel und Soja vorkommen, mit einer Förderung von Brustkrebs in Verbindung gebracht.

Um die Hypothese zu beurteilen, dass Omega-3-Fettsäuren gegen Brustkrebs schützen und Omega-6-Fettsäuren Brustkrebs fördern, wurde die Zusammensetzung der Fettsäuren im Brustfettgewebe von 241 Patientinnen mit Brustkrebs untersucht und mit der von 88 Patientinnen mit gutartigen Brusterkrankungen verglichen. Bei Frauen mit höherem Anteil an Omega-3-Fettsäuren (Alpha-Linolensäure, Docosahexaensäure) war das Risiko für Brustkrebs um 61 bis 69 Prozent geringer als bei Frauen mit niedrigerem Anteil. Und bei Frauen mit dem höchsten Anteil an langkettigen Omega-3-Fettsäuren (Eicosapentaensäure, Docosahexaensäure) in Relation zu Omega-6-Fettsäuren war das Risiko für Brustkrebs um 67 Prozent niedriger.[16]

Leinsamen

Neben einer Ernährung mit Fisch und Fischölsupplementierung scheint auch die Ergänzung der Ernährung mit Leinöl und gemahlenem Leinsamen einen signifikanten Schutz gegen Brustkrebs zu bieten – aus mindestens zwei Gründen.

Leinöl liefert die kurzkettige Omega-3-Fettsäure Alpha-Linolensäure. Neben der oben erwähnten Studie, die Alpha-Linolensäure (ALA) im Brustfettgewebe untersuchte, haben andere Studien niedrigere Spiegel an ALA bei Brustkrebspatientinnen nachgewiesen.[17] Und in einer weiteren Studie mit 121 Frauen mit einem ursprünglich lokalen Brustkrebs wurde der niedrige ALA-Spiegel mit der Streuung des Krebs in die Lymphknoten der Achselhöhlen sowie der Tumorinvasivität verbunden.[18] Da die Hauptursache für die Sterblichkeit bei Brustkrebspatientinnen die Entwicklung von Krebs in anderem Gewebe ist, ist dieser Befund extrem wichtig. Wir empfehlen die Ergänzung mit einem Teelöffel Leinöl (ungefähr 58 Prozent ALA) pro Tag.

Leinöl kann für das Salatdressing mit Joghurt oder Hüttenkäse gemischt werden oder als Dip für Brot. Da seine Fette durch hohe Hitze beschädigt werden, sollten Sie Leinöl nie zum Kochen verwenden. Verwenden Sie stattdessen Oliven- oder Rapsöl. Leinöl sollte in kleinen dunklen Flaschen gekauft und immer kühl gelagert werden. Einige Hersteller reichern das Öl auch mit Antioxidantien wie Vitamin E oder Rosmarin an, um es zu schützen. Wenn eine Flasche Leinöl nicht innerhalb von 3 Monaten aufgebraucht wird, werfen Sie sie weg und ersetzen Sie sie durch eine frische Flasche. Entsorgen Sie auch Leinöl, das einen bitteren oder ranzigen Geschmack hat.

Leinsamen ist auch die beste Quelle für Lignan, einen Stoff aus der Gruppe der Phytoöstrogene, die in der Lage sind, sich an Östrogenrezeptoren anzulagern und die krebsfördernden Effekte von Östrogen im Brustgewebe zu verhindern. Weitere Lebensmittel, die Phytoöstrogene enthalten, sind zum Beispiel Soja und Vollkorn. Lignan und andere Phytoöstrogene konkurrieren mit dem Östrogen nicht nur um die Bindungsstellen an den Brustzellen, sondern erhöhen auch die Produktion einer Globulinverbindung, die Sexualhormone bindet und den Östrogenspiegel reguliert, indem es überschüssiges Östrogen aus dem Körper leitet. Sowohl in Bevölkerungsstudien als auch in experimentellen Studien mit Menschen und Tieren wurde gezeigt, dass Lignan einen signifikanten krebshemmenden Effekt ausübt, vor allem gegen Brustkrebs.[19, 20] In einer Studie beobachteten die Forscher zum Beispiel ein Jahr lang 28 Nonnen in der Postmenopause und verfolgten die Blutspiegel von zwei mit Krebs in Verbindung stehenden Östrogenen: Estronsulfat und Estradiol. Die Nonnen wurden angewiesen, neben ihrer normalen Ernährung entweder 5 oder 10 Gramm gemahlenen Leinsamen pro Tag zu sich zu nehmen, oder sie wurden einer

Kontrollgruppe zugeordnet. Bei den Frauen, die gemahlenen Leinsamen einnahmen, fielen die Östrogenspiegel signifikant, in der Kontrollgruppe blieben sie stabil.[21]

In einer weiteren Studie wurden 50 Frauen, die kurz zuvor eine Brustkrebsdiagnose erhielten, in zwei Gruppen eingeteilt. Eine Gruppe bekam einen Muffin mit 25 Gramm gemahlenen Leinsamen (etwa 2 Teelöffel) pro Tag. Die andere Gruppe bekam normale Muffins. Als ihre Tumore einen Monat später entfernt wurden, untersuchten die Forscher die Frauen darauf, wie schnell die Krebszellen gewachsen waren. Die Frauen, die die Leinsamenmuffins erhalten hatten, hatten ein langsameres Tumorwachstum als die anderen.[22]

Gemahlener Leinsamen liefert mehr bekömmliche Ernährungsvorteile als der ganze Samen, da Leinsamen sehr hart ist, was es schwierig macht, ihn selbst mit gründlichem Kauen zu zerkleinern. Leinsamen lässt sich einfach mit einer Kaffeemühle, einem Pürierstab oder einem Mixer mahlen. Wir empfehlen, warmen Cerealien, Salaten, Smoothies oder Ähnlichem 1 oder 2 Teelöffel pro Tag davon beizumischen.

Sojaprodukte

Seit den 1970er-Jahren hat der Verbrauch sowohl von traditionellen Sojalebensmitteln (wie Tofu, Tempeh und Miso) als auch von Sojalebensmitteln der »zweiten Generation«, die traditionelle Fleisch- und Milchprodukte nachahmen (wie Sojamilch, Sojahotdogs, Sojawürste, Sojakäse und gefrorene Sojadesserts), markant zugenommen. Einer der Hauptgründe für diese Zunahme des Sojaverbrauchs ist, dass es nun gewichtige Belege aus Labor-, Tier- und Bevölkerungsstudien dafür gibt, dass Soja einen krebshemmenden Effekt haben könnte, besonders bei hormonsensitiven Krebsarten wie Brust- und Prostatakrebs.

Viele der neuesten Forschungen zu Soja haben sich auf die Soja-Isoflavon-Verbindungen Daidzein und Genistein konzentriert. Diese Substanzen werden oft als Phytoöstrogene klassifiziert, die sich an Östrogenrezeptoren anlagern. Es scheint jedoch, als ob neben den Isoflavonen auch andere Faktoren zu den krebshemmenden Eigenschaften von Soja beitragen. Forscher der University of Illinois testeten an weiblichen Ratten die Wirkung von gereinigten Isoflavonen im Vergleich zu einer Sojaproteinmischung mit und ohne Isoflavone. Auch wenn alle untersuchten Verbindungen das Auftreten von Mammatumoren verringerten, so war die Sojaproteinmischung ohne Isoflavone doch am wirksamsten in der Verringerung der Zahl der Tumore.

Krebshemmende Wirkungen der Soja-Isoflavonoide

- Sie wirken als Antioxidantien.
- Sie verringern die Östrogenspiegel, vor allem die freien Östrogene. Niedrige Östrogenspiegel werden mit einem verringerten Brustkrebsrisiko verbunden.
- Sie haben antiangiogenetische Wirkungen, das heißt, sie verhindern die Bildung von neuen Blutgefäßen. Das hindert die Tumore daran, die erhöhte Blutversorgung zu erhalten, die sie für ihr kontinuierliches Wachstum benötigen.
- Sie hemmen die Teilung und das Wachstum von Tumorzellen, indem sie bestimmte Enzyme unterdrücken, die für die Zellvermehrung benötigt werden.
- Sie ersetzen tierische Proteine in der Ernährung und reduzieren so die Aufnahme von gesättigten Fetten, die ein bekannter Risikofaktor sind.

Lebensmittel aus Soja und ihr Isoflavongehalt

Produkt	Portionsgröße	Ungefährer Gehalt an Isoflavon (mg)
Gekochte Sojabohnen	90 g	40
Geröstete Sojabohnen (Sojanüsse)	170 g	40
Tempeh	125 g	40
Tofu	125 g	40
Sojaprotein	40 g	35
Sojamilch	240 ml	40

Bevölkerungsstudien haben klare Belege dafür gebracht, dass Soja einen gewissen Schutz gegen Brustkrebs bietet. Frauen in asiatischen Ländern wie China und Japan, die traditionell mehr Sojaprodukte konsumieren als die meisten Frauen in westlichen Ländern, haben ein geringeres Brustkrebsrisiko. Es gibt zudem eine wachsende Zahl von klinischen und experimentellen Studien, die die Behauptung stützen, dass der Konsum von Soja das Brustkrebsrisiko senkt. Wenn gesunde Frauen ihre Ernährung mit Soja ergänzen, führt dies zu niedrigeren Spiegeln von Östrogen und anderen Hormonen in ihren Körpern.[23–25]

Die größten schützenden Effekte bietet der Sojakonsum vielleicht vor und während der Adoleszenz. Tierstudien scheinen zu zeigen, dass die Sojaaufnahme vor dem Erwachsenenalter die Reifung (Ausdifferenzierung) der Brustzellen steigert. Diese reiferen Zellen sind für Karzinogene weniger anfällig. Bevölkerungsstudien scheinen die Bedeutung des Sojakonsums während der Adoleszenz zu unterstützen. Der Sojakonsum nach der Adoleszenz scheint eine signifikantere Schutzwirkung gegen Brustkrebs vor der Menopause zu haben im Vergleich zu Brustkrebs nach der Menopause.[24]

Auch der Umfang und die Häufigkeit des Sojakonsums sind wichtig. Die Menge, die für den Schutz vor der Entwicklung von Brustkrebs nötig ist, wird bei 25–100 Milligramm Isoflavone pro Tag gesehen. Wir empfehlen ausdrücklich, diese Menge über die Nahrung aufzunehmen und nicht über ein Nahrungsergänzungsmittel mit aufbereiteten Isoflavonen. Auf den Etiketten der Sojaprodukte wird inzwischen die Isoflavonmenge pro Portion ausgewiesen. Wie die Tabelle auf Seite 367 zeigt, müssen Sie keine großen Mengen von Sojalebensmitteln konsumieren, um die empfohlenen Mengen zu sich zu nehmen.

Warnung

Für Frauen mit einem Brustkrebs, dessen Zellen Östrogenrezeptoren aufweisen, empfehlen wir nicht mehr als eine Portion Soja pro Tag mit maximal 40 Milligramm Isoflavon. In Labor- und Tierstudien hemmte Genistein nachweislich Brustkrebszellen, die keine Östrogenrezeptoren aufwiesen, doch in bestimmten Situationen könnte es tatsächlich das Wachstum von Brustkrebszellen mit Östrogenrezeptoren anregen. Wie diese ganzen Forschungsergebnisse aus dem Labor mit der Aufnahme durch den Menschen zusammenhängen, ist unklar. Doch da die Möglichkeit einer Schädigung besteht, empfehlen wir bis zur Klärung dieser Frage, dass Frauen den Sojakonsum beschränken und eine Soja-Isoflavonergänzung unbedingt vermeiden sollten, wenn ihre Brustkrebszellen Östrogenrezeptoren aufweisen.

Der Konsum von Soja ist auch für Frauen kontraindiziert, die das Krebsmedikament Tamoxifen einnehmen. Genistein und Tamoxifen besitzen eine ähnliche Affinität für Östrogenrezeptoren. In Laborstudien zeigte sich, dass Genistein das Zellwachstum stimulieren und die wachstumshemmende Wirkung von Tamoxifen aufheben kann, wenn isolierte menschliche Brustkrebszellen gleichzeitig Genistein und Tamoxifen ausgesetzt wurden. Bis die Forschung geklärt hat, was geschieht, wenn Tamoxifen, Genistein und natürlich vorhandenes Östrogen zur selben Zeit zusammen im menschlichen Körper vorhanden sind, ist es nur vernünftig, den Sojakonsum bei gleichzeitiger Tamoxifen-Einnahme einzuschränken.

Gemüsesorten aus der Familie der Kohle

Die Gemüsesorten der Kohlfamilie, wie zum Beispiel Brokkoli, Blumenkohl, Weißkraut und Grünkohl, enthalten krebshemmende sekundäre Pflanzenstoffe, die als Senfölglycoside bekannt sind. Das bedeutendste Senfölglycosid ist das Indol-3-Carbinol, eine Verbindung, die immer dann entsteht, wenn Gemüse aus der Familie der Kreuzblütengewächse gequetscht, gekaut oder geschnitten wird. (Quetschen, Kauen oder Schneiden der Zellen von Kreuzblütengemüsen aktiviert das Enzym, das Indol-3-carbinol herstellt.) Indol-3-Carbinol und andere Senfölglycoside sind Antioxidantien und potente Simulatoren von natürlichen Entgiftungsenzymen im Körper. Es wird im Magen in diverse andere Verbindungen umgewandelt, darunter auch 3,3'-Diindolylmethan. Sowohl Indol-3-Carbinol als auch 3,3'-Diindolylmethan schützen aufgrund einiger Wirkungen besonders vor Brust- und Gebärmutterhalskrebs (siehe das Kapitel »Zervikale intraepitheliale Neoplasie«), unter anderem, da sie den Abbau von Östrogen beschleunigen. Studien zeigten, dass ein erhöhter Verzehr von Kohlgemüse oder die Nahrungsergänzung mit Indol-3-Carbinol oder 3,3'-Diindolylmethan die

Umwandlung von Östrogen von seiner krebserregenden Form in ungiftige Abbauprodukte signifikant steigert.[26–29]

Genauer gesagt, kann der Körper Östrogen entweder in 16α-Hydroxyestron oder in 2-Hydroxyestron umwandeln. Die erste Verbindung fördert das Wachstum von Brusttumoren, die zweite Verbindung tut dies nicht. Wenn Sie täglich 500 Gramm Brokkoli essen oder Indol-3-Carbinol (400 Milligramm pro Tag) oder 3,3'-Diindolylmethan (2 Milligramm täglich pro Kilogramm Körpergewicht) einnehmen, verbessert dies das Verhältnis von guten zu schlechten Östrogenabbauprodukten, wie Messungen dieser Verbindungen im Urin zeigen. Frauen mit hohem Risiko empfehlen wir, entweder große Mengen von Gemüse aus der Kohlfamilie zu essen oder die Ernährung mit Indol-3-Carbinol oder 3,3'-Diindolylmethan zu ergänzen. Es wird berichtet, dass Brokkolisprossen den höchsten Gehalt an diesen Verbindungen haben sollen: Ein Pfund Brokkolisprossen entspricht 40 Pfund frischem Brokkoli.

Glucuronidase

Einer der Hauptwege, auf denen der Körper sich des Östrogens entledigt, besteht darin, dass er in der Leber Glucuronsäure an das Östrogen bindet und diesen Komplex dann in die Galle abscheidet. Glucuronidase ist ein bakterielles Enzym, das die Bindung zwischen Östrogen und Glucuronsäure aufbricht, was zu einer geringeren Ausscheidung von Östrogen führt. So ist es nicht überraschend, dass eine exzessive Glucuronidaseaktivität mit einem erhöhten Krebsrisiko verbunden wird, vor allem für durch Östrogen bedingten Brustkrebs. Die Aktivität dieses Enzyms steigt an, wenn die Ernährung einen hohen Fettanteil und wenig Ballaststoffe enthält. Der Spiegel der Glucuronidaseaktivität könnte einer der Faktoren sein, die erklären, warum bestimmte Ernährungsfaktoren Brustkrebs verursachen und andere schützen.

Die Aktivität von Glucuronidase kann verringert werden, indem man ein gutes Gleichgewicht unter den gesundheitsfördernden Darmbakterien sicherstellt. Essen Sie viel pflanzliche Nahrung und ergänzen Sie sie mit den »freundlichen« Bakterien *Lactobacillus acidophilus* und *Bifidobacterium bifidum*. Ein weiterer Ernährungsfaktor, der die Aktivität dieses Enzyms stark senkt, ist der Konsum von Zwiebeln, Knoblauch und Lebensmitteln mit viel D-Glucarsäure wie Äpfel, Rosenkohl, Brokkoli, Kohl und Kopfsalat.

Calcium-D-Glucarat ist eine Nahrungsergänzung, die die Glucuronidase hemmt. Die Forscher des M. D. Anderson Cancer Center, des Memorial Sloan-Kettering Cancer Center und anderer wichtiger Krebszentren unternahmen erste Forschungen mit Calcium-D-Glucarat zur Prävention und Behandlung von Brustkrebs. Die Ergebnisse waren ziemlich ermutigend. Die empfohlene tägliche Dosis zur Prävention liegt zwischen 200 und 400 Milligramm. Menschen, die bereits Krebs haben, können höhere Dosierungen (400–1200 Milligramm) benötigen. Es gibt keine bekannten Nebenwirkungen oder Wechselwirkungen mit Medikamenten.[30, 31]

Die Verbindung zwischen Nachtdienst, Melatonin und Brustkrebs

Einige Studien haben recht dramatisch aufgezeigt, dass Frauen, die in Nachtschichten arbeiten, ein erhöhtes Risiko für die Entwicklung von Brustkrebs haben.[32–34] Tatsächlich wurde in einer Studie die Arbeit in Nachtschichten mit einem um 60 Prozent erhöhten Brustkrebsrisiko in Verbindung gebracht.[33] Das Risiko scheint mit zunehmender Dauer der Nachtschichten zu steigen.

Die Erklärung für diese Verbindung ist, dass das Kunstlicht in der Nacht die normale Produktion von Melatonin in der Nacht zu unterdrücken scheint. Das Hormon wird von der Zirbeldrüse (einer erbsengroßen Drüse an der Hirnbasis) abgesondert. Melatonin ist entscheidend an der Regulierung des natürlichen Biorhythmus der Hormonabsonderung beteiligt. Und es hat signifikante krebshemmende Wirkungen, besonders gegen Brustkrebs. Um dem erhöhten Brustkrebsrisiko entgegenzuwirken, das die Arbeit in Nachtschichten mit sich bringt, empfehlen wir Nachschichtarbeiterinnen, zur Schlafenszeit 3 Milligramm Melatonin einzunehmen, ungeachtet dessen, wann diese Schlafenszeit ist.

Grüner Tee

Bevölkerungsstudien wiesen nach, dass eine Steigerung des Konsums von grünem Tee das Brustkrebsrisiko senkt. Studien legten zum Beispiel nahe, dass die Brustkrebsrate in Japan zum Teil niedriger ist, weil die Menschen dort typischerweise etwa drei Tassen grünen Tee pro Tag trinken, was sie mit grob 240–320 Milligramm Polyphenolen versorgt. Diese Substanzen haben eine krebshemmende Wirkung. Um denselben Grad an Schutz mit einer Nahrungsergänzung zu erreichen, nehmen Sie pro Tag 300–400 Milligramm Grüntee-Extrakt ein, der auf 80 Prozent Gesamtgehalt Polyphenole standardisiert ist.[35]

Schnellüberblick

- Die Brustkrebsrate bei Frauen in den Vereinigten Staaten ist in der Regel fünfmal höher als bei Frauen in vielen anderen Teilen der Welt.
- Das Genom ist ein bedeutender Risikofaktor, doch in den meisten Fällen ist die genetische Prädisposition weniger wichtig als Ernährung, Lebensstil und Umweltfaktoren.
- Eine frühe Erkennung des Brustkrebses erhöht die Überlebenswahrscheinlichkeit.
- Das therapeutische Ziel ist es, so viele Risikofaktoren wie möglich zu minimieren und gleichzeitig Ernährungs- und Lebensstilfaktoren zu übernehmen, die mit der Brustkrebsprävention verbunden werden.
- Frauen, die regelmäßig Sport treiben, haben statistisch ein signifikant geringeres Risiko, Brustkrebs zu bekommen.
- Fettleibigkeit ist vermutlich der bedeutendste Ernährungsfaktor, da sie das Risiko für die Entwicklung von Brustkrebs um mindestens 30 Prozent steigen lässt.
- Frauen mit dem höchsten Verhältnis von Omega-3-Fettsäuren zu Omega-6-Fettsäuren haben ein um 67 Prozent geringeres Risiko für Brustkrebs.
- Leinsamen und Leinöl liefern die Omega-3-Fettsäure Alpha-Linolensäure und die krebshemmenden Verbindungen der Lignane.
- Es gibt zunehmend Belege dafür, dass ein Sojakonsum das Risiko für Brustkrebs senkt.
- Ein vermehrter Verzehr von Gemüsen aus der Familie der Kohle oder die Einnahme von Indol-3-Carbinol oder 3,3'-Diindolylmethan zur Nahrungsergänzung erhöht signifikant die Umwandlung von Östrogen in seiner krebserregenden Form zu ungiftigen Abbauprodukten.
- Frauen, die nachts arbeiten, haben ein erhöhtes Risiko, Brustkrebs zu entwickeln.
- Studien legen nahe, dass grüner Tee eine Schutzwirkung gegen Brustkrebs hat.

Behandlungsübersicht

Der Fokus bei der Behandlung liegt auf der Reduzierung der Risikofaktoren und der Optimierung der Ernährungs- und Lebensstilfaktoren, die mit der Prävention von Brustkrebs in Zusammenhang stehen.

Lebensstil

Folgen Sie den Empfehlungen aus dem Kapitel »Ein gesunder Lebensstil«.

Ernährung

Folgen Sie den Ernährungsrichtlinien aus dem Kapitel »Eine gesunde Ernährung«. Folgen Sie vor allem den Prinzipien der mediterranen Ernährung: Erhöhen Sie den Konsum von Vollwertprodukten, wie etwa Fisch, Cerealien, Gemüse und ungesättigten Fettsäuren. Essen Sie regelmäßig Lebensmittel aus Soja und Gemüsesorten der Kohlfamilie. Meiden Sie hochglykämische Lebensmittel und ungesunde Fette. Versuchen Sie, das ideale Körpergewicht zu erreichen und zu halten. Nehmen Sie 1 oder 2 Teelöffel gemahlenen Leinsamen pro Tag ein.

Nahrungsergänzungsmittel

- Ein hochpotentes Multivitamin-Mineralstoffpräparat, wie es im Kapitel »Supplementierung« beschrieben ist
- Entscheidende Nährstoffe:
  - ➔ Vitamin D: 2000–4000 Internationale Einheiten pro Tag
  - ➔ Selen: 200 Mikrogramm pro Tag
- Fischöl: 1000–3000 Milligramm EPA + DHA pro Tag
- Leinöl: 1 Teelöffel pro Tag (zusätzlich zu 1 Teelöffel gemahlenen Leinsamen)
- Eines der folgenden Mittel:
  - ➔ Traubenkernextrakt (mehr als 95 Prozent oligomere Proanthocyanidine): 100–300 Milligramm pro Tag
  - ➔ Kiefernrindenextrakt (mehr als 95Prozent oligomere Proanthocyanidine): 100–300 Milligramm pro Tag
  - ➔ Ein anderer Extrakt mit ähnlichem Flavonoidgehalt, ein »Supergreen« oder ein anderes auf Pflanzen basierendes Antioxidans mit der Fähigkeit zum Abfangen von Sauerstoffradikalen im Umfang von 3000 bis 6000 Einheiten oder mehr pro Tag
- Probiotische Nahrungsergänzungen (aktive *Lactobacillus*- und *Bifidobacterium*-Kulturen): mindestens 5–10 Milliarden koloniebildende Einheiten pro Tag
- Für Nachtarbeiterinnen: Melatonin, 3 Milligramm zur Schlafenszeit
- In Hochrisikofällen eines der folgenden Präparate:
  - ➔ Indol-3-Carbinol: täglich 200–400 Milligramm
  - ➔ 3,3'-Diindolylmethan: täglich 150–200 Milligramm
  - ➔ Calcium-D-Glucarat: täglich 200–400 Milligramm

Nahrungsergänzungsmittel

Grüntee-Extrakt (>80 Prozent Gesamtgehalt an Polyphenolen): 300–400 Milligramm pro Tag

CHRONISCHE CANDIDOSE

- Positiver Nachweis eines Hefeüberschusses in der Stuhlkultur.
- Höherer Spiegel von Candida-Antikörpern oder Antigenen im Blut als normal.

In den vergangenen 30 Jahren wurde ein übermäßiges Wachstum des normalerweise gutartigen Hefepilzes *Candida albicans* als komplexes medizinisches Syndrom bekannt, als *chronische Candidose* oder *Hefesyndrom*.[1, 2] Dieses übermäßige Wachstum soll eine große Bandbreite an Symptomen in fast jedem System des Körpers verursachen, wobei der Verdauungstrakt sowie das Urogenital-, das Hormon-, das Nerven- und das Immunsystem am anfälligsten dafür sind.[3]

Obwohl die chronische Candidose schon seit Langem klinisch definiert ist, wurden die Öffentlichkeit und viele Ärzte erst mit den Veröffentlichungen von *The Missing Diagnosis* (Die fehlende Diagnose) von Orion Truss und *The Yeast Connection* (Die Hefepilz-Verbindung) von William Crook auf die Größenordnung des Problems aufmerksam.[1, 2]

Normalerweise lebt *C. albicans* in den warmen Falten und Spalten des Verdauungstrakts (und bei Frauen im Vaginaltrakt) in Harmonie mit uns. Doch wenn es zu einem übermäßigen Wachstum des Hefepilzes kommt, weil die Immunsystemmechanismen geschwächt sind oder das normale Deckgewebe der Darmwände beschädigt ist, kann der Körper Hefezellen, Teile der Hefezelle und verschiedene Toxine absorbieren.[3] Dadurch kann es zu wesentlichen Beeinträchtigungen der Körperprozesse kommen, die in die Entwicklung eines Hefepilzsyndroms münden.

Patienten, die eine chronische Candidose haben, sagen im Allgemeinen, dass sie sich »durch und

Typisches Patientenprofil bei chronischer Candidose

Geschlecht: weiblich

Alter: 15–50 Jahre

Allgemeine Symptome:
- Chronische Müdigkeit
- Energieverlust
- Ständiges Unbehagen
- Verringerte Libido

Symptome im Verdauungstrakt:
- Soor
- Blähungen
- Darmkrämpfe
- Rektales Jucken
- Veränderter Stuhlgang

Beschwerden im Urogenitalsystem:
- Pilzinfektion im Vaginalbereich
- Häufige Blaseninfektionen

Beschwerden im Hormonsystem:
- In erster Linie Menstruationsbeschwerden

Beschwerden im Nervensystem:
- Depressionen
- Reizbarkeit
- Konzentrationsunfähigkeit

Beschwerden im Immunsystem:
- Allergien
- Empfindlichkeit auf Chemikalien
- Schwache Immunfunktion

Vorgeschichte:
- Chronische Pilzinfektionen im Vaginalbereich
- Chronische Verwendung von Antibiotika gegen Infektionen oder Akne
- Orale Einnahme von Empfängnisverhütungen
- Orale Einnahme von Steroidhormonen

Begleitende Probleme:
- Prämenstruelles Syndrom
- Empfindlichkeit gegenüber Essen, Chemikalien und anderen Allergenen
- Hormonstörungen
- Ekzeme
- Psoriasis
- Reizdarmsyndrom

Weiteres:
- Heftiges Verlangen nach Essen mit vielen Kohlenhydraten oder Hefe

durch krank fühlen«. Müdigkeit, Allergien, Immunsystemstörungen, Depressionen, chemische Empfindsamkeit und Verdauungsstörungen sind nur einige der Symptome, die Patienten mit einem Hefepilzsyndrom bekommen können.[3]

Der typische Candidosepatient ist weiblich, da die Wahrscheinlichkeit bei Frauen achtmal höher ist als bei Männern, was auf die Wirkungen von Östrogenen, Empfängnisverhütungsmitteln und die häufigere Verschreibung von Antibiotika zurückzuführen ist (siehe Kasten links).[4]

Ursachen

Die chronische Candidose ist ein klassisches Beispiel für eine durch viele Faktoren ausgelöste Erkrankung, wie die Auflistung oben zeigt. Daher beinhaltet die wirksamste Behandlung, die Faktoren anzugehen und zu korrigieren, die für ein übermäßiges Wachstum von *C. albicans* anfällig machen. Dazu gehört wesentlich mehr, als die Pilze mit antimykotischen Wirkstoffen abzutöten, seien sie nun synthetisch oder natürlich.

Prädisponierende Faktoren für ein übermäßiges Wachstum von Candida albicans

- Zu wenig Verdauungssekrete
- Ernährungsfaktoren
- Geschwächtes Immunsystem
- Nährstoffmangel
- Medikamente
- Langer Antibiotikakonsum
- Geschwächte Leberfunktion
- Vorbestehende Krankheiten
- Veränderte Darmflora

Ein lang andauernder Antibiotikakonsum ist in den meisten Fällen der vermutlich wichtigste Faktor für die Entwicklung einer chronischen Candidose. Indem sie die normalen Darmbakterien, die ein übermäßiges Wachstum der Pilze verhindern, sowie das Immunsystem unterdrücken, fördern Antibiotika stark das übermäßige Wachstum von Candida.

Wenn Antibiotika angemessen verwendet werden, retten sie zweifellos Leben. Allerdings werden sie zweifellos auch viel zu oft eingesetzt, sowohl klinisch als auch bei Tieren, die zur Ernährung gezüchtet werden. Auch wenn die angemessene Verwendung von Antibiotika medizinisch sehr wohl Sinn ergibt, ist es nutzlos, bei Akne, wiederkehrenden Blasen-, chronischen Ohren- und chronischen Nebenhöhleninfektionen, bei chronischer Bronchitis und nicht bakteriellen Halsentzündungen auf sie zu setzen. Bei der Behandlung dieser Probleme auf Antibiotika zu vertrauen ist nicht zweckmäßig, da die Antibiotika hierbei entweder selten Vorteile bringen oder sich diese Erkrankungen wirksam mit natürlichen Mitteln behandelt lassen. Genauso problematisch ist der umfangreiche Einsatz von Antibiotika in der Schlachttierzucht. Der FDA zufolge werden in den Vereinigten Staaten 80 Prozent der Antibiotika in der Tierzucht verwendet. Das setzt auch die Menschen fortwährend Antibiotika aus und trägt zur Resistenz gegen diese Stoffe bei.

Diagnostische Erwägungen

Auch wenn der Candida-Fragebogen helfen kann, ist die beste Methode der Diagnose eine klinische Untersuchung durch einen Arzt, der sich mit hefebedingten Krankheiten auskennt. Der Arzt oder die Ärztin wird ziemlich sicher eine detaillierte Anamnese erstellen und Sie darum bitten, einen Patientenfragebogen auszufüllen. Er oder sie werden auch Laborverfahren verwenden und etwa eine Stuhlkultur für *C. albicans* ansetzen sowie den Spiegel der Antikörper oder Antigene gegen *C. albicans* im Blut messen. Obwohl diese Laboruntersuchungen hilfreiche diagnostische Mittel sind, sollten sie nur zur Bestätigung der Diagnose verwendet werden. Mit anderen Worten, die Diagnose wird am besten durch die Auswertung der Anamnese und des Krankheitsbilds eines Patienten gestellt.

Umfassende Analyse von Stuhl und Verdauung

Im Vergleich zu einer einfachen Stuhlkultur zur Ermittlung von *C. albicans* ist eine umfassende Verdauungs-Stuhl-Analyse (UVSA) klinisch nützlicher. Diese Reihe integrierter diagnostischer Labortests wertet durch eine sorgfältige Untersuchung des

Weiter auf Seite 377

Fragebogen zu Candidose		
	Vorgeschichte	**Wert**
1.	Haben Sie einen Monat oder länger Breitbandantibiotika oder andere Antibiotika gegen Akne eingenommen?	25
2.	Haben Sie jemals länger als 2 Monate Breitbandantibiotika wegen einer Atemwegs- oder Blaseninfektion oder einer anderen Infektion eingenommen, oder über kürzere Zeiträume viermal im Laufe eines Jahres?	20
3.	Haben sie jemals irgendein Breitbandantibiotikum eingenommen für eine einzige Behandlung?	6
4.	Waren Sie jemals von ständigen Entzündungen der Prostata, Vagina oder von anderen Problemen in Bezug auf ihre Reproduktionsorgane betroffen?	25
5.	Waren Sie schwanger: ein Mal? zwei oder mehrere Male?	 3 5
6.	Haben Sie Verhütungsmittel eingenommen … 6 Monate bis 2 Jahre lang? über 2 Jahre?	 8 15
7.	Haben Sie jemals Prednison oder andere kortisonähnliche Medikamente eingenommen: 2 Wochen oder weniger? über 2 Wochen lang?	 6 15
8.	Führen Parfüms, Insektizide, Gerüche in Textilgeschäften und andere Chemikalien zu … leichten Symptomen? moderaten bis schweren Symptomen?	 5 20
9.	Sind Ihre Symptome an feuchten, schwülen Tagen oder an verschimmelten Orten schlimmer?	20
10.	Wenn Sie jemals Fußpilz, Borkenflechte, Mykose in der Leistenbeuge oder eine andere chronische Infektion der Haut oder Nägel hatten, waren die Infektionen … leicht bis moderat? schwer oder andauernd?	 10 20
11.	Haben Sie ein Verlangen nach Zucker?	10
12.	Haben Sie ein Verlangen nach Brot?	10
13.	Haben Sie ein Verlangen nach alkoholischen Getränken?	10
14.	Belästigt Sie Tabakrauch wirklich?	10
	Gesamtwert dieses Abschnitts	

	Hauptsymptome	**Wert**
Geben Sie für jedes Ihrer Symptome den entsprechenden Wert in die folgende Wertespalte ein. Wenn ein Symptom nur gelegentlich auftritt oder schwach ist, tragen Sie 3 Punkte ein. Wenn ein Symptom häufig auftritt und/oder moderat schwer ist, tragen Sie 6 Punkte ein. Wenn ein Symptom schwer ist und/oder Sie körperlich behindert, tragen Sie 9 Punkte ein.		
1.	Müdigkeit oder Lethargie	
2.	Gefühl der Ausgetrocknetheit	
3.	Schlechtes Gedächtnis	
4.	Benommenheit oder Gefühl der »Unwirklichkeit«	
5.	Depression	
6.	Taubheit, Brennen oder Prickeln	

Fragebogen zu Candidose		
7.	Muskelschmerzen	
8.	Muskelschwäche oder Lähmung	
9.	Schmerzen und/oder Schwellung an den Gelenken	
10.	Unterleibsschmerzen	
11.	Verstopfung	
12.	Diarrhö	
13.	Blähungen	
14.	Anhaltendes vaginales Jucken	
15.	Anhaltendes vaginales Brennen	
16.	Entzündungen der Prostata	
17.	Impotenz	
18.	Verlust sexuellen Verlangens	
19.	Endometriose	
20.	Krämpfe und/oder andere Menstruationsbeschwerden	
21.	Prämenstruelle Beschwerden	
22.	Punkte vor den Augen	
23.	Erratische Sicht	
	Gesamtwert dieses Abschnitts	

	Andere Symptome	**Wert**
Geben Sie für jedes Ihrer Symptome den entsprechenden Wert in die folgende Wertespalte ein. Wenn ein Symptom nur gelegentlich auftritt oder schwach ist, tragen Sie 1 Punkt ein. Wenn ein Symptom häufig auftritt und/oder moderat schwer ist, tragen Sie 2 Punkte ein. Wenn ein Symptom schwer ist und/oder Sie körperlich behindert, tragen Sie 3 Punkte ein.		
1.	Schläfrigkeit	
2.	Reizbarkeit	
3.	Koordinationslosigkeit	
4.	Konzentrationsunfähigkeit	
5.	Häufige Stimmungswechsel	
6.	Kopfschmerzen	
7.	Benommenheit/Gleichgewichtsstörungen	
8.	Druck auf den Ohren; Gefühl eines anschwellenden Kopfs; Klingeln in den Ohren	
9.	Jucken	

Fragebogen zu Candidose		
10.	Andere Hautausschläge	
11.	Sodbrennen	
12.	Magenverstimmung	
13.	Aufstoßen oder Blähungen	
14.	Schleim im Stuhl	
15.	Hämorrhoiden	
16.	Trockener Mund	
17.	Ausschläge oder Pusteln am Mund	
18.	Schlechter Atem	
19.	Gelenkschwellungen oder Arthritis	
20.	Verstopfte Nase oder Nasenausfluss	
21.	Postnasale Tropfenbildung	
22.	Juckende Nase	
23.	Wunder oder trockener Hals	
24.	Husten	
25.	Schmerz oder Engegefühl in der Brust	
26.	Keuchender Atem oder Kurzatmigkeit	
27.	Dringliches oder häufiges Urinieren	
28.	Brennen beim Urinieren	
29.	Fehlende Sehkraft	
30.	Brennende oder tränende Augen	
31.	Periodisch auftretenden Ohreninfektionen oder Flüssigkeit im Ohr	
32.	Ohrenschmerzen oder Taubheit	
	Gesamtwert dieses Abschnitts	
	Gesamtwert aller drei Abschnitte	

Auswertung		
Ihr Punktewert		
Frauen	Männer	
>180	>140	Durch Pilze verursachte Gesundheitsprobleme sind fast sicher.
120–180	90–140	Durch Pilze verursachte Gesundheitsprobleme sind wahrscheinlich.
60–119	40–89	Durch Pilze verursachte Gesundheitsprobleme sind möglich.
<60	<40	Durch Pilze verursachte Gesundheitsprobleme sind unwahrscheinlich.

Stuhls die Verdauung, Darmfunktion, Darmflora und Darmaufnahme aus. Es ist ein nützliches Werkzeug zur Bestimmung der Verdauungsstörung, die vermutlich als vorbestehender Faktor für das übermäßige Wachstum von *C. albicans* verantwortlich ist. Eine UVSA kann auch klären, ob die Symptome durch ein übermäßiges Wachstum von *C. albicans* bedingt sind oder doch durch ein übermäßiges Wachstum von Bakterien im Dünndarm oder das Syndrom einer durchlässigen Darmwand.

Antikörper- und Antigenspiegel

Eine weitere Labormethode, ein übermäßiges Wachstum von *C. albicans* zu bestätigen, beinhaltet das Messen der Spiegel an Antikörpern gegen Candida oder den Spiegel der Antigene im Blut.[5] Unserem Gefühl nach sind solche Test selten notwendig, da ihre Ergebnisse in der Regel nur bestätigen, was aus der Patientengeschichte, der körperlichen Untersuchung und einer UVSA ersichtlich ist. Sie verändern daher die weitere Vorgehensweise nicht. Nichtsdestotrotz wünschen sich manche Patienten und Ärzte eine Bestätigung dafür, dass *C. albicans* ein signifikanter Faktor für die Gesundheit des Patienten ist. In einer solchen Situation können Blutuntersuchungen hilfreich sein und zudem als Methode zur Überwachung einer Therapie genutzt werden.

Therapeutische Erwägungen

Ein umfassender Ansatz ist bei der Behandlung einer chronischen Candidose wirksamer, als einfach nur zu versuchen, *C. albicans* mit einem Medikament wie Nystatin, Ketoconazol oder Fluconazol oder mit einem natürlichen antimykotischen Wirkstoff abzutöten. Diese bringen selten signifikante langfristige Ergebnisse, da sie nicht die zugrunde liegenden Faktoren angehen, die das übermäßige Wachstum von *C. albicans* fördern. Das ist ein bisschen so, wie wenn man den Garten von Unkraut befreien will, indem man das Unkraut einfach abschneidet, statt es mit den Wurzeln auszureißen. Jedenfalls ist es in vielen Fällen sinnvoll zu versuchen, *C. albicans* im System auszurotten, vorzugsweise mithilfe von natürlichen Antipilztherapien, wie sie im Folgenden beschrieben werden. Mit einer weiteren Stuhlkultur und Bestimmung der *C.-albicans*-Antigene wird kontrolliert, ob Candida beseitigt wurde. Wenn dies der Fall ist, aber die Symptome noch immer vorhanden sind, hängen diese vermutlich nicht mit einem übermäßigen Wachstum von *C. albicans* zusammen. Symptome, die denen einer chronischen Candidose ähneln, können zum Beispiel auch durch ein übermäßiges Wachstum von Bakterien im Dünndarm verursacht werden. In einem solchen Fall können Enzyme der Bauchspeicheldrüse und Pflanzen wie Goldsiegelwurzel, die Berberin enthalten, hilfreich sein.

Neben der Verwendung von natürlichen Wirkstoffen zur Ausrottung von *C. albicans* ist es wichtig, die prädisponierenden Faktoren anzusprechen, eine Ernährung zu wählen, die dabei hilft, Candida unter Kontrolle zu halten, und die verschiedenen Körpersysteme den individuellen Bedürfnissen entsprechend zu unterstützen.

Ernährung

Eine Reihe von Ernährungsfaktoren scheinen das übermäßige Wachstum von *C. albicans* zu fördern. Die wichtigsten Faktoren sind der Verzehr von viel Zucker, von Milch und Milchprodukten, von Lebensmitteln, die Hefen oder Schimmel enthalten, sowie Lebensmittelallergien.

Zucker

Zucker ist der Hauptnährstoff von *C. albicans*. Insofern ist die Beschränkung des Zuckerverzehrs bei der Behandlung einer chronischen Candidose anerkannterweise, eine absolute Notwendigkeit. Die meisten Patienten fahren gut damit, wenn sie einfach raffinierten Zucker sowie große Mengen Honig, Ahornsirup und Fruchtsäfte vermeiden.[1–4]

Milch und Milchprodukte

Es gibt mehrere Gründe für Patienten mit chronischer Candidose, den Verzehr von Milch zu beschränken oder ganz einzustellen:

- Der hohe Lactosegehalt fördert das übermäßige Wachstum von Candida.
- Milch ist eines der häufigsten Lebensmittelallergene.

- Milch enthält in geringen Spuren Antibiotika, die die Darmbakterienflora weiter beeinträchtigen können und so das übermäßige Wachstum von Candida fördern.

Lebensmittel mit Schimmel und Hefe
Viele Experten empfehlen generell, Personen mit chronischer Candidose sollten Lebensmittel mit einem hohen Hefegehalt oder Schimmel vermeiden, inklusive alkoholischer Getränke, Käse, Trockenfrüchte und Erdnüsse. Auch wenn viele Patienten mit chronischer Candidose solche Lebensmittel vertragen könnten, denken wir, dass es eine gute Idee ist, sie zu vermeiden, bis die Situation unter Kontrolle ist.

Lebensmittelallergien

Lebensmittelallergien sind ein weiterer üblicher Befund bei Patienten mit Hefesyndrom.[3] ELISA-Tests, die sowohl durch IgE als auch durch IgG ausgelöste Lebensmittelallergien feststellen können, sind oft hilfreich.

Achlorhydrie

Ein wichtiger Schritt zur Behandlung von chronischer Candidose ist in vielen Fällen eine Steigerung der Verdauungssekrete. Mageneigene Salzsäure, Bauchspeicheldrüsenenzyme und Galle hemmen allesamt ein übermäßiges Wachstum von *C. albicans* und verhindern ihr Eindringen in die aufnehmenden Oberflächen des Dünndarms. Eine verringerte Absonderung einer dieser wichtigen Verdauungsbestandteile kann zu einem übermäßigen Wachstum von Pilzen im Verdauungstrakt führen. Menschen, die zum Beispiel säurehemmende Medikamente nehmen – darunter befinden sich viele rezeptfreie Varianten –, können ein übermäßiges Pilzwachstum im Magen entwickeln.[6] Und Bauchspeicheldrüsenenzyme sind in großem Umfang dafür verantwortlich, dass der Dünndarm von Parasiten (wie Bakterien, Pilzen, Protozoen und Würmern im Darm) frei bleibt.[7, 8] Daher ist die Wiederherstellung einer normalen Verdauungssekretbildung durch die Supplementierung mit Salzsäure, Verdauungsenzymen und Stoffen, die den Gallefluss fördern, für die Behandlung einer chronischen Candidose entscheidend. Die USVA kann wertvolle Informationen liefern, um den wichtigsten Faktor zu identifizieren. Im Kapitel »Verdauung und Ausscheidung« finden Sie weitere Informationen.

Stärkung des Immunsystems

Wiederkehrende oder chronische Infektionen, wie die chronische Candidose, sind Hinweise auf ein geschwächtes Immunsystem. Was es für Menschen schwierig macht, eine chronische Candidose zu überwinden, ist ein sich wiederholender Zyklus – ein beeinträchtigtes Immunsystem führt zur Infektion, die Infektion wiederum schädigt das Immunsystem und schwächt die Resistenz noch mehr.

Die Bedeutung eines gesunden Immunsystems für den Schutz gegen das übermäßige Wachstum von *C. albicans* kennt jeder Arzt gut, der schon einmal einen Patienten gesehen hat, der an AIDS leidet oder Medikamente nimmt, die das Immunsystem unterdrücken. In beiden Fällen ist auch ein übermäßiges Wachstum von Pilzen typisch. Dieses liefert einen hinreichenden Beleg dafür, dass eine Verbesserung des Immunsystems essenziell ist.

Patienten mit chronischer Candidose leiden zudem oft an anderen chronischen Infektionen, vermutlich aufgrund des geschwächten Immunsystems. Sie hängt normalerweise mit einer verringerten Thymusdrüsenfunktion zusammen und zeigt sich vorwiegend als geschwächte zellvermittelte Immunität. Auch wenn teure Labortests diese Schwächung belegen können, ist es besser, auf eine Anamnese mit wiederkehrenden Vireninfektionen (wie auch die normale Erkältung), Ausbrüche von Lippen- oder Genitalherpes und Infektionen von Prostata (bei Männern) oder Vagina (bei Frauen) zu vertrauen.

Ursachen für geschwächte Immunfunktionen bei Candidose
Wie wir schon anmerkten, steckt eine Person mit chronischer Candidose typischerweise in einem Teufelskreis. Ein auslösendes Ereignis wie die Einnahme von Antibiotika oder auch ein Ernährungsmangel kann zu einer Schwächung des Immunsystems führen und es *C. albicans* ermöglichen, übermäßig zu wachsen und sich in der Darmschleimhaut zu verwurzeln. Sobald sich der Hefepilz in den Darmzellen festgesetzt hat, konkurriert er mit den Zellen und

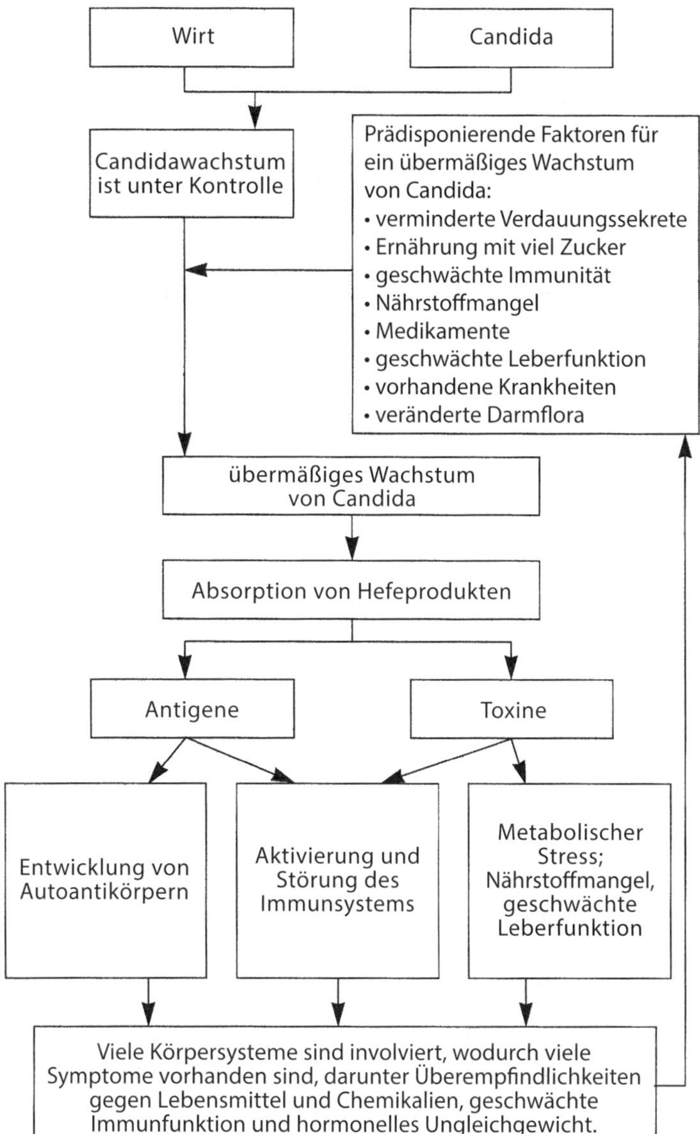

Der Teufelskreis der chronischen Candidose

in der Folge mit dem gesamten Organismus um die Nahrung und raubt dem Körper somit potenziell lebenswichtige Nährstoffe. Zudem sondert diese Art von Hefe in großen Mengen Mykotoxine und Antigene ab.[9, 10] Candida gilt als Pilz, der viele verschiedene Antigene produziert; bisher wurden 79 identifiziert. Aufgrund dieser enormen Zahl von Antigenen belastet ein übermäßiges Wachstum von *C. albicans* das Immunsystem erheblich.

Auslöser für ein geschwächtes Immunsystem bei Candidose

- Verwendung von Antibiotika
- Verwendung von Kortikosteroiden
- Andere Medikamente, die das Immunsystem schwächen
- Nährstoffmangel
- Lebensmittelallergien
- Ernährung mit viel Zucker
- Stress

Wiederherstellung eines einwandfreien Immunsystems

Die Wiederherstellung eines einwandfreien Immunsystems ist eines der Hauptziele bei der Behandlung von chronischer Candidose. Es existiert kein Wundermittel, das das Immunsystem mit einem Schlag wieder in den optimalen Zustand versetzt. Wir empfehlen daher einen umfassenden Ansatz, der Lebensstil, Stressmanagement, Sport, Ernährung, Nahrungsergänzung und die Verwendung von pflanzlichen Arzneien umfasst. Weitere Informationen finden Sie im Kapitel »Unterstützung des Immunsystems«.

Die vielleicht wirksamste Intervention zur Wiederherstellung eines gesunden Immunsystems besteht in Maßnahmen, die darauf abzielen, die Funktion der Thymusdrüse anzuregen.[11, 12] Zur Förderung einer optimalen Aktivität der Thymusdrüse gehört es, eine Atrophie (Schrumpfung) der Thymusdrüse zu verhindern, indem man eine adäquate Einnahme antioxidativer Nährstoffe wie Carotin, Vitamin C, Vitamin E, Zink und Selen sicherstellt.

Die Entgiftung fördern

Menschen mit chronischer Candidose entwickeln normalerweise mehrere Überempfindlichkeiten gegen Chemikalien und Allergien, was ein Zeichen dafür ist, dass die Entgiftungsmechanismen des Körpers überlastet sind. Eine Unterstützung der Leberfunktion wird bei der Förderung der Entgiftung helfen und könnte einer der entscheidendsten Faktoren bei der erfolgreichen Behandlung einer Candidose sein.

Bei einem chronischen übermäßigen Wachstum von Pilzen ist die Schädigung der Leber oft einer der zugrunde liegenden Faktoren, genauso wie bei chronischer Müdigkeit (siehe das Kapitel »Chronisches Erschöpfungssyndrom«). Wenn die Leber durch Toxine auch nur leicht in Mitleidenschaft gezogen ist, ist die Immunfunktion stark beeinträchtigt.

Die Schwächung des Immunsystems durch eine nicht virale Leberschädigung wurde schon mehrfach in experimentellen Studien am Tier und am Menschen nachgewiesen. Wenn man zum Beispiel die Leber einer Ratte durch ein chemisches Toxin schädigt, wird ihr Immunsystem heftig gestört.[13] Auch das übermäßige Wachstum von *C. albicans* wird mit einer Schädigung der Leber in Verbindung gebracht, wie Studien mit Mäusen belegen.[14]

Ein vernünftiger Ansatz, dem Körper bei der Entgiftung zu helfen, beinhaltet Folgendes:

- Eine Ernährung aus überwiegend frischen Früchten und Gemüsen, Vollkorn, Hülsenfrüchten, Nüssen und Samen
- Ein gesunder Lebensstil mit regelmäßigem Sport und der Vermeidung von Alkohol
- Ein hochpotentes Multivitamin-Mineralstoffpräparat
- Ein lipotropes Präparat und Silymarin, um die Leber zu schützen und ihre Funktion zu steigern.
- Eine 3- bis 7-tägige Reinigungsdiät oder ein Fasten zu jedem Jahreszeitwechsel.

Hinweise auf die Notwendigkeit einer Entgiftung

- Mehr als 20 Pfund Übergewicht
- Diabetes
- Gallensteine
- Vorhergehender starker Alkoholkonsum
- Schuppenflechte
- Einnahme natürlicher und synthetischer Steroidhormone
  - Anabolische Steroide
  - Östrogene
  - Verhütungsmittel
- Hohe Belastung durch bestimmte Chemikalien oder Medikamente
  - Reinigungslösungen
  - Pestizide
  - Antibiotika
  - Diuretika
  - Nicht steroidale Antirheumatika
  - Schilddrüsenhormone
- Virale Hepatitis in der Anamnese

Lipotrope Faktoren

Die Nährstoffe Cholin, Betain und Methionin sind bei der Steigerung der Leberfunktion und bei Entgiftungsreaktionen für Patienten mit chronischer Candidose oft vorteilhaft. Diese Verbindungen, sogenannte lipotrope Wirkstoffe, fördern den Zu- und Abfluss von Fett und Galle in der Leber. Sie haben im Wesentlichen eine »abschwellende« Wirkung auf die Leber und helfen, die Leberfunktion und den Fettstoffwechsel zu verbessern. Ernährungsorientierte Ärzte benutzen lipotrope Präparate für eine große Vielfalt an Erkrankungen, auch für Lebererkrankungen wie Hepatitis, Zirrhose und durch Chemikalien induzierte Lebererkrankungen. Die tägliche Dosis sollte 1000 Milligramm Cholin und 1000 Milligramm Methionin oder Cystein (oder beides) betragen.

Lipotrope Präparate scheinen die Spiegel von zwei wichtigen Leberstoffen zu erhöhen: SAM (S-Adenosylmethionin), die lipotrope Hauptverbindung in der Leber, und Glutathion, einer der wichtigsten Entgiftungsstoffe des Organs.[15, 16] Alternativ dazu kann SAM auch in einer Dosierung von 200 Milligramm dreimal täglich eingenommen werden.

Ankurbelung der Ausscheidung

Zusätzlich zur direkten Unterstützung der Leberfunktion gehört zu einer richtigen Entgiftung auch eine angemessene Ausscheidung. Eine Ernährung, die eine ballaststoffreiche pflanzliche Kost in den Mittelpunkt stellt, sollte ausreichen, eine ordentliche Ausscheidung zu fördern. Wenn eine zusätzliche Unterstützung notwendig ist, können ballaststoffreiche Präparate verschrieben werden. Diese können natürliche Pflanzenfasern enthalten, die von indischen Flohsamen, Seetang, Agar, Pektin und Pflanzengummi wie Karaya (E 416) und Guarbohne stammen. Sie können stattdessen auch gereinigte, halbsynthetische Polysaccharide wie Methylzellulose und Carboxymethylcellulose enthalten. Nehmen Sie während der Behandlung einer Candidose vor dem Schlafengehen 3–5 Gramm löslicher Ballaststoffe ein, um sicherzustellen, dass tote Hefezellen ausgeschieden und nicht absorbiert werden.

Probiotika

Die Darmflora spielt bei der Gesundheit des Wirts eine Hauptrolle, besonders beim Kampf gegen Infektionen im Magen-Darm-Trakt.[17, 18] Welche Arten von Bakterien im Verdauungstrakt gefunden werden, ist auf das Engste mit dem Ernährungszustand des Körpers verbunden und wirkt sich auf das Immunsystem, den Cholesterinstoffwechsel, die Karzinogenese und die Alterung aus. Eine Ergänzung mit Probiotika kann sowohl zur Stärkung der allgemeinen Gesundheit als auch während der Behandlung einer chronischen Candidose verwendet werden.

Die Dosierung eines kommerziellen probiotischen Ergänzungsmittels, das Kulturen von Laktobazillen oder Bifidobakterien enthält, hängt von der Anzahl der lebenden Organismen ab. Eine Dosierung von 5 bis 10 Milliarden lebensfähiger Zellen pro Tag ist für die meisten Menschen ausreichend. Mengen, die diese Zahl überschreiten, können leichte Verdauungsstörungen hervorrufen, während kleinere Mengen möglicherweise nicht in der Lage sind, den Verdauungstrakt zu kolonisieren.

Natürliche Antihefewirkstoffe

Eine Reihe von natürlichen Wirkstoffen hat sich als wirksam gegen *C. albicans* erwiesen. Wie wir schon angemerkt haben, sollte man aber auf diese Wirkstoffe nicht als Primärtherapie setzen. Wichtig ist es, die zugrunde liegenden Faktoren anzugehen, die für eine chronische Candidose prädisponieren.

Die vier natürlichen Wirkstoffe, die wir gegen *C. albicans* am liebsten empfehlen, sind die folgenden:

- Berberinhaltige Pflanzen
- Knoblauch
- Magensaftresistente Präparate mit ätherischem Öl wie Oreganoöl
- Propolis

Für die meisten – aber nicht für alle – Patienten können diese hier beschriebenen natürlichen Wirkstoffe vorteilhaft sein.

Die Durchführung einer wirksamen Antihefetherapie allein, ohne die anderen von uns empfohlenen unterstützenden Maßnahmen, können in eine Herxheimer-Reaktion (Absterben) münden: Wenn ein Antihefewirkstoff rasch alle Candida-Zellen abtötet, muss der Körper mit großen Mengen Hefegift, Zellteilchen und Antigenen fertigwerden, und die Symptome können sich dadurch verschlimmern. Die Herxheimer-Reaktion kann durch folgende Maßnahmen minimiert werden:

- Folgen Sie den Ernährungsempfehlungen mindestens 2 Wochen lang, bevor Sie einen Antihefewirkstoff einnehmen.
- Unterstützen Sie die Leber, indem Sie die zuvor beschriebenen Empfehlungen befolgen.
- Beginnen Sie eine jede der zuvor beschriebenen Antihefemedikationen mit einer niedrigen Dosis und steigern Sie die Dosis im Verlauf eines Monats langsam, damit sich die Therapie voll entfalten kann.

Berberinhaltige Pflanzen

Zu den Pflanzen, die Berberin enthalten, gehören die Goldsiegelwurzel *(Hydrastis canadensis),* die Gewöhnliche Berberitze *(Berberis vulgari),* die Gewöhnliche Mahonie *(Mahonia aquifolium)* und der Chinesische Goldfaden *(Coptis chinensis).* Berberin ist ein Alkaloid, das intensiv auf seine antibiotische Aktivität hin erforscht wurde, sowohl im experimentellen als auch im klinischen Bereich. Es wirkt nachweislich gegen Bakterien, Protozoen und Pilze, darunter auch *C. albicans.*[19–25]

Die antibiotische Wirkung von Berberin gegen einige dieser Pathogene ist sogar stärker als die von etlichen der normalerweise eingesetzten pharmazeutischen Antibiotika. Und weil Berberin *C. albicans* ebenso hemmt wie pathogene Bakterien, kann es dabei helfen, das übermäßige Wachstum von Pilzen zu verhindern, das eine normale Nebenwirkung bei der Verwendung von Antibiotika darstellt.

Berberin hat nachweislich bemerkenswerte antidiarrhöische Aktivitäten, selbst in den schlimmsten Fällen wie Cholera, Amöbiasis, Giardiasis und anderen Fällen von akuten Darminfektionen. Es kann auch die Diarrhö von Patienten mit chronischer Candidose lindern.[26–32]

Die Dosierung einer jeden Pflanze, die Berberin enthält, sollte aufgrund des Berberingehalts erfolgen. Die empfohlene Dosis Berberin beträgt 25–50 Milligramm dreimal täglich. (Für Kinder muss die Dosierung entsprechend dem Körpergewicht erfolgen: 5–10 Milligramm pro Kilogramm pro Tag.) Standardisierte Extrakte sind zum Beispiel bei der Goldsiegelwurzel zu bevorzugen, da es bei den Präparaten aus dieser Pflanze eine große Bandbreite in der Qualität gibt. Bei Goldsiegelwurzel würde die Dosierung folgendermaßen aussehen:

- Getrocknete Wurzel oder Aufguss (Tee): 2–4 Gramm dreimal täglich.
- Tinktur (1:5): 6–12 Milliliter (1,5–3 Teelöffel) dreimal täglich.
- Flüssigextrakt (1:1): 2–4 Milliliter ein halber bis ganzer Teelöffel) dreimal täglich.
- Fester Extrakt (trocken, gemahlen; 4:1 oder mit 8–12 Prozent Alkaloidgehalt): 250–500 Milligramm dreimal täglich.

Berberin und Pflanzen, die Berberin enthalten, sind bei den empfohlenen Dosierungen im Allgemeinen nicht giftig. Doch ist es nicht zu empfehlen, diesen Wirkstoff während einer Schwangerschaft zu verwenden, und höhere Dosierungen können den Stoffwechsel der B-Vitamine stören.[33]

Knoblauch

Knoblauch besitzt eine signifikante antifungale Wirkung. Sowohl Tier- als auch Laborstudien haben gezeigt, dass er *C. albicans* nachweislich hemmt und dabei potenter ist als Nystatin, Kristallviolett und sechs weitere bekannte antifungale Wirkstoffe.[34–36] Die aktive Verbindung ist Allicin, das auch für den stechenden Geruch von Knoblauch verantwortlich ist. In der modernen klinischen Anwendung von Knoblauch werden kommerzielle magensaftresistente Präparate verwendet, die so gestaltet sind, dass sie den Nutzen des Knoblauchs ohne seinen Geruch bieten. (Das Allicin wird erst im Dünn- und Dickdarm freigesetzt.)

Die Behandlung der chronischen Candidose erfordert eine tägliche Dosis von mindestens 10 Milligramm Allicin oder ein Gesamtpotenzial von 4000 Milligramm Allicin. Diese Menge entspricht ungefähr einer Zehe (4 Gramm) frischen Knoblauchs. Bei einer höheren Dosis kann man den Knoblauchgeruch normalerweise feststellen – selbst bei den geruchlosen Präparaten.

Magensaftresistente ätherische Öle

Ätherische Öle von Oregano, Thymian, Pfefferminze und Rosmarin sind ebenfalls effektive antifungale Wirkstoffe. Eine Studie mit Oreganoöl zeigte, dass die minimale Konzentration für eine Inhibition unter 0,1 Milligramm pro Milliliter liegt.[37] Dieses Ergebnis weist darauf hin, dass die Aktivität von Oreganoöl gegen *C. albicans* über hundertmal potenter ist als die von Caprylsäure – ein populäres Naturprodukt zur Bekämpfung von Candida. Weil ätherische Öle schnell aufgenommen werden und Sodbrennen hervorrufen können, ist eine magensaftresistente Ummantelung empfehlenswert, die sicherstellt, dass sie erst im Dünn- und Dickdarm freigesetzt werden. Eine wirksame Dosierung für ein magensaftresistentes Präparat mit ätherischem Öl beträgt 0,2–0,4

Milliliter zweimal täglich zwischen den Mahlzeiten – dieselbe Dosierung wird bei der Behandlung des Reizdarmsyndroms verwendet (siehe das Kapitel »Reizdarmsyndrom«).

Nahrungsergänzungsmittel

Teebaumöl

Das Öl des Teebaums *(Melaleuca alternifolia)* ist eine weitere Option, vor allem für die äußerliche Behandlung einer Candida-Infektion wie Soor oder eine vaginale Pilzinfektion. In einer offenen Studie erhielten 27 AIDS-Patienten mit einer oralen Candidose, die nicht auf Fluconazol antwortete, nach dem Zufallsprinzip 2–4 Wochen lang viermal täglich entweder eine alkoholbasierte oder eine alkoholfreie orale Lösung von *Melaleuca alternifolia*. Insgesamt zeigten 60 Prozent der Patienten eine klinische Antwort auf die orale Lösung (sieben Patienten wurden geheilt, und bei acht verbesserte sich der klinische Zustand).[38]

Propolis

Propolis ist das Harz, das Bienen von den Blattknospen und Rinden der Bäume sammeln, vor allem von Pappeln und Nadelbäumen. Die Bienen verwenden das Propolis zusammen mit dem Bienenwachs, um ihre Bienenstöcke zu bauen. Propolis besitzt eine antimikrobielle Aktivität, die dabei hilft, den Bienenstock von Viren, Bakterien und anderen Organismen freizuhalten.

Die Hauptanwendung von Propolis besteht in der Stärkung des Immunsystems und der Bekämpfung von Infektionen. Es zeigte in In-vitro-Studien sowohl eine erhebliche antimikrobielle Aktivität gegen *C. albicans* als auch die Fähigkeit, die Wirksamkeit von konventionellen antifungalen Medikamenten zu steigern.[39–42] Ihre zytotoxische Aktivität gegen *C. albicans*, zusammen mit der immunsteigernden Wirkung, macht Propolis zu einer starken Kandidatin für die Behandlung von chronischer Candidose. Die normale Dosierung beträgt 100–500 Milligramm dreimal täglich.

Schnellüberblick

- Die längere Verwendung von Antibiotika soll einer der bedeutendsten Faktoren sein, die zu einer chronischen Candidose führen.
- Ein Arzt, der sich mit hefebedingten Erkrankungen auskennt, kann bei der Diagnose, Behandlung und Überwachung einer chronischen Candidose helfen.
- Ein umfassender Ansatz ist wirksamer bei der Behandlung einer chronischen Candidose, als einfach zu versuchen, Candida mit Medikamenten oder natürlichen Antihefewirkstoffen abzutöten.
- Ein geschwächtes Immunsystem ist charakteristisch für wiederkehrende oder chronische Infektionen wie chronische Candidose.
- Die Wiederherstellung eines ordentlich funktionierenden Immunsystems ist eines der Hauptziele bei der Behandlung einer chronischen Candidose.
- Magensaftresistente, ummantelte Ätherische-Öle-Präparate können wirksame natürliche Verbindungen gegen Candida sein.
- In In-vitro-Studien hat Propolis eine beträchtliche antimikrobielle Aktivität gegen *C. albicans* gezeigt und ebenso die Fähigkeit, die Wirksamkeit von konventionellen antifungalen Medikamenten zu erhöhen.

Behandlungsübersicht

Das Folgende ist eine umfassende Schritt-für-Schritt-Anleitung, um eine chronische Candidose erfolgreich zu eliminieren.

- 1. Prädisponierende Faktoren erkennen und angehen:
  - ➔ Verzichten Sie auf Antibiotika, Steroide, immunschwächende Medikamente und Verhütungspillen, es sei denn, sie sind medizinisch absolut notwendig.
  - ➔ Folgen Sie den Empfehlungen eines Gesundheitsexperten, wenn der erkennbare prädisponierende Faktor die Ernährung, ein geschwächtes Immunsystem, eine geschwächte Leberfunktion oder eine Vorerkrankung ist.
- 2. Befolgen Sie das *C-albicans*-Ernährungsmanagement:
  - ➔ Vermeiden Sie raffinierten und einfachen Zucker.
  - ➔ Vermeiden Sie Milch und Milchprodukte.
  - ➔ Vermeiden Sie Lebensmittel mit einem hohen Hefegehalt oder Schimmel, wie alkoholische Getränke, Käse, Trockenfrüchte, Melonen und Erdnüsse.
  - ➔ Vermeiden Sie alle bekannten oder möglicherweise vorhandenen Lebensmittelallergien.
- 3. Stärken Sie sich mit Nährstoffen durch die Einnahme eines hochpotenten Multivitamin-Mineralstoffpräparats.
- 4. Stärken Sie das Immunsystem:
  - ➔ Entwickeln Sie eine positive geistige Haltung.
  - ➔ Verwenden Sie positiv stimmende Techniken, um mit Stress umzugehen.
  - ➔ Vermeiden Sie Alkohol, Zucker, Rauchen und erhöhte Cholesterinspiegel, die das Immunsystem schwächen können.
  - ➔ Ruhen Sie sich viel aus und stellen Sie sicher, dass Sie gut schlafen.
  - ➔ Um die Thymusdrüsenfunktion zu stärken, nehmen Sie pro Tag 750 Milligramm unverarbeitete fraktionierte Polypeptide ein.
- 5. Fördern Sie die Entgiftung und Ausscheidung:
  - ➔ Konsumieren Sie abends 3–5 Gramm wasserlösliche Ballaststoffe aus Guarbohne, indischen Flohsamen oder Pektin.
  - ➔ Falls nötig, nehmen Sie lipotrope Präparate und Silymarin ein, um die Leberfunktion zu stärken.
- 6. Nehmen Sie Probiotika ein: 5–10 Milliarden lebensfähige Laktobazillen und Bifidobakterien pro Tag.
- 7. Machen Sie eine geeignete Antihefetherapie:
  - ➔ Ideal ist es, wenn Sie die empfohlenen Ernährungs- und Kräuterergänzungsmittel einnehmen oder beides, die dabei helfen, das übermäßige Pilzwachstum unter Kontrolle zu bringen, und eine gesunde Darmflora fördern.
  - ➔ Falls nötig, nehmen Sie entsprechende verordnete Antihefemedikamente ein.

Diese Schritte sollten in den meisten Fällen zur Behandlung einer chronischen Candidose taugen. Wenn ein Patient diese Richtlinien befolgt und keine signifikante Verbesserung oder völlige Genesung erzielt, sind weitere Untersuchungen nötig, um zu bestimmen, ob das Problem tatsächlich eine chronische Candidose ist. Hierbei ist die wiederholte Erstellung von Stuhlkulturen und Antigenspiegeln oft hilfreich. Wenn der schädliche Organismus nicht ausgerottet ist, können stärkere, verschreibungspflichtige Antimykotika verwendet werden, zusammen mit den anderen allgemeinen Empfehlungen.

CHRONISCHE OBSTRUKTIVE LUNGENERKRANKUNG

- Husten, mit oder ohne Auswurf
- Erschöpfung
- Wiederholte Atemwegsinfektionen in der Vergangenheit
- Atemlosigkeit (Dyspnoe), die bei leichter Tätigkeit schlimmer wird
- Schwierigkeiten, Luft zu holen
- Keuchen

Die chronische obstruktive Lungenerkrankung COPD (Chronic obstructive pulmonary disease) hat zwei Hauptformen: die chronische Bronchitis, mit lang anhaltendem Husten mit Auswurf, und das Lungenemphysem, das mit der Zeit zur Zerstörung der Lunge führt.

Obwohl die chronische Bronchitis und das Lungenemphysem zwei unterschiedliche Erkrankungen sind, finden sich bei Menschen mit COPD oft Aspekte von beidem. Bei einer chronischen Bronchitis ist die Bronchialschleimhaut entzündet und verdickt, was zu einem chronischen, schleimproduzierenden Husten und Atemlosigkeit führt. Bei einem Lungenemphysem sind die Alveolen (Lungenbläschen) beschädigt, was ebenfalls zu Atemlosigkeit führt. Eine COPD ist generell irreversibel und kann sogar tödlich sein.

Die Symptome einer COPD entwickeln sich normalerweise Schritt für Schritt. Am Anfang können das eine Atemlosigkeit bei Anstrengungen, Keuchen (vor allem beim Ausatmen) und häufiger Husten mit unterschiedlichen Mengen an Auswurf sein. In fortgeschritteneren Stadien kann es zu raschen Veränderungen der Atemfähigkeit, zur Atemlosigkeit im Ruhezustand, Erschöpfung, Depression, Gedächtnisproblemen, Verwirrtheit und häufigem Aufwachen während des Schlafs kommen.

Ursachen

Der Hauptgrund für eine COPD ist Rauchen. Je mehr ein Mensch raucht, desto wahrscheinlicher ist es, dass er eine COPD entwickelt. Einige Menschen rauchen jedoch jahrelang und bekommen nie eine COPD. In seltenen Fällen können Nichtraucher, denen das Protein α_1-Antitrypsin fehlt, ein Lungenemphysem entwickeln. Andere Risikofaktoren für eine COPD sind:

- Einwirkung von bestimmten Gasen oder Dämpfen am Arbeitsplatz
- Passivrauchen und Umweltverschmutzung in großem Umfang
- Häufiger Gebrauch von Kochfeuer ohne angemessene Entlüftung

Therapeutische Erwägungen

Ganz offensichtlich müssen Menschen mit COPD mit dem Rauchen aufhören und/oder die Stoffe vermeiden, die die Lunge reizen. Das ist der beste Weg, die Lungenschädigung zu verlangsamen.[1]

Der natürliche Ansatz gegen eine COPD beinhaltet vier Hauptziele: erstens die Stimulierung der normalen Prozesse, die die Expektoration (Auswurf) des Schleims fördern, zweitens eine Verdünnung des Schleims, um die Expektoration zu erleichtern, drittens die Stärkung der Immunfunktion und viertens eine Reduzierung der chronischen Entzündung in den Lungen. Die Methoden, die im Kapitel »Bronchitis und Lungenentzündung« beschrieben wurden, sind auch hier geeignet, denn aus naturheilkundlicher Sicht sind die Ziele sehr ähnlich. Der Hauptunterschied besteht darin, dass bei einer COPD der Fokus definitiv mehr auf der Verwendung von Expektorantien und Mukolytika liegt, vor allem, wenn das Problem ein Lungenemphysem ist.

Eine konventionelle medizinische Versorgung ist bei fortschreitender COPD zudem generell erforderlich. Daher sollte das Ziel auch sein zu versuchen, jeglichen von der Medikamententherapie verursachten Substanzverlust an Nährstoffen auszugleichen. Zur Medikation bei der Behandlung von COPD gehören:

- Bronchodilatatoren, um die Atemwege zu weiten, wie etwa Ipratropiumbromid (Atrovent), Tiotropium (Spiriva), Salmeterol (Serevent), Formoterol (Foradil), oder Salbutamol.
- Inhalierte Steroide, um die Entzündung in der Lunge zu reduzieren.
- Manchmal werden auch entzündungshemmende Medikamente wie Montelukast (Singulair) und Roflumilast (Daliresp) verwendet.

Eine besonders nützliche Therapie bei COPD ist die Verwendung von oral eingenommenem ACC (Acetylcystein); in ernsteren Fällen kann es mit Glutathion versetzt und inhaliert werden. Das ACC wirkt als Mukolytikum und hilft dabei, den Schleim aus den Bronchiolen zu befördern, und das Glutathion verringert stark die Entzündung in den Lungen.[2]

In ernsten Fällen oder während eines Aufflammens können sogar aggressivere Therapien notwendig sein, wie orale Steroide, Sauerstofftherapie und Antibiotika.

Eine oft unerkannte Folge von vielen verschriebenen Medikamenten, die häufig von Patienten mit COPD eingenommen werden, ist ein Magnesiummangel, der durch die Medikamente verursacht wird.[3] Das kann sehr schwerwiegend sein, da Magnesium für die normale Lungenfunktion benötigt wird. Eine Gruppe von Forschern berichtete, dass 47 Prozent der Menschen mit COPD an Magnesiummangel leiden.[4] In dieser Studie wurde der Magnesiummangel auch mit häufigeren Krankenhausaufenthalten in Verbindung gebracht.

Wie bei der Behandlung eines akuten Asthmaanfalls hat intravenös verabreichtes Magnesium die Atemkapazität bei Menschen verbessert, bei denen eine akute Verschlechterung der COPD auftrat.[5] In einer Doppelblindstudie war in der Magnesiumgruppe auch die Notwendigkeit einer Hospitalisierung geringer (28 Prozent gegenüber 42 Prozent in der Placebogruppe), doch diese Differenz war statistisch nicht signifikant. Intravenös verabreichtes Magnesium ist als kraftvoller Bronchodilatator bekannt.

In Anbetracht dessen, dass viele Menschen mit COPD einen Magnesiummangel haben könnten und dass Magnesium auch die Lungen- und Atemwegsfunktionen verbessert, ist eine orale Magnesiumsupplementierung bei Menschen mit einer COPD sehr anzuraten.

Schnellüberblick

- Die chronisch obstruktive Lungenerkrankung hat zwei Hauptformen: chronische Bronchitis und Lungenemphysem.
- Rauchen ist die Hauptursache für eine COPD.
- Der natürliche Ansatz bei COPD beinhaltet vier Hauptziele: erstens die Stimulierung der normalen Prozesse, die den Schleimauswurf fördern, zweitens eine Verdünnung des Schleims, um die Expektoration zu erleichtern, drittens die Stärkung der Immunfunktion und viertens die Reduzierung der chronischen Entzündung in den Lungen.
- Da eine COPD fortschreitend ist, ist generell eine ergänzende konventionelle medizinische Versorgung erforderlich.
- Eine oral eingenommene Magnesiumsupplementierung ist stark anzuraten.

Behandlungsübersicht

Wie oben beschrieben, besteht der Basisansatz darin, ein Expektorans und ein Mukolytikum zu verwenden sowie immunstützende Nährstoffe zu sich zu nehmen. Wir empfehlen auch den Einsatz von Salzpfeife-Inhalator und Flaschenblasen (siehe das Kapitel »Bronchitis und Lungenentzündung«).

Ernährung

Befolgen Sie die allgemeinen Richtlinien aus dem Kapitel »Eine gesunde Ernährung«. Besonders wichtig sind Nahrungsmittel mit einem hohen Gehalt an Antioxidantien, wie etwa dunkle Blattgemüse, Beeren und Hülsenfrüchte.

Nahrungsergänzungsmittel

- Ein hochpotentes Multivitamin-Mineralstoffpräparat, wie im Kapitel »Supplementierung« beschrieben
- Einzelne wichtige Nährstoffe:
  - ➔ Vitamin C: 500–1000 Milligramm pro Tag
  - ➔ Vitamin E (gemischte Tocopherole): 100–200 IE pro Tag
  - ➔ Magnesium (an Aspartat, Citrat, Fumarat, Malat oder Succinat gebunden): 200–300 Milligramm pro Tag
  - ➔ Selen: 100–200 Mikrogramm pro Tag
  - ➔ Vitamin D_3: 2000–4000 IE pro Tag (idealerweise Blutwerte messen und die Dosierung entsprechend anpassen)
- Fischöl: 1000 Milligramm EPA und DHA pro Tag
- Eines der folgenden Mittel:
  - ➔ Traubenkernextrakt (mehr als 95Prozent oligomere Proanthocyanidine): 100–300 Milligramm pro Tag
  - ➔ Kiefernrindenextrakt (mehr als 95 Prozent oligomere Proanthocyanidine): 100–300 Milligramm pro Tag
  - ➔ Ein anderer flavonoidreicher Extrakt mit einem ähnlichen Flavonoidgehalt, »Supergreens« oder ein anderes pflanzliches Antioxidans, das eine Absorptionsfähigkeit von 3000 bis 6000 Einheiten freier Sauerstoffradikale oder mehr pro Tag hat

Expektorantien

Nehmen Sie eines davon oder beides:

- *Lobelia inflata:*
  - ➔ Getrocknetes Heilkraut: dreimal täglich 0,2–0,6 Gramm
  - ➔ Tinktur: dreimal täglich 15–30 Tropfen
  - ➔ Flüssigextrakt: dreimal täglich 8–10 Tropfen
- *Hedera helix* (Efeublatt), verfügbar als Tinktur, Flüssigextrakt und getrockneter Pulverextrakt in Kapseln und Tabletten; eine typische Dosierung für Erwachsene und Kinder über 12 Jahren bei einem 4:1-Pulverextrakt beträgt 100 Milligramm pro Tag (das Äquivalent zu 420 Milligramm getrockneter Heilkrautsubstanz); für Kinder zwischen 1 und 5 Jahren beträgt die Dosierung ein Äquivalent zu 150 Milligramm getrockneter Heilkrautsubstanz; für Kinder zwischen 6 und 12 Jahren beträgt die Dosierung ein Äquivalent zu 210 Milligramm getrockneter Heilkrautsubstanz.

Mukolytika

Nehmen Sie eines oder mehrere der folgenden Präparate:

- Guaifenesin:
  - ➔ Erwachsene und Kinder ab 12 Jahren: alle 4 Stunden 200–400 Milligramm. Nehmen Sie nicht mehr als 2400 Milligramm innerhalb von 2 Stunden ein
  - ➔ Kinder zwischen 6 und 11 Jahren: alle 4 Stunden 100–200 Milligramm und nicht mehr als 1200 Milligramm innerhalb von 24 Stunden.
  - ➔ Kinder zwischen 2 und 5 Jahren: alle 4 Stunden 50–100 Milligramm und nicht mehr als 600 Milligramm innerhalb von 24 Stunden
  - ➔ Für Kinder unter 2 Jahren wird Guaifenesin nicht empfohlen.
- Acetylcystein: 200 Milligramm dreimal täglich
- Bromelain (1200–1800 Milchgerinnungseinheiten [milk clotting unit, MCU] oder Gelatineaufschlusseinheiten [gelatine digesting unit, GDU]): 500–750 Milligramm dreimal täglich zwischen den Mahlzeiten.

CHRONISCHES ERSCHÖPFUNGSSYNDROM

Eine Kombination der folgenden Symptome:

- Wiederkehrende Erschöpfung
- Leichtes Fieber
- Wiederkehrender wunder Rachen
- Schmerzende Lymphknoten
- Muskelschwäche
- Muskelschmerzen
- Wiederkehrende Kopfschmerzen
- Wandernde Gelenkschmerzen
- Depression
- Schlafstörung (Schlafsucht oder Schlaflosigkeit)

Das Chronische Erschöpfungssyndrom (CFS = Chronic Fatigue Syndrome) umfasst verschiedene Kombinationen der oben aufgeführten Symptome. Auch wenn es erst vor relativ Kurzem definiert wurde, ist das CFS keine neue Krankheit. Hinweise auf einen ähnlichen Zustand finden sich in der medizinischen Literatur schon in 1860er-Jahren. Zudem spiegeln die Symptome eines CFS diejenigen von Neurasthenie wider, einem Zustand, der das erste Mal 1869 beschrieben wurde. In der Vergangenheit kannte man das CFS auch unter verschiedenen anderen Namen wie Pfeiffersches Drüsenfieber oder ähnlichen Krankheitsbildern, chronisches Epstein-Barr-Virus-Syndrom (EBV), Kussfieber, postvirales Müdigkeitssyndrom, postinfektiöse Neuromyasthenie, chronisches Müdigkeitssyndrom bei Immundysfunktion sowie Island-Krankheit.

1988 führten die Centers for Disease Control and Prevention (CDC) eine Reihe formaler (und kontroverser) Diagnosekriterien für CFS ein (siehe Liste im nachfolgenden Abschnitt).[1] Eine der Hauptklagen von Ärzten über die CDC-Definition ist, dass sie besser für die Forschung geeignet erscheint als für klinische Zwecke. Ein weiteres Problem mit den CDC-Kriterien ist, dass sie viele der häufig von Patienten mit CFS berichteten Symptome ignorieren, wie sie in der zweiten Liste aufgeführt werden.

Die britischen und australischen Kriterien zur Diagnose des CFS sind weniger eng gefasst als die der CDC.[2] Vor allem sind hier die diagnostischen Nebenkriterien nicht erforderlich, und die diagnostischen Hauptkriterien sind nicht so strikt. In der australischen Definition ist zum Beispiel das Hauptkriterium einfach Erschöpfung in einem Grad, der die alltäglichen Aktivitäten beeinträchtigt, ohne dass ein anderer medizinischer Grund, der mit Müdigkeit verbunden ist, vorhanden ist.

Auf der Basis der CDC-Kriterien soll die Prävalenz des CFS bei Personen, die in den Vereinigten Staaten an chronischer Erschöpfung leiden, bei etwa 11,5 Prozent liegen. Nach den britischen Kriterien sind es etwa 15 Prozent und nach den australischen etwa 38 Prozent.[2]

Die diagnostischen Kriterien für das chronische Erschöpfungssyndrom der Centers for Disease Control and Prevention

Hauptkriterien (beide erforderlich)

- Ein neuer Erschöpfungsanfall führt für mindestens 6 Monate zu einer um 50 Prozent verringerten Aktivität.
- Andere Krankheiten können als Ursache für die Erschöpfung ausgeschlossen werden.

Nebenkriterien (acht von elf der unten aufgeführten Symptome oder sechs der elf Symptome und dazu zwei der drei Anzeichen)

- Symptome
  - Leichtes Fieber
  - Wiederkehrender wunder Rachen
  - Schmerzende Lymphknoten
  - Muskelschwäche
  - Muskelschmerzen
  - Anhaltende Erschöpfung nach körperlichen Tätigkeiten
  - Wiederkehrende Kopfschmerzen
  - Wandernde Gelenkschmerzen

Häufigkeit der Symptome bei einem Chronischen Erschöpfungssyndrom, wie sie von Patienten berichtet werden	
Symptome/Anzeichen	**Häufigkeit (in %)**
Erschöpfung	100
Erhöhte Temperatur	60–95
Muskelschmerzen	20–95
Schlafstörungen	15–90
Beeinträchtigte geistige Funktionen	50–85
Depressionen	70–85
Kopfschmerzen	35–85
Allergien	55–80
Wunder Rachen	50–75
Angstzustände	50–70
Muskelschwäche	40–70
Erschöpfung nach körperlichen Tätigkeiten	50–60
Prämenstruelles Syndrom (Frauen)	50–60
Steifheit	50–60
Verschwommene Sicht	50–60
Übelkeit	50–60
Schwindel	30–50
Gelenkschmerzen	40–50
Trockene Augen, trockener Mund	30–40
Diarrhö	30–40
Husten	30–40
Geringer Appetit	30–40
Schwitzen in der Nacht	30–40
Schmerzende Lymphknoten	30–40

- Neurologische oder psychologische Beschwerden:
  - Lichtempfindlichkeit
  - Vergesslichkeit
  - Verwirrung
  - Unfähigkeit zur Konzentration
  - Übermäßige Reizbarkeit
  - Depression
- Schlafstörung (Schlafsucht oder Schlaflosigkeit)
- Plötzliche Anfälle einer Kombination von Symptomen

Anzeichen

- Erhöhte Temperatur
- Nicht exsudative Pharyngitis
- Fühlbare oder empfindliche Lymphknoten

Ursachen

Aufgrund seiner teilweisen Ähnlichkeit mit einer akuten oder chronischen Infektion dachte man ursprünglich, das chronische Erschöpfungssyndrom werde durch einen Virus (wie EBV) verursacht. Nun scheint klar zu sein, dass CFS nicht durch irgendeinen einzigen bekannten Infektionsauslöser verursacht wird. Eine CDC-Studie fand keine Verbindungen zwischen dem CFS und einer Infektion durch *einen* von vielen Organismen, darunter EBV, humane Retroviren, Herpesviren, Rötelvirus, *Candida albicans* und andere. Es bleibt jedoch die Möglichkeit bestehen, dass das CFS mehrere Ursachen hat, die zum gleichen Erscheinungsbild führen. In diesem Fall könnten einige Viren oder andere Infektionsauslöser dazu beitragen.

Es bestehen wenig Zweifel, dass ein beeinträchtigtes Immunsystem beim CFS eine zentrale Rolle spielt. Von CFS-Patienten wurde eine Vielzahl von Anomalien im Immunsystem berichtet, wobei die häufigste eine verringerte Anzahl oder Aktivität von natürlichen Killerzellen (NK-Zellen) war.[3–6] Die NK-Zellen bekamen ihren Namen aufgrund ihrer Fähigkeit, Zellen zu zerstören, die kanzerös werden oder durch Viren infiziert sind. Eine Weile wurde das CFS daher auch als das Wenige-natürliche-Killerzellen-Syndrom (LNKS = low natural killer cell syndrome) bezeichnet.

Zu den anderen damit übereinstimmenden Befunden gehört eine verringerte Fähigkeit von Lymphozyten, auf Stimuli zu reagieren. Diese Sorte der weißen Blutkörperchen spielt im Kampf gegen Viren eine Schlüsselrolle.[7] Einer der Gründe für diese fehlende Reaktion könnte die verringerte Aktivität oder eine verringerte Produktion von Interferon sein – eine natürliche antivirale Verbindung. Obwohl sowohl von niedrigen als auch von hohen Interferonspiegeln beim CFS berichtet wird, sind die Level in den meisten Fällen niedrig. Wenn der Interferonspiegel niedrig ist, ist bei einer latenten Vireninfektion ein Wiederaufflammen wahrscheinlich. Wenn er hoch ist, kann dieser Zustand zu vielen Symptomen führen, die bei einem CFS beobachtet werden.

Immunologische Anomalitäten, die bei Chronischem Erschöpfungssyndrom genannt werden

- Erhöhte Spiegel an Antikörpern gegen Virenproteine
- Verringerte Aktivität der natürlichen Killerzellen
- Niedrige oder erhöhte Spiegel der zirkulierenden Immunkomplexe
- Erhöhte Zytokinspiegel (zum Beispiel Interleukin-2)
- Erhöhte oder erniedrigte Interferonspiegel
- Geändertes Mengenverhältnis zwischen T-Helferzellen und regulatorischen T-Zellen

Zwei Erkrankungen, die dem CFS ähneln, sind die Fibromyalgie (FM) und die Multiple Chemische Sensitivität (MCS).[3, 4, 7, 8] Der einzige Unterschied bei den diagnostischen Kriterien von FM und CFS sind tatsächlich die Schmerzen in den Muskeln des Bewegungsapparats bei der Fibromyalgie und die Erschöpfung beim CFS. Die Wahrscheinlichkeit, entweder auf Fibromyalgie oder auf CFS diagnostiziert zu werden, hängt von der Fachrichtung des Arztes ab, den man konsultiert. Besonders wenn Sie einen Rheumatologen oder Orthopäden konsultieren, werden sie wesentlich wahrscheinlicher die Diagnose Fibromyalgie erhalten. (Im Kasten unten sind die Kriterien für Fibromyalgie aufgeführt.)

Diagnostische Kriterien für Fibromyalgie

Hauptkriterien (alle drei erforderlich)

- Allgemeine Schmerzen oder Steifheit an mindestens drei anatomischen Stellen seit mindestens 3 Monaten
- Sechs oder mehr typische reproduzierbar empfindliche Punkte
- Ausschluss von anderen Störungen, die ähnliche Symptome verursachen.

Nebenkriterien (vier oder mehr erforderlich)

- Allgemeine Erschöpfung
- Chronische Kopfschmerzen
- Schlafstörungen
- Neurologische oder psychologische Beschwerden
- Geschwollene Gelenke
- Taubheitsgefühl oder prickelnde Empfindungen
- Reizdarmsyndrom
- Variationen der Symptome in Bezug auf Aktivität, Stress und Wetterwechsel

Eine Gruppe von Forschern verglich sorgfältig die Symptome von 90 Patienten, die die Diagnose CFS, MCS oder FM (30 in jeder Kategorie) erhalten hatten.[8] Sie benutzten für alle 90 Patienten denselben Fragebogen und befanden, dass 70 Prozent der Patienten mit der Diagnose FM und 30 Prozent mit MCS den CDC-Kriterien für CFS entsprachen. Besonders signifikant war die Beobachtung, dass 80 Prozent sowohl der FM als auch der MCS-Patienten dem CFS-Kriterium entsprachen, dass die Erschöpfung länger als 6 Monate anhielt und die Aktivität um 50 Prozent reduziert war. Über 50 Prozent der CFS- und FM-Patienten berichteten von negativen Reaktionen auf verschiedene Chemikalien.

Außer durch CFS kann chronische Erschöpfung auch durch verschiedene physische und psychologische Faktoren verursacht werden. Die folgende Liste führt die Hauptursachen für chronische Erschöpfung auf; die Reihenfolge steht für die Häufigkeit der Leiden, die chronische Erschöpfung verursachen. Die Liste basiert auf den Befunden mehrerer großer Studien sowie der klinischen Erfahrung der Autoren.

Ursachen für chronische Erschöpfung

- Bereits zuvor bestehende physische Erkrankungen
- Diabetes
- Herzkrankheiten
- Lungenkrankheiten
- Rheumatoide Arthritis
- Chronische Entzündungen
- Chronische Schmerzen
- Krebs
- Leberkrankheiten
- Multiple Sklerose
- Verschreibungspflichtige Medikamente
- Antihypertensiva
- Entzündungshemmende Wirkstoffe
- Verhütungspillen
- Antihistamine
- Kortikosteroide
- Tranquilizer und Sedativa
- Depression
- Stress und/oder verringerte Nebennierenfunktion
- Geschwächte Leberfunktion, umweltbedingte Krankheiten oder beides
- Geschwächtes Immunsystem
- Chronische Candida-Infektion
- Andere chronische Infektionen
- Lebensmittelallergien
- Hypothyreose
- Hypoglykämie
- Anämie und Nährstoffmängel
- Schlafstörungen
- Mitochondriale Funktionsstörungen

Diagnostische Erwägungen

Die Bedeutung einer gründlichen medizinischen Untersuchung kann nicht genug betont werden. Das Ziel besteht darin, so viele Faktoren wie möglich zu identifizieren und zu eliminieren oder zu behandeln, die zum Gefühl der Erschöpfung beitragen könnten. Überraschend häufig werden Krankheiten nicht erkannt. 50 Prozent der Diabetiker in den Vereinigten Staaten wurden zum Beispiel bisher noch nicht diagnostiziert.

Eine detaillierte Anamnese und eine Überprüfung der Körpersysteme tragen wesentlich dazu bei, wichtige Faktoren zu identifizieren, doch in vielen Fällen von chronischer Erschöpfung sind weitere Untersuchungen erforderlich. Die nächsten Schritte können eine komplette körperliche Untersuchung und Labortests beinhalten. Eine häufige, oft übersehene Ursache chronischer Erschöpfung ist vor allem eine Unterfunktion der Schilddrüse (Hypothyreose). Bei der körperlichen Untersuchung ist es wichtig, nach Hinweisen zu suchen, die auf die Ursache für die chronische Erschöpfung hindeuten. Geschwollene Lymphknoten können zum Beispiel eine chronische Infektion anzeigen, und diagonale Falten auf den beiden Ohrläppchen weisen normalerweise auf einen verringerten Blutfluss zum Gehirn hin – bei Älteren eine signifikante Ursache für Erschöpfung.

Therapeutische Erwägungen

Da eine chronische Erschöpfung im Allgemeinen von mehreren Faktoren bedingt ist, umfasst der therapeutische Ansatz normalerweise mehrere Therapien, die verschiedene Teilaspekte der Krankheit ansprechen. Das Energieniveau einer Person sowie ihr emotionaler Zustand werden durch das Zusammenspiel zwischen zwei primären Faktoren – dem inneren Fokus und der Physiologie – bestimmt. Viele Menschen mit chronischer Erschöpfung sind darauf fokussiert, wie müde sie sind. Sie versichern sich und jedem, der zuhört, wiederholt ihre Erschöpfung. Zu ihrer Physiologie gehören nicht nur die Chemikalien und Hormone, die im Körper zirkulieren, sondern auch ihre Körperhaltung (meistens gebeugt) und ihre Atemweise (flach). Bei den meisten Patienten mit chronischer Erschöpfung müssen sowohl der Geist als auch der Körper angesprochen werden. Die effektivste Behandlung ist ein umfassendes Programm, das darauf abzielt, den Menschen zu helfen, ihren Geist, ihre Haltung und ihre Physiologie zu nutzen, um mehr Energie zu tanken.

Lebensstilpraktiken, die mit höherer Aktivität natürlicher Killerzellen verbunden werden

- Nicht rauchen
- Erhöhter Verzehr von grünem Gemüse
- Regelmäßige Mahlzeiten
- Angemessenes Körpergewicht
- Mehr als 7 Stunden Schlaf in der Nacht
- Regelmäßiger Sport
- Vegetarische Ernährung

Depression

Gedanken und die innere Einstellung spielen bei der Regelung des Immunsystemstatus und des Energieniveaus eine entscheidende Rolle. Viele Patienten mit chronischer Erschöpfung (auch mit CFS) sind entweder depressiv oder scheinen einfach ihre Lebenslust verloren zu haben. Natürlich ist es nicht einfach, sich für das Leben zu begeistern, wenn man nicht viel Energie hat, doch normalerweise geht beides Hand in Hand. Depression ist eine der Hauptursachen für chronische Erschöpfung und häufig ein Aspekt bei einem CFS. Wenn es keine zuvor bestehenden körperlichen Krankheiten als Auslöser gibt, gilt die Depression im Allgemeinen als die häufigste Ursache für chronische Erschöpfung. Es ist jedoch oft schwierig zu bestimmen, ob die Depression der Erschöpfung folgte oder umgekehrt. (Die Depression wird in einem eigenen Kapitel ausführlich behandelt.)

Eine interessante Entdeckung ist, dass es CFS-Patienten oft an sozialer Unterstützung fehlt.[9] Es ist eine offene Frage, ob sich die fehlende Energie auf die Fähigkeit der CFS-Patienten auswirkt, eine Beziehung aufrechtzuerhalten, oder umgekehrt oder womöglich beides.

In der klinischen Anwendung zeigen kognitive Verhaltenstherapien nachweislich einige effektive Ergebnisse.[10, 11] Für CFS-Patienten besteht der erste Schritt darin zu verstehen, dass es ihnen wieder besser gehen kann. Vielen Patienten mit einem CFS wird erzählt, dass »das etwas ist, womit sie leben werden müssen«, und dass »es dagegen kein Mittel gibt«. Eine positive mentale Einstellung ist für eine gute Gesundheit und ein hohes Energieniveau entscheidend, besonders bei Patienten mit CFS. Um eine positive Geisteshaltung zu erreichen, muss der Patient seine Haltung trainieren oder konditionieren, so wie er den Körper konditionieren würde. Denkübungen, wie Visualisierungen, sich Ziele setzen, Bekräftigungen und Ermächtigungsfragen, die im Kapitel »Eine positive mentale Einstellung« detailliert besprochen werden, sollten jeden Tag durchgeführt werden.

Stress und Nebennierenunterfunktion

Stress und Nebennierenunterfunktion sind weitere Faktoren, die bei CFS in Betracht kommen. Bei Patienten mit Depression, geschwächtem Immunsystem oder einer anderen Ursache für chronische Erschöpfung kann Stress ein zugrunde liegender Faktor sein. Die Nebennierendrüsen sind sehr stark am Energieniveau des Körpers und seiner Fähigkeit, mit Stress umzugehen, beteiligt. Eine Nebennierenunterfunktion und eine Erschöpfung der Nebennieren wurden vor über 50 Jahren als erste als Ursachen für eine chronische Erschöpfung vorgeschlagen.[12] Labortests der Nebennierenfunktion bestätigen nun, dass beim CFS häufig eine Unterfunktion vorliegt.[13, 14] Ob jedoch die Unterfunktion der Nebennieren die Ursache der Krankheit ist oder eine Folge davon, ist noch nicht bekannt.[15] Eines der Hauptsymptome des Mangels an Nebennierenhormonen ist auf die eine oder andere Art eine entkräftende Erschöpfung. Besonders im Verdacht steht ein Mangel an Cortisol, wenn auf ein stressiges Ereignis Fieber, Gelenk- und Muskelschmerzen, geschwollene Lymphdrüsen, Müdigkeit nach Anstrengungen, verstärkte allergische Reaktionen sowie Stimmungs- und Schlafstörungen folgen, das heißt: die typischen Erscheinungen des CFS. Es gibt auch signifikante Belege dafür, dass bei der Entwicklung vieler der biologischen und Verhaltenseigenschaften des CFS ein Rückgang der Ausscheidung von Nebennierenhormonen ein Faktor ist.[16] Für umfassende Informationen zur Unterstützung der Nebennierendrüsen lesen Sie das Kapitel »Stressmanagement«.

Geschwächte Leberfunktion, Belastung durch Umweltgifte, oder beides

Ein gesteigerter Entgiftungsprozess ist ein weiteres wichtiges Ziel bei CFS. Ist man Lebensmittelzusätzen, Lösungen (Reinigungsmitteln, Formaldehyden, Toluol, Benzol), Pestiziden, Herbiziden, Schwermetallen (Blei, Quecksilber, Cadmium, Arsen, Nickel, Aluminium) und anderen Toxinen ausgesetzt, kann das die Leber und die Entgiftungsprozesse überbeanspruchen und Symptome wie bei CFS hervorrufen.[17–19] Besonders Menschen, deren Entgiftungsprozesse geschwächt sind oder die zu oft toxischen Chemikalien ausgesetzt waren, klagen häufig neben Erschöpfung auch über Folgendes:

- Depression
- Allgemeines Unwohlsein
- Verdauungsstörungen
- Allergien und Sensitivität gegenüber Chemikalien
- Prämenstruelles Syndrom
- Verstopfung

Eine umfassende Erklärung der Entgiftungsprozesse finden Sie im Kapitel »Entgiftung und innere Reinigung«. Zwei Studien, die sich mit einem umfassenden Entgiftungsprogramm befassten, das im Rahmen einer Allergiediät mit an Nährstoffen reichen Nahrungsergänzungsmitteln die Leber bei der Entgiftung unterstützte, kamen zu guten Ergebnissen bei CFS. In einer dieser Studien berichteten 52 Prozent der Patienten nach 10 Wochen von einem Rückgang der Symptome.[19] In der anderen ging eine klinische Verbesserung des CFS mit verbesserten Entgiftungsfunktionen der Leber einher.[20]

Die Allergiediät scheint recht nützlich zu sein, da eine exzessive Durchlässigkeit im Magen-Darm-Trakt und Lebensmittelallergien bedeutende Gesichtspunkte eines CFS sind. Tatsächlich wurde schon 1930 die chronische Erschöpfung als eines der Hauptmerkmale von Lebensmittelallergien erkannt.[21] Ursprünglich wurde der Begriff *allergische Toxämie* dazu verwendet, ein Syndrom zu beschreiben, das die Symptome Erschöpfung, Muskel- und Gelenkschmerzen, Schläfrigkeit, Konzentrationsschwierigkeiten, Nervosität und Depression umfasste. In den 1950er-Jahren begann man, dieses Syndrom als »allergisches Spannungs- und Ermüdungssyndrom« zu bezeichnen.[22] Je beliebter das CFS als Diagnose wurde, desto mehr vergaßen Ärzte und andere, dass Lebensmittelallergien zu chronischer Erschöpfung führen können. Darüber hinaus haben 55–85 Prozent der Menschen mit einem CFS Allergien. Für weitere Informationen zu Lebensmittelallergien lesen Sie das Kapitel »Lebensmittelallergien«. Ein weiterer Gesichtspunkt ist ein übermäßiges Wachstum von *Candida albicans* im Magen-Darm-Trakt (siehe das Kapitel »chronische Candidose«).

Ernährung

Das Energieniveau scheint direkt mit der Qualität der regelmäßig verzehrten Lebensmittel zusammenzuhängen. Wir empfehlen die Ernährungsrichtlinien aus dem Kapitel »Eine gesunde Ernährung«. Besonders wichtig ist es, Koffein und raffinierten Zucker wegzulassen oder einzuschränken. Hypoglykämie kann zu einer signifikanten Erschöpfung und anderen Symptomen führen, die mit CFS verbunden werden.

Auch wenn der gelegentliche Genuss von Koffein neuen Schwung zu verleihen mag, kann regelmäßiger Koffeingenuss tatsächlich zu einer chronischen Erschöpfung führen. Mäuse, die nur eine Dosis Koffein bekamen, zeigten signifikante Zunahmen ihrer Fähigkeit zu schwimmen, wenn sie aber diese Koffeindosis 6 Wochen lang wiederholt bekamen, wurde eine deutliche Abnahme der Schwimmfähigkeit beobachtet.[23] Wie mehrere Studien herausfanden, ist der Koffeinkonsum bei Menschen mit psychischen Störungen extrem hoch. Ein weiterer interessanter Befund war, dass der Grad der erfahrenen Erschöpfung oft mit der Menge an konsumiertem Koffein in Verbindung steht. In einem Bericht über hospitalisierte Psychiatriepatienten klagten 61 Prozent derjenigen, die mindestens 750 Milligramm Koffein pro Tag zu sich nahmen, eine Menge, die etwa fünf Tassen Kaffee entspricht, über Erschöpfung, im Vergleich zu 54 Prozent derjenigen, die zwischen 250 und 749 Milligramm pro Tag konsumierten, und 24 Prozent derjenigen, die weniger als 250 Milligramm pro Tag konsumierten.[24] Natürlich ist dieser Zusammenhang nicht unbedingt kausal, da jemand, der erschöpft ist, möglicherweise versucht, dem mit dem Konsum großer Mengen an Koffein zu begegnen.

Patienten, die regelmäßig Kaffee trinken und plötzlich damit aufhören, werden vermutlich Symptome eines Koffeinentzugs bekommen, wie Müdigkeit, Kopfschmerzen und ein heftiges Verlangen nach Kaffee.[25, 26] Zum Glück dauert diese Entzugsperiode nur ein paar Tage.

Nahrungsergänzungsmittel

Bei der Behandlung eines CFS ist eine Nahrungsergänzung essenziell. Ein Mangel beinahe aller Nährstoffe kann zu den Symptomen einer Erschöpfung führen und den Körper für Infektionen anfälliger werden lassen. Chronisch erschöpfte Personen benötigen als absolutes Minimum ein hochpotentes Multivitamin-Mineralstoffpräparat und dazu extra Vitamin C (1000–3000 Milligramm pro Tag in mehreren Dosen) und Magnesium (500–1200 Milligramm pro Tag in mehreren Dosen). Auch eine Supplementierung mit Fischöl hat sich als sehr vorteilhaft erwiesen.[27, 28]

Magnesium

Ein zugrunde liegender Magnesiummangel, schon ein sehr leichter, kann zu einer chronischen Müdigkeit und zu Symptomen führen, die denen des CFS gleichen. Zudem wurden bei vielen Patienten mit chronischer Müdigkeit und CFS niedrige Magnesiumspiegel in den roten Blutkörperchen gefunden – das ist eine exaktere Messung des Magnesiumstatus als bei einer Routineblutuntersuchung. Die Literatur zeigt, dass ein Magnesiummangel nicht notwendigerweise auf eine niedrige Aufnahme des Minerals durch Lebensmittel zurückzuführen ist,[29] und mehrere Studien haben bei einer Supplementierung, die die Magnesiumlager wieder auffüllte, gute Ergebnisse gezeigt.

In einer placebokontrollierten Doppelblindstudie erhielten zum Beispiel 32 CFS-Patienten 6 Wochen lang eine intramuskuläre Injektion entweder mit Magnesiumsulfat (1 Gramm) oder mit einem Placebo. Am Ende der Studie beschrieben zwölf der fünfzehn Patienten, die Magnesium erhielten, auf der Basis von strengen Kriterien signifikant verbesserte Energieniveaus, verbesserte psychische Probleme und weniger Schmerzen. Im Gegensatz dazu sagten nur drei der siebzehn Placebopatienten, dass sie sich besser fühlten, und nur einer berichtete von einem verbesserten Energieniveau.[30]

Diese Studie scheint einige beeindruckende Ergebnisse zu bestätigen, die in den 1960er-Jahren in klinischen Versuchen an Patienten erzielt wurden, welche an chronischer Erschöpfung litten.[31–34] In diesen Studien wurde Magnesium und Kaliumaspartat (jeweils 1 Gramm) oral verabreicht und nicht injiziert. Zwischen 75 und 91 Prozent der beinahe 3000 beteiligten Patienten bemerkten während der Behandlung mit den Mineralien eine Linderung der Müdigkeit. Im Gegensatz dazu lag der Anteil der Patienten, die auf ein Placebo reagierten, zwischen 9 und 26 Prozent. Der vorteilhafte Effekt wurde für gewöhnlich nach nur 4–5 Tagen festgestellt, doch gelegentlich dauerte es länger als 10 Tage, um Ergebnisse zu erzielen. Die Patienten setzten die Behandlung in der Regel für 4–6 Wochen fort; danach trat die Erschöpfung häufig nicht mehr auf.

Um den Magnesiumstatus wiederherzustellen, ist keine Injektion mit Magnesium notwendig.[35] Studien deuten darauf hin, dass auch oral eingenommenes Magnesium leicht aufgenommen wird, wenn es an ein Aspartat oder ein Hydrogencitrat gebunden ist. Zudem können beide Verbindungen auch dabei helfen, Erschöpfung zu bekämpfen. Aspartat ist ein Ausgangsstoff des Zitronensäurezyklus, in dem Glucose, Fettsäuren und Aminosäuren in chemische Energie umgewandelt werden, während Citrat ein Bestandteil des Zitronensäurezyklus ist. Die am Zitronensäurezyklus beteiligten Stoffe (wie Aspartat, Citrat, Fumarat, Malat und Succinat) liefern in der Regel ein besseres Mineralchelat: Die Belege legen nahe, dass diese Chelate besser aufgenommen, umgesetzt und toleriert werden als anorganische oder relativ unlösliche Mineralsalze (wie Magnesiumchlorid, -oxid oder -carbonat).[35, 36]

Carnitin

Carnitin ist ein essenzieller Nährstoff für den Transport langkettiger Fettsäuren in die Mitochondrien, die energieproduzierenden Bestandteile der Körperzellen. Dreißig CFS-Patienten wurde entweder Carnitin oder das Medikament Amantadin verabreicht. Amantadin wurde kaum toleriert und führte bei zwölf der achtzehn untersuchten Indikatoren nach 8 Wochen Behandlung zu keinen statistisch signifikanten klinischen Verbesserungen, wobei auch keiner der klinischen Indikatoren irgendeine Verschlechterung aufwies.[37] Carnitin ist extrem sicher.

In keiner der klinischen Studien mit Menschen wurde über signifikante Nebenwirkungen berichtet.

Coenzym Q_{10} (CoQ_{10})

Auch CoQ_{10} spielt bei den mitochondrialen Funktionen eine Rolle. Es agiert in der zellularen Energieproduktion als essenzieller Kofaktor. Bei CFS-Patienten wurden im Vergleich zu normalen Studienteilnehmern niedrige Blutspiegel von CoQ_{10} gefunden, was nahelegt, dass eine Ergänzung vorteilhaft sein könnte.[38]

Andere Therapien

Atmung, Haltung und Körperarbeit

Um ein hohes Energieniveau zu erreichen, ist eine angemessene Körperpflege entscheidend. Zwerchfellatmung, gute Haltung und Körpertherapien (zum Beispiel Massagen, Wirbelsäulenkorrektur) sind wichtig, um bei der Linderung des Stresses zu helfen, der häufig zu Erschöpfung beiträgt.

Sport

Wie sich gezeigt hat, hat schon allein Sport einen enormen Einfluss auf die Stimmung und die Fähigkeit, mit stressigen Lebenssituation umzugehen.[39, 40] Regelmäßiges Training verbessert nachweislich den Immunstatus. Bei CFS-Patienten wurde deutlich, dass regelmäßiger Sport zu einer signifikanten Zunahme der Aktivität der natürlichen Killerzellen führt.[41, 42] Auch wenn für eine Förderung des Herz-Kreislauf-Systems relativ anstrengende Übungen erforderlich sind, könnten leichte bis moderate körperliche Betätigung für das Immunsystem am besten sein. Wie eine Studie herausfand, verbesserte sich die Immunfunktion durch Tai-Chi-Übungen signifikant.[43] Tai Chi ist eine Kampfsporttechnik, die fließende Bewegungen von einer Haltung zur nächsten trainiert und dem Tanzen ähnelt. Eine graduelle Steigerung der Übungsintensität könnte der beste Ansatz sein. Zum Beispiel beginnen Sie mit langsamem Gehen und Gewichtsübungen und steigern die Dauer und Intensität mit der Zeit so, wie es ihnen angenehm ist.[44, 45]

Pflanzliche Arzneimittel

Mehrere pflanzliche Arzneien unterstützen die Nebennierenfunktion und könnten bei CFS signifikanten Nutzen bieten. Am bemerkenswertesten sind Adaptogene wie Chinesischer Ginseng *(Panax notoginseng)*, Taigawurzel *(Eleutherococcus senticosus)*, Rosenwurz *(Rhodiola rosea)* und Ashwagandha *(Withania somnifera)*. Die adaptogenen Wirkungen dieser Heilkräuter werden im Kapitel »Stressmanagement« besprochen. Von diesen Heilkräuteradaptogenen hatten sowohl die Taigawurzel als auch Rhodiola nachweislich eine spezifische Wirkung auf das CFS.

Taigawurzel

Die Taigawurzel *(E. senticosus)* oder Siberischer Ginseng unterstützt nicht nur die Funktion der Nebennieren und agiert unspezifisch als Adaptogen, sondern hat auch eine Reihe von vorteilhaften Wirkungen auf die Immunfunktion, was bei der Behandlung des CFS nützlich sein kann. In einer Doppelblindstudie erhielten 36 gesunde Teilnehmer 4 Wochen lang täglich entweder 10 Milliliter von einem Flüssigextrakt aus der Taigawurzel oder ein Placebo.[46] Die Gruppe, die die Taigawurzel erhielt, zeigte bei verschiedenen Immunsystemindikatoren deutliche Verbesserungen. Am bemerkenswertesten waren eine signifikante Zunahme der T-Helferzellen und eine Zunahme der NK-Zellenaktivität, was beides für die Behandlung von CFS wertvoll ist.

Rhodiola rosea

Rhodiola rosea (Rosenwurz) ist in den traditionellen Medizinsystemen Osteuropas und Asiens eine beliebte Pflanze. Dort wurde sie traditionellerweise als Hilfe beim Kampf gegen Erschöpfung und zur Wiederherstellung von Energie empfohlen. In einer randomisierten, placebokontrollierten Studie mit sechzig Patienten mit stressbedingter Erschöpfung wirkte die Rosenwurz gegen die Erschöpfung, erhöhte die geistige Leistungsfähigkeit, vor allem die Konzentrationsfähigkeit, und senkte die Cortisolantwort auf den Stress.[47]

Schnellüberblick

- Beim chronischen Erschöpfungssyndrom (CFS) spielt ein gestörtes Immunsystem eine zentrale Rolle.
- Die Fibromyalgie und die Multiple Chemische Sensitivität weisen ähnliche Symptome auf wie das CFS.
- Chronische Erschöpfung kann durch eine Vielfalt anderer physiologischer und psychologischer Faktoren als beim CFS verursacht werden.
- Die Wichtigkeit einer sorgfältigen medizinischen Untersuchung kann nicht genug betont werden. Ziel ist es, so viele Faktoren wie möglich zu identifizieren, zu eliminieren oder zu behandeln, die zum Gefühl der Erschöpfung beitragen können.
- Das Energieniveau und der psychische Zustand eines Menschen werden durch das Zusammenspiel von innerem Fokus und Physiologie bestimmt.
- Ein weiteres wichtiges Ziel beim CFS ist es, den Entgiftungsprozess zu stärken.
- Schon 1930 wurde chronische Erschöpfung als typisches Charakteristikum von Lebensmittelallergien erkannt.
- Der Geist und die Haltung spielen bei der Bestimmung des Immunsystemstatus und des Energieniveaus eine entscheidende Rolle.
- Das Energieniveau scheint direkt mit der Qualität von Lebensmitteln verbunden zu sein, die man regelmäßig verzehrt.
- Fast jeder Nährstoffmangel kann Erschöpfungssymptome hervorrufen und den Körper anfälliger für Infektionen werden lassen.
- Ein zugrunde liegender Magnesiummangel, sogar ein nur leichter, kann zu chronischer Erschöpfung und zu Symptomen führen, die denen beim CFS gleichen.
- Carnitin und Coenzym Q_{10} sind essenzielle Kofaktoren bei der Energieproduktion in den Mitochondrien.
- Zwerchfellatmung, eine gute Haltung sowie Körpertherapien sind für die Linderung von Stress wichtig, der häufig zur Erschöpfung beiträgt.
- Regelmäßige Übungen führten bei CFS-Patienten nachweislich zu einer signifikanten Zunahme (bis zu 100 Prozent) der Aktivität der natürlichen Killerzellen.
- Die Taigawurzel hat nachweislich eine Reihe von vorteilhaften Wirkungen, die bei der Behandlung von CFS nützlich sein können.

Behandlungsübersicht

Die erfolgreiche Behandlung eines CFS erfordert eine umfassende Diagnose und einen breiten therapeutischen Ansatz. Besonders wichtig ist es, zugrundeliegende Faktoren zu identifizieren, die das Energieniveau oder das Immunsystem des Patienten beinträchtigen können. Die starke Korrelation zwischen CFS, FM und MCS legt nahe, dass alle drei Probleme auf die Entgiftung der Leber, die Kontrolle von Lebensmittelallergien und eine Ernährung zur Wiederherstellung des Darms reagieren. Besondere Aufmerksamkeit sollte den Ratschlägen im Kapitel »Unterstützung des Immunsystems« gewidmet werden.

Ernährung

Identifizieren und kontrollieren Sie Lebensmittelallergien. Trinken Sie mehr Wasser und keine Getränke mehr, die Koffein und Alkohol enthalten. Die Ernährung sollte reich an vollwertigen, biologisch angebauten Lebensmitteln sein. Hypoglykämie sollte durch die Vermeidung von Zucker und anderen raffinierten Lebensmitteln sowie den regelmäßigen Verzehr von kleinen Mahlzeiten und Imbissen unter Kontrolle gebracht werden.

Lebensstil

Die zentralen Maßnahmen umfassen Übungen zur Zwerchfellatmung, angemessene Haltung und ein regelmäßiges Trainingsprogramm, dessen Fokus auf wenig intensiven Betätigungen liegt. Für weitere Empfehlungen lesen Sie das Kapitel »Ein gesunder Lebensstil«.

Nahrungsergänzung

- Ein hochpotentes Multivitamin-Mineralstoffpräparat, wie im Kapitel »Supplementierung« beschrieben
- Wichtige Nährstoffe:
  - ➔ Vitamin B_6: 25–50 Milligramm pro Tag
  - ➔ Folsäure: 800–2000 Mikrogramm pro Tag
  - ➔ Vitamin B_{12}: 800 Mikrogramm pro Tag
  - ➔ Vitamin C: 500–1000 Milligramm pro Tag
  - ➔ Vitamin E (gemischte Tocopherole): 100–200 IE pro Tag
  - ➔ Magnesium (an Aspartat, Citrat, Fumarat, Malat oder Succinat gebunden): täglich 200–300 Milligramm
  - ➔ Selen: täglich 100–200 Mikrogramm
  - ➔ Zink: täglich 30–45 Milligramm
  - ➔ Vitamin D_3: täglich 2000–4000 IE (idealerweise Blutwerte messen und die Dosierung entsprechend anpassen)
- Fischöl: 1000 Milligramm EPA und DHA pro Tag
- Eines oder mehrere der folgenden Mittel:
  - ➔ Traubenkernextrakt (mehr als 95 Prozent oligomere Proanthocyanidine): 100 bis 300 Milligramm pro Tag
  - ➔ Kiefernrindenextrakt (mehr als 95 Prozent oligomere Proanthocyanidine): 100–300 Milligramm pro Tag
  - ➔ Oder ein anderer flavonoidreicher Extrakt mit einem ähnlichen Flavonoidgehalt, »Supergreens« oder ein anderes pflanzliches Antioxidans, das eine Absorptionsfähigkeit von 3000 bis 6000 Einheiten freier Sauerstoffradikale oder mehr pro Tag hat
- Spezielle Nahrungsergänzungsmittel:
  - ➔ Carnitin: 900–1500 Milligramm pro Tag.
  - ➔ Coenzym Q_{10}: 100–200 Milligramm pro Tag
  - ➔ SAM-e: 200 Milligramm zweimal täglich.

Pflanzliche Arzneimittel

- Taigawurzel *(E. senticosus):*
  - ➔ Trockene Wurzel: dreimal täglich 2–4 Gramm
  - ➔ Flüssigextrakt (1:1): dreimal täglich 2–4 Milliliter
  - ➔ Fester Extrakt (Trockenpulver, 20:1 oder standardisiert mit einem Gehalt von über 1 Prozent Eleutherosid E): dreimal täglich 100–200 Milligramm
- *Rhodiola rosea:* Die therapeutische Dosis variiert entsprechend dem Rosavingehalt. Die typische Dosis beträgt täglich 200–300 Milligramm eines standardisierten Extrakts mit einem Gehalt von 3 Prozent Rosavin und 0,8–1 Prozent Salidrosid

DEPRESSION

Die offizielle Definition der klinischen Depression basiert auf den folgenden acht Hauptkriterien:

- Wenig Appetit mit Gewichtsverlust oder erhöhter Appetit mit Gewichtszunahme
- Schlaflosigkeit oder übermäßiges Schlafen (Hypersomnie)
- Körperliche Hyperaktivität oder Inaktivität
- Verlust des Interesses oder der Freude an gewöhnlichen Aktivitäten oder Abnahme des Sexualtriebs
- Energieverlust, Erschöpfungsgefühle
- Gefühle von Wertlosigkeit, Selbstvorwürfen oder unangemessener Schuld
- Verminderte Denk- und Konzentrationsfähigkeit
- Wiederkehrende Gedanken an Tod oder Suizid

Das Vorhandensein von fünf dieser acht Symptome deutet eindeutig auf eine klinische Depression hin; eine Person mit vier Symptomen ist wahrscheinlich depressiv. Die Symptome müssen mindestens einen Monat lang vorhanden sein, um als klinische Depression bezeichnet zu werden.

Depressionen spiegeln eine Stimmungsstörung wider. In diesem Zusammenhang bezeichnet Stimmung einen anhaltenden emotionalen Tonus, der die Einstellung eines Individuums dominiert. Normale Stimmungen (Traurigkeit, Trauer, Freude etc.), die typischerweise vorübergehend sind, sind Teil des Alltagslebens und machen es oft schwer, die Grenze zwischen »normal« und »abnormal« zu bestimmen. Depressionen sind die häufigste Stimmungsstörung.

Offensichtlich gibt es ein Spektrum von klinischen Depressionen, das von leichten Depressionsgefühlen bis hin zur ernsthaften Erwägung von Selbstmord reicht. Leichte Depressionen werden auch als *Dysthymie* bezeichnet. Wie die klinische Depression wird auch die Dysthymie nach bestimmten Kriterien diagnostiziert. Um offiziell als dysthymisch diagnostiziert zu werden, muss eine Person mindestens 2 Jahre die meiste Zeit über depressiv sein (1 Jahr für Kinder oder Jugendliche) und mindestens drei der folgenden Symptome aufweisen:

- Geringes Selbstwertgefühl oder mangelndes Selbstvertrauen
- Pessimismus, Hoffnungslosigkeit oder Verzweiflung
- Mangelndes Interesse an gewöhnlichen Freuden und Aktivitäten
- Rückzug aus sozialen Aktivitäten
- Erschöpfung oder Lethargie
- Schuldgefühle oder Grübeln über die Vergangenheit
- Reizbarkeit oder übermäßige Wut
- Verminderte Produktivität
- Schwierigkeiten bei der Konzentration oder Entscheidungsfindung

Etwa 20 Millionen Amerikaner leiden jedes Jahr an einer echten klinischen Depression, und mehr als 30 Millionen Amerikaner nehmen Antidepressiva ein. Die naheliegende Frage ist: »Warum sind so viele Menschen deprimiert?« Vom nichtphysiologischen Standpunkt aus versuchen mehrere grundlegende theoretische Modelle der Depression, diese Frage zu beantworten:

- **Das Konstrukt der »nach innen gekehrten Aggression«.** Obwohl dieses Verhalten in vielen klinischen Fällen vorliegt, hat die Theorie keinen substanziellen Beweis.
- **Das »Verlustmodell«.** Dieses Modell postuliert, dass Depressionen eine Reaktion auf den Verlust einer Person, einer Sache, eines Status, des Selbstwertgefühls oder sogar einer Gewohnheit sind.
- **Das Modell der »zwischenmenschlichen Beziehung«.** Diese Theorie hält fest, dass Depression eine Erweiterung oder ein Auswachsen von Verhaltensweisen ist, die verwendet werden, um andere zu kontrollieren, wie zum Beispiel Schmollen, Schweigen oder Ignorieren von etwas oder jemandem. Das anfängliche Verhalten erfüllt das Bedürfnis nicht, und so verschlimmert sich das Problem.

- **Das Modell der »erlernten Hilflosigkeit«.** Dieses theoretisiert, dass Depressionen das Ergebnis gewohnter Gefühle von Pessimismus und Hoffnungslosigkeit sind.
- **Die Hypothese des »biogenen Amins«.** Diese konzentriert sich auf eine biochemische Störung, die durch Ungleichgewichte biogener Amine gekennzeichnet ist.
- **Die analytische (oder adaptive) Ruminationshypothese.** In diesem Modell erleichtern die grüblerischen Denkprozesse eines Menschen mit Depressionen die komplexe, soziale Problemlösung.

Von den verschiedenen psychologischen Theorien der Depression ist diejenige, die vielleicht den größten Wert hat, das Modell der erlernten Hilflosigkeit, das von Dr. Martin Seligman entwickelt wurde. In den 1960er-Jahren entdeckte Dr. Seligman, dass Tieren Hilflosigkeit antrainiert werden kann. Sein Tiermodell lieferte einen wertvollen Hinweis auf die menschliche Depression und diente als Forschungsmodell für Tests zu Antidepressivas.[1]

Das Modell der »erlernten Hilflosigkeit«

Seligmans frühe Experimente wurden an drei Gruppen von Hunden durchgeführt. Die erste Gruppe erhielt verhinderbare elektrische Schläge – die Hunde konnten die elektrischen Schläge verhindern, indem sie einfach mit ihren Nasen auf eine Platte drückten. Diese Gruppe von Hunden verfügte somit über eine Kontrolle. Die Hunde in der zweiten Gruppe wurden an die erste Gruppe »angebunden«. Sie erhielten exakt die gleichen elektrischen Schläge wie die erste Gruppe, konnten diese jedoch nicht selbst verhindern. Die elektrischen Schläge hörten nur auf, wenn der »angebundene« Hund aus der ersten Gruppe seine Nase auf die Platte drückte. Somit hatte die zweite Gruppe von Hunden keine Kontrolle über das Ausmaß der elektrischen Schläge, die sie erhielt. Die dritte Hundegruppe erhielt keinerlei elektrische Schläge.

Nachdem die Hunde diesen ersten Teil des Experiments durchlaufen hatten, wurden sie in einer »Shuttle-Box« platziert, einer Kiste, die in der Mitte durch eine kleine Barriere getrennt war, über die die Hunde springen konnten. Alle Hunde bekamen nun elektrische Schläge, konnten diesen aber entkommen, indem sie einfach über die Barriere auf die andere Seite sprangen. Seligman nahm an, dass die erste und dritte Gruppe dies schnell herausfinden würden, dass aber die zweite Gruppe Hilflosigkeit erlernt hätte und somit glauben würde, es könne nichts getan werden. Seligman dachte, dass sich die Hunde der zweiten Gruppe einfach hinlegen und die elektrischen Schläge akzeptieren würden.

Wie vorhergesagt, lernten die Hunde der ersten und dritten Gruppe innerhalb von Sekunden, dass sie die elektrischen Schläge vermeiden konnten, indem sie über die Barriere sprangen, während die Hunde in der zweiten Gruppe sich einfach hinlegten und sich nicht einmal bemühten, über die Barriere zu springen, obwohl sie die andere Seite der Shuttle-Box sehen konnten. Wie Seligman und seine Kollegen weiter aufzeigten, reagieren viele Menschen in diesen Experimenten genauso wie Tiere.

Die Übernahme von Seligmans Modell war in der Psychopharmakologie revolutionär, da es zu einem effektiven Experiment zum Testen von Antidepressiva wurde. Wenn Tiere, die gelernt hatten, hilflos zu sein, Antidepressiva erhielten, würden sie die Hilflosigkeit überwinden und anfangen, Kontrolle über ihre Umwelt auszuüben, nahm man an. Wie die Forscher entdeckten, führte es zu einer Veränderung des Monoamingehalts im Gehirn, wenn Tiere erlernten, hilflos zu sein. Die Medikamente würden das richtige Monoamingleichgewicht wiederherstellen und das Verhalten der Tiere verändern. Wie die Forscher ebenfalls herausfanden, normalisierte sich auch ihre Gehirnchemie, wenn Tieren mit erlernter Hilflosigkeit beigebracht wurde, wie sie die Kontrolle über ihre Umgebung erlangen können. Die Veränderung des Hirnmonoaminspiegels bei den Tieren mit erlernter Hilflosigkeit spiegelt den veränderten Monoaminspiegel bei menschlichen Depressionen wider.

Obwohl die meisten Ärzte schnell auf Medikamente zur Veränderung der Gehirnchemie zurückgreifen, führt die dahingehende Unterstützung von Patienten, eine größere Kontrolle über ihr Leben zu erlangen, tatsächlich zu noch größeren biochemischen Veränderungen. Eine der mächtigsten Techniken, die notwendigen biochemischen Veränderungen im Gehirn von depressiven Menschen zu bewirken, besteht darin, ihnen beizubringen, optimistischer zu sein.

Außerhalb des Laborsettings entdeckte Seligman, dass der entscheidende Faktor dafür, wie eine Person auf unkontrollierbare Ereignisse reagieren würde – entweder »schlecht« oder »gut« –, ihr Erklärungsstil war, also die Art und Weise, wie die Person Ereignisse erklärte. Optimistische Menschen waren immun gegen Hilflosigkeit und Depressionen. Pessimistische Personen allerdings wurden sehr wahrscheinlich depressiv, wenn etwas in ihrem Leben schiefging. Seligman und andere Forscher fanden auch einen direkten Zusammenhang zwischen dem Grad des Optimismus eines Individuums und der Wahrscheinlichkeit, nicht nur klinische Depressionen, sondern auch andere Krankheiten zu entwickeln.[2] In einer der längeren Studien wurden die Patienten insgesamt über 35 Jahre hinweg beobachtet. Optimisten wurden selten depressiv, aber Pessimisten hatten sehr wahrscheinlich mit Depressionen und anderen psychischen Störungen zu kämpfen.

Weitere Informationen finden Sie im Kapitel »Eine positive mentale Einstellung«.

Depressionen als Folge eines niedrigen Serotoninspiegels

Serotonin ist ein wichtiger Neurotransmitter – ein chemischer Botenstoff, der für die Informationsübertragung von einer Nervenzelle zur anderen verantwortlich ist. Serotonin wird als die stimmungsaufhellende und beruhigende Droge des Gehirns bezeichnet. Diese Ansicht wird durch vieles gestützt. Die Herstellung von Serotonin im Gehirn hängt davon ab, wie viel Tryptophan an das Gehirn abgegeben wird. Verabreicht man nun menschlichen Freiwilligen oder Tieren eine Kost, die kein Tryptophan enthält, so können Forscher in experimentellen Studien beobachten, wie sich dies auswirkt. Die Ergebnisse dieser Art von Studien haben wesentlich zu unserem Verständnis beigetragen, wie wichtig die richtigen Serotoninspiegel für eine positive menschliche Erfahrung sind. Die Tabelle unten vergleicht optimale und niedrige Serotoninwerte miteinander.

Je niedriger der Serotoninspiegel, desto gravierender sind die Folgen. So sind beispielsweise niedrige Serotoninwerte mit Depressionen verbunden, wobei die niedrigsten Werte bei Menschen beobachtet werden, die Selbstmord begangen oder es versucht haben.

Therapeutische Erwägungen

Die moderne Psychiatrie konzentriert sich in erster Linie auf die Manipulation des Neurotransmitter-

Die Auswirkungen verschiedener Serotoninspiegel

Optimaler Serotoninspiegel	Niedriger Serotoninspiegel
hoffnungsvoll, optimistisch	deprimiert
ruhig	ängstlich
gutmütig	reizbar
geduldig	ungeduldig
reflektierend und nachdenklich	impulsiv
liebevoll und fürsorglich	ausfallend
konzentrationsfähig	kurze Aufmerksamkeitsspanne
kreativ, fokussiert	blockiert, zerstreut
in der Lage, Dinge zu durchdenken	aufbrausend
responsiv	reaktiv
kein übermäßiger Kohlenhydratverzehr	esssüchtig nach Süßigkeiten und kohlenhydratreichen Lebensmitteln
guter Schlaf mit guter Traumerinnerung	Schlaflosigkeit bei schlechter Traumerinnerung

spiegels im Gehirn, anstatt die psychologischen Faktoren, Ernährungs- und Umweltfaktoren zu identifizieren und zu beseitigen, die für die Entstehung der Ungleichgewichte bei Serotonin, Dopamin, GABA und anderen Neurotransmittern verantwortlich sind.

Die meisten der am häufigsten verwendeten Antidepressiva wirken in erster Linie durch die Erhöhung der Wirkung von Serotonin. Sobald Serotonin im Gehirn hergestellt wird, wird es in Nervenzellen gespeichert und wartet auf die Freisetzung. Nach der Freisetzung überträgt es eine chemische Botschaft, indem es an Rezeptorstellen der benachbarten Nervenzelle anbindet. Fast unmittelbar nach der Freisetzung des Serotonins sind Enzyme am Werk, die entweder das Serotonin abbauen oder es wieder in die Gehirnzellen aufnehmen. Beide Ereignisse führen dazu, dass die Serotoninwirkung gestoppt wird. An dieser Stelle greift typischerweise die Wirkweise verschiedener Medikamente ein, um entweder die Wiederaufnahme von Serotonin zu hemmen oder den Abbau zu verhindern. Die meisten gängigen Medikamente werden als SSRIs (selective serotonin reuptake inhibitors, selektive Serotonin-Wiederaufnahmehemmer) bezeichnet. Da die Wiederaufnahme von Serotonin gehemmt wird, ist mehr Serotonin vorhanden, das in der Lage ist, sich an Rezeptorstellen zu binden.

Die Wirksamkeit von Antidepressiva war Gegenstand mehrerer Übersichtsarbeiten. Die Ergebnisse deuten darauf hin, dass sie bei leichten bis mittelschweren Depressionen, dem häufigsten Grund für verschreibungspflichtige Medikamente, nicht besser wirken als ein Placebo; und für die Behauptungen, Antidepressiva seien unter schwereren Bedingungen wirksamer, gibt es wenige Belege.[3, 4] Tatsächlich zeigt die Forschung, dass SSRIs und andere Antidepressiva die Wahrscheinlichkeit von Selbstmord bei Erwachsenen und Kindern sogar noch erhöhen könnten.[5]

Ein weiterer alarmierender Befund ist, dass 25 Prozent der Patienten, die Antidepressiva einnehmen, nicht einmal eine Depression oder ein diagnosefähiges psychiatrisches Problem haben.[6] So ist das Endergebnis, dass Millionen von Menschen Antidepressiva für ein Problem verwenden, das sie gar nicht haben; und bei den Menschen, die eine diagnosefähige Erkrankung haben, wirken diese Medikamente in den meisten Fällen sowieso nicht und können erhebliche Nebenwirkungen hervorrufen. Eine Gruppe von Forschern kam zu dem Schluss: »Angesichts von Zweifeln über ihren Nutzen und Bedenken hinsichtlich ihrer Risiken sollten die aktuellen Empfehlungen zur Verschreibung von Antidepressiva überdacht werden.«[3] Diese Aussage ist ein klares Mandat, die Naturmedizin zu berücksichtigen, um die Ursachen dieser Stimmungsstörungen zu behandeln.

Während Antidepressiva zur Linderung von Depressionen also nur geringfügig beitragen, rufen sie viele Nebenwirkungen hervor. Etwa 20 Prozent der Patienten haben Übelkeit, 20 Prozent Kopfschmerzen, 15 Prozent Angst und Nervosität, 14 Prozent Schlaflosigkeit, 12 Prozent Schläfrigkeit, 12 Prozent Durchfall, 9,5 Prozent Mundtrockenheit, 9 Prozent Appetitlosigkeit, 8 Prozent Schwitzen und Zittern und 3 Prozent Ausschlag. SSRIs hemmen darüber hinaus eindeutig die Sexualfunktion. In Studien, in denen die sexuellen Nebenwirkungen gründlich untersucht wurden, berichteten 43 Prozent der Männer und Frauen, die SSRIs einnahmen, über einen Verlust der Libido oder eine verminderte sexuelle Reaktion. Es besteht auch ein erhebliches Risiko für Gewichtszunahme und die Entwicklung von Typ-2-Diabetes (siehe Kasten Seite 402).

Es gibt wirksame Alternativen zu Antidepressiva. So führen beispielsweise eine Reihe von Lebensstil- und Ernährungsfaktoren zu einem reduzierten Serotoninspiegel. Zu diesen Faktoren gehören vor allem Zigarettenrauchen, Alkoholmissbrauch, hoher Zuckerkonsum, zu viel Eiweiß, Blutzuckerstörungen (Hypoglykämie und Diabetes) und verschiedene Nährstoffmängel. Alle diese Faktoren haben eines gemeinsam: Sie senken den Serotoninspiegel, indem sie die Umwandlung von Tryptophan in Serotonin beeinträchtigen. Ein gesundheitsfördernder Lebensstil und eine gesunde Ernährung tragen wesentlich dazu bei, einen optimalen Serotoninspiegel wiederherzustellen und Depressionen zu lindern. In der Zwischenzeit können natürliche Wirkstoffe wie 5-HTP, Johanniskraut, Lavendel oder Safranextrakt die nötige Stimmungsaufhellung bewirken, um wichtige Veränderungen in Ernährung und Lebensstil zu erleichtern.

Mögliche zugrunde liegende Ursachen

Depressionen können oft eine tiefer liegende organische (chemische) oder physiologische Ursache haben. Deren Identifizierung und Beseitigung ist in den meisten Fällen ein kritischer Schritt. Wenn Sie eine zugrunde liegende Ursache nicht beheben, wird jede Antidepressivatherapie weniger erfolgreich sein. Es ist wichtig, einfache organische Faktoren auszuschließen, die bekanntermaßen zu Depressionen beitragen, wie Nährstoffmangel oder -überschuss, Medikamente (verschreibungspflichtig, illegal, Alkohol, Koffein oder Nikotin), Hypoglykämie, übermäßiger Alkoholkonsum, hormonelle Störungen, Allergien, Umweltgifte und mikrobielle Faktoren. Jeder dieser Punkte wird im Folgenden erläutert. Unabhängig von der zugrunde liegenden organischen Ursache wird stets eine Beratung für den depressiven Menschen empfohlen.

Organische und physiologische Ursachen von Depressionen

- Vorbestehende physische Bedingungen
  - Diabetes
  - Herzkrankheit
  - Lungenerkrankung
  - Rheumatoide Arthritis
  - Chronische Entzündung
  - Chronische Schmerzen
  - Krebs
  - Lebererkrankung
  - Multiple Sklerose
- Verschreibungspflichtige Medikamente
  - Entzündungshemmende Mittel
  - Antibabypillen
  - Blutdrucksenkende Medikamente
  - Antihistaminika
  - Kortikosteroide
- Tranquilizer und Sedativa
- Prämenstruelles Syndrom
- Stress/geschwächte Nebennierenfunktion
- Schwermetalle
- Lebensmittelallergien
- Hypothyreose
- Hypoglykämie
- Ernährungsbedingte Mängel
- Schlafstörungen

SSRIs, Gewichtszunahme und Diabetes

Ein wenig geschätzter Nebeneffekt von SSRIs ist die Gewichtszunahme. Sobald sie bei einem Patienten beginnt, der diese Medikamente einnimmt, hört sie, Statistiken zufolge, üblicherweise nicht mehr auf. Diese Medikamente verursachen deshalb eine Gewichtszunahme, weil sie einen Bereich des Gehirns verändern, der sowohl den Serotoninspiegel als auch die Verwertung von Glucose reguliert.[7] Während das menschliche Gehirn in der Regel 2 Prozent unserer gesamten Körpermasse ausmacht, ist es metabolisch derart aktiv, dass es bis zu 50 Prozent der Glucose im Körper zur Energiegewinnung nutzt. Offensichtlich stören die SSRIs die Nutzung von Glucose im Gehirn, sodass das Gehirn spürt, dass es zu wenig Glucose hat. Das setzt sehr starke Signale zu essen in Gang. Und wenn eine Person bereits Heißhunger auf Zucker oder andere Lebensmittel hatte, werden diese Heißhungerattacken durch das Medikament in der Regel noch dramatisch gesteigert. Andere Veränderungen, die das Medikament hervorruft, führen zu einer Insulinresistenz und schaffen die Voraussetzungen für eine unvermeidliche Gewichtszunahme und vielleicht sogar Typ-2-Diabetes. Studien haben gezeigt, dass Menschen, die für Diabetes anfällig sind, zwei- bis dreimal häufiger Diabetiker werden, wenn sie ein Antidepressivum verwenden.[8]

Psychotherapie

Es gibt eine Reihe von Therapietechniken, die sehr nützlich sein können. Die Psychotherapie, die in der medizinischen Literatur am meisten befürwortet wird, ist die kognitive Therapie. Wie sich gezeigt hat, ist sie bei der Behandlung von mittelschweren Depressionen genauso wirksam wie Antidepressiva.[9, 10] Während es bei der Einnahme von Medikamenten bei Depressionen eine hohe Rückfallquote gibt, ist diese bei der kognitiven Therapie viel geringer. Menschen, die Arzneimittel gegen Depressionen einnehmen, müssen die Einnahme in der Regel für den Rest ihres Lebens fortsetzen. Das ist bei der Kognitionstherapie nicht der Fall, da dem Patienten neue Fähigkeiten vermittelt werden, mit den psychologischen Faktoren umzugehen, die Depressionen verursachen.[11]

Psychologen und andere in der Kognitionstherapie ausgebildete Spezialisten für psychische Gesundheit versuchen, die Art und Weise zu ändern, wie die depressive Person bewusst über Versagen, Niederlage, Verlust und Hilflosigkeit nachdenkt. Kognitive Therapeuten verwenden fünf grundlegende Taktiken:

Erstens helfen sie den Patienten, die negativen automatischen Gedanken zu erkennen, die zu den Zeiten, in denen sich der Patient am schlechtesten fühlt, durch das Bewusstsein jagen. Die zweite Taktik besteht darin, die negativen Gedanken durch gegenteilige Beweise anzufechten. Drittens wird den Patienten eine andere Argumentation beigebracht, um die negativen automatischen Gedanken zu bestreiten. Viertens hilft man den Patienten dabei zu lernen, wie sich das Grübeln (das ständige Aufwühlen eines Gedankens im Kopf) vermeiden lässt, indem man seine Gedanken besser kontrolliert. Die letzte Taktik besteht darin, Depressionen verursachende negative Gedanken und Überzeugungen infrage zu stellen und sie durch ermächtigende positive Gedanken und Überzeugungen zu ersetzen.

Die kognitive Therapie beinhaltet nicht den langwierigen Prozess der Psychoanalyse. Es handelt sich um eine lösungsorientierte Psychotherapie, die den Patienten helfen soll, Fähigkeiten zu erwerben, um die Lebensqualität zu verbessern.

Hormonelle Faktoren

Es ist bekannt, dass viele Hormone die Stimmung beeinflussen; es geht jedoch über den derzeitigen Rahmen dieses Kapitels hinaus, sie alle zu behandeln. Stattdessen wird der Schwerpunkt auf den Auswirkungen der Schilddrüsen- und Nebennierenhormonen liegen.

Schilddrüsenunterfunktion

Depressionen sind oft eine erste oder frühe Manifestation einer Schilddrüsenerkrankung, da selbst subtile Verringerungen des verfügbaren Schilddrüsenhormons im Verdacht stehen, Symptome zu erzeugen.[12, 13] Der Zusammenhang zwischen niedriger Schilddrüsenfunktion (Hypothyreose) und Depression ist in der Medizin bekannt, aber die Frage, ob die niedrige Schilddrüsenfunktion eine Folge von Depressionen ist oder die Depression eine Folge von niedriger Schilddrüsenfunktion, bleibt offen. Es ist wahrscheinlich eine Kombination aus beidem. Weitere Informationen zur Bestimmung und bedarfsweisen Förderung der Schilddrüsenfunktion finden Sie im Kapitel »Schilddrüsenunterfunktion«.

Stress und Nebennierenfunktion

Wie bei der Schilddrüse ist die veränderte Funktion der Nebenniere eng mit einer Depression verbunden. Oft ist diese Dysfunktion das Ergebnis von chronischem Stress – ein wichtiger Faktor, den man bei Depressionen berücksichtigen sollte. Es ist wichtig, einen positiven Umgang mit dem Stress des modernen Lebens zu entwickeln. Weitere Informationen finden Sie im Kapitel »Stressmanagement«.

Eine Labortechnik, mit der viele ernährungsorientierte Ärzte das Niveau und die Reaktion auf Stress eines Patienten beurteilen, ist der Nebennieren-Stressindex. Dieser Test misst den Gehalt der Nebennierenhormone Cortisol und Dehydroepiandrosteron (DHEA) im Speichel. Das typische Muster, das bei Depressionen gefunden wird, ist ein erhöhter Morgencortisolspiegel und ein verminderter DHEA-Wert. Die Anstiege beim Cortisol spiegeln eine Störung in den Kontrollmechanismen für die Nebennierenfunktion wider, die sich im Hypothalamus und in der Hypophyse in der Mitte des Gehirns befinden. Defekte in der Nebennierenregulation, die bei affektiven Störungen auftreten, sind eine übermäßige Absonderung (unabhängig von Stressreaktionen) und eine abnormale Freisetzung von Cortisol. Defekte in den Kontrollmechanismen für Nebennierenhormone und Schilddrüsenfunktion sind charakteristische Merkmale der Depression. Die Effekte einer erhöhten Freisetzung von natürlichem Cortisol durch die Nebenniere auf das Gehirn spiegeln die Wirkungen von synthetischen Cortisonen wie Prednison wider: Depression, Manie, Nervosität, Schlaflosigkeit und, auf hohem Niveau, Schizophrenie. Die Auswirkungen von Cortisol auf die Stimmung hängen mit seiner Aktivierung der Tryptophanoxygenase zusammen. Diese Aktivierung führt dazu, dass Tryptophan auf Kosten der Serotonin- und Melatoninsynthese auf den Kynureninweg verschoben wird.[14] Die Bedeutung dieser Verschiebung wird im Folgenden beschrieben.

Umwelttoxine

Schwermetalle (Blei, Quecksilber, Cadmium, Arsen, Nickel und Aluminium) sowie Lösungsmittel (etwa Reinigungsmittel, Formaldehyd, Toluol oder Benzol), Pestizide und Herbizide haben eine Affinität zu Nervengewebe, wo sie besonders schädlich sind. Infolgedessen kann eine Vielzahl von psychologischen und neurologischen Symptomen auftreten, darunter Depressionen, Kopfschmerzen, psychische Verwirrung, psychische Erkrankungen, Kribbeln in den Extremitäten, abnorme Nervenreflexe und andere Anzeichen einer Funktionsstörung des Nervensystems.[15–17]

Die Vorgeschichte der Exposition und Harnprovokationstests sind gute Untersuchungsmethoden, Toxine aus der Umwelt zu entdecken. Bei den Provokationstests wird ein Chelatbildner wie DMSA (meso-2,3-Dimercaptosuccinsäure), der an Blei bindet, oder DMPS (2,3-Dimercapto-1-Propansulfonat) das an Quecksilber bindet und dessen Ausscheidung im Urin fördert, eingesetzt. Diese Mobilisierungstests messen den Gehalt an giftigem Metall, das über einen Zeitraum von 6 Stunden nach der Einnahme des Chelatbildners im Urin ausgeschieden wird. Weitere Informationen zum Umgang mit Umweltgiften finden Sie im Kapitel »Entgiftung und innere Reinigung«.

Ernährung und Lebensstil

Ein gesundheitsförderlicher Lebensstil und eine gesunde Ernährung sind wichtig bei der Behandlung von Depressionen. Einen hohen Stellenwert hat es auch, mit dem Rauchen aufzuhören und den Konsum von Alkohol, Zucker und Koffein zu reduzieren. Diese Änderungen des Lebensstils, gepaart mit regelmäßiger Bewegung und einer gesunden Ernährung, führen höchstwahrscheinlich zu besseren klinischen Ergebnissen als Antidepressiva, und zwar ganz ohne Nebenwirkungen.

Alkohol

Alkohol ist ein Gehirndepressivum, das die Produktion von Nebennierenhormonen ankurbelt, viele Gehirnzellenprozesse stört und normale Schlafzyklen unterbricht. Chronischer Alkoholkonsum dezimiert eine Reihe von Nährstoffen, was zur Stimmungsstörung beiträgt. Die Einnahme von Alkohol führt auch zu einer Hypoglykämie. Der daraus resultierende Abfall des Blutzuckers erzeugt ein Verlangen nach Zucker, da dieser den Blutzucker schnell erhöhen kann. Leider verschlimmert der erhöhte Zuckerverbrauch letztendlich die Hypoglykämie; diese verschlimmert auch die mentalen und emotionalen Probleme des Alkoholikers. Behandlungsmöglichkeiten, die sowohl die Depression als auch die Sucht des Einzelnen gleichzeitig behandeln können, sind am besten.[18] Eine Nahrungsergänzung mit Selen kann bei Alkoholikern die Stimmungsstabilität verbessern und auch die Trinkgewohnheiten verändern (siehe den Abschnitt über Selen unten).

Koffein

Obwohl Koffein ein bekanntes Stimulans ist, variiert die Intensität der Reaktion auf Koffein stark, wobei Menschen, die anfällig für Depressionen oder Ängste sind, dazu neigen, besonders empfindlich auf Koffein zu reagieren. Der Begriff *Koffeinismus* wird verwendet, um ein klinisches Syndrom zu beschreiben, das ähnlich ist wie generalisierte Angst- und Panikstörungen; seine Symptome sind Depressionen, Nervosität, Herzklopfen, Reizbarkeit und wiederkehrende Kopfschmerzen.[19]

Mehrere Studien haben sich mit der Aufnahme von Koffein und Depressionen beschäftigt. Zum Beispiel stellte eine Studie fest, dass gesunde Studenten, die mäßige oder große Mengen Kaffee tranken, auf einer Depressionsskala höher eingestuft waren als Kommilitonen, die nur wenig konsumierten. Interessanterweise wiesen die mäßigen und starken Kaffeetrinker tendenziell auch eine deutlich geringere akademische Leistung auf.[20] Wie mehrere andere Studien gezeigt haben, neigen depressive Patienten dazu, relativ hohe Mengen Koffein zu konsumieren (zum Beispiel mehr als 700 Milligramm pro Tag).[21, 22] Darüber hinaus korrelierte bei psychiatrischen Patienten die Koffeinzufuhr mit dem Grad ihrer psychischen Erkrankungen.[23, 24]

Die Kombination von Koffein und raffiniertem Zucker scheint noch schlechter zu sein als jede der beiden Substanzen für sich allein. Mehrere Studien haben einen Zusammenhang zwischen dieser Kombination und Depressionen gefunden. In einer der interessantesten Studien antworteten 21 Frauen und 2 Männer auf eine Anzeige, in der Freiwillige gesucht wurden, »die sich deprimiert fühlen und nicht wissen, warum, sich oft müde fühlen, obwohl sie viel schlafen, sehr launisch sind und sich im Allgemeinen meistens schlecht fühlen«.[25] Nach einem psychologischen Eingangstest wurden die Probanden eine Woche lang auf eine koffein- und saccharosefreie Ernährung gesetzt. Diejenigen, die von einer deutlichen Verbesserung berichteten, wurden dann einem Doppelblindtest unterzogen. Die Probanden nahmen entweder eine Koffein enthaltende Kapsel und ein mit Zucker gesüßtes Kool-Aid-Getränk oder eine Cellulose enthaltende Kapsel und ein mit NutraSweet gesüßtes Kool-Aid-Getränk zu sich. Jeder Test dauerte bis zu 6 Tage. Etwa 50 Prozent der Teilnehmer, die Koffein und Saccharose einnahmen, wurden während der Testzeit depressiv.

Wie eine weitere Studie ergab, die ein ähnliches Format wie die zuvor beschriebene Kool-Aid-Testreihe verwendete, waren sieben von sechzehn depressiven Patienten beim Test mit Koffein und Saccharose depressiv, aber während der koffein- und saccharosefreien Testperiode mit Cellulose und NutraSweet symptomfrei.[26]

Der durchschnittliche Amerikaner verbraucht 150 bis 225 Milligramm Koffein pro Tag beziehungsweise ungefähr ein bis zwei Tassen Kaffee mit einem solchen Koffeingehalt. Obwohl die meisten Menschen diese Menge zu tolerieren scheinen, sind einige empfindlicher auf die Auswirkungen von Koffein als andere. Schon geringe Mengen an Koffein, wie sie in entkoffeiniertem Kaffee enthalten sind, reichen aus, um einige Personen nachteilig zu beeinflussen. Jeder mit Depressionen oder psychischen Störungen sollte Koffein vollständig meiden.

Sport

Regelmäßige körperliche Bewegung ist möglicherweise das stärkste verfügbare natürliche Antidepressivum. Tatsächlich können viele der positiven Auswirkungen von Bewegung, die bei der Vorbeugung von Herzerkrankungen festgestellt werden, genauso stark mit ihrer stimmungsaufhellenden Fähigkeit zusammenhängen wie mit ihrer Verbesserung der Herz-Kreislauf-Funktion.[27] Darüber hinaus ist Adipositas mit Depressionen verbunden.[28] Verschiedene klinische Studien haben deutlich gezeigt, dass Bewegung eine starke antidepressive Wirkung hat.[29] Sie haben nachgewiesen, dass eine erhöhte Teilnahme an Bewegung, Sport und körperlichen Aktivitäten stark mit verminderten Symptomen von Angst, Depression und Unwohlsein verbunden ist. Darüber hinaus haben Menschen, die sich regelmäßig körperlich betätigen, ein höheres Selbstwertgefühl, fühlen sich besser und sind viel glücklicher als diejenigen, die nicht trainieren.

Ein Großteil der stimmungsaufhellenden Wirkung von Bewegung kann auf die Tatsache zurückgeführt werden, dass regelmäßige Bewegung den Spiegel an Endorphinen erhöht, die direkt mit der Stimmung korrelieren.[30] Eine der interessantesten Studien, die die Rolle von Bewegung und Endorphinen bei Depressionen untersuchte, verglich die Beta-Endorphinwerte und Depressionsprofile von zehn Joggern mit denen von zehn bewegungsarmen Männern im gleichen Alter. Die bewegungsarmen Männer, die getestet wurden, waren depressiver, nahmen mehr Stress in ihrem Leben wahr, hatten einen höheren Cortisolspiegel und niedrigere Beta-Endorphinspiegel. Wie die Forscher feststellten, »bestätigt dies, dass Depressionen sehr empfindlich auf Bewegung reagieren und dass diese hilft, eine biochemische Verbindung zwischen körperlicher Aktivität und Depression herzustellen.«[31]

Mindestens 100 klinische Studien haben inzwischen die Wirksamkeit eines Trainingsprogramms zur Behandlung von Depressionen untersucht. Wie eine Analyse von 64 Studien, die vor 1980 durchgeführt wurden, ergab, lindert körperliches Fitnesstraining Depressionen und verbessert das Selbstwertgefühl und das Arbeitsverhalten.[32] Tatsächlich kann Bewegung genauso effektiv sein wie andere Antidepressiva, einschließlich Medikamenten und Psychotherapie.[33–35]

Die besten Übungen sind entweder Krafttraining (Gewichtheben) oder aerobe Aktivitäten wie zügiges Gehen, Joggen, Radfahren, Langlaufen, Schwimmen, Aerobic-Tanz und Schlägersportarten.

Ernährung

Die Ernährungsrichtlinien für Depressionen sind identisch mit den Ernährungsrichtlinien für eine optimale Gesundheit (siehe das Kapitel »Eine gesunde Ernährung«). Es ist heute eine allgemein bekannte Tatsache, dass bestimmte Ernährungspraktiken eine Vielzahl von Krankheiten verursachen, während andere sie verhindern. Einfach gesagt bietet eine gesundheitsfördernde Ernährung einen optimalen Gehalt an allen bekannten Nährstoffen und einen niedrigen Gehalt an gesundheitsschädlichen Lebensmittelkomponenten wie Zucker, gesättigten Fetten, Cholesterin, Salz und Lebensmittelzusatzstoffen. Eine gesundheitsförderliche Ernährung besteht vorwiegend aus reinen, unverarbeiteten Lebensmitteln. Sie ist besonders reich an pflanzlichen Lebensmitteln wie Obst, Gemüse, Getreide, Bohnen, Samen und Nüssen, da diese Lebensmittel nicht nur wertvolle Nährstoffe, sondern auch zusätzliche Verbindungen mit bemerkenswerten gesundheitsfördernden Eigenschaften enthalten. Obwohl keine Diät für jeden perfekt geeignet ist, berichtete eine 4½-jährige Studie mit mehr als 10 000 Menschen, dass bei denjenigen, die eine gesunde mediterrane Diät befolgten, die Wahrscheinlichkeit, Depressionen zu entwickeln, nur etwa halb so hoch war wie bei denjenigen, die sich nach eigenem Verlauten nicht an die Diät hielten.[36]

Elemente der mediterranen Ernährung

- Hohes Verhältnis von einfach ungesättigten Fettsäuren zu gesättigten Fettsäuren*
- Mäßiger Alkoholkonsum
- Hoher Konsum von Hülsenfrüchten*
- Hoher Konsum von Getreide (zum Beispiel Brot)
- Hoher Konsum von Früchten und Nüssen*
- Hoher Konsum von Gemüse
- Geringer Konsum von Fleisch und Fleischprodukten
- Mäßiger Konsum von Milch und Milchprodukten
- Hoher Konsum von Fisch

* Elemente, die am meisten mit einem geringen Depressionsrisiko korrelieren

Stabilisierung der Blutzuckerwerte

Eines der wichtigsten Ernährungsziele ist die Gewährleistung der Blutzuckerstabilität, da das Gehirn eine konstante Zufuhr von Glucose benötigt. Vor allem ist eine Hypoglykämie (Unterzuckerung) zu vermeiden. Die Symptome einer Hypoglykämie können von leicht bis schwerwiegend reichen und Folgendes umfassen:

- Depressionen, Angstzustände, Reizbarkeit und andere psychische Störungen
- Ermüdung
- Kopfschmerzen
- Verschwommenes Sehen
- Psychische Verwirrung

Verhaltenseffekte einiger Vitaminmangelerscheinungen

Mangelndes Vitamin	Verhaltenseffekte
Thiamin	Korsakoff-Psychose, Depressionen, Apathie, Angstzustände, Reizbarkeit
Riboflavin	Depression, Reizbarkeit
Niacin	Apathie, Angst, Depression, Überreizbarkeit, Manie, Gedächtnisstörungen, Delirium, organische Demenz, emotionale Labilität
Biotin	Depressionen, extreme Erschöpfung, Schläfrigkeit
Pantothensäure	Unruhe, Reizbarkeit, Depressionen, Müdigkeit
B_6	Depressionen, Reizbarkeit, Geräuschempfindlichkeit
Folsäure	Vergesslichkeit, Schlaflosigkeit, Apathie, Reizbarkeit, Depressionen, Psychosen, Delirium, Demenz
B_{12}	Psychotische Zustände, Depressionen, Reizbarkeit, Verwirrung, Gedächtnisverlust, Halluzinationen, Wahnvorstellungen, Paranoia
Vitamin C	Abgeschlagenheit, Hypochondrie, Depressionen, Hysterie
Vitamin D	Depressionen, Müdigkeit, saisonale affektive Störungen, kognitive Beeinträchtigungen, Gedächtnisverlust
Omega-3-Fettsäuren	Depressionen, Konzentrationsschwäche, Gedächtnisverlust

Mehrere Studien haben nachgewiesen, dass Hypoglykämie bei depressiven Personen häufig auftritt.[37–39] Eine Studie in sechs Ländern zeigte einen hochsignifikanten Zusammenhang zwischen dem Zuckerverbrauch und der jährlichen Depressionsrate.[39] Die Eliminierung von raffinierten Kohlenhydraten aus der Ernährung ist gelegentlich schlicht alles, was für eine effektive Therapie bei Patienten mit Depressionen aufgrund einer reaktiven Hypoglykämie notwendig ist.

Nährstoffe

Ein Mangel an einem einzelnen Nährstoff kann die Gehirnfunktion verändern und zu Depressionen, Angstzuständen und anderen psychischen Störungen führen. Die Rolle des Nährstoffmangels ist jedoch nur die Spitze des Eisbergs in Bezug auf die Wirkung der Nährstoffe auf Gehirn und Stimmung. Dr. Melvin Werbach, Autor von *Nutritional Influences on Mental Illness*, schrieb:[40]

> »Es ist klar, dass Ernährung Kognition, Emotion und Verhalten stark beeinflussen kann. Es ist auch klar, dass die Auswirkungen klassischer Nährstoffmangelkrankheiten auf die psychische Funktion nur einen kleinen Teil einer schnell anwachsenden Liste von Schnittstellen zwischen Ernährung und Geist ausmachen. Selbst ohne Laborvalidierung von Nährstoffmängeln haben zahlreiche Studien mit strengem wissenschaftlichen Design beeindruckende Vorteile der Nahrungsergänzung aufgezeigt.«

Ein hochpotentes Multivitamin-Mineralstoffpräparat bietet eine gute Ernährungsgrundlage, auf der man aufbauen kann. Bei der Auswahl eines Präparats ist es wichtig, darauf zu achten, dass es die gesamte Bandbreite an Vitaminen und Mineralien enthält. Der Mangel an einer Reihe von Nährstoffen ist bei depressiven Personen recht häufig. Die häufigsten Mängel liegen bei Folsäure, Vitamin B^{12} und Vitamin B^6 vor. Die Bedeutung dieser Mängel wird im Folgenden erläutert.

Folsäure und Vitamin B_{12}

Folsäure und Vitamin B_{12} wirken in vielen biochemischen Prozessen zusammen. Folsäuremangel ist der häufigste Nährstoffmangel der Welt. In Studien mit depressiven Patienten wiesen 31–35 Prozent einen Folsäuremangel auf.[41–44] Bei älteren Patienten kann dieser Prozentsatz noch höher sein. Wie Studien ergeben haben, liegt der Anteil des Folsäuremangels bei älteren Patienten, die in die Psychiatrie aufgenommen wurden, zwischen 35 und 92,6 Prozent.[45, 46] Depressionen sind das häufigste Symptom eines Folsäuremangels. In der Vergangenheit war der Vitamin-B_{12}-Mangel weniger verbreitet als der Folsäuremangel; dennoch kann er ebenfalls Depressionen verursachen, vor allem bei älteren Menschen.[47, 48] Die Anreicherung der Nahrung mit Folsäure hat die Häufigkeit von Mangelzuständen reduziert und kann die Auswirkungen des Vitamin-B_{12}-Mangels betonen. Die Korrektur von Folsäure- und Vitamin-B_{12}-Mangel führt zu einer dramatischen Verbesserung der Stimmung.

Folsäure, Vitamin B_{12} und eine Form der Aminosäure Methionin, bekannt als SAM-e (S-Adenosylmethionin), fungieren als »Methylspender« – das heißt, sie spenden Methylmoleküle für wichtige Hirnverbindungen, einschließlich Neurotransmitter, und führen sie ihnen zu. SAM-e ist der größte Methylspender im Körper. Die antidepressive Wirkung von Folsäure scheint eine Folge der Erhöhung des SAM-e-Gehalts im Gehirn zu sein.

Eine der wichtigsten von der Methylierung abhängigen Hirnverbindungen ist Tetrahydrobiopterin (BH4). Diese Verbindung fungiert als essenzielles Coenzym bei der Aktivierung von Enzymen, die Monoaminneurotransmitter wie Serotonin und Dopamin aus ihren entsprechenden Aminosäuren herstellen. Bei Patienten mit rezidivierender Depression ist die BH4-Synthese nachweislich reduziert, wahrscheinlich als Folge niedriger SAM-e-Spiegel. Wie sich gezeigt hat, führt die Supplementierung mit BH4 bei diesen Patienten zu dramatischen Ergebnissen.[49] Leider ist BH4 derzeit nicht im Handel erhältlich. Da die BH4-Synthese jedoch durch Folsäure, Vitamin B_{12} und Vitamin C stimuliert wird, ist es möglich, dass eine Erhöhung dieser Vitaminspiegel die BH4-Bildung und Synthese von Monoaminen wie Serotonin im Gehirn anregen kann.[50]

Einige Belege stützen die Behauptung, die Nahrungsergänzung mit Folsäure, Vitamin C und Vitamin B_{12} könne den BH4-Spiegel erhöhen. Wie sich darüber hinaus gezeigt hat, erhöht die Folsäuresupplementierung und die Förderung von Methylierungsreaktionen den Serotoningehalt.[51–53] Die serotoninfördernde Wirkung ist zweifellos für einen Großteil der antidepressiven Wirkung von Folsäure und Vitamin B_{12} verantwortlich.

Eine Übersichtsarbeit über drei Folsäurestudien mit 247 depressiven Patienten wurde veröffentlicht.[54] Zwei der Studien mit 151 Personen bewerteten die Verwendung von Folsäure zusätzlich zu anderen Behandlungen und fanden heraus, dass die Zugabe von Folsäure die Hamilton Depression Scale (HDS) im Durchschnitt um weitere 2,65 Punkte reduziert. Eine der Studien, an der 96 Personen teilnahmen, bewertete die Verwendung von Folsäure anstelle des Antidepressivums Trazodon. Sie konnte keinen signifikanten Nutzen aus der Verwendung von Folsäure feststellen. Obwohl die Autoren dieser Analyse diese Daten für »begrenzt« hielten, erkannten sie die potenzielle Rolle von Folsäure als Ergänzung zur Behandlung von Depressionen an. In keiner der überprüften Studien wurden Nebenwirkungen oder Toxizitäten festgestellt. Typischerweise waren die täglichen Dosierungen von Folsäure bei den klinischen Studien zu Antidepressiva hoch: 15–50 Milligramm.[55] Wir empfehlen diese Dosierung nicht. Eine Gabe von 800 Mikrogramm Folsäure und 800 Mikrogramm Vitamin B_{12} täglich sollte in den meisten Fällen ausreichen, um Defizite zu vermeiden. Die Folsäure-Ergänzung sollte immer von einer Vitamin-B_{12}-Ergänzung begleitet werden, um zu verhindern, dass Folsäure einen Vitamin-B_{12}-Mangel verdeckt oder verschlimmert.

Vitamin B_6

Der B_6-Spiegel ist bei depressiven Patienten in der Regel recht niedrig, besonders bei Frauen, die die Antibabypille einnehmen, oder bei Frauen, die eine Hormonersatztherapie bei Wechseljahrsbeschwerden durchführen.[56–60] In Anbetracht der vielen Funktionen von Vitamin B_6 im Gehirn, einschließlich der Tatsache, dass es bei der Herstellung aller Monoamine absolut unerlässlich ist, ist es wahrscheinlich, dass viele der zahlreichen Menschen, die Antidepressiva einnehmen, allein aufgrund des niedrigen Vitamin-B_6-Spiegels an Depressionen leiden. Patienten mit niedrigem B_6-Status reagieren in der Regel gut auf die Supplementierung. Die typische effektive Dosierung beträgt 50–100 Milligramm pro Tag.

Zink

Zink dient bei mehr als siebzig Enzymen als mineralischer Kofaktor im Körper.[61] Es überrascht nicht, dass eine wachsende Anzahl von Belegen bei Stimmungsstörungen einen niedrigen Zinkgehalt feststellt. Wie sich interessanterweise bei depressiven Patienten gezeigt hat, die bei Behandlungsbeginn einen niedrigen Basiswert an Zink aufwiesen, erfuhren diese, einen Anstieg dieser Konzentrationen im Hippocampus und anderen Hirnregionen, nachdem sie verschreibungspflichtige Antidepressiva erhalten hatten.[62, 63] Eine kleine, placebokontrollierte, doppelblinde Pilotstudie zur Zinksupplementierung in der Antidepressionstherapie wurde mit Patienten durchgeführt, bei denen eine schwere Depression diagnostiziert wurde. Sechs Patienten erhielten 25 Milligramm Zinksupplementierung pro Tag, während acht Patienten ein Placebo erhielten. Diese Patienten wurden auch mit Standardantidepressiva wie trizyklischen Antidepressiva und selektiven Serotonin-Wiederaufnahmehemmern (SSRIs) behandelt. Unter Verwendung von Standardskalen zur Beurteilung der Wirksamkeit dieser Antidepressivatherapien fanden die Forscher heraus, dass die Zinksupplementierung die Depressionen nach 6 und 12 Wochen im Vergleich zu einem Placebo signifikant reduzierte.[64] Obwohl es sich um eine kleine Studie handelte, erscheint es sinnvoll, Zink als Teil eines Multivitamin-Mineralstoffpräparats zu verwenden.

Selen

Selenmangel trägt zu einer depressiven Stimmung bei, während eine hohe Zufuhr durch die Nahrung oder als Supplement die Stimmung nachweislich verbessert. Die Forschung hat durchgehend davon berichtet, dass ein niedriger Selenstatus mit einem signifikant höheren Auftreten von Depressionen, Angstzuständen, Verwirrung und Feindseligkeiten verbunden war.[65, 66]

Chrom

Chrom verhilft dem Insulin und Serotonin zu einer korrekten Funktion. Eine kleine Doppelblindstudie mit Chrompicolinat wurde an 15 Patienten mit ungewöhnlichen Arten von schweren depressiven Störungen durchgeführt. Zehn Patienten begannen mit einer Dosis von 400 Mikrogramm pro Tag, die für den Rest der Studie auf 600 Mikrogramm erhöht wurde.[67] Die anderen fünf Probanden nahmen ein Placebo ein. Von den Patienten, die Chrom erhielten, reagierten 70 Prozent positiv auf die Behandlung gegenüber 0 Prozent der Placebopatienten. Andere Ergebnisse stimmten damit überein, zeigten aber eine sogar noch stärkere Wirkung von Chrom. Nur drei Patienten zeigten unter dem Einfluss von Chrom keine Verbesserung. Das Chrompicolinat wurde gut vertragen. Eine weitere erfolgreiche Studie mit acht depressiven Patienten erbrachte ebenfalls einige Verbesserungen.[68]

Vitamin D

Ein niedriger Vitamin-D-Spiegel könnte auf verschiedene Weise an einer Depression beteiligt sein, da dieses Vitamin im menschlichen Gehirn von Bedeutung ist.[69] In einer Studie mit 441 übergewichtigen Menschen waren die Vitamin-D-Spiegel stark mit Depressionen verbunden.[70] Bei Personen mit einem Vitamin-D-Spiegel unter 16 Mikrogramm pro Deziliter zeigte sich, dass sie stärker depressiv sind als Menschen mit einem höheren Vitamin D-Spiegel. Wenn diese Probanden mit niedrigem Vitamin-D-Spiegel Vitamin D (20 000 oder 40 000 IE pro Woche) oder ein Placebo erhielten, wiesen diejenigen mit 40 000 IE einen Rückgang der Depressionen von 33 Prozent auf, die mit 20 000 IE um 20 Prozent und die Placebogruppe um 5 Prozent. Auch in einer anderen Studie, an der mehr als 12 000 Probanden teilnahmen, wurden niedrige Vitamin-D-Spiegel mit Depressionen in Verbindung gebracht.[71] Menschen mit einer Vorgeschichte von Depressionen empfehlen wir die ärztliche Bestimmung des Vitamin-D-Spiegels.

Angesichts der signifikanten epidemiologischen Beweise, die einen starken Zusammenhang zwischen Vitamin-D-Mangel und Depressionen (sowie Demenz, Gedächtnisverlust und einer ganzen Reihe anderer Anzeichen einer Beeinträchtigung der Gehirnfunktion) belegen, war es unvermeidlich, dass Forscher versuchen würden, zusätzliches Vitamin D gegen Depressionen einzusetzen. Während die Forschung noch im frühen Stadium ist, haben mehrere Studien inzwischen Erfolge gezeigt. Im Allgemeinen gilt: Je niedriger der Vitamin-D-Spiegel der Person ist, desto mehr verbessert sich die Supplementierung.[72] Typische wirksame Dosierungen lagen im Bereich von 50 000 IE pro Woche, wobei niedrige Supplementierungen keine übereinstimmenden Ergebnisse erbrachten. Eine Einzeldosis von 50 000 IE einmal im Jahr wurde nicht als wirksam befunden.[73]

Omega-3-Fettsäuren

Auch eine Insuffizienz der langkettigen Omega-3-Fettsäuren Eicosapentaensäure (EPA) und Docosahexaensäure (DHA) ist mit einer Depression verbunden.[74] Studien zufolge weisen Länder mit einem hohen Fischölkonsum eine niedrige Depressionsrate auf. Dies kann mit dem Einfluss von Nahrungsfettsäuren auf die Phospholipidzusammensetzung von Gehirnzellmembranen zusammenhängen. Obwohl man annimmt, dass die Zelle programmiert ist, die verschiedenen Fettsäuren, die sie benötigt, um ihre optimale Funktion zu erhalten, selektiv einzubinden, führen ein Mangel an essenziellen Fettsäuren (vor allem die Omega-3-Öle) und ein Überschuss an gesättigten Fetten und tierischen Fettsäuren zur Bildung von Zellmembranen, die eine wesentlich geringere Fluidität als normal aufweisen.

Ein relativer Mangel an essenziellen Fettsäuren in Zellmembranen beeinträchtigt deren Funktion erheblich. Da die Grundfunktion der Zellmembran darin besteht, als selektive Barriere zu dienen, die den Durchgang von Molekülen in die Zelle hinein und aus ihr heraus reguliert, bringt eine Störung der Struktur oder Funktion die Homöostase zum Erliegen. Wie die medizinische Literatur gezeigt hat, weisen depressive Patienten Veränderungen im Fettsäuregehalt in den roten Blutkörperchen sowie in der Fettsäurezusammensetzung im Serum auf.[75]

Da das Gehirn die reichste Quelle für Fette im menschlichen Körper ist und die Funktion der Nervenzellen entscheidend von der richtigen Membranfluidität abhängt, beeinflussen Veränderungen der

Membranfluidität Verhalten, Stimmung und geistige Funktion. Studien haben gezeigt, dass die physikalischen Eigenschaften von Gehirnzellmembranen (einschließlich Fluidität) die Synthese von Neurotransmittern, die Signalübertragung, die Aufnahme von Serotonin und anderen Neurotransmittern, die Bindung von Neurotransmittern und die Aktivität von Monoaminoxidase direkt beeinflussen. All diese Faktoren wurden bei Depressionen und anderen psychischen Störungen einbezogen.

In einer kleinen Studie nahmen zwanzig Patienten, bei denen eine schwere depressive Erkrankung diagnostiziert wurde, an einem vierwöchigen, doppelblinden Gutachten zu entweder einem Placebo oder einer EPA-Supplementierung teil, die ihrer laufenden Antidepressionstherapie hinzugefügt wurde. Die Wirkung von EPA war ab der zweiten Woche der Behandlung signifikant, ähnlich dem Zeitverlauf für die Wirksamkeit von Antidepressiva, wohingegen die Wirkung des Placebos nur minimal war. Wie die Itemanalyse zeigte, reduziert EPA auch die zentralen depressiven Symptome wie bedrückte Stimmung, Schuldgefühle und Gefühle der Wertlosigkeit sowie Schlaflosigkeit.[76]

Omega-3-Fettsäuren können die Entfaltung von Depressionen ebenso reduzieren wie die Entwicklung der koronaren Herzkrankheit.[77] Zu den Beweisen, die diese Aussage belegen, gehören:

- Die Menge und Art der aufgenommenen Nahrungsfette beeinflusst die Serumlipide und verändert die biophysikalischen und biochemischen Eigenschaften der Zellmembranen.
- Epidemiologische Studien in verschiedenen Ländern und den Vereinigten Staaten haben gezeigt, dass ein geringerer Konsum von Omega-3-Fettsäuren mit einer zunehmenden Depressionsrate korreliert.
- Ein konsistenter Zusammenhang zwischen Depression und koronarer Herzkrankheit besteht ebenfalls.

S-Adenosyl-Methionin (SAM-e)

SAM-e ist an der Methylierung wichtiger Gehirnchemikalien beteiligt, darunter Neurotransmitter und Phospholipide wie Phosphatidylcholin und Phosphatidylserin. Normalerweise produziert das Gehirn sämtliches SAM-e, das es benötigt, aus der Aminosäure Methionin. Die SAM-e-Synthese ist jedoch bei depressiven Patienten beeinträchtigt. Eine Nahrungsergänzung mit SAM-e führt bei depressiven Patienten zu einem erhöhten Serotonin-, Dopamin- und Phosphatidylserinspiegel und einer verbesserten Bindung von Neurotransmittern an Rezeptorstellen. Dies bewirkt eine erhöhte Serotonin- und Dopaminaktivität und eine verbesserte Fluidität der Gehirnzellenmembran und somit eine signifikante klinische Verbesserung.[78–80]

Die Ergebnisse einer Reihe von klinischen Studien deuten darauf hin, dass SAM-e eines der wirksamsten natürlichen Antidepressiva ist. Leider ist die Nutzung aufgrund des hohen Preises immer noch begrenzt. In vielen klinischen Studien wurde injizierbares SAM-e verwendet. Jüngere Studien mit einem neuen oralen Präparat in einer Dosierung von 400 Milligramm viermal pro Tag (insgesamt 1600 Milligramm) haben jedoch gezeigt, dass SAM-e oral genauso wirksam ist. Es ist besser verträglich als typische Antidepressiva, auch setzt die antidepressive Wirkung schneller ein. Insgesamt zeigten in Doppelblindstudien, die SAM-e mit Antidepressiva verglichen, 76 Prozent der SAM-e Gruppe signifikante Stimmungsverbesserungen gegenüber nur 61 Prozent in der Medikamentengruppe.[81–90]

Es wurden keine signifikanten Nebenwirkungen von oralem SAM-e berichtet. Da der Wirkstoff jedoch bei manchen Menschen Übelkeit und Erbrechen verursachen kann, wird empfohlen, am ersten Tag mit einer Dosis von 200 Milligramm zweimal täglich zu beginnen und am dritten Tag auf 400 Milligramm zweimal täglich zu erhöhen, am zehnten Tag dann auf 400 Milligramm dreimal täglich und schließlich auf die volle Dosis von 400 Milligramm viermal täglich nach 20 Tagen.

Personen mit bipolarer (manischer) Depression sollten SAM-e nicht einnehmen. Aufgrund der antidepressiven Wirkung von SAM-e sind diese Personen anfällig für Hypomanie oder Manie. Doch tritt dieser Effekt ausschließlich bei einigen Personen mit bipolarer Depression auf.

Lebensmittelallergien

Depression und Erschöpfung werden seit mehr als 65 Jahren mit Lebensmittelallergien verbunden. 1930 prägte Rowe den Begriff allergische Toxämie, um ein Syndrom zu beschreiben, das die Symptome von Depression, Müdigkeit, Muskel- und Gelenkschmerzen, Schläfrigkeit, Konzentrationsschwierigkeiten und Nervosität umfasste.[91] Obwohl der Begriff nicht mehr verwendet wird, spielen Lebensmittelallergien in vielen Fällen von Depression immer noch eine große Rolle.[92]

Tryptophan

Mehr als 30 Jahre lang wird L-Tryptophan von Millionen von Menschen in den Vereinigten Staaten und auf der ganzen Welt sicher und effektiv gegen Schlaflosigkeit und Depressionen eingesetzt. Aber im Oktober 1989 begannen einige Menschen, die Tryptophan einnahmen, den Ärzten von seltsamen Symptomen zu berichten: starke Muskel- und Gelenkschmerzen, hohes Fieber, Schwäche, Schwellungen der Arme und Beine und Kurzatmigkeit.[93] Dies wurde als *Eosinophilie-Myalgie-Syndrom* (EMS) bezeichnet.

Laborstudien zeigten, dass das Blut von Patienten mit EMS einen hohen Anteil an Eosinophilen enthielt. Bei den Betroffenen stieg der eosinophile Spiegel auf mehr als 1000 pro Kubikmillimeter, was etwa doppelt so hoch ist wie der normale Spiegel, und der Anteil der Eosinophilen erhöhte sich oft auf Werte von über 30 Prozent der weißen Zellen, während der normale Spiegel unter 5 Prozent liegt.

Das Problem bei so gravierenden Erhöhungen von Eosinophilen ist, dass diese weißen Blutkörperchen Pakete enthalten, die einen hohen Gehalt an Histamin und anderen allergischen und entzündlichen Verbindungen aufweisen. Wenn die Eosinophilen diese Verbindungen freisetzen, führt dies zu intensiven Symptomen allergischer und entzündlicher Natur (wie zum Beispiel starken Muskel- und Gelenkschmerzen, hohem Fieber, Schwäche, Schwellungen der Arme und Beine, Hautausschlägen und Kurzatmigkeit) – also zu den gleichen Symptomen wie bei Menschen mit EMS. Es wurde vermutet, dass ein oder mehrere neu eingeführte Schadstoffe, die Eosinophile und andere weiße Blutkörperchen aktivieren, der Grund für EMS sein musste, da L-Tryptophan bis dahin von mehr als 30 Millionen Menschen weltweit erfolgreich und ohne Nebenwirkungen eingesetzt worden war.

Eine detaillierte Analyse aller Belege durch die Centers for Disease Control and Prevention (CDC) deckte auf, dass die Ursache der EMS-Epidemie auf einen japanischen Hersteller, Showa Denko, zurückzuführen war.[94, 95] Von den sechs japanischen Unternehmen, die L-Tryptophan in die Vereinigten Staaten liefern, war Showa Denko mit 50–60 Prozent das größte. Das L-Tryptophan wurde nicht nur als Nahrungsergänzungsmittel, sondern auch in Säuglingsnahrung und Nährstoffmischungen zur intravenösen Ernährung eingesetzt.

Das von Showa Denko von Oktober 1988 bis Juni 1989 hergestellte L-Tryptophan wurde aufgrund von Veränderungen im Filtrationsprozess mit Substanzen kontaminiert, die heute mit EMS verbunden werden. Die Untersuchung des vorgefilterten Materials ergab keine nachweisbaren Werte für die mit dem EMS verbundenen Verunreinigungen. Irgendwie erzeugte der Filtrationsprozess selbst die Schadstoffe.

Obwohl die Epidemie von EMS in der zweiten Hälfte des Jahres 1989 eindeutig mit dem von Showa Denko produzierten kontaminierten L-Tryptophan zusammenhing, gab es eine Handvoll anderer gemeldeter Fälle von EMS bei Menschen, die noch nie L-Tryptophan eingenommen hatten, und auch bei Personen, die L-Tryptophan einnahmen, bevor die von Showa Denko hergestellte kontaminierte Charge in die Regale kam: Es ist wahrscheinlich, dass die Probanden in diesen früheren Berichten über EMS-ähnliche Krankheiten unter L-Tryptophan-Anwendern auch kontaminiertes L-Tryptophan verwendeten und sie außerdem für EMS prädisponiert waren (siehe später).[96, 97] Diese Schlussfolgerung basiert auf der Tatsache, dass unbelastetes Tryptophan zuvor nie EMS produziert hat. Es ist unerlässlich, dass unbelastetes L-Tryptophan verwendet wird, um die Möglichkeit eines EMS zu vermeiden.

Die Gesamtzahl der gemeldeten Fälle von EMS in den Vereinigten Staaten erreichte schließlich 1511, darunter sogar 36 Todesfälle.[94–97] Ein interessanter Aspekt der gesamten L-Tryptophan-Katastrophe ist, dass nicht mehr Menschen betroffen waren. Basierend auf sehr detaillierten Studien wurde der Schluss gezogen, dass EMS 144 von 100 000 Männern und 268 von 100 000 Frauen betraf, die L-Tryptophan einnahmen.[98] Wenn 50 Prozent dieser L-Tryptophan-Anwender Showa Denkos L-Tryptophan einnahmen, können wir davon ausgehen, dass EMS 72 von 100 000 Männern und 134 von 100 000 Frauen betraf, die kontaminiertes L-Tryptophan einnahmen. Mit anderen Worten, entwickelte etwa einer von 250 Personen, die das kontaminierte L-Tryptophan nahmen, EMS.

Die offensichtliche Frage ist, warum nicht jeder, der das kontaminierte L-Tryptophan einnahm, EMS entwickelt hat. Die Antwort scheint zu sein, dass nur diejenigen mit einer abnormalen Aktivierung des Kynureninweges auf die Verunreinigung reagierten.[99] Kynurenin und seine Metaboliten (vor allem Chinolsäure) stehen auch im Zusammenhang mit anderen EMS-bezogenen Krankheiten, darunter das toxische Ölsyndrom, eine der bisher größten lebensmittelbedingten Epidemien. Dieses Syndrom trat in Spanien im Mai 1991 auf. Es betraf mehr als 20 000 Menschen und verursachte mehr als 12 000 Krankenhausaufenthalte. Die Epidemie wurde durch die Einnahme von Rapsöl verursacht, das mit einer ähnlichen Verbindung kontaminiert war wie beim kontaminierten Showa-Denko-L-Tryptophan.[100]

Ein interessantes Ergebnis von Studien, die von Forschern der Centers for Disease Control durchgeführt wurden, war, dass Menschen, die ein Multivitaminpräparat einnahmen, einen gewissen Schutz vor EMS besaßen.[101] Wenn regelmäßige Vitaminbenutzer EMS entwickelten, war es weniger schwer als das EMS, das diejenigen erleben, die keine Vitamine verwendeten. Eine wahrscheinliche Erklärung dafür ist, dass entweder die Vitamine (vor allem Vitamin B_6 und Niacin) den Tryptophanstoffwechsel vom Kynureninweg abgekoppelt haben oder die Schadstoffe durch vitaminabhängige Enzyme irgendwie verstoffwechselt wurden.

Tryptophan bei Depressionen

Nicht kontaminiertes L-Tryptophan kehrte schließlich auf den Markt zurück, obwohl wir 5-HTP bevorzugen (siehe später). Die grundlegende Theorie der Tryptophanergänzung bei Depressionen (und Schlaflosigkeit) beruht darauf, dass dieses Supplement den Serotonin- und Melatoninspiegel im Gehirn erhöht. Beträchtliche Belege für den niedrigen Tryptophan- und Serotoninspiegel vieler Depressiver stützen diese Theorie. Leider hat die Supplementierung mit L-Tryptophan bei depressiven Patienten zu gemischten Ergebnissen in veröffentlichten klinischen Studien geführt. In nur zwei von acht Studien, die L-Tryptophan mit einem Placebo verglichen, erwies sich der Wirkstoff als effektiver als das Placebo. Aber interessanterweise zeigten neun von elf Studien, die L-Tryptophan mit herkömmlichen Antidepressiva verglichen, keinen Unterschied auf.[102–107]

Zu den vielen Faktoren, die bei der Betrachtung dieser Studien zu berücksichtigen sind, gehören der Umfang der Studien, die Schwere der Depression sowie Dauer und Dosierung. Darüber hinaus stimulieren eine Reihe von Faktoren wie Hormone (zum Beispiel Östrogen und Cortisol) sowie Tryptophan selbst die Aktivität der Tryptophanoxygenase, sodass Tryptophan in Kynurenin umgewandelt und weniger Tryptophan an das Gehirn abgegeben wird.

Zusammenfassend lässt sich sagen, dass L-Tryptophan zur Behandlung von Depressionen bei alleiniger Anwendung nur schwach wirksam ist.[108] Um einen echten Nutzen aus dieser Aminosäure ziehen zu können, muss es zusammen mit Vitamin B_6 und der Niacinamidform von Vitamin B_3 verwendet werden, um den Kynureninweg zu blockieren und bessere Ergebnisse zu erzielen. Besser noch ist der Einsatz von 5-HTP.

5-Hydroxytryptophan (5-HTP)

Tryptophan muss in 5-Hydroxytryptophan umgewandelt werden, ehe es zu Serotonin metabolisiert wird. Im Gegensatz zu Tryptophan kann 5-HTP nicht in Kynurenin umgewandelt werden und durchbricht leicht die Blut-Hirn-Schranke. Es werden nur 3 Prozent einer oralen Dosis von L-Tryptophan in Serotonin umgewandelt, aber mehr als 70 Prozent einer oralen Dosis von 5-HTP. Zusätzlich zur Erhöhung des Serotoninspiegels bewirkt 5-HTP einen Anstieg des Endorphin- und Katecholaminspiegels. Zahlreiche Doppelblindstudien haben gezeigt, dass 5-HTP genauso wirksam wie SSRIs und trizyklische Antidepressiva ist und gleichzeitig preiswerter, bes-

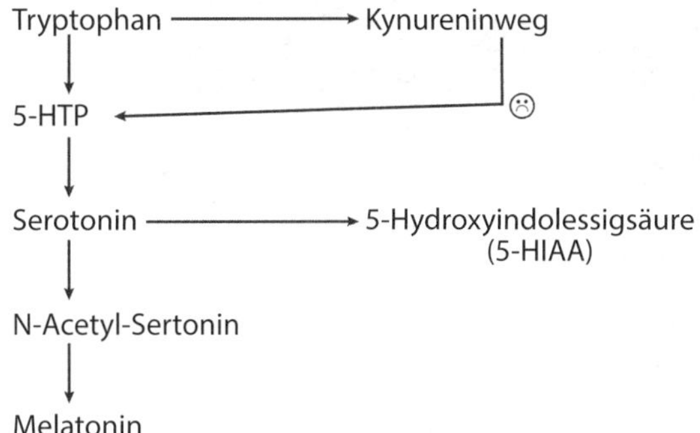

Metabolismus von Tryptophan

ser verträglich und mit weniger und viel milderen Nebenwirkungen verbunden ist.[109–113]

Einige der ersten klinischen Studien über 5-HTP zur Behandlung von Depressionen begannen Anfang der 1970er-Jahre in Japan. Die Patienten dort erhielten 5-HTP in Dosierungen von 50 bis 300 Milligramm pro Tag. Die Forscher beobachteten eine schnelle Reaktion (innerhalb von 2 Wochen) bei mehr als der Hälfte der Patienten. Mehr als 70 Prozent von ihnen erlebte entweder eine vollständige Linderung oder eine signifikante Verbesserung, und niemand hatte signifikante Nebenwirkungen. Ein interessanter Aspekt in zwei dieser Studien war die Tatsache, dass sich 5-HTP bei einigen Patienten (50 Prozent in einer Studie, 35 Prozent in einer anderen), die auf kein anderes Antidepressivum positiv reagiert hatten, als wirksam erwiesen wurde.[114, 115]

Die detaillierteste der japanischen Studien wurde 1978 durchgeführt.[116] Sie umfasste 59 depressive Patienten: 30 Männer und 29 Frauen. Die Gruppen wurden dadurch gemischt, dass sowohl unipolare als auch bipolare Depressionen sowie eine Reihe anderer Unterkategorien von Depressionen einbezogen wurden. Die Schwere der Depression war in den meisten Fällen moderat bis schwerwiegend. Die Patienten erhielten 5-HTP in Dosierungen von 50 oder 100 Milligramm dreimal täglich für mindestens 3 Wochen. Die antidepressive Wirkung und die klinische Wirksamkeit von 5-HTP wurden anhand einer von der Clinical Psychopharmacology Research Group in Japan entwickelten Bewertungsskala bestimmt. Wie die Ergebnisse zeigten, war 5-HTP bei 14 von 17 Patienten mit unipolarer Depression und 12 von 21 Patienten mit bipolarer Depression hilfreich. Der Verbesserungsgrad reichte in den meisten Fällen von ausgezeichnet bis sehr gut. Die in dieser Studie erzielten Ergebnisse waren beeindruckend, wenn man bedenkt, wie schnell sie erreicht wurden. 32 der 40 Patienten, die auf 5-HTP ansprachen, taten dies innerhalb der ersten 2 Wochen der Therapie. Typischerweise sind die Vorteile in den meisten Studien mit Antidepressiva erst nach 2–4 Wochen der Anwendung sichtbar. Aus diesem Grund sollte eine Studie zur Beurteilung von Antidepressiva mindestens über einen Zeitraum von 6 Wochen angelegt sein, da es so lange dauern kann, bis die Gehirnchemie signifikant und positiv beeinflusst wird. Im Gegensatz dazu waren viele der 5-HTP-Studien kürzer als 6 Wochen, weil so schnell statistisch signifikante Ergebnisse erzielt wurden. Je länger jedoch 5-HTP verwendet wird, desto besser sind die Ergebnisse. Einige Menschen müssen möglicherweise mindestens 2 Monate lang 5-HTP einnehmen, ehe sie Vorteile erfahren können.

Die einzige wichtige Nebenwirkung, die in dieser Studie festgestellt wurde, war leichte Übelkeit. Das Auftreten von Übelkeit durch 5-HTP ist tatsächlich seltener als bei anderen Antidepressiva (nur etwa 10 Prozent der Probanden, die 5-HTP in einer Dosis von 300 Milligramm pro Tag einnehmen, empfinden Übelkeit im Vergleich zu etwa 23 Prozent bei der Einnahme von Prozac) und etwa gleich hoch wie bei einem Placebo. Dennoch kann leichte Übelkeit eine natürliche Folge eines erhöhten Serotoninspiegels mit 5-HTP sein. Etwa 30 Prozent des oral eingenommenen 5-HTP wird im Verdauungstrakt in Serotonin umgewandelt. Dies kann zu einer leichten Übelkeit führen. Glücklicherweise lässt dieser Effekt nach einigen Wochen nach.

Eine 5-HTP-Dosis von 150 bis 300 Milligramm pro Tag ist in den meisten Fällen ausreichend. In einer Studie wurde zum Beispiel gezeigt, dass 13 von 18 Probanden mit Depressionen, die 5-HTP auf einem Niveau von 150 oder 300 Milligramm pro Tag erhielten, gute bis ausgezeichnete Ergebnisse erzielten.[117] Dieser Prozentsatz der Befragten ist recht gut, aber wenn der Serotoninspiegel im Blut als grober Indikator für den Serotoninspiegel im Gehirn angesehen wird, können einige interessante Schlussfolgerungen

Serotoninspiegel im Blut (ng/ml): Kontrollen, Responder und Nonresponder		
	Vorher	Nach 1 Woche (150 oder 300 mg 5-HTP /Tag)
Normale Probanden	150	NA
Responder	78	148
Nonresponder	56	77

gezogen werden (siehe Tabelle oben). In einigen Fällen kann eine höhere Dosierung erforderlich sein.

Die obigen Messungen deuten darauf hin, dass der Serotoninspiegel bei depressiven Personen deutlich niedriger ist als bei nichtdepressiven Menschen und dass Personen, die auf 5-HTP reagieren, einen Anstieg des Serotonins auf Werte zeigen, die mit denen nichtdepressiver Menschen übereinstimmen. Der Serotoninspiegel bei denen, die nicht auf 5-HTP ansprechen, blieb recht niedrig. Diese Ergebnisse deuten darauf hin, dass Nonresponder höhere Dosierungen benötigen können, um den Serotoninspiegel zu erhöhen, oder dass eine zusätzliche Unterstützung erforderlich sein mag. Wenn höhere Dosen verschrieben werden, ist es wichtig, dass das 5-HTP auf mehrere Gaben aufgeteilt wird, nicht nur, um das Problem der Übelkeit zu reduzieren, sondern auch, weil die Gehirnzellen nur eine begrenzte Menge 5-HTP aufnehmen können.

Die antidepressive Wirkung von 5-HTP wurde in den frühen 1970er-Jahren mit der von L-Tryptophan verglichen.[118] In einer Studie erhielten 45 depressive Patienten entweder L-Tryptophan (5 Gramm pro Tag), 5-HTP (200 Milligramm pro Tag) oder ein Placebo. Die Patienten wurden klinischen Merkmalen (zum Beispiel Alter, Geschlecht) und Schwere der Depressionen zugeordnet. Das wichtigste Ergebnis war die Hamilton Depression Scale (HDS), das am häufigsten verwendete Bewertungsinstrument der klinischen Depressionsforschung. Der HDS-Wert wird ermittelt, indem die Testperson eine Reihe von Fragen beantwortet, bei denen sie die Schwere der Symptome auf numerischer Basis wie folgt bewertet:

0: Nicht vorhanden

1: Vorhanden, aber nur leicht

2: Moderat

3: Schwer

4: Sehr schwer

Zu den von der HDS bewerteten Symptomen gehören Depressionen, Schuldgefühle, Schlaflosigkeit, körperliche Symptome der Depression (wie Magen-Darm-Störungen, Kopfschmerzen, Muskelschmerzen, Herzklopfen) und Angstzustände. HDS ist in der Forschung beliebt, weil es eine gute Beurteilung der Gesamtsymptome von Depressionen ermöglicht. Die folgende Tabelle zeigt die Ergebnisse der Studie.

Eine Übersicht von Kopf-an-Kopf-Vergleichsstudien ergab, dass 5-HTP bei einer Dosierung von 200 Milligramm pro Tag genau die gleiche therapeutische Verbesserung wie trizyklische Antidepressiva erbrachte. Wie die Forschung außerdem gezeigt hat, liefert die Kombination von 5-HTP mit Clomipramin und anderen Arten von Antidepressiva bessere Ergebnisse als jede der allein verabreichten Verbindungen.[110] So zeigte beispielsweise in einer Studie 5-HTP in Kombination mit einem Monoaminoxidase (MAO)-Hemmer signifikante Vorteile gegenüber dem MAO-Inhibitor allein.[118] Diese Forschungslinie legt nahe, dass 5-HTP auch in Verbindung mit Johanniskrautextrakt und *Ginkgo-biloba*-Extrakt verwendet werden könnte, zwei pflanzlichen Medikamenten mit nachgewiesener antidepressiver Wirkung.

Da 5-HTP 1972 teuer war, entwickelten die Forscher einen Test, um festzustellen, wer am ehesten

HDS-Werte aus einer Vergleichsstudie zu 5-HTP, Tryptophan und Placebo			
	5-HTP	Tryptophan	Placebo
Wert zu Beginn der Studie	26	25	23
Wert am Ende der 30-tägigen Studie	9	15	19

darauf reagieren würde, so dass es nicht an Personen verschwendet würde, die wahrscheinlich nicht darauf reagieren würden. Die Patienten im Test wurden zunächst einer Lumbalpunktion unterzogen, um den Gehalt an 5-Hydroxyindolessigsäure (5-HIAA, das Abbauprodukt von Serotonin) im Liquor zu messen. Anschließend wurde für die nächsten 3 Tage das Medikament Probenecid verabreicht, das den Transport von 5-HIAA aus dem Liquor in die Blutbahn verhindert. Als Ergebnis dieser Blockade konnte die über einen Zeitraum von 4 Tagen produzierte Serotoninmenge durch eine wiederholte Lumbalpunktion berechnet werden. Da die 5-HIAA den Liquor nicht verlassen konnte, sammelte sie sich an und lieferte ein Maß für die Serotoninproduktion.[119, 120]

Die Forscher entdeckten, dass das durchschnittliche Niveau von 5-HIAA nach 3 Tagen Probenecid bei depressiven Personen signifikant niedriger war als bei Kontrollen, die auf Alter, Geschlecht und Gewicht abgestimmt waren. Dieser niedrige Serotoninspiegel spiegelte eine verminderte Produktionsrate im Gehirn wider. Die Forscher fanden auch heraus, dass 5-HTP am effektivsten bei Patienten mit einer niedrigen 5-HIAA-Reaktion auf 3 Tage Probenecid war. Mit anderen Worten: 5-HTP ist als Antidepressivum am effektivsten, wenn die im Gehirn produzierte Menge an Serotonin reduziert ist.

Wie bereits erwähnt, liefert 5-HTP oft gute Ergebnisse bei Patienten, die nicht auf Antidepressiva ansprechen. Eine der beeindruckenderen Studien umfasste 99 Personen, die als Patienten mit »therapieresistenter« Depression beschrieben wurden.[109] Diese Patienten hatten auf keine der bisherigen Therapien angesprochen, einschließlich aller verfügbaren Antidepressiva und Elektrokonvulsionstherapie. Sie erhielten 5-HTP in Dosierungen von durchschnittlich 200 Milligramm pro Tag (zulässig waren 50–600 Milligramm). Bei 43 der 99 Patienten wurde eine vollständige Genesung beobachtet, bei acht weiteren war eine signifikante Verbesserung festzustellen. Eine derart signifikante Verbesserung bei Patienten, die an einer lang anhaltenden, nicht ansprechbaren Depression leiden, ist recht beeindruckend, was den Autor einer anderen Studie veranlasste, Folgendes zu bemerken:[121]

»5-HTP verdient einen Platz in der ersten Reihe der Antidepressiva, statt als letztes Mittel eingesetzt zu werden. Ich habe in 20 Jahren noch nie ein Mittel verwendet, das erstens so schnell wirksam war, zweitens Patienten so vollständig in die Personen zurückverwandelte, die sie waren und als die ihre Partner sie gekannt hatten, und drittens so völlig ohne Nebenwirkungen war.«

Ein Übersichtsartikel von 1987 über 5-HTP zur Behandlung von Depression betonte die Notwendigkeit gut konzipierter, doppelblinder Kopf-an-Kopf-Studien von 5-HTP im Vergleich zu herkömmlichen Antidepressiva.[110] Obwohl 5-HTP als Antidepressivum mit wenigen Nebenwirkungen betrachtet wurde, waren die Autoren dieser Studie der Meinung, die große Frage, die zu beantworten sei, bestünde darin, wie 5-HTP im Vergleich zu der neuen Art von Antidepressiva, SSRIs wie Prozac, Paxil und Zoloft, aussehe. 1991 wurde in der Schweiz eine Doppelblindstudie zum Vergleich von 5-HTP mit einem SSRI, Fluvoxamin (Luvox), durchgeführt.[112] Fluvoxamin wird hauptsächlich in den Vereinigten Staaten zur Behandlung von Zwangsneurosen eingesetzt, einer Angststörung, die schätzungsweise 5 Millionen Amerikaner betrifft. Fluvoxamin übt eine antidepressive Wirkung aus, die mit anderen SSRIs wie Prozac, Zoloft und Paxil vergleichbar (wenn nicht sogar besser als diese) Ist.

In der Studie erhielten die Probanden 6 Wochen lang dreimal täglich entweder 5-HTP (100 Milli-

Verbesserung bei spezifischen Depressionssymptomen

Symptom	5-HTP (%)	Fluvoxamin (%)
Depressive Stimmung	65,7	61,8
Angstzustände	58,2	48,3
Physische Symptome	47,6	37,8
Schlaflosigkeit	61,7	55,9

Der Untergang eines leuchtenden Sterns unter den Kräuterheilmitteln

Ende der 1990er-Jahre war der hellste Stern in der Kräutermedizin ohne Frage der Johanniskrautextrakt. In Deutschland wurde geschätzt, dass Ärzte 1996 Johanniskrautextrakt zur Behandlung von Depressionen achtmal häufiger verschrieben haben als das Medikament Prozac. In den Vereinigten Staaten wurde am 27. Juni 1997 in der Fernsehsendung *20/20* die Einspielung »Nature's Rx: Using Herb St. John's Wort to Treat Depression« (Rezept der Natur: Verwendung von Johanniskraut zur Behandlung von Depressionen) ausgestrahlt. Diese Sendung widmete sich nicht nur dem Johanniskrautextrakt, sondern auch der gesamten Kategorie der Kräutermedizin. Die zunehmende Beliebtheit dieses sicheren und wirksamen Naturprodukts blieb bei den Führungskräften der Arzneimittelherstellung sicherlich nicht unbemerkt.

Im April 2001 stand jedoch in einer Schlagzeile auf dem Cover des *Time Magazine:* »St. John's What?« (»Johannis ... was?«). In dem Artikel wurden die Ergebnisse einer Studie hervorgehoben, die zeigt, dass Johanniskraut nicht besser funktioniert als ein Placebo.[127] Diese spezielle Studie umfasste jedoch 200 Patienten, die seit mindestens 2 Jahren an einer schweren Depression litten, nicht an der typischen leichten bis mittelschweren Depression, bei der andere Studien eindeutig signifikante Vorteile durch Johanniskraut gezeigt hatten. Viele Experten waren der Meinung, die gesamte Studie sehe so aus, als würden die Forscher alles Mögliche gegen Johanniskraut auffahren wollen. Interessanterweise wurde die Studie von dem riesigen Pharmaunternehmen Pfizer finanziert, dem Hersteller von Zoloft, das damals das führende Antidepressivum war. Interessant ist auch, dass eine Studie dieser Art in der Regel die Johanniskrautgruppe und die Placebogruppe mit einer dritten Gruppe verglichen hätte, die ein bekanntes Antidepressivum einnahm. Wie die Nichtaufnahme dieser dritten Gruppe vielen klarmachte, wussten die Forscher wohl, dass diese Patientengruppe auch nicht auf das Antidepressivum ansprechen würde.

Seitdem gab es mehrere Doppelblindstudien über Johanniskrautextrakt, die ihn mit Standard-SSRIs wie Zoloft bei leichter bis mittelschwerer Depression verglichen.[122, 128, 129] Diese Studien zeigten, dass Johanniskraut effektiver ist und weniger Nebenwirkungen hat. Bei schweren Depressionen ist Johanniskraut jedoch möglicherweise nicht stark genug. Davon Betroffene könnten besser dran sein, wenn sie sich auf kognitive Therapie und andere Mittel zur Verbesserung ihrer Stimmung konzentrieren.

gramm) oder Fluvoxamin (50 Milligramm). Die Bewertungsmethoden zur Beurteilung der Wirksamkeit umfassten eine Selbsteinschätzung auf der Depressionsskala HDS und die Beurteilung eines Arztes. Wie aus den folgenden Daten zu ersehen ist, war der prozentuale Rückgang der Depression in der 5-HTP-Gruppe etwas besser (60,7 gegenüber 56,1 Prozent). 5-HTP war vor allem schneller wirksam als das Fluvoxamin, und ein höherer Prozentsatz der Patienten reagierte auf 5-HTP statt auf Fluvoxamin.

Einer der wichtigsten Vorteile von 5-HTP kann seine Fähigkeit sein, nicht nur Schlaflosigkeit zu reduzieren, sondern auch die Schlafqualität zu verbessern. Im Gegensatz dazu stören Antidepressiva die Schlafprozesse stark.

Die Daten zeigen deutlich, dass 5-HTP gleich oder besser ist als herkömmliche Antidepressiva, und die Nebenwirkungen sind viel weniger schwerwiegend. In der Studie, die 5-HTP mit Fluvoxamin verglich, unterschieden sich die beiden Behandlungsgruppen nicht signifikant in der Anzahl der Patienten mit Nebenwirkungen, aber der Schweregrad war hoch signifikant: Fluvoxamin produzierte überwiegend mittelschwere bis schwere Nebenwirkungen, während 5-HTP hauptsächlich leichte Nebenwirkungen hervorrief. Die häufigsten Nebenwirkungen bei 5-HTP waren Übelkeit, Sodbrennen und Magen-Darm-Probleme (Blähungen, Völlegefühl und Magenknurren).

Pflanzliche Arzneimittel

Johanniskraut

Extrakte aus Johanniskraut *(Hypericum perforatum)*, standardisiert für Hypericin, sind die am gründlichsten erforschten natürlichen Antidepressiva. Wie mehr als 30 doppelblinde, randomisierte Studien mit mehr als 2200 Patienten mit leichter bis mittelschwerer Depression erbrachten, liefern standardisierte Johanniskrautextrakte hervorragende Ergebnisse mit weitaus weniger Nebenwirkungen als herkömmliche Antidepressiva, und das bei geringeren Kosten und einer höheren Patientenzufriedenheit.[122–126]

In diesen Studien wurde gezeigt, dass Johanniskrautextrakt viele psychologische Symptome verbessert:

- Depressionen
- Angstzustände
- Apathie
- Schlafstörungen
- Schlaflosigkeit
- Anorexie
- Gefühle der Wertlosigkeit

Ginkgo-biloba-Extrakt (GBE)

GBE übt eine gute antidepressive Wirkung aus, besonders bei Patienten über 50 Jahren. Die Forscher interessierten sich für die antidepressive Wirkung von GBE als Folge der Stimmungsverbesserung bei Patienten mit zerebrovaskulärer Insuffizienz, die in Doppelblindstudien mit Ginkgo behandelt wurde.[130–133] In einer kürzlich durchgeführten Doppelblindstudie erhielten 40 ältere depressive Patienten (im Alter von 51 bis 78 Jahren), die von Standard-Antidepressiva nicht vollständig profitiert hatten, dreimal täglich entweder 80 Milligramm GBE oder ein Placebo.[134] Bis zum Ende der vierten Woche der Studie wurde der HDS-Gesamtwert im Durchschnitt von 14 auf 7 reduziert. Am Ende der 8-wöchigen Studie war der Gesamtwert in der GBE-Gruppe auf 4,5 gesunken. Im Vergleich dazu fiel der Wert der Placebogruppe nur von 14 auf 13. Wie diese Studie zeigt, kann GBE zusammen mit Standardantidepressiva verwendet werden und deren Wirksamkeit besonders bei älteren Patienten erhöhen.

Neben Humanstudien wurde die antidepressive Wirkung von GBE auch in einer Reihe von Tiermodellen nachgewiesen. Die interessanteste dieser Studien zeigte, dass GBE in der Lage war, einer der größten Veränderungen in der Gehirnchemie im Zusammenhang mit dem Altern entgegenzuwirken – der Verringerung der Anzahl der Serotoninrezeptorstellen.[135] Aufgrund dieser Reduzierung sind ältere Menschen in der Regel anfälliger für Depressionen, Beeinträchtigungen der geistigen Funktion, Schlaflosigkeit und Schlafstörungen. Die Studie wurde entwickelt, um festzustellen, ob GBE die Anzahl der Serotoninrezeptoren bei alten (24 Monate alten) und jungen (4 Monate alten) Ratten verändern könnte. Zu Beginn der Studie hatten die älteren Ratten 22 Prozent weniger Serotoninrezeptorstellen als die jüngeren Ratten. Die Ergebnisse der Behandlung mit GBE an 21 aufeinanderfolgenden Tagen zeigten, dass es bei jungen Ratten keine Veränderung der Rezeptorbindung gab, bei den älteren Ratten erfolgte jedoch ein statistisch signifikanter Anstieg (33 Prozent) der Anzahl von Serotoninbindungsstellen. Wie diese Ergebnisse nahelegen, kann GBE selbst noch im betagteren menschlichen Gehirn den altersbedingten Rückgang von zumindest einigen, wenn nicht sogar allen Serotoninbindungsorten auch entgegenwirken.

Safran

Safran *(Crocus sativus)* ist das teuerste Gewürz der Welt, da das Stigma (der zum Kochen verwendete Teil der Blume) von Hand gepflückt werden muss. Um ein Pfund Safran zu erhalten, werden mindestens 50 000 Blüten benötigt. Der Iran ist der weltweit größte Safranproduzent und hat in die Erforschung seiner möglichen medizinischen Anwendungen investiert. In der persischen Volksmedizin wird Safran bei Depressionen verwendet. Wie Studien erwiesen, ist Safran sicher und wirksam bei leichten bis mittelschweren Depressionen, und eine Studie ergab eine Wirksamkeit wie die von Prozac.[136, 137] Das Kronblatt des Safrankrokus ist viel billiger als das Stigma und hat sich in jüngster Zeit auch bei der Behandlung von leichten bis mittelschweren Depressionen bewährt. In der ersten Doppelblindstudie erhielten vierzig Patienten mit leichter Depression 6 Wochen lang täglich 30 Milligramm Safranblütenextrakt oder ein Placebo.[138] Die Ergebnisse zeigten einen signifikanten Rückgang der Depression durch den Safranextrakt. In einer weiteren 8-wöchigen Studie wurden 40 Patienten mit leichter bis mittelschwerer Depression nach dem Zufallsprinzip entweder mit Safranblütenextrakt (15 Milligramm morgens und abends) oder Fluoxetin (Prozac, 10 Milligramm morgens und abends) behandelt.[139] Am Ende der Studie wurde festgestellt, dass der Safran genauso wirksam war wie das Medikament.

Lavendel

Lavendel *(Lavender officinalis)* wird von Kräuterkundigen seit Langem zur Behandlung von Angst, nervöser Erschöpfung und Depression verwendet. Vor Kurzem wurde diese historische Verwendung in einer detaillierten klinischen Doppelblindstudie verifiziert.[140] Wie die Ergebnisse der Studie zeigten, kann die Einnahme einer moderaten Menge Lavendel das Gefühl von Depression, Angst und Hilflosigkeit reduzieren. In dieser Studie wurden 45 Erwachsene im Alter zwischen 18 und 54 Jahren, bei denen eine Depression diagnostiziert worden war, einer von drei Gruppen zugeordnet. Die Gruppen erhielten täglich entweder erstens Lavendelextrakt plus eine Placebotablette, zweitens einen Placeboextrakt plus 100 Milligramm des Antidepressivums Imipramin oder drittens Lavendelextrakt plus 100 Milligramm Imipramin. Die Studie dauerte 4 Wochen, und die Ergebnisse auf einer Skala für Depressionen wurden zunächst vor Behandlungsbeginn und dann wöchentlich ausgewertet. Wie die Ergebnisse zeigten, war der Lavendelextrakt genauso wirksam wie das Medikament, beim Lavendel allerdings ohne die bei der medikamentösen Behandlung üblichen Nebenwirkungen (Mundtrockenheit, Gewichtsverlust oder Gewichtszunahme, niedriger Blutdruck, Arrhythmien und verminderte Sexualfunktion).

Schnellüberblick

- Etwa 17 Millionen Amerikaner leiden jedes Jahr an einer echten klinischen Depression, und über 28 Millionen Amerikaner nehmen Antidepressiva oder Mittel gegen Angst ein.
- Eine der mächtigsten Methoden, die notwendigen biochemischen Veränderungen im Gehirn von depressiven Menschen hervorzurufen, besteht darin, ihnen beizubringen, optimistischer zu sein.
- Ein niedriger Serotoninspiegel trägt zur Depression bei.
- Es ist wichtig, einfache organische Faktoren auszuschließen, die bekanntlich zur Depression beitragen, das heißt Nährstoffmangel oder -überschuss, verschreibungspflichtige Medikamente, illegale oder legale Drogen (etwa Alkohol, Koffein oder Nikotin), Hypoglykämie, hormonelle Störungen, Allergien, Umweltfaktoren und mikrobielle Faktoren.
- Die kognitive Therapie hat sich bei der Behandlung mäßiger Depressionen als ebenso wirksam erwiesen wie Antidepressiva.
- Depressionen sind oft eine erste oder frühe Manifestation einer Schilddrüsenerkrankung.
- Erhöhte Cortisolwerte sind bei Depressionen üblich.
- Die Eliminierung von Zucker und Koffein hat sich in klinischen Studien als sehr nützlich erwiesen.
- Eine erhöhte Teilnahme an Bewegung, Sport und körperlichen Aktivitäten ist stark mit verminderten Symptomen von Angst, Depression und Unwohlsein verbunden.
- Ein Mangel an einem einzelnen Nährstoff kann die Gehirnfunktion verändern und zu Depressionen, Angstzuständen und anderen psychischen Störungen führen.
- Hypoglykämie kann Depressionen verursachen.
- Eine Mangel von Omega-3-Ölen in der Nahrung wurde mit Depressionen in Verbindung gebracht.
- Mehrere Doppelblindstudien haben gezeigt, dass 5-Hydroxytryptophan (5-HTP) genauso wirksam ist wie Antidepressiva, aber besser verträglich und mit weniger und viel milderen Nebenwirkungen verbunden.
- Auszüge aus dem für Hypericin standardisierten Johanniskraut (normalerweise 0,3 Prozent) sind die am besten untersuchten natürlichen Antidepressiva.
- Über 25 Doppelblindstudien haben gezeigt, dass Johanniskraut im Vergleich zu herkömmlichen Antidepressiva gleich gute oder bessere Ergebnisse liefert, jedoch mit deutlich weniger Nebenwirkungen.

Behandlungsübersicht

Die Behandlung von Depressionen hängt weitgehend von einigen zentralen Elementen ab: dem Ausgleich des Niveaus fehlerhafter Neurotransmitter und der Optimierung von Ernährung, Lebensstil und psychologischer Gesundheit.

Wenn Sie ein Antidepressivum absetzen möchten, empfehlen wir Ihnen, mit Ihrem Arzt an diesem Ziel zu arbeiten. Im Allgemeinen muss die Einstellung eines SSRI schrittweise erfolgen. Ein zu schnelles Absetzen ist mit Symptomen wie Schwindel, Koordinationsverlust, Müdigkeit, Kribbeln, Brennen, verschwommenem Sehen, Schlaflosigkeit und lebhaften Träumen verbunden. Seltener kann es zu Übelkeit oder Durchfall, grippeähnlichen Symptomen, Reizbarkeit, Angst und Schreikrämpfen kommen.

Um die Patienten bei der Entwöhnung von SSRIs zu unterstützen, kann entweder 5-HTP oder Johanniskrautextrakt verwendet werden. Werden Antidepressiva mit Johanniskraut oder 5-HTP vermischt, so entsteht das sogenannte »Serotoninsyndrom«, das durch Verwirrung, Fieber, Zittern, Schwitzen, Durchfall und Muskelkrämpfe gekennzeichnet ist. Obwohl es theoretisch möglich ist, dass die Kombination von Johanniskraut oder 5-HTP mit Standard-Antidepressiva dieses Syndrom hervorrufen könnte, hat es unseres Wissens nach niemand bei gleichzeitiger Anwendung von Johanniskrautextrakt oder 5-HTP und einem SSRI erlebt. Dennoch empfehlen wir Ihnen, dass Sie bei der Anwendung von Johanniskraut oder 5-HTP in Kombination mit Standard-Antidepressiva von Ihrem Arzt genauestens auf alle Symptome hin überwacht werden, die auf das Serotoninsyndrom hinweisen. Treten derartige Symptome auf, ist es angezeigt, eine der Therapien zu streichen.

Bei leichten Depressionen empfehlen wir, entweder 5-HTP (50 Milligramm pro Tag) oder Johanniskrautextrakt (900 Milligramm pro Tag) zu verwenden, während Sie mit Ihrem Arzt zusammenarbeiten, um das Medikament für 2–4 Wochen auf die Hälfte der täglichen Dosis zu reduzieren. 4 Wochen kann das Medikament dann eingestellt werden. Für schwerwiegendere Fälle sollte die Dosierung des Antidepressivums beibehalten und der Johanniskrautextrakt hinzugefügt werden. Nach einem Monat beginnen Sie, das Medikament abzusetzen, falls ausreichende stimmungsaufhellende Effekte festgestellt wurden. Wenn zusätzliche Unterstützung erforderlich ist, nehmen Sie 5-HTP in einer Dosierung von 50 Milligramm dreimal täglich.

Psychologische Unterstützung

Menschen mit Depressionen sollten einen Psychotherapeuten aufsuchen, um Hilfe bei der Entwicklung einer positiven, optimistischen Einstellung zu erhalten. Dies kann erreicht werden, indem man ihnen hilft, Ziele zu setzen, positive Selbstgespräche und Affirmationen zu nutzen, selbstbestärkende Fragen zu identifizieren und Wege zu entdecken, Humor und Lachen in ihr Leben zu bringen. Weitere Informationen finden Sie im Kapitel »Eine positive mentale Einstellung«.

Ernährung

Die Empfehlungen im Kapitel »Eine gesunde Ernährung« sind bei Depressionen wichtig. Es ist sehr wichtig, sich nach der niedrigglykämischen Mittelmeerdiät zu ernähren, den Konsum ballaststoffreicher pflanzlicher Lebensmittel (Obst, Gemüse, Getreide, Hülsenfrüchte und rohe Nüsse und Samen) zu erhöhen und Koffein und Alkohol zu vermeiden. Lebensmittelallergien müssen identifiziert und kontrolliert werden (siehe das Kapitel »Lebensmittelallergie«).

Lebensstil und Einstellung

- Treiben Sie an wenigstens 3 Tagen pro Woche mindestens 30 Minuten Sport, am besten täglich.
- Verbringen Sie täglich 10–15 Minuten mit Entspannungs- und Stressabbautechniken.
- Befolgen Sie die Empfehlungen im Kapitel »Eine positive mentale Einstellung«.

Nahrungsergänzungsmittel

- Ein hochwirksames Multivitamin-Mineralstoffpräparat, wie im Kapitel »Supplementierung« beschrieben
- Wichtige Nährstoffe:
  - → Vitamin B_6: 25–50 Milligramm pro Tag
  - → Folsäure: 800–2000 Mikrogramm pro Tag
  - → Vitamin B_{12}: 800 Mikrogramm pro Tag
  - → Vitamin C: 500–1000 Milligramm pro Tag
  - → Magnesium (gebunden an Aspartat, Citrat, Fumarat, Malat oder Succinat): 150–250 Milligramm zweimal täglich
  - → Vitamin D_3: 2000–4000 IE pro Tag (idealerweise Blutwerte messen und die Dosierung entsprechend anpassen)
- Fischöl: 1000 Milligramm EPA + DHA pro Tag
- Eines der folgenden Mittel:
  - → Traubenkernextrakt (mehr als 95 Prozent oligomere Proanthocyanidine): 100–300 Milligramm pro Tag

Fortsetzung Behandungsübersicht

- → Pinienrindenextrakt (mehr als 95 Prozent oligomere Proanthocyanidine): 100–300 Milligramm pro Tag
- → Andere flavonoidreiche Extrakte mit einem ähnlichen Flavonoidgehalt, »Supergreens« oder ein anderes pflanzliches Antioxidans, das täglich eine Sauerstoffradikal-Absorptionskapazität (ORAC) von 3000 bis 6000 Einheiten oder mehr bieten kann
- Gegebenenfalls eines der folgenden Präparate:
  - → 5-HTP: 50 Milligramm dreimal täglich
  - → SAM-e: 200 Milligramm zweimal täglich bis zu 400 Milligramm dreimal täglich

Pflanzliche Arzneimittel

Eines der folgenden Mittel:

- Johanniskrautextrakt (0,3 Prozent Hypericingehalt): 900–1800 Milligramm pro Tag (wahrscheinlich die beste Wahl für Menschen unter 50 Jahren); in schweren Fällen in Kombination mit 5-HTP 50–100 Milligramm dreimal täglich
- *Ginkgo-biloba*-Extrakt (24 Prozent Ginkgo-Flavonglykosidgehalt): 240–320 Milligramm pro Tag (vielleicht die beste Wahl für Menschen über 50 Jahre); in schweren Fällen in Kombination mit Johanniskraut, 5-HTP oder beidem
- Safran-Blütenblätterextrakt: zweimal täglich 15 Milligramm
- Lavendelextrakt (4:1): zweimal täglich 150 Milligramm

DIABETES

- Nüchternblutzuckerkonzentration (nachts) höher oder gleich 126 mg/dl an mindestens 2 verschiedenen Tagen
- Nach Einnahme von 75 Gramm Glucose Blutzuckerkonzentration höher oder gleich 200 mg/dl 2 Stunden nach Einnahme und bei mindestens einer weiteren Probe während des 4-stündigen Tests
- Ein zufällig gemessener Blutzuckerspiegel von 200 mg/dl oder mehr plus das Vorhandensein von eindeutigen Symptomen
- Klassische Symptome: erhöhter Harndrang, Durst und Hunger
- Müdigkeit, verschwommenes Sehen, schlechte Wundheilung, Parodontitis und häufige Infektionen (oft mit Symptomen von Typ-2-Diabetes)

Diabetes ist eine chronische Störung des Kohlenhydrat-, Fett- und Eiweißstoffwechsels, die durch eine Erhöhung des Blutzuckerspiegels (Glucose) und ein stark erhöhtes Risiko für Herzerkrankungen, Schlaganfall, Nierenerkrankungen und Verlust der Nervenfunktion gekennzeichnet ist. Diabetes kann auftreten, wenn die Bauchspeicheldrüse nicht genügend Insulin ausscheidet oder wenn die Körperzellen gegen Insulin resistent werden. Dadurch kann der Blutzucker nicht in die Zellen gelangen, und dies führt dann zu schweren Komplikationen.

Die wichtigsten Komplikationen von Diabetes

Herz-Kreislauf-Erkrankungen. Erwachsene mit Diabetes haben eine etwa zwei- bis viermal höhere Sterblichkeitsrate durch Herz-Kreislauf-Erkrankungen als Erwachsene ohne Diabetes.

Bluthochdruck. Etwa 75 Prozent der Erwachsenen mit Diabetes haben hohen Blutdruck.

Retinopathie. Diabetes ist die Hauptursache für Erblindung bei Erwachsenen.

Nierenerkrankungen. Diabetes ist der Hauptgrund für die Dialysebehandlung und macht 43 Prozent der Neuerkrankungen aus.

Neuropathie. Etwa 60–70 Prozent der Menschen mit Diabetes haben leichte bis schwere Formen von Schäden des Nervensystems. Schwere Formen der diabetischen Nervenerkrankung sind eine der Hauptursachen für Amputationen der unteren Extremitäten.

Amputationen. In den USA betreffen mehr als 60 Prozent der Amputationen im unteren Extremitätenbereich Diabetiker.

Parodontalerkrankungen. Fast ein Drittel der Diabetiker hat eine schwere Parodontalerkrankung.

Schmerzen. Viele Diabetiker leiden aufgrund von Erkrankungen wie Arthritis, Neuropathie, Kreislaufinsuffizienz oder Muskelschmerzen (Fibromyalgie) unter chronischen Schmerzen.

Depression ist eine häufige Begleiterscheinung von Diabetes. Klinische Depressionen können Jahre, bevor Diabetes vollständig entwickelt ist, einsetzen. Bei schlecht eingestellten Diabetikern ist die Behandlung schwierig.

Automimmunerkrankungen. Schilddrüsenerkrankungen, entzündliche Arthritis und andere Erkrankungen des Immunsystems verstärken das Leiden an Diabetes häufig.

Diabetes wird in zwei Hauptkategorien eingeteilt: Typ 1 und Typ 2. Etwa 10 Prozent aller Diabetiker sind Typ 1, und etwa 90 Prozent Typ 2. Typ 1 ist mit der vollständigen Zerstörung der Betazellen der Bauchspeicheldrüse verbunden, die das Hormon Insulin herstellen. Patienten mit dieser Krankheit brauchen lebenslang Insulin zur Kontrolle des Blutzuckerspiegels. Typ 1 resultiert aus einer Schädigung der insulinproduzierenden Betazellen, verbunden mit einem Defekt in der Geweberegenerationsfähigkeit. Das Immunsystem des Körpers greift die Bauchspeicheldrüse an. Antikörper gegen Betazellen sind bei 75 Prozent aller Personen mit Typ-1-Diabetes vorhanden, verglichen mit 0,5–2 Prozent bei Nichtdiabetikern. Wahrscheinlich entwickeln sich die Antikörper gegen die Betazellen als Reaktion auf Zellschäden durch andere Mechanismen (zum Bei-

Unterschiede zwischen Typ-1- und Typ-2-Diabetes		
Merkmale	**Typ 1**	**Typ 2**
Alter bei Beginn	In der Regel jünger als 40 Jahre	In der Regel älter als 40 Jahre
Anteil an allen Diabetikern	<10 Prozent	>90 Prozent
Familiäre Vorgeschichte	Unüblich	Üblich
Auftreten der Symptome	Schnell	Langsam
Adipositas bei Beginn	Unüblich	Üblich
Insulinspiegel	Niedrig	Normal, sinkt im Verlauf der Jahre
Insulinresistenz	Gelegentlich	Häufig
Behandlung mit Insulin	Immer	In der Regel erst im späteren Krankheitsverlauf erforderlich

spiel chemische, freie Radikale, Viren oder Lebensmittelallergien). Wie es scheint, entwickeln gesunde Personen entweder keine so starke Antikörperreaktion, oder sie sind besser in der Lage, den Schaden zu reparieren, sobald er auftritt.

Typ-2-Diabetes bricht erst nach dem 40. Lebensjahr bei übergewichtigen Menschen aus; er wird aber heute aufgrund der Adipositasepidemie in Amerika in allen Altersgruppen, auch bei Kindern, beobachtet sowie bei Menschen, die in hohem Maße persistenten organischen Schadstoffen (POPs) ausgesetzt sind. Anfangs sind die Insulinspiegel bei Typ 2 typischerweise erhöht, was auf einen Verlust der Empfindlichkeit der Körperzellen gegenüber Insulin hinweist. Übergewicht ist ein wichtiger Faktor, der zu diesem Verlust der Insulinempfindlichkeit beiträgt. Ungefähr 90 Prozent der Personen, die als Diabetiker vom Typ 2 eingestuft werden, sind fettleibig. Das Erreichen des idealen Körpergewichts bei diesen Patienten geht in vielen Fällen mit der Wiederherstellung eines normalen Blutzuckerspiegels einher. Selbst wenn Typ 2 bis zu einem Insulinmangel fortgeschritten ist, führt die Gewichtsabnahme fast immer zu einer deutlichen Verbesserung der Blutzuckerkontrolle und zu einer drastischen Verringerung anderer Gesundheitsrisiken wie Herz-Kreislauf-Erkrankungen.

Typ 2 ist eine Krankheit, die durch eine fortschreitende Verschlechterung der Blutzuckerkontrolle gekennzeichnet ist. Es beginnt mit leichten Veränderungen der Glucoserhöhung nach der Mahlzeit (postprandial), gefolgt von einem Anstieg der Nüchternplasmaglucose; letztlich wird oft einfach zu wenig Insulin produziert, was eine Insulintherapie notwendig macht.

Es gibt auch andere Arten von Diabetes, wie zum Beispiel Schwangerschaftsdiabetes – eine Art von Diabetes, von der etwa 4 Prozent aller schwangeren Frauen betroffen sind. In den USA gibt es jedes Jahr 135 000 Fälle von Schwangerschaftsdiabetes. Er tritt häufiger bei Afroamerikanerinnen, Hispano-/Latinoamerikanerinnen und Indianerinnen auf. Auch bei übergewichtigen Frauen und solchen mit Diabetes in der Familie ist er häufiger. Nach der Schwangerschaft entwickeln 5–10 Prozent der Frauen mit Schwangerschaftsdiabetes Typ 2; sie haben in den 5–10 Jahren nach der Schwangerschaft eine Wahrscheinlichkeit von 20–50 Prozent, Diabetes zu entwickeln.

Prädiabetes und metabolisches Syndrom

Prädiabetes (auch beeinträchtigte Glucosetoleranz genannt) wird durch eine Nüchternglucose von 100 bis 125 mg/dl und/oder postprandiale Glucose von 140 bis 199 mg/dl eingestuft. Es ist der erste Schritt in die Insulinresistenz und betrifft schätzungsweise 57 Millionen Amerikaner. Viele Menschen mit Prädiabetes entwickeln später den vollen Typ 2, obwohl Prädiabetes in der Regel reversibel ist und Diabetes sich in den meisten Fällen durch Ernährungs- und Lebensstiländerungen vollständig vermeiden lässt. Zu den Faktoren, die mit Prädiabetes, Insulinresistenz und dem Fortschreiten zu Typ 2 zusammenhängen, gehören eine Ernährung mit hohem Gehalt an raffinierten Kohlenhydraten, besonders Maissirup mit hohem Fructosegehalt, eine erhöhte Aufnahme von gesättigten Fettsäuren, übermäßiges Essen in Form größerer Portionen, Zunahme von Entzündungsmarkern, Bewegungsmangel, industrielle Verschmutzung, Gewichtszunahme im Bauchraum, hormonelle Ungleichgewichte, unzureichender Schlaf und Nährstoffmangel. Wie die Forschung mehr und mehr zeigt, ist Prädiabetes mit ernsthaften Gesundheitsrisiken verbunden, besonders mit einem erhöhten Risiko für Herz-Kreislauf-Erkrankungen (*cardiovascular diseases*, CVD). Prädiabetiker erfüllen oft die Kriterien des metabolischen Syndroms, einer Ansammlung von Faktoren, die zusammen ein deutlich höheres Risiko für CVD und die Entwicklung von Typ 2 darstellen. Zu diesen Faktoren gehören:

- Erhöhtes Taillen-Hüft-Verhältnis
- Zwei der folgenden Faktoren:
  - Triglyceride höher als 150 mg/dl
  - HDL weniger als 40 mg/dl bei Männern, weniger als 50 mg/dl bei Frauen
  - Blutdruck über 130/85 mm Hg
  - Nüchternblutzucker über 100 mg/dl

Nach dieser Definition und auf der Grundlage von Daten aus der Third National Health and Nutrition Examination Survey (NHANES III) beträgt die Prävalenz des metabolischen Syndroms in den Vereinigten Staaten 39 Prozent bei Männern und Frauen über 20 Jahren.[1] Bei den Jugendlichen erfüllen nach einer ähnlichen Definition circa 5,8 Prozent die festgelegten Kriterien.[2] Neben einem erhöhten Risiko für Herz-Kreislauf-Erkrankungen und Diabetes berichten Menschen mit metabolischem Syndrom über eine schlechtere gesundheitsbezogene Lebensqualität, sowohl körperlich als auch geistig.[3]

Diagnostische Erwägungen

Die klassischen Symptome von Typ 1 sind häufiges Wasserlassen, Gewichtsabnahme, beeinträchtigte Wundheilung, Infektionen und übermäßiger Durst und Appetit. Da die Symptome bei Typ 2 im Allgemeinen schwächer ausgeprägt sind, können sie unbemerkt bleiben. Aus diesem und anderen Gründen wissen viele Menschen mit Typ 2 nicht einmal, dass sie die Krankheit haben. Übermäßiges Bauchgewicht, Müdigkeit, verschwommenes Sehen, schlechte Wundheilung, Parodontitis und häufige Infektionen sind gängige Symptome von Typ 2.

Blutzuckerspiegel

Die Standardmethode zur Diagnose von Diabetes ist die Messung des Blutzuckerspiegels. Zuerst wird in der Regel ein Nüchternblutzuckerspiegel gemessen, der mindestens 10 Stunden, aber nicht mehr als 16 Stunden nach Nahrungsaufnahme ermittelt wird. Der Normalwert liegt zwischen 70 und 99 mg/dl. Wenn jemand zweimal einen Nüchternblutzucker von mehr als 126 mg/dl (7 mmol/l) hat, lautet die Diagnose Diabetes. Wie bereits erwähnt, wird ein Nüchternblutzucker von mehr als 100, aber weniger als 126 mg/dl als Prädiabetes eingestuft.

Postprandiale und stichprobenartige Glucosebestimmungen sind bei der Diagnose von Diabetes ebenfalls sehr hilfreich. Eine postprandiale Messung wird in der Regel 1–2 Stunden nach einer Mahlzeit durchgeführt, während eine stichprobenartige Messung jederzeit während des Tages ohne Rücksicht auf die Zeit der letzten Mahlzeit durchgeführt wird. Jeder Messwert von mehr als 200 mg/dl (11 mmol/l) gilt als Indikator für Diabetes.

Glucosetoleranztest, Reaktionskriterien	
Typ	**Kriterien**
Normal	Keine Erhöhung >160 mg/dl (9 mmol/l); <150 mg/dl (8,3 mmol/l) nach der ersten Stunde, unter 120 mg/dl (6,6 mmol/l) nach 2 Stunden
Vermindert	Keine Abweichung über +/– 20 mg/dl (1,1 mmol/l) vom Nüchternwert
Prädiabetisch	Blutzuckerwert von 140 mg/dl (7,8 mmol/l) bis 180 mg/dl (10 mmol/l) nach 2 Stunden
Diabetisch	>180 mg/dl (10 mmol/l) in der ersten Stunde; 200 mg/dl (11,1 mmol/l) oder höher nach der ersten Stunde; 150 mg/dl (8,3 mmol/l) oder höher nach 2 Stunden

Glykosyliertes Hämoglobin

Ein wertvoller Labortest zur Beurteilung des Langzeit-Blutzuckerspiegels ist die Messung des glykosylierten HbA1C. Proteine, an die Glucosemoleküle gebunden sind (glykosylierte Peptide), sind bei Diabetikern um das Mehrfache erhöht. Normalerweise sind etwa 4,6–5,7 Prozent des Hämoglobins mit Glucose kombiniert. Ein A1C von 5,7 bis 6,4 Prozent zeigt Prädiabetes an; ein A1C von 6,5 Prozent oder höher kann zur Diagnose von Diabetes verwendet werden. A1C-Messungen sind besonders hilfreich bei Patienten mit unklaren Ergebnissen aus den Nüchternblutzuckerwerten. Für eine genauere Diagnose können sie mit einem Nüchternblutzuckerspiegel und einem 2-stündigen postprandialen Glucosespiegel gekoppelt werden.[4] Da die durchschnittliche Lebensdauer eines roten Blutkörperchens (RBC) 120 Tage beträgt, stellt die A1C-Analyse zeitgemittelte Werte für den Blutzucker über die vergangenen 2–4 Monate dar. Ein A1C von 5 Prozent zeigt an, dass der mittlere Blutzuckerspiegel in den zurückliegenden 3 Monaten bei etwa 100 mg/dl lag; jedes Prozent mehr bedeutet etwa 35 mg/dl mehr durchschnittlichen Blutzuckerspiegel. Ein A1C von 7 Prozent bedeutet also, dass der Blutzucker des Patienten im Durchschnitt der vergangenen 3 Monate 170 mg/dl betrug. Der A1C-Test ist äußerst wertvoll, da er eine einfache und nützliche Methode zur Beurteilung der Wirksamkeit der Behandlung darstellt; er sollte alle 3–6 Monate überprüft werden.

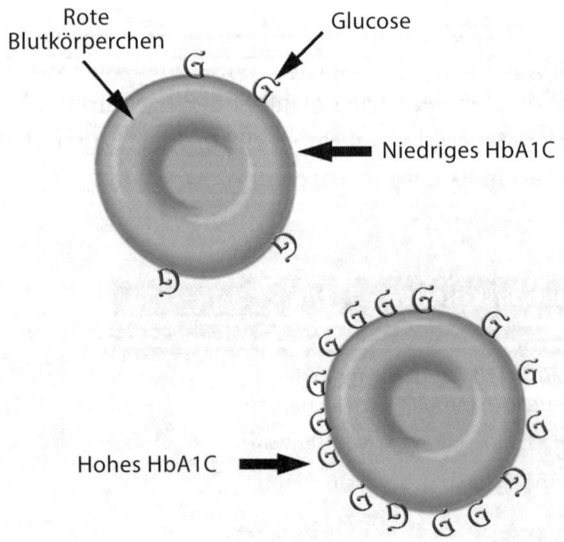

Glykolisierung roter Blutkörperchen

Typ-1-Diabetes

Ursachen

Wir wissen, dass bei Typ-1-Diabetes letztlich die insulinproduzierenden Zellen der Bauchspeicheldrüse zerstört werden, meist durch das körpereigene Immunsystem, doch was diese Zerstörung auslöst, ist von Person zu Person unterschiedlich. Genetische Faktoren können eine Prädisposition der insulinproduzierenden Zellen bewirken, entweder durch gestörte Abwehrmechanismen, Überempfindlichkeit des Immunsystems oder irgendeinen Defekt in der Fähigkeit zur Geweberegeneration. Der gesamte Satz genetischer Faktoren, die mit Typ 1 verbunden sind, wird als »Suszeptibilitätsgene« bezeichnet, da sie das Diabetesrisiko verändern, aber weder notwendig noch ausreichend für die Entwicklung einer Krankheit sind.[5] Anstatt als Hauptursache zu fungieren, schafft die genetische Prädisposition einfach die Voraussetzungen dafür, dass der Umwelt- oder Ernährungsfaktor den destruktiven Prozess einleitet.[6] Schon der Begriff *Prädisposition* deutet darauf hin, dass noch etwas anderes geschehen muss: Weniger als 10 Prozent derjenigen mit erhöhter genetischer Veranlagung für Typ 1 entwickeln die Krankheit tatsächlich.[7]

In detaillierten Studien betrug die Konkordanzrate für die Entwicklung von Typ 1 bei eineiigen Zwillingen[8] einmal nur 23 Prozent und in einer anderen Studie 38 Prozent.[9] Wenn also ein Zwilling nach 24 Jahren Typ-1-Diabetes entwickelt, sinkt die Rate beim zweiten Zwilling auf 6 Prozent. Wie diese und andere Ergebnisse zeigen, sind Umwelt- und Ernährungsfaktoren in den meisten Fällen wichtiger als eine echte genetische Prädisposition.[10]

Es gibt weitere Belege dafür, dass man sich auf diätetische und umweltbedingte Auslöser konzentrieren muss:

- Die Zahl der Menschen mit Typ-1-Diabetes hat sich in den vergangenen 40 Jahren weltweit um das Drei- bis Zehnfache erhöht. Ein solcher Anstieg lässt sich einfach nicht mit einer erhöhten Anzahl von Menschen erklären, die genetisch für Typ 1 prädisponiert sind. Veränderungen des humangenetischen Codes in großen Populationen brauchen viel länger als eine Generation.[11]

- Die Typ-1-Rate kann dramatisch steigen, wenn Kinder aus Gebieten, in denen Typ 1 relativ selten ist, in entwickelte Länder ziehen.[12] So erhöhte sich beispielsweise die Rate des Typs 1 innerhalb von 10 Jahren bei Kindern asiatischer Herkunft, die nach Großbritannien zogen, um fast das Vierfache und um mehr als das Siebenfache bei Polynesiern, die nach Neuseeland zogen.[13, 14] Genetische Faktoren können einen so schnellen Wandel nicht erklären.
- Es besteht eine starke umgekehrte Korrelation zwischen dem mütterlichen Vitamin-D-Spiegel und dem Risiko eines Kindes, Typ-1-Diabetes zu entwickeln.

Umwelt- und Ernährungsrisikofaktoren

Viele Daten deuten darauf hin, dass Anomalien des Immunsystems des Darms eine grundlegende Rolle beim Immunangriff auf Betazellen und bei der anschließenden Entwicklung von Typ 1 spielen können.[15] Das Immunsystem des Darms spielt eine wichtige Rolle bei der Verarbeitung der vielen Lebensmittel- und mikrobiellen Antigene, um den Körper vor Infektionen oder Allergien zu schützen. Was bei der Entwicklung einiger Fälle von Typ 1 zu passieren scheint, ist die Entwicklung von Antikörpern durch das gastrointestinale Immunsystem, die letztlich die Betazellen angreifen.

Interessant ist, dass eine schlechte Proteinverdauung zu Typ 1 beitragen kann. Schlecht verdaute Nahrungsproteine können mit Proteinen auf oder innerhalb der Betazellen der Bauchspeicheldrüse kreuzreagieren. Beim Menschen lassen sich zwei Nahrungsproteine verantwortlich machen: diejenigen, die in Milch (die Rinderserumalbumin und Rinderinsulin enthält) und die in Weizen (der Gluten enthält) vorkommen. So unterscheidet sich beispielsweise das diätetische Rinderinsulin vom Humaninsulin nur um drei Aminosäuren. Wenn jemand Antikörper gegen Rinderinsulin entwickelt, besteht eine hohe Wahrscheinlichkeit, dass diese Antikörper auch das eigene Insulin angreifen. Neben der antikörpervermittelten Zerstörung der Betazellen kann Rinderinsulin bei den für Diabetes prädisponierten Personen auch T-Zellen so aktivieren, dass die Betazellen durch direkten Angriff von T-Killerzellen zerstört werden.

Aussagekräftige Beweise sprechen für Ernährungsfaktoren wie Kuhmilch und Gluten als wichtige Auslöser des Autoimmunprozesses, der zu Typ 1 führt. Im Gegensatz dazu wurde das Stillen als wichtiger Faktor für die Ausbildung einer guten intestinalen Immunfunktion und die Reduzierung des Risikos für Typ 1 identifiziert. Es ist bekannt, dass das Stillen das Risiko für Nahrungsmittelallergien senkt und einen besseren Schutz vor bakteriellen und viralen Darminfektionen bietet. In fallkontrollierten Studien waren Patienten mit Typ 1 oft weniger als 3 Monate lang gestillt und vor dem vierten Lebensmonat mit Kuhmilch oder festen Lebensmitteln konfrontiert worden. Eine kritische Überprüfung und Analyse aller relevanten Zitate in der medizinischen Literatur ergab, dass eine frühe Kuhmilchbelastung das Risiko um das 1,5-Fache erhöhen kann.[16] Und obwohl zunächst angenommen wurde, das Risiko für Diabetes im Zusammenhang mit der Exposition gegenüber Kuhmilch beziehe sich nur auf die Aufnahme im Säuglingsalter, zeigten weitere Studien, dass der Konsum in jedem Alter das Typ-1-Risiko erhöhen kann.

Es gibt auch deutliche Hinweise darauf, dass die Empfindlichkeit gegenüber Gluten – der wichtigsten Proteinkomponente von Weizen, Roggen und Gerste – ebenfalls eine Rolle spielen könnte. Die Glutenempfindlichkeit verursacht Zöliakie, eine weitere Autoimmunerkrankung. Zöliakie ist wie Typ-1-Diabetes mit Anomalien der intestinalen Immunfunktion verbunden. Und wie bei Diabetes scheint das Stillen eine präventive Wirkung zu haben, während die frühe Fütterung mit Kuhmilch als ein wesentlicher ursächlicher Faktor angesehen wird. Das Risiko, Typ-1-Diabetes zu entwickeln, ist bei Kindern mit Zöliakie höher. Es überrascht nicht, dass die höchsten Antikörperwerte gegen Kuhmilchproteine bei Zöliakiepatienten zu finden sind.[17]

Enteroviren und Typ-1-Diabetes

Neuere Studien untermauern die Hypothese, Typ-1-Diabetes könne das Ergebnis einer Virusinfektion sein.[18, 19] Eine Theorie lautet, das Immunsystem sei möglicherweise leicht verwirrt, welche Proteine es angreifen solle – lebensmittelbasierte Proteine wie solche aus Milchprodukten oder Gluten oder ähnliche Proteine aus den Betazellen der Bauchspeicheldrüse. (Ein Teil dieser Verwirrung kann auf einen Vitamin-D-Mangel zurückzuführen sein, wie weiter unten erläutert wird.) Wenn die Person dann eine Virusinfektion hat, löst die erhöhte Aktivierung des Immunsystems die Produktion von mehr Antikörpern und sensibilisierten weißen Zellen aus, und diese verwirrten Immunzellen beginnen dann, die Bauchspeicheldrüse zu beschädigen. Magen-Darm-Infektionen durch Enteroviren (zum Beispiel Coxsackieviren, Echoviren) und Rotaviren sind weitverbreitet, vor allem bei Kindern. All diese Viren vermehren sich im Darm und stimulieren das dortige Immunsystem; dies kann die insulinspezifischen Immunzellen aktivieren und dazu veranlassen, Betazellen zu suchen und zu zerstören. Diese und andere Viren sind auch in der Lage, pankreatische Betazellen zu infizieren, wodurch die Leukozyten die Betazellen angreifen und zerstören, um das Virus zu töten. Eine weitere Möglichkeit besteht darin, dass gastrointestinale Virusinfektionen die Durchlässigkeit des Darms erhöhen können, was zur Absorption des intakten Proteins führt; dies erhöht dann die Antikörperreaktion auf das diätetische Rinderinsulin. Das schwerwiegende »Leaky-Gut-Syndrom« oder die erhöhte Durchlässigkeit des Dünndarms, die während und für einige Zeit nach Rotavirusinfektionen auftreten (eine der häufigsten Ursachen für akute Durchfallerkrankungen bei Kindern), setzt die darmassoziierten Immunzellen großen Mengen intakter Proteine aus.

Vitamin D-Mangel

Neue Erkenntnisse deuten darauf hin, eine Vitamin-D-Supplementierung aus Lebertran und anderen Quellen in der frühen Kindheit könne Typ-1-Diabetes verhindern.[20] In den umfangreichsten Studien mit Vitamin D und Typ 1 Diabetes wurden alle schwangeren Frauen in Nordfinnland aufgenommen, die 1966 gebaren (mehr als 12 000 Frauen), und ihre Kinder wurden bis Dezember 1997 beobachtet.[21] Wie die abschließende Analyse von 10 366 Probanden ergab, hatten Kinder, die regelmäßig Vitamin D, vor allem aus Lebertran, zu sich nahmen, ein um 80 Prozent geringeres Risiko, Typ 1 Diabetes zu entwickeln, während Kinder mit einem Vitamin-D-Mangel ein um 300 Prozent erhöhtes Risiko aufwiesen. Eine Studie zeigte, dass bei den Kindern, deren Mütter während der Schwangerschaft Vitamin D aus Lebertran eingenommen hatten, die Häufigkeit von Typ-1-Diabetes deutlich reduziert war.[22] Darüber hinaus ist der Vitamin-D-Spiegel im Blut von Menschen mit neu diagnostiziertem Typ-1-Diabetes viel niedriger als bei gesunden Kontrollpersonen. Da Vitamin D im Körper durch die Einwirkung von Sonnenlicht auf die Haut produziert werden kann, mag auch die mangelnde Sonneneinstrahlung im Kindesalter eine Rolle spielen und teilweise die höheren Typ-1-Raten in den nördlichen Ländern erklären. Wie jüngste Beobachtungsstudien zeigten, verhindert Vitamin D die Entwicklung von Autoimmunerkrankungen einschließlich Angriffe auf Betazellen; der Schutzgrad ist dosisabhängig.[23]

Mangel an Omega-3 Fettsäuren

Die Vorteile der Omega-3-Fettsäuren beim Schutz vor der Entwicklung von Typ-1-Diabetes lassen sich nachdrücklich belegen. In Humanstudien reduzierte die Zufuhr essenzieller Fettsäuren das Ausbrechen von Typ-1-Diabetes signifikant; höhere Omega-3-Spiegel der roten Blutkörperchen sind auch mit einem reduzierten Risiko verbunden.[24] Lebertran liefert sowohl EPA als auch DHA, zwei wichtige essenzielle Omega-3-Fettsäuren. Andere Studien belegen den Nutzen einer Omega-3-Supplementierung bei Müttern und Kindern. Die für diesen Effekt verantwortlichen Mechanismen können mit einer optimierten Zellmembranfunktion zusammenhängen, die zu einem verbesserten Antioxidantienstatus führt sowie dazu, die Entstehung von entzündlichen Verbindungen, den sogenannten Zytokinen, zu unterdrücken.[25]

Nitrate

Zwischen einem erhöhten Nitratgehalt aus diätetischen Quellen und Wasser sowie einer gesteigerten

Rate für Typ-1-Diabetes besteht ein klarer Zusammenhang. Nitrate entstehen durch landwirtschaftliche Abwässer aus Düngemitteln; sie werden auch in geräucherten und gepökelten Wurstwaren wie Schinken, Wiener Würstchen, Speck und Räucherfleisch verwendet, um die Lebensmittel vor dem Verderben zu schützen. Im Körper gehen sie Reaktionen ein, aus denen Verbindungen hervorgehen, die als Nitrosamine bezeichnet werden. Nitrate und Nitrosamine sind dafür bekannt, bei Tieren Diabetes zu verursachen. Säuglinge und Kleinkinder gelten als besonders anfällig für die schädlichen Auswirkungen der Nitratbelastung.

Eines der alarmierendsten Merkmale von Typ-1-Diabetes ist, dass er immer häufiger vorkommt, mit einer aktuellen Wachstumsrate von weltweit 3 Prozent pro Jahr.[11] Einige Gebiete sind besonders hart betroffen, wie Finnland, Großbritannien, Kanada und die Vereinigten Staaten. Eine erhöhte Nitratbelastung kann ein Schlüsselfaktor sein; der Nitratgehalt in Grund- und Oberflächengewässern landwirtschaftlicher Regionen hat in den vergangenen 40 Jahren zugenommen. Die Nitratkontamination tritt in geografischen Mustern auf, die sich auf die Stickstoffmenge beziehen, die von Düngemitteln, Gülle und Luftquellen wie Automobil- und Industrieemissionen stammen. Die Nitratbelastung kann erklären, warum einige geografische Regionen eine wesentlich höhere Rate von Typ-1-Diabetes aufweisen.[26, 27]

Aus bevölkerungsbezogenen Studien geht auch hervor, dass eine höhere diätetische Aufnahme von Nitrat aus Räucher- oder Pökelfleisch mit einem deutlich höheren Risiko für Typ-1-Diabetes verbunden ist. Diese Lebensmittel belasten die Abwehrmechanismen des Körpers stark und sollten vermieden werden. Eltern würden gut daran tun, Kinder nicht mehr mit Hotdogs, Aufschnitt und Schinken zu füttern. Reformhäuser bieten jetzt nitratfreie Alternativen zu diesen ziemlich giftigen Lebensmitteln an. Auch die Investition in einen hochwertigen Wasseraufbereiter ist eine gute Versicherung gegen die Aufnahme von nitratbelastetem Trinkwasser.

Frühzeitige Behandlung und mögliche Umkehrung von Typ-1-Diabetes

Eine frühzeitige Intervention bei Typ-1-Diabetes mit dem Ziel, den Autoimmun- oder Oxidationsprozess zu beeinflussen, könnte theoretisch in der Lage sein, die »Schonzeit«-Phase (die Zeit, bevor Insulin absolut notwendig wird) zu verlängern oder den Schaden sogar vollständig abzuwenden. Zwei Substanzen,

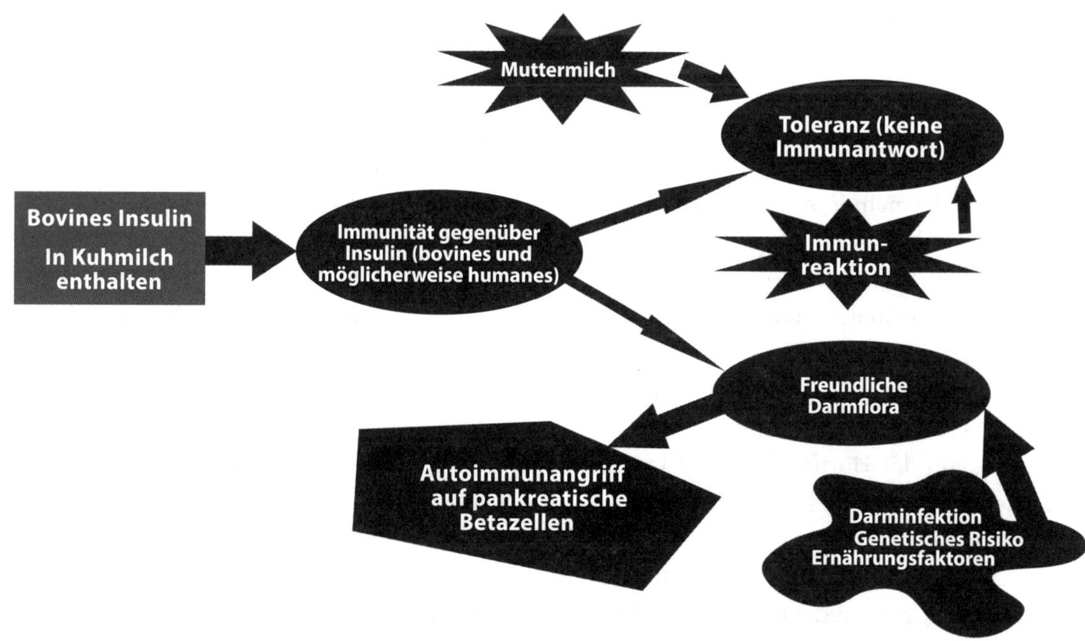

Vermutete Auslöser für Typ-1-Diabetes

die in dieser Hinsicht einen gewissen Nutzen haben können, sind Niacinamid und Epicatechin.

Niacinamid

Die Niacinamidform von Vitamin B_3 verhindert nachweislich die immunvermittelte Zerstörung von Betazellen der Bauchspeicheldrüse und kann tatsächlich helfen, den Schaden abzuwenden.[28, 29] Die Feststellung, dass Niacinamid bei Versuchstieren die Entwicklung von Typ-1-Diabetes verhindern kann, führte zu mehreren klinischen Pilotversuchen, die diese Beobachtungen zunächst bestätigten; sie deuteten ferner darauf hin, Niacinamid könnte, wenn es früh genug nach Einsetzen des Diabetes gegeben wird, dabei helfen, Betazellen wiederherzustellen oder zumindest ihre Zerstörung zu verlangsamen. In einer Studie mit neu diagnostizierten Typ-1-Diabetikern erhielten sieben Patienten 3 Gramm Niacinamid pro Tag und neun ein Placebo. Nach 6 Monaten nahmen fünf Patienten in der Niacinamidgruppe und zwei in der Placebogruppe immer noch kein Insulin und hatten einen normalen Blutzucker und Hämoglobinwert von A1C. Nach 12 Monaten waren drei Patienten aus der Niacinamidgruppe, aber keine aus der Placebogruppe in klinischer Remission.[30]

Die Ergebnisse dieser und anderer Pilotstudien deuten darauf hin, dass Niacinamid helfen kann, Betazellen wiederherzustellen und bei einigen Patienten den Fortschritt von Typ 1 zu verhindern, wenn es früh genug zu Beginn des Diabetes gegeben wird. Bis 2004 gab es zwölf Studien zur Niacinamidbehandlung bei Patienten mit neu eingesetztem Typ-1-Diabetes oder einem Typ 1 von weniger als 5 Jahren Dauer, bei dem noch einige funktionsfähige Betazellen vorhanden waren. Von zehn placebokontrollierten Doppelblindstudien zeigten fünf einen positiven Effekt im Vergleich zu einem Placebo hinsichtlich der Verlängerung der Zeit, in der Insulin noch nicht erforderlich war, eines geringeren Insulinbedarfs, wenn das Hormon benötigt wurde, einer verbesserten metabolischen Kontrolle und einer erhöhten Betazellfunktion, die durch die Ausschüttung einer Substanz, bekannt als C-Peptid, bestimmt wurde. In den fünf Studien, die ein positives Ergebnis zeigten, hatten die Patienten einen höheren anfänglichen Nüchtern-C-Peptid-Spiegel, und die Patienten waren im Allgemeinen älter als in den negativen Studien.[31–34]

Trotz dieser positiven Ergebnisse ist es wichtig, darauf hinzuweisen, dass zwei große Studien zur Bewertung der Wirksamkeit von Niacinamid bei der Verhinderung der Entwicklung von Typ-1-Diabetes bei Hochrisikopersonen – wie Geschwistern von Kindern, die Typ 1 entwickelt haben, oder Personen, die bereits eine erhöhte Anzahl von Antikörpern gegen die Betazellen aufwiesen – keine Wirksamkeit von Niacinamid erbracht haben. Die erste dieser Studien, die German Nicotinamide Intervention Study, erzielte mit 1,2 Gramm Niacinamid pro Tag keine große Wirkung; und die Ergebnisse der größeren Studie, der European Nicotinamide Diabetes Intervention Trial (ENDIT), zeigten keinen Nutzen bei Dosierungen bis zu 3 Gramm pro Tag.[35, 36] Ein möglicher Mangel dieser Studien war die Verwendung von zeitversetzt freigegebenem Niacinamid. Es ist möglich, dass ein solches Präparat keine ausreichenden Höchstwerte an Niacinamid zuließ, um Autoimmunmechanismen zu verhindern.[37]

Im besten Fall funktioniert Niacinamid wahrscheinlich nur bei einigen wenigen Patienten mit kürzlich eingesetztem Typ-1-Diabetes. Dennoch lohnt sich die Niacinamidverwendung, da einige Patienten eine vollständige Umkehrung ihrer Erkrankung erlebten und es außerdem derzeit keine vernünftige Alternative gibt.

Die Dosierungsempfehlung basiert auf dem Körpergewicht: 25–50 Milligramm Niacinamid pro Kilogramm Körpergewicht bis zu einer maximalen Dosierung von 3 Gramm pro Tag in mehreren Einzelgaben. Niacinamid ist in der Regel gut verträglich und nebenwirkungsfrei. Tatsächlich wurden in klinischen Studien mit Typ-1-Diabetes keine Nebenwirkungen berichtet. Es verursacht keine Hautrötungen, wie sie bei hohen Dosen von Niacin typisch sind. Da jedoch hohe Dosen von Niacinamid die Leber schädigen können, sollte alle 3 Monate ein Bluttest auf Leberenzyme durchgeführt werden, um Leberschäden auszuschließen.

Epicatechin

Die zweite natürliche Substanz, die einen Nutzen bieten kann, ist Epicatechin. Die Forschungsreihe über ihre potenzielle Rolle bei neu auftretendem Typ-1-Diabetes begann mit der Untersuchung der Rinde des Malabarkinobaums *(Pterocarpus marsupium)*. Diese botanische Arznei hat in Indien eine lange Tradition zur Behandlung von Diabetes. Zunächst wurde belegt, dass Epicatechin, das aus der Rinde extrahiert wurde, Betazellschäden bei Ratten verhindert. Wie weitere Untersuchungen zeigten, konnten sowohl Epicatechin als auch ein Rohalkoholextrakt aus *P. marsupium* bei diabetischen Tieren tatsächlich zur Regeneration funktioneller Betazellen der Bauchspeicheldrüse beitragen.[38]

Extrakt aus grünem Tee *(Camellia sinensis)* scheint eine bessere Wahl zu sein als Extrakte aus P. *marsupium*, da der Epicatechingehalt in einem hochwertigen Grüntee-Extrakt höher ist als in Extrakten aus *P. marsupium*. Zudem übt der Extrakt aus grünem Tee eine breitere Palette von positiven Wirkungen aus. Ein weiterer Grund ist, dass Polyphenole des grünen Tees eine signifikante antivirale Wirkung gegen Rotaviren und Enteroviren haben, zwei Arten von Viren, von denen angenommen wird, sie seien an der Entwicklung von Typ-1-Diabetes beteiligt.[39] Schließlich ist grüner Tee im Handel wesentlich einfacher zu finden als *P. marsupium*. Die empfohlene Dosierung für Grüntee-Extrakt bei Kindern unter 6 Jahren beträgt 50–150 Milligramm, für Kinder von 6 bis 12 Jahren 100–200 Milligramm und für Kinder über 12 Jahren und Erwachsene 150–300 Milligramm. Der Grüntee-Extrakt sollte einen Polyphenolgehalt von mindestens 80 Prozent aufweisen und entkoffeiniert sein.

Typ-2-Diabetes

Ursachen

Der Hauptrisikofaktor für Typ-2-Diabetes ist Fettleibigkeit, genauer gesagt, überschüssiges Körperfett. Etwa 80–90 Prozent der Menschen mit Typ-2-Diabetes sind übergewichtig (Body-Mass-Index über 30). Wenn Fettzellen (Adipozyten), besonders die um den Bauch herum, sich ganz mit Fett auffüllen, scheiden sie eine Reihe von biologischen Molekülen aus (zum Beispiel Resistin, Leptin, Tumornekrosefaktor, freie Fettsäuren und Cortisol), die die Wirkung von Insulin dämpfen, die Glucoseverwertung im Skelettmuskel behindern, die Glucoseproduktion durch die Leber fördern und die Insulinfreisetzung durch pankreatische Betazellen beeinträchtigen. Wichtig ist auch, dass mit zunehmender Anzahl und Größe der Adipozyten (Fettzellen) die Sekretion von Substanzen, die die Insulinwirkung fördern, reduziert wird, einschließlich Adiponectin, einem von Fettzellen produzierten Protein. Adiponectin wird nicht nur mit einer verbesserten Insulinempfindlichkeit verbunden, sondern hat auch eine entzündungshemmende Wirkung, senkt Triglyceride und blockiert die Entwicklung von Atherosklerose (Verhärtung der Arterien). Der Nettoeffekt all dieser Maßnahmen ist, dass Fettzellen die Blutzucker-Kontrollmechanismen stark belasten und zur Entstehung der schwerwiegendsten Komplikation von Diabetes, der Atherosklerose, führen. Wegen all dieser neu entdeckten Hormone, die von den Adipozyten ausgeschieden werden, betrachten viele Experten das Fettgewebe heute als Teil des endokrinen Systems neben Drüsen wie der Hypophyse, den Nebennieren und der Schilddrüse.[40, 41] Die Messung der Blutspiegel von Adiponectin oder anderen Hormonen, die von Fettzellen abgesondert werden, kann sich als der aussagekräftigste Indikator für die Wahrscheinlichkeit der Entwicklung von Typ 2 erweisen.[42, 43]

In den Anfangsphasen des erhöhten Stoffwechselstresses, der durch die verschiedenen Sekrete von Adipozyten und den Mangel an Adiponectin verursacht wird, bleiben die Blutzuckerwerte trotz der Insulinresistenz normal, da die Betazellen der Bauchspeicheldrüse dies durch eine Erhöhung der Insulinproduktion kompensieren. Mit zunehmendem Stoffwechselstress und zunehmender Signifikanz der Insulinresistenz ist die Bauchspeicheldrüse schließlich zur Kompensierung nicht mehr in der Lage, und der Blutzuckerspiegel steigt. Mit fortschreitender Krankheit von der Insulinresistenz bis zum voll ausgeprägten Diabetes beginnt die Bauchspeicheldrüse »auszubrennen« und weniger Insulin zu produzieren. Glücklicherweise kann sich die Bauchspeicheldrüse erholen und für den Rest des Lebens Insulin absondern, wenn das ideale Körpergewicht erreicht wird und Schritte zur Verbesserung der Insulinempfindlichkeit unternommen werden.

Risikofaktoren für Typ-2-Diabetes

- Diabetes in der Familie (das heißt Eltern oder Geschwister mit Typ-2-Diabetes)
- Adipositas
- Erhöhtes Taille-Hüft-Verhältnis
- Alter (steigendes Alter ab 45 Jahren ist mit erhöhtem Risiko verbunden)
- Rasse/Ethnizität (zum Beispiel Afro-/Hispanoamerikaner, Indianer Nordamerikas/Kanadas, australische oder neuseeländische Ureinwohner, asiatische Amerikaner, Pazifikinsulaner)
- Zuvor identifizierte beeinträchtigte Nüchternglucose oder beeinträchtigte Glucosetoleranz
- Vorgeschichte von Schwangerschaftsdiabetes oder Geburt eines Babys mit einem Gewicht von mehr als 4 Kilogramm
- Bluthochdruck (Blutdruck größer als 140/90 mm Hg)
- Triglyceridspiegel höher als 250 mg/dl
- Niedriger Adiponectinspiegel; erhöhter Nüchterninsulinspiegel
- Polyzystisches Ovarsyndrom (bei jeder erwachsenen Frau mit Übergewicht, Akne und Fruchtbarkeitsproblemen zu berücksichtigen)

Genetik von Typ-2-Diabetes und Adipositas

In Studien mit eineiigen Zwillingen lag der Anteil der beiden Zwillinge mit der Krankheit (die Konkordanzrate) bei Typ-2-Diabetes zwischen 70 und 90 Prozent. Diese hohe Konkordanz deutet auf einen starken genetischen Zusammenhang hin. Daten aus Familienstudien liefern zudem zusätzliche Unterstützung: Kinder, die einen Elternteil mit Typ 2 haben, haben ein erhöhtes Diabetesrisiko in ihrem Leben, und wenn beide Elternteile an der Krankheit leiden, beträgt das Risiko bei ihren Nachkommen fast 40 Prozent.[44] Doch selbst bei stärkster Veranlagung lässt sich Diabetes in den meisten Fällen vermeiden.

Der Fall der Pima-Indianer

Die Pima-Indianer von Arizona haben die weltweit höchste Rate von Typ-2-Diabetes und Adipositas. Die Forschung belegt zwar eine starke genetische Veranlagung, aber trotzdem ist die hohe Rate von Typ-2-Diabetes in dieser Gruppe fast vollständig auf Ernährung und Lebensstil zurückzuführen. Die Pima-Indianer, die traditionell in Mexiko leben, bauen immer noch Mais, Bohnen und Kartoffeln als Hauptnahrungsmittel an sowie eine begrenzte Menge an saisonalem Gemüse und Obst wie Zucchini, Tomaten, Knoblauch, grüne Paprika, Pfirsiche und Äpfel. Die mexikanischen Pimas verwenden auch viele Wild- und Heilpflanzen in ihrer Ernährung. Sie arbeiten hart, haben keinen Strom oder fließendes Wasser in ihren Häusern und gehen weite Strecken, um Trinkwasser zu holen oder ihre Kleidung zu waschen. Sie verwenden keine modernen Haushaltsgeräte, sodass die Zubereitung von Speisen und die Hausarbeit zusätzliche Anstrengungen der Frauen erfordern. Im Gegensatz dazu sind die Pima-Indianer von Arizona weitgehend sesshaft und folgen den Ernährungsgewohnheiten der typischen Amerikaner. Die Folgen sind verblüffend. Obwohl im Allgemeinen etwa 16 Prozent der Ureinwohner Amerikas in den Vereinigten Staaten Typ-2-Diabetes haben, haben hier 50 Prozent der Arizona-Pimas Typ 2, und 95 Prozent dieser Diabetiker sind übergewichtig oder fettleibig. Im Gegensatz dazu ist unter den mexikanischen Pimas Typ-2-Diabetes eine Seltenheit, und nur etwa 10 Prozent können als fettleibig eingestuft werden. Der durchschnittliche Unterschied im Körpergewicht zwischen den Pima-Männern und -Frauen von Arizona und den mexikanischen Pima beträgt mehr als 27 Kilogramm.[45]

Weitere Belege dafür, dass Ernährung und Lebensstil selbst die stärkste genetische Veranlagung überwinden können, zeigen Interventionsstudien mit Pima-Indianern. Wenn die Patienten neben körperlicher Betätigung auch eine traditionellere Ernährung zu sich nehmen, verbessern sich die Blutzuckerwerte dramatisch, und es kommt zu einer Gewichtsabnahme. Der Fokus liegt derzeit bei verschiedenen medizinischen Organisationen wie den National Institutes of Health darauf, Kinder über die Bedeutung von Bewegung und Ernährungsentscheidungen zur Verringerung des Diabetesrisikos aufzuklären.

Andere genetische und rassische Faktoren

Zu den rassischen und ethnischen Gruppen, die eine höhere Tendenz zum Typ-2-Diabetes haben, gehören neben den Pima-Indianern auch andere Indianer

Nordamerikas, Afroamerikaner, Hispanoamerikaner, asiatische Amerikaner, australische Aborigines und Pazifikinsulaner. Bei all diesen risikoreicheren Gruppen ist es wiederum wichtig, darauf hinzuweisen, dass die Diabetesrate extrem niedrig ist, wenn sie traditionellen Ernährungs- und Lebensstilpraktiken folgen. Es scheint, dass diese Gruppen einfach besonders empfindlich auf die westliche Ernährung und den westlichen Lebensstil reagieren.

Ernährung, Bewegung, Lebensstil und Diabetesrisiko

Die Ergebnisse der Third National Health and Nutrition Examination Survey (NHANES III) der US-Regierung machen deutlich, dass Diabetes auf Ernährung und Lebensstil zurückgeht. Von den Personen mit Typ-2-Diabetes treiben 69 Prozent überhaupt keinen Sport oder bewegen sich nicht regelmäßig; 62 Prozent essen weniger als fünf Portionen Obst und Gemüse pro Tag, 65 Prozent nehmen mehr als 30 Prozent ihrer täglichen Kalorien als Fette zu sich, mehr als 10 Prozent der Gesamtkalorien stammen aus gesättigten Fettsäuren, und 82 Prozent sind entweder übergewichtig oder fettleibig.[46]

Erkenntnisse über die Rolle des modernen Lebensstils bei der Entwicklung von Typ-2-Diabetes können von den Old Order Amish gewonnen werden. Diese etwa 30 000 Menschen, deren Vorfahren im 18. Jahrhundert an den Ufern der USA ankamen, pflegen religiöse und kulturelle Überzeugungen, die eine regelmäßige Nutzung moderner Einrichtungen wie Elektrogeräte, Telefone und Autos ausschließen, und sie haben einen körperlich aktiven Lebensstil. Im Vergleich dazu haben die 300 Millionen typischen Amerikaner, die neben ihnen leben, in den vergangenen 250 Jahren freiwillig Fortschritte der modernen Technologie übernommen, was das Leben weniger anstrengend macht.

Obwohl sich die Ernährung des typischen Amish nicht sehr von der des durchschnittlichen Amerikaners unterscheidet und auch die Rate der Fettleibigkeit sehr ähnlich ist, ist die Diabetesrate um etwa 50 Prozent niedriger. Auch wenn der Prozentsatz von Amish mit eingeschränkter Glucosetoleranz (Prädiabetes) etwa gleich hoch ist wie der Anteil anderer weißer Populationen in Amerika, scheinen nicht so viele Amish Diabetes zu entwickeln. Dieser Trend deutet darauf hin, dass körperliche Aktivität vor Typ-2-Diabetes schützt, unabhängig von Fettleibigkeit.[47, 48]

Ergebnisse aus anderen Studien bestätigen diese Hypothese. Lebensstilveränderungen allein sind mit einem um 58 Prozent reduzierten Risiko für die Entwicklung von Diabetes bei Menschen mit hohem Risiko (mit eingeschränkter Glucosetoleranz) verbunden, so die Ergebnisse des Diabetes Prevention Program, einer großen Interventionsstudie mit mehr als 1000 Probanden. Die beiden Hauptziele des Programms waren das Erreichen und Aufrechterhalten von mindestens 7 Prozent Gewichtsverlust und wöchentlich mindestens 150 Minuten körperliche Aktivität, etwa zügiges Gehen.[49]

Eine Ernährung mit hohem Gehalt an raffinierten Kohlenhydraten

Diätetische Kohlenhydrate spielen eine zentrale Rolle bei der Ursache, Prävention und Behandlung von Typ-2-Diabetes. In dem Bestreben, Kohlenhydratquellen als akzeptabel oder nichtakzeptabel zu qualifizieren, wurden zwei Hilfsmittel entwickelt: der glykämische Index und die glykämische Last. Der glykämische Index ist ein Zahlenwert, der den Anstieg des Blutzuckerspiegels nach dem Verzehr eines bestimmten Lebensmittels ausdrückt. Der Standardwert von 100 basiert auf dem Anstieg, der beim Konsum von Glucose zu beobachten ist. Der glykämische Index der Lebensmittel reicht von etwa 20 für Fructose und Vollgerste bis etwa 98 für eine Ofenkartoffel. Die Insulinreaktion auf kohlenhydrathaltige Lebensmittel ist vergleichbar mit dem Anstieg des Blutzuckers. Der glykämische Index wird häufig als Leitfaden für Ernährungsempfehlungen für Menschen mit Diabetes oder Hypoglykämie verwendet. Darüber hinaus ist der Verzehr von Lebensmitteln mit einem niedrigeren glykämischen Index mit einem geringeren Risiko für Fettleibigkeit und Diabetes verbunden.[50–52]

Einer der Nachteile des glykämischen Index ist, dass er uns nur über die Qualität der Kohlenhydrate Auskunft gibt, nicht über die Menge. Natürlich ist auch die Menge wichtig, aber die Messung des glykämischen Index eines Lebensmittels hängt nicht von der Portionsgröße ab. Hier kommt die glykämische

Last ins Spiel. Die glykämische Last berücksichtigt den glykämischen Index, liefert aber wesentlich genauere Informationen als der glykämische Index allein. Die glykämische Last wird berechnet, indem die Kohlenhydratmenge in einer Portion eines Nahrungsmittels mit dem glykämischen Index dieses Lebensmittels multipliziert und dann durch 100 geteilt wird. Je höher die glykämische Last, desto größer ist die Insulinbelastung. In Anhang B stellen wir den glykämischen Index und die glykämische Last für viele gängige Lebensmittel zur Verfügung.

Forschungsstudien beginnen gerade erst, die glykämische Last als empfindlichen Marker für die Rolle der Ernährung bei chronischen Krankheiten wie Diabetes und Herzerkrankungen zu verwenden. Wie erste Ergebnisse zeigen, ist die glykämische Last durch die Nahrungsaufnahme einer Person ein stärkerer Prädiktor für Diabetes als der glykämische Index.[50, 52] Forscher belegten auch, dass eine hochglykämische Ernährung mit einem erhöhten Risiko für Herzerkrankungen verbunden ist. Als Forscher der Nurses Health Study beispielsweise Messungen der glykämischen Last einsetzten, um die Auswirkungen des Kohlenhydratkonsums auf Frauen zu beurteilen, fanden sie heraus, dass eine Ernährung mit hoher glykämischer Last mit einem deutlich höheren Risiko für Herzerkrankungen korreliert, da sie mit einem niedrigeren HDL-Schutzcholesterinspiegel und einem höheren Triglyceridspiegel in Verbindung steht.[53] Ein erhöhtes Risiko für Diabetes und Herzerkrankungen begann im Durchschnitt bei einer täglichen glykämischen Last von 45 Prozent. Daher empfehlen wir, die Informationen in Anhang B zu verwenden, um festzustellen, wie verhindert werden kann, dass der tägliche Gesamtwert der glykämischen Last 150 überschreitet. Beachten Sie, dass der Wert der glykämischen Last in direktem Zusammenhang mit der Portionsgröße steht: Je größer die Portion, desto größer der Wert der glykämischen Last.

Die Bedeutung von Ballaststoffen für die Reduzierung des Diabetesrisikos

Wie Bevölkerungsstudien sowie klinische und experimentelle Daten zeigen, ist Diabetes eine der Krankheiten, die am deutlichsten mit einer unzureichenden Ballaststoffaufnahme zusammenhängen. Verschiedene Arten von Ballaststoffen wirken im Körper unterschiedlich. Die Art von Ballaststoffen, die die vorteilhaftesten Auswirkungen auf die Blutzuckerkontrolle hat, ist die lösliche Form. Zu dieser Klasse gehören Hemizellulosen, Schleimstoffe, Gummis und Pektinstoffe. Diese sind in der Lage, die Verdauung und Aufnahme von Kohlenhydraten zu verlangsamen und so einen schnellen Anstieg des Blutzuckers zu verhindern. Sie stehen auch mit der Erhöhung der Empfindlichkeit des Gewebes gegenüber Insulin und der Verbesserung der Glucoseaufnahme durch Muskeln, Leber und andere Gewebe in Zusammenhang, wodurch eine nachhaltige Erhöhung des Blutzuckers verhindert wird.[54, 55]

Besonders gute Quellen für lösliche Ballaststoffe sind Hülsenfrüchte, Haferkleie, Nüsse, Samen, Flohsamenschalen, Birnen, Äpfel und die meisten Gemüse. Obwohl schon der einfache Wechsel von Weißmehlprodukten zu Vollkornversionen mit einem reduzierten Risiko für Typ-2-Diabetes verbunden ist,[56, 57] lautet unsere Empfehlung, täglich mindestens 35 Gramm Ballaststoffe aus verschiedenen Nahrungsquellen, vor allem Gemüse, zu konsumieren. Ballaststoffpräparate können auch eingenommen werden, um die glykämische Last eines Lebensmittels oder einer Mahlzeit zu senken.

Die falschen Arten von Fetten

Speisefett spielt eine zentrale Rolle bei der Wahrscheinlichkeit, Typ-2-Diabetes zu entwickeln. Wie große kontrollierte Studien gezeigt haben, reduziert eine Verringerung der Fettaufnahme als Teil eines gesunden Lebensstils, kombiniert mit Gewichtsreduktion und Bewegung, das Risiko, an Typ-2-Diabetes zu erkranken. Wichtiger als die Fett*menge* in der Nahrung ist jedoch die *Art* des Fettes.[58] Das mit Typ-2-Diabetes verbundene Nahrungsfettprofil weist eine Fülle an gesättigten Fettsäuren (meist aus tierischen Quellen) und Transfettsäuren (meist aus gehärteten Pflanzenölen) sowie einen relativen Mangel an einfach ungesättigten und Omega-3-Fettsäuren auf.

Einer der Schlüsselfaktoren für diese Verknüpfung ist die Tatsache, dass Nahrungsfett die Zusammensetzung der Zellmembran bestimmt. Ein hoher Konsum von gesättigten Fetten sowie Transfetten führt zu einer reduzierten Membranfluidität, die wiederum die Bindung von Insulin an Rezeptoren an Zellmembranen verringert oder die Insulinwirkung dezimiert oder beides. Transfettsäuren, die in Margarine, Backfett und anderen Lebensmitteln vorkommen, die mit teilweise gehärteten Pflanzenölen hergestellt werden, sind besonders problematisch, da sie die Fähigkeit des Körpers beeinträchtigen, wichtige essenzielle Fettsäuren zu verwenden. Eine Studie schätzte, der Ersatz von Margarine durch mehrfach ungesättigte Pflanzenöle würde die Wahrscheinlichkeit, Typ-2-Diabetes zu entwickeln, um 40 Prozent verringern.[59]

Im Gegensatz zur Dämpfung der Insulinempfindlichkeit durch Transfette und gesättigte Fette haben klinische Studien ergeben, dass einfach ungesättigte Fette und Omega-3-Öle die Insulinwirkung verbessern.[60] Weitere Unterstützung liefern Bevölkerungsstudien, die zeigen, dass der häufige Verzehr von einfach ungesättigten Fetten (zum Beispiel in Olivenöl, rohen oder leicht gerösteten Nüssen und Samen sowie Nussölen) und Omega-3-Fettsäuren (zum Beispiel in Kaltwasserfischen wie Wildlachs, Forelle, Sardellen, Sardinen, Heilbutt und Hering) vor der Entstehung von Typ-2-Diabetes schützt.

Nüsse sind besonders hilfreich, um das Risiko von Typ-2-Diabetes zu reduzieren. Wie Studien gezeigt haben, ist der Verzehr von Nüssen umgekehrt proportional mit dem Risiko von Typ-2-Diabetes verbunden, unabhängig von bekannten Risikofaktoren für diese Krankheit wie Alter, Fettleibigkeit, Diabetes in der Familie, mangelnder körperlicher Aktivität, Rauchen und anderen Ernährungsfaktoren.[61] Nüsse bieten nicht nur nützliche einfach und mehrfach ungesättigte Fette, die die Insulinempfindlichkeit verbessern, sondern sind auch reich an Ballaststoffen und Magnesium und haben einen niedrigen glykämischen Index. Eine höhere Zufuhr von Ballaststoffen, Magnesium und Lebensmitteln mit einem niedrigen glykämischen Index wurde in mehreren bevölkerungsbezogenen Studien mit einem reduzierten Risiko von Typ-2-Diabetes in Verbindung gebracht.

Geringe Zufuhr antioxidativer Nährstoffe

Kumulative Schäden durch freie Radikale führen zur Zellalterung und sind ein wesentlicher Faktor, der zu Typ-2-Diabetes sowie vielen anderen chronischen degenerativen Erkrankungen beiträgt. Mehrere große bevölkerungsbezogene Studien haben gezeigt: Je höher die Zufuhr von Obst und Gemüse ist, desto besser wird der Blutzuckerspiegel kontrolliert und desto geringer ist das Risiko für Typ-2-Diabetes.[62] Viele Faktoren könnten diese umgekehrte Korrelation erklären. Obst und Gemüse sind gute Ballaststoffquellen, haben einen hohen Nährstoffgehalt und enthalten viele Antioxidantien. Selbst etwas so Einfaches wie ein regelmäßiger Salatkonsum verringert das Risiko, an Typ-2-Diabetes zu erkranken.[63] Studien, die sich mit einzelnen Antioxidantien befassen, haben ähnliche inverse Korrelationen aufgezeigt: Je höher beispielsweise die Zufuhr an Vitamin C, Vitamin E oder Carotinen ist, desto geringer ist das Risiko für Typ-2-Diabetes.[64–66]

Je niedriger der Gehalt an Antioxidantien und je höher der Gehalt an Fetten, die durch freie Radikale (Lipidperoxide) geschädigt wurden, desto größer ist auch das Risiko für die Entwicklung von Typ 2.[67] In einer Studie wurden 944 Männer im Alter von 42 bis 60 Jahren 4 Jahre lang genau beobachtet. Keiner dieser Männer hatte zu Beginn der Studie Diabetes. Am Ende dieser Zeit hatten 45 Männer Diabetes entwickelt. Die Forscher stellten fest, dass eine niedrige Vitamin-E-Konzentration mit einem 390-prozentigen Anstieg des Risikos für Typ-2-Diabetes einherging.[68]

Freie Radikale und Diabetes

Eines der Kennzeichen von Typ-2-Diabetes ist das Vorhandensein höherer Mengen an freien Radikalen und Prooxidantien[69] und besonders eine erhöhte Produktion von reaktiven Sauerstoff- und Stickstoffspezies.[70] Sie gehen mit einem hohen Blutzuckerspiegel und erhöhten gesättigten Fettsäurewerten einher und werden, wie bereits erwähnt, in Bauchfettzellen produziert. Diese Substanzen oxidieren zelluläre Komponenten wie DNA, Proteine und Zellmembran-Fettsäuren. Zusätzlich zu ihrer Fähigkeit, diese Strukturen direkt zu schädigen, verursachen reaktive Sauerstoff- und Stickstoffspezies indirekt Gewebeschäden, indem sie eine Reihe von Entzündungsverbindungen aktivieren, die letztendlich sowohl zu Insulinresistenz als auch zu einer beeinträchtigten Insulinsekretion führen.

Persistente organische Schadstoffe (Persistent Organic Pollutants, POPs)

Zu diesen Verbindungen gehören Chemikalien wie polychlorierte Dibenzo-p-Dioxine (PCDDs), polychlorierte Dibenzofurane (PCDFs), Hexachlorbenzol (HCB), Organophosphate, DDE und Bisphenyl A. Sie wurden mit der Entwicklung von Typ-2-Diabetes in Zusammenhang gebracht. Darüber hinaus zeigt die Forschung, dass die Körperbelastung durch POPs nicht nur ein signifikanter Prädiktor für Typ-2-Diabetes ist, sondern auch ein bedeutenderer Risikofaktor als Fettleibigkeit.[71] Menschen mit den höchsten Spiegeln von chlororganischen Pestiziden haben ein fünfmal höheres Risiko für das metabolische Syndrom.[72] Leider ist die direkte Messung von POP-Spiegeln schwierig und sehr teuer. Ein gutes indirektes Maß sind jedoch die Blutwerte der Gamma-Glutamyltransferase (GGTP), die sich bei einem üblichen Test zur Messung der Leberfunktion ergeben. Personen mit Werten über 40 Mikrogramm pro Liter haben ein zwanzigfach erhöhtes Risiko.[73] Interessanterweise ist der Spiegel von POPs ein besserer Indikator für das Diabetesrisiko als das Gewicht.

Umweltgifte

Umweltschadstoffe können das Risiko der Entwicklung von Typ-2-Diabetes erhöhen. Die Reduzierung der Chemikalienbelastung durch die Wahl von Biolebensmittel, wenn möglich, durch die Verwendung natürlicher Reinigungsmittel zu Hause und durch den Verzicht auf chemische Pestizide ist ein wirksamer Schritt, um zu verhindern, dass Umweltgifte die Insulinregulierung im Körper negativ beeinflussen.

Klinische Kontrolle

Wissen und Bewusstsein sind die größten Verbündeten für Menschen mit Diabetes. Einerseits erhöht ein Diabetiker, der sich stark dafür einsetzt, alles über seine Erkrankung zu lernen, und die Führungsrolle in einem sorgfältig betreuten Monitoringprogramm übernimmt, die Wahrscheinlichkeit auf ein langes und gesundes Leben erheblich. Andererseits sind Menschen, die über ihre Krankheit nichts wissen wollen und sich weigern, sich regelmäßigen Tests oder Selbstkontrollen zu unterziehen, mit weitaus größerer Wahrscheinlichkeit jahrelang mit unnötigem Leiden und, in den meisten Fällen, mit katastrophalen Gesundheitsproblemen konfrontiert.

Lebensstiländerungen oder Medikamente zur Prävention von Typ-2-Diabetes

Wie mehrere gut durchdachte, große Studien gezeigt haben, kann man mit Lebensstil- und Ernährungsumstellungen Typ-2-Diabetes wirksam verhindern. Diese Tatsache hat die Pharmaunternehmen nicht davon abgehalten, Medikamente zu entwickeln, um dasselbe zu tun. Der mögliche Grad der Prävention durch Arzneimittel verblasst jedoch im Vergleich zur Wirksamkeit von Ernährung und Lebensstil. In einer der bekanntesten Studien wurden beispielsweise 3234 Probanden mit eingeschränkter Glucosetoleranz (Prädiabetes) nach dem Zufallsprinzip entweder einem Placebo, dem blutzuckersenkenden Medikament Metformin (zweimal täglich 850 Milligramm) oder einem Programm zur Veränderung des Lebensstils mit dem Ziel eines Gewichtsverlustes von mindestens 7 Prozent und mindestens 150 Minuten körperlicher Aktivität pro Woche zugeordnet. Die durchschnittliche Nachbeobachtungszeit betrug 2,8 Jahre. Die Inzidenz von Diabetes betrug 11, 7,8 und 4,8 Fälle pro 100 Personenjahre in den Gruppen Placebo, Metformin und Lebensstil. Im Vergleich zum Placebo reduzierte die Lebensstilintervention die Inzidenz von Diabetes um 58 Prozent und Metformin um 31 Prozent. Offensichtlich war die Lebensstilveränderung wesentlich effektiver als Metformin – ein Medikament mit manchmal schwerwiegenden Nebenwirkungen.[74]

Diabetes kann als ein Zustand biochemischer und hormoneller Anarchie gesehen werden, der, wenn er nicht richtig gesteuert und überwacht wird, zu Organverletzungen und beschleunigter Alterung führt. Viele der komplexen Kontrollsysteme, die den Körper zuverlässig steuern und schützen, sind beim Diabetiker beschädigt. Um die Kontrolle wiederzuerlangen, muss ein Diabetiker lernen, wie er das Bewusstsein über Blutzuckerspiegel, Risikofaktoren für Atherosklerose (Verhärtung der Arterien), Blutdruck, Body-Mass-Index, Fitnessniveau und andere Faktoren, die das Risiko für diabetische Komplikationen und den Verlust von Lebensqualität bestimmen, aufrechtzuerhalten hat.

Glücklicherweise sind Diabetiker, die diesen Risikofaktoren durch regelmäßige Tests und ein ordnungsgemäß betreutes Selbstüberwachungsprogramm Aufmerksamkeit schenken, auch diejenigen, die viel eher von Veränderungen in Lebensstil und Ernährung, Nahrungsergänzungsmitteln und, wenn nötig, Medikamenten profitieren.

Selbstüberwachung des Blutzuckerspiegels

Seit ihrer Einführung hat die Selbstkontrolle des Blutzuckers das Management von Diabetes revolutioniert.[75, 76] Die Veröffentlichung der bahnbrechenden Studie Diabetes Control and Complications Trial[77], die eine intensive Glucosekontrolle bei Typ-1-Diabetikern untersuchte, und der UK Prospective Diabetes Study[78], die eine intensive Glucosekontrolle bei Typ-2-Diabetikern untersuchte, bewies wissenschaftlich, dass der wichtigste Faktor bei der Bestimmung des langfristigen Risikos schwerer diabetischer Komplikationen bei Typ-1- und Typ-2-Diabetikern die Blutzuckerkontrolle ist. Diabetiker, die sich ihres Blutzuckerspiegels nicht bewusst sind und die nicht alle Anstrengungen unternehmen, um ihn unter strenger Kontrolle zu halten, können mit einem signifikanten Anstieg ihres Risikos für schwerwiegende Gesundheitsprobleme wie Augen-, Nieren- und Herzerkrankungen sowie einer Reihe anderer Probleme wie Depressionen, Müdigkeit, Impotenz und chronischen Infektionen rechnen. Die Selbstkontrolle des Blutzuckerspiegels ist aus verschiedenen Gründen wichtig:[79]

- Modifikationen der Behandlung zur Erreichung einer angemessenen Blutzuckereinstellung
- Erkennen und Diagnose von Unterzuckerung
- Die Fähigkeit, die Behandlung an Veränderungen der täglichen Lebensumstände (zum Beispiel Nahrungsaufnahme, Bewegung, Stress, Krankheit) anzupassen
- Erkennen und Behandeln schwerer Hyperglykämien
- Größeres Einverstandensein mit der Therapie (die Selbstkontrolle hilft, gegen Gleichgültigkeit und Verleugnung vorzugehen, die Faktoren dafür sind, sich nicht an die Therapie zu halten)
- Erhöhung der Motivation durch sofortiges positives und negatives Feedback

Typ-1-Diabetes und Selbstkontrolle des Blutzuckerspiegels

Zweifellos müssen alle Typ-1-Diabetiker ihren Blutzuckerspiegel häufig kontrollieren, wenn sie eine gute Gesundheit erreichen und erhalten wollen. Wenn keine Diabeteserkrankung vorliegt, überwacht die Bauchspeicheldrüse den Blutzuckerspiegel kontinuierlich und passt ihren Insulinausstoß als Reaktion auf Veränderungen des Blutzuckerspiegels Moment für Moment an. Um einen Blutzuckerspiegel zu erreichen, der dem Normalwert so nahe wie möglich kommt, müssen Typ-1-Diabetiker diese natürliche Funktion so gut wie möglich nachbilden. Das bedeutet, dass sie ihren Blutzucker häufig kontrollieren müssen, und sie müssen lernen, diese Informationen zu nutzen, um laufende Anpassungen an ihren Insulininjektionen, ihrer Ernährung und ihrer Bewegung vorzunehmen.

Die intensive Insulintherapie ermöglicht es einerseits dem Diabetiker, einen nahezu normalen Blutzuckerspiegel zu erreichen und dabei gleichzeitig mehr Flexibilität im Leben zu genießen. Bei herkömmlichen, unregelmäßigen Insulininjektionen muss der Diabetiker Mahlzeiten und andere Dinge um diese Injektionen herum strukturieren oder sich mit schweren Anomalien des Blutzuckerspiegels konfrontiert sehen. Andererseits können bei der intensiven Insulintherapie, die auf schnell wirkendes, kurzfristiges Insulin oder den Einsatz einer Insulinpumpe setzt (eines elektronischen Geräts, das eine kontinuierliche Injektion von kurz wirkendem Insulin mit zusätzlichen Verstärkungen vor den Mahlzeiten ermöglicht), der Zeitpunkt und die Größe der Dosen an die Ereignisse des Tages angepasst werden.[80] Auch wenn es sich um mehrfache Injektionen (meist vor jeder Mahlzeit und oft vor dem Schlafengehen) und Blutzuckermessungen handeln kann – täglich bis zu sechsmal oder noch häufiger –, führt die intensive Insulintherapie zu einer höheren Lebensqualität und fast dem Blutzuckerspiegel eines Nichtdiabetikers, was für die langfristige Gesundheit unerlässlich ist.

Typ-2-Diabetes und Selbstkontrolle des Blutzuckerspiegels

Die Selbstkontrolle des Blutzuckerspiegels hat auch bei der Behandlung von Typ-2-Diabetes einen wichtigen Platz. Jeder Typ-2-Diabetiker liegt irgendwo auf einer Skala, deren eines Ende eine leichte Glucoseintoleranz ist (begleitet von Insulinresistenz und höherem Insulinspiegel) und deren anderes Ende fortgeschrittenere Formen bedeutet (mit schwererer Insulinresistenz, dem Potenzial für hohe Blutzuckerwerte und Ketoazidose sowie teilweisem oder fast vollständigem Versagen der Bauchspeicheldrüse, mit drastischem Insulinmangel einhergehend). Die Selbstkontrolle des Blutzuckerspiegels spielt je nach Schweregrad der Erkrankung eine unterschiedliche Rolle. Jeder Typ-2-Diabetiker sollte ein Blutzuckermessgerät besitzen und sich mit seiner Anwendung vertraut machen. Selbst Diabetiker, deren Blutzuckerspiegel durch Ernährung, Lebensstil und Nahrungsergänzungsmittel gut kontrolliert wird, sollten ihren Blutzucker regelmäßig messen.

Zahlreiche Ernährungsfaktoren, Nahrungsergänzungsmittel, Bewegung, Stress und Krankheiten können einen erheblichen Einfluss auf die Blutzuckereinstellung haben. Das Bewusstsein dafür, wie all diese Faktoren Diabetes beeinflussen, trägt dazu bei, Typ-2-Diabetiker zu motivieren, positive Veränderungen vorzunehmen, und die Kontrolle liefert sofortiges Feedback über die Ergebnisse aller Veränderungen.

Diabetiker, die einen schwerwiegenderen Krankheitsverlauf mit verminderter Insulinproduktion haben, profitieren von den Bemühungen, durch intensive Insulintherapie ähnlich der von Typ-1-Diabetikern eine konsistente, nahezu normale Blutzuckereinstellung zu erreichen.[81] Ein C-Peptid-Bluttest kann eine Schätzung darüber liefern, wie viel Insulin Typ-2-Diabetiker produzieren, und es ist eine Möglichkeit zu bestimmen, wann und wie viel Insulin hinzugegeben werden sollte (siehe später). Werden Typ-2-Diabetiker in ein intensives Insulintherapieprogramm aufgenommen, müssen sie bei einer intensiven Insulintherapie ihren Blutzucker ebenso häufig kontrollieren wie die Typ-1-Diabetiker (in der Regel vor jeder Mahlzeit sowie 2 Stunden danach). Eine Möglichkeit, bei diesen Personen einen optimalen Blutzuckerspiegel zu erreichen, ist die tägliche Injektion von lang wirkendem Insulin (Lantus), das neben Ernährung und Medikamenten für eine reibungslose, kontinuierliche Freisetzung des Hormons für 24 Stunden sorgt. Solche Diabetiker müssen auf jeden Fall häufig den Blutzucker messen.

Leitlinien für die Selbstkontrolle des Blutzuckerspiegels

- Test beim Aufwachen und kurz vor jeder Mahlzeit. Der ideale Blutzucker vor den Mahlzeiten beträgt unter 120 mg/dl (6,7 mmol/l).
- Test 2 Stunden nach jeder Mahlzeit. Der ideale Blutzucker 2 Stunden nach den Mahlzeiten liegt bei unter 140 mg/dl (7,7 mmol/l).
- Test vor dem Schlafengehen. Der ideale Blutzuckerspiegel vor dem Schlafengehen liegt bei unter 140 mg/dl (7,7 mmol/l).

C-Peptid-Bestimmung

Oft ist es wichtig zu wissen, ob und wie viel Insulin die Bauchspeicheldrüse eines Diabetikers produziert. Diese Einschätzung kann die Behandlung stark beeinflussen, besonders bei jemandem, der die Verwendung von Insulin vermeiden oder einstellen will. Die Höhe der Pankreasinsulinproduktion kann teilweise auch bestimmen, welche Medikamente oder natürlichen Gesundheitsprodukte am ehesten wirken. Sobald bekannt ist, wie gut die Bauchspeicheldrüse Insulin produziert, kann der Fokus darauf gerichtet werden, Defizite in der Insulinproduktion zu ersetzen, die Insulinproduktion zu stimulieren, die Pankreasfunktion zu erhalten, die Insulinresistenz zu reduzieren oder eine Kombination dieser therapeutischen Maßnahmen anzuwenden.

Eine Möglichkeit, den Grad der Insulinproduktion zu bestimmen, ist die Messung von C-Peptid. Die Bauchspeicheldrüse stellt zunächst ein großes Protein namens *Proinsulin* her. Ein Stück dieses Proteins (C-Peptid) wird dann von Enzymen abgeschnitten, und sowohl das C-Peptid als auch das restliche Insulin werden in den Blutkreislauf abgegeben. Injiziertes Insulin enthält kein C-Peptid. Die Messung von C-Peptid kann sowohl beim Typ-1- als auch beim Typ-2-Diabetiker hilfreich sein, ist es aber im Allgemeinen mehr bei Typ 2. Bei Typ 1 kann die Messung von C-Peptid aufdecken, wie viel Insulin die Bauchspeicheldrüse produziert, was hilfreich ist, um aufzuzeigen, wie viel von der Bauchspeicheldrüse noch aktiv ist. Beim Typ-2-Diabetiker bestätigen hohe C-

Interpretation des C-Peptid-Spiegels	
C-Peptid-Wert	**Interpretation**
Normal	Die Insulinproduktion ist auf einem normalen Niveau
Niedriger als normal	A. Neu diagnostizierter Typ-1-Diabetiker B. Langzeit-Typ-2-Diabetiker
Höher als normal	A. Neu diagnostizierter Typ-2-Diabetiker B. Insulinom (ein gutartiger Tumor der Bauchspeicheldrüse); selten
Nicht nachweisbar	A. Langzeit-Typ-1-Diabetiker B. Postoperative Entfernung der Bauchspeicheldrüse; selten

Peptidspiegel, dass der Patient sehr insulinresistent ist. Niedrige C-Peptid-Spiegel können darauf hindeuten, dass so viele Schäden an der Bauchspeicheldrüse aufgetreten sind, dass der Patient irgendeine Art von Insulintherapie braucht.

Urinketontest

In allen Fällen, in denen der Körper seine primäre Energiequelle aus Fett beziehen muss, werden Ketone als Nebenprodukt produziert. Wenn die Ketonproduktion hoch genug ist, erscheinen Ketone im Urin. Im Allgemeinen ist dies nur bei Typ-1-Diabetikern der Fall, da die überwiegende Mehrheit der Typ-2-Patienten keine Ketoazidose entwickelt. Ketoazidose kann auftreten, wenn ein insulinabhängiger Diabetiker die Einnahme von Insulin vergisst oder bewusst vermeidet. Sie kann auch auftreten, wenn ein Diabetiker krank oder verletzt wird oder hohe Dosen von kortisonähnlichen Medikamenten erhält. All diese Phänomene können zu einem schweren Verlust der Insulinwirkung führen, wodurch die Zellen nicht in der Lage sind, Glucose aufzunehmen und zu nutzen. Unter diesen Umständen steigt der Blutzuckerspiegel auf ein außergewöhnlich hohes Niveau, große Mengen an Fett werden von Zellen verwendet, die keine Glucose aufnehmen können, und das Blut wird mit giftigen Mengen an sauren Ketonen belastet. Schnell kommt es dann zu einer starken Dehydrierung, da die Nieren bei einem so hohen Blutzuckerspiegel nicht mehr in der Lage sind, Wasser zu speichern. Dieser gefährliche Zustand wird als *diabetische Ketoazidose* bezeichnet und muss als medizinischer Notfall behandelt werden, der in der Regel intravenöses Insulin, hohe Mengen an Infusionsflüssigkeiten und eine sorgfältige Überwachung erfordert, meist auf der Intensivstation. Ketoazidose zu ignorieren kann schnell zum Tod führen.

Aus diesem Grund bleibt die Untersuchung des Urins auf Ketone (oder noch besser: die Untersuchung des Blutes auf Ketone mithilfe eines speziellen Glucometers, das über diese zusätzliche Testfunktion verfügt) ein wichtiger Bestandteil der Überwachung von Typ-1-Diabetikern ohne jegliche Pankreasfunktion. Das Vorhandensein von Urin- oder Blutketonen, begleitet von hohen Blutzuckerwerten, kann helfen festzustellen, wie weit sich die Ketoazidose entwickelt hat und welche Art von medizinischer Betreuung erforderlich ist. Aus diesem Grund sollten alle Typ-1-Diabetiker bei akuter Erkrankung oder starkem Stress häufig ihren Urin auf Ketone testen, vor allem wenn der Blutzuckerspiegel konstant erhöht ist (mehr als 300 mg/dl [16,7 mmol/l]), regelmäßig während der Schwangerschaft oder wenn Ketoazidosesymptome wie Übelkeit, Erbrechen oder Bauchschmerzen vorliegen.

Überwachung durch einen Arzt

Obwohl Diabetiker die Verantwortung für ihre Krankheit, die Kontrolle der Ernährung, die Steuerung des Lebensstils und die Überwachung des Blutzuckers selbst übernehmen müssen, sind sie ohne professionelle Beratung selten erfolgreich. Zahlreiche Studien haben festgestellt, dass die ärztliche Überwachung von Diabetikern durch Labormessungen zur Blutzuckereinstellung einen großen Einfluss auf die langfristige Gesundheit eines Diabetikers haben kann.

Eine der wichtigsten Determinanten der Blutzuckerkontrolle ist der bereits erwähnte A1C-Test. Im Gegensatz zu direkten Messungen, die den Blutzuckerspiegel zum Zeitpunkt der Erfassung ermitteln, spiegelt der A1C-Test den durchschnittlichen Blutzuckerspiegel der vergangenen 3 Monate wider. Wie Studien gezeigt haben, korreliert der A1C-Spiegel eng mit dem Risiko für diabetische Komplikationen. Ein A1C-Test weist jedoch ein gewisses Maß an Ungenauigkeit auf. Ein Patient kann einen konstanten, gut regulierten Blutzucker haben, der einen A1C-Wert von 6 Prozent produziert, oder eine Kombination aus sehr hohem Blutzucker und hypoglykämischen Ereignissen, die den gleichen A1C-Wert von 6 Prozent produzieren können.[4] Große Veränderungen im Blutzuckerspiegel, auch wenn der Durchschnitt gut ist, sind sehr schädlich. Ein A1C von 5,5 Prozent oder weniger ist ideal, da dies zeigt, dass sich der mittlere Blutzuckerspiegel in einem Bereich befindet, der im Wesentlichen nicht diabetisch ist, und dass im Körper keine Schäden durch einen erhöhten Glucosespiegel auftreten. Alle Diabetiker, sowohl Typ 1 wie Typ 2, sollten ihren A1C-Wert alle 3–4 Monate messen lassen, je nach Stabilität ihres Zustands.

Obwohl klar ist, dass eine optimale Blutzuckereinstellung für die Gesundheit von Diabetikern entscheidend ist, müssen auch einige andere Risikofaktoren sorgfältig überwacht werden. Die frühzeitige Erkennung von Problemen durch ein Programm zur regelmäßigen Überprüfung und Überwachung wird es ermöglichen, vorbeugende Maßnahmen zu ergreifen und entsprechende Behandlungen vorzunehmen, ehe schwerwiegende Komplikationen oder katastrophale Probleme auftreten.

Komplikationen von Diabetes

Während akute Komplikationen von Diabetes bei richtiger medizinischer Versorgung relativ selten sind, kommen langfristige Komplikationen sehr häufig vor. Ein erhöhter Blutzuckerspiegel verursacht entzündliche und oxidative Schäden, die leider zu einem chronischen Krankheitsverlauf und der Entstehung zahlreicher Komplikationen führen.

Akute Komplikationen

Die akuten Komplikationen von Diabetes können einen medizinischen Notfall darstellen, bei dem es um Leben oder Tod geht. Jeder Diabetiker, der auch nur im Entferntesten Symptome verspürt, die auf eine akute Komplikation von Diabetes hinweisen, sollte sofort medizinische Versorgung erhalten. Die wichtigsten akuten Komplikationen von Diabetes sind Hypoglykämie und diabetische Ketoazidose.

Hypoglykämie

Hypoglykämie (Unterzuckerung) tritt in der Regel beim Typ-1-Diabetiker auf. Sie ist das Ergebnis der Injektion von zu viel Insulin, einer verminderten oder verzögerten Nahrungsaufnahme, des Konsums von Alkohol oder Medikamenten, die die Glucoseproduktion in der Leber stören, oder von ungewöhnlich viel körperlicher Betätigung. Eine schwere Hypoglykämie kann auch unvorhersehbar bei Typ-1-Patienten mit stark schwankendem Blutzucker oder bei allen Diabetikern auftreten, die Insulin- oder Sulfonylharnstoffpräparate nehmen und die Notwendigkeit einer angemessenen Blutzuckermessung vernachlässigen. Vorfälle von Unterzuckerung werden tagsüber in der Regel an ihren Symptomen erkannt: Schwitzen, Nervosität, Zittern und Hunger. Die nächtliche Hypoglykämie kann allerdings symptomfrei verlaufen oder sich in Form von Nachtschweiß, unangenehmen Träumen oder Kopfschmerzen am frühen Morgen äußern.

Die Behandlung der Hypoglykämie folgt der »15–15-Regel«, bei der den Patienten gesagt wird, dass sie 15 Gramm Kohlenhydrate zu sich nehmen und nach 15 Minuten ihren Blutzuckerspiegel erneut kontrollieren sollen. Wenn er immer noch weniger als 80 mg/dl beträgt, nehmen sie weitere 15 Gramm zu sich und kontrollieren die Glucose nach einer Stunde erneut. Sinkt der Blutzucker bei einem Diabetiker unter 55 mg/dl, so braucht er höchstwahrscheinlich Hilfe; liegt die Glucose sogar unter 20 mg/dl, so handelt es sich mit hoher Wahrscheinlichkeit um einen Anfall, einen medizinischen Notfall. Jedes hypoglykämische Ereignis sollte aufgezeichnet und einem Arzt gemeldet werden.

Diabetische Ketoazidose

Die diabetische Ketoazidose (DKA) tritt am häufigsten bei neu diagnostizierten Typ-1-Diabetikern auf, bei Typ-1-Diabetikern mit Infektionen (einschließlich Zahnabszessen), bei absichtlichem oder zu-

Klinisches Management von Diabetikern		
	Vierteljährlich	**Jährlich**
Überprüfung des Behandlungsplans		
Ergebnisse der Blutzucker-Selbsttests	■	
Medikamenten-/Insulinplan	■	
Ernährungsplan	■	
Sportprogramm	■	
Psychosoziale Beratung	■	
Physische Untersuchung		
Gewicht	■	
Größe (bei Kindern/Jugendlichen)	■	
Sexuelle Reife (bei Kindern/Jugendlichen)	■	
Haut, inklusive Injektionsstellen	■	
Füße: Puls, kapillare Füllung, Farbe, Empfinden, Nägel, Haut, Geschwüre	■	
Neurologisch: Reflexe, Tiefenwahrnehmung, Schwingungsempfinden, Tastgefühl (distales Temperaturempfinden, distales Nadelstich- oder Druckempfinden, Standardmonofilament)		■
Normale Netzhautuntersuchung	■	
Erweiterte Netzhautuntersuchung		■
Elektrokardiogramm		■
Laboruntersuchungen		
Nüchtern- und Stichprobenartiger Blutzucker (Ziel: 80–120 mg/dl vor dem Essen)	■	
Glykolisiertes Hämoglobien (A1C) (Ziel: <7 % bei Erwachsenen, <7,5 % bei Kindern)	■	
Urinanalyse	■	
Glucose, Ketone, Mikroalbumin, Protein, Ablagerungen		
Komplettes Herz-Kreislauf-Profil		■
Cholesterin (Ziel: <200 mg/dl)		
Triglyceride (Ziel: <200 mg/dl)		
LDL (Ziel: <130 mg/dl)		
HDL (Ziel: <35 mg/dl)		
Lipoprotein (Ziel: <40 mg/dl)		
C-reaktives Protein (Ziel: <1,69 mg/dl)		
Fibrinogen (Ziel: <400 mg/dl)		
Homocystein (Ziel: <16 mmol/l)		
Ferritin (Ziel: <60–200 Mikrogramm/l)		
Lipidperoxide (Ziel: <normal; variiert je nach Labor)		
Serumcreatinin (bei Erwachsenen; bei Kindern nur, wenn im Harn Protein festgestellt wird)	■	

fälligem Auslassen der Insulingaben, bei Traumata, Herzinfarkt oder Schlaganfall, während einer Operation und in anderen verschiedenen Situationen. Der Insulinmangel führt durch das Verbrennen von Fettspeichern zur Energiegewinnung zu einem extrem hohen Blutzuckerspiegel und einer Ansammlung von sauren Ketonmolekülen im Körper. Bei fortschreitender Entwicklung kann die Ketoazidose zu zahlreichen Stoffwechselproblemen bis hin zu Koma oder Tod führen. Da es sich bei diesem Zustand um einen medizinischen Notfall handelt, ist ein frühzeitiges Erkennen unerlässlich. Den Patienten sollte beigebracht werden, die Ketone in ihrem Urin oder Blut zu testen, wenn ihr Blutzucker mehr als ein paar Stunden lang über 250 Milligramm pro Deziliter liegt, wenn sie Fieber oder eine Infektion haben, wenn sie sich nicht gut fühlen, sowie regelmäßig während der Schwangerschaft, da Ketoazidose für den Fötus normalerweise tödlich ist. Die Symptome der diabetischen Ketoazidose sind fruchtig riechender Atem, Orientierungslosigkeit, abdominale Druckempfindlichkeit, übermäßiges Wasserlassen und Durst, Hyperventilation und Anzeichen von Dehydrierung. Die Behandlung von DKA hängt vom Schweregrad der Situation ab und davon, wo der Glucosespiegel liegt – sie kann eine Insulininjektion, eine Insulininjektion plus Essen oder einen Besuch in der Notaufnahme erfordern.

Chronische Komplikationen

Viel häufiger als die akuten Komplikationen von Diabetes sind bestimmte langfristige Komplikationen. Die vier wichtigsten Bereiche des Körpers, die am stärksten von diabetischen Komplikationen betroffen sind, sind die Augen, die Nieren, die Nerven und die Auskleidung von Blutgefäßen und Organen. Diese vier Bereiche benötigen im Gegensatz zu Leber-, Muskel- und Fettzellen kein Insulin, um Glucose in ihre Zellen aufzunehmen; ist nun der Blutzuckerspiegel bei unkontrolliertem Diabetes stark erhöht, so überflutet Glucose diese Zellen und richtet dort erhebliche Schäden an.

Atherosklerose

Atherosklerose und andere Gefäßläsionen sind die zugrunde liegenden Faktoren bei der Entwicklung vieler chronischer Komplikationen von Diabetes. Personen mit Diabetes haben ein vier- bis sechsfach höheres Risiko, vorzeitig an einer Herzerkrankung oder einem Schlaganfall zu sterben, als eine nicht diabetische Person; und 55 Prozent der Todesfälle bei Diabetespatienten werden durch Herz-Kreislauf-Erkrankungen verursacht.

Retinopathie

Die diabetische Retinopathie ist in den USA die häufigste Ursache für Erblindung bei Menschen im Alter zwischen 20 und 64 Jahren. Bei der diabetischen Retinopathie wird die Netzhaut durch mikroskopische Blutungen, Narbenbildung und die Anlagerung von Glucosemolekülen (Glykosylierung) an Strukturproteine in der Netzhaut beschädigt. Studien haben gezeigt, dass 20 Jahre nach der Diagnose von Diabetes 80 Prozent der Typ-1- und 20 Prozent der Typ-2-Diabetiker eine signifikante Retinopathie haben. Diabetiker sind zudem anfällig für Katarakte (Linsentrübung/grauer Star).

Neuropathie

Neuropathie bezieht sich in der Regel auf den Verlust der peripheren Nervenfunktion und ist gekennzeichnet durch Prickeln, Taubheitsgefühl, Funktionsverlust und einen charakteristischen brennenden Schmerz. Sie tritt häufig spürbar in den Füßen auf, kann sich aber bei Fortschreiten auch an anderer Stellen im Körper ausbreiten, zum Beispiel in den autonomen Nerven des Magen-Darm-Traktes, was zu Durchfall, Verstopfung und Störungen bei der Magenentleerung führt. Wenn sie fortschreitet, können eine beeinträchtigte Herzfunktion, abwechselnde Anfälle von Durchfall und Verstopfung sowie die Unfähigkeit, die Blase zu entleeren, auftreten. Etwa 60 Prozent aller Menschen mit Diabetes entwickeln schließlich eine Neuropathie. Das Hauptproblem der peripheren Neuropathie besteht darin, dass die Gefühllosigkeit an den Füßen zu Wunden und Läsionen führen kann, die die Patienten nicht bemerken und dann ulzerieren, was zu Wundbrand und letztlich Amputation führt.

Nierenerkrankungen (Nephropathie)

Nephropathie aufgrund von Diabetes macht 40 Prozent der Fälle von schweren Nierenerkrankungen aus und ist in den USA der häufigste Grund für Nierenerkrankungen im Endstadium, Dialyse und Nierentransplantation. ACE-Hemmer oder Angiotensinrezeptorblocker gehören zur Standardversorgung, da sie nachweislich die Nieren vor diabetischen Schäden schützen.

Schlechte Wundheilung und Fußgeschwüre
Schlechte Wundheilung ist bei Diabetes aus mehreren Gründen üblich, wie zum Beispiel funktionellen Nährstoffmängeln und mikrovaskulären Veränderungen, die zu einer schlechten Durchblutung führen. Aus diesen und anderen Gründen (periphere Neuropathie, Dysfunktion des Immunsystems, die zu chronischen Infektionen führt) sind Fußgeschwüre bei Menschen mit Diabetes häufig. Abgesehen von Traumata sind diabetische Wunden die Hauptursache für Amputationen von Gliedmaßen in den USA. Mehr als 50 Prozent der Amputationen der unteren Extremitäten in den Vereinigten Staaten (70 000 pro Jahr) sind auf diabetische Fußgeschwüre zurückzuführen.

Dysfunktion des Immunsystems
Dysfunktionen des Immunsystems treten oft schon lange vor der Diagnose von Diabetes auf. Tatsächlich ist in vielen Fällen eine wiederkehrende Vaginal- oder Hautpilzinfektion der Hinweis, der zum Nachweis von Diabetes führt. Probleme des Immunsystems werden durch eine schlechte Glucosekontrolle verschlimmert, was den Diabetiker einem Risiko für schwere Infektionen oder Komplikationen einfacher Infektionen aussetzt. Die Anfälligkeit für chronische, versteckte Infektionen in der Mundhöhle, im Blut oder in den Atemwegen kann ein Hauptgrund für das erhöhte Risiko von Herz-Kreislauf-Erkrankungen bei Diabetikern sein.

Depressionen und kognitive Probleme
Depressionen und kognitive Probleme sind bei Diabetikern weitverbreitet. Tatsächlich kann eine Depression Jahrzehnte vor Ausbruch des Typ-2-Diabetes auftreten, wenn der Betroffene zum ersten Mal eine Insulininsensitivität entwickelt. Das Gehirn hat einen größeren Bedarf an Glucose als jedes andere Organ, und wie es scheint, können die Gehirnzellen unter einem gewissen Grad an Glucoseentzug leiden, wenn Insulinresistenz auftritt.[82] Depressionen sind auch bei übergewichtigen und fettleibigen Menschen viel häufiger anzutreffen, wahrscheinlich aufgrund einer kombinierten Wirkung von Insulinresistenz und vermindertem Selbstwertgefühl. Kognitive Veränderungen beginnen nach der ersten schweren hypoglykämischen Episode bei Diabetikern. Hypoglykämie ist eine schwere Belastung für das Gehirn, und wenn sie mehrmals in schwerer Form auftritt, ist eine signifikante kognitive Beeinträchtigung möglich. Unkontrollierter Diabetes ist auch mit einem erhöhten Risiko für die Entwicklung der Alzheimerkrankheit verbunden.

Mitwirkende Faktoren bei Langzeitkomplikationen von Diabetes

Die wichtigsten Faktoren, die zu den langfristigen Komplikationen von Diabetes beitragen, sind hier aufgeführt, gefolgt von einer kurzen Beschreibung der einzelnen Faktoren sowie von Bewältigungsmaßnahmen:

- Schlechte Blutzuckerkontrolle
- Glykosylierung von Proteinen (mittels einer der Glykosylierung von Hämoglobin ähnlichen Wirkungsweise)
- Intrazelluläre Anreicherung von Sorbitol
- Erhöhte oxidative Schäden
- Nährstoffmangel
- Erhöhter Homocysteinspiegel
- Bluthochdruck
- Veränderungen der Blutgefäßauskleidungen

Schlechte Glucosekontrolle
Zahlreiche Belege deuten darauf hin, dass eine gute Blutzuckereinstellung die Entwicklung von Komplikationen signifikant reduziert. Die Aufrechterhaltung des Hämoglobin-A1C-Spiegels in der Nähe des Normalwerts (weniger als 7 Prozent) kann erheblich dazu beitragen, das Risiko von Augenproblemen (bis zu 76 Prozent), Nervenschäden (bis zu 60 Prozent) und Nierenerkrankungen (bis zu 56 Prozent) zu verringern.

Wie bereits beschrieben, bezieht sich die Glykosylierung auf die Bindung von Glucose an Proteine. Je schlechter die Blutzuckerkontrolle, desto größer ist die Bindung von Glucosemolekülen an Proteine. Diese Bindung führt zu Veränderungen in der Struktur und Funktion des Proteins. Zu den Nebenwirkungen einer übermäßigen Glykosylierung gehören die Inaktivierung von Enzymen, die Hemmung der regulatorischen Molekülbindung und die Bildung abnormaler Proteinstrukturen. Wenn Glucosemoleküle beispielsweise an cholesterinhaltige LDL-Moleküle binden, blockieren sie die Bindung von LDL an Rezeptoren in der Leber, die diesem Organ signalisieren, es solle die Cholesterinproduktion einstellen. Infolgedessen »denkt« die Leber, dass es im Körper einen Cholesterinmangel gibt, produziert deshalb weiterhin mehr und gibt es an das Blut ab. Dies ist ein Grund, warum Diabetes fast immer mit einem hohen Cholesterinspiegel verbunden ist.

Neben einem möglichst optimalen Blutzuckerspiegel hilft eine hohe Zufuhr von Antioxidantien – besonders von Vitamin C und E, Flavonoiden und Alpha-Liponsäure (die später diskutiert werden) –, die Glykosylierung zu reduzieren.

Intrazelluläre Akkumulation von Sorbitol

Sorbitol ist ein Zuckermolekül, das aus Glucose in den Zellen gebildet wird. Bei Menschen ohne Diabetes wird Sorbitol nach der Bildung schnell in Fructose zerlegt. Diese Umwandlung in Fructose ist entscheidend, da das intakte Sorbitolmolekül die Zelle nicht verlassen kann, und wenn der Sorbitolspiegel innerhalb einer Zelle weiter steigt, treten aus der Zelle kleine Moleküle wie Aminosäuren, Inosit, Glutathion, Niacin, Vitamin C, Magnesium und Kalium aus, um das osmotische Gleichgewicht aufrechtzuerhalten. Da diese Substanzen die Zellen vor Schäden schützen, führt ihr Verlust zu einer erhöhten Verletzlichkeit.

Die intrazelluläre Anreicherung von Sorbitol ist einer der Hauptfaktoren bei der Entwicklung der meisten Komplikationen von Diabetes. Belegt wird dies durch die Tatsache, dass erhöhte Sorbitolspiegel in hohen Konzentrationen in den Geweben gefunden werden, die üblicherweise an den großen diabetischen Komplikationen beteiligt sind: in der Augenlinse, den Nervenzellen, Nierenzellen und den Zellen, die Blutgefäße auskleiden.

Zusätzlich zur Kontrolle des Blutzuckerspiegels können Vitamin C und Flavonoide wie Quercetin, Traubenkernextrakt und Heidelbeerextrakt helfen, den intrazellulären Sorbitolspiegel zu senken. (Die Sorbitolakkumulation hat übrigens nichts mit dem Verzehr von sorbitolhaltigen Lebensmitteln zu tun.)

Erhöhte oxidative Schäden

Diabetiker weisen typischerweise eine erhöhte Konzentration an freien Radikalen und oxidativen Verbindungen auf.[83] Diese hochreaktiven Stoffe binden an Zellverbindungen und zerstören sie, verursachen Schäden im ganzen Körper und steigern die Insulinresistenz. Sie erhöhen auch stark den Entzündungsprozess, indem sie die Bildung von inflammatorischen Mediatoren wie dem C-reaktiven Protein steigern.[84] Eines der wichtigsten Ziele bei der Vorbeugung und Behandlung von Diabetes besteht darin, den Körper mit einem hohen Anteil an antioxidativen Verbindungen zu überfluten, um den negativen Auswirkungen von freien Radikalen und Prooxidantien entgegenzuwirken. Neben einer grundlegenden Versorgung mit Nahrungsergänzungsmitteln ist die Supplementierung mit Antioxidantien wie Alpha-Liponsäure und flavonoidreichen Extrakten oft sinnvoll.

Nährstoffmangel

Wie sich gezeigt hat, trägt ein Mangel an einem von mehreren Nährstoffen zu mehreren chronischen Komplikationen von Diabetes bei. Wie in Studien festgestellt wurde, hilft die Nährstoffergänzung diabetischen Patienten mit Glucosekontrolle, den Blutdruck zu senken und den Körper vor diabetischen Komplikationen zu schützen. Im Allgemeinen ist das Risiko von Langzeitkomplikationen bei Diabetes umgekehrt proportional zum Mikronährstoffstatus. Manchmal können die Symptome eines Nährstoffmangels eine chronische Komplikation von Diabetes täuschend echt imitieren. So ist beispielsweise der Vitamin-B_{12}-Mangel durch Taubheitsgefühle, Nadelstichgefühle oder ein brennendes Gefühl in den Händen oder Füßen gekennzeichnet – Symptome, die praktisch identisch sind mit denen der diabetischen Neuropathie. Obwohl die Vitamin-B_{12}-Ergänzung mit einigem Erfolg bei der Behandlung der diabetischen Neuropathie eingesetzt wurde, ist nicht wirklich klar, ob dieser Erfolg auf die Korrektur eines B_{12}-Mangelzustandes oder die Normalisierung des gestörten Vitamin-B_{12}-Stoffwechsels bei Diabetikern zurückzuführen ist.

Die Gabe eines hochpotenten Multivitamin-Mineralstoffpräparats ist entscheidend bei der Behandlung von Diabetes. Die Versorgung des Diabetikers mit zusätzlichen Schlüsselnährstoffen verbessert die Blutzuckereinstellung und reduziert die Entwicklung der wichtigsten Langzeitkomplikationen von Diabetes.

Erhöhter Homocysteinspiegel

Erhöhte Homocysteinspiegel sind ein unabhängiger Risikofaktor für Demenz, Herzinfarkt, Schlaganfall und periphere Gefäßerkrankungen. Darüber hinaus hat die jüngste Forschung Homocysteinerhöhungen in die Entwicklung von Langzeitkomplikationen bei Diabetes einbezogen, vor allem bei diabetischer Retinopathie.[85]

Bluthochdruck

Die Blutdruckkontrolle ist unerlässlich, um die Komplikationen von Diabetes zu verhindern, besonders Nierenerkrankungen, Retinopathie und Schlaganfall. Die Aufrechterhaltung des Blutdrucks im Normalbereich (120–140/80 mm Hg) kann bei Diabetikern das Risiko von Herzerkrankungen und Schlaganfällen um circa 33–50 Prozent und von mikrovaskulären Erkrankungen (Augen-, Nieren- und Nervenerkrankungen) um circa 33 Prozent senken.

Veränderungen an den Blutgefäßauskleidungen

Eine einzelne Schicht von Endothelzellen kleidet alle Blutgefäße aus und fungiert als metabolisch aktive Barriere zwischen den Blutbestandteilen und dem Blutgefäß. Diese Zellen regulieren viele wichtige Aspekte der Durchblutung, der Koagulation und Gerinnung sowie der Bildung von wichtigen regulierenden Verbindungen, einschließlich solcher, die den Blutdruck kontrollieren. Endothelzellen sind anfällig für Schäden durch oxidiertes LDL-Cholesterin und andere freie Radikale – daher ist eine hohe Zufuhr von Antioxidantien, Flavonoiden und wesentlichen zusätzlichen Antioxidantien wie Vitamin C und E sowie Alpha-Liponsäure wichtig. All diese Faktoren verbessern nachweislich die Funktion der Endothelzellen und sind entscheidend im Kampf gegen Gefäßerkrankungen bei Diabetes.[86–89]

Therapeutische Erwägungen

Ernährung

Die optimale Ernährung zur Behandlung von Diabetes ist praktisch die gleiche wie das Programm, das wir im Kapitel »Eine gesunde Ernährung« vorgestellt haben. Der Unterschied besteht darin, dass Lebensmittel mit hoher Kohlenhydratkonzentration noch strikter gemieden werden müssen. Wie streng genau die Ernährung in Bezug auf die Aufnahme von Kohlenhydraten sein muss, hängt von der Fähigkeit ab, Blutzuckermessungen und A1C-Werte unter Kontrolle zu bekommen und das ideale Körpergewicht zu erreichen und zu halten. Je schlechter die Kontrolle, desto mehr muss die Kohlenhydratzufuhr eingeschränkt werden. Zu Beginn müssen einige Menschen mit Diabetes – vor allem solche mit schlecht kontrolliertem Blutzuckerspiegel – möglicherweise Mahlzeiten mit einer gesamten glykämischen Last von mehr als 20 vermeiden (siehe Anhang B) und mindestens 3 Stunden Abstand zwischen diesen Mahlzeiten lassen. Mahlzeiten mit einer höheren glykämischen Last können konsumiert werden, wenn ein Naturprodukt verwendet wird, das die Magenentleerung verlangsamt und den Blutzuckerspiegel nach der Mahlzeit dämpft (diese Komponenten werden später erläutert).

Klinische Studien zur Ernährungstherapie bei Typ-1-Diabetes

Zahlreiche klinische Studien haben beeindruckende Ergebnisse bei der Verbesserung der Blutzuckereinstellung erbracht, wenn ballaststoffreiche Diäten mit geringer glykämischer Last eingehalten wurden. Dies gilt auch für Kinder und Schwangere.[90–94] Wir haben die bewährte Diät auf ein noch weit höheres Niveau gebracht, indem wir auch die Auswirkungen von Fetten auf die Insulinwirkung berücksichtigt haben.

Klinische Studien zur Ernährungstherapie bei Typ-2-Diabetes

Allein mit der Ernährung kann man Typ-2-Diabetes oft behandeln und heilen. Andere Lebensstilfaktoren und Nahrungsergänzungsmittel sind wichtig, doch die Behandlung von Typ-2-Diabetes beginnt mit der Ernährung. Und genau wie beim Typ-1-Diabetes kristallisiert sich durch etliche klinische Studien eine Diät mit niedriger glykämischer Last als wissenschaftlich erwiesener Ansatz heraus; gestützt wird er, wenn man nicht nur ihre Auswirkungen auf den Blutzuckerspiegel, sondern auch ihre Fähigkeit zur Verringerung der Folgen von Diabetes berücksichtigt, wie hoher Cholesterinspiegel, Herz-Kreislauf-Erkrankungen, Bluthochdruck und andere Komplikationen.[95] Eines der Hauptziele ist es, die Ballaststoffaufnahme aus Lebensmitteln auf insgesamt mindestens 25–40 Gramm pro Tag zu steigern. Eine hohe Ballaststoffaufnahme kann nachweislich den durchschnittlichen täglichen Glucosespiegel sowie die Insulinkonzentration und den Gesamtcholesterinspiegel senken.[96] Dass eine Ernährung mit geringer glykämischer Last erhebliche Vorteile bietet, ist unbestritten.[97, 98]

Psychologische Unterstützung

Menschen mit Diabetes zu helfen, mit ihrer Diagnose umzugehen, ein Gefühl der Selbstkontrolle zu entwickeln und wichtige Änderungen im Lebensstil vorzunehmen ist ein äußerst wichtiger Aspekt der richtigen medizinischen Versorgung. Eine psychologische Beratung ist besonders effektiv, um Jugendlichen mit Typ-1-Diabetes zu helfen, ihre Krankheit zu bewältigen, was zu einer Verbesserung der Stimmung und der Blutzuckereinstellung führt.[99]

Stress

Stress wirkt sich negativ auf die Blutzuckereinstellung aus, da höhere Stresslevel mit höheren Blutzuckerwerten sowohl bei Typ-1- als auch bei Typ-2-Diabetes verbunden sind.[100] Es gibt eine einfache Erklärung für dieses Phänomen. Die Belastung durch Stress, sei es körperlich, geistig oder emotional, führt zur Aktivierung der Stressreaktion des Körpers und verursacht einen Anstieg der Nebennierenhormone Adrenalin und Cortisol. Diese Hormone bewirken unter anderem einen Anstieg des Blutzuckerspiegels und stumpfen die Reaktion auf Insulin ab. Sie wirken sich auch negativ auf das Immunsystem aus. Da Stress ein unvermeidlicher Bestandteil des modernen Lebens zu sein scheint, ist es wichtig, effektive Methoden zu entwickeln, damit umzugehen. Einige Studien haben gezeigt, dass positive Methoden zum Umgang mit Stress wie zum Beispiel Entspannungstraining die Blutzuckereinstellung verbessern können, vor allem bei Menschen, die ängstlich sind oder in ihrem Leben erheblichen Stress haben.[101, 102]

Sport

Bewegung ist bei der Prävention und Behandlung von Diabetes absolut notwendig. Sport verbessert durch eine Kombination aus erhöhter fettfreier Muskelmasse und der Verbesserung des Muskelzellstoffwechsels auf direkte Weise die Insulinempfindlichkeit und die Blutzuckereinstellung.[103] Bewegung hat auch indirekt tief greifende Vorteile für das Herz-Kreislauf-System, indem die Blutfettwerte sich verbessern (besonders verbessert sich das HDL beziehungsweise das »gute« Cholesterin). Sport verringert die Symptome von Angst und Depressionen, verbessert die Sexualfunktion und steigert das Vertrauen und das Selbstwertgefühl. Zudem hilft Bewegung den Menschen nachweislich, eine Gewichtsabnahme zu erreichen und aufrechtzuerhalten.[104] Drei Arten von Bewegung sind für Menschen mit Diabetes wichtig: aerobes Training, Krafttraining und Dehnübungen.

Nahrungsergänzungsmittel

Die Behandlung von Diabetes mit der Naturmedizin beinhaltet den Versuch, eine optimale Blutzuckereinstellung und Stoffwechselziele zu erreichen sowie das Risiko von Diabeteskomplikationen zu reduzieren, indem man sich auf die folgenden vier Bereiche konzentriert:

1. Erreichen eines optimalen Ernährungszustands
2. Reduzierung von Erhöhungen des Blutzuckerspiegels nach der Mahlzeit
3. Verbesserung der Insulinfunktion und -sensitivität
4. Vermeidung von nutritivem und oxidativem Stress

Auch wenn Naturprodukte allein erhebliche Auswirkungen haben können, erfordert die richtige und wirksame Behandlung von Diabetes die sorgfältige Integration von Ernährungs- und Lebensstilveränderungen sowie aller erforderlichen Medikamente und Naturheilmittel. Darüber hinaus benötigen alle Typ-1-Diabetiker und viele Typ-2-Diabetiker auch konventionelle medizinische Behandlungen (orale Medikamente oder Insulin), abhängig davon, wie viel Pankreasinsulin gebildet wird (dies kann durch den C-Peptid-Spiegel bestimmt werden) und wie der

Diabetiker auf Anpassungen von Ernährung und Lebensstil reagiert. Der wichtigste Faktor, der bestimmt, ob der Diabetiker mit Medikamenten oder Insulin behandelt werden muss oder nicht, ist die angemessene Blutzuckereinstellung.

Ein optimaler Ernährungszustand

Neben einer nährstoffreichen Ernährung ist ein hochwirksames Multivitamin-Mineralstoffpräparat ein absolutes Muss für Menschen mit Diabetes. Beachten Sie die Hinweise im Kapitel »Supplementierung«. Diabetiker haben einen derart erhöhten Bedarf an vielen Nährstoffen, dass eine Supplementierung entscheidend ist. Die Versorgung des Diabetikers mit zusätzlichen wichtigen Nährstoffen verbessert nachweislich die Blutzuckereinstellung und hilft, die Entwicklung der wichtigsten Komplikationen von Diabetes zu verhindern oder zu reduzieren. Wie sich bei Diabetikern auch gezeigt hat, stärkt die Einnahme eines Multivitamin-Mineralstoffpräparats die Immunfunktion und reduziert Infektionen.[105] Wann immer ein Diabetiker seinem Behandlungsplan wichtige Nährstoffe, Ballaststoffe oder pflanzliche Arzneimittel hinzufügt, wird eine Glucosekontrolle empfohlen, da orale oder injizierbare Medikamente möglicherweise reduziert werden müssen.

Chrom. Chrom ist für eine gute Blutzuckereinstellung unerlässlich, da es im Körper als Schlüsselbestandteil des sogenannten Glucosetoleranzfaktors fungiert – eines Moleküls, das die Wirksamkeit von Insulin erleichtert. Infolgedessen arbeitet Chrom eng mit Insulin zusammen, um die Aufnahme von Glucose in die Zellen zu unterstützen. Ohne Chrom wird die Insulinwirkung blockiert und der Glucosespiegel erhöht. Belege deuten darauf hin, dass ein zu geringer Chromstatus in den Vereinigten Staaten recht häufig ist. Ein Mangel an diesem Mineral kann ein Faktor sein, der zu der enormen Anzahl von Amerikanern beiträgt, die Diabetes und Hypoglykämie haben und fettleibig sind.

Mehr als zwanzig klinische Studien haben sich auf die Chromsupplementierung bei Diabetes konzentriert. In einigen dieser Studien mit Typ-2-Diabetikern hat sich gezeigt, dass eine Nahrungsergänzung mit Chrom die Glucosetoleranz sowie den Nüchternglukosespiegel verbessert, den Insulinspiegel und den Gesamtcholesterin- und Triglyceridspiegel senkt, während der HDL-Cholesterinspiegel steigt. Obwohl nicht alle Studien eine große Wirkung von Chrom bei der Verbesserung der Glucosetoleranz von Diabetikern ergeben haben, ist Chrom zweifellos ein wichtiges Mineral im Blutzuckerstoffwechsel. Zum jetzigen Zeitpunkt scheint es jedoch nicht unerwartet, dass die Chromergänzung nur bei Menschen, die nicht über dieses essenzielle Spurenelement verfügen, zu einer sinnvollen Verbesserung der glykämischen Kontrolle führen wird.[106]

Obwohl es keine empfohlene tägliche Dosierungsempfehlung für Chrom gibt, scheinen mindestens 200 Milligramm pro Tag in der Ernährung erforderlich zu sein. Menschen mit Diabetes sollten das Element mit 400–600 Milligramm pro Tag ergänzen. Chrompolynikotinat und Chrompicolinat können die besten Ergebnisse liefern, da chromreiche Hefe in jüngsten Versuchen keinen signifikanten Nutzen brachte.[107] Im Gegensatz dazu zeigten mehrere neuere Studien mit 600 Mikrogramm Chrompicolinat in Kombination mit 2 Milligramm Biotin erhebliche Vorteile bei der Unterstützung von Patienten mit Typ-2-Diabetes, insofern als die Blutzuckerkontrolle sich verbesserte, da die Nüchternglucosewerte um 10 mg/dl und die A1C-Werte um 0,54 Prozent gesunken waren.[108] Verbesserungen der Blutfettwerte wurden auch in anderen Studien festgestellt.[109]

Vitamin C. Da der Transport von Vitamin C in die Zellen durch Insulin verstärkt wird,[110] leiden viele Menschen mit Diabetes an einem relativen Vitamin-C-Mangel in ihren Zellen, selbst wenn sie eine ausreichende Menge Vitamin C mit ihrer Nahrung aufnehmen. Daher müssen Diabetiker zusätzliches Vitamin C zuführen.

Neben seiner Rolle als Antioxidans wird Vitamin C für die Funktion des Immunsystems und die Herstellung von Kollagen, der Hauptproteinsubstanz des menschlichen Körpers, benötigt. Da Kollagen ein so wichtiges Protein für die Strukturen ist, die unseren Körper zusammenhalten (Bindegewebe, Knorpel, Sehnen), ist Vitamin C für die Wundheilung, gesundes Zahnfleisch und die Prävention von leichten Blutergüssen unerlässlich. Ein chronischer, latenter Vitamin-C-Mangel führt zu einer Reihe von Problemen für den Diabetiker, darunter eine erhöhte Kapillardurchlässigkeit, schlechte Wundheilung, erhöhte Cholesterinwerte und ein geschwächtes Immunsystem. Die Supplementierung mit Vitamin C verbessert nachweislich leicht die Glucosekontrolle, wie ein etwas niedrigeres A1C in der Vitamin-C-Gruppe (8,5 Prozent) im Vergleich zu einem Placebo (9,3 Prozent) in einer Doppelblindstudie zeigt.[111] Wahrscheinlich wichtiger noch als jeder signifikante Effekt auf die Verbesserung der Blutzuckereinstellung ist die Tatsache, dass die Vitamin-C-Ergänzung die Bildung von Verbindungen reduziert, die im Zusammenhang mit der Entwicklung von diabetischen Komplikationen stehen.

In einer Doppelblindstudie zur Vitamin-C-Supplementierung beim Typ-2–Diabetes wurden dreißig Patienten, die 45–70 Jahre alt waren und nicht nur an Typ 2 erkrankt waren, sondern auch Bluthochdruck hatten, willkürlich angewiesen, 4 Wochen lang entweder 500 Milligramm Ascorbinsäure oder ein Placebo einzunehmen. Die Vitamin-C-Ergänzung senkte den systolischen Blutdruck von 142,1 auf 132,3 mm Hg und den diastolischen Druck von 83,9 auf 79,5. Zusätzliche analytische Methoden zur Messung des Gefäßwiderstandes zeigten ebenfalls signifikante Verbesserungen der arteriellen Flexibilität. Diese Ergebnisse deuten darauf hin, dass die Vitamin-C-Supplementierung bei der Verbesserung der Elastizität und Funktion der Blutgefäße bei Patienten mit Typ-2-Diabetes wirksam ist.[112]

Vitamin C kann auch die Akkumulation von Sorbitol verhindern (siehe oben). In einer Studie an jungen Erwachsenen mit Typ-1-Diabetes war die Basismessung von Sorbitol in den roten Blutkörperchen bei diesen Patienten trotz ausreichender Aufnahme von Vitamin C fast doppelt so hoch. Eine Vitamin-C-Supplementierung in einer Dosierung von entweder 100 Milligramm oder 600 Milligramm normalisierte den Sorbitolgehalt im Blut innerhalb von 30 Tagen. Tatsächlich war die gesamte diabetische Kontrolle während der Studie mäßig bis schlecht, was darauf hindeutet, dass die Wirkung von Vitamin C nicht von der Glucosekonzentration abhängig war. Vitamin C hemmt das Enzym Aldosereduktase, das Glucose in Sorbitol umwandelt.[113]

Obwohl eine Vitamin-C-Ergänzung notwendig ist, sollten sich die Patienten nicht ausschließlich auf sie verlassen, um ihren gesamten Vitamin-C-Bedarf zu decken. Vitamin-C-reiche Lebensmittel sind auch gute Quellen für Verbindungen wie Flavonoide und Carotine, die die Wirkung von Vitamin C verstärken und selbst positive Effekte entfalten.

Vitamin E. Vitamin E wirkt vor allem als Antioxidans zum Schutz vor Schäden an den Zellmembranen. Ohne Vitamin E wären die Körperzellen sehr anfällig für Schäden, ganz besonders Nervenzellen. Diabetiker scheinen einen erhöhten Bedarf an Vitamin E zu haben. Es verbessert nicht nur die Insulinwirkung, sondern übt bei einer Dosierung von 400 bis 800 IE eine Reihe von positiven Effekten aus, die bei der Vorbeugung von Langzeitkomplikationen von Diabetes helfen können:

- Verhindert eine Schädigung durch freie Radikale des LDL-Cholesterins und der Gefäßwände.[114–116]
- Verbessert die Funktion von Blutgefäßen und von Zellen, die die Blutgefäße auskleiden.[117, 118]
- Erhöht die Konzentration von Magnesium in den Zellen.[119, 120]
- Verringert den Spiegel an C-reaktivem Protein und anderen entzündlichen Verbindungen.[121, 122]
- Erhöht den Glutathionspiegel – ein wichtiges intrazelluläres Antioxidans – innerhalb der Zellen.[123]
- Verbessert die Leitungsrate der elektrischen Impulse durch das Nervensystem.[124]
- Steigert den Blutfluss zum Auge und verbessert die diabetische Retinopathie.
- Verbessert die Nierenfunktion und normalisiert die Kreatinin-Clearance – einen Indikator für die Nierenfunktion bei Diabetikern mit leichten Erhöhungen.[125]

Die Supplementierung mit Vitamin E kann besonders hilfreich sein für Patienten mit einem spezifischen genetischen Marker – dem Haptoglobin-(Hp)-2-2-Genotyp –, der mit einem erhöhten Risiko für Atherosklerose verbunden ist. In einer großen Studie mit mehr als 1400 Diabetikern mit dem Genotyp Hp 2-2 zeigte sich bei denjenigen, denen

18 Monate lang Vitamin E (400 IE pro Tag) verabreicht wurde, eine 50-prozentige Abnahme der Rate von Herzinfarkten, Schlaganfall und Tod durch kardiovaskuläre Faktoren.[126]

Bemerkenswerterweise erhöhte in einer Studie an Patienten mit Typ-2-Diabetes die Behandlung mit entweder 500 Milligramm Alpha-Tocopherol oder gemischten Tocopherolen den systolischen Blutdruck im Gegensatz zu einem Placebo signifikant (um circa 6–7 mm Hg), was darauf hindeutet, dass einige Patienten eine hypertensive Reaktion haben können.[127] Der Blutdruck sollte bei Patienten überwacht werden, die eine höhere Dosis Vitamin E einnehmen, um diesen negativen Effekt auszuschließen. Wir vermuten, er ist darauf zurückzuführen, dass das Herz als Reaktion auf die Vitamin-E-Supplementierung stärker wird.

Niacin und Niacinamid. Niacin (Vitamin B_3) enthaltende Enzyme spielen eine wichtige Rolle bei der Energieerzeugung, dem Fett-, Cholesterin- und Kohlenhydratstoffwechsel und der Herstellung vieler Körperverbindungen, einschließlich Sexual- und Nebennierenhormonen. Niacin ist wie Chrom ein wesentlicher Bestandteil des Glucosetoleranzfaktors und daher ein wichtiger Nährstoff bei Hypoglykämie und Diabetes. Niacinamid bietet nicht nur mögliche Vorteile bei Typ 1, sondern kann auch bei Typ 2 helfen. Achtzehn normalgewichtige Patienten mit Typ-2-Diabetes, die nicht auf orale Diabetesmedikamente ansprachen, wurden nach dem Zufallsprinzip für 6 Monate einer von drei Behandlungen zugeordnet: erstens Insulin plus Niacinamid (500 Milligramm dreimal täglich), zweitens Insulin plus Placebo oder drittens ein orales Diabetesmedikament plus Niacinamid (500 Milligramm dreimal täglich). Zu den untersuchten Indikatoren gehörten C-Peptid, A1C, der Nüchternblutzuckerspiegel und der durchschnittliche tägliche Blutzuckerspiegel. Nach detaillierter Analyse war die Verabreichung von Niacinamid der einzige signifikante Faktor, der für die Verbesserung der C-Peptid-Freisetzung verantwortlich war. Wie die Daten zeigten, verbesserte Niacinamid die C-Peptid-Freisetzung und die Blutzuckerkontrolle bei Typ-2-Diabetikern, die bisher nicht auf ausschließlich orale Diabetesmedikamente angesprochen hatten.[128]

Vitamin B_6. Die Ergänzung mit Vitamin B_6 scheint einen signifikanten Schutz vor der Entwicklung der diabetischen Neuropathie zu bieten.[129] Diabetiker mit Neuropathie haben einen Mangel an Vitamin B_6, sodass sie von einer Supplementierung profitieren.[130] Die Neuropathie eines Vitamin-B_6-Mangels ist nicht von der diabetischen Neuropathie zu unterscheiden. Personen, die seit Langem an Diabetes leiden oder Anzeichen von peripheren Nervenanomalien entwickeln, sollten ihre Ernährung unbedingt mit Vitamin B_6 ergänzen. Dies ist auch wichtig, um andere diabetische Komplikationen zu verhindern.

Die Ergänzung mit Vitamin B_6 kann eine sichere und wirksame Behandlung von Gestationsdiabetes (Schwangerschaftsdiabetes) sein. Eine Studie mit vierzehn Frauen mit Gestationsdiabetes, die 2 Wochen lang täglich 100 Milligramm Vitamin B_6 erhielten, führte bei zwölf der vierzehn Frauen zum Rückgang der Erkrankung.[131]

Magnesium. Wie Chrom ist auch Magnesium am Glucosestoffwechsel beteiligt. Umfangreiche Belege weisen darauf hin, dass Diabetiker zusätzliches Magnesium einnehmen sollten, da mehr als die Hälfte aller Menschen mit Diabetes einen Magnesiummangel aufweist und das Mineral einige der Komplikationen von Diabetes wie Retinopathie und Herzerkrankungen verhindern kann. Der Magnesiumspiegel ist bei Diabetikern meist niedrig und bei Diabetikern mit diabetischen Komplikationen wie Retinopathie und Neuropathie am niedrigsten. Wie klinische Studien gezeigt haben, verbessert eine Magnesiumsupplementierung (in der Regel 400–500 Milligramm pro Tag) die Insulinreaktion und -wirkung, die Glucosetoleranz sowie die Fluidität der Membran der roten Blutkörperchen bei Patienten mit Diabetes.[132, 133]

Die empfohlene Tagesdosis (RDI) für Magnesium beträgt 420 Milligramm pro Tag für erwachsene Männer und 320 Milligramm für erwachsene Frauen. Diabetiker benötigen möglicherweise die doppelte Menge, weil sie dazu neigen, überschüssiges Magnesium durch die Nieren zu verlieren.[134] Der größte Teil des Magnesiums sollte aus der Nahrung stammen. Gesunde US-Amerikaner nehmen allerdings durchschnittlich nur zwischen 143 und 266 Milligramm Magnesium pro Tag auf. Dies liegt offensichtlich weit unter dem RDI. Die Wahl der Lebensmittel ist der Hauptgrund dafür. Obwohl Magnesium in Vollwertkost reichlich vorhanden ist, wird durch die Lebensmittelverarbeitung ein großer Teil des Magnesiums eines Lebensmittels herausraffiniert. Die besten Nahrungsquellen für Magnesium sind Tofu, Samen, Nüsse und grünes Blattgemüse. Fisch, Fleisch, Milch und die am häufigsten gegessenen Früchte sind hingegen magnesiumarm. Leider konsumieren die meisten Amerikaner eine magnesiumarme Kost, weil ihre Ernährung reich an raffinierten Lebensmitteln, Fleisch und Milchprodukten ist.

Neben einer magnesiumreichen Ernährung sollten Diabetiker ihre Ernährung mit 300–500 Milligramm Magnesium täglich ergänzen. Für beste Ergebnisse sollten hochresorbierbare Magnesiumquellen wie Magnesiumaspartat oder -citrat eingenommen werden. Diabetiker sollten auch darauf achten, mindestens 25 Milligramm Vitamin B_6 pro Tag zu erhalten, da der Gehalt an Vitamin B_6 in den Körperzellen eng mit dem Magnesiumgehalt der Zelle verbunden zu sein scheint. Mit anderen Worten: Ohne Vitamin B_6 (und Vitamin E) gelangt Magnesium nicht in die Zelle und ist daher nutzlos.

Zink. Zink wirkt in mehr enzymatischen Reaktionen als jedes andere Mineral, da es ein Kofaktor bei mehr als 200 verschiedenen Enzymen ist. Obwohl schwerer Zinkmangel in entwickelten Ländern selten ist, haben viele Menschen in den Vereinigten Staaten einen leichten Zinkmangel. Dies gilt vor allem für die ältere Bevölkerung sowie für Diabetiker. Ein niedriger Zinkspiegel im Körper ist mit einer erhöhten Infektionsanfälligkeit, schlechter Wundheilung, einem verminderten Geschmacks- oder Geruchssinn oder Hauterkrankungen verbunden. Es wurde auch vermutet, dass Zinkmangel ebenso wie Chrommangel eine Rolle bei der Entstehung von Diabetes spielt.[135]

Zink ist an praktisch allen Aspekten des Insulinstoffwechsels beteiligt: Synthese, Ausschüttung und Nutzung. Zink hat auch eine schützende Wirkung vor der Zerstörung von Betazellen sowie bekannte antivirale Wirkungen. Diabetiker scheiden in der Regel zu viel Zink im Urin aus und benötigen daher eine Supplementierung. Sie sollten mindestens 30 Milligramm Zink pro Tag einnehmen. Gute Mengen an Zink sind auch in Nüssen und Samen enthalten.

Mangan. Mangan erfüllt Funktionen in vielen Enzymsystemen, einschließlich derjenigen, die an der Blutzuckereinstellung, dem Energiestoffwechsel und der Funktion der Schilddrüsenhormone beteiligt sind. Mangan hat auch eine Funktion im antioxidativen Enzym Superoxiddismutase (SOD). Bei Meerschweinchen führt ein Mangel an Mangan zu Diabetes und einer Zunahme der Zahl der Nachkommen, die Anomalien in der Bauchspeicheldrüse entwickeln oder überhaupt keine Bauchspeicheldrüse haben. Wie sich gezeigt hat, weisen Diabetiker nur die Hälfte des Mangans normaler Menschen auf. Eine gute Tagesdosis Mangan für einen Diabetiker beträgt 3–5 Milligramm.

Biotin. Biotin ist ein Mitglied der Familie der B-Vitamine und hat Funktionen bei der Produktion und Verwendung von Kohlenhydraten, Fetten und Aminosäuren. Ohne Biotin ist der Zuckerstoffwechsel stark beeinträchtigt. Eine Biotinsupplementierung erhöht erwiesenermaßen die Insulinempfindlichkeit und die Aktivität der Glucokinase, des Enzyms, das für den ersten Schritt bei der Verwertung von Glucose durch die Leber verantwortlich ist. Die Glucokinasekonzentrationen bei Diabetikern sind niedrig. Offensichtlich verbessert bei ihnen die Nahrungsergänzung mit hohen Biotindosen die Glucokinaseaktivität und den Glucosestoffwechsel. In einer Studie führten 16 Milligramm Biotin pro Tag zu einer signifikanten Senkung des Nüchternblutzuckerspiegels und zu einer Verbesserung der Blutzuckerwerte bei Typ-1-Diabetikern. In einer weiteren Studie mit Typ-2-Diabetikern wurden ähnliche Effekte mit 9 Milligramm Biotin pro Tag festgestellt.[136] Die Biotintherapie hat sich auch bei der Behandlung der diabetischen Neuropathie als sehr hilfreich erwiesen.[137]

Omega-3-Fettsäuren aus Fischöl. Omega-3-Fettsäuren sind wichtige Nahrungsergänzungsmittel für Diabetiker. Sie bieten ihnen einen signifikanten Schutz vor Herzerkrankungen und helfen, Lipide und Blutdruck zu senken. Sie sind entzündungshemmend und fördern die Insulinempfindlichkeit. Omega-3-Öle fehlen in der Regel fast vollständig in der Grundversorgung eines diabetischen Patienten. Zu den Lebensmitteln, die Omega-3-Fettsäuren enthalten, gehören ölige Fische wie Wildlachs, Sardellen, Sardinen, Hering, Forelle und Makrele, Walnüsse, Fleisch von grasgefütterten Rindern, Wildfleisch, Omega-3-Eier und gemahlener Leinsamen, Hanf und Chiasamen. Ursprünglich gab es Bedenken, eine Omega-3-Fettsäureergänzung könnte die Blutzuckereinstellung beeinträchtigen, doch zwei intensive Untersuchungen, eine an der Oxford University und die andere an der Mayo Clinic, analysierten Daten aus achtzehn doppelblinden klinischen Studien mit 823 Teilnehmern, die durchschnittlich 12 Wochen lang durchgeführt wurden.[138, 139] Beide Bewertungen kamen zu den gleichen Schlussfolgerungen: Die Fischölsupplementierung hat keine negativen Auswirkungen auf die Blutzuckerkontrolle; sie scheint vielmehr bei Menschen mit Diabetes den gleichen Schutz vor Herz-Kreislauf-Erkrankungen zu bieten wie bei Menschen ohne Diabetes.[140] Viele Studien mit Diabetikern wurden mit minderwertigen Fischölprodukten durchgeführt, die erhebliche Mengen an Cholesterin und Lipidperoxiden enthielten. Infolgedessen wurde in einigen dieser Studien eine Erhöhung des LDL-Cholesterins festgestellt. Für Diabetiker ist es wichtig, ein hochwertiges Fischölprodukt einzunehmen. Der kombinierte Gesamtgehalt von EPA + DHA sollte etwa 1000 Milligramm pro Tag betragen.

Blutzuckerspiegel-Anstieg nach der Mahlzeit reduzieren

Erhöhungen des Blutzuckerspiegels nach einer Mahlzeit können bei Typ-1- und Typ-2-Diabetikern biochemische Schäden anrichten. Tatsächlich ist ein Anstieg des postprandialen Blutzuckerspiegels der Hauptfaktor für die Entwicklung diabetischer Komplikationen, vor allem von Herz-Kreislauf-Erkrankungen und Erkrankungen der Mikrovaskulatur (Retinopathie, Neuropathie und Nephropathie). Beispielsweise ist bei Patienten, die einen normalen Nüchternblutzucker haben, aber durchschnittlich 2 Stunden nach dem Essen einen Glucosespiegel von mehr als 200 mg/dl (11 mmol/l) aufweisen, die Häufigkeit der diabetischen Retinopathie dreimal so hoch.[141] Daher ist es ein wichtiges Ziel, den Anstieg des Blutzuckerspiegels nach der Mahlzeit zu begrenzen.

Zusätzlich zu Mahlzeiten mit geringer glykämischer Last können mehrere Naturprodukte verwendet werden, um den postprandialen Blutzuckerspiegel zu senken. Die besten Nahrungsergänzungsmittel, die in dieser Hinsicht verwendet werden können, sind Ballaststoffpräparate und natürliche Glukosidasehemmer.

Ballaststoffzusätze. Ballaststoffpräparate verbessern nachweislich die Blutzuckereinstellung, sie senken den Insulinspiegel und reduzieren die Menge der vom Körper aufgenommenen Kalorien. Für diese Zwecke am besten sind lösliche Ballaststoffquellen wie Glucomannan (aus der Konjakwurzel), Psyllium, Guarkernmehl, entfettetes Bockshornklee-Samenpulver oder Bockshornklee-Fasern, Algenprodukte (Alginat und Carrageen) sowie Pektin.

Wie klinische Studien wiederholt gezeigt haben, sinkt der Blutzuckerspiegel nach der Mahlzeit mit zunehmender Viskosität der löslichen Fasern.[142, 143] Diese Beziehung gilt auch für die anderen physiologischen Vorteile, die durch lösliche Ballaststoffe hervorgerufen werden, einschließlich einer erhöhten Insulinempfindlichkeit, eines verminderten Appetits, einer signifikanten Gewichtskontrolle, eines verbesserten Stuhlgangs und eines verminderten Serumcholesterins.[144]

Bei der Einnahme mit Wasser vor den Mahlzeiten binden sich diese Ballaststoffquellen im Magen und Dünndarm an das Wasser zu einer gelatineartigen viskosen Masse, die nicht nur die Aufnahme von Glucose verlangsamt, sondern auch ein Sättigungsgefühl (Fülle) hervorruft und die Aufnahme von Kalorien reduziert.

Eine der zähflüssigsten natürlich vorkommenden Ballaststoffe ist Glucomannan, eine lösliche Faser, die aus der Wurzel von Konjak gewonnen wird, einer Pflanze, die seit Jahrtausenden in Asien als Nahrungs- und Heilmittel verwendet wird. Hochfeines Glukomannan besitzt die höchste Viskosität aller einzelnen Ballaststoffe. Es ist dreimal dickflüssiger als die Guarbohne und etwa siebenmal dickflüssiger als Psyllium. Konjakfaser ist jetzt leicht erhältlich in Form von Nudeln mit Konjakwurzel.

PGX ist eine neuartige natürliche Polysaccharidmatrix, die aus drei Naturstoffen besteht (Glucomannan, Alginat und Xanthangummi), die in einem speziellen Verfahren kombiniert werden, das dazu führt, dass sie verschmelzen, um die viskoseste Faser zu bilden, die je entdeckt wurde.[145, 146] Wenn Glucomannan mit Alginat und Xanthangummi verbunden wird, kann seine Viskosität drei- bis fünfmal erhöht werden. PGX reduziert den glykämischen Index von Lebensmitteln oder Getränken um 15–70 Prozent und senkt auch den postprandialen Glucosespiegel, wenn es Lebensmitteln hinzugefügt oder mit Lebensmitteln eingenommen wird.[147, 148] In einer Doppelblindstudie mit einer früheren Version von PGX reduzierte eine 3-wöchige Nahrungsergänzung den postprandialen Blutzucker um circa 20 Prozent und die Insulinsekretion um etwa 40 Prozent, wodurch sich eine Verbesserung des Ganzkörperinsulin-Sensitivitätsindex um fast 50 Prozent ergab.[149] Es wurde auch gezeigt, dass es den Gesamtcholesterinspiegel reduziert (um 12,4 Prozent), den LDL-Cholesterinspiegel (um 22,3 Prozent), das Verhältnis von LDL zu HDL (um 15 Prozent) und das Serumfructosamin (um 5 Prozent).[149] In einer weiteren Studie mit ähnlichen Patienten wurden der postprandiale Blutzucker (27 Prozent), der postprandiale Insulinspiegel (41 Prozent) und die Insulinresistenz um 56 Prozent verbessert.[150] Die typische Dosierung für PGX beträgt 2,5–5 Gramm vor den Mahlzeiten. PGX wird im Kapitel »Adipositas und Gewichtskontrolle« näher erläutert.

Natürliche Glucosidase-Inhibitoren. Stärke, komplexe Kohlenhydrate und sogar einfache Zucker (Disaccharide) wie Saccharose werden im Verdauungstrakt durch die Wirkung bestimmter Enzyme in Glucose zerlegt. Zu den wichtigsten Enzymen gehören die im Darm vorkommenden Alpha-Glucosidasen. Da diese Enzyme für den Abbau von Stärke, komplexen Kohlenhydraten, Maltose und Saccharose in resorbierbare Glucosemoleküle unerlässlich sind, kann ihre Hemmung den Anstieg von Glucose und Insulin nach der Mahlzeit verringern.

Acarbose (Precose) und Miglitol (Glyset) sind zugelassene Medikamente zur Behandlung von Diabetes durch Hemmung der Alpha-Glucosidase. Zwar haben klinische Studien gezeigt, dass sie sehr effektiv sind, doch ziehen sie mit großer Häufigkeit auch leichte bis mittelschwere gastrointestinale Nebenwirkungen wie Blähungen, Durchfall und Bauchbeschwerden nach sich. Obwohl diese im Allgemeinen mit der Zeit an Häufigkeit und Intensität abnehmen, sind nur wenige Patienten bereit, die notwendige Zeit einzuplanen, um über sie hinwegzukommen.

Anstelle des Medikaments Acarbose empfehlen wir, Extrakte aus Touchi oder Maulbeere zu probieren, die natürlich und ihren Medikamentenkollegen überlegen sind. Touchi ist ein fermentiertes Sojaprodukt, das seit mehr als 3000 Jahren in China und Japan verwendet wird. Der Touchi-Extrakt ist so konzentriert, dass er einen hohen Anteil an natürlich vorkommenden Alpha-Glucosidase-Inhibitoren besitzt. Wie mehrere klinische Studien dokumentiert haben, reduziert er den postprandialen Anstieg des Blutzuckerspiegels effektiv,[151] und auch längerfristige Studien haben den Nutzen bestätigt.[152, 153] Wenn zum Beispiel Typ-2-Patienten 6 Monate lang vor jeder Mahlzeit 300 Milligramm Touchi-Extrakt einnahmen, kam es zu moderaten Veränderungen beim Nüchternblutzucker- und beim Hämoglobin-A1C-Spiegel. Die Effekte zeigten sich bereits nach einem Monat der Anwendung. Nach 6 Monaten sank der Nüchternblutzuckerspiegel bei fast 80 Prozent der Patienten um mehr als 10 mg/dl, und der Hämoglobin-A1C-Spiegel verringerte sich bei 60 Prozent der Patienten um mehr als 0,5 Prozent. Überraschenderweise hatte der Touchi-Extrakt auch eine leichte Wirkung bei der Senkung des Triglycerid- und Cholesterinspiegels – wahrscheinlich durch eine Abnahme der Insulinresistenz. Beim Touchi-Extrakt wurden im Gegensatz zum Medikament Alpha-Glucosidasehemmer noch nie Nebenwirkungen beobachtet, und niemand hat sich in den klinischen Studien jemals über die für Acarbose so charakteristischen, aber unerwünschten gastrointestinalen Begleiterscheinungen beschwert.

Die Maulbeerpflanze *(Morus indica)* ist wahrscheinlich am bekanntesten als Nahrung für Seidenraupen, aber sie ist auch in der traditionellen chinesischen und japanischen Medizin hoch angesehen. Wie sich gezeigt hat, bewirkt sie im Tierversuch signifikante hypoglykämische Effekte, und sie enthält

Einfluss von Maulbeer- und Glyburidbehandlungen auf Blutzucker, glykosyliertes Hämoglobin und Serumlipide von Patienten mit Typ-2-Diabetes						
Variable	Glyburid			Maulbeeren		
	Vorher	Nachher	Änderung (%)	Vorher	Nachher	Änderung (%)
Nüchternblutzucker (mg/dl)	154,4	141,8	−8	152,7	110,5	−27
A1C (%)	12,5	12,4	0	12,5	11,2	−10
Cholesterin (mg/dl)	190	182	−4	193,7	170,3	−12
LDL (mg/dl)	102,5	95,5	−7	102,1	78,7	−23
HDL (mg/dl)	49,8	51,3	+3	50,1	59,2	+18
Trigylceride (mg/dl)	199,5	180	−10	200,4	168	−16
Freie Fettsäuren (pmol/dl)	589,8	580	−2	590,1	520	−12

einen wirksamen Alpha-Glukosidase-Inhibitor zusammen mit anderen Verbindungen, die die Blutzuckerkontrolle zu verbessern scheinen.[154, 155] Der Einsatz von Maulbeerextrakt wurde bei Typ-2-Diabetes untersucht, und die Ergebnisse sind ausgezeichnet. In einer Studie beschlossen die Forscher, ihre Wirkung auf Blut und RBC-Lipide zu untersuchen und ihre blutzuckersenkende Wirkung mit dem oralen Diabetesmedikament Glyburid zu vergleichen.[156] Die Patienten erhielten 4 Wochen lang entweder getrocknete Maulbeerblätter in einer Dosis von 3 Gramm pro Tag oder eine Tablette Glyburid (5 Milligramm pro Tag). Die Maulbeertherapie verbesserte die diabetische Kontrolle bei Typ-2-Diabetikern signifikant (siehe Tabelle oben). Wie die Ergebnisse deutlich zeigen, wurden die Nüchternblutzuckerwerte mit der Maulbeertherapie signifikant gesenkt, was darauf hindeutet, dass sie bei der Kontrolle von Diabetes wirksam ist. Die Maulbeertherapie senkte die Nüchternblutzucker-Werte von Diabetikern signifikant um 27 Prozent im Vergleich zu Glyburid, durch das sie nur um 8 Prozent reduziert wurden. Maulbeerextrakt war auch besser als Glyburid in seiner Fähigkeit, Hämoglobin-A1C, Gesamtcholesterin, LDL und Triglyceride zu senken. Es führte außerdem zu einem Anstieg des HDL, des »guten« Cholesterins. Obwohl diese Veränderungen statistisch nicht signifikant waren, gibt es starke Hinweise darauf, dass dieses Naturprodukt einer etablierten medikamentösen Behandlung von Typ-2-Diabetes deutlich überlegen ist.

Neben den positiven Auswirkungen auf den Blutzuckerspiegel und die Blutfette zeigte die Maulbeertherapie auch eine Verringerung der Lipidperoxidation in den Zellmembranen von RBCs, was auf eine signifikante antioxidative Wirkung hinweist. Zusätzlich senkte die Maulbeertherapie den Membrancholesterinspiegel von Typ-2-Diabetikern deutlich.

Verbesserung der Insulinfunktion und -sensitivität
Der erste Schritt zur Verbesserung der Insulinfunktion und -sensitivität besteht darin, das ideale Körpergewicht zu erreichen und die zuvor gegebenen Empfehlungen hinsichtlich Ernährung und Lebensgewohnheiten zu befolgen, einschließlich der Einnahme eines hochwirksamen Multivitamin-Mineralstoffpräparats, um sicherzustellen, dass der Körper über alle notwendigen essenziellen Vitamine und Mineralien verfügt, die eine einwandfreie Insulinempfindlichkeit erfordert. Wenn zusätzliche Unterstützung erforderlich ist, um den Blutzuckerspiegel unter Kontrolle zu bringen, empfehlen wir, isoliert oder in wissenschaftlich formulierten Kombinationen eine oder mehrere der folgenden Präparate einzunehmen: *Gymnema-sylvestre*-Extrakt, Bittermelone, *Panax quinquefolius* (amerikanischer Ginseng) oder *Panax ginseng* (chinesischer Ginseng) sowie Bockshornklee-Samenextrakt. Wir empfehlen auch, den Verzehr von Zwiebeln und Knoblauch zu erhöhen.

Gymnema sylvestre. Gymnema ist eine Pflanze aus Indien, die seit Langem zur Behandlung von Diabetes eingesetzt wird. Jüngste wissenschaftliche Untersuchungen haben seine Wirksamkeit sowohl bei Typ 1 als auch bei Typ 2 bestätigt. Gymnema-Extrakt verbessert nachweislich die Glucosekontrolle bei diabetischen Hunden und Kaninchen. Interessanterweise hat Gymnema bei Tieren, denen die Bauchspeicheldrüse entfernt wurde, keine offensichtlichen Auswirkungen, was darauf hindeutet, dass es die Produktion oder Aktivität von Insulin erhöht. Es gibt Hinweise aus Tierversuchen, dass Gymnema die Regeneration von insulinproduzierenden Betazellen in der Bauchspeicheldrüse fördert. Studien mit Menschen scheinen auch die Möglichkeit der Regeneration der Bauchspeicheldrüse zu unterstützen.[157]

Ein Extrakt aus den Blättern von *G. sylvestre*, der 27 Patienten mit Typ-1-Diabetes unter Insulintherapie verabreicht wurde, konnte den Insulinbedarf sowie den Blutzuckerspiegel senken und die Blutzuckereinstellung verbessern.[158] Diese Ergebnisse deuten darauf hin, dass Gymnema die Wirkung von Insulin erhöht, denn diese Diabetiker waren nicht erst vor Kurzem zu solchen worden. Wie klinische Erfahrungen außerdem zeigen, hat Gymnema einen signifikanten Vorteil, wenn es darum geht, das Verlangen nach Zucker zu verringern und es den Patienten zu ermöglichen, eine kohlenhydratärmere Ernährung einzuhalten.

Bei Typ-2-Diabetes scheint der Gymnema-Extrakt zu wirken, indem er den Effekt von Insulin verstärkt. In einer Studie erhielten 22 Typ-2-Diabetiker zusammen mit ihren oralen Diabetesmedikamenten Gymnema-Extrakt. Alle Patienten zeigten eine verbesserte Blutzuckereinstellung; 21 der 22 Probanden konnten ihre Arzneimitteldosis deutlich verringern, und 5 konnten ihre Medikamente absetzen und die Blutzuckereinstellung allein mit dem Gymnema-Extrakt beibehalten.[159] Die Dosierung für Gymnema-Extrakt (standardisiert auf 24 Prozent Gymnemasäure) kann zwischen 200 Milligramm zweimal täglich und 2400 Milligramm pro Tag liegen. Von Gymnema-Extrakt wurden keine Nebenwirkungen berichtet.

Bittermelone. Neben dem Verzehr als Gemüse in Asien wurde die unreife Bittermelone *(Momordica charantia)* in der Volksmedizin vielfach als Mittel gegen Diabetes eingesetzt. Die blutzuckersenkende Wirkung des frischen Saftes oder des Extraktes der unreifen Frucht wurde in modernen wissenschaftlichen Studien sowohl bei Typ 1 als auch bei Typ 2 eindeutig dokumentiert.

Bittermelone enthält mehrere Substanzen mit nachgewiesenen blutzuckersenkenden Eigenschaften. Charantin, extrahiert durch Alkohol, ist ein hypoglykämisches Mittel, das aus gemischten Steroiden besteht und stärker ist als das orale hypoglykämische Medikament Tolbutamid. Die Gemüsefrucht enthält auch ein insulinähnliches Polypeptid namens Polypeptid-P, das den Blutzuckerspiegel senkt, wenn es Typ-1-Diabetikern wie Insulin injiziert wird. Da es weniger Nebenwirkungen als Insulin zu haben scheint, wurde es bei einigen Patienten als Ersatz für das Hormon vorgeschlagen, obwohl die Wahrscheinlichkeit, dass diese Anwendung jemals entwickelt wird, extrem gering ist. Erfreulicherweise hat die Einnahme von nur 60 Millilitern des Saftes in klinischen Studien gute Ergebnisse erbracht.[160, 161]

Unreife Bittermelone ist vor allem in asiatischen Lebensmittelgeschäften erhältlich. Bio-Läden mögen Bittermelonenextrakte führen, aber wahrscheinlich ist es am besten, den frischen Saft zu verwenden, da dieser auch in den Studien eingesetzt wurde. Bittermelonensaft ist nicht gerade schmackhaft. Wie der Name schon sagt, ist er ziemlich bitter, deshalb empfehlen wir den Patienten, die Nase zuzuhalten und einen 60-Milliliter-Schluck des Saftes einzunehmen. Die Dosierung anderer Formen sollte dieser Dosis entsprechen.

Amerikanischer Ginseng. Forschungen am Risk Factor Modification Center der University of Toronto haben wichtige Eigenschaften einiger alter Naturheilmittel aufgedeckt. In einer Studie im Center bewirkten 3 Gramm vollständig pulverisierter Wurzel des amerikanischen Ginsengs *(Panax quinquefolius)* vor jeder Mahlzeit bei Typ-2-Diabetikern eine signifikante Senkung des postprandialen Blutzuckers.[162–166] Amerikanischer Ginseng wird heute von den Behörden als die pflanzliche Arznei mit dem stärksten Wirksamkeitsnachweis bei Typ-2-Diabetes angesehen.[167]

Panax Ginseng (Chinesischer Ginseng) kann ebenfalls hilfreich sein. In einer kontrollierten Doppelblindstudie wurden 36 nicht insulinabhängige Diabetiker 8 Wochen lang mit 100 oder 200 Milligramm Ginsengextrakt oder mit einem Placebo behandelt. Ginseng verbesserte die Stimmung, erhöhte sowohl die körperliche als auch die geistige Leistungsfähigkeit und reduzierte den Nüchternblutzucker sowie das Körpergewicht. Die 200-Milligramm-Dosis verbesserte den A1C-Spiegel und die körperliche Aktivität.[168]

Bockshornklee. Bockshornklee-Samen haben in experimentellen und klinischen Studien signifikante antidiabetische Effekte gezeigt. Die Wirkstoffe sind die spezielle lösliche Faser des Bockshornklees sowie das Alkaloid Trigonellin und 4-Hydroxyisoleucin. Bockshornklee scheint sowohl bei Typ-1- als auch bei Typ-2-Diabetes hilfreich zu sein. Entfettetes Bockshornklee-Samenpulver, das Typ-1-Diabetikern zweimal täglich in einer Dosis von 50 Gramm verabreicht wurde, führte zu einer signifikanten Reduzierung des Nüchternblutzucker-Spiegels und zu verbesserten Ergebnissen bei der Glucosetoleranz.[169] Eine 54-prozentige Reduzierung der Glucoseausscheidung im Urin nach 2 Stunden und eine signifikante Senkung der LDL- und VLDL-Cholesterin- und Triglyceridwerte traten ebenfalls auf. Bei Typ-2-Diabetikern reduzierte die Zugabe von 15 Gramm pulverisiertem, in Wasser eingeweichten Bockshornklee-Samen den postprandialen Glucosespiegel während des Mahlzeiten-Toleranztests signifikant.[170] Das ist jedoch eine sehr große Dosis und unpraktisch für die tägliche Supplementierung. In einer anderen Studie wurden allerdings 25 Patienten mit Typ 2 nach dem Zufallsprinzip angewiesen, 2 Monate lang täglich 1 Gramm Bockshornklee-Samenextrakt oder Placebokapseln einzunehmen.[171] Eine komplexe Analyse der Daten ergab einen interessanten Befund: Die Gruppe, die den Bockshornklee-Samenextrakt einnahm, hatte verbesserte Blutzuckermesswerte (zum Beispiel sank der Nüchternblutzucker-Spiegel von 148,3 auf 119,9 mg/dl), aber es gab einen deutlichen Rückgang der Insulinproduktion. Dieser Befund deutet darauf hin, dass es eine signifikante Verbesserung der Insulinempfindlichkeit gab. Der Effekt ist höchstwahrscheinlich auf das 4-Hydroxyleucin zurückzuführen.

Zwiebeln und Knoblauch. Zwiebeln *(Allium cepa)* und Knoblauch *(Allium sativum)* scheinen einen signifikanten blutzuckersenkenden Effekt zu haben. Als Wirkstoffe werden die schwefelhaltigen Verbindungen Allylpropyldisulfid (APDS) beziehungsweise Diallyldisulfidoxid (Allicin) angenommen, obwohl auch andere Bestandteile wie Flavonoide eine Rolle spielen können. Zwar hat Knoblauch im Allgemeinen eine stärkere Wirkung, doch können Zwiebeln in höheren Dosierungen verabreicht werden, und die aktiven Substanzen scheinen stabiler zu sein als Allicin. Abgestufte Dosen von Zwiebelextrakten (1 Milliliter Extrakt = 1 Gramm ganze Zwiebel) auf einem manchmal in der Nahrung vorkommenden Niveau (das heißt 30–200 Gramm Zwiebel) reduzierten den Blutzuckerspiegel während eines oralen Glucosetoleranztests in einer dosisabhängigen Weise. Die Effekte bei rohen und bei gekochten Zwiebelextrakten sind ähnlich, was darauf hindeutet, dass die aktiven Komponenten wahrscheinlich stabil sind.[172]

Knoblauch hat eine breite Palette von zusätzlichen gut dokumentierten Effekten, die für den Diabetiker nützlich sind, einschließlich der Unterstützung bei der Verbesserung der Blutzuckereinstellung, der Senkung des Cholesterinspiegels und des Blutdrucks sowie der Hemmung einiger der Faktoren, die mit einem erhöhten Risiko für vaskuläre Komplikationen von Diabetes verbunden sind, wie zum Beispiel erhöhte Fibrinogenspiegel.

Vorbeugung gegen ernährungsbedingten und oxidativen Stress

Diabetes geht mit erhöhtem Ernährungs- und Oxidationsstress einher. Die Patienten haben typischerweise einen erhöhten Spiegel an freien Radikalen und oxidativen Verbindungen. Diese hochreaktiven Komposita heften sich an zelluläre Verbindungen und zerstören sie. Sie erhöhen auch stark den Inflammationsprozess, indem sie die Bildung von Entzündungsmediatoren wie dem C-reaktiven Protein erhöhen. Eines der wichtigsten Ziele bei der Unterstützung von Menschen mit Diabetes besteht darin, den Körper mit einem hohen Anteil an antioxidativen Verbindungen zu überfluten, um den negativen Auswirkungen von freien Radikalen und Prooxidantien entgegenzuwirken. Die Umsetzung dieses Ziels

Flavonoide zur Behandlung von Diabetes und diabetischen Komplikationen		
Extrakt	**Tagesdosis**	**Indikation**
Heidelbeerextrakt (25% Anthocyanidine)	160–320 mg	Beste Wahl bei diabetischer Retinopathie oder grauem Star
Ginkgo-biloba-Extrakt (24% Ginkgo-Flavonglykoside)	120–240 mg	Beste Wahl für die meisten Menschen über 50 Jahre. Schützt die Gehirn- und Gefäßauskleidung. Sehr wichtig für die Verbesserung der Durchblutung der Extremitäten (nützlich bei Neuropathie und Fußgeschwüren).
Traubenkernextrakt oder Kiefernrindenextrakt (>95% oligomere Proanthocyanidine)	150–300 mg	Systemisches Antioxidans; beste Wahl für die meisten Menschen unter 50 Jahren, besonders wenn Retinopathie, Bluthochdruck, leichte Blutergüsse und schlechte Wundheilung vorliegen. Auch spezifisch für die Lunge, Krampfadern und den Schutz vor Herz-Kreislauf-Erkrankungen.
Extrakt aus grünem Tee (>80% Gesamtpolyphenole)	150–300 mg	Beste Wahl im Frühstadium von Typ-1-Diabetes oder bei Krebserkrankungen in der Familie.
Weißdornextrakt (10% Proanthocyanidine)	450–600 mg	Beste Wahl bei Herz-Kreislauf-Erkrankungen oder Bluthochdruck.
Mariendistelextrakt (70% Silymarin)	210–350 mg	Beste Wahl bei Anzeichen einer Beeinträchtigung der Leberfunktion.
Gemischte Zitrusflavonoide	1000–2000 mg	Am wenigsten teure Wahl, aber möglicherweise nicht genauso nutzbringend; okay, wenn aktuell keine Komplikationen vorliegen.

wird durch die Verwendung der oben genannten Empfehlungen sowie durch die Einnahme eines flavonoidreichen Extrakts und von Alpha-Liponsäure erreicht.

Flavonoide. Neuere Untersuchungen deuten darauf hin, dass Flavonoide bei der Behandlung von Diabetes und der Vorbeugung von Langzeitkomplikationen nützlich sein können. Flavonoide wie Quercetin fördern die Insulinsekretion und sind starke Inhibitoren der Glykosylierung und Sorbitolakkumulation, während flavonoidreiche Extrakte wie Heidelbeere und Weißdorn sich als hilfreich bei diabetischer Retinopathie und mikrovaskulären Anomalien erwiesen haben.[173]

Die positiven Auswirkungen von Flavonoiden bei der Bekämpfung der Komplikationen von Diabetes sind zahlreich und haben damit zu tun, dass Flavonoide im Allgemeinen stärker und wirksamer gegen eine breitere Palette von Oxidantien sind als die traditionellen antioxidativen Nährstoffe Vitamine C und E, Betacarotin, Selen und Zink. Weitere positive Effekte sind die Erhöhung des intrazellulären Vitamin-C-Spiegels, die Verringerung der Undichtigkeit und des Bruchs kleiner Blutgefäße (Vermeidung leichter Blutergüsse), die Förderung der Wundheilung und die Unterstützung des Immunsystems. Gute diätetische Quellen für Flavonoide sind Zitrusfrüchte, Beeren, Zwiebeln, Petersilie, Hülsenfrüchte, grüner Tee und Rotwein.

Für Diabetiker, bei denen bereits Anzeichen von Langzeitkomplikationen vorliegen, ist es äußerst wichtig, einen flavonoidreichen Extrakt einzunehmen. Da sich bestimmte Flavonoide in bestimmten Geweben konzentrieren, ist es möglich, Flavonoide zu nehmen, die auf bestimmte Körpergewebe abzielen. Die Flavonoide der Heidelbeere *(Vaccinium myrtillus)* beispielsweise haben eine Affinität zum Auge, einschließlich der Netzhaut; daher ist Heidelbeere wahrscheinlich die beste Wahl für einen Diabetiker, der bereits Anzeichen einer diabetischen Retinopathie aufweist. Bestimmen Sie, welches Flavonoid oder welcher flavonoidreiche Extrakt am besten geeignet ist, und nehmen Sie es gemäß der empfohlenen Dosierung ein (siehe obenstehende Tabelle). Es gibt enorme Überschneidungen zwischen den Wirkmechanismen und Vorteilen von flavonoidreichen Extrakten; der Schlüsselpunkt hier ist, denjenigen zu nehmen, der am spezifischsten für Ihre Bedürfnisse ist.

Alpha-Liponsäure. Alpha-Liponsäure ist eine vitaminähnliche Substanz, die oft als »das perfekte Antioxidans der Natur« bezeichnet wird. Zunächst einmal ist Alpha-Liponsäure ein kleines Molekül, das effizient absorbiert wird und Zellmembranen leicht durchquert. Im Gegensatz zu Vitamin E, das hauptsächlich fettlöslich ist, und Vitamin C, das wasserlöslich ist, kann Alpha-Liponsäure sowohl innerhalb der Zelle als auch außerhalb in den intrazellulären Räumen wasser- oder fettlösliche freie Radikale unschädlich machen. Darüber hinaus verlängert Alpha-Liponsäure die biochemische Lebensdauer von Vitamin C und E sowie anderer Antioxidantien wie Glutathion, dem wichtigsten intrazellulären Antioxidans.

Alpha-Liponsäure ist ein in Deutschland zugelassenes Medikament zur Behandlung der diabetischen Neuropathie und wird dort seit mehr als 30 Jahren erfolgreich eingesetzt. Die positiven Wirkungen von Alpha-Liponsäure bei diabetischer Neuropathie wurden in mehreren Doppelblindstudien mit einer Dosierung von täglich 400–600 Milligramm bestätigt.[174, 175] Obwohl die primäre Wirkung von Alpha-Liponsäure bei der Verbesserung der diabetischen Neuropathie als Ergebnis ihrer antioxidativen Wirkung angesehen wird, hat sich gezeigt, dass sie auch zu einer Verbesserung des Blutzuckerstoffwechsels führt, den Blutfluss zu den peripheren Nerven verbessert und die Regeneration der Nervenfasern stimuliert. Ihre Bedeutung für die Behandlung der diabetischen Neuropathie kann nicht genug betont werden.

Empfehlungen bei bestimmten • chronischen Komplikationen

Nachfolgend finden Sie zusätzliche Empfehlungen für den Umgang mit spezifischen Komplikationen von Diabetes. Die wichtigste Methode, das Risiko all dieser Komplikationen zu reduzieren, ist eine optimale Blutzuckereinstellung.

Erhöhter Cholesterinspiegel

Die wichtigsten natürlichen Produkte zur Senkung des Cholesterinspiegels bei Diabetes sind lösliche Ballaststoffe, Knoblauch und Niacin. Diese Wirkstoffe werden im Kapitel »Hohe Cholesterin- und/oder Triglyceridspiegel« ausführlich behandelt. Da die Einnahme von Niacin in höheren Dosierungen (3000 Milligramm oder mehr) die Glucosetoleranz beeinträchtigen kann, haben viele Ärzte die Anwendung der Niacintherapie für Diabetiker vermieden, aber neuere Studien mit etwas niedrigeren Dosierungen (1000–2000 Milligramm) von Niacin haben nicht gezeigt, dass sie die Blutzuckerregulierung negativ beeinflussen.[176] So wurden beispielsweise während einer 16-wöchigen, doppelblinden, placebokontrollierten Studie 148 Typ-2-Patienten nach dem Zufallsprinzip entweder einem Placebo oder 1000 oder 1500 Milligramm Niacin pro Tag zugeteilt; in den mit Niacin behandelten Gruppen gab es keinen signifikanten Verlust an glykämischer Kontrolle, und die positiven Auswirkungen auf die Blutfette waren immer noch offensichtlich.[177] Wie andere Studien zeigten, sinkt sogar das Hämoglobin-A1C, was auf eine Verbesserung der glykämischen Kontrolle hinweist.[178]

Die gängigsten Blutfettwert-Veränderungen bei Typ-2-Diabetikern sind erhöhte Triglyceridwerte, gesunkene HDL-Cholesterinwerte und ein Überwiegen von kleineren, dichteren LDL-Partikeln – die schlimmste Form. Niacin geht all diese Bereiche viel signifikanter an als Statin oder andere lipidsenkende Medikamente. Ein Grund dafür, warum Niacin möglicherweise nicht sonderlich beliebt ist, liegt in der Nebenwirkung der Hautrötung – wie ein Hitzepickelausschlag –, die typischerweise 20–30 Minuten nach der Einnahme auftritt und nach etwa der gleichen Zeit wieder verschwindet. Andere gelegentliche Nebenwirkungen von Niacin sind Magenreizungen, Übelkeit und Leberschäden. Das Risiko einer Leberschädigung ist sehr hoch. Diabetische Patienten mit Übergewicht haben häufig eine Fettleber entwickelt (siehe das Kapitel »Nichtalkoholische Fettlebererkrankung [NAFLD]/Nichtalkoholische Steatohepatitis [NASH]«). Eine Fettleber gilt heute als ebenso schädlich wie die Auswirkungen von Alkoholabhängigkeit und Hepatitis C und kann auch zu Fibrose und Zirrhose des Lebergewebes führen. Die Einnahme von Niacin kann dieses lebenswichtige Organ zusätzlich belasten. Bei übergewichtigen Diabetikern ist daher die Verwendung von hochdosiertem Niacin nur auf Empfehlung eines Arztes zulässig.

Um die Nebenwirkungen der Hautrötung zu reduzieren, verwenden Sie Niacin als Retardkapsel, das in seinem Lösungsmuster mit dem verschreibungspflichtigen Niacinprodukt Niaspan identisch ist. Es wird empfohlen, eine Retardkapsel kurz vor dem Schlafengehen einzunehmen, da die meisten Menschen bei einer eventuellen Hautrötungsreaktion, falls diese auftreten sollte, einfach durchschlafen. Ein weiterer Ansatz zur Reduzierung der Hautrötung ist die Verwendung von Inositolhexaniacinat. Diese Form von Niacin wird in Europa seit Langem zur Senkung des Cholesterinspiegels eingesetzt sowie zur Verbesserung der Durchblutung bei Claudicatio intermittens, einer peripheren Gefäßerkrankung, die bei Diabetes weit verbreitet ist.[179] Wenn Inositolhexaniacinat nicht wirkt, kann normales Niacin ausprobiert werden.

Bei Verwendung von regelmäßigem Niacin oder Inositolhexaniacinat sollte eine Dosis von 500 Milligramm nachts vor dem Schlafengehen für eine Woche gegeben werden. Die Dosierung sollte in der nächsten Woche auf 1000 Milligramm und in der folgenden Woche auf 1500 Milligramm erhöht werden. Die 1500-Milligramm-Dosierung sollte 2 Monate vor der Überprüfung der Reaktion gegeben werden; die Dosis kann je nach Reaktion nach oben oder unten angepasst werden. Niacinprodukte mit zeitverzögerter Freisetzung wie Niaspan können nachts von Anfang an in der vollen Dosierung von 1000 bis 2000 Milligramm verwendet werden. Unabhängig von der Form des verwendeten Niacins ist eine regelmäßige Kontrolle (mindestens alle 3 Monate) von Cholesterin, A1C und Leberfunktion dringend erforderlich.

Retinopathie und grauer Star

Die diabetische Retinopathie hat zwei Formen: erstens eine einfache Retinopathie, mit Platzen von Blutgefäßen, Blutungen und Schwellungen, und zweitens eine proliferative Retinopathie, mit neu gebildeten Gefäßen, Narbenbildung, schwereren Blutungen und Netzhautablösung. Die Entwicklung der Laser-Photokoagulationstherapie ist eine wichtige Therapie für die schwerwiegendere proliferative Retinopathie, ist aber bei leichteren Formen der Retinopathie nicht angezeigt, da das Risiko eines Sehverlustes in der Regel die Vorteile überwiegt.

Im Kampf gegen die Retinopathie sind flavonoidreiche Extrakte, vor allem Heidelbeer-, Pinienrinden- oder Traubenkernextrakt, von großer Bedeutung. Flavonoide erhöhen den intrazellulären Vitamin-C-Spiegel, verringern die Undichtigkeit und den Bruch der Kapillaren, verhindern leichte Blutergüsse und wirken stark antioxidativ. Diese Effekte sind von besonderem Wert angesichts der mikrovaskulären Anomalien von Diabetes. Da die Flavonoide in Heidelbeeren-, Pinienrinden- und Traubenkernextrakt eine Affinität zu den Blutgefäßen des Auges haben und die Durchblutung der Netzhaut verbessern, sind sie besonders hilfreich, um das Fortschreiten der diabetischen Retinopathie zu verlangsamen, wie positive Ergebnisse in mehr als einem Dutzend klinischer Studien belegen.[180, 181]

Neuropathie

Neben Alpha-Liponsäure und dem Basis-Supplementierungsprogramm sind drei Naturheilmittel sowie Akupunktur zu nennen:

- **Gamma-Linolensäure (GLA)** verbessert und verhindert nachweislich die diabetische Neuropathie. Diabetes ist mit einer erheblichen Störung des Stoffwechsels essenzieller Fettsäuren verbunden. Eine der Hauptstörungen ist die Beeinträchtigung der Umwandlung von Linolsäure in GLA. Infolgedessen kann die Bereitstellung von GLA in Form von Borretsch-, Nachtkerzen- oder schwarzem Johannisbeeröl einen Teil dieser Störung umgehen. In der GLA Multicenter-Studie erhielten 111 Patienten mit leichter diabetischer Neuropathie 1 Jahr lang entweder GLA in einer Dosis von 480 Milligramm pro Tag oder ein Placebo. Sechzehn verschiedene Variablen wurden untersucht, darunter Leitungsgeschwindigkeiten, Warm- und Kaltschwellen, Sinnesempfindung, Sehnenreflexe und Muskelkraft. Nach einem Jahr zeigten sich bei allen sechzehn Verbesserungen, bei dreizehn von ihnen in einem statistisch signifikanten Maß. Die Behandlung war bei Patienten mit relativ gut kontrolliertem Diabetes effektiver als bei Patienten mit schlecht kontrollierter Krankheit.
- **Benfotiamin** ist eine fettlösliche Form von Thiamin (Vitamin B_1), die bei der Erhöhung des Thia-

minspiegels im Blut effektiver ist (um bis zu 120–240 Prozent gegenüber normalem Thiamin). In Studien an Diabetikern verringerte Benfotiamin die Bildung fortgeschrittener glykosylierter Endprodukte, senkte die Sorbitolakkumulation und reduzierte die oxidativen Zellschäden.[182] Allerdings zeigen die Ergebnisse bei der Behandlung der diabetischen Neuropathie und Nephropathie in kleinen klinischen Studien mit Benfotiamin allein nur einen bescheidenen bis gar keinen Nutzen.[183, 184] Möglicherweise sollte Benfotiamin mit Alpha-Liponsäure kombiniert werden. In einer kleinen Studie an Patienten mit Typ-1-Diabetes erzielte die Behandlung mit 600 Milligramm Benfotiamin zusammen mit 300 Milligramm Alpha-Liponsäure bessere Ergebnisse bei der Reduzierung der Auswirkungen von Hyperglykämie als Benfotiamin allein.[185]

- **Capsaicin** ist der aktive Bestandteil von Cayennepfeffer *(Capsicum frutescens),* der die kleinen Nervenfasern, die den Schmerzimpuls übertragen, stimuliert und dann blockiert, indem er diesen Fasern eine Transmittersubstanz, bekannt als Substanz P, entzieht.[186] Wie zahlreiche Doppelblindstudien gezeigt haben, lindert topisch appliziertes Capsaicin die Schmerzen der diabetischen Neuropathie erheblich. Konkret erfahren etwa 80 Prozent der Personen mit diabetischer Neuropathie eine enorme Schmerzlinderung.[187] Kommerzielle Salben mit 0,025 oder 0,075 Prozent Capsaicin sind rezeptfrei erhältlich. Die 0,075-Prozent-Creme sollte zweimal täglich auf die betroffene Stelle aufgetragen werden (die Hand mit Frischhaltefolie abdecken oder Einweghandschuhe verwenden, um zu vermeiden, dass das Capsaicin mit den Augen oder der Schleimhaut in Berührung kommt). Es kann einige Tage dauern, bis die Creme zu wirken beginnt, und sie wird nur bei regelmäßiger Anwendung weiterwirken.
- Akupunktur kann ebenfalls bei der Verbesserung der Neuropathie hilfreich sein. Die wissenschaftliche Untersuchung der chinesischen Behandlungsmethode bei Diabetes umfasst sowohl experimentelle als auch klinische Studien. Tierversuche haben zum Beispiel gezeigt, dass Akupunktur die Bauchspeicheldrüse dahingehend beeinflussen kann, die Insulinsynthese zu verbessern, die Anzahl der Rezeptoren auf den Zielzellen zu erhöhen und die Verwertung von Glucose zu beschleunigen, was zu einer Senkung des Blutzuckerspiegels führt.[188] Die am besten dokumentierte Anwendung der Akupunktur ist jedoch die Behandlung chronisch schmerzhafter diabetischer Neuropathie. In einer klinischen Studie stellten 77 Prozent der mit Akupunktur behandelten Patienten eine signifikante Verbesserung ihrer Symptome fest, wobei bei 21 Prozent die Symptome vollständig verschwanden.[189] Diese Erfolgsrate ist ausgezeichnet, wenn man die Langlebigkeit der Erkrankung bei den meisten Patienten sowie die Tatsache berücksichtigt, dass keine Nebenwirkungen beobachtet wurden.

Nephropathie

Von besonderer Bedeutung für den Nierenschutz bei Diabetikern sind Ballaststoffe (vor allem lösliche Ballaststoffe). Sie werden im Dickdarm fermentiert, um daraus kurzkettige Fettsäuren herzustellen. Diese Nebenprodukte sind der primäre Brennstoff für die Zellen des Dickdarms, und wenn sie in großen Mengen vorhanden sind, erhöhen sie die Fähigkeit des Dickdarms zur Abfallentsorgung erheblich. Wie sich gezeigt hat, wird der Dickdarm bei Vorhandensein einer hochfermentierbaren Ballaststoffdiät zu einer »zweiten Niere«, die stickstoffhaltige Abfälle aus dem Blut sammelt und im Stuhl entsorgt. Dadurch wird die Belastung der Nieren deutlich reduziert.[190]

Wie wichtig einige der grundlegenden Nahrungsergänzungsempfehlungen sind, um das Fortschreiten der diabetischen Nephropathie zu stoppen, belegen die Ergebnisse einer Studie mit dreißig Patienten mit Typ-2-Diabetes die erhöhtes Albumin im Urin hatten. Die Patienten erhielten 4 Wochen lang Vitamin C (1250 Milligramm) und Vitamin E (680 IE) pro Tag oder ein Placebo, gefolgt von einer dreiwöchigen Ausleitungsphase, ehe sie auf die andere Behandlung umgestellt wurden.[191] Im Ergebnis konnten die Vitamine den Albuminspiegel im Urin um durchschnittlich fast 20 Prozent senken, was darauf hindeutet, dass die Antioxidantientherapie das Fortschreiten der Nierenerkrankung bei Diabetikern verlangsamen oder stoppen kann.

Wenn ein Diabetiker ein schwerwiegendes Nierenversagen entwickelt hat, ist eine protein- und kaliumarme Ernährung notwendig; leider verhilft dies nicht zu einer guten Blutzuckereinstellung, was wiederum zu einer schlechteren Nierenfunktion führen kann. Das Hauptziel besteht darin zu verhindern, dass sich ein terminales Nierenversagen überhaupt erst entwickelt.

Bei Bedarf bieten die Angiotensin-Converting-Enzym-(ACE)-Hemmer und ACE-Rezeptorblocker die größten Vorteile beim Umgang mit der diabetischen Nephropathie.[192] Sie werden heute oft in niedrigen Dosen verschrieben, um eine Nephropathie zu verhindern, selbst wenn kein hoher Blutdruck vorliegt. Alternativ übt eine spezielle Aufbereitung von Bonito-Peptiden eine nachweislich ähnliche Anti-ACE-Aktivität aus (für weitere Informationen siehe das Kapitel »Hoher Blutdruck«) und kann die Notwendigkeit tatsächlicher ACE-Hemmer verhindern.

Schlechte Wundheilung

Ein Mangel an nahezu jedem essenziellen Nährstoff kann zu einer beeinträchtigten Wundheilung führen. Zu den wichtigsten Nährstoffen gehören Vitamin C und Zink, an denen es Diabetikern oft mangelt. Die Einnahme eines hochpotenten Multivitamin-Mineralstoffpräparats sollte den Ernährungszustand verbessern und die richtige Wundheilung fördern. Zur topischen Anwendung kann reines (100 Prozent) *Aloe-Vera*-Gel verwendet werden. *Aloe Vera* enthält eine Reihe von Verbindungen, die für die Wundheilung notwendig sind, darunter Vitamin C, Vitamin E und Zink, und stimuliert nachweislich viele wichtige Faktoren für die Wundheilung. Man sollte es zwei- bis dreimal täglich auf die betroffenen Stellen (nicht aber auf schlimme offene Wunden) auftragen. Eine weitere Option ist ein geschütztes Produkt namens Amerigel, eine topische Salbe mit einem Eichenextrakt *(Quercus rubra),* der Quercitanninsäure, Catechin, Ellagitannin und Proanthocyanidin enthält, die leicht von der geschädigten Haut aufgenommen werden können.

Fußgeschwüre

Mangelnde Durchblutung, schlechte Wundheilung und periphere Neuropathie sind Schlüsselfaktoren bei der Entstehung von diabetischen Fußgeschwüren. Schlüsselstrategien zur Prävention und Behandlung sind die richtige Fußpflege (einschließlich der Pflege von Nägeln und Schwielen), vorzugsweise durch einen Podologen, die regelmäßige Untersuchung der Füße durch einen Arzt, die Vermeidung von Verletzungen, die Vermeidung von Tabak in jeglicher Form sowie Methoden zur Verbesserung der lokalen Durchblutung. Zur richtigen Fußpflege gehört es, die Füße sauber, trocken und warm zu halten und gut sitzende Schuhe zu tragen. Tabakkonsum in jeglicher Form verengt die peripheren Blutgefäße und kann zu schwereren peripheren Gefäßerkrankungen mit massiven arteriellen Blockaden führen. Die Durchblutung lässt sich durch regelmäßiges Training verbessern; ferner sollten das Sitzen im Schneidersitz oder in anderen, die Durchblutung beeinträchtigenden Positionen vermieden und die Füße leicht nach oben massiert werden. Zur Unterstützung einer optimalen Durchblutung kann auch *Ginkgo-biloba*- oder Traubenkernextrakt verwendet werden.

Schnellüberblick

- Diabetes ist in zwei Hauptkategorien unterteilt: Typ 1 und Typ 2.
- Typ-2-Diabetiker, die nicht auf Insulin angewiesen sind, machen 90 Prozent aller Diabetiker aus.
- Obwohl genetische Faktoren bei der Anfälligkeit für Diabetes anscheinend wichtig sind, sind Umweltfaktoren nötig, damit sich Diabetes entwickelt.
- Adipositas ist ein wichtiger Faktor für Typ-2-Diabetes, da 90 Prozent aller Typ-2-Diabetiker fettleibig sind.
- Kontakt mit einem Kuhmilchprotein (bovines Albuminpeptid) in der Kindheit kann den Autoimmunprozess ankurbeln und zu Typ-1-Diabetes führen.
- Das Spurenelement Chrom spielt bei der Insulinsensitivität von Zellen eine wichtige Rolle.
- Um das Risiko für Diabeteskomplikationen zu senken, ist es wichtig, den Blutzucker sorgfältig zu kontrollieren, damit Anstiege vermieden werden können.
- Ernährungsumstellung und diätetische Behandlung sind für die erfolgreiche Diabetesbehandlung (von sowohl Typ 1 als auch Typ 2) fundamental.
- Die Behandlung von Diabetes erfordert Nahrungsergänzungsmittel, da Diabetiker einen erhöhten Bedarf an vielen Nährstoffen haben.
- Weil Insulin für den Transport von Vitamin C in die Zellen zuständig ist, haben viele Diabetiker nicht ausreichend intrazelluläres Vitamin C.
- Einige frisch diagnostizierte Typ-1-Diabetiker können mit Niacinamidsupplementierung ihren Diabetes vollständig heilen.
- Auch die Supplementierung mit Vitamin B_6 bietet anscheinend signifikanten Schutz vor diabetischen Nervenerkrankungen.
- Diabetiker haben offenbar einen erhöhten Bedarf an Vitamin E und profitieren von einer hochdosierten Ergänzung.
- Flavonoidreiche Extrakte wie Heidelbeer-, Traubenkern- oder Kiefernrindenextrakt sind sehr wichtig, um vor langfristigen Komplikationen zu schützen.
- Zwiebeln und Knoblauch wirken nachweislich blutzuckersenkend und tragen dazu bei, das Herz-Kreislauf-Risiko zu senken.
- Die orale Verabreichung von Bittermelonenpräparaten hat in klinischen Studien mit Typ-1- und Typ-2-Diabetikern gute Resultate erbracht.
- Neue wissenschaftliche Studien bestätigen die Effektivität von *Gymnema sylvestre* bei der Behandlung von Typ-1- sowie Typ-2-Diabetes.

Behandlungsübersicht

Eine effektive Behandlung des diabetischen Patienten erfordert die sorgfältige Integration von weitreichenden Therapien und die Bereitschaft, die Ernährung und den Lebensstil erheblich zu verbessern. Typ-2-Diabetes ist in der Regel das Ergebnis jahrelanger chronischer Stoffwechselbeeinträchtigungen, und obwohl er mit dem hier vorgestellten natürlichen Ansatz behandelbar ist, erfordert die Lösung eine gewisse Ausdauer.

Der erste Schritt bei der Therapie von Typ-1- oder Typ-2-Diabetes ist eine gründliche diagnostische Abklärung. Von besonderer Bedeutung ist die Identifizierung von möglichen Komplikationen des Diabetes. Ernährung, Umwelt und Lebensstil müssen sorgfältig untersucht werden, um den Kontakt mit Wirkstoffen auszuschließen, die zu einer Glucoseintoleranz führen können. Ferner ist ein Diät-, Bewegungs- und Supplementierungsprogramm zu entwickeln, das den persönlichen Bedürfnissen entspricht. Für eine maximale Wirksamkeit muss das ideale Körpergewicht erreicht werden (siehe das Kapitel »Adipositas und Gewichtskontrolle«).

Die Kontrolle – sowohl durch den Patienten selbst als auch durch einen Arzt – ist bei Diabetes sehr wichtig. Die häusliche Blutzuckermessung und der HbA1C-Test sind unerlässlich. Wenn die in diesem Kapitel beschriebenen Naturtherapien Wirkung zeigen, muss unbedingt die Dosierung von Medikamenten geändert werden; daher ist ein gutes Arbeitsverhältnis mit dem verschreibenden Arzt erforderlich. Das ultimative Ziel besteht darin, die normale Blutzuckerkontrolle wiederherzustellen und die Entwicklung der Komplikationen von Diabetes zu verhindern (oder sie zu verbessern).

Warnung:

Unter keinen Umständen darf eine Person plötzlich ohne direkte ärztliche Aufsicht die Einnahme von Medikamenten gegen Diabetes abbrechen, vor allem nicht die von Insulin.

Ernährung

Die optimale Ernährung, die im Kapitel »Eine gesunde Ernährung« beschrieben ist, ist eindeutig die richtige Ernährung. Vermeiden Sie alle einfachen, verarbeiteten und konzentrierten Kohlenhydrate. Eine ballaststoffreiche, niedrigglykämische Ernährung sollte betont und gesunde Fette aufgenommen werden. Niedrigglykämisches Gemüse, einschließlich Zwiebeln und Knoblauch, ist besonders nützlich.

Nahrungsergänzungsmittel bei Typ-1-Diabetes

Das empfohlene Supplementationsprogramm hängt vom bestehenden Grad der Blutzuckereinstellung ab, der durch selbst kontrollierte Blutzucker- und A1C-Werte angezeigt wird.

Kürzlich diagnostizierter Typ-1-Diabetes

- Ein hochpotentes Multivitamin-Mineralstoffpräparat, wie im Kapitel »Supplementierung« beschrieben
- Fischöl: 1000 Milligramm EPA + DHA pro Tag
- Vitamin C: 500–1500 Milligram pro Tag
- Vitamin E (gemischte Tocopherole): 100–200 IE pro Tag
- Vitamin D: 4000–10 000 IE pro Tag (idealerweise Dosierung nach Blutwerten)
- Niacinamid: 25–50 Milligramm pro Kilogramm Körpergewicht
- Grüntee-Extrakt: Die empfohlene Dosierung für Kinder unter 6 Jahren beträgt 50–150 Milligram; für Kinder von 6 bis 12 Jahren 100–200 Milligram; für Kinder über 12 Jahren und Erwachsene 150–300 Milligram. Der Grüntee-Extrakt sollte einen Polyphenolgehalt von mehr als 90 Prozent aufweisen und entkoffeiniert sein.

Stufe 1 (Erreichen der angestrebten Blutzuckerwerte, A1C-Werte unter 7 %, keine Lipidabweichungen, keine Anzeichen von Komplikationen)

- Ein hochpotentes Multivitamin-Mineralstofpräparat, wie im Kapitel »Supplementierung« beschrieben
- Wichtige Nährstoffe:
  - → Vitamin B_6: 25–50 Milligramm pro Tag
  - → Folsäure: 800 Mikrogramm pro Tag
  - → Vitamin C: 500–1000 Milligramm dreimal täglich
  - → Vitamin E (gemischte Tocopherole): 400–800 IE pro Tag
  - → Selen: 100–200 Mikrogramm pro Tag
  - → Zink: 30 Milligramm pro Tag
  - → Vitamin D_3: 4000–10 000 IE pro Tag (idealerweise Blutwerte messen und die Dosierung entsprechend anpassen)
- Fischöl: 1000 Milligramm EPA + DHA pro Tag
- Alpha-Liponsäure: 400–600 Milligramm pro Tag
- Eines der folgenden:
  - → Traubenkernextrakt (mehr als 95 Prozent oligomere Proanthocyanidine): 100–300 Milligramm pro Tag
  - → Pinienrindenextrakt (mehr als 95 Prozent oligomere Proanthocyanidine): 100–300 Milligramm pro Tag

Fortsetzung Behandlungsübersicht

→ Grüntee-Extrakt (mehr als 80 Prozent Polyphenolgehalt): 150–300 Milligramm pro Tag

Stufe 2 (Nichterreichen der angestrebten Blutzuckerwerte, A1C über 7 Prozent)

- Nahrungsergänzungsmittel der Stufe 1
- *Gymnema-sylvestre*-Extrakt (24 Prozent Gymnemasäure): zweimal täglich 200 Milligramm
- Biotin: zweimal täglich 8 Milligramm
- Bittermelonensaft (optional): täglich 60–120 Milliliter pro Tag

Nahrungsergänzungsmittel bei Typ-2-Diabetes

Das empfohlene Supplementierungsprogramm hängt vom bestehenden Grad der Blutzuckereinstellung ab, der durch selbst kontrollierte Blutzucker- und A1C-Werte angezeigt wird.

Stufe 1 (Erreichen des angestrebten Blutzuckerspiegels, A1C-Werte unter 7 Prozent, keine Lipidabweichungen, keine Anzeichen von Komplikationen)

Gleiche Empfehlungen wie bei Stufe 1 für Typ-1-Diabetes mit Zusatz von PGX, Glucomannan oder einer anderen Quelle von löslichen Ballaststoffen, 2500–5000 Milligramm vor den Mahlzeiten.

Stufe 2 (Nichterreichen der angestrebten Blutzuckerwerte, A1C über 7 Prozent)

- Supplementierung wie bei Stufe 1
- Einer der folgenden Insulinverstärker:
  - → *Gymnema-sylvestre*-Extrakt (24 Prozent Gymnemasäure): 200 Milligramm zweimal täglich
  - → Bockshornklee-Extrakt: 1 Gramm pro Tag
  - → Knoblauch: mindestens 4000 Mikrogramm Allicin pro Tag
- Einer der folgenden Glucosidasehemmer:
- Touchi-Extrakt: 300 Milligramm dreimal täglich zu den Mahlzeiten
- Maulbeerextrakt: dreimal täglich Äquivalent von 1000 Milligramm getrockneten Blättern

Wenn sich der selbst kontrollierte Blutzuckerspiegel 4 Wochen nach Befolgung der Empfehlungen für die aktuelle Stufe nicht verbessert, wechseln Sie zur nächsthöheren Stufe. Befinden Sie sich bereits auf Stufe 2, besteht der nächste Schritt darin, ein verschreibungspflichtiges Medikament hinzuzufügen (entweder ein orales Hypoglykämiemittel oder Insulin).

Zusätzliche Nahrungsergänzungsmittel zur Vorbeugung und Behandlung von diabetischen Komplikationen

- Bei hohen Cholesterinwerten und anderen kardiovaskulären Risikofaktoren:
  - → Gesamtcholesterin über 200 mg/dl oder LDL-Cholesterin über 135 Milligramm (100 Milligramm bei Vorliegen eines Herzinfarkts); HDL-Cholesterin unter 45 mg/dl; Lipoprotein (a) über 40 mg/dl; oder Triglyceride über 150 mg/dl
  - → Niacin (oder Niaspan oder Inositolhexanacinat): 1000–2000 Milligramm vor dem Schlafengehen
  - → Knoblauch: mindestens 4000 Mikrogramm Allicin pro Tag
- Bei Bluthochdruck:
  - → Knoblauch: mindestens 4000 Mikrogramm Allicin pro Tag
  - → CoQ_{10}: 100–200 Milligramm pro Tag
  - → Eine der folgenden Optionen:
    - – Weißdornextrakt (10 Prozent Proanthocyanidine oder 1,8 Prozent Vitexin-4¢-rhamnosid): 100–250 Milligramm dreimal täglich
    - – Olivenblattextrakt (17 Prozent bis 23 Prozent Oleuropeingehalt): 500 Milligramm zweimal täglich
    - – Hibiskus: drei 240-Milliliter-Portionen täglich oder ein Extrakt mit 10–20 Milligramm Anthocyanidinen pro Tag
- Bei diabetischer Retinopathie: Heidelbeerextrakt: 160–320 Milligramm pro Tag oder Traubenkernextrakt: 150–300 Milligramm pro Tag
- Bei diabetischer Neuropathie:
  - → Gamma-Linolensäure aus Borretsch-, Nachtkerzen- oder Johannisbeeröl: 480 Milligramm pro Tag
  - → Benfotiamin: 600 Milligramm pro Tag
  - → Capsaicin-Creme (0,075 Prozent): zweimal täglich auf die betroffene Stelle auftragen
- Bei diabetischer Nephropathie:
  - → Befolgen Sie die Empfehlungen für Bluthochdruck oben, es sei denn, die Nierenfunktion fällt unter 40 Prozent des Normalwerts; konsultieren Sie einen Arzt bezüglich Magnesium- und Kaliumpräparaten
  - → Benfotiamin: 600 Milligramm pro Tag
- Bei schlechter Wundheilung: *Aloe-vera*-Gel: zweimal täglich auf die betroffenen Stellen auftragen
- Bei diabetischen Fußgeschwüren eine der folgenden Optionen
  - → *Ginkgo-biloba*-Extrakt: 120–240 Milligramm pro Tag
  - → Traubenkernextrakt: 150–300 Milligramm pro Tag

DIARRHÖ

ꕥ Steigerung von Häufigkeit, Flüssigkeit und Volumen des Stuhlgangs

Durchfall ist ein häufiges Symptom, das in der Regel auf einen leichten, vorübergehenden Vorfall hinweist. Doch er kann auch der erste Hinweis auf eine schwerwiegende Erkrankung oder Infektion sein. Schwere blutige Diarrhö, Diarrhö bei unter 6-jährigen Kindern oder eine länger als 3 Tage anhaltende Diarrhö sollten nicht auf die leichte Schulter genommen werden; die Ursache muss ermittelt und entsprechend behandelt werden.

Durchfall wird in vier Arten eingeteilt: osmotische, sekretorische, exsudative und hypermotile Diarrhö. Eine *osmotische Diarrhö* wird von einem Überschuss an wasserlöslichen Molekülen im Stuhl hervorgerufen, was zu einer verstärkten Flüssigkeitseinlagerung führt. *Sekretorische Diarrhö* resultiert aus einer erhöhten Sekretion von Ionen in den Darm, mit dem gleichen Ergebnis der Flüssigkeitseinlagerung im Stuhl. *Exsudative Diarrhö* geht für gewöhnlich auf Infektionen und entzündliche Darmerkrankungen zurück, wodurch es zu abnormaler Darmdurchlässigkeit und dem Verlust von Serumproteinen, zu Blut, Schleim und Eiter kommt. Häufige kleine, schmerzhafte Entleerungen sind in der Regel eine Folge von Erkrankungen im Enddarm oder am Ende des Dickdarms. Eine *hypermotile Diarrhö* aufgrund verringerten Kontakts zwischen Darminhalt und den Resorptionsflächen führt zu unzureichender Absorption.

Ursachen

Durchfall kann viele Ursachen haben. Für die genaue Diagnose ist ein Arztbesuch unumgänglich.

Viren sind die häufigsten Verursacher infektiöser Diarrhö, sie sind für mindestens 75 Prozent der Fälle verantwortlich. Auf sie fällt der Verdacht, wenn Übergeben im Vordergrund steht, die Inkubationszeit über 14 Stunden beträgt und die Erkrankung in weniger als 72 Stunden ausgestanden ist. Ein Virus ist wahrscheinlich die Ursache, wenn es keine Warnzeichen einer bakteriellen Infektion gibt (wie hohes Fieber, blutiger Stuhl, starke Bauchschmerzen oder mehr als sechs Stuhlgänge in 24 Stunden) und keine epidemiologischen Hinweise vorliegen (wie Reisen, sexuelle Kontakte, Antibiotikakonsum). Einer

Durchfallarten	
Art	**Ursachen**
Osmotisch	Salzige Abführmittel, die Magnesium, Phosphat oder Sulfat enthalten Kohlenhydrat-Malabsorption (zum Beispiel Laktoseintoleranz) Antazide, die Magnesiumsalze enthalten Zu hoher Konsum von Polyolen, zum Beispiel Sorbitol Zu hohe Vitamin-C-Zufuhr Zu hoher Magnesiumkonsum
Sekretorisch	Toxine produzierende Bakterien Hormone produzierende Tumore Fettmalabsorption (zum Beispiel zu wenig Gallenproduktion) Abführmittelmissbrauch Chirurgische Teilentfernung des Dünndarms
Exsudativ	Entzündliche Darmerkrankungen (Morbus Crohn oder Colitis ulcerosa) Pseudomembranöse Kolitis (eine post-antibiotische Diarrhö, verursacht durch eine Wucherung des Bakteriums Clostridium difficile) Invasive Bakterien
Hypermotil	Chirurgische Entfernung von Darmabschnitten Kurzdarmsyndrom

Ursachen von Diarrhö	
Ursache	**Die gängigsten Beispiele**
Funktionelle Störungen	Reizdarmsyndrom
Virusinfektionen des Darms	Enterovirus, Rotavirus
Bakterielle Darminfektionen	*Campylobacter jejuni*, *Shigella*-Arten, *Salmonella*-Arten, *Yersinia enterocolitica*
Bakterielle Toxine im Darm	*Clostridium difficile*, pathogenes *Escherichia coli*, *Staphylococcus*-Arten, *Vibrio parahaemolytica*, *Vibrio cholerae*
Parasiteninfektionen	Giardia lamblia, Entamoeba histolytica, Cryptosporidium-Arten, Isospora-Arten
Entzündliche Darmerkrankung	Morbus Crohn, Colitis ulcerosa, Divertikulitis
Antibiotikatherapie	Tetracyclin, Amoxicillin, andere
Unzureichende Gallenproduktion	Hepatitis, Gallenwegsobstruktion
Absorptionsstörungen	Zöliakie, Kurzdarm, Lactoseintoleranz
Erkrankung der Bauchspeicheldrüse	Pankreasinsuffizienz, -tumor
Reflex aus anderen Bereichen	Beckenentzündung
Neurologische Erkrankung	Diabetische Neuropathie, Multiple Sklerose
Stoffwechselerkrankung	Schilddrüsenüberfunktion
Fehlernährung	Schwere Protein- und/oder Kalorienfehlernährung Lebensmittelallergie Abführmittelmissbrauch Schwermetallvergiftung
Sonstige	Kotstauung, Krebs

der häufigsten Verursacher viraler Gastroenteritis, vor allem bei Kindern, ist das Rotavirus. Es kann zu einer äußerst schwerwiegenden Infektion führen, vor allem in Entwicklungsländern, wo es alljährlich unter kleinen Kindern schätzungsweise über 800 000 Todesopfer fordert.

Neben der ansteckenden Diarrhö sind auch Lactoseintoleranz, Lebensmittelallergien, Zöliakie (Glutensensitivität) und entzündliche Darmerkrankungen (Morbus Crohn und Colitis ulcerosa) häufig die Ursache von chronischem Durchfall.

Eine Lactoseintoleranz geht auf einen Lactasemangel zurück. Dieses Enzym ist für die Verdauung der Lactose in Milchprodukten zuständig. Lactasemangel ist in der ganzen Welt verbreitet. Schätzungsweise 70–90 Prozent Erwachsene asiatischen, afrikanischen, indianischen und mediterranen Ursprungs haben ein Lactasedefizit. Unter den Erwachsenen nord- und westeuropäischer Herkunft sind es noch 10–15 Prozent. Während fast alle Säuglinge Milch und andere Milchprodukte verdauen können, verlieren viele Kinder mit 3 bis 7 Jahren ihre Lactase. Die Symptome reichen von leichteren Bauchbeschwerden und Blähungen bis zu schwerem Durchfall schon bei kleinen Mengen Lactose. Zu den Symptomen kommt es, weil nicht absorbierte Lactose durch den Dünndarm und in den Dickdarm gelangt.

Chronische Diarrhö ist auch eines der häufigsten Symptome des Reizdarmsyndroms, einer funktionellen Darmerkrankung, die sich unter anderem in chronisch dünnem Stuhl (siehe das Kapitel »Reizdarmsyndrom«) äußert, sowie von Lebensmittelallergien – die Aufnahme eines allergenen Nahrungsmittels kann zur Freisetzung von Histamin und anderen antiallergischen Substanzen führen, die stark abführend wirken können (siehe das Kapitel »Lebensmittelallergie«).

Zöliakie (siehe das gleichnamige Kapitel) wird von einer Sensitivität gegen Gluten, ein in vielen Getreidesorten enthaltenes Protein, hervorgerufen. Eines der charakteristischen Merkmale der Zöliakie ist chronischer Durchfall.

Entzündliche Darmerkrankungen (siehe das Kapitel »Morbus Crohn und Colitis ulcerosa«) lassen sich an wiederkehrenden Anfällen von oft schmerzhaftem und blutigem Durchfall erkennen.

Therapeutische Überlegungen

Da die meisten Fälle akuter Diarrhö, wie zum Beispiel leichte Infektionen aufgrund von Lebensmittelvergiftungen oder viraler Gastroenteritis, selbstlimitierend sind und von selbst verschwinden, sind nur ein paar allgemeine Empfehlungen nötig. Bei starkem oder blutigem Durchfall oder wenn der Patient unter 6 Jahren alt ist, sollte sofort ein Arzt aufgesucht werden. Auch wenn eine Diarrhö länger als 3 Tage anhält, ist ein Arztbesuch anzuraten.

Für die Therapie jeder chronischen Diarrhö ist die Feststellung der zugrunde liegenden Ursache erforderlich, und die Behandlung sollte auf die Wiederherstellung der normalen Darmtätigkeit abzielen. Die Empfehlungen in diesem Kapitel bieten allgemeine Unterstützung bei allen Formen von Durchfall. In anderen Kapiteln finden Sie Hinweise auf weitere Ursachen von Diarrhö wie entzündliche Darmerkrankungen (siehe »Morbus Crohn und Colitis ulcerosa«), Zöliakie (siehe gleichnamiges Kapitel) und Verdauungsstörungen (siehe »Verdauuung und Ausscheidung«).

Allgemeine Empfehlungen

Diese Maßnahmen können Sie bei jeder Art von Durchfall zur allgemeinen Unterstützung anwenden:

- Trinken Sie viel und befolgen Sie die BRAT-Diät.
- Ersetzen Sie Elektrolyte.
- Meiden Sie Milchprodukte.
- Nehmen Sie Carobpulver oder Pektin ein.
- Nehmen Sie Probiotika zu sich.

Trinken Sie viel und befolgen Sie die BRAT-Diät

Bei akutem Durchfall sollte der Schwerpunkt auf Flüssigkeiten und auf der BRAT-Diät liegen. Sie besteht aus Bananen, weißem Reis, Äpfeln, weißem Toast oder Weißbrot (idealerweise aus Reismehl statt Weizenmehl) und Tee. Diese Nahrungsmittel sind leicht zu verdauen und bremsen die rhythmischen Kontraktionen des Darms.

Ersetzen Sie Elektrolyte

Bei Diarrhö verliert man viel Wasser und damit einen Großteil der Elektrolyte wie zum Beispiel Kalium, Natrium und Chlorid. Diese zu ersetzen ist wichtig. Das kann in Form von Kräutertees, Gemüsebrühen, Fruchtsäften sowie speziellen Elektrolytgetränken geschehen. Ein altes naturheilkundliches Mittel ist ein Getränk aus Sauerkrautsaft und Tomatensaft zu gleichen Teilen.

Wenn im Haushalt kleine Kinder leben, ist es eine gute Idee, zur Sicherheit immer Elektrolytgetränke vorrätig zu haben. Neben den bekannten Marken Pedialyte und Gatorade gibt es inzwischen im Reformhaus auch Elektrolytgetränke mit gesünderen Zutaten.

Meiden Sie Milchprodukte

Akute Darmerkrankungen wie virale oder bakterielle Infektionen beschädigen häufig die Zellen, die den Dünndarm auskleiden. Dies führt zu einem vorübergehenden Defizit an Lactase, dem Enzym, das für die Verstoffwechslung von Milchzucker (Lactose) zuständig ist. Meiden Sie deshalb bei Diarrhö Milchprodukte (eine Ausnahme bildet Joghurt mit Lebendkulturen).

Nehmen Sie Carobpulver oder Pektin ein

Seit den frühen 1950er-Jahren erschienen in der medizinischen Literatur mehrere Artikel, die darauf hinweisen, dass aufgebrühter Tee aus geröstetem Johannisbrotpulver (Carobpulver) bei akutem Durchfall effektiv ist, noch dazu ohne Nebenwirkungen.[1, 2] Carobpulver ist reich an Ballaststoffen und Substanzen namens Polyphenolen. Diese beiden Komponenten werden für die hilfreiche Wirkung bei Diarrhö verantwortlich gemacht.

Besonders bei kleinen Kindern ist Carobpulver bei der Behandlung von Durchfall nützlich. Eine Studie untersuchte 41 Babys zwischen 3 und 21 Lebensmonaten mit akuter Diarrhö bakterieller oder viraler Ursache. Die Kinder wurden im Krankenhaus mit oraler Rehydratisierungsflüssigkeit (zum Beispiel Pedialyte) behandelt und bekamen bis zu 6 Tage lang willkürlich entweder Carobpulver (täglich 1,5 Gramm pro Kilogramm Körpergewicht) oder ein Placebopulver.[1] Die Pulver wurden entweder in der Rehydratisierungsflüssigkeit oder in Milch aufgelöst (Letzteres empfehlen wir nicht, siehe oben: »Meiden Sie Milchprodukte«). In der Carobgruppe hielt der

Parasiten

Parasiten sind Mikroorganismen, die sich von ihrem Wirt (in diesem Fall einem Menschen) ernähren und ihm letztlich Schaden zufügen. Es gibt ungefähr 500 normale mikrobielle Bewohner des menschlichen Verdauungstrakts. Ob von diesen einige parasitär werden, hängt davon ob, ob sie harmonisch mit dem Wirt zusammenleben oder aus dem Gleichgewicht geraten. *Candida albicans* ist ein Beispiel für einen Organismus, der unter normalen Umständen harmonisch mit dem Wirt lebt. Aber wenn Candida wuchert und aus dem Gleichgewicht mit anderen Darmmikroben gerät, kann es zu Problemen kommen. Im Allgemeinen verursachen Parasiten die meisten Probleme, indem sie die Verdauung beeinträchtigen und/oder die Darmschleimhaut beschädigen – beides kann zu Diarrhö führen.

Von Parasiten, die nicht Teil des normalen Magen-Darm-Trakts sind, hervorgerufene Durchfallerkrankungen sind nach wie vor die weltweit häufigste Ursache für Krankheit und Tod. In unterentwickelten Ländern mit schlechten Hygieneeinrichtungen ist dieses Problem am größten, aber selbst in den USA sind Durchfallerkrankungen die dritthäufigste Ursache für Krankheit und Tod. Darüber hinaus führen die Tatsache, dass das Reisen in alle Teile der Welt so mühelos und häufig geworden ist, sowie die zunehmende Einwanderung in die Vereinigten Staaten zu immer mehr parasitären Infektionen.

Viele Arten von Mikroben können als Parasiten klassifiziert werden, aber für gewöhnlich meinen Ärzte, wenn sie von Parasiten sprechen, die Organismen, die unter den Bezeichnungen *Protozoen* (einzellige Organismen) und *Helminthen* (Würmer) bekannt sind.

Gängige Parasiten

- Gewöhnliche Protozoen:
  - ➔ Amöben (vor allem *Entamoeba histolytica*)
  - ➔ Giardia
  - ➔ Trichomonas
  - ➔ Cryptosporidiu
  - ➔ *Dientamoeba fragilis*
  - ➔ *Iodamoeba bütschlii*
  - ➔ Blastocystis
  - ➔ Chilomastix
- Helminthen:
  - ➔ Spulwurm *(Ascaris lumbricoides)*
  - ➔ Madenwurm *(Enterobius vermicularis)*
  - ➔ Hakenwurm *(Necator americanus)*
  - ➔ Zwergfadenwurm *(Strongyloides stercoralis)*
  - ➔ Peitschenwurm *(Trichuris trichura)*
- Bandwürmer (mehrere Arten)

Um Parasiten aufzuspüren, sind im Abstand von 2 bis 4 Tagen mehrere Stuhlproben erforderlich. Diese werden mit speziellen Färbetechniken und fluoreszierenden Antikörpern präpariert und unter dem Mikroskop untersucht– die Antikörper heften sich an alle Parasiten und fluoreszieren unter Licht mit einer bestimmten Wellenlänge.

Es gibt eine ganze Reihe natürlicher Substanzen, die hilfreich sein können, um Parasiten loszuwerden. Doch ehe Sie eine natürliche Alternative zu Antibiotika auswählen, sollten Sie überlegen, welche Faktoren dafür verantwortlich waren, dass Ihr internes Milieu so parasitenfreundlich wurde – etwa verminderte Produktion von Salzsäure oder verminderte Produktion von Pankreasenzymen. 2 Wochen nach der Behandlung entweder mit Antibiotika oder einer natürlichen Alternative müssen erneut mehrere Stuhlproben untersucht werden.

Beliebte natürliche Mittel gegen Parasiteninfektionen sind Pankreasenzyme in hohen Dosen (8–10X USP; 750–1000 Milligramm, 10–20 Minuten vor den Mahlzeiten) und berberinhaltige Pflanzen wie Goldsiegelwurzel *(Hydrastis canadensis)*, Berberitze *(Berberis vulgaris)*, Mahonie *(Berberis aquifolium)* und Chinesischer Goldfaden *(Captis chinensis)*.

Durchfall im Durchschnitt 2 Tage lang an, in der Placebogruppe 3,75 Tage. Zudem wurden Darmentleerung, Körpertemperatur und Gewicht in der Carobgruppe schneller wieder normal, und das Übergeben hörte schneller auf. Das Carobpulver führte zu keinerlei Nebenwirkungen.

Eine Alternative zu Carobpulver ist Pektin, ein Ballaststoff in Zitrusfrüchten, Äpfeln und vielen anderen Obst- und Gemüsesorten.

Nehmen Sie Probiotika zu sich

Der Begriff *Probiotika* bezeichnet Bakterien im Darm, die als gesundheitsförderlich gelten. Die wichtigsten dieser Bakterien sind *Lactobacillus acidophilus* und *Bifidobacterium bifidum*. Probiotika schützen vor akuten Durchfallerkrankungen und haben sich bei der Behandlung oder Prävention verschiedener Arten infektiöser Diarrhö, zum Beispiel Rotavirus, *Clostridium difficile* und Reisedurchfall, als erfolgreich erwiesen. Dass eine Probiotikasupplementierung die Dauer akuter Durchfallerkrankungen verkürzt und die Häufigkeit des Stuhlgangs reduziert, ist unumstritten, da zahlreiche klinische Studien dies bestätigen. Besonders wichtig ist die Probiotikasupplementierung bei Kindern, die für ansteckende Diarrhö anfällig sind. Darüber hinaus wirken Probiotika auch stärkend aufs Immunsystem.[3–6]

Auch die vorbeugende Wirkung von Probiotikasupplementierung gegen antibiotikainduzierte Diarrhö sowie die Beschleunigung der Heilung sind gut belegt. Trotz der gängigen Annahme, eine Acidophilussupplementierung während einer Antibiotikatherapie sei nicht effektiv, unterstützt die Forschung die Einnahme von *L. acidophilus* während der Antibiotikaeinnahme.[3–9] Die Verringerung freundlicher Bakterien oder eine Superinfektion mit antibiotikaresistenten Keimen oder beides kann durch die Einnahme von *L.-acidophilus*-Präparaten bei Antibiotikakuren verhindert werden. In einer Doppelblindstudie bekamen 740 Patienten, die sich wegen des grauen Stars einer Operation unterziehen mussten, ein Antibiotikum mit Ampicillin (250 Milligramm) und Cloxacillin (250 Milligramm) sowie entweder ein Placebo oder ein probiotisches Nahrungsergänzungsmittel. Von den Probanden, die nur Antibiotika einnahmen, bekamen 13,3 Prozent Diarrhö, von den Probanden mit der Antibiotika-Probiotika-Kombination keiner.[9]

Antibiotika führen häufig zu Diarrhö, weil sie die Art der Bakterien im Dickdarm verändern oder das übermäßige Wachstum von *Candida albicans* fördern. Ihr Einsatz kann zu einer schweren Form von Durchfall führen, die pseudomembranöse Enterokolitis genannt wird. Diese Erkrankung geht auf das Wuchern eines bestimmten Bakteriums *(Clostridium difficile)* zurück, was aus dem Absterben der Bakterien resultiert, die es normalerweise in Schach halten. Wir empfehlen eine Dosierung von mindestens 15 Milliarden bis 20 Milliarden Organismen während einer Antibiotikatherapie; dabei sollte man zwischen der Antibiotikagabe und dem Probiotikapräparat so viel Zeit wie möglich verstreichen lassen. Kommt es zu einer pseudomembranösen Enterokolitis, raten wir neben der Einnahme von *Lactobacillus* und *Bifidobacter* auch zu einer Supplementierung mit *Saccharomyces boulardii* (auch *S. cerevisiae* genannt), einer nicht pathogenen probiotischen Hefe, die sich allein oder in Kombination mit dem Antibiotikum Vancomycin bei pseudomembranöser Enterokolitis als hilfreich erwiesen hat.[10] Obgleich *Saccharomyces boulardii* im Allgemeinen sicher ist, haben ein paar Fallberichte gezeigt, dass Patienten mit geschwächter Immunfunktion (zum Beispiel bei AIDS, Chemotherapien oder der Einnahme von Immunsuppressiva) es besser nicht verwenden sollten.

Pflanzliche Arzneimittel

Berberin

Pflanzen, die das Alkaloid Berberin enthalten, wie zum Beispiel Goldsiegelwurzel *(Hydrastis canadensis)*, Berberitze *(Berberis vulgaris)*, Mahonie *(Berberis aquifolium)* und Chinesischer Goldfaden *(Captis chinensis)*, werden schon seit Langem bei ansteckender Diarrhö eingesetzt. Klinische Studien mit purem Berberin ergeben deutliche Erfolge bei der Behandlung von akuter Diarrhö. Es hat sich als effektiv gegen Durchfälle erwiesen, die von *E. coli* (Reisedurchfall), *Shigella dysenteriae* (Shigellose), *Salmonella paratyphi* (Lebensmittelvergiftung), *Klebsiella pneumoniae*, *Giardia lamblia* (Giardiasis), *Entamoeba histolytica* (Amebiasis) und *Vibro cholerae* (Cholera) verursacht werden.[11–17]

Berberin wirkt anscheinend bei den meisten gängigen Magen-Darm-Infektionen. Wie klinische Studien gezeigt haben, ist Berberin in den meisten Fällen mit Standardantibiotika vergleichbar; tatsächlich waren die Resultate in manchen Studien sogar besser. Eine Studie konzentrierte sich beispielsweise auf 65 Kinder unter 5 Jahren, die an von *E. coli*, *Shigella*, *Salmonella*, *Klebsiella* oder *Faecalis aerogenes* ausgelöster Diarrhö litten. Die Kinder, denen Berberintannat (alle 6 Stunden 25 Milligramm) verabreicht wurde, sprachen besser an als jene, die die Standardantibiotikatherapie bekamen.[15]

An einer anderen Studie waren 40 Kinder zwischen 1 und 10 Jahren beteiligt, die sich mit Giardia angesteckt hatten. Sie erhielten täglich aufgeteilte Dosierungen von Berberin (täglich 5 Milligramm pro Kilogramm), dem Medikament Metronidazol (täglich 10 Milligramm pro Kilogramm) oder ein Placebo aus Vitamin-B-Sirup.[16] Nach 6 Tagen waren die mit Berberin behandelten Kinder symptomfrei, und laut Stuhlanalyse waren bei 68 Prozent von ihnen keine Giardiaparasiten mehr zu finden. In der Metronidazolgruppe waren 33 Prozent symptomfrei und alle giardiafrei. Im Vergleich dazu waren in der Placebogruppe nur 15 Prozent der Kinder symptomfrei und 25 Prozent giardiafrei. Diese Ergebnisse weisen darauf hin, dass Berberin bei der halben Dosis in der Symptomlinderung tatsächlich effektiver ist als Metronidazol, aber weniger effektiv bei der Beseitigung der Organismen aus dem Darm.

In einer Studie mit 200 erwachsenen Patienten mit akuter Diarrhö bekamen diese die Standardantibiotikabehandlung mit oder ohne Berberinhydrochlorid (150 Milligramm pro Tag). Wie die Ergebnisse beweisen, erholten sich die Patienten mit Berberin schneller.[17] Weitere dreißig Fälle akuter Diarrhö wurden mit Berberin allein behandelt. Das Alkaloid heilte in all diesen Fällen den Durchfall, ganz ohne Mortalität oder Toxizität.

Trotz dieser Ergebnisse sollte man angesichts der schwerwiegenden Folgen einer ineffektiv behandelten infektiösen Diarrhö berberinhaltige Pflanzen am besten zusammen mit der Standardantibiotikatherapie einsetzen. Die Effektivität von Berberin ist größtenteils seiner antimikrobiellen Wirksamkeit zuzuschreiben. Es hemmt aber auch die Wirkung der von bestimmten Bakterien produzierten Toxine.[18–20] Diese Toxinblockierung zeigt sich am deutlichsten bei Diarrhö, die von den Enterotoxinen *Vibrio cholerae* (Cholera) oder *E. coli* (Reisedurchfall) verursacht wird.

Cholera ist eine schwere Krankheit, die eine Standardtherapie erforderlich macht. Die Reisediarrhö indes ist selbstlimitierend. Hier wurden mit Berberin gute Resultate erzielt. In einer Studie dienten Patienten mit Reisedurchfall willkürlich als Kontrollgruppe oder erhielten einmalig 400 Milligramm Berberinsulfat.[21] Bei der Berberingruppe waren bei drei im Abstand von jeweils 8 Stunden durchgeführten Tests die Stuhlvolumen deutlich geringer als bei der Kontrollgruppe. 24 Stunden nach der Verabreichung hatten signifikant mehr Berberinpatienten keinen Durchfall mehr (42 Prozent, in der Kontrollgruppe nur 20 Prozent).

Wenn Sie eine Reise in ein unterentwickeltes Land oder in eine Region mit schlechter Wasserqualität oder mangelnder Hygiene planen, kann also die prophylaktische Einnahme von berberinhaltigen Pflanzen (und Probiotikapräparaten) angeraten sein, und zwar eine Woche vor der Reise, während des Aufenthalts und noch eine Woche danach.

Blutwurz

Ein Extrakt der Blutwurz *(Potentilla tormentilla)* hat sich bei infektiöser Diarrhö als hilfreich erwiesen. Er verkürzt die Dauer von Rotavirusdiarrhö und senkt den Bedarf an Rehydrationslösungen.[22] In einem Kinderkrankenhaus im russischen Sankt Petersburg wurde eine randomisierte Doppelblindstudie durchgeführt. 40 an Rotavirusdiarrhö erkrankte Kinder zwischen 3 Monaten und 7 Jahren wurden in zwei Gruppen eingeteilt: Zwanzig Kinder bekamen dreimal täglich 3 Tropfen Blutwurzextrakt pro Lebensjahr, bis der Durchfall aufhörte beziehungsweise maximal 5 Tage; die anderen zwanzig Kinder erhielten ein Placebo. In der Blutwurzgruppe dauerte der Durchfall 60 Prozent weniger lang (3 Tage) an als in der Kontrollgruppe (5 Tage). In der Therapiegruppe war innerhalb von 48 Stunden nach der Klinikeinweisung bei acht Kindern (40 Prozent) der Durchfall abgeklungen, in der Kontrollgruppe nur bei einem Kind (5 Prozent). Die Kinder in der Blutwurzgruppe brauchten zudem weniger parenterale Flüssigkeit.

Schnellüberblick

- Schwere blutige Diarrhö, Diarrhö bei unter 6-jährigen Kindern oder eine länger als 3 Tage anhaltende Diarrhö sollten nicht auf die leichte Schulter genommen werden; die Ursache muss ermittelt und entsprechend behandelt werden.
- Für die Therapie jeder chronischen Diarrhö ist die Feststellung der zugrunde liegenden Ursache erforderlich, und die Behandlung sollte auf die Wiederherstellung der normalen Darmtätigkeit abzielen.
- Ersetzen Sie Wasser- und Elektrolytverlust durch den Konsum von Kräutertees, Gemüsebrühen, Fruchtsäften oder Elektrolytgetränken.
- Meiden Sie bei Diarrhö Milchprodukte (mit der möglichen Ausnahme von Joghurt mit Lebendkulturen).
- Carobpulver ist vor allem für kleine Kinder mit Durchfall hilfreich.
- Die Supplementierung mit Probiotika ist bei Diarrhö jeder Art besonders wichtig, aber vor allem bei Durchfall aufgrund von Antibiotikatherapie.
- Chronische Diarrhö gehört zu den häufigsten Symptomen einer Lebensmittelallergie.
- Schätzungsweise 70–90 Prozent der Erwachsenen asiatischen, afrikanischen, indianischen und mediterranen Ursprungs haben ein Defizit an dem Enzym, das für die Verdauung von Milchzucker (Lactose) erforderlich ist.
- Von Parasiten ausgelöste Durchfallerkrankungen sind nach wie vor eine der weltweit häufigsten Ursachen für Krankheit und Tod.
- Beliebte natürliche Mittel bei Parasiteninfektionen sind hohe Dosen von Pankreasenzymen und berberinhaltige Pflanzen wie Goldsiegelwurzel.
- Berberin hat sich in mehreren Studien bei der Behandlung akuter Diarrhö als erfolgreich erwiesen.

Behandlungsübersicht

Da die meisten akuten Durchfallerkrankungen selbstlimitierend sind, braucht man häufig nur die allgemeinen Empfehlungen zu befolgen. Falls einer der folgenden Punkte zutrifft, sollte ein Arzt aufgesucht werden:

- Diarrhö bei einem Kind unter 6 Jahren
- schwerer oder blutiger Durchfall
- länger als 3 Tage anhaltender Durchfall
- deutliche Zeichen der Dehydrierung (zum Beispiel eingefallene Augen, sehr trockener Mund oder strenger Körpergeruch)

Hat man die Ursache chronischer Diarrhö herausgefunden, kann zusammen mit einem Arzt die Therapie festgelegt werden.

Allgemeine Empfehlungen

Bei allen Arten von Diarrhö können mehrere Maßnahmen zur allgemeinen Unterstützung angewandt werden:

- Trinken Sie viel und befolgen Sie die BRAT-Diät.
- Ersetzen Sie Elektrolyte.
- Meiden Sie Milchprodukte.
- Nehmen Sie Carobpulver oder Pektin ein.
- Nehmen Sie Probiotika zu sich.

Nahrungsergänzungsmittel

- Ein hochwirksames Multivitamin-Mineralstoffpräparat, wie im Kapitel »Supplementierung« beschrieben
- Fischöl: täglich 1000 Milligramm EPA + DHA
- Eines der folgenden Mittel:
  - → Traubenkernextrakt (mehr als 95 Prozent oligomere Proanthocyanidine): 100–300 Milligramm pro Tag
  - → Pinienrindenextrakt (mehr als 95 Prozent oligomere Proanthocyanidine): 100–300 Milligramm pro Tag
  - → Ein anderer flavonoidreicher Extrakt mit einem ähnlichen Flavonoidgehalt, »Supergreens« oder ein anderes pflanzliches Antioxidans, das eine Sauerstoffradikal-Absorptionsfähigkeit (ORAC) von 3000 bis 6000 Einheiten oder mehr pro Tag bieten kann
- Probiotische Ergänzungsmittel: zur Prävention antibiotikainduzierter Diarrhö eine Dosis von mindestens 15 Milliarden bis 20 Milliarden Organismen mit der größtmöglichen Zeitspanne zwischen der Antibiotikagabe und dem Ergänzungsmittel; Kindern unter 6 Jahren mit antibiotikainduzierter Diarrhö sollte das Probiotikum während der Antibiotikatherapie täglich und danach eine weitere Woche verabreicht werden.
- *Saccharomyces boulardii:* zur Behandlung von *Clostridium difficile* mindestens 4 Wochen lang zweimal täglich 500 Milligramm; kann als Unterstützung des Antibiotikums Vancomycin gegeben werden.

Pflanzliche Arzneimittel

- Berberin enthaltende Pflanzen: Die Dosierung sollte auf dem Berberingehalt basieren – für Erwachsene dreimal täglich die 25–50 Milligramm Berberin entsprechende Menge, für Kinder täglich 5–10 Milligramm pro Kilogramm Körpergewicht (idealerweise standardisierte Extrakte). Folgende Dosierungen gelten für Goldsiegel:
  - → Getrocknete Wurzel oder als Aufguss (Tee), dreimal täglich 2–4 Gramm
  - → Tinktur (1:5), dreimal täglich 6–12 Milliliter (1,5 bis 3 Teelöffel)
  - → Flüssigextrakt (1:1), dreimal täglich 2–4 Milliliter (ein halber bis ganzer Teelöffel)
  - → Fester (trockener, pulverisierter) Extrakt (4:1 oder 8–12 Prozent Alkaloidgehalt), dreimal täglich 250–500 Milligramm
- Blutwurz, Flüssigextrakt:
  - → Erwachsene: dreimal täglich 2–4 Milliliter, bis der Durchfall aufhört oder maximal 5 Tage
  - → Kinder: dreimal täglich 3 Tropfen pro Lebensjahr, bis der Durchfall aufhört oder maximal 5 Tage

EKZEM (NEURODERMITIS)

- Chronisch juckende, entzündete Haut
- Sehr trockene, rote und schuppige Haut
- Kratzen und Scheuern führt zu dunklen, verhärteten Stellen verdickter Haut mit deutlichen Furchen, am häufigsten an der Vorderseite von Handgelenk und Ellbogen sowie an der Rückseite der Knie
- Allergien in der eigenen oder familiären Krankengeschichte

Ein Ekzem, auch *atopische Dermatitis* oder Neurodermitis genannt, ist eine häufige Erkrankung, die etwa 2–7 Prozent der Gesamtbevölkerung betrifft. Neue Forschungen weisen darauf hin, dass Ekzeme aus folgenden Gründen zumindest teilweise eine allergische Erkrankung sind:

- Bei 80 Prozent aller Ekzempatienten ist der IgE-Serumspiegel erhöht (IgE ist ein antiallergischer Antikörper).
- Alle Ekzempatienten haben positive Allergietests.
- Bei zwei Dritteln der Betroffenen liegt eine entsprechende familiäre Vorgeschichte vor.
- Viele Ekzempatienten bekommen Heuschnupfen und/oder Asthma.
- Die meisten Betroffenen profitieren von einer Ernährung, bei der gängige Lebensmittelallergene gemieden werden.

Ein Ekzem ist auch durch eine Reihe physiologischer und anatomischer Auffälligkeiten der Haut gekennzeichnet. Die häufigsten sind:

- Verstärkte Neigung zu Juckreiz
- Trockene, verdickte Hautstelle mit verringerter Kapazität, Wasser zu speichern
- Die Haut neigt vermehrt dazu, durch Verdickung auf Scheuern und Kratzen zu reagieren
- Eine Tendenz der Haut, von Bakterien – vor allem *Staphylococcus aureus* – überwuchert zu werden

Ursachen

Die zugrunde liegenden Anomalien, die zu Ekzemen führen, betreffen hauptsächlich das Immunsystem und strukturelle Komponenten der Haut. Der allergiebedingte Antikörper IgE beispielsweise ist bei bis zu 80 Prozent aller Ekzempatienten erhöht, und zwar aufgrund verstärkter Aktivierung eines speziellen Typs weißer Blutkörperchen (Typ2-T-Helferzellen). Zusätzlich weisen die Mastzellen (spezialisierte weiße Blutkörperchen) in der Haut von Ekzempatienten Anomalien auf, die sie dazu bringen, mehr Histamin und andere allergiebedingte Substanzen freizusetzen, als das bei Menschen ohne Ekzem der Fall ist. Histamin und andere allergiebedingte Substanzen führen zu Entzündungen und Juckreiz, die typisch für Ekzeme sind.

Eine weitere Anomalie des Immunsystems ist die verminderte Fähigkeit, Bakterien abzutöten. Dieser Defekt in der Immunfunktion, in Kombination mit Kratzen und dem Vorherrschen des Bakterium *Staphylococcus aureus* in der Hautflora (bei 90 Prozent der Ekzempatienten), sorgt für eine erhöhte Anfälligkeit für eine potenziell schwerwiegende Staphylokokkeninfektion der Haut. Es gibt noch weitere Immundefekte bei Ekzempatienten, die zu einer erhöhten Anfälligkeit für andere Hautinfektionen wie zum Beispiel durch ein Herpesvirus oder gewöhnliche Warzenviren führen.

Eine genetische Veranlagung für Ekzeme ist schon seit Langem bekannt. Allergische Erkrankungen wie Ekzeme oder Asthma in der Familiengeschichte gehören zu den wichtigsten Risikofaktoren. Neben möglichen Immundefekten scheint einer der größten genetischen Defekte in der Produktion von Filaggrin zu liegen, einem Protein, das für die strukturelle Beschaffenheit und den Feuchtigkeitsgehalt der Haut zuständig ist.[1]

Therapeutische Überlegungen

Zahlreiche Studien dokumentieren die wichtige Rolle, die Lebensmittelallergien bei Ekzemen spielen (siehe das Kapitel »Lebensmittelallergie«). Desgleichen belegen sie, dass Stillen signifikant vor der Entstehung von Ekzemen und Allergien schützt.[2, 3] Interessanterweise weisen Studien darauf hin, dass stillende Mütter, deren Säuglinge Allergien haben, selbst auf die gängigen allergieauslösenden Nahrungsmittel (besonders Milch, Eier und Erdnüsse sowie – in geringerem Maß – Fisch, Soja, Weizen, Zitrusfrüchte und Schokolade) verzichten sollten, um Spuren von Lebensmittelantigenen in der Muttermilch zu vermeiden.[4, 5] Der Verzicht der Mutter auf diese gängigen Allergene hat in den meisten Fällen eine vollständige Aufhebung der Allergie zur Folge.

Bei älteren oder mit Fläschchen gefütterten Babys finden sich vor allem in Milch, Eier und Erdnüsse Lebensmittelallergene, die zu Ekzemen führen. In einer Studie waren diese drei Nahrungsmittel bei 81 Prozent aller Ekzeme im Kindesalter beteiligt.[6] In einer anderen Studie mit Kindern, die an schwerwiegenden Ekzemen litten, wurden 60 Prozent positiv auf eines oder zwei der folgenden Lebensmittel getestet: Eier, Kuhmilch, Erdnüsse, Fisch, Weizen und Sojabohnen. Wie eine randomisierte, kontrollierte Studie ergab, war bei Personen mit einer positiven Reaktion auf Eier bei einem Radio-Allergo-Sorbent-Test eine eifreie Ernährung mit einer Verbesserung der Schwere des Ekzems verbunden; die deutlichste Wirkung war bei jenen zu verzeichnen, die am schwersten betroffen waren.[7] Eier gehören zwar zu den Hauptverdächtigen, im Grunde kann aber so gut wie jedes Nahrungsmittel der Auslöser sein.[8]

Eine Lebensmittelallergie kann man am besten mit der Eliminationsdiät und der Provokationsmethode diagnostizieren. Diese Vorgehensweise ist besonders bei Ekzemen im Kindesalter hilfreich. Eliminiert man Milchprodukte, Eier, Erdnüsse, Tomaten sowie künstliche Farbstoffe und Konservierungsmittel aus dem Speiseplan, erreicht man in mindestens 75 Prozent aller Fälle eine deutliche Verbesserung.[6–9] Laboruntersuchungen zur Erkennung von Lebensmittelallergien bei Ekzemen werden im Kapitel »Lebensmittelallergie« erläutert.

Ein paar allergieauslösende Nahrungsmittel sollten für unbegrenzte Zeit gemieden werden; andere können nach 6–12 Monaten wieder in den Speiseplan aufgenommen werden. Nach einem Jahr waren 26 Prozent der Studienteilnehmer mit Ekzemen nicht mehr auf die fünf wichtigsten Allergene (Eier, Milch, Weizen, Soja und Erdnüsse) allergisch, und 66 Prozent auch auf andere Lebensmittelallergene nicht mehr.[10]

Candida

Als ursächlicher Faktor ist ein übermäßiges Wachstum des gewöhnlichen Hefepilzes *Candida albicans* im Magen-Darm-Trakt an allergischen Erkrankungen wie zum Beispiel Ekzemen beteiligt. Ein erhöhter Spiegel an Antikörpern gegen Candida ist typisch für Atopiker und weist auf aktive Infektionen hin. Darüber hinaus geht die Schwere von Hautschäden häufig mit dem Spiegel an Antikörpern gegen Candida-Antigene einher. Bei einigen Patienten führt die Eliminierung von Candida zu einer signifikanten klinischen Verbesserung des Ekzems.[11, 12] Im Kapitel »Candidose, chronische« finden Sie Informationen darüber, wie man einem Wuchern von Candida entgegenwirkt.

Probiotika

Da die Darmflora für die Gesundheit des Wirts eine große Rolle spielt, vor allem auch im Hinblick auf Ekzeme, ist eine Therapie mit Probiotika ganz besonders indiziert. Studien zeigen, dass die Verabreichung des Probiotikums *Lactobacillus rhamnosus* allein oder in Kombination mit *Lactobacillus reuteri* an Babys mit Ekzemen und Kuhmilchallergie den Schweregrad der Ekzeme deutlich senkt.[13–16]

Essenzielle Fettsäuren

Früher war man der Ansicht, dass die Anreicherung der Ernährung von Ekzempatienten mit Nachtkerzen-, Borretsch- oder schwarzem Johannisbeeröl (käufliche Gamma-Linolensäure-Quellen) hilfreich sein könnte. Und tatsächlich ergaben mehrere Doppelblindstudien mit Nachtkerzenöl (meist mindestens 3000 Milligramm täglich, das entspricht 270 Milligramm Gamma-Linolensäure) positive Effekte.[17–19] Insgesamt scheinen die therapeutischen Resultate bei einer Omega-3-Ölsupplementierung aus Fischöl jedoch besser zu sein als die Verabreichung von Nachtkerzenöl. Einige Studien mit Nachtkerzenöl konnten im Vergleich zu einem Placebo keinerlei therapeutischen Nutzen belegen. Auch in der größten dieser Studien, die zudem die qualitativ besten Methoden anwandte, konnte Nachtkerzenöl keine Wirksamkeit nachgewiesen werden.[20] Und eine andere Studie mit 140 Probanden, darunter 69 Kindern, ergab kaum positive Effekte bei der Anwendung von Borretschöl.[21]

Fischölpräparate mit EPA und DHA hingegen bewiesen in klinischen Doppelblindstudien eine deutlich vorbeugende Wirkung gegen die Entstehung von Allergien und auch therapeutische Effekte.[22, 23] Diese Unterschiede gehen wohl auf mehrere Faktoren zurück. Fischöl enthält beispielsweise hauptsächlich langkettige Omega-3-Fettsäuren, die weiter hinten auf dem entzündungshemmenden Signalweg angesiedelt sind, während Nachtkerzenöl sowohl Omega-6- als auch Omega-3-Fettsäuren enthält, und Gamma-Linolensäure befindet sich am Anfang der antientzündlichen Omega-3-Kette. Manche Menschen, zum Beispiel jene mit Neurodermitis, haben schlecht funktionierende Enzyme für die Umwandlung in die entzündungshemmenden Prostaglandine.

Pflanzliche Arzneimittel

Die Anwendung pflanzlicher Mittel bei Ekzemen ist in zwei Kategorien einzuteilen: innerlich und äußerlich. Süßholz *(Glycyrrhiza glabra)* ist anscheinend in beiden Formen hilfreich. Innerlich angewendet können Süßholzpräparate signifikante entzündungshemmende und antiallergische Effekte erzielen. Mehrere Doppelblindstudien mit einer Süßholz enthaltenden chinesischen Kräutermischung veranschaulichen diese Vorzüge am besten.[24] Eine Gruppe von Forschern begann sich für dieses Präparat zu interessieren, nachdem ein Patient mit Ekzemen nach der Verabreichung eines von einem chinesischen Arzt verordneten Aufgusses gewaltige Fortschritte gemacht hatte. In einer Studie wurden vierzig erwachsene Patienten mit seit Langem bestehenden, hartnäckigen, großflächigen Ekzemen in Gruppen eingeteilt. Sie bekamen 2 Monate lang entweder das wirksame Präparat oder einen Placeboaufguss, gefolgt von einer 4-wöchigen Ausschwemmphase, dann wurden die Gruppen getauscht.[25] Die behandelte Gruppe wies bei der klinischen Beurteilung im Vergleich zur Placebogruppe deutliche Verbesserungen auf. Zudem bevorzugten von den 31 Patienten, die die Studie komplett durchliefen, zwanzig das wirksame Präparat, während nur vier das Placebo vorzogen. Außerdem war während der wirksamen Behandlungsphase subjektiv eine Verbesserung des Juckreizes sowie der Schlafqualität zu verspüren. Nebenwirkungen wurden keine gemeldet, wenngleich viele Probanden den schlechten Geschmack des Aufgusses beklagten. Ähnliche Resultate erbrachte eine Doppelblindstudie mit Kindern.[26]

Was die topische Anwendung von Süßholz betrifft, so dürften die besten Ergebnisse durch handelsübliche Zubereitungen mit reiner Glycyrrhetinsäure erzielt werden. Mehrere Studien bewiesen, dass Glycyrrhetinsäure bei Ekzemen, Kontakt- und allergischer Dermatitis sowie Psoriasis ähnlich wirksam ist wie äußerlich aufgetragenes Hydrocortison. In einer Studie berichteten neun von zwölf Patienten mit Ekzemen, die auf andere Therapien nicht anschlugen, von einer deutlichen Verbesserung und zwei von einer leichten Verbesserung, wenn eine Salbe mit Glycyrrhetinsäure äußerlich aufgetragen wurde. In einer anderen Studie kam es bei 93 Prozent der Probanden mit Ekzemen nach der Behandlung mit Glycyrrhetinsäure zu Verbesserungen. Bei denjenigen, die Cortison anwendeten, berichteten nur 83 Prozent von Linderungen.[27]

Schnellüberblick

- Ein Ekzem ist eine allergische Erkrankung.
- Die zugrunde liegenden Anomalien, die zu Ekzemen führen, betreffen hauptsächlich das Immunsystem und strukturelle Komponenten der Haut.
- Eine genetische Veranlagung für Ekzeme ist schon seit Langem bekannt. Allergische Erkrankungen wie Ekzeme oder Asthma in der Familiengeschichte gehören zu den wichtigsten Risikofaktoren.
- Lebensmittelallergien bei empfindlichen Menschen sind die Hauptursachen für Ekzeme.
- Allergien gegen Milch, Eier und Erdnüsse sind bei rund 81 Prozent aller Ekzeme im Kindesalter beteiligt.
- Fischöl ist bei der Behandlung hilfreicher als Nachtkerzenöl.
- Glycyrrhetinsäure aus Süßholzwurzel, äußerlich angewendet, hat sich als nützlicher erwiesen als Corticosteroidsalben.

Behandlungsübersicht

Für das effektive Management ist es nötig, Juckreiz zu lindern und vorzubeugen, während die zugrunde liegenden Anomalien behandelt werden. Im ersten Schritt sollte man Lebensmittelallergien angehen. Befolgen Sie dazu die Empfehlungen im Kapitel »Lebensmittelallergie«.

Kratzen ist extrem nachteilig, weil es die Haut verletzt, wodurch es zu Verhärtungen und bakteriellen Infektionen kommen kann. Die unten erwähnten Präparate zur äußerlichen Anwendung können sehr hilfreich bei der Linderung des Juckreizes sein.

Nahrungsergänzungsmittel

- Ein hochwirksames Multivitamin-Mineralstoffpräparat
- Vitamin E: täglich 400 IE (gemischte Tocopherole)
- Fischöl: täglich 1000–3000 Milligramm EPA + DHA
- Probiotika: 5–10 Milliarden lebensfähige *Lactobacillus*- und *Bifidobacteria*-Zellen pro Tag
- Eines der folgenden Mittel:
  - ➔ Enzymatisch modifiziertes Isoquercetin (EMIQ): 50–100 Milligramm vor den Mahlzeiten
  - ➔ Traubenkern- oder Kiefernrindenextrakt (mehr als 95 Prozent oligomere Procyanidine): 50–100 Milligramm vor den Mahlzeiten

Äußerliche Anwendungen

- Ceramidhaltige Feuchtigkeitscremes können den Wasserverlust der Haut reduzieren.
- Glycyrrhetinsäure enthaltende handelsübliche Präparate sind hilfreich. Kamille- und Hafermehlpräparate sind ebenfalls beliebt. Besonders die im Handel erhältlichen kolloidalen Hafermehlprodukte (zum Beispiel Aveeno) enthalten Stärken und Beta-Glucane, die schützend und wasserspeichernd wirken, und ihre Polyphenole (Avenanthramide) sind antioxidativ und entzündungshemmend.
- Kleidung nur mit milden Seifen waschen und gründlich ausspülen.
- Den Kontakt mit chemischen Reizstoffen und anderen Substanzen, die die Haut reizen könnten, vermeiden.

ENDOMETRIOSE

- Schmerzhafte Menstruation, Schmerzen beim Geschlechtsverkehr und Unfruchtbarkeit.
- Bei der ärztlichen Untersuchung wird eines oder mehrere dieser Symptome festgestellt: Empfindlichkeit des Beckenbereichs, vergrößerte oder empfindliche Eierstöcke, eine Gebärmutter, die nach hinten kippt und nicht beweglich ist, und Verwachsungen (abnormale Narbenbildung).
- Bei der Ultraschalluntersuchung wird endometriales Gewebe außerhalb der Gebärmutter festgestellt.
- Definitive Diagnose: Laparoskopie oder Laparotomie zur Visualisierung von Endometrilimplantaten im Beckenraum.

Endometriose ist eine Frauenkrankheit, bei der Zellen aus der Auskleidung der Gebärmutter (Endometrium) außerhalb der Gebärmutterhöhle, zumeist auf den Eierstöcken, vorkommen und dort wuchern. Da die endometrialen Zellen von den weiblichen Hormonen beeinflusst werden, auch wenn sie sich in der Eierstockauskleidung befinden, können sie Symptome hervorrufen, die sich häufig an bestimmten Punkten des Menstruationszyklus verschlimmern. Beckenschmerzen sind ein besonders unangenehmes Symptom. Endometrioseherde reagieren auf hormonelle Stimulation und können zum Zeitpunkt der Periode auch »bluten«. Das Blut sammelt sich lokal an, verursacht Schwellungen und löst entzündliche Reaktionen aus, zum Beispiel die Aktivierung schmerzerzeugender Moleküle, Zytokine genannt.

Schmerzen können auch durch Adhäsionen (inneres Narbengewebe) hervorgerufen werden. Diese Verwachsungen binden innere Organe aneinander und führen zu Organverlagerungen. Eileiter, Eierstöcke, Gebärmutter, Darm und Blase können so verwachsen sein, dass es dauerhaft schmerzt, nicht nur in bestimmten Zyklusphasen.

10–15 Prozent aller menstruierenden Frauen zwischen 24 und 40 Jahren sind von Endometriose betroffen.

Ursachen

Die vorherrschende Theorie über die Ursache von Endometriose lautet, bei der Menstruation fließe Blut zurück und schleuse Endometriumzellen in die Gebärmutterhöhle. Das Problem an dieser Theorie besteht darin, dass über 90 Prozent der menstruierenden Frauen ohne Endometriose diesen Rückfluss haben. Normalerweise kann ihr Immunsystem das Einnisten und Wachstum der endometrialen Zellen außerhalb der Gebärmutter verhindern; deshalb könnten Mängel der Immunfunktion für die Entstehung von Endometriose verantwortlich sein. Doch bei manchen Patientinnen ist durch die retrograde Menstruation verpflanztes endometriales Gewebe möglicherweise in der Lage, sich einzunisten und als Endometriose festzusetzen. Frauen mit Endometriose weisen normalerweise auch Veränderungen in der Immunfunktion auf, besonders bei den Faktoren, die für die Kontrolle im Beckenbereich zuständig sind.[1]

Andere Studien weisen darauf hin, dass Umweltgifte, die Östrogen imitieren, oder Strahlungsexposition das Risiko für Endometriose erhöhen. Zu den Substanzen, die erwiesenermaßen östrogene Wirkung auf den Körper haben, gehören polychlorierte Biphenyle (PCB), Pestizide, Herbizide, bestimmte Kunststoffe, Schwermetalle wie Blei sowie einige Arten von Haushaltsreinigern. Diese Verbindungen wirken sich auch negativ auf das Immunsystem aus. Besonders belastend sind Phthalate, die als Weichmacher (die Kunststoffen wie Polyvinylchlorid beigefügt werden, um sie elastischer, durchsichtiger, stabiler und haltbarer zu machen) verwendet werden.[2] Phthalate kommen in sehr vielen Produkten zum Einsatz – von magensaftresistenten Beschichtungen pharmazeutischer Tabletten und Nahrungsergänzungsmitteln über Viskositätskontrollmittel, Geliermittel und Filmbildner bis hin zu Stabilisatoren, Dispersionsmitteln, Schmierstoffen, Bindemitteln, Emulgatoren und Suspensionsmitteln. In den USA, Kanada und der Europäischen Union werden derzeit Phthalate aus gesundheitlichen Gründen für viele Produkte verboten.

Risikofaktoren für Endometriose sind eine familiäre Vorgeschichte, Bewegungsmangel von klein auf, fettreiche Ernährung, Intrauterinpessare sowie erhöhter oder schwankender Östrogenspiegel. Frauen, deren Mutter oder Schwester an Endometriose leiden, haben ebenfalls ein erhöhtes Risiko.[1]

Therapeutische Überlegungen

In den meisten Fällen verschwindet die Endometriose nach der Menopause. Im fortpflanzungsfähigen Alter jedoch wird sie lediglich verwaltet. Die aggressivste Behandlung ist eine Operation. Bei jüngeren Frauen, die eventuell in der Zukunft schwanger werden möchten, versucht man mit einem chirurgischen Eingriff, das verstreute endometriale Gewebe zu entfernen und die Eierstöcke zu erhalten. Die häufigste nichtchirurgische Therapie ist eine hormonelle Medikation, die den natürlichen Menstruationszyklus unterdrückt, sowie Schmerzmittel, um die Beschwerden zu lindern. Manchmal verwenden naturheilkundliche Ärzte die natürliche Progesterontherapie (eine Form bioidentischer Hormontherapie), um die Endometriosesymptome zu lindern. Progesteroncremes sind in den USA (nicht aber in Deutschland; Anmerkung der Redaktion) zwar frei verkäuflich, doch wir raten Patientinnen, sich in jedem Fall von einem Arzt behandeln und beobachten zu lassen.

Die natürliche Methode bei Endometriose soll diese Ziele erreichen:

- Entzündungen mindern
- Entgiftungsmechanismen verbessern
- lästige Symptome reduzieren

Die im Kapitel »Stille Entzündungen« vorgestellten Vorgehensweisen sind bei Endometriose ganz besonders wichtig, vor allem der Konsum der richtigen Fette. Der Verzehr von Transfettsäuren scheint das Endometrioserisiko zu erhöhen, während sich langkettige Omega-3-Fettsäuren aus Fischöl anscheinend schützend auswirken. Prospektive Daten aus den 12 Jahren der Nurses Health Study II, die 1989 begann, wurden auf den Zusammenhang zwischen Ernährungsfetten und vielen gesundheitlichen Problemen, zum Beispiel auch Endometriose, hin analysiert. Die Frauen, die die meisten Transfettsäuren verzehrten, hatten eine um 49 Prozent höhere Wahrscheinlichkeit einer Endometriosediagnose. Bei den Frauen mit dem höchsten Konsum an langkettigen Omega-3-Fettsäuren war im Gegensatz dazu die Wahrscheinlichkeit auf eine solche Diagnose um 22 Prozent geringer.[3]

Eine Studie untersuchte den Einfluss des Verhältnisses essenzieller Fettsäuren auf die Produktion inflammatorischer Zytokine durch Endometriumzellen.[4] Für die Reagenzglasstudie wurden Frauen mit und ohne Endometriose, die in einer Kinderwunschklinik behandelt wurden, endometriale Zellen entnommen. Die Zellkulturen wurden mit Nährstoffen versehen und mit mehrfach ungesättigten Omega-3-Fettsäuren und mehrfach ungesättigten Omega-6-Fettsäuren (in Fleisch und Milchprodukten sowie in Soja-, Färberdistel-, Maiskeim- und Sonnenblumenöl) in verschiedenen Verhältnissen ergänzt. Das Ergebnis: Je höher die Ratio von Omega-6- zu Omega-3-Fettsäuren war, desto mehr Interleukin-8, eine inflammatorische Substanz, wurde in Zellen der Frauen freigesetzt – egal, ob sie Endometriose hatten oder nicht. Die Sekretion war allerdings bei den Frauen mit Endometriose deutlich stärker.[5]

Die Bedeutung einer ballaststoffreichen Ernährung für eine verbesserte Entgiftung kann gar nicht genug betont werden. Ballaststoffreiche Nahrungsmittel stehen mit dem Wachstum freundlicher Mikroorganismen im Dickdarm im Zusammenhang. Wie Studien belegen, führen ein hoher Ballaststoffkonsum und eine überwiegend vegetarische Ernährung zu einer Abnahme von biologisch aktiven freien Östrogenen im Blutplasma.[6] Der vermehrte Verzehr ballaststoffreicher Lebensmittel, vor allem Gemüse, trägt auch dazu bei, überschüssiges Östrogen aus dem Körper zu entfernen. Besonders hilfreich sind diesbezüglich Gemüse der Kohlfamilie wie Brokkoli, Rosen-, Kopf- und Blumenkohl.[7] Auch Rote Bete, Karotten, Artischocken, Zitronen, Löwenzahnblätter, Brunnenkresse und Klettenwurzel wirken leberreinigend. Zwiebeln, Knoblauch und Lauch enthalten Organoschwefel- und Flavonoidverbindungen, die das Immunsystem stärken und die Produktion von Leberenzymen ankurbeln, was eine wichtige Rolle bei der Entgiftung spielt.[8] Im Kapitel »Entgiftung und innere Reinigung« finden Sie weitere Informationen hierzu.

Schließlich können auch die Isoflavone in Sojaprodukten und die Lignane in Leinsamen bei Endometriose hilfreich sein. Diese Nahrungsmittel wirken den Auswirkungen von überschüssigem Östrogen entgegen. Eine japanische Studie zeigte, dass moderater Sojakonsum mit einem verringerten Risiko einer prämenopausalen Hysterektomie verbunden war. Da einige dieser chirurgischen Eingriffe aufgrund von Endometriose erfolgt waren, folgerten die Autoren aus diesen Ergebnissen, moderater Sojakonsum könnte das Endometrioserisiko senken.[9]

Reduzieren sollte man den Verzehr von Milchprodukten, rotem Fleisch, Zucker, Koffein und Alkohol. Die Environmental Protection Agency schätzt, dass 90 Prozent der humanen Pestizidbelastung auf die Nahrung zurückgeht, hauptsächlich auf Fleisch und Milchprodukte.[10] Milchprodukte (mit Ausnahme von fettfreien Varianten) treiben auch das Verhältnis von Omega-6- zu Omega-3-Fettsäuren in Richtung Entzündung.

Eine Ernährungstherapie kann bei Endometriose sehr hilfreich sein. In einer 2-monatigen Studie mit fünfzig Frauen mit Endometriose kam es zu einer deutlichen Symptomminderung, wenn der Verzehr von höherglykämischen Kohlenhydraten und Koffein reduziert und der Konsum von Omega-3- und Omega-9-Fettsäuren (zum Beispiel aus Olivenöl) erhöht wurde.[11] Besonders Koffein ist für viele Endometriosepatientinnen problematisch. In einer Studie hatten Frauen, die im Durchschnitt mehr als 150–225 Milligramm Koffein pro Tag zu sich nahmen (etwa die Menge einer bis eineinhalb Tassen Kaffee), ein um 20 Prozent erhöhtes Endometrioserisiko, und bei jenen, die mehr als 225 Milligramm konsumierten, war das Risiko sogar um 60 Prozent höher.[12]

Nahrungsergänzungsmittel

Lipotrope Ergänzungsmittel

Traditionell setzen Naturheilkundler bei Endometriose lipotrope Faktoren wie Inositol, Methionin und Cholin ein. Lipotrope Ergänzungsmittel sind für gewöhnlich Kombinationen aus Vitaminen und Pflanzen, die die Leber darin unterstützen sollen, Fette abzubauen, die Abfallprodukte des Körpers zu entgiften, externe Toxine auszuleiten sowie Östrogene zu verstoffwechseln und auszuscheiden. Diese lipotropen Präparate variieren je nach Hersteller zwar etwas in der Zusammensetzung, sind aber alle ähnlich. Viele enthalten inzwischen antikanzeröse Phytonährstoffe der Kohlfamilie, zum Beispiel Indol-3-Carbinol (I3C), Di-Indoylmethan (DIM) und Sulfurophan. Wie die Forschung gezeigt hat, tragen diese Verbindungen dazu bei, krebsverursachende Östrogenformen in nicht-krebsverursachende abzubauen, wodurch sie für Frauen mit Endometriose besonders wertvoll sind.[7]

Traubenkern- oder Kiefernrindenextrakt

Die Extrakte von Traubenkernen und der Rinde der Seekiefer (Pycnogenol) sind reichhaltige Quellen von Proanthocyaniden, eine der nützlichsten Gruppe pflanzlicher Flavonoide. Weil Pycnogenol in einer Reagenzglasstudie entzündungshemmende Eigenschaften unter Beweis stellte, wollten Forscher in einer Studie mit 58 Frauen mit Endometriose seinen dahingehenden Wert ermitteln. Die Frauen wurden willkürlich in zwei Gruppen eingeteilt: Eine Gruppe nahm 48 Wochen lang zweimal täglich 30 Milligramm Pycnogenol ein, die andere bekam 24 Wochen lang alle 4 Wochen Leuprorelinacetat, ein antihormonelles Medikament, intramuskulär injiziert. Die Pycnogenolgruppe zeigte nach 4 Wochen eine langsame, aber stetige Verbesserung – ihre Symptome gingen von schwer auf mäßig zurück. Insgesamt verzeichnete diese Gruppe einen 33-prozentigen Rückgang ihrer Endometriosesymptome. Die Leuprorelingruppe sprach innerhalb der Behandlungszeit besser an, bekam aber nach 24 Wochen einen Rückfall. In der Pycnogenolgruppe blieben während der Behandlung regelmäßige Zyklen und normale Östrogenspiegel aufrechterhalten; in der Leuprorelingruppe hingegen wurden eine unterdrückte Menstruation und drastisch niedrigere Östrogenspiegel (die zu erwarten waren) verzeichnet. Außerdem wurden fünf Frauen aus der Pycnogenolgruppe während der Studie schwanger.[13]

Pflanzliche Arzneistoffe

Viele traditionelle Kräuterarzneien für Frauen mit Endometriose enthalten Phytoöstrogene. Diese wirken jedoch weit weniger effektiv als mit der Nahrung aufgenommene Phystoöstrogene, zum Beispiel Soja und Leinsamen. Deshalb empfehlen wir, sich auf diese zu konzentrieren. Mönchspfeffer oder Keuschlamm *(Vitex agnus-castus)* wird traditionell bei Hormonschwankungen der Frau eingesetzt. Mönchspfeffer wirkt auf die Hypophyse und erhöht dadurch die Progesteronproduktion, indem die Konzentration an luteinisierendem Hormon erhöht wird – mit dem Effekt, dass weniger Östrogen verfügbar wird. Diese Pflanze ist hilfreich bei Myomen und prämenstruellem Syndrom und kann auch bei Endometriose wirksam sein.[14]

Schnellüberblick

- Endometriose ist eine Frauenkrankheit, bei der Zellen aus der Gebärmutterauskleidung (Endometrium) außerhalb der Gebärmutterhöhle vorkommen und wuchern.
- Risikofaktoren für Endometriose sind familiäre Vorbelastung, Bewegungsmangel von klein auf, fettreiche Ernährung, Intrauterinpessare sowie ein erhöhter oder schwankender Östrogenspiegel.
- Ein natürlicher Ansatz bei Endometriose soll Entzündungen mindern, Entgiftungsmechanismen verbessern und lästige Symptome reduzieren.
- Der Konsum von Transfettsäuren erhöht anscheinend das Endometrioserisiko, während langkettige Omega-3-Fettsäuren aus Fischöl wohl schützend wirken.
- Vermehrter Konsum ballaststoffreicher Nahrungsmittel, besonders von Gemüse aus der Kohlfamilie, trägt dazu bei, überschüssiges Östrogen aus dem Körper zu entfernen.
- Mit einem reduzierten Verzehr höherglykämischer Kohlenhydrate, einem erhöhten Konsum von Omega-3- und Omega-9-Fettsäuren sowie einem geringeren Kaffeekonsum geht eine deutliche Linderung der Symptome einher.
- Pycnogenol konnte in einer klinischen Studie Endometriosesymptome um 33 Prozent reduzieren.
- Mönchspfefferextrakt ist in der Lage, die Wirkung von Östrogen auf endometriales Gewebe zu lindern.

Behandlungsübersicht

Ein natürlicher Ansatz bei Endometriose soll Entzündungen mindern, Entgiftungsmechanismen verbessern und lästige Symptome reduzieren.

Ernährung

Befolgen Sie die Richtlinien im Kapitel »Eine gesunde Ernährung«. Ihre Ernährung sollte arm an Fett und reich an Ballaststoffen, Vollkorn, Leinsamen, Sojaprodukten und Gemüse der Kohlfamilie sein. Vermeiden Sie zu viel Fleisch und Milchprodukte, Omega-6-Fettsäuren, gesättigte Fette, Zucker, Koffein und Alkohol. Täglich sollten Sie circa 45 Milligramm Soja-Isoflavone zu sich nehmen. Zudem sind 1–2 Teelöffel gemahlener Leinsamen pro Tag zu empfehlen.

Nahrungsergänzungsmittel

- Ein hochwirksames Multivitamin-Mineralstoffpräparat, wie es im Kapitel »Supplementierung« beschrieben ist
- Wichtige einzelne Nährstoffe:
  - → Vitamin B_6: täglich 25–50 Milligramm
  - → Folsäure: täglich 800–2000 Mikrogramm
  - → Vitamin B_{12}: täglich 800 Mikrogramm
  - → Vitamin C: täglich 500–1000 Milligramm
  - → Vitamin E (gemischte Tocopherole): täglich 100–200 IE
  - → Magnesium (an Aspartat, Citrat, Fumarat, Malat oder Succinat gebunden): dreimal täglich 200–300 Milligramm
  - → Selen: täglich 100–200 Milligramm
  - → Zink: täglich 30–45 Milligramm
  - → Vitamin D_3: täglich 2000–4000 IE (am besten den Blutwert ermitteln und die Dosis daran anpassen)
- Leinöl: täglich 1 Esslöffel
- Fischöl: täglich 1000 Milligramm EPA + DHA
- Eines der folgenden Präparate:
  - → Traubenkernextrakt (mehr als 95 Prozent oligomere Procyanidine): täglich 100–300 Milligramm
  - → Kiefernrindenextrakt (mehr als 95 Prozent oligomere Procyanidine): täglich 100–300 Milligramm
  - → Ein anderer flavonoidreicher Extrakt mit einem ähnlichen Flavonoidgehalt, »Supergreens« oder ein anderes pflanzliches Antioxidans, das eine Sauerstoffradikal-Absorptionsfähigkeit (ORAC) von 3000 bis 6000 Einheiten oder mehr pro Tag bieten kann
- Spezielle Ergänzungsmittel, eines der folgenden:
  - → Lipotrope Präparate mit 1000 Milligramm Betain, 1000 Milligramm Cholin und 1000 Milligramm Cystein oder Methionin
  - → SAM-e: täglich 200–400 Milligramm
- Eines der folgenden Mittel oder eine Kombination daraus:
  - → Indol-3-Carbinol: täglich 300–600 Milligramm
  - → Di-Indoylmethan (DIM): täglich 100–200 Milligramm zu einer Mahlzeit

Pflanzliche Arzneimittel

Mönchspfeffer (Keuschlamm): in Tabletten- oder Kapselform (häufig auf 0,5 Prozent Agnusid standardisiert) täglich 175–225 Milligramm; in flüssiger Form täglich 2–4 Milliliter (ein halber bis ganzer Teelöffel)

ERЕKTIONSSTÖRUNGEN

- Unfähigkeit, eine Erektion zu bekommen oder aufrechtzuerhalten

Erektionsstörungen sind die Unfähigkeit eines Mannes, eine Erektion des Penis zu bekommen oder aufrechtzuerhalten, um einen zufriedenstellenden Geschlechtsverkehr zu ermöglichen. Früher wurde dafür der Begriff *Impotenz* verwendet, doch dieser umfasst auch Libidoverlust, vorzeitige Ejakulation oder die Unfähigkeit, einen Orgasmus zu erreichen.[1]

In den USA leiden schätzungsweise 20–30 Millionen Männer unter Erektionsstörungen. Diese Zahl wird sich wohl dramatisch erhöhen, weil das Durchschnittsalter der Bevölkerung steigt. Derzeit betrifft die erektile Dysfunktion 12 Prozent der Männer unter 59 Jahren, 22 Prozent der Männer zwischen 60 und 69 Jahren und 30 Prozent der über 69-Jährigen.

Obwohl die Häufigkeit also mit dem Alter steigt, muss betont werden, dass das Altern an sich keine Ursache für Impotenz ist. Zwar sinken mit dem Älterwerden Menge und Kraft des Ejakulats sowie die Notwendigkeit zu ejakulieren, die Fähigkeit zur Erektion bleibt aber erhalten. Männer können ihre sexuelle Potenz bis weit in die 80er erhalten. Erektionsstörungen gelten heute als wichtiger Risikofaktor für Herz-Kreislauf-Erkrankungen.[2]

Die Phasen des männlichen Sexualakts

Für Männer wird der Geschlechtsakt meistens durch ein Zusammenspiel zwischen psychischer und physischer Stimulation initiiert. Schon sexuell orientierte Gedanken oder Träume von sexuellen Kontakten können zu einer Erektion und sogar zur Ejakulation führen. Die meisten Männer erleben an bestimmten Punkten ihrer sexuellen Entwicklung (normalerweise in Jugendjahren) nächtliche Samenergüsse (»feuchte Träume«).

Psychologische Faktoren spielen bei der sexuellen Reaktion des Mannes zwar offensichtlich eine Rolle, sind aber interessanterweise für die sexuelle Leistungsfähigkeit nicht unbedingt erforderlich. Die richtige genitale Stimulation kann ganz ohne psychische Stimuli, allein durch einen angeborenen Reflexmechanismus, die Erektion und Ejakulation herbeiführen. So sind beispielsweise einige Männer mit Rückenmarksschäden, die die Übertragung von Nervenimpulsen vom Gehirn verhindern, dennoch zu Erektion und Ejakulation in der Lage.

Sowohl die psychische als auch die physische Stimulation kann also den Geschlechtsakt initiieren. Die physische Stimulierung empfindlichen Gewebes, hauptsächlich des Penis, aber auch des gesamten Schambereichs, sendet Nervenimpulse an das Rückenmark und verursacht einen Refleximpuls im Penis, der dazu führt, dass die Arterien sich weiten und die Schwellkörper sich mit Blut füllen. Außerdem veranlassen die gleichen Nervenimpulse die Drüsen in der Harnröhre, Schleim abzusondern, der die Harnröhre schmiert und auch bei der Schmierung des Geschlechtsverkehrs hilft.

Der erste Nervenstimulus vom Rückenmark während des Geschlechtsakts wird vom parasympathischen Nervensystem kontrolliert, das auch andere Körperfunktionen steuert, zum Beispiel Verdauung, Atmung und Herzfrequenz, und dominiert, wenn wir ruhen, uns entspannen, visualisieren, meditieren oder schlafen. Das sympathische Nervensystem hingegen ist dazu ausgerichtet, uns vor unmittelbarer Gefahr zu schützen, und für die sogenannte Flucht-oder-Kampf-Reaktion verantwortlich. Während das parasympathische Nervensystem für eine Erektion und die Schmierung zuständig ist, kontrolliert das sympathische Nervensystem Samenerguss beziehungsweise Ejakulation.

Emission und Ejakulation bilden den Höhepunkt des männlichen Geschlechtsakts. Wenn die sexuelle Stimulation extrem intensiv wird, beginnen die Reflexzentren des Rückenmarks, Impulse vom sympathischen Nervensystem auszusenden, um die Emission, den Vorläufer der Ejakulation, auszulösen.

Die Emission beginnt mit Kontraktionen des Samenleiters (Vas deferens), des Röhrchens, das die Spermien vom Nebenhoden zur Prostata transportiert. Diese Kontraktionen führen zur Ausstoßung von Spermien in den Ejakulationskanal und die Harnröhre. Dann stoßen Kontraktionen der Prostata und Samenblase Prostata- und Samenflüssigkeit in den Ejakulationskanal, wodurch die Spermien in die Harnröhre gedrängt werden. All diese Flüssigkeiten vermischen sich in der Harnröhre mit den Sekreten der Harndrüsen zu Sperma. In dieser Phase nennt man den Prozess Emission.

Die Füllung der Harnröhre löst dann sensorische Nervenimpulse aus, die die rhythmischen Kontraktionen der inneren Organe weiter anregen und auch die rhythmische Kontraktion der Schwellkörper auslösen. Zusammen führen diese Kontraktionen zu einem gewaltigen Druckanstieg, der das Sperma aus der Harnröhre ejakuliert. Gleichzeitig verursachen die Beckenmuskulatur und sogar Bauchmuskeln Stoßbewegungen von Becken und Penis, die ebenfalls dazu beitragen, das Sperma herauszustoßen.

Der männliche Orgasmus besteht in diesem Gesamtvorgang aus Emission und Erektion. Nach der Ejakulation ebbt die männliche sexuelle Erregung innerhalb von einer oder 2 Minuten ab, also nahezu sofort, und die Erektion verschwindet.

Ursachen

Erektionsstörungen können organische oder psychische Ursachen haben. In den allermeisten Fällen sind sie organisch begründet, das heißt, sie gehen auf physiologische Fehlfunktionen zurück. Tatsächlich ist die erektile Dysfunktion bei Männern über 50 Jahren in über 90 Prozent der Fälle organisch begründet.[3] Früher dachte man, ein Mann mit Erektionsstörungen, der nachts oder am frühen Morgen eine Erektion bekommen kann, leide unter psychogener Impotenz. Doch heute weiß man, dass dies kein zuverlässiger Indikator ist. Häufige Ursachen der Störung sind unten aufgeführt und werden im Detail später in diesem Kapitel beschrieben.

Ursachen von Erektionsstörungen

Organische (90 Prozent)

- Gefäßinsuffizienz
  - Atherosklerose
  - Beckenoperation
  - Beckentrauma
- Medikamente
  - Antihistaminika
  - Blutdrucksenker
  - Antipsychotika
  - Tranquilizer
  - Andere
- Alkohol- und Nikotinmissbrauch
- Endokrine Störungen
  - Diabetes
  - Schilddrüsenunterfunktion
  - Defizit an männlichen Geschlechtshormonen
  - Erhöhter Prolaktinspiegel
  - Hoher Östrogenspiegel im Blutserum
- Erkrankung oder Trauma der Geschlechtsorgane
  - Erkrankung des Penis
  - Prostatastörungen
- Neurologische Erkrankungen
- Beckentrauma
- Beckenoperation
- Multiple Sklerose

Psychische (10 Prozent)

- Psychiatrische Erkrankung
- Stress
- Versagensangst
- Depression

Da die Behebung des zugrunde liegenden organischen Faktors der erste Schritt zur Wiederherstellung der Sexualfunktion ist, ist die richtige Diagnose besonders wichtig. Meist genügen eine gründliche Anamnese und die sorgfältige physische Untersuchung; es gibt jedoch auch spezielle nichtinvasive Tests, die zur Diagnostizierung der Ursache einer Erektionsstörung herangezogen werden können. Diese Tests sollte am besten ein Urologe durchführen und überwachen.

Verfahren zur Beurteilung von Erektionsstörungen

- Anamnese
- Physische Untersuchung

- Labortests
  - Vollständiges Blutbild und Urinanalyse
  - Biochemisches Profil
  - Glucosetoleranztest
  - Serum-Hormonspiegel
- Psychologische Beurteilung
- Nächtliche Peniskontrolle
- Neurologische Untersuchung
- Gefäßuntersuchung

Atherosklerose der Penisarterie ist bei fast der Hälfte der Männer über 50 Jahren mit Erektionsstörungen die häufigste Ursache für ihre Impotenz.[1,2] Bei *Atherosklerose* verhärten sich aufgrund einer Plaqueansammlung aus Cholesterin, Fettmaterial und Zellabfällen die Wände der Arterien. Von Atherosklerose verursachte Erektionsstörungen haben sich als Risikofaktor für Herzinfarkte oder Schlaganfälle erwiesen.[3] Der Prozess der Atherosklerose findet systemisch im ganzen Körper statt, nicht nur in den Arterien, die das Herz oder den Penis versorgen. Patienten mit erkrankten Koronararterien haben eine viel höhere Wahrscheinlichkeit für Erektionsstörungen als Männer ohne Koronarerkrankung. Wenn die erektile Dysfunktion auf eine Gefäßinsuffizienz zurückgeht, sind Maßnahmen zur Reduzierung kardiovaskulärer Risikofaktoren wie erhöhter Cholesterin- und Triglyceridspiegel, Bluthochdruck, Adipositas, Bewegungsmangel und Rauchen besonders wichtig.

Erektionsstörungen aufgrund von Atherosklerose können mit Ultraschalltechniken diagnostiziert werden. Eine gute Idee ist es auch, Cholesterin- und Triglyceridwerte zu bestimmen. Ein Gesamtcholesterinwert über 200 mg/dl ist ein Indikator dafür, dass Atherosklerose für den verminderten Blutfluss verantwortlich ist.

In vielen Fällen injizieren Ärzte bei der klinischen Untersuchung einer erektilen Dysfunktion Papaverin oder PGE1 in den Penis, wenn sie eine vaskuläre Ursache vermuten. Diese Substanzen sorgen dafür, dass die Arterien sich weiten und mehr Blut in die Schwellkörper gelangt. Geht die Erektionsstörung auf eine Arterieninsuffizienz zurück, wird der Penis dadurch dauerhaft erigiert. Kann die Erektion jedoch nicht aufrechterhalten werden, so weist dies auf undichte Venen hin. Diese Form von Erektionsstörungen ist viel schwieriger zu behandeln und kann eine Operation erforderlich machen.

Medikamente

Eine lange Reihe von verschreibungspflichtigen Medikamenten kann die sexuelle Funktion beeinträchtigen, darunter Blutdrucksenker (vor allem Betablocker), Medikamente gegen Magengeschwüre, Schlafmittel (sedative Hypnotika), Antidepressiva und Statine gegen zu hohe Cholesterinspiegel. Wenn Sie ein Arzneimittel einnehmen, das mit Erektionsstörungen in Zusammenhang stehen könnte, arbeiten Sie mit Ihrem Arzt daran, das Medikament abzusetzen. Für die meisten gängigen Gesundheitsprobleme gibt es natürliche Mittel, die zu sichereren und besseren klinischen Resultaten führen als diese Medikamente.

Alkohol und Nikotin

Langfristiger Alkohol- und Tabakgenuss ist häufig ein wichtiger Faktor für Erektionsstörungen. Beide Substanzen erhöhen nicht nur das Atheroskleroserisiko, sondern beeinflussen auch die sexuelle Funktion negativ. Alkoholkonsum kann zu akuten Episoden von Erektionsstörungen und zu dauerhafter erektiler Dysfunktion führen, weil er die Hoden schrumpfen lässt. Und schon zwei Zigaretten pro Tag können erwiesenermaßen eine Erektion verhindern.[3]

Hormonstörungen

Verschiedene endokrine und hormonelle Erkrankungen können zu Erektionsstörungen führen. Die häufigste derartige Krankheit ist Diabetes. Diabetiker haben ein höheres Risiko für Atherosklerose und Nervenschäden, und beides kann zu erektiler Dysfunktion führen. Wenn Sie Diabetes haben, lesen Sie im entsprechenden Kapitel nach.

Andere recht häufige endokrine Störungen, die mit Erektionsstörungen einhergehen können, sind niedrige Testosteronspiegel und Schilddrüsenunterfunktion (siehe das Kapitel »Schilddrüsenunterfunktion«). Für die Diagnostizierung eines zu niedrigen Testosteronspiegels ist ein Bluttest nötig. Symptome, die darauf hinweisen, sind verminderte sexuelle Lust und Erektionsstörungen, Stimmungsschwankungen mit Müdigkeit, Depression und Zorn sowie Probleme mit dem Gedächtnis und der räumlichen Orientierung. Es kann auch zu verminderter Körpermagermasse, reduzierter Muskelmasse und -stärke sowie zu vermehrtem Abdominalfett kommen. Häufig sind auch Ausfall oder Ausdünnung der Gesichts- und Brustbehaarung sowie Hautveränderungen wie etwa zunehmende Faltenbildung im Gesicht und an Anämie erinnernde Blässe. Manchmal werden die Hoden kleiner oder weicher.

Ein niedriger Testosteronspiegel wird meist mit verschreibungspflichtigen Testosteronpräparaten behandelt. Am gängigsten sind Gels zum Auftragen auf die Haut, Injektionsmittel und Hautpflaster. Das Nebennierenhormon DHEA kann von Nutzen sein (siehe das Kapitel »Lebenserwartung und -verlängerung«), um die besten Resultate zu erzielen, es sollte jedoch unter ärztlicher Aufsicht angewandt werden.

Erkrankungen oder Verletzungen der Geschlechtsorgane

Krankheiten oder Traumata der männlichen Geschlechtsorgane können Erektionsstörungen hervorrufen. Erkrankungen des Penis wie die Peyroniekrankheit oder eine vergrößerte Prostata (siehe das Kapitel »Prostatavergrößerung«) sind in dieser Kategorie am häufigsten. Bei der Peyroniekrankheit verdickt sich ein Teil des Penisschafts aufgrund fibröser Plaques, wodurch sich der Penis bei einer Erektion krümmt. Ein Geschlechtsverkehr ist häufig schwierig und recht schmerzhaft. Die zugrunde liegende Ursache ist nicht ganz klar, man vermutet jedoch kleine Traumata oder Verletzungen des Penis. Die Peyroniekrankheit könnte auch von Blutdrucksenkern wie Betablockern und Calciumkanalblockern verursacht werden.

Zwar geht die Peyroniekrankheit manchmal auch ohne Behandlung zurück, aber Coenzym Q_{10}, das Enzym Bromelain und ein konzentrierter Extrakt von Gotu Kola *(Centella asiatica)* können hilfreich sein. CoQ_{10} hat antioxidative Effekte, die wohl die Krankheit zum Stillstand bringen und möglicherweise umkehren können. Bei der Entstehung der Peyroniekrankheit folgt nach einer anfänglichen Entzündungsreaktion die Bildung fibrösen, starren Narbengewebes. Man vermutet, dass CoQ_{10} die Wirkung eines speziellen Mediators der fibrösen Narbenbildung – einer Komponente namens TGF-b1 – verhindert oder reduziert. In einer klinischen Doppelblindstudie mit 186 Patienten mit chronischer Peyroniekrankheit im Anfangsstadium wurden die Teilnehmer willkürlich in Gruppen eingeteilt. Sie bekamen 24 Wochen lang täglich entweder 300 Milligramm CoQ_{10} oder ein Placebo. Zu Studienbeginn und alle 4 Wochen währenddessen wurden Erektionsfunktion, Schmerzen während der Erektion, Plaquevolumen, Peniskrümmung und Zufriedenheit mit der Behandlung bewertet. Nach den 24 Wochen waren bei all diesen Parametern deutliche Verbesserungen zu verzeichnen. Plaquedicke und Peniskrümmung waren in der CoQ_{10}-Gruppe zurückgegangen (im Durchschnitt um 40 Prozent), während in der Placebogruppe eine Verschlimmerung zu verzeichnen war (um durchschnittlich 35 Prozent). Bei nur elf Patienten der CoQ_{10}-Gruppe (13,6 Prozent) war die Krankheit vorangeschritten, in der der Placebogruppe jedoch bei 46 Patienten (56,1 Prozent). Diese Studie lieferte überzeugende Beweise dafür, dass CoQ_{10} zumindest ein Fortschreiten der Krankheit verhindern und in vielen Fällen zu deutlichen Verbesserungen hinsichtlich Plaquegröße, Peniskrümmung und erektiler Funktion führen kann.[4]

Bromelain verhindert die Ablagerung von Fibrin, das für die Verdickung des fibrösen Bindegewebes im Penis verantwortlich gemacht wird. Bei der Peyroniekrankheit empfehlen wir dreimal täglich 750 Milligramm Bromelain auf nüchternen Magen (etwa 20 Minuten vor den Mahlzeiten). Die Dosierung von Gotu Kola richtet sich nach der Konzentration der aktiven Komponenten (Triterpensäuren). Zweimal täglich 60 Milligramm Triterpensäure sind eine effektive Dosis.

Therapeutische Überlegungen

Obwohl die Erektionsfunktion weitgehend von genügend männlichen Sexualhormonen, der richtigen sensorischen Stimulation und ausreichender Blutzufuhr in die Schwellkörper abhängt, konnte aussagekräftig nachgewiesen werden, dass all diese Faktoren auf die richtige Ernährung angewiesen sind. Deshalb kann gefolgert werden, dass die Ernährung für die Potenz eine große Rolle spielt. Auch Bewegung ist wichtig. Die gesundheitlichen Vorzüge von regelmäßigem Sport können gar nicht hoch genug bewertet werden. Die unmittelbare Auswirkung von Sport ist für den Körper zwar belastend, aber bei regelmäßigem Training aber passt sich der Körper an. Durch diesen regelmäßigen Stress wird der Körper stärker und ausdauernder, und seine Funktionen werden effektiver. Sportliche Betätigung ist eine lebenswichtige Komponente der Gesundheit, besonders der sexuellen Gesundheit.

Regelmäßiges Training verbessert die sexuelle Leistungsfähigkeit des Mannes. In einer 9 Monate dauernden Studie wurden an 78 viel sitzenden, aber gesunden (im Schnitt 48 Jahre alten) Männern die Auswirkungen von regelmäßigem Sport auf die aerobe Leistungsfähigkeit (körperliche Fitness), Risikofaktoren für koronare Herzerkrankungen und Sexualität untersucht.[5] Die Männer trainierten in überwachten Gruppen an durchschnittlich 3,5 Tagen pro Woche jeweils 60 Minuten. Die Intensität der maximalen Dauerbelastung wurde auf 75–80 Prozent der maximalen Herzfrequenz festgelegt (siehe das Kapitel »Die innewohnende Heilkraft«). Eine Kontrollgruppe aus siebzehn Männern (im Durchschnitt 44 Jahre alt) marschierte im Durchschnitt an 4,1 Tagen pro Woche 60 Minuten lang in gemächlichem Tempo. Jeder Teilnehmer führte während des ersten und des letzten Monats der Studie ein Tagebuch über Training, Ernährung, Zigarettenkonsum und Sexualität. Wie viele andere Studien belegte auch diese die positiven Effekte von regelmäßigen Sport auf Fitness und Risikofaktoren für koronare Herzkrankheiten. Die Analyse der Tagebucheinträge erbrachte in der Sportgruppe deutlich größere sexuelle Verbesserungen (etwa Häufigkeit verschiedener intimer Aktivitäten, Verlässlichkeit der Erektion beim Geschlechtsverkehr und Prozentsatz zufriedenstellender Orgasmen). Darüber hinaus entsprach der Level der sexuellen Leistungssteigerung unter den Sporttreibenden der Verbesserung ihres Fitness-Levels. Anders ausgedrückt: Je besser die körperliche Fitness wurde, desto besser wurde auch ihre Sexualität.

Fahrradsättel und Erektionsstörungen

Sport ist zwar gut für die Sexualfunktion, aber Radfahren kann der erektilen Funktion abträglich sein. Das Problem ist nicht die Betätigung an sich, sondern das Design des Sattels. Wie mehrere Studien gezeigt haben, haben Radfahrer mehr Erektionsstörungen, Taubheit in Leiste und Penis sowie Probleme beim Wasserlassen als Menschen, die nicht Rad fahren. Zu langes Sitzen auf einem harten Fahrradsattel kann die lebenswichtigen Arterien und Nerven zusammendrücken, die für die normale sexuelle Leistung verantwortlich sind. Studien mit Fahrradsätteln, die das Gewicht des Fahrers von den lebenswichtigen Blutgefäßen und Nerven weg verlagern, zeigen eine drastische Verringerung der Beschwerden.[6] Wenn Sie leidenschaftlicher Radfahrer sind, raten wir Ihnen, sich einen der neuen Sättel zuzulegen, die das Problem beheben. Auf dem Markt gibt es verschiedene Modelle.

Ernährung

Für die optimale sexuelle Funktion ist eine optimale Ernährung erforderlich. Das Ernährungs- und Nahrungsergänzungsprogramm in den Kapiteln »Eine gesunde Ernährung« und »Ergänzende Maßnahmen« liefern alle Faktoren, die Männer brauchen, um bestmöglich zu funktionieren. Eine Ernährung mit vielen vollwertigen Nahrungsmitteln, besonders Gemüse, Früchte, Vollkorn und Hülsenfrüchten, ist extrem wichtig. Auch ausreichend Proteine sind ein Muss; hochwertiges Eiweiß aus Fisch, Hühnchen, Pute und magerem Rindfleisch (vorzugsweise hormonfrei) ist besser als Eiweiß aus fettreichen Quellen wie Hackfleisch, Braten und Schweinefleisch.

Für eine bessere Potenz werden häufig Leber, Austern und verschiedene Nüsse, Samen und Hülsenfrüchte empfohlen. Sie alle liefern reichlich Zink, den wohl für die Sexualfunktion wichtigsten Nährstoff. Zink ist im Sperma konzentriert, und häufige Ejakulation kann die Zinkspeicher des Körpers stark dezimieren. Bei einem Zinkmangel reagiert der Körper anscheinend mit einem verminderten Sexualtrieb, um dieses wichtige Spurenelement nicht zu verlieren.

Weitere für die Sexualfunktion wichtige Nährstoffe sind essenzielle Fettsäuren, Vitamin A, Vitamin B_6 und Vitamin E. Ein hochwirksames Multivitamin-Mineralstoffpräparat stellt die ausreichende Versorgung mit diesen und anderen für die Gesundheit und die Sexualfunktion wichtigen Nährstoffen sicher.

Atherosklerose und Diabetes

Weil Atherosklerose und Diabetes zu den Hauptursachen von Erektionsstörungen gehören, ist es ganz besonders wichtig, zunächst diese Probleme anzugehen. Bei Atherosklerose befolgen Sie die Empfehlungen im Kapitel »Eine gesunde Ernährung« und die zusätzlichen Empfehlungen im Kapitel »Ein gesundes Herz-Kreislauf-System«; Tipps zum Senken des Cholesterinspiegels finden Sie im Kapitel »Hohe Cholesterin- und Triglyceridwerte«. Mit diesen Empfehlungen können Sie Atherosklerose verhindern und möglicherweise sogar heilen. Informationen über Diabetes liefert das gleichnamige Kapitel.

Arginin und oligomere Procyanidine

Arginin fördert die Bildung von Stickoxid in den Blutgefäßen, und höhere Stickoxidkonzentrationen können den Blutfluss in die Schwellkörper verbessern – dies entspricht der Wirkung von Medikamenten wie Viagra und Cialis. In einer Doppelblindstudie berichteten 31 Prozent der Patienten, die L-Arginin einnahmen, von einer deutlich verbesserten Sexualfunktion, in der Kontrollgruppe nur 11 Prozent.[7] Noch effektiver ist die Kombination von Arginin und oligomeren Procyanidinen aus Traubenkernen oder Kiefernrindenextrakt. Drei Doppelblindstudien zeigten, dass eine Kombination aus Seekiefernrindenextrakt (Pycnogenol) und Arginin die Vorzüge von Arginin drastisch erhöht, vermutlich weil dadurch die Stickoxidproduktion innerhalb der Schwellkörper noch stärker angekurbelt wird als durch Arginin allein.[8–10] In einer aktuelleren Studie wurden japanische Patienten mit leichter bis moderater erektiler Dysfunktion angewiesen, 8 Wochen lang ein Ergänzungsmittel (täglich 80 Milligramm Pycnogenol, 690 Milligramm L-Arginin und 552 Milligramm Aspartinsäure) beziehungsweise ein Placebo einzunehmen.[10] Die Resultate wurden anhand des fünf Faktoren umfassenden International Index of Erectile Function (IIEF-5) bewertet. Die 8-wöchige Einnahme des Ergänzungspräparats verbesserte das Gesamtergebnis des IIEF-5. Besonders hinsichtlich der Härte der Erektion und der Zufriedenheit mit dem Geschlechtsverkehr war eine deutliche Steigerung zu verzeichnen. In dieser Gruppe sank zudem der Blutdruck, und die Testosteronkonzentration im Speichel stieg leicht an.

In einer anderen Doppelblindstudie mit 124 Patienten zwischen 30 und 50 Jahren mit moderaten Erektionsstörungen waren die Auswirkungen der Pycnogenol-Arginin-Kombination im Vergleich zum Placebo signifikant. Zudem stiegen nach 6 Monaten der Einnahme die Testosteronspiegel im Plasma deutlich an: von 15,9 auf 18,9 nmol/l.[10]

Kürzlich wurde L-Citrullin als Alternative zu Arginin vorgeschlagen mit der Begründung, es werde bei Bedarf effizient in Arginin umgewandelt. In einer Studie war bei 50 Prozent der Teilnehmer mit leichten Erektionsstörungen, die einen Monat lang täglich 1,5 Gramm L-Citrullin einnahmen, eine verbesserte Erektionshärte festgestellt worden, während in der Placebokontrollgruppe mit nur 8,3 Prozent von solch einer Verbesserung berichteten.[11]

Pflanzliche Arzneimittel

Stärkere sexuelle Lust und Funktion sind mit Pflanzen möglich, die erstens die Aktivität des männlichen Drüsensystems unterstützen, zweitens die Blutzufuhr in das erektile Gewebe verbessern und drittens die Übertragung oder Stimulation des Nervensignals fördern.

Yohimbe

Das erste von der FDA gegen Erektionsstörungen zugelassene Medikament war Yohimbin, ein von der Rinde des in Westafrika beheimateten Yohimbebaums *(Pausinystalia yohimbe)* isoliertes Alkaloid. Yohimbinhydrochlorid stärkt die Libido, seine primäre Eigenschaft besteht jedoch darin, den Blutfluss in die Schwellkörper zu verbessern. Im Gegensatz zur landläufigen Meinung wirkt Yohimbin nicht auf den Testosteronspiegel. Als verschreibungspflichtige Arznei bei erektiler Dysfunktion wurde Yohimbin inzwischen durch neuere Mittel ersetzt.

Bei alleiniger Verwendung ist Yohimbin in 34–43 Prozent der Fälle erfolgreich.[12] In Kombination mit Strychnin und Testosteron ist es noch weitaus effektiver. Doch Nebenwirkungen machen den Einsatz des Mittels häufig sehr schwierig. Yohimbin kann bei empfindlichen Menschen zu Ängsten, Panikattacken und Halluzinationen führen. Andere Nebenwirkungen sind erhöhter Blutdruck und schnellere Herzfrequenz, Schwindel, Kopfschmerzen und Hautrötungen. Personen mit Nierenerkrankungen oder psychischen Problemen sowie Frauen sollten Yohimbin nicht einnehmen.

Wegen des Yohimbingehalts der afrikanischen Baumrinde stuft die FDA Yohimbe als nicht sichere Pflanze ein. Wir denken, diese Einstufung hat durchaus ihre Berechtigung. Dennoch ist es rezeptfrei erhältlich. Unseres Erachtens sollten Yohimbe und Yohimbin am besten unter ärztlicher Aufsicht verwendet werden. Von dem Problem mit den Nebenwirkungen abgesehen sollten die Konsumenten hinsichtlich frei verkäuflicher Yohimbinprodukte aus dem Reformhaus immer misstrauisch sein. 1995 ergab eine Analyse, dass unverarbeitete Yohimberinde normalerweise insgesamt 6 Prozent Alkaloide enthält, die meisten kommerziellen Präparate aber so gut wie kein Yohimbin enthalten.[13] Im Vergleich zu echter Yohimberinde, die Yohimbin in Konzentrationen von 7089 Teilen pro Million (ppm) enthält, variieren die Konzentrationen in den frei verkäuflichen Produkten zwischen weniger als 0,1 bis 489 ppm. Von den 26 Proben enthielten neun keinerlei Yohimbin und sieben nur Spuren davon (0,1 bis 1 ppm). Die restlichen zehn Präparate beinhalteten geringfügige Mengen. Anders ausgedrückt: Keines der getesteten Produkte war von annehmbarer Qualität. Wenn Sie Yohimbin verwenden wollen, kaufen Sie Produkte von angesehenen Herstellern, die den Yohimbingehalt pro Dosis offen deklarieren. Ist der Yohimbinanteil nicht bekannt, ist es so gut wie unmöglich, eine effektive und einheitliche Dosierung festzulegen oder eine konsistente Wirkung zu erreichen.

Potenzholz oder Muira Puama

Muira Puama *(Ptychopetalum olacoides)* ist ein in Brasilien heimischer Strauch, der in der südamerikanischen Volksheilkunde schon seit Langem als Aphrodisiakum verwendet wird. Am Pariser Institut für Sexualwissenschaften wurde unter Leitung von Dr. Jacques Waynberg, einer der weltweit führenden Koryphäen der Sexualkunde, eine klinische Studie mit 262 Patienten durchgeführt, die über mangelnde sexuelle Lust und die Unfähigkeit klagten, eine Erektion zu erreichen oder aufrechtzuerhalten. Bei vielen erwies sich Muira-Puamaextrakt als wirksam. Innerhalb von 2 Wochen bei einer täglichen Dosis von 1 bis 1,5 Gramm sagten die Patienten mit Libidoverlust, die Behandlung habe einen dynamischen Effekt, und 51 Prozent der Männer mit Erektionsstörungen spürten eine positive Wirkung von Muira Puama.[14]

Derzeit ist die Wirkungsweise des brasilianischen Strauchs noch nicht bekannt. Aus vorläufigen Informationen ergibt sich aber, dass er sowohl psychische als auch physische Aspekte der Sexualfunktion verbessert.

Ginseng

Wie Tierstudien belegten, fördert Ginseng *(Panax ginseng)* das Hodenwachstum, erhöht die Spermienbildung und den Testosteronspiegel und unterstützt die sexuelle Aktivität und das Paarungsverhalten. Diese Ergebnisse scheinen die Anwendung von Ginseng als Fruchtbarkeits- und Potenzmittel zu bestätigen, aber Humanstudien sind diesbezüglich etwas inkonsistent. Hinsichtlich Erektionsstörungen kam eine Metaanalyse vorliegender Studien zu dem Ergebnis, dass es vielsagende Hinweise für die Vorzüge von *Panax ginseng* gibt, aber noch weitere Forschung erforderlich ist.[15] In der Studie mit den hochwertigsten Forschungsmethoden wurden 45 Männer mit Erektionsstörungen zufällig eingeteilt: Eine Gruppe erhielt 8 Wochen lang dreimal täglich 900 Milligramm *Panax ginseng*, die andere ein Placebo.[16] Die Resultate belegten eine deutliche Verbesserung der erektilen Funktion, aber keine Veränderung der Serumtestosteronspiegel.

Eurycoma longifolia Jack

In Südostasien ist *Eurycoma longifolia Jack* (Tongkat Ali) ein traditionelles Mittel bei der Prävention und Behandlung von Erektionsstörungen. Wie mehrere experimentelle Studien mit Nagetieren belegten, fördert diese Pflanze den Geschlechtsverkehr. Bei trägen und impotenten Ratten – die als die aussagekräftigsten Tiermodelle für menschliche Erektionsstörungen gelten – kam es zu beeindruckenden Ergebnissen.[17, 18] Die einzige Humanstudie war eine kleine Pilotstudie mit vierzehn Männern, die zufällig ausgewählt wurden, um entweder 100 Milligramm *Eurycoma-longifolia-Jack*-Extrakt pro Tag oder ein Placebo einzunehmen.[19] Die Resultate lassen darauf schließen, dass wasserlöslicher *Eurycoma-longifolia-Jack*-Extrakt den Anteil der Körpermagermasse erhöht, Körperfett reduziert und Muskelkraft und -größe steigert.

Erd-Burzeldorn

Traditionell wird Erd-Burzeldorn *(Tribulus terrestris)* zur Energetisierung, Vitalisierung und Verbesserung der Sexualfunktion und körperlichen Leistungsfähigkeit bei Männern verwendet. Auf Tierstudien basiert die Meinung, dass Erd-Burzeldorn den Testosteronspiegel beeinflusst.[20] Humanstudien belegten jedoch keine nachhaltige Wirkung auf den Testosteronwert oder den Spiegel von Testosteronvorstufen.[21] Nichtsdestotrotz: Bei Primaten hat die Pflanze sexuell unterstützende Wirkung gezeigt.

Bockshornklee

Der Bockshornklee *(Trigonella foenum-graecum)* enthält eine Reihe aktiver Pflanzensteroide, vor allem Fenusid und Protodioscin. Ein proprietärer Bockshornklee-Extrakt, Testofen, hat in klinischen Humanstudien vielversprechende Ergebnisse bei der Verbesserung der Libido und des Testosteronspiegels gezeigt. In einer neuen Doppelblindstudie berichtete die Gruppe, die täglich 600 Milligramm Testofen einnahm, von einer gesteigerten Libido (81,5 Prozent), einer verkürzten Regenerationszeit (66,7 Prozent) und einer gestiegenen Qualität der sexuellen Leistung (63 Prozent).[22]

Ginkgo biloba

Die Idee, dass *Ginkgo-biloba*-Extrakt (GBE) bei Erektionsstörungen hilfreich sein könnte, entstand, als männliche Geriatriepatienten, die GBE zur Unterstützung des Erinnerungsvermögens einnahmen, von verbesserten Erektionen berichteten. Diese Beobachtung führte zu mehreren Studien mit Männern, die unter erektiler Dysfunktion aufgrund unzureichender Durchblutung des Penis litten. In der ersten Studie wurden sechzig Patienten mit bestätigter Erektionsstörung 12–18 Monate lang mit GBE (60 Milligramm pro Tag) behandelt.[23] Alle 4 Wochen wurde per Ultraschall die Penisdurchblutung gemessen. Die ersten Anzeichen einer verbesserten Durchblutung waren nach 6–8 Wochen zu erkennen, und nach 6 Monaten hatten 50 Prozent der Patienten die volle Potenz wiedererlangt. Für eine Follow-up-Studie wurden 50 Patienten mit Erektionsstörungen aufgrund arterieller Insuffizienz in zwei Gruppen eingeteilt: Die erste Gruppe (20 Probanden) sprach auf die Injizierung eines Medikaments zur Verbesserung der Schwellkörperdurchblutung vor der Ginkgo-Einnahme an, die zweite Gruppe reagierte jedoch nicht auf die Injektionstherapie .[24] Nach 6 Monaten hatten alle zwanzig Patienten der ersten Gruppe die Fähigkeit, eine starke Erektion zu erreichen und aufrechtzuerhalten, wiedergewonnen. In der zweiten Gruppe reagierten neunzehn von dreißig Patienten positiv auf Ginkgo, indem sie mit Unterstützung eines in die Schwellkörper injizierten Medikaments eine Erektion erreichen und aufrechterhalten konnten.

Wie erste Forschungen ferner ergaben, kann GBE durch Antidepressiva verursachte sexuelle Dysfunktion aufheben. Eine offene Studie über GBE bei antidepressivainduzierter sexueller Dysfunktion ergab, dass er die Symptome in allen Phasen des männlichen sexuellen Reaktionszyklus, unter anderem der der Erektion, zu 76 Prozent lindert.[25] Nachfolgende Forschungen, darunter eine Doppelblindstudie, haben auf diesem Gebiet jedoch kaum Vorzüge von GBE ergeben.[26]

Andere Maßnahmen

Psychotherapie

Psychologische Therapien sind bei Erektionsstörungen in manchen Fällen hilfreich, in den meisten muss jedoch bedacht werden, dass bei Männern über 50 psychologische Faktoren nur selten die Ursache für Erektionsstörungen sind. Aber die erektile Dysfunktion an sich kann zu psychologischen Störungen führen. Selbst bei Männern mit eindeutig organisch verursachten Erektionsstörungen führt die wiederholte Unfähigkeit, eine Erektion zu erreichen oder aufrechtzuerhalten, zu Frustration, Angst und Versagenserwartung. Das Erlernen von Stressbewältigungstechniken wie Entspannungsübungen, Bio-Feedback und Atemübungen kann bei Versagensängsten nützlich sein. Auch bei depressiven

Männern mit erektiler Dysfunktion kann eine Psychotherapie sehr hilfreich sein.

Medikamente

Viagra, Cialis, Levitra und Staxyn sind beliebte Medikamente gegen Erektionsstörungen, die wirken, indem sie das Enzym Phosphodiesterase hemmen. Das Ergebnis ist eine erhöhte Stickoxidproduktion und dadurch eine verbesserte Durchblutung des erektilen Penisgewebes. Interessanterweise profitieren jene Männer, die auf Phosphodiesterasehemmer nicht ansprechen, sehr wahrscheinlich von Citrullin – einer Vorstufe von Arginin, das wiederum eine Vorstufe von Stickoxid ist.

In bestimmten Situationen sind solche Medikamente jedoch nicht angeraten. Wenn Sie schon einmal einen Herzinfarkt, einen Schlaganfall oder lebensbedrohliche Herzrhythmusstörungen hatten oder derzeit Medikamente gegen Angina Pectoris einnehmen, sollten Sie die Finger davon lassen. Sie haben zudem signifikante Nebenwirkungen. Häufig kommt es zu Kopfschmerzen, schmerzhaften oder lang anhaltenden Erektionen (länger als 4 Stunden), Magenschmerzen oder Sodbrennen, Hitzewallungen, verstopfter Nase, Sehstörungen (Farben, Blendungen), Ausschlag, Jucken oder Brennen beim Wasserlassen sowie Rückenschmerzen. Gelegentlich treten noch schwerwiegendere Nebenwirkungen wie Hörverlust, Ohnmacht, Brustschmerzen und Herzinfarkt auf.

Penisprothese

Zu den medizinischen Behandlungsmöglichkeiten bei Erektionsstörungen gehört auch das chirurgische Einsetzen einer Penisprothese. Diese gibt es in drei Formen: halbsteif, biegsam und hydraulisch aufpumpbar. Hinsichtlich Effektivität, Komplikationen und Annehmlichkeit unterscheiden sich diese drei Formen. Die Hauptprobleme sind mechanisches Versagen, Infektionen, Erosionen und irreversible Schäden der Schwellkörper.

Das Einsetzen einer Penisprothese sollte bei der Behandlung von Erektionsstörungen ganz bestimmt nicht als erster Schritt, sondern eher als allerletzte Möglichkeit erwogen werden, wenn alle anderen Versuche gescheitert sind.

Vakuumerektionshilfen

Vakuumerektionshilfen dienen dazu, Blut in die Schwellkörper zu pumpen. Die meisten derartigen Geräte bestehen aus einer Vakuumkammer, einer Pumpe, einem Schlauchverbindungsstück und Penisstauringen. Die Vakuumkammer ist groß genug, um über den erigierten Penis zu passen. Ein Verbindungsschlauch führt von einer kleinen Öffnung am geschlossenen Ende des Containers zur Pumpe. Ein elastischer Penisring wird am Boden der Kammer angebracht. Wasserlösliches Gleitmittel wird am offenen Ende des Zylinders und am Penis angebracht. Die Kammer wird über dem schlaffen Penis platziert und luftdicht verschlossen.

Mit der Pumpe wird ein Vakuum aufgebaut (manche Pumpen sind batteriebetrieben), um innerhalb der Kammer einen Unterdruck zu erzeugen. Dadurch wird Blut in den Penis gesaugt, um eine erektionsähnlichen Zustand zu erreichen. Der Penisring wird dann von der Vakuumkammer zur Peniswurzel geführt. Die Erektion wird aufrechterhalten, weil das Blut im Grunde im Penis gestaut wird.

Obwohl die Hersteller und viele Ärzte der Meinung sind, dass Vakuumerektionshilfen die Behandlung von Erektionsstörungen revolutioniert haben, spiegelt die Akzeptanz der Patienten keine derartige Begeisterung wider. Die Geräte sind zwar im Allgemeinen effektiv und sehr sicher, aber aus irgendeinem Grund hören viele Patienten schnell wieder mit der Nutzung auf. Das könnte daran liegen, dass sie recht unkomfortabel, unhandlich und schwer zu bedienen sind; für die richtige Handhabung sind Geduld und Ausdauer erforderlich. Für die meisten Vakuumgeräte ist zudem die Mithilfe des Sexualpartners nötig. Viele Patienten hören auf, die Geräte zu verwenden, weil sie die Ejakulation beeinträchtigen und somit zu Unbehagen führen; andere Patienten und ihre Partner klagen über zu wenig Spontaneität. Trotz dieser Nachteile verwenden zahlreiche Männer mit Erektionsstörungen die Vakuumerektionshilfe mit Erfolg.

Schnellüberblick

- Schätzungsweise 10–20 Millionen US-amerikanische Männer leiden an Impotenz.
- Männer können ihre Potenz bis weit in ihre 80er-Jahre erhalten.
- Atherosklerose der Penisarterie ist die Hauptursache für Impotenz bei fast der Hälfte der Männer mit Erektionsstörungen über 50.
- Alkoholkonsum und Rauchen vermindern die sexuelle Funktion.
- Ernährung spielt eine wichtige Rolle für die Potenz.
- Niedrige Testosteronspiegel und Schilddrüsenunterfunktion können zu erektiler Dysfunktion führen.
- Regelmäßiger Sport verbessert die sexuelle Leistungsfähigkeit des Mannes.
- Eine Kombination aus Kiefernrindenextrakt (Pycnogenol) und Arginin verstärkt die Vorzüge von Arginin drastisch.
- Eine Metaanalyse vorliegender Studien kam zu dem Ergebnis, dass es vielsagende Hinweise für die Vorzüge von *Panax ginseng* bei Erektionsstörungen gibt.
- *Ginkgo-biloba*-Extrakt kann hilfreich sein, wenn die erektile Dysfunktion auf mangelhafte Durchblutung zurückgeht.
- Bei Männern über 50 sind psychologische Faktoren selten die Ursache von Erektionsstörungen.
- Eine andere Behandlungsmöglichkeit von erektiler Dysfunktion ist das Einsetzen einer Penisprothese.

Behandlungsübersicht

Es ist normal, dass ein Mann bis weit in seine 80er-Jahre hinein seine sexuelle Funktion aufrechterhält. Doch erektile Dysfunktion ist eine sehr häufige Erkrankung. Für die Wiederherstellung der Potenz müssen die zugrunde liegenden Ursachen behoben werden. In den meisten Fällen sind diese organisch. Die häufigste Ursache ist verminderte Durchblutung (vaskuläre Insuffizienz) aufgrund von Atherosklerose.

Es gibt eine ganze Reihe medizinischer Behandlungsmöglichkeiten bei Erektionsstörungen, aber jede hat ihre Nachteile. Der natürliche Ansatz umfasst Ernährung, Sport, Nahrungsergänzungs- und pflanzliche Mittel, um zugrunde liegende Probleme zu bekämpfen. Diese Kombinationsmethode soll durch die Wiederherstellung der normalen Physiologie auch die Potenz wiederherstellen.

Ernährung

Befolgen Sie die Empfehlungen im Kapitel »Eine gesunde Ernährung«. Für die sexuelle männliche Potenz sind auf lange Sicht auch ein ideales Körpergewicht und die Blutzuckerkontrolle wichtig. Eine Ernährung mit vielen ganzheitlichen Nahrungsmitteln, besonders Gemüse, Obst, Vollkorn und Hülsenfrüchten, ist ebenfalls sehr wichtig. Ausreichend Eiweiß ist ein Muss, wobei hochwertige Proteine aus Fisch, Hühnchen, Pute und magerem Rindfleisch (vorzugsweise hormonfrei) besser sind als solche aus fettreichen Quellen wie Burger, Braten und Schweinefleisch.

Spezielle Nahrungsmittel, die häufig zur Potenzsteigerung empfohlen werden, sind Leber, Austern, Nüsse, Samen und Hülsenfrüchte. Sie alle liefern viel Zink.

Lebensstil

Vermeiden Sie ungesunde Gewohnheiten wie Rauchen oder zu hohen Alkoholkonsum. Erstellen Sie ein regelmäßiges Sportprogramm nach den Richtlinien im Kapitel »Ein gesunder Lebensstil«.

Nahrungsergänzungsmittel

- Ein hochwirksames Multivitamin-Mineralstoffpräparat, wie im Kapitel »Supplementierung« beschrieben
- Fischöl: täglich 1000–3000 Milligramm EPA + DHA
- L-Arginin oder L-Citrullin: 1600–3200 Milligramm pro Tag
- Traubenkern- oder Kiefernrindenextrakt (mehr als 95 Prozent oligomere Procyanidine): täglich 100–300 Milligramm

Pflanzliche Arzneimittel

- Eines oder mehrere der folgenden Präparate:
  - → *Panax ginseng:* Die Dosierung hängt vom Ginsenosidgehalt ab. Das Ziel sind ein- bis dreimal täglich 5 Milligramm Ginsenoside mit einem Rb1-Rg1-Verhältnis von 2:1; zum Beispiel beträgt die Dosis bei hochwertigem Ginsengwurzelpulver oder -extrakt mit 5 Prozent Ginsenosiden 100 Milligramm.
  - → Muira-Puama *(Ptychopetalum olacoides)*-Extrakt (6:1): dreimal täglich 250 Milligramm
  - → *Eurycoma longifolia Jack:* 100 Milligramm wasserlöslicher Extrakt pro Tag
  - → Erd-Burzeldorn *(Tribulus terrestris):* dreimal täglich 85–250 Milligramm
  - → Bockshornklee *(Trigonella foenum-graecum):* Äquivalent zu 600 Milligramm Testofen pro Tag
- Bei arterieller Insuffizienz: 240–320 Milligramm *Ginkgo-biloba*-Extrakt (24 Prozent Flavonglycoside) pro Tag
- Zur unterstützenden Therapie können die im Kapitel »Prostatavergrößerung« beschriebenen Pflanzen, besonders *Pygeum africanum,* hilfreich sein.

ERKÄLTUNG

- Nasenbeschwerden mit dünnflüssigem Ausfluss und Niesen
- Trockener, wunder Rachen
- Rote, geschwollene Nasengänge
- Geschwollene Lymphknoten am Hals

Eine Erkältung kann durch eine Vielzahl von Viren verursacht werden, die in der Lage sind, die oberen Atemwege zu infizieren – die Nasengänge, Nebenhöhlen und den Rachenraum. Vielen dieser Viren sind wir fortwährend ausgesetzt, doch die meisten von uns bekommen nur ein- oder zweimal im Jahr eine Erkältung. Das lässt darauf schließen, dass der Hauptgrund dafür, sich eine Erkältung einzufangen, eine verminderte Widerstandskraft oder Immunfunktion ist.

Im Allgemeinen verspürt man bei einer Erkältung ein generelles Unwohlsein, Fieber, Kopfschmerzen und eine Verstopfung des oberen Atemwegtrakts. Zu Beginn gibt es für gewöhnlich einen dünnflüssigen Ausfluss mit Niesen, worauf dickere Absonderungen mit Schleim, weißen Blutkörperchen und toten Organismen folgen. Der Rachenraum kann rot, wund und ziemlich trocken sein.

Eine Erkältung lässt sich normalerweise mit gesundem Menschenverstand von anderen Beschwerden mit ähnlichen Symptomen unterscheiden, zum Beispiel von einer Grippe oder Allergien. Eine Grippe ist wesentlich heftiger und tritt in der Regel epidemieartig auf. Allergien können ein auslösender Faktor sein, da sie die Widerstandskraft senken und einem Virus erlauben, die oberen Atemwege zu infizieren. Doch in der Regel kann man eine Allergie von einer gewöhnlichen Erkältung dadurch unterscheiden, dass bei bei einer Allergie kein Fieber auftritt, sie normalerweise jahreszeitlich bedingt ausbricht und keine Hinweise auf eine Infektion vorhanden sind.

Therapeutische Erwägungen

Der beste Weg, sich vor übermäßig häufigen Erkältungen zu schützen, besteht darin, sich ein gesundes Immunsystem zu bewahren. Wenn Sie sich mehr als ein oder zwei Erkältungen im Jahr einfangen, könnten Sie ein schwaches Immunsystem haben. Um das Immunsystem zu stärken, folgen Sie den Empfehlungen im Kapitel »Unterstützung des Immunsystems«.

Was ist bei einer Erkältung zu tun?

Sobald eine Erkältung im Anzug ist, gibt es mehrere Dinge, die eine Genesung beschleunigen können. Es sollte jedoch angemerkt werden, dass bei gesunden Menschen mit einem funktionierenden Immunsystem eine Erkältung nicht länger als 3 oder 4 Tage dauern sollte. Selbst wenn Sie eine Vielzahl von natürlichen Heilmethoden anwenden, ist es sehr schwierig, sie innerhalb von 2 Tagen völlig loszuwerden, wenn sie einmal im Gange ist. Wenn Sie natürliche Substanzen verwenden, sollten Sie in den meisten Fällen keine sofortige Linderung erwarten. Da die meisten natürlichen Therapien für Erkältungen den Körper eher unterstützen, als die Symptome zu unterdrücken, so wie Medikamente es tun, verschlimmern sich die Erkältungssymptome vielmehr erst einmal.

Viele der Symptome einer Erkältung sind das Ergebnis der Verteidigungsmechanismen des Körpers. Die potente, das Immunsystem stimulierende Verbindung Interferon, die unsere Blutzellen und andere Gewebe während einer Infektion freisetzen, ist zum Beispiel für viele grippeähnliche Symptome verantwortlich. Ein weiteres Beispiel ist das Fieber. Obwohl eine erhöhte Körpertemperatur unangenehm sein kann, wirkt eine Unterdrückung des Fiebers einem der wichtigsten Verteidigungsmechanismen entgegen und verlängert die Infektion. Fieber sollte während einer Infektion generell nicht unterdrückt werden, es sei denn, es ist gefährlich hoch (über 40 Grad Celsius).

Ruhe

Das Immunsystem funktioniert besser, wenn der Parasympathikus – ein Teil unseres autonomen Nervensystems – die volle Kontrolle über die Körperfunktionen übernimmt, wie es in den Phasen der Ruhe, Entspannung, Visualisierung, Meditation und im Schlaf geschieht. In den Phasen des tiefsten Schlafs werden potente, das Immunsystem stärkende Verbindungen freigesetzt, und viele Immunfunktionen angekurbelt. Der Wert von Schlaf und Ruhe kann bei einer Erkältung nicht stark genug betont werden.

Flüssigkeit

Trinken Sie viel, besonders Wasser und ungesüßte Kräutertees. Ein erhöhter Flüssigkeitskonsum bietet mehrere Vorteile. Sind die Membranen, die die Atemwege auskleiden, ausgetrocknet, bieten sie den Erkältungsviren eine sehr viel gastfreundlichere Umgebung. Wenn man viel trinkt und einen Luftbefeuchter verwendet, hilft dies, den Atemwegstrakt feucht zu halten, was eine Infektion durch Viren abwehrt. Das Trinken von viel Flüssigkeit verbessert auch die Funktion der weißen Blutkörperchen, indem die Konzentration gelöster Substanzen im Blut verringert wird.

Es sollte angemerkt werden, dass die Art der Flüssigkeit, die Sie trinken, sehr wichtig ist. Wie Studien nachgewiesen haben, reduziert der Konsum konzentrierter Zuckerquellen – wie Glucose, Fructose, Saccharose, Honig oder Orangensaft – die Fähigkeit der weißen Blutkörperchen, Bakterien abzutöten, stark.[1–3] Wenn Sie Fruchtsäfte trinken wollen, dann verdünnen Sie sie mit Wasser. Konzentrierten Orangensaft oder andere süße Getränke während einer Erkältung zu trinken schadet vermutlich mehr, als es nützt.

Zucker vermeiden

Wie oben schon erwähnt, kann Zucker die Immunfunktion schwächen, selbst wenn er wie Fruchtsäfte und Honig aus natürlichen Quellen stammt.[1–3] Der Grund für diese Schwächung scheint darin zu liegen, dass Glucose (Blutzucker) und Vitamin C um die Transportstellen in den weißen Blutkörperchen konkurrieren. Übermäßiger Zuckerkonsum könnte den Spiegel von Vitamin C senken und zu einer signifikanten Abnahme der Funktion der weißen Blutkörperchen führen.

Vitamin C

Über die Rolle von Vitamin C (Ascorbinsäure) bei der Prävention und Behandlung von Erkältungen wurden viele Behauptungen aufgestellt. Es ist nun über 40 Jahre her, seit Linus Pauling das Buch *Vitamin C und der Schnupfen* schrieb.[4] Pauling stützte sich auf mehrere Studien, die nachwiesen, dass Vitamin C sehr wirksam die Ausprägung von Symptomen reduzierte wie auch die Dauer einer Erkältung. Das ergibt Sinn, da Vitamin C nicht nur für die Funktion des Immunsystems entscheidend ist, sondern auch gegen Viren wirkt. Seither gab es über dreißig klinische Studien mit 11 350 Teilnehmern, die die Wirksamkeit von Vitamin C bei der Prävention oder Behandlung einer Erkältung beurteilen sollten. Eine sehr detaillierte Analyse dieser Studien schlussfolgerte, dass Vitamin C ziemlich nützlich dafür sein kann, in Situationen mit viel Stress das Risiko für eine Erkältung zu reduzieren und auch die Dauer einer Erkältung um etwa einen Tag verkürzen könnte. In sechs Studien mit insgesamt 642 Marathonläufern, Skifahrern und Soldaten bei subarktischen Einsätzen wurde das Erkältungsrisiko im Vergleich zur Placebogruppe bei denen, die Vitamin C einnahmen, um 50 Prozent gesenkt. Während Vitamin C die Dauer einer Erkältung leicht verkürzen kann, hat es auf die Reduzierung der Symptome anscheinend keinen Einfluss.[5]

Zinklutschtabletten

Einer der beliebtesten natürlichen Behandlungsansätze bei einer Erkältung ist die Verwendung von Zinkpastillen. Es gibt gute wissenschaftliche Daten, die diese Praxis stützen, da mehrere Studien nachwiesen, dass Zinkpastillen dem aufgrund einer Erkältung wunden Rachen Linderung verschaffen. Zink ist für die optimale Funktion des Immunsystems ein wichtiger Nährstoff und wirkt wie Vitamin C antiviral.[6]

Dreizehn placebokontrollierte Vergleichsstudien haben die therapeutische Wirkung von Zinkpastillen bei einer Erkältung untersucht. Drei Studien verwendeten Zinkacetat mit täglichen Dosen von über 75 Milligramm, deren zusammengefasstes Ergebnis darauf hindeutet, dass es die Dauer einer Erkältung um 42 Prozent reduziert. Fünf Studien verwendeten andere Zinksalze als Acetat mit täglichen Dosen von über 75 Milligramm, die zu einer 20-prozentigen Verkürzung der Erkältungsdauer führten. Fünf der Studien verwendeten eine Gesamttagesdosis von weniger als 75 Milligramm und erbrachten einheitlich keine Wirkung.[7]

Gute Resultate ergab eine Studie mit Zinkgluconat, möglicherweise aufgrund der Zusammensetzung der Pastillen. In der Studie erhielten hundert Patienten mit den frühen Anzeichen einer Erkältung entweder eine Lutschtablette mit 13,3 Milligramm Zink (aus dem Zinkgluconat) oder ein Placebo.[8] Sie nahmen die Pastillen so lange, wie sie Symptome hatten. Die Teilnehmer dokumentierten Symptome wie Husten, Kopfschmerzen, Heiserkeit, Muskelschmerzen, Nasenentleerung, Verstopfung der Nase, kratziger Hals, Halsschmerzen, Niesen und Fieber. Die Zeit bis zum völligen Verschwinden der Symptome war in der Zinkgruppe signifikant kürzer als in der Placebogruppe. Mit Zink wurde innerhalb von 4,4 Tagen eine völlige Genesung erreicht, in der Placebogruppe innerhalb von 7,6 Tagen. Die Zinkgruppe hatte auch signifikant weniger Tage mit Husten (2,0 Tage zu 4,5 Tage), Kopfschmerzen (2,0 Tage zu 3,0 Tage), Heiserkeit (2,0 Tage zu 3,0 Tage), Verstopfung der Nase (4,0 Tage zu 6,0 Tage), Nasenentleerung (4,0 Tage zu 7,0 Tage) und wundem Hals (1,0 Tage zu 3,0 Tage). Die Zusammensetzung der Zinkpastillen unterschied sich in dieser Studie von der in jenen Studien, in denen sie keinen großen Nutzen hatten; der fehlende Nutzen in der letzten Gruppe von Studien könnte auf eine ineffektive Pastillenrezeptur zurückzuführen sein. Die Erklärung dafür ist in einer interessanten Studie zu finden, die die tatsächlichen Mengen des ionisierten Zinks untersuchte, die bei den verschiedenen Pastillen im Speichel freigesetzt wurden. Wie es scheint, muss das Zink im Speichel in ionisierter Form vorliegen, um wirksam zu sein. Wie die Studie zeigte, lieferte das Lutschen von harten Zuckerpastillen mit Zinkgluconat und Zitronensäure nur eine insignifikante Menge an ionisiertem Zink.[9] Es stellte sich heraus, dass der Speichel die Ionisierung des Zinks komplett unterdrückt, wenn Zitronensäure vorhanden ist. Auch verschiedene Süßstoffe wie Mannitol und Sorbit verhindern die Ionisierung des Zinks. Die besten Zinkpastillen sind diejenigen, die Zinkacetat oder Zinkgluconat bereitstellen und keine Zitronensäure, Mannitol oder Sorbit enthalten. Sie können mit der Aminosäure Glycin gesüßt sein. Wie sich herausstellte, stört Glycin – im Gegensatz zu Zitronensäure, Mannitol oder Sorbit – selbst in exzessiv großen Mengen nicht bei der Ionisierung des Zinks. In dieser Studie wurde tatsächlich 90 Prozent des Zinks ionisiert.

Was bedeutet dies alles nun? Damit eine Zinklutschtablette wirksam ist, darf sie kein Sorbit und Mannitol und keine Zitronensäure enthalten. Nehmen Sie Pastillen, die 15–25 Milligramm elementares Zink liefern. Lösen Sie nach einer anfänglichen doppelten Dosis alle 2 Wachstunden eine Pastille im Mund auf. Machen Sie das 7 Tage lang.

Echinacea

Es gibt über 300 wissenschaftliche Untersuchungen zur immunstärkenden Wirkung von Echinacea, einem der populärsten Heilkräuter zur Behandlung von Erkältungen. Die gemischten Resultate der klinischen Studien zu Echinacea rühren vermutlich von der fehlenden oder ungenügenden Menge der aktiven Verbindungen her. Die Wirksamkeit eines jeden Heilkräuterprodukts beruht auf seiner Fähigkeit, eine wirksame Dosis der aktiven Verbindungen zu liefern. Weist das Produkt einen ausreichenden Gehalt an aktiven Verbindungen auf, wird es wirksam sein. Wenn nicht, wird es vermutlich wirksamer als ein Placebo sein. In einer Doppelblindstudie wurde zum Beispiel 160 Teilnehmern entweder Echinacea oder ein Placebo verabreicht; anschließend wurden sie einem Erkältungsvirus ausgesetzt. Bei 44 beziehungsweise 57 Prozent der Echinacea- und der Placebogruppe trat eine Infektion auf, und bei 36 beziehungsweise 43 Prozent kam es zu einer Erkrankung. Dem Präparat fehlten jedoch die aktiven Verbindungen von Echinacea – es enthielt keine Echinacoside oder Alkamide und nur 0,16 Prozent Cichoriensäure.[10]

Eine klinische Studie, die im Gegensatz dazu einen genau definierten Echinaceaextrakt verwendete, der Alkamide, Cichoriensäure und Polysaccharide mit Konzentrationen von 0,25, 2,5 und 25 Milligramm pro Milliliter enthielt, erzielte ausgezeichnete Ergebnisse. Der Extrakt war aus frisch geerntetem *E.*

purpurea zubereitet und ist kommerziell als Echinazin oder EchinaMed erhältlich.[11] An dieser randomisierten, placebokontrollierten Doppelblindstudie nahmen 282 Teilnehmer zwischen 18 und 65 Jahren und einer Vorgeschichte von zuvor zwei oder mehr Erkältungen pro Jahr teil, die ansonsten aber bei guter Gesundheit waren. Sie erhielten nach dem Zufallsprinzip entweder einen Echinaceaextrakt oder ein Placebo. Sie wurden angewiesen, das jeweilige Präparat einzunehmen, sobald sich die ersten Symptome einer Erkältung zeigten; am ersten Tag sollten sie zehn Dosen und an den folgenden 7 Tagen vier Dosen schlucken. Die Schwere der Symptome wurde für jeden Tag erfasst, und am dritten und achten Tag untersuchte eine Krankenschwester die Teilnehmer jeweils am Morgen. Insgesamt 128 Teilnehmer bekamen eine Erkältung (59 aus der Echinacea-, 69 aus der Placebogruppe). Die tägliche Bewertung der Symptome lag in der Echinaceagruppe um 23,1 Prozent niedriger als in der Placebogruppe. Die Teilnehmer der Echinaceagruppe sprachen schneller auf die Behandlung an.

Um das Problem der Qualitätskontrolle und des Rohstoffs für das Präparat noch einmal herauszustellen: Mehrere Studien mit weniger eindeutig definierten Echinaceaprodukten zeigten nur wenig Nutzen, besonderes bei experimentell induzierten Rhinovirusinfektionen.[12] Zum Beispiel wurde in einer Doppelblindstudie 302 Freiwilligen von vier militärischen Einrichtungen und einer Industrieanlage in Deutschland entweder ein Placebo verabreicht oder auf Alkohol basierende Tinkturen von 12 Wochen lang getrockneten Wurzeln von *E. purpurea* oder *E. angustifolia*. Das Hauptmesskriterium war die Dauer bis zur ersten Infektion der oberen Atemwege. Als Zweites wurden die Anzahl der Teilnehmer mit mindestens einer Infektion, die Gesamtbewertung und die Nebenwirkungen festgehalten. In der Gruppe mit *E. angustifolia* betrug die Zeit bis zum Auftreten der ersten Infektion des oberen Atemwegtrakts 66 Tage, in der *E. purpurea*-Gruppe 69 Tage und in der Placebogruppe 65 Tage. In der Placebogruppe infizierten sich 36,7 Prozent der Teilnehmer, während es in der *E. angustifolia*-Gruppe 32 Prozent und in der *E. purpurea*-Gruppe 29,3 Prozent waren. Diese Ergebnisse verweisen darauf, dass keine der beiden Formen von Echinacea einen signifikanten Nutzen hatte, obwohl das Infektionsrisiko in der Echinaceagruppe um annähernd 20 Prozent geringer war.

In einer der detailliertesten klinischen Studien wurden 719 Patienten auf vier Gruppen aufgeteilt: Sie bekamen entweder gar keine Tabletten, Placebotabletten verblindet, Echinaceatabletten verblindet oder unverblindet. Die Echinaceagruppen erhielten am ersten Tag acht Tabletten und an den folgenden 4 Tagen vier Tabletten. Jede Tablette enthielt das Äquivalent von 675 Milligramm Alkoholextrakt aus der getrockneten Wurzel von *Echinacea purpurea* und 600 Milligramm Alkoholextrakt aus der Wurzel von *Echinacea angustifolia;* die Placebogruppe bekam dieselbe Anzahl von Tabletten. Die Ergebnisse ergaben nur eine statistisch insignifikante Tendenz bei der Verkürzung der Erkältungsdauer (ein halber Tag) und eine Reduktion der Schwere von annähernd 10 Prozent.[13]

Dieses Testergebnis deutet darauf hin, dass eines der Hauptprobleme bei einigen der Echinaceaforschungen die verwendeten Echinaceapräparate sein könnten – schwache Tinkturen auf Ethanolbasis, die aus der getrockneten Wurzel gewonnen wurden. Klinische Studien, bei denen Infektionen der oberen Atemwege mit Extrakten behandelt wurden, die aus der gesamten frischen *Echinacea-purpurea*-Pflanze oder ihren oberirdischen Teilen gewonnen worden waren, fielen besonders, wenn ihre flüssige Form verwendet wurde, einheitlich positiv auf im Vergleich zu solchen, die einen Extrakt aus getrockneter Echinacea oder pulverisierte Heilkräuter, besonders in festen Formen (Tabletten oder Kapseln), verwendeten. Es ist möglich, dass Echinacea einen direkten lokalen Effekt ausübt und der Kontakt mit Lymphgewebe im Mund und im Hals bei einer Infektion der oberen Atemwege extrem wichtig ist. Wie angemessen große und gut entworfene placebokontrollierte Doppelblindstudien herausgefunden haben, erbringen Echinaceapräparate von den oberirdischen Teilen der Pflanze nur mäßige Effekte bei der Abwehr von Erkältungen sowie bei der Reduktion der Symptome und der Dauer.[12, 14]

Eine andere Studie erbrachte gute Ergebnisse, als 108 Patienten mit beginnenden Erkältungssymptomen 8 Wochen lang einen Extrakt aus dem frisch gepressten Saft der *E. purpurea* erhielten, bei einer Dosierung von 4 Millilitern zweimal pro Tag.[15] In der Echinaceagruppe blieben im Vergleich zu 25,9 Prozent in der Placebogruppe 35,2 Prozent der Patienten gesund. Die Dauer zwischen den Infektionen lag mit Echinacea bei 40 Tagen und mit Placebo bei 25 Tagen. Wenn es bei den Patienten der Echinaceagruppe zu Infektionen kam, waren sie weniger schwer und gingen schneller wieder zurück. Patienten mit Anzeichen für ein geschwächtes Immunsystem (CD4:CD8-Verhältnis unter 1,5) profitierten von Echinacea am meisten.

Die Ergebnisse einer weiteren Studie sind besonders ermutigend, da sie nahelegen, dass Echinacea Erkältungen nicht nur verkürzen und weniger schwer werden lassen kann, sondern gelegentlich eine gerade anbrandende Erkältung aufhalten kann.[16] In dieser Studie erhielten 120 Menschen ein Präparat aus dem frisch gepressten Saft von *E. purpurea* oder ein Placebo, sobald sie Anzeichen einer beginnenden Erkältung aufwiesen. Die Teilnehmer nahmen am ersten Tag Echinacea oder ein Placebo in einer Dosierung von 20 Tropfen alle 2 Stunden ein und dann während der folgenden 9 Tage 20 Tropfen dreimal täglich. In der Echinaceagruppe hatten weniger Menschen das Gefühl, dass die ursprünglichen Symptome sich tatsächlich zu einer »wirklichen« Erkältung auswuchsen (40 Prozent in der Echinaceagruppe zu 60 Prozent in der Placebogruppe). Zudem besserten sich die Symptome bei denjenigen, die eine Erkältung bekamen, in der Echinaceagruppe schneller – nach 4 statt nach 8 Tagen. Beide Ergebnisse sind statistisch signifikant. Die Fähigkeit von Echinacea, die Dauer einer Erkältung zu verkürzen, war jedoch weitaus spektakulärer.

Nicht alle Studien, die frisch gepressten Saft von *E. purpurea* verwendeten, ergaben bei der Verringerung der Dauer oder Schwere einer Infektion der oberen Atemwege oder bei beidem positive Effekte. Eine Studie mit Kindern zwischen 2 und 11 Jahren zum Beispiel war besonders enttäuschend, da die Ergebnisse nicht nur andeuten, dass das Präparat unwirksam war, sondern auch, dass seine Verwendung mit einem erhöhten Risiko für Hautausschlag in Verbindung steht.[17] In einer weiteren Doppelblindstudie erhielten 128 Patienten dreimal täglich 100 Milligramm gefriergetrockneten gepressten Saft aus den oberirdischen Teilen von *E. purpurea* oder ein Placebo, bis sich die Erkältungssymptome entweder abschwächten oder maximal 14 Tage vergangen waren.[18] Bei der Gesamtbewertung der Symptome wurde zwischen den Behandlungsgruppen ebenso wenig ein statistisch signifikanter Unterschied beobachtet wie bei der gemittelten Bewertung der Symptome der einzelnen Teilnehmer. Auch die Zeit bis zur Auflösung der Symptome unterschied sich statistisch nicht. Das Scheitern dieser Studie könnte auf den oben erwähnten Mangel an direkten Kontakt mit dem Lymphsystem in der Mundhöhle zurückzuführen sein.

Es ist definitiv weitere Forschung notwendig, die gut umrissene Echinaceapräparate in angemessenen Dosierungen in gut designten Studien einsetzen. Gegenwärtig gehört zum Goldstandard, um eine Arznei gegen Erkältung zu evaluieren, dass man gesunden Menschen den Rhinovirus einimpft. Auch wenn die Konzentration dieses Virenangriffs wesentlich höher ist, als das, was einem in der wirklichen Welt begegnet, wird jede Substanz, die in diesem Modell Wirkung zeigt, als hochwirksam eingestuft. In einer Studie erhielten 48 gesunde Erwachsene dreimal täglich den frisch gepressten Saft aus *E. purpurea* oder ein Placebo, und zwar 7 Tage, bevor sie intranasal den Rhinovirus (RV-39) eingeimpft bekamen, und 7 Tage danach.[19] Insgesamt infizierten sich 92 Prozent der Echinacea- und 95 Prozent der Placeboempfänger. Bei 58 Prozent der Echinaceaempfänger entwickelte sich im Vergleich zu 82 Prozent der Placeboempfänger eine Erkältung. Obwohl die Verabreichung von Echinacea vor und nach der Impfung mit dem Rhinovirus die Rate der Infektionen nicht senkte, scheint das Präparat die klinische Entwicklung einer Erkältung zu reduzieren. Aufgrund der geringen Teilnehmerzahl war es jedoch nicht möglich, statistisch signifikante Unterschiede in der Häufigkeit und Schwere der Erkrankung zu ermitteln.

Afrikanische Geranie (Pelargonium sidoides)

Meistens wird diese Pflanze als Umckaloaba bezeichnet, was aus der Sprache der Zulus kommt, so viel wie »starker Husten« bedeutet und ein Hinweis auf seine Wirkung bei Bronchitis ist (siehe das Kapitel

»Bronchitis und Lungenentzündung«). Außer seiner signifikanten Nützlichkeit bei Bronchitis und Nebenhöhlenentzündungen wurde auch seine Nützlichkeit bei der Behandlung von Erkältungen nachgewiesen. In einer Studie erhielten 103 erwachsene Patienten nach dem Zufallsprinzip dreimal täglich entweder 30 Tropfen (1,5 Milliliter) eines Extrakts aus *P. sidoides* (EPs 7630 oder Umckaloaba) oder ein Placebo. Die Intensität der Symptome verbesserte sich in der EPs-7630-Gruppe vom Zeitpunkt des Beginns bis zum fünften Tag um 14,6 Punkte, in der Placebogruppe dagegen nur um 7,6 Punkte. Nach 10 Tagen waren 78,8 Prozent der EPs-7630-Gruppe klinisch geheilt und nur 31,4 Prozent in der Placebogruppe. Die mittlere Dauer der Arbeitsunfähigkeit war in der EPs-7630-Gruppe signifikant geringer (6,9 Tage) als in der Placebogruppe (8,2 Tage). EPs 7630 reduzierte die Schwere der Symptome und verkürzte die Dauer der Erkältung um etwas mehr als einen Tag signifikant, im Vergleich zur Placebogruppe.[20]

Schnellüberblick

- Viele Symptome einer Erkältung sind Ausdruck der Verteidigungsmechanismen unseres Körpers.
- Mit einem gesunden, funktionierenden Immunsystem sollte eine Erkältung nicht länger als 3 oder 4 Tage dauern.
- Der Wert von Schlaf und Ruhe während einer Erkältung kann nicht genug betont werden.
- Das Trinken von viel Flüssigkeit und die Verwendung eines Luftbefeuchters hält die Atemwege feucht, was bei der Abwehr der Virusinfektion hilft.
- Vitamin C kann bei der Prävention vor einer Erkältung helfen und zudem die Dauer um etwa einen vollen Tag verkürzen.
- Zinkpastillen können die Dauer der Symptome wirksam reduzieren, wenn sie angemessen hergestellt wurden und in Dosen von 74 Milligramm pro Tag eingenommen werden.
- Die gemischten Resultate der klinischen Studien mit Echinacea sind sehr wahrscheinlich darauf zurückzuführen, dass sie keine ausreichenden Mengen an aktiven Verbindungen verwendeten.
- Klinische Versuche mit einem Extrakt aus frisch geernteten Pflanzen von *E. Purpurea* haben exzellente Ergebnisse erbracht.
- Neben der signifikanten Nützlichkeit bei Bronchitis und Nebenhöhlenentzündungen wurde für den Extrakt von *Pelargonium sidoides* auch eine Nützlichkeit bei der Behandlung von Erkältungen nachgewiesen.

Behandlungsübersicht

Obwohl in diesem Kapitel der Fokus auf der Anwendung von Naturheilmitteln lag, die den Körper bei der Genesung von einer Erkältung unterstützen sollen, ist Vorbeugung die bei Weitem beste Medizin. Das alte Sprichwort »Vorsorge ist besser als Nachsorge« gilt nicht nur für Erkältungen, sondern auch für die Mehrzahl anderer Probleme, die den Menschen gesundheitlich beeinträchtigen. Weitere Informationen hierzu finden Sie im Kapitel »Unterstützung des Immunsystems«.

Allgemeine Empfehlungen

- Halten Sie Ruhe ein (am besten Bettruhe).
- Trinken Sie große Mengen Flüssigkeit (vorzugsweise verdünnte Gemüsesäfte, Suppen und Kräutertees).
- Beschränken Sie den Zuckerkonsum (auch den von Fruchtzucker) auf weniger als 50 Gramm pro Tag.

Nahrungsergänzungsmittel

- Vitamin C: alle 2 Stunden 500–1000 Milligramm (nehmen Sie weniger, wenn dies zu exzessiven Blähungen oder Diarrhö führt), zusammen mit täglich 1000 Milligramm gemischten Bioflavonoiden
- Zinklutschtabletten: Die besten Pastillen sind solche, die Glycin als Süßstoff verwenden. Diejenigen mit Zitronensäure, Mannitol oder Sorbit sollten Sie vermeiden. Nehmen Sie Pastillen, die 15–25 Milligramm elementares Zink liefern. Lösen Sie diese, nachdem Sie zuerst eine doppelte Dosis eingenommen haben, alle 2 Wachstunden im Mund auf. Eine längere Supplementierung (über eine Woche) mit dieser Dosis wird nicht empfohlen, da dies zur Belastung des Immunsystems führen könnte

Pflanzliche Arzneimittel

Nehmen Sie eines der folgenden Mittel:

- Echinacea (bevorzugt die ersten beiden Formen):
  - ➔ Flüssigextrakt aus den frischen, oberirdischen Teilen von *E. Purpurea* (1:1): 2–4 Milliliter (einen halben bis ganzen Teelöffel) dreimal täglich (vorzugsweise)
  - ➔ Saft aus den oberirdischen Teilen von *E. Purpurea*, stabilisiert mit 22 Prozent Ethanol: 2–4 Milliliter (einen halben bis ganzen Teelöffel) dreimal täglich (vorzugsweise)
  - ➔ Getrocknete Wurzel (oder als Tee): 1–2 Gramm dreimal täglich
  - ➔ Gefriergetrocknete Pflanze: 325–650 Milligramm dreimal täglich
  - ➔ Tinktur (1:5): 2–4 Milliliter (einen halben bis ganzen Teelöffel) dreimal täglich
  - ➔ Flüssigextrakt (1:1): 2–4 Milliliter (einen halben bis ganzen Teelöffel) dreimal täglich
  - ➔ Fester (Trockenpulver) Extrakt (6,5:1 oder 3,5 Prozent Echinacoside): 150–300 Milligramm dreimal täglich
- *Pelargonium sidoides* (EPs 7630, Umckaloaba):
  - ➔ Erwachsene: 1,5 Milliliter dreimal täglich oder 20 Milligramm-Tabletten dreimal täglich
  - ➔ Kinder im Alter von 7 bis 12 Jahren: 20 Tropfen (einen Milliliter) dreimal täglich
  - ➔ Kinder unter 6 Jahren: 10 Tropfen (0,5 Milliliter) dreimal täglich

FIBROZYSTISCHE MASTOPATHIE

- Normalerweise zyklisch und beidseitig, mit mehreren Zysten unterschiedlicher Größe, die der Brust eine knötchenförmige Konsistenz geben
- Häufig Schmerzen oder prämenstruelle Brustschmerzen und -empfindlichkeit; oftmals verläuft die Erkrankung aber auch symptomlos
- Tritt bei 20 bis 40 Prozent aller prämenopausalen Frauen auf

Die gutartige fibrozystische Mastopathie (*fibrocystic breast disease*, FBD), auch diffuse zystische Mastopathie genannt, ist für gewöhnlich ein Teil des prämenstruellen Syndroms (PMS). Sie gilt zwar auch als Risikofaktor für Brustkrebs, wenn auch in geringerem Maß als die klassischen Risikofaktoren: Familiengeschichte, frühe Menarche und späte erste oder gar keine Schwangerschaft.

Die FBD kann nicht allein nach klinischen Kriterien definitiv von Brustkrebs unterschieden werden. Zwar weisen Schmerzen, zyklische Größenunterschiede, große Flexibilität und eine Vielzahl an Knötchen auf fibrozystische Mastopathie hin, dennoch sollten Sie sofort einen Arzt aufsuchen, wenn Sie einen Knoten, egal welcher Art, bemerken. Nichtinvasive Methoden wie Ultraschall können bei der Unterscheidung hilfreich sein, derzeit ist aber für die eindeutige Diagnose eine Biopsie erforderlich.

Ursachen

Die fibrozystische Mastopathie ist offenbar das Ergebnis eines erhöhten Verhältnisses von Östrogen zu Progesteron. Aber auch andere Hormone sind beteiligt. Die Veränderungen in der Brust können zum Beispiel auf das Hormon Prolaktin zurückgehen. Frauen mit FBD weisen für gewöhnlich deutlich erhöhte Prolaktinwerte auf, wenngleich sie nicht so hoch sind, dass sie die Menstruation zum Erliegen brächten. Der steigende Prolaktinspiegel ist vermutlich das Resultat eines höheren Östrogenspiegels.[1]

Therapeutische Überlegungen

Eine ausführlichere Beschreibung der vielen Faktoren, die an der fibrozystischen Mastopathie beteiligt sind, finden Sie im Kapitel »Prämenstruelles Syndrom«. Die hier vorgestellten Faktoren haben wir ausgewählt, weil sie im PMS-Kapitel nicht eingehend beschrieben und bei FBC besonders relevant sind.

Koffein und andere Methylxanthine

Laut bevölkerungsbezogenen Studien[2], experimentellen Nachweisen[3–5] und klinischen Studien[3–5] gibt es starke Anhaltspunkte, die den Zusammenhang zwischen Koffeinkonsum und FDB belegen. Die Methylxanthine Koffein, Theophyllin und Theobromin erhöhen die Spiegel von Substanzen, die im Brustgewebe die übermäßige Erzeugung zellulärer Produkte fördern, die mit fibrozystischer Mastopathie in Verbindung stehen, zum Beispiel fibröses Gewebe und Zystenflüssigkeit.[3–5]

In einer Studie führte eine Reduzierung von Methylxanthinen (Kaffee, Tee, Cola, Schokolade und koffeinhaltigen Medikamenten) bei 97,5 Prozent der 45 Frauen, die komplett darauf verzichteten, und bei 75 Prozent der 28 Frauen, die den Konsum einschränkten, zu Verbesserungen. Bei jenen, die ihren Methylxanthinkonsum nur wenig veränderten, zeigten sich kaum Verbesserungen.[3] Gemäß dieser Studie können Frauen unterschiedliche Schwellenwerte für die Reaktion auf Methylxanthine haben. Drei weitere Studien erbrachten jedoch keinerlei Zusammenhang zwischen Methylxantinen und FBD.[6–8] Auch Stress kann eine bedeutende Rolle spielen.

Ballaststoffe

Eine Gegenüberstellung der Ernährungsweise von 354 Frauen mit gutartigen wuchernden epithelialen Störungen in der Brust und jener von 354 vergleichbaren und 189 nicht vergleichbaren Kontrollprobandinnen erbrachte einen umgekehrten Zusammenhang zwischen dem Ballaststoffkonsum und dem Risiko für solche Störungen.[9] Erhöhter Verzehr von Ballaststoffen kann mit einem verringerten Risiko sowohl für gutartige Brusterkrankung als auch für Brustkrebs einhergehen.

Mastopathie wird mit ballaststoffarmer Ernährung und Verstopfung in Zusammenhang gebracht. Zwischen der abnormen Zellstruktur in Aspiraten der Flüssigkeit aus Brustwarzen und der Häufigkeit der Darmentleerung besteht eine Verbindung.[10] Frauen mit weniger als drei Stuhlgängen pro Woche haben ein 4,5-mal höheres Risiko für fibrozystische Mastopathie als Frauen, die mindestens einmal am Tag ihren Darm entleeren. Dieser Zusammenhang ist vermutlich darin begründet, dass die Bakterienflora im Dickdarm Östrogen in mehrere toxische Stoffwechselprodukte, zum Beispiel Karzinogene und Mutagene, umwandelt. Fäkale Mikroorganismen sind in der Lage, Östrogene zu synthetisieren und die Bindung zwischen ausgeschiedenem Östrogen und Glucuronsäure aufzubrechen, was zur Absorption der von Bakterien herrührenden Östrogene und zur Reabsorption zuvor ausgeschiedener Östrogene als freie Östrogene führt. Die Ernährung spielt für die Mikroflora des Darms, die Durchlaufzeit und die Konzentration absorbierbarer Stoffwechselprodukte eine wichtige Rolle.

Vegetarische Ernährung

Frauen, die sich vegetarisch ernähren, scheiden zwei- bis dreimal mehr konjugierte Östrogene aus als Frauen mit omnivorer Ernährung.[11] Darüber hinaus haben Letztere im Durchschnitt einen um 50 Prozent höheren Spiegel freier Östrogene, die vom Darmtrakt wieder absorbiert werden. Bakterielle Beta-Glucuronidase ist ein bakteriell produziertes Enzym, das die Verbindung zwischen ausgeschiedenem Östrogen und Glucuronsäure aufbricht. Es überrascht nicht, dass eine übermäßige Beta-Glucuronidase-Aktivität mit einem erhöhten Risiko für östrogenabhängigen Brustkrebs einhergeht und auch bei fibrozystischer Mastopathie ein Faktor sein kann. Probiotische Supplementierung senkt nachweislich die fäkale Beta-Glucuronidase und kann dazu beitragen, die Darmtätigkeit zu verbessern.[12]

Speisefett

Auch die Reduzierung des Gesamtfettgehalts der Ernährung ist wichtig. Den Fettkonsum auf 15 Prozent der Gesamtkalorienzufuhr zu beschränken und gleichzeitig mehr ballaststoffreiche Nahrung zu sich zu nehmen verringert nachweislich die Schwere der prämenstruellen Brustempfindlichkeit und -schwellung sowie bei manchen Frauen die vorliegende Brustschwellung und Knötchenbildung.[13] Den Gesamtfettkonsum auf 20 Prozent der Gesamtkalorien zu reduzieren führt außerdem bei Frauen mit gutartiger Brusterkrankung zu einem deutlichen Rückgang der zirkulierenden Östrogene.[14]

Nahrungsergänzungsmittel

Weil fibrozystische Mastopathie so häufig mit PMS verbunden ist, eignen sich hier die Nahrungsergänzungsmittel, die im Kapitel »Prämenstruelles Syndrom« empfohlen werden. Besonders wichtig ist es, die Ausscheidung von überschüssigem Östrogen anzukurbeln. FBD kann mit einer erhöhten Östrogensensitivität einhergehen, und weil die Leber der wichtigste Ort für die Östrogenausscheidung ist, sind ausreichend B-Vitamine und lipotrope Faktoren erforderlich. Naturheilärzte setzen schon seit Langem lipotrope Faktoren wie Inositol und Cholin ein, um die Östrogenausscheidung zu fördern. Lipotrope Faktoren unterstützen die Beseitigung von Fett aus der Leber. In Nahrungsergänzungsmitteln liegen sie meist als Kombination aus Vitaminen und Pflanzen vor, die die Leber bei der Fettbeseitigung, der Entgiftung von Abfallstoffen und externen Toxinen sowie der Verstoffwechslung und Ausscheidung von Östrogenen unterstützt. Diese lipotropen Präparate unterscheiden sich zwar je nach Hersteller in der Zusammensetzung, sind sich aber alle recht ähnlich. Viele enthalten inzwischen krebshemmende Phytonährstoffe aus der Kohlfamilie wie zum Beispiel Indol-3-Carbinol (I3C), Di-Indoylmethan (DIM) und Sulforaphan. Diese Substanzen tragen dazu bei, krebserregende Formen von Östrogenen in nicht krebserregende Formen abzubauen, wodurch sie besonders für Frauen mit fibrozystischer Mastopathie von Bedeutung sind.

Nachtkerzenöl

Die einzige essenzielle Fettsäure, die auf ihre Wirkung bei fibrozystischer Mastopathie hin untersucht wurde, ist Nachtkerzenöl. Als 291 Frauen mit zyklischen und nicht zyklischen Brustschmerzen 6 Monate lang 3000 Milligramm Nachtkerzenöl einnahmen, berichtete nahe zu die Hälfte der 92 Frauen mit zyklischen Beschwerden von Verbesserungen – bei der Kontrollgruppe, die ein Placebo bekam, war es nur ein Fünftel. Von den Frauen, die den ganzen Monat über Brustschmerzen hatten, kam es bei 27 Prozent (von 33 Frauen) mit Nachtkerzenöl zu einer Besserung – in der Placebogruppe nur bei 9 Prozent.[15] In einer weiteren Studie erhielten 73 Frauen mit Brustschmerzen nach dem Zufallsprinzip täglich 3 Gramm EPO (Erythropoetin) oder ein Placebo. Nach 3 Monaten waren sowohl bei den Frauen mit zyklischen Schmerzen als auch bei denen mit nichtzyklischen Beschwerden die Schmerzen und die Empfindlichkeit zurückgegangen. Bei den Frauen, die das Placebo bekamen, kam es zu keinen deutlichen Verbesserungen.[16] Auch andere Samenöle mit Gamma-Linolensäure sollten in Betracht gezogen werden, etwa schwarzes Johannisbeer- und Borretschöl. Am effektivsten ist aber wohl Fischöl. Eine Studie bewies, dass rote Blutkörperchen mit höheren EPA- und DHA-Konzentrationen – den zwei wichtigsten Omega-3-Fettsäuren – mit einem signifikant geringeren Risiko für fibrozystische Mastopathie einhergehen.[17]

Vitamin E

Dass Vitamin E (Alpha-Tocopherol) viele PMS-Symptome, besonders fibrozystische Mastopathie, lindert, wurde in mehreren klinischen Doppelblindstudien nachgewiesen.[18] Wie zwei Studien aufzeigten, ist Vitamin E klinisch hilfreich, um Schmerzen und Druckempfindlichkeit zu lindern, egal, ob sie zyklisch oder nicht zyklisch auftreten.[19, 20] Die Wirkungsweise ist jedoch noch nicht geklärt. Als eine größere Anzahl von Frauen untersucht wurde, schnitt Vitamin E nicht so gut ab und führte weder subjektiv noch objektiv zu signifikanten Resultaten.[21, 22]

Vitamin E wirkt wohl am besten, wenn es in einen umfassenderen antioxidativen Behandlungsplan eingebunden ist. In einer Studie bekamen 66 Frauen mit fibrozystischer Mastopathie eine Kombination aus Betacarotin, Vitamin E, Vitamin C und Knoblauchpulver. Bei 75 Prozent der Frauen, die dieses Präparat einnahmen, kam es zu einer Linderung der Brustschmerzen, des prämenstruellen Syndroms, unregelmäßiger Regelblutungen und der Menstruationskrämpfe – bei den Frauen, die ein Placebo erhielten, waren es nur 45 Prozent.[23]

Die Schilddrüse und Jod

Ein experimentell herbeigeführter Jodmangel führte bei Ratten zu Brustveränderungen, die der menschlichen FBD ähneln.[24] Dies weist darauf hin, dass Jod (besonders Jodkaseinat) bei der Behandlung der fibrozystischen Mastopathie effektiv sein könnte.[25] Es wird angenommen, ein Jodmangel mache das Epithel empfindlicher für die Östrogenstimulation. Diese Überempfindlichkeit kann zu übermäßiger Sekretion führen, die die Brustkanäle erweitert und kleine Zysten und später Fibrose (eine Verhärtung des Gewebes aufgrund von Fibrinablagerungen, die der Narbenbildung ähnelt) hervorruft. Jod kann dazu beitragen, diesen Prozess aufzuhalten.[26]

Seit 1975 wurden drei klinische Studien durchgeführt, die die Wirkung von Jod bei Frauen mit FBD untersuchten. Die Ergebnisse dieser Studien weisen darauf hin, dass die Behandlung mit hochdosierten Jodiden zwar bei rund 70 Prozent der Probandinnen effektiv war, es aber auch zu einer hohen Rate an Nebenwirkungen kam (veränderte Schilddrüsenfunktion bei 4 Prozent, Jodvergiftung bei 3 Prozent und Akne bei 15 Prozent).[26] Diese Joddosis war recht hoch. Wir empfehlen Patientinnen, Jod ausschließlich unter strenger medizinischer Kontrolle einzunehmen, weil zu viel Jod den Schilddrüsenhormonspiegel verändern kann.

Wie die Forschung nahelegt, führt neben Jod auch eine Schilddrüsenhormon-Ersatztherapie zu positiven klinischen Resultaten.[27] Eine Schilddrüsenhormon-Supplementierung (0,1 Milligramm Synthroid pro Tag) lindert Brustschmerzen, senkt den Prolaktinspiegel und reduziert Brustknötchen bei Patientinnen mit vermeintlich normaler Schilddrüsenfunktion. Diese Ergebnisse deuten darauf hin, dass eine subklinische Schilddrüsenunterfunktion, ein Jodmangel oder beides ätiologische Faktoren bei fibrozystischen Mastopathie sein können. Weitere Informationen über subklinische Schilddrüsenunterfunktion finden Sie im Kapitel »Schilddrüsenunterfunktion«.

Pflanzliche Arzneimittel

Mönchspfeffer

Wie eine große offene Studie (das heißt eine Studie ohne Kontrollgruppe) mit 1634 Frauen ergab, die unter fibrozystischer Mastopathie als Teil ihres prämenstruellen Syndroms litten, stuften 81 Prozent der behandelten Patientinnen Mönchspfeffer *(Vitex agnus-castus)* nach 3 Monaten Einnahme als gutes oder sehr gutes Mittel gegen ihre Beschwerden ein.[28] In einer Doppelblindstudie war die Schmerzlinderung bei 97 FBD-Patientinnen nach einem oder zwei Behandlungszyklen doppelt so stark wie in einer Placebogruppe.[29] In einer weiteren Doppelblindstudie wurde Mönchspfeffer mit Fluoxetin (Prozac) als Mittel gegen PMS verglichen. Bei 58 Prozent der Patientinnen, die mit Mönchspfeffer behandelt wurden, war eine Linderung der fibrozystischen Mastopathie zu verzeichnen, und 68 Prozent berichteten zudem über eine Besserung ihrer psychischen Symptome.[30] In der größten Doppelblindstudie wurde 170 Frauen mit PMS drei Zyklen hintereinander Mönchspfeffer oder ein Placebo verabreicht. Die Linderung der Brustschmerzen war in der Mönchspfeffergruppe deutlicher (53 Prozent) als in der Placebogruppe (24 Prozent).[31]

Schnellüberblick

- Fibrozystische Mastopathie ist meistens eine Komponente des prämenstruellen Syndroms.
- Ein erhöhtes Verhältnis von Östrogen zu Progesteron oder erhöhte Prolaktinspiegel spielen bei der FBD anscheinend eine Rolle.
- Der Verzicht auf Koffein und ähnliche Substanzen führte in klinischen Studien bei 97 Prozent der Frauen zu Verbesserungen.
- Eine Schilddrüsenunterfunktion und/oder ein Jodmangel können bei fibrozystischer Mastopathie ursächliche Faktoren sein.
- Mönchspfefferextrakt hat in mehreren Studien deutlich positive Wirkung bei Brustschmerzen und FBD gezeigt.
- Frauen mit weniger als drei Stuhlgängen pro Woche haben ein 4,5-mal höheres Risiko für fibrozystische Mastopathie als Frauen, die mindestens einmal am Tag ihren Darm entleeren

Behandlungsübersicht

Da die fibrozystische Mastopathie so eng mit dem PMS verknüpft ist, raten wir Ihnen, auch im Kapitel »Prämenstruelles Syndrom« nachzulesen.

Ernährung

Richten Sie sich nach den Empfehlungen im Kapitel »Eine gesunde Ernährung«. Ihr Speiseplan sollte fettarm und reich an Ballaststoffen, Vollkorn, Leinsamen und Sojaprodukten sein. Meiden Sie gesättigte Fette, Zucker, Koffein und Alkohol. Täglich sollten Sie 45–90 Milligramm Soja-Isoflavone und 1–2 Esslöffel gemahlenen Leinsamen zu sich nehmen.

Nahrungsergänzungsmittel

- Ein hochpotentes Multivitamin-Mineralstoffpräparat, wie es im Kapitel »Supplementierung« beschrieben ist
- Wichtige Nährstoffe:
  - → Vitamin B_6: 25–50 Milligramm zweimal täglich
  - → Folsäure: 800 Mikrogramm pro Tag
  - → Vitamin B_{12}: 800 Mikrogramm pro Tag
  - → Vitamin C: täglich 500–1000 Milligramm
  - → Vitamin E (gemischte Tocopherole): 100–200 IE pro Tag
  - → Magnesium (an Aspartat, Citrat, Fumarat, Malat oder Succinat gebunden): dreimal täglich 200–300 Milligramm
  - → Zink: täglich 15–30 Milligramm
  - → Vitamin D_3: 2000–4000 IE pro Tag (idealerweise den Blutspiegel bestimmen und entsprechend dosieren)
- Fischöl: täglich 1000 Milligramm EPA + DHA
- Nachtkerzenöl: 3000 Milligramm pro Tag
- Spezielle Ergänzungsmittel, eines der folgenden Mittel:
  - → Lipotropes Präparat, das pro Tag jeweils 1000 Milligramm Betain, Cholin und Cystein liefert
  - → SAM-e: 200–400 Milligramm pro Tag
- Eine oder eine Kombination der folgenden Substanzen:
  - → Indol-3-Carbinol: täglich 300–600 Milligramm
  - → Di-Indoylmethan: täglich 100–200 Milligramm zu den Mahlzeiten

Pflanzliche Arzneimittel

Vitex (Mönchspfeffer): Die normale Dosis von Mönchspfefferextrakt (häufig standardisiert auf 0,5 Prozent Agnusidgehalt) in Tabletten- oder Kapselform beträgt 175–225 Milligramm pro Tag; bei Flüssigextrakt: täglich 2–4 Milliliter (ein halber bis ganzer Teelöffel).

FURUNKEL

- Schmerzhafte, entzündete Schwellung eines Haarfollikels, die einen Abszess bildet; erscheint normalerweise als kleines rundes oder kegelförmiges Knötchen, das von einem geröteten Bereich umgeben ist; entwickelt sich zu einer Eitertasche mit weißem Zentrum.
- Er ist empfindlich und schmerzhaft, in schweren Stadien kann leichtes Fieber auftreten.
- Aus dem Abszess kann *Staphylococcus aureus* kultiviert werden.

Ein Furunkel ist eine tief sitzende Infektion (Abszess) des gesamten Haarfollikels und umgebenden Gewebes. Üblicherweise sind behaarte Körperteile betroffen, die Reibung, Druck oder Feuchtigkeit ausgesetzt sind, wie etwa der Nacken, Achselhöhlen und Gesäß. Die Verwendung von Hautlotionen oder Cremes auf Mineralölbasis kann die Haarfollikel verstopfen und das Risiko der Entstehung von Furunkeln fördern. Breitet sich die Infektion aus, so treten oft mehrere Furunkel an derselben Stelle auf. Eine solche Anhäufung wird Karbunkel genannt.

Ursachen

Für Furunkel gibt es keine besondere Ursache, auch wenn sie gelegentlich ein Indiz für eine Krankheit sind, die mit schwachen Immunfunktionen verbunden ist, wie etwa Diabetes, AIDS oder Krebs. Die meisten Läsionen werden sich innerhalb von 1–2 Wochen auflösen. Periodisch auftretende Furunkel können ein Hinweis auf eine hochinfektiöse Form von Bakterien, mangelnde Hygiene, eine Belastung mit Industriechemikalien oder ein schwaches Immunsystem sein.

Therapeutische Erwägungen

Periodisch auftretende Furunkelvorfälle weisen möglicherweise auch auf ein geschwächtes Immunsystem hin, was durch Ernährungsmängel, Nahrungsmittelallergien und/oder übermäßigen Konsum von Zucker oder konzentrierten raffinierten Kohlenhydraten (siehe das Kapitel »Unterstützung des Immunsystems«) verursacht worden sein kann. Die Behandlungsziele bestehen darin, alle zugrunde liegenden Immunstörungen zu beheben, höhere Spiegel von Vitamin A und Zink in der Haut zu erreichen und die Stelle lokal mit pflanzlichen Antiseptika zu desinfizieren. Konsultieren Sie in schwereren Fällen umgehend einen Arzt.

Pflanzliche Arzneien

Die beste pflanzliche Behandlung für Furunkel ist die lokale Anwendung von Teebaumöl. Der Teebaum *(Melaleuca alternifolia)* ist ein kleiner Baum, der nur in einem Gebiet auf der Welt wächst: der nordöstlichen Küstenregion von New South Wales in Australien. Teebaumöl besitzt signifikante antiseptische Eigenschaften und wird von vielen als das ideale Hautdesinfektionsmittel gesehen. Es wirkt gegen eine Vielzahl von Organismen, durchdringt die Haut gut und verursacht keine Irritationen.[1] Zu den Organismen, die Teebaumöl hemmt, gehören:

- *Candida albicans*
- *Propionibacterium acnes*
- *Pseudomonas aeruginosa*
- *Staphylococcus aureus*
- *Streptococcus pyrogenes*
- *Trichomonas vaginalis*
- *Trichophyton mentagrophytes*

Eine klinische Studie mit Patienten mit Furunkeln zeigte, dass Teebaumöl im Vergleich mit einer Kontrollgruppe eine schnellere Heilung ohne Narbenbildung förderte.[2] Die positiven klinischen Effekte sind vermutlich der antibiotischen Wirkung gegen *Staphylococcus aureus* zuzuschreiben. Vor der Anwendung erfolgt die Reinigung der Stelle, dann wird die Oberfläche des Furunkels großzügig ein- bis zweimal täglich mit Teebaumöl eingestrichen.

Für Furunkel und die meisten Hautinfektionen scheint die wirksamste Behandlung ein direkter Auftrag des unverdünnten Öls in voller Stärke auf die

Stelle der Infektion zu sein. Wenn es zu Irritationen kommt, versuchen Sie es mit verdünntem Öl.

Umschläge

Für die Behandlung von Abszessen werden normalerweise verschiedene Kräuterwickel verwendet. Traditionelle Heiler benutzen dafür Klettenwurzel, Rizinusöl, Kerbel, Süßholzwurzel und anderes. Obwohl Umschläge ziemlich einfach anzuwenden sind, scheinen sie doch hocheffektiv zu sein. Überlieferungen zufolge verwendeten naturheilkundliche Ärzte einen Umschlag mit einer Salbe aus Goldsiegelwurzelpulver. Seine Wirksamkeit verdankt es vermutlich dem Berberin, dem aktivsten Alkaloid dieser Pflanze. Berberin ist als Antimikrobiotikum gut dokumentiert.[3] Für die Bakterien, die gemeinhin mit Furunkel in Verbindung gebracht werden, vor allem *Staphylococcus aureus*, ist es toxisch.[4] Es zeigt sich zudem, dass es die Funktion des Immunsystems stimuliert und Entzündungsprozesse reduziert. Gegenüber heißen und anderen Arten von Umschlägen haben solche mit Goldsiegelwurzel den Vorteil, dass der Furunkel normalerweise nicht aufbricht.

Schnellüberblick

- Periodisch auftretende Furunkel können auf ein geschwächtes Immunsystem hinweisen.
- Teebaumöl eignet sich für eine wirksame äußerliche Behandlung von Furunkeln.
- Bei schlimmen Furunkeln oder solchen, die sich nicht innerhalb von 2–3 Tagen auflösen, konsultieren Sie bitte einen Arzt.

Behandlungsübersicht

Vermeiden Sie bei Ihrer Ernährung alle Lebensmittel (Zucker, raffinierte einfache Kohlenhydrate und Nahrungsmittelallergene), die die Funktion des Immunsystems schwächen können. Wenn der Furunkel schlimm ist oder sich nicht innerhalb von 2–3 Tagen auflöst, konsultieren Sie bitte einen Arzt, da sich die Infektion unter der Haut ausweiten und dabei Cellulitis (Entzündung des Bindegewebes) verursachen oder in die Blutbahn gelangen und dort zu einer Bakteriämie (Bakterien im Blut) führen kann. Sie sollten strikt auf Sauberkeit achten. Die infizierte Stelle sollte ruhiggestellt und nicht berührt werden, außer zum Wechseln des Umschlags. Sollten weder Teebaumöl noch Goldsiegelwurzelumschläge verfügbar sein, verwenden Sie einen Wickel aus heißem Epsomer Bittersalz, um den Abszess zum Aufplatzen zu bringen. Mischen Sie dazu 2 Teelöffel Epsomer Bittersalz in einer Tasse mit heißem Wasser, tauchen Sie einen Waschlappen in die Lösung und legen Sie ihn auf den Furunkel.

Nahrungsergänzungsmittel

Nehmen Sie neben den allgemeinen Empfehlungen aus dem Kapitel »Supplementierung« Folgendes ein:

- Vitamin C: 500–1000 Milligramm dreimal täglich
- Vitamin A: 5000 IE pro Tag. (Wenn Sie schwanger sind oder vielleicht schwanger werden, verwenden Sie nicht mehr als 3000 IE Vitamin A pro Tag)
- Zink: 30–45 Milligramm pro Tag bis zu einem Monat lang, danach 20–30 Milligramm pro Tag

Pflanzliche Arzneimittel

- Teebaumöl *(Melaleuca alternifolia):* Behandeln Sie die betroffenen Stellen zwei- bis dreimal täglich mit unverdünntem Öl.
- Umschläge mit Goldsiegelwurzel *(Hydrastis canadensis):* Mischen Sie einen Teelöffel Wurzelpulver mit Wasser, um eine Paste herzustellen. Streichen Sie sie auf den Abszess und bedecken Sie die Stelle mit einem aufsaugenden Verband; zweimal täglich anwenden.

GALLENSTEINE

- Können ohne Symptome oder mit starken Schmerzphasen im Bauchraum auftreten, die in den oberen Rücken ausstrahlen.
- Eine Ultraschalluntersuchung liefert eine gesicherte Diagnose.

Gallensteine sind definitiv ein weiteres Beispiel für eine Erkrankung, die auf die Ernährung in der westlichen Welt zurückzuführen ist.[1] Vorsichtigen Schätzungen zufolge haben etwa 20 Millionen Amerikaner (10 Prozent der erwachsenen US-Bevölkerung) und 5–22 Prozent der Bevölkerung der westlichen Welt Gallensteine.[2] In den Vereinigten Staaten entwickeln jedes Jahr eine Million Menschen Gallensteine, und mehr als 300 000 Gallenblasen werden aufgrund von Gallensteinen entfernt. Obwohl sie häufig nur als Ärgernis betrachtet werden, sind Gallensteine eine ernsthafte Erkrankung. Menschen mit Gallensteinen oder entfernter Gallenblase (Cholezystektomie) haben eine kürzere Lebenserwartung, hauptsächlich aufgrund der erhöhten Sterblichkeitsrate infolge von kardiovaskulären Erkrankungen und Krebs, besonders Gallenblasenkrebs.[3, 4] Natürlich sind Adipositas, Diabetes Typ 2 und Insulinresistenz primäre Risikofaktoren für Gallensteine und bringen das Risiko eines frühen Todes mit sich.

Die Gallenflüssigkeit enthält viele Komponenten, einschließlich Gallensalze, Bilirubin, Cholesterin, Phospholipide, Fettsäuren, Wasser, Elektrolyte und andere organische und nichtorganische Substanzen. In der Gallenflüssigkeit befinden sich auch Toxine, die der Körper versucht auszuscheiden, wie zum Beispiel persistente organische Schadstoffe (POP) und Quecksilber. Die folgende Tabelle zeigt die Charakteristika der wichtigsten Inhaltsstoffe der Gallenflüssigkeit. Gallensteine entstehen, wenn die Konzentration der normalen Inhaltsstoffe der Galle zu stark steigt.

Gallensteine können in vier Hauptkategorien aufgeteilt werden:

- Reines Cholesterin
- Reiner Farbstoff (Calciumbilirubinat)
- Gemischt, enthält Cholesterin und seine Derivate zusammen mit unterschiedlichen Mengen von Gallensalzen, Gallenfarbstoffen und nichtorganischen Calciumsalzen
- Steine, die vollständig aus Mineralien bestehen

Reine Steine, entweder Cholesterin oder Calciumbilirubinate, sind in den Vereinigten Staaten selten. Wie neueste Studien ergaben, sind in den USA ungefähr 80 Prozent der Steine gemischte Steine. Die verbleibenden 20 Prozent bestehen vollständig aus Mineralstoffen, hauptsächlich aus Calciumsalzen, wobei manche Steine auch Silizium- und Aluminiumoxide enthalten.

Die Bildung von Gallensteinen erfolgt in drei Schritten:

1. Erhöhte Konzentration eines Inhaltsstoffes
2. Bildung einer kleinen, festen Masse (Gallenstein)
3. Vergrößerung des Gallensteins durch Zuwachs

Der notwendige Schritt für die Bildung von Cholesterin und gemischten Steinen ist die erhöhte Konzentration von Cholesterin innerhalb der Gallenblase. Da freies Cholesterin nicht wasserlöslich ist, muss es in eine Lezithin-Gallensalzemulsion integriert sein. Entweder erhöhte Cholesterinsekretion

Merkmale der wichtigsten Inhaltsstoffe der Galle

Inhaltsstoff	Prozent der Galle	Wasserlöslichkeit	Chemisch-physikalische Eigenschaften
Cholesterin	5	Sehr schlecht	Setzt sich von Wasserlösungen ab
Gallensalze	65–90	löslich; haben polare und unpolare Stellen	Können Cholesterin und Phospholipide in der Wasserphase lösen
Phospholipide	2–25	Schlecht	Passen zwischen Gallensalzmoleküle und erhöhen so ihre Fähigkeit, Cholesterin zu lösen

oder verminderte Gallensäure oder Absonderung von Lecithin werden zu überhöhtem freiem Cholesterin in der Galle führen. Sobald dies eingetreten ist, beginnt die Bildung von Steinen durch Faktoren wie verminderten Gallenfluss, Infektion und erhöhte Absonderung von Muzin durch die Auskleidung der Gallenblase. Nach der Entstehung des Steins wachst er Jahr für Jahr. Üblicherweise treten die Symptome durchschnittlich 8 Jahre nach der Entstehung auf. 95 Prozent aller Patienten mit Schmerzen und Infektion der Gallenblase haben Gallensteine.

Ursachen

Die größten Risikofaktoren für Cholesterin- und gemischte Gallensteine sind:

- Ernährung
- Adipositas
- Geschlecht
- Rasse
- Hohe Kalorienzufuhr
- Östrogene
- Erkrankungen des Magen-Darm-Trakts (besonders Morbus Crohn und Mukoviszidose)
- Medikamente
- Alter

Die Rolle einer ballaststoffarmen und fettreichen Ernährung sowie anderer Ernährungseinflüsse bei der Entwicklung von Gallensteinen wird später noch behandelt; die verbleibenden Faktoren wollen wir hier kurz ansprechen.

Adipositas

Adipositas, Typ-2-Diabetes, Insulinresistenz und erhöhte Triglyceridkonzentrationen im Blut sind bekannte Risikofaktoren für Gallensteine. Adipositas löst die vermehrte Produktion von Cholesterin in der Leber aus, mit erhöhter Cholesterinsekretion in der Gallenflüssigkeit. Deshalb ist Adipositas mit einem deutlich erhöhten Risiko für das Auftreten von Gallensteinen verbunden.

Wichtig ist der Hinweis, dass die Veränderungen des Körperfetts und der Ernährung bei einer Gewichtsabnahme tatsächlich zu Problemen mit Gallensteinen führen können.[5] In der Anfangsphase der Gewichtsreduktion steigt zunächst der Cholesterinwert in der Galle, weil die Absonderung von Gallensäure stärker abnimmt als die von Cholesterin. Sobald das Gewicht stabil ist, kehrt die Gallensäureabsonderung auf ein normales Niveau zurück, während die Cholesterinabsonderung niedrig bleibt. Der Endeffekt ist eine erhebliche Reduktion der Cholesterinkonzentration in der Gallenflüssigkeit. Adipöse Patienten mit hohem Risiko für Gallensteine sollten daran denken, dass die Langzeitreduktion der Fettzufuhr auch eine Gallenstauung fördern kann und so das Risiko für Gallensteine noch erhöht.[1] Studien zeigen, dass mindestens 10 Gramm Fett pro Tag erforderlich sind, um die richtige Entleerung der Gallenblase zu gewährleisten.[6]

Geschlecht

Frauen haben ein zwei- bis viermal größeres Risiko für Gallensteine als Männer. Wie man annimmt, sind Frauen für Gallensteine prädisponiert, weil entweder die Cholesterinsynthese erhöht ist oder die Gallensäuren durch Östrogene unterdrückt werden. Schwangerschaft, die Einnahme von Kontrazeptiva oder andere Gründe für einen erhöhten Östrogenspiegel sowie das Krebsmedikament Tamoxifen erhöhen die Häufigkeit von Gallensteinen beträchtlich.

Genetische und ethnische Faktoren

Das Auftreten von Gallensteinen scheint zum Teil auch genetisch bedingt zu sein. Gallensteine treten am häufigsten bei amerikanischen Ureinwohnerinnen über 30 auf. Fast 30 Prozent der Frauen dieser Gruppe haben Gallensteine. Dagegen haben nur 10 Prozent der schwarzen Frauen über 30 Jahren Gallensteine.

Der Unterschied in der Häufigkeit zwischen einzelnen ethnischen und genetischen Gruppen ist ein Spiegel der Cholesterinkonzentration in der Galle. Aller Wahrscheinlichkeit nach ist der Einfluss der Ernährung auf diesen Wert größer als der Einfluss der genetischen Faktoren.

Erkrankungen des Magen-Darm-Trakts

Die Malabsorption von Gallensäuren seitens des Dünndarms stört die natürliche Zirkulation der ausgeschiedenen Gallensäuren zurück in die Leber und reduziert so die Mengen von Gallensäure und Gallenausscheidung. Mit diesem Phänomen sind Krankheiten wie Morbus Crohn und Mukoviszidose verbunden.

Medikamente

Die Behandlung mit Tamoxifen bei Brustkrebspatientinnen nach der Menopause erhöht das Gallensteinrisiko erheblich. Eine Studie mit 703 Frauen zeigte, dass sich bei 37,4 Prozent von ihnen nach 5 Jahren Gallensteine bildeten, während es bei Patientinnen ohne Tamoxifen 2 Prozent waren.[7] In den meisten Fällen traten die Gallensteine nach 3 Jahren auf.

Neben den bereits erwähnten oralen Kontrazeptiva und anderen Östrogenen erhöhen Ceftriaxon, Octreotid, Statine und möglicherweise lipidsenkende Medikamente das Risiko für Gallensteine.

Alter

Gallensteine kommen auch bei Föten, bei sehr alten Menschen und in allen Altersgruppen dazwischen vor, doch der durchschnittliche Patient ist zwischen 40 und 50 Jahre alt. Je älter man wird, desto schwächer wird die Aktivität von Enzymen, die Gallensäure produzieren, was zu einer Erhöhung der Gallen-Cholesterin-Hypersekretion führt und somit zu einer Cholesterinsättigung mit beschleunigter Bildung von Gallensteinen. Das Älterwerden an sich scheint ein Risikofaktor für Gallensteine zu sein.[8]

Risikofaktoren für pigmenthaltige Gallensteine

Ursachen der Risikofaktoren für pigmenthaltige Gallensteine sind nicht so sehr die Ernährung als vielmehr die geografische Lage, die Sonneneinstrahlung sowie ernste Erkrankungen. Pigmenthaltige Gallensteine kommen aufgrund des größeren Vorkommens von parasitären Infektionen der Leber und der Gallenblase durch verschiedene Organismen, darunter der Leberegel *Clonorchis sinenis,* in Asien häufiger vor. Bakterien und Einzeller können zu einer Stagnation des Gallenflusses führen oder den Prozess der Steinbildung auslösen. In den Vereinigten Staaten werden pigmenthaltige Steine üblicherweise durch chronische Hämolyse oder alkoholbedingte Leberzirrhose verursacht.

Therapeutische Erwägungen

Gallensteine können leichter verhindert als entfernt werden. Daher gehört zu den ersten Schritten die Reduzierung der bereits besprochenen kontrollierbaren Risikofaktoren. Sobald sich Gallensteine gebildet haben, besteht die therapeutische Intervention darin, auf problematische Lebensmittel zu verzichten und Methoden anzuwenden, die die Cholesterinsolubilität in der Galle erhöhen und so zur Auflösung der Steine beitragen können. Wenn die Symptome anhalten oder sich verschlechtern, ist möglicherweise eine Operation erforderlich.

Bei der Prävention wie bei der Behandlung von Gallensteinen ist eine Reihe von Ernährungsfaktoren wichtig. An erster Stelle steht der Verzicht auf Nahrungsmittel, die Symptome hervorrufen können. Wichtig ist auch, mehr Ballaststoffe zu sich zu nehmen, Lebensmittelallergien auszuschalten und den Verzehr von raffinierten Kohlenhydraten und tierischen Proteinen zu reduzieren. Gemüse und Früchte haben ein schützende Wirkung gegen Gallenblasenkrebs, während rotes Fleisch mit erhöhtem Risiko für diese Art von Krebs in Verbindung gebracht wird.[9] Da Gallensteine ein Risikofaktor für Gallenblasenkrebs sind, schützt eine gesunde Ernährung sowohl gegen Krebs als auch vor der Entwicklung von Gallensteinen.

Weitere Behandlungsmittel sind lipotropische Substanzen, pflanzliche, gallentreibende Präparate und andere natürliche Substanzen, die auf die Verbesserung der Löslichkeit der Gallenflüssigkeit abzielen.

Die Konzentrationen von Gallencholesterin und Serumcholesterin scheinen nicht zusammenzuhängen.[10] Es besteht jedoch ein Zusammenhang zwischen hohen Triglyceridwerten und der Gallensteinbildung.[11, 12] Medikamente zur Senkung der Triglyceride verschärfen die Situation noch, indem sie die Gallensäure reduzieren, während Fischöl genau die gegenteilige Wirkung hat.[12] Ganz allgemein kann man sagen: Je höher der Gehalt an Triglyceriden, desto gesättigter ist die Galle, und umso wahrscheinlicher die Bildung von Gallensteinen.

Stille Gallensteine

Der natürliche Verlauf bei stillen oder symptomlosen Gallensteinen unterstützt die Behauptung, die wahlweise Entfernung der Gallenblase sei nicht gerechtfertigt. Die Wahrscheinlichkeit, Symptome zu entwickeln, potenziert sich – 10 Prozent nach 5 Jahren, 15 Prozent nach 10 Jahren und 18 Prozent nach 15 Jahren –; werden jedoch die kontrollierbaren Risikofaktoren ausgeschaltet oder reduziert, sollte ein Betroffener niemals Unbehagen spüren oder operiert werden müssen.

Ernährung

Ballaststoffe

Die Theorie, der Hauptursache für Gallensteine sei der Konsum von ballaststoffarmen, raffinierten Lebensmitteln, findet große Unterstützung in der Forschung.[1] Aus Bevölkerungsstudien geht hervor, dass Gallensteine eindeutig mit der Ernährung in der westlichen Welt zusammenhängen. Eine derartige Ernährung, reich an raffinierten Kohlenhydraten und Fett und arm an Ballaststoffen, führt zu einer verminderten Synthese der Gallensäuren durch die Leber und zu einer niedrigeren Gallensäurekonzentration in der Gallenblase.

Eine andere Möglichkeit, wie Ballaststoffe die Gallensteinbildung verhindern können, besteht darin, die Absorbierung von Desoxycholsäure zu reduzieren. Diese Substanz wird von Darmbakterien aus Gallensäuren gebildet. Desoxycholsäure verschlechtert die Löslichkeit von Cholesterin in der Gallenflüssigkeit in hohem Maß. Ballaststoffe in der Nahrung vermindern nachweislich die Bildung von Desoxycholsäure, binden sie und fördern ihre Ausscheidung über den Stuhl. Dies verbessert die Löslichkeit von Cholesterin in der Gallenflüssigkeit erheblich. Eine ballaststoffreiche Ernährung, besonders wenn sie reich an löslichen Ballaststoffen ist, die in der Lage sind, Desoxycholsäure zu binden, ist ausgesprochen wichtig sowohl bei der Prävention als auch bei der Behandlung von Gallensteinen.

Interessanterweise steht eine Ernährung mit vielen Hülsenfrüchten, die zahlreiche lösliche Ballaststoffe enthalten, bei einigen Volksgruppen mit einem erhöhten Risiko für Gallensteine in Verbindung.[13] Besonders Chilenen, die Pima und andere nordamerikanische Indianervölker verzeichnen die höchste Rate an Cholesteringallensteinen, und sie alle essen üblicherweise viele Hülsenfrüchte. Offenbar kann der Verzehr von Hülsenfrüchten bei diesen Gruppen die Cholesterinsättigung der Gallenflüssigkeit erhöhen. Doch eine in den Niederlanden durchgeführte Studie stellte genau das Gegenteil fest, dass nämlich der Verzehr von Hülsenfrüchten einen bemerkenswerten Schutz vor Gallensteinen bietet.[14] Bis zur Klärung dieser Frage kann es für Menschen mit bestehenden Gallensteinen angezeigt sein, den Verzehr von Hülsenfrüchten einzuschränken.

Vegetarische Ernährung

Eine vegetarische Ernährung schützt nachweislich vor Gallensteinen.[15] Eine kürzlich in England durchgeführte Studie verglich eine große Gruppe Nichtvegetarierinnen mit einer Gruppe von Vegetarierinnen. Wie Ultraschalldiagnosen zeigten, traten Gallensteine in der vegetarischen Gruppe weit seltener auf.

Obwohl es vielleicht einfach eine Folge des erhöhten Ballaststoffgehalts in der vegetarischen Ernährung ist, können andere Einflüsse ebenso wichtig sein. Tierische Proteine, wie Casein aus Milchprodukten, erhöhten die Bildung von Gallensteinen bei Tieren, während Proteine aus Gemüse, wie zum Beispiel Soja, einen Schutz vor der Gallensteinbildung aufbauten.[16]

Lebensmittelallergien

Dr. J. C. Breneman, Autor von *Basics of Food Allergy*, begann im Jahr 1948 mit der Anwendung eines Therapieprogramms, das sich als sehr erfolgreich bei der Prävention von Gallenblasenvorfällen herausstellte: eine Ernährung, die Allergene ausschließt. Die Ansicht, Lebensmittelallergien verursachten Schmerzen der Gallenblase, wird stark durch die wissenschaftliche Literatur gestützt.[17–20] Eine Studie aus dem Jahr 1968 fand heraus, dass 100 Prozent einer Patientengruppe während der Zeit, in der sie sich an diese Ernährung hielten (Rindfleisch, Roggen, Sojabohnen, Reis, Kirschen, Pfirsiche, Aprikosen, Rote Bete und Spinat), symptomfrei waren.[17] Die unten aufgelisteten Lebensmittel lösten Symptome aus (Reihenfolge nach Symptomhäufigkeit):

- Eier
- Schweinefleisch
- Zwiebeln
- Geflügel
- Milch
- Kaffee
- Zitrusfrüchte
- Mais
- Bohnen
- Nüsse

Beim Verzehr von Eiern traten bei 93 Prozent der Patienten Gallenblasenanfälle auf.

Bislang wurden mehrere Mechanismen zur Sprache gebracht, die den Zusammenhang zwischen Lebensmittelallergien und Gallenblasenattacken erklären sollen. Dr. Breneman glaubt, der Verzehr von allergieauslösenden Substanzen verursache das Anschwellen des Gallengangs, was zur Beeinträchtigung des Gallenflusses von der Gallenblase führe.

Buchweizen

Buchweizen ist eine bekannte Alternative für Menschen, die Weizen wegen allergischer Reaktionen meiden. Bei drei Gruppen aus je acht Hamstern – so demonstrierte eine japanische Forschergruppe – führte die Ernährung mit Buchweizen oder Soja oder auf Casein basierend zu dem Ergebnis, dass Buchweizen die Bildung von Gallensteinen erheblich reduzierte und die Konzentrationen von Cholesterin in der Gallenblase, im Plasma und in der Leber der Hamster gegenüber der Casein-Ernährung erheblich verringerte.[21] Obwohl Soja allein Gallensteine hemmt,[22] fanden diese Wissenschaftler heraus, dass die positiven Effekte von Buchweizen jene von Soja weit übertrafen. Gallensteine waren bei allen acht Hamstern, denen Casein gegeben wurde, deutlich erkennbar, während zwei von sieben Hamstern aus der Sojagruppe (29 Prozent) und keiner der Buchweizengruppe Gallensteine hatte. Studien mit Ratten untermauern diese Ergebnisse.[23] Die Hypothese besagt, Buchweizen könne die Synthese der Gallensäure und die Stuhlausscheidung steroider Substanzen verstärken. Buchweizen kann sinnvoll bei Patienten mit hohem Cholesterin und Gallensteinen sein und möglicherweise auch die Vermehrung von Darmkrebszellen eindämmen.[24] Denkbar ist auch, dass die höhere Konzentration von Arginin und Glycin ein Rolle bei der Schutzfunktion des Buchweizens spielen.

Zucker

Wie man weiß, stehen raffinierte Kohlenhydrate und Zucker in Zusammenhang mit erhöhter Cholesterinkonzentration in der Gallenflüssigkeit und einem erhöhten Risiko für Gallensteine und Gallenblasenkrebs.[25–30]

Kalorienreduktion

Schneller Gewichtsverlust[31] und Fasten[32] erhöhen das Risiko für Gallensteine (siehe Abschnitt »Adipositas« weiter oben in diesem Kapitel). Bei einer Gruppe von 179 adipösen Patienten, von denen 9 Prozent bereits Gallensteine hatte, führte beispielsweise eine kalorienreduzierte Ernährung (605 Kalorien) bei 11 Prozent zur Entwicklung von Gallensteinen, entweder bereits während der Diät oder innerhalb von 6 Monaten nach Absetzen der Diät.[31] In einer Studie über eine 925-Kalorien-Diät wurden bei 12,8 Prozent der 47 weiblichen Patienten bei einer Ultraschalluntersuchung in Woche 17 Gallensteine nachgewiesen. Die Patientinnen mit Gallensteinen hatten einen signifikant höheren Triglyceridausgangs- und Cholesterinwert als die Patientinnen ohne Gallensteine. Sie hatten auch wesentlich mehr abgenommen.[33]

Kaffee

Obwohl Kaffee die Gallensteinsymptome verschärfen kann, ist es auch möglich, dass er ihre Entstehung verhindert. In einer interessanten Studie wurden 400 Milliliter koffeinhaltiger Kaffee und 165 Milliliter koffeinhaltiger Kaffee und entkoffeinierter Kaffee auf ihre Wirkung bei der Ausscheidung von Cholecystokinin bewertet. Bei sechs gesunden Teilnehmern, die regelmäßig Kaffee tranken, führte der koffeinhaltige Kaffee in beiden Dosierungen ebenso wie das entkoffeinierte Getränk zu deutlichen Kontraktionen der Gallenblase.[34] Eine weitere Studie mit 80 898 Krankenschwestern zwischen 34 und 50 Jahren stellte fest, dass der Konsum von vier Tassen entkoffeiniertem Kaffee pro Tag das Risiko für die Bildung von Gallensteinen um 28 Prozent verringerte. Selbst eine bis drei Tassen schienen eine Schutzwirkung zu haben, wenn auch nicht ganz so stark.[35] Es kann sein, dass die durch den Kaffee ausgelösten Gallenblasenkontraktionen in der Lage waren, entweder die Entstehung der Steine zu verhindern oder kleine zu lösen. Bei Frauen, die bereits große Steine haben, könnten die durch den Kaffee ausgelösten häufigeren Kontraktionen sogar zu einer Verschlechterung ihrer Erkrankung führen.

Nahrungsergänzungsmittel

Lecithin (Phosphatidylcholin)

Da Lecithin der wichtigste Lösungsvermittler von Cholesterin in der Gallenflüssigkeit ist, könnte eine niedrige Lecithinkonzentration bei vielen Menschen mit Gallensteinen ein verursachender Faktor sein. Wie Studien nachgewiesen haben, kann die Aufnahme von Lecithin eine direkte Auswirkung auf die verbesserte Löslichkeit von Cholesterin haben.[36] Schon eine kleine Menge von dreimal täglich 100 Milligramm Lecithin erhöht die Lecithinkonzentration in der Gallenflüssigkeit, und größere Dosen (bis zu 10 Gramm) erzeugen sogar noch höhere Konzentrationen.[37, 38] Dieser Effekt ist bemerkenswert, denn ein erhöhter Lecithingehalt in der Gallenflüssigkeit verstärkt üblicherweise die Auflösung von Cholesterin. Allerdings konnte die Supplementierung mit Lecithin allein keine signifikante Auflösung von Gallensteinen erwirken. Daher werden moderate Dosierungen als unterstützende Therapie empfohlen.

Vitamine E und C

In experimentellen Tierversuchen erhöhte ein Mangel an entweder Vitamin E oder Vitamin C nachweislich die Bildung von Gallensteinen.[39, 40]

Leberreinigung mit Olivenöl

Ein beliebtes Mittel gegen Gallensteine ist die sogenannte Leberreinigung mit Olivenöl. Es gibt mehrere Variationen. Eine besteht darin, mehrere Tage lang morgens eine Tasse unraffiniertes Olivenöl und danach den Saft von zwei Zitronen zu trinken.

Viele Menschen wissen Geschichten darüber zu erzählen, welch riesige Steine sie während ihrer Leberreinigung verloren haben. Was sie jedoch für Gallensteine halten, sind einfach nur Komplexe aus Mineralien, Olivenöl und Zitronensaft, die innerhalb des Magen-Darm-Trakts gebildet wurden.[41]

Die Leberreinigung mit Olivenöl ist für Menschen mit Gallensteinen aus mehreren Gründen potenziell gefährlich. Erstens führt der Verzehr von großen Mengen jedweden Öls zu einer Kontraktion der Gallenblase, was die Wahrscheinlichkeit einer Blockade des Gallengangs durch einen Stein erhöhen kann. Dies kann zu einer Entzündung der Gallenblase führen (Cholezystitis) und eine umgehende Operation erfordern, um den Tod abzuwenden. Wie zweitens in Tierversuchen beobachtet wurde, verstärken hohe Mengen von Olivenöl die Bildung von Gallensteinen eher, weil sie den Cholesteringehalt in der Gallenblase erhöhen.[42–44] Zwar ist diese Wirkung bei Menschen noch nicht beobachtet worden, aber der gesunde Menschenverstand und die Ergebnisse der Tierforschung legen nahe, dass die Behandlung einer Gallenblasenerkrankung mit der Olivenöl-Leberreinigung unklug ist.

Fischöl

Wie Tierversuche zeigten, verringert die Supplementierung mit Fischöl die Bildung von Gallensteinen.[45, 46] In Humanstudien verbesserte die Supplementierung mit Fischöl den Gehalt an Gallensäure und erhöhte bei adipösen Frauen, die gerade eine Diät machten, die Auflösbarkeit von Cholesterin in der Gallenflüssigkeit.[12, 47, 48] Wie bereits erwähnt, erhöht Fischöl den Gehalt an Gallensäure in der Gallenflüssigkeit und senkt die Triglyceride; diese Wirkung macht sie zu einer sehr wichtigen Empfehlung bei der Prävention und Behandlung von Gallensteinen.

Lipotrope Faktoren und pflanzliche Choleretika

Zu den naturheilkundlichen Ansätzen bei der Behandlung von Gallensteinen gehört seit jeher die Anwendung von lipotropen und choleretischen Präparaten. Lipotrope Faktoren sind laut Definition Substanzen, die durch ihre Interaktion mit dem Fettstoffwechsel die Entfernung von Fett aus der Leber beschleunigen oder seine Einlagerung verhindern. Zu den häufig als lipotrope Mittel eingesetzten Substanzen gehören Cholin, Methionin, Betain, Folsäure und Vitamin B.

Diese Ernährungsfaktoren werden oft in Form von pflanzlichen, galletreibenden Mitteln und Choleretika eingesetzt. Galletreibende Mittel stimulieren die Kontraktion der Gallenblase zur Förderung des Gallenflusses, während Choleretika die Gallenausscheidung durch die Leber erhöhen.

Pflanzliche Choleretika, die sich für den Einsatz bei der Behandlung von Gallensteinen eignen, sind Löwenzahn *(Taraxacum offincinale)*, Mariendistel *(Silybum marianum)* und ihr aktiver Inhaltsstoff Silymarin, Artischocke *(Cynara scolymus)*, Kurkuma *(Curcuma longa)* und sein aktiver Inhaltsstoff Kurkumin sowie Boldo *(Peumus boldo)*.

Wie eine Studie mit Ratten, die man auf eine gallensteinfördernde Ernährung gesetzt hatte, ergab, hatten Tiere, die 10 Wochen lang ergänzend Kurkumin erhalten hatten, nur zu 26 Prozent Gallenseine gebildet, gegenüber 100 Prozent in der Gruppe, die nur die steinefördernde Ernährung bekommen hatte.[49] Die Wirkung war abhängig von der Dosis.

Die chemische Auflösung von Gallensteinen

Wie oben beschrieben, hängt die Entstehung von Gallensteinen entweder von einem erhöhten Cholesterinwert oder einem verminderten Wert von Gallensäure oder Lecithin ab. Folglich sollte die Senkung des Gallenblase-Cholesterinwerts oder die Vermehrung von Gallensäure oder Lecithin mit der Zeit zu einer Auflösung der Steine führen. Besonders angezeigt ist die chemische Auflösung der Gallensteine bei Kindern, älteren Patienten, die dem Operationsstress nicht gewachsen sind, oder in anderen Fällen, bei denen eine Operation kontraindiziert ist.[50, 51]

Inzwischen gibt es mehrere nichtoperative Alternativen für die Behandlung von Gallensteinen. So sind zum Beispiel verschreibungspflichtige Gallensäuren wie Ursodesoxycholsäure und Tauroursodesoxycholsäure erfolgreich bei der Auflösung von kleinen, nicht verkalkten Cholesteringallensteinen. Das Kriterium, nicht verkalkt zu sein, trifft auf etwa 15 Prozent der Patienten mit Cholesteringallensteinen zu. Die Behandlung mit Gallensäuren führt nach 6-monatiger Therapie in etwa 90 Prozent der Fälle zu einer vollständigen Auflösung. Sobald die Steine gelöst sind, ist es wichtig, den hier gegebenen Empfehlungen zur Prävention von Gallensteinen zu folgen, um das Risiko eines erneuten Auftretens zu verringern. Die normale tägliche Dosis der verordneten Gallensäure beträgt 12 Milligramm pro Kilogramm Körpergewicht.

In mehreren Studien konnte die Auflösung der Gallensteine auch mit Rowachol erreicht werden, einer patentierten Kombination natürlicher Terpene, wie Menthol, Menthon, Pinen, Borneol, Cineol und Camphen.[52–56] Obwohl Terpene alleine schon wirksam sind, scheinen die besten Ergebnisse bei der Anwendung von pflanzlichen Terpenkomplexen in Kombination mit einer Gallensäuretherapie erzielt zu werden.[56–58] Dieser kombinierte Ansatz bringt bessere Ergebnisse als entweder Gallensäuren oder Pflanzenterpene alleine.[57, 58] Zudem genügt beim Einsatz von Pflanzenterpenen eine niedrigere Dosis von Gallensäuren, was das Risiko für Komplikationen oder Nebenwirkungen sowie die Kosten der Therapie mit Gallensäure erheblich reduziert. Da Menthol eine wichtige Komponente dieser Präparate ist, könnte Pfefferminzöl, vor allem in magensaftresistenten Kapseln, ähnliche Ergebnisse bei besserer Verfügbarkeit erzielen.

Schnellüberblick

- Gallensteine können durch bestimmte Maßnahmen in der Ernährung und der Lebensweise verhindert werden.
- Adipositas, Typ-2-Diabetes, Insulinresistenz und erhöhte Triglyceridkonzentrationen im Blut sind wohlbekannte Risikofaktoren für Gallensteine.
- Fasten oder strikte Kalorienbeschränkung kann zur Entstehung von Gallensteinen führen.
- Lebensmittelallergien können zu Gallenblasensymptomen führen. Eine Studie aus dem Jahr 1986 stellte fest, dass 100 Prozent einer Patientengruppe in der Zeit, in der sie eine Ernährung ohne Allergene zu sich nahm, symptomfrei waren.
- Die Cholesterinwerte in der Gallenflüssigkeit und im Serum korrelieren anscheinend nicht.
- Es besteht ein Zusammenhang zwischen hohen Triglyceridwerten und der Entstehung von Gallensteinen.
- Kaffee kann die Symptome von Gallensteinen verschärfen, indem er die Gallenblase zu Kontraktionen veranlasst, kann aber möglicherweise auch Gallensteinen vorbeugen.
- Eine niedrige Lecithinkonzentration in der Galle kann bei vielen Menschen der auslösende Faktor für Gallensteine sein.
- Eine Ernährung mit hohen Anteilen von raffinierten Kohlenhydraten und Zucker ist mit einer erhöhten Cholesterinkonzentration in der Gallenflüssigkeit und einem erhöhten Risiko für Gallensteine und Gallenblasenkrebs verbunden.
- Die Supplementierung mit Vitamin C (täglich 2000 Milligramm) hat positive Auswirkungen auf die Gallenzusammensetzung und mindert die Bildung von Cholesterinsteinen.
- Mariendistelextrakt und andere pflanzliche Choleretika können Gallensteine durch ihre Fähigkeit zerstören, die Löslichkeit der Gallenflüssigkeit zu verstärken,.
- Gallensäuren wie Ursodesoxycholnsäure und Tauroursodesoxycholinsäure zeigen nach 6-monatiger Therapie in etwa 90 Prozent der Fälle Wirkung bei der Auflösung von kleinen, nicht verkalkten Cholesteringallensteinen.
- Ein Komplex von Pflanzenterpenen, allein oder vorzugsweise in Kombination mit oral eingenommenen Gallensäuren, kann dazu beitragen, Gallensteine aufzulösen.

Behandlungsübersicht

Wie bei den meisten Krankheiten ist es leichter, Gallensteine zu verhindern, als sie wieder loszuwerden. Die Risikofaktoren und Ursachen für Gallensteine sind bekannt, und in den meisten Fällen bietet eine gesunde, ballaststoffreiche Ernährung mit gemäßigter Kalorienzufuhr und niedrigem Anteil an gesättigten Fetten eine angemessene Vorbeugung.

Sobald sich Gallensteine gebildet haben, sind Maßnahmen zur Vermeidung von Gallenblasenanfällen und Erhöhung der Löslichkeit der Gallenflüssigkeit erforderlich. Vermeiden Sie allergieauslösende Lebensmittel (siehe das Kapitel »Lebensmittelallergie«) und fettes Essen, um die Häufigkeit der Symptome zu reduzieren.

Ernährung

Folgen Sie den allgemeinen Richtlinien im Kapitel »Eine gesunde Ernährung«. Erhöhen Sie auf jeden Fall den Verzehr von Gemüse, Obst, Ballaststoffen (besonders mit löslichen Fasern, wie zum Beispiel in Leinsamen, Haferkleie, Guarkernmehl und Pektin) und Buchweizen. Reduzieren sie den Konsum von gesättigten Fetten, raffinierten Kohlenhydraten, Cholesterin, Zucker und tierischen Proteinen. Verzichten Sie auf gebratenes Essen.

Eine Eliminationsdiät kann eingesetzt werden, um Gallenblasenanfälle zu verringern (siehe das Kapitel »Lebensmittelallergie«).

Trinken Sie täglich sechs bis acht Gläser Wasser, um den Wasserhaushalt der Galle aufrechtzuerhalten.

Nahrungsergänzungsmittel

- Ein hochpotentes Multivitamin-Mineralstoffpräparat, wie im Kapitel »Supplementierung« beschrieben
- Wichtige einzelne Nährstoffe:
  - ➔ Vitamin C: dreimal täglich 500–1000 Milligramm
  - ➔ Vitamin E (gemischte Tocopherole): täglich 100–200 IE
  - ➔ Vitamin D_3: täglich 2000–4000 IE (idealerweise Blutwerte messen und die Dosierung entsprechend anpassen)
  - ➔ Fischöl: täglich 1000 Milligramm EPA + DHA
- Eines der folgenden Präparate:
  - ➔ Traubenkernextrakt (mehr als 95 Prozent oligomere Proanthocyanidine): täglich 100–300 Milligramm
  - ➔ Kiefernrindenextrakt (mehr als 95 Prozent oligomere Proanthocyanidine): täglich 100–300 Milligramm
  - ➔ Andere flavonoidreiche Extrakte mit ähnlichem Gehalt an Flavonoiden, »Supergreens« oder andere Antioxidantien auf Pflanzenbasis, die einen ORAC-Wert (Sauerstoffradikal-Absorptionsfähigkeit) von täglich 3000–6000 Einheiten liefern können
- Eines der folgenden Mittel:
  - ➔ Lipotrope Präparate, die 1000 Milligramm Betain, 1000 Milligramm Cholin und 1000 Milligramm Cystein oder Methionin liefern
  - ➔ SAM-e: täglich 200–400 Milligramm
- Phospatidylcholin: täglich 500 Milligramm
- Ballaststoffergänzung (Guarkernmehl, Pektin, Flohsamen oder PGX): täglich 2,5–5 Gramm

Pflanzliche Arzneimittel

Eines oder mehrere der folgenden Präparate:

- Löwenzahn *(Taraxacum officinale):*
  - ➔ Getrocknete Wurzel: dreimal täglich 4 Gramm
  - ➔ Flüssigextrakt (1:1): dreimal täglich 4 bis 8 Milliliter
  - ➔ Festextrakt (4:1): dreimal täglich 250–500 Milligramm
- *Pneumus boldo*
  - ➔ Getrocknete Blätter o(der durch Infusion): dreimal täglich 250–500 Milligramm
  - ➔ Tinktur (1:10): dreimal täglich 2–4 Milliliter
  - ➔ Flüssigextrakt (1:1): dreimal täglich 0,5–1 Milliliter
- Mariendistel *(Silybum marianum):* dreimal täglich eine ausreichende Dosis, die 70–210 Milligramm Silymarin ergibt
- Artischocke *(Cynara scolymus),* Extrakt (15 Prozent Cynarin): dreimal täglich 500 Milligramm
- Kurkumin: dreimal täglich 200–400 Milligramm
- Eines der folgenden Präparate:
  - ➔ Rowachol (eine patentierte Rezeptur): dreimal täglich eine Kapsel zu den Mahlzeiten
  - ➔ Pfefferminzöl: dreimal täglich 1–2 magensaftresistente Kapseln (0,2 Milliliter pro Kapsel)

GICHT

- Akutes Einsetzen intensiver Gelenkschmerzen, betroffen ist üblicherweise das erste Gelenk des großen Zehs (etwa 50 Prozent der Fälle)
- Erhöhte Serum-Harnsäurekonzentration
- Symptomfreie Phasen zwischen den akuten Anfällen
- Identifizierung von Uratkristallen in der Gelenkflüssigkeit
- Ansammlung von Uratkristallablagerungen in und um die Gelenke der Extremitäten
- Harnsäure-Nierensteine

Gicht ist eine häufige Form der Arthritis, die von einer erhöhten Konzentration von Harnsäure (dem letzten Zerfallsprodukt aus der Verstoffwechselung von Purin, einem der Bestandteile von DNA und RNA) in biologischen Flüssigkeiten hervorgerufen wird. Bei der Gicht werden Harnsäurekristalle (Monosodiumurat) in Gelenke, Sehnen, Nieren und andere Gewebe eingelagert, wo sie starke Entzündungen und Schädigungen verursachen.[1, 2] Die Harnsäureablagerungen rund um die Gelenke und Sehnen können zu Schmerzen führen. Exzessive Harnsäureablagerungen in den Nieren sind in der Lage, Nierenversagen hervorrufen.

Der erste Gichtanfall äußert sich durch intensiven Schmerz; normalerweise ist nur ein Gelenk betroffen. Das erste Gelenk des großen Zehs ist bei fast der Hälfte aller Erstanfälle betroffen und zu einem bestimmten Zeitpunkt bei mehr als 90 Prozent der Gichtpatienten beteiligt. Wenn der Anfall fortschreitet, kommen Fieber und Schüttelfrost hinzu. Die ersten Anfälle treten für gewöhnlich nachts auf und folgen meistens einem bestimmten Ereignis, wie zum Beispiel übermäßigem Essen oder Trinken von Alkohol, einem traumatischen Erlebnis, bestimmten Medikamente (in erster Linie Chemotherapiemedikamenten, bestimmten Diuretika und hohen Dosierungen von Niacin) oder einer Operation.

Die klassische Beschreibung der Gicht wurde 1683 von Thomas Sydenham, einem englischen Arzt, der daran erkrankt war, verfasst.[1] Das klinische Erscheinungsbild der Gicht hat sich seit mehr als 300 Jahren wenig verändert. So lautet Sydenhams klassische Beschreibung:

»Das Opfer geht zu Bett und schläft gesund ein. Um etwa 2 Uhr in der Nacht wird es von starken Schmerzen im großen Zeh geweckt; seltener in der Ferse, dem Knöchel oder dem Spann. Der Schmerz ähnelt dem einer Verrenkung, dabei fühlt es sich teilweise an, als würde kaltes Wasser darüber ausgeschüttet. Dann folgen Schüttelfrost und Zittern und leichtes Fieber. Der zunächst moderate Schmerz wird intensiver. Nach einer gewissen Zeit erreicht er seinen Höhepunkt und geht auf die Knochen und Bänder der Fußwurzel und des Mittelfußes über. Hier ein heftiges Strecken und Ziehen der Bänder, da ein bohrender Schmerz, dort Druck und Spannung. Inzwischen ist das Schmerzgefühl des betroffenen Körperteils so intensiv und lebhaft geworden, dass das Opfer weder das Gewicht der Bettdecke noch die Erschütterung ertragen kann, die eine im Raum umhergehende Person hervorruft. Die Nacht wird schlaflos, unter Qualen, verbracht, wobei der betroffene Körperteil hin- und hergedreht und ständig die Position verändert wird; das Hin- und Herwälzen des Körpers findet ebenso wenig ein Ende wie der Schmerz im gequälten Gelenk, und es wird noch schlimmer, wenn der Anfall fortschreitet. Daher der vergebliche Versuch, die Position zu wechseln, sowohl des Körpers als auch des betroffenen Gelenks, um eine Linderung des Schmerzes zu erreichen.«

Nachfolgende Anfälle sind häufig, wobei die meisten Gichtpatienten innerhalb eines Jahres einen weiteren Anfall haben. 7 Prozent haben jedoch nie wieder einen Anfall. Chronische Gicht ist heutzutage ausgesprochen selten, dank der Einführung von Ernährungstherapie und Medikamenten zur Senkung des Harnsäuregehalts. Bei fast 90 Prozent der Betroffenen tritt eine Art von Nierenstörung auf, mit Gicht als Folge von Harnsäureablagerungen, und es besteht ein größeres Risiko für Nierensteine.

Ursachen

Gicht ist in zwei Hauptkategorien eingeteilt: primäre und sekundäre Gicht. Die primäre Gicht macht etwa 90 Prozent aller Fälle aus, die sekundäre nur etwa 10 Prozent. Die Ursache der primären Gicht ist meistens nicht bekannt. Es gibt jedoch mehrere genetische Defekte, bei denen die genaue Ursache für die erhöhte Harnsäurekonzentration bekannt ist.

Die erhöhte Serum-Harnsäurekonzentration, die bei der primären Gicht festgestellt wird, lässt sich in drei Kategorien aufteilen:

1. Verstärkte Synthese von Harnsäure; tritt bei der Mehrheit der Gichtpatienten auf.
2. Verminderte Fähigkeit, Harnsäure auszuscheiden; tritt bei etwa 30 Prozent der Gichtpatienten auf.
3. Überproduktion und zu geringe Ausscheidung von Harnsäure; tritt bei einer kleinen Minderheit der Gichtpatienten auf.

Obwohl der genaue metabolische Defekt in der Mehrheit der Fälle nicht bekannt ist, ist Gicht eine der am besten zu kontrollierenden Krankheiten.

Die *sekundäre Gicht* betriff die Fälle, bei denen die erhöhte Harnsäurekonzentration die Folge einer anderen Störung ist, wie exzessiver Zellabbau oder eine Nierenerkrankung. Diuretische Therapie gegen hohen Blutdruck und eine gering dosierte Aspirintherapie sind ebenfalls wichtige Ursachen für Gicht, da sie die Harnsäureausscheidung reduzieren.

Ursachen für Gicht

- Erhöhte Zufuhr von Purin
- Erhöhte Produktion von Purin (primäre Ursachen):
  - Idiopathisch
  - Bedingt durch bestimmte Enzymdefekte
- Erhöhte Produktion von Purin (sekundär zu einem anderen Auslöser)
- Erhöhter Umsatz von Purin infolge von:
  - Krebs
  - Chronischer hämolytischer Anämie
  - Chemotherapiemedikamenten
  - Schuppenflechte
- Erhöhte Synthese von Purin
- Erhöhter Abbau von Purin infolge von:
  - Hoher Fructosezufuhr
  - Körperlicher Betätigung
- Beeinträchtigte Nierenfunktion
  - Verminderte Nierenreinigung von Harnsäure (primär)
  - Intrinsische Nierenerkrankung
  - Verminderte Nierenreinigung von Harnsäure (sekundär)
  - Funktionelle Beeinträchtigung der Nierenfunktion
    - Bedingt durch Medikamente (zum Beispiel Thiazide oder Salicylate)
    - Erhöhte Milchsäure (zum Beispiel Laktatazidose, Alkoholismus oder Schwangerschaftsvergiftung)
    - Erhöhte Konzentration von Ketonsäure (zum Beispiel diabetische Ketoazidose)
    - Chronische Bleivergiftung

Etwa 200–600 Milligramm Harnsäure werden täglich über den Urin eines männlichen Erwachsenen ausgeschieden und weitere 100–300 Milligramm über die Gallenflüssigkeit und andere Verdauungssekrete. Im Allgemeinen macht der ernährungsbedingte Beitrag zur Harnsäurekonzentration im Blut nur 10–20 Prozent aus, aber Purine und Harnsäure, die über die Ernährung zugeführt werden, können dennoch die Bildung von Kristallen im Gewebe verstärken.

Harnsäure ist ein äußerst schlecht lösliches Molekül, und bei einem Blut-pH-Wert von 7,4 und normaler Körpertemperatur ist das Serum (Blut abzüglich Blutzellen) mit 6,4–7,0 Milligramm pro 100 Milliliter mit Harnsäure gesättigt. Obwohl ein höherer Gehalt nicht unbedingt zur Ablagerung von Harnsäurekristallen im Gewebe führen muss (ein unbekannter Faktor im Serum scheint die Abscheidung von Kristallen zu verhindern), liegt die Wahrscheinlichkeit, einen akuten Anfall zu erleiden, bei 90 Prozent, wenn die Konzentration über 9 Milligramm pro 100 Milliliter beträgt.

Niedrige Körpertemperaturen reduzieren den Sättigungspunkt von Harnsäure, und dies erklärt vielleicht, warum Harnsäureablagerungen dazu neigen, sich an Stellen zu bilden wie oben auf der Ohrmuschel, wo die Temperatur geringer als die durchschnittliche Körpertemperatur ist. Harnsäure ist sogar noch schlechter löslich, wenn der Blut-pH-Wert unter 6,0 liegt; dies kann zu Nierensteinen führen.

Therpeutische Erwägungen

Die derzeitige Standardbehandlung bei akuter Gicht besteht in der Verabreichung von Colchicin, einer entzündungshemmenden Substanz, die ursprünglich aus der Pflanze *Colchicum autumnale* (Herbstzeitlose) gewonnen wurde. Colchicin hat keine Wirkung auf den Harnsäurespiegel, sondern stoppt vielmehr den Entzündungsprozess, indem es den Neutrophiltransport in entzündete Bereiche hemmt.

Mehr als 75 Prozent aller Gichtpatienten beobachten nach der Einnahme von Colchicin eine erhebliche Verbesserung der Symptome innerhalb der ersten 12 Stunden. Aber 80 Prozent der Patienten vertragen eine optimale Dosierung aufgrund von Nebenwirkungen im Verdauungstrakt nicht.

Colchicin könnte auch zur Verdrängung von Knochenmark, zu Haarausfall, Leberschäden, Depression, Anfällen, Atemdepression und sogar zum Tod führen. Andere antiinflammatorische Wirkstoffe gegen akute Gicht umfassen verschiedene entzündungshemmende, nicht-steroidale Medikamente (NSAID) wie Indometacin, Phenylbutazon, Naproxen und Fenoprofen.

Sobald die akute Phase beendet ist, gibt es eine Reihe von Maßnahmen, die die Wahrscheinlichkeit einer Wiederholung verringern:

- Medikamente wie Allopurinol oder Febuxostat, um die Harnsäurekonzentration im Normbereich zu halten
- Meiden von bekannten auslösenden Faktoren wie starkem Alkoholkonsum oder eine Ernährung mit hohem Gehalt an Purinen oder raffinierten Kohlenhydraten
- Niedrige Colchicindosierungen, um weitere akute Anfälle zu verhindern

Wie man weiß, können mehrere Ernährungsfaktoren zur Entwicklung von Gicht führen oder einen Anfall auslösen: Alkohol, besonders Bier und hochprozentige Spirituosen, Lebensmittel mit hohem Purinanteil (zum Beispiel Innereien, Fleisch, Hefe, Geflügel), Fette, raffinierte Kohlenhydrate, besonders hohe Fructosemengen sowie eine exzessive Kalorienaufnahme. Gichtpatienten sind meistens adipös, neigen zu Bluthochdruck, zum metabolischen Syndrom[3] und zu Diabetes[4]; und es besteht ein höheres Risiko für kardiovaskuläre Erkrankungen. Adipositas ist wahrscheinlich der entscheidendste Faktor. Thiazide und Schleifendiuretika werden ebenfalls mit einem höheren Risiko für Gicht sowie einer höheren Anzahl von Gichtanfällen verbunden.[5]

Der naturheilkundliche Ansatz bei chronischer Gicht konzentriert sich auf Ernährungs- und Pflanzenmittel, um die Harnsäurekonzentration im Normbereich zu halten. Die konventionell-medizinische Behandlung von Gicht verlässt sich oft in zu hohem Maße auf Medikamente, die die Xanthinoxidase hemmen. Das Medikament Allopurinol, ein strukturelles Isomer von Hypoxanthin (einem natürlich im Körper verfügbaren Purin), ist seit Jahrzehnten die wichtigste Säule der Behandlung. Im Februar 2009 wurde durch die US-amerikanischen Gesundheitsbehörde FDA jedoch Febuxostat (Uloric) zugelassen, ein weiterer Xanthinoxidase-Hemmer, der größere Wirkung bei der Senkung und Beibehaltung der Serumuratkonzentration hat und Allopurinol allmählich verdrängt.[6] Mittel zur Verstärkung der Harnsäureausscheidung (Probenecid, Sulfinpyrazon und Benzbromaron) werden als Mittel der zweiten Wahl für Patienten mit verringerter Harnsäureausscheidung verwendet.

Giftigkeit von Blei

Eine sekundäre Form der Gicht, manchmal als saturnine Gicht bezeichnet, kann aus der Giftigkeit von Blei entstehen. Historisch gesehen wurde die saturnine Gicht durch das Trinken von Alkohol hervorgerufen, der in bleihaltigen Fässern gelagert wurde. Eine überraschende, ziemlich häufige Bleiquelle scheint Bleikristall zu sein; Portwein nimmt beispielsweise Blei auf, wenn er in einem Dekanter aus Kristall aufbewahrt wird.[7] Der Bleigehalt nimmt mit der Einlagerungszeit zu und erreicht nach mehreren Monaten toxisches Niveau. Selbst wenige Minuten in einem Kristallglas führen zur messbaren Erhöhung des Bleigehalts im Wein. Während die Bleikonzentration bei der allgemeinen Bevölkerung erheblich abgenommen hat, seit Blei nicht mehr in Benzin enthalten sein darf, sind ihm Menschen, die mit Flugbenzin in Berührung kommen, noch immer ausgesetzt. Der Wirkmechanismus beruht auf der verminderten Ausscheidung von Harnsäure über die Nieren.

Ernährung

Zur Behandlung der Gicht über die Ernährung gehören die folgenden Richtlinien:

- Reduzierung der Purinaufnahme
- Meiden von Alkohol
- Erreichen des idealen Körpergewichts
- Großzügiger Verzehr von komplexen Kohlenhydraten
- Geringer Fettkonsum
- Geringe Proteinzufuhr
- Hohe Flüssigkeitszufuhr

Alkalische Diät mit niedrigem Puringehalt

Eine Ernährung mit niedrigem Puringehalt ist seit Jahrzehnten die wichtigste Säule der Ernährungstherapie bei Gicht. In der heutigen Zeit senken viele Ärzte die Harnsäurekonzentration jedoch lieber durch die Verordnung von starken Medikamenten, um den Patienten nicht die Unbequemlichkeit und die Entbehrungen einer Ernährung ohne Purine zuzumuten. Doch ist die diätetische Einschränkung von Purin noch immer empfehlenswert, um metabolischen Stress zu vermeiden. Lebensmittel mit hohem Puringehalt sollten vollständig gemieden werden. Dazu gehören Innereien, Hefe (Bier- und Backhefe) und kleinere Fische wie Sardinen, Heringe und Sardellen. Lebensmittel mit moderatem Puringehalt sollten ebenfalls eingeschränkt werden. Hierzu zählen getrocknete Hülsenfrüchte, Spinat, Spargel, Fisch, Fleisch, Geflügel, Schalentiere und Pilze.

Eine alkalische Diät wird für die alimentäre Behandlung von Gicht empfohlen, weil ein höherer alkalischer pH-Wert die Lösbarkeit von Harnsäure erhöht. Man beobachtete, dass die alkalische Diät die Ausscheidung von Harnsäure von täglich 302 Milligramm bei einem pH-Wert von 5,9 auf täglich 413 Milligramm bei einem pH-Wert von 6,5 erhöhte.[8] Weitere Informationen über den Säurebaseneffekt üblicher Nahrungsmittel siehe Anhang C.

Lebensmittel mit hohem Puringehalt

- Fleischextrakte
- Hefe
- Innereien (Hirn, Niere, Leber, Kalbsbries)
- Kraftbrühe
- Rogen (Fischeier)
- Sardellen
- Sardinen (und andere kleine Fische wie Heringe und Makrelen)
- Lebensmittel mit mittlerem Puringehalt
- Erbsen (getrocknet)
- Fisch (größere Arten)
- Fleisch
- Geflügel
- Hülsenfrüchte
- Pilze
- Schalentiere
- Spargel
- Spinat

Lebensmittel mit niedrigem Puringehalt

- Eier
- Getreide
- Milch
- Nudeln
- Nüsse
- Obst
- Oliven

Alkohol

Der Konsum von Alkohol erhöht die Produktion von Harnsäure, indem er den Nukleotidabbau beschleunigt und die Harnsäureausscheidung durch die Verstärkung der Laktatproduktion reduziert, was die Nieren schädigt. Die Folge ist ein beträchtlicher Anstieg der Serum-Harnsäurekonzentration. Das erklärt, warum einem akuten Gichtanfall häufig Alkoholkonsum vorausgeht. Viele Menschen müssten lediglich auf Alkohol verzichten, um die Harnsäure zu reduzieren und der Gicht vorzubeugen.

Übergewicht

Übergewicht ist mit häufigerem Auftreten von Gicht verbunden. Eine Gewichtsabnahme reduziert bei adipösen Menschen deutlich die Serum-Harnsäurekonzentration.[9] Weitere Informationen siehe das Kapitel »Adipositas und Gewichtskontrolle«.

Kohlenhydrate, Fette und Proteine

Raffinierte Kohlenhydrate und gesättigte Fette sollten auf ein Minimum reduziert werden, da Erstere die vermehrte Harnsäureproduktion fördern und die Zweiten dazu beitragen, dass die Harnsäure zurückgehalten wird. Zudem scheint eines der diätetischen Schlüsselziele bei der Behandlung von Gicht die Verstärkung der Insulinsensitivität zu sein.[9]

Der Eiweißkonsum sollte nicht übermäßig sein (das heißt nicht mehr als 0,8 Gramm pro Kilogramm Körpergramm pro Tag), denn wie sich herausgestellt hat, könnte eine hohe Proteinzufuhr die Harnsäuresynthese sowohl bei gesunden Menschen als auch bei Gichtpatienten beschleunigen.[5]

Flüssigkeitszufuhr

Großzügige Flüssigkeitsmengen verdünnen den Urin und fördern die Ausscheidung von Harnsäure. Außerdem senkt die Verdünnung des Urins das Risiko für Nierensteine.

Nahrungsergänzungsmittel

Fischöl

Die Supplementierung mit Fischöl kann sich als sinnvoll bei der Behandlung von Gicht herausstellen. Die Omega-3-Fettsäuren EPA und DHA schränken die Produktion von Leukotrienen ein, was zu einem Großteil der bei Gicht beobachteten Entzündungen und Gewebeschädigungen beiträgt.

Folsäure

Folsäure hemmt nachweislich die Xanthinoxidase, das für die Produktion von Harnsäure zuständige Enzym.[10] Wie Forschungen ergeben haben, hemmt ein Derivat der Folsäure die Xanthinoxidase sogar noch stärker als Allopurinol, was nahelegt, dass Folsäure in pharmakologischen Dosierungen ein wirksame Behandlung bei Gicht sein könnte.[11] Es gibt positive Berichte über die Behandlung von Gicht, aber die Daten sind nicht vollständig und ungeordnet.[12]

Quercetin

Das Bioflavonoid Quercetin zeigte mehrfach Wirkung in experimentellen Studien, die auf einen möglichen Nutzen für Gichtpatienten hinweisen.[13–15] Quercetin bietet Schutz, indem es Folgendes hemmt:

- Die Xanthinoxidase – ähnlich wie durch das Medikament Allopurinol
- Die Synthese und Freisetzung von Leukotrienen
- Die Ansammlung von weißen Blutkörperchen und die Freisetzung von Enzymen

Da jedoch die Absorbierung von Quercetin nicht besonders gut ist, empfehlen wir die hochgradige, bioverfügbare, enzymatisch veränderte Form Isoquercitrin (EMIQ).

Vitamin C

Gichtpatienten sollten übermäßige Mengen an Vitamin C meiden, weil es bei einigen wenigen Menschen die Harnsäurekonzentration erhöhen kann.[16]

Niacin

Hohe Dosen Niacin (das heißt mehr als 100 Milligramm täglich) sind wahrscheinlich bei der Behandlung von Gicht kontraindiziert, weil die Substanz bei der Ausscheidung mit der Harnsäure konkurriert.[17]

Pflanzliche Arzneimittel

Kirschen und andere dunkelrote und dunkelblaue Früchte

Der Verzehr von 250 Gramm frischen oder konservierten Kirschen ist nachweislich wirksam bei der Senkung der Harnsäurekonzentration und der Verhinderung von Gichtanfällen.[18] Eine Studie ermittelte den Plasmagehalt von Harnsäure und die Marker für Antioxidantien und Entzündungen bei zehn gesunden Frauen, die auf nüchternen Magen 250 Gramm Kirschen gegessen hatten.[19] Blut- und Urinproben wurden vorher und nachher, jeweils nach 1,5, 3 und 5 Stunden genommen. 5 Stunden nach dem Verzehr der Kirschen war die Plasmaharnsäure um durchschnittlich 30 Millimol pro Liter gesunken. Diese Abnahme korrelierte mit der erhöhten Urinausscheidung von Urat. Die Entzündungsmarker (Plasma-C-reaktive Protein- und Stickoxide-Konzentrationen) waren nach 1,5 Stunden leicht gesunken.

Kirschen, Blaubeeren, Weißdornbeeren und andere dunkelrote und blaue Früchte sind reiche Quellen für Anthocyanidine und Proanthocyanidine. Diese Substanzen sind Flavonoidmoleküle, die diesen Früchten ihre tiefe rot-blaue Farbe verleihen; sie haben die bemerkenswerte Fähigkeit, die Zerstörung von Kollagen zu hemmen. Anthocyanidine und andere Flavonoide haben in vielerlei Hinsicht Einfluss auf den Kollagenstoffwechsel:

- Sie besitzen die einzigartige Fähigkeit, Kollagenfasern wirklich zu vernetzen, was zur Verstärkung der natürlichen Vernetzung von Kollagen beiträgt, das die Matrix des Bindegewebes formt.
- Durch ihre starke antioxidative Wirkung verhindern sie Schädigungen durch freie Radikale.
- Sie hemmen den Kollagenabbau durch Enzyme, die von den Leukozyten während einer Entzündung abgesondert werden.
- Sie hemmen die Freisetzung und Synthese von entzündungsfördernden Substanzen wie Histamin, Serinprotease, Prostaglandinen und Leukotrienen.

Selleriesamenextrakt

Die Verbindung 3-n-Butylphtalide (3nB) kommt nur in Sellerie vor und ist verantwortlich für seinen Geschmack und seinen Geruch. Ein Selleriesamenextrakt enthält standardisiert 85 Prozent 3nB, und andere Selleriephthalide zeigten sich nutzbringend bei Rheumatismus – der allgemeine Begriff für arthritische und muskuläre Schmerzen.[20, 21] In Studien mit Gichtpatienten hatten die Teilnehmer seit etwa 10 Jahren unter Gelenkstarre und periodischen oder ständigen Schmerzen gelitten, die sie bei ihren Pflichten in Haushalt und Beruf und bei der Ausführung ihrer Hobbies beeinträchtigten. Nach 3-wöchiger Anwendung spürten die Teilnehmer eine deutliche Schmerzlinderung, bei einer durchschnittlichen Minderung der Schmerzen um 68 Prozent; einige Patienten wurden sogar vollständig schmerzfrei. Die meisten Teilnehmer erreichten nach 6 Wochen die Höchstwirkung, obwohl einige noch weitere Verbesserungen feststellten, je länger der Extrakt genommen wurde. Selleriesamenextrakt scheint bei Gichtpatienten besonders nutzbringend zu sein, da 3nB die Produktion von Harnsäure einschränkt, indem es das Enzym Xanthinoxidase hemmt.[22]

Schnellüberblick

- Gicht wird durch Harnsäurekristalle verursacht, die sich in den Gelenken absetzen.
- Einige Ernährungsfaktoren sind dafür bekannt, Gicht auszulösen: Alkohol, Lebensmittel mit hohem Puringehalt, Fette und raffinierte Kohlenhydrate.
- Der Verzicht auf Alkohol reduziert die Harnsäurekonzentration und verhindert bei vielen Menschen arthritische Gicht.
- Beliebige Flüssigkeitszufuhr verdünnt den Urin und fördert die Ausscheidung von Harnsäure.
- Der Verzehr von 250 Gramm frischen oder konservierten Kirschen pro Tag erwies sich nutzbringend bei der Senkung der Harnsäurekonzentration und der Verhinderung von Gichtanfällen.

Behandlungsübersicht

Folgendes gehört zum naturheilkundlichen Ansatz bei Prävention und Behandlung von Gicht:

- Nahrungs- und pflanzliche Mittel, um die Harnsäurekonzentration im Normbereich zu halten
- Kontrollierte Gewichtsabnahme bei adipösen Patienten
- Verzicht auf bekannte auslösende Faktoren (wie starken Alkoholkonsum und eine Ernährung mit hohem Puringehalt)
- Zufuhr von alimentären Nährstoffen, um weiteren Anfällen vorzubeugen
- Zufuhr von pflanzlichen und alimentären Nährstoffen, um Entzündungsprozessen vorzubeugen

Ernährung

Folgen Sie den Richtlinien im Kapitel »Eine gesunde Ernährung«. Verzichten Sie auf Alkohol, meiden Sie Lebensmittel mit hohem Puringehalt, essen Sie mehr komplexe Kohlenhydrate, reduzieren Sie den Verzehr einfacher Kohlenhydrate, essen Sie wenig Fett, optimieren Sie die Proteinzufuhr (weniger als 0,8 Gramm pro Kilogramm Körpergewicht pro Tag) und nehmen Sie große Mengen an Flüssigkeit zu sich.

Zudem sollten großzügige Mengen (120–240 Gramm täglich) an Kirschen, Blaubeeren und anderen roten oder blauen Beeren, die reich an Anthocyanosiden sind, verzehrt oder durch Extrakte daraus ersetzt werden. Siehe Anhang C, »Säure-Basen-Wert bestimmter Lebensmittel«.

Nahrungsergänzungsmittel

- Ein hochpotentes Multivitamin-Mineralstoffpräparat, wie im Kapitel »Supplementierung« beschrieben
- Vitamin D_3: täglich 2000–4000 IE (idealerweise Blutwerte messen und die Dosierung entsprechend anpassen)
- Fischöl: täglich1000 Milligramm EPA + DHA
- Eines der folgenden Präparate:
  - → Kirschextrakt(10:1): dreimal täglich 500–1000 Milligramm
  - → Traubenkernextrakt (mehr als 95 oligomere Proanthocyanidine): 100–300 Milligramm pro Tag
  - → Kiefernrindenextrakt (mehr 95 oligomere Proanthocyanidine): 100–300 Milligramm pro Tag
  - → Enzymatisch modifiziertes Isoquercitrin (EMIQ): zweimal täglich 100 Milligramm

Pflanzliche Arzneimittel

Selleriesamenextrakt (85 Prozent 3nB-Gehalt): zwei- bis dreimal täglich 75 Milligramm

GLAUKOM (GRÜNER STAR)

- Akutes Glaukom:
  - Starker, pochender Schmerz im Auge bei deutlich verschwommener Sicht
  - Die Pupille ist moderat erweitert und starr
  - Keine Pupillenreaktion auf Licht
  - Erhöhter Augeninnendruck, für gewöhnlich nur in einem Auge
  - Häufig Übelkeit und Erbrechen
- Chronisches Glaukom
  - Anhaltende Erhöhung des Augeninnendrucks mit pathologischer Aushöhlung des Sehnervenkopfs
  - Keine Symptome im Frühstadium
  - Allmählicher Verlust der peripheren Sicht und schließlich Tunnelblick
  - Schleichendes Auftreten bei älteren Menschen
- Normotensives Glaukom:
  - Normaler Augeninnendruck ohne pathologische Aushöhlung des Sehnervenkopfs
  - Asymptomatisch im Frühstadium
  - Allmählicher Verlust der peripheren Sicht und schließlich Tunnelblick
  - Schleichendes Auftreten bei älteren Menschen, häufiger bei Frauen als bei Männern
  - Häufig niedriger Blutdruck

Glaukom bedeutet in den meisten Fällen Sehverlust, der durch erhöhten Augeninnendruck verursacht wird; dieser entsteht, weil mehr Augenflüssigkeit (Kammerwasser) produziert wird als abfließt.

Der normale Augeninnendruck liegt bei etwa 10–21 mm Hg. Bei chronischem Glaukom ist der Augeninnendruck gewöhnlich leicht bis moderat erhöht (22–40 mm Hg). Bei akutem grünem Star ist der Augeninnendruck höher als 40 mm Hg. Er ist ein medizinischer Notfall; erfreulicherweise ist er die seltenste Form des Glaukoms.

Das chronische Offenwinkelglaukom[1] ist die weitaus häufigste Form. Sie liegt bei etwa 70–75 Prozent der circa 3 Millionen Glaukomfällen in den Vereinigten Staaten.

In einigen Fällen entwickelt sich der grüne Star bei Menschen mit normalem Augeninnendruck. Diese Form des Glaukoms, das man als *Niedrigdruckglaukom* oder *normotensives Glaukom* bezeichnet, betrifft in den Vereinigten Staaten etwa 25–30 Prozent der Fälle. Sie tritt häufiger bei Frauen als bei Männern auf und häufiger bei Erwachsenen um die 60 Jahre. Ein bekannter Risikofaktor für das normotensive Glaukom ist niedriger Blutdruck.

Da viele Patienten mit grünem Star symptomfrei sind, ist es wichtig, dass bei den jährlichen Check-up-Untersuchungen bei Menschen über 60 Jahren auch regelmäßig die Augen untersucht werden. Der grüne Star ist eine ernsthafte Erkrankung, die strenge Kontrollen erfordert.

Ursachen

Es besteht eine starke Korrelation zwischen der Zusammensetzung von Kollagen und chronischem grünen Star.[2] Kollagen ist das am üppigsten vorhandene Protein im Körper, auch im Auge, wo es für Festigkeit und Unversehrtheit des Gewebes sorgt.

Angeborene Störungen des Kollagenstoffwechsels (zum Beispiel Glasknochenkrankheit, Ehlers-Danlos-Syndrom oder Marfansyndrom) stehen oftmals im Zusammenhang mit dem grünen Star und anderen Augenerkrankungen.[3] Bei grünem Star kommt es zu Strukturveränderungen im Auge, die das Bindegewebsgeflecht (welches das Kammerwas-

Warnhinweis

Das akute Engwinkelglaukom ist ein medizinischer Notfall. Wenn es nicht innerhalb von 12 bis 48 Stunden entsprechend behandelt wird, wird der/die Betroffene innerhalb von 2 bis 5 Tagen dauerhaft erblinden. Betroffene mit einem engen Vorderkammerwinkel können spontan ein akutes Glaukom entwickeln. Dem Prozess kann alles vorausgehen, was die Pupille erweitert, wie atropin- und epinephrinähnliche Medikamente. Typische Anzeichen und Symptome sind stärkste Schmerzen, verschwommene Sicht, Röte und eine starre, erweiterte Pupille. Jeder, bei dem der Verdacht auf ein Glaukom besteht, muss sämtliche pupillenerweiternden Mittel strikt meiden.

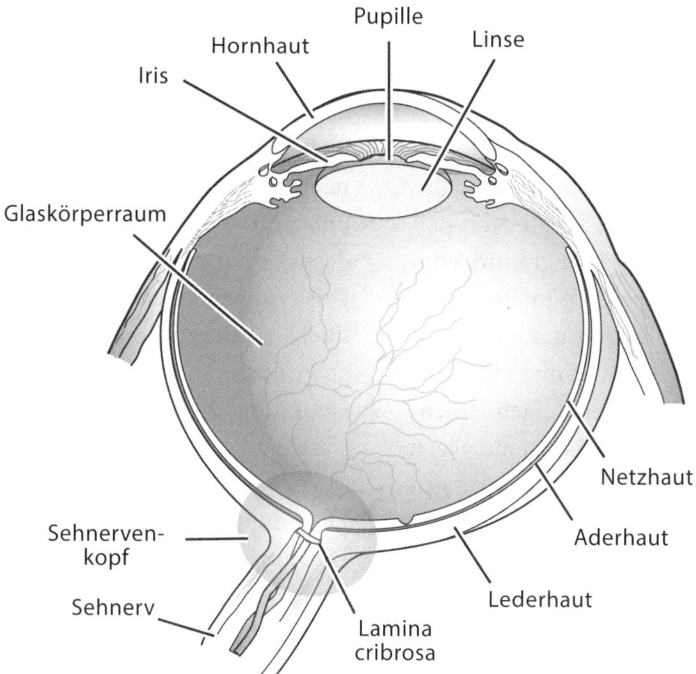

Anatomie des Auges

ser passieren muss, um zum Schlemm'schen Kanal zu gelangen) und die Blutbahnen des Auges betreffen.[2, 4–6]

Diese Veränderungen können zu erhöhtem Augeninnendruck oder, vielleicht schwerwiegender, zum Fortschreiten des peripheren Sehverlusts führen. Veränderungen in der Kollagenstruktur würden Folgendes erklären:[2, 4–6]

- Sehverlust bei Normaldruckglaukom
- Aushöhlung des Sehnervenkopfs selbst bei niedrigem Augeninnendruck
- Keine erkennbare anatomische Ursache für den verminderten Kammerwasserabfluss bei chronischem oder Normaldruckglaukom

Da erhöhter Augeninnendruck beim Normaldruckglaukom nicht vorkommt, wurden darüber hinaus noch weitere Faktoren angeführt, die bei chronischem Glaukom ebenfalls von Bedeutung sein könnten:

- Verminderter Blutfluss
- Frühes Absterben von Nervenzellen
- Nervenreizung
- Exzessive Erzeugung von Glutamat
- Autoimmunerkrankung

Therapeutische Erwägungen

Vorbeugung und Behandlung des chronischen Glaukoms zielen auf die Senkung des Augeninnendrucks und die Verbesserung des Kollagenmetabolismus ab. Die Rolle der Kollagenzerstörung bei der Genese des Glaukoms erkennt man bei einem durch Kortikosteroide erzeugten Glaukom, bei dem diese Stoffe die Kollagenbildung im Auge verhindern.[2] Glaukompatienten sollten auf Kortikosteroide verzichten.

Allergien

Die erfolgreiche Behandlung des chronischen Glaukoms mithilfe von Mitteln gegen Allergie wird in der medizinischen Literatur bestätigt.[7] In einer Studie erfuhren viele der 113 Probanden einen sofortigen Anstieg des Augeninnendrucks bis zu 20 mm Hg (zusätzlich zu anderen typischen Symptomen), wenn sie mit einem entsprechenden Allergen – ob aus der Nahrung oder der Umwelt – gereizt wurden. Der Autor vermutete, dass die bekannten Allergiereaktionen der veränderten vaskulären Durchlässigkeit sowie Gefäßspasmen zu Stauungen und Ödemen – typischen Anzeichen für ein Glaukom – führen könnten.

Nahrungsergänzungsmittel

Vitamin C

Optimale Vitamin-C-Konzentrationen im Gewebe sind entscheidend für die Kollagenintegrität. Zudem wurde in vielen klinischen Studien beobachtet, dass die Supplementierung mit Vitamin C den Augeninnendruck senkt.[8–12] In einer Studie senkte zum Beispiel eine tägliche Dosis von 500 Milligramm Vitamin C pro Kilogramm Körpergewicht in einer oder mehreren Gaben den Augeninnendruck bei Glaukompatienten um durchschnittlich 16 mm Hg.[12] Die Verwendung von Vitamin C hat bei einigen Patienten, die nicht auf die üblichen Medikamente gegen den grünen Star ansprachen, deutliche Besserungen erzielt.[12]

Die Fähigkeit von Vitamin C, den Augeninnendruck zu senken, hält nur für die Dauer der Supplementierung an. Obwohl die orale Vitamin-C-Therapie effektiv ist, erreicht man bei intravenöser Verabreichung eine sogar noch stärkere Senkung.[8, 10–12] Die Überwachung des Augeninnendrucks ist notwendig, um die geeignete individuelle Dosis zu finden, denn einige Patienten reagieren schon auf so kleine Mengen wie 2 Gramm pro Tag, während andere nur auf ausgesprochen hohe Dosen (35 Gramm pro Tag) ansprechen.[8–12] Bei hohen Dosen tritt häufig Unwohlsein im Bauchraum auf, was aber normalerweise nach 3–4 Tagen abklingt.[12] Wir halten geringere Vitamin-C-Dosierungen für ausreichend, wenn man zusätzlich Flavonoide verabreicht, um den Kollagenstoffwechsel noch stärker zu unterstützen. Man muss sich darüber im Klaren sein, dass der kurzfristige Nutzen von hohen Vitamin-C-Dosierungen in erster Linie auf einen osmotischen Effekt zurückzuführen ist, während eine Langzeitanwendung moderater Dosierungen erforderlich ist, um das Kollagen und die Gewebegesundheit zu stärken.

Flavonoidreiche Extrakte

Die nutzbringendsten Flavonoide sind die Anthocyanoside und Proanthocyanoside – die blau-roten Pigmente, die in vielen Frucht- und Pflanzenextrakten vorkommen. Diese Substanzen schonen das Vitamin C, verbessern die Unversehrtheit der Kapillaren und stabilisieren die Kollagenmatrix, indem sie Schädigungen durch freie Radikale verhindern, die enzymatische Spaltung von Kollagen hemmen und sich direkt mit den Kollagenfasern vernetzen.[13–15] Ein Extrakt aus *Vaccinium myrtillus* (Heidelbeere) ist beson-

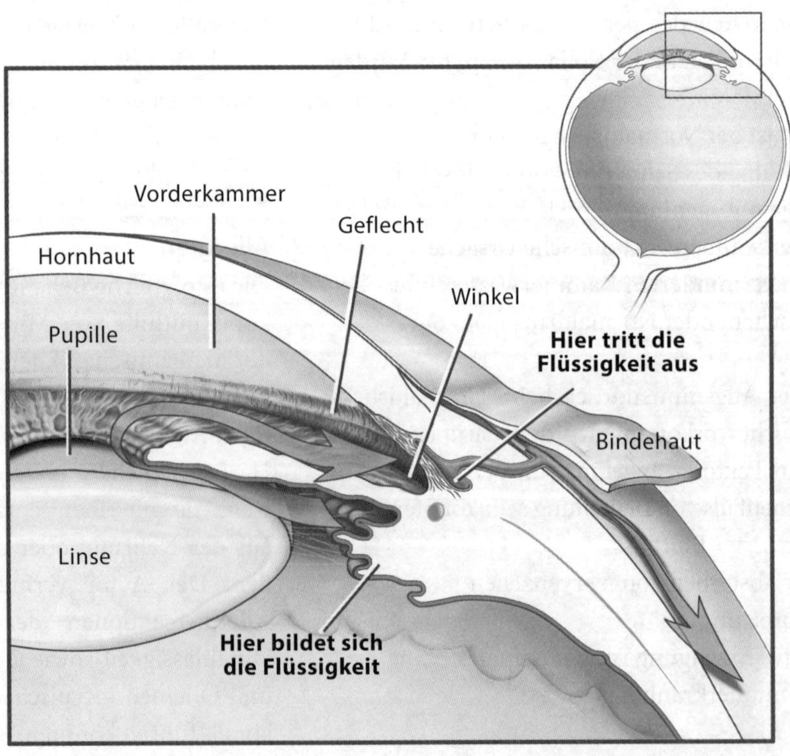

Fluss des Kammerwassers

ders reich an anthocyanosiden Komponenten, und sein Einsatz hat gute Ergebnisse bei Nachtblindheit und diabetischer Retinopathie erzielt. Traubenkern- und Kiefernrindenextrakt erwiesen sich ebenfalls bei mehreren Augenerkrankungen als erfolgreich. In einer Studie wurde an 38 asymptomatischen Probanden mit erhöhtem Augeninnendruck eine Kombination von Extrakten aus Heidelbeeranthocyanosid (160 Milligramm) und Kiefernrinde (80 Milligramm) ausprobiert.[16] Nach 2-monatiger Supplementierung mit den Flavonoiden sank der Augeninnendruck durchschnittlich von ursprünglich 25,2 mm Hg auf 22,2 mm Hg. Nach weiteren 3 Behandlungsmonaten sank bei neunzehn der zwanzig mit Flavonoiden behandelten Patienten der Augeninnendruck. Nebenwirkungen wurden nicht beobachtet. Darüber hinaus wurde durch Ultraschalluntersuchungen eine verbesserte Durchblutung der Augenstrukturen einschließlich der Netzhaut gemessen.

Rutin, ein bekanntes Flavonoid aus der Zitrone, erwies sich ebenfalls als nutzbringend bei der Senkung des Augeninnendrucks, wenn es zusätzlich bei Patienten eingesetzt wurde, die auf eine medikamentöse Therapie nicht ansprachen.[17]

Ginkgo-biloba-Extrakt ist reich an Flavonoiden und könnte den Ergebnissen von zwei Doppelblindstudien zufolge sinnvoll beim Normotensivglaukom sein. In der ersten Studie mit gesunden freiwilligen Teilnehmern erhöhte *Ginkgo-biloba*-Extrakt (täglich 120 Milligramm) die enddiastolische Geschwindigkeit in der Augenarterie (23 Prozent Veränderung) erheblich, während mit einem Placebo keine Veränderungen beobachtet wurden. Ginkgo veränderte weder den arteriellen Blutdruck noch Herzfrequenz oder Augeninnendruck.[18]

In der zweiten Studie erhielten Patienten mit normontensivem Glaukom 4 Wochen lang entweder dreimal täglich 40 Milligramm *Ginkgo-biloba*-Extrakt oder ein Placebo, gefolgt von einer 8-wöchigen Ausleitungsphase, danach erhielten sie 4 Wochen lang das andere Mittel. Nach der Ginkgo-Behandlung konnten signifikante Verbesserungen der Sichtfeldindikatoren verzeichnet werden, was zeigt, dass Ginkgo bei einigen Patienten mit normotensivem grünem Star bestehende Sichtfeldbeeinträchtigungen verbessert.[19]

Magnesium

Da Medikamente, die den Calciumkanal blockieren, einigen Glaukompatienten helfen, entschloss sich eine Gruppe von Wissenschaftlern in der Schweiz, die Wirkung der Supplementierung mit Magnesium – man nennt es auch den »natürlichen Calciumblocker des Körpers« – zu untersuchen. Zehn Glaukompatienten (sechs mit chronischem, vier mit normotensivem Glaukom) nahmen an der Studie teil. Magnesium wurde einen Monat lang in einer moderaten Dosis von zweimal täglich 121,5 Milligramm verabreicht. Nach 4-wöchiger Behandlung verbesserte sich das Sichtfeld, und ebenso besserten sich die Blutflussmessungen. Wie diese Ergebnisse zeigen, optimiert die Supplementierung mit Magnesium die periphere Zirkulation, und es scheint eine günstige Wirkung auf das Sichtfeld von Patienten mit grünem Star zu haben.[20]

Um die Wirkung einer oralen Magnesiumtherapie auf den Blutfluss zum Auge und die Sehfunktion zu untersuchen, erhielten fünfzehn Patienten mit normotensivem Glaukom einen Monat lang 300 Milligramm Magnesium oral, während fünfzehn andere Patienten keine Behandlung erhielten. Bei der Magnesiumgruppe waren deutliche Verbesserungen der Sichtfeldmessungen festzustellen. Bei der Durchblutung des Auges gab es keine Veränderungen, man weiß also nicht, woher die positive Wirkung von Magnesium rührt.[21]

Chrom

Eine fallkontrollierte Studie mit 400 Augenpatienten, von denen 52 ein chronisches Glaukom hatten, kam zu dem Ergebnis, dass diese Erkrankung in starkem Zusammenhang mit Chrommangel und niedriger Vitamin-C-Zufuhr steht.[22]

Fischöl

In einer interessanten Studie führte die Fütterung von Hasen mit Nahrung, die mit Lebertran versetzt war, zu einer Senkung des Augeninnendrucks von 25 mm Hg auf 11 mm Hg. Intramuskuläre Injektionen von Lebertran erwirkten eine dosisabhängige Senkung des Augeninnendrucks. Nach Absetzen des Lebertrans pendelte sich der Augeninnendruck der Tiere wieder auf das vorherige Niveau ein. Bei Kontrolltieren, die flüssiges Schmalz oder Färberdistelöl erhielten, waren keine Veränderungen des Augeninnendrucks zu verzeichnen.[23] Vorläufige Humanstudien mit der Omega-3-Fettsäure DHA sind erfolgversprechend.[24]

Koffein

Viele Ärzte weisen ihre Patienten mit grünem Star an, Kaffee und andere koffeinhaltige Getränke zu meiden, und die Forschung scheint diese Empfehlung zu untermauern. Der Konsum von normalem Kaffee (180 Milligramm Koffein in 200 Milliliter Kaffee) und entkoffeiniertem Kaffee (3,6 Milligramm Koffein in 200 Milliliter Kaffee) wurde in einer Doppelblind-Cross-over-Studie bei Patienten mit normotensivem und chronischen Glaukom verglichen.[25] In beiden Gruppen wurde der Augeninnendruck jeweils 30, 60 und 90 Minuten nach der Koffeinzufuhr überprüft. Bei den Patienten mit normotensivem Glaukom, die normalen Kaffee getrunken hatten, lag die Erhöhung des Augeninnendrucks nach 30, 60 und 90 Minuten bei 0,9 beziehungsweise 3,6 und 2,3 mm Hg; bei den Patienten, die entkoffeinierten Kaffee getrunken hatten, lagen die Anstiegswerte nur bei 0,75 beziehungsweise 0,70 und 0,4 mm Hg. Die entsprechenden Werte bei Patienten mit chronischem Glaukom waren folgende: Nach normalem Kaffee gab es Erhöhungen von 1,1 beziehungsweise 3,4 und 3 mm Hg und nach entkoffeiniertem Kaffee von 0,6 beziehungsweise 0,9 und 0,5 mm Hg. Wie diese Studie recht deutlich demonstrierte, erfuhren die Teilnehmer, die normalen Kaffee tranken, einen stärkeren Anstieg des Augeninnendrucks, unabhängig davon, ob sie an chronischem oder normotensivem Glaukom litten.

Körperliche Betätigung

Körperliche Betätigung kann zu unmittelbarer und länger anhaltender Senkung des Augeninnendrucks führen. Innerhalb der ersten 5 Minuten der Anstrengung steigt der Augeninnendruck zunächst, sinkt dann aber allmählich und erreicht den tiefsten Stand eine Stunde nach der körperlichen Betätigung. Die Senkung des Augeninnendrucks beträgt etwa 23 Prozent bei gesunden Menschen, während Patienten mit grünem Star für gewöhnlich eine stärkere Senkung verzeichnen und der Wiederanstieg nach der Anstrengung länger dauert.[26] Nach Walking, Jogging und Schnelllauf zum Beispiel betrug die Senkung bei Glaukompatienten 7,2 beziehungsweise 12,7 Prozent und war somit stärker als bei Menschen mit gesunden Augen. Gleichfalls hielt der Druckabfall nach dem Schnelllauf etwa 84 Minuten bei den Glaukompatienten und 63 Minuten bei gesunden Menschen an. Das Sinken des Augeninnendrucks ist unabhängig vom systemischen Blutdruck.

Für Menschen, die sich wenig körperlich betätigen, scheint Bewegung nutzbringend bei der Senkung des Augeninnendrucks zu sein, wenn sie sich moderat bis stark körperlich anstrengen; bei trainierten Menschen fällt die Senkung etwas weniger effektiv aus.[27] Es muss jedoch betont werden, dass besser trainierte Menschen ohnehin zu niedrigerem Augeninnendruck neigen. Wenn man die sportliche Betätigung beendet, lässt die Wirkung nach 3 Wochen wieder nach. Obwohl Bewegung den Augeninnendruck vielleicht nicht bei jedem zu senken vermag, kann sie doch bei vielen zu spürbarer Besserung führen. Eine Studie stellte bei 34 Prozent der Teilnehmer eine Senkung des Augeninnendrucks nach körperlicher Anstrengung um mindestens 2 mm Hg fest, jedoch erfuhren 57 Prozent keine Veränderung, und bei 9 Prozent erhöhte sich der Druck sogar.[28]

Schnellüberblick

- Ein akutes Glaukom ist ein medizinischer Notfall.
- Prävention und Behandlung eines chronischen Glaukoms bestehen in der Senkung des Augeninnendrucks und der Verbesserung des Kollagenstoffwechsels.
- Die nutzbringendsten Flavonoide sind die Anthocyanoside und die Proanthocyanoside – die rotblauen Pigmente, die in vielen Frucht- und Pflanzenextrakten enthalten sind.
- *Ginkgo-biloba*-Extrakt kann bei einem normotensiven Glaukom sinnvoll sein.
- Die Supplementierung mit Magnesium lindert sowohl das chronische als auch das normontensive Glaukom.
- Glaukompatienten sollten keinen Kaffee trinken.
- Körperliche Betätigung ist sehr effektiv bei der Senkung des Augeninnendrucks.

Behandlungsübersicht

Ergreifen Sie allgemeine Maßnahmen zur Verbesserung Ihres gesamten Gesundheitszustands. Bewegen Sie sich vor allem regelmäßig und folgen Sie den Richtlinien im Kapitel »Eine gesunde Ernährung«.

Nahrungsergänzungsmittel

- Ein hochpotentes Multivitamin-Mineralstoffpräparat, wie im Kapitel »Supplementierung« beschrieben
- Wesentliche Nährstoffe:
  - → Vitamin C: dreimal täglich 500–1000 Milligramm
  - → Magnesium (an Aspartat, Citrat, Fumarat, Malat oder Succinat gebunden): dreimal täglich 200–300 Milligramm
  - → Chrom: täglich 200–400 Mikrogramm
  - → Zink: täglich 30–45 Milligramm
  - → Vitamin D_3: täglich 2000–4000 IE (idealerweise Blutwerte messen und die Dosierung entsprechend anpassen)
- Fischöl: täglich 1000 Milligramm EPA + DHA
- Eins der folgenden Präparate:
  - → Traubenkernextrakt (mehr als 95 Prozent oligomere Proanthocyanidine): täglich 100–300 Milligramm
  - → Kiefernrindenextrakt (mehr als 95 Prozent oligomere Proanthocyanidine): täglich 100–300 Milligramm
  - → Andere flavonoidreiche Extrakte mit ähnlichem Gehalt an Flavonoiden, »Supergreens« oder andere Antioxidantien auf Pflanzenbasis, die täglich einen ORAC-Wert (Sauerstoffradikal-Absorptionsfähigkeit) von 3000 bis 6000 Einheiten oder mehr liefern können

Pflanzliche Arzneimittel

- Bei chronischem Glaukom: Extrakt (25 Prozent Anthocyanidin-Gehalt) aus *Vaccinium myrtillus* (europäische Heidelbeere): täglich 160–240 Milligramm
- Bei Normotensivem Glaukom: *Ginkgo-biloba*-Extrakt: täglich 240–320 Milligramm

GRAUER STAR

- Trübung oder Verdunklung der Linse im Auge
- Allmählicher Sehkraftverlust

Grauer Star beziehungsweise Katarakte sind weiße Eintrübungen in der normalerweise durchsichtigen Linse des Auges. Sie sind das Ergebnis einer Beschädigung der Proteinstruktur der Linse, ähnlich der Veränderung des Eiweißes im Hühnerei, wenn es gekocht oder gebraten wird. In den Vereinigten Staaten sind Katarakte die Hauptursache für Sehstörungen und Erblindungen. Bei ungefähr 6 Millionen Amerikanern liegt ein gewisser Grad von Katarakt vor, was ihre Sehfähigkeit schwächt, und unter den Medicare-Empfängern ist eine Kataraktoperation die häufigste größere Operation – fast eine Million jedes Jahr.

Katarakte können anhand der Stelle und des Grades der Eintrübung der Linse klassifiziert werden, durch die Ursache oder den signifikanten Zusatzfaktor sowie durch das Alter, in dem sie auftreten. Viele Aspekte können die fortschreitende Eintrübung der Linse auslösen oder dazu beitragen, Erbkrankheiten ebenso wie Augenerkrankungen, Verwundungen oder Operationen, systemische Erkrankungen wie Diabetes, die Einwirkung von Toxinen, Strahlung oder Ultraviolettlicht und Schwarzlicht. In diesem Kapitel werden altersbedingte Katarakte (Altersstar) behandelt, im Kapitel »Diabetes« durch Diabetes und durch Galactose induzierte Katarakte (Zuckerstar).

Die Linse des Auges ist ganz offensichtlich ein entscheidender Bestandteil des Sehsystems. Durch die Fähigkeit, die Form zu verändern, kann sie das Licht bündeln und behält dabei ihre optische Transparenz. Unglücklicherweise nimmt diese Transparenz mit dem Alter ab. Die Mehrheit der älteren Bevölkerung weist einen gewissen Grad an Kataraktbildung auf. Sogar beim ganz normalen Altern kommt es zu einer Zunahme von Größe, Gewicht und Dichte der Linse.

Ursachen

Bei der Bildung eines grauen Stars sind die normalen Schutzmechanismen nicht in der Lage, eine Schädigung der Zellen der Linse durch freie Radikale zu verhindern. Die Linse ist, wie viele andere Körpergewebe auch, auf angemessene Spiegel und Aktivitäten von antioxidativen Enzymen angewiesen, wie etwa Superoxiddismutase (SOD), Katalase und Glutathionperoxidase, ebenso auf angemessene Spiegel von Hilfsantioxidantien wie Lutein, Vitamin E und C sowie Selen, um eine Schädigung durch freie Radikale zu verhindern.[1–6]

Therapeutische Erwägungen

Nahrungsergänzungsmittel

Wer viel Vitamin C und E, Selen und Carotine (besonders Lutein) mit der Nahrung zu sich nimmt, hat ein wesentlich geringeres Risiko für die Bildung einer Katarakt.[7] Wie mehrere Studien nachwiesen, bieten auch verschiedene Nahrungsergänzungen – wie Multivitaminpräparate, die Vitamine C und E, sowie B-Vitamine (besonders B_{12} und Folsäure) sowie Vitamin A – einen signifikanten Schutz vor Katarakten.[8–11] Untersuchungen der Forschungsgruppe der Age-Related Eye Disease Study (AREDS) und andere Studien weisen darauf hin, dass eine Kombination dieser Nährstoffe vermutlich ein besseres Ergebnis bei der Vorbeugung von altersbedingter Makuladegeneration und grauem Star liefert als eines dieser Supplemente allein oder auch eine auf drei oder weniger eingeschränkte Kombination dieser Vitalstoffe (im Kapitel »Makuladegeneration« finden Sie weitere Informationen).

Lutein

Lutein ist ein gelboranges Carotin, das einen signifikanten Schutz vor Makuladegeneration bietet und auch dabei hilft, die Entstehung einer Katarakt zu verhindern.[12] Wie die Makula reichert auch die Linse des Menschen Lutein an. 1992 zeigte eine Studie, dass das Essen von (luteinreichem) Spinat in umgekehrter Relation zum Risiko eines schweren grauen Stars stand, bei dem die Linse entfernt werden musste.[13] Dieser ersten Untersuchung folgten drei weitere Studien, die detaillierter aufzeigten, dass die Zufuhr von Lutein umgekehrt relational mit einer Kataraktoperation (ein um 20–50 Prozent geringeres Risiko) verbunden ist.[14–16] In einer doppelblinden klinischen Interventionsstudie erhielten siebzehn Patienten, bei denen ein altersbedingter grauer Star diagnostiziert worden war, nach dem Zufallsprinzip 2 Jahre lang dreimal wöchentlich entweder Lutein (15 Milligramm), Vitamin E (100 Milligramm) oder ein Placebo.[17] In der Luteingruppe verbesserte sich die Sehkraft (Sehschärfe und Blendungsempfindlichkeit), während mit Vitamin E die Tendenz die Sehschärfe aufrechterhalten wurde; mit dem Placebo gab es nur Verschlechterungen.

Vitamin C

Eine hohe Zufuhr von Vitamin C entweder durch die Nahrung oder durch eine Supplementierung schützt nachweislich vor der Entstehung eines grauen Stars.[8–11] Zusätzlich zum Schutz vor Katarakten können antioxidative Nährstoffe wie Vitamin C auch therapeutische Wirkungen entfalten. Wie mehrere klinische Studien zeigten, kann eine Vitamin-C-Supplementierung das Fortschreiten eines grauen Stars aufhalten und in einigen Fällen die Sicht sogar signifikant verbessern. Zum Beispiel begannen in einer 1939 durchgeführten Studie 450 Patienten mit einem Ernährungsprogramm, das pro Tag 1 Gramm Vitamin C enthielt. Das Ergebnis war eine signifikante Verringerung von Kataraktentwicklungen.[1] Ähnliche Patienten mussten sich zuvor innerhalb von 4 Jahren einer Operation unterziehen. Doch in dieser Studie brauchte nur eine kleine Handvoll der Patienten, die mit Vitamin C behandelt wurden, eine Operation. Und bei den meisten gab es im Laufe der 11-jährigen Studiendauer keine Belege für ein Fortschreiten ihres grünen Stars.

Die Dosis Vitamin C, die nötig ist, um den Vitamin-C-Gehalt in der Linse zu erhöhen, beträgt 1000 Milligramm.[2] Die Linse des Auges und das aktive Gewebe des Körpers benötigen höhere Konzentrationen des Vitamins. Der durchschnittliche Vitamin-C-Spiegel im Blut beträgt etwa 0,5 Milligramm pro Deziliter, in der Leber, Milz und der Augenlinse ist der Vitamin-C-Spiegel um mindestens das Zwanzigfache höher. Damit diese Konzentrationen in diesen Geweben erhalten bleiben, muss der Körper enorm viel Energie aufwenden, um das Vitamin C gegenüber diesem hohen Wertegefälle aus dem Blut zu ziehen. Bleibt die Vitamin-C-Konzentration im Blut erhöht, so hilft dies dem Körper, Vitamin C in den aktiven Geweben zu konzentrieren, da das Gefälle verringert ist. Das ist vermutlich der Grund, warum so hohe Dosen notwendig sind, um den Vitamin-C-Gehalt in der Linse zu erhöhen.

In einer weiteren Studie starteten 450 Patienten, bei denen ein grauer Star im Anfangsstadium diagnostiziert worden war, ein Ernährungsprogramm, das pro Tag 1000 Milligramm Vitamin C enthielt, was zu einer signifikanten Verringerung der Kataraktentwicklung führte.[3]

Mit 11 545 anscheinend gesunden männlichen amerikanischen Ärzten im Alter von 50 Jahren oder darüber, die keine Kataraktdiagnose hatten, wurde eine große Doppelblindstudie durchgeführt. Die Teilnehmer erhielten nach dem Zufallsprinzip abwechselnd 400 IE Vitamin E und ein Placebo pro Tag oder 500 Milligramm Vitamin C und ein Placebo.[18] Nach 8 Jahren Behandlung und Nachbehandlung gab es in den beiden Gruppen keinen signifikanten Unterschied hinsichtlich der Kataraktausbildung. Möglicherweise ergab diese Studie deswegen keinen Nutzen durch die Supplementierung, weil die Vitamin-C-Zufuhr unter der Schwelle von 1000 Milligramm pro Tag lag.

Glutathion

Glutathion (GSH) ist ein Schlüsselantioxidans, das in der Linse in sehr hohen Konzentrationen vorkommt. GSH spielt bei der Bewahrung einer gesunden Linse eine entscheidende Rolle und wird als Schlüsselfaktor beim Schutz vor der Ausbildung eines grauen Stars bezeichnet. Glutathion wirkt als Antioxidans und als entscheidendes Coenzym in verschiedenen Enzymsystemen innerhalb der Linse.[4] Ein niedriger GSH-Spiegel macht anfällig für die Ausbildung eines Katarakts.

Selen und Vitamin E

Selen und Vitamin E sind Antioxidantien, die bekannt dafür sind, synergistisch zu wirken. Einen angemessenen Selenspiegel aufrechtzuerhalten scheint besonders wichtig zu sein, da das antioxidative Enzym Glutathionperoxidase Selen benötigt. Ein niedriger Selenspiegel fördert die Ausbildung einer Katarakt stark; frühere Studien wiesen nach, dass der Selengehalt in der von einem grauen Star betroffenen menschlichen Linse nur 15 Prozent des normalen Spiegels entspricht.[5]

Eine neuere Studie untersuchte die Rolle des Selens bei der Ausbildung einer Katarakt.[6] Bei 48 Patienten mit grauem Star wurden die Selenspiegel im Serum, in der Linse und im Kammerwasser *(Humor aquosus)* bestimmt und mit den Spiegeln einer ebenbürtigen Kontrollgruppe verglichen. Bei den Patienten mit Katarakt (Serum 0,28 µg/ml, Humor aquosus 0,19 µg/ml) waren die Selenspiegel signifikant niedriger als bei der Kontrollgruppe (Serum 0,32 µg/ml, Humor aquosus 0,31 µg/ml). Doch die Selenspiegel der Linse unterschieden sich bei den Patienten mit Katarakt und in der Kontrollgruppe nicht signifikant.

Der wichtigste Befund der Studie war, dass bei den Patienten mit Katarakt die Selenspiegel im Humor aquosus niedriger waren. Bei den Patienten mit Katarakt wurden auch exzessive Wasserstoffperoxidspiegel im Kammerwasser gefunden, und zwar bis zum 25-Fachen des Normalwerts, was einer der zugrunde liegenden Schlüsselfaktoren für die Ausbildung der Katarakte war. Da die vom Selen abhängige Glutathionperoxidase für den Abbau des Wasserstoffperoxids verantwortlich ist, ist ziemlich offensichtlich, warum ein niedriger Selenspiegel einer der Hauptfaktoren für die Ausbildung eines grauen Stars zu sein scheint.

Wie schon zuvor beschrieben, verlangsamt eine Supplementierung mit Vitamin E allein das Fortschreiten der Kataraktbildung nicht.[17] Wie eine Doppelblindstudie, in der Vitamin E in einer Dosis von 500 IE pro Tag verabreicht wurde, herausfand, verlangsamte die Supplementierung die Bildung des grauen Stars nicht.[19] In einer 7 Jahre dauernden Studie hatte eine Supplementierung mit Vitamin E (400 IE), kombiniert mit Vitamin C (500 Milligramm) und Betacarotin (15 Milligramm), keine Auswirkung auf die Entwicklung oder das Fortschreiten eines grauen Stars.[20] Damit das Vitamin E in der Linse als Schutz vor der Schädigung durch freie Radikale wirken kann, benötigt es Selen – und umgekehrt.

Superoxiddismutase

Die Aktivität des wichtigen Antioxidansenzyms Superoxiddismutase (SOD) ist aufgrund der höheren Ascorbat- und Glutathionspiegel in der Linse geringer als in den anderen Geweben des Menschen. Dennoch ist die SOD ein sehr wichtiger Faktor beim Schutz vor der Schädigung der Linse durch freie Radikale, und der graue Star schreitet voran, wenn der SOD-Spiegel sinkt. Eine orale Supplementierung ist vermutlich von nur geringem Wert, da sie nicht auf die SOD-Aktivität im Gewebe einwirkt.[21] Größeren Wert hat eine Supplementierung mit den Spurenelement-Bestandteilen der SOD wie mit Zink, Kupfer und Mangan. Die Spiegel dieser notwendigen Kofaktoren sind in Linsen mit grauem Star stark herabgesetzt, die von Kupfer und Zink sind um über 90 Prozent verringert, und der Spiegel von Mangan ist um etwa 50 Prozent reduziert.[5]

Sapropterin

Sapropterin ist ein Molekül, das der Folsäure ähnelt, und es soll einen gewissen Schutz vor der Ausbildung eines grünen Stars bieten, indem es die Oxidation und Schädigung durch ultraviolettes Licht verhindert. Diese Aktivität verhindert die Bildung eines hochmolekularen Proteins in der Linse. Studien zum Altersstar beim Menschen zeigten abgesenkte Spiegel von Sapropterin und Enzymen, die Pteridin synthetisieren.[22] Die Supplementierung mit Folsäure könnte dabei helfen, diese Mängel zu kompensieren, indem sie die Fähigkeit steigert, Pteridin zu produzieren.

Riboflavin

Um das GSH in seiner aktiven Form zu erhalten, benötigt die Linse Riboflavin (Vitamin B_2).[23, 24] Man nimmt an, ein Mangel an Riboflavin treibe die Ausbildung eines grauen Stars voran. Menschen mit Katarakten sollten jedoch nicht mehr als 10 Milligramm Riboflavin pro Tag einnehmen, da es eine lichtempfindlich machende Substanz ist – das heißt,

Riboflavin reagiert mit Licht und bildet freie Superoxidradikale. In Tierstudien wurden eine Riboflavinsupplementierung und Lichtexposition experimentell dazu benutzt, Katarakte herbeizuführen. Die Belege scheinen darauf hinzudeuten, dass überschüssiges Riboflavin Patienten mit grauem Star mehr schadet als nützt.

Cystein

Cystein ist eine der Schlüsselaminosäuren von GSH. Es hat einigen Nutzen bei der Behandlung von grauem Star bewiesen.[25] Acetylcystein ist die bevorzugte Supplementierungsform von Cystein.

Zink, Vitamin A und Betacarotin

Zink, Vitamin A und Betacarotin sind bekannte antioxidative Nährstoffe, die für die Gesundheit des Auges entscheidend sind. Vor allem Betacarotin könnte als Filter wirken, der vor lichtinduzierten Schäden am Faseranteil der Linse schützt.[26] Eine Supplementierung mit Betacarotin allein (50 Milligramm jeden zweiten Tag) hat jedoch in Langzeitstudien weder bei Frauen noch bei Männern einen Einfluss auf die Kataraktprävention gezeigt.[27, 28]

Flavonoidreiche Extrakte

Bei Ratten konnte das Auftreten von grauem Star verlangsamt werden, indem man von kommerziellem Laborfutter auf eine Ernährung umstellte, die Flavonoide enthielt.[29] Den besten Schutz könnte ein flavonoidreiches Extrakt mit Blaubeer-Anthocyanosiden bieten. In einer Menschenstudie stoppte ein Blaubeerextrakt plus Vitamin E bei 97 Prozent von 50 Patienten mit einer senilen *Cataracta corticalis* (Trübungen in der Linsenrinde) eine Progression der Kataraktausbildung.[30] Auch Traubenkern- und Kiefernrindenextrakt sind eine ausgezeichnete Wahl für die Kataraktprävention.

Schwermetalle

Die Konzentration einer Reihe von Schwermetallen ist nachweislich sowohl in alternden Linsen als auch in denjenigen mit grauem Star höher. Die Cadmiumkonzentration liegt in einer Kontrollgruppe mit entsprechendem Alter bei Kataraktlinsen zwei- bis dreimal höher als bei Linsen ohne Katarakt. Da Cadmium Zink daran hindert, sich als Coenzym an Enzyme anzulagern, könnte dies zur Deaktivierung der Bindung freier Radikale sowie anderer Schutz- und Reparaturmechanismen führen.

Andere Elemente, deren Bedeutung unbekannt ist, sind Brom, Kobalt, Iridium und Nickel.[5]

Schnellüberblick

- Bei der Bildung eines grauen Stars sind die normalen Schutzmechanismen nicht mehr in der Lage, eine Schädigung durch freie Radikale zu verhindern.
- Personen, die mit ihrer Nahrung viele Antioxidantien zu sich nehmen, haben ein geringeres Risiko, einen grauen Star zu entwickeln.
- Mehrere klinische Studien zeigten, dass eine Supplementierung mit Vitamin C das Fortschreiten eines grauen Stars aufhalten kann und in einigen Fällen die Sehkraft signifikant verbessert.
- Blaubeerextrakt plus Vitamin E stoppte eine Progression der Kataraktbildung bei 48 von 50 Patienten.

Behandlungsübersicht

Bei ausgeprägter Schwächung der Sehkraft können die Entfernung des grünen Stars und ein Linsenimplantat die einzige Möglichkeit sein. Wie bei den meisten Krankheiten ist eine Prävention oder die Behandlung in einem frühen Stadium am wirksamsten. Die Schädigung durch freie Radikale scheint der Hauptgrund für die Entstehung eines Altersstars zu sein. Die Vermeidung von oxidierenden Wirkstoffen und eine erhöhte Zufuhr von Antioxidantien sind somit für eine erfolgreiche Behandlung entscheidend. Da die ältere Bevölkerung für Nährstoffmängel besonders anfällig ist, sollte jede Anstrengung unternommen werden, eine optimale Ernährung sicherzustellen. Tragen Sie eine Sonnenbrille, wenn Sie sich im Freien aufhalten. Das Fortschreiten des Krankheitsprozesses lässt sich aufhalten, und frühe krankhafte Veränderungen können rückgängig gemacht werden. Die Beseitigung eines bereits stark ausgeprägten grauen Stars scheint derzeit jedoch nicht möglich zu sein.

Ernährung

Folgen Sie den Richtlinien aus dem Kapitel »Eine gesunde Ernährung«. Vermeiden Sie gebratenes Essen, übermäßig gut durchgebratenes oder auf Holzkohle gegrilltes Fleisch und andere diätetische Quellen für freie Radikale, und nehmen Sie stattdessen mehr antioxidantienreiche Lebensmittel wie Hülsenfrüchte (reich an schwefelhaltigen Aminosäuren), gelbes Gemüse (Carotine), Beeren und Zitrusfrüchte (Flavonoide) zu sich sowie Lebensmittel, die reich an Vitamin C sind.

Nahrungsergänzungsmittel

- Ein hochpotentes Multivitamin-Mineralstoffpräparat wie im Kapitel »Supplementierung« beschrieben
- Einzelne entscheidende Nährstoffe:
  - → Vitamin B_6: 25–50 Milligramm pro Tag
  - → Folsäure: 800 Mikrogramm pro Tag
  - → Vitamin B_{12}: 800 Mikrogramm pro Tag
  - → Vitamin C: 500–1000 Milligramm zweimal täglich
  - → Vitamin E (gemischte Tocopherole): 100–200 IE pro Tag
  - → Kupfer: 0,5 bis ein Milligramm pro Tag
  - → Selen: 100–200 Mikrogramm pro Tag
  - → Zink: 20–30 Milligramm pro Tag
  - → Vitamin D_3: 2000–4000 IE pro Tag (idealerweise Blutwerte messen und die Dosierung entsprechend anpassen)
- Fischöl: 1000 Milligramm EPA und DHA pro Tag
- Spezialsupplemente:
  - → Lutein: 5–15 Milligramm pro Tag
  - → Acetylcystein: 200–400 Milligramm pro Tag

Pflanzliche Arzneimittel

Eines oder mehrere der folgenden Präparate:

- Blaubeerextrakt *(Vaccinium myrtillus)* mit 25-prozentigem Anthocyanidingehalt: 160–240 Milligramm pro Tag
- Traubenkernextrakt (mehr als 95 Prozent oligomere Proanthocyanidine): 100–300 Milligramm pro Tag
- Kiefernrindenextrakt (mehr als 95 Prozent oligomere Proanthocyanidine): 100–300 Milligramm pro Tag
- Andere flavonoidreiche Extrakte mit einem ähnlichen Flavonoidgehalt, »Supergreens« oder ein anderes pflanzliches Antioxidans, das eine Absorptionsfähigkeit von 3000 bis 6000 Einheiten freier Sauerstoffradikale oder mehr pro Tag hat

HAARAUSFALL BEI FRAUEN

- Haarausfall jeder Art: diffus oder fokal, chronisch oder akut

Viele Frauen klagen über starken Haarausfall. In den meisten Fällen ist er nicht übermäßig stark, vielmehr nimmt die Patientin den Haarverlust als allmählich stärker werdend wahr. Leider werden diese Klagen von vielen Ärzten abgetan. Haarausfall ist schwierig zu quantifizieren, und sicher ist er keine lebensbedrohliche Störung. Trotzdem sollten Klagen ernst genommen werden.

Physiologie des Haarzyklus

Die menschliche Kopfhaut besitzt zwischen 100 000 und 350 000 Haarfollikel, die zyklische Wachstums- und Ruhephasen durchmachen. Während der Anagenphase wächst das Haar aktiv. Wenn es reift, tritt es in eine Ruhephase (Telogenphase) ein. Dann wandert die Haarzwiebel nach außen und fällt schließlich aus. Während dieser Wanderungsphase wird alles dafür vorbereitet, dass nach Ausfall des alten Haars ein neues wachsen kann. Alter, verschiedene Krankheiten und vielfältige Ernährungs- und Hormonfaktoren haben Einfluss auf die Dauer des Haarzyklus.

Im Allgemeinen gehört Haarverlust zum Älterwerden. Ab einem Alter von etwa 40 Jahren verlangsamt sich das Haarwachstum. Neue Haare wachsen nicht so schnell nach, wie alte ausfallen.

Der Haarzugtest kann helfen, die relative Bildung von neuem Haar zu bestimmen. Dabei nimmt man einige Haarsträhnen zwischen Daumen und Zeigefinger und zieht behutsam an. Haare in der Anagenphase sollten in der Wurzel bleiben, während Haare in der Telogenphase sich leicht lösen sollten. Wenn man weiß, an wie vielen Haare gezogen wurde und wie viele sich lösten, erhält man den Prozentsatz von Haaren, die sich in der Telogenphase befinden. Wenn zum Beispiel an zwanzig Haaren gezogen wurde und zwei sich lösten, beträgt der Anteil der ruhenden Haarfollikel 10 Prozent. Eine grobe Richtlinie besagt: 10 Prozent in der Telogenphase ist hervorragend, 25 Prozent normal und mehr als 35 Prozent problematisch.

Formen des Haarausfalls

Haarausfall – der medizinische Begriff lautet Alopezie – kann grob in zwei Formen unterteilt werden: fokal (kleine Stellen) oder diffus (auf dem ganzen Kopf). Diffuser Haarausfall ist meistens eine Folge von metabolischem oder hormonellem Stress oder von Medikamenten. Er kann von leichtem Ausdünnen bis zum vollständigen Haarverlust führen (wie zum Beispiel infolge von Chemotherapiemedikamenten). Im Allgemeinen tritt eine Erholung ein, wenn man die auslösenden Faktoren angeht. Bei Frauen kann sowohl frauen- als auch männertypischer Haarausfall auftreten. Fokaler Haarausfall ist häufig Begleiterscheinung einer zugrunde liegenden Störung und kann in zweierlei Formen auftreten: als vernarbende und nicht vernarbende Alopezie. Die nicht vernarbende Alopezie wird meistens durch Tinea capitis (eine Pilzinfektion) oder Alopecia areata (autoimmunbedingt) ausgelöst, doch es gibt noch weitere Ursachen. Die vernarbende Alopezie ist selten und hat eine Reihe von Ursachen; die häufigste ist jedoch die Autoimmunstörung Lupus.[1]

Ursachen von Haarausfall bei Frauen und therapeutische Ansätze

Frauentypischer Haarausfall

Frauen können ebenso wie Männer an hormonbedingtem Haarausfall leiden.[1–4] Der bei Frauen typische Haarausfall ist jedoch diffuser als die für Männer typische Kahlköpfigkeit. Er kommt recht häufig vor und betrifft etwa 30 Prozent der Frauen vor ihrem 50. Geburtstag. Genetische Faktoren spielen zwar eine bedeutende Rolle, doch ein Überschuss an Testosteron, Insulinresistenz, Polyzystisches Ovarsyndrom und ein niedriger Antioxidantienstatus

Formen des Haarausfalls	
Form des Haarausfalls	**Unterscheidungsmerkmale**
Diffus	
Frauentypischer Haarausfall	Ausdünnen der Haare, vordere Haarlinie normal; negativer Haarzugtest
Männertypischer Haarausfall	Ausdünnen der Haare; Haarausfall im Frontalbereich; negativer Haarzugtest
Diffuse Alopecia areata	Verteilung stellenweise; positiver Haarzugtest
Alopecia totalis oder universalis	Vollständiger Haarausfall auf dem Kopf und/oder am Körper
Telogeneffluvium	Plötzlicher Haarausfall von 30 bis 50 Prozent 3 Monate nach Auftreten des Auslösers; positiver Haarzugtest
Anageneffluvium	Plötzlicher Haarausfall bis zu 90 Prozent 2 Wochen nach einer Chemotherapie
Fokal, nicht vernarbend	
Alopecia areata	Normale Kopfhaut, bei mikroskopischer Untersuchung bilden die benachbarten Haare die Form eines Ausrufezeichens
Tinea capitis	Schuppige Kopfhaut mit sichtbarem Pilzbefall bei Kaliumhydroxiduntersuchung
Traktionsalopezie	Stellenweise; Folge von Haarpflegegewohnheiten; eventuell leicht vernarbt
Trichotillomanie	Stellenweise; Folge von Haarziehen; eventuell leicht vernarbt; kann mit psychologischen Störungen zusammenhängen
Fokal, vernarbend	
Vernarbend (narbig)	Vernarbung und Atrophie der Kopfhaut (zum Beispiel Diskoider Lupus erythematodes)

werden ebenfalls mit frauentypischem Haarausfall verbunden.[2–8] Folgende drei Empfehlungen können zur Verlangsamung dieses genetisch bedingten Verlaufs beitragen: erstens Verbesserung der Blutzuckerwerte durch die Ernährung, Veränderungen von Lebensweise und Nahrungsergänzung, zweitens Erhöhung der Antioxidantienzufuhr, und erwägen Sie drittens die Einnahme von Stechpalmenextrakt.

Schädigungen durch freie Radikale spielen (zusammen mit Testosteron) eine entscheidende Rolle bei der männertypischen Kahlköpfigkeit. In den Haarfollikeln von Männern (und vermutlich auch Frauen) mit männertypischem Haarausfall werden höhere Konzentrationen dieser Substanzen festgestellt.[5] Das scheint auf niedrigere Konzentrationen von Glutathion zurückzuführen zu sein. Der Einsatz von glutathionschonenden Antioxidantien wie etwa Vitamin C, N-Acetylcystein, Alpha-Liponsäure und Flavonoiden kann den Verlauf verlangsamen.

Das wirkungsstarke Androgen Dihydrotestosteron (DHT) wird durch die Aktivität des Enzyms Steroid-5α-Reduktase aus Testosteron gebildet. Die Aktivität dieses Enzyms ist sowohl bei frauen- als auch bei männertypischem Haarausfall erhöht.[6] Stechpalmenextrakt kann Bildung und Transport von DHT hemmen. Hier wirkt derselbe Mechanismus wie beim Medikament Finasterid (Propecia), das häufig bei frauentypischem Haarausfall verabreicht wird.[9] Die tägliche Dosis eines standardisiertes Stechpalmenextrakts mit einem Anteil von 85 bis 95 Prozent Fettsäuren und Steroiden beträgt 320 Milligramm.

Medikamenteninduzierter Haarausfall

Eine lange Liste von Medikamenten kann Haarausfall auslösen, diese sind bei betroffenen Frauen jedoch nicht immer der einzige Grund. Sicher sind manche Pharmazeutika, ganz besonders Chemotherapiemedikamente wie etwa Fluorouracil, offensichtlich die Ursache, da sie das Haarwachstum sehr stark hemmen. Wenn es medizinisch geeignet ist, sollten natürliche Alternativen den verdächtigen Verursachern des Haarausfalls vorgezogen werden.

Nährstoffmängel

Ein Defizit an Nährstoffen jedweder Art kann zu erheblichem Haarausfall führen. Die wichtigsten sind Zink, Vitamin A, essenzielle Fettsäuren und Eisen.

Wenn auf den Fingernägeln horizontale, weiße Streifen zu sehen sind, kann dies auf schlechte Wundheilung des Nagelbetts, auch nach nur leichter Verletzung, hinweisen, was ein Anzeichen für eine niedrige Konzentration an Zink sein kann. Wenn die Rückseiten der Arme uneben und rau sind, kann dies ein Anzeichen für Hyperkeratose sein, ein häufiges Symptom für Vitamin-A-Mangel. Sind die Ellbogen sehr trocken und rissig, kann dies an einem Mangel an essenziellen Fettsäuren liegen.

Zur Feststellung des Eisengehalts ist eine Serumferritin-Blutuntersuchung empfehlenswert. Liegt das Serumferritin unter 30 Milligramm pro Liter, muss die Eisenzufuhr mithilfe von Ernährung und Nahrungsergänzung erhöht werden. Fällt der Serumferritingehalt unter diesen Wert, werden Haarwachstum und -regeneration gestört, weil der Körper versucht, Eisen einzusparen.[10] Zwischen niedrigem Eisengehalt im Körper und diffusem Haarausfall bei Frauen besteht ein ganz enger Zusammenhang.[11–12] Weitere Informationen siehe das Kapitel »Anämie«.

In der Regel scheinen Frauen mit auffälligem generalisiertem Haarausfall an einem Mangel der genannten Nährstoffe zu leiden. Dies lässt sich gezielt behandeln – erhöhen Sie entsprechend die Zufuhr dieser Nährstoffe mithilfe von Ernährung und Ergänzungsmitteln. Viele dieser Frauen sondern möglicherweise nicht genügend Magensäure ab. In diesen Fällen kann schon allein die Supplementierung mit Salzsäure, zu den Mahlzeiten eingenommen, ausreichen (weitere Informationen siehe das Kapitel »Verdauung und Ausscheidung«). Im Allgemeinen empfiehlt man Frauen mit Haarausfall infolge von Nährstoffmangel, einmal täglich ein hochwirksames, eisenhaltiges Multivitamin-Mineralstoffpräparat zusammen mit einem Esslöffel Leinöl einzunehmen.

Eine weitere Empfehlung bei Haarausfall ist die Einnahme einer speziellen Form von Silizium, einem essenziellen Spurenelement, das für das normale Wachstum und die Entwicklung der Haare benötigt wird. Wie Studien zeigen, erhöht eine durch Cholin stabilisierte Kieselsäure (ch-OSA oder Biosil), eine hoch bioverfügbare und stabilisierte Form von Silizium, die Konzentration von Hydroxyprolin, die für die Produktion von Kollagen und Elastin – essenzielle Substanzen für Stärke, Dicke und Elastizität der Haare – wesentliche Aminosäure. In einer Doppelblindstudie erhielten 48 Frauen mit dünnem Haar 9 Monate lang täglich 10 Milligramm Silizium wie ch-OSA. Die orale Einnahme hatte eine günstige

Medikamente, die Haarausfall verursachen können

Art	Beispiele
Antibiotika	Gentamicin, Chloramphenicol
Antikoagulans	Warfarin, Heparin
Antidepressiva	Fluoxetin, Desipramin, Lithium
Antiepileptikum	Valproinsäure, Phenytoin
Kardiovaskuläre Medikamente	ACE-Hemmer, Betablocker
Chemotherapiemedikamente	Adriamycin, Vincristin, Etoposid
Hormonpräparate	Bromocriptin, Clomifen, Danazol
Gichtmedikamente	Colchicin, Allopurinol
Lipidsenker	Gemfibrozil, Fenofibrat
Nichtsteroide Entzündungshemmer	Ibuprofen, Indometacin, Naproxen
Medikamente gegen Geschwüre	Cimetidin, Ranitidin

Wirkung auf die Zugfestigkeit, einschließlich Elastizität und Bruchlast, und führte zu dickerem Haar.[13]

Schilddrüsenunterfunktion

Wie allgemein bekannt ist, zählt Haarausfall zu den primären Anzeichen einer Schilddrüsenunterfunktion. Die Häufigkeit einer Schilddrüsenunterfunktion (Hypothyreose) bei US-amerikanischen Frauen wird auf 20 Prozent geschätzt. Weitere Informationen siehe im Kapitel »Schilddrüsenunterfunktion«.

Antigliadin-Antikörper

Das Protein Gluten und sein Polypeptidderivat Gliadin sind vorwiegend in Weizen, Gerste und Roggen enthalten. Es scheint, als könnten Gliadinantikörper eine Kreuzreaktion mit Antikörpern auslösen, die die Haarfollikel angreifen, was dann zu Alopezie areata führt – einer Autoimmunerkrankung, die sich durch Stellen mit vollständigem Haarausfall darstellt.[14]

Zöliakie äußert sich durch schlechte Absorbierung und eine anormale Struktur des Dünndarms, was sich durch Verzicht auf Gluten in der Nahrung wieder normalisiert. Es häufen sich die Beweise dafür, dass viele Menschen mit einer Glutenunverträglichkeit keine offenkundigen Magen-Darm-Symptome haben. Stattdessen können sie die Glutenunverträglichkeit auf andere, weniger offenkundige Art und

Weise zeigen, wie etwa durch Haarausfall. Anstelle von Untersuchungen zur Feststellung von Gliadinantikörpern bei Patienten mit Haarausfall oder Alopezie areata wird ein Test auf Antikörper der menschlichen Anti-Tissue-Transglutaminase (lgA anti-tTG) empfohlen, da dieser im Vergleich mit dem Gliadinantikörper eine größere Sensitivität aufweist (siehe Kapital »Zöliakie«). Diese Empfehlung ist besonders wichtig, wenn Symptome im Magen-Darm-Bereich auftreten, die auf eine Zöliakie hinweisen könnten.

Wichtige Merkmale für die Diagnose einer Zöliakie

- Großvolumiger, heller, schaumiger, übelriechender, schmieriger Stuhl mit erhöhtem Fettanteil
- Gewichtsverlust und Anzeichen für Multivitamin- und Mineralstoffmängel
- Erhöhte Konzentration von Gliadinantikörpern im Serum
- Die Diagnose kann durch eine Biopsie des Dünndarms bestätigt werden

Schnellüberblick

- Obwohl Haarausfall ein natürlicher Vorgang des Alterungsprozesses ist, sollte exzessiver oder beschleunigter Haarausfall untersucht und entsprechend behandelt werden.
- Haarausfall kann grob in zwei Arten unterteilt werden: fokal (kleine Stellen) oder diffus (auf dem gesamten Kopf).
- Fünf häufige Ursachen für Haarausfall bei Frauen sind frauentypischer Haarausfall, Medikamente, Nährstoffmängel, Schilddrüsenunterfunktion und das Vorhandensein von Antigliadin-Antikörpern.
- Mangel an Zink, Vitamin A, essenziellen Fettsäuren und Eisen sind die häufigsten ernährungsbedingten Ursachen für Haarausfall bei Frauen.
- Die orale Einnahme eines speziellen Siliziumpräparats zeigte eine günstige Wirkung auf die Zugfestigkeit einschließlich Elastizität und Bruchlast und führte zu dickerem Haar.
- Gliadinantikörper können zu einer Kreuzreaktion mit Antikörpern führen, die die Haarfollikel angreifen.

Behandlungsübersicht

Haarausfall bei Frauen sollte ernst genommen werden, und eine gründliche klinische Abklärung kann von sehr großem Wert sein. Klinische Studien haben den Einfluss des Haarverlusts auf die Psyche der Frauen untersucht und festgestellt, dass dieser eine wesentliche Ursache für Sorgen, Ängste und Depressionen ist.[1, 4]

Ernährung

- Folgen Sie den Empfehlungen im Kapitel »Eine gesunde Ernährung«.
- Schließen Sie eine Glutenunverträglichkeit aus; siehe das Kapitel »Zöliakie«.

Nahrungsergänzungsmittel

- Folgen Sie den allgemeinen Empfehlungen im Kapitel »Supplementierung«.
- Wenn der Serumferritingehalt unter 30 Milligramm pro Liter liegt, nehmen Sie zweimal täglich zwischen den Mahlzeiten 30 Milligramm Eisen, das entweder an Pyrophosphat, Succinat, Glycinat oder Fumarat gebunden ist (sollte diese Empfehlung zu Unwohlsein im Bauchbereich führen, nehmen Sie dreimal täglich 30 Milligramm zu den Mahlzeiten).
- Durch Cholin stabilisierte Kieselsäure (ch-OSA oder Biosil): täglich 10 Milligramm

HALSENTZÜNDUNG (STREPTOKOKKENPHARYNGITIS)

- Abrupter Ausbruch von Halsschmerzen, Fieber, Unwohlsein, Übelkeit und Kopfschmerzen.
- Rachen ist rot und geschwollen, mit oder ohne Exsudation
- Empfindliche Lymphknoten am Hals
- Positiver Schnellnachweis von Streptokokkenantigenen
- Gruppe-A-Streptokokken in der Halskultur

In mehr als 90 Prozent der Fälle werden Halsentzündungen durch Viren verursacht. Dennoch empfehlen wir, bei einer Halsentzündung einen Arzt aufzusuchen, um sicherzugehen, dass keine Streptokokkeninfektion vorliegt (Pharyngotonsillitis durch Beta-hämolytische Streptokokken der Gruppe A oder GABHS). Durch einfaches Betrachten von Rachen und Mandeln lassen sich die beiden Erkrankungen nicht voneinander unterscheiden. Streptokokken treten bei Kindern häufiger auf: 15–36 Prozent der Kinder mit Halsentzündung, die sich in ärztliche Behandlung begeben, sind streptokokkenpositiv. Bei Erwachsenen liegt der prozentuale Anteil etwas niedriger. Allerdings sind 10–25 Prozent der Allgemeinbevölkerung Träger von Streptokokken der Gruppe A, daher ist die tatsächliche Anzahl der Streptokokken-Halsentzündungsfälle wahrscheinlich geringer als berichtet. Mit anderen Worten: Einige Menschen haben ständig Streptokokken im Rachen und trotzdem keine aktive Infektion.

Diagnostische Erwägungen

Mittlerweile gibt es Tests, die vor Ort in den Arztpraxen ein sofortiges oder schnelles Screening auf Streptokokken ermöglichen. Diese Tests weisen das Vorhandensein von Streptokokkenantigenen der Gruppe A nach und sind ein wichtiger klinischer Fortschritt, der zur Vermeidung von unnötigen Antibiotikaverschreibungen beiträgt. Vor diesen Tests mussten sich die Ärzte auf Kulturen aus Rachenabstrichen verlassen, die in der Regel erst nach 2 Tagen Ergebnisse zeigten. Häufig wurden Antibiotika bereits vor Bekanntwerden der Ergebnisse verabreicht, was zu einer unnötigen Antibiotikaexposition und einer höheren Wahrscheinlichkeit führte, dass sich antibiotikaresistente Organismen entwickeln. Der Streptokokkenschnelltest wird eines Tages die Rachenabstrichkultur als diagnostischen Goldstandard ersetzen. Allerdings wird dieser Test bislang noch unzureichend genutzt. Wie eine Analyse ergab, wurde er nur bei 53 Prozent der Patienten mit akuten Halsentzündungen durchgeführt, denen ein Antibiotikum verschrieben wurde.[1]

Therapeutische Erwägungen

Aus naturheilkundlicher Sicht geht es vor allem darum, den Zustand des Immunsystems zu verbessern. Wenn das Immunsystem des Betroffenen gut funktioniert, ist die Krankheit kurzlebig. Die Verbesserung der allgemeinen Immunfunktion, wie im Kapitel »Unterstützung des Immunsystems« beschrieben, kann den Verlauf der Halsentzündung verkürzen. Bei einem schlecht funkionierenden Immunsystem sollte alles getan werden, um es zu stärken, indem man den Empfehlungen in diesem Kapitel folgt.

Obwohl viele Ärzte zur Behandlung von Halsentzündungen weiterhin Antibiotika verschreiben, sind diese in den meisten Fällen nicht nötig. Eine Halsentzünding ist in der Regel eine selbstlimitierende Krankheit – das heißt, sie wird mit der Zeit ohne therapeutische Maßnahmen zum Erliegen kommen –, und wie die meisten Forschungen gezeigt haben, verläuft die klinische Genesung mit und ohne Antibiotikaverschreibung gleich.[2–4]

Die Hauptsorge beim Antibiotikaverzicht ist die Entwicklung sogenannter nicht suppurativer Poststreptokokkensyndrome (zum Beispiel rheumatisches Fieber oder poststreptokokkale Glomerulonephritis). Die Verabreichung von Antibiotika reduziert jedoch die Häufigkeit dieser Komplikationen nicht signifikant. Das Problem scheint mit einer Kombination aus Wirtsabwehrfaktoren und der besonderen Stärke (Virulenz) einiger Streptokokken der Gruppe A zusammenzuhängen, die mit einer höheren Wahrscheinlichkeit rheumatisches Fieber und Glomerulonephritis verursachen.[5] Hierbei ist es wichtig zu wissen, dass zwar viele Ärzte annehmen, akutes rheumatisches Fieber könne nur durch eine Streptokokkeninfektion der oberen Atemwege der Gruppe A verursacht werden, bevölkerungsbezogene Studien jedoch zeigen, dass in Gemeinden mit hoher Inzidenzrate Streptokokkeninfektionen der Haut die Hauptursache sind. Im Gegensatz dazu sind die Streptokokkenstämme der Gruppe A, die Pharyngitis verursachen, in Umgebungen, in denen rheumatisches Fieber selten geworden ist, als Verursacher von rheumatischem Fieber von relativ geringer Virulenz.[5]

Zum jetzigen Zeitpunkt erscheint es angeraten, Antibiotika nur den Patienten zu verschreiben, die an einer schweren Infektion leiden, deren Halsentzündung nicht auf eine Therapie anspricht (das heißt keine Reaktion nach einer Woche immununterstützender Therapie) oder die eine Vorgeschichte mit rheumatischem Fieber oder Glomerulonephritis aufweisen.

Wenn Antibiotika eingesetzt werden oder wurden, ist es wichtig, ein probiotisches Präparat einzunehmen, das *Lactobacillus*- und *Bifidobacterium*-Arten enthält. Die probiotische Supplementierung ist sehr wichtig für die Prävention und Behandlung von antibiotikainduzierter Diarrhö, Candida-Überbesiedlung und Harnwegsinfektionen. Obwohl allgemein angenommen wird, *Acidophilus*-Nahrungsergänzungsmittel seien während einer Antibiotikatherapie nicht wirksam, stützt die Forschung den Nutzen der *L.-acidophilus*-Gabe während der Antibiotikaverabreichung.[6, 7] Eine Reduzierung freundlicher Bakterien und/oder Superinfektion mit antibiotikaresistenter Flora kann durch die Verabreichung von *L.-acidophilus*-Präparaten während der Antibiotikatherapie verhindert werden. Während der Einahme von Antibiotika ist eine Dosis von mindestens 15–20 Milliarden Organismen erforderlich. Wir empfehlen, die zeitlichen Abstände zwischen probiotischer Supplementierung und der Verabreichung von Antibiotika so groß wie möglich zu halten. Nach Abschluss der Antibiotikakur ist in der Regel eine Dosis von 2 Milliarden bis 5 Milliarden lebenden Organismen ausreichend.

Nahrungsergänzungsmittel

Vitamin C

In den 1930er-Jahren interessierte man sich sehr für den Zusammenhang zwischen Fehlernährung und der Entwicklung von Komplikationen bei Halsentzündung. Sowohl Tierversuche als auch bevölkerungsbezogene Studien zeigten eine Korrelation zwischen Vitamin-C-Mangel und der Entwicklung solcher Komplikationen auf. Rheumatisches Fieber gibt es in den Tropen, wo die Vitamin-C-Aufnahme höher ist, praktisch nicht; außerdem haben 18 Prozent der Kinder in Hochrisikogruppen einen unterdurchschnittlichen Serum-Vitamin-C-Spiegel.[8, 9]

Bei Meerschweinchen, die einen Vitamin-C-Mangel hatten, mit Streptokokken infiziert und für rheumatisches Fieber anfällig waren, verhinderte die Vitamin-C-Supplementierung die Entstehung von rheumatischem Fieber vollständig.[8, 9] Unkontrollierte klinische Studien zeigten sehr positive Ergebnisse, als Kinder zur Supplementierung Orangensaft erhielten. Leider wurde diese vielversprechende Forschungslinie offenbar aufgegeben, was wahrscheinlich auf das Aufkommen vermeintlich wirksamerer Antibiotika zurückzuführen ist.

Pflanzliche Arzneimittel

Die im Kapitel »Unterstützung des Immunsystems« vorgestellten Richtlinien zur Stärkung des Immunsystems eignen sich besonders gut für die Streptokokkenpharyngitis. Darüber hinaus sind die Pflanzen kanadische Orangenwurzel *(Hydrastis canadensis)* und *Echinacea* zur Unterstützung des Immunsystems bei Streptokokkeninfektionen sehr nützlich. Das Berberinalkaloid der Kanadischen Orangenwurzel zeichnet sich durch seine antibiotische Wirkung gegen Streptokokken aus, und – vielleicht noch wichtiger – es hemmt erwiesenermaßen die Adhäsion von Gruppe-A-Streptokokken an die Rachenepithelzellen. Auch *Echinacea* wirkt gegen eine Streptokokkeninfektion. Um die Ausbreitung ihrer Kolonien zu fördern, scheiden Streptokokken in großen Mengen Hyaluronidase aus. Dieses Enzym wird sowohl durch *Echinacea* als auch durch viele Bioflavonoide blockiert. *Echinacea* macht zudem Gruppe-A-Streptokokken unwirksam, reduziert die entzündungsfördernde Reaktion auf Streptokokken[10] und steigert die Fähigkeit der weißen Blutkörperchen, Bakterien zu identifizieren und zu zerstören.

Südafrikanische Pelargonie

Extrakte dieser afrikanischen Pflanze *(Pelargonium sidoides)* zeigen nachweislich eine Reihe von positiven Wirkungen bei Infektionen der oberen Atemwege, besonders bei akuter Bronchitis, für die sie in Deutschland ein zugelassenes Medikament ist (siehe das Kapitel »Bronchitis und Lungenentzündung«). Ein spezieller Extrakt aus *P. sidoides*, bekannt als EPs 7630 oder Umckaloaba, besitzt nachweislich immunstärkende und antibakterielle Wirkung und kann die Adhäsion von Bakterien an Epithelzellen verhindern.[11] In einer Doppelblindstudie erhielten 143 Kinder im Alter von 6 bis 10 Jahren mit einer Halsentzündung, die nicht durch GABHS-bedingt war, 6 Tage lang entweder EPs 7630 oder ein Placebo. Die Behandlung mit EPs 7630 minderte die Symptomschwere (die Abnahme des Schweregrades von Tag 0 auf Tag 4 betrug 7,1 Punkte mit EPs 7630 und 2,5 Punkte in der Placebogruppe) und verkürzte die Dauer der Erkrankung um mindestens 2 Tage, was mit den Ergebnissen bei akuter Bronchitis übereinstimmt.[12] Obwohl diese Studie sich mit Halsentzündungen ohne Streptokokkenbeteiligung befasste, verstärkt sie die Annahme, dass *P. sidoides* bei GABHS nützlich sein könnte.

Schnellüberblick

- Mehr als 90 Prozent aller Halsentzündungen werden durch Viren verursacht.
- Suchen Sie bei einer Halsentzündung einen Arzt auf, um sicherzugehen, dass keine Streptokokkeninfektion vorliegt.
- Vor dem Einsatz von Antibiotika sollte ein Streptokokkenschnelltest in der Arztpraxis durchgeführt werden.
- Wenn Antibiotika eingesetzt werden oder wurden, sollte ein probiotisches Präparat eingenommen werden, das *Lactobacillus*- und *Bifidobacterium*-Arten enthält.
- Vitamin C ist sehr wichtig zur Vorbeugung von rheumatischem Fieber.
- Kanadische Orangenwurzel verhindert die Adhäsion von Streptokokken an der Rachenschleimhaut.
- *Echinacea* macht Streptokokken der Gruppe A unwirksam und reduziert die entzündungsfördernde Reaktion auf Streptokokkeninfektionen.

Behandlungsübersicht

Weitere Informationen finden Sie im Kapitel »Unterstützung des Immunsystems«. Beim Einsatz von Antibiotika sind die Empfehlungen zur *Lactobacillus-acidophilus*-Supplementierung im Kapitel »Diarrhö« zu beachten.

Nahrungsergänzungsmittel

- Ein hochpotentes Multivitamin-Mineralstoffpräparat, wie im Kapitel »Supplementierung« beschrieben
- Wichtige einzelne Nährstoffe:
  - → Vitamin C: während der Wachzeiten alle 2 Stunden 500–1000 Milligramm
  - → Vitamin A: täglich 5000 IE (Schwangere oder Frauen, die schwanger werden möchten, sollten nicht mehr als 3000 IE täglich einnehmen)
  - → Zink: täglich 30 Milligramm
- Eines der folgenden Präparate:
  - → Traubenkernextrakt (mehr als 95 Prozent oligomere Proanthocyanidine): täglich 100–300 Milligramm
  - → Kiefernrindenextrakt (mehr als 95 Prozent oligomere Proanthocyanidine): täglich 100–300 Milligramm
  - → Bioflavonoide aus gemischten Zitrusfrüchten: täglich 1000 Milligramm

Pflanzliche Arzneimittel

Eines der folgenden Mittel kann verwendet werden:

- *Echinacea*-Arten:
  - → Fluidextrakt des frischen oberirdischen Pflanzenteils von *E. purpurea* (1:1): dreimal täglich 2–4 Milliliter (ein halber bis ganzer Teelöffel, bevorzugte Form)
  - → Saft des oberirdischen Pflanzenteils von *E. purpurea*, stabilisiert mit 22 Prozent Ethanol: dreimal täglich 2–4 Milliliter (ein halber bis ganzer Teelöffel, bevorzugte Form)
  - → Getrocknete Wurzel (oder als Tee): dreimal täglich 1–2 Gramm
  - → Gefriergetrocknete Pflanze: dreimal täglich 325–650 Milligramm
  - → Tinktur (1:5): dreimal täglich 2–4 Milliliter (ein halber bis ganzer Teelöffel)
  - → Fluidextrakt (1:1): dreimal täglich 2–4 Milliliter (ein halber bis ganzer Teelöffel)
  - → Trockenextrakt (trockenes Pulver, 6,5:1 oder 3,5 Prozent Echinacosid): dreimal täglich 150–300 Milligramm
- Kanadische Orangenwurzel *(Hydrastis canadensis)*, empfehlenswert sind standardisierte Extrakte:
  - → Getrocknete Wurzel oder als Infusion (Tee): dreimal täglich 2–4 Gramm
  - → Tinktur (1: 5): dreimal täglich 6 bis 12 Milliliter (1,5–3 Teelöffel)
  - → Fluidextrakt (1: 1): dreimal täglich 2–4 Milliliter (ein halber bis ganzer Teelöffel)
  - → Trockenextrakt (trockenes Pulver, 4:1 oder 8–12 Prozent Alkaloidgehalt): dreimal täglich 250–500 Milligramm
- Südafrikanische Pelargonie *(Pelargonium sidoides,* EPs 7630 oder äquivalentes Präparat): Erwachsene: bis zu 14 Tage lang dreimal täglich 3 Milliliter oder zwei 20-Milligramm-Tabletten; Kinder von 7 bis 12 Jahren: dreimal täglich 30 Tropfen (1,5 Milliliter); bis einschließlich 6 Jahre dreimal täglich 10 Tropfen (0,5 Milliliter)

HÄMORRHOIDEN

- Anormal große oder schmerzhafte Ansammlungen von Gefäßen, Stützgeweben und darüberliegende Schleimhaut oder Haut im Rektalbereich
- Hellrotes Blut an der Oberfläche des Stuhls, auf dem Toilettenpapier und/oder in der Toilettenschüssel

In den Vereinigten Staaten und anderen Industrieländern sind Hämorrhoiden sehr häufig. Schätzungen zufolge leiden 50 Prozent aller über 50-Jährigen an einer symptomatischen Hämorrhoidenerkrankung, und bis zu einem Drittel der US-amerikanischen Bevölkerung leidet mehr oder weniger schwerwiegend an Hämorrhoiden. Obwohl die meisten Menschen schon in ihren 20ern Hämorrhoiden haben können, treten die Symptome gewöhnlich erst ab 30 Jahren zutage.

Ursachen

Die Ursachen für Hämorrhoiden gleichen jenen für Krampfadern (siehe das Kapitel »Krampfadern«): genetisch bedingte Venenschwäche und/oder übermäßiger Druck auf die Venen.

Da das Venensystem, das den Rektalbereich versorgt, keine Klappen besitzt, können Faktoren, die venöse Stauungen in diesem Bereich verstärken, zur Bildung von Hämorrhoiden führen. Zu diesen Faktoren gehören erhöhter Druck im Bauchraum (durch Stuhlgang, Schwangerschaft, Husten, Niesen, Erbrechen, körperliche Anstrengung oder Pfortader-Bluthochdruck infolge einer Zirrhose), eine Verstärkung des Drucks während des Stuhlgangs infolge einer ballaststoffarmen Ernährung, Diarrhö und langes Stehen oder Sitzen.

Klassifizierung von Hämorrhoiden

Üblicherweise werden Hämorrhoiden nach Ort und Schweregrad klassifiziert. Äußere Hämorrhoiden treten unterhalb der anorektalen Grenzlinie auf – dem Punkt des drei Zentimeter langen Analkanals, an dem die Haut in die Schleimhaut übergeht. Sie können gefüllt sein mit Blutgerinnseln (thrombotische Hämorrhoiden) oder Bindegewebe (kutane Hämorrhoiden). Thrombotische Hämorrhoiden entstehen, wenn ein hämorrhoidales Gefäß geplatzt ist und ein Blutgerinnsel (Thrombus) gebildet hat, während kutane Hämorrhoiden aus fibrösem Bindegewebe entstehen, das von Analschleimhaut bedeckt wird. Kutane Hämorrhoiden können sich überall im Analbereich bilden. Normalerweise entstehen sie durch Auflösung einer thrombotischen Hämorrhoide, das heißt, der Thrombus wird organisiert und durch Bindegewebe ersetzt.

Innere Hämorrhoiden befinden sich oberhalb der anorektalen Grenzlinie. Gelegentlich vergrößert sich eine innere Hämorrhoide so stark, dass es zu einem Prolaps kommt und sie unterhalb des Aftermuskels sinkt. Innere Hämorrhoiden sind nach Schweregrad des Prolapses eingeteilt:

- Grad I: Kein Prolaps
- Grad II: Prolaps nach dem Stuhlgang, der sich jedoch spontan zurückzieht
- Grad III: Prolaps nach dem Stuhlgang; manuelle Reposition erforderlich
- Grad IV: Prolaps, manuelle Reposition nicht möglich

Innere-äußere oder gemischte Hämorrhoiden sind eine Kombination aus zusammenhängenden äußeren und inneren Hämorrhoiden, die als wuchtige Schwellungen auftreten. Die folgenden Arten gemischter Hämorrhoiden können auftreten:

- Kein Vorfall: Blutung ist möglich, jedoch schmerzlos
- Vorfall: gekennzeichnet durch Schmerzen und potenzielle Blutung
- Abgeschnürt: Die Hämorrhoide ist so stark und schon so lange vorgefallen, dass ihre Blutzufuhr durch das Zusammenziehen des Afterschließmuskels blockiert ist; abgeschnürte Hämorrhoiden sind sehr schmerzhaft und füllen sich gewöhnlich mit Blutgerinnseln (Thrombose).

Diagnostische Erwägungen

Zu den am häufigsten mit Hämorrhoiden assoziierten Symptomen gehören Jucken, Brennen, Schmerzen, Entzündung, Reizung, Anschwellen, Bluten und Nässen. Das Jucken entsteht, wenn Schleim von vorfallenden inneren Hämorrhoiden austritt, bei Gewebeverletzungen infolge von übermäßigem Gebrauch von rauem Toilettenpapier, bei Befall mit *Candida albicans*, bei parasitären Infektionen und Lebensmittelallergien. Schmerzen treten auf, wenn die externen Hämorrhoiden akut entzündet sind. Da jedoch oberhalb der anorektalen Grenzlinie keine sensorische Nervenenden liegen, verursachen unkomplizierte innere Hämorrhoiden nur selten Schmerzen. Blutungen entstehen fast immer in Verbindung mit internen Hämorrhoiden und können vor, während oder nach dem Stuhlgang auftreten. Stammt die Blutung von externen Hämorrhoiden, ist es die Folge eines Risses einer akuten thrombotischen Hämorrhoide. Blutende Hämorrhoiden können infolge von chronischem Blutverlust eine schwere Anämie hervorrufen.

Therapeutische Erwägungen

Konventionelle medizinische Behandlung

Konventionelle medizinische Behandlungen von Hämorrhoiden können angebracht sein.

- Das Abbinden mit einem Gummiband ist eine Methode, bei der elastische Bänder an den innren Hämorrhoiden angebracht werden, um deren Blutzufuhr zu unterbrechen. Innerhalb einer Woche fällt die Hämorrhoide einfach ab. Diese Technik ist kostengünstig, einfach und hat eine Heilungsquote von etwa 87 Prozent.
- Bei der Sklerosierung (Verödung) wird ein narbenbildendes Mittel in die Hämorrhoide injiziert, das die Venenwände zum Zusammenbruch und die Hämorrhoide zum Eintrocknen bringt. Die Erfolgsquote 4 Jahre nach der Behandlung liegt bei 70 Prozent.
- Eine Reihe von Methoden (Elektrokauterisation, Infrarotbestrahlung, Laser und Kyrochirurgie) wirken gegen Hämorrhoiden.
- Hämorrhoidektomie bedeutet die operative Entfernung einer Hämorrhoide. Sie wird nur in sehr schweren Fällen angewandt, weil damit sehr starke postoperative Schmerzen verbunden sind und es meistens einer 2- bis 4-wöchigen Rekonvaleszenz bedarf.

Ernährung

In Teilen der Welt, wo die Ernährung reich an Ballaststoffen und unverarbeiteten Nahrungsmitteln ist, kommen Hämorrhoiden selten vor. Eine ballaststoffarme Ernährung mit einem großen Anteil von verarbeiteten Lebensmitteln, wie in den Vereinigten Staaten üblich, trägt erheblich zur Entstehung von Hämorrhoiden bei.[1]

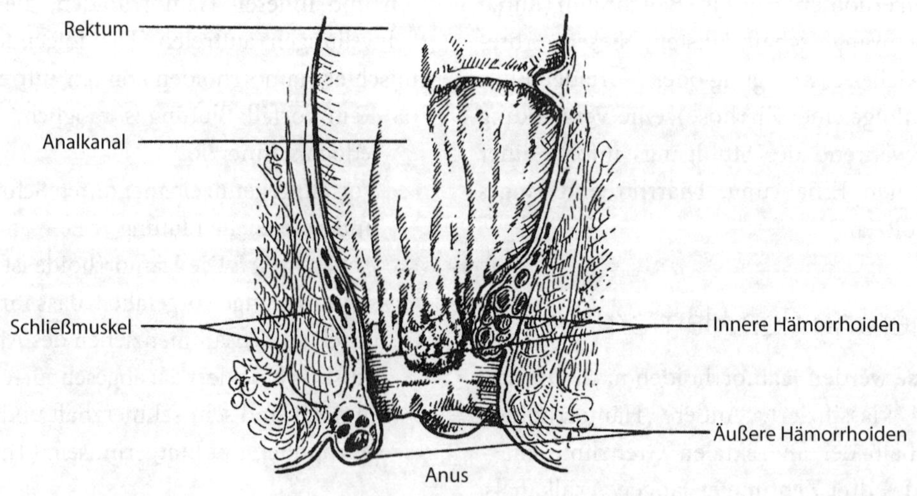

Menschen, die sich ballaststoffarm ernähren, pressen während des Stuhlgangs oft stärker, weil ihr kleinerer, härterer Stuhl schwieriger passieren kann. Dieses Pressen verstärkt den Druck im Bauchraum und hemmt den venösen Blutfluss. Der erhöhte Druck verstärkt die Beckenstauung und kann die Venen erheblich schwächen, was zur Bildung von Hämorrhoiden führt.

Eine ballaststoffreiche Ernährung ist die vielleicht wichtigste Komponente bei der Prävention von Hämorrhoiden. Eine Kost mit viel Gemüse, Obst, Hülsenfrüchten und Samen fördert den schnellen Transport des Stuhls durch den Darm. Darüber hinaus ziehen viele Faserbestandteile Wasser an und bilden eine gallertartige Masse; so wird der Stuhl weich und großvolumig und kann leicht passieren. Eine Auswirkung einer ballaststoffreichen Ernährung ist, dass während des Stuhlgangs deutlich weniger Anstrengung nötig ist. Die Bedeutung von Ballaststoffen wird im Kapitel »Eine gesunde Ernährung« detaillierter besprochen.

Quellmittel

Natürliche Quellmittel können ebenfalls zur Erleichterung des Pressens während des Stuhlgangs eingesetzt werden. Diese faserigen Substanzen, besonders Flohsamenschalen und Guarkernmehl, besitzen dank ihrer Eigenschaft, Wasser anzuziehen und eine gallertartige Masse zu bilden, eine leicht abführende Wirkung. Sie sind im Allgemeinen weniger reizend als Weizenkleie und andere Zellulosefaserprodukte. Wie mehrere klinische Doppelblindversuche demonstrieren, kann die Nahrungsergänzung mit Quellmitteln die Hämorrhoidensymptome (Bluten, Schmerzen, Jucken, Prolaps) beträchtlich reduzieren und die Darmtätigkeit verbessern.[2, 3] Eine Metaanalyse von sieben Studien ergab, dass der Einsatz von Ballaststoffen zur Linderung der allgemeinen Symptome und der Blutungen bei der Behandlung von symptomatischen Hämorrhoiden beiträgt.[2]

Hydrotherapie

Ein warmes Sitzbad (Eintauchen des Beckenbereichs) ist eine effektive, nichtinvasive Therapie für unkomplizierte Hämorrhoiden. Die Wassertemperatur sollte zwischen 37,5 und 40,5 Grad Celsius liegen. Das warme Sitzbad wirkt beruhigend, doch ebenso wie auch mit Cremes und Salben ist die Linderung nur von kurzer Dauer.

Lokale Behandlungsmethoden

Lokale Anwendungen werden in den meisten Fällen nur begrenzte Zeit Linderung bringen, aber selbst dies ist besser als nichts. Zu den lokalen Mitteln zählen Zäpfchen, Salben und anorektale Sitzkissen. Viele rezeptfreie Produkte für Hämorrhoiden enthalten vorwiegend natürliche Inhaltsstoffe, wie etwa Hamamelis, *Aloe-vera*-Gel, Haifischleberöl, Lebertran, Kokosbutter, Perubalsam, Zinkoxid, lebende Hefezellenderivate und Allantoin.

Flavonoide

Flavonoidpräparate lindern Hämorrhoiden durch die Stärkung der Venen. Frühe Studien konzentrierten sich auf Rutin. Jüngere und ausführlichere Studien stellten Hydroxyethylrutoside (HER) in den Mittelpunkt. Bioflavonoidpräparate aus Rutin und Zitrusgewächsen sind als ähnlich nutzbringend einzuordnen wie HER, jedoch wohl nicht als so wirkungsvoll.

In mehreren klinischen Doppelblindstudien stellte sich HER als hilfreich bei der Behandlung von Krampfadern und Hämorrhoiden heraus.[4, 5] An einigen dieser Studien waren schwangere Frauen beteiligt; HER zeigte starke Wirkung bei der Verbesserung der Venenfunktion und bei der Linderung von hämorrhoidalen Anzeichen und Symptomen während der Schwangerschaft. In einer Studie erfuhren 90 Prozent der Frauen, denen HER verabreicht wurde (4 Wochen lang 1000 Milligramm täglich), einen Rückgang der Symptome, gegenüber lediglich 12 Prozent in der Placebogruppe. Von ähnlichen Ergebnissen über den Einsatz von HER wurde bei der Behandlung von Hämorrhoiden berichtet, die nicht mit einer Schwangerschaft in Verbindung standen.

Pflanzliche Arzneimittel

Sämtliche im Kapitel »Krampfadern« beschriebenen pflanzlichen Stoffe und besonders Mäusedorn *(Rucus aculeatus)* erweisen sich als sinnvoll zur Stärkung der Rektalvenen. In einer Multizentrumsstudie mit 124 Patienten mit Hämorrhoiden bewerteten 69 Prozent der Teilnehmer und 75 Prozent der behandelnden Ärzte die Wirkung einer Rezeptur aus Mäusedornextrakt als gut oder hervorragend, 92 Prozent der Ärzte bewerteten die Behandlung als sicher und gut verträglich.[6] Nach 7-tägiger Behandlung waren signifikante positive Effekte zu beobachten.

Schnellüberblick

- Die Venen im Rektalbereich besitzen keine Klappen; so können Faktoren, die Durchblutungsstörungen oder Druck in diesem Bereich verstärken, zur Bildung von Hämorrhoiden führen.
- Zu den häufigen Gründen für Jucken im Analbereich gehören Gewebeverletzungen infolge von übermäßigem Gebrauch von rauem Toilettenpapier, der Befall mit *Candida albicans* sowie parasitäre Infektionen und Lebensmittelallergien.
- Eine ballaststoffreiche Ernährung ist die vielleicht wichtigste Komponente bei der Prävention von Hämorrhoiden.
- Flavonoidpräparate zeigen sich sinnvoll bei der Linderung von Hämorrhoiden, weil sie die Venen stärken.

Behandlungsübersicht

Wie bei allen Krankheiten ist der erste Behandlungsschritt auch bei Hämorrhoiden die Prävention. Dazu sollte man die Faktoren, die für die verstärkte Beckenstauung verantwortlich sind, reduzieren: Pressen während des Stuhlgangs, langes Sitzen oder Stehen oder eine zugrunde liegende Lebererkrankung. Eine ballaststoffreiche Ernährung ist entscheidend für eine gesunde Darmtätigkeit. Supplementierung mit Ballaststoffen, Flavonoiden und verschiedenen pflanzlichen Präparaten wie zum Beispiel Mäusedorn sind geeignete Ergänzungsmaßnahmen.

Warme Sitzbäder und Präparate zur lokalen Anwendung tragen zur Linderung des Unwohlseins bei, haben jedoch nur eine temporäre Wirkung.

Ernährung

Die Empfehlungen im Kapitel »Eine gesunde Ernährung« sind sehr wichtig bei der Prävention von Hämorrhoiden. Die Kost sollte großzügige Mengen an löslichen Ballaststoffen und zur Stärkung der Venenstruktur Nahrungsmittel mit hohem Flavonoidanteil enthalten, wie zum Beispiel Brombeeren, Zitrusfrüchte, Kirschen und Blaubeeren.

Nahrungsergänzungsmittel

- Ein hochpotentes Multivitamin-Mineralstoffpräparat, wie im Kapitel »Supplementierung« beschrieben
- Flohsamenschalen: 5 Gramm zur Schlafenszeit mit etwa 200 Milliliter Wasser
- Vitamin C: dreimal täglich 500–000 Milligramm
- Flavonoide, eines oder mehrere der folgenden Präparate:
  - → HER: täglich 1000–3000 Milligramm
  - → Bioflavonoide aus Zitrusgewächsen, Rutin und/oder Hesperidin: täglich 3000–6000 Milligramm
  - → Mikronisiertes Diosmin: täglich 500–1000 Milligramm
  - → Traubenkernextrakt (mehr als 95 Prozent oligomere Proanthocyanidine): täglich 150–300 Milligramm
  - → Kiefernrindenextrakt: täglich 150–300 Milligramm

Pflanzliche Arzneimittel

Extrakt aus Mäusedorn *(Rucus aculeatus)* (9–11 Prozent Ruscogeningehalt): dreimal täglich 100 Milligramm

Physikalische Medizin

Hydrotherapie: warme Sitzbäder zur Linderung unkomplizierter Hämorrhoiden

HEPATITIS

- Frühe Anzeichen sind Appetitverlust, Übelkeit, Erbrechen, Ermüdung und grippeähnliche Symptome, die 2–4 Wochen, ehe die Leber betroffen ist, auftreten können, abhängig von der Inkubationsdauer des Virus.
- Die Symptome können recht plötzlich oder schleichend auftreten.
- Fieber; vergrößerte, empfindliche Leber; Gelbsucht (Gelbfärbung der Haut und der weißen Augenhaut)
- Dunkler Urin
- Die Konzentration von weißen Blutkörperchen ist normal bis niedrig; deutlich erhöhte Leberenzyme (Aminotransaminase) im Blut; erhöhte Bilirubin-Konzentration.

Hepatitis (Leberentzündung) kann durch viele Medikamente und toxische Chemikalien ausgelöst werden, in den meisten Fällen aber durch ein Virus. Am häufigsten sind die durch Viren ausgelösten Formen A, B und C. Hepatitis A tritt sporadisch oder in Epidemien auf und wird vorwiegend durch Verunreinigung mit Fäkalien ausgelöst. Hepatitis B wird durch infiziertes Blut oder Blutprodukte sowie durch sexuellen Kontakt übertragen (das Virus wird über Speichel, Samen und Vaginalsekrete weitergegeben). Hepatitis C (hieß früher »Nicht-A-nicht-B-Hepatitis«) kann durch Bluttransfusionen oder intravenöse Verabreichung von Medikamenten übertragen werden, doch in einigen Fällen ist der Auslöser der Infektion unklar; die Sterblichkeitsrate (1–12 Prozent) ist weit höher als bei den anderen Formen. Zu den weiteren viralen Ursachen von Hepatitis gehören die Hepatitisviren D, E und G, Herpes simplex, das Cytomegalovirus und das Epstein-Barr-Virus.

Eine akute virale Hepatitis kann höchst entkräftend sein und Bettruhe erfordern. Die Genesung kann 2–16 Wochen dauern. Die meisten Patienten werden wieder ganz gesund (bei Typ A normalerweise nach 9 Wochen und bei B, C, D und G nach 16 Wochen). Etwa einer von hundert Hepatitispatienten stirbt jedoch, und 10–40 Prozent der Hepatitis-C-Fälle entwickeln sich zu einer chronischen viralen Form (Hepatitis C wird durch eine Transfusion übertragen; dabei besteht eine Wahrscheinlichkeit von 70 bis 80 Prozent, eine chronische Hepatitis zu entwickeln). Die Symptome einer chronischen Hepatitis variieren: Sie können so gut wie nicht vorhanden sein oder zu einer chronischen Ermüdung, schwerem Leberschaden und sogar zum Tod durch Leberzirrhose oder Leberkrebs führen.

Diagnostische Erwägungen

Die Diagnose basiert auf dem Auftreten der charakteristischen Anzeichen und Symptome (in der Tabelle unten aufgeführt) zusammen mit Bluttests, die erhöhte Leberenzyme anzeigen (wie zum Beispiel SGPT, GGPT, SGOT und alkalische Phosphatase, die ins Blut übergehen, wenn die Leberzellen geschädigt sind), und dem Auftreten von viralen Antigenen (Stoffen, die als körperfremd betrachtet werden und zur Bildung von Antikörpern gegen sie führen) oder von Antikörpern, die Antigene binden. Der beteiligte Virustyp wird durch die Identifikation

Symptomhäufigkeit von viraler Hepatitis [1]

Symptom	Betroffene Patienten (%)
Dunkler Urin	94
Ermüdung	91
Appetitverlust	90
Übelkeit	87
Fieber	76
Erbrechen	71
Kopfschmerzen	70
Unwohlsein im Bauchraum	65
Heller Stuhl	52
Muskelschmerzen	52
Benommenheit	49
Reizbarkeit	43
Jucken	42
Diarrhö	25
Gelenkschmerzen	21

des viralen Antigens oder bestimmter Antikörper im Blut bestimmt.

Bei den chronischen Hepatitisformen B oder C ist eine regelmäßige Blutuntersuchung erforderlich, um Fortschreiten oder Abklingen der Infektion zu kontrollieren. Außer durch die Leberenzyme wird Hepatitis C auch daran erkannt, ob Hepatitis-C-virale-RNA durch Polymerasekettenreaktion (HCV-RNA[PCR]) vorhanden ist. Je höher die Konzentration von HCV-RNA, desto aggressiver ist die chronische Infektion.

Präventivmaßnahmen

Hepatitis A

Zur primären Prävention vor Hepatitis A empfehlen die Centers for Disease Control (CDC) für drei Kategorien von Menschen eine Impfung: erstens für Kinder, die in Gebieten mit hohem Hepatitis-A-Vorkommen leben, zweitens für Menschen mit erhöhtem Risiko, wie bei Reisen in endemische Gebiete, Männer, die Sex mit Männern haben, Abhängige von illegalen Drogen, Angestellte in Forschungslaboren, die mit Hepatitis A arbeiten, und Menschen mit Blutgerinnungsstörungen, denen es an bestimmten Blutbestandteilen fehlt, sowie drittens für Menschen mit chronischer Lebererkrankung, besonders chronischer Hepatitis B oder C. Die Impfung wird auch bei einem Ausbruch in Bevölkerungsgruppen mit höherer Hepatitis-A-Häufigkeit empfohlen.[2, 3] Die Prävention nach dem Kontakt besteht aus Injektionen mit speziellen Hepatitis-A-Immunglobinen (Antikörpern) innerhalb der ersten 2 Wochen nach dem Kontakt.[4]

Hepatitis B

Die Impfung ist bei Menschen in Hochrisikoberufen angezeigt, wie etwa bei Mitarbeitern im medizinischen und zahnmedizinischen Bereich, die regelmäßig mit Blut und anderen Körperflüssigkeiten in Berührung kommen. Im Falle eines Kontakts mit dem Hepatitis-B-Virus (HBV) wird Hyperimmunglobulin in einer Serie von zwei Injektionen innerhalb von 2 Wochen nach dem Kontakt verabreicht. Es heißt, damit sei bei 75 Prozent der gefährdeten Menschen adäquater Schutz gewährt, doch dieser Schutz hält nur 3 Monate an.

Neugeborene, deren Mütter das Hepatitis-B-Oberflächenantigen (HBsAg) haben, sollten kurz nach der Geburt die Impfung ebenfalls erhalten und dann noch zweimal im Alter von 3 und 6 Monaten.

Hepatitis C

Da es derzeit keine Impfung gegen Hepatitis C gibt, ist es Teil der Prävention, die Infektionswege zu minimieren. 50–80 Prozent der Abhängigen, die sich ihre Drogen injizieren, werden innerhalb des ersten Jahres infiziert;[4] daher wird dazu geraten, von diesen Drogen zu lassen oder nur unbenutzte, saubere, sterile Nadeln zu verwenden. Ebenso wird bei Kokainabhängigen das Risiko minimiert, wenn sie mit dem Schnupfen durch die Nase aufhören. Auch Bluttransfusionen nur aus solchen Quellen zu akzeptieren, von denen man sicher weiß, dass sie nicht kontaminiert sind, schließt einen Hauptrisikofaktor aus.

Menschen, die im Gesundheitswesen arbeiten, sollten strikte Arbeitssicherheit und Gesundheitsstandards einhalten, besonders wenn sie mit Blutprodukten arbeiten; um eine Übertragung durch Nadelstiche zu vermeiden, sollten sie niemals gebrauchte Nadeln mehrmals verwenden.

Obwohl die Übertragung durch sexuellen Kontakt nicht sehr häufig ist, besteht bei männlichen Homosexuellen, bei Menschen mit häufig wechselnden Sexualpartnern und bei Personen mit sexuell übertragenen Krankheiten ein erhöhtes Risiko.[4] Jemand in einer monogamen heterosexuellen Beziehung zu einem Hepatitis-C-Patienten hat ein niedriges Infektionsrisiko, es sei denn, der Patient ist sowohl an Hepatitis C als auch am Humanen-Immundefizienz-Syndrom (HIV) erkrankt.

Therapeutische Erwägungen

Natürliche Therapien können bei Hepatitis von großem Nutzen sein, aber die Krankheit erfordert angemessene medizinische Behandlung und Überwachung. Mehrere Nähr- und Pflanzenstoffe hemmen nachweislich die virale Reproduktion, verbessern die Funktion des Immunsystems und stimulieren stark die Regeneration von geschädigten Leberzellen. Allgemeine Therapien für Schutz und Unterstützung der Leber werden im Kapitel »Entgiftung und innere Reinigung« detaillierter besprochen. Diese Empfehlungen können zusammen mit den spezifischeren Empfehlungen in diesem Kapitel angewandt werden.

Eine aggressive Behandlung der chronischen Hepatitis ist absolut unerlässlich, sonst besteht ein erhöhtes Risiko für Leberkrebs und Zirrhose. Wenn bei einem Patienten, der zum Beispiel an chronischer Hepatitis B erkrankt ist, eine Zirrhose vorhanden ist, hat er nur eine Wahrscheinlichkeit von 50 bis 60 Prozent, noch 5 Jahre zu überleben.

Die beste verfügbare konventionelle Behandlung von chronischer Hepatitis ist die Kombination von pegyliertem Interferon und Ribavirin. Leider ist diese Behandlung kostspielig und mit Nebenwirkungen belastet, und sie eliminiert Hepatitis C nur bei bestenfalls 50–70 Prozent der Patienten.[1] Jedoch können Hepatitispatienten großen Nutzen aus natürlichen Therapien ziehen.

Ernährung

Während der akuten Hepatitisphase sollte der Fokus darauf liegen, Flüssigkeiten durch Gemüsebrühe, Gemüsesäfte, zu gleichen Teilen mit Wasser gemischt, und Kräutertees zu ersetzen. Feste Nahrung sollte auf Naturreis, gedämpftes Gemüse und eine moderate Zufuhr von fettarmem Protein beschränkt sein.

In chronischen Fällen folgen Sie den Empfehlungen im Kapitel »Eine gesunde Ernährung«. Die Kost sollte unbedingt arm an gesättigten Fetten, einfachen Kohlenhydraten (zum Beispiel Zucker, Weißmehl, Fruchtsaft, Honig), oxidierten Fettsäuren (Bratenöl) und Tierprodukten sein. Eine vornehmlich vegetarisch ausgerichtete (das heißt ballaststoffreiche) Diät verstärkt nachweislich die Ausscheidung von Gallensäure, Medikamenten und toxischen Gallensubstanzen aus dem Körper. Alkohol sollte vollständig gemieden werden.

Nahrungsergänzungsmittel

Vitamin C

Laut Dr. Robert Cathcart, einem Pionier der Ernährungsmedizin, ist eine akute Hepatitis am ehesten mit Vitamin C zu heilen.[5, 6] Wie Cathcart demonstrierte, waren hohe Vitamin-C-Dosierungen (täglich 40–100 Gramm oral oder intravenös) in der Lage, eine akute virale Hepatitis innerhalb von 2 bis 4 Tagen erheblich zu lindern und eine Gelbsucht innerhalb von 6 Tagen verschwinden zu lassen.[6] Andere Studien kamen zu ähnlichen Ergebnissen.[7–9] Eine kontrollierte Studie zeigte, dass täglich 2 Gramm oder mehr Vitamin C Hepatitis B bei Krankenhauspatienten grundlegend verhindern konnten. Obwohl 7 Prozent der Kontrollpatienten (diese erhielten täglich weniger als 1,5 Gramm Vitamin C) Hepatitis entwickelten, war dies bei keinem der mit höheren Dosen Behandelten der Fall.[10]

Selen

Selen ist ein Spurenelement, das für die Aktivität des Antioxidansenzyms Glutathionperoxidase erforderlich ist. Ein Selenmangel ist mit Funktionsstörungen des Immunsystems, Krebs und Leberschäden verbunden. Bei 59 Patienten mit chronischer Lebererkrankung, darunter auch solchen mit alkoholbedingter und viraler Zirrhose, waren die Blut- und Plasmakonzentrationen von Selen im Vergleich zu gesunden Kontrollen deutlich niedriger.[11] Eine andere Studie ergab, dass Krebszellen bei Selenmangel und oxidativem Stress einen selektiven Überlebensvorteil erreichen können.[12] Oxidativer Stress ist im Spätstadium einer zirrhotischen Lebererkrankung hinlänglich bekannt, weitere Forschungen ergaben jedoch, dass diese Art von oxidativem Stress in Wirklichkeit schon viel früher auftritt als angenommen.[13] In diesem Lichte und angesichts der Sicherheit von Selen bei Dosierungen unter 400 Mikrogramm ist es sinnvoll, Selen zur Behandlung von Hepatitis B einzusetzen.

Alpha-Liponsäure

Alpha-Liponsäure ist eine Schwefelverbindung, die von den Körperzellen produziert wird. Sie spielt beim Energiestoffwechsel eine Rolle und ist auch ein wertvolles Antioxidans. Die Alpha-Liponsäure wurde schon bei einer Reihe von mit der Leber im Zusammenhang stehenden Erkrankungen erfolgreich eingesetzt, darunter Schädigungen durch Alkohol, Vergiftungen durch Metall, Tetrachlormethan und Knollenblätterpilz sowie Hepatitis C.[14–16]

Vitamin D

Wie jüngere Forschungen zeigen, wirkt Vitamin D nicht nur unmittelbar antiviral– besonders gegen Hepatitis C –, sondern es unterstützt auch die Immunfunktion, was entscheidend zur Fähigkeit des Körpers beiträgt, das Virus zu eliminieren.[17] Mehrere Studien haben nun Vitamin D zusammen mit konventionellen antiviralen Medikamenten eingesetzt, was zu einer Verbesserung der Ergebnisse führte.[18] Menschen mit niedrigem Vitamin-D-Spiegel im Blut haben eine viel größere Wahrscheinlichkeit, schwerere, chronisch werdende Formen von Hepatitis zu bekommen, sowie für Zirrhose.[19] Eine Studie ergab, dass mehr als 90 Prozent der Patienten mit chronischer Hepatitis C einen niedrigen Vitamin-D-Spiegel hatten.[20]

Pflanzliche Arzneimittel

Obwohl die Wirksamkeit von pflanzlichen Arzneien noch durch klinische Langzeitversuche belegt werden muss, wurden inzwischen mehrere Pflanzen auf ihre Wirkung bei viraler Hepatitis untersucht. Die beiden am positivsten dokumentierten sind Süßholz *(Glycyrrhiza glabra)* und Silymarin (der Flavonoidkomplex der Mariendistel, *Silybum marianum*). Eine dritte, *Phyllanthus amarus,* löste nach ersten Ergebnissen große Begeisterung aus, weitere detaillierte Studien konnten jedoch keinerlei Nutzen nachweisen.[21]

Süßholz

Süßholz *(Glycyrrhiza glabra)* hat viele Wirkungen, die bei der Behandlung von akuter und chronischer Hepatitis nutzbringend sind, darunter Leberschutz, Unterstützung des Immunsystems, Stärkung von Interferon (der körpereigenen antiviralen und immunstärkenden Subtanz) und die Förderung des Flusses von Galle und Fett zu und von der Leber. Zudem wirkt die Süßholzwurzel direkt antiviral. Klinische Studien mit einem Produkt, das Glycyrrhizin enthielt – den Hauptbestandteil von Süßholz –, erbrachten ausgezeichnete Ergebnisse bei der Behandlung von akuter und chronischer Hepatitis. Das Präparat »Stronger Neominophagen C« (SNMC), besteht aus 200 Milligramm Glycyrrhizin, 100 Milligramm Cystein und 2000 Milligramm Glycin, aufgelöst in 100 Milligramm physiologischer Kochsalzlösung. Es wird intravenös verabreicht, obwohl die orale Einnahme vielleicht ebenso wirksam ist, wie weiter unten besprochen wird.[22–26]

SNMC zeigt beeindruckende Ergebnisse bei der Behandlung von chronischer Hepatitis B oder C. Bei etwa 40 Prozent der Patienten klingen sie vollständig ab – ein Anteil, der recht gut mit der Heilungsquote von 40 bis 50 Prozent mithalten kann, die mit Alpha-Interferon erzielt wird. Wie SNMC zeigt auch die Gabe von Interferon einen dramatischen Rückgang des Risikos für Leberkrebs. Es ist jedoch teuer und ruft bei allen Patienten Nebenwirkungen hervor (vorwiegend Fieber, Gelenkschmerzen, Übelkeit und grippeähnliche Symptome).

In einer Studie mit 453 Patienten, die zwischen 1979 und 1984 in einem japanischen Krankenhaus mit chronischer Hepatitis C diagnostiziert worden waren, wurden 84 Patienten 8 Wochen lang mit SNMC bei einer Dosierung von täglich 100 Milliliter behandelt, gefolgt von wöchentlich zwei bis sieben Behandlungen über einen Zeitraum von bis zu 16 Jahren.[26] Nach 15 Jahren lag die kumulative Häufigkeit von Leberkrebs und Zirrhose bei 7 beziehungsweise 12 Prozent. Diese Zahlen stimmen mit den Erfolgsquoten von Alpha-Interferon überein, sowohl bei Patienten im Frühstadium der Krankheit (von denen mit Alpha-Interferon nur 0,6 Prozent jährlich Leberkrebs bekamen und 0,7 Prozent mit SNMC) als auch im fortgeschrittenen Stadium (1,5 Prozent jährliche Progression zu Leberkrebs bei Patienten, die mit Alpha-Interferon behandelt wurden, gegenüber 1,3 Prozent, denen SNMC gespritzt wurde).

Obwohl die Studien mit SNMC injizierbares Glycyrrhizin einsetzten, ist dies möglicherweise nicht notwendig, weil Glycyrrhizin leicht aus Süßholz absorbiert wird. Ziel ist es, eine hohe Blutkonzentration von Glycyrrhizin ohne Nebenwirkungen zu erreichen. Die im unten stehenden Absatz »Behandlungsübersicht« angegebenen Glycyrrhizindosierungen liefern grob die Hälfte der Dosis, die in den Studien mit SNMC verabreicht wurde. Über einen längeren Zeitraum kann es bei der Süßholzwurzel (mehr als 3 Gramm täglich für länger als 6 Wochen) oder bei Glycyrrhizin (mehr als 100 Milligramm täglich) zu Natrium- und Wassereinlagerungen kommen, was den Blutdruck erhöht. Blutdruckkontrolle, erhöhte

Kaliumzufuhr und eine natriumarme Ernährung werden daher stark empfohlen.[27]

Bei der Empfänglichkeit für die blutdruckerhöhende Wirkung von Süßholz bestehen große individuelle Unterschiede. Während bei täglichen Mengen von mehr als 400 Gramm häufig ungünstige Effekte auftreten, beobachtet man sie bei Mengen von täglich unter 100 Milligramm selten.[24] Nichtsdestoweniger: Süßholz sollte wohl bei Patienten, in deren Vorgeschichte Bluthochdruck oder Nierenversagen auftraten, oder bei denjenigen, die aktuell Digitalispräparate einnehmen, besser nicht eingesetzt werden.

Mariendistel

Die Mariendistel *(Silybum marianum)* enthält Silymarin, eine Mischung aus Flavonolignanen, die vorwiegend aus Silybin, Silydianin und Silychristin bestehen. Silymarin ist eine der stärksten bekannten leberschützenden Substanzen. Silymarin hemmt Leberschäden wie folgt:

- Wirkt wie ein direktes Antioxidans und hemmt freie Radikale
- Erhöht die Konzentration der Schutzstoffe Glutathion und Superoxiddismutase innerhalb der Leberzellen
- Hemmt die Bildung von entzündlichen Stoffen, die die Leber schädigen können
- Stimuliert die Regeneration der Leberzellen

Silymarin ist sowohl bei akuter als auch bei chronischer viraler Hepatitis effektiv. In einer Studie über akute virale Hepatitis zeigten 29 mit Silymarin behandelte Patienten im Vergleich zu einer Placebogruppe eine Abnahme der Konzentrationen von Bilirubin und Leberenzymen im Serum.[28] Die Anzahl der Patienten, die nach 3-wöchiger Behandlung normale Leberwerte erreichte, war deutlich höher als in der Placebogruppe.

In einer Studie über chronische virale Hepatitis führte Silymarin zu dramatischen Verbesserungen. Hohe Dosierungen (täglich 420 Milligramm) Silymarin über Zeiträume von 3 bis 12 Monaten führten zu einer Regeneration der Leberzellschäden (durch Biopsie festgestellt), einem Anstieg des Proteingehalts im Blut und einer Reduzierung der Leberenzyme. Häufige Hepatitissymptome (zum Beispiel Unwohlsein im Bauchraum, Appetitminderung, Ermüdung) wurden gelindert.[29]

Silymarinphytosom ist eine neuere Form des Silymarins, gebunden mit Phosphatidylcholin, das vielleicht noch nutzbringender ist. Zunehmend mehr wissenschaftliche Forschungen deuten darauf hin, dass mit Phosphatidylcholin gebundenes Silymarin besser absorbiert wird und bessere klinische Ergebnisse vorweist als nicht gebundenes.[30–35] Dieser Effekt zeigte sich in einer Studie mit 232 Patienten mit chronischer Hepatitis (viral, alkoholbedingt oder

Schnellüberblick

- Hepatitis ist eine ernsthafte Erkrankung, die ärztliche Betreuung erfordert.
- Verschiedene Nährstoffe und Pflanzen hemmen nachweislich die virale Produktion, verbessern die Immunfunktion und stimulieren stark die Regeneration geschädigter Leberzellen.
- Im Falle eines akuten Kontakts mit dem Hepatitis-B-Virus wird Hyperimmunglobulin per Injektion verabreicht.
- Während der Akutphase sollte der Fokus darauf liegen, Getränke durch Gemüsebrühe, verdünnte Gemüsesäfte und Kräutertee zu ersetzen.
- In chronischen Fällen sollte die Ernährung arm an gesättigten Fetten, einfachen Kohlenhydraten, oxidierten Fettsäuren und Tierprodukten sein.
- Hohe Dosierungen von Vitamin C (40–100 Gramm oral oder intravenös) können bei einer akuten viralen Hepatitis innerhalb von 2 bis 4 Tagen zu einer erheblichen Verbesserung führen.
- Süßholz hat viele günstige Wirkungen bei der Behandlung von akuter und chronischer Hepatitis, darunter Leberschutz, Stärkung des Immunsystems und des Interferons.
- Silymarin, der Flavonoidkomplex aus der Mariendistel, ist sowohl bei akuter als auch bei chronisch viraler Hepatitis wirksam.
- Immer mehr Forschungsergebnisse deuten darauf hin, dass Silymarinphytosome besser absorbiert werden und bessere klinische Ergebnisse hervorbringen als nicht gebundenes Silymarin.

chemisch ausgelöst), die über einen Zeitraum von bis zu 120 Tagen Silymarinphytosom in einer Dosis von entweder zweimal täglich 120 Milligramm oder dreimal täglich 120 Milligramm erhielten.[35] Weitere 49 Patienten wurden mit einem im Handel erhältlichen ungebundenen Silymarin behandelt, und weitere 117 wurden nicht behandelt oder erhielten ein Placebo. Bei allen Patienten, denen Silymarinphytosom verabreicht worden war, erholten sich die Leberwerte schneller auf Normalzustand als bei jenen, die das kommerzielle Silymarin oder ein Placebo erhalten hatten.

Silymarin hat eine niedrige Toxizität und wird gut vertragen. Da es jedoch den Gallenfluss anregt, kann es zu einem flüssigeren Stuhl führen. Aufgrund seiner niedrigen Toxizität ist Silymarin für die Langzeiteinnahme geeignet.

Behandlungsübersicht

Bei Hepatitis sind die therapeutischen Ziele der Naturmedizin, weitere Leberschäden zu verhindern, indem das Immunsystem gestärkt, die virale Last verringert und die Leber geschützt wird. Während der Akutphase einer viralen Hepatitis ist Bettruhe wichtig, mit langsamer Wiederaufnahme der Aktivitäten, wenn die Genesung eingesetzt hat. Körperliche Anstrengung, Alkohol und andere lebervergiftende Substanzen und Chemikalien sollten gemieden werden. Während der Ansteckungsphase (2 oder 4 Wochen vor und bis zu 3 Wochen nach Auftreten der Symptome) kann nicht viel getan werden, es sei denn, man hat Kenntnis von der Infektionsgefahr. In diesem Fall sind sorgfältige Hygiene und die Vermeidung von engem Kontakt mit anderen wesentlich. Ist die Diagnose einmal gestellt, sollte nicht an Orten mit Publikumsverkehr, wie etwa in Pflegeeinrichtungen, Restaurants oder Ähnlichem, gearbeitet werden.

Ernährung

Während der akuten Phase sollten Getränke durch Gemüsebrühe, mit Wasser verdünnte Gemüsesäfte und Kräutertees ersetzt werden.

Befolgen Sie in der chronischen Phase die Richtlinien im Kapitel »Eine gesunde Ernährung«. Einige Lebensmittel sind besonders hilfreich, denn sie enthalten Nährstoffe, die Ihr Körper in den verschiedenen Phasen der Entgiftung für die Produktion und Aktivierung von Dutzenden von Enzymen braucht. Zu ihnen gehören:

- Knoblauch, Hülsenfrüchte, Zwiebel, Eier und andere Lebensmittel mit hohem Schwefelgehalt
- Reiche Quellen an wasserlöslichen Ballaststoffen, wie Birnen, Weizenkleie, Äpfel und Gemüse
- Gemüse aus der Kohlfamilie, besonders Brokkoli, Rosenkohl und Kohl
- Artischocken, Rote Bete, Karotten, Löwenzahnblätter und viele Pflanzen und Gewürze wie Kurkuma, Zimt und Süßholz
- Grüne Nahrungsmittel wie Weizengrassaft, dehydrierter Gerstengrassaft, Chlorella und Spirulina

Nahrungsergänzungsmittel

- Ein hochpotentes Multivitamin-Mineralstoffpräparat, wie im Kapitel »Supplementierung« beschrieben
- Fischöl: 1000 Milligramm EPA + DHA
- Vitamin C: dreimal 500–1000 Milligramm pro Tag
- Vitamin D: 2000–4000 IE pro Tag (idealerweise Blutwerte messen und die Dosierung entsprechend anpassen)
- Eines der folgenden Mittel:
  - → Traubenkernextrakt (mehr als 95 Prozent oligomere Proanthocyanidine): täglich 150–300 Milligramm
  - → Kiefernrindenextrakt (mehr als 95 Prozent oligomere Proanthocyanidine): täglich 150–300 Milligramm

Pflanzliche Arzneimittel

- Süßholz *(Glycyrrhiza glabra):*
  - → Gemahlene Wurzel: dreimal täglich 1–2 Gramm
  - → Flüssigextrakt (1:1): dreimal täglich 2–4 Milliliter
  - → Festextrakt (Trockenpulver), 5 Prozent Glycyrrhizinsäuregehalt): dreimal täglich 250–500 Milligramm

Hinweis: Wenn Süßholz über einen längeren Zeitraum eingenommen werden soll, ist eine erhöhte Zufuhr von Nahrungsmitteln mit hohem Kaliumanteil erforderlich.

- Mariendistel *(Silybum marianum):* Die Dosierung richtet sich nach der Silymarinkonzentration (standardisierte Extrakte sind vorzuziehen), und die besten Ergebnisse werden bei höherer Dosierung erzielt, das heißt dreimal täglich 140–210 Milligramm Silymarin; die Dosierung für Silymarinphytosom liegt bei zwei- bis dreimal täglich 120 Milligramm zwischen den Mahlzeiten.

HERPES

- Periodisch auftretende Infektion der Haut oder der Schleimhäute, gekennzeichnet durch einzelne oder multiple Cluster von kleinen Bläschen auf gerötetem Untergrund, häufig um den Mund, auf den Lippen, Genitalien und Augen (Bindehaut und Hornhaut).
- Inkubationszeit 2–12 Tage, durchschnittlich 6–7 Tage
- Regionale Lymphknoten können empfindlich und geschwollen sein.
- Die periodischen Ausbrüche können ein Folge von kleineren Infektionen, Wunden, Stress (emotional, ernährungs- und umweltbedingt) und Sonneneinstrahlung sein.

Die Familie der Herpesviren hat mehr als 70 Mitglieder. Wir werden uns hier mit Herpes simplex befassen; dazu gehören zwei Virustypen: HSV-1 und HSV-2. Aktuellen Schätzungen zufolge leiden 20–40 Prozent der US-amerikanischen Bevölkerung unter periodisch auftretenden HSV-Infektionen.[1] Früher trat das HSV-1 vorwiegend an anderen Stellen als den Genitalien auf, während Infektionen der Genitalien hauptsächlich durch den HSV-2 verursacht wurden; ab dem Jahr 2000 jedoch löste HSV-1 das HSV-2 als Primärursache für Genitalherpes ab.[2] 2001 war HSV-1 für 78 Prozent aller Fälle von Genitalherpes verantwortlich, gegenüber 31 Prozent 1993.[3]

Das Risiko einer Ansteckung mit Herpes bei sexuellem Kontakt mit einem Menschen mit aktiven Bläschen liegt bei 75 Prozent. Obwohl 80 Prozent der Infizierten keine klinisch auffälligen Anzeichen haben, können sie dennoch das Virus übertragen, auch wenn sie keine Symptome aufweisen.

HSV-1 wird häufig in der frühen Kindheit erworben, was sich bei fast 90 Prozent der Erwachsenen nachweisen lässt. Nach der Initialinfektion verbleibt das Virus bei den meisten Menschen latent in den Nervenzellen. Bei anderen kann es jedoch reaktiviert werden. Diese Reaktivierung verursacht periodische Ausbrüche. Der HSV-1-Genitalherpes hat eine Rückfallquote von 14 Prozent gegenüber einer Rückfallquote von 60 Prozent bei HSV-2. Männer scheinen anfälliger für Rückfälle zu sein.

Das erneute Auftreten entwickelt sich an oder in der Nähe der Stelle der Primärinfektion und kann die Folge unterschiedlicher Stimuli sein:

- Sonnenbrand oder Sonneneinstrahlung
- Sexuelle Aktivität
- Menstruation
- Stress
- Lebensmittelallergie
- Medikamente
- Bestimmte Lebensmittel

Therapeutische Erwägungen

Da nicht jeder, der mit dem HSV Kontakt hat, eine wiederkehrende klinische Infektion entwickelt, scheint es, als seien die Abwehrmechanismen des Körpers entscheidend für den Schutz vor Infektionen. Chronische, anhaltende Herpesinfektionen treten bei Menschen auf, deren Immunsystem unterdrückt ist. Das zellvermittelte Immunsystem ist zweifellos der Hauptfaktor dafür, ob der Kontakt mit Herpes zu Abwehr, latenter Infektion oder klinischer Erkrankung führt.

Die Ziele der Naturmedizin sind die Verminderung von Anzahl und Schwere der Ausbrüche, die Reduzierung der Virenverteilung und die Verhinderung der Übertragung auf einen Partner. Die Stärkung des Immunsystems ist der Schlüssel zur Kontrolle der Herpesinfektion. Den Empfehlungen im Kapitel »Unterstützung des Immunsystems« zu folgen ist für den Anfang schon mal gut. Weitere spezielle Methoden werden im Folgenden besprochen.

Nahrungsergänzungsmittel

Zink

Die orale Supplementierung mit Zink (täglich 50 Milligramm) hat sich in klinischen Studien als wirksam erwiesen.[4] Obwohl Zink, wie in Reagenzglasversuchen gezeigt, die HSV-Replikation effektiv hemmt, besteht sein Wirkmechanismus im menschlichen Körper wahrscheinlich in seiner Rolle bei der Stärkung der zellvermittelten Immunität. Die lokale Anwendung von 0,01 bis 0,025 Zinksulfatlösung erwies sich sowohl bei der Reduzierung der Symptome als auch bei der Verhinderung eines erneuten Auftretens der HSV-Infektion als wirksam.[5]

Vitamin C

Sowohl die orale Einnahme als auch die lokale Anwendung von Vitamin C erhöhen die Heilungsrate von Herpesgeschwüren. In einer randomisierten Doppelblindstudie wurde eine pharmazeutische, Ascorbinsäure enthaltende Rezeptur (Ascoxal) mit einem getränkten Wattepad dreimal täglich für je 2 Minuten aufgetragen. Die Patienten berichteten, der Wundschorf halte sich nicht mehr so lange, und die Symptome verschlimmerten sich seltener. In der behandelten Gruppe brachten Kulturen deutlich seltener Herpeskomplexviren hervor.[6]

In einer anderen Studie wurden zwanzig Vorfällen von Bläschenausschlag dreimal täglich eine Mischung aus 200 Milligramm wasserlöslichen Bioflavonoiden und 200 Milligramm Vitamin C oral verabreicht, zwanzig Betroffene wurden fünfmal täglich mit einer Mischung aus 200 Milligramm wasserlöslichen Bioflavonoiden und 200 Milligramm Vitamin C behandelt, und zehn akut Befallene mit einem Laktosepräparat. Diese Behandlung wurde 3 Tage nach Auftreten der Symptome weitergeführt. Das Bioflavonoid-Vitamin-C-Gemisch reduzierte die Herpesbläschen und verhinderte ihr Aufbrechen. Die Therapie war am erfolgreichsten, wenn damit unmittelbar nach Auftreten der Symptome begonnen wurde. Die dreimal täglich mit Bioflavonoiden und Vitamin C behandelten Patienten erfuhren nach 4,2 Tagen eine Remission der Symptome, im Vergleich zu den fünfmal täglich Behandelten, deren Bläschen nach 4,4 Tagen heilten; die Bläschen der Patienten, die ein Placebo erhielten, heilten erst nach 10 Tagen ab.[7]

Auch intravenös verabreichtes Vitamin C zeigte Wirkung bei der Behandlung von Patienten mit einer HSV-Infektion, ebenso bei AIDS-Patienten.[8]

Lysin und Arginin

Bei der Behandlung von HSV-Infektionen wird inzwischen häufig eine Ernährung mit viel Lysin und wenig Arginin empfohlen. Dieser Ansatz stammt aus Untersuchungen, die ergaben, dass Lysin aufgrund seines Antagonismus mit dem Argininstoffwechsel in vitro antivirale Wirkung zeigt (die beiden Aminosäuren konkurrieren um die Transportmechanismen im Darm).[9] Die HSV-Replikation erfordert die Synthese von Proteinen, die reich an Arginin sind, was darauf hinweist, dass Arginin für die Replikation notwendig ist.[10] Ratten, die große Mengen von Lysin erhielten, wiesen einen Rückgang der Argininkonzentration von 60 Prozent auf, wobei es keine Veränderungen in der Blutkonzentration gab.[9] Da man glaubt, das HSV halte sich während der latenten Phase an der Nervenwurzel (Ganglien) auf, wurden die Supplementierung mit Lysin und das Meiden von Lebensmitteln mit hohem Argininagehalt empfohlen. Allerdings erbrachten Doppelblindstudien über die Wirksamkeit der Supplementierung mit Lysin bei unkontrollierter Vermeidung von argininreichen Lebensmitteln keine verlässlichen Ergebnisse.[10–13] Diese Unstimmigkeit kann an der relativ niedrigen Konzentration des verwendeten Lysins liegen (täglich 1200 Milligramm) und an der, in manchen Studien, Schwere der Fälle (in einer Negativstudie hatten Placebo- und behandelte Gruppen in 40 Prozent der Studiendauer Bläschen).[10–11] In einer Studie wurde Lysin in höheren Dosierungen verabreicht (dreimal täglich 1000 Milligramm), zusammen mit der Eliminierung von Nüssen, Schokolade und Gelatine.[12] Nach 6 Monaten wurde Lysin von 74 Prozent der Behandelten als effektiv oder sehr effektiv beurteilt; nur 28 Prozent aus der Placebogruppe gaben eine ähnliche Beurteilung ab. Der Durchschnitt der Ausbrüche lag bei 3,1 in der Lysingruppe gegenüber 4,2 in der Placebogruppe.

Einige Patienten erlitten innerhalb von 1 bis 4 Wochen nach Absetzen des Lysins einen Rückfall.[14]

Lokale Behandlung

Zitronenmelisse

Eine der am häufigsten eingesetzten lokalen Rezepturen bei der Behandlung und Prävention von Herpesausbrüchen ist ein konzentriertes Extrakt (70:1)

Arginin- und Lysingehalt in bestimmten Lebensmitteln			
Lebensmittel	Portionsgröße	Arginin (mg)	Lysin (mg)
Austern	5–8 mittelgroße	310	280
Bohnen, grün	¾ Tasse*	80	80
Bohnen, Lima	100 Gramm	1170	1470
Bohnen, Mung	100 Gramm	1320	1930
Bohnen, rot	1/3 Tasse*	340	420
Brot, Vollkorn	4 Scheiben	510	290
Buchweizen	100 Gramm	1200	460
Cashewkerne	40 Stück	1990	740
Eier	2 große	840	820
Erbsen, grün	5/8 Tasse*	420	220
Erdnüsse, ohne Schale	100 Gramm	3240	1090
Fischstäbchen, paniert	4–5 Stück	940	1400
Haferflocken, gekocht	1/3 Tasse*	130	70
Haselnüsse	100 Gramm	3510	690
Heilbutt	100 Gramm	140	2220
Hirse	100 Gramm	410	260
Hühnchen	100 Gramm	1930	2700
Käse, Cheddar	100 Gramm	850	1700
Kichererbsen	100 Gramm	1900	1380
Kokosnüsse	100 Gramm	470	148
Lachs	100 Gramm	1530	2350
Leber, Rind	100 Gramm	1590	1950
Leinsamen	100 Gramm	2030	810
Linsen	100 Gramm	2100	1740
Mandeln	70 Stück	2730	580
Milch, Voll-	100 Gramm	130	280
Muscheln	½ Tasse*	830	840
Paranüsse	100 Gramm	2250	470
Pekannüsse	100 Gramm	2030	810
Putenfleisch	100 Gramm	1700	2450
Reis, braun	2/3 Tasse*	120	100
Rindfleisch	100 Gramm	1600	2200
Sardinen	7 mittelgroße	190	1850
Schalentiere	100 Gramm	1330	1260
Schokolade	100 Gramm	4500	2000
Schweinefleisch, mager	100 Gramm	1510	1850
Sesamkörner	100 Gramm	2590	580
Shrimps	100 Gramm	1360	2130
Sojabohnen, gekocht	2/3 Tasse*	620	620
Sonnenblumenkerne	100 Gramm	1190	540
Thunfisch	5/8 Dose	1530	2530
Walnüsse	27 Stück	2250	490

*Tasse als ein Gefäß mit einem Fassungsvermögen von circa 250 Millilitern (Anmerkung der Redaktion)

der Zitronenmelisse *(Melissa officinalis)*. Sie enthält nicht nur einen, sondern mehrere antivirale Bestandteile, die gemeinsam daran arbeiten, das Virus davon abzuhalten, menschliche Zellen zu infizieren. Bei der Anwendung einer Creme mit Zitronenmelisse bei Patienten mit einer ersten Herpesinfektion wurde bei umfassenden Versuchen in drei deutschen Kliniken und einer dermatologischen Klinik kein einziger Rückfall beobachtet.[15] Anders gesagt: Bei Anwendung der Salbe entwickelte keiner der Patienten, bei denen Herpes zum ersten Mal ausgebrochen war, einen weiteren Bläschenausschlag.

Darüber hinaus stellte man in diesen Studien fest, dass die Zitronenmelissesalbe die Infektion unterbrach und die Heilung der Bläschen viel schneller als üblich voranschritt. Die Kontrollgruppe, die mit anderen Salben behandelt wurde, hatte eine Heilungsphase von 10 Tagen, während die Gruppe, die mit der Salbe behandelt wurde, innerhalb von 5 Tagen vollständig kuriert war. Die Salbe wurde auch an Patienten getestet, die unter immer wieder auftretenden Bläschenausschlag litten. Wie Forscher herausfanden, hatten die Patienten bei regelmäßiger Anwendung dieser Rezeptur entweder keine Rückfälle oder konnten einen erheblichen Rückgang in der Häufigkeit des Auftreten feststellen (eine Phase ohne Bläschenausschlag von durchschnittlich mehr als 3½ Monaten).[16]

Die Zitronenmelissensalbe sollte während eines aktiven Rezidivs zwei- bis viermal täglich recht dick (1–2 Millimeter) auf die Lippen aufgetragen werden. Ausführliche toxikologische Studien haben gezeigt, dass sie ausgesprochen sicher und für die Langzeitanwendung geeignet ist. Extrakte aus anderen Minzgewächsen – darunter Pfefferminze *(Mentha piperita)*, Rosmarin *(Rosmarinus officinalis)* und Thymian *(Thymus vulgaris)* – erwiesen sich in vitro ebenfalls als wirksam gegen die Bläschen, nicht aber gegen die Replikation von HSV-1 und HSV-2.[17]

Süßholz

Eine weitere bekannte Substanz für die lokale Anwendung und Prävention von Herpesausbrüchen ist die Glycyrrhizinsäure. Dieses Triterpenoid aus der Süßholzwurzel *(Glycyrrhiza glabra)* verhindert sowohl Wachstum als auch zellschädigende Folgen von Herpes simplex und anderen Viren.[18] Wie in klinischen Studien gezeigt wurde, führt das Auftragen von Glycyrrhizinsäure zu einer verkürzten Heilungsphase und trägt zur Linderung von Schmerzen bei, die mit Bläschenausschlag und Genitalherpes verbunden.[19–21]

Schnellüberblick

- Aktuelle Schätzungen deuten darauf hin, dass 20–40 Prozent der US-amerikanischen Bevölkerung periodisch auftretende HSV-Infektionen haben.
- Die Stärkung der Immunabwehr ist der Schlüssel zu Prävention und Kontrolle der Herpesinfektion.
- Eine Ernährung, die Arginin vermeidet und viel Lysin enthält, kann durchaus effektiv sein.
- In klinischen Studien konnte die orale Supplementierung mit Zink nachweislich Häufigkeit, Dauer und Schwere von Herpes verbessern.
- Sowohl die orale als auch die lokale Anwendung von Vitamin C erhöhen die Heilungsquote bei Herpesbläschen.
- Eines der am häufigsten verwendeten und effektivsten Präparate für die lokale Anwendung bei der Behandlung und Prävention von Herpesausbrüchen ist ein konzentrierter Extrakt der *Melissa officinalis* (Zitronenmelisse).

Behandlungsübersicht

Die Ziele der Naturmedizin sind die Verkürzung des aktuellen Vorfalls und die Verhinderung von Rückfällen. Primäre Bedeutung hat die Unterstützung des Immunsystems, wofür eine Kontrolle von Lebensmittelallergenen und die Optimierung der für die zellvermittelte Immunität benötigten Nährstoffe erforderlich sind. Die Verhinderung der HSV-Replikation durch die Erhöhung des Lysin-Arginin-Verhältnisses in der Ernährung hat sich als nutzbringend erwiesen. Die Stärkung des Immunsystems kann Häufigkeit, Dauer und Schwere der Rezidive mindern.

Ernährung

Eine Ernährung, die wesentliche Lebensmittelallergene meidet und Nahrungsmittel mit hohem Argininegehalt einschränkt, während sie solche mit hohem Lysingehalt bevorzugt, wird empfohlen (siehe Tabelle auf S. 551). Die Produkte mit dem schlechtesten Arginin-Lysin-Verhältnis sind Schokolade, Erdnüsse und Mandeln.

Nahrungsergänzungsmittel

- Ein hochpotentes Multivitamin-Mineralstoffpräparat, wie im Kapitel »Supplementierung« beschrieben
- Wesentliche Nährstoffe:
  - → Vitamin C: zwei- bis dreimal täglich 100–1000 Milligramm
  - → Vitamin D_3: täglich 2000–4000 IE (idealerweise Blutwerte messen und die Dosierung entsprechend anpassen)
- Fischöl: 1000 Milligramm EPA + DHA pro Tag
- Eines der folgenden Mittel:
  - → Traubenkernextrakt (mehr als 95 Prozent oligomere Proanthocyanidine): täglich 100–300 Milligramm
  - → Kiefernrindenextrakt (mehr als 95 Prozent Oligomere Proanthocyanidine): 100–300 Milligramm pro Tag
  - → Einige andere flavonoidreiche Extrakte mit ähnlichem Gehalt an Flavonoiden, »Supergreens« oder sonstige Antioxidantien auf Pflanzenbasis, die täglich einen ORAX-Wert (Sauerstoffradikal-Absorptionsfähigkeit) von 3000 bis 6000 Einheiten oder mehr liefern können
  - → Lysin: dreimal täglich 1000 Milligramm

Lokale Anwendung

- Zinksulfatlösung: Tragen Sie dreimal täglich eine Lösung mit 0,025 Prozent auf.
- Zitronenmelisse-Salbe: mindestens zweimal täglich auftragen
- Glycyrrhizinsäure: mindestens zweimal täglich auftragen

HERZINSUFFIZIENZ

- Linksherzinsuffizienz: Kurzatmigkeit bei Anstrengung, Husten, Erschöpfung, Vergrößerung des Herzens
- Rechtsherzinsuffizienz: erhöhter Venendruck, Vergrößerung der Leber, Ödeme am ganzen Körper
- Globale Herzinsuffizienz: Kombination der oben genannten Symptome

Die Herzinsuffizienz ist eine Unfähigkeit des Herzens, genügend Blut zu pumpen. Eine chronische Herzinsuffizienz ist meistens ein Resultat der Langzeitwirkung eines hohen Blutdrucks, eines vorhergehenden Herzinfarkts, eines Herzklappenfehlers, einer Erkrankung des Herzmuskels (Kardiomyopathie) oder einer chronischen Lungenkrankheit. Die Faktoren, die eine Herzinsuffizienz herbeiführen oder verschlimmern, sind weiter unten aufgelistet.

Eine der ernsthaftesten Konsequenzen einer Herzinsuffizienz ist ein reduzierter Blutfluss zu den Nieren. Dies führt zu einer geringeren Blutfilterung, was eine Ansammlung von Natrium und Flüssigkeit verursacht. Die Lage wird noch dadurch verschärft, dass die Nieren Hormone absondern, wodurch der Blutdruck erhöht werden soll, indem die Blutgefäße zusammengezogen werden und das Flüssigkeitsvolumen im Blut erhöht wird. In dem Versuch, seinen verringerten Ausstoß zu kompensieren, schlägt das Herz schneller (Tachykardie), die Kraft der Kontraktion nimmt zu, und das Herz vergrößert sich durch den Stress. Die folgenden Faktoren verschärfen die Lage noch.

Faktoren, die eine Herzinsuffizienz herbeiführen oder verschlimmern

- Niedrige Konzentrationen essenzieller Fettsäuren
- Erhöhte Anforderungen an das Herz
- Anämie
- Fieber
- Infektionen
- Zu viel Flüssigkeit
- Hohe Zufuhr von Natrium
- Hohe Umgebungstemperatur
- Nierenversagen
- Leberversagen
- Chronische Atemwegserkrankungen (wie Asthma)
- Emotionaler Stress
- Schwangerschaft
- Übergewicht
- Herzrhythmusstörungen
- Lungenembolie
- Alkoholkonsum
- Nährstoffmangel
- Unkontrollierter Bluthochdruck
- Medikamente:
  - Betablocker
  - Medikamente gegen Herzrhythmusstörungen
  - Natriumbindende Medikamente
  - Steroide
  - Nichtsteroidale Antirheumatika

Therapeutische Erwägungen

Die Herzinsuffizienz wird mit naturheilkundlichen Maßnahmen am wirksamsten im Frühstadium behandelt. Daher sind eine frühe Diagnose und Prävention zwingend. Das erste Symptom einer Herzinsuffizienz ist normalerweise Kurzatmigkeit. Auch ein chronischer, unproduktiver Husten kann das erste auftretende Symptom sein. Jeder Verdacht auf eine Herzinsuffizienz sollte eine ausgiebige kardiovaskuläre Untersuchung zur Folge haben, inklusive einer kompletten physischen Untersuchung, die auf die charakteristischen Anzeichen für eine Herzinsuffizienz achtet (zum Beispiel periphere Anzeichen für einen Herzinfarkt, vergrößerten und anhaltenden linksventrikulären Impuls, verminderten ersten-Herzschlag, Galopprhythmus), sowie eines Elektro- und Echokardiogramms.

Im Frühstadium einer Herzinsuffizienz sind oft solche naturheilkundlichen Maßnahmen recht erfolgreich, die die zugrunde liegenden Ursachen (zum

Beispiel hohen Blutdruck) oder die Stoffwechselfunktionen des Herzmuskels ansprechen (diese werden später noch beschrieben, siehe auch die im Kapitel »Angina Pectoris« aufgezeigten Maßnahmen). In späteren Stadien ist jedoch in den meisten Fällen eine medizinische Behandlung unter Einsatz von Diuretika sowie Inhibitoren des Angiotensin konvertierenden Enzyms (ACE) oder Herzglykosiden indiziert. Die hier beschriebenen Maßnahmen können in diesen schwereren Fällen als unterstützende Therapie dienen. Die Stadienbestimmung für Herzinsuffizienz gemäß der New York Heart Association (NYHA) (siehe Tabelle unten) kann als Hilfe dienen, um zu bestimmen, welche Patienten möglicherweise allein auf eine naturheilkundliche Therapie ansprechen. In den Stadien I und II sind bei Verwendung der später beschriebenen naturheilkundlichen Maßnahmen im Allgemeinen ausgezeichnete klinische Ergebnisse zu erwarten.

Nahrungsergänzungsmittel

Der naturheilkundliche Ansatz konzentriert sich auf die Verbesserung der Energieproduktion innerhalb des Herzmuskels (Myokardium), denn eine Herzinsuffizienz ist immer durch eine verminderte Energieproduktion im Myokardium charakterisiert. Sie ist oft das Resultat eines Mangels an Nährstoffen oder Coenzymen (zum Beispiel an Magnesium, Thiamin, Coenzym Q_{10} oder Carnitin). Für die meisten Patienten mit einer Herzinsuffizienz sind die Ernährungsempfehlungen aus dem Kapitel »Bluthochdruck« geeignet, besonders wenn die Herzinsuffizienz durch einen seit Längerem bestehenden hohen Blutdruck (Hypertonie) hervorgerufen wird. Von besonderer Bedeutung ist eine natriumarme und kaliumreiche Ernährung. Eine hohe Zufuhr von Natrium verschlechtert eine Herzinsuffizienz stark. Daher sollte nicht mehr als maximal 1,8 Gramm pro Tag Natrium aufgenommen werden. Darüber hinaus nehmen Patienten mit Herzinsuffizienz vermutlich von mehreren Nährstoffen zu wenig mit der Nahrung auf, vor allem zu wenig Magnesium, Calcium, Zink, Kupfer, Mangan, Thiamin, Riboflavin und Folsäure.[1] Ein hochpotentes Multivitamin-Mineralstoffpräparat ist entscheidend, besonders wenn eine Person Diuretika einnimmt.

Magnesium

Ein niedriger Magnesiumspiegel (besonders des Magnesiums in den weißen Blutkörperchen) ist ein häufiger Befund bei Patienten mit Herzinsuffizienz. Dieser Zusammenhang ist extrem signifikant, da der Magnesiumspiegel nachweislich mit den Überlebensraten korreliert. In einer Studie hatten Herzinsuffizienzpatienten mit normalem Magnesiumspiegel eine 1- und 2-jährige Überlebensrate von 71 Prozent beziehungsweise 61 Prozent, verglichen mit einer Rate von 45 Prozent beziehungsweise 42 Prozent bei Patienten mit niedrigerem Magnesiumspiegel.[2] Mit anderen Worten: Der Magnesiumspiegel war ein starker Indikator für das Überleben. Diese Ergebnisse sind nicht überraschend, wenn man bedenkt, dass Magnesiummangel mit Herzrhythmusstörungen, reduzierter kardiovaskulärer Prognose, verschlechterter Angina Pectoris, niedrigerer mitochondrialer Energieproduktion (entscheidend für die Gesundheit des Herzmuskels) und erhöhter Mortalität aufgrund eines Herzinfarkts (Myokardinfarkt) einhergeht.

Der Magnesiummangel ist vermutlich auf eine Kombination aus unzureichender Aufnahme und übermäßiger Aktivierung der Nieren zurückzufüh-

Stadien der Herzinsuffizienz gemäßg der New York Heart Association	
Stadium	**Symptome**
Stadium I	Der Patient ist bei Ruhe und mit Behandlung symptomfrei.
Stadium II	Der Patient hat bei moderater physischer Anstrengung eine geschwächte Herzfunktion. Kurzatmigkeit bei Anstrengung ist häufig. Bei Ruhe sind keine Symptome zu erkennen.
Stadium III	Selbst kleine physische Anstrengungen führen zu Kurzatmigkeit und Erschöpfung. Bei Ruhe sind keine Symptome zu erkennen.
Stadium IV	Selbst wenn der Patient ruht, sind Symptome wie Kurzatmigkeit und Ödeme in den unteren Extremitäten vorhanden.

ren, die versuchen, die Durchblutung zu steigern. Er kann auch das Ergebnis von Diuretika wie Furosemid (Lasix) sein.

Neben den Vorteilen, die eine Supplementierung mit Magnesium immer hat, bewahrt sie bei Herzinsuffizienz auch vor dem Magnesiumverlust, der durch eine konventionelle Arzneimitteltherapie bei Herzinsuffizienz (das heißt Herzglykoside, Diuretika und Vasodilatatoren wie zum Beispiel Betablocker und Calciumkanalblocker) verursacht wird. Die Supplementierung mit Magnesium hat sogar schon positive Wirkungen bei Herzinsuffizienzpatienten mit konventioneller medikamentöser Therapie gezeigt, selbst wenn der Magnesiumspiegel im Serum normal war.[3] Allerdings ist eine Ergänzung mit Magnesium bei Patienten mit Nierenversagen nicht indiziert, da dieser Zustand sie für Erhöhungen des Magnesiumspiegels im Blut (Hypermagnesiämie) empfänglich macht, was für sie ein signifikantes Risiko mit eventuell tödlichem Ausgang darstellt.[4, 5]

Typische Dosierungen sind 200–300 Milligramm Magnesium in Citratform ein- bis dreimal täglich. Orales Magnesium kann bei der Erhöhung des Magnesiumspiegels (und des Kaliumspiegels) der weißen Blutkörperchen wirksam sein.[6] Die Überwachung des Magnesiumspiegels des Bluts (Serums) ist entscheidend für die Prävention von Hypermagnesiämie bei Patienten mit Nierenversagen sowie bei Patienten, die Arzneien wie Digoxin bekommen. Bei Menschen mit Herzinsuffizienz, die mit Digoxin behandelt werden, reduziert Magnesium signifikant die Häufigkeit und Komplexität von ventrikulären Arrhythmien, auch ohne dass eine Digoxintoxizität vorhanden ist, aber zu viel Magnesium kann sich auf Digoxin störend auswirken.[7]

Thiamin

In letzter Zeit ist das Interesse daran gestiegen, welche Rolle ein Thiaminmangel bei Herzinsuffizienz möglicherweise spielt. Thiamin war das erste B-Vitamin, das entdeckt wurde, weswegen es als Vitamin B_1 bezeichnet wird. Bekanntermaßen kann ein Thiaminmangel zu »feuchter Beriberi«, Natriumretention, peripherer Vasodilatation und Herzinsuffizienz führen. Ebenfalls bekannt ist, dass Furosemid (Lasix) – das am häufigsten verschriebene Diuretikum – bei Tieren und Patienten mit Herzinsuffizienz einen Thiaminmangel verursacht.

Auch wenn ein schwerer Thiaminmangel relativ selten ist (außer bei Alkoholikern), erreichen viele Amerikaner über die Nahrung nicht die empfohlene Aufnahme von 1,5 Milligramm, besonders ältere Patienten in Krankenhäusern oder Pflegeheimen. Um die Prävalenz des Thiaminmangels in der geriatrischen Bevölkerung zu messen, wurden bei dreißig Personen, die eine Universitätsambulanz in der Stadt Tampa in Florida aufsuchten, die Thiaminspiegel gemessen. Abhängig davon, wie das Thiamin gemessen wurde, wurden niedrige Werte von 57 Prozent beziehungsweise 33 Prozent vorgefunden.[8]

Diese Ergebnisse unterstreichen die wachsende Zahl von Belegen dafür, dass ein signifikanter Prozentsatz der betagten Bevölkerung einen Mangel an einem oder mehreren der B-Vitamine aufweist. Angesichts der wesentlichen Rolle von Thiamin und anderen B-Vitaminen in der normalen menschlichen Physiologie, vor allem in den Bereichen Herz-Kreislauf- und Hirnfunktion, scheint sich die routinemäßige Ergänzung mit B-Vitaminen in dieser Altersgruppe zu lohnen.

Der Zusammenhang zwischen Thiaminmangel und der langfristigen Einnahme von Furosemid wurde 1980 entdeckt, als gezeigt wurde, dass nach nur 4 Wochen der Einnahme von Furosemid die Konzentrationen von Thiamin und die Aktivität des thiaminabhängigen Enzyms Transketolase signifikant reduziert wurden. Die erste Studie, die sich mit Thiamin als potenzieller Unterstützungshilfe bei der Behandlung von Herzinsuffizienz beschäftigte, zeigte nur geringe Vorteile. Wie mehrere nachfolgende Studien jedoch bewiesen, führte die tägliche Dosis von 80 bis 240 Milligramm Thiamin pro Tag zu einer Erhöhung der linksventrikulären Auswurffraktion um 13–22 Prozent – ein Marker, der besagt, dass Thiamin die Leistungsfähigkeit des Herzens verbessert hat.[9, 10] Dieser Anstieg ist recht signifikant, da eine Erhöhung der Auswurffraktion mit einer höheren Überlebensrate bei Patienten mit Herzinsuffizienz verbunden ist. In einer Studie wurden biochemische Belege für einen schweren Mangel an Thiamin bei 98 Prozent der Patienten gefunden, die mindestens 80 Milligramm Furosemid pro Tag erhielten, sowie bei

57 Prozent derjenigen, die 40 Milligramm Furosemid pro Tag bekamen.[11]

Angesichts des möglichen Nutzens, des fehlenden Risikos und der niedrigen Kosten der Supplementierung mit Thiamin scheint die Verabreichung von 200 bis 250 Milligramm Thiamin pro Tag eine weise Empfehlung bei Patienten mit einer Herzinsuffizienz zu sein, besonders wenn sie Furosemid einnehmen.

Carnitin

Die normale Herzfunktion hängt entscheidend von ausreichenden Konzentrationen an Carnitin und CoQ_{10} (siehe unten) ab. Diese Verbindungen sind für den Transport von Fettsäuren in das Myokard und zur Energiegewinnung in den Mitochondrien essenziell. Obwohl das normale Herz mehr Carnitin und CoQ_{10} speichert, als es braucht, sinken diese schnell ab, wenn das Herz nicht gut mit Sauerstoff versorgt wird. Beide Wirkstoffe haben einen Nutzen bei der Behandlung einer Herzinsuffizienz gezeigt.

Mehrere doppelblinde klinische Studien haben nachgewiesen, dass eine Supplementierung mit Carnitin die Herzfunktion bei Patienten mit einer Herzinsuffizienz verbessert.[12–14] In einer Doppelblindstudie war nur ein Monat Behandlung (mit 500 Milligramm dreimal täglich) erforderlich, um eine signifikante Verbesserung der Herzfunktion zu erreichen.[13] Je länger Carnitin verwendet wurde, desto dramatischer war die Verbesserung. Nach 6 Monaten erhöhten sich bei der Carnitingruppe die maximale Trainingszeit um 25,9 Prozent und die ventrikuläre Auswurffraktion um 13,6 Prozent. In einer weiteren doppelblinden Studie mit ähnlichen Patienten hatten sich nach 6 Monaten Behandlung die maximale Trainingszeit auf dem Laufband um 16,4 Prozent und die Auswurffraktion um 12,1 Prozent gesteigert.[14]

Noch deutlichere Vorteile wurden in einer 3-jährigen Studie mit achtzig Patienten mit moderater bis schwerer Herzinsuffizienz (NYHA-Klassifikation III bis IV) festgestellt, die durch eine Erkrankung verursacht worden war, die als dilatative Kardiomyopathie bezeichnet wird. Nach einer Zeit der stabilen Herzfunktion von bis zu 3 Monaten erhielten die Teilnehmer nach dem Zufallsprinzip entweder Carnitin (2 Gramm pro Tag oral) oder ein Placebo. Sie wurden nachfolgend in einem Zeitraum von 10 bis 54 Monaten durchschnittlich 33,7 Monate lang weiter beobachtet; in dieser Phase umfasste die Studie noch siebzig Patienten: 33 aus der Placebogruppe und 37 aus der Carnitingruppe. Zum Zeitpunkt der Analyse waren noch 63 Patienten am Leben. Sechs Todesfälle ereigneten sich in der Placebogruppe und ein Todesfall in der Carnitingruppe. Die Verlaufsdatenanalyse zeigte, dass das Überleben der Patienten statistisch signifikant für die Carnitingruppe sprach.[15]

Coenzym Q_{10} (CoQ_{10})

Zahlreiche Studien wiesen nach, dass die Supplementierung mit CoQ_{10} in der Behandlung von Herzinsuffizienz äußerst wirksam ist. Die meisten dieser Studien verwendeten CoQ_{10} als Ergänzung zur konventionellen Arzneimitteltherapie. In einer der frühen Studien erhielten siebzehn Patienten mit einer leichten Herzinsuffizienz 30 Milligramm CoQ_{10} pro Tag.[16] Bei allen Patienten gab es Verbesserungen, und neun (53 Prozent) waren nach 4 Wochen symptomfrei. In einer weiteren frühen Studie wurden zwanzig Patienten mit Herzinsuffizienz – aufgrund von Atherosklerose oder Bluthochdruck – 1–2 Monate lang mit CoQ_{10} in einer Dosierung von 30 Milligramm pro Tag behandelt.[17] Von diesen Patienten berichteten 55 Prozent über eine subjektive Verbesserung, 50 Prozent konnten in ein niedrigeres Stadium der NYHA-Klassifikation zurückgestuft werden, und 30 Prozent wiesen einen »bemerkenswerten« Rückgang der Stauung in der Brust auf, wie dies auch auf Röntgenaufnahmen zu sehen war. Bei Patienten mit einer leichten Erkrankung war die Wahrscheinlichkeit einer Besserung höher als bei solchen mit einem höheren Schweregrad. Subjektiv empfundene Verbesserungen wurden durch verschiedene objektive Tests bestätigt, darunter erhöhte Herzleistung, Schlagvolumen, Herzindex und Auswurffraktion. Diese Ergebnisse waren mit CoQ_{10} konsistent; es wurde eine erhöhte Kontraktionskraft erzeugt, die ähnlich, aber weniger stark war als die durch Herzglykoside verursachte.[18,19]

Auch drei weitere Studien wiesen nach, dass CoQ_{10} die Herzfunktion bei Patienten mit Herzinsuffizienz signifikant verbessert. In einer skandinavischen Doppelblindstudie mit achtzig Patienten erhielten die Teilnehmer 3 Monate lang entweder CoQ_{10} (100 Milligramm pro Tag) oder ein Placebo und wechselten anschließend zur anderen Behandlung. Die mit CoQ_{10} festgestellten Verbesserungen erwiesen sich als positiver als die mit der konventionellen medikamentösen Therapie allein.[20] In einer weiteren Doppelblindstudie erhielten 641 Patienten mit Herzinsuffizienz ein Jahr lang entweder CoQ10 (2 Milligramm pro Kilogramm Körpergewicht) oder ein Placebo.[21] Signifikant weniger Patienten aus der CoQ_{10}-Gruppe als aus der Placebogruppe litten an schweren Auswirkungen der Herzinsuffizienz oder mussten ins Krankenhaus .

In Italien wurden in der bisher größten Studie insgesamt 2664 Patienten der NYHA-Klassen II und III in eine offene Studie aufgenommen.[22] Ihnen wurden 90 Tage lang täglich 50–150 Milligramm CoQ_{10} oral verabreicht, wobei die Mehrheit der Patienten (78 Prozent) 100 Milligramm pro Tag erhielt. Nach 3 Monaten Behandlung zeigten die Patienten eine Verbesserung bei folgenden klinischen Anzeichen und Symptomen:

- Zyanosen (die Extremitäten werden blau): 78,1 Prozent
- Ödeme (Flüssigkeitsstauung): 78,1 Prozent
- Lungenödeme: 77,8 Prozent
- Vergrößerungen des Leberbereichs: 49,3 Prozent
- Stauungen in den Venen: 71,8 Prozent
- Kurzatmigkeit: 52,7 Prozent
- Palpitationen: 75,4 Prozent
- Schwitzen: 79,8 Prozent
- Subjektive Arrhythmie: 63,4 Prozent
- Schlaflosigkeit: 66,2 Prozent
- Schwindelanfälle: 73,1 Prozent
- Nächtliches Urinieren: 53,6 Prozent

Bei 54 Prozent der Patienten verbesserten sich mindestens drei Symptome, was auf eine signifikant erhöhte Lebensqualität durch die Supplementierung mit CoQ_{10} hindeutet. Zu den Resultaten gehörten auch weniger Nebenwirkungen – nur 36 Patienten (1,5 Prozent) berichteten von leichten unerwünschten Begleiterscheinungen des CoQ_{10}.

Diese positiven Ergebnisse mit CoQ_{10} wurden jedoch in einer klinischen Studie nicht beobachtet. In dieser Doppelblindstudie hatten die 55 Patienten Herzinsuffizienzen der NYHA-Klassen III und IV, eine Auswurffraktion von weniger als 40 Prozent und einen maximalen Sauerstoffverbrauch von weniger als 50 Prozent. Sie wurden während der Standardtherapie nach dem Zufallsprinzip mit CoQ_{10} (200 Milligramm) oder einem Placebo behandelt. Wie die Analyse erbrachte, gab es in beiden Gruppen keine Veränderungen in der Auswurffraktion, dem maximalen Sauerstoffverbrauch oder der Trainingsdauer. Möglicherweise war in dieser Studie das CoQ_{10} nicht stark genug, um signifikante Effekte in schwereren Stadien der Herzinsuffizienz zu erzielen, oder es wurden keine ausreichend hohen CoQ_{10}-Blutspiegel erreicht. Obwohl die mittlere Serumskonzentration von CoQ_{10} bei 19 von 22 Patienten von 0,95 Mikrogramm pro Milliliter auf 2,2 Mikrogramm pro Milliliter gestiegen ist, lagen die CoQ_{10}-Blutwerte unter dem empfohlenen Grenzwert von 2,5 Mikrogramm pro Milliliter.[23]

Eine wichtige Überlegung bei Patienten mit Herzinsuffizienz, vor allem in den fortgeschritteneren Stadien, ist die, dass sie oft nicht in der Lage sind, durch die Supplementierung mit Ubichinon (die gebräuchliche Form von CoQ_{10}) im Plasma ausreichende CoQ_{10}-Werte (mehr als 2,5 Mikrogramm pro Milliliter) zu erreichen, selbst bei Dosierungen bis zu 900 Milligramm pro Tag. Diese Patienten reagieren möglicherweise besser auf hoch absorbierte Formen von CoQ_{10} wie Ubichinol oder emulgiertes Ubichinon. In einer Studie wurden sieben Patienten mit fortgeschrittener Herzinsuffizienz, die bei einer durchschnittlichen Dosis von 450 Milligramm Ubichinon pro Tag (aus einem Bereich von 150 bis 600 Milligramm pro Tag) einen durchschnittlichen CoQ_{10}-Spiegel von 1,6 Mikrogramm pro Milliliter im Plasma hatten, auf durchschnittlich 580 Milligramm Ubichinol pro Tag (aus einem Bereich von 450 bis 900 Milligramm pro Tag) umgestellt, mit Nachbeobachtung der CoQ_{10}-Spiegel im Plasma, des klinischen Status sowie Echokardiographiemessungen der Auswurffraktion. Der durchschnittliche CoQ_{10}-Spiegel im Plasma stieg von 1,6 Mikrogramm pro Milliliter auf 6,5 Mikrogramm pro Milliliter. Die durchschnittliche Auswurffraktion verbesserte sich von 22 Prozent (10–35 Prozent) auf 39 Prozent (10–60 Prozent), und die Einstufung der NYHA-Klasse änderte sich von einem Mittelwert von IV auf einen Mittelwert von II (aus einem Bereich von I bis III). In dieser Studie steigerte Ubiquinol die Absorption bei Patienten mit schwerer Herzinsuffizienz dramatisch, und die Verbesserung der CoQ_{10}-Spiegel im Plasma stand sowohl mit der klinischen Verbesserung als auch mit der Verbesserung der Messung der linksventrikulären Funktion in einer Wechselbeziehung.[24]

Arginin

Arginin ist eine weitere Aminosäure, die bei einer Herzinsuffizienz wertvoll ist, obwohl ihre Wirkung über einen völlig anderen Mechanismus als andere Nährstoffe erfolgt. Einer der experimentellen Befunde bei Patienten mit Herzinsuffizienz besteht darin, dass sie – aufgrund von Funktionsstörungen des Deckgewebes der Blutgefäße (Endothel) – während eines Trainings weniger in der Lage sind, eine periphere Erweiterung der Blutgefäße zu erreichen. Da die Zellen, die die Blutgefäße auskleiden, aus Arginin die natürliche gefäßerweiternde Verbindung Salpetersäure bilden, haben mehrere Forscher die Wirkung von Arginin zur Verbesserung einer Herzinsuffizienz untersucht. Die erste Studie mit oral verabreichtem Arginin erbrachte vielversprechende Ergebnisse. In einer randomisierten, placebokontrollierten Doppelblindstudie mit 5,6–12,6 Gramm oralem L-Arginin pro Tag wurde festgestellt, dass der periphere Blutfluss um 29 Prozent, die Laufdistanz um 8 Prozent auf 6 Minuten und die arterielle Flexibilität (Nachgiebigkeit) um 19 Prozent zunahmen.[25] Wie spätere Studien nachwiesen, verbessert eine Supplementierung mit Arginin bei Patienten mit einer Herzinsuffizienz sowohl die Funktion der Endothelzellen als auch der Nieren.[26, 27] Die Verwendung von Arginin erfordert jedoch Vorsicht bei Patienten, die einen Herzinfarkt hatten, denn in einer Studie war die Supplementierung mit Arginin (9 Gramm pro Tag für 6 Monate) mit einer Erhöhung der Sterblichkeit im Vergleich zu der in der Placebogruppe (8,6 Prozent zu 0 Prozent) verbunden.[28]

Pflanzliche Arzneimittel

Weißdorn

Präparate aus Weißdorn *(Crataegus oxyacantha)* scheinen bei einer Herzinsuffizienz sehr nützlich zu sein, in den frühen Stadien als alleiniger Wirkstoff und in den späteren in Kombination mit einer konventionellen Arznei wie Digitalis. Die Wirksamkeit von Weißdorn bei Herzinsuffizienz wurde wiederholt in Doppelblindstudien gezeigt.[29–31] In einer

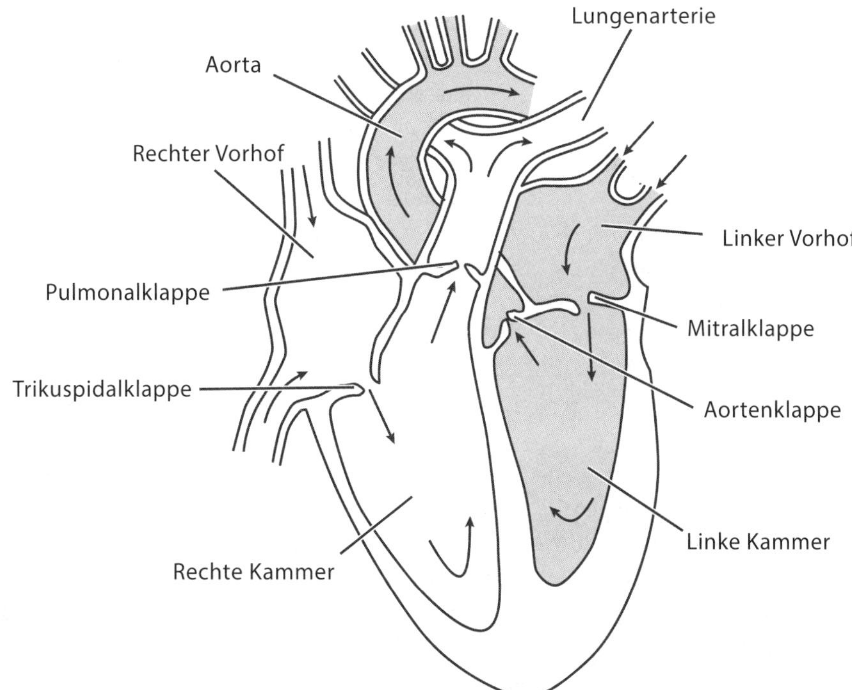

Querschnitt des Herzens

neueren randomisierten, doppelblinden Studie wurden dreißig Patienten mit Herzinsuffizienz (NYHA-Stadium II) beurteilt.[29] Die Behandlung bestand aus einem standardisierten Weißdornextrakt mit einem Gehalt von 15 Milligramm oligomeren Proanthocyanidinen je 80-Milligramm-Kapsel, die zweimal täglich eingenommen wurde. Die Behandlungsdauer betrug 8 Wochen. Die Gruppe, die den Weißdornextrakt erhielt, zeigte bezüglich der Veränderung der Herzfunktion, wie sie in Standardtests bestimmt wird, einen statistisch signifikanten Gewinn gegenüber der Gruppe, die ein Placebo einnahm. Auch der systolische und der diastolische Blutdruck waren leicht gesenkt. Wie in allen anderen Studien mit Weißdornextrakt gab es keine Nebenwirkungen.

In einer anderen Studie wurde 78 Patienten mit Herzinsuffizienz (NYHA-Stadium II) täglich entweder 600 Milligramm eines standardisierten Weißdornextrakts oder ein Placebo verabreicht.[30] Der Indikator, der zur Messung der Wirksamkeit benutzt wurde, war die Leistungsfähigkeit des Patienten auf einem Fahrradergometer. Nach 56 Tagen Behandlung hatte die Weißdorngruppe eine mittlere Zunahme von 25 Watt, verglichen mit einer Zunahme von 5 Watt in der Placebogruppe. Zudem gab es in der Weißdorngruppe eine leichte, aber signifikante Reduktion des systolischen Blutdrucks (von 171 auf 164 mm Hg) und der Herzfrequenz (von 115 auf 110 Schläge pro Minute). In der Placebogruppe waren bei Blutdruck und Herzfrequenz keine Veränderungen zu verzeichnen.

Bei Patienten im NYHA-Stadium III könnte Weißdorn nicht ausreichen, um einen klinischen Effekt zu erzielen. In einer randomisierten, placebokontrollierten Doppelblindstudie mit 120 ambulanten Patienten, die eine Herzinsuffizienz der NYHA-Klassen II–III hatten, erhielten alle Patienten eine individuell angepasste konventionelle medizinische Therapie. Sie wurden nach dem Zufallsprinzip aufgeteilt und erhielten 6 Monate lang entweder zweimal täglich 450 Milligramm Weißdorn oder ein Placebo. Das Hauptergebnis nach 6 Monaten war eine

Schnellüberblick

- In den frühen Stadien einer Herzinsuffizienz zielen naturheilkundliche Maßnahmen darauf ab, die zugrunde liegende Ursache (wie zum Beispiel hohen Blutdruck) anzusprechen oder die Stoffwechselfunktion zu verbessern, und das oft recht wirksam.
- In späteren Stadien ist in den meisten Fällen eine medizinische Behandlung indiziert, die die Verwendung von Diuretika und Inhibitoren des angiotensinkonvertierenden Enzyms (ACE) miteinschließt.
- Charakteristisch für eine Herzinsuffizienz ist immer eine verringerte Energieproduktion innerhalb des Herzmuskels, was oft das Ergebnis eines Nährstoff- oder Coenzymangels (zum Beispiel von Magnesium, Thiamin, Coenzym Q_{10} oder Carnitin) ist.
- Der Magnesiumspiegel ist bei Herzinsuffizienz ein wichtiges Anzeichen für die Überlebenschance.
- Bei Herzinsuffizienzpatienten mit konventioneller Medikamententherapie wurden die positiven Wirkungen für eine Supplementierung mit Magnesium belegt, selbst wenn der Magnesiumspiegel im Serum normal war.
- Wie Studien nachgewiesen haben, steigert eine Dosis von 80 bis 240 Milligramm Thiamin pro Tag die Leistungsfähigkeit des Herzens um 13–22 Prozent.
- Mehrere klinische Doppelblindstudien haben nachgewiesen, dass eine Supplementierung mit Carnitin bei Patienten mit Herzinsuffizienz die Herzfunktion verbessert.
- Zahlreiche Studien haben außerdem erbracht, dass eine Nahrungsergänzung mit CoQ_{10} bei der Behandlung von Herzinsuffizienz extrem wirksam sein kann.
- Patienten mit schwerer Herzinsuffizienz sprechen eventuell auf eine hoch absorbierbare Form des CoQ_{10} wie Ubichinol oder emulgiertes Ubichinon besser an.
- Eine Supplementierung mit Arginin verbessert bei Patienten mit einer Herzinsuffizienz die Funktion von Blutgefäßen und Nieren.
- Weißdornpräparate scheinen bei einer Herzinsuffizienz sehr nützlich zu sein, besonders wenn es im frühen Stadium als alleiniger Wirkstoff eingesetzt wird und in späteren Stadien in Kombination mit konventionellen Arzneien wie Herzglykosiden.
- Die Wirksamkeit von *Terminalia arjuna*, einer traditionellen Arznei des Ayurveda bei Herzinsuffizienz, wurde vor Kurzem in einer kontrollierten klinischen Studie bewiesen.

Veränderung der Laufdistanz innerhalb von 6 Minuten. Eine signifikante Wirkung wurde allerdings nicht festgestellt.[31]

Arjunbaum (Terminalia arjuna)

Erst kürzlich wurde in einer kontrollierten klinischen Studie die Wirksamkeit einer traditionellen ayurvedischen Arznei nachgewiesen. Zwölf Patienten mit schwerer Herzinsuffizienz, die auf keine Therapie ansprachen (NYHA-Klasse IV), erhielten 2 Wochen lang einen Extrakt aus der Rinde von *Terminalia arjuna* (500 Milligramm alle 8 Stunden) oder ein Placebo. Diejenigen, die die Heilpflanze erhielten, erfuhren laut Bewertung durch ein Echokardiogramm eine statistisch signifikante Optimierung bei mehreren Indikatoren für die Herzfunktion, wie etwa endsystolisches Volumen und linksventrikuläre Auswurffraktion. Eine zweite, unkontrollierte Phase der Studie, in der eine Kombination aus *T. arjuna* und konventionellen Medikamenten verwendet wurde, ergab, dass neun Patienten nach 2 Jahren eine bemerkenswerte Verbesserung in die NYHA-Klasse II zeigten, und die anderen drei Patienten konnten von Klasse IV auf III herabgestuft werden.[32]

Behandlungsübersicht

Die Behandlung mit einer Diät und den zuvor erwähnten natürlichen Wirkstoffen ist in einem frühen Stadium der Herzinsuffizienz wirksam (zum Beispiel bei den NYHA-Stadien I und II). In späteren Phasen ist normalerweise eine zusätzliche Medikamententherapie notwendig. Die Behandlung ist darauf abgestimmt, den zugrunde liegenden Krankheitsprozess anzusprechen und durch eine verbesserte Energieproduktion auch die Herzfunktion zu optimieren.

Ernährung

Es ist essenziell, das ideale Körpergewicht zu erreichen und zu halten, die Natriumaufnahme einzuschränken (auf unter 1,8 Gramm pro Tag), den Verzehr von pflanzlicher Nahrung zu steigern, die Aufnahme gesättigter Fette zu reduzieren und den anderen Ernährungsrichtlinien zur Senkung des Blutdrucks aus dem Kapitel »Bluthochdruck« zu folgen.

Nahrungsergänzungsmittel

- Ein hochpotentes Multivitamin-Mineralstoffpräparat, wie im Kapitel »Supplementierung« beschrieben
- Verschiedene entscheidende Nährstoffe:
  - → Thiamin (Vitamin B_1): täglich 200–250 Milligramm
  - → Vitamin B_6: täglich 25–50 Milligramm
  - → Folsäure: täglich 800–2000 Mikrogramm
  - → Vitamin B_{12}: täglich 800 Mikrogramm
  - → Vitamin C: täglich 500–1000 Milligramm
  - → Vitamin E (gemischte Tocopherole): täglich 100–200 IE
  - → Magnesium (an Aspartat, Citrat, Fumarat, Malat oder Succinat gebunden): 200–300 Milligramm pro Tag
  - → Selen: 100–200 Mikrogramm pro Tag
  - → Vitamin D_3: 2000–4000 Internationale Einheiten pro Tag (idealerweise Blutwerte messen und die Dosierung entsprechend anpassen)
- Fischöl: 1000 Milligramm EPA und DHA pro Tag
- Spezielle Nahrungsergänzungsmittel:
  - → Carnitin: 500–1000 Milligramm dreimal täglich
  - → CoQ_{10}: 100–200 Milligramm dreimal täglich
  - → Arginin: 1000–2000 Milligramm dreimal täglich

Pflanzliche Arzneimittel

- Weißdornextrakt (*Crataegus*-Arten; mit einem Gehalt von 1,8 Prozent Vitexinrhamnosid oder 10 Prozent Proanthocyanidin): 200–300 Milligramm dreimal täglich
- *T. arjuna*-Extrakt: 500 Milligramm dreimal täglich

HERZRHYTHMUSSTÖRUNGEN

- Kurzatmigkeit, besonders bei Belastung
- Ermüdung
- Herzklopfen
- Anzeichen verminderter Durchblutung (blaue Extremitäten, Anschwellen der Knöchel)
- Anormale Ergebnisse bei Elektrokardiografie und/oder der Auswertung des Elektrokardiogramms

Arrhythmie ist eine Störung im Rhythmus des Herzschlags. Einige Herzrhythmusstörungen sind sehr leicht und kein Grund zur Sorge (wie zum Beispiel leichtes Vorhofflimmern und vorzeitige ventrikuläre Kontraktionen); andere sind potenziell lebensbedrohend (ventrikuläres Herzrasen und starke ventrikuläre Arrhythmien). Während Vorhofflimmern nicht direkt lebensbedrohlich sein mag, kann es mit der Zeit zu einer Herzinsuffizienz führen und das Risiko für einen Schlaganfall erhöhen.

Jeder Herzschlag wird von einem elektrischen Impuls in einem kleinen Gewebebereich im rechten Herzvorhof namens Sinusknoten (oder sinuatrialer Block oder SA-Knoten) hervorgerufen. Zunächst veranlasst der Impuls beide Vorhöfe dazu, sich zusammenzuziehen, und aktiviert dann den atrioventrikulären (AV) Block, der die einzige elektrische Verbindung zwischen Vorhof und den Herzkammern (Hauptpumpkammern) ist. Dann breitet sich der Impuls über beide Herzkammern aus und erzeugt so eine synchronisierte Kontraktion des Herzmuskels.

Bei Erwachsenen liegt die normale Herzfrequenz im Ruhezustand bei 60–80 Schlägen pro Minute. Ein langsamer Rhythmus (weniger als 60 Schläge pro Minute) heißt Bradykardie. Sie kann ihre Ursache in einem verlangsamten Signal des Sinusknoten (Sinusbradykardie) haben, in einer Unterbrechung der normalen Aktivität des Sinusknotens (Sinusarrest) oder in einer Blockierung der elektrischen Impulse auf ihrem Weg vom Vorhof zu den Herzkammern (AV-Blockierung oder Herzblockierung). Bradykardien können auch bei normal funktionierenden Herzen bei Ausdauersportlern oder anderen gut trainierten Menschen auftreten.

Eine Herzfrequenz von über 100 Schlägen pro Minute im Ruhezustand nennt man bei Erwachsenen und Kindern über 15 Jahren Tachykardie. Die Tachykardie kann zu Herzklopfen führen – also dazu, sich des eigenen Herzschlags bewusst zu werden. Sie stellt nicht immer eine Arrhythmie dar. Ein erhöhter Herzschlag ist eine normale Reaktion auf körperliche Anstrengung oder emotionalen Stress.

Eine der häufigsten Herzrhythmusstörungen ist das Vorhofflimmern, eine leichte Arrhythmie, bei der der Vorhof (die oberen Herzkammern) unregelmäßig und sehr schnell (bis zu 300–500 Schläge pro Minute) schlägt. Vorhofflimmern ist normalerweise schwach, denn die Aufgabe des Vorhofs besteht lediglich darin, die Herzkammer zu füllen – die untere Kammer. Es tritt häufiger mit dem Älterwerden auf, und 8 Prozent der über 80-Jährigen sind betroffen. Vorzeitige ventrikuläre Kontraktionen bedeuten einfach nur einen gelegentlich unregelmäßigen Herzschlag; der Herzschlag an sich ist normal. Bei der ventrikulären Tachykardie dagegen ist der Schlag zu schnell (120–200 pro Minute). Andere ventrikuläre Arrhythmien sind oft ernsthafter, wie etwa Kammerflimmern – schnelle, unkontrollierte und ineffektive Kontraktionen des Herzens.

Diagnostische Erwägungen

Wenn Sie das Gefühl haben, ihr Herzschlag sei unregelmäßig, sollten Sie dies durch einen Arzt abklären lassen. Ihr Arzt wird Sie auf Herzerkrankungen untersuchen, was eine Untersuchung des gesamten Körpers bedeuten kann, um Anzeichen für schlechte Durchblutung festzustellen; ferner wird mit einem Elektrokardiogramm die elektrische Funktion des Herzens und mit einem Echokardiogramm die mechanische Funktion sowie Form und Größe des Herzens überprüft.

Leichte Arrhythmien werden wie andere Formen einer Herzerkrankung auch im Frühstadium am effektivsten mit natürlichen Maßnahmen behandelt. Folglich sind eine frühe Diagnose und Prävention unerlässlich, um den auslösenden Faktoren vorzubeugen. Das erste Symptom einer schweren Herzerkrankung jedweder Art ist für gewöhnlich Kurzatmigkeit. Chronischer Husten kann ebenfalls ein erstes Symptom sein.

Therapeutische Erwägungen

Die therapeutischen Ziele bei der Behandlung von Herzrhythmusstörungen stimmen nahezu mit jenen im Kapitel »Angina Pectoris« überein: Verbesserung des Energiestoffwechsels innerhalb des Herzens und Verstärkung der Blutzufuhr zum Herzen. Es überrascht nicht, dass die natürlichen Mittel zur Erreichung dieser Ziele ebenfalls jenen bei der Behandlung von Angina Pectoris gleichen. Darüber hinaus können natürliche Therapien eine normale Nervenfunktion sicherstellen.

Ernährung

Die Richtlinien im Kapitel »Eine gesunde Ernährung« treffen auch hier zu. Lesen Sie außerdem das Kapitel »Ein gesundes Herz-Kreislauf-System«. Viele Menschen mit Herzrhythmusstörungen, Mitralklappenprolaps oder Kardiomyopathie nehmen möglicherweise das Medikament Warfarin (Coumadin) ein. Dieses Medikament wird eingesetzt, um der Bildung von Blutgerinnseln vorzubeugen. Es wirkt durch die Blockierung der Aktivität des Vitamins K. Da grünes Blattgemüse und grüne Tees hohe Anteile an Vitamin K enthalten, sollten Sie Ihren Verzehr dieser Nahrungsmittel während der Einnahme von Coumadin nicht erhöhen. Sie können die Mengen zu sich nehmen, an die Sie gewöhnt sind – nur erhöhen Sie Ihren Konsum nicht. Ihr Arzt wird Ihr Blut mithilfe eines Tests kontrollieren, der als International Normalized Ratio (INR) bekannt ist, und Ihre Coumadindosierung entsprechend Ihres Bedarfs anpassen.

Zusätzlich zu Nahrungsmitteln, die reich an Vitamin K sind, können andere natürliche Mittel mit Warfarin interagieren. Beispielsweise können Coenzym Q_{10} und Johanniskraut *(Hypericum perforatum)* die Wirksamkeit von Coumadin reduzieren, während proteolytische Enzyme und verschiedene Pflanzenstoffe, darunter Chinesischer Ginseng *(Panax ginseng)*, Teufelskralle *(Harpagophytum procumbens)* und Dong Quai *(Angelica sinensis)*, seine Wirkung erhöhen können. Wahrscheinlich werden Sie diese Produkte weiterhin einnehmen können; ändern Sie jedoch nicht die Dosierung, an die Ihr Körper gewöhnt ist. Die INR-Werte müssen entsprechend kontrolliert werden.

Extrakte aus Knoblauch *(Allium sativum)* und Ginkgo *(Ginkgo biloba)* können die Fähigkeit der Blutplättchen zusammenzukleben, hemmen, was die Blutungswahrscheinlichkeit erhöht. Nichts davon scheint aber direkt mit Coumadin zu interagieren. Im Allgemeinen weisen wir Patienten, die Coumadin einnehmen, an, diese Produkte nicht in höheren Mengen zu sich zu nehmen, sich aber keine Sorgen zu machen, wenn sie nur die übliche Dosis einnehmen.

Eisen, Magnesium und Zink können sich mit Coumadin verbinden und potenziell seine Absorbierung und Aktivität verringern. Nehmen Sie Coumadin mindestens 2 Stunden vor oder nach irgendeinem anderen Produkt, das Eisen, Magnesium oder Zink enthält.

Nahrungsergänzungsmittel

Magnesium

Der Magnesiumgehalt im Blut korreliert mit der Fähigkeit des Herzmuskels, genug Energie für einen gesunden Herzschlag zu erzeugen. Zudem kann ein niedriger Magnesiumgehalt die Nerven übermäßig empfindlich machen. Es überrascht nicht, dass viele Herzrhythmusstörungen mit einem unzureichenden Gehalt von Magnesium im Herzmuskel zusammenhängen. Die Bedeutung von Magnesium bei der Behandlung von Herzarrhythmien konnte man erstmals im Jahr 1935 beobachten. Mehr als 75 Jahre später gibt es eine Reihe von klinischen Studien, die zeigen, dass die Supplementierung mit Magnesium bei der Behandlung vieler Formen der Arrhythmie nutzbringend ist, auch bei Vorhofflimmern, ventrikulären, vorzeitigen Kontraktionen, ventrikulärer Tachykardie und schweren ventrikulären Arrhythmien.[1–3] Nach aktuellem Wissensstand führt Magnesiumarmut im Herzmuskel auch zu einer Kaliumarmut. In Anbetracht der Bedeutung dieser zwei Elektrolyte für den richtigen Antrieb von Nerven und Muskeln ist es kein Wunder, dass niedrige Konzentrationen dieser Substanzen Arrhythmien auslösen können.

Den Ergebnissen einer placebokontrollierten Doppelblindstudie zufolge kann die Supplementierung mit Magnesium erheblichen Nutzen bei der Behandlung von frühem Vorhofflimmern bringen.[4] Das Medikament der Wahl für diese Erkrankung ist Digoxin; bedauerlicherweise, so hat sich gezeigt, bringt es für einen gesunden Herzrhythmus keine besseren Ergebnisse als ein Placebo. Aufgrund der günstigen Ergebnisse, die sich in verschiedenen Studien bei Patienten mit Vorkammerflimmern zeigten, die Magnesium einnahmen, entschieden sich Wissenschaftler für eine Studie, um herauszufinden, ob Magnesium und Digoxin zusammen nutzbringender bei der Kontrolle der ventrikulären Reaktion sind als Digoxin allein.

Achtzehn Probanden mit Vorhofflimmern, das nicht länger als 7 Tage angehalten hatte, erhielten entweder Digoxin und ein Placebo oder Digoxin und Magnesium, in beiden Fällen intravenös. Die Teilnehmer, die Magnesium erhielten, bekamen während der ersten 15 Minuten 20 Prozent einer Magnesiumlösung, der Rest wurde im Laufe der darauffolgenden 6 Stunden injiziert. Die günstige Wirkung von Magnesium war innerhalb der ersten 15 Minuten offensichtlich, denn die Herzfrequenz sank unmittelbar von durchschnittlich 130 auf 120 Schläge in der Minute. Nach 24 Stunden hatte die Magnesiumgruppe eine durchschnittliche Herzfrequenz von 105. In dieser Gruppe kehrten sechs von zehn Patienten (60 Prozent) wieder zu einem normalen Herzrhythmus zurück, wohingegen dies nur bei drei von acht (37,5 Prozent) in der Gruppe der Fall war, die nur Digoxin erhielt.

Der empfohlene Tagesbedarf für die orale Einnahme von Magnesium bei Arrhythmien liegt anscheinend bei etwa 6–10 Milligramm. Stellen Sie sicher, dass Ihr Präparat leicht absorbierbar ist, wie etwa Citrat, da andere Mittel bei diesen Dosierungen zu Diarrhö führen können.

Coenzym Q_{10} (CoQ_{10})

Coenzym Q_{10} spielt eine entscheidende Rolle bei der zellulären Energieproduktion. Da das Herz zu den Geweben mit dem aktivstem Stoffwechsel im Körper gehört, kann ein Mangel an Coenzym Q_{10} hier zu ernsten Problemen führen. Man kann die Rolle des CoQ_{10} in etwa mit der Rolle einer Zündkerze in einem Automotor vergleichen. Ebenso wenig wie das Auto ohne den Initialfunken anspringen kann, vermag auch der menschliche Körper ohne CoQ_{10} zu funktionieren. Aufgrund seiner Sicherheit und seines potenziellen Nutzens ist die Supplementierung mit CoQ_{10} bei jeder das Herz betreffenden Erkrankung angezeigt.

Pflanzliche Arzneimittel

Weißdorn

Rezepturen aus Weißdorn *(Crataegus species)* werden schon seit langer Zeit bei leichteren Arrhythmien eingesetzt. Die günstige Wirkung bei Herzinsuffizienz wurde in Doppelblindstudien wiederholt demonstriert (siehe das Kapitel »Herzinsuffizienz«).

Schnellüberblick

- Menschen, bei denen der Verdacht auf eine Herzerkrankung besteht, sollten sich einer umfassenden kardiovaskulären Untersuchung unterziehen.
- Die therapeutischen Ziele bei der Behandlung von Arrhythmien sind die Verbesserung des Energiestoffwechsels innerhalb des Herzens und der Blutzufuhr zum Herzen.
- Der Magnesiumspiegel im Blut korreliert mit der Fähigkeit des Herzmuskels, ausreichend Energie zu erzeugen, sowie mit der neurologischen Aktivität, die für einen gesunden Herzschlag benötigt wird.
- Viele Herzrhythmusstörungen können mit einem unzureichenden Magnesiumgehalt im Herzmuskel zusammenhängen.
- Die empfohlene Tagesmenge für Magnesium bei Arrhythmien liegt wohl bei 6–10 Milligramm/Kilogramm.
- CoQ_{10} ist ein wichtiges natürliches Präparat bei allen Arten von Herzerkrankungen.

Behandlungsübersicht

Die vorrangigen Ziele einer Therapie bei Arrhythmie sind die Verbesserung der Blutzufuhr zum Herzen und der Energieerzeugung innerhalb des Herzmuskels. Folgen Sie den allgemeinen Richtlinien über Ernährung und Lebensweise im Kapitel »Ein gesundes Herz-Kreislauf-System«.

Ernährung

Folgen Sie den Richtlinien im Kapitel »Eine gesunde Ernährung«. Wenn Sie Coumadin (Warfarin) einnehmen, halten Sie sich an die Richtlinien im Absatz »Ernährung« weiter oben in diesem Kapitel.

Nahrungsergänzungsmittel

- Ein hochpotentes Multivitamin-Mineralstoffpräparat, wie im Kapitel »Supplementierung« beschrieben
- Wesentliche Nährstoffe:
  - → Vitamin B_6: 25–50 Milligramm pro Tag
  - → Magnesium (gebunden an Aspartat, Citrat, Fumarat, Malat oder Succinat): dreimal täglich 200–300 Milligramm
  - → Vitamin D_3: 2000–4000 IE pro Tag (idealerweise Blutwerte messen und die Dosierung entsprechend anpassen)
  - → CoQ_{10}: 150–300 Milligramm pro Tag

Pflanzliche Arzneimittel

Weißdornextakt *(Crataegus species)* (mit 1,8 Prozent Vitexin-4'-Rhamnoside oder 10 Prozent Proanthocyanidine): dreimal täglich 100–250 Milligramm

HEUSCHNUPFEN

- Wässriges Nasensekret, Niesen, juckende Augen und Nase
- In der Regel mit einer bestimmten Jahreszeit verbunden

Heuschnupfen (auch bekannt als allergische Rhinitis und Pollinose) ist eine allergische Entzündung der Nasenluftwege und Augen. Er tritt auf, wenn Allergene, wie zum Beispiel Pollen oder Staub, von Menschen mit sensibilisiertem Immunsystem eingeatmet werden. Bei diesen Personen löst das Allergen die Produktion des Allergieantikörpers Immunglobulin E (IgE) aus, das sich an spezielle weiße Blutkörperchen bindet, die als Mastzellen und Basophile bekannt sind; das veranlasst sie, Histamin und andere Mediatoren der allergischen Reaktion freizusetzen. Diese Chemikalien können Jucken, Schwellungen und Schleimbildung verursachen. Die Symptome variieren individuell in ihrer Schwere. Einige Betroffene haben vielleicht nur rote, juckende Augen, während höchst empfindliche Menschen Nesselsucht oder andere Hautausschläge zusammen mit den typischen Heuschnupfensymptomen entwickeln können. Etwa 25 Prozent der erwachsenen US-Bevölkerung bekommen jedes Jahr Heuschnupfen.

Ursachen

In den Vereinigten Staaten sind Beifußpollen für etwa 75 Prozent aller Heuschnupfenfälle verantwortlich. Weitere wichtige Pollen, die Heuschnupfen auslösen, sind verschiedene Gräser- und Baumpollen. In den nördlichen Breitengraden der Vereinigten Staaten wird die Birkenpolle als wichtigste allergieauslösende Baumpolle betrachtet; man schätzt, dass 15–20 Prozent der Heuschnupfenpatienten empfindlich darauf reagieren. Wenn der Heuschnupfen sich im Frühjahr entwickelt, liegt es für gewöhnlich an Baumpollen. Entwickelt er sich im Sommer, sind üblicherweise Gras- und Unkrautpollen die Auslöser. Heuschnupfensymptome, die das gesamte Jahr andauern (perenniale allergische Rhinitis), können durch andere Allergene, die zum Beispiel in Nahrungsmitteln oder Schimmel enthalten sind, hervorgerufen werden.

Beifuß ist deswegen eine Hauptursache für Heuschnupfen, weil er eine gewaltige Pollenmenge produziert. Eine einzige Pflanze kann bis zu einer Milliarde Pollenkörnchen hervorbringen, und jedes davon kann sich von seinem Ursprung aus mehr als 150 Kilometer weit verbreiten. Die Beifußallergie tritt in vielen Regionen normalerweise zwischen August und Oktober auf.

Ein Allergietest kann spezifische Allergene identifizieren. Ein Hauttest ist die am häufigsten angewandte Methode der Allergietestung. Dazu gehören Intrakutan-, Ritz- und Epikutantests oder andere Untersuchungen. Eine Alternative zu Hauttests ist der RAST-Bluttest.

Therapeutische Erwägungen

Der primäre natürliche Ansatz gegen Heuschnupfen ist die Kontaktreduzierung.

- Verfolgen sie die Pollenflugwerte in Ihrer Region und versuchen Sie, im Haus zu bleiben, wenn die Werte am höchsten sind.
- Halten Sie zu Hause und im Auto die Fenster geschlossen und schalten Sie die Klimaanlage ein. Klimaanlagen kühlen nicht nur, sondern filtern zudem die Luft. Stellen Sie sicher, dass die Filter etwa alle 3 Monate gereinigt oder gewechselt werden.
- Duschen Sie vor dem Zubettgehen, um die Pollen zu entfernen, besonders aus Gesicht und Haar.
- Versuchen Sie, die Nase zu befeuchten. Besorgen Sie sich ein Neti-Kännchen und spülen Sie die Nasengänge zweimal täglich mit einer Salzlösung.
- Statten Sie Ihr Zuhause mit HEPA-Filtern aus, die an Zentralheizungs- und Klimaanlagensysteme angeschlossen werden können.

Wenn Sie an perennialem Heuschnupfen leiden, halten Sie idealerweise weder Katzen noch Hunde, und entfernen Sie alle Oberflächen, auf denen sich Allergene ansammeln können (Teppiche, Läufer, Polstermöbel). Sollte dies nicht ganz umsetzbar sein, stellen Sie sicher, dass das Schlafzimmer weitestgehend allergenfrei ist. Umhüllen Sie die Matratze mit allergensicherem Kunststoff; waschen Sie Bettlaken, Decken, Kissenhüllen und Matratzenauflagen in heißem Wasser mit zusatzstofffreiem und geruchsneutralem Waschmittel; erwägen Sie ferner den Kauf einer Bettwäsche aus Ventflex, einem speziellen hypoallergenen Synthetikmaterial, und installieren Sie einen Luftreiniger. Überprüfen Sie, ob es in Ihrem Heim feuchte Stellen gibt. Diese Feuchtigkeit kann nämlich das Wachstum von schwarzem Schimmel fördern, auf den manche Menschen höchst allergisch reagieren.

Immuntherapie

Heuschnupfen wird häufig mit einer Immuntherapie behandelt. Bei der klassischen Form dieser Therapie werden dem Patienten eine Reihe von allergieauslösenden Substanzen in die Haut injiziert (subkutane Immuntherapie), bis der Körper darauf nicht mehr allergisch reagiert. Diese Injektionen werden meist über mehrere Monate gegeben, ehe sich eine Wirkung der Behandlung bestimmen lässt. In den meisten Fällen ist nach Ablauf von 3 Jahren ein Drittel der Patienten von ihrer Allergie geheilt, ein weiteres Drittel weist erheblich weniger Symptome auf; bei einem Drittel zeigt sich allerdings wenig oder gar keine günstige Wirkung. Bei der subkutanen Immuntherapie besteht ein kleines, aber deutliches Risiko, eine systemische allergische Reaktion hervorzurufen. Diese Reaktion tritt bei weniger als 0,1 Prozent (1 aus 1000) der Behandelten auf, kann jedoch lebensbedrohlich sein.

In den vergangenen Jahren zeigte die sublinguale (unter der Zunge) Immuntherapie mindestens eine ebenso günstige Wirkung wie eine Allergiespritze. Tropfen einer Flüssigkeit, die winzige Mengen der allergieauslösenden Polen enthalten, werden unter der Zunge platziert. Die sublinguale Immuntherapie kann bequemer sein als die traditionelle subkutane Immuntherapie – man muss für die Spritze nicht in die Praxis kommen –, und sie nimmt weniger Zeit in Anspruch. Häufig werden damit innerhalb von Wochen oder Monaten anhaltende Ergebnisse erzielt.[1, 2] Bei der sublingualen Immuntherapie empfehlen wir ärztliche Überwachung: Obwohl sie viel risikoloser ist als die subkutane Immuntherapie, können trotzdem allergische Reaktionen auftreten; diese beschränken sich zwar meistens auf die oberen Atemwege und den Magen-Darm-Trakt, aber dennoch wurde schon von seltenen anaphylaktischen Episoden (aber keinen Todesfällen) berichtet.[1, 2]

Quercetin

Quercetin demonstriert unter den Flavonoiden, die in Versuchsmodellen, besonders im Reagenzglas, untersucht wurden, durchgängig den stärksten Effekt. In diesen Studien löste Quercetin eine signifikante antiallergische Wirkung aus. Es hemmt vor allem die Freisetzung von Histamin aus den Mastzellen und Basophilen. Leider wird Quercetin nicht besonders gut absorbiert.[3, 4] In letzter Zeit wurde eine hoch bioverfügbare enzymatisch modifizierte Form des Isoquercitrins (EMIQ) entwickelt. Diese Form erzielt in klinischen Doppelblindstudien eine deutliche Wirkung bei der Linderung einiger Heuschnupfensymptome. In einer dieser Studien nahmen zwanzig Probanden mit Heuschnupfen während der Pollenflugsaison 8 Wochen lang täglich zwei Kapseln mit 100 Milligramm EMIQ oder ein Placebo.[5] Während der gesamten Studienphase reduzierte sich das Tränen und Jucken der Augen bei der EMIQ-Gruppe wesentlich mehr als bei der Placebogruppe. In einer anderen Studie nahmen 24 Probanden mit Heuschnupfen 8 Wochen lang 100 Milligramm EMIQ oder ein Placebo, womit sie 4 Wochen vor Beginn der Pollenflugsaison begannen.[6] Während der gesamten Dauer der Studie verbesserten sich die Augensymptome bei der EMIQ-Gruppe weit stärker als bei der Placebogruppe. Während der Pollenflugsaison, gab es in der EMQ-Gruppe weniger verstopfte Augen als in der Placebogruppe, und auch andere Werte wie etwa für Jucken, Tränen und Schwellung der Augen fielen bei diesen Teilnehmern niedriger aus. Hinsichtlich der nasalen Symptome wurde jedoch kein spürbarer Unterschied zwischen beiden Gruppen festgestellt. Diese Ergebnisse weisen darauf hin, dass EMIQ nutzbringend bei der Linderung von Augensymptomen bei Heuschnupfen ist, besonders bei zugeschwollenen Augen.

Polyphenole aus Äpfeln

Zwei Doppelblindstudien ergaben, dass Polyphenole aus Äpfeln (AP) Heuschnupfensymptome lindern. Die erste Studie wurde mit Patienten mit einer Allergie gegen Zedernpollen durchgeführt.[7] Die Ergebnisse zeigten, dass das Niesen bei der AP-Gruppe während der Anfangs- und Hochphase des Pollenflugs deutlich besser geworden war als bei der Placebogruppe. Bei der zweiten Studie litten die Patienten unter persistenter allergischer Rhinitis aufgrund von Hausstaubmilben.[8] Die Teilnehmer wurden teils mit einer niedrigen hohen Dosis Apfelpolyphenolen (täglich 50 beziehungsweise 250 Milligramm) behandelt; die Kontrollprobanden erhielten nichts. Bei der Gruppe mit der hohen Dosis beobachtete man einen erheblichen Rückgang der Niesanfälle und des Nasensekrets und bei der Gruppe mit der niedrigen Dosierung nur eine Abnahme der Niesanfälle. Bei beiden Gruppen wurde ferner eine erhebliche Reduktion der Schwellung der Nasengänge beobachtet. Ähnliche Ergebnisse können vielleicht mit anderen, an Polyphenolen reichen Extrakten erzielt werden, wie etwa aus Traubenkern, Kiefernrinde oder grünem Tee.

Schnellüberblick

- Heuschnupfen (saisonale allergische Rhinitis) ist eine allergische Reaktion der Nasengänge und Atemwege auf Pollen aus der Luft; er weist viele Gemeinsamkeiten mit Asthma auf.
- In den Vereinigten Staaten beträgt der Anteil der Heuschnupfenfälle aufgrund von Beifußpollen etwa 75 Prozent.
- Der primäre natürliche Ansatz bei der Behandlung von Heuschnupfen ist die Kontaktreduzierung.
- In den vergangenen Jahren zeigt die sublinguale Immuntherapie eine mindestens ebenso gute Wirkung wie Allergiespritzen.
- In Doppelblindstudien erbrachte eine hoch bioverfügbare enzymatisch modifizierte Form des Isoquercitrins (EMIQ) eine signifikante Wirkung bei der Linderung einiger Heuschnupfensymptome.
- Zwei Doppelblindstudien ergaben, dass Polyphenole aus Äpfeln Heuschnupfensymptome reduzieren.

Behandlungsübersicht

Wenn ein spezifisches Allergen identifiziert wurde, kann eine Immuntherapie (vorzugsweise sublingual) die beste Langzeitlösung sein. Ansonsten scheinen das Meiden von Allergenen und die Unterstützung der antiallergischen Mechanismen des Körpers hilfreich zu sein.

Ernährung

Meiden Sie Lebensmittelallergene und Lebensmittelzusatzstoffe, um die Allergieschwelle zu senken. Wenn Sie mehrere Lebensmittelallergien haben, machen Sie eine 4-tägige Rotationsdiät, wie im Kapitel »Lebensmittelallergie« beschrieben. Befolgen Sie ansonsten die allgemeinen Richtlinien im Kapitel »Eine gesunde Ernährung«.

Nahrungsergänzungsmittel

- Ein hochpotentes Multivitamin-Mineralstoffpräparat, wie im Kapitel »Supplementierung« beschrieben
- Vitamin D_3: täglich 2000–4000 IE (idealerweise Blutwerte messen und die Dosierung entsprechend anpassen)
- Fischöl: täglich 1000 Milligramm EPA + DHA
- EMIQ: zweimal täglich 100 Milligramm
- Eines der folgenden Präparate:
  - → Polyphenolextrakt aus Äpfeln: zweimal täglich 100–250 Milligramm
  - → Traubenkern- oder Kiefernrindenextrakt (mehr als 95 Prozent Oligomere Proanthocyanidine): täglich 150–300 Milligramm
  - → Extrakt aus grünem Tee (90 Prozent Polyphenole): täglich 150–300 Milligramm

HOHE CHOLESTERIN- UND/ ODER TRIGLYCERIDWERTE

- Anstieg der Cholesterin- und/oder Triglyceridwerte über das übliche Niveau

Wie Belege überzeugend demonstrieren, vergrößern erhöhtes Cholesterin und Triglycerid das Sterberisiko infolge von kardiovaskulären Erkrankungen stark. Derzeit wird ein Blutgehalt von Cholesterol unter 200 mg/dl und von Triglycerid unter 150 mg/dl empfohlen. Zudem sollte das LDL (Lipoprotein mit niedriger physikalischer Dichte) unter 130 mg/dl und das HDL (Lipoprotein mit hoher physikalischer Dichte) über 40 mg/dl bei Männern und über 50 mg/dl bei Frauen liegen.

LDL und HDL transportieren das Cholesterin im Blut. Die Hauptkategorien von Lipoproteinen machen Lipoproteine mit sehr niedriger Dichte (VLDL), LDL und HDL aus. VLDL und LDL sind für den Transport von Fetten (primär Triglyceriden und Cholesterin) von der Leber zu den Körperzellen zuständig, HDL ist für den Rücktransport von Fetten aus der Leber verantwortlich; Erhöhungen von VLDL oder LDL sind mit einem größeren Risiko für Atherosklerose (Verhärtung der Arterien) verbunden, dem Hauptfaktor für Herzinfarkte oder Schlaganfälle. Erhöhte HDL-Werte werden dagegen mit einem geringeren Risiko für Herzinfarkte verbunden. Das wirkliche Problem ist oxidiertes LDL, das bei Atherosklerose zusammen mit niedrigen HDL-Werten den Entzündungsprozess anheizt

Risikobestimmung

Das Verhältnis von Gesamtcholesterin zu HDL-Cholesterin und LDL zu HDL bezeichnet man als die *Ratio der kardialen Risikofaktoren*, weil es widerspiegelt, ob Cholesterin im Gewebe abgelagert oder abgebaut und ausgeschieden wird. Das Verhältnis von Gesamtcholesterin zu HDL sollte nicht höher als 4,2 und das von LDL zu HDL nicht höher als 2,5 sein. Das Risiko für Herzerkrankungen kann durch die Senkung des LDL-Cholesterins bei gleichzeitiger Erhöhung des HDL-Cholesterinwertes drastisch reduziert werden. Für jeden Rückgang von 1 Prozent des LDL-Cholesterinwertes fällt das Herzinfarktrisiko um 2 Prozent. Es fällt umgekehrt auch bei jeder Erhöhung von 1 Prozent des HDL-Wertes um 3–4 Prozent.[1]

Obwohl man das LDL-Cholesterin als »schlechtes Cholesterin« bezeichnet, gibt es einige Formen, die schlechter sind als andere. So ist zum Beispiel oxidiertes LDL ein ständiger Entzündungsauslöser für das Fortschreiten von Atherosklerose und Plaqueruptur. Kleinere, hochdichte LDL-Moleküle werden auch mit einem größeren Risiko in Zusammenhang gebracht als LDL-Moleküle mit niedriger Dichte[2]. Bei einem kleinem Versuch mit Nichtdiabetikern stellten die Wissenschaftler fest, dass sich kleinere LDL-Partikel eher an Zuckermoleküle (glykiert oder glykosiliert) binden als größere LDL-Partikel, was eine einleuchtende Erklärung dafür wäre, warum eine Beteiligung dieser Partikel am Atheroskleroseprozess wahrscheinlicher ist; es zeigt außerdem, wie wichtig es ist, hohe Blutzuckerwerte und die daraus folgende Gykation zu vermeiden.[3]

Lp(a) ist ein weiterer wichtiger Marker, der erwähnenswert ist: ein Plasmalipoprotein, dessen Struktur und Aufbau jenen eines LDL stark gleicht; es besitzt aber ein zusätzliches Molekül eines Kleberproteins mit der Bezeichnung Apolipoprotein(a), das dem LDL dabei hilft, sich an den Arterienwänden zu halten. Erhöhte Plasmawerte von Lp(A) sind ein unabhängiger Faktor für koronare Herzerkrankungen, besonders bei Patienten mit erhöhtem LDL-Cholesterin. In der Tat wurde in einer Studie gezeigt, dass eine hohe Konzentration von Lp(a) ein zehnmal größeres Risiko für Herzerkrankungen birgt als ein erhöhter LDL-Cholesterinwert allein.[4] Lp(a)-Werte von unter 20 mg/dl werden mit einem geringen Herzinfarktrisiko verbunden. Werte zwischen 20 und 40 mg/dl mit einem gemäßigten Risiko und

Empfohlene Cholesterin- und Triglyceridwerte		
	Wert (mg/dl)	Ergebnis
Gesamt-Cholesterin	<200	Wünschenswert
	200–239	Grenzwertig
	≥240	Hoch
LDL-Cholesterin	<100*	Wünschenswert
	100–130	Grenzwertig
	130–159	Grenzwertig hohes Risiko
	≥160	Hohes Risiko
HDL-Cholesterin	<35	Niedrig (nicht wünschenswert)
	35–59	Normal
	≥60	Wünschenswert
Triglyceride	<150	Wünschenswert
	150–199	Grenzwertig hoch
	200–499	Hoch
	>500	Sehr hoch
* Für Patienten mit sehr hohem Risiko (Herz-Kreislauf-Erkrankung in Kombination mit multiplen Risikofaktoren wie Diabetes, starken und schlecht kontrollierten Risikofaktoren wie kontinuierliches Rauchen oder Stoffwechselsyndrom) ist das Ziel für den LDL-Wert weniger als 70 mg/dl.		

Werte über 40 mg/dl mit einem ausgesprochen hohen Risiko für Herzerkrankungen.

Erhöhte Triglyceridwerte

In der Vergangenheit bestanden Zweifel über den Zusammenhang zwischen erhöhten Bluttriglyceriden (Hypertriglyceridämie) und koronaren Herzerkrankungen. Inzwischen häufen sich die Belege dafür, dass erhöhte Triglyceride ein unabhängiger Risikofaktor für kardiovaskuläre Erkrankungen sind.[5, 6] Erhöhte Triglyceridwerte in Kombination mit erhöhtem LDL-Cholesterin sind das Rezept für einen frühen Herzinfarkt. Bei einer Analyse vergrößerten hohe Triglyceridwerte zusammen mit erhöhten LDL-Cholesterinwerten und einem hohen LDL-HDL-Verhältnis (über 5) das Risiko einer koronaren Herzerkrankung um ungefähr das Sechsfache.

Angeborene hohe Cholesterin- und Triglyceridwerte

Die Erhöhung von Blutcholesterin oder Triglyceriden oder beidem kann genetische Ursachen haben. Man bezeichnet dies als familiäre Hypercholesterinämie (FH), familiäre Hypertriglyceridämie (FT) und familiäre, kombinierte Hyperlipidämie (FCH). In Zahlen betrachtet gehören diese Störungen zu den häufigsten vererbten Erkrankungen, denn sie betreffen etwa einen von 500 Menschen.

Das zugrunde liegende Problem bei FH ist ein Defekt des Rezeptorproteins für LDL in der Leber. Unter normalen Umständen ist der LDL-Rezeptor dafür zuständig, Cholesterol aus dem Blut zu entfernen. Wenn die Leberzellen das LDL nach seiner Bindung an die Rezeptoren aufnehmen, wird der Leber signalisiert, kein Cholesterin mehr zu produzieren. Bei der FH ist die Folge des LDL-Rezeptordefekts, dass die Leber die Nachricht, die Cholesterinproduktion einzustellen, nicht erhält.

Schäden an den LDL-Rezeptoren treten mit dem normalen Altern und bei mehreren Krankheiten auf, besonders bei Diabetes aufgrund ihrer verstärkten Glykosilierung des Rezeptorproteins. Als Folge der LDL-Rezeptorschädigungen neigen die Cholesterinwerte mit dem Älterwerden dazu, anzusteigen. Zudem verringert eine Ernährung, die reich an gesättigten Fetten und Cholesterin ist, die Anzahl der LDL-Rezeptoren und reduziert damit die Feedback-Mechanismen, die der Leber mitteilen, dass kein weiteres Cholesterin gebraucht wird.

Erfreulicherweise können Veränderungen in Lebensweise und Ernährung die Funktion der LDL-Rezeptoren stärken oder ihre Anzahl erhöhen oder beides. Die drastischste Wirkung wird bei Menschen mit vererbten Ursachen für erhöhte Cholesterin- oder Triglyceridwerten oder beides verbucht, aber sogar Menschen, die an FH erkrankt sind, können profitieren.

FCH und FT führen zu Defekten ähnlich denen bei FH. Bei FHC scheint der größte Defekt die beschleunigte Produktion von VLDL in der Leber zu sein. An FCH erkrankte Menschen haben vielleicht nur eine erhöhte Triglyceridkonzentration im Blut, nur einen erhöhten Cholesterinwert oder beides. Bei FT ist nur Triglyceridkonzentration im Blut gesteigert, während die HDL-Werte häufig niedrig sind. Die Schädigung bei FT besteht darin, dass die von der Leber produzierten VLDL-Partikel größer als normal sind und mehr Triglyceride transportieren. Verschlimmert wird FT durch Diabetes, Gicht und Adipositas.

Therapeutische Erwägungen

Die Senkung von Gesamtcholesterin sowie LDL-Cholesterin und Triglcyderiden zeigt einen klaren Zusammenhang mit einem geringeren Risiko für kardiovaskuläre Erkrankungen. Die meisten erkannten Vorteile einer LDL-Senkung basieren auf einer großen Anzahl klinischer Studien über die Anwendung von Statinen (HMG CoA Reduktasehemmer). Die Statine entstammen einem roten Schimmelpilz *(Monascus purpureus)*, der auf Reis fermentiert wird. Diese traditionelle chinesische Medizin wird seit mehr als 2000 Jahren eingesetzt. Roter Hefereis ist die Quelle einer Gruppe von Verbindungen, die als Monacolin bekannt sind (wie zum Beispiel Lovastatin, auch bekannt als Monacolin K.) Die Vermarktung eines Extrakts aus rotem Hefereis, für seinen Monacolingehalt standardisiert, als Nahrungsergänzung löste in den Vereinigten Staaten im Jahr 1997 Kontroversen aus, weil es eine natürliche Quelle eines verschreibungspflichtigen Medikaments enthielt. Die FDA entschied letztendlich, Produkte aus rotem Hefereis dürften nur verkauft werden, wenn sie kein Monacolin enthielten. Trotzdem sind anscheinend ein paar Produkte auf dem Markt, die diese Verbindungen enthalten.

Bei Hochrisikopatienten sprechen die Daten eine deutliche Sprache: Statine können dazu beitragen, Gesamtsterblichkeit, kardiovaskuläre Vorfälle, Krankenhausaufenthalte und den Bedarf an Revaskularisierungsverfahren zu verringern. Diskussionen bestehen weiterhin darüber, ob die Therapie mit Statinen der optimale Behandlungsansatz als Erstprävention für koronare Arterienerkrankungen bei Patienten ist, deren einziges Risikokriterium erhöhtes LDL ist, besonders angesichts der wachsenden Bedeutung von Risikofaktoren wie dem C-reaktiven Protein oder Ernährungsfaktoren.[7, 8] Eine interessante Studie verglich zum Beispiel die sogenannte Portfoliodiät (deren Schwerpunkt auf cholesterinsenkenden, pflanzlichen Nahrungsmitteln liegt) mit Lovastatin.[9] Die Probanden wurden beliebig in die Gruppen Kontrollernährung mit wenig gesättigten Fetten, Kontrollernährung plus täglich 20 Milligramm Lovastatin oder eine Portfoliodiät (reich an pflanzlichen Sterinen, Sojaprotein, löslichen Ballaststoffen und Mandeln) aufgeteilt. Nach einem Monat hatten die Kontroll-, Statin- und Portfoliogruppen eine durchschnittliche LDL-Senkung von 8, 30,9 beziehungsweise 28,6 Prozent erzielt. Die entsprechende Senkung des C-reaktiven Proteins betrug 10, 33,3 beziehungsweise 28,2 Prozent. Wie diese sowie weitere Studien zeigen, verstärkt die Einbindung unterschiedlicher cholesterinsenkender Substanzen in die Kost (wie bei der Portfoliodiät) die Wirkung einer Ernährungstherapie bei Hypercholesterinämie und erzielt Ergebnisse, vergleichbar mit jenen des Medikaments Statin, jedoch ohne Nebenwirkungen.[10, 11]

Der beste klinische Ansatz besteht darin, sich nicht nur auf eine Ergänzung zu verlassen, sondern ein breites Spektrum an Nahrungsmitteln mit vielen verschiedenen Komponenten einzusetzen, die sich als nutzbringende Einflüsse auf die Lipidkonzentrationen erwiesen haben (Reduzierung von gesättigten Fetten, Transfettsäuren und Cholesterin sowie Erhöhung von einfach ungesättigten Fetten, löslichen Ballaststoffen und Nüssen). Während zum Beispiel eine Metaanalyse von 27 randomisierten, kontrollierten Versuchen demonstrierte, dass die Supplementierung mit Sojaprotein das Gesamtcholesterin,

LDL und Triglyceride reduzierte, war die Wirkung stärker, wenn das Sojaprotein zusammen mit anderen alimentären Maßnahmen eingesetzt wurde.[12] Erhöht man den Verzehr von auf Soja basierenden Nahrungsmitteln allgemein, so scheint dies außerdem eine wesentlich bessere Wirkung zu entfalten als die Aufnahme von isoliertem Sojaprotein.[13] Viele der cholesterinsenkenden Effekte von Sojanahrungsmitteln haben vielleicht eher mit den in Soja enthaltenen Isoflavonen und löslichen Ballaststoffen zu tun als mit dem Protein.

Trotz der Forschungsarbeiten über die Vorteile von nichtmedikamentösen Ansätzen, ist es unwahrscheinlich, dass diese in nächster Zeit den Einsatz von Statinen als primäre Therapie ersetzen werden. 2011 nahm jeder sechste Erwachsene – nahezu 40 Millionen Menschen – Statine zur Senkung des LDL ein. Deshalb wird man sich in erster Linie darauf konzentrieren, wie die Statintherapie zu unterstützen ist. Es scheint beispielsweise so, dass Patienten, die Statine einnehmen, zusätzlich Coenzym-Q_{10}-HMG-CoA-Reduktase benötigen, nicht nur für die Synthese von Cholesterin, sondern auch für die Produktion von CoQ_{10}. So könnte die Verabreichung von Statin den CoQ_{10}-Status durch das Abschwächen seiner Synthese beeinträchtigen. Selbst moderate Dosierungen verschiedener Statine senken nachweislich die Blutkonzentration von CoQ_{10}. Die Forscher schlossen daraus, die Hemmung der CoQ_{10}-Synthese durch Statine könnte die am häufigsten auftretenden Begleiterscheinungen erklären, besonders Erschöpfung und Muskelschmerzen sowie die ernsteren Nebenwirkungen wie Rhabdomyolyse.[14, 15] Die Supplementierung mit CoQ_{10} bei Patienten, die Statine einnehmen, reduziert nachweislich auch die Marker für oxidative Schädigungen.

Ein Cholesterinanstieg kann auch die Folge einer Schilddrüsenunterfunktion sein; siehe das gleichnamige Kapitel.

Cholesterin in der Ernährung

Zwar ist die Leber die Hauptquelle von Blutcholesterin, jedoch kann Cholesterin in der Ernährung auch stark dazu beitragen. Eine cholesterinreiche Ernährung steht in Zusammenhang mit einem erhöhten Risiko für Herzerkrankungen, Krebs und Schlaganfälle. Es könnte sich jedoch herausstellen, dass der Anteil an gesättigten Fetten in diesen Nahrungsmitteln mehr Relevanz hat als ihr Cholesteringehalt. Diese Ansicht wird von einer statistischen Analyse von 224 Ernährungsstudien unterstützt, die im Laufe der vergangenen 25 Jahre durchgeführt wurden und den Zusammenhang zwischen Ernährung und Blutcholesterin bei mehr als 8000 Teilnehmern untersuchten.[16] Wie die Wissenschaftler erkannten, beeinflussen gesättigte Fette, nicht das Cholesterin in der Nahrung, das Blutcholesterin am meisten, und bei den meisten hat das alimentäre Cholesterin eine sehr geringe Wirkung auf die Konzentration des Blutcholesterins. Dennoch wird gesunden Menschen allgemein empfohlen, die Cholesterinzufuhr auf täglich 300 Milligramm zu beschränken, während Menschen mit hohen Cholesterinwerten oder Herzerkrankungen nicht mehr als 200 Milligramm täglich zu sich nehmen sollten. Zudem sollten gesättigte Fette auf ein Minimum reduziert werden, keinesfalls mehr als 10–15 Gramm pro Tag, idealerweise sogar weniger.

Die Bedeutung von löslichen Ballaststoffen bei der Cholesterinsenkung

Es ist bestens bekannt, dass lösliche Ballaststoffe aus Hülsenfrüchten, Obst und Gemüse den Cholesterinwert effektiv senken.[17] Je stärker die Zähflüssigkeit oder Fähigkeit zum Gelieren ist, desto größer ist der Einfluss eines Ballaststoffs auf die Senkung des Cholesterinwerts; neue, dickflüssige Mischungen von löslichen Fasern bieten eine größere Wirkung als einzelne Balaststoffquellen.[18, 19] Die rechts stehende Tabelle zeigt die Wirkung unterschiedlicher Ballaststoffprodukte.[20]

Wie die große Mehrheit der Studien zeigt, können Menschen mit hohem Cholesterinwert diesen durch häufigen Verzehr von Haferflocken oder Haferkleie deutlich senken. Jemand mit normalen oder niedrigen Cholesterinwerten wird dagegen kaum Veränderungen feststellen. Bei Menschen mit hohem Cholesterinwert (über 200 mg/dl) senkt der tägliche Konsum von 3 Gramm löslichen Haferballaststoffen das Gesamtcholesterin um 8 auf 23 Prozent. Dies ist von großer Bedeutung, denn jeder Rückgang von 1 Prozent des Serumcholesterinwerts hat einen Rück-

Cholesterin- und Fettgehalt bestimmter Nahrungsmittel						
Nahrungsmittel	Portion (g)	Fett gesamt (g)	Gesättigte Fette (g)	Einfach ungesättigte Fette (g)	Mehrfach ungesättigte Fette (g)	Cholesterin (mg)
Butter	1 EL	11,5	7,2	3,3	0,4	31
Eidotter	1, groß	5,1	1,6	1,9	0,7	213
Eiscreme, normal	½ T.*	7,2	4,5	2,1	0,3	30
Fisch, Kabeljau	85	0,7	0,1	0,1	0,3	40
Garnelen, gekocht	85	0,9	0,2	0,2	0,4	166
Hähnchenschenkel, gebraten	85	7,2	2,0	2,6	1,7	79
Hühnchenbrust, gebraten	85	3,0	0,9	1,1	0,6	72
Hummer, gekocht	85	0,5	0,1	0,1	0,1	61
Käse, Cheddar	30	9,4	6,0	2,7	0,3	30
Milch, entrahmt	1 Tasse	0,4	0,3	0,1	geringfügig	4
Milch, fettarm (2 %)	1 Tasse	4,7	2,9	1,4	0,2	18
Pute, dunkel, gebraten	85	6,1	2,1	1,4	1,8	73
Pute, hell, gebraten	85	2,7	0,9	0,5	0,7	59
Rinderleber, geschmort	85	4,2	1,6	0,6	0,9	331
Rindfleisch, mager	85	7,9	3,0	3,3	0,3	73
Schweinefleisch, mager	85	11,1	3,8	5,0	1,3	79
Vollmilch	1 Tasse	8,2	5,1	2,4	0,3	33

*Tasse als ein Gefäß mit einem Fassungsvermögen von circa 250 Millilitern (Anmerkung der Redaktion)

gang des Risikos für Herzerkrankungen um 2 Prozent zur Folge. Eine Schüssel tafelfertiger Haferkleie oder Haferflocken enthält etwa 3 Gramm Ballaststoffe. Obwohl der Ballaststoffgehalt von Haferflocken (7 Prozent) niedriger ist als der von Haferkleie (15–26 Prozent), wurde festgestellt, dass die vielfach ungesättigten Fettsäuren in Haferflocken ebenso stark zur cholesterinsenkenden Wirkung beitragen wie ihr Ballaststoffgehalt.

Versuchen Sie zur Senkung des Cholesterins täglich 35 Gramm Ballaststoffe aus ballaststoffreichen Nahrungsmitteln zu sich zu nehmen (eine vollständige Liste finden Sie in Anhang B). Eine erhöhte Ballaststoffzufuhr ist nicht nur mit einer Cholesterinsenkung verbunden, sondern auch mit der Senkung von Entzündungsmediatoren wie zum Beispiel C-reaktivem Protein.[21]

Der Einsatz von Fischöl zur Senkung der Triglyceridwerte

Die kardiovaskulären Vorteile der langkettigen Omega-3-Fettsäuren EPA und DHA wurden in über 300 klinischen Versuchen gezeigt und werden im Kapitel »Ein gesundes Herz-Kreislauf-System« detailliert erörtert. Die Supplementierung mit EPA und DHA hat wenig Einfluss auf die Senkung von Cholesterin, reduziert aber deutlich die Triglyceridwerte und hat zusätzlich vielerlei schützende Effekte bei kardiovaskulären Erkrankungen.[22] Im Allgemeinen beträgt die empfohlene Dosierung für den kardiovaskulären Schutz täglich 1000 Milligramm EPA und DHA, für die Senkung der Triglyceride beträgt sie jedoch zwischen 3000 und 5000 Milligramm EPA + DHA.[23] Niedrigere Dosierungen von EPA + DHA üben eine lediglich leichte Wirkung auf die Triglyceridwerte aus (zum Beispiel senkt die Zufuhr von

Einfluss unterschiedlicher Ballaststoffquellen auf die Cholesterinwerte im Serum		
Ballaststoff	Dosierung (g)	Üblicher Rückgang des Gesamtcholesterins (%)
Flohsamen	10–20	10–20
Guarkernmehl	9–15	10
Haferkleie (trocken)	50–100	15–20
Pektin	6–10	5
Pflanzliche Fasern	27	10
PGX	3	10–15

täglich 200 und 500 Milligramm die Triglyceridwerte um 3,1 beziehungsweise 7,2 Prozent).[24] In einer Doppelblindstudie reduzierte die Supplementierung einer täglichen Dosis von 3,4 Gramm EPA + DHA die Triglyceride nach 8 Wochen um 23 Prozent, während eine niedrigere Dosis von 0,85 Gramm keine signifikante Wirkung hatte.[25] Wie diese Ergebnisse deutlich zeigen, erfordert die Senkung der Triglyceride mit Fischöl Dosierungen von täglich 3 Gramm EPA + DHA. Bei Patienten mit einem Triglyceridwert von über 500 mg/dl senkte eine Dosis von täglich 4 Gramm EPA + DHA den Wert sogar um 45 Prozent. Die Wirkungsweise von Fischöl bei der Senkung von Triglyceriden besteht in der Reduzierung der Triglyceridbildung und der verstärkten Umsetzung in Energie.[26]

Der Einsatz natürlicher Produkte zur Senkung der Cholesterinwerte

In vielen Fällen genügt eine Ernährungstherapie allein, so wichtig sie auch ist, nicht, um die Lipidwerte auf das gewünschte Maß zu senken. Erfreulicherweise können mehrere natürliche Substanzen die Cholesterinwerte und andere wesentliche Risikofaktoren für Herz-Kreislauf-Erkrankungen verringern. Wenn man Kosten, Sicherheit und Effektivität einrechnet, stellen die hier vorgestellten Alternativen deutliche Vorteile gegenüber der konventionellen medikamentösen Therapie dar, besonders wenn sie kombiniert, nicht als isolierte Therapien, eingesetzt werden.

Niacin

Seit den 1950er-Jahren ist Niacin (Vitamin B_3) als effektiver Blutcholesterinsenker bekannt. In den 1970er-Jahren zeigte das berühmte Coronary Drug Project, dass Niacin nicht nur zur Senkung von Cholesterin beiträgt, sondern in der Tat die Gesamtsterblichkeitsrate verringert. Üblicherweise reduziert Niacin das LDL-Cholesterin um 16 auf 23 Prozent und erhöht das HDL-Cholesterin um 20 auf 33 Prozent. Diese Effekte, besonders die Wirkung auf HDL, können recht gut mit den konventionellen cholesterinsenkenden Medikamenten mithalten.[27, 28]

Inzwischen weiß man, dass Niacin viel mehr kann, als das Gesamtcholesterin zu senken. Vor allem hat sich gezeigt, dass Niacin in der Lage ist, LDL, das schädlichere Lp(a), Triglyceride, C-reaktives Protein und Fibrinogen zu senken, wobei es gleichzeitig das günstige HDL erhöht. Obwohl die Ergebnisse von Niacin bei der Verminderung der Risikofaktoren für koronare Herzerkrankungen sich im Vergleich zu anderen Cholesterinsenkern als insgesamt besser erwiesen haben, verordnen Ärzte es häufig ungern. Das liegt an der weitläufigen Auffassung, die Handhabung von Niacin sei wegen der lästigen Hautrötungen schwierig. Zudem bringt es den Pharmaherstellern nicht so riesige Gewinne wie andere lipidsenkende Mittel, weil es weithin als generisches Mittel erhältlich ist. Folglich profitiert Niacin nicht von der intensiven Forschung und Werbung, die sich auf die Statine konzentrieren. Trotz der Vorteile von Niacin gegenüber anderen lipidsenkenden Mittel macht es von allen verordneten Cholesterinsenkern nur 10 Prozent aus. Im Jahr 2002 wurde Niaspan, ein verschreibungspflichtiges Niacin-Produkt, 952 000

Mal verordnet, was einem Umsatz von 145,7 Millionen US-Dollar entsprach – ein drastischer Anstieg um 73 Prozent seit 2001. 2010 stieg der Umsatz auf über 927 Millionen US-Dollar, mit etwa 100 000 Verordnungen pro Woche. Die steigenden Verkäufe von Niacin reflektieren das wachsende Bewusstsein der Ärzte für die Vorteile von Niacin gegenüber Statinen.

Mehrere Studien verglichen Niacin mit konventionellen Lipidsenkern, einschließlich Statinen. Diese Studien zeigten signifikante Vorteile bei Niacin. In der ersten veröffentlichten Studie wurde Niacin mit 136 Probanden unmittelbar mit Lovastatin verglichen. Einige dieser Probanden hatten LDL-Werte von über 160 mg/dl und koronare Herzerkrankungen oder mehr als zwei Risikofaktoren für koronare Herzerkrankungen oder beides; die anderen hatten LDL-Cholesterin-Werte über 190 mg/dl und keine koronare Herzerkrankung oder weniger als zwei Risikofaktoren für koronare Herzerkrankungen.[29] In der kontrollierten, randomisierten, offenen Studie über 26 Wochen durften sich die Patienten zunächst 4 Wochen lang an die Ernährung gewöhnen; danach wurden geeignete Patienten zufällig einer Behandlung entweder mit Lovastatin (täglich 20 Milligramm) oder mit Niacin (täglich 1,5 Gramm) zugeteilt. Auf Grundlage der LDL-Cholesterin-Reaktion und der Verträglichkeit bei den Patienten wurden die Dosierungen nach 10 beziehungsweise 18 Wochen der Behandlung auf täglich 40 beziehungsweise 80 Milligramm Lovastatin und täglich 3 beziehungsweise 4,5 Gramm Niacin erhöht. In beiden Patientengruppen erreichten 66 Prozent der mit Lovastatin Behandelten und 54 Prozent derjenigen, die Niacin bekamen, die Maximaldosis. Die Ergebnisse (siehe unten stehende Tabelle) zeigen, dass Lovastatin zwar eine stärkere LDL-Cholesterinsenkung erbrachte, Niacin jedoch bessere allgemeine Ergebnisse erzielte, trotz der Tatsache, dass weniger Patienten aufgrund der Hautrötung eine volle Dosis Niacin vertragen hatten. Der prozentuale Anstieg des HDL-Cholesterins, ein wichtiger Indikator für koronare Herzerkrankungen, sprach dramatisch für Niacin (33 versus 7 Prozent). Ebenso beeindruckend war der prozentuale Rückgang des Lp(a) bei Niacin. Obwohl Niacin zu einem Rückgang der Lp(a)-Werte um 35 Prozent führt, war bei Lovastatin keinerlei Effekt zu verzeichnen. Die Wirkung von Niacin auf Lp(a) in dieser Studie bestätigte eine ältere Studie, die nachwies, dass Niacin (täglich 4 Gramm) die Lp(a)-Werte um 38 Prozent senkte, und eine nachfolgende Studie, die bei Diabetespatienten ähnliche Rückgänge von Lp(a) zeigte.[30, 31]

Eine andere Vergleichsstudie beurteilte die Reaktion der Lipoproteine auf Niacin, Gemfibrozil und Lovastatin bei Patienten mit normalen Gesamtcholesterin-, aber niedrigen HDL-Cholesterinwerten.[32] Die erste Phase der Studie verglich die Lipoproteinreaktionen auf Lovastatin und Gemfibrozil bei 61 Männern im mittleren Alter; die Gemfibrozil-Therapie erhöhte die HDL-Cholesterinwerte um 10 Prozent und Lovastatin um 6 Prozent. In der zweiten Phase nahmen 37 Patienten Niacin ein; 27 Patienten führten die Therapie bei einer Tagesdosis von 4,5 Gramm zu Ende. In der zweiten Phase ergab sich durch die Niacintherapie eine Erhöhung von HDL-Cholesterin von 30 Prozent.

Eine andere Studie verglich Niacin mit Atorvastatin (Lipitor).[33] Die Durchschnittsdosis lag bei 3000 Milligramm Niacin und 80 Milligramm Lipitor. Die ausgewählten Patienten hatten kleine, dichte LDL-Partikel im Blut, was für ein erhöhtes Risiko für CVD und niedrige HDL2-Werte steht; HDL2 ist ein bestimmter Teil des HDL, der mit einem größeren Schutzeffekt verbunden wird als HDL allein. Ob-

Vergleich von Niacin und Lovastatin

Lipoprotein	Gruppe	Woche 10 (%)	Woche 18 (%)	Woche 26 (%)
LDL-Cholesterin (Senkung)	Lovastatin Niacin	26 26	28 28	32 32
HDL-Cholesterin (Erhöhung)	Lovastatin Niacin	6 20	8 29	7 33
Lp(a)-Lipoprotein (Senkung)	Lovastatin Niacin	0 14	0 30	0 35

wohl Lipitor den Gesamt-LDL-Cholesterinspiegel weitaus stärker als Niacin senkte, war Niacin nutzbringender bei der Vergrößerung der LDL-Partikel und der HDL- und HDL2-Werte als Lipitor (siehe Tabelle unten).

Da die Einnahme von Niacin in höheren Dosen (zum Beispiel 3000 Milligramm oder mehr) die Glucosetoleranz beeinträchtigen kann, meiden viele Ärzte die Niacintherapie bei Diabetespatienten; aber neuere Studien, die leicht geringere Niacindosierungen einsetzten (1000–2000 Milligramm), haben keine ungünstige Wirkung auf die Blutzuckerkontrolle gezeigt.[34] Während einer 16-wöchigen placebokontrollierten Doppelblindstudie erhielten beispielsweise 148 Typ-2-Diabetiker beliebig entweder ein Placebo oder täglich 1000 oder 1500 Milligramm Niacin; bei der mit Niacin behandelten Gruppe ergab sich kein signifikanter Verlust der glykämischen Kontrolle, und die günstigen Effekte auf die Blutlipide waren noch immer erkennbar.[35] Andere Studien haben einen Rückgang bei Hämoglobin A1c gezeigt, was auf eine verbesserte Blutzuckerkontrolle hindeutet.[34]

Die häufigsten Anomalien der Blutlipide bei Typ-2-Diabetikern sind erhöhte Triglyceridwerte, niedrigere HDL-Werte und eine Überzahl von kleineren, dichteren LDL-Partikeln. Wie sich gezeigt hat, ist Niacin in all diesen Bereichen deutlich wirksamer als Statine oder andere lipidsenkende Medikamente.[33–35]

Neben der Senkung von Cholesterin und Triglyceriden verfügt Niacin über zusätzliche Vorzüge bei der Bekämpfung von Atherosklerose. Besonders bei Patienten mit koronaren Arterienerkrankungen erzeugt Niacin günstige Veränderungen bei der Verteilung der Lipidpartikel, die in der üblichen Lipoproteinanalyse nicht gut reflektiert werden. Auch die systemischen Entzündungsmarker gehen bei Patienten, die Niacin erhalten, zurück. Eine Studie, bei der 54 Patienten mit stabiler koronarer Herzerkrankung 3 Monate lang eine mittlere Dosis Niacin (täglich 1000 Milligramm) zusätzlich zu ihrer bestehenden Therapie erhielten, ergab einen Anstieg von 32 Prozent des Großpartikel-HDL2 (schützend), eine Senkung von 8 Prozent der Kleinpartikel-LDL (nicht schützend), einen Anstieg von 82 Prozent der Großpartikel-LDL (kein Zusammenhang mit erhöhtem Risiko für CVD) und einen Anstieg von 12 Prozent der Kleinpartikel LDL (starker Zusammenhang mit erhöhtem Risiko für CVD).[36] Die Niacintherapie erbrachte auch eine Senkung der mit Lipoprotein zusammenhängenden Phospholipase A2 und der CRP-Werte (20 beziehungsweise 15 Prozent). Bei Teilnehmern, die ein Placebo erhalten hatten, waren bei allen Testvariablen keinerlei erkennbare Änderungen zu verzeichnen. Wie diese Ergebnisse zeigen, beeinflusst die zusätzliche Gabe von Niacin zu bestehenden Medikamentenplänen bei Patienten mit koronaren Herzerkrankungen und bereits gut kontrollierten Lipidwerten die Verteilung der Größe von Lipoproteinpartikeln und Entzündungsmarkern positiv, und zwar derart, dass eine Verbesserung des kardiovaskulären Schutzes zu erwarten ist. Während Niacin allein schon einen deutlichen Nutzen erzielt, scheint es den der Statine bei Patienten mit gut kontrollierten Lipidwerten nicht zu verstärken. Eine Studie, die durch das National Heart, Lung and Blood Institute gesponsert wurde, wählte 3400 Patienten aus, die ein Risiko für Herzprobleme hatten, obwohl ihr LDL-Cholesterin durch die Gabe des Statins Simvastatin (Zocor) unter Kontrolle war. Die Studie wurde 18 Monate früher beendet als geplant,

Wirkungen von Atorvastatin (Lipitor) und Niacin auf die Lipidprofile

Variable	Atorvastatin		Niacin		Atorvastatin + Niacin	
	vorher	nachher	vorher	nachher	vorher	nachher
Gesamt-LDL (mg/dl)	110	56	111	89	123	55
LDL größter Durchmesser	251	256	253	263	250	263
Lipoprotein a (mg/dl)	45	44	37	23	54	35
HDL (mg/dl)	42	43	38	54	38	54
HDL2 (%)	30	42	29	43	32	37
Triglyceride (mg/dl)	186	100	194	108	235	73

weil bei den Patienten, die Niacin nahmen, kein zusätzlicher kardiovaskulärer Nutzen feststellbar war. Dennoch sind weitere Studien in Arbeit, die die Wirkung von Niacin in Kombination mit einem Statin bei Patienten mit sehr niedrigen HDL-Werten und/ oder schlecht kontrollieren LDL-Werten ermitteln.

Die Nebenwirkungen von Niacin sind allgemein bekannt. Die häufigste und lästigste ist das Erröten der Haut, die zwischen 20 und 30 Minuten nach der Einnahme auftritt. Weitere gelegentlich auftretende unerwünschte Begleiterscheinungen von Niacin sind Magenreizung, Übelkeit und Leberschäden. Um die akute Rötung der Haut zu bekämpfen, brachten mehrere Hersteller Niacinprodukte mit konstanter oder zeitlich festgelegter oder verlangsamter Freisetzung auf den Markt. Diese Rezepturen machen es möglich, dass das Niacin nach und nach absorbiert und damit die Errötungsreaktion reduziert wird. Doch obwohl diese Formen des Niacin die Rötungen vermindern, erwiesen sich frühe Formen der zeitlich festgesetzten Freisetzung toxischer für die Leber als normales Niacin. In einer Analyse entwickelten 52 Prozent der Patienten, die ein frühes Niacinpräparat mit verzögerter Wirkung einnahmen, eine Lebertoxizität, allerdings keiner der Patienten, die das sofort freigesetzte Niacin einnahmen.[37] Die neueren, zeitlich bestimmten Präparate, die jetzt auf dem Markt sind und als »zwischenfreisetzend« bezeichnet werden, haben dieses Problem anscheinend gelöst, denn große klinische Versuche haben gezeigt, dass sie, selbst in Kombination mit Statinen, ausgesprochen gut vertragen werden.[38–41] Sicherheit und Verträglichkeit des zwischenfreisetzenden Niacins wurde zum Beispiel in einer multizentrischen Studie mit 566 Patienten untersucht.[41] Die Zieldosis wurde von 65 Prozent der Patienten erreicht. Wie erwartet waren die Rötungen die häufigste Nebenwirkung (42 Prozent), und 9,7 Prozent brachen deswegen ab. Andere medikamentenbedingte ungünstige Wirkungen traten selten auf (18,6 Prozent), und 8,7 Prozent brachen infolge anderer unerwünschter Reaktionen ab. Der Großteil der ungünstigen Reaktionen war leicht oder gemäßigt. Es traten weder Lebertoxizität noch starke negative Wirkungen auf die Muskeln auf.

Eine weitere sichere Form von Niacin ist Inositolhexaniacinat. Diese Form wird in Europa seit Langem für die Cholesterinsenkung und Verbesserung der Durchblutung bei der Schaufensterkrankheit eingesetzt. Sie erzielt etwas bessere Ergebnisse als das Standardniacin und wird sowohl hinsichtlich der Rötungen als auch, was noch wichtiger ist, hinsichtlich der Langzeitnebenwirkungen viel besser vertragen.[42, 43]

Unabhängig von der Form des Niacins, die Sie wählen, sollte Ihr Arzt periodisch Ihr Cholesterin und Ihre Leberfunktion kontrollieren (mindestens alle 3 Monate). Niacin sollte nicht eingenommen werden, wenn eine Lebererkrankung oder eine Erhöhung der Leberenzyme bestehen. In diesen Fällen werden Pflanzensterole, Knoblauch und Pantethin empfohlen.

Die besten Ergebnisse werden erzielt, wenn Niacin nachts eingenommen wird, weil der Großteil der Cholesterinsynthese während des Schlafs abläuft. Wenn Sie reines kristallines Niacin einnehmen, beginnen Sie mit einer Dosis von täglich 100 Milligramm und erhöhen diese im Laufe von 4 bis 6 Wochen vorsichtig auf die volle therapeutische Dosis von täglich 1,5–3 Gramm. Wenn Sie ein zwischenfreisetzendes Produkt (bitte keine andere Form mit zeitlich bestimmter Freisetzung) oder Inositolhexaniacinat nehmen, sollte zur Nacht eine Dosis von 500 Milligramm genommen und diese nach 2 Wochen auf 1500 Milligramm erhöht werden. Senkt die tägliche Dosis von 1500 Milligramm nach einem Therapiemonat das LDL-Cholesterin nicht deutlich, so sollte die Dosierung auf 2000 Milligramm erhöht werden; reduziert auch diese Dosis die Lipide nicht, erhöhen Sie sie auf 3000 Milligramm, ehe Sie das Medikament aus Mangel an Wirksamkeit absetzen.

Pflanzensterole und -stanole

Phytosterole und Phytostanole gleichen der Struktur von Cholesterin und können die Absorbierung von Cholesterin im Darm mindern, indem sie Cholesterin von den Darmmizellen (ein Aggregat von wasserlöslichen Molekülen wie Cholesterin, umgeben von wasserlöslichen Molekülen, die die Absorbierung in den Körper ermöglichen). Da Phytosterole und Phytostanole selbst schlecht aufgenommen werden, sinkt das Blutcholesterin infolge erhöhter Ausscheidung. Diese Substanzen werden den sogenannten funktionellen Nahrungsmitteln (zum Beispiel

Margarine und anderen Aufstrichen, Orangensaft) beigefügt und sind auch als Nahrungsergänzungen erhältlich.[44]

Phytosterole und Phytostanole senken bei einigen Menschen das LDL. Eine Metaanalyse von 41 Studien zeigte, dass die Einnahme von täglich 2 Gramm Stanolen oder Sterolen das LDL um 10 Prozent reduzierte.[44] Die Einnahme von höheren Dosen brachte kaum zusätzlichen Nutzen. Phytosterole und Phytostanole können zusätzlich zu Ernährungs- oder Medikamentenmaßnahmen eingenommen werden, weil sie einen weiteren Nutzen bringen. So kann zum Beispiel der Verzehr von Lebensmitteln, die arm an gesättigten Fettsäuren und Cholesterin, aber reich an Sterolen und Stanolen sind, LDL um 20 Prozent senken; die Ergänzung von Sterolen und Stanolen zu Statinen ist effektiver als die Verdopplung der Statindosis. Patienten reagieren am ehesten, wenn sie eine starke Cholesterinabsorbierung und eine niedrige Cholesterinbiosynthese haben. Phytosterole und Phytostanole hemmen ferner nachweislich die Thrombozytenaggregation und wirken antioxidativ.[45–47]

Seien Sie sich jedoch darüber im Klaren, dass höhere Dosierungen von Phytosterolen und Phytostanolen die Absorbierung von Carotinoid reduzieren können. Patienten, die täglich 6,6 Gramm Phytosterole einnahmen, erfuhren eine cholesterinbereinigte Plasmasenkung von Alpha- und Betacarotinen (19–23 Prozent), von Lutein (14 Prozent) und Lycopin (11 Prozent). Diese Wirkung ließ sich teilweise durch den verstärkten Verzehr von Obst und Gemüse ausgleichen.[48]

Pantethin

Pantethin ist die stabile Variante des Pantetheins, der aktiven Form von Vitamin B_5 (Pantothensäure). Pantothensäure ist die wichtigste Komponente des Coenzyms A, das am Transport von Fetten zu und von den Zellen und auch an den energieproduzierenden Bereichen innerhalb von Zellen beteiligt ist. Ohne Coenzym A können Zellfette nicht in Energie umgewandelt werden.

Pantethin hat eine stark lipidsenkende Wirkung, während Pantothensäure wenig bis keinen Nutzen bei der Senkung der Cholesterin- und Triglyceridwerte hat. Die Einnahme von täglich 900 Milligramm Pantethin hat sich als ausgesprochen wirksam bei der Senkung von Serumtriglycerid (32 Prozent), Gesamtcholesterin (19 Prozent) und LDL-Cholesterin (21 Prozent) erwiesen und das HDL-Cholesterin erhöht (23 Prozent).[49, 50] Besonders nutzbringend scheint es bei Diabetikern zu sein.[51–53]

Die lipidsenkende Wirkung von Pantethin ist besonders beeindruckend, weil es im Vergleich zu konventionellen lipidsenkenden Medikamenten praktisch keine Toxizität besitzt.

Knoblauch

Knoblauch *(Allium sativum)* scheint aus mehreren Gründen ein wichtiger Schutzfaktor gegen Herzerkrankungen und Schlaganfälle zu sein. Er senkt den Blutcholesterinspiegel selbst bei offenbar gesunden Menschen. In zahlreichen placebokontrollierten Doppelblindstudien mit Patienten mit unterschiedlichen anfänglichen Cholesterinwerten von über 200 mg/dl konnte die tägliche Supplementierung mit kommerziellen Präparaten, die mindestens 10 Milligramm Alliin oder ein Gesamtallicinpotential von 4000 Mikrogramm lieferten, das gesamte Serumcholesterin um etwa 10–12 Prozent, LDL-Cholesterin um etwa 15 Prozent und die Triglyceride um etwa 15 Prozent senken, wobei die HDL-Cholesterinwerte üblicherweise um etwa 10 Prozent stiegen. Die meisten Versuche mit einer geringeren Dosis Allicin erzielten keinen lipidsenkenden Effekt.[54–58]

Wirkung bestimmter natürlicher Substanzen auf Blutlipide

	Niacin	Knoblauch	Pantethin
Gesamtcholesterin (Senkung in %)	18	10	19
LDL-Cholesterin (Senkung in %)	23	15	21
HDL-Cholesterin (Anstieg in %)	32	31	23
Triglyceride (Senkung in %)	26	13	32

Obwohl die Wirkung einer Supplementierung mit Knoblauchpräparaten auf den Cholesterinspiegel gering ist, kann das Zusammenspiel von LDL-Senkung und HDL-Anstieg das HDL-LDL-Verhältnis enorm verbessern, was ein wesentliches Ziel bei der Prävention von Herzerkrankungen und Schlaganfällen ist. Knoblauchpräparate haben auch eine blutdrucksenkende Wirkung, hemmen die Anhäufung von Blutplättchen, verbessern die Plasmaviskosität, fördern die Fibrinolyse, wirken präventiv gegen die LDL-Oxidierung und üben eine positive Wirkung auf Endothelfunktion, vaskuläre Reaktion und periphere Durchblutung aus.

Schnellüberblick

- Ein erhöhter Cholesterinspiegel im Blut steht in Zusammenhang mit Herzinfarkten und Schlaganfällen.
- Obwohl hohe Cholesterinwerte in den meisten Fällen eine Folge von Faktoren der Lebensweise und Ernährung sind, können sie auch genetische Ursachen haben.
- Hohe Cholesterinwerte können die Folge einer Schilddrüsenunterfunktion (Hypothyreose) sein.
- Der wichtigste Ansatz zur Senkung eines hohen Cholesterinspiegels sind gesunde Ernährung und Lebensweise.
- Lösliche Ballaststoffe aus der Ernährung und/oder aus Supplementierungen können hohe Cholesterinwerte senken.
- Fischöl senkt das Cholesterin nicht wesentlich, übt jedoch eine bemerkenswerte Wirkung auf die Senkung von Triglyceriden aus.
- Niacin senkt nachweislich Cholesterin und verringert insgesamt die frühzeitige Sterblichkeitsrate.
- Im Vergleich zu cholesterinsenkenden Medikamenten erzielt Niacin bessere Ergebnisse bei der Verkleinerung des Risikos für koronare Herzerkrankungen.
- Knoblauch hat eine günstige Wirkung, vorausgesetzt die Dosierung von Allicin ist ausreichend.
- Pantethin verbessert die Cholesterin- und Triglyceridwerte und normalisiert Zusammensetzung und Funktion der Lipide der Blutkörperchen und die Fließeigenschaft des Blutes.

Behandlungsübersicht

Vergessen Sie nicht, dass der Cholesterinspiegel nur ein Teil des Puzzles bei der Reduzierung von Herz-Kreislauf-Erkrankungen ist. Eine umfassende Betrachtungsweise ist sehr wichtig. Folgen Sie den Empfehlungen im Kapitel »Ein gesundes Herz-Kreislauf-System«.

Zahlreiche natürliche Substanzen können Cholesterin- und Triglyceridwerte effektiv verbessern. Von den oben beschriebenen erzielt Niacin die beste Gesamtwirkung. Jedoch haben auch die anderen durchaus einen Stellenwert bei der klinischen Kontrolle von hohem Cholesterin und Triglycerid. Besonders die Wirkung von Fischöl überstieg bei Weitem den Einfluss auf die Blutlipide.

Zusammen mit der Umsetzung der Empfehlungen zu Ernährung und Lebensweise senkt Niacin (1000–3000 Milligramm zur Nacht) das Gesamtcholesterin normalerweise um 50 auf 75 mg/dl bei Patienten mit anfänglichem Cholesterinspiegel über 250 mg/dl innerhalb der ersten 2 Monate. Bei Patienten mit anfänglichem Cholesterinspiegel über 300 mg/dl kann es 4–6 Monate dauern, bis das empfohlene Niveau erreicht ist. Sobald die Cholesterinwerte bei zwei aufeinanderfolgenden Blutuntersuchungen, die mindestens 2 Monate auseinanderliegen müssen, unter 200 mg/dl liegen, kann die Dosis für 2 Monate auf dreimal täglich 500 Milligramm reduziert werden. Steigen die Werte erneut auf über 200 mg/dl an, sollte die Niacindosis wieder auf die vorherige Menge erhöht werden. Bleibt der Cholesterinwert unter 200 mg/dl, kann das Niacin ganz abgesetzt werden, und die Werte können in 2 Monaten nochmals überprüft werden. Wenn sie abermals 200 mg/dl übersteigen, muss die Niacintherapie wieder aufgenommen werden. Derselbe Anwendungsplan gilt auch für andere natürliche cholesterinsenkende Mittel.

HYPOGLYKÄMIE

- Blutzuckerspiegel liegt bei 40–50 mg/dl oder darunter
- Normale Reaktionskurve während der ersten 2–3 Stunden eines Glucosetoleranztests; danach ein Rückgang von 20 Milligramm oder mehr unter den Nüchtern-Blutzuckerspiegel während der letzten Teststunden, wobei sich während des Rückgangs Symptome entwickeln

Hypoglykämie ist niedriger Blutzucker (Glucose). Im Normalfall hält der Körper die Blutzuckerwerte durch das Zusammenwirken mehrerer Drüsen innerhalb eines kleinen Bereichs. Sind diese Kontrollmechanismen gestört, können Hypoglykämie oder Diabetes (hoher Blutzucker) die Folge sein. Amerikaner überfordern diese Kontrollmechanismen häufig durch schlechte Angewohnheiten in Ernährung und Lebensweise. Folglich treten häufig Hypoglykämie und Diabetes auf.

Die Hypoglykämie wird in zwei Hauptkategorien unterteilt: reaktive Hypoglykämie und Nüchternhypoglykämie. Die häufiger auftretende reaktive Hypoglykämie äußert sich durch die Entwicklung von Hypoglykämiesymptomen innerhalb von 3–5 Stunden nach einer Mahlzeit. Sie kann auch die Folge der Einnahme von Medikamenten während einer Diabetesbehandlung sein (siehe das Kapitel »Diabetes«).

Einige Fachleute empfehlen, den Begriff reaktive Hypoglykämie durch *erhöhtes glykämisches Volatilitätssyndrom* oder *idiopathisch-postprandiales Syndrom* zu ersetzen, weil der absolute Blutzuckerspiegel kein zuverlässiger Indikator für die Symptome sei. Menschen mit einem Blutzuckerspiegel von unter 50 mg/dl haben sehr häufig keine Symptome, während Menschen mit auftretenden Hypoglykämiesymptomen normale oder sogar erhöhte Blutzuckerwerte haben können. Die Symptome scheinen eher mit einem schnellen Abfall des Blutzuckers zu korrelieren als mit einem Rückgang unter 50 mg/dl (siehe Besprechung unten).[1–3]

Die Nüchternhypoglykämie ist selten, denn sie tritt nur bei schweren Erkrankungen wie Pankreastumoren, schwerer Leberschädigung oder als Folge einer zu hohen Insulindosierung bei Diabetikern auf. Schwangere Diabetikerinnen, die Insulin spritzen oder Diabetesmedikamente einnehmen, leiden häufig an Hypoglykämie, haben jedoch für gewöhnlich keine Symptome.[4]

Da Glucose der wichtigste Energieträger für das Gehirn ist, beeinträchtigt ein niedriger Spiegel als Erstes das Gehirn. Die Symptome einer Hypoglykämie können von leicht bis schwer reichen, einschließlich Kopfschmerzen, Depressionen, Angstzuständen, Reizbarkeit und anderen psychologischen Störungen, verschwommener Sicht, übermäßigem Schwitzen, geistiger Verwirrung, unzusammenhängender Sprache, seltsamem Verhalten und Krämpfen.

Die Hypoglykämie kann vielerlei schädliche Veränderungen im Körper hervorrufen, wie zum Beispiel die Erhöhung der Konzentration des C-reaktiven Proteins, ein als Risikofaktor für Herzerkrankungen bekannter Entzündungsmarker.[5]

Diagnose der Hypoglykämie

Die am häufigsten angewandte Diagnosemethode ist der orale Glucosetoleranztest. Nachdem der Patient mindestens 12 Stunden lang gefastet hat, wird der Ausgangswert des Blutzuckerspiegels gemessen. Danach trinkt der Patient eine glucosehaltige Flüssigkeit (die Menge ist abhängig vom Körpergewicht). Der Blutzuckerspiegel wird nach 30 Minuten, nach einer Stunde und dann bis zu 6 Stunden lang stündlich gemessen. Grundsätzlich deutet ein Blutzuckerspiegel von über 200 mg/dl auf Diabetes hin. Werte unter 50 mg/dl weisen auf eine reaktive Hypoglykämie hin.

Kontinuierliche Blutzuckerkontrolle

Die kontinuierliche Blutzuckerkontrolle wird mit einem elektronischen Diagnosegerät durchgeführt, wobei man einen winzigen sensorischen Katheter in die Haut des Bauchraums sticht. Der Sensor misst den Blutzucker und sendet diese Information an einen kleinen Empfänger, der bis zu einer Woche lang am Gürtel des Patienten befestigt ist. So kann ein Diagramm erstellt werden, das alle 5 Minuten die Durchschnittswerte zeigt (288 Blutzuckermessungen pro Tag), und der Zusammenhang zwischen Nahrungszufuhr, Appetit, Essgelüsten, hypoglykämischen Symptomen, Medikamenteneinnahme und körperlicher Anstrengung kann so untersucht werden. Dies hat sich als sehr hilfreiches Mittel bei der Diagnose und Kontrolle des Blutzuckerspiegels bei Diabetes erwiesen.[6]

Durch den Einsatz einer kontinuierlichen Blutzuckerkontrolle fand Dr. med. Michael R. Lyon heraus, dass die meisten Menschen mit Gewichtsproblemen und einer Insulinresistenz den Tag über erhebliche Blutzuckerschwankungen haben. Wie der Arzt feststellte, treten die Hypoglykämiesymptome dann auf, wenn der Blutzucker schnell fällt, selbst wenn er dann über dem Normbereich liegt.

Ebenso wie Dr. Lyon glauben auch wir, dass den meisten Gewichtsproblemen eine erhöhte glykämische Volatilität zugrunde liegt. Die Daten zeigen, dass ein schnell wechselnder Blutzuckerspiegel generell mit einer Insulinresistenz zusammenhängt und dass er durch den exzessiven Konsum von Lebensmitteln mit hoher glykämischer Wirkung noch verschlimmert wird.[7]

Allgemeine Erwägungen

Zwar können sämtliche im Fragebogen genannten Symptome auf eine Hypoglykämie zurückzuführen sein, in vielen Fällen aber gibt es offenbar andere Ursachen. In den 1970er-Jahren wurde das Interesse an Hypoglykämie und Zuckerkonsum durch eine Reihe von Büchern geweckt, darunter *Sugar Blues* von William Duffy, *Hope for Hypoglycemia* von Bro-

Hypoglykämie-Fragebogen

Wenn man sämtliche Faktoren in Betracht zieht (einschließlich Kosten und Komfort), bleibt in vielen Fällen die hilfreichste Diagnosemethode einer Hypoglykämie die Auswertung der Symptome. Im Allgemeinen sollte man eine Hypoglykämie in Erwägung ziehen, wenn die Symptome zwischen 3 und 4 Stunden nach einer Mahlzeit auftreten und nach einer erneuten Mahlzeit wieder verschwinden. Der untenstehende Fragebogen ist ein ausgezeichnetes Prüfverfahren für die Hypoglykämie.

	Nein	Schwach	Moderat	Stark
Verlangen nach Süßem	0	1	2	3
Reizbarkeit, wenn ein Essen ausfällt	0	1	2	3
Müdigkeit oder Schwäche, wenn ein Essen ausfällt	0	1	2	3
Schwindel bei plötzlichem Aufstehen	0	1	2	3
Häufige Kopfschmerzen	0	1	2	3
Schlechtes Gedächtnis (Vergesslichkeit) oder schlechte Konzentration	0	1	2	3
Müdigkeit circa eine Stunde nach dem Essen	0	1	2	3
Herzrasen	0	1	2	3
Manchmal zittriges Gefühl	0	1	2	3
Ermüdung am Nachmittag	0	1	2	3
Gelegentlich verschwommene Sicht	0	1	2	3
Depressionen oder Stimmungsschwankungen	0	1	2	3
Übergewicht	0	1	2	3
Häufig ängstlich oder nervös	0	1	2	3
Gesamt:				

Auswertung: 5 oder weniger: Hypoglykämie ist unwahrscheinlich
6–15: Hypoglykämie ist wahrscheinlich
16 oder mehr: Hypoglykämie ist höchst wahrscheinlich

da Barnes und *Pur, weiß, tödlich: Warum der Zucker uns umbringt – und wie wir das verhindern können* von John Yudkin. Dem großen Interesse an diesen Büchern und der Diagnose der Hypoglykämie stand erhebliche Skepsis aufseiten der Medizinergemeinschaft gegenüber. In den 1970er-Jahren prangerten Leitartikel im *Journal oft he American Medical Association* und im *New England Journal of Medicine* dieses öffentliche Interesse an der Hypoglykämie an und versuchten, das Konzept zu entkräften.[8, 9]

In den vergangenen 30 Jahren sammelte die Forschung umfassende Informationen über die Rolle von raffinierten Kohlenhydraten und falscher Blutzuckerkontrolle bei vielen Krankheitsprozessen. So wird zum Beispiel der Begriff *metabolisches Syndrom* zur Beschreibung einer Reihe von kardiovaskulären Risikofaktoren verwendet, einschließlich Glucose- oder Insulinstörungen, hoher Blutcholesterin- und Triglyceridwerte, erhöhten Blutdrucks und Bauchfetts, die alle mit erhöhten Insulinwerten und Insulinresistenz in Zusammenhang stehen. Es besteht wenig Zweifel daran, was zu diesen Problemen führt: Der menschliche Körper ist nicht dafür geschaffen, die Mengen an raffinierten Kohlenhydraten (und Salzen, gesättigten Fetten und anderen schädlichen Nahrungsmitteln) zu verkraften, die im Vordergrund der Ernährung vieler Menschen in den USA und anderen westlichen Ländern stehen.

Eine Vielzahl von Informationen deutet darauf hin, dass Hypoglykämie (erhöhte glykämische Volatilität) durch exzessiven Konsum von raffinierten Kohlenhydraten verursacht wird, besonders durch hinzugefügten Zucker.[10, 11] Obwohl der Großteil der medizinischen Einrichtungen und Gesundheitsorganisationen sowie die US-amerikanische Regierung empfehlen, dass höchstens 10 Prozent der persönlichen Kalorienzufuhr aus zugesetztem Zucker bestehen soll, macht der Anteil bei den meisten US-Amerikanern in Wirklichkeit 30 Prozent der gesamten Kalorienzufuhr aus.[12] Der Durchschnittsamerikaner konsumiert pro Jahr mehr als 100 Pfund Saccharose und 40 Pfund Maissirup mit hohem Fructosegehalt. Diese Abhängigkeit von Zucker spielt in den Vereinigten Staaten eine primäre Rolle bei der Häufigkeit von chronischen Erkrankungen.

Die Folgen der Hypoglykämie

Gehirn

Das Gehirn ist auf Glucose als Energielieferant angewiesen. Die Verbindung zwischen Hypoglykämie und beeinträchtigter geistiger Funktion ist bestens bekannt. Weniger bekannt ist die Rolle, die die Hypoglykämie bei verschiedenen psychologischen Störungen spielt. So wird sie zum Beispiel selten als Ursache einer Depression betrachtet, und depressiven Menschen wird selten eine Ernährungstherapie verordnet, obwohl zahlreiche Studien eine große Häufigkeit von anormalen Glucosetoleranztests bei Depressiven zeigten[13, 14] – und das trotz der Tatsache, dass eine Ernährungstherapie (normalerweise lediglich die Eliminierung raffinierter Kohlenhydrate in der Nahrung) manchmal ausreichen würde, um Patienten mit einer Depression infolge einer reaktiven Hypoglykämie zu helfen.

Aggressives oder kriminelles Verhalten

Es besteht eine starke, jedoch kontroverse Verbindung zwischen Hypoglykämie und aggressivem oder kriminellem Verhalten. Wie mehrere kontrollierte Studien herausfanden, tritt die reaktive Hypoglykämie (Diagnose durch den oralen Glucosetoleranztest) häufig bei Psychiatriepatienten und gewohnheitsmäßig gewalttätigen und impulsiven Kriminellen auf.[15, 16] Darüber hinaus wird häufig während des Glucosetoleranztests selbst anormales und gelegentlich emotional aufbrausendes Verhalten beobachtet. Eine Studie zeigte, dass die reaktive Hypoglykämie Pyromanen zur Brandstiftung verleitete.[17]

Mehrere große Studien mit mehr als 6000 Insassen in zehn Haftanstalten in drei Staaten haben die Wirkung von Ernährungsmaßnahmen auf antisoziales oder aggressives Verhalten untersucht.[18, 19] In der ersten Studie wurden 174 jugendliche Häftlinge auf eine Ernährung mit wenig Zucker gesetzt, weitere 102 Häftlinge bekamen eine Kontrollernährung.[18] Während der 2-jährigen Studie reduzierte sich die Anzahl von antisozialen Vorfällen in der behandelten Gruppe um 45 Prozent. Den deutlichsten Rückgang gab es bei Körperverletzungen (83 Prozent Rückgang), Diebstahl (77 Prozent), »Unfug« (65 Prozent) und Befehlsverweigerung (55 Prozent). Antisoziales Verhalten verringerte sich am meisten bei denen, die wegen Körperverletzung, Raub, Vergewaltigung, schwerer Körperverletzung, Autodiebstahl, Vandalismus, Kindesmissbrauch, Brandstiftung und des Besitzes einer tödlichen Waffe verurteilt waren.

In der größten Studie wurden 3999 jugendliche Häftlinge beider Geschlechter 2 Jahre lang beobachtet.[19] Diese Studie ersetzte lediglich zuckerhaltige Erfrischungsgetränke durch Fruchtsäfte und stark zuckerhaltige Zwischenmahlzeiten durch einen Imbiss mit nicht verarbeiteten Kohlenhydraten (zum Beispiel einen Schokoriegel durch Popcorn). Beim Vergleich von 1121 jungen Männern mit zuckerreduzierter Ernährung mit 884 jungen Männern auf der Kontrolldiät zeigten sich in der ersten Gruppe deutliche Unterschiede: Die Suizidversuche waren um 100 Prozent zurückgegangen, der Bedarf an Fixierungen als Schutz vor Selbstverletzungen um 75 Prozent, störendes Verhalten um 42 Prozent und Körperverletzungen und Raufereien um 25 Prozent. Interessanterweise schien die Ernährungsumstellung das Verhalten der jungen Frauen nicht zu beeinflussen, was vermuten lässt, dass Männer anders auf Hypoglykämie reagieren als Frauen. Aus anthropologischer und evolutionärer Sicht ergibt dies Sinn: Niedrige Blutzuckerwerte waren für Männer zweifellos ein inneres Signal, sich auf die Jagd nach Nahrung zu begeben.

Die Verbindung zwischen Hypoglykämie und aggressivem Verhalten betrifft auch Männer, die keine kriminelle Vorgeschichte haben. In einer Studie wurde eine Gruppe von Männern ohne aggressive Vorgeschichte oder Hypoglykämie einem Glucosetoleranztest unterzogen.[16] Bei diesen Probanden wurde eine deutliche Korrelation zwischen der Neigung zu einer leichten Hypoglykämie und den Ergebnissen der Fragebögen zum Aggressionsverhalten festgestellt. Wie diese Ergebnisse deutlich machten, traf Aggressivität häufig mit Hypoglykämie zusammen.

Prämenstruelles Syndrom

Das prämenstruelle Syndrom (PMS) ist ein wiederkehrender Zustand, der sich durch lästige, jedoch häufig schwer definierbare Symptome äußert, die meistens 7–14 Tage vor Beginn der Menstruation einsetzen. Das Syndrom tritt am häufigsten bei Frauen zwischen 30 und 40 Jahren auf, betrifft fast jede dritte Frau in dieser Altersgruppe, und etwa 10 Prozent der Betroffenen können stark beeinträchtigt sein.

Eine Autorität für PMS, Dr. Guy Abraham, machte den Versuch, die unterschiedlichen Formen zu differenzieren, indem er PMS in vier Untergruppen (A, C, D und H) aufteilte.[20] Jede Untergruppe wurde bestimmten Symptomen, hormonellen Mustern und Stoffwechselunregelmäßigkeiten zugeteilt (weitere Informationen siehe das Kapitel »Prämenstruelles Syndrom«). PMS-C wird mit verstärktem Appetit, Verlangen nach Süßem, Kopfschmerzen, Ermüdung, Ohnmachtsanfällen und Herzrasen verbunden. Glucosetoleranztests von PMS-C-Patientinnen während der 5–10 Tage vor Eintritt ihre Menstruation legen typischerweise eine reaktive Hypoglykämie nahe (die Folge von exzessiver Insulinausschüttung als Reaktion auf den Zuckerkonsum), während diese Tests zu anderen Zeiten des Menstruationszyklus normal ausfielen. Diese übermäßige Insulinausschüttung scheint hormonell reguliert zu sein, aber es können ebenso andere Faktoren involviert sein.[21] Salz verstärkt die Insulinreaktion auf Zucker, und zu niedrige Magnesiumkonzentrationen in der Bauchspeicheldrüse können zu erhöhter Insulinausschüttung führen. Was auch immer der Grund sein mag: Frauen mit PMS-C scheinen äußerst empfindlich auf Hypoglykämie zu reagieren.

Migränekopfschmerzen

Migränekopfschmerzen werden wahrscheinlich durch die übermäßige Erweiterung eines Blutgefäßes im Kopf verursacht (siehe das Kapitel »Migräne«). Migräne ist eine überraschend häufige Erkrankung und betrifft zu irgendeinem Zeitpunkt in ihrem Leben 15–20 Prozent der Männer und 25–30 Prozent der Frauen. Mehr als die Hälfte der Patienten haben in ihrer Familie eine diesbezügliche Vorgeschichte. Seit Langem ist bekannt, dass Hypoglykämie ein Auslöser für Migränekopfschmerzen ist.[22]

Wie mehrere Studien feststellten, erbrachte der Verzicht auf raffinierten Zucker in der Nahrung von Migränepatienten mit diagnostizierter Hypoglykämie eine deutliche Besserung. In einer Studie mit

48 Migränepatienten mit reaktiver Hypoglykämie erlebten 27 (56 Prozent) eine Besserung der Symptome um mehr als 75 Prozent, 17 (35 Prozent) um mehr als 50 Prozent und 4 (8 Prozent) um mehr als 25 Prozent.[23]

Atherosklerose, Schaufensterkrankheit und Angina Pectoris

Wie verlässliche Belege zeigen, sind reaktive Hypoglykämie oder eine Glucosetoleranzstörung wesentliche Faktoren für die Entwicklung von Atherosklerose. Obwohl hohe Zuckerzufuhr zum Anstieg von Triglyceriden und Cholesterin führt, kann der wahre Übeltäter erhöhtes Insulin sein.[24] Anormale Glucosetoleranztests und ein Anstieg der Insulinausschüttung treten oft bei Patienten mit Herzerkrankungen auf.[25, 26] Über ihre Rolle bei der Atherosklerose hinaus können hoher Zuckerkonsum und reaktive Hypoglykämie eine Ursache für Angina Pectoris und die Schaufensterkrankheit sein, eine schmerzhafte Verkrampfung in der Wade, die normalerweise während des Gehens auftritt.[27, 28]

Therapeutische Erwägungen

Ernährung

Kohlenhydrate in der Ernährung spielen eine zentrale Rolle bei Ursache, Prävention und Behandlung der Hypoglykämie. Einfache Kohlenhydrate wie Zucker werden schnell vom Körper absorbiert; diese Absorbierung führt zu einer schnellen Erhöhung des Blutzuckers und stimuliert eine entsprechende Zunahme des Seruminsulins.

Problematisch werden Kohlenhydrate durch ihre Weiterverarbeitung, denn dadurch verlieren sie Nährstoffe, und ihre Absorbierungsrate steigt. Weißem Zucker, Weißbrot, Gebäck und vielen Frühstücksflocken wurde weitgehend der gesamte Vitamin- und Mineralstoffgehalt entzogen. Wenn man nur stark zuckerhaltige Lebensmittel zu sich nimmt, steigt der Blutzucker schnell an und belastet dadurch die Blutzuckerkontrolle. Manche glauben, der natürliche, einfache Zucker in Obst und Gemüse sei besser als Saccharose und andere raffinierte Zuckerformen, weil er durch eine ganze Reihe von Nährstoffen, die zur Verwertung des Zuckers beitragen, ausgewogen sei. Von größerer Bedeutung ist aber, dass die Zuckerformen in vollwertigen, nicht verarbeiteten Nahrungsmitteln langsamer absorbiert werden, weil sie innerhalb der Zellen verbleiben und Ballaststoffe und andere Lebensmittelkomponenten enthalten. Besonders große Mengen an Frucht- oder sogar Gemüsesaft können problematisch für Hypoglykämiepatienten sein, weil der charakteristische Zellaufschluss beim Entsaften die Absorbierungsrate von Zucker in den Säften erhöht.

Derzeit besteht die Hälfte der in den Vereinigten Staaten konsumierten Kohlenhydrate aus Zucker, der verarbeiteten Lebensmitteln als Süßungsmittel zugefügt wird. Es ist wichtig, die Kennzeichnung der Lebensmittel sorgfältig auf ihren Zuckergehalt zu prüfen. Für die Beschreibung einfacher Kohlenhydrate sind verschiedene Begriffe in Gebrauch, wie Saccharose, Glucose, Maltose, Laktose, Fructose, Maissirup und Konzentrat aus weißem Traubensaft.

Ein genauer Blick auf einfache Kohlenhydrate

Glucose schmeckt im Vergleich zu Fructose oder Saccharose (besteht aus Glucose und Fructose) nicht besonders süß. Man findet sie in sehr vielen Früchten, in Honig, Zuckermais und den meisten Wurzelgemüsen. Glucose ist auch die wesentliche Zuckereinheit der meisten komplexen Kohlenhydrate.

Fructose oder Fruchtzucker ist das primäre Kohlenhydrat in vielen Früchten, Ahornsirup und Honig. Fructose ist sehr süß, etwa 1,5-mal süßer als Saccharose. Obwohl sie dieselbe chemische Formel besitzt wie Glucose, ist ihre Struktur ganz anders. Um vom Körper verwertet werden zu können, muss Fructose in der Leber in Glucose umgewandelt werden. Reine, kristalline Fructose und Obst können in moderaten Mengen konsumiert werden, aber stark fructosehaltiger Maissirup sollte gemieden werden. Stark fructosehaltiger Maissirup (HFCS), ein Derivat von Mais, wurde in den späten 1960er-Jahren eingeführt und ist heute ein nahezu unvermeidliches Grundnahrungsmittel in der US-amerikanischen Ernährung. Viele verschiedene Produkte nutzen HFCS als Inhaltsstoff. Er liefert die Süße für alles, angefangen bei Erfrischungsgetränken und Fruchtgetränken bis hin zu den meisten industriell hergestellten Backwaren, einschließlich Keksen, Salzgebäck und Brot; selbst in Ketchup ist er enthalten. Die Lebensmittelhersteller verwenden deshalb so viel HFCS, weil er sehr billig ist. Eine einzige 350-Milliliter-Dose Coca-Cola oder Pepsi enthält nicht weniger als 13 Teelöffel Zucker in Form von stark fructosehaltigem Maissirup. Und da sich die Trinkmenge an Limonade seit 1970 mit über 200 Litern pro Kopf jährlich mehr als verdoppelt hat, gilt dies ebenfalls für die Menge an stark fructosehaltigem Maissirup. Dem US-amerikanischen Landwirtschaftsministerium zufolge wurden im Jahr 2001 fast 63 Pfund pro Person konsumiert. Das entspricht durchschnittlich 31 Teelöffeln pro Tag, und bei 16 Kalorien pro Teelöffel ergibt das eine tägliche Zufuhr von 496 Kalorien.

Der glykämische Index

Eine hilfreiche Methode, Lebensmittel nach ihrer blutzuckerverändernden Kapazität zu beurteilen, ist der glykämische Index, der 1981 entwickelt wurde, um den Anstieg des Blutzuckers nach dem Verzehr von bestimmten Lebensmitteln auszudrücken.[29] Der Standardwert 100 basiert auf dem Anstieg bei der Aufnahme von Glucose. Der glykämische Index reicht von etwa 20 für Fructose und Vollkorngerste bis etwa 98 für Bratkartoffeln. Die Insulinreaktion auf kohlenhydrathaltige Nahrungsmittel gleicht dem Anstieg des Blutzuckers.

Der glykämische Index wird als Richtlinie für Ernährungsempfehlungen für Menschen mit Diabetes oder Hypoglykämie (siehe Anhang B) genutzt. Menschen mit problematischem Blutzucker sind angehalten, Lebensmittel mit hohen Werten zu meiden und stattdessen kohlenhydrathaltige Lebensmittel mit niedrigeren Werten zu wählen. Der glykämische Index sollte jedoch nicht ihre einzige Richtschnur für die Wahl der Nahrungsmittel sein. So mögen zum Beispiel Lebensmittel wie Eiscreme oder Wurst niedrige glykämische Werte haben, weil aber eine fettreiche Ernährung erwiesenermaßen die Glucosetoleranz beeinträchtigt, sind derartige Lebensmittel keine gute Wahl für Menschen mit Hypoglykämie oder Diabetes.

Die Bedeutung von Ballaststoffen

Daten aus Bevölkerungsstudien und klinischen Experimenten zeigen, dass Störungen des Blutzuckers zweifellos mit einem unzureichenden Verzehr von Ballaststoffen zusammenhängen (siehe das Kapitel »Diabetes«). Der Konsum von raffiniertem Zucker sollte reduziert werden; stattdessen sollten mehr komplexe, ballaststoffreiche Kohlenhydraten aufgenommen werden.

Der Begriff Ballaststoff bezieht sich auf die Bestandteile der Zellwand von Pflanzen sowie auf ihre unverdaulichen Überreste. Unterschiedliche Ballaststoffarten führen unterschiedliche Aufgaben aus. Lösliche Ballaststoffe haben die beste Wirkung auf die Blutzuckerkontrolle. Zu diesen gehören Hemizellulose, Schleimstoffe, Klebstoff und Pektin. Sie können folgende Aufgaben ausführen:

- Sie verlangsamen die Verdauung und Absorbierung von Kohlenhydraten und verhindern dadurch einen schnellen Anstieg des Blutzuckers.
- Sie erhöhen die Zellsensitivität für Insulin und unterbinden dadurch eine exzessive Insulinsekretion.
- Sie verbessern die Aufnahme von Glucose durch die Leber und andere Gewebe und vermeiden dadurch eine anhaltende Erhöhung des Blutzuckers.

Der Großteil der Ballaststoffe in den meisten Pflanzenzellwänden ist löslich. Besonders gute Quellen löslicher Ballaststoffe sind Hülsenfrüchte, Haferkleie, Flohsamenschalen, Birnen, Äpfel und die meisten Gemüsesorten. Jeder Mensch sollte für die ausreichende Versorgung mit Ballaststoffen große Mengen pflanzlicher Nahrung zu sich nehmen. 50 Gramm Ballaststoffe sind ein gesundes Ziel.

PolyGlycopleX (PGX)

Auf der Grundlage von Forschungsarbeiten mit kontinuierlicher Glucoseüberwachung unter der Leitung von Dr. Micheal R. Lyon wurden viele wichtige Erkenntnisse darüber gewonnen, wie sich Blutzuckerschwankungen effektiv reduzieren lassen. Beispielsweise konnte Dr. Lyon frühere Arbeiten untermauern, die besagten, eine Ernährung mit niedrigem glykämischen Index sei zwar sehr wichtig bei der Reduzierung des Blutzuckerspiegels, habe aber kaum Auswirkung auf die Blutzuckervolatilität.[7] Wie er herausfand, bestehen die effektivsten Methoden zur Verringerung der glykämischen Volatilität in einer Ernährung mit niedrigem glykämischen Index, welcher ein neuer löslicher Ballaststoff mit dem Namen PolyGlycopleX (PGX) hinzugefügt wird, der zäher ist und leichter aufquellen kann als irgendeine andere bekannte Faser. Dies führt zu einer deutlichen Schwächung der glykämischen Wirkung auf jegliches Nahrungsmittel und jede Speise. Mehrere Doppelblindstudien zeigen, dass PGX Blutzuckererhöhungen nach den Mahlzeiten dosisabhängig senkt, unabhängig davon, was gegessen wurde.[30–32] Die übliche Dosis PGX ist 1500–5000 Milligramm vor den Mahlzeiten.

Chrom

Chrom ist entscheidend für die richtige Blutzuckerkontrolle, da es im Körper als Schlüsselkomponente für den sogenannten Glucosetoleranzfaktor agiert. Ohne Chrom ist die Insulinaktivität blockiert und die Glucosekonzentration erhöht. Chrommangel kann ein Faktor für die beträchtliche Anzahl von US-Amerikanern sein, die an Hypoglykämie oder Diabetes leiden oder übergewichtig sind.[33] Es gibt Belege dafür, dass leichter Chrommangel in den Vereinigten Staaten recht häufig ist und für viele Fälle von reaktiver Hypoglykämie verantwortlich sein kann.

In einer Cross-over-Doppelblindstudie mit acht Patientinnen über einen Zeitraum von 3 Monaten verbesserten zweimal täglich 200 Mikrogramm Chrom (in Form von Chromchlorid) die hypoglykämischen Symptome und die Unterzuckerung innerhalb von 2 bis 4 Stunden nach der Glucoseaufnahme.[34] Zudem verbesserte sich die Insulinbindung, und die Anzahl der Insulinrezeptoren stieg.[35, 36]

Lebensstil

Alkohol

Alkoholkonsum belastet die Blutzuckerkontrolle schwer und ist häufig ein Faktor, der zu Hypoglykämie beiträgt. Alkohol verursacht die reaktive Hypoglykämie, indem er in die normale Glucoseverwertung eingreift und die Insulinausschüttung erhöht. Der daraus folgende Abfall des Blutzuckers erzeugt Heißhunger, besonders nach Nahrungsmitteln, die den Blutzucker schnell ansteigen lassen, sowie ein Verlangen nach mehr Alkohol. Der erhöhte Zuckerkonsum verschärft die reaktive Hypoglykämie, besonders wenn erneut Alkohol konsumiert wird, was wiederum auf die alkoholbedingte Beeinträchtigung der normalen Glucoseverwertung und eine erhöhte Insulinsekretion zurückzuführen ist.

Hypoglykämie ist eine wesentliche Komplikation bei starkem und chronischem Alkoholmissbrauch. Sie verschlimmert die mentalen und emotionalen Probleme eines Alkoholikers. Zwar ruft starker Alkoholkonsum die Hypoglykämie hervor, führt aber langfristig zu Hyperglykämie und Diabetes. Letztendlich wird der Körper unempfindlich für die durch den Alkohol ausgelöste erhöhte Insulinausschüttung.

Darüber hinaus kann Alkohol an sich sogar bei gesunden Menschen eine Insulinresistenz auslösen.[37] Auch gibt es Belege aus großen Bevölkerungsstudien dafür, dass Alkoholkonsum stark mit Diabetes in Verbindung steht.[38] Je höher der Alkoholkonsum, desto wahrscheinlicher ist es, dass ein Mensch Diabetes bekommt.

Sport

Ein regelmäßiges Bewegungsprogramm trägt wesentlich zur Vorbeugung und Behandlung von Hypoglykämie bei. Regelmäßige körperliche Aktivität verhindert den Typ-2-Diabetes und verbessert viele Komponenten des Glucosestoffwechsels, einschließlich der Steigerung der Insulinsensitivität. Einige Vorteile von Bewegung können eine Folge der Zunahme der Chromkonzentrationen im Gewebe sein.[39] Ein weiterer entscheidender Vorteil von körperlicher Aktivität ist, dass die Erhöhung der Muskelmasse die Glucosestabilisierung verbessert.

Schnellüberblick

- Hypoglykämie besteht aus einer komplexen Reihe von Symptomen, die durch einen gestörten Kohlenhydratstoffwechsel ausgelöst werden, dem fast immer eine Ernährung mit einem zu großen Anteil an raffiniertem Zucker zugrunde liegt.
- Nach Berücksichtigung aller Faktoren (einschließlich Kosten und Annehmlichkeit) verbleibt in den meisten Fällen die Beurteilung der Symptome als hilfreichster Weg für die Diagnose einer Hypoglykämie.
- Der Begriff metabolisches Syndrom beschreibt eine Reihe von Anomalien, deren Auftreten vorrangig auf eine hohe Zufuhr von verarbeiteten Kohlenhydraten zurückzuführen ist; dies führt zur Entwicklung von Hypoglykämie, exzessiver Insulinsekretion und Glucoseintoleranz, gefolgt von verminderter Insulinsensitivität, die wiederum zu erhöhtem Blutdruck, erhöhten Cholesterinwerten, Adipositas und schließlich zu Typ-2-Diabetes führt.
- Wenn der Blutzuckerspiegel niedrig ist oder schnell abfällt, können Zustände wie Benommenheit, Kopfschmerzen, Eintrübung der Sicht, Verschlechterung der geistigen Klarheit, emotionale Instabilität, Verwirrung und anormales Verhalten auftreten.
- Mehrere kontrollierte Studien zeigen, dass Hypoglykämie häufig bei Psychiatriepatienten und bei gewohnheitsmäßig gewalttätigen und impulsiven Kriminellen auftritt.
- Die Hypoglykämie ist nachweislich ein Faktor, der häufig Migränekopfschmerzen vorausgeht.
- Kohlenhydrate beginnen dann problematisch zu werden, wenn sie raffiniert werden, denn die Weiterverarbeitung entzieht ihnen ihre Nährstoffe und erhöht ihre Absorbierungsrate.
- Chrom ist entscheidend für eine korrekte Blutzuckerkontrolle, da es im Körper als Schlüsselkomponente des Glucosetoleranzfaktors agiert.
- Der Konsum von Alkohol belastet die Blutzuckerkontrolle ernsthaft und trägt häufig zur Entwicklung einer Hypoglykämie bei.

Behandlungsübersicht

Die primäre Behandlung der Hypoglykämie besteht in einer Ernährungstherapie zur Stabilisierung des Blutzuckerspiegels. Die reaktive Hypoglykämie ist keine Krankheit; sondern lediglich eine komplexe Reihe von Symptomen, verursacht durch einen gestörten Kohlenhydratstoffwechsel, der wiederum durch eine ungeeignete Ernährung hervorgerufen wird.

Ernährung

Meiden Sie einfache, verarbeitete und konzentrierte Kohlenhydrate sowie Nahrungsmittel mit hohem glykämischen Gehalt. Essen Sie mehr lösliche Ballaststoffe, wie beispielsweise Hülsenfrüchte und Gemüse mit niedrigem glykämischen Gehalt. Häufige kleine Mahlzeiten können den Blutzuckerspiegel effektiver stabilisieren. Meiden Sie Alkohol, denn er kann eine Hypoglykämie auslösen. Für weitere Informationen zur Ernährung siehe das Kapitel »Diabetes«.

Nahrungsergänzungsmittel

Die im Kapitel »Supplementierung« empfohlenen täglichen Einnahmemengen von Vitaminen und Mineralstoffen sind bei Hypoglykämie besonders wichtig, da viele essenzielle Nährstoffe entscheidend für einen guten Kohlenhydratstoffwechsel sind. Wir empfehlen besonders die tägliche Einnahme von 200–400 Mikrogramm Chrom. Zusätzlich sollte PGX in einer Dosierung von 1500–5000 Milligramm vor den Mahlzeiten eingenommen werden (die höhere Dosierung wird empfohlen, wenn zusätzlich das Gewicht reduziert werden soll).

Sport

Da die günstige Wirkung von körperlicher Aktivität, die die Insulinsensitivität verbessert, innerhalb von 3 Tagen nach der Anstrengung nachlässt und nach einer Woche Ruhe vollständig verschwindet, ist es wichtig, sich regelmäßig zu bewegen.[40] Wählen Sie ein Sportprogramm, das zu Ihrer Fitness passt und Ihnen gefällt, und versuchen Sie, Ihren Herzschlag dreimal wöchentlich für eine halbe Stunde auf mindestens 60 Prozent des Maximums zu bringen.

KARPALTUNNELSYNDROM

- Taubheit, prickelnder und/oder brennender Schmerz in den ersten drei Fingern der Hand, besonders nachts
- Die Symptome verschlimmern sich beim Beugen des Handgelenks für 60 Sekunden und gehen beim Ausstrecken der Hand wieder zurück.

Das Karpaltunnelsyndrom (KTS) ist eine weit verbreitete, schmerzhafte Erkrankung, die durch Druck auf den Mediannerv verursacht wird, der zwischen den Knochen und Bändern des Handgelenks verläuft. Die Kompression dieses Nervs verursacht eine Schwächung, Schmerzen beim Greifen sowie ein Brennen und Prickeln oder Schmerzen, die auf den Unterarm und die Schulter ausstrahlen können. Die Symptome treten entweder nur gelegentlich oder konstant auf und erscheinen meistens in der Nacht. Ein Karpaltunnelsyndrom entwickelt sich vor allem bei Frauen, häufig im Alter zwischen 40 und 60 Jahren. Am meisten leiden Schwangere darunter, Frauen, die Verhütungspillen einnehmen oder in der Menopause sind, oder Patienten, die sich aufgrund eines Nierenversagens einer Dialyse unterziehen müssen.[1] Diese Gruppen neigen zu einem größeren Bedarf an Vitamin B_6.

Auch bei Menschen, die wiederholt anstrengende Arbeiten mit ihren Händen verrichten, wie etwa Tischler, tritt das Karpaltunnelsyndrom auf, es betrifft aber auch Menschen, die regelmäßig leichtere Arbeiten ausführen wie etwa Schreibkräfte. Es kann auch die Folge von Verletzungen am Handgelenk sein. Doch häufiger gibt es keine Vorgeschichte mit einer signifikanten Verletzung.

Ursachen

Alles, was zu einer Verengung des Karpaltunnels oder zu einem Anschwellen seines Inhalts führt, kann ein Karpaltunnelsyndrom (KTS) verursachen. Zu den üblichen Auslösern gehören:[2]

- Verletzung (Bruch, wiederholte Handgelenksbeugung)
- Vergrößertes Volumen des Kanalinhalts/Ödem (Entzündung der Karpaltunnelsehnen, Fettleibigkeit, Schwangerschaft, Verhütungspillen)
- Anormale Anatomie (Zysten, Lipome, Knochensporne)
- Stoffwechselstörungen (Diabetes, Hypothyreose)
- Entzündungen (rheumatoide Arthritis, Gicht, Bindegewebserkrankungen)

Therapeutische Erwägungen

Viele Fälle von Karpaltunnelsyndrom geben sich innerhalb von 1–2 Monaten von selbst. Eine Operation sollte definitiv nicht in Betracht gezogen werden, ehe nicht 6 Monate lang eine konservative Behandlung versucht wurde. Sie sollte nur in anhaltenden Fällen, die sich auch nach einem Jahr nicht aufgelöst haben, durchgeführt werden oder dann, wenn eine klinische Verschlechterung auftritt, die durch eine Untersuchung des Nervs bestätigt wird. Um jedoch einen permanenten Nervenschaden zu verhindern, sollte eine Operation auch nicht später als 3 Jahre nach dem ersten Auftreten der Symptome angesetzt werden. Eine offene Operation des Karpaltunnels gehört zu den am häufigsten durchgeführten ambulanten Operationen und ist weniger kostspielig als das neuere endoskopische Verfahren. Eine detaillierte Untersuchung fand keine Unterschiede zwischen den langfristigen Ergebnissen der beiden Verfahren; doch während der ersten beiden Wochen nach dem endoskopischen Verfahren sind die Schmerzen im Vergleich zur offenen Operation geringer.[3] Statt lediglich zu operieren und die Hand ruhigzustellen, ist es immer von Vorteil, Hand und Handgelenk nach der Operation schnell zu mobilisieren[4] oder oral homöopathisches Arnika einzunehmen und eine Arnikasalbe aufzutragen[5] oder aber die Operation mit einer Kältebehandlung zu kombinieren.[6]

Die am häufigsten empfohlene Erstbehandlung besteht darin, 4 Wochen lang eine neutrale Handgelenkschiene in Vollzeit zu tragen. Die Schienung ist dann am effektivsten, wenn sie innerhalb von 3 Wo-

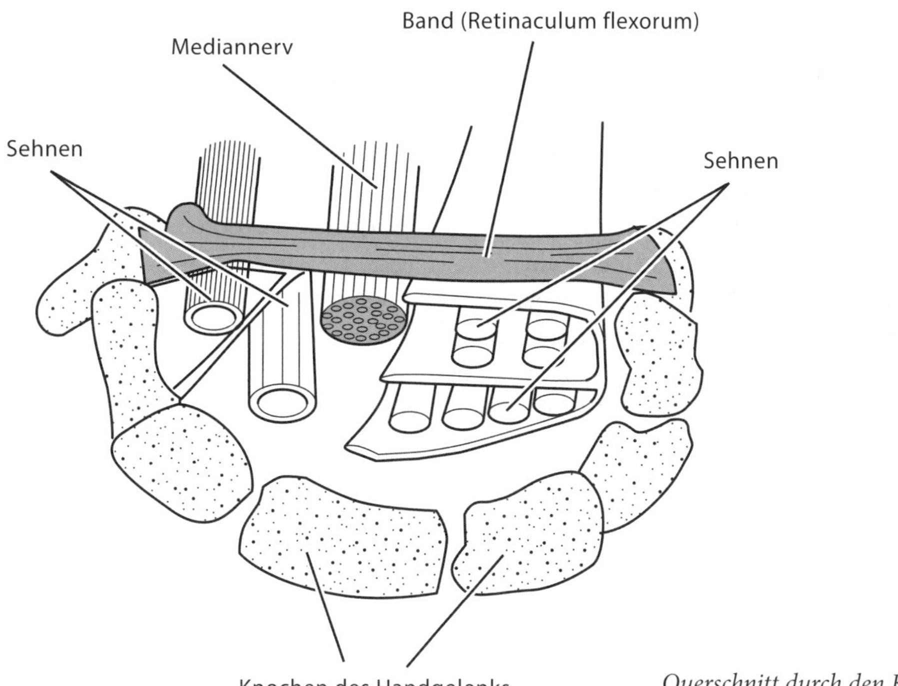

Querschnitt durch den Karpaltunnel

chen nach dem ersten Auftreten des Karpaltunnensyndroms begonnen wird. Spezielle Schienen haben sich im Vergleich zu qualitativ gut gearbeiteten Standardschienen nicht als wirksamer erwiesen.[7, 8]

Behandlung mit abwechselnd heißem und kaltem Wasser

Viele Fälle des KTS werden durch eine Entzündung und Schwellung verursacht. Eine Behandlung mit abwechselnd heißem und kaltem Wasser (Kontrasthydrotherapie) ist ein einfacher, wirksamer Weg, die Durchblutung des Bereichs zu fördern und die Schwellung abklingen zu lassen. Tauchen Sie die Hand 3 Minuten lang in heißes Wasser und anschließend 30 Sekunden in kaltes Wasser. Wiederholen Sie die Prozedur drei- bis fünfmal. Dadurch werden die lokale Durchblutung und somit auch der lokale Zufluss von Nährstoffen erhöht; dies beseitigt Abfallprodukte und lindert den Schmerz.

Nahrungsergänzungsmittel

Das zunehmende Auftreten des Karpaltunnelsyndroms seit seiner ersten Beschreibung 1950 verläuft parallel zur Zunahme von Nahrungsverbindungen, Arzneien und Umweltgiften, die die Aktivität von Vitamin B_6 blockieren. Dazu gehören hydrazinhaltige Lebensmittelfarben wie das Tartrazin (E 102), Medikamente wie Isoniazid, Hydralazin, Dopamin und Penicillamin sowie orale Verhütungsmittel und zu hohe Mengen Protein. Mehrere klinische Studien bewiesen die Wirksamkeit einer Vitamin-B_6-Supplementierung bei einem Karpaltunnelsyndrom. Die Erstdosis betrug 50 Milligramm und wurde dann auf 200–300 Milligramm erhöht.[9–11] Ein noch größerer Effekt trat auf, wenn B_6 und B_2 (Riboflavin) miteinander kombiniert wurden.[11] Möglicherweise liegt dies an riboflavinabhängigen Enzymen, die Pyridoxin in seine aktive Form Pyridoxalphosphat umwandeln. Zwei Studien konnten jedoch nicht nachweisen, dass B_6 besser als ein Placebo war.[12, 13] Angesichts seines Sicherheitsprofils und seiner möglichen Wirksamkeit ist es definitiv einen Versuch wert, B_{12} bei der Behandlung des Karpaltunnelsyndroms einzusetzen. Wir empfehlen jedoch eine Dosierung, die nicht höher als 100 Milligramm pro Tag ist. Wenn B_6 innerhalb einiger Woche keine Wirkung zeigt, sollte man 10 Milligramm Pyridoxalphosphat pro Tag versuchen.

Celadrin

Celadrin ist ein Markenprodukt mit einer Mischung aus acetylierten Fettsäuren, die nachweislich auf einige Schlüsselfaktoren einwirken, die zu Entzündungen beitragen. Studien bewerteten sowohl die orale als auch die oberflächliche Verwendung von Celadrin bei der Behandlung von Arthrose (siehe das Kapitel »Arthrose«). Auch wenn es keine Studien zu Celadrin beim Karpaltunnelsyndrom gibt, haben wir das Gefühl, dass die oberflächliche Anwendung von Celadrincreme dabei helfen könnte, wenn das KTS durch eine Entzündung verursacht wird. Tragen Sie sie zweimal täglich an der betroffenen Stelle auf.

Akupunktur

Eine randomisierte, kontrollierte Studie verglich ein oral eingenommenes Steroid (Prednisolon 20 Milligramm 2 Wochen lang, dann 10 Milligramm 2 Wochen lang) mit Akupunktur (acht Sitzungen in 4 Wochen). Wie sie herausfand, ist Akupunktur bei einem Karpaltunnelsyndrom zur Kontrolle der Symptome genauso wirksam wie das Steroid. Zudem verbesserte die Akupunktur die Muskelfunktion, was Prednisolon nicht tat.[14] In einer weiteren Studie zu Akupunktur sprachen 35 von 36 Patienten darauf positiv an, bei 14 davon war eine vorhergehende Operation erfolglos.[15]

Schnellüberblick

- Alles, was den Karpaltunnel kleiner werden oder seinen Inhalt anschwellen lässt, kann zu einem Karpaltunnelsyndrom führen.
- Eine Operation des Karpaltunnelsyndroms sollte definitiv nicht erfolgen, ehe nicht 6 Monate lang eine konservativere Behandlung versucht wurde.
- Die am häufigsten empfohlene Erstbehandlung besteht darin, 4 Wochen lang eine neutrale Handgelenksschiene in Vollzeit zu tragen.
- Eine Behandlung mit abwechselnd heißem und kaltem Wasser (Kontrasthydrotherapie) ist ein wirksamer Weg, die Durchblutung des Bereichs zu steigern und die Schwellung zu verringern.
- Mehrere klinische Studien zeigten bei einem Karpaltunnelsyndrom die Wirksamkeit einer Vitamin-B_6-Supplementierung.

Behandlungsübersicht

Physische Behandlung

- Identifizieren und verringern Sie die Gründe für Druck und Vibration an der betroffenen Stelle und vermeiden Sie wiederholte Verletzungen.
- Eine vollzeitliche Schienung in neutraler Stellung ist ein erster Schritt.
- Eine Akupunktur könnte helfen.
- Kontrasthydrotherapie: Tauchen Sie die Hand über das Handgelenk hinaus für 3 Minuten in heißes Wasser, anschließend für 30 Sekunden in kaltes Wasser. Wiederholen Sie die Prozedur drei- bis fünfmal am Tag.

Ernährung

Folgen Sie den allgemeinen Empfehlungen im Kapitel »Eine gesunde Ernährung«.

Nahrungsergänzungsmittel

- Ein hochpotentes Multivitamin-Mineralstoffpräparat wie im Kapitel »Supplementierung« beschrieben
- Vitamin B_6 (Pyridoxin): 50–100 Milligramm pro Tag; wenn keine Besserung eintritt, versuchen Sie 10 Milligramm Pyridoxalphosphat pro Tag
- Fischöl: 3000 Milligramm EPA und DHA pro Tag
- Eines der Folgenden Mittel:
  - → Traubenkernextrakt (mehr als 95 Prozent oligomere Proanthocyanidine): täglich 100 bis 300 Milligramm
  - → Kiefernrindenextrakt (mehr als 95 Prozent oligomere Proanthocyanidine): täglich 100–300Milligramm
  - → Einige andere flavonoidreiche Extrakte mit einem ähnlichen Flavonoidgehalt, »Supergreens« oder ein anderes pflanzliches Antioxidans, das eine Absorptionsfähigkeit von 3000 bis 6000 Einheiten freier Sauerstoffradikale oder mehr pro Tag hat

Lokale Behandlung

Celadrin: Tragen Sie zweimal täglich eine Creme mit Celadrin auf die betreffende Stelle auf.

KOPFSCHMERZEN (NICHT MIGRÄNE)

- Allmähliches Einsetzen von leichten, gleichbleibenden oder dumpfen Kopfschmerzen
- Der Schmerz wird oft so beschrieben, als würde der Kopf in einem Schraubstock stecken oder ein schwerer Druck auf dem gesamten Kopf lasten.
- Anhaltende Kopfschmerzen (kein Pochen)

Obwohl Kopfschmerzen mit einer ernsthaften Erkrankung zusammenhängen können, sind die meisten nicht schwerwiegend. Sie können durch eine große Bandbreite von Faktoren verursacht werden, aber überwiegend sind es entweder Spannungs- oder Migränekopfschmerzen, die eine Behandlung erfordern. Aufgrund der Art des Schmerzes kann schnell differenziert werden, um welche Variante sich handelt. Spannungskopfschmerzen sind für gewöhnlich gleichmäßig, anhaltend und dumpf, beginnen am hinteren Kopf oder in der Stirn und breiten sich über den ganzen Kopf aus, was ein Druckgefühl verursacht oder den Eindruck vermittelt, der Kopf sei in einen Schraubstock eingespannt. Migränekopfschmerzen dagegen sind vaskuläre Kopfschmerzen, die sich wie ein Pochen oder hämmernder, starker Schmerz darstellen. Weitere Informationen über Migräne siehe das Kapitel »Migräne«.

Ursachen

Spannungskopfschmerz wird in der Regel durch Anspannung der Gesichts-, Nacken- oder Kopfhautmuskeln infolge von Stress oder schlechter Haltung ausgelöst. Andere wesentliche Ursachen sind Nebenwirkungen von Medikamenten oder Magnesiummangel. Das Anspannen der Muskeln führt zu einem Abklemmen der Nerven oder deren Blutzufuhr, was das Schmerz- und Druckgefühl hervorruft. Die Entspannung der Muskeln bringt normalerweise eine sofortige Linderung. Häufig lässt sich der Kopfschmerz durch manuellen Druck auf die *Triggerpunkte* der Nackenmuskeln verschärfen (oder lindern). Ein Triggerpunkt ist der zentrale Spannungsbereich im Muskel. Spannungskopfschmerzen gleichen nur selten anderen Arten von Kopfschmerzen ernsterer Natur, wie sie etwa bei einem Schlaganfall oder einem Gehirntumor auftreten. Konsultieren Sie umgehend einen Arzt, wenn ein Kopfschmerz sich anders anfühlt als ein Spannungskopfschmerz oder eine Migräne oder wenn die Kopfschmerzen nicht aufhören.

Therapeutische Erwägungen

Die moderne medikamentöse Behandlung von Kopfschmerzen, ob Migräne oder Spannungskopfschmerzen, ist letzten Endes zum Scheitern verurteilt, weil sie nicht den auslösenden Ursachen auf den Grund geht und infolgedessen ein großes Risiko für Nebenwirkungen birgt. Anstatt sich darauf zu konzentrieren, die auslösenden Faktoren zu identifizieren und auszuschalten, besteht das Ziel von Kopfschmerzmedikamenten einfach nur darin, die Symptome zu lindern. Besonders interessant sind Studien, die schätzen, dass circa 70 Prozent der chronischen Kopfschmerzen unter anderem von Medikamenten ausgelöst werden, und zwar gerade von denjenigen, die eingenommen werden, um die Symptome der Kopfschmerzen zu unterdrücken. Mit anderen Worten: Die Medikamente, die die Betroffenen einnehmen, bereiten ihnen Kopfschmerzen, und wenn sie sie absetzen, hören ihre Kopfschmerzen auf. In einer Studie mit 200 Patienten, die unter von Schmerzmitteln ausgelösten Kopfschmerzen litten, ergab das Absetzen dieser Medikamente laut Kopfschmerzindex eine Besserung von 52 Prozent. Diese wurde vor allem hinsichtlich Häufigkeit und Schwere des Schmerzes, allgemeinem Wohlbefinden und Schlafmuster beobachtet, und auch Reizbarkeit, Depressionen und Lethargie ließen nach.[1]

Spannungskopfschmerzen lassen sich nachweislich mit einer Reihe von natürlichen Therapien beeinflussen. Besonders hilfreich sind physikalische

Behandlungen wie etwa Massagen, Chiropraktik und andere Arten der Körperarbeit (diese werden später in diesem Kapitel besprochen). Körperarbeit ist der Begriff, den man oftmals zur Beschreibung von Heiltechniken verwendet, die mit den Körperstrukturen arbeiten. Die meisten dieser Therapien sind manueller Art, wie zum Beispiel Massagen. Praktisch jede Art von *Körperarbeit* kann bei der Behandlung sowohl von akutem als auch von chronischem Spannungskopfschmerz hilfreich sein. Wir empfehlen jedoch, nach physikalischen Therapien Ausschau zu halten, die ein Bewusstsein der eigenen Körperspannung und Haltung vermitteln, anstatt Massagen immer nur dann in Anspruch zu nehmen, wenn ein Kopfschmerz einsetzt.

Chiropraktik kann recht hilfreich sein, wenn eine Fehlstellung der Wirbelsäule die Muskelschmerzen im Nacken verursacht. 1996 analysierte die RAND Corporation die gesamten wissenschaftlichen Belege von 1966 bis 1996 über chiropraktische Behandlungen von Spannungskopfschmerzen.[2] Die Wissenschaftler folgerten, dass diese Art von Körperarbeit einigen Patienten mit Nacken- und Kopfschmerzen wohl zumindest kurzzeitig Erleichterung verschaffte. Eine anschließende Analyse untermauerte zusätzlich den Wert der Chiropraktik.[3] Wir meinen, es ist gewiss einen Versuch wert. Wenn Sie jedoch nach ein paar Sitzungen keine Linderung spüren, ist es entweder nicht das, was Sie brauchen, oder Sie sollten sich einen anderen Therapeuten suchen.

Wir stimmen nicht mit einigen Chiropraktikern überein, die empfehlen, die Behandlungen auf unbestimmte Dauer fortzusetzen. Die besten dieser Therapeuten justieren nicht nur Ihren Nacken oder andere beeinträchtigte Bereiche der Wirbelsäule, sondern geben Ihnen als Hausaufgabe Haltungs- und Muskelübungen mit, damit Sie die Ursachen des zugrunde liegenden Ungleichgewichts korrigieren können.

Eine Alternative zur chiropraktischen Behandlung ist die Überweisung zu einem konventionellen Physiotherapeuten durch Ihren Hausarzt. Wie klinische Studien zeigen, kann die konventionelle Physiotherapie (dazu gehören die Erziehung zur Körperhaltung im Alltag, besonders auch am Arbeitsplatz, Übungen für zu Hause sowie Massage und Strecken der Halswirbelsäulenmuskulatur) die Häufigkeit und Schwere von Spannungskopfschmerzen durchaus reduzieren.[4, 5] So wurden zum Beispiel 20 Patienten mit unterschiedlichen Diagnosen von Spannungskopfschmerzen 6 Wochen lang einmal wöchentlich in einer physiotherapeutischen Praxis behandelt.[4] Die vorangegangenen 3 Wochen ohne Behandlung dienten als Kontrollphase, in der die Patienten Häufigkeit, Dauer und Intensität des Schmerzes auf einer numerischen Schmerzskala notierten. Wie die Ergebnisse verdeutlichten, hatte im Verlauf der Behandlung die Häufigkeit der Kopfschmerzen erheblich nachgelassen und die Aktivität deutlich zugenommen. Diese günstigen Ergebnisse hielten 12 Monate lang an. Angesichts der Probleme durch die ständige Einnahme von Aspirin und anderen Schmerzmitteln liefert diese Studie den Beweis, dass es der deutlich bessere Ansatz ist, sich der Ursache zu widmen, anstatt die Symptome zu unterdrücken.

Das nächste Lernziel ist die Lockerung der angespannten Muskeln durch abwechselndes Anspannen und Loslassen (siehe Übung zu progressiver Entspannung im Kapitel »Stressmanagement«). Wie in klinischen Studien nachgewiesen wurde, sind Entspannungsübungen ausgesprochen nutzbringend, ohne Nebenwirkungen zu haben. Eine der interessanteren Studien verglich die Effektivität eines schulischen, von einer Krankenschwester durchgeführten Entspannungstrainings bei chronischen Spannungskopfschmerzen bei Kindern (10–15 Jahre alt) mit einer Gruppe, die kein Training erhielt.[6, 7] Nach 6 Wochen beziehungsweise nach den 6 darauffolgenden Monaten hatten 69 Prozent beziehungsweise 73 Prozent der Kinder, die das Training erhalten hatten, eine Schmerzlinderung um mindestens 50 Prozent erreicht, verglichen mit 8 beziehungsweise 27 Prozent in der Kontrollgruppe. Es ist also recht effektiv, Kindern mit chronischer Spannung beizubringen, wie man sich entspannen kann, und es hat keine Nebenwirkungen. Was uns an dieser Therapie so gefällt, ist, dass den Kindern etwas ganz Wesentliches vermittelt wird: Sie lernen, wie sie selbst die Kopfschmerzen kontrollieren können, anstatt zur Linderung zu einem Medikament zu greifen.

Wenn diese Behandlungen nicht erfolgreich sind, sollte man den Empfehlungen im Kapitel »Migräne« folgen. Diese eignen sich auch für die Behandlung von Spannungskopfschmerzen, deren Merkmale mit Migränekopfschmerzen übereinstimmen:

- Beide können eine Folge der langen Einnahme von Aspirin und anderen Schmerzmitteln sein.
- Spannungs- und Migränekopfschmerzen werden häufig durch Lebensmittelallergien ausgelöst.
- Die Supplementierung mit Magnesium kann in beiden Fällen hilfreich sein.
- 5-Hydroxytyptophan (5-HTP) wirkt nachweislich in beiden Fällen.

Letztlich ist die gelegentliche Einnahme von Aspirin (oder Weidenrindenextrakt mit standardisiertem Salicin, der natürlichen Form des Aspirins) oder Paracetamol sicher und effektiv bei der Behandlung von akuten Kopfschmerzen. Doch sollte man sich nicht zu sehr auf diese Medikamente verlassen. Chronische Kopfschmerzen können aber eine Folge von Magnesiummangel sein. Eine italienische Studie zeigte, wie effektiv die Supplementierung mit Magnesium tatsächlich bei Kindern mit chronischen oder episodischen Spannungskopfschmerzen sein kann.[8, 9] Die Supplementierung mit 180 Milligramm Magnesium zweimal täglich erzielte eine Schmerzlinderung von 87,5 Prozent, wobei 100 Prozent der Patienten eine Minderung der Symptome um mindestens 50 Prozent erfuhren. Die Einnahme von Schmerzmitteln sank ebenfalls um bemerkenswerte 65,4 Prozent.

Schnellüberblick

- Spannungskopfschmerzen werden gewöhnlich durch die Anspannung von Muskeln in Gesicht, Nacken oder Kopfhaut infolge von Stress oder schlechter Körperhaltung verursacht.
- Wichtigstes therapeutisches Ziel bei der Behandlung eines Patienten mit chronischen Spannungskopfschmerzen ist es, sich den strukturellen Problemen zu widmen, die diese Schmerzen auslösen können, und zu lernen, sich zu entspannen.
- Die regelmäßige Einnahme von Medikamenten bei akuten Kopfschmerzen ruft häufig chronische Kopfschmerzen hervor.
- Migräne- und Spannungskopfschmerzen haben viele gemeinsame Merkmale.
- Magnesiummangel ist bei Spannungskopfschmerzen häufig beteiligt.

Behandlungsübersicht

Die primäre Therapie sollte darin bestehen, sich den Faktoren zuzuwenden, die die Spannung in der Nackenmuskulatur verursachen. Da der Nacken ein Bereich des Körpers ist, auf den sich oftmals die Spannung durch psychologischen Stress niederschlägt, ist es besonders wichtig zu lernen, die Nackenmuskulatur durch Techniken wie etwa progressive Entspannung zu lockern. Zudem ist es wichtig, alle strukturellen Faktoren anzugehen, die Spannungskopfschmerzen hervorrufen können. Chiropraktische Behandlung, physikalische Therapie und Körperarbeit sind wesentliche Behandlungmethoden.

Nahrungsergänzungsmittel

- Ein hochpotentes Multivitamin-Mineralstoffpräparat, wie im Kapitel »Supplementierung« beschrieben
- Wichtige einzelne Nährstoffe:
  - → Vitamin B_6: dreimal täglich 25–50 Milligramm
  - → Magnesium (gebunden an Aspartat, Citrat, Fumarat, Malat oder Succinat): zwei- bis dreimal täglich 150–250 Milligramm
  - → Vitamin D_3: täglich 2000–4000 IE (idealerweise Blutwerte messen und die Dosierung entsprechend anpassen)
- Fischöl: täglich 1000 Milligramm EPA + DHA
- Eines der folgenden Präparate:
  - → Traubenkernextrakt (mehr als 95 Prozent oligomere Proanthocyanidine): täglich 100–300 Milligramm
  - → Kiefernrindenextrakt (mehr als 95 Prozent oligomere Proanthocyanidine): täglich 100–300 Milligramm
  - → Andere flavonoidreiche Extrakte mit ähnlichem Gehalt an Flavonoiden, »Supergreens« oder andere Antioxidantien auf Pflanzenbasis, die täglich einen ORAC-Wert (Sauerstoffradikal-Absorptionsfähigkeit) von 3000 bis 6000 Einheiten liefern können.

KRAMPFADERN

- Erweiterte, verdrehte Venen in den Beinen
- Können symptomfrei sein oder mit müden, unangenehm spannenden, schweren oder schmerzenden Beinen einhergehen
- Schwellungen, Verdunkelungen und Hautgeschwüre unterhalb des Knies sind möglich.
- Frauen sind viermal so häufig betroffen wie Männer.

Venen sind ziemlich zarte Strukturen. Defekte in der Venenwand und übermäßiger Druck führen zu einer Erweiterung der Vene und zur Beschädigung der Venenklappen. Sind die Klappen beschädigt, führt der höhere statische Druck (der entsteht, wenn die Klappen dem Druck der Schwerkraft nicht mehr standhalten) zu den hervortretenden Venen, den sogenannten Krampfadern.

Fast 50 Prozent der Erwachsenen mittleren Alters haben Krampfadern. Am häufigsten betroffen sind die subkutanen Venen der Beine, bedingt durch den Druck der Schwerkraft, der beim Stehen auf sie einwirkt. Bei längerem Stehen kann sich der Druck in der Vene bis auf das Zehnfache erhöhen. Daher sind Menschen mit Berufen, die mit viel Stehen verbunden sind, am meisten gefährdet, Krampfadern auszubilden.

Frauen sind etwa viermal so häufig betroffen wie Männer, übergewichtige Menschen haben ein viel größeres Risiko, das zudem mit zunehmendem Alter aufgrund von Gewebetonus, Verlust von Muskelmasse und Schwächung der Venenwände steigt. Auch eine Schwangerschaft, die den Venendruck in den Beinen erhöht, kann zur Entwicklung von Krampfadern führen.

Im Allgemeinen sind Krampfadern wenig problematisch, wenn es sich bei den betroffenen Venen um oberflächliche Venen handelt. Solche Krampfadern sehen jedoch unattraktiv aus und stellen deswegen ein kosmetisches Problem dar. Auch wenn signifikante Symptome nicht häufig auftreten, so können sich die Beine doch schwer und müde anfühlen und spannen. Sind die Krampfadern mit einer signifikanten chronisch venösen Insuffizienz verbunden, können sich Beingeschwüre bilden, die oft schwer zu heilen sind.

Eine schwerwiegendere Form der Krampfader ist mit einer Verengung und einem Klappenfehler der tieferen Beinvenen verbunden. Solche Krampfadern können zu Erkrankungen wie Thrombophlebitis, Lungenembolie, Myokardinfarkt und Schlaganfall führen. Die Diagnose erfolgt anhand klinischer Anzeichen und Symptome und durch den Einsatz von Ultraschall.

Ursachen

Im Folgenden sind Theorien über die Ursachen von Krampfadern aufgelistet:

- Genetische oder funktionelle Schwäche der Venen oder Venenklappen
- Übermäßiger Venendruck aufgrund des erhöhten Pressdrucks beim Stuhlgang, der wegen einer ballaststoffarmen Ernährung erforderlich ist
- Längeres Stehen und/oder schweres Heben
- Schädigung der Venen oder Venenklappen als Folge einer Thrombophlebitis

Die Hauptursache für Krampfadern ist eine Schwäche der Gefäßwände, die entweder auf Anomalitäten in den Stützstrukturen der Vene zurückzuführen ist oder auf die übermäßige Expression, Aktivität oder Freisetzung von Enzymen, die Strukturverbindungen abbauen. Eine Schädigung der Venenauskleidung löst auch das Eindringen von weißen Blutkörperchen aus, was Entzündungen und weitere Schädigungen der Venenwand verursachen kann und zu einer chronischen und fortschreitenden Krampfaderbildung führt.[1, 2]

Therapeutische Erwägungen

Die Behandlung von Krampfadern reicht von konservativen Maßnahmen bis hin zu chirurgischen Eingriffen. Die konservative Therapie beinhaltet Folgendes:

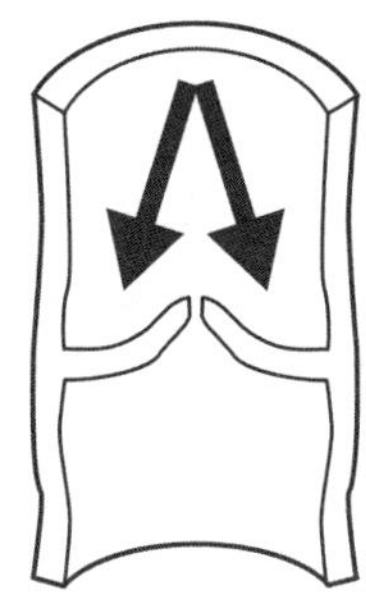

Gesunde Venenklappen
Venöses Blut fließt gegen die Schwerkraft nach oben, und durch die sich schließenden Klappen wird ein Rückfluss verhindert.

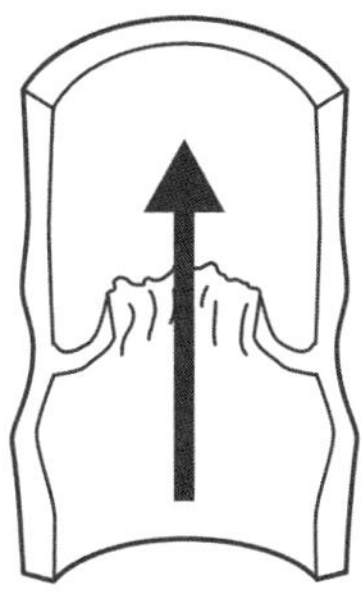
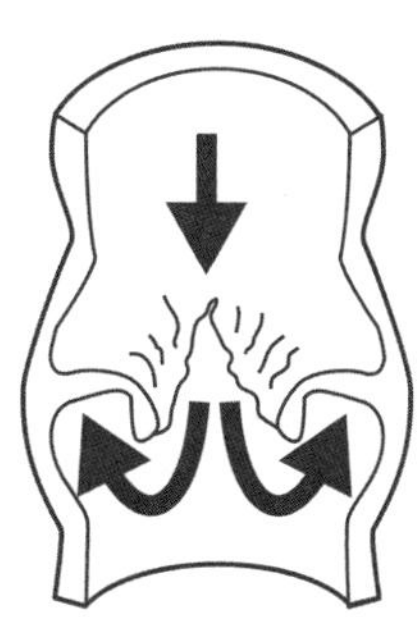

Krampfadern
Die Ventile sind beschädigt und funktionieren nicht richtig. Der Blutrückfluss wird nicht verhindert, das angestaute Blut dehnt die Venenwände und beult sie aus.

Venenfunktion bei normalen und Krampfadern

- Regelmäßiges Hochlegen der Beine
- Das Tragen von medizinischen Kompressionsstrümpfen unterschiedlicher Kompressionsklassen ist besonders bei längerem Stehen unvermeidlich.
- Bewegung, vor allem Gehen, Radfahren oder Joggen, da die Kontraktion der Beinmuskulatur das versackte Blut wieder in den Kreislauf zurückdrückt
- Erreichen oder Aufrechterhalten des idealen Körpergewichts
- Auf eine ausreichende Ballaststoffzufuhr achten, um den Pressdruck während des Stuhlgangs zu vermeiden, der den Venendruck erhöht
- Einsatz von Nahrungs- und pflanzlichen Heilmitteln, um die Funktion und strukturelle Integrität der Venen zu verbessern

Bei stark betroffenen Venen kann eine aggressivere Behandlung erforderlich sein. Die traditionelle chirurgische Behandlung ist das Venen-Stripping, bei dem die betroffenen Venen operativ entfernt werden. Bei neueren, weniger invasiven Behandlungen wird die austretende Hauptvene am höchsten Punkt der Klappendysfunktion im Oberschenkel verschlossen. Da das meiste Blut in den Beinen durch die tiefen Venen zurückgeführt wird, können die oberflächlichen Venen, in denen nur etwa 10 Prozent des Gesamtblutes der Beine zurückfließt, in der Regel ohne schwere Schäden entfernt oder blockiert werden.

Ernährung

Eine ballaststoffarme Ernährung mit reichlich industriell hergestellten Lebensmitteln trägt zur Entwicklung von Krampfadern bei.[3,4] Menschen mit ballaststoffarmer Ernährung neigen dazu, beim Stuhlgang stärker zu pressen, da ihr Stuhl kleiner und härter und damit schwerer auszuscheiden ist. Durch das Pressen erhöht sich der Druck im Bauchraum, und der nach oben gerichtete Blutfluss in den Beinen wird gehemmt. Im Laufe der Zeit kann der erhöhte Druck die Venenwände erheblich schwächen und in der Folge zur Bildung von Krampfadern oder Hämorrhoiden führen oder auch die Dickdarmwand schwächen und die Bildung von Divertikeln begünstigen.[5]

Eine Ernährung mit reichlich Gemüse, Obst, Hülsenfrüchten und Getreide fördert die Peristaltik, und durch die vielen Ballaststoffe, die Wasser anziehen, bildet sich eine aufquellende Masse, durch die der Stuhl weich und voluminös bleibt und leicht auszuscheiden ist. Im Endeffekt bewirkt eine ballaststoffreiche Ernährung einen deutlich geringeren Pressdruck während des Stuhlgangs. Es können auch natürliche Quellmittel oder Stuhlaufweicher verwendet werden. Diese Substanzen, vor allem Flohsamenschalen, Pektin und Guarkernmehl, besitzen eine leicht abführende Wirkung, da sie Wasser anziehen und eine gallertartige Masse bilden. Lösliche Ballaststoffe sind im Allgemeinen weniger reizend als Weizenkleie und andere Cellulosefaserprodukte.

Flavonoide

Beeren, zum Beispiel Weißdornbeeren, Heidelbeeren, schwarze Johannisbeeren und Brombeeren, sowie Kirschen scheinen bei der Vorbeugung und Behandlung von Krampfadern nützlich zu sein. Sie haben einen sehr hohen Gehalt an Proanthocyanidinen und Anthocyanidinen.[6–8] Diese Flavonoide können bekanntermaßen die Funktion und Integrität des Gefäßsystems verbessern. Extrakte aus einigen dieser Früchte werden in Europa bei verschiedenen Kreislauferkrankungen eingesetzt.

Eine weitere reiche Flavonoidquelle ist Buchweizen *(Fagopyrum esculentum)*, der einen hohen Rutingehalt aufweist. In einer placebokontrollierten Doppelblindstudie erhielten 77 Patienten mit chronischer venöser Insuffizienz 12 Wochen lang entweder Placebo- oder Buchweizentee. Der Tee wurde auf 5 Prozent Gesamtflavonoide standardisiert, was eine tägliche Dosierung von 270 Milligramm Rutin ergab. In der behandelten Gruppe war eine statistisch signifikante Reduktion des gesamten Flüssigkeitsvolumens im Bein zusammen mit statistisch unbedeutenden Verbesserungen der Kapillardurchlässigkeit und der Symptome zu beobachten. Es wurden keine negativen Auswirkungen festgestellt.[9]

Der Verzehr dieser Früchte, ihrer Extrakte oder anderer flavonoidreicher Extrakte wie aus Traubenkern oder Kiefernrinde (Pycnogenol) ist sowohl für Personen mit Krampfadern als auch zur Krampfaderprävention angezeigt. Die Wirksamkeit dieser Extrakte hängt davon ab, inwieweit sie Folgendes bewirken:

- Die Empfindlichkeit der Kapillare reduzieren
- Die Integrität der Venenwand erhöhen
- Den Muskeltonus der Vene verbessern

Zahlreiche Doppelblindstudien mit Pycnogenol haben die Wirksamkeit von oligomeren Proanthocyanidinen bei chronischer venöser Insuffizienz bestätigt. Pycnogenol hat die Fähigkeit, einen venösen Ulkus zu verkleinern,[10, 11] die Schwellungen und Blutgerinnsel, die bei Flugreisen auftreten, die nächtlichen Muskelschmerzen sowie andere Anzeichen und Symptome einer chronisch venösen Insuffizienz zu reduzieren.[12–16]

Das nützlichste einzelne Flavonoid bei Krampfadern ist möglicherweise mikronisiertes Diosmin. Die Mikronisierung erfolgt durch einen Hightech-Mahlprozess, bei dem ein Luftstrahl mit Überschallgeschwindigkeit Standardpartikel mit einer Größe von mehr als 20 Mikrometern auf weniger als 2 Mikrometer verkleinert. In der Folge können die Partikel besser und schneller absorbiert werden, und ihre erhöhte Bio-Verfügbarkeit führt zu einer höheren klinischen Wirksamkeit. Mikronisiertes Diosmin hat sich bei der Heilung von Krampfadern, venösen Geschwüren und Hämorrhoiden als erhebliche Unterstützung erwiesen.[17–20]

Pflanzliche Arzneimittel

Rosskastanie

Die Rosskastanie *(Aesculus hippocastanum)* stammt aus Westasien und ist heute in der ganzen Welt verbreitet. Die Samen – die Kastanien – der Rosskastanie werden seit Jahrhunderten wegen ihrer Fähigkeit geschätzt, Hämorrhoiden und Krampfadern zu lindern. Diese historische Anwendung hat schließlich zur Entwicklung topischer und oraler Präparate mit bestätigtem klinischem Nutzen für diese Erkrankungen geführt.[21, 22]

Inhaltsstoffe der Rosskastanie (Aescin, Proanthocyanidin und Aesculin) haben eine Reihe von positiven Wirkungen bei der Behandlung von Krampfadern gezeigt. Alle drei aktiven Komponenten besitzen nachweislich antioxidative und weitere signifikante Schutz- und venentonisierende Wirkungen. Sie können zudem Enzyme hemmen, die venöse Strukturen wie Kollagenase, Hyaluronidase, Betaglucuronidase und Elastase zerstören, und so die Integrität und Funktion kritischer venöser Strukturen verbessern. Darüber hinaus verhindert Rosskastanienextrakt, dass sich in Krampfadern weiße Blutkörperchen ansammeln. Offensichtlich wirkt Rosskastanienextrakt, indem er Gefäßundichtigkeit vorbeugt und gleichzeitig den Tonus der Vene selbst steigert.[23]

Der therapeutische Nutzen des Rosskastanienextraktes wurde in mehr als 16 klinischen Doppelblindstudien bestätigt, die bei der Behandlung von Krampfadern und Thrombophlebitis eine positive Wirkung nachwiesen.[21] Tatsächlich scheinen auf Aescin standardisierte Extrakte aus Rosskastanienextrakt so wirksam zu sein wie Kompressionsstrümpfe, jedoch ohne wie diese die Betroffenen zu beeinträchtigen. In einer gut konzipierten Studie wurde bei 240 Patienten mit Krampfadern die Wirksamkeit von Rosskastanienextrakt im Vergleich zu Kompressionsstrümpfen untersucht.[24] Die Patienten erhielten 12 Wochen lang entweder Rosskastanienextrakt (täglich 50 Milligramm Aescin), Kompressionsstrümpfe oder ein Placebo. Die Wirksamkeit wurde mit einem Phlethysmografen bewertet, einem Gerät, das das Flüssigkeitsvolumen im Bein misst. Nach der 12-wöchigen Studie verringerte sich das Flüssigkeitsvolumen im stärker betroffenen Bein mit der Kompressionstherapie um durchschnittlich 56,5 Milliliter und mit Rosskastanienextrakt um 53,6 Milliter, während es mit dem Placebo um 9,8 Milliliter anstieg.

Bei der Behandlung von Krampfadern kann Aescin sowohl oral als auch topisch verabreicht werden. Das topische Präparat ist auch bei der Behandlung von Hämatomen nützlich, da Aescin die Kapillarbrüchigkeit mindert und abschwellend wirkt.

Gotu Kola

Bei oraler Verabreichung zeigte ein Extrakt aus Gotu Kola (*Centella asiatica,* auch Indischer Wassernabel genannt) mit 70 Prozent Triterpensäuren (Asiatsäure, Madecassinsäure und Asiaticoside) beeindruckende klinische Ergebnisse bei der Behandlung von Cellulite, venöser Insuffizienz der unteren Extremitäten und Krampfadern.[25–28] Die Wirkung von *Centella* bei venöser Insuffizienz und Krampfadern scheint mit ihrer Fähigkeit zusammenzuhängen, die Bindegewebsstruktur zu verbessern, die Verhärtung der Vene zu verringern und die Durchblutung zu verbessern.

Mäusedorn

Der (stechende) Mäusedorn *(Ruscus aculeatus),* auch Dornmyrte, gehört zur Familie der Liliengewächse und ist im Mittelmeerraum heimisch. Das Rhizom des Mäusedorns wird seit Langem bei der Behandlung von Venenerkrankungen wie Hämorrhoiden und Krampfadern eingesetzt. Die aktiven Inhaltsstoffe des Mäusedorns sind Ruscogenine. Diese Verbindungen besitzen nachweislich eine breite Palette pharmakologischer Wirkungen, einschließlich entzündungshemmender und tonischer Wirkungen auf die Blutgefäße. In Europa wird Mäusedornextrakt sowohl innerlich als auch äußerlich umfassend bei der Behandlung von Krampfadern und Hämorrhoiden eingesetzt. In klinischen Doppelblindstudien zeigten sich diese Präparate sowohl bei der Symptomlinderung als auch bei der Verbesserung des venösen Blutflusses von Nutzen.[29–31]

Bromelain und andere fibrinolytische Verbindungen

Personen mit Krampfadern haben eine verminderte Fähigkeit, Fibrin abzubauen.[32] Dies ist insofern äußerst wichtig, als Fibrin im Gewebe in der Nähe der Krampfadern abgelagert wird. Durch das vorhandene Fibrin und Fett wird die Haut hart und »knotig« (Lipodermatosklerose). Darüber hinaus steigert eine verminderte fibrinolytische Aktivität das Risiko der Gerinnselbildung, die zu Thrombophlebitis, Myokardinfarkt, Lungenembolie oder Schlaganfall führen kann.

Kräuter und Gewürze, die die fibrinolytische Aktivität des Blutes erhöhen, sind daher angezeigt. Chili (*Capsicum*, Cayenne),[32] Knoblauch,[33] Zwiebeln[34] und Ingwer[35] fördern den Fibrinabbau. Der reichliche Verzehr dieser Gewürze in Speisen wird für Menschen mit Krampfadern und anderen Erkrankungen des Herz-Kreislauf-Systems empfohlen.

Das proteolytische Enzym Bromelain aus Ananas scheint auch bei der Behandlung von Krampfadern angezeigt zu sein. Venenwände sind eine wichtige Quelle für Plasminogenaktivatoren, die den Abbau von Fibrin fördern. Bei Venen, die zu Krampfadern geworden sind, ist der Plasminogen-Aktivatorgehalt verringert. Bromelain wirkt ähnlich wie ein Plasminogenaktivator, der den Fibrinabbau verursacht.[36]

Eine weitere nützliche Substanz ist Nattokinase aus Natto, einem traditionellen japanischen Gericht, das aus mit *Bacillus subtilis* fermentierten Sojabohnen hergestellt wird. Nattokinase ist ein proteinverdauendes Enzym, das eine starke fibrinolytische und thrombolytische (gerinnungshemmende) Aktivität aufweist und ein erhebliches Potenzial besitzt, mit Gerinnung und übermäßigen Fibrinablagerungen verbundene Herz-Kreislauf-Erkrankungen zu verbessern.[37]

Bromelain und Nattokinase können helfen, die Entwicklung der harten knotigen Haut um die Krampfadern zu verhindern.

Schnellüberblick

- Eine ballaststoffreiche Ernährung hilft, Krampfadern vorzubeugen.
- Mit flavonoidreichen Extrakten können die Venen gestärkt werden.
- Mehrere Kräuterextrakte wirken nachweislich als Venentonikum – als Mittel, die die Struktur, Funktion und den Tonus der Venen verbessern – und liefern hervorragende klinische Ergebnisse.

Behandlungsübersicht

Die oben beschriebene konservative Therapie sollte bei Patienten mit Krampfadern so früh wie möglich begonnen werden. Sie kann das Fortschreiten aufhalten und verhindern, dass eine aggressivere Therapie erforderlich wird. Beachten Sie, dass Geduld erforderlich ist, da die Verbesserung der Venenstruktur und -funktion Zeit braucht.

Ernährung

Befolgen Sie die Empfehlungen im Kapitel »Eine gesunde Ernährung«. Die Ernährung sollte definitiv ballaststoffreich sein und reichlich Proanthocyanidin- und anthocyanidinreiche Nahrungsmittel wie Brombeeren, Kirschen und Heidelbeeren enthalten. Knoblauch, Zwiebeln, Ingwer und Chili (*Capsicum*, Cayenne) sollten ebenfalls reichlich verzehrt werden.

Nahrungsergänzungsmittel

- Ein hochpotentes Multivitamin-Mineralstoffpräparat, wie im Kapitel »Supplementierung« beschrieben
- Vitamin D_3: täglich 2000–4000 IE (idealerweise Blutwerte messen und die Dosierung entsprechend anpassen)
- Fischöl: täglich 1000 Milligramm EPA + DHA
- Folgendes kann als Ergänzung nützlich sein:
  - → Bromelain (mindestens 1500 MCU [Milchgerinnungseinheiten]): dreimal täglich 500–750 Milligramm zwischen den Mahlzeiten
  - → Nattokinase: täglich 100 Milligramm (2000 FU [fibrinolytische Einheit])

Pflanzliche Arzneimittel

Eines oder mehrere der folgenden Mittel:

- Mikronisiertes Diosmin: täglich 500–1000 Milligramm
- Traubenkernextrakt (mehr als 95 Prozent oligomere Proanthocyanidine): täglich 150–300 Milligramm
- Kiefernrindenextrakt (mehr als 95 Prozent oligomere Proanthocyanidine): täglich 150–300 Milligramm
- Rosskastanie:
  - → Wurzelrinde: dreimal täglich 500 Milligramm
  - → Aescin: zwei- bis dreimal täglich 50 Milligramm (alternativ können Aescinpräparate in einer einprozentigen Konzentration topisch angewendet werden)
- Gotu-Kola- *(Centella asiatica)* Extrakt (70 Prozent Triterpensäuregehalt): dreimal täglich 30 Milligramm
- Mäusedornextrakt (9–11 Prozent Ruscogeningehalt): dreimal täglich 100 Milligramm

LEBENSMITTELALLERGIE

- Deutliche Verschlimmerung von Symptomen und Anzeichen einer mit Lebensmittelallergie einhergehenden Erkrankung während einer Eliminationsdiät
- Ein aussagekräftiger Lebensmittelallergietest führt zu positiven Ergebnissen.
- Typische Anzeichen einer Allergie:
  - dunkle Augenringe
  - Schwellungen unterhalb der Augen
  - Querfalten im Unterlid
  - chronische (nicht-zyklische) Wassereinlagerungen
  - chronisch geschwollene Drüsen

Bei einer Lebensmittelallergie kommt es zu einer negativen Reaktion beim Verzehr eines bestimmten Nahrungsmittels. Die Reaktion kann vom Immunsystem vermittelt (kontrolliert und beeinflusst) werden oder auch nicht. Verursacht werden kann die Reaktion von einem Protein, einer Stärke oder einer anderen Komponente des Lebensmittels, etwa einem Farbstoff oder einem Konservierungsmittel.

Zu einer klassischen Lebensmittelallergie kommt es, wenn ein zugeführtes Lebensmittelmolekül als *Antigen* – eine Substanz, die durch einen Antikörper gebunden werden kann – agiert. Antikörper sind die von den weißen Blutkörperchen produzierten Eiweißmoleküle, die sich an fremde Substanzen binden, in diesem Fall verschiedene Komponenten von Lebensmitteln. Das Nahrungsmittelantigen wird durch Antikörper gebunden, die IgE (Immunglobulin E) genannt werden, um unverzügliche Reaktionen hervorzurufen, und an IgG und IgM für verzögerte Reaktionen. Die IgE-Antikörper sind spezialisierte Immunglobuline (Proteine), die sich an spezialisierte weiße Blutkörperchen binden, welche als *Mastzellen* und *Basophile* bekannt sind. Wenn IgE und Lebensmittelantigen sich an eine Mastzelle oder ein Basophil binden, werden *Histamine* freigesetzt, die wiederum Schwellungen und Entzündungen verursachen. Die Mechanismen, die zu Allergiesymptomen führen, werden weiter unten beschrieben.

Andere Bezeichnungen, die für eine Lebensmittelallergie häufig benutzt werden, sind Lebensmittelüberempfindlichkeit, -anaphylaxie, -abneigung oder -unverträglichkeit, pharmakologische (medikamentenähnliche) Reaktion auf Nahrung, Stoffwechselreaktion auf Nahrung oder Lebensmittelsensitivität.

Lebensmittelallergien wurden erstmals von dem griechischen Arzt Hippokrates erkannt, der feststellte, dass Milch zu Magenverstimmung und Nesselsucht führen kann. Er schrieb: »Für viele ist dies der Beginn einer ernsthaften Erkrankung, wenn sie nur zweimal täglich die gleiche Speise essen, die sie sonst nur einmal zu sich nehmen.«[1]

Lebensmittelallergien gehen mit einer langen Reihe von Krankheitsbildern einher, die so gut wie jeden Teil des Körpers betreffen können – von schwachen, aber lästigen Symptomen wie Magenverstimmungen und Gastritis bis hin zu schweren Erkrankungen wie Multipler Sklerose, rheumatoider Arthritis und chronischen Infektionen. Allergien stehen zudem mit zahlreichen Störungen des zentralen Nervensystems in Zusammenhang, darunter Depression, Angstzuständen und chronischer Erschöpfung. Die Symptome, die während einer allergischen Reaktion entstehen, hängen vom Ort der Immunsystemaktivierung, von den beteiligten Entzündungsmediatoren und von der Empfindlichkeit des Gewebes gegenüber bestimmten Mediatoren ab. Wie die Tabelle Seite 600 zeigt, sind Lebensmittelallergien mit vielen häufigen Symptomen und gesundheitlichen Problemen verbunden.

Das Ausmaß des Problems

Die Häufigkeit von Lebensmittelallergien nahm in letzter Zeit dramatisch zu. In den USA haben schätzungsweise 6 Prozent aller Kinder und 4 Prozent aller Erwachsenen IgE-vermittelte Lebensmittelallergien,[2] und 20 Prozent haben wegen unliebsamer Reaktionen auf Nahrungsmittel ihre Ernährung umgestellt.[3,4] Einige Ärzte glauben, dass Lebensmittelallergien die häufigste Ursache nicht diagnostizierter Symptome

Häufige mit Lebensmittelallergien/-unverträglichkeit einhergehende Symptome und Krankheiten	
System	**Symptome und Krankheiten**
Magen-Darm-Trakt	Aphthen, Zöliakie, chronischer Durchfall, Zwölffingerdarmgeschwüre, Gastritis, Reizdarmsyndrom, Resorptionsstörungen, Colitis ulcerosa
Urogenitaltrakt	Bettnässen, chronische Blasenentzündung, nephrotisches Syndrom
Immunsystem	Chronische Infektionen, häufige Mittelohrentzündungen
Mental/emotional	Angst, Depression, Hyperaktivität, Konzentrationsunfähigkeit, Schlaflosigkeit, Reizbarkeit, Verwirrtheit, Persönlichkeitsveränderungen, Krampfanfälle
Bewegungssystem	Schleimbeutelentzündung, Gelenkschmerzen, Schmerzen im unteren Rücken
Atemwege	Asthma, chronische Bronchitis, pfeifende Atmung
Haut	Akne, Ekzeme, Nesselausschlag, Jucken, Exantheme
Sonstige	Herzrhythmusstörungen, Ödeme, Ohnmacht, Müdigkeit, Kopfschmerzen, Hypoglykä-mie, Jucken in Nase oder Hals, Migräne, Sinusitis

sind und mindestens 60 Prozent aller Amerikaner unter Symptomen leiden, die auf Nahrungsreaktionen zurückgehen.

Die Hauptursachen der gestiegenen Fälle von Lebensmittelallergien sind anscheinend übermäßiger regelmäßiger Konsum einer begrenzten Anzahl von Lebensmitteln (die oft in Fertiggerichten versteckt sind) und die vielen den Lebensmitteln zugesetzten Konservierungsmittel, Stabilisatoren, künstlichen Farben und Aromen.[5] Nach Meinung einiger Wissenschaftler und Ärzte ist die steigende chemische Verschmutzung von Luft, Wasser und Nahrung schuld. Beispielsweise können Lebensmittel durch die Anwendung von Pestiziden in der Landwirtschaft kontaminiert sein.

Weitere mögliche Gründe für die Zunahme von Lebensmittelallergien sind zum Beispiel früheres Abstillen und frühere feste Kost für Babys, die genetische Manipulation von Pflanzen, die zu Lebensmittelkomponenten mit stärkeren allergenen Eigenschaften führt, und eine gestörte Verdauung (vor allem Salzsäure- und/oder Pankreasenzymmangel). Auch eine unvollständige Verdauung und eine zu große Durchlässigkeit der Darmwände tragen zum Risiko, gegen Lebensmittel allergisch zu werden, bei.

Ursachen

Lebensmittelallergien sind nachweislich oft vererbt. Haben beide Elternteile Allergien, sind ihre Kinder zu 67 Prozent ebenfalls betroffen. Wenn nur ein Elternteil Allergiker ist, ist das Risiko für die Kinder immer noch hoch, sinkt aber auf 33 Prozent. Man vermutet, dass bei Personen, die zu Lebensmittelallergien neigen, die Anzahl und das Verhältnis bestimmter weißer Blutkörperchen, der T-Lymphozyten oder T-Zellen, abnormal sind. Vor allem haben diese Menschen fast 50 Prozent mehr Helfer-T-Zellen als nicht allergische Individuen. Diese Zellen helfen anderen weißen Blutkörperchen, Antikörper zu bilden.

Bei Menschen, die anfällig für Lebensmittelallergien sind, ist die Allergieschwelle niedriger, weil sie mehr Helfer-T-Zellen im Blutkreislauf haben. Deshalb reagieren sie bereits auf geringe allergene Reize. Die eigentliche allergische Reaktion kann durch eine Vielzahl von Stressoren ausgelöst werden, die das Immunsystem beeinträchtigen, zum Beispiel körperliches oder emotionales Trauma, übermäßigen Medikamentenkonsum, Immunisierungsreaktionen, häufigen Verzehr eines bestimmten Nahrungsmittels und/oder Umweltgifte.

Schlechte Verdauung und mangelhafte Integrität der Darmbarriere sind weitere Faktoren, die zu Lebensmittelallergien führen können. Werden die zugeführten Proteine richtig gekaut und verdaut, so werden sie zu 90 Prozent vollständig aufgespalten und als Aminosäuren und kleine Peptide absorbiert. Doch auch nur teilweise verdaute Proteine sind in der Lage, die Darmbarriere zu überwinden und in den Blutkreislauf zu gelangen. Diese größeren Moleküle können eine allergische Reaktion hervorrufen, die entweder direkt an der Darmbarriere oder auch irgendwo anders im Körper stattfindet.

Menschen mit Lebensmittelallergien brauchen häufig zusätzlich Salzsäure und/oder Pankreasenzyme (siehe das Kapitel »Verdauung und Ausscheidung«). Unvollständig verdaute Proteine können das Immunsystem beeinträchtigen und zu lang anhaltenden Allergien und häufigen Infektionen führen.

Stress

In stressreichen Zeiten entstehen oder verschlimmern sich Lebensmittelallergien häufig. Das ist vermutlich die Folge eines stressbedingten Anstiegs der Konzentration sekretorischer IgA. Diese spielen bei der Auskleidung der Schleimhaut im Darmtrakt eine wichtige Rolle, wo sie vor dem Eindringen fremder Substanzen in den Körper schützen. Anders gesagt: IgA fungieren als Barriere gegen das Eindringen von Nahrungsantigenen. Bei einem IgA-Mangel in der Darmwand steigt die Absorption von Nahrungsallergenen und mikrobieller Antigene drastisch an. Schon ein kurzfristiges IgA-Defizit prädisponiert eine Person für die Entstehung einer Lebensmittelallergie. Menschen mit Lebensmittelallergien haben für gewöhnlich niedrige IgA-Spiegel, wodurch sie besonders anfällig sind.

Immunsystem und Lebensmittelallergien

Die meisten Lebensmittelallergien werden vom Immunsystem als Folge des Zusammenspiels aus zugeführtem Essen, Verdauungstrakt, weißen Blutkörperchen und nahrungsspezifischen Antikörpern wie IgE, IgG und IgM vermittelt. Unser Essen stellt die größte antigene Herausforderung dar, vor der das menschliche Immunsystem steht – egal, ob man unter Lebensmittelallergien leidet oder nicht. Wenn Antigene aus der Nahrung das Immunsystem aktivieren, bewirken weiße Blutkörperchen und Antikörper zusammen eine Immunantwort, die unter bestimmten Umständen negative Auswirkungen haben kann.

Es gibt fünf Hauptfamilien von Antikörpern: IgE, IgD, IgG, IgM und IgA. IgE sind hauptsächlich an der klassischen unmittelbaren Reaktion beteiligt, während die anderen anscheinend mit verzögerten Reaktionen zu tun haben, wie sie bei der zyklischen Art von Lebensmittelallergie (die immer mal wieder kommt und geht) zu sehen sind. Obwohl es eigentlich die Aufgabe des Immunsystems ist, vor Infektionen und Krebs zu schützen, können anomale Immunreaktionen zu Gewebeschäden und Krankheiten führen. Lebensmittelallergien sind hier nur eine mögliche Ausdrucksform.

Immunvermittelte Reaktionen lassen sich in vier Arten unterteilen: Typ I – unmittelbare Überempfindlichkeitsreaktion, Typ II – zytotoxische Reaktionen, Typ III – immunkomplexvermittelte Reaktionen und Typ IV – T-Zellen-abhängige Reaktionen.

Typ I: unmittelbare Überempfindlichkeitsreaktion

Typ-I-Reaktionen treten höchstens 2 Stunden nach dem Verzehr eines allergieauslösenden Nahrungsmittels auf. Durch diese schnelle Reaktion ist es leicht, das entsprechende Lebensmittel zu identifizieren – ein Nesselausschlag nach dem Verspeisen von Erdbeeren macht den Zusammenhang eindeutig. Antigene binden sich an vorgeformte IgE-Antikörper, die sich an die Oberfläche der Mastzelle oder des Basophils heften, und veranlassen die Freisetzung von Mediatoren wie Histaminen und Leukotrienen. Die Folge können unterschiedliche allergische Symptome sein, je nachdem, wo sich die Mastzellen befinden: Im Nasengang kommt es zu verstopften Nebenhöhlen, in den Atemwegen zu Verengungen (Asthma), in der Haut zu Ausschlag und Ekzemen, in den Synovialzellen, die die Gelenke säumen, zu Arthritis, in der Darmschleimhaut zu Entzündungen mit daraus resultierender Malabsorption und möglicherweise Durchfall und im Gehirn zu Kopfschmerzen, Gedächtnisverlust und Benommenheit. Schätzungsweise 10–15 Prozent aller Lebensmittelallergien sind Reaktionen vom Typ I.

Das orale Allergiesyndrom ist eine unmittelbare Typ-I-Reaktion, bei der die Symptome normalerweise auf Lippen und Mundhöhle beschränkt sind. Bei empfindlichen Menschen tritt es nach der Aufnahme von Proteinen in Pollen und rohen Früchten, Nüssen oder Gemüsen auf. Normalerweise erscheinen die Symptome – Jucken, Kribbeln, Röte und Schwellung von Lippen, Mund und Hals – innerhalb von 5 Minuten nach dem Verspeisen der allergenen Substanz. Gekochte Nahrungsmittel lösen solche Reaktionen nur selten aus, weil die Proteinformen beim Erhitzen und Verdauen verändert werden.

Typ II: zytotoxische Reaktionen

Bei zytotoxischen Reaktionen binden sich entweder IgG- oder IgM-Antikörper an zellgebundene Antigene. Diese Antigen-Antikörper-Verbindung aktiviert Faktoren, die zur Zerstörung der Zelle führen, an die das Antigen gebunden ist. Am häufigsten kommt diese Reaktion auf Antibiotika oder andere Medikamente vor, wenn IgG-Antikörper sich an rote Blutkörperchen heften und sie schließlich zerstören (Hämolyse); dies kann zu Anämie führen. Der gleiche Prozess kann in Darmzellen auftreten.

Typ III: immunkomplexvermittelte Reaktionen

Immunkomplexe entstehen, wenn Antigene sich an Antikörper binden. Normalerweise werden sie von weißen Blutkörperchen (Makrophagen) in der Leber und der Milz entsorgt. Doch wenn große Mengen Immunkomplexe zirkulieren oder Histamine und andere Amine vorhanden sind, die die vaskuläre Durchlässigkeit erhöhen, können sich diese Immunkomplexe in Geweben ablagern und dort zu Schäden führen.

Solche Reaktionen gehören zu den verzögerten Allergiereaktionen, die häufig mehr als 2 Stunden oder sogar mehrere Tage nach dem Kontakt auftreten. An dieser Art von Allergie sind erwiesenermaßen IgG- und IgG4-Immunkomplexe beteiligt. Sie spielen schätzungsweise bei 80 Prozent aller Lebensmittelallergien eine Rolle.

Typ IV: T-Zellen-abhängige Reaktionen

Diese verzögerten Reaktionen werden hauptsächlich von bestimmten weißen Blutkörperchen, den T-Lymphozyten, vermittelt. Die Reaktion entsteht, wenn ein Allergen in Kontakt mit der Haut, den Atemwegen oder dem Magen-Darm-Trakt oder anderen Körperoberflächen gerät, sensibilisierte T-Zellen stimuliert und innerhalb von 36 bis 72 Stunden Entzündungen hervorruft. An Typ-IV-Reaktionen sind keine Antikörper beteiligt. Beispiele sind Kontaktdermatitis (etwa durch Giftefeu), allergische Colitis und regionale Ileitis.

Weitere Mechanismen, die Lebensmittelallergien auslösen

Viele negative Reaktionen auf Nahrungsmittel werden nicht vom Immunsystem ausgelöst, sondern von inflammatorischen Mediatoren (zum Beispiel Histamin, Prostaglandinen, Leukotrienen, SRS-A, Serotonin, plättchenaktivierendem Faktor oder Kininen), die von Mastzellen und anderen weißen Blutkörperchen freigesetzt werden. Auch Lebensmittel mit hohem Histamingehalt oder histaminfreisetzender Wirkung können zu allergieähnlichen Reaktionen führen.

Zyklische und fixe Lebensmittelallergien

Naturheilkundler und andere ernährungsorientierte Ärzte teilen aus klinischer Sicht Lebensmittelallergien in zwei grundlegende Typen ein: zyklisch und fix.

Zyklische Allergien entwickeln sich allmählich durch den wiederholten Verzehr eines Nahrungsmittels. Wird die allergieauslösende Speise eine Zeit lang gemieden (normalerweise länger als 4 Monate), kann sie danach eventuell wieder vertragen werden, sofern sie nicht wieder zu häufig konsumiert wird. Zyklische Allergien machen 80–90 Prozent aller Lebensmittelallergien aus.

Fixe Allergien treten immer dann auf, wenn ein bestimmtes Lebensmittel gegessen wird, egal wie viel Zeit seit dem letzten Konsum verstrichen ist. Anders gesagt: Bei fixen Allergien bleibt man sein ganzes Leben lang auf dieses Nahrungsmittel allergisch.

Diagnostische Erwägungen

Für die Diagnose werden zumeist zwei Arten von Tests durchgeführt: Provokationstests und Laboruntersuchungen. Jede Methode hat ihre Vor- und Nachteile. Provokationstests verursachen keine zusätzlichen Kosten, man braucht dafür aber viel Motivation; zudem ist die Feststellung des Allergens subjektiv und daher anfällig für Fehler und Störfaktoren wie Stress oder Umweltbelastung. Labormethoden wie Bluttests liefern die unmittelbare Bestimmung der Allergene, sind aber kostspieliger und beziehen sich lediglich auf die speziell gemessenen Antikörper.

Eliminationsdiät und Provokationsmethode

Viele Ärzte glauben, die Provokationsmethode sei die beste Art, um Lebensmittelunverträglichkeiten zu diagnostizieren. Provokationsmethoden lassen sich grob in zwei Kategorien einteilen. Kategorie 1: Nach einer Eliminationsdiät (auch als oligoantigene Diät bezeichnet) werden verdächtige Nahrungsmittel wiedereingeführt. Kategorie 2: Nach einer Wasserfastenkur folgt ein Provokationstest.

Bei der Eliminationsdiät erhält der Patient eine eingeschränkte Kost. Normalerweise verzehrte Speisen werden gestrichen und entweder gegen hypoallergene Lebensmittel oder spezielle hypoallergene Ersatzpräparate ausgetauscht.[6–8] Je weniger allergen wirkende Nahrung aufgenommen wird, desto leichter lässt sich mit der Eliminiationsdiät eine Diagnose stellen.

Die Standardeliminationsdiät besteht aus Lamm, Hühnchen, Kartoffeln, Reis, Bananen, Äpfeln und Gemüse aus der Kohlfamilie, etwa Kopfkohl, Rosenkohl oder Brokkoli. Daneben gibt es auch andere geeignete Varianten dieser Diät. Doch es ist äußerst wichtig, keine allergenen Lebensmittel zu sich zu nehmen. Diese limitierte Diät hält man mindestens eine Woche oder auch bis zu einem Monat ein. Gehen die Symptome für eine Lebensmittelempfindlichkeit zurück, so verschwinden sie normalerweise am fünften oder sechsten Tag der Diät. Halten die Symptome jedoch an, besteht die Möglichkeit, dass eine Reaktion auf einen Bestandteil der Eliminationsdiät dafür verantwortlich ist. In diesem Fall muss die Diät noch weiter eingeschränkt werden.

Nach der Eliminitionsphase werden jeden zweiten Tag einzelne Nahrungsmittel wiedereingeführt. Die Methoden variieren von einem einzigen Lebensmittel alle 2 Tage bis zu einem Lebensmittel bei jeder oder bei jeder zweiten Mahlzeit. Normalerweise entwickelt man nach der »Reinigungsphase« eine größere Sensitivität gegen allergene Nahrung. Die Wiedereinführung solcher Lebensmittel führt normalerweise zu schwereren oder deutlicher erkennbareren Symptomen als zuvor. Es gilt, alles sorgfältig und detailliert zu notieren: wann welche Lebensmittel eingeführt wurden und welche Symptome danach auftraten.[9]

Für viele Menschen sind Eliminationsdiäten die praktikabelste Methode, Allergene aufzuspüren. Da die Reaktionen auf allergene Speisen dramatisch sein können, ist die Motivation, diese zu eliminieren, hoch. Die Nachteile dieser Methode: Sie ist zeitaufwendig und erfordert Disziplin und Motivation.

Labormethoden

Für die Diagnostizierung von Lebensmittelallergien gibt es zwei populäre Labortests: den Hautpricktest und Blutuntersuchungen, die den Antikörperspiegel in Relation zu Lebensmittelantigenen messen.

Pricktest

Den Pricktest wird von Allergologen hauptsächlich bei IgE-vermittelten Allergien eingesetzt. Weil aber nur 10–15 Prozent aller Lebensmittelallergien von IgE vermittelt werden, ist dieser Test für die Diagnostizierung der meisten Lebensmittelallergien von geringem Wert. Dennoch werden häufig Hauttests durchgeführt, und bei IgE-vermittelten Lebensmittelallergien liefern sie gute Informationen.

Beim Pricktest wird die Haut des Patienten eingeritzt und auf dieser Stelle ein Lebensmittelextrakt aufgebracht. Hat der Patient erhöhte IgE-Werte bezüglich dieses Lebensmittels, bilden sich unmittelbar Quaddeln, weil das Allergen mit IgE-sensitiven Zellen in der Haut reagiert.

Bluttest

Die meisten ernährungsorientierten Ärzte nutzen heute Bluttests zur Bestimmung von Lebensmittelallergien. Solche Tests sind praktisch, aber kostenintensiv. Der ELISA-Test (ELISA = *enzyme-linked immunosorbent assay*) ist der zurzeit beste und populärste erhältliche Labortest und zudem der mit dem vernünftigsten Preis. Er kann IgE-, IgG-, IgG4-, IgM- und IgA-Antikörper messen und deshalb sowohl unmittelbare als auch verzögerte allergische Reaktionen feststellen.

Einer der wichtigsten Vorzüge des ELISA-Tests gegenüber anderen Labormethoden ist seine Fähigkeit, IgG4-Antikörper zu messen. Früher glaubte man, diese Antikörperunterklasse wirke blockierend und schütze deshalb vor Allergien. Wie man inzwischen jedoch weiß , wirken IgG4-Antikörper sogar bei der Produktion allergischer Reaktionen mit.[10] Eine Studie mit Asthmatikern etwa bestätigte, dass durch das Inhalieren von Antigenen, die sich nicht an IgE-Antikörper, sondern an IgG4 binden, Asthmaanfälle hervorgerufen werden können.[11] Diese Ergebnisse lassen darauf schließen, dass IgG4-Antikörper als allergische Antikörper wirken, vor allem gegen Lebensmittelantigene.[12] Dennoch ist die Kombination aus IgE und IgG4 die beste Lösung, vor allem im Vergleich zu Hauttests.[13]

Neuere ELISA-Analysen auf dem Markt – ImmunoCAP (von Phadia), Immulite (von Siemens) und Turbo RAST (von Hycor) – sind sehr sensitiv, aber derzeit (Stand 2012) erkennen sie ausschließlich IgE-Antikörper.[14–16]

Andere Verfahren

Energetische Methoden, Lebensmittelunverträglichkeiten zu ermitteln (Elektroakupunktur nach Voll, Vegatest, Carrolltest, angewandte Kinesiologie, integrative Elektroakupunktur und Bioresonanztherapie), zytotoxische Lebensmittelallergietests und »Nambudripad's Allergy Elimination Techniques« (NAET) sind Beispiele dafür, wie alternative Mediziner auf Lebensmittelsensitivitäten und -unverträglichkeiten testen. Doch wissenschaftliche Studien darüber wurden entweder noch nicht durchgeführt, um ihren klinischen Wert zu bestätigen, oder aber sie haben diese Methoden als unzuverlässig und klinisch fragwürdig eingestuft.[17–24]

Therapeutische Überlegungen

Die einfachste und effektivste Methode, Lebensmittelallergien zu behandeln, ist die Vermeidung der allergieauslösenden Nahrungsmittel. Durch die Eliminierung allergener Antikörper aus der Kost verbessern sich die damit einhergehenden Symptome, sobald der Körper sich selbst von den Antigen-/Antikörperkomplexen gereinigt hat und alle verbliebenen Reste aus dem Darmtrakt entfernt sind (das dauert normalerweise 3–5 Tage). Man muss aber nicht nur die Lebensmittel in ihrem erkennbaren Zustand meiden (zum Beispiel Eier in einem Omelett), sondern auch in versteckter Form (zum Beispiel Eier im Brot). Bei schwerwiegenden Reaktionen kann es auch erforderlich sein, nahe verwandte Lebensmittel mit ähnlichen antigenen Komponenten zu streichen (zum Beispiel sollten Patienten mit schwerer Weizenallergie auch auf Reis und Hirse verzichten) . Allergene Nahrungsmittel zu meiden ist eventuell nicht einfach oder praktikabel, und zwar aus mehreren Gründen:

- Gängige allergen wirkende Lebensmittel wie Weizen, Mais und Soja finden sich in vielen verarbeiteten Nahrungsmitteln.
- Beim Essen außer Haus ist es oft schwierig herauszufinden, welche Zutaten in den gekauften Artikeln und Restaurantgerichten verarbeitet sind.
- Die Anzahl der Lebensmittel, gegen die eine Person allergisch ist, kann sich drastisch erhöhen.

Häufig ist es – psychologisch, sozial und ernährungsspezifisch – schwierig, viele gängige Lebensmittel auf einmal aus der Ernährung zu streichen. Aber es ist oft die beste Herangehensweise.

Abwechslungsreiche Rotationsdiät

Nach Meinung vieler Experten ist der Schlüssel zur diätetischen Kontrolle von Lebensmittelallergien die Rotationsdiät, die Dr. Herbert J. Rinkel bereits 1934 entwickelte.[25] Sie besteht aus einer sehr abwechslungsreichen Auswahl an Nahrungsmitteln, die in einer bestimmten rotierenden Reihenfolge verzehrt werden, um die Entstehung neuer Allergien zu verhindern und bereits bestehende zu kontrollieren.

Verträgliche Lebensmittel werden mit regelmäßigen Abständen von 4 bis 7 Tagen verzehrt. Eine Person, die beispielsweise am Montag Weizen isst, muss bis Freitag warten, um wieder irgendetwas zu konsumieren, das Weizen enthält. Diese Methode basiert auf dem Prinzip, dass der unregelmäßige Konsum verträglicher Nahrungsmittel wahrscheinlich keine neuen Allergien entstehen lässt und leichte Allergien nicht verschlimmert, selbst bei sehr empfindlichen und immungeschwächten Menschen. Sobald die zuvor gestrichenen Lebensmittel wieder vertragen werden, können sie erneut in den rotierenden Speiseplan aufgenommen werden, ohne erneut die Allergie hervorzurufen (das gilt natürlich nur bei zyklischen Allergien; Lebensmittel, auf die man immer allergisch ist, sollten niemals wieder konsumiert werden).

Systematische Einteilung essbarer Pflanzen und Tiere					
GEMÜSE					
Hülsenfrüchte	**Senfgewächs**	**Petersilie**	**Kartoffel**	**Gras**	**Liliengewächs**
Bohne Erbse Erdnuss Kakaobohne Linse Sojabohne Süßholz Tamarinde	Blumenkohl Brokkoli Brunnenkresse Kopfkohl Rettich Rosenkohl Rübe Senf	Anis Karotte Koriander Kreuzkümmel Kümmel Petersilie Sellerie	Aubergine Chili Kartoffel Paprika Tabak Tomate	Gerste Hafer Mais Reis Roggen Weizen	Knoblauch Lauch Schnittlauch Spargel Zwiebel
Lorbeer	**Sonnenblume**	**Rüben**	**Buchweizen**		
Avocado Kampfer Zimt	Artischocke Kopfsalat Sonnenblume	Mangold Rote Bete Spinat	Buchweizen Rhabarber		
FRÜCHTE					
Kürbis	**Pflaume**	**Zitrusfrüchte**	**Cashew**	**Nüsse**	**Buche**
Cantaloupe Gurke Honigmelone Kürbis Melone Riesenkürbis Zucchini	Aprikose Khaki Kirsche Mandel Pfirsich Pflaume	Grapefruit Limette Mandarine Orange Tangerine Zitrone	Cashewkern Mango Pistazie	Paranuss Pecannuss Walnuss	Buchecker Kastanie Zwergkastanie
Bananen	**Palmfrüchte**	**Trauben**	**Ananas**	**Rosengewächse**	**Birke**
Banane Kochbanane Pfeilwurz	Dattel Kokosnuss Palmzucker	Rosine Traube	Ananas	Brombeere Erdbeere Hagebutte Himbeere Loganbeere	Haselnuss Lamberts- haselnuss
Apfel	**Blaubeere**	**Pawpaw**			
Apfel Birne Quitte	Blaubeere Cranberry Schwarzbeere	Papaya Pawpaw			
TIERE					
Säugetiere (Fleisch/Milch)	**Vögel (Fleisch/Eier)**	**Fische**	**Fische**	**Krustentiere**	**Weichtiere**
Hase Rind Schaf Schwein Ziege	Ente Fasan Gans Huhn Truthahn	Flunder Forelle Heilbutt Kabeljau Lachs	Makrele Sardine Schnapper Seewolf Thunfisch	Flusskrebs Garnele Hummer Krabbe Krebs	Auster Jakobsmuschel Miesmuschel Seeohr Venusmuschel

Es geht nicht einfach nur darum, einzelne verträgliche Lebensmittel rotierend zu konsumieren; auch Lebensmittelfamilien müssen rotierend verzehrt werden. Nahrungsmittel, ob tierische oder pflanzliche, gehören bestimmten Familien an. Warum es wichtig ist, diese Familien abzuwechseln, liegt daran, dass allergene Lebensmittel mit anderen aus derselben Familie kreuzreagieren können. Anders ausgedrückt: Menschen, die auf Weizen allergisch sind, produzieren Antikörper, die mit anderen Getreidesorten aus der Weizenfamilie reagieren können. Zu hoher oder zu häufiger Konsum von Nahrungsmitteln aus derselben Familie kann also zu Allergien führen. Lebensmittelfamilien müssen nicht so streng abgewechselt werden wie einzelne Nahrungsmittel, aber Menschen, die zu Lebensmittelallergien neigen, sollten Produkte derselben Familie nicht 2 Tage hintereinander konsumieren.

Vereinfachter Speiseplan für eine 4-Tage-Rotationsdiät	
Lebensmittelfamilie	**Einzelne Nahrungsmittel**
Tag 1	
Zitrusfrüchte	Zitrone, Orange, Grapefruit, Limette, Tangerine, Kumquat, Zitronatzitrone
Bananen	Banane, Kochbanane, Pfeilwurz
Palmfrüchte	Kokosnuss, Dattel, Palmzucker
Petersilie	Karotte, Pastinake, Staudensellerie, Selleriesaat, Knollensellerie, Anis, Dill, Fenchel, Kreuzkümmel, Petersilie, Koriander, Kümmel
Gewürze	Schwarzer und weißer Pfeffer, Pfefferkörner, Muskatnuss, Muskatblüte
Subucaya	Paranuss
Vögel	Alles Haus- und Wildgeflügel (Huhn, Truthahn, Ente, Gans, Perlhuhn, Taube, Wachtel, Fasan), Eier
Säfte	Säfte (vorzugsweise frische) aus allen oben aufgeführten Früchten und Gemüsen in allen gewünschten Kombinationen, aber ohne Süßungsmittel
Tag 2	
Trauben	Traube, Rosine
Ananas	Als Saft oder frisch
Rosengewächse	Erdbeere, Himbeere, Brombeere, Loganbeere, Hagebutte
Kürbisse	Wassermelone, Gurke, Cantaloupe, Zentner, Kürbis, Melone, Zucchini, Kürbiskerne
Rüben	Rote Bete, Spinat, Mangold
Hülsenfrüchte	Erbse, Kuhbohne, Trockenbohne, grüne Bohne, Johannisbrotschote, Sojabohne, Linse, Süßholz, Erdnuss, Alfalfa
Cashews	Cashewkern, Pistazie, Mango
Birke	Lambertshaselnuss, Haselnuss
Leinsamen	Leinsamen
Schwein	Schweinefleischprodukte
Weichtiere	Seeohr, Schnecke, Tintenfisch, Miesmuschel, Auster, Jakobsmuschel
Krustentiere	Krabbe, Krebs, Hummer, Garnele, Shrimps
Säfte	Säfte (vorzugsweise frische) aus allen oben aufgeführten Früchten und Gemüsen in allen gewünschten Kombinationen, aber ohne Süßungsmittel
Tag 3	
Äpfel	Apfel, Birne, Quitte
Stachelbeeren	Johannisbeere, Stachelbeere
Buchweizen	Buchweizen, Rhabarber
Astern	Kopfsalat, Chicorée, Endivie, glatte Endivie, Artischocke, Löwenzahn, Sonnenblumen-kerne, Estragon
Kartoffeln	Kartoffel, Tomate, Aubergine, Paprikaschote, Chilischote, Paprika, Cayenne, Kapstachelbeere
Liliengewächse (Zwiebeln)	Zwiebel, Knoblauch, Spargel, Schnittlauch, Lauch
Maniok	Tapioka
Kräuter	Basilikum, Bohnenkraut, Salbei, Oregano, Schwarznessel, Katzenminze, Pfefferminze, Thymian, Majoran, Zitronenmelisse
Walnüsse	Englische Walnuss, schwarze Walnuss, Pecannuss, Hickorynuss, Butternuss
Pedalium	Sesam
Buchen	Kastanie

Vereinfachter Speiseplan für eine 4-Tage-Rotationsdiät	
Salzwasserfische	Hering, Sardelle, Kabeljau, Wolfsbarsch, Meerforelle, Makrele, Thunfisch, Schwertfisch, Flunder, Seezunge
Süßwasserfische	Stör, Lachs, Weißfisch, Barsch
Säfte	Säfte (vorzugsweise frische) aus allen oben aufgeführten Früchten und Gemüsen in allen gewünschten Kombinationen, aber ohne Süßungsmittel
Tag 4	
Pflaumen	Pflaume, Kirsche, Pfirsich, Aprikose, Nektarine, Mandel, Wildkirsche
Blaubeeren	Blaubeere, Schwarzbeere, Cranberry, rote Teppichbeere
Pawpaw	Pawpaw, Papaya, Papain
Senfgewächse	Senf, Steckrübe, Radieschen, Meerrettich, Brunnenkresse, Kopfkohl, Chinakohl, Brokkoli, Blumenkohl, Rosenkohl, Grünkohl, Kohlrabi, Kohlrübe
Lorbeergewächse	Avocado, Zimt, Lorbeerblatt, Sassafras, Kassiablüte oder -rinde
Süßkartoffeln	Süßkartoffeln (inkl. Yams)
Gras	Weizen, Mais, Reis, Hafer, Gerste, Roggen, Wildreis, Hirse, Sorghum, Bambussprossen
Orchideen	Vanille
Protea	Macadamianuss
Koniferen	Pinienkerne
Pilze	Pilze und Hefe (Bierhefe etc.)
Rinderprodukte	Milchprodukte: Butter, Käse, Joghurt, Rindfleisch, Margarine, Lamm
Säfte	Säfte (vorzugsweise frische) aus allen oben aufgeführten Früchten und Gemüsen in allen gewünschten Kombinationen, aber ohne Süßungsmittel

Unterstützung der Verdauung

Eine ungenügende Freisetzung von Pankreasenzymen sowie zu wenig Magensäure (Hypochlorhydrie) können in vielen Fällen von Lebensmittelallergien eine wichtige Rolle spielen, besonders wenn der Betreffende mehrere Allergien hat. Während die Stärke- und Fettverdauung ohne das Zutun von Pankreasenzymen zufriedenstellend ablaufen, sind die Enzyme namens Proteasen außerordentlich wichtig für die Eiweißverdauung. Eine unvollständige Proteinverdauung kann zu einer ganzen Reihe von Problemen führen, also auch zur Entstehung von Lebensmittelallergien beitragen.

Damit ein Lebensmittelmolekül eine allergische Reaktion auslöst, muss es recht groß sein. In Studien, die in den 1930er- und 1940er-Jahren durchgeführt wurden, erwies sich die Supplementierung mit Bauchspeicheldrüsenenzymen in der Vorbeugung von Lebensmittelallergien als recht effektiv.[26] In einer neueren Studie wurden zehn Patienten mit Lebensmittelallergien, bei denen placebokontrollierte Doppelblind-Provokationstest durchgeführt wurden, durch eine transnasale Magensonde weitere allergieauslösende Substanzen – mit oder ohne Zugabe eines magensaftresistenten Pankreasenzympräparats – verabreicht.[27] Im Vergleich zur Verabreichung ohne Enzyme reduzierte die Verabreichung von Pankreasenzymen die Schwere der lebensmittelbedingten Symptome bei allen Patienten deutlich. Alle zehn Probanden litten unter postprandialen Bauchbeschwerden, während nur ein paar von ihnen unter allergischer Sinusitis (sechs Patienten), Hautreaktionen (fünf) oder Asthma (zwei) litten. Auch andere Enzyme, die Proteine verstoffwechseln, könnten von Nutzen sein.

Quercetin

Quercetin zeigt in experimentellen Versuchen übereinstimmend die größte antiallergische Wirkung unter den Flavonoiden – besonders in Reagenzglasstudien. Vor allem verhindert es die Ausschüttung von Histamin in Mastzellen und Basophilen. Leider wird Quercetin bei regelmäßiger Einnahme aber nicht sehr gut absorbiert. Vor Kurzem wurde eine sehr gut bioverfügbare enzymatisch modifizierte Form von Isoquercitrin (EMIQ) entwickelt, die in Doppelblindstudien unter Beweis stellte, dass es einige Symptome bei Heuschnupfen merklich lindert und auch bei anderen Allergien hilfreich sein kann (mehr Informationen hierzu liefert das Kapitel »Heuschnupfen«).

Apfelpolyphenole

Wie für EMIQ ergaben zwei Doppelblindstudien auch für Apfelpolyphenole (AP) eine Linderung von Heuschnupfensymptomen. In Tierversuchen haben sie auch allergische Reaktionen auf Lebensmittel reduziert.[28, 29] Ähnliche Ergebnisse können auch mit anderen polyphenolreichen Extrakten, zum Beispiel aus Traubenkernen, Pinienrinde oder grünem Tee, erreicht werden.

Schnellüberblick

- Lebensmittelallergien stehen mit vielen häufigen Symptomen und gesundheitlichen Problemen in Verbindung.
- Einige Ärzte glauben, dass mindestens 60 Prozent aller Amerikaner unter Symptomen leiden, die auf Nahrungsreaktionen zurückgehen.
- Haben beide Elternteile Allergien, sind ihre Kinder zu 67 Prozent ebenfalls betroffen.
- Menschen mit Lebensmittelallergien brauchen häufig zusätzlich Salzsäure und/oder Pankreasenzyme.
- In stressreichen Zeiten entstehen oder verschlimmern sich Lebensmittelallergien häufig.
- Viele Ärzte glauben, dass die Provokationsmethode die beste Art ist, Lebensmittelunverträglichkeiten zu diagnostizieren.
- Der Hautpricktest, den viele Allergologen anwenden, ist für die Diagnostizierung der meisten Lebensmittelallergien von geringem Wert.
- Es gibt inzwischen effektive Bluttests, um Lebensmittelallergien zu bestimmen.
- Die einfachste und effektivste Methode, Lebensmittelallergien zu behandeln, ist die Vermeidung allergener Nahrungsmittel.
- Nach Meinung vieler Experten ist der Schlüssel zur diätetischen Kontrolle von Lebensmittelallergien die Rotationsdiät.
- Pankreasenzympräparate, Quercetin und Apfelpolyphenole können hilfreich sein, um die Symptome von Lebensmittelallergien zu lindern.

Behandlungsübersicht

Eine einfache Möglichkeit, Lebensmittelallergien zu heilen, ist zwar nicht bekannt, es gibt aber eine ganze Reihe von Maßnahmen, um die Symptome zu umgehen oder zu reduzieren und die zugrunde liegenden Ursachen auszuschalten. Zunächst sollten alle allergieauslösenden Nahrungsmittel mit einer der in diesem Kapitel vorgestellten Methoden identifiziert werden. Am wichtigsten sind dann die Vermeidung der ärgsten Allergene sowie – zumindest in den ersten Monaten – der rotierende Verzehr aller anderen Lebensmittel. Sobald Sie Verbesserungen bemerken, können Sie die diätetischen Einschränkungen lockern, obwohl manche Menschen die Rotationsdiät auf unbestimmte Zeit einhalten sollten. Wenn Sie auf ein bestimmtes Nahrungsmittel extrem allergisch reagieren, sollten Sie alle Mitglieder dieser Lebensmittelfamilie streichen.

Nahrungsergänzungsmittel

- Ein hochpotentes Multivitamin-Mineralstoffpräparat, wie es im Kapitel »Supplementierung« beschrieben ist
- Vitamin D_3: täglich 2000–4000 IE (am besten den Blutspiegel messen und die Dosis entsprechend anpassen)
- Fischöl: täglich 1000 Milligramm EPA + DHA
- Eines der folgenden Mittel:
  - ➔ EMIQ: 50–100 Milligramm vor den Mahlzeiten
  - ➔ Apfelpolyphenol-Extrakt: 100–250 Milligramm vor den Mahlzeiten
  - ➔ Traubenkern- oder Pinienrindenextrakt (mehr als 95 Prozent oligomere Procyanidine): 50–100 Milligramm vor den Mahlzeiten
- Pankreatin (8–10X USP [Einheit für Enzymmengen]) oder ein Pilzproteasepräparat: 350–1000 Milligramm pro Tag, vor den Mahlzeiten

MAGENGESCHWÜR

- 45–60 Minuten nach den Mahlzeiten oder während der Nacht Bauchschmerzen – Essen, Antazida oder Erbrechen lindert beides
- Empfindlichkeit im Unterleib
- Chronische, aber periodisch auftretende Symptome
- Im Röntgenbild oder bei einer endoskopischen Untersuchung ist ein Geschwürkrater oder eine Missbildung im Magen oder oberen Dünndarm zu sehen.
- Positiver Test auf Blut im Stuhl

Ein Geschwür im Verdauungstrakt ist eine Abtragung des Gewebes, die eine kraterähnliche Wunde verursacht. Tritt es im Magen auf, wird es Magengeschwür genannt; befindet es sich im ersten Teil des Dünndarms, heißt es Zwölffingerdarmgeschwür. Zwölffingerdarmgeschwüre sind häufiger und bilden sich bei schätzungsweise 6–12 Prozent der erwachsenen Bevölkerung in den Vereinigten Staaten. Sie sind bei Männern viermal häufiger als bei Frauen und vier- bis fünfmal häufiger als Magengeschwüre.

Obwohl die Symptome fehlen oder nur ziemlich undeutlich auftreten können, sind die meisten Magen-Darm-Geschwüre mit Unterleibsschmerzen verbunden, die 45–60 Minuten nach den Mahlzeiten oder während der Nacht auftreten. Im typischen Fall wird der Schmerz als nagend, brennend, krampfartig oder schmerzend oder als »Sodbrennen« beschrieben. Die Einnahme von Antazida führt normalerweise zu einer Linderung.

Ursachen

Auch wenn Zwölffingerdarm- und Magengeschwüre an verschiedenen Stellen auftreten, scheinen sie doch das Ergebnis ähnlicher Mechanismen zu sein: einer Schädigung der Schutzfaktoren, die die Wand von Magen oder Zwölffingerdarm auskleiden.

Die Magensäure ist extrem ätzend (pH 1 bis 3), und so effizient sie auch für die Verdauung von Speisen ist, würde sie sich geradewegs durch die Haut oder Schleimhaut fressen, besäße die Auskleidung des Magens und des Dünndarms nicht zum Schutz vor Geschwüren eine Schicht glitschiger Schleimzellen, die Mucine. Weitere Schutzfaktoren sind die permanente Erneuerung der Darmzellen und die Absonderung von Stoffen, die die Säure neutralisieren, wenn sie mit den Zellen der Magen- und Darmwand in Kontakt kommt.

Im Gegensatz zur vorherrschenden Meinung werden Magengeschwüre selten durch übermäßige Absonderung von Magensäure verursacht. In Wirklichkeit produzieren Patienten mit Magengeschwüren eher eine normale Menge oder sogar zu wenig Magensäure. Allerdings wird bei der Hälfte der Patienten mit Zwölffingerdarmgeschwüren tatsächlich zu viel Magensäure gebildet. Diese kann auf eine erhöhte Zahl säurebildender Zellen zurückzuführen sein, der sogenannten *Belegzellen.* In ihrer Gesamtheit haben Patienten mit Zwölffingerdarmgeschwüren doppelt so viele Belegzellen in ihrem Magen wie Menschen ohne Geschwüre.

Unter normalen Umständen gibt es selbst bei einer erhöhten Magensäureproduktion genügend Schutzfaktoren, um sowohl die Bildung eines Magen- als auch eines Zwölffingerdarmgeschwürs zu verhindern. Doch wenn die Integrität dieser Schutzfaktoren geschwächt ist, ist es möglich, dass sich ein Geschwür bildet. Der Integritätsverlust kann das Ergebnis einer Infektion durch das Bakterium *Helicobacter pylori*, der Verwendung von Aspirin und anderen nichtsteroidalen Antirheumatika (NSARs), von exzessivem Alkoholgenuss, Ernährungsmängeln, Stress und vielen anderen Faktoren sein. Von diesen sind *H. pylori* und NSARs die bei Weitem signifikantesten.

Helicobacter pylori

Die Rolle des Bakteriums *H. pylori* bei Magen-Darm-Geschwüren wurde umfassend untersucht. Nachweislich werden 90–100 Prozent der Patienten mit Zwölffingerdarmgeschwüren, 70 Prozent der Patienten mit Magengeschwüren und etwa 50 Prozent der Menschen in einem Alter über 50 Jahren auf dieses Bakterium positiv getestet.[1] Seine Anwesenheit kann bestimmt werden, indem der Spiegel des Antikörpers gegen *H. pylori* im Blut oder Speichel gemessen und das während einer Endoskopie gesammelte Gewebe kultiviert wird.

Faktoren, die für eine *H.-pylori*-Infektion empfänglich machen, sind eine geringe Magensäuresekretion und ein niedriger Antioxidantiengehalt in der Auskleidung des Magen-Darm-Trakts. Infektionen mit *Helicobacter pylori* erhöhen den pH-Wert im Magen und schaffen dadurch das Szenario für eine positive Feedback-Reaktion.[2] Mit anderen Worten: Eine Infektion durch *H. pylori* führt zur Bildung eines Geschwürs, und die Bildung eines Geschwürs führt zu einer Infektion durch *H. pylori* – ein Teufelskreis.

Aspirin und andere nichtsteroidale Antirheumatika

Die Verwendung von Aspirin und anderen nichtsteroidalen Antirheumatika ist mit einem signifikanten Risiko für Magen-Darm-Geschwüre verbunden. Außerdem ist die Kombination aus nichtsteroidalen Antirheumatika und Rauchen für einen Patienten mit Geschwür besonders schädlich. Im Fokus der meisten Studien, die die relative Häufigkeit von Magen-Darm-Geschwüren als Folge von Aspirin und nichtsteroidalen Antirheumatika dokumentierten, stand ihre Verwendung bei der Behandlung von Arthritis und Kopfschmerzen. Doch in einer Studie wurde das Risiko für Blutungen im Magen-Darm-Trakt infolge von Magen-Darm-Geschwüren untersucht, das durch eine tägliche Einnahme von 300, 150 und 75 Milligramm Aspirin entsteht – Dosierungen also, die normalerweise zur Vorbeugung einen Herzinfarkts und Schlaganfalls empfohlen werden.[3] Die Studie wurde an fünf Krankenhäuser in England durchgeführt und stellte für alle Dosierungen ein erhöhtes Risiko für Blutungen im Magen-Darm-Trakt infolge eines Magen-Darm-Geschwürs fest. Eine Tagesdosis von 75 Milligramm war jedoch mit 40 Prozent weniger Blutungen verbunden als eine von 300 Milligramm und mit 30 Prozent weniger Blutungen als eine Tagesdosis von 150 Milligramm. Die Forscher schlossen daraus: »Die konventionelle prophylaktische Verwendung von Aspirin scheint nicht ohne das Risiko einer Komplikation eines Magen-Darm-Geschwür zu sein.«

Stress und Emotionen

Stress gilt generell als wichtiger ursächlicher Faktor für Magengeschwüre. Dennoch wurde dieser Zusammenhang in der medizinischen Literatur nicht wirklich nachgewiesen. Eines der großen Probleme besteht darin, dass die Studien, die diese Annahme über Stress und Magengeschwüre untersuchen wollen, schlecht gestaltet sind. Wie mehrere Studien zeigen, unterscheidet sich die Anzahl der Stressereignisse im Leben von Patienten mit Magengeschwüren nicht signifikant von der bei einer sorgfältig ausgesuchten geschwürfreien Kontrollgruppe.[4] Die Daten legen nahe, dass der signifikante Faktor nicht einfach die Stärke des Stresses ist, sondern vielmehr die individuelle Antwort darauf.[5] Psychologische Faktoren sind vermutlich bei einigen Patienten mit Magengeschwüren wichtig, bei anderen aber nicht. In ihrer Gesamtheit werden Patienten mit Magen-Darm-Geschwüren so charakterisiert, dass sie dazu neigen, Gefühle zu unterdrücken. Letztendlich ermutigen wir unsere Patienten mit Geschwüren, für sie erfreuliche Möglichkeiten zu finden, sich selbst auszudrücken und für ihr Leben ein effektives Stressmanagement zu entwickeln.

Rauchen

Für die Ausbildung und die Schwere eines Magengeschwürs ist das Rauchen ein signifikanter Faktor. Sowohl eine erhöhte Häufigkeit des Auftretens als auch ein schwächeres Ansprechen eines Magengeschwürs auf die Behandlung und eine erhöhte Todesrate aufgrund eines Magengeschwürs werden mit Rauchen in Verbindung gebracht. Es verursacht durch mindestens drei Mechanismen Geschwüre: Zuallererst erhöht Rauchen den Rückfluss (Reflux) von Gallensalzen in den Magen. Gallensalze reizen den Magen und den Anfangsbereich des Zwölffingerdarms extrem. Der Reflux des Gallensalzes, der durch das Rauchen bewirkt wird, scheint der Hauptgrund für die erhöhte Zahl an Magen-Darm-Geschwüren bei Rauchern zu sein. Das Rauchen senkt auch die Absonderung von Bicarbonat (einem wichtigen Neutralisierer der

Magensäure) durch die Bauchspeicheldrüse und beschleunigt die Passage der Nahrung aus dem Magen in den Zwölffingerdarm, sodass die Säure nicht ausreichend Zeit hat, die Nahrung zu zersetzen.[6]

Auch die psychologischen Aspekte des Rauchens sind wichtig, da die chronische innere Unruhe und der psychologische Stress, die mit Rauchen verbunden sind, die Geschwüraktivität zu verschlimmern scheinen.

Lebensmittelallergien

Klinische und experimentelle Belege verweisen in vielen Fällen von Magen-Darm-Geschwüren auf Lebensmittelallergien als primären Faktor.[7–10] In einer Studie hatten 98 Prozent der Patienten, bei denen im Röntgenbild ein Magen-Darm-Geschwür erkennbar war, daneben auch noch eine allergische Erkrankung der unteren und oberen Atemwege.[9] In einer anderen Studie hatten 25 von 43 Kindern mit Allergien ein Magen-Darm-Geschwür, das durch Röntgen festgestellt wurde.[10] Mit großem Erfolg wurde für die Behandlung von wiederkehrenden Geschwüren und deren Prävention eine Ernährung eingesetzt, die Nahrungsallergene eliminiert.[8, 9] Ironischerweise beruhigen viele Menschen mit Magengeschwüren ihren Magen, indem sie Milch trinken – ein stark allergieauslösendes Lebensmittel. Schon allein deswegen sollte Milch gemieden werden. Allerdings liefern auch Beobachtungsstudien zusätzliche Beweise dafür, dass ein erhöhter Milchkonsum zu einer größeren Wahrscheinlichkeit für Geschwüre führt, vermutlich deshalb, weil Milch die Produktion von Magensäure signifikant erhöht.[11]

Therapeutische Erwägungen

Personen, die irgendein Symptom eines Magen-Darm-Geschwürs spüren, brauchen fachkundige medizinische Versorgung. Komplikationen wie schwere Blutungen, Durchbrüche und Darmverschlüsse sind medizinische Notfälle, die eine sofortige Krankenhauseinweisung erfordern.

Die beste Behandlung besteht ganz offensichtlich in der Identifikation des auslösenden Faktors und seiner angemessene Beseitigung.

Ballaststoffe

Eine ballaststoffreiche Ernährung, die wenig raffinierten Zucker enthält, wird im Vergleich zu einer ballaststoffarmen Ernährung mit einer verringerten Rate an Zwölffingerdarmgeschwüren verbunden. Der therapeutische Einsatz von einer ballaststoffreichen Ernährung oder löslichen Ballaststoffergänzungen bei Patienten mit kurz zuvor ausgeheilten Zwölffingerdarmgeschwüren reduziert die Rate des Wiederauftretens um die Hälfte.[12] Vermutlich ist dies ein Ergebnis davon, dass die Ballaststoffe in der Lage sind, die Entleerung des Magens zu verzögern, also der schnellen Passage der Nahrung in den Zwölffingerdarm entgegenzuwirken, der normalerweise bei Patienten mit Geschwüren beobachtet wird. Neben einer ballaststoffreichen Ernährung zeigten einige Ballaststoffergänzungen (zum Beispiel Pektin, Guarkernmehl und indischer Flohsamen) nachweislich positive Wirkungen.[13, 14]

Kohl

1949 wurde erstmals dokumentiert, dass roher Weißkrautsaft bei der Behandlung eines Magen-Darm-Geschwürs sehr erfolgreich sein kann.[15, 16] 1 Liter frischer Saft pro Tag, auf mehrere Portionen verteilt, führte in durchschnittlich nur 10 Tagen zu einer vollständigen Heilung der Geschwüre. Weitere Forschungen wiesen nach, dass der hohe Glutaminanteil im Saft vermutlich für seine Wirksamkeit bei der Behandlung von Geschwüren verantwortlich ist. In einer klinischen Doppelblindstudie mit 57 Patienten nahmen 24 Patienten 1,6 Gramm Glutamin ein, und der Rest unterzog sich einer konventionellen Therapie (Antazida, Antispasmodika, Milch und leichte Nahrung). Glutamin erwies sich dabei als die effektivere Behandlung. Innerhalb von 2 Wochen kam es bei der Hälfte der Patienten, die Glutamin verwendeten, zu einer vollständigen Heilung (laut einer radiologischen Untersuchung), und innerhalb von 4 Wochen war bei 22 der 24 Patienten eine vollständige Linderung und Heilung zu verzeichnen.[17] Obwohl der Mechanismus, der das bewirkt, nicht bekannt ist, postulieren die Autoren, dieser stehe mit der Rolle des Glutamins in der Biosynthese von bestimmten Mucoproteinen in Verbindung. Es könne die Mucinsynthese stimulieren, was für Patienten mit Magengeschwüren nützlich wäre.

Zudem zeigten Isothiocyanate wie etwa Sulforaphan aus Gemüsen der Kohlfamilie eine erhebliche Wirksamkeit gegen *H. pylori*. In einer Doppelblindstudie aßen 48 Patienten mit einer *H.-pylori*-Infektion nach dem Zufallsprinzip entweder Brokkolisprossen (8 Wochen lang täglich 70 Gramm), die Sulforaphan enthalten, oder als Placebo dieselbe Menge an Alfalfasprossen, die kein Sulforaphan enthalten. Die Brokkolisprossen senkten die Marker sowohl für *H. pylori* als auch für eine Entzündung im Magen. 2 Monate nach dem Ende der Behandlung kehrten die Werte wieder auf ihre ursprüngliche Höhe zurück.[18]

Bismutsubcitrat

Bismut ist ein natürlich vorkommendes Mineral, das sowohl als Antazidum fungieren kann als auch gegen *H. pylori* wirksam ist. Das bekannteste und am meisten benutzte Bismutpräparat ist Bismutsubsalicylat. Doch als am wirksamsten gegen *H. pylori* bei der Behandlung von Magen-Darm-Geschwüren hat sich Bismutsubcitrat erwiesen.[19, 20]

Ein Vorteil der Methode, *H. pylori* mit Bismutpräparaten zu vernichten anstatt mit Standardantibiotika, besteht darin, dass das Bakterium möglicherweise resistent gegen verschiedene Antibiotika werden kann, nicht aber gegen Bismut.[21 22]

Die normale Dosis für Bismutsubcitrat beträgt zweimal täglich 240 Milligramm vor den Mahlzeiten. Bei Bismutsubsalicylat sollten viermal täglich 500 Milligramm genommen werden. Bismutpräparate sind völlig gefahrlos, wenn die verschriebene Dosierung nicht überschritten wird. Bismutsubcitrat kann zeitweise eine dunkle Zunge, dunklen Stuhl oder auch beides verursachen, was aber ungefährlich ist. Kinder, die sich von einer Grippe, Windpocken oder einer anderen viralen Infektion erholen, sollten kein Bismutsubsalicylat einnehmen, da es Brechreiz und Erbrechen verschleiern könnte, die mit dem seltenen, aber schwerwiegenden Reye-Syndrom verbunden sind.

Nahrungsergänzungsmittel

Vitamine A und E

Die Vitamine A und E hemmen bei Ratten nachweislich die Entwicklung von Stressgeschwüren und sind wichtige Faktoren zur Aufrechterhaltung der Integrität der Schleimhautbarriere.[23, 24] Eine Therapie mit hochdosiertem Vitamin A hat sich in einer klinischen Studie bei der Behandlung von chronischen Magengeschwüren als nützlich erwiesen, aber wir empfehlen, es nur in geringeren Dosen als Nahrungsergänzung zu verwenden.[25]

Zink

Zink erhöht in vitro die Mucinproduktion und erwies sich in Tierstudien als schützend und zeigte bei Menschen eine heilende Wirkung auf Magengeschwüre.[26] Am nützlichsten ist es vermutlich, wenn es an Carnosin gebunden ist. Carnosin ist ein kleines Protein, das sich aus den Aminosäuren Histidin und Alanin zusammensetzt. Es kommt in verschiedenen Körpergeweben in relativ hohen Konzentrationen vor, vor allem in den Skelettmuskeln, den Herzmuskeln und im Gehirn. Die genaue biologische Rolle von Carnosin wird noch immer erforscht, doch wie zahlreiche Tierstudien zeigten, besitzt es starke und spezifische antioxidative Eigenschaften, schützt vor Strahlungsschäden, verbessert die Herzfunktion und fördert die Wundheilung. An Carnosin gebundenes Zink bewirkt einen signifikanten Schutz vor der Bildung von Geschwüren und besitzt geschwürheilende Eigenschaften. Klinische Studien mit Menschen ergaben dieselben Wirkungen, darunter die Fähigkeit, gegen *H. pylori* anzukämpfen, das mit Magenverstimmungen und Magenkrebs sowie mit Magen-Darm-Geschwüren in Zusammenhang steht. Als sechzig Patienten mit einer *H.-pylori*-Infektion, die an einer Magenverstimmung litten, 7 Tage lang entweder nur Antibiotika oder aber Antibiotika und Zinkcarnosin verabreicht wurden, war in der Zinkcarnosingruppe das bessere Ergebnis zu sehen (94 Prozent Erfolg gegenüber 77 Prozent).[27]

Pflanzliche Arzneimittel

Süßholz

Die Wurzel des Süßholzes *(Glycyrrhiza glabra)* gilt historisch als eine ausgezeichnete Medizin gegen

Magen-Darm-Geschwüre. Aber eine ihrer Substanzen, die Glycyrrhizinsäure, hat bekannte Nebenwirkungen, zu denen gehört, dass sie Salz und Wasser zurückhält, was zu einer Hypertonie führt. Es wurde ein Verfahren entwickelt, dem Süßholz die Glycyrrhizinsäure zu entziehen, wodurch deglycyrrhiziniertes Süßholz (DGL) entsteht. Das Ergebnis ist ein sehr erfolgreicher Wirkstoff gegen Geschwüre ohne irgendeine bekannte Nebenwirkung.[28–31] Die Wissenschaft geht davon aus, dass DGL die Sekretion der schützenden Substanz Mucin stimuliert, die den Magen und die Därme auskleidet. Wie klinische Studien ergaben, ist DGL bei der Prävention vor wiederkehrenden Geschwüren so wirksam wie Cimetidin.

DGL enthält mehrere Flavonoide, die nachweislich *H. pylori* hemmen.[32] Und im Gegensatz zu Antibiotika stärken die Flavonoide auch nachweislich die natürlichen Abwehrkräfte, die die Entstehung eines Geschwürs verhindern. Das starke Flavonoid hat sich als ähnlich wirksam wie Bismutsubcitrat erwiesen.

Um seine Heilkräfte zu entfalten, scheint sich DGL mit Speichel vermischen zu müssen. DGL könnte die Freisetzung von Speichelverbindungen fördern, die das Wachstum und die Regeneration der Magen- und Darmzellen stimulieren. DGL in Kapselform hat sich nicht als wirksam erwiesen.

Die Standarddosierung für DGL beträgt zwei bis drei Kautabletten mit 380 Milligramm zwischen den Mahlzeiten oder 20 Minuten vor den Mahlzeiten. Die Einnahme von DGL nach dem Essen hat nur geringe Wirkung gezeigt. Nachdem die Symptome verschwunden sind, sollte eine Therapie mit DGL mindestens 8–16 Wochen fortgeführt werden.

Mastix

Mastix ist Gummiharz der Mastixpistazienbäume *(Pistacia lentiscus)*. Das zu Beginn flüssige Harz trocknet in der Sonne zu bröckeligen, halb durchsichtigen Tropfen. Wenn diese gekaut werden, wird das Harz wieder weich und zu einem glänzend weißen und undurchsichtigen Gummi. Es schmeckt zunächst bitter, doch mit dem Kauen setzen die Tropfen ein erfrischendes, leicht pinien- oder zedernartiges Aroma frei.

Die Anwohner der Mittelmeerregion benutzen Mastix schon seit einigen Tausend Jahren als Medizin gegen Unpässlichkeiten im Magen-Darm-Trakt. Neue Studien deuten darauf hin, dass es für die Heilung von Magengeschwüren nützlich sein könnte. In einer Doppelblindstudie mit 38 Patienten mit den Symptomen eines Zwölffingerdarmgeschwürs, das auch endoskopisch nachgewiesen wurde, wurde diesen 2 Wochen lang täglich entweder 1 Gramm Mastix oder ein Placebo verabreicht. Sechzehn Probanden, die Mastix bekamen (80 Prozent), sowie neun, die ein Placebo erhielten (50 Prozent), verspürten eine Linderung der Symptome. Endoskopisch wurde bei vierzehn Mastix- (70 Prozent) und nur bei vier Placebopatienten (22 Prozent) eine Heilung nachgewiesen.[33]

In einer anderen Studie zeigte sich, dass Mastix auch gegen *H. pylori* wirksam war, aber im Vergleich zu einer konventionellen Medikamententherapie nicht ausreichend, um das Bakterium auszurotten.[34]

Rhabarber und Aloe vera

Im Fall einer aktiven Darmblutung können Präparate aus Rhabarber (*Rheum*-Arten) und *Aloe vera* extrem wirksam sein. In einer Doppelblindstudie beendete Rhabarberextrakt bei 90 Prozent von 312 Patienten die Blutungen von Magen- oder Zwölffingerdarmgeschwüren, und zwar in weniger als 60 Stunden.[35]

Die nützliche Wirkung des Rhabarbers beruht auf den Anthrachinonen und Flavonoiden, die die Blutung durch ihre Wirkung als Adstringens (im Grunde als trocknender Wirkstoff) beenden. *Aloe vera* enthält ähnliche Verbindungen. In Fällen einer aktiven Blutung im Magen-Darm-Trakt empfehlen wir Rhabarber- oder *Aloe-vera*-Präparate. Die einfachste Behandlung wird das Trinken von *Aloe-vera*-Saft sein, bis zu vier Becher pro Tag während dieser Zeit.

Schnellüberblick

- Personen mit einem Magen-Darm-Geschwür müssen von Ärzten überwacht werden, da es bei einer unzulänglichen Behandlung zu Komplikationen kommen kann.
- Geschwüre sind in der Regel das Ergebnis eines Zusammenbruchs von Schutzfaktoren, die den Magen und den Dünndarm auskleiden.
- Das Bakterium *Helicobacter pylori* wird sowohl mit Zwölffingerdarm- als auch mit Magengeschwüren in Verbindung gebracht.
- Der Verwendung von Aspirin und anderen nichtsteroidalen Antirheumatika (NSARs) wird ein signifikantes Risiko für die Entwicklung eines Geschwürs zugeschrieben.
- Rauchen trägt zu Entstehung und Schwere eines Magengeschwürs bei.
- In vielen Fällen von Geschwüren kann eine Milchallergie ein verursachender Faktor sein.
- Eine ballaststoffreiche Ernährung ist mit einer geringeren Rate an Zwölffingerdarmgeschwüren verbunden.
- Es ist gut belegt, dass Saft aus rohem Weißkraut bemerkenswerte Erfolge bei der Behandlung von Magengeschwüren erzielt.
- Bismut ist ein natürlich vorkommendes Mineral, das als Antazidum zum Einsatz kommen kann und gegen *H. pylori* wirkt.
- Zinkcarnosin heilt nachweislich Geschwüre und hilft dabei, *H. pylori* zu bezwingen.
- DGL ist eine spezielle Form des Süßholzes und hat sich in Vergleichsstudien als nachweislich ebenso effektiv bei Geschwüren erwiesen wie Medikamente wie Cimetidin oder Ranitidin.
- Rhabarber- oder *Aloe-vera*-Präparate können dazu verwendet werden, die Blutungen eines Geschwürs zu beenden.

Behandlungsübersicht

Magen-Darm-Geschwüre haben eine Reihe von Ursachen, die alle zu einer Geschwürnarbe entweder im Magen oder im Zwölffingerdarm führen. Die Patienten müssen sorgfältig untersucht werden, um herauszufinden, welche der in diesem Kapitel besprochenen Ursachen für ihre Situation am auschlaggebendsten sind. Da das jedoch schwierig sein kann, ist möglicherweise eine allgemeinere Herangehensweise notwendig.

Der erste Schritt ist die Bestimmung und Beseitigung oder Verringerung aller Faktoren, die mit Magen-Darm-Geschwüren in Zusammenhang gebracht werden: *H. pylori*, Lebensmittelallergien, Rauchen, Stress und Medikamente (besonders Aspirin und andere NSARs). Sobald die verursachenden Faktoren überprüft wurden, sollten die Aufmerksamkeit auf die Heilung der Geschwüre gerichtet, die verschlimmernden Faktoren ausgeschaltet (zum Beispiel Verringerung der übermäßigen Säureabsonderung, falls vorhanden) und die Widerstandskraft des Gewebes gefördert werden. Zu guter Letzt verändern Sie Ihre Ernährung und Ihren Lebensstil, um ein Wiederauftreten zu verhindern.

Warnung:

Komplikationen, die bei Magengeschwüren auftreten – schwere Blutungen, Durchbrüche und Darmverschlüsse –, sind medizinische Notfälle, die eine sofortige Krankenhauseinweisung erfordern.

Ernährung

Vermeiden Sie die üblichen Lebensmittelallergene, besonders Milch. Ernähren Sie sich ballaststoffreich und trinken Sie regelmäßig frischen Krautsaft und andere Gemüsesäfte.

Nahrungsergänzungsmittel

- Ein hochpotentes Multivitamin-Mineralstoffpräparat, wie im Kapitel »Supplementierung« beschrieben
- Wichtige Nährstoffe:
  - → Vitamin C: dreimal täglich 500 Milligramm
  - → Vitamin E (gemischte Tocopherole): täglich 100 IE
  - → Zink: täglich 20–30 Milligramm (Ergänzen Sie aber nicht mit zusätzlichem Zink, falls Sie Zinkcarnosin verwenden.)
  - → Vitamin D_3: täglich 2000–4000 IE (idealerweise Blutwerte messen und die Dosierung entsprechend anpassen)
- Fischöl: 1000 Milligramm EPA + DHA pro Tag
- Eines der folgenden Präparate:
  - → Traubenkernextrakt (mehr als 95 Prozent oligomere Proanthocyanidine): täglich 100–300 Milligramm
  - → Kiefernrindenextrakt (mehr als 95 Prozent oligomere Proanthocyanidine): täglich 100–300 Milligramm
  - → Andere flavonoidreiche Extrakte mit einem ähnlichen Flavonoidgehalt, »Supergreens« oder ein anderes pflanzliches Antioxidans, das eine Sauerstoffradikal-Absorptionsfähigkeit (ORAC) von 3000 bis 6000 Einheiten oder mehr pro Tag liefern kann
- Spezielle Nahrungsergänzungsmittel:
  - → Glutamin: dreimal täglich 1000 Milligramm
  - → Zinkcarnosin: ein- bis zweimal täglich 75 Milligramm

Pflanzliche Arzneimittel

Eines der folgenden Mittel:

- DGL (deglycyrrhiziniertes Süßholz): dreimal täglich 20 Minuten vor den Mahlzeiten 380–760 Milligramm
- Mastix: dreimal täglich 350–1000 Milligramm
- *Aloe-vera*-Saft: täglich zwei bis vier Tassen

MAKULADEGENERATION

- Fortschreitender Sehverlust durch Degeneration der Makula
- Die Augenuntersuchung kann Pigmentflecken in der Nähe der Makula und Unschärfen der Makularänder aufdecken.

Die *Makula* ist jener Bereich der Netzhaut, in dem die Bilder fokussiert werden. Es ist der Teil des Auges, der für die Feinsicht verantwortlich ist. In den Vereinigten Staaten und Europa ist die Degeneration der Makula bei Menschen ab 55 Jahren die Hauptursache für schweren Sehverlust und nach dem grauen Star die Hauptursache für Sehstörungen bei Menschen über 65 Jahren. Es wird geschätzt, dass 150 000 Amerikaner aufgrund einer altersbedingten Makuladegeneration im juristischen Sinne als blind gelten, wobei jedes Jahr 20 000 neue Fälle auftreten.[1,2]

Die Hauptrisikofaktoren für Makuladegeneration sind Rauchen, Altern, Atherosklerose (Verhärtung der Arterien) und Bluthochdruck.[1–4] Die Degeneration scheint eine Folge von Schäden durch freie Radikale zu sein, ähnlich der Art von Schäden, die den grauen Star verursachen (siehe das Kapitel »Grauer Star«). Der Schlüsselfaktor jedoch, der zu einer Makuladegeneration führt, ist eine verringerte Blut- und Sauerstoffversorgung der Netzhaut.

Formen der Makuladegeneration

Die beiden meistverbreiteten Formen der altersbedingten Makuladegeneration (*age-related macular degeneration*, ARMD) sind die *atrophe* (»trockene«) Form, die die weitaus häufigere ist, und die *neovaskuläre* (»feuchte«) Form.[2, 3] Bei beiden Arten registrieren die Patienten möglicherweise eine verschwommene Sicht. Dem Betroffenen können geradlinige Objekte verzerrt oder gebogen erscheinen, in der Nähe oder um die Mitte seines Gesichtsfeldes gibt es einen dunklen Fleck, und beim Lesen fehlen Teile von Wörtern.

Trockene ARMD

Zwischen 80 und 85 Prozent aller Patienten mit altersbedingter Makuladegeneration haben die trockene Form der Krankheit. Die primären Läsionen sind atrophische Veränderungen im retinalen Pigmentepithel (RPE), aus dem die innerste Schicht der Netzhaut besteht. Beginnend in der Kindheit und über das ganze Leben hinweg sammeln Zellen des RPE allmählich Taschen von Zellablagerungen an, die als Lipofuszin bezeichnet werden. Die Lipofuszintaschen sind entweder Überreste unvollständig abgebauter abnormaler Molekülen von beschädigten RPE-Zellen oder Derivate beschädigter Membranen von benachbarten Zellen. Die fortschreitende Verstopfung der RPE-Zellen mit Lipofuszin ist mit dem Austritt (Extrusion) anderer Zellkomponenten verbunden.[1–3] Das charakteristische Merkmal der Makuladegeneration ist das Auftreten dieser Extrusion unter dem retinalen Pigmentepithel. Das Ergebnis dieser Extrusion, das mithilfe eines Ophthalmoskops zu sehen ist, nennt man *Drusen*.

Die Krankheit schreitet langsam voran, und nur die mittige Sicht geht verloren, das periphere Sehen bleibt intakt. Es ist selten, dass jemand von trockener altersbedingter Makuladegeneration völlig erblindet. Derzeit gibt es keine medizinische Standardbehandlung für diese verbreitete Form der ARMD, obwohl der Einsatz von Nahrungsergänzungsmitteln, die die zugrunde liegenden oxidativen Schäden bekämpfen sollen, zum »inoffiziellen« Standard der Behandlung wird.

Feuchte altersbedingte Makuladegeneration

Die feuchte altersbedingte Makuladegeneration wird auch als neovaskuläre Form oder fortgeschrittene ARMD bezeichnet. Sie betrifft 5–20 Prozent aller ARMD-Patienten. Die feuchte Form ist durch das Wachstum abnormaler Blutgefäße charakterisiert. Weil die Krankheit schnell bis zu einem Punkt fortschreiten kann, an dem sich eine Laseroperation nicht mehr durchführen lässt, sollte die Behandlung so schnell wie möglich stattfinden. Ein häufiges

Frühsymptom der feuchten ARMD besteht darin, dass gerade Linien wellig erscheinen.

Die feuchte ARMD läßt sich im Frühstadium durch Laserchirurgie und andere medizinische Anwendungen wie zum Beispiel leistungsschwächere Laser oder niedrig dosierte Strahlentherapie sehr effektiv behandeln. Auch Medikamente werden verwendet, die als Antiangiogenika oder Anti-VEGF (anti-vaskulärer endothelialer Wachstumsfaktor) bezeichnet werden. Sie können die abnormalen Blutgefäße schrumpfen lassen und die Sicht verbessern, wenn sie direkt in den Glaskörperhumor des Auges injiziert werden. Die Injektionen müssen monatlich oder 2-monatlich wiederholt werden. Beispiele für diese Wirkstoffe sind Ranibizumab (Lucentis), Bevacizumab (Avastin) und Pegaptanib (Macugen).[1,2]

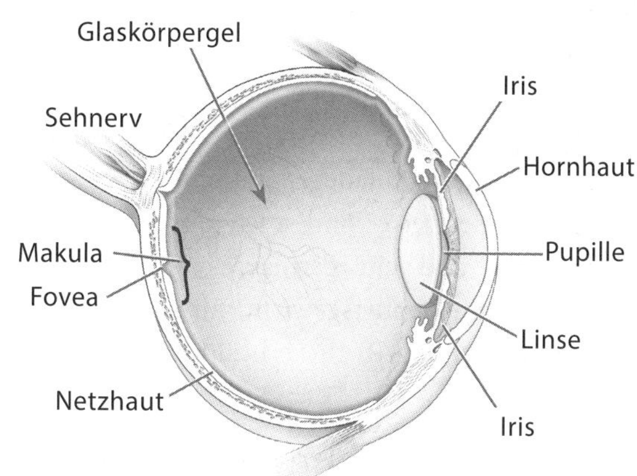

Anatomie des Auges

Therapeutische Erwägungen

Die Behandlung der trockenen Form und die Prävention der feuchten Form der ARMD umfassen die Verwendung von Antioxidantien und natürlichen Substanzen, die die zugrunde liegenden Schäden durch freie Radikale an der Makula korrigieren. Reduzieren Sie das Risiko einer ARMD, indem Sie sich auf präventive Faktoren gegen Atherosklerose konzentrieren, die Nahrungsaufnahme von frischem Obst und Gemüse erhöhen, mit ernährungsphysiologischen und botanischen Antioxidantien ergänzen und nicht rauchen.

Besonders der Tabakkonsum erhöht das Risiko einer altersbedingten Makuladegeneration erheblich.[3] Jemand, der über einen längeren Zeitraum eine Schachtel Zigaretten am Tag raucht, erhöht das Risiko einer ARMD um das Zwei- bis Dreifache gegenüber jemandem, der nie geraucht hat.[3] Das Risiko kehrt erst wieder auf das normale Niveau zurück, wenn man 15 Jahre lang nicht geraucht hat.

Es gilt auch eine starke genetische Komponente zu berücksichtigen. Obwohl eine Reihe von genetischen Markern identifiziert wurde, ist die Familiengeschichte vielleicht die einfachste Screening-Methode.

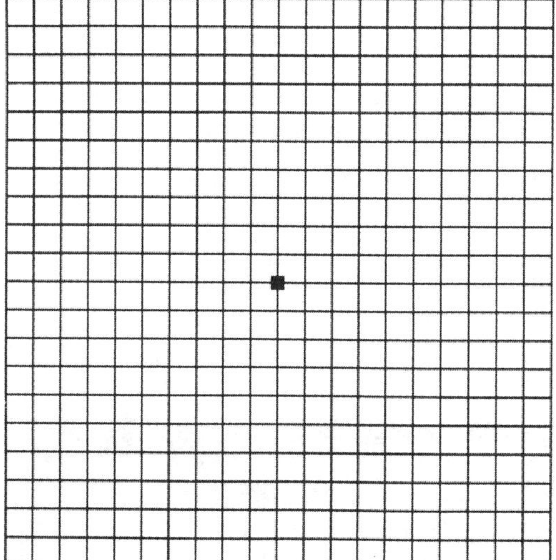

Normales Erscheinungsbild des Amsler-Gitters

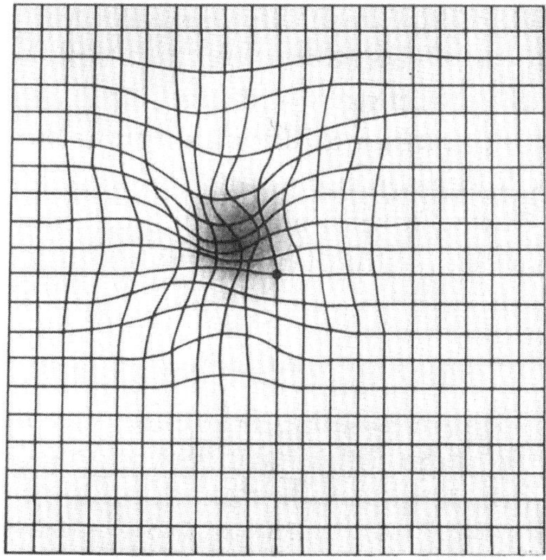

Erscheinungsbild bei Makuladegeneration

Das Lebenszeitrisiko für die Entwicklung einer späten Makuladegeneration beträgt 50 Prozent bei Menschen, die einen Verwandten mit Makuladegeneration haben, gegenüber 12 Prozent bei Menschen ohne Angehörige mit Makuladegeneration.[5]

Interessanterweise sind auch ein höheres Geburtsgewicht und ein geringeres Verhältnis von Kopfumfang zu Geburtsgewicht mit einem deutlich höheren Risiko für ARMD verbunden.[6]

Ernährung

Es überrascht nicht, dass die für die Vorbeugung und Behandlung der altersbedingten Makuladegeneration wichtigen Ernährungsfaktoren die gleichen sind wie diejenigen, die andere chronische degenerative Krankheiten wie Atherosklerose verhindern. Eine Ernährung, die reich an Obst und Gemüse ist, geht mit einem geringeren ARMD-Risiko einher. Vermutlich ist dieser Schutz das Ergebnis einer höheren Zufuhr von antioxidativen Vitaminen und Mineralien.[7–10] Verschiedene nicht essenzielle Lebensmittelkomponenten wie Flavonoide und die Carotine Lutein, Zeaxanthin und Lycopin erweisen sich jedoch als noch bedeutender für den Schutz vor altersbedingter Makuladegeneration als traditionelle Ernährungsantioxidantien wie Vitamin C und E, Zink und Selen. Die Makula, besonders ihr zentraler Teil, die Fovea, verdankt ihre gelbe Farbe ihrer hohen Konzentration an Lutein und Zeaxanthin. Diese gelben Carotinoide wirken vorbeugend gegen oxidative Schäden im Bereich der Netzhaut, der für die Feinsicht verantwortlich ist, und spielen eine zentrale Rolle beim Schutz vor der Entwicklung der Makuladegeneration.[9, 10]

Das Carotin Lycopin, ein Bestandteil von Tomaten und anderem roten Obst und Gemüse, schützt ebenfalls. In einer Studie hatten Personen mit dem niedrigsten Spiegel an Lycopin ein doppelt so hohes Risiko, an ARMD zu erkranken.[11]

Ein mäßiger Weinkonsum ist auch mit einem geringeren Risiko für ARMD verbunden.[12] Rotwein enthält Anthocyane, starke Antioxidantien, die wahrscheinlich für seine schützende Wirkung verantwortlich sind. Es ist wichtig zu beachten, dass Bier hingegen die Drusenakkumulation und das Risiko einer exsudativen Makulaerkrankung erhöht und daher gemieden werden sollte.[13]

Wie bei der Atherosklerose scheint auch bei der ARMD die Art von Nahrungsfett eine Rolle zu spielen. Eine Kohortenstudie mit 261 Personen in frühen oder mittleren Stadien der altersbedingten Makuladegeneration ergab bei einer Ernährung mit einem hohen Anteil an tierischem Fett und kommerziellen Backwaren (Zucker- und Transfettsäurequellen) ein doppelt so hohes Progressionsrisiko. Im Gegensatz dazu sind ein höherer Konsum von Fisch und Nüssen mit einem geringeren Risiko für das Fortschreiten der ARMD verbunden.[14] Eine höhere Aufnahme von langkettigen Omega-3-Fettsäuren über einen Zeitraum von 12 Jahren war nachweislich umgekehrt mit der Progression zur ARMD verbunden.[15–17]

Nahrungsergänzungsmittel

Neben einer Ernährung mit vielen Radikalfängern ist die Nahrungsergänzung mit Antioxidantien wie Vitamin C, Selen, Betacarotin und Vitamin E sicherlich wichtig bei der Behandlung und Prävention der Makuladegeneration. Studien der Age-Related Eye Disease Study Research Group (AREDS) bestätigen, dass eine Kombination dieser Supplemente wahrscheinlich bessere Ergebnisse liefert als jeder einzelne Nährstoff allein; wie andere Studien nämlich gezeigt haben, erklärt keiner dieser Antioxidantien allein den verminderten Status an diesen schützenden Radikalfängern bei ARMD.[18] Stattdessen spiegelt der niedrigere Antioxidantienstatus den Rück-

Nahrungsquellen von für die Augen wichtigen Carotinen

Carotinoid	Quelle
Lycopen	Tomaten, Karotten, grüne Paprikaschoten, Aprikosen, rosa Grapefruit
Zeaxanthin	Spinat; Paprikaschoten; Mais; farbenfrohe Früchte, besonders Kiwis und Trauben
Lutein	Mais, Kartoffeln, Spinat und anderes Grüngemüse, Karotten, Tomaten, Mangos

gang einer Kombination von Nährstoffen wider. Die spezifischen Mengen an Antioxidantien und Zink, die in der Studie verwendet wurden, waren 500 Milligramm Vitamin C, 400 IE Vitamin E, 15 Milligramm Betacarotin (oft als gleichwertig mit 25000 IE Vitamin A bezeichnet), 80 Milligramm Zink (als Zinkoxid) und 2 Milligramm Kupfer (als Kupferoxid).

Mehrere andere Studien, die verschiedene kommerziell erhältliche breit angelegte Antioxidantienpräparate verwendeten, haben vielversprechende Ergebnisse erbracht. So zeigte beispielsweise eine Studie über anderthalb Jahre, dass das Fortschreiten der trockenen ARMD mit einer breitbandigen, 14-komponentigen Antioxidanskapsel (Ocuguard) gestoppt (aber nicht umgekehrt) werden konnte.[19,20] Eine retrospektive Studie mit einem Nahrungsergänzungsmittel namens ICAPS Plus (mit Betacarotin, den Vitaminen C und E, Zink, Kupfer, Mangan, Selen und Riboflavin) verglich 38 Patienten, die das Präparat regelmäßig verwendeten, mit 37 Patienten, die nur eine einzige Flasche aufbrauchten und zur Kontrolle dienten. Bei fünfzehn der behandelten Patienten kam es zu einer Verbesserung ihres Sehvermögens um eine oder mehrere Linien auf einer Sehschärfenkarte, verglichen mit nur sechs aus der Kontrollgruppe. Darüber hinaus verloren nur 3 der 38 in der Behandlungsgruppe eine oder mehrere Sichtlinien, verglichen mit 13 in der Kontrollgruppe.[21] In einer zweiten geblindeten klinischen Studie, über die im selben Artikel berichtet wurde, war die Sehschärfe nach 6 Monaten bei 36 von 61 Kontrollen gleich oder besser im Vergleich zu 168 von 192 behandelten Patienten.

B-Vitamine sind ebenfalls wichtig: In einer randomisierten, placebokontrollierten Doppelblindstudie erhielten 5442 weibliche Angehörige des Gesundheitswesens, die 40 Jahre oder älter waren und bereits bestehende Herz-Kreislauf-Erkrankungen oder drei oder mehr Risikofaktoren für Herz-Kreislauf-Erkrankungen aufwiesen, zufällig eine Kombination aus Folsäure (2,5 Milligramm pro Tag), Vitamin B_6 (50 Milligramm pro Tag) und Vitamin B_{12} (1 Milligramm pro Tag) oder ein Placebo. Nach durchschnittlich 7,3 Jahren Behandlung und Nachsorge gab es 55 Fälle von altersbedingter Makuladegeneration in der Kombinationsbehandlungsgruppe und 82 in der Placebogruppe. In der Kombinationsbehandlungsgruppe traten 26 Fälle von schwererer ARMD und 44 in der Placebogruppe auf. Diese Ergebnisse deuten auf ein um 34 beziehungsweise 41 Prozent reduziertes relatives Risiko hin.[22]

Lutein

Neben einer luteinreichen Ernährung ist eine zusätzliche Supplementierung von Vorteil. Eine 12-monatige Doppelblindstudie, die Lutein Antioxidant Supplementation Trial (LAST),[23] versuchte festzustellen, ob eine Nahrungsergänzung mit Lutein oder Lutein zusammen mit Antioxidantien, Vitaminen und Mineralstoffen die Sehfunktion und die Symptome bei ARMD verbessert. Bei Patienten, die Lutein (10 Milligramm) allein oder in Kombination mit anderen Vitaminen und Mineralstoffen als Breitbandsupplement erhielten, zeigten sich Verbesserungen der Sehfunktion.

In einer weiteren Studie wurden 27 Patienten mit ARMD nach dem Zufallsprinzip in zwei Gruppen eingeteilt: Fünfzehn Patienten nahmen 12 Monate lang täglich Vitamin C (180 Milligramm), Vitamin E (30 Milligramm), Zink (22,5 Milligramm), Kupfer (1 Milligramm, Lutein (10 Milligramm), Zeaxanthin (1 Milligramm) und Astaxanthin (4 Milligramm) ein, während zwölf Patienten als Kontrollgruppe dienten. Sehschärfeuntersuchungen zeigten ganz deutlich, dass die ARMD im Frühstadium positiv auf die Supplementierung mit Carotinoiden und Antioxidantien reagieren kann.[24]

Zink

Zink spielt eine wesentliche Rolle beim Stoffwechsel der Netzhaut, und ältere Menschen haben ein hohes Risiko für Zinkmangel. Zusätzlich zu den Studien mit einer Kombination von Nährstoffen zeigte eine 2-jährige, prospektive, randomisierte, placebokontrollierte Doppelblindstudie mit 151 Probanden mit trockener ARMD, dass die Gruppe, die 200 Milligramm Zinksulfat pro Tag (circa 80 Milligramm elementares Zink) einnahm, deutlich weniger Sehverlust hatte als die Placebogruppe.[25]

In einer anderen Studie wurden vierzig Probanden mit ARMD nach dem Zufallsprinzip 6 Monate lang entweder zweimal täglich 25 Milligramm Zincmonocystein (ZMC) oder ein Placebo zugeordnet. Die ZMC-Gruppe verzeichnete eine verbesserte Sehschärfe, Kontrastempfindlichkeit und kürzere Erholungszeit nach dem Auftreten von Lichtblitzen. In der Placebogruppe gab es keine Verbesserung. ZMC wurde mit einer gastrointestinalen Irritationsrate von unter 2 Prozent gut vertragen.[26]

Flavonoidreiche Extrakte

Flavonoidreiche Extrakte aus Heidelbeere *(Vaccinium myrtillus), Ginkgo biloba,* Traubenkernen oder Kiefernrinde (zum Beispiel Pycnogenol) bieten erhebliche Vorteile bei der Prävention und Behandlung von ARMD. Neben der exzellenten antioxidativen Wirkung haben all diese Extrakte nachweislich positive Auswirkungen auf die Durchblutung und Funktion der Netzhaut. Klinische Humanstudien haben gezeigt, dass alle drei auch in der Lage sind, den fortschreitenden Sehverlust der trockenen altersbedingten Makuladegeneration zu stoppen und möglicherweise die Sehfunktion sogar zu verbessern.[27–30] Von den drei scheinen Heidelbeerextrakte, die auf einen Anthocyanidingehalt von 25 Prozent standardisiert sind, die nützlichsten zu sein. Die Anthocyanoside der Heidelbeere haben eine sehr starke Affinität zum retinalen Pigmentepithel, verstärken die Kollagenstrukturen der Netzhaut und verhindern Schäden durch freie Radikale. Da das retinale Pigmentepithel der Teil des Auges ist, der von altersbedingter Makuladegeneration betroffen ist, scheinen Heidelbeeranthocyanoside ideale Therapeutika für die Erkrankung zu sein. Allerdings ist *Ginkgo-biloba*-Extrakt (24 Prozent Ginkgo-Flavonglykosidgehalt) vielleicht eine bessere Wahl, wenn der Patient auch Anzeichen einer verminderten Durchblutung des Gehirns zeigt.

Schnellüberblick

- Die Degeneration der Makula ist die Hauptursache für schweren Sehverlust in den Vereinigten Staaten.
- Die Hauptrisikofaktoren für Makuladegeneration sind Rauchen, Alter, Atherosklerose (Verhärtung der Arterien) und Bluthochdruck.
- Die Behandlungsziele bei der trockenen Form und der Prävention der feuchten Form umfassen den Einsatz von Antioxidantien und Naturstoffen, die vor Schäden durch freie Radikale schützen und die Blut- und Sauerstoffversorgung der Makula verbessern.
- Eine Ernährung, die reich an Obst und Gemüse ist, geht mit einem stark reduzierten Risiko für Makuladegeneration einher.
- Neben einer luteinreichen Ernährung ist eine Ergänzung mit zusätzlichem Lutein von Vorteil.
- Wie sich gezeigt hat, können Antioxidantienpräparate die Makuladegeneration stoppen und sogar umkehren.

Behandlungsübersicht

Wie bei den meisten Krankheiten ist die Vorbeugung oder Behandlung der altersbedingten Makuladegeneration im Frühstadium am effektivsten. Die beste Behandlung der feuchten Form ist eindeutig eine Lasertherapie, die so schnell wie möglich durchgeführt wird. Da Schäden durch freie Radikale und mangelnde Blut- und Sauerstoffversorgung der Makula anscheinend die Hauptursachen für Makuladegeneration sind, sind die Einnahme von Antioxidanspräparaten und die Förderung der Durchblutung der Netzhaut die Schlüssel zu einer wirksamen Behandlung.

Der Einsatz von Nahrungsergänzungsmitteln bei ARMD wurde einer umfassenden Kosten-Nutzen-Analyse unterzogen. Im Vergleich zu keiner Therapie brachte die antioxidative Therapie eine kostengünstige Verbesserung der Lebensqualität und senkte den Prozentsatz der Patienten mit ARMD, die jemals eine Sehbehinderung im besser sehenden Auge entwickelt hatten, von 7,0 auf 5,6 Prozent.[31]

Ernährung

Befolgen Sie die Anweisungen im Kapitel »Eine gesunde Ernährung«. Lebensmittel, die bei ARMD zu vermeiden sind:

- Gebratene und gegrillte Lebensmittel sowie andere Quellen für freie Radikale
- Tierische Fette
- Verarbeitete Backwaren
- Bier

Empfehlenswerte Lebensmittel:

- Gelbes Gemüse, grünes Gemüse, Tomatenprodukte
- Flavonoidreiche Beeren (Heidelbeeren, Brombeeren, Kirschen etc.)
- Sonstiges frisches Obst und Gemüse, Nüsse und Fisch
- Mäßige Mengen an Rotwein

Nahrungsergänzungsmittel

- Ein hochpotentes Multivitamin-Mineralstoffpräparat, wie im Kapitel »Supplementierung« beschrieben
- Wichtige Nährstoffe:
  - → Vitamin B_6: 25–50 Milligramm pro Tag
  - → Folsäure: 800–2000 Milligramm pro Tag
  - → Vitamin B_{12}: 800 Mikrogramm pro Tag
  - → Vitamin C: 500–1000 Milligramm pro Tag
  - → Vitamin E (gemischte Tocopherole): 100–200 IE pro Tag
  - → Magnesium (gebunden an Aspartat, Citrat, Fumarat, Malat, Glycinat oder Succinat): dreimal täglich 200–300 Milligramm
  - → Selen: 100–200 Mikrogramm pro Tag
  - → Zink: 30–45 Milligramm pro Tag
  - → Vitamin D_3: 2000–4000 IE pro Tag (idealerweise Blutwerte messen und die Dosierung entsprechend anpassen)
- Fischöl: 1000 Milligramm EPA +DHA pro Tag
- Lutein: 10–20 Milligramm pro Tag
- Zeaxanthin: 1–2 Milligramm pro Tag
- Astaxanthin: 4–6 Milligramm pro Tag

Pflanzliche Arzneimittel

Eines der folgenden:

- *Ginkgo-biloba*-Extrakt (24 Prozent Ginkgoflavonglykoside): täglich 120–240 Milligramm
- Heidelbeerextrakt (25 Prozent Anthocyanidingehalt): täglich 120–240 Milligramm
- Traubenkern- oder Kiefernrindenextrakt (95 Prozent OPC-Gehalt): täglich 150–300 Milligramm

MENOPAUSE

- Dauerhafte Beendigung der Menstruation bei älteren Frauen
- Durchschnittliches Alter des Einsetzens: 51 Jahre
- Häufige Beschwerden in den Wechseljahren: Hitzewallungen, Kopfschmerzen, atrophische Vaginitis, häufige Harnwegsinfektionen, kalte Hände und Füße, Vergesslichkeit, Konzentrationsschwäche

Die Menopause ist die dauerhafte Beendigung der Menstruation, die im Durchschnitt um das 51. Lebensjahr herum stattfindet, aber auch bereits im Alter von 40 Jahren oder erst mit 55 Jahren oder noch später einsetzen kann. 6–12 Monate ohne Regelblutung sind die gängige Regel für die Diagnose der Menopause. Die Zeit vor der Menopause wird als *Perimenopause* und die Zeit nach der Menopause als *Postmenopause* bezeichnet. Während der Perimenopause ovulieren viele Frauen unregelmäßig, was entweder auf eine verminderte Östrogenausschüttung oder auf die Resistenz der verbleibenden Follikel gegen den Eisprungsreiz zurückzuführen ist.

Viele Schulmediziner sehen die Menopause immer noch als Krankheit und nicht als einen normalen physiologischen Prozess. Diese Sichtweise steht im krassen Gegensatz zur Betrachtungsweise vieler Kulturen, in denen die Menopause als natürlicher Teil des Lebensprozesses und positives Ereignis im Leben einer Frau angesehen wird. Tatsächlich leiden in vielen Teilen der Welt die meisten Frauen nicht unter den Symptomen, die die Amerikaner mit den Wechseljahren verbinden. Diese Beobachtung wirft einige interessante Fragen zum Thema Menopause als soziokulturellem Ereignis auf. Allerdings gibt es sicherlich auch wichtige Ernährungs- und Umweltfaktoren zu berücksichtigen.

Trotz umfangreicher Forschung, die ihren Nutzen infrage stellt, beinhaltet die aktuelle medizinische Behandlung der Menopause in erster Linie eine Hormonersatztherapie (*hormone replacement therapy*, HRT) unter Verwendung einer Kombination aus Östrogen und Progesteron. Die offensichtliche Frage ist, ob eine Hormonersatztherapie notwendig ist. Das Ziel dieses Kapitels ist es, diese Frage zu beantworten und einen natürlichen Ansatz für die Menopause und die Postmenopausalperiode zu bieten.

Ursachen

Es wird angenommen, dass die Menopause eintritt, wenn keine lebensfähigen Eizellen mehr in den Eierstöcken vorhanden sind. Bei der Geburt hat das Mädchen etwa 1 Million Eier. Diese Zahl sinkt auf etwa 300 000 oder 400 000 in der Pubertät, aber nur etwa 400 dieser Eizellen werden in den Fortpflanzungsjahren tatsächlich heranreifen. Wenn eine Frau das 50. Lebensjahr erreicht hat, sind nur noch wenige Eier übrig.

Mit zunehmendem Alter führt das Fehlen von aktiven Follikeln (der zellulären Hülle der Eizelle) zu einer verminderten Produktion von Östrogen und Progesteron. Als Reaktion auf diesen Östrogenabfall erhöht die Hypophyse die Ausschüttung von follikelstimulierendem Hormon (FSH) und luteinisierendem Hormon (LH). Nach der Menopause werden FSH und LH kontinuierlich in großen Mengen ausgeschüttet, obwohl es keine Follikel mehr zur Stimulation gibt. Diese beiden Hormone bewirken, dass die Eierstöcke und die Nebennieren vermehrt Androgene (männliche Geschlechtshormone) freisetzen, die von den Fettzellen der Hüften und Oberschenkel in Östrogene umgewandelt werden können. Umgewandelte Androgene machen bei der postmenopausalen Frau den größten Teil des zirkulierenden Östrogens aus, aber die Gesamtöstrogenspiegel liegen immer noch weit unter den Werten von Frauen, die noch in ihren fruchtbaren Jahren sind.

Wichtigste Symptome

Viele Wechseljahrssyptome, besonders Hitzewallungen, sind anscheinend auf eine veränderte Funktion des Hypothalamus zurückzuführen, einer Gewebemasse in der Mitte des Gehirns, die als Brücke zwischen dem Nervensystem und dem hormonellen (endokrinen) System dient. Der Hypothalamus ist für die Kontrolle vieler Körperfunktionen verantwortlich, darunter Körpertemperatur, Stoffwechsel, Schlafmuster, Stressreaktionen, Libido, Stimmung und die Freisetzung von Hypophysenhormonen. Entscheidend für die einwandfreie Funktion des Hypothalamus sind die Endorphine, die körpereigenen stimmungsaufhellenden und schmerzlindernden Verbindungen. Es wird angenommen, dass auch die Endorphine eine Rolle bei Hitzewallungen spielen. Wie man glaubt, entfalten mehrere natürliche Maßnahmen einige ihrer positiven Auswirkungen gegen Hitzewallungen, indem sie die Endorphinproduktion erhöhen. Zwei der effektivsten Maßnahmen sind Bewegung und Akupunktur.

Hitzewallungen

Hitzewallungen sind das häufigste Symptom der Menopause. Der Begriff bezieht sich auf die Erweiterung der peripheren Blutgefäße, die zu einem Anstieg der Hauttemperatur und einer Hautrötung führt. Bei den typischen Hitzewallungen wird die Haut, besonders die von Kopf und Hals, für einige Sekunden bis wenige Minuten rot und warm, danach kommt es zu kaltem Schüttelfrost. Hitzewallungen können von anderen Symptomen begleitet werden wie einer erhöhten Herzfrequenz, Kopfschmerzen, Schwindel, Gewichtszunahme, Müdigkeit und Schlaflosigkeit.

In den Vereinigten Staaten leiden 65–80 Prozent der Frauen in der Menopause zu einem gewissen Grad an Hitzewallungen. Hitzewallungen sind oft das erste Anzeichen dafür, dass die Menopause näher rückt, da sie schon vor der Beendigung der Menstruation beginnen können. In den meisten Fällen sind Hitzewallungen im ersten und zweiten Jahr nach der Menopause am unangenehmsten. Wenn sich der Körper an den gesunkenen Östrogenspiegel anpasst, lassen die Hitzewallungen für gewöhnlich nach.

Kopfschmerzen

Kopfschmerzen, besonders Migräne, begleiten aufgrund der erhöhten Instabilität der Blutgefäße häufig die Menopause. Sie gehen oft mit Hitzewallungen einher.

Atrophische Vaginitis

Nach der Menopause kann die Vaginalschleimhaut aufgrund des Östrogenmangels dünn und trocken werden. Infolgedessen können Frauen in den Wechseljahren und nach der Menopause schmerzhaften Geschlechtsverkehr, eine erhöhte Anfälligkeit für Infektionen und vaginalen Juckreiz oder Brennen erleben.

Von atrophischer Vaginitis Betroffene sollten versuchen, Substanzen zu meiden, die die Schleimhäute austrocknen können; dazu gehören Antihistaminika, Alkohol, Koffein und Diuretika. Darüber hinaus ist es wichtig, dass der Körper gut hydriert bleibt. Trinken Sie mindestens 1–1,5 Liter Wasser pro Tag.

Häufig wird Unterwäsche aus Naturfasern, besonders Baumwolle, empfohlen, da sie die Haut atmen lässt und so die Häufigkeit von Vaginalinfektionen verringert.

Regelmäßiger Geschlechtsverkehr ist ebenfalls von Vorteil, da er die Durchblutung des Vaginalgewebes erhöht; dieser Blutfluss hilft, den Tonus und die Feuchtigkeitsversorgung zu verbessern. Allerdings muss eine gute Gleitwirkung gewährleistet sein; es stehen viele öl- und wasserbasierte Gleitmittel zur Verfügung, wie zum Beispiel »K-Y Jelly«.

Blaseninfektionen

Etwa 15 Prozent der Frauen in den Wechseljahren leiden wiederholt an Blasenentzündungen. Anscheinend kommt es zu einem Zusammenbruch der natürlichen Abwehrmechanismen, die vor Bakterienwachstum im Harntrakt schützen. Das Hauptziel der natürlichen Behandlung von Blasenentzündungen ist es, die normale Widerstandsfähigkeit einer Frau gegen Harnwegsinfektionen zu verbessern. Besonders gilt es, den Urinfluss durch richtige Hydratation zu erhöhen, einen pH-Wert zu fördern, der das Wachstum von Mikroorganismen hemmt, und zu verhindern, dass Bakterien an den Endothelzellen der Blase haften bleiben. Darüber hinaus können mehrere botanische Arzneimittel eingesetzt werden. Weitere Informationen finden Sie im Kapitel »Zystitis und interstitielle Zystitis/Blasenschmerzen«.

Kalte Hände und Füße

Kalte Hände und Füße sind bei Frauen allgemein verbreitet, nicht nur in den Wechseljahren. Während der Menopause treten sie jedoch noch häufiger auf. In den meisten Fällen gibt es drei Hauptursachen für kalte Hände und Füße: Hypothyreose, ein niedriger Eisengehalt im Körper und schlechte Durchblutung. Es ist wichtig, eine Hypothyreose auszuschließen, indem man den Blutspiegel der Schilddrüsenhormone misst. Zusammen mit einem kompletten Blutbild und einer chemischen Auswertung, die den LDL/HDL-Cholesterinspiegel beinhaltet, sollte es auch einen Test auf den Serumferritinspiegel geben, den besten Indikator für die Eisenspeicher des Körpers. Eine vollständige körperliche Untersuchung ist ebenfalls erforderlich, wobei besonders auf alle anderen Anzeichen einer verminderten Durchblutung zu achten ist. Sobald die Ursache identifiziert ist, ist die Behandlung unkompliziert.

Vergesslichkeit und Konzentrationsschwäche

Auch Vergesslichkeit und Konzentrationsschwäche sind in der Menopause gängige Symptome. Häufig sind sie einfach eine Folge der verminderten Sauerstoff- und Nährstoffversorgung des Gehirns, nicht durch die Menopause an sich, sondern durch Atherosklerose (Verhärtung der Arterien) der Blutgefäße, die dem Gehirn Sauerstoff und Nahrung zuführen.

Das Gehirn ist stark auf eine konstante Versorgung mit Sauerstoff und Nährstoffen angewiesen. Obwohl es nur 3 Pfund wiegt, nutzt das Gehirn etwa 20 Prozent der Sauerstoffversorgung des gesamten Körpers. Das Ziel beim Umgang mit Symptomen wie Vergesslichkeit und Konzentrationsschwäche besteht darin, die Versorgung des Gehirns mit Blut, Sauerstoff und Nährstoffen zu verbessern.

Menopause als soziales Konstrukt

Während in der Menopause unbestreitbar ein physiologischer Prozess stattfindet, ist die Menopause viel mehr als nur ein biologisches Ereignis. Soziale und kulturelle Faktoren tragen wesentlich dazu bei, wie Frauen auf die Wechseljahre reagieren. Die moderne Gesellschaft legt großen Wert auf die Anziehungskraft der Jugend, was zu einer tief verwurzelten kulturellen Abwertung älterer Menschen, besonders älterer Frauen, führt. Fürsprecher einer sozialen und kulturellen Erklärung der Menopause verweisen als Ursache für die negative Einstellung, die mit der Menopause verbunden ist, oft auf diese kulturelle Abwertung älterer Frauen.

Im Gegensatz dazu freuen sich in vielen Kulturen der Welt Frauen auf die Menopause, weil sie mit größerem Respekt einhergeht.[1] Höheres Alter wird als Zeichen göttlichen Segens und großer Weisheit angesehen. Studien mit Frauen in den Wechseljahren aus vielen traditionellen Kulturen zeigen, dass die meisten die Menopause ohne Hitzewallungen, Vaginitis und andere Symptome durchlaufen, die in entwickelten Ländern auftreten. Selbst Osteoporose ist extrem selten, obwohl die durchschnittliche Frau in vielen traditionellen Kulturen länger lebt als die durchschnittliche Frau in den Vereinigten Staaten.

Wie interkulturelle Forschungen deutlich zeigen, steht die kulturelle Sicht der Menopause in direktem Zusammenhang mit den Wechseljahrsymptomen.[2] Ist die kulturelle Sicht der Menopause weitgehend negativ, wie in den USA, dann sind Symptome recht häufig. Im Gegensatz dazu sind diese weitaus seltener, wenn die Menopause mit wenig Negativität verbunden ist oder positiv gesehen wird.

Eine der detailliertesten Studien über die Auswirkungen der Kultur auf die Menopause untersuchte die bäuerlichen Maya.[2] An 52 postmenopausalen Frauen wurden detaillierte medizinische Anamnesen und Untersuchungen, einschließlich einer körperlichen Untersuchung, Hormonspiegelmessung und Knochendichtestudien, durchgeführt. Keine dieser Frauen litt unter Hitzewallungen oder anderen Wechseljahrbeschwerden, und keine einzige zeigte Anzeichen von Osteoporose, obwohl ihre Hormonmuster (Spiegel der verschiedenen weiblichen Sexualhormone) mit denen der in den USA lebenden postmenopausalen Frauen identisch waren.

Die Forscher waren der Meinung, dass die Einstellung der Mayafrauen zur Menopause für ihre symptomlosen Wechseljahre verantwortlich war. Sie sehen die Menopause als ein positives Ereignis, das ihnen die Akzeptanz als angesehene Älteste und die Entlastung von Schwangerschaften verschafft. Diese Haltung unterscheidet sich stark von der in den

Industriegesellschaften dominanten Haltung gegenüber der Menopause. Nähme unsere Gesellschaft eine andere kulturelle Sichtweise im Hinblick auf ältere Frauen ein, so würden die Symptome der Menopause wahrscheinlich wegfallen.

1966 veröffentlichte Dr. Robert A. Wilson sein bahnbrechendes Buch *Feminine Forever*, das die Theorie einführte, die Menopause sei eine Östrogenmangelerkrankung, die mit Östrogen behandelt werden müsse, um den normalen Rückgang des Östrogenspiegels mit zunehmendem Alter auszugleichen. Laut Wilson wären Frauen ohne Östrogenersatztherapie dazu bestimmt, sexlose »Karikaturen ihres früheren Selbst ... das Äquivalent eines Eunuchen« zu werden.

Wilsons Theorie der Menopause als Krankheit ist immer noch die vorherrschende medizinische Sicht der Menopause, selbst in vielen alternativen medizinischen Kreisen, die »bioidentische« Hormone als eine Möglichkeit für Frauen propagieren, »für immer weiblich« zu bleiben. Diese Sichtweisen bringen Frauen, die in die Menopause eintreten, in eine schwierige Situation: Sollen sie diesen Zeitraum auf natürliche Weise durchlaufen, oder sollen sie sich einer Hormontherapie unterziehen? Bevor diese Frage beantwortet werden kann, müssen die Vorteile und Risiken der Östrogenersatztherapie sowie die natürlichen Alternativen berücksichtigt werden.

Therapeutische Erwägungen

Wie wir bereits erwähnt haben, besteht die derzeitige konventionelle medizinische Behandlung von Wechseljahrbeschwerden nach wie vor in einer kurzfristigen (1–4 Jahre dauernden) Hormonersatztherapie, kurz HRT.

Ihr Einsatz war bis 2002 weitgehend akzeptiert, als die National Institutes of Health (NIH) eine große klinische Studie zum Nachweis der Vorteile der HRT für postmenopausale Frauen stoppten. Diese Studie, die Women's Health Initiative (WHI), fand genau das Gegenteil heraus und kam zu dem Schluss, dass die Risiken der Einnahme von kombiniertem Östrogen und Gestagen die Vorteile überwiegen und das Risiko von Schlaganfällen, koronaren Herzerkrankungen und Brustkrebs erhöhen.[3]

Es wurde gezeigt, dass die HRT Folgendes bewirkt:

- 26 Prozent mehr Fälle von invasivem Brustkrebs
- 41 Prozent mehr Schlaganfälle
- 29 Prozent mehr Herzinfarkte
- Verdoppelung der Blutgerinnselrate in Beinen und Lunge
- Zwei- bis dreimal mehr Gallensteinbildung und Lebererkrankungen

Nachdem diese Studie in den Schlagzeilen war, wurden viele Ärzte und die Öffentlichkeit auf andere Studien aufmerksam, die von ähnlich alarmierenden Statistiken berichteten. So stimuliert die Hormonersatztherapie zum Beispiel nicht nur das Wachstum von invasivem Brustkrebs, sondern erschwert auch das Erkennen von potenziell tödlichen Tumoren bei der Mammografie, da das Brustgewebe bei der Hormonersatztherapie dichter bleibt; sie verdoppelt das Risiko der Entwicklung von Alzheimer und erhöht das Risiko einer lebensbedrohlichen Blutgerinnselbildung.

Während die WHI als eine große Offenbarung hinsichtlich der Sicherheit und Wirksamkeit der HRT angesehen wurde, ist die Wahrheit, dass diese Studie und andere nur bestätigten, was bereits über die Gefahren synthetischer Hormone bekannt war.[4–8]

Trotz der Ergebnisse der Women's Health Initiative und anderer Studien, die die langfristigen Probleme im Zusammenhang mit der HRT aufzeigen, ist es eine traurige Tatsache, dass nach 2002 immer noch jährlich etwa 30 Millionen Rezepte für die HRT ausgestellt werden. Warum um alles in der Welt sollten Ärzte sie weiterhin verschreiben? Leider sind sie sich einfach nicht bewusst, dass es wirksame natürliche Strategien gibt, um mit Wechseljahrbeschwerden umzugehen oder das Risiko einer Osteoporose zu verringern.

Während die Hormonersatztherapie die Symptome der Menopause zweifellos lindern kann, glauben viele Gesundheitsexperten, dass eine langfristige Hormonersatztherapie aufgrund ihrer Risiken bei den meisten Frauen selten gerechtfertigt ist. Die einzige mögliche Ausnahme sind Frauen, die ein hohes Risiko für die Entstehung von Osteoporose aufweisen (in der WHI-Studie hatten Frauen, die sich

Weniger Brustkrebs im Zusammenhang mit dem Rückgang der HRT

Die unmittelbare Folge der WHI-Studie bestand darin, dass plötzlich weniger Frauen eine Hormonersatztherapie anwendeten. Gleichzeitig kam es zu einem starken Rückgang neuer Brustkrebsfälle, was nicht überrascht.[9] Dazu muss man bedenken, dass die Brustkrebsraten in den Vereinigten Staaten vor 2002 stetig gestiegen sind.

Die Umsätze für die beiden am häufigsten verschriebenen Formen der HRT in den Vereinigten Staaten, Premarin und Prempro, sanken von 61 Millionen im Jahr 2001 auf 21 Millionen im Jahr 2004. Dieser Rückgang führte zu einer Verringerung der jährlichen Brustkrebsrate in den Vereinigten Staaten um 8,4 Prozent. Der Rückgang trat nur bei Frauen über 50 Jahren auf und war bei Frauen mit Krebserkrankungen, die östrogenrezeptorpositiv waren, deutlicher. Diese Tumore brauchen nämlich Östrogen, um zu wachsen und sich zu vermehren. Die Geschwindigkeit, mit der die Brustkrebsraten nach den WHI-Ankündigungen zurückgingen, kann darauf hindeuten, dass extrem kleine östrogenrezeptorpositive Brustkrebse aufgehört haben könnten, sich zu entwickeln, oder sogar zurückgegangen sind, nachdem die HRT eingestellt wurde. Dieser dramatische Rückgang der Brustkrebsrate stärkt eindeutig zusätzlich die Verbindung zwischen Brustkrebs und der HRT.

einer HRT unterzogen, ein um 34 Prozent geringeres Risiko für Hüftfrakturen), aber selbst dann gibt es natürliche Ansätze, die das Risiko für diese Knochenerkrankung drastisch reduzieren können. Um Ihr Risiko für Osteoporose zu ermitteln und weitere Informationen über natürliche Ansätze zu erhalten, lesen Sie bitte das Kapitel »Osteoporose«.

Die meisten Frauen, die eine HRT machen, haben keine Ahnung, dass sie unnatürliche Formen von Östrogen und Progesteron einnehmen. Premarin zum Beispiel (in Deutschland ausser Handel) enthält Formen von Östrogen, die aus dem Urin von schwangeren Stuten isoliert wurden, und darüber hinaus mehr als 200 Substanzen, die für den menschlichen Körper zumeist fremd sind. Auch behaupten Tierschützer seit Langem, dass die bei der Produktion von Premarin angewandten Methoden den betroffenen Stuten Leid zufügen. Das größte Gesundheitsproblem für Frauen, die Premarin und andere gängige Formen konjugierter Östrogene einnehmen, besteht darin, dass sie im Körper zu 17-Beta-Östradiol metabolisiert werden, der Form von Östrogen, die am stärksten mit Krebs in Verbindung gebracht wird. Die synthetischen Versionen von Progesteron, die in der HRT verwendet werden, wie Megestrol, Norethindron und Norgestrel, dürften noch problematischer sein als die konjugierten Östrogene.

Natürliche Hormonersatztherapie

Die meisten naturheilkundlichen Ärzte bevorzugen eine Form der HRT, die als bioidentische Hormontherapie bekannt ist. Zu den bioidentischen Hormonen, die in der Menopause am häufigsten verwendet werden, gehören Östradiol, Östron, Östriol, Progesteron und in geringerem Maße Testosteron und Dehydroepiandrosteron (DHEA). Bioidentische Hormone werden entweder aus Beta-Sitosterol aus Sojabohnen oder aus Diosgenin aus Wilder Yamswurzel *(Dioscorea villosa)* hergestellt. Diese Verbindungen werden dann zu Hormonen verarbeitet, die biochemisch mit menschlichen Hormonen identisch sind. Bioidentische Hormone bedürfen einer Verschreibung und sind in normalen Apotheken erhältlich. Die Verwendung von zusammengesetzten Hormonformen bietet eine größere Bandbreite an Dosier- und Verabreichungsmöglichkeiten – maßgeschneiderte Dosen eines bestimmten Hormons stehen zur Verfügung, die Pharmaunternehmen nicht herstellen. Die Hormone können als Kapseln, sublinguale Lutschtabletten oder Pellets, Cremes, Gels, Vaginalcremes/Gels oder Tabletten, Nasensprays, Injektionen und unter die Haut implantierte Pellets gekauft werden, und jede Kombination von Östradiol, Östriol, Östron, Progesteron, Testosteron und DHEA kann in einer auf die spezifischen Bedürfnisse jeder Frau optimierten Verschreibung formuliert werden.

Das grundlegende Konzept der bioidentischen Hormontherapie besteht darin, dass einige der schädlichen Auswirkungen der HRT mit der synthetischen Form der verwendeten Hormone zusammenhängen können. Darüber hinaus ist die Dosierung der bei der bioidentischen Hormontherapie verwendeten Hormone in der Regel deutlich niedriger als bei der konventionellen HRT. Obwohl bei bioidentischen Hormonen viele Indizien für ein besseres Sicherheitsprofil sprechen, gibt es derzeit keine definitiven Studien, die belegen, dass die bioidentische Hormontherapie besser oder sicherer ist als die HRT. Da bioidentische Hormone natürlich sind, sind sie nicht patentierbar – daher gibt es keine großen Pharmaunternehmen, die sie vermarkten. Ohne die Aussicht auf einen finanziellen Gewinn ist es daher höchst unwahrscheinlich, dass die großen Studien, die notwendig sind, um die Vorteile bioidentischer Hormone endgültig aufzuzeigen, jemals durchgeführt werden. Dennoch ist es sinnvoller, bioidentische Hormone einzusetzen, wenn eine hormonelle Unterstützung benötigt wird. Wir empfehlen Ihnen, sich mit Ihrem Gynäkologen zu besprechen oder den Rat eines naturheilkundlichen Arztes einzuholen.

Ein wichtiger Faktor beim Hormonersatz – ob natürlich oder konventionell – besteht darin, nicht nur den Hormonspiegel zu messen, sondern auch den Aufbau der Hormonmetaboliten nach der Entgiftung zu bestimmen. Diese können im Speichel, Blut und Urin getestet werden.

Natürliche Ansätze bei menopausalen Symptomen

Sport

Der gesundheitliche Nutzen von Bewegung für Frauen in den Wechseljahren und nach der Menopause ist groß. Darüber hinaus reduziert regelmäßige körperliche Bewegung die Häufigkeit und Schwere

> **Ausschleichen der Hormonersatztherapie**
>
> Wenn Sie sich entscheiden, die HRT zu beenden, um stattdessen eine natürliche Herangehensweise ohne Hormone zu verfolgen, beherzigen Sie einen Monat lang die Ernährungs- und Supplementierungsempfehlungen in der Behandlungsübersicht (unten) und reduzieren dann die Dosierung der HRT um die Hälfte. Nehmen Sie diese Dosis 4 Wochen lang ein, und halbieren Sie sie danach erneut, indem Sie sie nur jeden zweiten Tag einnehmen. Nach weiteren 4 Wochen können Sie ganz damit aufhören. Natürlich sollten Sie auch hier wie bei jedem anderen Medikament einen Arzt aufsuchen, ehe Sie die Dosierung ändern.

von Hitzewallungen deutlich. In einer Studie hatten Frauen, die durchschnittlich dreieinhalb Stunden pro Woche trainierten, keinerlei Hitzewallungen, während Frauen, die sich weniger bewegten, eher Hitzewallungen hatten.[10] Mit Sport können Frauen zudem ihr Risiko für Herz-Kreislauf-Erkrankungen und Brustkrebs senken, ihre Knochendichte verbessern, Körperfett sowie ihren BMI reduzieren und ein besseres Allgemeingefühl erreichen.[11–13]

Gesundheitliche Vorteile regelmäßiger Bewegung in der Menopause

- Linderung von Hitzewallungen
- Verminderter Knochenschwund
- Bessere Herzfunktion
- Besserer Kreislauf
- Niedrigerer Blutdruck
- Niedrigerer Cholesterinspiegel
- Verbesserte Fähigkeit, mit Stress fertig zu werden
- Bessere Sauerstoff- und Nährstoffverwertung in allen Geweben
- Besserung von Selbstwertgefühl, Stimmung und Gemütsverfassung

Ernährung

Die Empfehlungen im Kapitel »Eine gesunde Ernährung« eignen sich sehr gut, um Wechseljahrsymptome zu lindern. Der vielleicht wichtigste Rat besteht darin, mehr pflanzliche Nahrung, besonders phytoöstrogenreiche Produkte, und weniger tierische Nahrung zu konsumieren. Phytoöstrogene sind pflanzliche Substanzen, die in der Lage sind, sich bei Säugetieren schwach an die Östrogenrezeptoren zu binden, und in einigen Geweben eine sehr schwache östrogenartige Wirkung und in anderen Geweben eine schwache antiöstrogene Wirkung haben. Sojabohnen und Leinsamen enthalten große Mengen von Phytoöstrogenen. Viele andere Nahrungsmittel, zum Beispiel Äpfel, Karotten, Fenchel, Sellerie, Petersilie und Hülsenfrüchte, liefern geringere Mengen. Ein hoher Konsum von Phytoöstrogenen könnte erklären, warum Hitzewallungen und andere Wechseljahrbeschwerden in Kulturen mit vorwiegend pflanzlicher Ernährung anscheinend weniger häufig auftreten. Außerdem ist eine solche Ernährung vielversprechend hinsichtlich der Prävention von Krankheiten, und einige Studien weisen auf geringere Brust- und Prostatakrebsraten bei Menschen hin, die sich phytoöstrogenreich ernähren.

Sojaprodukte. Soja kann in der Menopause hilfreich sein, hauptsächlich wegen der potenziellen Linderung von Hitzewallungen, es kann aber auch Cholesterinspiegel und Blutdruck senken und das Brustkrebsrisiko mindern. Einige, wenn auch nicht alle klinischen Studien zeigen, dass der Verzehr von Sojaprodukten (etwa zwei Drittel einer Tasse Sojabohnen pro Tag) oder die Einnahme eines Sojaergänzungsmittels Hitzewallungen und vaginale Atrophie effektiv lindert.[14–19] Die Studien, die eine positive Wirkung bestätigen, weisen darauf hin, dass ein erhöhter Sojakonsum Hitzewallungen und/oder Nachtschweiß um 30–55 Prozent reduziert.

Eine Studie erklärt, warum die Effekte mit Soja so widersprüchlich sind.[20] In dieser 6-monatigen Doppelblindstudie bekamen 66 Frauen 135 Milligramm Soja-Isoflavone und 30 Frauen ein Placebo. Nach einer Woche wurden die Frauen in der Sojagruppe getestet und basierend auf ihrer Fähigkeit, die Isoflavone in die phytoöstrogene Substanz Equol umzuwandeln, in zwei Untergruppen eingeteilt. Beide Untergruppen bekamen 6 Monate lang 135 Milligramm Isoflavone. Verglichen mit den Resultaten der Placebogruppe waren die Hitzewallungen und das übermäßige Schwitzen nach 3 Monaten deutlich reduziert, aber nur in der Gruppe, die die Isoflavone zu Equol verstoffwechselte. Nach 6 Monaten waren die Symptome in der Equolgruppe um 84 Prozent, in der Nicht-Equolgruppe um 58 Prozent und um 66 Prozent in der Placebogruppe zurückgegangen. Studien mit einem höheren Anteil an Frauen, die Equol produzieren können, zeigen mit Sojasupplementierungen positive Resultate, aber wenn an der Studie viele Frauen teilnehmen, die kein Equol bilden können, gehen die Ergebnisse gegen null.

Was aber bestimmt, dass Soja-Isoflavone in Equol umgewandelt werden? Es ist die Darmflora. Wie man annimmt, gewährleistet ein höherer Anteil an gesundheitsfördernden Bakterien wie Laktobazillen und Bifidobakterien eine korrekte Umwandlung. Daher empfehlen wir Frauen, die Soja-Isoflavone zur Verbesserung der Wechseljahrbeschwerden verwenden, auch ein probiotisches Ergänzungsmittel zu nehmen, das 5–20 Milliarden lebende *Lactobacillus*- und *Bifidobacterium*-Organismen enthält.

Derzeit gibt es in Lebensmittelgeschäften und Bio-Läden eine Vielzahl von Sojaprodukten zur Auswahl. Dazu gehören getrocknete Sojabohnen, Sojaöl, Sojamilch, Sojamehl, geröstete Sojabohnen, Tofu, Tofupastete, Tempeh, Miso, Sojasauce, Natto, Edamame, Sojaeis, Sojakäse, Sojariegel, Burger, Hotdogs und sogar Marshmallows aus Soja. Für den größten Nutzen empfehlen wir, anstelle eines Ergänzungsmittels besser Nahrungsmittel zu konsumieren. Dennoch können auch Supplemente mit Soja-Isoflavonen verwendet werden, um mit Wechseljahrsymptomen fertigzuwerden und möglicherweise die Knochen und das Herz-Kreislauf-System gesund zu erhalten. Die Dosierung sollte im gleichen Bereich liegen wie der Gehalt an Isoflavonen in der traditionellen asiatischen Ernährung: 45–90 Milligramm Isoflavone pro Tag.

Isoflavongehalt von Sojaprodukten

Sojaprodukt	Menge	Isoflavone (mg)
Geröstete Sojabohnen	¼ Tasse*	60
Tofu, fettarm und normal	½ Tasse	35
Tempeh	½ Tasse	35
Sojagetränkepulver	1–2 Schöpflöffel	25–90
Normale Sojamilch	1 Tasse	30
Fettarme Sojamilch	1 Tasse	20
Geröstete Sojabutter	2 Esslöffel	17
Gekochte Sojabohnen	½ Tasse	150

* Tasse als ein Gefäß mit einem Fassungsvermögen von circa 250 Millilitern (Anm. d. Redaktion)

Leinsamen. Eine weitere wichtige Nahrungsquelle für Phytoöstrogene ist Leinsamen. Er enthält die Lignane Matairesinol und Secoisolariciresinol, die nachweislich östrogen wirken. Zudem werden diese Lignane von Darmbakterien modifiziert, um andere Lignane zu bilden, die im Blutkreislauf absorbiert werden und sowohl östrogene als auch antiöstrogene Wirkung zeigen.[21, 22] Obwohl es viele Forschungen über die Schutzwirkung von Leinsamen gegen Brustkrebs gibt, wurde nur wenig auf dem Gebiet von Leinsamen und Hitzewallungen geforscht. Eine Studie zeigte, dass sich bei Frauen, die zweimal täglich 2 Esslöffel Leinsamen konsumierten, die Anzahl der Hitzewallungen innerhalb von 6 Wochen halbierten und deren Intensität um 57 Prozent reduzierten.[23]

Nahrungsergänzungsmittel

Fischöl. In einer Studie über Fischölsupplementierung bei Frauen zwischen 40 und 55 Jahren mit Hitzewallungen und moderaten bis schweren psychischen Problemen wurden 120 Probandinnen willkürlich in Gruppen eingeteilt: Eine Gruppe erhielt ein Fischölprodukt mit 1200 Milligramm EPA + DHA, die andere ein Placebo. Am Anfang lag die Anzahl der Hitzewallungen bei durchschnittlich 2,8 pro Tag. Nach 8 Wochen waren sie in der Fischölgruppe um 1,58 pro Tag (55 Prozent) gesunken, in der Placebogruppe nur um 0,5 (25 Prozent). Auch die Ansprechrate war in der Fischölgruppe mit 58,5 Prozent höher als in der Placebogruppe (34,4 Prozent).[24]

Vitamin C und Flavonoide. In Kombination mit Vitamin C können Hesperidin und andere Zitrusflavonoide Hitzewallungen effektiv lindern. In einer klinischen Studie bekamen 94 Frauen, die unter Hitzewallungen litten, ein Präparat mit 900 Milligramm Hesperidin, 300 Milligramm Hesperidinmethylchalcon (ein weiteres Zitrusflavonoid) und 1200 Milligramm Vitamin C täglich.[25] Nach einem Monat waren die Hitzewallungen bei 53 Prozent der Patientinnen signifikant zurückgegangen und bei 34 Prozent reduziert. Auch nächtliche Beinkrämpfe, Nasenbluten und leichte blaue Flecken waren weniger geworden. Die einzige Nebenwirkung war ein leichter abstoßender Körpergeruch mit der Tendenz von Schweißflecken auf der Kleidung unter den Achseln.

Nützlicher als Hesperidin sind eventuell Präparate, die oligomere Proanthocyanidine (PCOs) wie Extrakte aus Traubenkernen oder Pinienrinde enthalten. In einer Doppelblindstudie wurde 230 perimenopausalen taiwanesischen Frauen zwischen 45 und 55 Jahren 6 Monate lang zweimal täglich entweder ein Placebo oder 100 Milligramm PCOs aus Pinienrinde (Pycnogenol) verabreicht.[26] Im Vergleich mit dem Placebo minderten die PCOs die Schwere und Häufigkeit der Probleme in Zusammenhang mit Depressionen, vasomotorischen Symptomen, Gedächtnis, Ängsten, Sexualfunktion und Schlaf schon 4 Wochen nach Behandlungsbeginn.

Gamma-Oryzanol. Gamma-Oryzanol (Ferulasäure) ist eine wachstumsfördernde Substanz, die in Getreide enthalten ist und aus Reiskleieöl isoliert wird. Bei der Behandlung von Hitzewallungen besteht seine Hauptaufgabe darin, die Hypophysenfunktion zu verbessern und die Endorphinausschüttung des Hypothalamus zu fördern. Gamma-Oryzanol erwies sich erstmals in den frühen 1960er-Jahren bei Wechseljahrbeschwerden, einschließlich Hitzewallungen, als wirksam.[27] Nachfolgende Studien bestätigten seine Effektivität weiter.[28]

In einer der früheren Studien bekamen acht menopausale Frauen und dreizehn Frauen, deren Eierstöcke chirurgisch entfernt worden waren, täglich 300 Milligramm Gamma-Oryzanol. Am Ende des 38-tägigen Versuchs waren bei über 67 Prozent der Frauen die Wechseljahrsymptome um 50 Prozent oder noch mehr reduziert.[27] In einer späteren Studie war eine Gamma-Oryzanol-Dosis von täglich 300 Milligramm noch effektiver: 85 Prozent der Probandinnen berichteten über eine Linderung der menopausalen Beschwerden.[28]

Gamma-Oryzanol ist eine sehr sichere natürliche Substanz. Weder in experimentellen noch in klinischen Studien kam es zu signifikanten Nebenwirkungen. Gamma-Oryzanol hilft nicht nur bei Symptomen der Menopause, sondern hat sich auch als sehr effektiv bei der Senkung des Cholesterinspiegels und des Triglyceridspiegels erwiesen.[29]

Vitamin E. In den späten 1940er-Jahren stellte sich Vitamin E in mehreren klinischen Studien im Vergleich zu Placebos als effektiv bei der Linderung von Hitzewallungen und menopausalen Vaginalbeschwerden heraus.[30–32] Leider kam es zu keinen weiteren klinischen Forschungen. In einer Studie zeigte sich, dass die Supplementierung mit Vitamin E nicht nur diese Symptome, sondern auch die Durchblutung der Vaginalwand verbesserte, wenn es mindestens 4 Wochen lang eingenommen wurde.[30] Eine 1949 veröffentlichte Follow-up-Studie bewies, dass Vitamin E (400 IE pro Tag) bei rund 50 Prozent der postmenopausalen Frauen mit atrophischer Vaginitis effektiv war.[31] Vitamin-E-Öl, -Creme, -Salbe oder -Zäpfchen können äußerlich angewendet bei atrophischer Vaginitis die Symptome lindern. Vitamin E kann auch bei mit atrophischer Vaginitis und anderen Formen der Vaginitis einhergehender Trockenheit und Reizung effektiv helfen.[32]

Pflanzliche Arzneimittel

Es gibt eine Reihe von Pflanzenstoffen, die seit Langem bei Frauen in den Wechseljahren verwendet werden. Anstatt eine medikamentenähnliche Wirkung auszuüben, sollen diese Substanzen das weibliche Hormonsystem und die Fortpflanzungsorgane nähren und stärken. Ein Großteil ihrer Wirkung wird den Phytoöstrogenen in den Pflanzen sowie der Fähigkeit der Pflanzen zugeschrieben, die Durchblutung der Fortpflanzungsorgane zu verbessern. Diese unspezifische Wirkungsweise macht viele dieser Pflanzenstoffe bei einer Vielzahl von Problemen nützlich.

Phytoöstrogenhaltige Pflanzen bieten bei Wechseljahrbeschwerden erhebliche Vorteile gegenüber der Verabreichung von Östrogenen. Sowohl synthetische als auch natürliche Östrogene können ein erhebliches Gesundheitsrisiko darstellen, Phytoöstrogene werden hingegen nicht mit diesen Nebenwirkungen in Verbindung gebracht. Tatsächlich haben epidemiologische Daten und experimentelle Studien gezeigt, dass Phytoöstrogene extrem effektiv bei der Hemmung von Brusttumoren sind, nicht nur weil sie Östrogenrezeptoren besetzen, sondern auch durch andere, nicht damit zusammenhängende Antikrebsmechanismen (siehe das Kapitel »Brustkrebs (Prävention)«).

Traubensilberkerze. In den vergangenen 30 Jahren wurde die Traubensilberkerze *(Cimicifuga racemosa)* zur am häufigsten erforschten pflanzlichen Alternative zur Hormonersatztherapie bei Wechseljahrsymptomen. Die gemeinsamen Ergebnisse von Studien über Traubensilberkerze und langfristigen klinischen Einzelnachweisen deuten darauf hin, dass sie am effektivsten bei Hitzewallungen (sowohl tagsüber als auch nachts), Stimmungsschwankungen, Schlafstörungen und Körperschmerzen wirkt.[33]

In einer der größten Studien wurden 629 Frauen mit Wechseljahrbeschwerden mit Traubensilberkerze behandelt.[34] Bereits nach 4 Wochen war bei etwa 80 Prozent der Probandinnen eine deutliche Linderung der Beschwerden zu verzeichnen. Nach 6–8 Wochen waren bei rund 50 Prozent die Symptome vollständig verschwunden.

Traubensilberkerze bei der Behandlung von Wechseljahrssymptomen: Ergebnisse einer großen klinischen Studie

Symptom	Symptombeseitigung (%)	Symptomlinderung (%)	Symptomlinderung oder -beseitigung insgesamt
Ohrklingeln	54,8	38,1	92,9
Herzrhythmusstörungen	54,6	35,2	90,4
Starkes Schwitzen	49,9	38,6	88,5
Schwindel	51,6	35,2	86,8
Hitzewallungen	43,3	43,3	86,6
Nervosität/Gereiztheit	42,4	43,2	85,6
Kopfschmerzen	45,7	36,2	81,9
Schlafstörungen	46,1	30,7	76,8
Depressive Stimmung	46,0	36,5	82,5

In der vielleicht bisher detailliertesten Doppelblindstudie wurde der Extrakt aus Traubensilberkerze auf seine Wirkung auf die Wechseljahrbeschwerden, den Knochenstoffwechsel und die Gebärmutterschleimhaut (Endometrium) hin untersucht.[35] Die 62 postmenopausalen Frauen wurden 3 Monate lang entweder mit Traubensilberkerzenextrakt (täglich 40 Milligramm), 0,6 Milligramm konjugierten Östrogenen oder einem Placebo behandelt. Wie die Ergebnisse zeigten, war der Traubensilberkerzenextrakt bezüglich der Reduzierung von Wechseljahrbeschwerden den konjugierten Östrogenen ebenbürtig und dem Placebo überlegen. Sowohl der Traubensilberkerzenextrakt als auch die konjugierten Östrogene wirkten sich positiv auf den Knochenstoffwechsel aus, aber der Traubensilberkerzenextrakt hatte keinen Einfluss auf die Dicke des Endometriums, die von den konjugierten Östrogenen deutlich erhöht wurde (eine Erhöhung der endometrialen Dicke wird mit einer höheren Rate an Gebärmutterkrebs in Zusammenhang gebracht). Die Anzahl vaginaler Oberflächenzellen wurde sowohl mit Traubensilberkerze als auch mit den konjugierten Östrogenen erhöht. Diese Ergebnisse scheinen zu bestätigen, dass Traubersilberkerzenextrakte Substanzen enthalten, die selektiv Östrogenrezeptoren modifizieren, das heißt, sie zeigen positive Effekte in Gehirn/Hypothalamus, Knochen und in der Scheide, haben aber keine krebserregenden Auswirkungen auf die Gebärmutter.

Einige neuere Studien haben Traubensilberkerzenextrakt in Kombination mit anderen Pflanzenextrakten untersucht. So erhielten beispielsweise gesunde perimenopausale Frauen, die typische Symptome hatten und seit mindestens 3 Monaten keine Hormonersatztherapie bekamen, einen Traubensilberkerzenextrakt, der einem Milligramm Terpenglykosid entspricht, und einen Johanniskrautextrakt, äquivalent zu 0,25 Milligramm Hypericin.[36] Die Häufigkeit der Hitzewallungen war nach 4 und 12 Wochen in der Behandlungsgruppe signifikant niedriger als in der Placebogruppe, obwohl sich an der vaginalen Trockenheit und der schwachen Libido nichts geändert hatte.

Eine klinische Studie mit 125 Frauen in den Wechseljahren zeigte, dass eine Kombination aus 40 Milligramm Traubersilberkerzenextrakt, 12 Milligramm Isoflavonen aus Rotklee, 60 Milligramm Isoflavonen aus Soja, 30 Milligramm Keimbeerextrakt, 250 Milligramm Baldrianextrakt und 121 Milligramm Vitamin E nach 4 und 6 Monaten zu einer signifikanten Senkung der Wechseljahrbeschwerden führte.[37] Diese Ergebnisse deuten darauf hin, dass es einige Zeit dauern kann, bis Traubensilberkerze und andere pflanzliche Ansätze bei Wechseljahrbeschwerden helfen.

Maca *(Lepidium meyenii)* ist eine Pflanze aus Peru, die am häufigsten als Heilmittel für die männliche Sexualität verwendet wird, aber auch bei Frauen Wirkung zeigt. Wie die Forschung über Frauen in den Wechseljahren zeigt, kann Maca – anders als die Hormonersatztherapie oder phytoöstrogene Pflanzen – die körpereigene Östrogenproduktion ankurbeln und den Cortisolspiegel senken.[38] Besonders interessant ist, dass diese Pflanze jedoch anscheinend gar keine pflanzlichen Östrogene oder Hormone enthält.[39, 40] Wie man annimmt, gehen die therapeutischen Effekte von Maca auf Phytosterine zurück, die Hypothalamus, Hypophyse, Nebennieren und Eierstöcke stimulieren und somit auch die Schilddrüse und die Zirbeldrüse beeinflussen. So tendiert Maca dazu, alle Wechseljahrbeschwerden anzugehen statt nur ein spezifisches Symptom wie Hitzewallungen allein.

In einer randomisierten, 4-monatigen Doppelblindstudie mit Frauen in der frühen Postmenopause erhielten die Patientinnen entweder ein Placebo oder zweimal täglich zwei 500-Milligramm-Kapseln Maca-GO (insgesamt also 2 Gramm pro Tag).[38] Nach 2 Monaten war die Östrogenproduktion (besonders die Östradiolproduktion) erhöht, und FSH- und Cortisolspiegel waren gesunken. Maca erbrachte auch eine leichte Verbesserung der Knochendichte und linderte Wechseljahrsymptome wie Hitzewallungen, Schlafstörungen, Depression, Nervosität und Konzentrationsstörungen.

In einer anderen Doppelblindstudie bekamen vierzehn postmenopausale Frauen 6 Wochen lang täglich 3,5 Gramm Macapulver oder ein Placebo.[41] Zu Studienbeginn sowie nach 6 und erneut nach 12 Wochen wurden Östradiol, FSH, LH und sexualhormonbindendes Globulin gemessen. Die Hormonspiegel veränderten sich nicht, aber Ängste, Depression und sexuelle Dysfunktion wurden mit Maca im Vergleich zu den Anfangswerten und dem Placebo deutlich weniger.

Rotklee. Rotklee *(Trifolium praetense)* gehört zur Familie der Hülsenfrüchte und wird weltweit als Futterpflanze für Rinder, Pferde und Schafe sowie als Eiweißquelle (Blätter und junge Sprossen) für Menschen verwendet. Traditionell ist er auch als Heilpflanze für den Menschen anerkannt und in jüngerer Zeit als Kraut bei Wechseljahrbeschwerden. Die wichtigsten Wirksubstanzen im Rotklee sind Isoflavone und Coumestane.

Es wurden mindestens sechs klinische Studien zur Wirkung von Rotklee-Isoflavonen auf vasomotorische Symptome durchgeführt; etwa die Hälfte wies einen Nutzen nach, die anderen hingegen nicht.[42] Um eine Wirkung zu haben, sind Rotklee-Isoflavone vermutlich auf dieselbe Art gesunder Darmflora angewiesen, wie oben bei den Sojaprodukten beschrieben. Tatsächlich ähneln die inkonsistenten Ergebnisse mit Rotklee denen mit Soja enorm. Die beiden zuerst veröffentlichten Studien über Rotklee und Hitzewallungen erbrachten über 3 Monate keinen statistisch signifikanten Unterschied zwischen dem standardisierten Rotkleeextrakt und einem Placebo, wenngleich es in beiden Gruppen zu Verbesserungen kam.[43, 44] In zwei anderen Studien mit 40 Milligramm standardisiertem Rotkleeextrakt kam es hingegen zu positiven Effekten. In der ersten Studie führte der Rotkleeextrakt bei 30 Frauen nach 16 Wochen zu einer 75-prozentigen Reduzierung der Hitzewallungen.[45] In der zweiten Studie war in der Rotkleegruppe nach 2 Monaten eine 54-prozentige Reduzierung der Hitzewallungen zu verzeichnen, in der Placebogruppe eine nur 30-prozentige.[46] In zwei späteren Studien setzten sich die Widersprüche fort. In der ersten davon führten 80 Milligramm Isoflavone pro Tag zu einer deutlichen Reduzierung der Hitzewallungen.[47] Eine andere Studie verglich 12 Wochen lang zwei unterschiedliche Dosierungen von Rotklee-Isoflavonen (täglich 82 beziehungsweise 57 Milligramm) mit einem Placebo – in den beiden Gruppen zeigten sich keinerlei Unterschiede.[48]

Chinesische Engelwurz *(Angelica sinensis)* ist in China, wo sie auch »weiblicher Ginseng« genannt wird, eines der berühmtesten Kräuterarzneimittel. Die mit Abstand populärste Anwendung von Engelwurz ist die Behandlung von Wechseljahrbeschwerden. Eine placebokontrollierte Doppelblindstudie zeigte bei Frauen keinen signifikanten Nutzen, doch dem verwendeten Präparat (einem getrockneten wässrigen Extrakt) fehlten auch eindeutig einige der wichtigen flüchtigen Verbindungen, obwohl es auf den Ferulasäuregehalt standardisiert war.[49] Zudem wird Engelwurz traditionell fast immer zusammen mit anderen Pflanzen verwendet. Wie eine chinesische Studie nachwies, zeigte eine Kombination von *Angelica sinensis* mit anderen Kräutern *(Paeonia lactiflora, Ligusticum monnieri, Atractylodes chinensis, Sclerotium poriae* und *Alisma orientalis)* bei etwa 70 Prozent der Frauen mit Wechseljahrbeschwerden durchaus Wirkung.[50] Diese Studie war zwar nicht doppelblind, zeigte aber, dass die Verwendung von Angelica in Kombination mit anderen Substanzen bei Wechseljahrbeschwerden vielversprechend ist. In einer Doppelblindstudie linderte die Kombination aus 100 Milligramm Chinesischem Engelwurz, 60 Milligramm Soja-Isoflavonen und 50 Milligramm Traubensilberkerzenextrakt menstruelle Migräne signifikant.[51]

Echtes Johanniskraut. Der Extrakt aus echtem Johanniskraut *(Hypericum perforatum)* wird hauptsächlich als Mittel bei milder bis mittelschwerer Depression erforscht. Mehrere Studien untersuchten auch die Wirkung auf menopausale Symptome. Kürzlich wurde eine randomisierte, placebokontrollierte Doppelblindstudie über Johanniskraut bei perimenopausalen/menopausalen Hitzewallungen durchgeführt.[52] Fünfzig Frauen (im Durchschnitt 50 Jahre alt) erhielten dreimal täglich 20 Tropfen Johanniskrautextrakt (0,2 Milligramm pro Milliliter Hypericin), weitere fünfzig Frauen bekamen ein Placebo. Bei Studienbeginn sowie nach 4 und 8 Wochen fanden klinische Untersuchungen und Befragungen statt. Bei den Frauen mit Johanniskrauttropfen wurden die Hitzewallungen bereits in den ersten 4 Wochen seltener, im zweiten Monat war diese Verbesserung noch deutlicher. Der Rückgang von Dauer und Schwere von Hitzewallungen war in Woche 8 statistisch signifikant und weitaus deutlicher als in der Johanniskrautgruppe viel deutlicher.

Eine andere randomisierte klinische Doppelblindstudie untersuchte die Wirkung von Johanniskrautextrakt auf die Symptome und die Lebensqualität von 47 perimenopausalen 40- bis 65-jährigen Frauen mit drei oder mehr Hitzewallungen pro Tag.[53] Ihnen wurde willkürlich entweder ein Johanniskrautextrakt (dreimal täglich 900 Milligramm) oder ein Placebo verabreicht. Nach 12 Wochen war hinsichtlich der Häufigkeit von Hitzewallungen und ihrer Gesamtbewertung ein unbedeutender Unterschied zugunsten der Johanniskrautgruppe zu beobachten. Nach 3 Monaten berichteten die Frauen aus der Johanniskrautgruppe von einem deutlich verbesserten Lebensgefühl und signifikant weniger Schlafproblemen im Vergleich zur Placebogruppe.

Eine Studie, die Frauen mit Wechseljahrbeschwerden 12 Wochen lang mit 900 Milligramm Johanniskrautextrakt behandelte, stellte fest, dass rund zwei Drittel der Frauen Verbesserungen sowohl bei psychischen als auch bei psychosomatischen Wechseljahrbeschwerden verspürten sowie ein Gefühl des sexuellen Wohlgefühls.[54] Und mehrere Doppelblindstudien (oben beschrieben) verwendeten eine Kombination aus Johanniskraut- und Traubensilberkerzenexrakt.

Informationen über mögliche Wechselwirkungen von Johanniskraut finden Sie im Kapitel »Depressionen«.

EstroG. EstroG, ein pflanzliches Präparat aus den standardisierten Extrakten von *Cynanchum wilfordii, Phlomis umbrosa* und *Angelica gigas,* hat in klinischen Studien positive Ergebnisse erbracht. In der detailreichsten Doppelblindstudie wurde 64 prä-, peri- und postmenopausalen Frauen 12 Wochen lang nach dem Zufallsprinzip entweder EstroG (täglich 517 Milligramm) oder ein Placebo verabreicht.[55] Die Wechseljahrbeschwerden wurden mithilfe des Kupperman Menopause Index (KMI) eingestuft, der elf Symptome umfasst. Nach 12 Wochen war der durchschnittliche KMI-Wert in der EstroG-Gruppe deutlich niedriger: Er war von 29,5 auf 11,3 zurückgegangen. In der Placebogruppe kam es zu keinen signifikanten Veränderungen. In der EstroG-Gruppe waren auch statistisch signifikante Verbesserungen der vaginalen Trockenheit zu beobachten.

Schnellüberblick

- In vielen Teilen der Welt leiden die meisten Frauen nicht unter den Symptomen, die in den USA mit der Menopause in Zusammenhang gebracht werden.
- Soziale und kulturelle Faktoren tragen viel dazu bei, wie Frauen die Menopause erleben.
- In den Vereinigten Staaten leiden 65–80 Prozent der Frauen in der Menopause zu einem gewissen Grad an Hitzewallungen.
- Frauen mit atrophischer Vaginitis sollten Substanzen meiden, die dazu neigen, die Schleimhäute auszutrocknen; dazu gehören Antihistaminika, Alkohol, Koffein und Diuretika.
- Statt mit Östrogenen die Wechseljahrsymptome künstlich zu bekämpfen, konzentriert sich der natürliche Ansatz auf eine Verbesserung der Physiologie durch Ernährung, Bewegung, Nahrungsergänzungsmittel und pflanzliche Arzneimitteln.
- Regelmäßige Bewegung kann Hitzewallungen mindern.
- Für die Linderung von Hitzewallungen und atrophischer Vaginitis sowie für die Brustkrebsprävention besonders wichtig ist ein höherer Konsum von Nahrungsmitteln, die viele Phytoöstrogene liefern.
- Mehrere Nährstoffe können erwiesenermaßen Hitzewallungen und atrophische Vaginitis lindern, darunter Fischöl, Hesperidin (ein Flavonoid) in Kombination mit Vitamin C, Pinienrindenextrakt, Gamma-Oryzanol und Vitamin E.
- Traubensilberkerzenextrakt ist die meistverwendete und am besten erforschte pflanzliche Alternative zur Hormonersatztherapie in der Menopause.
- Johanniskrautextrakt verbessert die Stimmung und die Schlafqualität und reduziert Ängste in den Wechseljahren.

Behandlungsübersicht

Die Menopause ist ein normaler und natürlicher Teil des Älterwerdens, und jede Frau erlebt sie auf ihre eigene Weise. Vorzeitige, chirurgisch herbeigeführte oder medikamentenbedingte Menopausen sind jedoch nicht normal, und die Vorteile und Risiken einer Behandlung sollten individuell unter Anleitung eines Arztes abgewogen werden.

Viele natürliche Maßnahmen können helfen, die häufigsten Symptome der Menopause zu lindern. In den meisten Fällen ist dafür eine Hormonersatztherapie nicht nötig. Bei Frauen mit hohem Osteoporoserisiko und solchen, die bereits unter einem erheblichen Knochenschwund leiden, zudem Wechseljahrbeschwerden haben oder Osteoporosemedikamente nicht vertragen, kann eine Hormontherapie jedoch angezeigt sein. Unter diesen Umständen bevorzugen wir definitiv die Verwendung von biodentischen Hormonen gegenüber konventioneller HRT, und wir empfehlen, ihre Metaboliten zu messen und zu optimieren, um Östrogene zu maximieren, die gegen Krebs wirken, statt ihn zu fördern.

Sport

Treiben Sie regelmäßig Sport, am besten nach den Empfehlungen im Kapitel »Ein gesunder Lebensstil«.

Ernährung

Die Richtlinien im Kapitel »Eine gesunde Ernährung« sind sehr gut geeignet, Wechseljahrbeschwerden zu lindern. Die vielleicht wichtigste Empfehlung lautet, mehr pflanzliche Kost zu verzehren, besonders phytoöstrogenreiche Lebensmittel, und den Konsum von tierischen Produkten gleichzeitig zu reduzieren.

Nahrungsergänzungsmittel

- Ein hochpotentes Multivitamin-Mineralstoffpräparat, wie im Kapitel »Supplementierung« beschrieben
- Wichtige einzelne Nährstoffe:
  - ➔ Vitamin C: 500–1000 Milligramm pro Tag
  - ➔ Vitamin E (gemischte Tocopherole): 800 IE pro Tag, bis die Symptome nachlassen, dann 200–400 IE täglich
- Fischöl: 1000 Milligramm EPA + DHA
- Eines der folgenden Mittel:
  - ➔ Traubenkernextrakt (mehr als 95 Prozent oligomere Proanthocyanidine): 200–300 Milligramm pro Tag
  - ➔ Kiefernrindenextrakt (mehr als 95 Prozent oligomere Proanthocyanidine): 200–300 Milligramm pro Tag
  - ➔ Ein anderer flavonoidreicher Extrakt mit ähnlichem Flavonoidgehalt, »Supergreens«oder ein anderes pflanzliches Antioxidans, das täglich eine Sauerstoffradikal-Absorptionsfähigkeit (ORAC) von 3000 bis 6000 Einheiten oder mehr liefert
- Gamma-Oryzanol: 300 Milligramm pro Tag

Pflanzliche Arzneimittel

Zur allgemeinen Symptomlinderung eines oder mehrere der folgenden Präparate:

- Traubensilberkerzenextrakt: zweimal täglich entsprechend 2 Milligramm 27-Deoxyactein
- Maca: zweimal täglich 1000 Milligramm gelierter Macaextrakt oder eine Dosis, die 3500 Milligramm getrocknetem Macawurzelpulver pro Tag entspricht
- Rotklee-Extrakt: 40–80 Milligramm pro Tag
- EstroG: täglich 517 Milligramm

Bei signifikanten Ängsten oder Depression zusätzlich:

- Johanniskrautextrakt, standardisiert auf 0,3 Prozent Hypericin, 900 bis 1800 Milligramm pro Tag

Wenn die Symptome vaginaler Atrophie nach 2 Monaten nicht auf die Behandlung mit anderen Pflanzen ansprechen oder bei menopausaler Migräne:

- Traubensilberkerzenextrakt (falls nicht schon vorher verwendet): siehe Dosierung oben
- Soja-Isoflavone (falls in der Ernährung kein Soja vorkommt): 45–90 Milligramm
- Chinesische Engelwurz *(Angelika sinensis)*
  - ➔ Wurzelpulver oder als Tee: dreimal täglich 1–2 Gramm
  - ➔ Tinktur (1:5): zwei- oder dreimal täglich 4 Milliliter (1 Teelöffel)
  - ➔ Flüssigextrakt: zwei- oder dreimal täglich 1 Milliliter (¼ Teelöffel)
  - ➔ Trockenpulverextrakt: zwei- oder dreimal täglich 250 Milligramm

MENORRHAGIE (STARKER BLUTVERLUST BEI DER MENSTRUATION)

Der Blutverlust während regulärer Menstruationszyklen (die Zyklen sind gewöhnlich von normaler Dauer) beträgt mehr als 80 Milliliter

Viele Frauen klagen über exzessiven menstruellen Blutverlust, Menorrhagie genannt, der in vielen Fällen durch eine angemessene Ernährung vollständig verhindert werden könnte. Wie bei jeder Erkrankung ist die korrekte Bestimmung der Ursache entscheidend für die richtige Behandlung. Oft glauben Ärzte, sie könnten menstruellen Blutverlust bestimmen, indem sie ihre Patientinnen nach der Anzahl der während jeder Periode verwendeten Binden und Tampons und nach der Dauer der Periode fragen. Studien zeigen jedoch, dass kein Zusammenhang zwischen dem gemessenen Blutverlust und diesen Zahlen besteht.[1, 2] Wie eine Studie verdeutlichte, beurteilen Frauen ihren Blutverlust ausgesprochen subjektiv: 40 Prozent von ihnen befanden einen monatlichen Blutverlust von über 80 Milliliter als mäßig stark oder schwach, während 14 Prozent ihre Blutungen bei einem gemessenen Verlust von weniger als 20 Millilitern Blut als stark einschätzten.[2]

Wie also bestimmt man exzessiven menstruellen Blutverlust? Er sollte dann Besorgnis auslösen, wenn die Blutung länger als 7 Tage andauert oder häufiger als alle 21 Tage auftritt und Binde oder Tampon länger als einen halben Tag lang stündlich gewechselt werden müssen. Frauen, die Binden und/oder Tampons halbstündlich oder in noch kürzeren Intervallen wechseln müssen, benötigen häufig dringend Hilfe, eventuell Notfallhilfe. Symptome wie Benommenheit, Schwindel und Ohnmachtsanfälle sind Anlass zu unmittelbarer Sorge. Überdies wird jegliche Blutung bei Frauen nach der Menopause als anormal betrachtet.

Ursachen

Zu den Ursachen einer funktionalen Menorrhagie (das heißt einer Menorrhagie, die nicht durch Gebärmuttermyome oder Endometriose ausgelöst wird) gehören Anomalien in den biochemischen Prozessen des Endometriums (der Gebärmutterschleimhaut). Faktoren, die zu Menorrhagie beitragen können, sind Eisenmangel, Schilddrüsenunterfunktion, Vitamin-A-Mangel, Intrauterinpessar (IUP) und verschiedene lokale Faktoren (zum Beispiel Endometrialpolypen, Verdickung des Uterus und Infektionen).

Eine weitere Ursache funktionaler Menorrhagie sind Anomalien des Arachidonsäurestoffwechsels.[3, 4] Diese Fettsäure wird in hormonähnliche Stoffe, bekannt unter dem Namen Prostaglandine, umgewandelt. Das Endometrium von Frauen mit Menorrhagie konzentriert sich viel stärker auf die Arachidonsäure als normal, was zu erhöhter Produktion von Serie-2-Prostaglandinen führt, von denen man glaubt, sie seien die Hauptauslöser von sowohl exzessiven Blutungen als auch den damit einhergehenden menstruellen Krämpfen. Die Arachidonsäure kommt ausschließlich in tierischen Produkten wie Fleisch und Milchprodukten vor.

Wie oben angemerkt, ist Hypothyreose eine häufige Ursache funktioneller Menorrhagie. Schon eine minimale Unterfunktion der Schilddrüse kann zu Menorrhagie oder anderen Menstruationsstörungen führen.[5] Davon betroffene Patientinnen sprechen häufig sehr stark auf eine Schilddrüsenhormonersatztherapie an. Weitere Informationen siehe das Kapitel »Schilddrüsenunterfunktion«

Therapeutische Erwägungen

Als Erstes sollte man sich auf den Eisenmangel konzentrieren, denn ein menstrueller Blutverlust von über 60 Milliliter pro Periode ist bei den meisten

Frauen mit einer negativen Eisenbilanz verbunden.[6] Negative Eisenbilanz bedeutet: Es geht mehr Eisen verloren, als zugeführt wird. Obwohl der Blutverlust während der Menstruation als Hauptursache für eine Eisenmangelanämie bei fruchtbaren Frauen eine anerkannte Tatsache ist, ist weniger gut bekannt, dass chronischer Eisenmangel eine Ursache für Menorrhagie sein kann. Diese Aussage basiert auf mehreren Beobachtungen:[7]

- 74 von 83 Patientinnen (bei denen eine organische Erkrankung ausgeschlossen worden war) sprachen auf eine Supplementierung allein mit Eisen an.
- Eine bedeutende placebokontrollierte Doppelblindstudie erzielte bei 75 Prozent der Probandinnen, die Eisensupplementierungen erhalten hatten, Verbesserungen – im Vergleich zu nur 32,5 Prozent der Frauen, die ein Placebo bekommen hatten.
- Bei Patientinnen, die nicht auf die Supplementierung mit Eisen ansprachen, lag eine hohe Anzahl organischer Erkrankungen vor, zum Beispiel Myome, Polypen oder Adenomyose.
- Die Serumeisenkonzentration stieg nachfolgend bei 44 von 57 Patientinnen.
- War die die Serumeisenkonzentration anfänglich hoch, wurde weniger auf eine Eisentherapie angesprochen.
- Zwischen Menorrhagie und leeren Eisenspeichern im Gewebe (Knochenmark) besteht unabhängig vom Serumeisengehalt ein Zusammenhang.

Bei jeder Frau mit Verdacht auf Menorrhagie ist es wichtig, eine geringe Eiseneinspeicherung durch einen Ferritinbluttest (erste Variable zur Anzeige erniedrigter Eisenkonzentration) auszuschließen. In einer Studie hatten Frauen mit Menorrhagie erheblich geringere Serumferritinkonzentrationen als Kontrollprobandinnen, aber andere Indikatoren für Eisen, wie etwa die Hämoglobinkonzentration, die anhand des mittleren korpuskularen Volumens und des mittleren korpuskularen Hämoglobins gemessen wurde, unterschieden sich in den beiden Gruppen kaum.[8] Die Forscher dieser Studie erklärten jedoch fälschlicherweise, diese Frauen benötigten keine prophylaktische Eisensupplementierung, da trotz signifikant niedriger Eisenkonzentration keine hämatologischen Anomalien aufgetreten seien. Ein geringer Serumferritinwert ist in der Tat ein guter Indikator für den Bedarf einer Eisensupplementierung.[9]

Nahrungsergänzungsmittel

Vitamin C und Bioflavonoide

Man glaubt, eine Kapillarschwäche spiele in einigen Fällen von Menorrhagie eine Rolle. In einer Studie aus dem Jahr 1960 linderte die Supplementierung mit Vitamin C (dreimal täglich 200 Milligramm) und Bioflavonoiden die Menorrhagie bei 14 von 16 Patientinnen.[10] Da Vitamin C bekanntlich die Absorbierung von Eisen beträchtlich verstärkt, könnte der therapeutische Effekt hier auch an einer erhöhten Absorbierung von Eisen liegen.

Vitamin K und Chlorophyll

Obwohl Dauer der Blutung und Gerinnungsfaktoren bei Menorrhagiepatientinnen meistens normal sind, wird Vitamin K (gewöhnlich in Form von reinen Chlorophyllpräparaten) schon sehr lange eingesetzt und auch durch klinische Forschungsergebnisse unterstützt.[11, 12]

Omega-3-Fettsäuren

Da Menorrhagie mit erhöhter Verfügbarkeit von Arachidonsäure im Uterus in Zusammenhang steht,[3, 4] ist es sinnvoll, den Konsum von tierischen Produkten einzuschränken und die Zufuhr von Omega-3-Fettsäuren und anderer guter Öle zu erhöhen. Der Verzehr größerer Mengen Fisch, Nüsse und Samen sowie die Supplementierung mit Fischöl kann durch die Senkung des Arachidonsäuregehalts im Gewebe günstige Effekte erzielen.

Vitamin-B-Komplex

Es ist möglich, dass eine Korrelation zwischen dem Mangel an B-Vitaminen und Menorrhagie besteht. Wie sich herausgestellt hat, ist die Leber bei einem Vitamin-B-Mangel nicht mehr in der Lage, Östrogen inaktiv zu machen. Einige Fälle von Menorrhagie beruhen auf exzessiven Östrogenmengen im Endometrium. Daher kann die Supplementierung mit einem Komplex aus B-Vitaminen möglicherweise den Östrogenstoffwechsel normalisieren. Eine Studie aus den 1940er-Jahren erbrachte mit einem B-Komplexpräparat (3–5 Milligramm Thiamin, 4,5–9 Milligramm Riboflavin und bis zu 60 Milligramm Niacin) eine lindernde Wirkung bei Menorrhagie.[13]

Pflanzliche Arzneimittel

Mönchspfeffer

Mönchspfeffer *(Vitex agnus-castus)* ist die vermutlich bekannteste pflanzliche Arznei zur Behandlung hormoneller Ungleichgewichte und unnormaler Blutungen bei Frauen. Mindestens seit der Zeit der antiken Griechen wird er für alle menstruellen Störungen verwendet, so auch bei exzessiven Regelblutungen. Klinische Studien bestätigen den Nutzen von Mönchspfefferextrakten bei menstruellen Anomalien wie der Menorrhagie. In einer Studie bekamen 126 Frauen mit Menstruationsproblemen 15 Tropfen Flüssigextrakt pro Tag. Bei den 33 Frauen mit Polymenorrhoe verlängerte sich der Zeitraum zwischen den Blutungen von durchschnittlich 20,1 auf 26,3 Tage, und bei den 58 Patientinnen mit Menorrhagie verringerte sich die Anzahl der Tage mit heftiger Blutung.[14] Mönchspfefferextrakt ist das wichtigste pflanzliche Mittel, um die Menstruationsblutung zu normalisieren, es kann aber 3 oder 4 Monate dauern, bis sich eine Wirkung zeigt.

Schnellüberblick

- Häufig sind Ernährungseinflüsse für exzessiven Blutverlust während der Menstruation verantwortlich.
- Eine Eisentherapie ist der Schlüsselansatz bei der Behandlung von Menorrhagie.
- Ein reduzierter Serumferritinwert ist ein guter Indikator für den Bedarf einer Eisensupplementierung.
- Selbst eine leichte Schilddrüsenunterfunktion kann zu exzessivem menstruellem Blutverlust führen.
- Der Verzehr größerer Mengen Fisch, Nüsse und Samen sowie die Supplementierung mit Fischöl kann positive Effekte erzielen.
- In klinischen Studien erwiesen sich Extrakte aus Mönchspfeffer hilfreich bei vielen Formen von menstruellen Anomalien, auch bei Menorrhagie.

Behandlungsübersicht

Der erste Schritt bei der Behandlung von Menorrhagie ist der Versuch, die Ursache zu identifizieren. Dieser Schritt erfordert für gewöhnlich die Unterstützung eines Arztes.

Ernährung

Folgen Sie den allgemeinen Empfehlungen im Kapitel »Eine gesunde Ernährung«. Diese sollte möglichst wenig Fleisch- und Milchprodukte enthalten, um die Zufuhr von Arachidonsäure zu reduzieren. Dafür sollten die Anteile an guten Ölen aus Fisch, Nüssen und Samen höher sein. Grünes Blattgemüse, grüner Tee und andere Vitamin-K-Quellen sollten reichlich konsumiert werden.

Nahrungsergänzungsmittel

- Ein hochpotentes Multivitamin-Mineralstoffpräparat, wie im Kapitel »Supplementierung« beschrieben
- Wesentliche Nährstoffe:
  - → Vitamin C: dreimal täglich 500–1000 Milligramm
  - → Vitamin D_3: täglich 2000–4000 IE (idealerweise Blutwerte messen und die Dosierung entsprechend anpassen)
- Fischöl: täglich 1000 Milligramm EPA + DHA
- Eines der folgenden Mittel:
  - → Traubenkernextrakt (mehr als 95 oligomere Pro-anthocyanidine): täglich 100–300 Milligramm
  - → Kiefernrindenextrakt (mehr als 95 oligomere Proanthocyanidine): täglich 100–300 Milligramm
  - → Andere flavonoidreiche Extrakte mit ähnlichem Gehalt an Flavonoiden, »Supergreens« oder andere Antioxidantien auf Pflanzenbasis, die täglich einen ORAC-Wert (Sauerstoffradikal-Absorptionsfähigkeit) von 3000 bis 6000 Einheiten liefern können
- Eines der folgenden Präparate:
  - → Chlorophyll: täglich 25 Milligramm (rohe Form)
  - → 1 Milligramm Vitamin K1

Im Fall eines bestätigten niedrigen Serumferritinwerts:

- Eisen (an Pyrophosphat, Succinat, Glycinat oder Fumarat gebunden): zweimal täglich 30 Milligramm zwischen den Mahlzeiten (sollte es dabei zu Unwohlsein im Bauchraum kommen, nehmen Sie dreimal täglich 30 Milligramm zu den Mahlzeiten)

Pflanzliche Arzneimittel

Mönchspfefferextrakt:

- Tabletten oder Kapseln (häufig standardisiert auf 0,5 Prozent Agnusid): täglich 175–225 Milligramm
- Flüssigextrakt: täglich 2–4 Milliliter (ein halber bis ganzer Teelöffel)

MIGRÄNE

- Kopfschmerz, in der Regel pochend und einseitig
- Einem Anfall gehen häufig psychologische oder visuelle Störungen voraus: verschwommene oder helle Sichtflecken, Erschöpfung, verwirrtes Denken, Taubheit oder Kribbeln einer Hand oder eines Fußes.

Migränekopfschmerzen werden durch eine übermäßige Erweiterung der Blutgefäße des Kopfes ausgelöst. Vaskuläre Kopfschmerzen wie Migräne äußern sich durch stechendes Klopfen oder Pochen. Bei nichtvaskulären Kopfschmerzen wie Spannungskopfschmerzen – für gewöhnlich ausgelöst durch die Anspannung der Muskulatur des Gesichts, Nackens oder der Kopfhaut infolge von Stress oder schlechter Haltung, siehe das Kapitel »Kopfschmerzen (nicht Migräne«) – ist der Schmerz gleichbleibend, konstant und dumpf; er beginnt an der Schädelbasis oder der Stirn, breitet sich über den gesamten Kopf aus und sorgt für ein Druckgefühl, als würde der Kopf in einem Schraubstock stecken.

Die Kopfschmerzen gehen von der Gehirnhaut (Meninx), den Blutgefäßen oder gedehnten oder angespannten Muskeln aus. Das Gehirngewebe selbst besitzt keine sensorischen Nervenenden.

Ursachen

Instabilität der Blutgefäße

Zahlreiche Belege sprechen für einen Zusammenhang zwischen Migränekopfschmerz und der Instabilität von Blutgefäßen.[1] Eine Folge von Prozessen verursacht eine exzessive Verengung eines Blutgefäßes, gefolgt von einer Erweiterung. Die meisten Studien zur Messung des Blutstroms im Gehirn bestätigen vor dem Einsetzen eines Migräneanfalls einen verlangsamten Blutstrom, manchmal auf extremen und kritischen Leveln. Darauf folgt eine Phase erhöhter Blutzirkulation, die länger als 48 Stunden andauern kann. Der anormale Blutfluss scheint auf die äußeren Bereiche des Gehirns (Großhirnrinde) beschränkt zu sein, während die Blutzirkulation in den tieferen Strukturen normal ist.

Es gibt einige Belege dafür, dass Migränepatienten den anomalen Mechanismus für Verengung und Erweiterung ihrer Blutgefäße ererbt haben. Diese Personen leiden häufiger als gesunde Menschen unter Schwindel nach schnellem Aufstehen, und sie scheinen übermäßig empfindlich auf physikalische und chemische Faktoren zu reagieren, die Veränderungen in den Blutgefäßen verursachen.

Störungen der Blutplättchenfunktion

Die Blutplättchen (Thrombozyten) sind kleine Blutzellen, die an der Bildung von Blutgerinnseln beteiligt sind. Die Blutplättchen vieler Migränepatienten weichen sehr von normalen Blutplättchen ab, sowohl während der als auch zwischen den Kopfschmerzen. Es zeigen sich ein erheblicher Anstieg von spontaner Verklumpung (Aggregation), sehr deutliche Unterschiede in der Art der Serotoninfreisetzung sowie erhebliche Differenzen in der strukturellen Zusammensetzung der Blutplättchen.

Der vielleicht wichtigste Faktor sind die Abweichungen im Serotoninstoffwechsel. Serotonin ist ein Neurotransmitter, eine Substanz, die bei der chemischen Übertragung von Informationen von einer Zelle zu anderen agiert. Es spielt auch eine Rolle bei der Weitung und Verengung von Blutgefäßen. Zwar besteht kein Zusammenhang zwischen der Gesamtserotoninkonzentration zwischen normalen Blutplättchen und den Blutplättchen von Migränepatienten; allerdings steigt die Menge des durch die Blutplättchen von Migränepatienten freigesetzten Serotonins als Reaktion auf eine Serotoninstimulation (wie zum Beispiel bei Lebensmittelallergie), die anfangs noch normal ist, allmählich an, bis Migräne entsteht.

Die Hypothese über die Blutplättchen wird durch die Beobachtung untermauert, dass Patienten mit klassischer Migräne doppelt so häufig einen Mitralklappenprolaps (eine durchlässige Herzklappe) haben. Diese undichte Klappe kann den Thrombozyten Schaden zufügen, da sie mit jedem Herzschlag durch die Klappe strömen. Wie Forscher feststellten, haben 16 Prozent aller Migränepatienten zweifellos einen Mitralklappenprolaps, und weitere 15 Prozent leiden potenziell darunter – mindestens doppelt so viele wie andere Menschen. Interessanterweise tritt ein Mitralklappenprolaps auch dreimal häufiger bei Personen mit Magnesiummangel auf – und Magnesium ist ein Mineralstoff, der bei Migräne besonders effektiv ist.

Nervenstörung

Eine dritte wesentliche Hypothese besagt, das Nervensystem spiele durch die Auslösung der vaskulären Vorgänge bei Migräne eine Rolle. Die Nervenzellen in den Blutgefäßen von Migränepatienten setzen eine Substanz frei, die als Substanz P bekannt ist (Sie werden wahrscheinlich erraten, wofür das P steht: *pain*/Schmerzen). Außer mit der Auslösung von Schmerzen ist die Freisetzung der Substanz P in den Arterien mit der Erweiterung von Blutgefäßen und der Freisetzung von Histamin und anderen allergenen Verbindungen durch bestimmte weiße Blutkörperchen, die Mastzellen, verbunden. Chronischer Stress gilt in diesem Modell als wichtiger Faktor. Manche Forschungsergebnisse besagen, die Nervenmitochondrien erzeugen bei nicht weniger als 40 Prozent der unter Migräne leidenden Patienten weniger Energie als bei gesunden Menschen. Die Folge ist eine übermäßig empfindliche Reaktion der Nerven auf die Umwelt.

Serotoninmangelsyndrom

Die letzte Hypothese besagt, Migränekopfschmerz repräsentiere einen Serotoninmangelzustand. Die Geschichte von Serotonin und Kopfschmerzen begann in den 1960er-Jahren, als Forscher bei Migräne einen Anstieg des Serotoninabbauprodukts 5-Hydroxyindolylessigsäure(5-HIAA) im Urin feststellten. Anfangs hielt man den Serotoninüberschuss für den Übeltäter. Neuere Informationen weisen jedoch darauf hin, dass der für den Anstieg von 5-HIAA verantwortliche Faktor wahrscheinlich der verstärkte Serotoninabbau als Folge erhöhter Monoaminoxidase (MAO)-Aktivität ist. Da Migränepatienten niedrige Serotoninkonzentrationen im Gewebe haben, bezeichneten Forscher Migräne als »Niedrig-Serotonin-Syndrom«.[2]

Man glaubt, ein niedriger Serotoninspiegel führe bei Menschen mit chronischen Kopfschmerzen zu einer insgesamt niedrigeren Schmerzschwelle. Diese Aussage wird von der bereits über 35 Jahre laufenden Forschung untermauert, einschließlich positiver klinischer Ergebnisse in Doppelblindstudien über die Serotoninvorstufe 5-Hydroxytryptophan (5-HTP).

Der Zusammenhang zwischen niedrigem Serotoninspiegel und Kopfschmerzen bildet die Grundlage vieler verschreibungspflichtiger Medikamente zur Behandlung und Prävention von Migränekopfschmerz. Das Medikament Sumatriptan (Imitrex) beispielsweise, ein Serotoninagonist, gehört heute zu den am häufigsten verordneten Migränemedikamenten. Darüber hinaus haben sich auch Monoaminoxidasehemmer (erhöhen den Serotoninspiegel) als kopfschmerzverhindernd erwiesen. Im Endeffekt gibt es durchaus Belege dafür, dass die Erhöhung des Serotoninspiegels zur Linderung von chronischem Migränekopfschmerz führt.

Die Wirkung von 5-HTP, Sumatriptan und anderen Medikamenten auf das Serotoninsystem sind aufgrund der vielfältigen Arten von Serotoninrezeptoren ausgesprochen komplex. Viele Substanzen erzeugen ihre Wirkung auf die Zellen, indem sie sich zunächst an die Rezeptoren auf der Zellmembran binden. Einige Serotoninrezeptoren wirken an der Auslösung von Migräne mit, und andere verhindern sie. Ein Blick auf die unterschiedlichen Wirkungen, die verschiedene Medikamente auf die Bindung an diese unterschiedlichen Serotoninrezeptoren haben, macht dies deutlich. Medikamente, die sich an Serotoninrezeptoren binden, die als 5-HT1c bezeichnet werden, lösen Migräne aus, während Medikamente wie Methysergide, die 5-HT1c hemmen, zur Prävention von Migräne eingesetzt werden. Zudem ist es möglich, dass der Serotoninrezeptor 5-HT1d eine Rolle bei der Prävention von Migräne spielt, da Medikamente wie Sumatriptan, die sich an diese Rezeptoren binden und die Wirkung von Serotonin vortäuschen, sehr effektiv bei der Akutbehandlung von Migräne sind.

Da einige Serotoninrezeptoren desensibilisiert werden, wenn sie höheren Serotoninmengen ausgesetzt werden, kommen diese unterschiedlichen Rezeptoren bei einer Supplementierung mit 5-HTP ins Spiel. Weil 5-HTP den Serotoninspiegel erhöht, geht man davon aus, dass die 5-HT1c-Rezeptoren ihre Fähigkeit oder Affinität einbüßen, Serotonin zu binden; dies führt dazu, dass sich mehr Serotonine an den 5-HT1d-Rezeptor binden. Die Folge ist eine verminderte Neigung zu Kopfschmerzen. Einer der Schlüsselbeweise zur Untermauerung dieses Konzepts ist die Tatsache, dass 5-HTP mit der Zeit immer effektiver wird (nach 60-tägiger Einnahme werden bessere Ergebnisse beobachtet als nach 30 Tagen).

Vereinheitlichte Hypothese

Der bei Migräne ablaufende Mechanismus kann als dreistufiger Prozess beschrieben werden: Anbahnung, Prodrom (Dauer zwischen Initiation und Eintreten des Schmerzes) und Kopfschmerz. Auch wenn der Beginn eines Anfalls mit einem bestimmten Stressor verbunden wird, scheint es, als hänge die Anbahnung von der Akkumulierung mehrerer allmählich auftretender Stressoren ab. Diese Stressoren beeinträchtigen schließlich den Serotoninstoffwechsel. Sobald ein kritischer Anfälligkeitspunkt (oder eine bestimmte Schwelle) erreicht ist, kommt ein »Kaskadeneffekt« oder dominoähnlicher Effekt ins Rollen, der letztendlich zu Kopfschmerzen führt. Diese Anfälligkeit ist wahrscheinlich ein Zusammenspiel zwischen niedrigeren Serotoninmengen im Gewebe, Veränderungen der Blutplättchen, erhöhter Sensibilität für Substanzen wie die Substanz P und der Bildung von Histamin und anderer Entzündungsmediatoren.

Migräneauslösende Faktoren

- Niedriger Serotoninspiegel
  - Genetik
  - Verlagerung von Tryptophan auf andere Leitbahnen
- Lebensmittelallergien
  - Histaminfreisetzende Nahrungsmittel
  - Histaminhaltige Nahrungsmittel
- Alkohol, besonders Rotwein
- Nahrungsmittelzusatzstoffe
  - Nitrate
  - MSG (Monosodglutamat)
- Nitroglycerin
- Entzug von Koffein oder anderen blutgefäßverengenden Substanzen
- Stress
- Emotionale Veränderungen (besonders nach Stressphasen) und intensive Gefühle (wie zum Beispiel Wut)
- Hormonelle Veränderungen, zum Beispiel Menstruation, Ovulation, Antibabypille
- Zu wenig oder zu viel Schlaf
- Erschöpfung
- Schlechte Körperhaltung
- Muskelanspannung

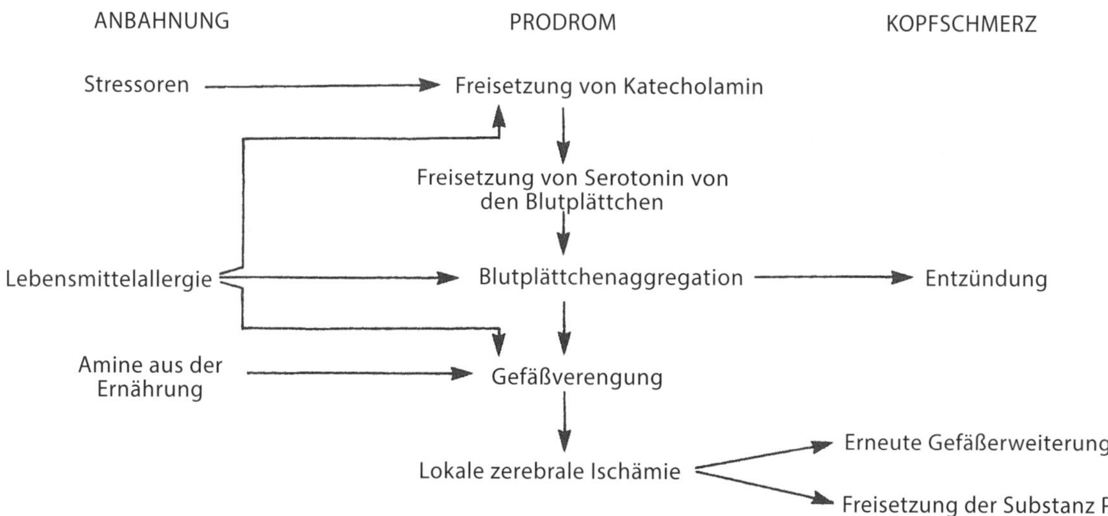

Auslöser von Migränekopfschmerzen

- Wetterveränderungen (Luftdruckänderungen, Sonneneinstrahlung)
- Blendung oder Augenschmerzen

Therapeutische Erwägungen

Die moderne medikamentöse Behandlung ist eher unzureichend, weil sie in den meisten Fällen nicht den Ursachen auf den Grund geht. Der erste Schritt bei der Behandlung von Migräne ist die Identifizierung des auslösenden Faktors oder der auslösenden Faktoren. Obwohl Lebensmittelintoleranzen/-allergien primär sind, müssen auch viele andere Einflüsse in Betracht gezogen werden, die entweder primäre Ursachen sind oder zum Migräneprozess beitragen. Besonders wichtig ist die Beurteilung, inwieweit Kopfschmerzmedikamente eine Rolle spielen, besonders bei chronischen Kopfschmerzen.

Reaktion auf Medikamente und Rebound-Kopfschmerzen

In den frühen 1980er-Jahren erkannte man, dass Kopfschmerzmedikamente die Neigung zu chronischen Kopfschmerzen sogar erhöhen können. Frühe Studien beobachteten bei Patienten, die Analgetika in hoher Dosierung einnahmen, eine erhöhte Häufigkeit und Intensität. In einer Studie hatten Migränepatienten, die mehr als dreißig analgetische Tabletten pro Monat einnahmen, doppelt so viele Kopfschmerztage pro Monat wie diejenigen, die weniger einnahmen.[3] Diese Erkenntnis führte zu der Empfehlung, die Verabreichung von Analgetika auf Patienten mit chronischen Kopfschmerzen zu beschränken. In einer anderen Studie sollten siebzig Patienten mit täglichen Kopfschmerzen, die vierzehn oder mehr Analgetika pro Woche einnahmen, diese absetzen.[4] Einen Monat später war bei 66 Prozent der Patienten eine Verbesserung zu verzeichnen, und am Ende des zweiten Monats war dieser Prozentsatz auf 81 Prozent angewachsen.

Der Verdacht auf durch Analgetika ausgelöste Rebound-Kopfschmerzen sollte bei jedem Patienten mit chronischem, vorhersehbarem Migränekopfschmerz bestehen, der große Mengen Analgetika einnimmt. Man schätzt die kritische Dosis, die zu analgetischen Rebound-Kopfschmerzen führen kann, auf 1000 Milligramm entweder von Acetaminophen oder von Aspirin. Analgetische Medikamente, die bei Migräne eingesetzt werden, enthalten zusätzlich zu den Analgetika üblicherweise Substanzen wie Koffein oder ein Sedativum (zum Beispiel Butabarbital). Diese tragen noch weiter zu dem Problem bei und können zu Entzugskopfschmerzen und damit verbundenen Symptomen wie Übelkeit, Bauchkrämpfen, Diarrhöe, Ruhelosigkeit, Schlaflosigkeit und Angstzuständen führen. Die Entzugssymptome beginnen meistens 24–48 Stunden nach der letzten Dosis und lassen in den meisten Fällen nach etwa 5 Tagen nach.

Nahrungsmittel, die am häufigsten Migränekopfschmerzen auslösen (in absteigender Reihenfolge nach Häufigkeit des Auftretens)
Kuhmilch und andere Milchprodukte
Weizen
Schokolade
Eier
Orangen
Benzolsäure
Tomaten
Tatrazin
Erdnüsse
Monosodiumglutamat

Lebensmittelallergie/-intoleranz

Es besteht kaum Zweifel, dass Lebensmittelallergien und -intoleranzen in vielen Fällen von Migränekopfschmerz eine Rolle spielen. Wie klinische Studien zeigen, kann die Identifizierung und Ausschaltung von Allergenen oder unverträglichen Nahrungsmitteln die Migränesymptome bei den meisten Patienten eliminieren oder stark verringern. Die Erfolgsquoten bewegen sich zwischen 30 und 93 Prozent, wobei die Mehrheit der Studien eine bemerkenswert hohe Erfolgsquote ausweist.[5–11] Für die Identifizierung von Nahrungsmittelallergien können mehrere Methoden angewandt werden, wie im Kapitel »Lebensmittelallergien« beschrieben.

Amine aus der Ernährung

Lebensmittel wie Schokolade, Käse, Bier und Wein können Migräneanfälle auslösen, denn sie enthalten Histamin oder andere Substanzen mit gefäßerweiternder Wirkung.[12–14] Rotwein löst eher Kopfschmerzen aus als Weißwein, weil er bis zu doppelt so viel Histamin und Tyramin enthält, was die Freisetzung gefäßaktiver Substanzen durch die Blutplättchen stimuliert.[12, 13, 15] Er enthält zusätzlich noch höhere Anteile von Phenolkomponenten, einschließlich Flavonoiden – den antioxidativen Substanzen also, die sich als hilfreich bei der Vorbeugung von Herzerkrankungen erwiesen haben. Diese Substanzen können auch das Enzym Phenolsulfo-Transferase hemmen, das für gewöhnlich Serotonin und andere Substanzen in den Blutplättchen abbaut. Viele Migränepatienten haben signifikant niedrigere Konzentrationen dieses Enzyms. Da Rotwein Substanzen enthält, die dieses Enzym stark hemmen, löst er bei diesen Patienten oftmals Migräne aus, besonders wenn er zusammen mit Nahrungsmitteln konsumiert wird, die hohe Anteile an gefäßaktiven Aminen enthalten, wie etwa Käse oder Schokolade. Eine Standardbehandlung für histamininduzierte Kopfschmerzen ist eine histaminfreie Ernährung in Kombination mit einer Vitamin-B_6-Supplementierung.

Die Aktivität des Enzyms Diaminoxidase, das Histamin in der Wand des Dünndarms abbaut, ehe es im Blutkreislauf absorbiert wird, scheint eine Schlüsselrolle bei der Art der Reaktion auf Histamin zu spielen. Menschen, die empfindlich auf Histamin in der Ernährung reagieren, haben im Vergleich zu Kontrollpersonen eine niedrigere Konzentration (etwa 50 Prozent) dieses Enzyms in ihrem Gewebe.[13] Diaminoxidase ist ein von Vitamin B_6 abhängiges Enzym. So überrascht es nicht, dass Substanzen, die dem Vitamin B_6 entgegenwirken, ebenfalls die Diaminoxidase hemmen.[13] Diese Hemmfaktoren umfassen Lebensmittelfarbe (besonders Hydrazinfarbstoffe wie Tatrazin, auch bekannt als Gelb Nr. 5), einige Medikamente (Isoniazid, Hydralazin, Dopamin und Penicillamin), orale Kontrazeptiva, Alkohol und übermäßige Proteinzufuhr.

Eine Supplementierung mit Vitamin B_6 (üblicherweise 1 Milligramm pro Kilogramm Körpergewicht) verbessert nachweislich die Histamintoleranz, wohl durch die verstärkte Diaminoxidaseaktivität.[13, 16] Frauen haben eine niedrigere Konzentration an Diaminoxidase, was vielleicht ihre größere Anfälligkeit für histaminbedingte Kopfschmerzen erklärt. Sie vertragen auch seltener Rotwein. Interessanterweise erhöht sich bei Frauen während der Schwangerschaft der Diaminoxidasegehalt um das mehr als 500-Fache.[17, 18] Während der Schwangerschaft erleben Frauen mit histaminbedingten Kopfschmerzen im Allgemeinen eine vollständige Remission.

Verschiedene ernährungsbedingte Auslöser

Hypoglykämie kann ein Auslöser für Migränekopfschmerzen sein.[19, 20] Meistens ist die Unbeständigkeit der Blutzuckerwerte die Folge einer Ernährung mit vielen Kohlenhydraten mit hohem glykämischen Index. Weitere Informationen siehe das Kapitel »Hypoglykämie«. Übermäßige Natriumzufuhr, Laktoseintoleranz und Aspartam, ein weitverbreiteter synthetischer Süßstoff, können ebenfalls Migräne auslösen.[21–24]

Ebenso wie bei anderen allergischen oder entzündlichen Erkrankungen ist es wichtig, den Verzehr von tierischen Fetten (gesättigten Fetten und Arachidonsäure) einzuschränken und den Konsum der langkettigen Omega-3-Fettsäuren EPA und DAH aus Fischöl und Fischölsupplementierungen zu erhöhen. Diese Ernährungsumstellung kann die Blutplättchenanhäufung und die Bildung von Entzündungsmediatoren reduzieren und so eine Rolle bei der Prävention von Migränekopfschmerzen spielen.[25–27] Mehrere Doppelblindstudien zeigen moderate Erfolge durch eine Fischölsupplementierung.[28–30] So erzielte zum Beispiel eine kleine Doppelblindstudie mit jugendlichen Migränepatienten durch Fischöl eine Minderung von Häufigkeit, Dauer und Schwere der Anfälle. Die Jugendlichen sprachen aber ebenso gut auf Supplementierungen mit Olivenöl an, das in dieser Studie als Placebo eingesetzt wurde.[30] Es ist möglich, dass das Olivenöl ebenfalls zu einer erheblichen Verbesserung der Blutplättchenfunktion führte.

Therapeutische Erwägungen

Nahrungsergänzungsmittel

5-Hydroxytryptophan (5-HTP)

Die Rolle des 5-HTP bei der Prävention von Migräne durch die Erhöhung des Serotoninspiegels wurde bereits besprochen. Zusätzlich zu diesem Mechanismus kann 5-HTP auch die Endorphinkonzentration erhöhen. Der Einsatz von 5-HTP zur Vorbeugung von Migräne hat immense Vorteile gegenüber einer medikamentösen Therapie. Obgleich sich eine Reihe von Medikamenten als hilfreich bei der Prävention von Migräne erwiesen hat, bringen alle derzeit angewandten Medikamente ein Risiko für signifikante unerwünschte Nebenwirkungen mit sich. 5-HTP ist mindestens ebenso wirksam wie andere pharmakologische Substanzen, die bei der Migräneprävention angewandt werden, und auch sicherer und besser verträglich. Auch wenn manche Studien mit einer täglichen Dosis von 600 Milligramm arbeiteten, wurden ähnlich beeindruckende Ergebnisse schon bei einer Dosierung von nur 200 Milligramm pro Tag erzielt.

Mehrere Studien verglichen für die Prävention von Migränekopfschmerzen 5-HTP mit Methysergiden. In einer der größten Doppelblindstudien erhielten 124 Patienten über einen Zeitraum von 6 Monaten entweder 5-HTP (täglich 600 Milligramm) oder Methysergide (täglich 3 Milligramm).[31] Die Behandlung galt als erfolgreich, wenn die Häufigkeit der Anfälle oder die Anzahl der schweren Attacken um mehr als 50 Prozent abgenommen hatten. Obgleich 75 Prozent aus der Mehtysergidgruppe gegenüber 71 Prozent aus der 5-HTP-Gruppe erhebliche Verbesserungen erfuhren, galt der Unterschied nicht als statistisch signifikant. Der Vorteil von 5-HTP gegenüber Methysergid stellte sich beim Blick der Wissenschaftler auf die Nebenwirkungen heraus. Nebenwirkungen traten häufiger in der Gruppe mit Methysergid auf als in der mit 5-HTP. Tatsächlich mussten fünf Patienten in der Methysergidgruppe den Versuch aufgrund der Nebenwirkungen abbrechen.

Wie zwei andere Studien demonstrierten, die 5-HTP mit Medikamenten verglichen, die zur Vorbeugung von Migräne eingesetzt werden (Pizotifen und Propranolol), konnte 5-HTP bezügliche seiner Wirksamkeit recht gut mithalten.[32, 33] Obwohl diese Medikamente erhebliche Nebenwirkungen haben, wird 5-HTP ausgezeichnet vertragen, selbst bei Dosierungen von mehr als 600 Milligramm pro Tag. Einer der zusätzlichen entscheidenden Unterschiede zwischen der Wirkung von 5-HTP und der von Medikamenten, die sich bei diesen Studien ergaben, war das Potenzial von 5-HTP, die Stimmung zu verbessern und depressive Verstimmungen zu lindern.

Riboflavin (Vitamin B_6)

Migränekopfschmerzen sind möglicherweise die Folge eines Mangels bei der Erzeugung von Energie durch die Mitochondrien, die energieerzeugenden Bereiche der Zelle.[34] Riboflavin (Vitamin B_6) ist für die Aktivität wesentlicher Enzyme innerhalb der Mitochondrien erforderlich. Eine Doppelblindstudie zeigte, dass eine Dosis von täglich 400 Milligramm Riboflavin ein Placebo bei der Prävention von Migräne übertraf. Die Wirkung setzte nach einem Monat ein und war nach 3 Monaten am stärksten.[35] Die Fähigkeit von Riboflavin zur Erhöhung des Energiestoffwechsels der Mitochondrien wurde inzwischen nachgewiesen.[36, 37] Riboflavin ist gut verträglich und nicht so teuer wie übliche Migränemedikamente, es ist also eine hervorragende therapeutische Option.[38] Andere B-Vitamine einschließlich Folsäure tragen möglicherweise ebenfalls zur Prävention oder Behandlung von Migräne bei.[39] Diarrhö und vermehrtes Wasserlassen stehen eventuell mit hohen Dosierungen von Riboflavin in Zusammenhang.

5-HTP versus Methysergid, klinische Wirkung bei der Behandlung von 124 Patienten

	Methysergid (%)	5-HTP (%)
Keine Anfälle (Rückgang 100 %)	35	25
Verbesserung (Rückgang >50%)	40	46
Keine Verbesserung	12,5	29
Absetzen aufgrund von Nebenwirkungen	12,5	0

Magnesium

Dass ein Magnesiummangel bei Migränepatienten häufig vorkommt, ist in der Forschung bestens bekannt. Vielerlei Faktoren wie etwa Stress, exzessiver Alkoholkonsum, hoher Östrogenspiegel, Schilddrüsen- und Nebenschilddrüsenüberfunktion leeren die Magnesiumspeicher. 75 Prozent der US-amerikanischen Bevölkerung beziehen durch ihre Nahrung zu wenig Magnesium,[40] und man glaubt, Magnesiummangel sei die häufigste Mineralstoffmangelerscheinung, die sich in einem breiten Spektrum von damit verbundenen Erkrankungen niederschlägt.[41] Physiologischer und psychologischer Stress führen zu Magnesiumabbau, und sowohl akuter als auch chronischer Stress werden mit vermehrten Migräneanfällen in Verbindung gebracht.

Der Zusammenhang zwischen niedrigem Magnesiumgehalt, Migräne und Spannungskopfschmerzen ist in der medizinischen Literatur ausführlich dokumentiert. Bei Migränepatienten wurden niedrige Magnesiumkonzentrationen in Gehirn und Gewebe festgestellt, was für den Bedarf einer Supplementierung spricht.[42–44] Zu den zentralen Funktionen von Magnesium gehören die Aufrechterhaltung des Gefäßtonus und die Verhinderung von übermäßiger neuronaler Erregung. Die Supplementierung mit Magnesium hat positive Ergebnisse bei der Prävention von Migräne erzielt, vor allem bei Patienten mit niedrigem Magnesiumspiegel.[45–47]

Ein niedriger Magnesiumgehalt im Gewebe ist bei Migränepatienten häufig, in den meisten Fällen wird dies aber nicht erkannt, weil sich die Ärzte zur Beurteilung des Magnesiumstatus generell auf den Serummagnesiumgehalt verlassen. Da der Großteil des Magnesiumgehalts im Körper intrazellulär ist, sind die Serumkonzentrationen ein unzuverlässiger Indikator. Ein niedriger Magnesiumgehalt im Serum reflektiert einen schon lange vorliegenden Mangel. Genauere Ergebnisse des Magnesiumstatus erhält man durch die Kontrolle des Magnesiumgehalts in den roten Blutkörperchen und des Gehalts an ionisiertem Magnesium, der aktivsten physiologischen Form.

Die Hypothese, Patienten mit einem akuten Migräneanfall und niedrigem Serumgehalt (unter 0,54 Millimol pro Liter) sprächen eher auf eine intravenöse Infusion mit Magnesiumsulfat ($MgS0_4$) an als Patienten mit einem höheren Gehalt an ionisiertem Magnesium, wurde überprüft.[48, 49] Bei vierzig Patienten mit akuter Migräne wurde der Serumgehalt an ionisiertem Magnesium unmittelbar vor der Infusion von einem Gramm Magnesiumsulfat bestimmt. Bei 35 Patienten trat 15 Minuten nach der Infusion eine Schmerzlinderung um 50 Prozent oder mehr ein, gemessen anhand der verbalen Bewertungsskala zwischen 1 und 10 über die Intensität von Kopfschmerzen. Bei 21 Patienten hielt diese Verbesserung oder eine vollständige Remission 24 Stunden oder länger an. Bei 18 von 21 Patienten (86 Prozent) mit einem Serumgehalt von ionisiertem Magnesium unter 0,54 Millimoll pro Liter, und bei 3 von 19 (16 Prozent) mit einer Konzentration von ionisiertem Magnesium von 0,54 Millimoll pro Liter oder mehr hielt die Schmerzlinderung mindestens 4 Stunden. Die durchschnittliche Konzentration von ionisiertem Magnesium bei Patienten, deren Schmerzen für mindestens 24 Stunden gelindert waren, war erheblich geringer als bei Patienten, die keine oder eine flüchtige Linderung verspürten.

Ein weiterer möglicher Vorteil der Magnesiumsupplementierung bei der Migräneprävention ist, dass dadurch ein Mitralklappenprolaps verhindert werden kann. Ein Mitralklappenprolaps steht in Zusammenhang mit Migräne, weil er zur Schädigung von Blutplättchen führt und diese veranlasst, vasoaktive Substanzen wie Histamin, den plättchenaktivierenden Faktor und Serotonin freizusetzen. Da die Forschung gezeigt hat, dass 85 Prozent der Patienten mit einem Mitralklappenprolaps an chronischem Magnesiummangel leiden, ist eine Supplementierung mit Magnesium also angezeigt.[50] Mehrere Studien, die bei oraler Magnesiumsupplementierung eine Verbesserung beim Mitralklappenprolaps nachweisen, stützen diese Empfehlung zusätzlich.

Magnesium, das an Citrat, Malat oder Aspartat gebunden ist, wird besser absorbiert und vertragen als nicht organische Formen wie Magnesiumsulfat, Hydroxid oder Oxid, die eine abführende Wirkung haben.[51] Wenn die Supplementierung mit Magnesium weichen Stuhl oder Diarrhö zur Folge hat, reduzieren Sie es auf eine verträgliche Dosis. Günstig wirkt sich auch die tägliche Einnahme von mindestens 50 Milligramm Vitamin B_6 aus, weil dieses Vitamin erwiesenermaßen die intrazelluläre Akkumulierung von Magnesium erhöht.[52]

Pflanzliche Arzneimittel

Mutterkraut

Die vielleicht bekannteste Pflanze zur Präventivbehandlung von Migränekopfschmerzen ist das Mutterkraut *(Tanacetum parthenium)*. Das wissenschaftliche Interesse am Mutterkraut erwachte 1983, als eine Untersuchung ergab, dass 70 Prozent von 270 Migränepatienten, die seit Längerem täglich Mutterkraut eingenommen hatten, berichteten, die Pflanze habe die Häufigkeit oder Intensität ihrer Anfälle reduziert.[53] Viele dieser Patienten hatten auf keine der üblichen Medikamente angesprochen. Diese Untersuchung führte zu mehreren klinischen Studien, die die therapeutischen und präventiven Effekte des Mutterkrauts bei der Behandlung von Häufigkeit und Schwere von Migräne unterstützen.[53–56]

Die erste Doppelblindstudie führte die London Migraine Clinic mit Patienten durch, die selbst sagten, Mutterkraut habe ihnen geholfen.[53] Jene Patienten, die ein Placebo erhielten (und folglich das Mutterkraut absetzten), erfuhren während der ersten 6 Monate der Studie einen starken Anstieg von Häufigkeit und Intensität der Kopfschmerzen, von Übelkeit und Erbrechen, während die Patienten, die weiterhin Mutterkraut nahmen, keine Veränderung der Häufigkeit oder Intensität ihrer Symptome feststellten. Zwei Patienten aus der Placebogruppe, die während ihrer Eigenbehandlung mit Mutterkraut eine vollständige Remission erreicht hatten, entwickelten einen Rückfall mit schwerster Migräne und mussten die Studie abbrechen; als diese zwei Patienten die Eigenbehandlung mit Mutterkraut fortsetzten, klangen ihre Symptome wieder ab. Die zweite Doppelblindstudie, durchgeführt an der Universität von Nottingham, bestätigte, dass Mutterkraut Anzahl und Intensität der Migräneanfälle reduzierte.[54]

Wie nachfolgende Studien ergaben, wirkt Mutterkraut bei der Behandlung und Prävention von Migräne, indem es die Freisetzung von blutgefäßerweiternden Substanzen von den Blutplättchen hemmt und damit den Prozess der Erzeugung von Entzündungssubstanzen verhindert sowie den korrekten Tonus der Blutgefäße wiederherstellt.[55] Die Wirksamkeit von Mutterkraut hängt von der adäquaten Menge an Parthenoliden ab.[56] Mindestens drei randomisierte, kontrollierte Cross-over-Studien konnten jedoch keinerlei Nutzen von Mutterkraut feststellen, allerdings waren diese Studien begrenzt.[57]

Um die widersprüchlichen Ergebnisse mit Mutterkraut und anderen natürlichen Mitteln zu verstehen, muss man wissen, dass nicht alle an Migräne Leidenden dieselbe Erkrankung haben. Migräne ist vielmehr die Folge eines vielfältigen Spektrums physiologischer Fehlfunktionen. Während konventionelle Medikamente oftmals die Linderung der Symptome im Blick haben, konzentrieren sich die meisten natürlichen Therapien auf die Ursache – die bei Migräne ganz unterschiedlich sein kann. Wenn die natürliche Therapie nicht zur physiologischen Fehlfunktion passt, wird sie nicht funktionieren. Die frühen einheitlichen Erfolge der Mutterkrautstudien waren darin begründet, dass die Patienten durch Trial-and-Error-Methode für sich selbst eine Vorauswahl getroffen hatten: Sie litten an einer physiologischen Störung, die gut mit der Wirkung von Mutterkraut harmonierte.

Pestwurz

Die Wirksamkeit von Pestwurz *(Petasides hybridus)* bei der Prävention von Migräne ist hinreichend dokumentiert, und die Aufzeichnungen über seinen Einsatz zu diesem und anderen Zwecken gehen mindestens 900 Jahre zurück. Pestwurz reduziert nachweislich die Verkrampfung der Blutgefäße sowie die Bildung entzündungsfördernder Substanzen. Petadolex ist ein standardisiertes Extrakt aus der Pestwurzpflanze, das in mehreren Doppelblindstudien hervorragende Ergebnisse ohne Nebenwirkungen bei der Migräneprävention erzielte. In einer Studie erhielten sechzig Kopfschmerzpatienten willkürlich 12 Wochen lang täglich 50 Milligramm Petadolex. Im Vergleich mit den Symptomen zu Beginn der Studie reduzierte Petadolex die Häufigkeit der Anfälle nach 4 Wochen um 46 Prozent, nach 8 Wochen um 60 Prozent und nach 12 Wochen der Behandlung um 50 Prozent (in der Placebogruppe waren es 24, 17 beziehungsweise 10 Prozent).[58] Petadolex wird im Allgemeinen gut vertragen, jedoch berichteten einige Patienten von Diarrhö. Setzen Sie das Mittel ab, wenn

Bio-Feedback/Entspannung im Vergleich mit Propranolol	
Therapie	Durchschnittliche Verbesserung pro Patient (%)
Bio-Feedback/Entspannung	56,4
Propranolol	55,2
Placebo	14,3
Keine Behandlung	3,2

diese Nebenwirkung auftritt. Petadolex oder ähnliche Präparate sollten nur dann angewendet werden, nachdem ihre in Pestwurz enthaltenen leberschädigenden und krebsauslösenden Substanzen (Pyrrolizidinalkaloide) entfernt wurden. Wechselwirkungen mit Medikamenten wurden nicht festgestellt; da die Sicherheit während Schwangerschaft und Stillzeit jedoch noch nicht ermittelt wurde, sollte sie in diesen Situationen nicht eingesetzt werden.[59]

Ingwer

Die Ingwerwurzel *(Zingiber officinalis)* zeigt große Wirkung bei der Unterdrückung von Entzündungen und der Aggregation von Blutplättchen.[60–62] Auf der Grundlage ihrer bekannten Eigenschaften existieren viele anekdotische und spekulative Informationen über ihren Nutzen in Bezug auf Migräne. Ingwer mag zwar in der klinischen Praxis der Migränebehandlung weitreichend eingesetzt werden, bislang gibt es jedoch kaum klinische Untersuchungen darüber. Die stärksten entzündungshemmenden Substanzen des Ingwers findet man in Präparaten mit frischem Ingwer und in seinem Öl.

Akupunktur

Über den Einsatz von Akupunktur zur Linderung des Migränekopfschmerzes existieren hinreichend unterstützende Belege.[63–67] Der Wirkmechanismus kann an der Normalisierung des Serotoninspiegels liegen.

Bio-Feedback und Entspannungstherapie

Die am weitesten verbreiteten nicht medikamentösen Therapien bei Migräne sind thermales Bio-Feedback und Entspannungstraining. Das thermale Bio-Feedback nutzt ein Feedback-Messgerät zu Überwachung der Körpertemperatur in den Händen. Der Patient wird angeleitet, wie er diese Temperatur erhöhen (oder senken) kann, wobei das Gerät ein Feedback über die Temperaturmessungen gibt. Das Relaxtraining umfasst das Anleiten der Patienten bei Techniken, die eine Entspannung zur Folge

Schnellüberblick

- Der erste Schritt bei der Behandlung von Migränekopfschmerzen ist die Identifizierung des auslösenden Faktors.
- Mehrere klinische Studien schätzen, dass etwa 80 Prozent aller Patienten mit chronischen Kopfschmerzen unter medikamentenbedingten Kopfschmerzen leiden.
- Wie viele placebokontrollierte Doppelblindstudien zeigen, eliminiert der Ausschluss von allergenen oder unverträglichen Nahrungsmitteln die Migränesymptome bei der Mehrheit der Patienten oder mindert sie stark.
- Bei vielen Patienten geht der Konsum von Nahrungsmitteln wie Schokolade, Käse, Bier und Wein einem Migräneanfall voraus, denn diese enthalten Histamin und/oder Substanzen, die bei anfälligen Menschen Migräne auslösen können, weil sie die Blutgefäße erweitern.
- 5-HTP ist mindestens ebenso wirksam wie andere pharmakologische Substanzen, die bei der Migräneprävention eingesetzt werden, und ist zweifellos viel sicherer und besser verträglich.
- Riboflavin erhöht nachweislich die Energieerzeugung im Gehirn und beugt einer Migräne wirksam vor.
- Es ist möglich, dass Magnesiummangel eine signifikante Rolle bei vielen Fällen von Kopfschmerzen spielt.
- Extrakte aus Mutterkraut, Pestwurz und Ingwer können einer Migräne vorbeugen.

haben sollen – einen physiologischen, einer Stressreaktion entgegengesetzten Zustand (weitere Informationen siehe das Kapitel »Eine positive mentale Einstellung«).

Der Einfluss von Bio-Feedback und Entspannungstraining auf die Häufigkeit und Intensität wiederkehrender Migräne war Gegenstand von mehr als 35 klinischen Studien.[66] Beim Vergleich dieser Studienergebnisse mit den Studien, die den Betablocker Propranolol (Inderal) untersucht hatten, war offensichtlich, dass der nicht medikamentöse Ansatz ebenso hilfreich war wie die Medikamententherapie, jedoch ohne Nebenwirkungen.

Behandlungsübersicht

Migränekopfschmerzen sind oftmals lähmend und greifen häufig stark in die Lebensqualität eines Menschen ein. Aufgrund der Vielzahl beitragender Faktoren ist eine umfassende Herangehensweise für ein günstiges Ergebnis erforderlich. Von besonderer Bedeutung für das verminderte Auftreten von Kopfschmerzen sind die Identifizierung und Vermeidung von auslösenden Einflüssen. Da Lebensmittelallergien oder -intoleranzen ausgesprochen häufig die Ursache für Migräne sind, empfehlen wir, zunächst Lebensmittelallergien zu ermitteln und auszuschalten. Dies kann über eine Blutanalyse oder die Anwendung einer Elemente-Ernährung erfolgen (siehe das Kapitel »Lebensmittelallergie«).

Ernährung

Sämtliche Lebensmittelallergene müssen ausgeschaltet werden, und es sollte eine 4-tätige Rotationsernährung durchgeführt werden. Nahrungsmittel, die vasoaktive Amine enthalten, sollten von Anfang an gemieden werden; sobald die Symptome unter Kontrolle sind, können diese Nahrungsmittel vorsichtig wieder eingeführt werden. Als Allererstes sollte auf alkoholische Getränke (besonders Rotwein), Käse, Schokolade, Zitrusfrüchte und Schalentiere verzichtet werden. Die Ernährung sollte wenig Arachidonsäure (tierische Fette) enthalten und hohe Anteile an Nahrungsmitteln, die die Blutplättchenaggregation hemmen (Olivenöl, Fischöl, Beeren mit hohen Anteilen an Flavonoiden, Knoblauch und Zwiebeln).

Nahrungsergänzungsmittel

- Ein hochpotentes Multivitamin-Mineralstoffpräparat, wie im Kapitel »Supplementierung« beschrieben
- Wesentliche Nährstoffe:
  - → Magnesium (vorzugsweise Citrat, Malat, Succinat, Aspartat oder Glycinat): drei- bis viermal täglich 150–250 Milligramm
  - → Vitamin B_6: täglich 50–75 Milligramm
  - → Vitamin B_2 (Riboflavin): einmal täglich 400 Milligramm
- Fischöl: täglich 1000 Milligramm EPA + DHA
- Eins der folgenden Produkte:
  - → Traubenkernextrakt (mehr als 95 Prozent oligomere Proanthocyanidine): täglich 100–300 Milligramm
  - → Kiefernrindenextrakt (mehr als 95 Prozent oligomere Proanthocyanidine): täglich 100–300 Milligramm
  - → Andere flavonoidreiche Extrakte mit ähnlichem Gehalt an Flavonoiden, »Supergreens« oder andere Antioxidantien auf Pflanzenbasis, die täglich einen ORAC-Wert (Sauerstoffradikal-Absorptionsfähigkeit) von 3000 bis 6000 Einheiten oder mehr liefern können
- 5-HTP: dreimal täglich 50–100 Milligramm

Pflanzliche Arzneimittel

Eins der folgenden Mittel:

- Mutterkraut: zweimal täglich ein Extrakt, der eine Dosis von 0,25 bis 0,5 Milligramm Parthenolide enthält
- Pestwurz: zweimal täglich zu den Mahlzeiten 50–100 Milligramm eines dem Petadolex entsprechenden Extrakts
- Ingwer:
  - → Frisch: täglich etwa 10 Gramm (6 Millimeter dicke Scheibe)
  - → Pulver: viermal täglich 500 Milligramm
  - → Standardisierter Extrakt mit 20 Prozent Ingweröl und Shogaol: dreimal täglich 100–200 Milligramm zur Prävention und für die Behandlung von akuter Migräne alle 2 Stunden (bis zu sechsmal täglich) 200 Milligramm

Physikalische Medizin und Entspannungstherapien

- Akupunktur
- Bio-Feedback

MITTELOHRENTZÜNDUNG (OTITIS MEDIA)

- Akute Mittelohrentzündung:
  - Ohrenschmerzen oder -reizung
  - Frühere Entzündungen oder allergische Reaktionen der oberen Atemwege
  - Rotes, undurchsichtiges, gewölbtes Trommelfell mit Verlust der normalen Eigenschaften
  - Fieber und Schüttelfrost
- Chronische oder schwere Mittelohrentzündung:
  - Schmerzloser Hörverlust
  - Dumpfe, unbewegliche Trommelfellmembran

Einer akuten Mittelohrentzündung geht normalerweise eine Infektion der oberen Atemwege oder eine Allergie voraus. Die Organismen, die bei akuter Mittelohrentzündung am häufigsten aus der Mittelohrflüssigkeit kultiviert werden, sind *Streptococcus pneumoniae* (40–50 Prozent), *Haemophilus influenzae* (30–40 Prozent) und *Moraxella catarrhalis* (10–15 Prozent).

Eine chronische Mittelohrentzündung wird auch als seriöse, sekretorische oder nichtsuppurative Otitis media, chronische Otitis media mit Erguss oder »verklebtem Ohr« (einer Umschreibung für einen chronischen Paukenerguss) bezeichnet. Hierbei kommt es im Mittelohr zu einer permanenten Schwellung und Flüssigkeitsansammlung.

Nahezu zwei Drittel aller amerikanischen Kinder haben mit 2 Jahren einen Anfall akuter Otitis media, und von chronischer Otitis media sind zwei Drittel aller Kinder unter 6 Jahren betroffen. Mittelohrentzündung ist die häufigste Diagnose bei Kindern und der häufigste Grund für den Gang zum Kinderarzt. Sie ist die Hauptursache für antibiotische und chirurgische Maßnahmen im Kindesalter. Kinder, bei denen schon im Säuglingsalter Otitis media diagnostiziert wurde, haben auch ein erhöhtes Risiko, im Schulalter allergische Ekzeme und Asthma zu bekommen. Je häufiger es zu Mittelohrentzündungen kommt, umso ausgeprägter sind diese Zusammenhänge.[1] Einer vorsichtigen Schätzung zufolge werden in den USA im Jahr etwa 4–8 Milliarden Dollar für medizinische und chirurgische Eingriffe aufgrund von Otitis media ausgegeben.

Medizinische Standardbehandlung

Die Standardmethode zur Behandlung von Mittelohrentzündungen bei Kindern sind Antibiotika, Schmerzmittel (Acetaminophen oder Ibuprofen) und/oder Antihistaminika. Hält die Entzündung länger an und spricht auf die Medikamente nicht an, wird operiert. Bei diesem chirurgischen Eingriff, der Myringotomie, wird ein winziges Paukenröhrchen aus Kunststoff ins Trommelfell gesetzt, um den normalen Abfluss der Flüssigkeit in den Hals über die Eustachische Röhre zu unterstützen. Dies ist kein echtes Heilverfahren, da Kinder mit Paukenröhrchen in ihren Ohren mit höherer Wahrscheinlichkeit weitere Probleme mit Otitis media haben werden.

Myringotomien werden in den USA derzeit alljährlich bei fast einer Million Kindern durchgeführt. Anscheinend wurde die unnötige Operation von einst, die Tonsillektomie (Entfernung der Gaumenmandeln), durch diesen neuen Eingriff ersetzt. Tatsächlich gibt es einen direkten Zusammenhang zwischen dem Rückgang von Tonsillektomien und dem Anstieg von Myringotomien. Jedes Jahr werden über 2 Millionen Paukenröhrchen in Kinderohren eingesetzt und 600 000 Tonsillektomien und Adenodektomien (Entfernung der Rachenmandeln) durchgeführt. Bei den meisten Kindern sind diese Operationen unnötig.

1994 ergab eine Untersuchung über die Angemessenheit von Paukenröhrchen bei US-Kindern unter sechzehn Jahren, dass nur 42 Prozent tatsächlich angebracht waren.[2] Das bedeutet, dass mehrere Hunderttausend Kinder einem Eingriff unterzogen werden, der ihnen wenig Nutzen und möglicherweise signifikanten Schaden einbringt.

Wie eine Reihe gut konzipierter Studien gezeigt hat, veränderte sich der klinische Verlauf einer akuten Mittelohrentzündung nicht deutlich, wenn konventionelle Maßnahmen oder ein Placebo eingesetzt wurden. Vor allem konnten keine Unterschiede festgestellt werden zwischen der Einführung von Paukenröhrchen, ihrem Einsatz zusammen mit Antibiotika oder der Behandlung nur mit Antibiotika.[3–7] Interessanterweise kam es in einigen Studien bei Kindern, die keine Antibiotika bekamen, zu weniger Rückfällen als bei Kindern mit Antibiotikabehandlung. Diese verminderte Rezidivquote spiegelt zweifellos die suppressive Wirkung der Antibiotika aufs Immunsystem wider – und die Tatsache, dass sie die normale Flora der oberen Atemwege beeinträchtigen.[8]

Da bei den meisten Kindern mit akuter Mittelohrentzündung (70–90 Prozent) die Infektion innerhalb von 7 bis 14 Tagen von selbst verschwindet, sollten Antibiotika nicht routinemäßig und von Anfang an bei allen Kindern eingesetzt werden.[7] Die eingehende Prüfung der wissenschaftlichen Literatur über den Wert von Antibiotika bei der Behandlung von Otitis media in den vergangenen 30 Jahren führte zu diesen Schlussfolgerungen:

- Ein Nutzen der Routineanwendung von Antibiotika bei Otitis media ist hinsichtlich kurz- wie langfristiger Ergebnisse nicht bestätigt.
- Die derzeitige Forschung liefert keinen überzeugenden Beweis dafür, dass bei Kindern mit akuter Mittelohrentzündung, die Antibiotika bekommen, sich die Dauer der Symptome verkürzte, es zu weniger Rückfällen käme oder die langfristigen Ergebnisse besser wären als bei Kindern ohne Antibiotika.
- Antibiotika verbesserten das Ergebnis nach 2 Monaten nicht, und weder bezüglich des verabreichten Antibiotikums noch in puncto Behandlungsdauer mit Antibiotika konnte ein Unterschied im Genesungsgrad festgestellt werden.

Diese Resultate wurden zwar inzwischen von einigen Kinderärzten in den Vereinigten Staaten akzeptiert, andere setzen aber bei Mittelohrentzündung nach wie vor hauptsächlich auf Antibiotika. Statt Antibiotika empfahl eine Expertengruppe, Schmerzmittel zu geben und das Kind durch die Eltern genau beobachten zu lassen. Wie die Ergebnisse klinischer Studien gezeigt haben, sprachen über 80 Prozent der Kinder mit Otitis media innerhalb von 48 Stunden auf ein Placebo an. Schmerzmittel können zwar die Beschwerden des kleinen Patienten lindern, sie haben aber ihr eigenes toxisches Profil. Deshalb empfehlen wir andere bewährte schmerzlindernde Maßnahmen wie pflanzliche Ohrentropfen (siehe weiter unten).

Antibiotika sind nicht nur wirkungslos bei Mittelohrentzündung, ihr weitverbreiteter Gebrauch und Missbrauch wird auch zusehends alarmierend. Zu den mit Antibiotika einhergehenden Risiken gehören allergische Reaktionen, Magenverstimmung, beschleunigte Bakterienresistenz und ungünstige Veränderungen der Bakterienflora in Nase und Rachen. Antibiotika beseitigen die Organismen nicht und führen darüber hinaus möglicherweise zu einer Mittelohrsuperinfektion. Zudem kann die Verabreichung von Antibiotika die Rate erneuter Arztbesuche erhöhen.[9] Und Studien über die gleichzeitige Behandlung mit Antibiotika und Steroiden haben gezeigt, dass die Langzeitwirkung bei Otitis media unzureichend ist.[10]

Antibiotika fördern das nahezu epidemische Ausmaß von chronischer Candidose und die Entstehung von »Superbakterien«, die auf derzeit verfügbare Antibiotika resistent sind. Der American Academy of Otolaryngology – Head and Neck Surgery zufolge gibt es keine Hinweise darauf, dass systemische Antibiotika allein den Behandlungserfolg verbessern, und die Lehranstalt empfiehlt, sie ausschließlich dann einzusetzen, wenn eine systemische Infektion zugrunde liegt.[11] Viele Experten sind wie die Weltgesundheitsorganisation der Meinung, wir kämen einer »postantibiotischen Ära«, in der viele ansteckende Krankheiten wegen unseres blinden Vertrauens in Antibiotika wieder nahezu unmöglich zu behandeln sein werden, gefährlich nahe.[12]

Unterm Strich ist Otitis media in der Regel eine selbstlimitierende Krankheit, die unabhängig von der Behandlung von selbst abklingt. Wie drei Metaanalysen losgelöst voneinander herausfanden, kam es bei etwa 80 Prozent der Kinder mit akuter Otitis media innerhalb von 2 bis 14 Tagen zu einer Spontanheilung. In einigen Studien mit Kindern unter 2 Jahren wurden bei nur rund 30 Prozent der Fälle Spontanheilungen nach ein paar Tagen festgestellt.[9]

Die Risiken und Fehlschläge von Antibiotika – kombiniert mit der hohen Rate an Spontanheilungen und der ebenfalls hohen Rate wiederkehrender Mittelohrentzündungen nach dem Einsetzen von Paukenröhrchen – lassen darauf schließen, dass konservative (nicht antibiotische, nicht chirurgische) Methoden allein die Häufigkeit der Erkrankung sowie die alljährlichen Kosten, die Otitis media verursacht, senken würden. Um diese Idee zu untersuchen, bekamen in einer Studie die Eltern von Kindern mit akuter Mittelohrentzündung ein »Sicherheitsrezept« für Antibiotika, das sie nur dann einlösen sollten, wenn es dem Kind innerhalb von 2 Tagen nicht besser ginge. Dadurch reduzierte sich die Antibiotikagabe um 31 Prozent.[13]

Obwohl statistisch also die üblichen Antibiotika- und chirurgischen Maßnahmen nicht effektiv sind, muss für jedes Kind individuell entschieden werden; es sollte eine angemessene Nachuntersuchung und ein eingehendes Gespräch zwischen Arzt und Familie eingeplant werden, ehe gegebenenfalls entschieden wird, diese Methoden nicht anzuwenden. Manchmal sind Paukenröhrchen durchaus nötig, wenn es darum geht, einen Hörverlust zu vermeiden, der die Entwicklung des Kindes verzögern könnte. Es wurden auch Pneumokokken- und Virusimpfstoffe entwickelt, die jedoch ebenfalls kaum Nutzen brachten, vermutlich wegen des multifaktoriellen Charakters dieser Krankheit.[9] Angesichts der möglichen Risiken und Komplikationen liefern Impfungen derzeit anscheinend keine Garantie.

Ursachen

Die primären Risikofaktoren für Otitis media sind Lebensmittelallergien, Kindergartenbesuch, Holzöfen, rauchende Eltern (oder sonstige Exposition gegenüber Passivrauch) und der Umstand, nicht gestillt worden zu sein. Außer Kindergartenbesuch haben all diese Faktoren etwas gemeinsam: Sie führen zu einer abnormalen Funktion der Eustachischen Röhre, und dies ist die eigentliche Ursache so gut wie aller Mittelohrentzündungen. Die Eustachische Röhre reguliert den Gasdruck im Mittelohr, schützt es vor Nasen- und Rachensekreten sowie Bakterien und schafft Flüssigkeiten aus dem Mittelohr. Schlucken wir, öffnet sich durch die Aktivität der umliegenden Muskulatur die Eustachische Röhre. Säuglinge und Kleinkinder sind besonders anfällig für Probleme mit der Eustachischen Röhre, weil diese bei ihnen einen kleineren Durchmesser hat und horizontaler liegt.

Ein Verschluss der Eustachischen Röhre führt zunächst zu Flüssigkeitsansammlungen und dann, falls die vorhandenen Bakterien pathogen und das Immunsystem geschwächt ist, zu bakteriellen Infektionen. Der Verschluss resultiert aus einem Einfallen der Röhre (weil das Gewebe, das sie hält, schwach oder der Öffnungsmechanismus gestört ist oder beides), einer Verstopfung durch Schleim infolge einer Allergie oder Reizung, einer Schleimhautschwellung oder einer Infektion.

Diagnostische Erwägungen

Fläschchennahrung

Wiederkehrende Ohrentzündungen stehen in engem Zusammenhang mit früher Fläschchennahrung, wohingegen mindestens 3-monatiges Stillen sich erwiesenermaßen schützend auswirkt.[14, 15] Ob dies auf eine Kuhmilchallergie oder auf die Schutzwirkung von Muttermilch gegen Infektionen zurückzuführen ist, ist noch nicht abschließend geklärt; wahrscheinlich ist es eine Mischung aus beidem.

Wenn ein Kind auf dem Rücken liegend mit dem Fläschchen gefüttert wird, kommt es zudem zum Rückfluss des Flascheninhalts ins Mittelohr. Die Rückenlage sollte deshalb vermieden werden.

Welche Organismen auch immer die Mittelohrentzündung auslösen – ob virale (respiratorisches Synzytialvirus, Rhinovirus oder Influenza-A-Virus) oder bakterielle (*S. pneumoniae, M. catarrhalis* oder *H. influenza*) –, Muttermilch schützt aufgrund ihres hohen Antikörpergehalts, der hilft, ansteckende Erreger abzuwehren.[16] Gestillte Kinder haben außerdem eine rund zwanzigmal größere Thymusdrüse (sie ist das wichtigste Organ des Immunsystems) als Fläschchenkinder.[17]

Lebensmittelallergien

Die Rolle von Allergien als Hauptursache chronischer Otitis media ist in der wissenschaftlichen Literatur fest verankert.[18–23] Die meisten Studien ergaben, dass 85–93 Prozent der betroffenen Kinder allergisch sind: 16 Prozent ausschließlich auf Inhalationsstoffe, 14 Prozent nur auf Lebensmittel und 70 Prozent auf beides.

Eine weitere Art und Weise, wie längeres Stillen vor Mittelohrentzündung schützt, könnte in der Umgehung von Lebensmittelallergien liegen, besonders wenn die Mutter in der Schwangerschaft und Stillzeit sensibilisierende Nahrung (das heißt alles, auf das sie selbst allergisch ist) meidet. Neben dem Stillen ist auch die Vermeidung oder ein allenfalls eingeschränkter Konsum von Lebensmitteln zu empfehlen, auf die Kinder am häufigsten Allergien entwickeln – Weizen, Eier, Erdnüsse, Mais, Zitrusfrüchte, Schokolade und Milchprodukte –, besonders in den ersten 9 Monaten.

Da der Verdauungstrakt von Kindern recht durchlässig für Lebensmittelantigene ist, vor allem in den ersten 3 Monaten, kann die sorgfältige Überwachung des Ernährungsmusters die Entstehung von Lebensmittelallergien verringern oder verhindern (keine häufigen Wiederholungen, Vermeidung der gängigen allergenen Lebensmittel und die kontrollierte Einführung neuer Nahrungsmittel, immer nur eines auf einmal, während man aufmerksam auf Reaktionen achtet) .

Die allergische Reaktion führt durch zweierlei Mechanismen zum Verschluss der Eustachischen Röhre: durch die entzündliche Schwellung der Schleimhäute in der Röhre sowie durch die entzündliche Schwellung der Nase, was zum Toynbee-Phänomen führt (schluckt man bei geschlossenem Mund und geschlossener Nase, werden Luft und Sekrete ins Mittelohr gedrückt). Mittel- und Innenohr reagieren immunologisch, und dazu gehört die Überempfindlichkeit auf Lebensmittel.[18] Bei chronischen Ohrenschmerzen sollte immer eine allergische Ursache in Erwägung gezogen werden, und die auslösenden Allergene sollten bestimmt und vermieden werden.

Eine illustrative Studie mit 153 Kindern mit Ohrenschmerzen zeigte, dass 93,3 Prozent von ihnen (dem RAST-Diagnoseverfahren zufolge) allergisch auf Lebensmittel, Inhalationsstoffe oder beides waren. 119 Kinder wurden im Verlauf von 12 Monaten nacheinander gegenüber Inhalationsstoffen desensibilisiert und anschließend mit einer Eliminationsdiät gegen Lebensmittelallergene behandelt. Dies führte zu einer Verbesserung von 92 Prozent. Dieses Ergebnis ist deutlich höher als das bei der chirurgisch behandelten Kontrollgruppe (Einsetzen von Paukenröhrchen und nötigenfalls Entfernung der Gaumen- und Rachenmandeln), bei der nur eine 52-prozentige Verbesserung festzustellen war.[19]

In einer anderen Studie wurden insgesamt 104 Kinder mit rezidivierender Otitis media im Alter zwischen 18 Monaten und 9 Jahren mit dem Pricktest, spezifischen IgE- und Provokationstests auf Lebensmittelallergien untersucht.[23] Die Ergebnisse wiesen bei 81 der 104 Patienten (78 Prozent) auf einen statistisch relevanten Zusammenhang zwischen Lebensmittelallergie und wiederkehrender Mittelohrentzündung hin. Eine Allergie-Eliminationsdiät

Lebensmittelallergien bei Kindern mit chronischer Otitis media

Lebensmittel	Anzahl der Patienten	Prozentsatz der Patienten
Kuhmilch	31	38
Weizen	27	33
Eiweiß	20	25
Erdnuss	16	20
Soja	14	17
Mais	12	15
Tomate	4	5
Hühnchen	4	5
Apfel	3	4

führte bei 70 von 81 Patienten (86 Prozent) zu einer signifikanten Linderung chronischer Otitis media, das bestätigen detaillierte klinische Evaluierungen. Die Provokationsdiät mit dem verdächtigen Lebensmittel hatte bei 66 von 70 Patienten (94 Prozent) ein Wiederauftreten schwerwiegender Otitis media zur Folge.

Therapeutische Erwägungen

Die primären therapeutischen Ziele bestehen darin, sicherzustellen, dass die Eustachische Röhre nicht blockiert ist, und den Abfluss zu unterstützen, indem die ursächlichen Faktoren erkannt und angegangen werden. Die Stärkung des Immunsystems ist ebenfalls wichtig. Die folgenden Empfehlungen sollten zusammen mit jenen im Kapitel »Unterstützung des Immunsystems« eingehalten werden.

Pflanzliche Arzneimittel

Naturheilkundliche Ohrentropfen

Bei akuter Otitis media haben sich naturheilkundliche pflanzliche Ohrentropfen als ebenso effektiv erwiesen wie antibiotische oder anästhetische Tropfen[24, 25] – sie bieten dabei einen weit weniger toxischen Ansatz der Schmerzlinderung.

In einer ambulanten Doppelblindstudie in Israel wurden 171 Kinder zwischen 5 und 18 Jahren untersucht, die willkürlich in Gruppen eingeteilt wurden. Eine Gruppe erhielt naturheilkundliche Ohrentropfen aus Kräuterextrakt, die andere anästhetische Tropfen (Amethocain und Phenazon), jeweils mit oder ohne Amoxicillin (eine tägliche Dosis von 80 Milligramm pro Kilo Körpergewicht).[24] Die Kräutertropfen bestanden aus einer Mischung aus *Calendula-officinalis*-Blüten (Ringelblume, 18 Prozent), ganzen *Hypericum-perforatum*-Pflanzen (Johanniskraut, 30 Prozent), *Verbascum-thapsus*-Blüten (Königskerze, 25 Prozent), *Allium-sativum*-Öl (Knoblauch, 0,05 Prozent) in Olivenöl (10 Prozent), *Lavendula officinalis* (Lavendelöl, 5 Prozent) und Tocopherolacetatöl (Vitamin E, 2 Prozent). Die Dosis betrug dreimal täglich 5 Tropfen. Bei allen Gruppen war innerhalb von 3 Tagen eine statistisch signifikante Linderung der Ohrenschmerzen zu verzeichnen, bei der Gruppe mit den naturheilkundlichen Tropfen eine Linderung um 95,9 Prozent. Bei der Gruppe mit naturheilkundlichen Tropfen plus Antibiotika betrug die Schmerzreduzierung 90,9 Prozent. Die anästhetischen Tropfen allein sowie die anästethischen Tropfen plus Antibiotika führten zu einer 84,7-prozentigen beziehungsweise 77,8-prozentigen Linderung.

Xylitol

Xylitol ist ein häufig verwendeter natürlicher Süßstoff, der hauptsächlich von Birken und anderen Laubbäumen gewonnen wird und erwiesenermaßen *S. pneumoniae* unterbindet. Zwei klinische Doppelblindstudien demonstrierten die Eigenschaft von Xylitol, das Vorkommen akuter Otitis media um 40 Prozent zu reduzieren. In einer Studie mit 306 Kindergartenkindern mit wiederkehrender Mittelohrentzündung wurde 157 Kindern Xylitolkaugummi (täglich 8,4 Gramm) und 149 Kindern, der Kontrollgruppe, ein Saccharosekaugummi gegeben.[26] In den 2 Monaten der Studie kam es bei 20,8 Prozent der Kinder mit Saccharosekaugummi zu mindestens einer akuten Otitis media, bei jenen mit Xylitolkaugummi waren es nur 12,1 Prozent. Letzteren wurden auch deutlich weniger Antibiotika verschrieben.

In einer zweiten randomisierten und kontrollierten Blindstudie[27] wurden 857 gesunde Kinder zufällig in fünf Gruppen eingeteilt. Eine erhielt über einen Zeitraum von 3 Monaten Kontrollsirup, eine Xylitolsirup, eine Kontrollkaugummi, eine Xylitolkaugummi und die letzte Xylitollutschtabletten. Die Tagesdosis Xylitol betrug 8,4 Gramm (Kaugummi) beziehungsweise 10 Gramm (Sirup). Von den 165 Kindern mit Kontrollsirup bekamen 41 Prozent mindestens einmal eine Mittelohrentzündung, während von den 159 Kindern mit Xylitolsirup nur 29 Prozent betroffen waren. Bei den Kindern mit Xylitolkaugummi ging im Vergleich zur Kontrollgruppe die Anzahl der Mittelohrentzündungen um 40 Prozent zurück, in der Gruppe mit den Lutschtabletten um 20 Prozent. Somit kam es bei den Gruppen mit Xylitolsirup oder -Kaugummi in der Follow-up-Zeit zu deutlich weniger akuten Mittelohrentzündungen, und diese Kinder brauchten auch seltener Antibiotika als die Kontrollgruppen.

Luftbefeuchter

Luftbefeuchter sind für die Behandlung von Otitis media und Infektionen der oberen Atemwege bei Kindern recht beliebt. Sie können laut einer Studie von 1994, die die Rolle geringer Luftfeuchtigkeit für diese Erkrankung bewertete, gerechtfertigt sein.[28] Die Studie untersuchte am Rattenmodell die Auswirkung niedriger Feuchtigkeit auf das Mittelohr. 23 Ratten wurden 5 Tage in einem feuchtigkeitsarmen Milieu (10–12 Prozent relativer Feuchtigkeit) untergebracht, während sich ebenso viele Kontrolltiere in 50–55 Prozent relativer Feuchtigkeit aufhielten. Vor der Studie sowie am dritten und fünften Tag wurden die Ohren mikroskopisch untersucht. Die Auskleidungen von Mittelohr und Eustachischer Röhre wurden mittels Biopsien analysiert. In der feuchtigkeitsarmen Gruppe beobachteten die Forscher an Tag 3 und 5 deutlich mehr Ergüsse (Flüssigkeit in der Eustachischen Röhre), die Biopsieresultate waren aber in beiden Gruppen ähnlich.

Wie diese Studie zeigte, kann eine niedrige Luftfeuchtigkeit ein wichtiger Auslöser für die Entstehung von Otitis media sein. Potenzielle Erklärungen dafür sind: Eine niedrige Luftfeuchtigkeit führt möglicherweise zu nasaler Schwellung. Dies schränkt die Belüftung der Eustachischen Röhre ein oder trocknet ihre Schleimhäute aus, wodurch Flüssigkeit eventuell nicht mehr abtransportiert wird und sich mehr Sekrete bilden. Die Mastzellen in der Auskleidung der Eustachischen Röhre könnten ebenfalls beteiligt sein, indem sie Histamin freisetzen und zu Schwellungen führen. Obwohl vorläufig, deutet diese Studie darauf hin, dass die Verwendung eines Luftbefeuchters bei der Behandlung von Otitis media mit Erguss hilfreich sein kann.

Schnellüberblick

- Weil eine Mittelohrentzündung sehr schwerwiegend sein kann, sollte jeder mit Symptomen einer akuten Otitis media einen Arzt aufsuchen.
- Mittelohrentzündungen sind bei Kindern bis 6 Jahren überaus häufig.
- Einer akuten Otitis media geht für gewöhnlich eine Infektion der oberen Atemwege oder eine Allergie voraus.
- Eine Reihe gut angelegter Studien hat gezeigt, dass es im klinischen Verlauf einer Otitis media keine signifikanten Unterschiede zu verzeichnen sind, wenn man konventionelle Therapien mit Placebos vergleicht.
- Die primären Risikofaktoren für Mittelohrentzündungen sind Lebensmittelallergien, Kindergartenbesuch, Holzöfen, rauchende Eltern (oder anderweitige Exposition gegenüber Passivrauch) und der Umstand, nicht gestillt worden zu sein.
- Rezidivierende Mittelohrentzündungen stehen in engem Zusammenhang mit früher Fläschchenernährung, während (mindestens 3 Monate langes) Stillen eine Schutzwirkung hat.
- Die Rolle von Lebensmittelallergien als Hauptgrund chronischer Otitis media ist in der medizinischen Literatur fest verankert.
- Die Eliminierung von Lebensmittelallergenen hat in einigen Studien bei über 90 Prozent der Kinder einen deutlichen Effekt bei der Behandlung chronischer Otitis media gezeigt.
- Bei akuter Mittelohrentzündung sind naturheilkundliche pflanzliche Ohrentropfen erwiesenermaßen genauso effektiv wie antibiotische oder anästhetische Tropfen.
- Zwei klinische Doppelblindstudien belegten die Eigenschaft von Xylitol, das Auftreten akuter Otitis media um 40 Prozent zu reduzieren.

Behandlungsübersicht

Die entscheidenden Faktoren der natürlichen Herangehensweise bei chronischer Otitis media bei Kindern sind die Identifizierung und Beseitigung von Allergien, besonders Lebensmittelallergien, sowie die Unterstützung des Immunsystems und einer gesunden Verdauung. Da es bei einer akuten Otitis media normalerweise nicht möglich ist, das Allergen exakt herauszufinden, sollten die gängigsten allergieauslösenden Lebensmittel aus der Ernährung gestrichen werden:

- Milch und Milchprodukte
- Eier
- Weizen
- Mais
- Orangen
- Erdnüsse
- Schokolade

Außerdem sollte man auf konzentrierte einfache Kohlenhydrate (zum Beispiel Zucker, Honig, Trockenfrüchte, konzentrierte Fruchtsäfte) verzichten, weil sie das Immunsystem beeinträchtigen. Schon diese einfachen Ernährungsempfehlungen lindern bei den meisten Kindern nach wenigen Tagen die Beschwerden.

Nahrungsergänzungsmittel

- Ein hochwirksames Multivitamin-Mineralstoffpräparat, siehe das Kapitel »Supplementierung«
- Vitamin C: Erwachsene dreimal täglich 500–1000 Milligramm, Kinder alle 2 Stunden 50 Milligramm pro Lebensjahr
- Zink: Erwachsene täglich 15–30 Milligramm, Kinder täglich 2,5 Milligramm pro Lebensjahr (bis zu 30 Milligramm)
- Xylitol: täglich circa 8 Gramm, entweder als Kaugummi im Tagesverlauf gekaut oder täglich insgesamt 10 Gramm Sirup, aufgeteilt auf mehrere Gaben

Pflanzliche Arzneimittel

- Naturheilkundliche Ohrentropfen: dreimal täglich 5 Tropfen ins betroffene Ohr träufeln
- Ist die Ursache der Otitis media eine Infektion der oberen Atemwege, so sind die Empfehlungen im Kapitel »Nasennebenhöhlenentzündungen« zu befolgen.

Physikalische Medizin und Entspannungstherapien

Lokale Wärmeanwendungen können häufig die Beschwerden lindern – entweder in Form eines heißen Umschlags, von warmem Öl (vor allem Königskerzenöl), das ins Ohr geträufelt wird, oder indem mithilfe eines Strohhalms und eines Föhns warme Luft ins Ohr geblasen wird. Diese Behandlungen helfen, den Druck im Mittelohr zu mindern, und fördern den Abfluss von Flüssigkeit.

MORBUS CROHN UND COLITIS ULCEROSA

- Morbus Crohn
  - Wiederkehrende Durchfälle, niedriges Fieber und Schmerzen im unteren rechten Bauchbereich
  - Appetitverlust, Gewichtsverlust, Blähungen und Unwohlsein
  - Empfindlichkeit im Unterleib, besonders im unteren rechten Teil des Bauches
  - Röntgenbild zeigt Anomalie im Endbereich des Dünndarms
- Colitis ulcerosa
  - Blutiger Durchfall mit Krämpfen im unteren Bauchbereich
  - Leichte Empfindlichkeit im Bauchbereich, Gewichtsverlust und Fieber
  - Untersuchung des Rektums zeigt Schrunden, Hämorrhoiden, Fisteln und Abszesse
  - Die Diagnose wird durch eine Röntgenaufnahme und Sigmoidoskopie (Untersuchung des Dickdarms mit einem optischen Fiberglasschlauch) bestätigt

Chronisch entzündliche Darmerkrankung (CED) ist der Überbegriff für eine Gruppe von chronisch entzündlichen Erkrankungen in den Därmen. Sie werden in zwei Hauptkategorien unterteilt: Morbus Crohn (MC) und Colitis ulcerosa (CU). Klinisch gesehen sind CEDs durch wiederkehrende Entzündungen bestimmter Darmsegmente charakterisiert. In den Vereinigten Staaten sind etwa 1,4 Millionen Menschen von einer chronisch entzündlichen Darmerkrankung betroffen, die sich gleichmäßig auf MC und CU verteilen. CEDs können jedes Alter betreffen, doch am häufigsten treten sie im Alter zwischen 15 und 35 Jahren auf. Frauen sind davon etwas häufiger betroffen als Männer. Hellhäutige Menschen haben eine solche Krankheit zwei- bis fünfmal häufiger als Afroamerikaner oder asiatische Amerikaner, und bei Menschen mit jüdischer Abstammung tritt sie drei- bis sechsmal öfter auf als bei Nichtjuden.

Morbus Crohn

Bei einem Morbus Crohn zeigt die Darmwand in ihrer ganzen Dicke eine inflammatorische Reaktion. In etwa 40 Prozent der Fälle sind die entzündlichen Läsionen (Granulome) entweder nur schwach entwickelt oder völlig abwesend. Die ursprüngliche Beschreibung von 1932 durch Dr. Burrill Bernard Crohn und seine Kollegen lokalisierte die Erkrankung in Abschnitten des Krummdarms, des Endbereichs des Dünndarms. Inzwischen weiß man jedoch, dass derselbe granulomatöse Prozess auch in der Schleimhaut des Munds, der Speiseröhre, des Magens, des Zwölffingerdarms, des Leerdarms und des Dickdarms auftreten kann.

Colitis ulcerosa

Bei einer CU gibt es eine unspezifische Entzündungsantwort, die weitgehend auf das innere Deckgewebe des Dickdarms begrenzt ist. Morbus Crohn und Colitis ulcerosa teilen viele gemeinsame Eigenschaften und werden gemeinsam behandelt, soweit dies möglich ist, und falls nicht, getrennt.

Gemeinsamkeiten von Morbus Crohn und Colitis ulcerosa

- Der Dickdarm ist bei MC häufig und bei CU immer betroffen.
- Obwohl es selten ist, können auch Patienten mit einer Colitis ulcerosa, die den gesamten Dickdarm betrifft, eine Ileitis terminalis durch eine Rückströmung entwickeln. Insofern können sowohl Morbus Crohn als auch Colitis ulcerosa Veränderungen im Dünndarm verursachen.
- Patienten mit Morbus Crohn haben oft nahe Verwandte mit Colitis ulcerosa und umgekehrt.
- Wenn es bei Morbus Crohn keine granulomatöse Reaktion im Dickdarm gibt, können sich die Läsionen der beiden Krankheiten sowohl im kli-

nischen Bild als auch im Resultat einer Biopsie gleichen.

- Zu den vielen epidemiologischen Ähnlichkeiten zwischen den beiden Krankheiten gehören Alter, Rasse, Geschlecht und geografische Verteilung.
- Beide Erkrankungen werden mit ähnlichen Erscheinungen außerhalb des Verdauungstrakts (extraintestinal) in Verbindung gebracht.
- Die auslösenden Faktoren scheinen bei beiden Erkrankungen dieselben zu sein.
- Beide Erkrankungen werden mit einer erhöhten Häufigkeit von Darmkrebs in Verbindung gebracht.

Ursachen

Genetische Disposition

Bei CED spielt die genetische Komponente eine große Rolle.[1, 2] Wie schon erwähnt, ist eine chronisch entzündliche Darmerkrankung bei Weißen zwei- bis viermal häufiger als bei anderen Menschen und etwa viermal häufiger bei Menschen mit jüdischer Abstammung. Zudem haben in 15–40 Prozent der Fälle mehrere Mitglieder einer Familie Morbus Crohn oder Colitis ulcerosa. MC ist eine der am besten verstandenen komplexen genetischen Erkrankungen. Für eine erhöhte Anfälligkeit für MC wurden mehrere genetische Signalwege gefunden, die an der Erhaltung der Integrität und der Immunfunktion der Auskleidung des Darmtrakts beteiligt sind, während es bei CU nur ein Gen (ECM1) ist. Dennoch scheinen auch Ernährungs- und Umweltfaktoren für die Ausbildung einer CED erforderlich zu sein.

Infektionen

Schon viele Mikroorganismen wurden als mutmaßliche Ursache für die chronisch entzündliche Darmerkrankung ausgemacht. Aber trotz zahlreicher Versuche, eine bakterielle, mykobakterielle, fungale oder virale Krankheitsursache zu bestätigen, wird die Idee, dass ein übertragbarer Auslöser für die CED verantwortlich ist, immer noch heiß diskutiert. Viren – Rotavirus, Epstein-Barr-Virus, Cytomegalievirus, Masernvirus und ein nicht näher bestimmter RNS-Darm-Virus – sowie Mykobakterien sind weiterhin die bevorzugten Kandidaten. Infektionen im Magen-Darm-Trakt durch verschiedene Mikroben und den Hefepilz *Candida albicans* können ein Aufflammen der Erkrankung auslösen, und alle Patienten mit einer CED sollten zu Beginn und während ihrer Erkrankung auf Infektionen im Magen-Darm-Trakt getestet werden.

Die Entwicklung einer chronisch entzündlichen Darmerkrankung spiegelt wahrscheinlich eine unspezifische abnormale Wechselwirkung zwischen Wirt und Mikroben wider und keine Infektion durch einen einzelnen verantwortlichen Organismus. Bei der Fähigkeit von Mikroben, innerhalb des menschlichen Darmtrakts zu koexistieren, spielen wirtsgenetische Faktoren, Barrierefunktion und Immunfunktion sowie die Anzahl und Art der gesundheitsfördernden Darmbakterien eine Rolle. Mikroben mit Virulenzfaktoren, die es ihnen ermöglichen, die Darmbarriere zu durchbrechen und eine chronische Entzündung auszulösen, sind vermutlich in vielen Fällen für die Auslösung der CED verantwortlich, daher die lange Liste der betroffenen Mikroorganismen.[3]

Belastung durch Antibiotika

Auch die Belastung durch Antibiotika wird mit chronisch entzündlicher Darmerkrankung verbunden, und sie ist vermutlich ein Faktor, der in einigen Fällen zu einer Störung der Darmschleimhaut führt. Bei Patienten, bei denen eine CED diagnostiziert wurde, war die Wahrscheinlichkeit höher, dass ihnen 2–5 Jahre vor ihrer Diagnose Antibiotika verschrieben wurden. Es zeigte sich ein dosisabhängiger Zusammenhang: Je mehr Antibiotika sie genommen hatten, desto größer war das Risiko für eine CED.[4]

Vor den 1950er-Jahren stellte man bei Morbus Crohn in ausgewählten Gruppen eine stark genetische Komponente fest. Seitdem ist in den entwickelten Ländern – besonders in den Vereinigten Staaten und in Ländern, in denen bisher fast keine Fälle gemeldet wurden – die Verbreitung rapide angestiegen. Die chronisch entzündlichen Darmerkrankungen haben sich seit 1950 tatsächlich wie eine Epidemie verbreitet. Sind Antibiotika daran schuld? Penicillin und Tetracyclin sind seit 1953 in oraler Form erhältlich. Der jährliche Anstieg an Verschreibungen von Antibiotika geht einher mit dem Anstieg der jährlichen Häufigkeit von CED. Vergleichende Statistiken haben nachgewiesen, dass überall dort, wo Antibiotika frühzeitig und in großen Mengen eingesetzt wurden, die Häufigkeit von CED inzwischen ziemlich hoch ist. In Anbetracht der entscheidenden Bedeutung, die richtigen Bakterien im Darm zu haben, ist es nicht verwunderlich, dass die durch Antibiotika verursachte Störung des bakteriellen Gleichgewichts ein ursächlicher Faktor bei CED sein kann.

Im Laufe der Jahre haben Forscher versucht, die chronisch entzündliche Darmerkrankung als infektiösen Prozess zu identifizieren. Das Problem könnte nur sein, dass der Krankheitserreger ein Bestandteil der normalen Darmflora ist, der plötzlich immunstimulierende Toxine produziert oder invasiv wird, da die eingesetzten Dosen von Antibiotika ihn nicht ganz abtöten. Wenn Mikroben nicht die volle tödliche Dosis erhalten, besteht ihre übliche Reaktion darin, sich anzupassen und noch virulenter und zahlreicher zu werden. Andere Medikamente, die ebenfalls damit in Verbindung gebracht wurden, sind nichtsteroidale Antirheumatika wie Ibuprofen und zuletzt das Aknemedikament Accutane.

Immunmechanismen

Eine überwältigende Anzahl von Belegen deutet darauf hin, dass die chronisch entzündliche Darmerkrankung mit immunologischen Störungen in Verbindung steht. Aber ob diese die Krankheit verursachen oder nur ein Ergebnis davon sind, bleibt unklar. Es wurden Theorien über Immunmechanismen als Ursache für CED vorgeschlagen, doch wie die gegenwärtigen Belege andeuten, scheinen die bei CED beobachteten Anomalien des Immunsystems für den Krankheitsprozess zweitrangig zu sein.

Ernährungsfaktoren

Die Ernährung wird als Ursache für einen Morbus Crohn in den meisten medizinischen und gastroenterologischen Standardtexten kaum berücksichtigt (wenn sie überhaupt erwähnt wird). Trotzdem gibt es erhebliche wissenschaftliche Belege dafür, die die Annahme stützen, Ernährungsfaktoren seien die wichtigsten Auslöser für CED sind.[5–7] Die Häufigkeit der chronisch entzündlichen Darmerkrankung nahm in Kulturen mit westlicher Ernährung zu; in Kulturen mit einer einfacheren Ernährung kommt sie hingegen so gut wie gar nicht vor. Hauptsächlich die Ernährung bestimmt die Zusammensetzung des Darmmilieus, sodass die erhebliche Veränderung der Ernährungsgewohnheiten im zurückliegenden Jahrhundert die zunehmende Häufigkeit von CED erklären könnte. Wie mehrere Studien, die die Ernährung von Patienten vor der Erkrankung mit einer CED analysierten, ergeben haben, aßen die Betroffenen für gewöhnlich mehr raffinierten Zucker, chemisch modifizierte Fette sowie Fastfood und Fleisch und nahmen weniger rohes Obst, Gemüse, Omega-3-Fettsäuren und Ballaststoffe zu sich als gesunde Menschen.[5–11]

Ein weiterer wichtiger Ernährungsfaktor ist die Rolle von Lebensmittelallergien. Studien haben nachgewiesen, dass eine natürliche Ernährung oder eine Eliminationsdiät zum Ausschluss von Allergien bei der Behandlung von CED sehr erfolgreich sein kann. Die Rolle von Lebensmittelallergien wird später im Kapitel näher erläutert, ebenso wie die Wirkung von Ballaststoffen bei der Verursachung und Behandlung der chronisch entzündlichen Darmerkrankung.

Eine verminderte Aufnahme von Omega-3- und eine erhöhte Aufnahme von Omega-6-Ölen werden ebenfalls mit dem wachsenden Anstieg der CEDs in Verbindung gebracht. Kürzlich wurde dieser Zusammenhang in einer Studie in Japan nachgewiesen. Da der genetische Hintergrund der Japaner relativ homogen ist, ist diese höhere Häufigkeit höchstwahrscheinlich auf die Einbeziehung westlicher Lebensmittel in die Ernährung zurückzuführen. Wie die Analyse zeigte, stimmte die größere Häufigkeit von Morbus Crohn stark mit einer erhöhten Nahrungsaufnahme von Gesamtfett, tierischem Fett, Omega-6-Fettsäuren, tierischem Protein, Milcheiweiß und dem Verhältnis von Omega-6- zu Omega-3-Fettsäuren überein.[12] Die multivariate Analyse ergab, dass eine höhere Zufuhr von tierischem Protein der stärkste unabhängige Faktor war, gefolgt von einem erhöhten Verhältnis von Omega-6- zu Omega-3-Fettsäuren. Wird der Konsum von Omega-6-Öl reduziert und der von Omega-3-Öl erhöht, so kann diese Korrektur durch ihre Wirkung auf den Eicosanoidstoffwechsel zu einem signifikanten klinischen Nutzen führen (siehe später).

Therapeutische Erwägungen

Chronisch entzündliche Darmerkrankungen sind das Endergebnis eines komplexen Zusammenspiels mehrerer Faktoren. Dieser Abschnitt behandelt die wichtigsten Fragen zu Nährstoffen, Mikroben und Toxinen, die bei einer erfolgreichen Handhabung dieser schwierigen Erkrankung berücksichtigt werden müssen.

Über den natürlichen Verlauf von Morbus Crohn ist wenig bekannt, da praktisch alle Patienten mit dieser Krankheit einer standardisierten medizinischen Versorgung (Medikamente und/oder Operationen) oder alternativen Therapie unterzogen werden. Die einzige Ausnahme sind Patienten in klinischen Studien, die der Placebogruppe zugeordnet sind.[13, 14] Aber auch diese Patienten stellen nicht den natürlichen Verlauf der Erkrankung dar, da sie häufig von Ärzten und anderen Mitarbeitern des Gesundheitswesen aufgesucht werden und Medikamente einnehmen, auch wenn dies nur in Form eines Placebos geschieht. Wenn eine angemessene Bewertung der Therapien für CED erfolgen soll, muss es ein besseres Verständnis ihres natürlichen Verlaufs geben. Dies ist besonders wichtig für naturheilkundliche Ärzte, da allgemein angenommen wird, die medizinische Standardversorgung beeinträchtige oft die normalen Bemühungen des Körpers, seine Gesundheit wiederherzustellen. Einige Aspekte des natürlichen Verlaufs von MC unterstützen diese Vorstellung, besonders wenn sie in Verbindung mit der begrenzten Wirksamkeit der aktuellen Medikamente und Operationen und ihrer bekannten Toxizität gesehen werden. Konventionelle Maßnahmen haben jedoch in vielen Fällen ihren Platz und sollten gegebenenfalls eingesetzt werden.

Forscher der National Cooperative Crohn's Disease Study (NCCDS) bewerteten 77 Patienten, die im ersten Teil der 17-wöchigen Studie die Placebotherapie erhielten.[13, 14] Sie alle hatten eine aktive Erkrankung über 150, gemäß der Definition des Crohn's Disease Activity Index (CDAI). Von den Patienten, die die Studie vollständig durchliefen,

- starb niemand;
- fand nur bei sieben (9 Prozent) eine erhebliche Verschlechterung ihrer Erkrankung statt (das heißt, es entwickelte sich eine größere Fistel, oder die Patienten benötigten eine Unterleibsoperation);
- litten 25 (32 Prozent) unter einer weniger ernsthaften Verschlechterung (der CDAI stieg auf über 450, oder sie hatten 2 Wochen lang Fieber mit 38 Grad Celsius);
- wurde die Behandlung bei 25 (32 Prozent) als gescheitert betrachtet, da ihr CDAI höher als 150 blieb;
- kam es bei 20 (26 Prozent) zu einer Remission (einem klinischen Rückgang der Symptome).

Während der 17-wöchigen Therapie wurde bei 49 Prozent der Patienten, die mit einem Placebo behandelt wurden, zu mindestens einem Zeitpunkt ein CDAI von weniger als 150 festgestellt. Die Patienten, die positiv auf das Placebo reagierten, wurden bis zu 2 Jahre lang weiter damit behandelt und beobachtet. Interessanterweise wiesen bei keinem dieser Patienten die Röntgenbilder des Darms während der Studie eine Verschlechterung auf, und bei 18 Prozent war eine Verbesserung zu verzeichnen. Von den Patienten, deren Krankheit auf das Placebo ansprach (20 von 77; 26 Prozent), blieb es bei der Mehrheit (70 Prozent) von ihnen noch nach einem Jahr bei der Remission und bei einer ganzen Reihe (45 Prozent) noch nach 2 Jahren. Wie diese Ergebnisse zeigen, verschwinden bei vielen Betroffenen die Symptome spontan, bei etwa 20 Prozent nach einem Jahr und bei 12 Prozent nach 2 Jahren. Betrachtet man dabei jedoch noch einen weiteren Faktor, so steigt der Erfolg der Placebotherapie drastisch an. Von den Patienten in der Placebogruppe, die keine Vorgeschichte mit einer Steroidtherapie hatten, waren bei 41 Prozent nach 17 Wochen die Symptome zurückgegangen. Darüber hinaus hielt die Remission bei 23 Prozent dieser Gruppe noch nach 2 Jahren an, verglichen mit nur 4 Prozent aus der Gruppe mit einer Vorgeschichte mit Steroidverwendung.

Die European Cooperative Crohn's Disease Study (ECCDS) ist, obwohl in einigen methodischen Details unterschiedlich, der NCCDS sehr ähnlich.[13, 15] In der ECCDS bildeten 110 Patienten die Placebogruppe: 68 Patienten mit vorheriger Behandlung und 42 ohne vorherige Behandlung. Die Ergebnisse der Studie zeigten, dass bei 55 Prozent der gesamten Placebogruppe innerhalb von 100 Tagen ein Rückgang der Symptome eintrat, bei 34 Prozent blieb die Remission 300 Tage lang bestehen, bei 21 Prozent sogar 700 Tage lang. Wie die NCCDS zeigte auch die ECCDS, dass Patienten ohne vorherige medikamentöse Therapie eine höhere Wahrscheinlichkeit für eine Remission haben.

Obwohl die Forscher keine Placebotherapie befürworteten, wiesen sie sorgfältig darauf hin, dass, sobald ein Rückgang der Symptome erreicht war, 75 Prozent der Patienten am Ende eines Jahres und bis zu 63 Prozent noch nach 2 Jahren ohne Symptome blieben, unabhängig von der verwendeten Erhaltungstherapie. Diese Ergebnisse würden nahelegen, der Schlüssel sei das Erreichen einer Remission, die, sobald sie erreicht wurde, durch eine konservative nichtmedikamentöse Therapie aufrechterhalten werden könne.[13]

Der Eicosanoidstoffwechsel bei chronisch entzündlichen Darmerkrankungen

Patienten mit einer CED weisen in der Darmschleimhaut, im Serum und in den Stuhlproben einen stark erhöhten Spiegel von entzündlichen Chemikalien auf. Diese Verbindungen werden von weißen Blutkörperchen (Neutrophilen) produziert, um den Entzündungsprozess zu verstärken und eine Kontraktion der glatten Muskeln zu bewirken. Die Bildung dieser entzündlichen Verbindungen kann verringert werden, indem der Verzehr von Lebensmitteln, die reich an Omega-6-Fettsäuren sind, (Mais, Rindfleisch, Leber, Schweinefleisch, Lamm, Milch/Milchprodukte und Soja, Saflor, Sonnenblumen und Maisöl), reduziert oder ganz vermieden und die Aufnahme der langkettigen Omega-3-Fettsäuren Eicosapentaensäure (EPA) und Docosahexaensäure (DHA) erhöht wird, indem mehr Meeresfische wie Sardellen, Sardinen, Lachs, kleine Makrelen, Hering und Heilbutt sowie Fischölergänzungen konsumiert werden.[16]

Detaillierte Analysen von Doppelblindstudien mit Fischölsupplementierungen (2,7–5,1 Gramm Omega-3-Öle pro Tag) haben gezeigt, dass sie in der Lage sind, sowohl bei MC als auch bei CU Rückfälle zu verhindern oder zu hinauszuzögern.[16, 17] In einer Studie reduzierte die Nahrungsergänzung mit Omega-3-Fettsäure die 1-jährige Rückfallrate um die Hälfte, bei einer absoluten Risikoreduktion von 31 Prozent.[18] Viele größere Studien haben gefragt, ob Omega-3-Fettsäuren die Remission aufrechterhalten könnten, nachdem diese erreicht war, doch es gelang ihnen nicht, einen Vorteil von Fischöl gegenüber einem Placebo aufzuzeigen. Wie diese Ergebnisse andeuten, werden andere Faktoren nicht ausreichend berücksichtigt, wenn Fischöl als einzige Therapie zum Einsatz kommt.[19]

Mucindefekte bei Colitis ulcerosa

Mucine sind klebrige Proteinverbindungen, die das innere Deckgewebe des Darms auskleiden und schützen. Von Patienten mit einer CU wurden Veränderungen in der Zusammensetzung der Mucine und ihres Gehalt in der Darmschleimhaut berichtet.[20–22] Die für diese Veränderungen verantwortlichen Faktoren scheinen ein drastischer Abfall des Schleimgehalts der Becherzellen zu sein, die das Mucin produzieren (proportional zum Schweregrad der Erkrankung), sowie ein Rückgang der größten Untergruppe der Sulfomucine. Im Gegensatz dazu sind diese Anomalien bei Patienten mit Morbus Crohn nicht zu finden. Es ist signifikant, dass sich der Mucingehalt der Becherzellen während der Remission zwar wieder normalisiert, der Mangel an Sulfomucinen aber nicht. Die spezifischen Bestandteile der Sulfomucine und die Ursache für ihre geringere Konzentration sind noch nicht bekannt. Diese Anomalien bei den Mucinen gelten auch als ein Hauptfaktor für das höhere Darmkrebsrisiko bei Patienten mit einer Colitis ulcerosa. Sie könnten auf einen Mangel an Ballaststoffen zurückzuführen sein.

Mikroflora im Darm

Die Darmflora ist außerordentlich vielschichtig und enthält mehr als 400 verschiedene Mikrobenarten. Um eine unspezifische Veränderung (qualitativ oder quantitativ) der Darmflora zu beschreiben, wird oft der Begriff Dysbiose verwendet. Dysbiose ist bei vielen Patienten mit einer CED ein übliches Merkmal. So wurde beispielsweise festgestellt, dass die Stuhlflora vieler Patienten mit einer CED höhere Mengen von grampositiven anaeroben Bakterien und von

Bacteroides vulgatus, einem gramnegativen Stabbakterium, enthält.[23] Veränderungen in der Stoffwechselaktivität der verschiedenen Bakterien werden als wichtiger angesehen als Veränderungen in der Anzahl der Bakterien an sich. Zudem sollen spezifische bakterielle Zellbestandteile – die auch innerhalb derselben Spezies variieren – für die Zerstörung der Schleimhautzellen verantwortlich sein, die den Dickdarm auskleiden (die Kolonepithelzellen).[3]

Es ist sehr interessant festzustellen, dass Forscher, die die Darmflora von Colitis-ulcerosa-Patienten untersuchen, oft Carrageen (ein sulfoniertes Polymer aus Galaktose und D-3,6-Anhydrogalactose, extrahiert aus Rotalgen, hauptsächlich *Eucheuma spinosum* und *Chondrus crispus*) verwenden, um die Krankheit bei Tieren experimentell auszulösen.[24] In seinem natürlichen Zustand hat dieses Polymer ein Molekulargewicht von 100 000 bis 800 000, doch in den Studien wurde es durch eine leicht saure Hydrolyse abgebaut, um Produkte mit einem Gewicht von nahe 30 000 zu erhalten. Diese kleineren Moleküle sollen dafür verantwortlich sein, den ulzerösen Schaden zu verursachen, der in den Tierversuchen beobachtet wird. Carrageenverbindungen werden in der Lebensmittelindustrie als Stabilisator und Suspensionsmittel verwendet (zum Beispiel in milchhaltigen Produkten wie Hüttenkäse, Eiscreme und Milchschokolade), wobei Polymere mit unterschiedlichen Molekulargewichten für eine Vielzahl von Anwendungen eingesetzt werden.

So vielsagend die Tierversuche auch sind, wenn sie Carrageen mit CU in Verbindung bringen: Es wurden noch keine CED-Läsionen bei gesunden Menschen und Primaten beobachtet, die mit enormen Mengen an abgebautem Carrageen gefüttert wurden.[25, 26] Vermutlich sind jedoch Unterschiede in der bakteriellen Darmflora für diese Diskrepanz verantwortlich, da keimfreie Tiere auch keine durch Carrageen induzierten Schäden aufweisen.

Die Bakterien, von denen man vermutet, dass sie den durch Carrageen induzierten Schaden bei Tieren ermöglichen, gehören zur Familie des *Bacteroides vulgatus*.[23] Dieser Organismus ist in wesentlich höheren Konzentrationen (sechsmal so hoch) in den Stuhlkulturen von Patienten mit Colitis ulcerosa zu finden. Wie die Daten vermuten lassen, kann Carrageen bei den meisten Menschen in nicht schädliche Bestandteile umgewandelt werden, während Personen mit einem übermäßigen Wachstum von *Bacteroides vulgatus* gefährdet sein könnten. Eine strikte Vermeidung von Carrageen scheint zu diesem Zeitpunkt für Personen mit einer CED gerechtfertigt zu sein, bis weitere Untersuchungen die Sicherheit für sie geklärt haben. Lesen Sie also die Lebensmitteletiketten sorgfältig durch.

Komplikationen bei der chronisch entzündlichen Darmerkrankung

Es gibt über hundert systemische Komplikationen bei CED (bekannt als extraintestinale Manifestationen). Bei Erwachsenen ist die häufigste Manifestation Arthritis, die bei etwa 25 Prozent der Patienten auftritt. Typischerweise werden zwei Arten beschrieben, die häufigere ist die periphere Arthritis, die die Knie, Knöchel und Handgelenke betrifft. Arthritis tritt öfter bei Patienten auf, deren Dickdarm betroffen ist. Die Schwere der Symptome ist in der Regel proportional zur Krankheitsaktivität.

Weniger häufig betrifft die Arthritis die Wirbelsäule. Symptome sind Schmerzen im unteren Rückenbereich und Steifigkeit mit eventueller Bewegungseinschränkung. Diese Manifestation tritt überwiegend bei Männern auf und ist nur schwer vom typischen Morbus Bechterew (rheumatoide Arthritis der Wirbelsäule) zu unterscheiden. Tatsächlich kann sie den Darmsymptomen um mehrere Jahre vorausgehen. Es gibt wahrscheinlich einen übereinstimmenden Grundfaktor sowohl für das Fortschreiten des Morbus Bechterew als auch für eine CED.

Auch Hautläsionen sind häufig und treten bei etwa 15 Prozent der Patienten auf. Sie können sehr schwerwiegend werden, einschließlich Wundbrand und/oder schmerzhafter, roter Knoten (zum Beispiel Knotenrose und Pyoderma gangraenosum), sind aber meist einfach nur lästig wie auch die Aphthen im Mund. Tatsächlich treten bei etwa 10 Prozent der Patienten mit einer CED immer wieder Aphthen auf.

Schwere Lebererkrankungen (zum Beispiel primär sklerosierende Cholangitis, chronisch aktive Hepatitis oder Zirrhose) sind ebenfalls eine häufige Manifestation und betreffen 3–7 Prozent der CED-

Patienten. Menschen mit Anomalien des Leberenzyms sollten Silymarin einnehmen, eine Gruppe von Flavonoidverbindungen aus der Mariendistel *(Silybum marianum)*. Sie schützen die Leber sehr und fördern Entgiftungsprozesse (siehe das Kapitel »Hepatitis«).[27] Die Standarddosis für die Mariendistel beträgt 70–210 Milligramm dreimal täglich.

Andere häufige Manifestationen sind Entzündungen der Blutgefäße, eine schwache Durchblutung von Fingern oder Zehen, entzündliche Augenmanifestationen (Episkleritis, Iritis und Uveitis), Nierensteine, Gallensteine und – bei Kindern – Störungen des normalen Wachstums sowie der normalen Entwicklung und Reifung.

Überlegungen zur Ernährung

Eine verringerte Nahrungsaufnahme ist die wichtigste Ursache für Nährstoffmängel bei Patienten mit CED. Bei Patienten, die einen Krankenhausaufenthalt brauchen, zeigen sie sich häufig. Oft klagt ein Patient mit CED nach einer Mahlzeit über Schmerzen, Durchfall, Übelkeit oder andere Symptome, was dazu führt, dass er weniger isst. Gewichtsabnahme und eine Fehlernährung mit zu wenigen Kalorien aus Proteinen kommen bei 65 bis 75 Prozent der Patienten mit CED vor.[28]

Malabsorption – die schlechte Aufnahme von Nahrungsmitteln und Nährstoffen – kann bei Patienten mit starker Beteiligung des Dünndarms und bei denjenigen mit operativer Entfernung von Dünndarmabschnitten erwartet werden. Besonders häufig ist die Malabsorption von Fett, die zu einem erheblichen Kalorienverlust sowie zum Verlust von fettlöslichen Vitaminen und Mineralstoffen führt. Die Entfernung des Ileums führt typischerweise zu einer Malabsorption der Gallensäure. Die abführende Wirkung von Gallensäuren im Dickdarm kann zu einem chronischen wässrigen Durchfall führen.

Patienten mit chronischer Diarrhö können Elektrolyt- und Spurenmangel entwickeln, während eine chronische Fettmalabsorption (Steatorrhö) zu Calcium- und Magnesiummangel führen kann.

Aufgrund der entzündlichen Natur der CED kommt es häufig zu einem vermehrten Ausscheiden von Gewebebestandteilen sowie zu Nährstoffverlusten. Vor allem gehen über die geschädigte und entzündete Schleimhaut signifikant viele Blutproteine verloren. Der Proteinverlust kann die Fähigkeit der Leber übersteigen, Blutproteine zu ersetzen, selbst bei einer hohen Proteinzufuhr. Der chronische Blutverlust führt oft zu Eisenmangel und Anämie.

Die häufigsten Medikamente, die bei der konventionellen Behandlung der chronisch entzündlichen Darmkrankheit verwendet werden, sind Kortikosteroide (zum Beispiel Prednison) und Sulfasalazin, die beide den Nährstoffbedarf erhöhen. Kortikosteroide sind dafür bekannt, den Proteinabbau (Katabolismus) zu stimulieren, die Proteinsynthese zu unterdrücken, die Absorption von Calcium und Phosphor zu verringern, die Harnabsonderung von Vitamin C, Calcium, Kalium und Zink zu erhöhen, die Spiegel von Blutzucker, Serumtriglyceriden und Serumcholesterin zu erhöhen, den Bedarf an Vitamin B_6, Vitamin C, Folsäure und Vitamin D zu steigern sowie die Knochenbildung zu verringern und die Wundheilung zu beeinträchtigen. Sulfasalazin hemmt die Absorption und den Transport von Folsäure, verringert Serumfolat und Eisen und erhöht die Harnabsonderung von Ascorbinsäure.

Eine chronisch entzündliche und/oder infektiöse Erkrankung wie die CED führt auch aufgrund eines erhöhten Nährstoffbedarfs zu einem diesbezüglichen Mangel. Beispielsweise brauchen Patienten mit chronisch entzündlicher Darmerkrankung typischerweise bis zu 25 Prozent mehr Protein als üblich (und manchmal sogar mehr), besonders wenn eine beträchtliche Menge Protein verloren geht.

Ursachen für Unterernährung bei einer chronisch entzündlichen Darmerkrankung

- Verringerte orale Nährstoffzufuhr
  - Krankheitsbedingt (Schmerzen, Diarrhö, Übelkeit, Anorexie)
  - Iatrogen (eingeschränkte Kost ohne Supplementierung)
- Malabsorption
  - Verringerte Absorptionsoberfläche aufgrund der Erkrankung oder einer Resektion
  - Gallensalzmangel nach einer Resektion
  - Übermäßiges Wachstum von Bakterien
  - Medikamente (zum Beispiel Kortikosteroide, Sulfasalazin, Colestyramin)

- Erhöhte Sekretion und Nährstoffverluste
  - Enteropathie mit Proteinverlust
  - Verlust von Elektrolyten, Mineralstoffen und Spurenelementen durch Diarrhö
- Erhöhte Verwertung und erhöhter Bedarf
  - Entzündung, Fieber, Infektion
  - Erhöhter Umsatz der Darmzellen

Die Bedeutung der Behebung von Nährstoffmängeln bei Patienten mit CED kann nicht genug betont werden. Nährstoffmangel in Form von Makro- und Mikrodefiziten führen zu einer Veränderung der Funktion und Struktur von Magen und Darm, was dazu führen kann, dass der Patient in einen Teufelskreis gerät. Das heißt, die sekundären Auswirkungen der Unterernährung auf den Magen-Darm-Trakt können zu einer weiteren Zunahme der Malabsorption und einer weiteren Verringerung des Nährstoffstatus führen.

Die Mehrheit der Personen mit CED leidet an Nährstoffmängeln. Eine adäquate kalorische Aufnahme ist der wichtigste Aspekt einer Ernährungstherapie. Der nächste Schritt in der diätischen Behandlung beinhaltet eine Elementar- oder eine Ausschlussdiät.

Elementar- und Ausschlussdiät

Eine Elementardiät ist als Primärbehandlung einer akuten CED oft eine wirksame ungiftige Alternative zu Kortikosteroiden. Sie enthält alle essenziellen Nährstoffe, Protein allerdings nur in Form von vorverdauten oder isolierten Aminosäuren. Jedoch stehen die Verbesserungen bei Patienten mit einer Elementardiät vermutlich nicht in erster Linie im Zusammenhang mit der Ernährungsoptimierung; vielmehr wirkt die Elementardiät wahrscheinlich als Ausschlussdiät für Allergene. Eine gewisse Verbesserung kann auch das Ergebnis von Veränderungen in der Stuhlflora sein, die bei Patienten beobachtet wurden, die sich mit einer Elementardiät ernährten.[29, 30]

Häufigkeit von Nährstoffmangel	
Mangel	Prävalenz (in Prozent)
Protein	25–80
Anämie	60–80
Eisenmangel	40
wenig Vitamin B12 im Serum	48
wenig Folsäure im Serum	54–64
wenig Magnesium im Serum	14–33
wenig Kalium im Serum	6–20
wenig Retinol im Serum	21
wenig Vitamin C im Serum	12
wenig Vitamin D im Serum	25–65
wenig Zink im Serum	40–50

Ein Krankenhausaufenthalt ist oft erforderlich, um eine zufriedenstellende Verabreichung von Elementardiäten zu gewährleisten, und häufig kommt es zu einem Rückfall, sobald die Patienten wieder normal essen. Eine Ausschlussdiät kann bei der Behandlung von chronisch entzündlicher Darmerkrankung eine akzeptablere Alternative sein, besonders bei chronischen Fällen.

Die (oligoantigene) Ausschlussdiät wird im Kapitel »Lebensmittelallergie« ausführlich beschrieben. Im Grunde besteht sie aus Lebensmitteln, die ein geringeres allergenes Potenzial haben.

Lebensmittelallergien gelten seit Langem als wichtiger ursächlicher Faktor bei der Entwicklung von CEDs, und wie Studien nachgewiesen haben, bringt eine Ausschlussdiät einen erheblichen Nutzen bei der Behandlung der CED.[31–34] Tatsächlich zeigen diese Studien, dass eine Ausschlussdiät bei der Behandlung der CED die Haupttherapie sein sollte. Die häufigsten krankheitsauslösenden Lebensmittel waren Weizen und Milchprodukte. Daher kann auch eine glutenfreie und milchfreie Ernährung effektiv sein.

Ein alternativer Ansatz ist die Bestimmung der tatsächlichen Lebensmittelallergene durch Labormethoden, vorzugsweise eine Methode, die sowohl durch IgG als auch durch IgE vermittelte Reaktionen misst, wie beispielsweise der ELISA-Test (siehe das Kapitel »Lebensmittelallergie«). Die Allergene lassen sich dann vermeiden, oder es kann eine abwechslungsreiche Rotationsdiät angebracht sein.

Ballaststoffreiche Ernährung

Die Behandlung mit einer ballaststoffreichen Ernährung hat nachweislich eine positive Wirkung auf den Verlauf von Morbus Crohn und Colitis ulcerosa.[35] Dies steht im direkten Gegensatz zu einer der ältesten konventionellen medizinischen Behandlungsdiäten bei der CED: einer ballaststoffarmen Ernährung. Obwohl einige Lebensmittel wie zum Beispiel Weizenkleie vielleicht zu schwierig zu handhaben sind, sollte die diätische Behandlung einer chronisch entzündlichen Darmerkrankung Nahrungsmittel beinhalten, die reich an Ballaststoffen und unraffinierten Kohlenhydraten sind, und sie sollte mit einer diversifizierten Rotationsdiät oder einer Ernährung kombiniert werden, die bekannte Lebensmittelallergene meidet. Die Kombination ist viel effektiver als eine ballaststoffreiche Ernährung allein.

Ballaststoffe haben eine profunde Wirkung auf das Darmmilieu und sollen eine optimalere Zusammensetzung der Darmflora fördern. Angesichts der häufig auftretenden Weizenunverträglichkeit bei Patienten mit CED und der bekannten Rauheit der Weizenkleie ist eine Ergänzung mit Weizenkleie für diese Patienten jedoch keine gute Wahl.

Nahrungsergänzungsmittel

Multivitamin-Mineralstoffpräparate

Es ist absolut notwendig, dass Patienten mit chronisch entzündlicher Darmerkrankung ein hochwertiges Multivitamin-Mineralstoffpräparat einnehmen, das alle bekannten Vitamine und Mineralstoffe enthält. Folgen Sie den Empfehlungen im Kapitel »Supplementierung«, um ein solches Mittel auszuwählen.

Neben einem hochpotenten Präparat mit mehreren Vitaminen und Mineralstoffen müssen Personen mit CED zusätzlich Antioxidantien einnehmen, besonders Vitamin C und entweder Traubenkern, Kiefernrinde oder Grüntee-Extrakt, da sie erhöhten oxidativen Stress und verminderte antioxidative Abwehrkräfte im Deckgewebe der Därme aufweisen.[36] Flavonoidreiche Extrakte wie Traubenkern, Kiefernrinde und grüner Tee zeigten in Vorstudien und Tiermodellen von CEDs einen erheblichen Nutzen.[37]

Zink, Folsäure und Vitamin B_{12} bei einer CED

Drei Nährstoffe verdienen bei der Behandlung der CED besondere Erwähnung: Zink, Folsäure und Vitamin B_{12}. Zinkmangel ist eine bekannte Komplikation bei Morbus Crohn (MC), die auf eine geringe Nahrungsaufnahme, schlechte Absorption und exzessive Stuhlausscheidung zurückzuführen ist.[38] Bei etwa 45 Prozent der Patienten mit MC lässt sich Zinkmangel nachweisen und in ähnlicher Höhe bei Patienten mit Colitis ulcerosa. Niedrige Konzentrationen von Zink im Blut und im Haar, Malabsorption von Zink, veränderte Harnwegsausscheidung von Zink und beeinträchtigte Geschmackswahrnehmung sind bei Patienten mit MC häufig anzutreffen. Zudem können viele Komplikationen der Krankheit eine direkte Folge des Zinkmangels sein: schlechte Heilung von Rissen und Fisteln, Hautläsionen, verminderte sexuelle Entwicklung (Hypogonadismus), Wachstumshemmung, Netzhautdysfunktion, verminderte Immunität und Appetitlosigkeit.[39]

Viele Patienten mit CED reagieren möglicherweise nicht auf eine orale oder gar intravenöse Zinksupplementierung; es scheint einen Defekt im Gewebetransport zu geben. Die Zufuhr von Zink in Form von Zinkpicolinat kann vorteilhafter sein und möglicherweise sowohl die Darmresorption als auch den Gewebetransport verbessern. Picolinat ist ein zinkbindendes Molekül, das von der Bauchspeicheldrüse ausgeschieden wird und in bestimmten Situationen besser absorbiert und verwertet zu werden scheint als andere Formen von Zink.

Wie der Zinkmangel ist auch ein Mangel an Folsäure bei der chronisch entzündlichen Darmerkrankung weit verbreitet. Der Grund dafür ist in vielen Fällen das Medikament Sulfasalazin.[40] Die Behebung des Folsäuremangels ist absolut essenziell, da er durch eine veränderte Struktur der Darmschleimhautzellen die Malabsorption und den Durchfall weiter fördert.[41] Diese Zellen haben einen sehr schnellen Umsatz (1–4 Tage) und benötigen eine konstante Versorgung mit Folsäure.

Da Vitamin B_{12} in dem Teil des Darms aufgenommen wird, der am häufigsten von Morbus Crohn betroffen ist (dem terminalen Ileum), ist ein Mangel dieses Vitamins ebenfalls recht häufig. Insgesamt findet sich bei fast der Hälfte der Patienten mit MC eine abnormale B_{12}-Absorption.[42] Oft wurde das terminale Ileum eines Patienten mit MC operativ entfernt (reseziert). Wurden weniger als 60 Zentimeter entfernt oder ist die Länge der entzündlichen Läsionen weniger als 60 Zentimeter lang, kann die Absorption ausreichend sein. Ansonsten wird die Einnahme von aktivem Vitamin B_{12} (Methylcobalamin) als tägliche sublinguale Tablette oder als monatliche Injektion (1000 Mikrogramm, intramuskulär) empfohlen.

Vitamin D

Es gibt Hinweise darauf, dass ein Mangel an Vitamin D bei einer chronisch entzündlichen Darmerkrankung recht häufig ist; er wird bei 75 Prozent der Morbus-Crohn- und bei 35 Prozent der Colitis-ulcerosa-Patienten im Labor nachgewiesen.[43] Dies ist wahrscheinlich eine Folge der verminderten Aufnahme von Vitamin D. Patienten mit CED haben ein erhöhtes Risiko, eine Stoffwechsel-Knochenerkrankung wie Osteoporose oder Osteomalazie zu entwickeln. Vitamin D spielt eine wichtige Rolle bei der Unterstützung der richtigen Immunregulation und dämpft nachweislich auch entzündungsfördernde Zytokine, die in Tiermodellen der CEDs produziert werden. Die frühe Forschung zu einer Supplementierung mit Vitamin D ist ermutigend. In einer Studie führten 1200 Internationale Einheiten pro Tag nach einem Jahr Behandlung zu einer Reduzierung der Rückfallrate von 29 auf 13 Prozent.[44]

Präbiotika

Präbiotika sind unverdauliche Nahrungsbestandteile, die das Wachstum von Darmbakterienarten stimulieren oder ihre Stoffwechselaktivität modifizieren. Sie haben das Potenzial, die Gesundheit ihres menschlichen Wirts zu verbessern. Zu den präbiotischen Lebensmittelzutaten gehören Kleie, Flohsamenschalen, resistente (hochamylose) Stärke, Inulin (ein Polymer aus Fructofuranose), Lactulose und verschiedene natürliche oder synthetische Oligosaccharide, die aus kurzkettigen Komplexen von Saccharose, Galactose, Fructose, Glucose, Maltose oder Xylose bestehen. Die bakterielle Fermentation von Präbiotika ergibt kurzkettige Fettsäuren wie Butyrat. Wie mehrere Studien nachwiesen, bringen verschiedene Präbiotika bei der Behandlung von Patienten mit CU signifikanten Nutzen. Wenn Patienten mit CU pro Tag 60 Gramm Haferkleie erhielten (also eine Zufuhr von 20 Gramm Ballaststoffen), dann stieg das Butyrat im Stuhl um 36 Prozent und die Bauchschmerzen besserten sich.[45]

Ein Nahrungsergänzungsmittel, das Fischöl und zwei Arten unverdaulicher Kohlenhydrate enthält – Oligofructose und Xanthan –, erlaubte bei Patienten mit einer steroidabhängigen CU die Reduzierung der Glukokortikoiddosis im Vergleich zu einem Placebo.[46] In einer Studie wurde festgestellt, dass ein japanisches Nahrungsmittel aus gekeimter Gerste, das Ballaststoffe mit viel Hemicellulose enthält, in einer Dosis von 20 bis 30 Gramm pro Tag die Butyratkonzentration im Stuhl erhöht,[47] den klinischen Aktivitätsindex von Patienten mit aktiver Krankheit verringert[48] und einen verlängerten Symptomrückgang bei Patienten mit inaktiver Krankheit einleitet.[49] In einer anderen Studie wurde mit Colitis-ulcerosa-Patienten einen Monat lang eine Mischung aus *Bifidobacterium longum* und einer auf Inulin basierenden Oligofructose als Monotherapie verabreicht, was im Vergleich zu einem Placebo zu einer Verbesserung des sigmoidskopischen Erscheinungsbildes und mehrerer biochemischer Indizes für Gewebeentzündungen führte.[50]

Probiotika

Probiotika sind die nützlichen Bakterien und Pilze, die oral verabreicht werden können, um einen therapeutischen Nutzen zu erzielen. In den vergangenen 20 Jahren gab es zahlreiche Studien, die den Nutzen einer probiotischen Supplementierung belegten. Während eines aktiven Krankheitsausbruchs haben sie zum größten Teil geringen oder gar keinen Nutzen; bei der Aufrechterhaltung des Rückgangs der Symptome haben Probiotika jedoch einen signifikanten Nutzen. Mehrere der probiotischen Organismen haben sich als vorteilhaft erwiesen, darunter der nützliche Hefepilz *Saccharomyces boulardii* und die Bakterien *Lactobacillus rhamnosus* und Arten von *Bifidobacterium*.[50–58]

Psychologische Unterstützung

Mentaler und emotionaler Stress können eine chronisch entzündliche Darmerkrankung verstärken. Techniken zum Stressmanagement können sich daher für einige Patienten als nützlich erweisen. Eine psychologische Beratung, die beim Umgang mit Stress hilft, der von einer CED verursacht wurde, hat sich auch bei der Reduzierung von Rückfällen als hilfreich erwiesen.[59]

Unabhängige Variablen und Formeln, die zur Berechnung des CDAI (Crohn's Disease Activity Index) verwendet werden	
X_1	Anzahl des flüssigen oder sehr weichen Stuhls in einer Woche
X_2	Summe von siebenmal täglich abgegebenenen Bauchschmerzbewertungen: 0 = keine; 1 = leichte; 2 = moderate; 3= starke
X_3	Summe von siebenmal täglich abgegebenen Bewertungen des generellen Wohlgefühls: 0 = gut; 1 = etwas schlechter als gut; 2 = schlecht; 3 = sehr schlecht; 4 = fürchterlich
X_4	Symptome und Befunde, die vermutlich mit Morbus Crohn verbunden sind. Fügen Sie für jede Kategorie entsprechend den Symptomen des Patienten einen Punkt hinzu: • Arthritis oder Arthralgie • Iritis oder Uveitis • Knotenrose, Pyoderma gangraenosum, Aphthen • Analfissuren, Fisteln oder perirektale Abszesse • andere mit dem Darm verbundene Fisteln • Fieberschübe mit >38 °C während der vergangenen Woche
X_5	Einnahme von Diphenoxylat/Atropinsulfattabletten oder Opiaten gegen Diarrhö: 0 = nein; 1 = ja
X_6	Abdominalmasse: 0 = keine; 0,4 = ungewiss; 1 = vorhanden
X_7	47 – Hämatokritwert bei Männern; 42 – Hämatokritwert bei Frauen
X_8	100 (Normalgewicht – Körpergewicht) Π Normalgewicht
Quelle: Übernommen nach Ford-Hutchinson A. W., *The Journal of Allergy and Clinical Immunology* 1984, 74:437–440.	

Pflanzliche Arzneien

Curcumin

Kurkuma *(Curcuma longa)* enthält die aktive entzündungshemmende Verbindung Curcumin. Studien haben in Tiermodellen der chronisch entzündlichen Darmerkrankung gezeigt, dass die Verabreichung von Curcumin zu signifikanten Verbesserungen und einer verringerten Produktion der Entzündungen verursachenden Zytokine führte.[60–63]

In einer Pilotstudie, in der fünf Patienten mit einer Colitis ulcerosa und fünf mit Morbus Crohn Curcuminpräparate offen verabreicht wurden, berichteten neun der zehn Patienten nach Abschluss der 2-monatigen Studie von einer Verbesserung.[64] Vier der fünf Patienten mit CU konnten ihre Medikamente reduzieren oder ganz auf sie verzichten. In einer größeren, randomisierten, doppelblinden, multizentrischen Studie mit 89 Patienten mit CU führte die Verabreichung von einem Gramm Curcumin zweimal täglich sowohl zu einer klinischen Verbesserung als auch zu einem statistisch signifikanten Rückgang der Rückfallrate.[65] Aufgrund seines ausgezeichneten Sicherheitsprofils, seines definierten Mechanismus zur Beeinflussung von Entzündungen und der oben genannten Ergebnisse scheint Curcumin eine wichtige Rolle beim Management von CEDs zu spielen.

Indisches Weihrauchharz

Das ayurvedische Heilkraut *Boswellia serrata* (Indischer Weihrauch) enthält Boswelliasäuren, die die Produktion von entzündlichen Verbindungen hemmen, die bei CEDs beteiligt sind.[66] In einer kleinen 6-wöchigen Studie mit Patienten mit einer aktiven Colitis ulcerosa waren bei der Reduzierung von Symptomen und Laboranomalien dreimal täglich 350 Milligramm so wirksam wie das Medikament Sulfasalazin (1000 Milligramm dreimal täglich).[67] Die Remissionsrate lag mit Boswellia bei 82 Prozent und mit Sulfasalazin bei 75 Prozent.[68] In einer anderen Doppelblindstudie erwies sich ein Boswellia-Extrakt bei der Verbesserung der Symptome eines aktiven Morbus Crohns als ebenso wirksam wie Mesalazin.[69]

Aloe vera

Aloe-vera-Gel hemmt die Produktion von reaktiven Sauerstoff-Stoffwechselprodukten und entzündlichen Botenstoffen durch die Epithelzellen des menschlichen Dickdarms in Gewebekulturen.[70] Als 100 Milliliter *Aloe-vera*-Gel 4 Wochen lang zweimal täglich oral verabreicht wurde, bewirkte es bei Patienten mit einer CU signifikant öfter eine klinische Reaktion als ein Placebo.[71] Bei 30 Prozent der Patienten, die das *Aloe-vera*-Gel einnahmen, und bei 7 Prozent derjenigen, die das Placebo erhielten, kam es zu einem Rückgang der Symptome. In dieser klinischen Studie reduzierte Aloe auch die objektiv gemessene Krankheitsaktivität, wogegen das Placebo nichts bewirkte. Auch Acemannan, ein *Aloe-vera*-Extrakt mit einer Konzentration der Mucopolysaccharide von 30 Prozent des Feststoffgewichts, zeigte in kontrollierten Studien mit Patienten mit einer CU, dass es die Symptome und die Entzündungsindizes senkt.[72]

Therapeutische Betreuung

Calprotectin

Calprotectin ist ein Protein, das im direktproportionalen Verhältnis zur Entzündung in den Lumen des Darms abgeschieden wird. Die Messung des Calprotectins in der Stuhlprobe ist bei Patienten mit einer chronisch entzündlichen Darmerkrankung nachweislich eine exakte und spezifische, nichtinvasive Methode zur Einschätzung einer Entzündung, und der Test hilft auch dabei, eine CED von anderen nicht entzündlichen Krankheiten im Magen-Darm-Trakt zu unterscheiden, wie etwa ein Reizdarmsyndrom.[73]

Aktivitätsindex bei Morbus Crohn (Crohn's Disease Activity Index = CDAI)

Der CDAI liefert einen konsistenten numerischen Index zur Überwachung einer CED.[74] Der CDAI wird durch die Addition von acht Variablen (siehe Tabelle Seite 666) berechnet. Er vereint sowohl subjektive wie objektive Informationen, um die relative Aktivität der Krankheit zu bestimmen. Im Allgemeinen deuten CDAI-Werte von unter 150 auf eine bessere Prognose hin als höhere Werte. Der Index ist eine sehr nützliche Methode, den Fortschritt der Therapie zu überwachen.

Betreuung von Kindern als Patienten

Kinder als Patienten mit einer chronisch entzündlichen Darmerkrankung stellen ein besonders schwieriges Problem dar, da die CED es ihnen oft sehr erschwert, normal zu wachsen und sich normal zu entwickeln. Bei 75 Prozent der Kinder mit Morbus Crohn und 25 Prozent der Kinder mit Colitis ulcerosa kommt es zu Wachstumsstörungen. Kinder mit einer CED sollten mindestens zweimal jährlich von einem sachkundigen Arzt untersucht werden, einschließlich detaillierter Körper- und Gewichtsmessungen und geeigneter Labortests.

Die folgende Liste beschreibt die notwendigen Bestandteile einer umfassenden halbjährlichen Nährstoffbewertung bei Kindern mit einer CED. Es sollte ein aggressives Ernährungsprogramm eingeführt werden, einschließlich Nahrungsergänzungsmitteln (bei einigen Patienten kann es notwendig sein, sie zu injizieren), das dem für den erwachsenen Patienten beschriebenen Ansatz ähnlich ist, mit entsprechend angepassten Dosen.

Eltern von Kindern mit chronisch entzündlicher Darmerkrankung müssen die Bestandteile kennen, die zur Überwachung ihrer Kinder notwendig sind. Sie müssen die Bedeutung jeder einzelnen Komponente nicht verstehen, aber sie müssen sicherstellen, dass ihre Kinder richtig untersucht werden.

Überwachung von Kindern mit entzündlicher Darmerkrankung

Vorgeschichte

- Appetit, außerschulische Aktivitäten
- Art und Dauer der entzündlichen Darmerkrankung, Häufigkeit des Wiederauftretens
- Schwere und Umfang der gegenwärtigen Symptome
- Krankheitsvorgeschichte
- Ernährungstagebuch der zurückliegenden 3 Tage

Körperliche Untersuchung

- Messung von Größe, Gewicht, Armumfang und Trizepshautfalte
- Verlust von subkutanem Fett, Muskelabbau, Ödem, Blässe, Hautausschlag, Lebervergrößerung

Labortests

- Vollständiges Blutbild und Differentialdiagnosen, Retikulozyten- und Plättchenzahl, Sedimentationsrate, Urinanalyse
- Gesamtprotein, Albumin, Globulin, retinolbindende Proteine im Serum
- Elektrolyte, Calcium, Phosphat, Ferritin, Folsäure, Carotine, Tocopherol, Vitamin B_{12} im Serum
- Ascorbat, Magnesium und Zink in den Leukozyten
- Höhe des Kreatininparameters, Blut-Harnstoff-Stickstoff/Kreatinin-Verhältnis

Schnellüberblick

- Morbus Crohn wird mit einer Belastung durch Antibiotika verbunden.
- Über hundert Störungen, die als extraintestinale Manifestationen bezeichnet werden, bilden eine vielfältige Gruppe von systemischen Komplikationen bei der chronisch entzündlichen Darmerkrankung (CED).
- Klinische Studien, die eine Elementardiät, intravenöse Ernährung oder eine Ausschlussdiät verwendeten, erzielten bei der Behandlung von Morbus Crohn (MC) und Colitis ulcerosa (CU) große Erfolge.
- Eine Behandlung mit ballaststoffreicher Ernährung hat nachweislich eine vorteilhafte Wirkung auf den Verlauf von MC und CU.
- Im Verlauf der CED kommt es zu Komplikationen in der Ernährung.
- Eine Ernährungstherapie stellt vor allem eine ausreichende Kalorienaufnahme sicher.
- Elementar- und Ausschlussdiät haben sich bei akuten und chronisch-entzündlichen Darmerkrankungen als wirksame atoxische Erstbehandlungen erwiesen.
- Die Behandlung mit einer ballaststoffreichen Ernährung hat eine vorteilhafte Wirkung auf den Verlauf von MC gezeigt.
- Die Mehrheit der Personen mit einer CED leidet an Nährstoffmängeln.

Behandlungsübersicht

Es ist wichtig zu erkennen, dass MC und CU bei einigen Patienten lebensbedrohliche Krankheiten sind, die manchmal eine Notfallbehandlung erfordern. Bei einem kleinen Prozentsatz der Patienten mit einer schweren CU kann eine Verschlechterung eintreten, die einen Krankenhausaufenthalt erfordert.

Normalerweise ist eine CED eine chronische Krankheit, die eine Langzeittherapie und Nachsorge erfordert. Der erste Schritt besteht darin, alle Faktoren zu identifizieren und zu beseitigen, die die Entzündungsreaktion auslösen oder verschlimmern können, wie etwa Lebensmittelallergene sowie niedrige Konzentrationen an Omega-3-Fettsäuren oder Antioxidantien in der Nahrung.

Ein breit angelegter Supplementierungsplan ist für alle Patienten mit CED erforderlich. Besonders wichtig sind die Nährstoffe Zink, Folsäure, Vitamin B_{12}, Magnesium, Vitamin A und eventuell Vitamin D. Nahrungsergänzungsmittel werden im geeigneten Umfang eingesetzt, um Defizite zu beheben, den Entzündungsprozess zu normalisieren und die Heilung der geschädigten Schleimhaut zu fördern. Zur Förderung der Heilung und Normalisierung der Darmflora werden pflanzliche Arzneimittel eingesetzt.

Ernährung

Die im Kapitel »Eine gesunde Ernährung« gegebenen Empfehlungen sind bei einer CED geeignet. Alle Allergene, Weizen, Mais und Milchprodukte sowie Lebensmittel, die Carrageen enthalten, sollten gemieden werden. Die Ernährung sollte reich an Ballaststoffen und arm an Zucker und raffinierten Kohlenhydraten sein.

Nahrungsergänzungsmittel

- Ein hochpotentes Multivitamin-Mineralstoffpräparat, wie im Kapitel »Supplementierung« beschrieben
- Wichtige Nährstoffe:
  - → Vitamin A: 2500–5000 IE pro Tag (Beachten Sie: Frauen, die schwanger sind oder möglicherweise werden, sollten keine Dosierungen über 3000 IE pro Tag einnehmen)
  - → Vitamin B_6: täglich 25–50 Milligramm
  - → Folsäure: täglich 800 Mikrogramm
  - → Vitamin B_{12}: täglich 800 Mikrogramm
  - → Vitamin C: täglich 500–1000 Milligramm
  - → Vitamin E (gemischte Tocopherole): täglich 100–200 IE
  - → Selen: täglich 100–200 Mikrogramm
  - → Zink (als Zinkpicolinat empfohlen): täglich 30–45 Milligramm
  - → Vitamin D3: täglich 2000–4000 IE (idealerweise Blutwerte messen und die Dosierung entsprechend anpassen)
  - → Fischöl: 1000 Milligramm EPA und DHA pro Tag.
- Eines der folgenden Präparate:
  - → Traubenkernextrakt (mehr als 95 Prozent oligomere Proanthocyanidine): 100–300 Milligramm pro Tag
  - → Kiefernrindenextrakt (mehr als 95 Prozent oligomere Proanthocyanidine): 100–300 Milligramm pro Tag
  - → Grüntee-Extrakt (mehr als 90 Prozent Polyphenolgehalt): 300–450 Milligramm pro Tag
  - → Andere flavonoidreiche Extrakte mit einem ähnlichen Flavonoidgehalt, »Supergreens« oder ein anderes pflanzliches Antioxidans, das eine Absorptionsfähigkeit von 3000 bis 6000 Einheiten freier Sauerstoffradikale oder mehr pro Tag hat
- Probiotikum (aktive *Lactobacillus*- und *Bifidobacterium*-Kulturen): mindestens 5–10 Milliarden koloniebildende Einheiten pro Tag.
- Präbiotika (Inulin, Fructose, Oligosaccharide etc.): 5 Gramm pro Tag.

Pflanzliche Arzneimittel

- Curcumin *(Curcuma longa):* 1000 Milligramm zwei- bis dreimal täglich vor den Mahlzeiten
- Boswellia-Extrakt: das Äquivalent zu 400 Milligramm Boswelliasäuren dreimal täglich.
- *Aloe vera*, eines der folgenden Präparate:
  - → *Aloe-vera*-Gel: 100 Milliliter pro Tag oral
  - → *Aloe-vera*-Saft: Eine Empfehlung zur genauen Dosierung ist schwierig, da es eine Vielzahl verschieden zubereiteter Sorten mit unterschiedlichen Konzentrationen gibt, doch er kann wie ein Getränk oder Tonikum oral eingenommen werden.
  - → Acemannan: 400–800 Milligramm pro Tag

MULTIPLE SKLEROSE

- Plötzliche, vorübergehende motorische und sensorische Störungen, einschließlich verschwommener Sicht, Schwindel, Muskelschwäche und Kribbeln
- Myelinverlust im MRT erkennbar

Multiple Sklerose (MS) ist ein Syndrom progressiver Nervenstörungen, das für gewöhnlich im frühen Erwachsenenalter auftritt. Verursacht wird es durch den allmählichen Verlust der Myelinscheide, die die Nervenzelle umgibt. Dieser Prozess wird als Myelinverlust bezeichnet. Einer der Schlüsselfunktionen dieser Myelinscheide ist die Übertragung der Nervenimpulse. Ohne die Myelinscheide geht die Nervenfunktion verloren. Die Symptome beziehen sich also auf die Nerven, die ihre Myelinscheide verloren haben.

In etwa zwei Dritteln der Fälle tritt die Erkrankung im Alter zwischen 20 und 40 Jahren auf (selten im Alter von über 50 Jahren), und Frauen sind häufiger betroffen als Männer (60 Prozent Frauen gegenüber 40 Prozent Männer). MS trifft etwa einen von tausend Menschen in den Vereinigten Staaten, Kanada und Nordeuropa.[1]

Klinisch kann MS verschiedene neurologische Probleme verursachen, abhängig von Ort und Schwere der MS-Plaques (siehe Tabelle). In etwa 85 Prozent der Fälle ist der Verlauf von MS anfangs schubweise.[2] Die Patienten erleiden Rückfälle oder Anfälle von MS, während derer sie mit einem neuen neurologischen Problem, dem Wiederauftreten eines schon bekannten Problems, das abgeklungen war, oder der Verschlechterung der bereits vorliegenden Symptome konfrontiert werden. Rückfälle entwickeln sich im Lauf von ein paar Tagen oder Wochen, darauf folgen eine Phase der Verbesserung und schließlich ein stabiler Zustand. Zwischen den Rückfällen sind die Patienten klinisch stabil, obgleich sie bleibende neurologische Symptome von vorausgehenden MS-Anfällen haben können, und der Myelinverlust kann ohne zusätzliche Symptome weiter fortschreiten.[3]

Ursachen

Die endgültige Identifizierung der Ursachen der Multpilen Sklerose steht noch aus. Einer der ausgesprochen interessanten Punkte bei MS ist ihr Auftreten in Bezug auf geografische Lage und Rasse. Sie tritt am häufigsten bei Weißen auf, besonders bei Menschen nordeuropäischer Herkunft.[4, 5] Bei Asiaten und Schwarzafrikanern ist sie selten, kommt aber relativ häufig bei Afroamerikanern vor, was einen Zusammenhang mit der Ernährung nahelegt. Die größere Häufigkeit der MS in bestimmten Rassen verweist auf einen stark genetischen Einfluss für das Risiko der Entwicklung von MS.

Was die geografische Verbreitung der Krankheit angeht, so liegen die Gebiete mit der größten Häufigkeit in größeren Höhen, sowohl in der nördlichen als auch südlichen Hemisphäre.[6, 7] Zu diesen Hochrisikogebieten gehören die nördlichen USA, Kanada, Großbritannien, Skandinavien, Nordeuropa, Neuseeland und Tasmanien. Es scheint, als trete der auslösende Faktor für die Entwicklung von MS früh im Leben auf. Diese Aussage basiert auf der Beobachtung, dass Menschen, die im Alter von unter 15 Jahren von einem Niedrigrisikogebiet in ein Hochrisikogebiet umziehen, ein höheres Risiko für die Entwicklung von MS haben, während Menschen, die diesen Umzug nach dem Alter von 15 Jahren durchführen, ihr niedriges Risiko beibehalten. Für die geografische Verbreitung von MS gibt es viele mögliche Gründe, wie etwa Genetik, Vitamin D, Ernährung und andere Umwelteinflüsse. Diese Einflüsse werden im weiteren Verlauf genauer besprochen.

Genetik

Wie zahlreiche Belege nachweisen, beeinflusst der genetische Hintergrund das Risiko für die Entstehung von Multipler Sklerose.[8, 9] Wenn ein Elternteil oder Geschwisterkind an MS erkrankt ist, ist das Risiko, selbst MS zu entwickeln, fünf- bis zehnmal höher. Den vielleicht gewichtigsten Beleg für den genetischen Einfluss auf das MS-Risiko liefern Zwillingsstudien mit mindestens einem an MS erkrankten Zwilling.[10]

Bei zweieiigen Zwillingen liegt die Wahrscheinlichkeit des zweiten Zwillings, an MS zu erkranken, bei 1–2 Prozent, was dem Wert für nicht gleichaltrige Geschwisterkinder entspricht. Bei eineiigen Zwillingen liegt die Wahrscheinlichkeit des zweiten Zwillings bei 25 Prozent, was also auf einen starken genetischen Einfluss hinweist. Wie man vermutet, beeinflussen zehn bis fünfzehn unterschiedliche Gene das Risiko für die Entstehung von MS, und es gibt derzeit intensive wissenschaftliche Forschungen, um diese zu identifizieren. Die Tatsache aber, dass nur 25 Prozent der eineiigen Zwillinge MS entwickeln, wenn ein Zwilling daran erkrankt ist, zeigt, dass in den meisten Fällen Ernährungs- und Umwelteinflüsse sowie Lebensstilfaktoren erforderlich sind, damit sich die Krankheit manifestieren kann. Anders ausgedrückt: Ausschließlich genetische Faktoren führen nicht zwangsläufig zu Multipler Sklerose.[11]

Viren

Viren und andere Mikroben wurden als mögliche beitragende Faktoren für die Entstehung von MS genannt. Viren können bei Mensch und Tier mehrere Krankheiten auslösen, die mit Myelinverlust einhergehen und der MS recht ähnlich sind. Inzwischen konnte eine Reihe von Viren aus Gewebekulturen von MS-Patienten isoliert worden, darunter Herpes simplex, das Scrapievirus, das subakute Myelo-Optico-Neuropathievirus, das Parainfluenzavirus, das Masernvirus, das Epstein-Barr- und das Coronavirus. Die derzeit auffälligsten Viren sind die Masern- und Epstein-Barr-Viren. Es ist jedoch möglich, dass all diese Viren einfach nur begleitend auftreten und nicht die Ursache für MS sind.[12, 13]

Die Zerebrospinalflüssigkeit (die Flüssigkeit, die Gehirn und Rückenmark umgibt) der meisten MS-Patienten enthält eine erhöhte Konzentration von Antikörpern (von den weißen Blutkörperchen erzeugte Proteinmoleküle, die sich an fremde Moleküle wie Bakterien, Viren und Krebszellen binden), und zwar nach einem Muster, das typisch für einen Infektionsprozess ist. Einer bestimmten Theorie zufolge ist dieses Muster tatsächlich auf einen unerkannten infektiösen Erreger zurückzuführen, der MS auslöst. Diese Theorie wird als die »*Sense antibody*«-Theorie bezeichnet. Eine Alternativtheorie besagt, MS sei keine Infektionskrankheit, und die Antikörper in der Zerebrospinalflüssigkeit seien unspezifische oder »sinnlose« Antikörper. Die derzeit vorliegenden Daten scheinen kein bekanntes Virus als Grund für die erhöhte Antikörperkonzentration hervorzuheben; sie sind wohl eher die Folge einer Autoimmunreaktion. Es ist jedoch möglich, dass ein Virus oder ein anderer Organismus der Auslöser ist.

Symptome der Multiplen Sklerose und ihre neurologischen Ursachen

Symptome	Ursachen
Schwäche, Taubheit und Kribbeln in Beinen und Armen; Steifheit in den Beinen	Läsionen im Rückenmark
Harndrang, Harnsperre, Inkontinenz und wiederkehrende Blaseninfektionen	Läsionen im Rückenmark
Verstopfung	Läsionen im Rückenmark; Ernährung
Sexuelle Störungen	Läsionen im Rückenmark
Verschwommene Sicht und Blindheit	Optische Nervenläsionen
Doppeltsehen	Läsionen im Gehirnstamm
Gleichgewichtsstörungen	Läsionen in Rückenmark und Kleinhirn
Zittern der Arme	Läsionen im Gehirn
Beeinträchtigung von Gedächtnis und Konzentration	Läsionen im Gehirn, Auswirkungen auf entzündliche Zytokine
Erschöpfung	Auswirkungen auf entzündliche Zytokine; Nervenermüdung infolge von Myelinverlust
Hitzeempfindlichkeit und Erhöhung der Körpertemperatur	Empfindlichkeit des Myelinverlusts für die Erhöhung der Körpertemperatur
Depression und andere Stimmungsveränderungen	Sind mit der Erhöhung der entzündlichen Zytokine verbunden

Geografische und saisonale Einflüsse

Wie bereits festgestellt, tritt MS häufiger in äquatorfern lebenden Populationen auf. Menschen, die im Alter von unter 15 Jahren von einem Niedrigrisikogebiet in ein Hochrisikogebiet umziehen, haben dann ein höheres MS-Risiko, während Menschen, die dieselbe Ortsverlagerung nach der Pubertät vollziehen, ihr niedriges Risiko beibehalten. Diese Beobachtungen legen nahe, dass Umwelteinflüsse[14] und besonders die frühzeitige Sonneneinstrahlung (die Einfluss auf die Vitamin-D-Konzentration im Serum hat) während der ersten zwei Lebensdekaden das Risiko für die Entwicklung von MS beeinflusst.

Wenn auch nicht übereinstimmend in allen geografischen Gebieten beobachtet, so ergaben doch mehrere europäische Bevölkerungsstudien eine Verbindung zwischen der Jahreszeit der Geburt und einem MS-Risiko.[15] Diese Studien zeigen ein geringeres Risiko für Multiple Sklerose bei Geburten, die nach dem Monat Oktober stattfanden, und ein höheres Risiko für Geburten nach dem Monat Mai. Die Autoren dieser Berichte legen nahe, dass der mütterliche Vitamin-D-Gehalt während des dritten Schwangerschaftstrimesters möglicherweise das Risiko für MS beeinflusst: Es besteht ein geringeres Risiko, wenn die mütterliche Vitamin-D-Konzentration höher ist (in den Sommermonaten), und ein höheres Risiko, wenn die Konzentration niedriger ist (in den Wintermonaten).

Die wissenschaftlichen Ergebnisse sind sehr deutlich: Ein niedriger Vitamin-D-Spiegel, festgestellt durch Serum-25-Hydoxyvitamin D, steht in engem Zusammenhang mit einem erhöhten MS-Risiko. Die ersten Versuche mit Vitamin-D-Supplementierungen bei MS erzielen ermutigende Ergebnisse.

Von besonderem Interesse ist ein neuere Studie, die zeigt, das der Schutz gegen MS, der besteht, wenn man nahe am Äquator lebt, nicht einfach nur an der erhöhten Vitamin-D-Produktion liegt.[16] Offenbar schützt Sonneneinstrahlung an sich vor MS, unabhängig davon, ob die Vitamin-D-Konzentration erhöht wird.

Ernährung

Die Ernährung kann eine Rolle als zusätzlicher Risikofaktor bei der Entwicklung von MS spielen. Erste Untersuchungen über Ernährung in Verbindung mit MS unter der Leitung von Dr. med. Roy Swank konzentrierten sich auf die Frage, warum MS in landwirtschaftlichen Gemeinden im Binnenland Norwegens häufiger auftrat als in Küstennähe. Man stellte fest, dass die Ernährung der Landwirte viel höhere Anteile an Tier- und Milchprodukten enthielt als die der Küstenbewohner, die hauptsächlich Kaltwasserfisch aßen.[17] Seitdem assoziieren nachfolgende Studien MS mit dem Verzehr von Fleisch und tierischen Fetten.[18]

Eine große, prospektive Kohortenstudie jedoch, die sich der Daten der Nurses Health Study und Nurses Health Study II bediente, fand keinerlei Belege für den Zusammenhang zwischen MS und dem Verzehr von gesättigten Fetten. Wie die Autoren jedoch feststellten, könnte die Zufuhr von Alpha-Linolensäure, einer Omega-3-Fettsäure, nicht jedoch die von Fischöl, im Zusammenhang mit einem niedrigeren MS-Risiko stehen.[19] Die Daten aus dieser Studie zeigten auch keinerlei Verbindung zwischen MS-Risiko und dem Konsum von Obst und Gemüse.[20] Eine Studie aus Kanada ergab einen positiven Zusammenhang zwischen MS-Risiko und dem Verzehr von tierischen Fetten.[21] Zusammengenommen legen diese Studien einen moderaten Einfluss der Ernährung auf das MS-Risiko nahe.

Therapeutische Erwägungen

Aus der Sicht der Naturmedizin ist der primäre Ansatz eine Ernährungstherapie und die Supplementierung mit Nährstoffen, die sich als hilfreich bei der Begrenzung des Krankheitsprozesses erwiesen haben, in Kombination mit körperlicher Aktivität und effektivem Stressmanagement.

Der konventionelle medikamentöse Ansatz bei der MS-Behandlung umfasst die Verabreichung von Medikamenten, um die Krankheit unter Kontrolle zu halten, sowie zusätzliche Medikamente plus Rehabilitationsmaßnahmen zur Linderung von Symptomen, die von der Schädigung des zentralen Nervensystems herrühren. Zu den Pharmazeutika, die die Krankheitsaktivität bei MS-Schüben verringern sollen (auch als krankheitsverändernde Wirkstoffe bezeichnet), gehören Beta-Interferon (Avonex und

Rebif), Glatiramerazetat (Copaxone), ein monoklonaler Antikörper gegen 4-Alpha Integrin (Tysabri) und der Immunhemmer Mitoxantron (Novantron). Im Vergleich zu Placebos senken diese Arzneimittel die Häufigkeit der Schübe um etwa ein Drittel, mindern, durch MRT bestätigt, die Bildung von Läsionen in Gehirn und reduzieren das Risiko für permanente neurologische Schäden.[22–27] Auch der Immunhemmer Mitoxantron erwies sich bei Patienten mit schnell voranschreitenden Formen von MS als fähig, die Aktivität der Krankheit einzudämmen.[28] Tysabri, das entzündliche Zellen vom Eindringen in das Zentralnervensystem abhält, ist in der Lage, Verschlimmerungen bei MS zu verhindern, und reduzierte im Vergleich zu einem Placebo die Krankheitsaktivität (neue Läsionen).[22] Corticosteroide wie Methylprednisolon verkürzen bei hoher Dosierung die Dauer der MS-Schübe, beeinflussen jedoch nicht, wie gut man sich von diesen Schüben erholt. Eine Reihe unterschiedlicher Medikamente ist hilfreich bei der Behandlung unterschiedlicher MS-Symptome, wie etwa Erschöpfung, Blasenfunktionsstörungen und Spastik. Diese Mittel heilen jedoch weder die bereits verursachten Schäden, noch mindern sie die Aktivität der Krankheit.

Auch wenn konventionelle Medikamente in der Lage sind, die Aktivität der Krankheit bei Schüben zu mindern, haben sie doch ihre Grenzen: Sie sind nur in Form von Injektionen erhältlich und verlängern die Zeit bis zur Behinderung nur mäßig; die Kosten belaufen sich auf durchschnittlich 20 000–30 000 US-Dollar pro Jahr, und sie haben sehr häufig Nebenwirkungen (zum Beispiel Reaktionen an der Injektionseinstichstelle als Ausdruck der Neutralisierung von Antikörpern). Angesichts dessen ist es wohl gerechtfertigt, nach natürlichen Therapien Ausschau zu halten, die dem MS-Patienten Linderung verschaffen.

Die Ernährung nach Swank

Dr. Roy Swank, ehemaliger Professor der Neurologie an der University of Oregon Medical School, lieferte aus lebenslanger Forschung starke Belege dafür, dass eine über lange Zeit aufrechterhaltene Ernährung, die arm an gesättigten Fetten ist, den Krankheitsverlauf verzögert und die Häufigkeit der Schübe sowie die Sterblichkeitsrate verringert.[29–31] Swank begann die Behandlung seiner Patienten mit seiner fettarmen Ernährung im Jahr 1948. Die Idee, eine fettarme Ernährung in Kombination mit Lebertran einzusetzen, entstand auf der Grundlage von Bevölkerungsstudien, die aussagten, dass MS in Bevölkerungsgruppen mit geringem Verzehr von tierischen Fetten und hohem Konsum an Kaltwasserfisch (wie Makrele, Lachs und Hering) seltener auftrat.

Auf der Basis unseres heutigen Wissens über den Krankheitsverlauf von MS erweisen sich die Ernährung nach Swank oder andere Diäten mit wenig gesättigten Fetten wegen der allgemeinen gesundheitlichen Vorteile einer derartigen Ernährung und wegen der entzündungshemmenden und möglicherweise nervenzellenstabilisierenden Wirkung einer Kost mit hohen Anteilen von langkettigen Omega-3-Fettsäuren EPA und DHA als hilfreich. Obwohl der Verzehr von rotem Fleisch in der Swank-Ernährung stark eingeschränkt ist, wird Fisch jedoch sehr empfohlen, weil er einen sehr hohen Proteingehalt und, vielleicht noch wichtiger, einen hohen Anteil an Omega-3-Fettsäuren hat. Zudem bewirken optimale Konzentrationen an essenziellen Fettsäuren möglicherweise einen bedeutenden Schutz der Nerven, denn eine optimale neuronale Funktion ist abhängig von der Zellmembranflüssigkeit, und diese hängt wiederum von der Komposition der Lipide ab.[32]

Nachdem die beobachtenden Studien von Dr. Swank nahelegten, diese Ernährung sei vorteilhaft für MS-Patienten, wurden zwei Pilotstudien zur Beurteilung der Ernährung bei MS durchgeführt. Eine offene Studie untersuchte die Wirkung einer Ernährung mit niedrigen Anteilen an gesättigten Fetten in Kombination mit einer Supplementierung von Fischöl, Vitamin-B-Komplex und Vitamin C bei Patienten mit neu diagnostizierter schubförmig remittierender MS.[33] Abgesehen von den Veränderungen in ihrer Ernährung wurden die Teilnehmer angewiesen, ihren Zucker-, Kaffee-, Tee- und Alkoholkonsum zu reduzieren und das Rauchen einzustellen. Die Ernährung wurde 2 Jahre lang messtechnisch überwacht, und die Plasma-Fettsäure-Konzentration wurde zu Beginn der Studie, nach einem Jahr und nach 2 Jahren notiert. Die Patienten wiesen einen signifikanten Anstieg der Plasmakonzentration von Omega-3-Fettsäuren sowie einen signifikanten

Rückgang der Plasmakonzentration von Omega-6-Fettsäuren auf. Zudem hatten sowohl Rückfallquoten als auch Behinderungen abgenommen.

Eine Studie beurteilte die Wirkung einer fettarmen Ernährung mit Supplementierung mit Omega-3-Fettsäuren bei 31 MS-Patienten.[34] Die Probanden wurden nach dem Zufallsprinzip einer der folgenden Gruppen zugeteilt: einer Gruppe mit einer fettarmen Ernährung (nicht mehr als 15 Prozent der Kalorienzufuhr aus Fetten) plus Fischöl (täglich 1,98 Gramm EPA und 1,32 Gramm DHA) oder einer Gruppe mit moderatem Fettanteil (nicht mehr als 30 Prozent der Kalorienzufuhr aus Fetten) plus Olivenölkapseln (täglich 1 Gramm). Die Gruppe mit der fettarmen Ernährung plus Fischöl hatte mehr Punkte auf der Skala für die Lebensqualität (durch einen Fragebogen ermittelt) hinsichtlich des physischen Wohlbefindens als die Gruppe mit der Olivenölssupplementierung; trotzdem waren die Ergebnisse statistisch nicht signifikant. Die Werte für die mentale Gesundheit waren in beiden Gruppen ähnlich. Die Olivenölgruppe berichtete im Vergleich zur Fischölgruppe von einer Verbesserung ihres Erschöpfungszustandes. Bei beiden Gruppen war die Schubhäufigkeit im Vergleich zu dem Jahr vor Beginn der Studie gesunken. Diese Untersuchung legte damit nahe, dass eine fettarme Ernährung (besonders gesättigte Fette) zusammen mit einer Fischölsupplementierung bei Menschen mit MS zu einer besseren physischen und mentalen Gesundheit beitragen kann.

Nahrungsergänzungsmittel

Supplementierungen mit Fischöl und anderen guten Fetten

Wie wir gesehen haben, gibt es bei MS berechtigte Gründe für Fischöl als Nahrungsergänzung. So dokumentierte beispielsweise eine veröffentlichte Studie die Wirkung einer Fischölsupplementierung auf die Produktion von Entzündungsstoffen, bekannt als Zytokine, bei MS-Patienten.[35] Zwanzig Teilnehmer mit MS und fünfzehn gleichaltrige gesunde Teilnehmer erhielten 6 Monate lang täglich 6 Gramm Fischöl mit einem Gehalt von 3 Gramm EPA und 1,8 Gramm DHA. Alle MS-Patienten hatten für mindestens 3 Monate vor der Studie einen stabilen Verlauf von MS erlebt, hatten ihre Ernährung infolge der MS-Erkrankung nicht umgestellt und erhielten keine krankheitsverändernden Therapien. Nach 3 und 6 Monaten der Fischölsupplementierung wurde ein signifikanter Rückgang der Konzentration der entzündlichen Zytokine festgestellt. Die Zytokinkonzentration fand sich wieder beim Anfangsstadium ein, als die Supplementierung mit Fischöl nach 3 Monaten eingestellt wurde.

Nach einer weiteren großen Doppelblindstudie, bei der 312 MS-Patienten 2 Jahre lang täglich 3,1 Gramm EPA + DHA verabreicht wurden, berichteten die Probanden der Omega-3-Gruppe von einer Tendenz zur Besserung im Vergleich zur Kontrollgruppe. Die Studie erreichte zwar keine statistische Signifikanz, da beide Gruppen angewiesen wurden, eine an tierischen Fetten arme Ernährung zu sich zu nehmen, was die Ergebnisse beeinflusst haben könnte.[36]

Während Linolsäure – eine essenzielle Omega-6-Fettsäure – in einigen (aber nicht allen) klinischen Versuchen mit MS einen gewissen Nutzen erzielte,[37] empfehlen wir dennoch, die Zufuhr von Omega-6-Fettsäuren einzuschränken, und zwar durch den Verzicht auf gewöhnliche Pflanzenöle, wie etwa aus Mais, Färberdistel, Sonnenblumen und Soja, und stattdessen vorwiegend einfach gesättigte Öle wie Oliven- und Macadamianussöl zum Kochen und Leinöl (das reich an Alpha-Linolsäure, einer kurzkettigen Omega-3-Fettsäure, ist) fürs Salatdressing zu verwenden. Obgleich MS-Patienten häufig Nachtkerzenöl verwenden, das reich an der Omega-6-Fettsäure Gamma-Linolsäure ist, empfehlen wir es nicht, weil es ein Omega-6-Öl ist und in klinischen Untersuchungen kaum oder wenig Nutzen bei MS erzielte.[38]

Vitamin D

Wie bereits festgestellt, zeigen Bevölkerungsstudien und klinische Untersuchungen, dass eine niedrige Vitamin-D-Zufuhr und eine niedrige Vitamin-D-Konzentration im Serum das Risiko für MS erhöhen können.[39–41] Eine neue Studie untersuchte die Serum-Vitamin-D-Konzentration bei 199 MS-Patienten und stellte bei 84 Prozent einen Mangel fest.[42] Zusätzlich zeigen Studien über MS bei Tieren, dass Vitamin D das Potenzial hat, durch Immunzellen vermittelte Entzündungen zu reduzieren und MS-artige Läsionen zu verhindern.[43, 44] Vitamin D beeinflusst möglicherweise die Fähigkeit der entzündlichen weißen Blutkörperchen, in das Zentralnervensystem einzudringen.[45]

In Humanstudien werden höhere Vitamin-D-Konzentrationen nicht nur mit einer geringeren Häufigkeit von MS (bei Frauen) verbunden, sondern auch mit niedrigeren Konzentrationen der entzündungsfördernden Zytokine, die mit MS in Zusammenhang stehen.[46, 47] Angesichts der hohen Häufigkeit eines Vitamin-D-Mangels bei MS-Patienten ist es sinnvoll, die Serum-Vitamin-D-Konzentration zu ermitteln.

Alpha-Liponsäure

Die Alpha-Liponsäure (ALA) ist ein einzigartiges Antioxidans mit vielfältigen Wirkmechanismen. ALA ist in der Lage, andere Antioxidantien wie Glutathion, Vitamin C und Vitamin E zu regenerieren; es kann als Fänger von reaktiven Sauerstoffverbindungen dienen, oxidative Schädigungen reparieren und metallische Ionen, die an oxidativen Schädigungen beteiligt sind, chelatieren.[48–50] ALA ist sowohl in den Lipid- (Fette) als auch in den wässrigen Bereichen der Zellen verfügbar und übt an beiden Stellen antioxidative Wirkung aus.[51]

In Tierstudien zu MS konnte ALA die Entwicklung der Krankheit unterdrücken, indem sie die entzündlichen Immunzellen davon abhielt, in das Zentralnervensystem einzudringen (dies gleicht der Wirkungsweise von Vitamin D).[52, 53] Zudem konnte ALA das Immunsystem bei MS sehr gut einstellen.[54]

Eine Doppelblindstudie bewertete ALA bei 37 MS-Patienten. Die Patienten wurden beliebig vier Gruppen zugeteilt: Placebo, zweimal täglich 600 Milligramm ALA, einmal täglich 1200 Milligramm ALA oder zweimal täglich 1200 Milligramm ALA. Wie sich herausstellte, waren 600 Milligramm ALA im Serum kaum messbar, während die 1200-Milligramm-Dosis erheblich angestiegene Serumkonzentrationen erzielte. Die Studie stellte auch einen Zusammenhang zwischen höheren Serumkonzentrationen von ALA und niedrigeren Konzentrationen von Entzündungsmediatoren fest.[55]

Proteolytische Enzyme

Proteolytische Enzyme (Proteasen) verdauen Proteine, indem sie diese in kleinere Einheiten zerlegen. Zu diesen Enzymen gehören Chymotrypsin und Trypsin aus Pankreatin (aus der Bauchspeicheldrüse von Schweinen), Bromelain (Ananasenzym), Papain (Papayaenzym), Pilzprotease und bakterielle Proteasen. Wie andere Autoimmunerkrankungen auch hängt MS mit erhöhten Konzentrationen von umlaufenden Immunkomplexen zusammen. Wie experimentelle und klinische Studien zeigen, bewirken proteolytische Enzympräparate eine Reduzierung der Konzentration von umlaufenden Immunkomplexen bei mehreren Autoimmunerkrankungen, einschließlich MS. Pankreasdrüsen-Enzympräparate haben sich bei der Behandlung von Multipler Sklerose als nutzbringend erwiesen, indem sie die Schwere und die Häufigkeit des Auftretens der Symptome verringern. Besonders gute Ergebnisse konnten bezüglich der Sichtstörungen, Blasen- und Darmfunktionsstörungen sowie der sensorischen Störungen festgestellt werden. In Bezug auf Spastik, Benommenheit oder Zittern wurde jedoch lediglich von sehr geringer Wirkung berichtet.[56]

Pflanzliche Arzneimittel

Sichtbeeinträchtigungen betreffen zwischen 40 und 50 Prozent der Menschen, die an MS leiden, und *Ginkgo-biloba*-Extrakte erbrachten eine Reihe von günstigen Effekten, die bei MS hilfreich sein könnten; unter anderem haben sie ein Potenzial zur Verbesserung der Mentalfunktion.[57] Auch ihre Wirkung auf die kognitive Beeinträchtigung bei der Alzheimerkrankheit wurde beurteilt, mit gemischten Ergebnissen (siehe das Kapitel »Alzheimerkrankheit«). In der einzigen Studie, die die Wirkung von *Ginkgo biloba* auf die kognitive Leistung bei MS untersuchte, wurden 43 Patienten beliebig in Gruppen eingeteilt und erhielten 12 Wochen lang entweder zweimal täglich 120 Milligramm *Ginkgo-biloba*-Extrakt oder ein Placebo. *Ginkgo biloba* konnte die geistigen Fähigkeiten in mehreren Tests, die die Funktionen Aufmerksamkeit und Ausführung beurteilten, deutlich verbessern.[58]

Weitere Maßnahmen

Sport

In der Vergangenheit wurden MS-Patienten häufig angewiesen, keinen Sport zu treiben, weil man dachte, die durch die Aktivität verursachte erhöhte Körpertemperatur und die Ermüdung der Nervenfasern würden zu einer Verschlechterung der vorübergehenden Symptomatik führen und keinen Langzeitnutzen bringen. Wie die Forschung inzwischen jedoch gezeigt hat, ist regelmäßiger Sport gut für MS-Patienten, weil sich dadurch Erschöpfungsgefühle reduzieren und Lebensqualität, Wohlbefinden und Gehfähigkeit verbessern.[59–62] Die körperliche Aktivität muss nicht anstrengend sein: Yoga, Tai Chi, Schwimmen und leichtes Training sind von großem Nutzen.[63–66]

Stress

Häufig berichten MS-Patienten von einer Verschlimmerung ihrer Symptome bei Stress. Eine Übersicht der wissenschaftlichen Literatur kam zu dem Schluss, dass Stressempfindungen zweifellos mit dem Aufflackern von MS in Zusammenhang stehen.[67, 68] Informationen über natürliche Methoden der Stressbewältigung finden Sie im Kapitel »Stressmanagement«.

Hyperbarer Sauerstoff

Frühe Berichte schrieben von vielversprechenden Ergebnissen durch den Einsatz von hyperbarem (Hochdruck) Sauerstoff bei der Behandlung von MS. Weitestgehend handelte es sich hier jedoch um Einzelfälle oder Ergebnisse aus unkontrollierten klinischen Versuchen. Die erste placebokontrollierte Doppelblindstudie mit hyperbarem Sauerstoff ergab tatsächlich einen deutlich günstigen Effekt bei der Behandlung von MS.[69] Bei zwölf von siebzehn Patienten in der behandelten Gruppe wurden objektive Verbesserungen festgestellt, im Vergleich zu lediglich einem von zwanzig in der Placebogruppe. Obwohl sich bei den meisten Patienten nur leichte und flüchtige Verbesserungen einstellten, schien es, als hätten Patienten mit leichteren Formen von MS und einer jüngeren Diagnose der Erkrankung deutlichere und länger anhaltende günstige Ergebnisse. Diese ermutigende, vorläufige Studie führte zu weiteren Untersuchungen mit größeren Teilnehmerzahlen und längeren Nachkontrollen. Abgesehen von einer

Schnellüberblick

- Multiple Sklerose scheint eine Autoimmunerkrankung zu sein, jedoch wurde bislang nicht endgültig festgestellt, was den Autoimmunprozess auslöst.
- Obwohl die Genetik eine Rolle spielt, sind in den meisten Fällen zweifellos Einflüsse aus Ernährung, Umwelt und Lebensweise für den Ausbruch der Krankheit erforderlich.
- Die meisten Fälle von MS treten in Gebieten in großen Höhen auf, sowohl in der nördlichen als auch in der südlichen Hemisphäre.
- Menschen, die in den Monaten nach dem Sommer geboren werden, haben ein niedrigeres Risiko, an MS zu erkranken, und Menschen, die in den Monaten nach dem Winter geboren werden, haben ein höheres Risiko; dies deutet darauf hin, dass die mütterliche Vitamin-D-Konzentration im dritten Trimester der Schwangerschaft das MS-Risiko beeinflussen kann.
- Bevölkerungsstudien und klinische Versuche zeigen, dass eine niedrige Vitamin-D-Zufuhr und niedrige Vitamin-D-Konzentrationen im Serum das Risiko für MS erhöhen.
- Eine hohe Zufuhr von gesättigten Fetten und tierischen Fetten wird in Zusammenhang mit MS gebracht.
- Der schul medizinische Behandlungsansatz bei MS umfasst die Verabreichung von Medikamenten zur Kontrolle der Krankheitsaktivität und anderen Medikamenten sowie empfohlenen Rehabilitationsmaßnahmen, die darauf ausgerichtet sind, die Symptome zu lindern, welche durch Schädigungen des Zentralnervensystems hervorgerufen wurden.
- Es gibt Belege, dass die Ernährung nach Swank (arm an gesättigten Fetten) bei langfristiger Anwendung die Tendenz hat, den Krankheitsprozess zu verzögern, die Anzahl der Schübe zu verringern und die Sterblichkeitsrate zu verringern.
- Die Alpha-Liponsäure ist ein einzigartiges Antioxidans, das bei MS hilfreich sein kann.
- *Ginkgo-biloba*-Extrakt erzielte eine Reihe günstiger Effekte, die hilfreich bei MS sein könnten, einschließlich eines Potenzials zur Verbesserung der Mentalfunktion.
- Regelmäßige körperliche Bewegung ist günstig für MS-Patienten.
- Der Einsatz von hyperbarem Sauerstoff scheint für die Behandlung von MS nicht gerechtfertigt.

subjektiven Verbesserung der Darm- und Blasenfunktion in einer der Studien zeigten die Ergebnisse jedoch keine signifikanten Besserungen. Die Resultate dieser größeren, gut konzipierten Studie werfen erhebliche Zweifel an der Wirksamkeit von hyperbarem Sauerstoff bei MS auf. Eine detaillierte Zusammenfassung und Analyse der vierzehn kontrollierten Studien mit hyperbarer Sauerstoffbehandlung ergaben, dass nur eine der Studien einen signifikanten positiven Effekt hervorgebracht hatte. Zum jetzigen Zeitpunkt sind wir der Ansicht, dass die Belege eine Therapie mit hyperbarem Sauerstoff bei MS nicht rechtfertigen.[70, 71]

Behandlungsübersicht

Die Behandlung von MS mit Ernährung, Nahrungsergänzung, körperlicher Betätigung und Stressminderung sollte die Grundlage für einen natürlichen medizinischen Ansatz bei MS bilden. Obwohl randomisierte, kontrollierte Studien bislang nicht nachweisen konnten, dass diese Methode (eine Kombination von Therapien) nutzbringend bei MS ist, erzielten die einzelnen Komponenten signifikante positive Effekte; das deutet darauf hin, dass eine Kombination dieser positiven Effekte recht weitgreifend sein könnte. (Mitunter am meisten enttäuschend in der medizinischen Forschung ist, dass sie Einzeltherapien anstelle von umfassenden Ansätzen untersucht, die eher erfolgversprechend sind.) Naturmedizinische Behandlungen können zusammen mit den konventionellen Therapien, die sich in kontrollierten Studien als günstig bei MS erwiesen haben, angewandt werden.

Ernährung

Folgen Sie den allgemeinen Empfehlungen im Kapitel »Eine gesunde Ernährung« und schließen Sie folgende Punkte der Ernährung nach Swank ein:

- Verzehr von gesättigten Fetten: täglich 15 Gramm oder weniger
- Verzehr von ungesättigten Fetten: täglich mindestens 20 Gramm, maximal 50 Gramm
- Verzicht auf rotes Fleisch im ersten Jahr (das schließt auch dunkles Puten- und Hähnchenfleisch ein); nach dem ersten Jahr nur etwa 100 Gramm rotes Fleisch pro Woche
- Weißes Geflügelfleisch, Fisch und Schalentiere sind in beliebiger Menge erlaubt, sofern sie wenig gesättigte Fetten enthalten.
- Meiden Sie Milchprodukte mit einem Fettgehalt von 1 Prozent oder mehr.

Nahrungsergänzungsmittel

- Ein hochpotentes Multivitamin-Mineralstoffpräparat, wie im Kapitel »Supplementierung« beschrieben
- Fischöl: täglich 3000 Milligramm EPA + DHA
- Vitamin C: täglich 500–1000 Milligramm
- Vitamin D3: täglich 2000–4000 IE (wir empfehlen, bei der Behandlung von MS unbedingt auf die Blutwerte zu achten, wobei der ideale Bereich bei einer Konzentration zwischen 50 und 80 Nanogramm pro Milliliter liegt)
- Eines der folgenden Präparate:
  - → Traubenkernextrakt (mehr als 95 oligomere Proanthocyanidine): täglich 150–300 Milligramm
  - → Kiefernrindenextrakt (mehr als 95 oligomere Proanthocyanidine): täglich 150–300 Milligramm
- Spezielle Supplementierungen:
  - → Alpha-Liponsäure: einmal täglich zu einer Mahlzeit 600–120 Milligramm
  - → Proteolytische Enzyme: dreimal täglich zwischen den Mahlzeiten 350–750 Milligramm Pankreatin (10XUSP)

Pflanzliche Arzneimittel

Ginkgo-biloba-Extrakt (24 Prozent Ginkgo-Flavonglykosid); für Patienten mit kognitiver Beeinträchtigung empfiehlt sich die Einnahme von zweimal täglich 120 bis 160 Milligramm

Sport

Dreimal wöchentlich je mindestens 30 Minuten leichtes bis moderates Training ist empfehlenswert. Zu den für MS empfohlenen Sportarten gehören Walking, Stretching, Fahrradfahren, leichtes Aerobic, Fahrradfahren auf dem Heimtrainer, Schwimmen oder Aquafitness, Yoga und Tai Chi.

Stressreduktion

Zu den für MS empfohlenen Stressreduktionstechniken gehören Meditation, tiefe Atmung oder Atemübungen und Gebet.

NASENNEBENHÖHLEN-ENTZÜNDUNG/SINUSITIS

- Vorgeschichte einer akuten viralen Atemwegsinfektion, einer Dentalinfektion oder einer nasalen Allergie
- Verstopfte Nase und Absonderung von dickflüssigem Schleim
- Fieber, Schüttelfrost und Stirnkopfschmerz
- Schmerzen, Empfindlichkeit, Rötung und Schwellung über der betroffenen Nasennebenhöhle
- Bei chronischer Infektion oft keine anderen Symptome als leichter postnasaler Sekretabfluss, ein modriger Geruch oder ein Husten ohne Auswurf

Eine Sinusitis ist eine bakterielle Infektion der Nasennebenhöhlen – sie kann entweder akut oder chronisch sein. Der häufigste prädisponierende Faktor bei akuter bakterieller Sinusitis ist die virale Infektion der oberen Atemwege (eine normale Erkältung). Nasale Allergien und andere Einflüsse, die die normalen Schutzmechanismen beeinträchtigen, können der Virusinfektion vorausgehen und sind daher die wahrscheinlicheren prädisponierenden Auslöser. Entscheidend ist, dass jeder Faktor, der eine Schwellung oder Entzündung der Nasen- und Nasennebenhöhlen-Schleimhäute verursacht, eine Anfälligkeit für eine bakterielle Sinusitis darstellt, da sich das so erzeugte Milieu für eine bakterielle Fehlbesiedlung eignet, wobei sich am häufigsten Streptokokken, Pneumokken, Staphylokokken und *Haemophilus influenzae* ansiedeln.

Bei der chronischen bakteriellen Sinusitis ist eine Allergie die häufigste Ursache; in 25 Prozent der Fälle liegt eine Zahnentzündung zugrunde.

Therapeutische Erwägungen

Eine Antibiotikatherapie ist zwar die vorherrschende Behandlung der akuten und chronischen bakteriellen Sinusitis, aber sie ist nur von begrenztem Nutzen.[1] Eine detaillierte Analyse klinischer Studien mit Erwachsenen fand keine ausreichenden Beweise für die Wirksamkeit einer Antibiotikatherapie bei akuter Sinusitis.[2] Dennoch können in schweren oder nicht ansprechenden Fällen Antibiotika angemessen sein. In einem Cochrane-Bericht wurde dargelegt, dass es zwar 80 Prozent der Probanden auch ohne Antibiotikabehandlung innerhalb von 2 Wochen besser geht, Antibiotika jedoch eine zumindest geringfügige Wirkung bei Patienten mit unkomplizierter akuter Sinusitis haben, sodass diese nur noch 7 Tage lang Symptome aufweisen. Neuere, potentere Antibiotika (zum Beispiel Cephalosporine) scheinen wirksamer zu sein als Penicillin, Amoxicillin und andere weniger potente Antibiotika.[3]

Bei Kindern gibt es noch weniger Hinweise für die signifikante Nützlichkeit einer Antimikrobiotikabehandlung.[4] Die übermäßige Gabe von Antibiotika bei Kindern mit Sinusitis oder Otitis media ist ein wachsendes Problem, da dies zu antibiotikaresistenten Bakterienstämmen führt.

Auch bei der chronischen Sinusitis sind Antibiotika in der Regel von geringem oder keinem Nutzen.[5] Der sinnvollste Ansatz ist wohl eindeutig, die zugrunde liegende Ursache der chronischen Sinusitis (Atemwegs- oder Lebensmittelallergene) anzugehen und gleichzeitig eine unterstützende Therapie anzubieten (Salzwasserspülung, immunstärkende Kräuter, natürliche Abschwellmittel).

Wie Studien zeigen, treten bei den meisten Patienten mit chronischer Sinusitis – möglicherweise bei bis zu 84 Prozent – Allergien auf.[6,7] Die Umgebungskontrolle erfordert die Beseitigung von Hausstaubmilben (Waschen bei einer Temperatur von mindestens 60 Grad Celsius), den Einsatz von Luftfilterstaubsaugern, die Installation eines Luftfilters mit einem hocheffizienten Partikelfilter und alle erforderlichen Methoden, um die Luftfeuchtigkeit unter 50 Prozent zu halten. Einige besonders empfindliche Patienten müssen möglicherweise alle Haustiere, Teppiche und

Federbetten entfernen.[8] Weitere Empfehlungen finden Sie im Kapitel »Heuschnupfen«.

Mukolytika

Die Fähigkeit, bestimmte Partikel und Mikroorganismen aus den Nebenhöhlen zu entfernen, hängt von den Eigenschaften und dem Volumen des abgesonderten Schleims und den haarähnlichen Fortsätzen (Zilien) der Zellen ab, die die Nebenhöhlen auskleiden. Bei chronischer Sinusitis ist der Schleim in der Regel dickflüssiger und zäher. Guaifenesin (auch bekannt als Glyceringuiacolat) ist ein Derivat einer ursprünglich aus Buchenholz isolierten Verbindung mit schleimlösenden und mukolytischen Eigenschaften und in vielen rezeptfreien Präparaten erhältlich. Mit einem Mukolytikum soll dickflüssiger, zähler Schleim verflüssigt werden, um ihn wirksamer lösen zu können.[9]

Alternative Mukolytika sind N-Acetyl-Cystein (NAC) und proteolytische Enzyme. NAC ist in dieser Funktion sehr wirksam, indem es mit den Proteinbindungen des Schleims interagiert und ihn so in weniger zähflüssige Stränge aufspaltet. NAC hat sich auch bei chronischer Bronchitis als wirksam erwiesen.[10] Durch dieselben Eigenschaften ist es bei Sinusitis ebenso hilfreich. Proteolytische (proteinverdauliche) Enzyme können komplexe Proteine an der Entzündungsstelle abbauen, verschiedene antimikrobielle Wirkungen ausüben oder direkt auf Schleimproteine einwirken. Die proteolytischen Enzyme Trypsin, Chymotrypsin, Serrapeptase und Bromelain können bei äußerlicher Verabreichung Schleim- und andere Proteine abbauen. Unter diesen Enzymen ist die Serrapeptase möglicherweise am wirksamsten, Bromelain hingegen wahrscheinlich das beliebteste und am leichtesten erhältliche. Das Enzym Serrapeptase wird von Bakterien im Darm von Seidenraupen gewonnen. Es wird auch als »Seidenraupenenzym« bezeichnet, da mit ihm der Kokon der Seidenraupe abgebaut wird. Es ist leistungsfähiger und hat eine breitere pH-Stabilität als die Pankreasenzyme Chymotrypsin und Trypsin. Es wird in Europa und Japan seit über 25 Jahren als Mukolytikum und natürlicher Entzündungshemmer eingesetzt. Als Patienten mit chronischer Sinusitis 4 Wochen lang täglich 30 Milligramm *Serratia*-Peptidase erhielten, reduzierte sich signifikant die Dickflüssigkeit des Nasenschleims.[11] Als Serrapeptase in der gleichen Dosis an Patienten mit chronischer Bronchitis verabreicht wurde, erhöhte sie signifikant die Schleimauflösung.[12] In einer doppelblinden, placebokontrollierten Studie mit 193 Probanden, die an verschiedenen akuten oder chronischen Hals-, Nasen- oder Ohrerkrankungen, einschließlich Sinusitis, litten, zeigte Serrapeptase eine stärkere und auch schnellere Wirkung in Bezug auf alle untersuchten Symptome.[13] Auch oral verabreichtes Bromelain hat sich bei der Behandlung der chronischen Sinusitis als hilfreich erwiesen.[14]

Pflanzliche Arzneimittel

Viele Kräuter besitzen nachweislich antibakterielle, antivirale und immunstärkende Wirkungen, die sich bei bakterieller Sinusitis eignen. Die beliebtesten pflanzlichen Arzneimittel, die in der Vergangenheit in den Vereinigten Staaten für Sinusitis verwendet wurden, sind kanadische Orangenwurzel *(Hydrastis canadensis)* und Echinacea (Echinacea-Arten); siehe die Informationen über Echinacea im Kapitel »Erkältung«, da sie bei Virusinfektionen nützlicher sein können als die kanadische Orangenwurzel. Die folgende Erörterung umfasst die kanadische Orangenwurzel und andere berberinhaltige Pflanzen sowie die südafrikanische Pelargonie *(Pelargonium sidoides)*. Extrakte aus den Rhizomen und Knollen der südafrikanischen Pelargonie zeigen nachweislich eine Reihe von positiven Wirkungen bei Infektionen der oberen Atemwege, besonders bei akuter Bronchitis, für die sie in Deutschland als Medikament zugelassen ist (siehe das Kapitel »Bronchitis und Lungenentzündung«).

Kanadische Orangenwurzel und andere berberinhaltige Pflanzen

Kanadische Orangenwurzel *(Hydrastis canadensis)*, gewöhnliche Berberitze *(Berberis vulgaris)*, gewöhnliche Mahonie *(Berberis aquifolium)* und Coptis oder Goldfaden *(Coptis chinensis)* werden wegen ihres hohen Gehalts an Alkaloiden geschätzt, von denen Berberin am häufigsten untersucht wurde. Es hat signifikante antibiotische und immunstärkende Wirkung sowohl im experimentellen als auch im klinischen Bereich gezeigt. Nachweislich hemmt es auch die Anhaftung von Bakterien an menschliche Zellen, sodass sie die Zellen nicht infizieren können.

Die primäre immunstärkende Wirkung von Berberin beruht auf der Aktivierung der weißen Blutkörperchen oder Makrophagen. Diese Zellen sind dafür verantwortlich, Bakterien, Viren, Tumorzellen und andere Partikel zu verschlingen und zu zerstören. In der Geschichte wurden berberinhaltige Pflanzen auch zur Fiebersenkung eingesetzt. In Tierversuchen hat Berberin eine fiebersenkende Wirkung gezeigt, die dreimal so stark ist wie die von Aspirin. Während Aspirin jedoch das Fieber durch seine Wirkung auf hormonähnliche Verbindungen, sogenannte Prostaglandine, unterdrückt, scheint Berberin das Fieber zu senken, indem es die Fähigkeit des Immunsystems verbessert, mit fiebererzeugenden Verbindungen umzugehen, die von Bakterien und anderen Mikroorganismen produziert werden.

Südafrikanische Pelargonie

Südafrikanische Pelargonie *(Pelargonium sidoides)* besitzt nachweislich immunstärkende, antibakterielle und antivirale Wirkungen sowie die Fähigkeit, die Anhaftung von Bakterien an Epithelzellen zu verhindern.[15] In einer doppelblinden, placebokontrollierten Studie erhielten 103 Patienten mit akuter Sinusitis vermutlich bakterieller Herkunft maximal 22 Tage lang einen Extrakt aus *P. sidoides* (EPs 7630, unter dem Namen Umckaloaba im Handel).[16] Der durchschnittliche Rückgang des Symptomschweregrades betrug 5,5 Punkte in der EPs-7630-Gruppe gegenüber 2,5 Punkten in der Placebogruppe. Patienten in der EPs-7630-Gruppe erholten sich zudem schneller.

Nasenspülung

Es wird auch empfohlen, mit einem Netitopf eine Nasenspülung mit Salzwasser vorzunehmen. Ein Netitopf ist ein Keramikgefäß, das wie eine Mischung aus einer kleinen Teekanne und Aladins Wunderlampe aussieht. Er stammt ursprünglich aus der ayurvedischen/yoga-medizinischen Tradition, wird aber seit Jahrhunderten weltweit eingesetzt. In der Regel verwendet man im Netitopf oder in einer anderen Nasendusche eine Lösung aus etwa 470 Milliliter lauwarmem Wasser und einem Teelöffel Kochsalz. Sobald Sie den Netitopf gefüllt haben, beugen Sie sich über ein Waschbecken und neigen dabei den Kopf in einem Winkel von etwa 45 Grad. Stecken Sie dann den Ausgießer in ein Nasenloch und lassen Sie die Kochsalzlösung vorsichtig in dieses Nasenloch laufen. Die Flüssigkeit fließt durch Ihre Nasenhöhle und aus dem anderen Nasenloch wieder heraus. Wenn sie in den Hals läuft, spucken Sie sie einfach aus. Schnäuzen Sie sich, um die restliche Flüssigkeit aus der Nase zu entfernen, füllen Sie dann den Netitopf wieder auf und wiederholen Sie den Vorgang auf der anderen Seite. Praktizieren Sie dies einmal täglich, solange Sie Symptome aufweisen. Bequemer lässt sich die Nase mit einer Kunststoffdruckflasche durchspülen, gefüllt mit lauwarmer Kochsalzlösung. Sie ist im Handel unter der Bezeichnung »NeilMed Sinus Rinse« erhältlich.

Schnellüberblick

- Jeder Faktor, der die Schleimhäute der Nebenhöhlen anschwellen lässt, kann zu einer Verstopfung und einer anschließenden Infektion führen.
- Die Antibiotikatherapie ist von geringem Nutzen.
- Der sinnvollste Ansatz scheint die Behandlung der zugrunde liegenden Ursache der chronischen Sinusitis zusammen mit einer unterstützenden Therapie zu sein.
- Eine tägliche Nasenspülung mit Kochsalzlösung wird während der aktiven Infektion empfohlen.

Behandlungsübersicht

Bei akuter Sinusitis sind die unmittelbaren therapeutischen Ziele die Beseitigung der Verstopfung und der akuten Infektion. Dazu können verschiedene Mittel angewandt werden: lokale Applikation von Kochsalzlösung mithilfe eines Netitopfes, Pflanzen und pflanzliche Extrakte mit antibakteriellen und immunstärkenden Eigenschaften sowie die grundlegende Unterstützung des Immunsystems (siehe das Kapitel »Unterstützung des Immunsystems«).

Da die chronische bakterielle Sinusitis oft einer Allergie folgt, hängt die langfristige Behebung von der Isolierung und Eliminierung der Lebensmittel oder aerogenen Allergene sowie der Korrektur des zugrunde liegenden Problems ab, das die Entwicklung der Allergie ermöglichte. In der Akutphase ist die Eliminierung gängiger Lebensmittelallergene (Milch, Weizen, Eier, Zitrusfrüchte, Mais und Erdnüsse) angezeigt, bis eine eindeutigere Diagnose gestellt werden kann.

Nahrungsergänzungsmittel

- Ein hochpotentes Multivitamin-Mineralstoffpräparat, wie im Kapitel »Supplementierung« beschrieben
- Wichtige einzelne Nährstoffe:
  - → Vitamin A: täglich 5000 IE
  - → Vitamin C: alle 2 Stunden 500–1000 Milligramm
- Eines der folgenden Präparate:
  - → Bioflavonoide (gemischte Zitrusfrüchte): täglich 1000 Milligramm
  - → Traubenkernextrakt (mehr als 95 Prozent oligomere Proanthocyanidine): täglich 150 bis 300 Milligramm
  - → Kiefernrindenextrakt (mehr als 95 Prozent oligomere Proanthocyanidine): täglich 150–300 Milligramm
- Zink: täglich 20–30 Milligramm
- N-Acetylcystein: dreimal täglich 200 Milligramm
- Eines der folgenden Mittel:
  - → Bromelain: (1200 bis 1800 MCU): dreimal täglich 250–500 Milligramm zwischen den Mahlzeiten
  - → Serrapeptase (magensaftresistent): dreimal täglich 30–50 Milligramm zwischen den Mahlzeiten

Pflanzliche Arzneimittel

- Kanadische Orangenwurzel *(Hydrastis canadensis)* oder eine andere berberinhaltige Pflanze (empfehlenswert sind standardisierte Extrakte):
  - → Getrocknete Wurzel oder als Infusion (Tee): dreimal täglich 2–4 Gramm
  - → Tinktur (1: 5): dreimal täglich 6–12 Milliliter (1,5–3 Teelöffel)
  - → Fluidextrakt (1: 1): dreimal täglich 2–4 Milliliter (ein halber bis ganzer Teelöffel)
  - → Trockenextrakt (trockenes Pulver, 4:1 oder 8–12 Prozent Alkaloidgehalt): dreimal täglich 250–500 Milligramm
- *Echinacea*-Arten:
  - → Fluidextrakt des frischen oberirdischen Pflanzenteils von *E. purpurea* (1:1): dreimal täglich 2–4 Milliliter (ein halber bis ganzer Teelöffel, bevorzugte Form)
  - → Saft des oberirdischen Pflanzenteils von *E. purpurea,* stabilisiert mit 22 Prozent Ethanol: dreimal täglich 2–4 Milliliter (ein halber bis ganzer Teelöffel, bevorzugte Form)
  - → Getrocknete Wurzel (oder als Tee): dreimal täglich 1–2 Gramm
  - → Gefriergetrocknete Pflanze: dreimal täglich 325–650 Milligramm
  - → Tinktur (1:5): dreimal täglich 2–4 Milliliter (ein halber bis ganzer Teelöffel)
  - → Fluidextrakt (1:1): dreimal täglich 2–4 Milliliter (ein halber bis ganzer Teelöffel)
  - → Trockenextrakt (trockenes Pulver, 6,5:1 oder 3,5 Prozent Echinacosid): dreimal täglich 150–300 Milligramm
- Südafrikanische Pelargonie (*Pelargonium sidoides,* EPs 7630 oder äquivalentes Präparat): Erwachsene, bis zu 14 Tage lang dreimal täglich 3 Milliliter oder zwei 20-Milligramm-Tabletten; Kinder von 7 bis 12 Jahre, dreimal täglich 30 Tropfen (1,5 Milliliter); bis einschließlich 6 Jahre dreimal täglich 10 Tropfen (0,5 Milliliter)

Physikalische Anwendung

Einmal täglich Nasenspülung mit warmer Kochsalzlösung, während akuter Attacken mehrmals täglich

NESSELSUCHT (URTIKARIA)

- Nesselsucht (Urtikaria): vorgewölbte und geschwollene Beulen mit hellem Zentrum (Quaddeln), die zu riesigen Dellen zusammenwachsen können. Auf die oberflächlichen Anteile der Haut begrenzt.
- Angioödem: Erhebungen ähnlich der Nesselsucht, aber mit größeren geschwollenen Bereichen, die auch in die Strukturen unter der Haut reichen.
- Chronisch oder akut: Wiederkehrende Episoden von Urtikaria und/oder Angioödem, die nicht länger als 6 Wochen dauern, werden als akut betrachtet, während Anfälle, die über diese Dauer hinaus anhalten, als chronisch bezeichnet werden.
- Besondere Formen: Besondere Formen haben typische Eigenschaften (Dermografismus, cholinergische Urtikaria, solare Urtikaria, Kälteurtikaria).

Die Nesselsucht (Urtikaria) ist eine allergische Reaktion der Haut, die sich durch weiße oder rosafarbene Beulen oder große, rot geränderte Höcker darstellt. Diese Läsionen werden als Quaddeln und aufflammende Läsionen bezeichnet und primär durch die Freisetzung von Histamin (einem Allergiemediator) in der Haut ausgelöst. Etwa 50 Prozent der Patienten mit Nesselsucht entwickeln ein Angioödem – eine tiefer gehende, schwerere Form, die das Gewebe unter der Haut betrifft.

Nesselsucht und Angioödem sind relative häufige Erkrankungen: Man schätzt, dass 15–20 Prozent der Bevölkerung zu irgendeinem Zeitpunkt einmal Nesselsucht hatten. Obwohl Menschen in jeder Altersgruppe akute oder chronische Nesselsucht oder ein Angioödem bekommen können, sind meistens junge Erwachsene (ab dem Ende der Pubertät bis in das dritte Lebensjahrzehnt hinein) betroffen.[1, 2]

Zu den primären Ursachen der Nesselsucht gehört die Freisetzung von Entzündungsmediatoren aus den Mastzellen oder Basophilen – weiße Blutkörperchen, die eine Schlüsselrolle bei Allergien spielen. Mastzellen sind großzügig im gesamten Körper verteilt und befinden sich hauptsächlich in der Nähe kleiner Blutgefäße, besonders in der Haut, während Basophile im Blut zirkulieren. Die klassische Allergiereaktion tritt als Ergebnis von Komplexen aus Allergie-Antikörpern (lgE) und Antigenen (fremden Molekülen) auf, die sich mit Mastzellen und Basophilen binden und die Freisetzung von Histamin und anderen entzündungsfördernden Verbindungen anregen. Andere Faktoren scheinen bei Nesselsucht jedoch wesentlicher bei der Stimulierung zur Freisetzung von Histamin zu sein.

Ursachen

Körperliche Erkrankungen

Nesselsucht kann die Folge von Reaktionen auf eine Reihe von physikalischen Erkrankungen sein. Die häufigsten Formen von physikalischer Urtikaria sind dermografische, cholinergische und Kälteurtikaria. Diese werden in der nebenstehenden Tabelle kurz beschrieben. Weniger häufig auftretende Formen von physikalischer Urtikaria oder Angioödem sind jene, die durch Kontakt, Sonne, Druck, Hitze, Wasser, Vibration und sportliche Betätigung ausgelöst werden.

Dermografismus

Bei Dermografismus oder dermografischer Urtikaria bilden sich durch leichten Druck auf die Haut Beulen, die sich schnell weiterentwickeln. Dieser Druck kann die Folge eines einfachen Kontakts mit einem anderen Menschen, mit Möbeln, Armreifen, Uhrenarmbändern, Handtüchern oder Bettwäsche sein.
Die Häufigkeit der dermografischen Urtikaria in der Gesamtbevölkerung wird auf 1,5–5 Prozent geschätzt. Sie ist die am meisten verbreitete Art der physikalischen Urtikaria und tritt zweimal häufiger bei Frauen als bei Männern auf; im Durchschnitt beginnt sie in der dritten Lebensdekade. Sie kommt weitaus häufiger bei adipösen Menschen vor, besonders wenn diese enganliegende Kleidung tragen.

Klinische Aspekte der physikalischen Urtikaria					
Form	**Auslösender Reiz**	**Zeit bis Ausbruch**	**Dauer der Läsion**	**Diagnosetest**	**Verbundene Symptome**
Dermografisch	Streicheln, Kratzen	2–5 Min.	1–5 Std.	Festes Streicheln der Haut	Kopfschmerzen, Unwohlsein
Cholinergisch	Körperliche Anstrengung; Überhitzung; Sauna	2–20 Min.	30–60 Min.	Fahrradfahren, Laufen	Kopfschmerzen, mentale Aufregung, Keuchen, Speichelbildung, Ohnmacht
Kälteurtikaria	Kaltes Bad; kalte Luft	2–5 Min.	1–2 Std.	Eiswürfel, kalter Arm	Keuchen, Ohnmacht
Solare Urtikaria	Sonnenlicht	2–15 Min	0,25–3 Std.	UV-Licht	Keuchen, Benommenheit, Ohnmacht
Druck-Urtikaria	Druck	3–8 Min.	8–24 Std.	Lokal aufgebrachte Gewichte	Grippeähnliches Syndrom, Fieber, erhöhte weiße Blutkörperchen, Gelenkschmerzen
Hitzekontakt-Urtikaria	Kontakt mit Hitze	2–15 Min.	30–60 Min.	Heißes Armbad	Magen-Darm-Störungen, Benommenheit, Ermüdung, Keuchen, Kurzatmigkeit
Wasser-Urtikaria	Kontakt mit Wasser	2–30 Min.	30–60 Min.	Bad, Kompressen	Keine
Vibrations-Angioödem	Vibration	0,5–4 Min.	1 Std.	Vibrierender Motor	Schwächegefühl, Kopfschmerzen
Durch Anstrengung ausgelöst	Anstrengung	2–5 Min.	10–30 Min.	Anstrengung	Schwächegefühl, Erröten, Orientierungslosigkeit, geschwollene Zunge, Kurzatmigkeit, Kopfschmerzen
Erkältung	Kalter Wind, Wechsel von kalter zu warmer Luft	0,5–3 Std.	48 Std.	Kalter Wind und anschließende Erwärmung	Zittern, Kopfschmerzen, Gelenkschmerzen

Dermografische Läsionen beginnen für gewöhnlich innerhalb von 1 bis 2 Minuten nach dem Kontakt mit einer allgemeinen Rötung des betroffenen Bereichs; diese wird innerhalb von 3 bis 5 Minuten durch eine Quaddel mit umgebender Reflexurtikaria abgelöst. Das vollständig ausgebildete Ödem entsteht gewöhnlich innerhalb von 10 bis 15 Minuten. Während die Rötung (Erythem) üblicherweise innerhalb von einer Stunde zurückgeht, kann das Ödem bis zu 3 Stunden verbleiben.

Dermografismus kann mit anderen Erkrankungen in Verbindung gebracht werden, darunter parasitären Infektionen, Insektenstichen, Hormonveränderungen, Schilddrüsenstörungen, Schwangerschaft, Menopause, Diabetes, immunologischen Veränderungen, anderen Urtikarien, medikamentösen Therapien (während oder danach), chronischer Candidose, Angioödem und erhöhten Blutkonzentrationen von Eosinophilen (eine andere Form der weißen Blutkörperchen, die mit Allergien verbunden werden).

Cholinergische Urtikaria

Cholinergische oder Hitzereflexurtikaria (üblicherweise als »schmerzhafter Hitzeausschlag« bezeichnet) ist die zweithäufigste Form der physikalischen Urtikaria. Diese Läsionen, die aus der Stimulation von Schweißdrüsen entstehen, bestehen aus präzise eingegrenzten Quaddeln, die von einem Reflexerythem umgeben sind. Die Quaddeln erheben sich auf oder zwischen Haarfollikeln und entwickeln sich am häufigsten auf Oberkörper und Armen.

Die drei primären Stimuli, die eine cholinergische Urtikaria auslösen können, sind passive Überhitzung, körperliche Anstrengung und emotionaler Stress. Typische auslösende Aktivitäten, abgesehen von der körperlichen Anstrengung, können sein:

warme Bäder oder Sauna, der Konsum von scharfen Gewürzen oder alkoholischen Getränken. Diese Läsionen entstehen im Normalfall innerhalb von 2 bis 10 Minuten nach dem Reiz und dauern zwischen 30 und 50 Minuten an.

Zudem kann eine Vielfalt von systemischen Symptomen auftreten, was eine weitergehende Freisetzung von Mastzellen durch die Mediatoren vermuten lässt als nur in der Haut. Kopfschmerzen, Anschwellen der Augenumgebung, Tränen und Brennen der Augen sind häufige Symptome. Weniger häufig sind Übelkeit, Erbrechen, Bauchkrämpfe, Durchfall, Benommenheit, niedriger Blutdruck und Asthmaanfälle.

Kälteurtikaria

Die Kälteurtikaria ist eine Nesselreaktion der Haut nach dem Kontakt mit kalten Gegenständen, kaltem Wasser oder kalter Luft. Die Läsionen beschränken sich meist auf den Kontaktbereich und entwickeln sich innerhalb weniger Sekunden oder Minuten nach der Entfernung der Kältequelle, wenn die Haut sich wieder erwärmt. Je niedriger die Temperatur des Kontakts, desto schneller die Reaktion.

Bei großflächigem Hautkontakt und generalisierten Nesseln können Rötungen, Kopfschmerzen, Schüttelfrost, Benommenheit, schneller Herzschlag, Bauchschmerzen, Übelkeit, Erbrechen, Muskelschmerzen, Kurzatmigkeit, Keuchen oder Bewusstlosigkeit hinzukommen. Die Kälteurtikaria wird auch in Verbindung mit vielerlei klinischen Erkrankungen beobachtet, wie etwa viralen Infektionen, Parasitenbefall, Syphilis, mehrfachen Insektenstichen, Penizillininjektionen, Ernährungsänderungen und Stress.[1]

Medikamente

Medikamente sind der Hauptauslöser für Nesselsucht bei Erwachsenen. Bei Kindern entsteht Nesselsucht gewöhnlich aufgrund von Nahrungsmitteln, Nahrungsmittelzusätzen oder Infektionen. Die meisten Arzneimittel bestehen aus kleinen Molekülen, die allein keine Aktivität von Antigenen/Allergenen auslösen können. Üblicherweise erzeugen sie die allergische Wirkung, indem sie sich an größere Moleküle binden und das Immunsystem anregen, Allergieantikörper gegen den neuen Molekülkomplex zu entwickeln. Alternativ können Arzneimittel direkt mit den Mastzellen interagieren, um die Freisetzung von Histamin auszulösen. Nachweislich lösen viele Medikamente Nesselsucht aus. Die beiden, die am häufigsten Nesselsucht verursachen, sind Antibiotika und Aspirin.

Antibiotika

Antibiotika, einschließlich Penicillin und verwandten Verbindungen, sind die häufigste Ursache von medikamentenbedingter Nesselsucht. Man geht davon aus, dass mindestens 10 Prozent der gesamten Bevölkerung allergisch auf Penicillin reagieren; fast 25 Prozent dieser Menschen reagieren mit Nesselsucht, Angioödem oder Anaphylaxie.[2]

Penicillin und verwandte Kontaminationsstoffe können versteckt in Lebensmitteln vorkommen. Man weiß nicht, inwieweit Penicillin in der Nahrung zu Nesselsucht beiträgt. Jedoch konnten Nesselsucht und anaphylaktische Symptome zu Penicillin in Milch,[3] Softdrinks[4] und Tiefkühlnahrung[5] zurückverfolgt werden. In einer Studie mit 245 Patienten mit chronischer Nesselsucht hatten 24 Prozent positive Hauttests und 12 Prozent positive RAST-Ergebnisse (ein Allergiebluttest; siehe das Kapitel »Lebensmittelallergie«) auf Penicillinempfindlichkeit.[6] Von den 42 Patienten, die empfindlich auf Penicillin reagierten, erfuhren 22 klinische Verbesserungen durch das Weglassen von Milchprodukten, während nur zwei von vierzig Patienten mit negativem Hauttest von dieser Ernährung profitierten. Diese Studie dürfte den indirekten Beweis dafür liefern, dass Penicillin in der Nahrung zu Nesselsucht beiträgt.

Um einen direkten Beweis zu erhalten, erhielten gegen Penicillin allergische Freiwillige mit Penicillin verunreinigtes Schweinefleisch. Abgesehen von einem leichten Juckreiz bei zwei Teilnehmern waren keine signifikanten Reaktionen festzustellen.[7] Penicillin in Milch scheint stärker allergisch zu wirken als Penicillin in Fleisch. Man nimmt an, dies liege daran, dass sich Penicillin in Milch zu einer größeren Anzahl von allergenen Substanzen abbaut.

Aspirin

Die Häufigkeit von Aspirinempfindlichkeit bei Patienten mit chronischer Nesselsucht ist mindestens zwanzigmal höher als bei Menschen ohne Nesselsucht.[8–12] Nesselsucht kommt als Indikator für eine Aspirinsensitivität häufiger vor als Asthma. Abgesehen von der direkten Wirkung von Aspirin und anderen nichtsteroidalen Antirheumatika (NSARs) erhöhen sie nachweislich die Darmdurchlässigkeit und die Absorption von Allergenen aus dem Verdauungstrakt, was ebenfalls Nesselsucht auslösen kann.

Die tägliche Verabreichung von 650 Milligramm Aspirin über einen Zeitraum von 3 Wochen hat Patienten mit Nesselsucht und Aspirinsensitivität desensibilisiert. Während der Einnahme von Aspirin reagieren die Patienten auch nicht auf Nahrungsmittel, auf die sie normalerweise reagierten (Ananas, Milch, Eier, Käse, Fisch, Schokolade, Schweinefleisch, Erdbeeren und Pflaumen).[13]

Lebensmittelallergien

Obwohl jedes Nahrungsmittel ein auslösender Faktor sein kann, sind es am häufigsten folgende: Milch, Fisch, Fleisch, Eier, Bohnen und Nüsse. Bei Menschen mit Ekzemen oder Asthma besteht die größte Wahrscheinlichkeit, Nesselsucht infolge von klassischen Allergiemechanismen (IgE-vermittelt) zu bekommen.

Grundvoraussetzung für die Entwicklung einer Nahrungsmittelallergie ist die Absorbierung des Allergens durch die Darmschranke. Es gibt mehrere bekannte Faktoren, die die Darmdurchlässigkeit signifikant erhöhen, darunter Verbindungen, die als *vasoaktive Amine* bezeichnet werden, die durch die Nahrung aufgenommen oder durch Reaktionen von Bakterien auf essenzielle Aminosäuren, Alkohol, NSARs und möglicherweise viele Nahrungsmittelzusätze ausgelöst werden. Darüber hinaus berichteten einige Forscher von Veränderungen der Magensäure, Darmbeweglichkeit (Kontraktionen des Darms, durch die Nahrungsmittel weiterbefördert werden) und anderen Funktionen des Verdauungstrakts, wovon bis zu 85 Prozent der Patienten mit chronischer Nesselsucht betroffen waren.[14–17] Diese Veränderungen wiederum können temporär oder permanent Schranke und Immunfunktion der Darmwand verändern und eine Prädisposition für allergische Reaktionen schaffen.

In einer Studie mit 77 Patienten mit chronischer Nesselsucht wurden 24 (31 Prozent) diagnostiziert, die keine Magensäure erzeugen konnten, und 41 (53 Prozent) konnten nur eine geringe Menge produzieren.[16] Die Behandlung mit einem Salzsäuresupplement und einem Vitamin-B-Komplex erzielte beeindruckende klinische Ergebnisse, was unterstreicht, wie wichtig es ist, bei der Behandlung von Nesselsucht jeden möglichen zugrunde liegenden Faktor bei der Verdauung zu korrigieren. (Für weitere Informationen siehe das Kapitel »Verdauung und Ausscheidung«).

Nahrungsmittelzusatzstoffe

Nahrungsmittelzusatzstoffe sind ein wesentlicher Faktor bei vielen Fällen von chronischer Nesselsucht bei Kindern. Farbstoffe (Azofarbstoffe), Aromastoffe (Salicylat, Aspartame), Konservierungsstoffe (Benzoat, Nitrit, Sorbinsäure), Konservierungsstoffe (Hydroxytoluol, Sulfit, Gallat) und Emulgatoren/Stabilisatoren (Polysorbat, pflanzliche Verdickungsmittel) rufen bei empfindlichen Menschen Nesselsucht hervor.

Wie wichtig die Kontrolle von Nahrungsmittelzusatzstoffen ist, wurde in einer Studie mit 64 Nesselsuchtpatienten deutlich. Nach 2 Wochen mit einer Ernährung ohne Zusatzstoffe erfuhren 73 Prozent der Patienten eine deutliche Reduzierung ihrer Symptome.

Tartrazin

Tartrazin (E 102) ist einer der am häufigsten eingesetzten Farbstoffe, die Nesselsucht auslösen können.[18] Er wird nahezu allen verpackten Lebensmitteln und vielen Arzneimitteln zugefügt, darunter auch Antihistamin, Antibiotika, Steroiden und Sedativa. Die Reaktionen auf diese Nahrungsmittelzusätze sind derart häufig, dass sie in einigen Ländern (zum Beispiel Schweden) verboten wurden.[19]

In den Vereinigten Staaten beträgt der tägliche Pro-Kopf-Konsum von zugelassenen Farbstoffen 15 Milligramm, wovon Tartrazin einen Anteil von 85 Prozent hat. Kinder nehmen für gewöhnlich sogar noch mehr davon auf. Die Tartrazinsensitivität tritt bei geschätzten 0,1 Prozent der Bevölkerung auf; wir gehen aber von weitaus höheren Zahlen aus.

Eine Tartrazinunverträglichkeit ist bei Menschen mit Aspirinsensitivität ausgesprochen häufig (20–50 Prozent).[18] Wie Aspirin ist auch Tartrazin ein bekannter Auslöser von Asthma, Nesselsucht und anderen allergischen Erkrankungen, besonders bei Kindern. Beide Stoffe hemmen das Enzym Cyclooxygenase; dies führt bei einigen Menschen zur stärkeren Produktion der unter dem Namen Leukotriene bekannten allergischen Substanzen. Bei diesen Stoffen ist die Wahrscheinlichkeit einer allergischen Reaktion etwa hundertmal höher als bei Histamin.

Zudem kurbelt Tartrazin (wie auch Benzoat und Aspirin) die Produktion des Hemmfaktors von Leukozytenlymphokinen an; dies führt zu einer erhöhten Anzahl von Mastzellen im gesamten Körper. Biopsien von Patienten mit Nesselsucht zeigten, dass mehr als 95 Prozent mehr Mastzellen haben als Menschen ohne Nesselsucht.[20]

Eine Ernährung, die Tartrazin und andere Nahrungsmittelzusatzstoffe ausschließt, hat sich bei vielen empfindlichen Menschen als ausgesprochen hilfreich erwiesen.

Aromastoffe

Salicylate (Aspirin ähnliche Substanzen). Ein breites Spektrum von Salicylsäureestern wird für den Geschmack von Lebensmitteln eingesetzt, wie zum Beispiel von Backmischungen, Süßspeisen, Eiscreme, Kaugummi und Softdrinks. Man glaubt, der Wirkmechanismus dieser Stoffe sei dem des Aspirins ähnlich.

Salicylate kommen in vielen Nahrungsmitteln auch natürlich vor. Die meisten Früchte, besonders Beeren und Trockenfrüchte, enthalten Salicylate; Rosinen und Pflaumen haben den höchsten Gehalt. Sie finden sich in erheblichen Mengen auch in Süßholz und Pfefferminzbonbons. Moderate Mengen sind in Nüssen und Samen enthalten. Gemüse, Hülsenfrüchte, Getreide, Fleisch, Geflügel, Fisch, Eier und Milchprodukte weisen meist unbedeutende Mengen Salicylat auf. Besonders hohe Mengen findet man in einigen Kräutern und Gewürzen, darunter Currypulver, Paprika, Thymian, Dill, Oregano und Kurkuma. Trotz des üblicherweise geringen Konsums dieser Kräuter und Gewürze können sie einen wichtigen Beitrag zur Salicylatzufuhr leisten.

Die durchschnittliche Aufnahme von Salicylat aus der Nahrung beträgt zwischen 10 und 200 Milligramm pro Tag.[21] Salicylate aus Lebensmitteln können einen wesentlichen Einfluss auf Menschen mit einer Aspirinunverträglichkeit ausüben.

Andere Aromastoffe. Andere Aromastoffe, wie etwa Zimt, Vanille oder Menthol, sind bei einigen Menschen in der Lage, Nesselsucht auszulösen. Der künstliche Süßstoff Aspartam (NutraSweet) verursacht nachweislich ebenfalls Nesselsucht.[22]

Konservierungsstoffe

Benzoate. Benzoesäure und Benzoate sind die häufigsten Nahrungskonservierungsmittel. Obwohl die Häufigkeit der ungünstigen Reaktionen auf diese Stoffe in der Gesamtbevölkerung auf weniger als 1 Prozent geschätzt wird, schwankt die Reaktionshäufigkeit bei Patienten mit chronischer Nesselsucht zwischen 4 und 44 Prozent.

Fisch und Garnelen enthalten oft ausgesprochen hohe Mengen von zugefügten Benzoaten. Das kann ein Grund dafür sein, dass bei Nesselsuchtpatienten so häufig ungünstige Reaktionen auf diese Nahrungsmittel auftreten.

BHT und BHA. Butylhydroxytoluol (BHT) und Butylhydroxyanisol (BHA) sind die primären Antioxidantien, die bei Fertiggerichten und verpackten Lebensmitteln verwendet werden. Üblicherweise haben Patienten mit chronischer Nesselsucht positive Testergebnisse auf die orale Reizung mit BHT. Schon ein Kaugummi, der Butylhydroxytoluol enthielt, genügte, um bei einem Patienten Nesselsucht auszulösen.[23]

Sulfite. Wie bei Tartrazin hat man beobachtet, dass Sulfite bei empfindlichen Menschen Asthma, Nesselsucht und Angioödem auslösen.[24] Sulfite sind überall in Lebensmitteln und Medikamenten zu finden. Typischerweise werden sie verarbeiteten Lebensmitteln zugefügt, um das Verderben durch Mikroben zu verhindern und sie vor Braunfärbungen und Farbveränderungen zu bewahren. Die früheste bekannte Verwendung von Sulfiten war die Weinbehandlung mit Schwefeldioxid bei den alten Römern.

Sulfite werden zur Konservierung vieler Nahrungsmittel eingesetzt, besonders bei Trockenfrüchten, Fertigsalaten, an Salatbuffets sowie in Wein und Bier. Wein- und Biertrinker nehmen normalerweise bis zu 10 Milligramm Sulfite täglich auf, selbst wenn sie gemäßigte Trinker sind (zwei bis drei Gläser Wein oder Bier). Auch bei vielen Pharmazeutika werden Sulfite als Konservierungsstoffe eingesetzt. Sie können sowohl Asthma als auch Nesselsucht hervorrufen.

Im Normalfall verstoffwechselt das Enzym Sulfitoxidase Sulfite zu sichereren Sulfaten, die mit dem Urin ausgeschieden werden. Wenn dieser Mechanismus jedoch schlecht funktioniert, entsteht ein erhöhtes Verhältnis von Sulfit zu Sulfat im Urin. Sulfitoxidase ist vom Spurenelement Molybdän abhängig. Obwohl die meisten Ernährungslehrbücher einen Molybdänmangel als selten bezeichnen, ergab eine österreichischen Studie mit 1750 Patienten, dass 41,5 Prozent einen Mangel aufwiesen.[25] Ein Mangel an Molybdän kann eine Sulfitunverträglichkeit auslösen. Wenn dies der Fall ist, kann eine Supplementierung (täglich 200 Mikrogramm) sinnvoll sein.

Emulgatoren und Stabilisatoren
Verschiedene Substanzen werden zur Emulgierung und Stabilisation vieler kommerzieller Nahrungsmittel eingesetzt, um sicherzustellen, dass feste und flüssige Stoffe und Öle sich nicht trennen. Viele Lebensmittel mit diesen Verbindungen enthalten auch andere Zusätze wie Konservierungsmittel und Farbstoffe. Berichten zufolge löst in Eiscreme enthaltenes Polysorbat bei empfindlichen Menschen Nesselsucht aus, ebenso wie Verdickungsmittel wie Acacia, Gummiarabikum, Tragant, Quitte und Carrageen.[4]

Infektionen

Infektionen sind eine Hauptursache von Nesselsucht bei Kindern. Bei Erwachsenen tritt immunologische Toleranz auf viele Mikroorganismen offenbar aufgrund von wiederholtem Kontakt mit Antigenen auf. Die Rolle der Bakterien, Viren und Hefepilzen *(Candida albicans)* bei Nesselsucht wird unten kurz besprochen. Chronische Trichomonadeninfektionen wurden ebenfalls als Auslöser von Nesselsucht ausgemacht.

Bakterielle Infektionen
Es gibt zwei Hauptszenarien, bei denen bakterielle Infektionen zur Nesselsucht beitragen: eine akute Streptokokkentonsillitis (Mandelentzündung) bei Kindern und eine chronische Zahninfektion bei Erwachsen. Bei Ersterer überwiegt die akute, bei Letzterer die chronische Nesselsucht.[1]

Virale Infektionen
Hepatitis B ist die häufigste Ursache für viral ausgelöste Nesselsucht. Nesselsucht wird auch stark mit dem Pfeifferschem Drüsenfieber verbunden und kann sich mehrere Wochen, bevor sich die Erkrankung manifestiert, entwickeln. Die Häufigkeit von Nesselsucht während eines Pfeifferschen Drüsenfiebers beträgt 5 Prozent.

Candida
Mehrere klinische Studien lassen auf den Zusammenhang zwischen *Candida albicans* und chronischer Nesselsucht schließen. Der Anteil der Patienten mit chronischer Nesselsucht, die positiv auf einen sofortigen Hauttest mit Candida-Antigenen reagieren, liegt zwischen 19 und 81 Prozent, gegenüber 10 und 15 Prozent bei Menschen ohne Nesselsucht.[26, 27] Es scheint, als sei die Empfindlichkeit für *Candida albicans* bei mindestens 25 Prozent der Patienten mit chronischer Nesselsucht ein wichtiger Faktor. Etwa 70 Prozent der Betroffenen, die eine positive Hautreaktion auf *Candida albicans* zeigen, reagieren auch auf orale Provokationstests, wobei mit Back- oder Bierhefe versetzte Nahrungsmittel verwendet werden.

Wie die Behandlung mit dem Medikament Nystatin zeigt, kann die Eliminierung der Candida-Organismen bei einer Reihe von sensitiven Menschen zur Heilung führen. In einer Studie reagierten mehr Patienten (18 aus 49) auf Nystatin und eine hefefreie Ernährung als auf Nystatin allein (9 aus 49). Die Ernährung ohne Hefe schloss Brot, Wurst, Wein, Bier, Cidre, Weintrauben, Rosinen, Essig, Tomaten, Ketchup, eingelegtes Gemüse und hefehaltige Fertiggerichte aus.[27]

Die Bedeutung der Ernährung wird zusätzlich durch eine Studie mit 36 Patienten unterstützt, die bei einem Hautpricktest positiv auf Candida ansprachen. Nur drei der Patienten wurden durch Nystatin allein symptomfrei, im Vergleich zu 23, die nach Abschluss der Nystatintherapie eine Diät befolgten, die allergieauslösende Nahrungsmittel und Hefe ausschloss.[28] Der beste Ansatz ist offenbar, sowohl auf Hefe als auch auf Allergieauslöser zu verzichten.

Stress

Einer Studie mit 236 Patienten mit chronischer Nesselsucht zufolge waren psychologische Faktoren (Stressoren) die häufigste Primärursache.[29] Stress scheint eine wichtige Rolle zu spielen, weil er die Konzentration der Darmsekretions-Immunglobuline A (IgA) senkt.

Eine Studie mit fünfzehn Patienten, die unter chronischer Nesselsucht litten, erbrachte einen deutlichen Nutzen durch Entspannungstherapie und Hypnose.[30] Die Patienten erhielten Tonträger und wurden gebeten, zu Hause die beschriebenen Entspannungsübungen durchzuführen. Bei einem Follow-up 5–14 Monate nach der ersten Untersuchung war bei sechs Patienten die Nesselsucht abgeklungen, und sieben berichteten von einer Verbesserung.

Therapeutische Erwägungen

Die Behandlungsziele bei Nesselsucht sind klar: diejenigen Faktoren aufzuspüren und zu eliminieren, die die Freisetzung von Histamin und anderen allergenen Substanzen auslösen, und die Überreaktion des Körpers zu reduzieren.

Die strengsten Eliminierungsdiäten lassen nur Wasser, Lamm, Reis, Birnen und Gemüse zu. Die Nahrungsmittel, die am ehesten im Verdacht stehen, Nesselsucht auszulösen (Milch, Eier, Hühnchen, Obst, Nüsse und Zusatzstoffe), sollten unbedingt gemieden werden. Lebensmittel, die vasoaktive Amine enthalten, sollten ebenfalls weggelassen werden, selbst wenn keine direkte Allergie darauf beobachtet wird. Die wichtigsten zu meidenden Nahrungsmittel sind geräuchertes Fleisch, alkoholische Getränke, Käse, Schokolade, Zitrusfrüchte und Schalentiere. Zudem kann nicht genug betont werden, wie wichtig die Eliminierung von Nahrungsmittelzusatzstoffen ist. Wenn sie tatsächlich die Anzahl der Mastzellen in der Haut erhöhen, können sie dies ebenso im Dünndarm tun, wodurch sie das Risiko für einen Sickerdarm erhöhen.

Zusätzlich zur Eliminationsdiät gibt es weitere Faktoren, die hilfreich sein können, wie etwa die Lichttherapie mit UV-Strahlen, Vitamin C, Vitamin B_{12}, Fischöl, Quercetin und Schilddrüsenhormone. Diese wollen wir nachfolgend besprechen.

UV-Lichttherapie

Ultraviolettes Licht (Sonne oder Solarium) erwies sich bei einigen Patienten mit chronischer Nesselsucht als vorteilhaft.[31, 32] Sowohl Ultraviolett-A-(UVA-)Licht, die nicht verbrennende Form des Sonnenlichts, als auch Ultraviolett-B-(UVB-)Licht, das Sonnenbrand auslöst, wurden untersucht. Patienten mit Kälte-, cholinergischer und dermografischer Urtikaria sprachen am besten auf die Therapie an.

Nahrungsergänzungsmittel

Vitamin C

Eine Therapie mit hoher Vitamin-C-Dosis kann bei Nesselsucht (und anderen allergischen Reaktionen) hilfreich sein, indem es die Histaminkonzentration senkt.[33] Vitamin C hemmt die Ausschüttung von Histamin durch die weißen Blutkörperchen und fördert die Entgiftung von diesem Stoff. Um derartige Effekte zu erzielen, scheinen Dosierungen von täglich mindestens 2000 Milligramm erforderlich.

Vitamin B_{12}

Obwohl die Vitamin B_{12}-Blutspiegel bei den meisten Nesselsuchtpatienten normal sind, wurde in Einzelfällen berichtet, dass sich die zusätzliche Gabe von Vitamin B_{12} bei der Behandlung von akuter und chronischer Nesselsucht als wertvoll erwies.[34, 35]

Fischöl

Fischöl kann hilfreich sein. In einem Bericht erlebten drei Patienten mit einer durch Aspirin ausgelösten Urtikaria eine Linderung der Symptome nach Einnahme eines Nahrungsergänzungsmittels mit Omega-3-Fettsäuren. Die drei Patienten litten unter schwerer Urtikaria und Asthma. Sie machten eine orale Therapie mit Corticosteroiden (zum Beispiel Prednison), hatten jedoch weiterhin Symptome. Nach der alimentären Supplementierung mit Fischöl (täglich 3000 Milligramm EPA + DHA) über einen Zeitraum von 6 bis 8 Wochen gingen die Symptome bei allen drei Patienten zurück, was es ihnen ermöglichte, die systemischen Corticosteroide abzusetzen. Als sie die Menge des eingenommenen Fischöls reduzierten, kehrten die Symptome zurück, also mussten weiterhin höhere Dosierungen gegeben werden, um ein Wiederauftreten der Symptome zu verhindern.[36] Das überrascht nicht, wenn man bedenkt, dass eine typische Ernährung exzessive Mengen an entzündungsfördernden Omega-6-Fettsäuren, wie zum Beispiel Arachidonsäure (siehe das Kapitel »Stille Entzündungen«), enthält.

Quercetin

Das Flavonoid Quercetin hemmt die Erzeugung und Freisetzung von Histamin und anderen Allergie-/Entzündungsmediatoren durch Mastzellen und Basophile. Aufgrund der schlechten Absorbierung von Quercetin ist enzymatisch verändertes Isoquercitrin (EMIQ) vielleicht die bessere Wahl. Weitere Informationen siehe das Kapitel »Heuschnupfen«.

Schilddrüsenhormone

Der Zusammenhang zwischen einer Schilddrüsenunterfunktion und Nesselsucht ist seit den 1950er-Jahren bekannt. Patienten mit chronischer Nesselsucht sprechen zum Teil auf das Schilddrüsenhormon an, besonders, wenn Antikörper gegen das Schilddrüsengewebe vorhanden sind.[37, 38] So beurteilte eine Studie beispielsweise 624 Patienten mit angenommener idiopathischer chronischer Nesselsucht und/oder Angioödem. Bei neunzig Patienten wurden Schilddrüsenantikörper gefunden.[38] 46 dieser Patienten wurden mit L-Thyroxin behandelt, und acht hatten innerhalb von 4 Wochen Therapie einen Rückfall. Bei vier Patienten mit hohen Antikörpertitern verschlechterte sich nach Absetzen der Therapie wiederholt ihr Zustand, und sie hatten nach Wiederaufnahme der L-Thyroxin-Therapie mehrfache Rückfälle. Obwohl L-Thyroxin die Nesselsucht oder das Angioödem der Patienten nicht immer linderte, so war die Wirkung doch – wenn sie eintrat – drastisch.

Schnellüberblick

- Entscheidend bei der Behandlung von Nesselsucht ist die Identifizierung und Beherrschung der auslösenden Faktoren.
- Bei Erwachsenen ist die Reaktion auf Arzneimittel der primäre Auslöser von Nesselsucht.
- Bei Kindern wird die Nesselsucht meistens durch Nahrungsmittel, Nahrungsmittelzusatzstoffe oder Infektionen ausgelöst.
- Antibiotika, einschließlich Penicillin und verwandte Verbindungen, sind am häufigsten die Ursache für medikamentös bedingte Nesselsucht.
- Obwohl sich in jedem Nahrungsmittel auslösende Faktoren finden, sind am häufigsten Milch, Fisch, Fleisch, Eier, Bohnen und Nüsse die Auslöser.
- Mehrere Nahrungsmittelzusatzstoffe (zum Beispiel Tartrazin, Benzoat) und Aspirin verstärken die Produktion einer Verbindung, die die Anzahl der Mastzellen im gesamten Körper erhöht.
- Das Meiden von Nahrungsmittelzusatzstoffen führt bei Kindern zu einer erheblichen Linderung von chronischer Nesselsucht.
- Chronische Candidose kann ein Auslöser für chronische Nesselsucht sein.
- Vitamin C hemmt die Ausschüttung von Histamin durch die weißen Blutkörperchen und steigert seinen Abbau.
- Fischöl erwies sich bei einigen Menschen als hilfreich bei der Heilung von chronischer Nesselsucht.
- Das Flavonoid Quercetin hemmt die Erzeugung und Freisetzung von Histamin und anderen Allergie-/Entzündungsmediatoren durch Mastzellen und Basophile.
- In Fällen von chronischer Nesselsucht muss eine Schilddrüsenunterfunktion oder das Vorhandensein von Schilddrüsenantikörpern ausgeschlossen werden.

Behandlungsübersicht

Oberstes Ziel bei der Behandlung sind Identifizierung und Kontrolle aller Faktoren, die eine Nesselsucht auslösen. Eine akute Nesselsucht ist in der Regel eine Erkrankung, die von selbst wieder verschwindet, besonders dann, wenn der auslösende Faktor eliminiert oder reduziert wurde. Chronische Nesselsucht spricht ebenfalls auf die Eliminierung des Auslösers an.

Ernährung

Eine Eliminationsdiät ist von äußerster Wichtigkeit bei der Behandlung von chronischer Nesselsucht (siehe das Kapitel »Lebensmittelallergie«). Die Ernährung sollte nicht nur verdächtige Allergene, sondern auch Nahrungsmittelzusatzstoffe ausschalten.

Nahrungsergänzungsmittel

- Ein hochpotentes Multivitamin-Mineralstoffpräparat, wie im Kapitel »Supplementierung« beschrieben
- Wesentliche Nährstoffe:
  - ➔ Vitamin B_{12} (Methylcobalamin): täglich 1000 Mikrogramm
  - ➔ Vitamin C: dreimal täglich 500–1000 Milligramm
  - ➔ Magnesium (gebunden an Aspartat, Citrat, Fumarat, Malat oder Succinat): dreimal täglich 200–300 Milligramm
  - ➔ Vitamin D_3: täglich 2000–4000 IE (idealerweise Blutwerte messen und die Dosierung entsprechend anpassen)
- Fischöl: 3000 Milligramm EPA + DHA pro Tag
- Eines der folgenden Präparate:
  - ➔ Traubenkernextrakt (mehr als 95 Prozent oligomere Proanthocyanidine): täglich 100–300 Milligramm
  - ➔ Kiefernrindenextrakt (mehr als 95 Prozent oligomere Proanthocyanidine): täglich 100–300 Milligramm
  - ➔ Quercetin: 20 Minuten vor jeder Mahlzeit 200–400 Milligramm oder vor jeder Mahlzeit 50–100 Milligramm EMIQ

Psychologische Maßnahmen

Wenden Sie regelmäßig Entspannungstechniken an. Hören Sie zum Beispiel auf speziellen CDs Entspannungsprogramme.

Physikalische Medizin

Nehmen Sie täglich 15–20 Minuten lang ein Sonnenbad oder gehen Sie in ein UVA-Solarium, vor allem bei chronisch physikalischer Urtikaria. Bei einer solaren Urtikaria ist dies natürlich kontraindiziert.

NICHTALKOHOLISCHE FETTLEBERERKRANKUNG (NAFLD)/NICHTALKOHOLISCHE STEATOHEPATITIS (NASH)

- Die meisten Patienten mit NAFLD haben kaum oder gar keine Symptome.
- Die Patienten können über Erschöpfung, Unwohlsein und unklares Unbehagen im oberen rechten Quadranten des Bauchraums klagen.
- Die Leberenzyme sind möglicherweise erhöht.
- Bei einer Ultraschalluntersuchung der Leber sind Fettansammlungen erkennbar.

Die nichtalkoholische Fettlebererkrankung (NAFLD) ist eine Ursache der Fettleber, bei der Fett in der Leber abgelagert wird (Steatose), jedoch nicht infolge von exzessivem Alkoholkonsum. Der Schweregrad reicht von relativ leichter Beeinträchtigung der Leberfunktion bis hin zur Leberentzündung, die man als nichtalkoholische Steatohepatitis (NASH) bezeichnet; sie kann sich zu Zirrhose und terminaler Lebererkrankung ausweiten.

Eine einfache Steatose ist mit Adipositas verbunden und tritt bei 70 Prozent derjenigen auf, die 10 Prozent über dem Idealgewicht liegen, und bei fast 100 Prozent der adipösen Patienten. Von Übergewicht abgesehen wird NASH auch mit anderen Faktoren verbunden, die die Leberfunktion beeinträchtigen, darunter Ernährungsanomalien, Medikamenten und berufsbedingtem Kontakt mit Toxinen.

Man geht davon aus, dass mehr als 20 Prozent der US-Amerikaner von NAFLD betroffen sind, somit ist sie die häufigste Lebererkrankung in den Vereinigten Staaten. NASH liegt bei circa 2–3 Prozent der NAFLD-Patienten vor, was sie zur primären Ursache von Leberzirrhose macht. Nahezu 20 Prozent der NASH-Patienten entwickeln innerhalb von 10 Jahren eine Zirrhose.

Ursachen

NAFLD wird mit Insulinresistenz in Verbindung gebracht, die sich durch Adipositas, Typ-2-Diabetes und erhöhte Blutkonzentration von Triglyceriden äußern kann.[1–3]

Wenn die Leber schädlichen Substanzen ausgesetzt ist wie zum Beispiel Prooxidantien, die bei einer Entzündung im Zusammenhang mit einer Insulinresistenz entstehen, kommt es als Erstes zum Eindringen von Fett in die Leber.

NAFLD kann auch durch einige Arzneimittel hervorgerufen werden:

- Amiodaron
- Antivirale Medikamente (Nukleosidanaloga)
- Aspirin (selten, im Rahmen des Reye-Syndroms bei Kindern)
- Corticosteroide
- Diltiazem
- Methotrexat
- Nifedipin
- Tamoxifen
- Tetracyclin

Therapeutische Erwägungen

Primäres Ziel ist in den meisten Fällen die Verbesserung der Insulinsensitivität durch Ernährung und Supplementierung. Bei Übergewichtigen ist die Gewichtsreduktion die effektivste Maßnahme bei NAFLD[4] (siehe das Kapitel »Adipositas und Gewichtskontrolle«). NAFLD-Patienten mit Diabetes sollten sich an die Empfehlungen im Kapitel »Diabetes« halten.

Die Behandlung von schlanken Menschen mit NAFLD und die sekundäre Behandlung von Über-

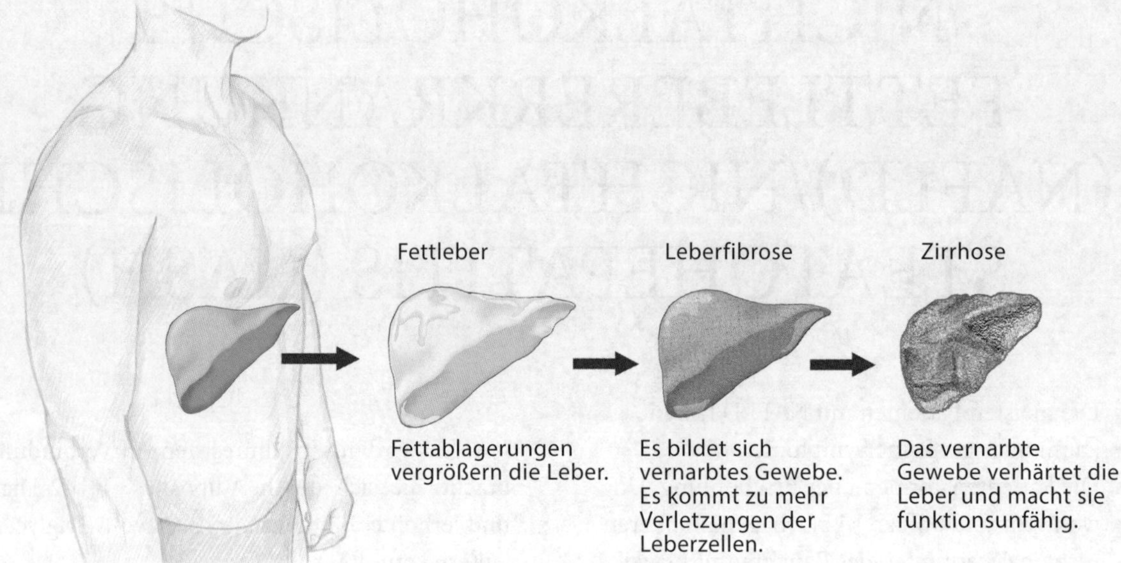

Progression von NAFLD/NASH

gewichtigen besteht in leberschützenden Komponenten und pflanzlichen Stoffen, die den Fluss von Galle und Fett zur und von der Leber fördern (Choleretika).

Alle von NASH Betroffenen sollten den nachfolgenden Empfehlungen sowie jenen im Kapitel »Hepatitis« folgen.

Ernährung

Ein entscheidender Schritt bei der Vorbeugung und Behandlung von NAFLD ist der Verzicht auf Nahrungsmittel mit hohem glykämischen Index. Wie in einer Studie interessanterweise festgestellt wurde, tranken 80 Prozent der NAFLD-Patienten so große Mengen an Softdrinks und Säften, dass diese ihren täglichen Zuckerkonsum um 12 Teelöffel oder mehr erhöhten.[5] Den Empfehlungen im Kapitel »Eine gesunde Ernährung« sollte Folge geleistet werden. Darüber hinaus gibt es spezielle schwefelhaltige Nahrungsmittel mit hohen Anteilen von Substanzen, die die Leber vor Schädigungen schützen und ihre Funktion verbessern; dazu gehören Knoblauch, Hülsenfrüchte, Zwiebel und Eier. Gute Quellen für lösliche Ballaststoffe sind zum Beispiel Birnen, Haferkleie, Äpfel und Hülsenfrüchte, Gemüse der Kohlfamilie, besonders Brokkoli, Rosenkohl und Kohl, Artischocken, Rote Bete, Karotten und Löwenzahn, ferner viele Kräuter und Gewürze, zum Beispiel Kurkuma, Zimt und Koriander, sowie grünes Blattgemüse, die die Entgiftungsprozesse in der Leber unterstützen.

Viele Studien ergaben in der Leber von NAFLD-Patienten erhöhte Eisenwerte.[6–8] Angesichts seiner Fähigkeit, Prooxidantien zu erzeugen, sollte Eisen gemieden werden, es sei denn, es besteht ein medizinischer Grund für seine Supplementierung (zum Beispiel Eisenmangelanämie). Ernähren Sie sich eisenarm und verzichten Sie auf eine Eisensupplementierung.

Nahrungsergänzungsmittel

Betain und andere lipotrope Faktoren

Betain, Cholin, Methionin, Vitamin B_6, Folsäure und Vitamin B_{12} sind wichtige lipotrope Verbindungen – Komponenten, die den Fluss von Fett und Galle zur und von der Leber fördern. Lipotrope Substanzen werden seit Langem in der Naturmedizin eingesetzt; im Wesentlichen »entstauen« sie die Leber, verbessern ihre Funktion und den Fettstoffwechsel. Lipotrope Rezepturen scheinen die Konzentration von zwei wichtigen Lebersubstanzen zu erhöhen: SAM-e und Glutathion.

Betain allein hat sich bei Dosierungen von zweimal täglich bis zu 10 Gramm als recht wirkungsvoll bei NAFLD erwiesen.[9] Wir denken jedoch, dass die

Einnahme von niedrigeren Dosierungen in Kombination mit anderen lipotropen Verbindungen der vernünftigere Ansatz ist. Die meisten großen Hersteller von Nahrungsergänzungsmitteln bieten lipotrope Präparate an. Wichtig bei der Einnahme lipotroper Rezepturen ist eine Dosierung, die täglich 1000 Milligramm Betain, 1000 Milligramm Cholin und 1000 Milligramm Methionin und/oder Cystein liefert. Alternativ kann SAM-e in einer Dosierung von täglich 200–400 Milligramm eingenommen werden.

Carnitin

Unser Körper kann Carnitin erzeugen, von Zeit zu Zeit jedoch nicht in ausreichender Menge – NAFLD kann ein Grund dafür sein. Carnitin spielt eine ausgesprochen wichtige Rolle bei Verwertung und Stoffwechsel von Fettsäuren in der Leber und bei der Funktion der Mitochondrien, den Energiekraftwerken in den Zellen. Niedrige Carnitinwerte in der Leber können die Anfälligkeit für NAFLD erhöhen. Die Supplementierung mit Carnitin hat sich als signifikant bei der Verhinderung und sogar Rückbildung einer alkoholbedingten Fettlebererkrankung erwiesen.[10]

Da Carnitin normalerweise für den Transport von Fettsäure und die Oxidation in den Mitochondrien sorgt, kann ein hoher Carnitingehalt erforderlich werden, um die durch den Alkoholkonsum oder andere Beeinträchtigungen der Leber erhöhte Fettsäuremenge zu bewältigen. Abgesehen von den Studien über NAFLD konnte die Supplementierung mit Carnitin auch die Konzentrationen von freien Fettsäuren bei Zirrhosepatienten und die Serumtriglyceride und Leberenzyme senken sowie das HDL-Cholesterin bei Patienten mit alkoholbedingter Fettlebererkrankung erhöhen.[10, 11]

In einer jüngeren Studie erhielten 45 NAFLD-Patienten entweder Carnitin (täglich 600 Milligramm) oder ein Placebo. Die Ergebnisse zeigten erhebliche Verbesserungen in der Carnitingruppe, einschließlich Verbesserungen der Leberfunktion und Beweisen für eine verbesserte Funktion der Mitochondrien.[12]

Der Einsatz von Carnitin bei Lebererkrankungen mit Fetteinlagerungen, auch NAFLD, ist sehr wichtig, besonders wenn diese Veränderungen die Folge von Alkoholkonsum oder des Kontakts mit Toxinen wie beispielsweise Pestiziden oder Herbiziden sind.

Gallensäuren

Gallensäuren sind natürlich vorkommende Verbindungen wie Ursodeoxycholsäure und Tauroursodeoxycholsäure, die ebenso wie die oben beschriebenen lipotropen Faktoren bei der Förderung des Gallen- und Fettflusses zur und von der Leber wirken. Gallensäurepräparate sind auf Verordnung erhältlich, aber Mixturen aus Ochsengalle bekommt man in Reformhäusern, und diese können sich als geeignete Alternativen erweisen. Gallensäure scheint eine sehr wirkungsvolle Behandlung bei NASH zu sein. Üblicherweise beträgt die tägliche Dosis von Ursodeoxycholsäure 13–15 Milligramm pro Kilogramm Körpergewicht.[9] Eine kürzlich durchgeführte Studie beurteilte jedoch Wirkung und Sicherheit von hochdosierter Ursodeoxycholsäure bei NASH-Patienten.[13] Diese 12-monatige Doppelblindstudie basiert auf einer täglichen Dosis von 28 bis 35 Milligramm pro Kilogramm Körpergewicht bei 126 Patienten, deren NASH-Diagnose durch eine Biopsie gestellt worden war und die erhöhte Leberenzyme aufwiesen hatten (Alanin-Aminotransferase, ALT). Wie sich zeigte, ist die Behandlung mit hochdosierter Ursodeoxycholsäure sicher und verbesserte die ALT-Konzentration und die anderer Leberfunktionsmarker.

Pflanzliche Arzneimittel

Eine ganze Reihe von Pflanzen hat eine günstige Wirkung auf die Leberfunktion. Die beeindruckendsten Forschungsergebnisse jedoch erbrachte das Extrakt der Mariendistel *(Silybum marianum)*, bekannt als Silymarin. Die in Silymarin enthaltenen Flavonoide schützen die Leber effektiv vor Schädigungen und unterstützen den Entgiftungsprozess, einschließlich der Erhöhung des Glutathiongehalts in der Leber. Glutathion ist eine Schlüsselkomponente bei einer für NAFLD-Patienten üblichen schlechten Leberfunktion. Weitere Informationen über Silymarin siehe das Kapitel »Entgiftung und innere Reinigung«.

Schnellüberblick

- Der primäre Risikofaktor für NAFLD ist eine Insulinresistenz.
- Gewichtsreduktion ist die effektivste Maßnahme bei übergewichtigen NAFLD-Patienten.
- Der Verzicht auf Nahrungsmittel mit hohem glykämischen Index ist entscheidend bei der Prävention und der Behandlung von NAFLD.
- Bei NAFLD sind eine eisenarme Ernährung sowie der Verzicht auf Supplementierungen mit Eisen angezeigt.
- Betain, Cholin, Methionin, Vitamin B_6, Folsäure und Vitamin B_{12} sind wichtige lipotrope Substanzen.
- Die Supplementierung mit Carnitin verhindert nachweislich und auf effektive Weise eine alkoholbedingte Fettlebererkrankung und kann sie sogar rückgängig machen.
- Die Verordnung einer Gallensäuretherapie mit Ursodeoxycholsäure ist ein maßgeblicher Ansatz, besonders bei NASH.
- Mariendistelextrakt schützt vor Leberschäden, verstärkt die Entgiftungsprozesse und erhöht den Glutathiongehalt der Leber. Glutathion ist eine Schlüsselkomponente für die Leberfunktion, da dessen Gehalt bei NAFLD-Patienten niedrig ist.

Behandlungsübersicht

Ernährung

Folgen Sie den Richtlinien im Kapitel »Eine gesunde Ernährung«. Darüber hinaus sind die Empfehlungen im Kapitel »Adipositas und Gewichtskontrolle« ausgesprochen wichtig.

Bestimmte Nahrungsmittel sind besonders hilfreich, denn sie enthalten Nährstoffe, die die Leber für die Produktion und Aktivierung Dutzender Enzyme braucht, die an den unterschiedlichen Entgiftungsprozessen beteiligt sind und die effektive Ausleitung von Toxinen unterstützen. Solche Nahrungsmittel sind:

- Knoblauch, Hülsenfrüchte, Zwiebeln, Eier und andere Lebensmittel mit hohem Schwefelgehalt
- Gute Quellen von löslichen Ballaststoffen, wie Birnen, Haferkleie, Äpfel und Hülsenfrüchte oder Ergänzungsmittel mit löslichen Ballaststoffen wie zum Beispiel PGX (PolyGlycopleX)
- Gemüse der Kohlfamilie, besonders Brokkoli, Rosenkohl und Kohl, denn diese unterstützen die Entgiftung
- Artischocken, Rote Bete, Karotten, Löwenzahnblätter und viele Kräuter und Gewürze wie Kurkuma, Zimt und Koriander
- Grünes Blattgemüse sowie grüne Nahrungsmittel wie Weizengras, Gerstengras, Chlorella und Spirulina

Nahrungsergänzungsmittel

- Ein hochpotentes Multivitamin-Mineralstoffpräparat, wie im Kapitel »Supplementierung« beschrieben
- Fischöl: 1000 Milligramm EPA + DHA
- Eins der folgenden Produkte:
  - → Traubenkernextrakt (mehr als 95 Prozent oligomere Proanthocyanidine): täglich 100–300 Milligramm
  - → Kiefernrindenextrakt (mehr als 95 Prozent oligomere Proanthocyanidine): täglich 100–300 Milligramm
  - → Einige andere flavonoidreiche Extrakte mit ähnlichem Gehalt an Flavonoiden, »Supergreens« oder andere Antioxidantien auf Pflanzenbasis, die täglich einen ORAC-Wert (Sauerstoffradikal-Absorptionsfähigkeit) von 3000 bis 6000 Einheiten oder mehr liefern können
- Eines der folgenden Mittel:
  - → Lipotrope Präparate, die 1000 Milligramm Betain, 1000 Milligramm Cholin und 1000 Milligramm Cystein und/oder Methionin pro Tag liefern
  - → SAM-e: 200–400 Milligramm pro Tag
  - → Gallensäuren (gemischt, aus Ochsengalle): 500 Milligramm zu den Mahlzeiten
- PGX (PolyGlycopleX): 1500–5000 Milligramm vor den Mahlzeiten

Pflanzliche Arzneimittel

Mariendistel *(Silybum marianum):* Die Dosierung richtet sich nach dem Silymaringehalt (vorzugsweise standardisierte Extrakte), wobei die besten Ergebnisse durch höhere Dosierungen erzielt werden, das heißt dreimal täglich 140–210 Milligramm Silymarin; die Dosierung für Silymarinphytosom liegt bei zwei- bis dreimal täglich 120 Milligramm zwischen den Mahlzeiten.

NIERENSTEINE

- In der Regel ohne Symptome, bis sich der Stein in einem Harnleiter festsetzt
- Zeitweise quälende, ausstrahlende Schmerzen, die von der Flanke oder der Niere ausgehen
- Übelkeit, Erbrechen und abdominale Auftreibungen
- Schüttelfrost, Fieber und häufiger Harndrang bei vorhandener Infektion
- Durch Ultraschall diagnostiziert

Steinbildungen im Harntrakt sind seit Jahrtausenden bekannt, doch in den vergangenen Jahrzehnten haben wir Veränderungen im Muster und in der Häufigkeit der Erkrankung beobachtet. Während in der Vergangenheit die Steinbildung fast ausschließlich in der Blase stattfand, bilden sich heute die meisten Steine in den Nieren. Auch die Häufigkeit der Steinbildung hat drastisch zugenommen. Es wird geschätzt, dass 10 Prozent aller amerikanischen Männer irgendwann in ihrem Leben einen Nierenstein haben werden, wobei 0,1–6,0 Prozent der Allgemeinbevölkerung jedes Jahr tatsächlich einen bekommen. In den Vereinigten Staaten entfällt eine von tausend Krankenhauseinweisungen auf Nierensteine. Diese Häufung entspricht dem Anstieg anderer Krankheiten, die mit der typischen westlichen Ernährung verbunden sind, darunter Herzerkrankungen, Bluthochdruck und Diabetes.

In den USA bestehen die meisten Nierensteine (75–85 Prozent) aus Calciumsalzen, während 5–8 Prozent Harnsäuresteine und weitere 10–15 Prozent Magnesium-Ammonium-Phosphat-Steine sind. Die Prävalenz der verschiedenen Arten von Steinen variiert geografisch und spiegelt die Unterschiede in den Bereichen Umweltfaktoren, Ernährung und Trinkwasser wider. Männer sind stärker betroffen als Frauen, und die meisten Patienten sind über 30 Jahre alt. Die Bestandteile im menschlichen Urin bleiben normalerweise in Lösung, da sie durch die pH-Kontrolle und die Absonderung von Substanzen, die das Kristallwachstum hemmen, reguliert werden. Wenn es jedoch zu einer Zunahme der Stoffe kommt, aus denen sich Steine zusammensetzen, oder zu einer Abnahme der Schutzfaktoren, können diese Stoffe einen winzigen Kristall bilden, der dann zu dem anwachsen kann, was wir Nierenstein nennen. Es gibt eine Reihe von Stoffwechselerkrankungen, die zu Nierensteinen führen können; daher ist es wichtig, dass Ihr Arzt Erkrankungen wie Hyperparathyreoidismus, Cystinurie, Cushing-Syndrom und Sarkoidose ausschließt.

Diagnostische Erwägungen

Die Diagnose der Art des Steins ist entscheidend für die Bestimmung der geeigneten Therapie. Eine sorgfältige Bewertung einer Reihe von Kriterien (Ernährung, zugrunde liegende Stoffwechsel- oder Krankheitsfaktoren, Urinanalyse, Urinkultur und Blutspiegel von Calcium, Harnsäure, Kreatinin und Elektrolyten) ermöglicht es in der Regel einem Arzt, die Zusammensetzung des Steins zu bestimmen, sofern dieser nicht für eine chemische Analyse verfügbar ist. Die Bedingungen, die die Steinbildung begünstigen, lassen sich in zwei Gruppen einteilen: Faktoren, die die Konzentration der Substanzen erhöhen, aus denen sich Steine zusammensetzen, und Faktoren, die die Steinbildung bei normalen Harnkonzentrationen begünstigen. Die erste Gruppe umfasst die Reduzierung des Urinvolumens (Dehydrierung) und eine erhöhte Ausscheidungsrate von Steinbestandteilen. Die zweite Gruppe von Faktoren hängt mit der Stagnation des Urinflusses (Harnstillstand), pH-Wert-Änderungen, Fremdkörpern und der Reduzierung des Gehalts an Substanzen zusammen, die normalerweise die Bildung von Kristallen verhindern.

Therapeutische Erwägungen

Das hohe Auftreten von calciumhaltigen Steinen in wohlhabenden Gesellschaften ist unmittelbar mit den folgenden Ernährungsmustern verbunden:

- Geringe Ballaststoffaufnahme[1]
- Hoher Verzehr raffinierter Kohlenhydrate[2,3]
- Hoher Alkoholkonsum[4]

Chemische und physikalische Eigenschaften von Harnsteinen					
Zusammensetzung	Name des Kristalls	Häufigkeit in %	Aussehen im Röntgenbild	Urineigenschaften	Kristalleigenschaften
Calciumoxalat	Whewellit	30–35	Undurchsichtig	Unspezifisch	Klein; Hanfsamen- oder Maulbeerform; braune oder schwarze Farbe
Calciumoxalat + Calciumphosphat		30–35	Undurchsichtig	pH > 5,5	Klein; Hanfsamen- oder Maulbeerform; braune oder schwarze Farbe
Calciumphosphat	Apatit	6–8	Undurchsichtig	pH > 5,5	Hirschhornkonfiguration, helle Farbe
Magnesium-Ammonium-Phosphat	Struvit, Dreifachphosphat	15–20	Undurchsichtig	pH > 6,2, Infektion	Hirschhornkonfiguration, helle Farbe
Harnsäure		6–10	Transparent	pH < 6,0	Ellipsoide Form, hell- oder rotbraune Farbe
Cystin		2–3	Undurchsichtig	pH < 7,2	Mehrere Steine, facettierte Form, ahornzuckerfarbig

- Aufnahme großer Mengen an tierischem Eiweiß[4,5]
- Hoher Fettkonsum[6]
- Hoher Verbrauch von Erfrischungsgetränken[7]
- Übermäßig säurebildende Ernährung

Die Schulmedizin stuft die Ursache der meisten Steine heute als unbekannt (idiopathisch) ein, ignoriert dabei aber die Ernährungsfaktoren, die zur Steinbildung führen. Die kumulative Wirkung dieser Ernährungsfaktoren ist zweifellos der Grund für die steigende Inzidenz von Nierensteinen.

Als Gruppe weisen Vegetarier ein geringeres Risiko auf, Steine zu entwickeln.[5,8] Wie Studien gezeigt haben, war die Häufigkeit von Steinen selbst bei Fleischessern, die mehr frisches Obst und Gemüse als andere aßen, geringer.[8] Das Hinzufügen von Kleie zur Ernährung und der Wechsel von Weißbrot zu Vollkornbrot sind zwei Maßnahmen, die das Calcium im Urin nachweislich senken.[9]

Diätetische Faktoren können auch eine Rolle bei der Ansäuerung oder Alkalisierung des Urins spielen. Abhängig von der Art des Steins kann diese Fähigkeit, den pH-Wert im Urin zu verändern, dabei helfen, Steine zu verhindern und zu behandeln.[10] In einer Studie erhielten zwölf gesunde Männer eine standardisierte Ernährung plus den Saft von entweder Cranberry, schwarzer Johannisbeere oder Pflaume und ließen dann ihren Urin testen.[11] Die Forscher fanden heraus, dass Cranberrysaft den pH-Wert des Urins senkte (ihn säurehaltiger machte) und die Ausscheidung von Oxalsäure signifikant erhöhte, was zu einer höheren Konzentration an Harnsäure führte. Saft von schwarzen Johannisbeeren erhöhte den pH-Wert im Urin (machte den Urin alkalischer), was zur Ausscheidung von Zitronensäure und zum Verlust von Oxalsäure führte. Pflaumensaft zeigte gar keine Wirkung. Wie diese Ergebnisse andeuten, könnte Johannisbeersaft die Prävention und Behandlung von Harnsäure und Oxalatsteinen unterstützen, während Cranberrysaft bei der Behandlung von Oxalatsteinen sowie Magnesium-Ammonium-Phosphat-Steinen nützlich sein könnte.

Eine weitere Studie zeigte, dass Cranberrysaft bei Patienten mit wiederkehrenden Nierensteinen die Calciummenge im Urin um über 50 Prozent reduziert.[12] Da ein hoher Calciumgehalt im Urin das Risiko der Entwicklung eines Nierensteins stark erhöht, kann Cranberrysaft anscheinend einen erheblichen Nutzen haben. Weil die meisten Cranberrysaftprodukte auf dem Markt mit Zucker überladen sind, ist es vermutlich besser, einen Cranberryextrakt zu nehmen. Zur Prävention von Nierensteinen bei Personen mit hohem Risiko nehmen Sie das Äquivalent

Gründe für die übermäßige Ausscheidung relativ unlöslicher Urinbestandteile		
Bestandteil	**Grund der übermäßigen Ausscheidung**	**Laborergebnisse oder Ursache**
Calcium (Ausscheidung von >250 mg pro Tag)	Absorbierende Hypercalciurie	Niedriges Serum-PO4
	Renale Hypercalciurie (renale tubuläre Acidose)	Niedriges Serum-PTH, hohes Urin-cAMP
	Primärer Hyperparathyreoidismus	Hoher Calciumgehalt im Serum, hohes Calcitriol
	Hyperthyreose	
	Hohe Vitamin-D-Aufnahme	Hoher Calciumgehalt im Serum
	Übermäßiger Konsum von Milch und alkalischem Aluminiumsalz	Niedriger Phosphatgehalt im Serum, hohes Calcitriol
	Destruktive Knochenerkrankung	
	Sarkoidose	
	Längere Immobilität	
	Konsum einer übermäßig säurebildenden Ernährung	
Oxalat	Familiäre Oxalurie (selten)	
	Ilealerkrankung, -resektion oder -bypass	
	Steatorrhö	
	Hohe Oxalataufnahme	
	Ethylenglycolvergiftung	
	Vitamin-C-Überschuss (extrem unwahrscheinlich)	Vitamin-B6-Mangel oder anormaler Oxalatstoffwechsel
	Methoxyfluran-Anästhesie	
Harnsäure (Ausscheidung von >750 mg pro Tag)	Gicht	
	Idiopathische Hyperurikosurie	
	Übermäßige Purinaufnahme	
	Krebsmedikamente	Schnelle Zellzerstörung
	Myeloproliferative Erkrankung	
Cystin	Hereditäre Cystinurie	

von 470 Milliliter Cranberrysaft oder befolgen Sie die Dosierungsempfehlungen auf dem Etikett des Produkts.

Viel Wasser zu trinken ist seit Langem als einer der wichtigsten Ansätze zur Verhinderung von Nierensteinen anerkannt. Die Erhöhung des Urinvolumens führt zu einer Abnahme der Steinprävalenz. Wie zahlreiche klinische Studien ergeben haben, senkt der Konsum von mehr als etwa 1,4 Litern Wasser pro Tag das langfristige Risiko eines Wiederauftretens von Nierensteinen um etwa 60 Prozent.[13]

Eine weitere Ernährungsempfehlung besteht darin, den Salzkonsum zu senken. Die Calciumausscheidung im Urin erhöht sich bei normalen Erwachsenen um etwa 40 Milligramm pro 2300 Milligramm Erhöhung des alimentären Natriums;

bei denjenigen, die Nierensteine bilden, nimmt bei einer Erhöhung der Salzaufnahme der Anstieg des Calciums im Urin noch mehr zu. Der beste Ansatz ist die Kombination aus mehr Wasser- und weniger Natriumaufnahme.[14]

Gewichtskontrolle und Zuckerkonsum

Gewichtskontrolle und Korrektur des Kohlenhydratstoffwechsels sind wichtig, da Übergewicht und Insulinunempfindlichkeit zu einer erhöhten Calciumausscheidung im Urin führen und hohe Risikofaktoren für die Steinbildung sind.[15, 16] Eine zuckerreiche Mahlzeit ist besonders nachteilig, da der Calciumspiegel im Urin nach der Zuckeraufnahme steigt – eine Wirkung, die bei den meisten Menschen mit wiederkehrenden Nierensteinen (circa 70 Prozent) überspitzt ist.[17] Offensichtlich sollten Personen mit wiederkehrenden Nierensteinen auf Zucker verzichten; Sportgetränke sind besonders problematisch, da sie Zucker und Salz kombinieren.

Magnesium und Vitamin B_6

Eine magnesiumarme Ernährung ist bei Ratten eine der schnellsten Möglichkeiten, Nierensteine zu verursachen.[18] Wie sich gezeigt hat, erhöht ein ausreichender Magnesiumspiegel die Löslichkeit von Calciumoxalat und hemmt die Bildung von sowohl Calciumphosphat- als auch Calciumoxalatsteinen.[18–20] Ein niedriges Magnesium-Calcium-Verhältnis im Urin ist ein unabhängiger Risikofaktor bei der Steinbildung, und zusätzliches Magnesium allein hat sich als wirksam erwiesen, um Rezidive von Nierensteinen zu verhindern.[20–22] Wird es jedoch in Verbindung mit Vitamin B_6 eingenommen, ist eine noch stärkere Wirkung festzustellen.[23, 24]

Viele Patienten mit wiederkehrenden Oxalatsteinen zeigen im Labor Anzeichen von Vitamin-B_6-Mangel. Wie bei Magnesium führt auch ein Vitamin-B_6-Mangel zu Nierensteinen. Zusätzliches Vitamin B_6 reduziert bekanntlich die Produktion und Harnabgabe von Oxalaten.[25, 26] Die Nahrungsergänzung mit zusätzlichem Vitamin B_6 ist sehr wichtig, um wiederkehrenden Nierensteinen vorzubeugen.

Calcium

Die meisten konventionellen Ärzte raten ihren Nierensteinpatienten, Calciumpräparate zu meiden. Da calciumhaltige Steine so häufig vorkommen, glaubt man, die Einschränkung der Calciummenge in der Nahrung würde dazu beitragen, die Bildung von Steinen zu reduzieren. Studien zeigen jedoch, dass die Calciumzufuhr (300 Milligramm pro Tag, gegeben als Calciumcarbonat, -citrat oder -malat) die Absorption und Ausscheidung von Oxalat tatsächlich reduziert und somit zur Verhinderung der Steinbildung beiträgt. Die Einnahme von 300–1000 Milligramm Calcium pro Tag kann eine sinnvolle Vorbeugungsmaßnahme sein.[27]

Citrat

Zitronensäure (Citrat) hat die Fähigkeit, die Konzentration von Calciumoxalat und Calciumphosphat im Urin zu reduzieren und damit die Bildung und das Wachstum von Steinen zu verzögern. Kalium- oder Natriumcitrat hat sich bei der Behandlung von Patienten mit rezidivierenden Calciumoxalatsteinen als sehr effektiv erwiesen, wobei fast 90 Prozent der Patienten eine Verbesserung zeigten.[28–31] So führte beispielsweise in einer Studie die Supplementierung von Kaliumcitrat bei rezidivierenden Steinbildnern zu einem Rückgang der Steinbildung von 0,7 auf 0,13 pro Jahr.[30] In einer weiteren Studie, die 57 Personen mit einer Vorgeschichte von Calciumsteinen und niedrigen Urincitratwerten nachverfolgte, bekamen die mit Kaliumcitrat behandelten Personen über einen Zeitraum von 3 Jahren weniger Nierensteine als zuvor.[31] Im Vergleich dazu hatte die Gruppe, die ein Placebo erhielt, keine Veränderung in ihrer Steinbildungsrate. Es scheint jedoch, dass Magnesiumcitrat (und nicht Kalium- oder Natriumcitrat) den größten Nutzen hat.

Ein weiterer Grund, warum Citrate Calciumoxalatsteine verringern, besteht darin, dass sie helfen, die Übersäuerungseffekte der typischen westlichen Ernährung rückgängig zu machen. Eine der Hauptmethoden des Körpers, überschüssige Säure im Blut zu neutralisieren, besteht darin, Calcium aus den Knochen zu entnehmen. Eine basischere Ernährung verringert die Ausscheidung von Calcium im Urin, wodurch weniger Calcium aus den Knochen entnommen wird. Weitere Informationen finden Sie in Anhang C »Säure-Basen-Werte bestimmter Nahrungsmittel«.

Vitamin K

Vitamin K ist notwendig für die Herstellung eines Moleküls, das als potenter Inhibitor der Nierensteinbildung fungiert.[32] Der Vitamin-K-Gehalt in grünem Blattgemüse kann ein Grund dafür sein, dass Vegetarier weniger häufig Nierensteine haben.[33]

Harnsäurestoffwechsel

Der Purinaufnahme mit der Nahrung steht in direktem Zusammenhang mit dem Grad der Harnsäureausscheidung.[34] Diese Tatsache ist wichtig, da ein Anstieg des Harnsäuregehalts im Urin ein ursächlicher Faktor bei wiederkehrenden Harnsäuresteinen ist. Menschen mit Harnsäuresteinen sollten Lebensmittel mit hohem Puringehalt – einschließlich Innereien, rotem Fleisch, Schalentieren, Hefe (Brau- und Backhefe), Heringen, Sardinen, Makrelen und Sardellen – vollständig meiden. Sie sollten auch den Verzehr von Lebensmitteln mit mäßigem Puringehalt – zum Beispiel getrocknete Hülsenfrüchte, Spinat, Spargel, andere Fischarten, Geflügel und Pilze – einschränken.

Oxalatarme Ernährung

Diätetisches Oxalat kann bei einigen Menschen mit rezidivierenden Nierensteinen für bis zu 80 Prozent des Urinoxalats verantwortlich sein, was darauf hindeutet, dass eine Einschränkung der Aufnahme von diätetischem Oxalat eine schützende Wirkung haben kann.[35–37] In einer klinischen Studie zeigten Männer mit wiederkehrenden Calciumoxalatsteinen, die eine Diät mit normalen Calciummengen (1200 Milligramm pro Tag), geringen Mengen an tierischem Eiweiß und wenig Salz aßen, eine signifikante Reduktion der Oxalatausscheidung und eine geringere Häufigkeit von rezidivierenden Steinen im Vergleich zu Männern mit einer calciumarmen Ernährung (400 Milligramm pro Tag).[37] Wie es scheint, neigen Menschen mit wiederkehrenden Nierensteinen dazu, mehr Oxalate aus der Nahrung zu absorbieren als andere, die nicht zu Nierensteinen neigen. Daher sollten Lebensmittel mit hohem oder mittlerem Oxalatgehalt gemieden werden. Eine oxalatarme Ernährung ist in der Regel definiert als eine, die weniger als 50 Milligramm Oxalat pro Tag liefert..

Oxalatgehalt einzelner Lebensmittel

Sehr hoher Oxalatgehalt, mehr als 50 Milligramm pro Portion

- Gemüse
  - Mangold
  - Okra
  - Rote Bete (Blätter oder Wurzeln)
  - Spinat
- Obst
  - Feigen, getrocknet
  - Rhabarber
- Getreide
  - Buchweizen
- Nüsse und Samen
  - Erdnussbutter
  - Erdnüsse
  - Mandeln
  - Sesamsamen

Hoher Oxalatgehalt, mehr als 10 Milligramm pro Portion

- Gemüse
  - Auberginen
  - Blattkohl
  - Brunnenkresse
  - Endivie
  - Gelber Sommerkürbis
  - Grüne Bohnen
  - Grüne Paprika
  - Grünkohl
  - Kartoffeln
  - Kürbis
  - Lauch
  - Löwenzahnblätter
  - Pastinaken
  - Petersilie
  - Rübenkraut
  - Sellerie
  - Süßkartoffeln
  - Tomatensauce in Dosen

- Obst
  - Rote Trauben
  - Kiwi
  - Limonenschale
  - Orangenschale
  - Zitronenschale
- Getreide
  - Dinkel
  - Hafermehl
  - Popcorn
  - Vollkornweizenbrot
  - Vollkornweizenmehl
  - Weizenkeime
  - Weizenkleie
- Hülsenfrüchte
  - Kichererbsen
  - Linsen
  - Sojabohnen und alle Sojaprodukte
- Nüsse und Samen
  - Haselnüsse
  - Paranüsse
  - Pekannüsse
  - Sonnenblumenkerne
- Diverses
  - Bier
  - Kakao
  - Schokolade
  - Sojasauce (1 EL)
  - Tee, schwarz oder grün

Moderater Oxalatgehalt,
6 bis10 Milligramm pro Portion

- Gemüse
  - Artischocken
  - Brokkoli
  - Gurken
  - Kaiserschoten
  - Karotten
  - Knoblauch
  - Kopfsalat
  - Kürbis
  - Pilze
  - Radieschen
  - Rosenkohl
  - Sareptasenf
  - Spargel
  - Tomaten, frisch
  - Tomatensauce in Dosen (¼ Tasse*)
  - Zwiebeln
- Obst
  - Ananas
  - Äpfel
  - Aprikosen
  - Birnen
  - Brombeeren
  - Cranberrys, getrocknet
  - Dörrpflaumen
  - Heidelbeeren
  - Johannisbeeren, schwarz
  - Kirschen, sauer
  - Mandarinen
  - Orangen
  - Pfirsiche
  - Pflaumen
  - Rote Himbeeren
- Getreide
  - Bagel (mittelgroß)
  - Brot, weiß (2 Scheiben)
  - Gerste, gekocht
  - Mais
  - Maisbrot
  - Maismehl, gelb (1 Tasse*, trocken)
  - Maisstärke (¼ Tasse*)
  - Maistortilla (mittelgroß)
  - Pasta
  - Reis, braun
  - Spaghetti
  - Weißmehl
- Hülsenfrüchte
  - Limabohnen
  - Schälerbsen
- Nüsse und Samen
  - Cashewnüsse
  - Leinsamen
  - Walnüsse
- Kräuter
  - Basilikum, frisch (1 EL)
  - Dill (1 EL)

*Tasse als ein Gefäß mit einem Fassungsvermögen von circa 250 Millilitern (Anmerkung der Redaktion)

- Ingwer, roh, in Scheiben (1 TL)
- Malzpulver (1 EL)
- Muskatnuss (1 EL)
- Pfeffer (1 TL)

Diverses
- Kaffee
- Rotwein
- Sardinen
- Tee, Hagebutten

Niedriger Oxalatgehalt,
2 bis 5 Milligramm pro Portion

Gemüse
- Eichelkürbis
- Ketchup (1 EL)
- Paprika, rot
- Rucola
- Zucchini
- Zwiebeln

Obst
- Avocado
- Cantaloupemelone
- Cranberrys
- Kirschen, süß
- Limetten
- Rosinen
- Weintrauben
- Zitronen

Getreide
- Reis, weiß
- Reis, wild
- Roggenbrot

Hülsenfrüchte
- Erbsen, grün

Nüsse und Samen
- Kokosnuss

Kräuter
- Ingwer, pulverisiert (1 EL)
- Senf, Dijon (¼ Tasse*)
- Thymian, getrocknet (1 TL)
- Zimt, gemahlen (1½ TL)

Diverses
- Corned Beef
- Eier
- Fisch (Schellfisch, Scholle und Flunder)
- Huhn
- Lamm
- Rindfleisch
- Schinken
- Schwein
- Truthahn
- Wildfleisch

Nahrungsergänzungsmittel

Vitamin C

Vitamin C wird in der medizinischen Literatur oft als potenzieller Faktor für die Entwicklung von Calciumoxalatnierensteinen genannt. Wie zahlreiche Studien inzwischen jedoch eindeutig gezeigt haben, verursachen hohe Vitamin-C-Dosierungen keine Nierensteine. Untersuchungen belegen, dass die Einnahme von bis zu täglich 10 Gramm Vitamin C keinen Einfluss auf den Oxalatspiegel im Urin hat.[38, 39] Während einige Studien zeigten, wie die Einnahme hoher Dosen von Vitamin C die Oxalatausscheidung erhöhte,[40, 41] sieht es so aus, als ob das Vitamin C während des Analyseprozesses in Oxalate umgewandelt würde.[39]

Inositolhexaphosphat

Inositolhexaphosphat ist eine natürlich vorkommende Verbindung, die in Vollkorngetreide, Cerealien, Hülsenfrüchten, Samen und Nüssen zu finden ist. Wie eine Studie zeigte, haben 120 Milligramm Inositolhexaphosphat die Bildung von Calciumoxalatkristallen im Urin von Menschen mit einer Vorgeschichte von Nierensteinbildung innerhalb von nur 15 Tagen signifikant reduziert.[42]

Pflanzliche Arzneimittel

Bestimmte Verbindungen, bekannt als Anthrachinone, die aus Pflanzen wie Senna und *Aloe vera* isoliert werden, binden Calcium und reduzieren die Wachstumsrate von Urinkristallen signifikant, wenn sie oral in moderaten Dosierungen verwendet werden, die noch keine abführende Wirkung haben.[43, 44]

Schnellüberblick

- Bis zu 10 Prozent aller amerikanischen Männer werden während ihres Lebens einen Nierenstein entwickeln.
- Nierensteine werden mit der typischen westlichen Ernährung in Verbindung gebracht.
- Eine Supplementierung mit Magnesium und Vitamin B_6 kann dazu beitragen, Calciumoxalatnierensteine zu verhindern.
- Eine Supplementierung mit Citrat stoppt die Bildung von Calciumoxalatsteinen bei nahezu 90 Prozent aller Patienten.
- Cranberrysaft reduziert bei Patienten mit rezidivierenden Nierensteinen den Calciumgehalt im Urin nachweislich um über 50 Prozent.
- Menschen, die Harnsäuresteine haben, sollten Lebensmittel mit hohem Puringehalt meiden.
- Trinken Sie mindestens 1,4 Liter Wasser pro Tag.

Behandlungsübersicht

Die Vermeidung von Rückfällen ist das therapeutische Ziel bei der Behandlung von Nierensteinen. Da eine Ernährungsumstellung effektiv, relativ kostengünstig und nebenwirkungsfrei ist, ist sie die Behandlung der Wahl. Die individuelle Therapie wird durch die Art des Steins bestimmt und kann die Reduzierung von Calcium im Urin, die Einschränkung der Purinaufnahme, die Vermeidung von Lebensmitteln mit hohem Oxalatgehalt, die Erhöhung des Magnesiumgehalts und die Erhöhung des Vitamin-K-Gehalts beinhalten.

Für alle Arten von Steinen ist eine Erhöhung des Urinflusses zur Verdünnung des Urins unerlässlich. Trinken Sie mindestens 1,4 Liter Wasser am Tag.

Hinweis: In akuten Fällen kann eine chirurgische Entfernung oder das Aufbrechen des Steins mit Schallwellen (Lithotripsie) erforderlich sein.

Bei Calciumsteinen

Ernährung

Befolgen Sie die allgemeinen Empfehlungen im Kapitel »Eine gesunde Ernährung«. Nehmen Sie vor allem mehr Ballaststoffe, komplexe Kohlenhydrate und grünes Blattgemüse und weniger einfache Kohlenhydrate und purinreiche Lebensmittel wie Fleisch, Fisch, Geflügel oder Hefe zu sich. Erhöhen Sie den Konsum von magnesiumreichen Lebensmitteln wie Gerste, Kleie, Mais, Buchweizen, Roggen, Soja, Hafer, Vollkornreis, Avocados, Bananen, Cashewnüssen, Kokosnüssen, Erdnüssen, Sesamsamen, Limabohnen und Kartoffeln. Wenn Sie Calciumoxalatsteine haben, reduzieren Sie den Gehalt an Oxalat.

Nahrungsergänzungsmittel

- Wichtige Nährstoffe:
  - → Vitamin B_6: 25–50 Milligramm pro Tag
  - → Vitamin K: 1–2 Milligramm pro Tag
  - → Magnesium (gebunden an Aspartat, Citrat, Fumarat, Malat oder Succinat): dreimal täglich 150–200 Milligramm
  - → Vitamin D_3: 2000–4000 IE pro Tag (idealerweise Blutwerte messen und die Dosierung entsprechend anpassen)
- Fischöl: 1000 Milligramm EPA + DHA pro Tag
- Eines der folgenden Präparate:
  - → Cranberryextrakt: Äquivalent von 470 Milliliter Cranberrybeersaft pro Tag oder folgen Sie den Anweisungen auf dem Etikett
  - → Traubenkernextrakt (mehr als 95 Prozent oligomere Proanthocyanidine): 100–300 Milligramm pro Tag
  - → Kiefernrindenextrakt (mehr als 95 oligomere Proanthocyanidine): 100–300 Milligramm pro Tag
  - → Inositol-Hexaphosphat: 120 Milligramm pro Tag

Pflanzliche Arzneimittel

Aloe vera oder Senna in einer Dosierung knapp unter dem Level, das eine abführende Wirkung hat (dieses ist von Person zu Person unterschiedlich)

Weitere Erwägungen

Aluminiumverbindungen und Antazide vermeiden

Bei Harnsäuresteinen

Ernährung

Die Aufnahme von Purinen verringern

Nahrungsergänzungsmittel

Siehe das Kapitel »Gicht«

Weitere Erwägungen

Urin mit Citrat alkalinisieren (siehe Anhang C)

Bei Magnesium-Ammonium-Phosphat-Steinen

- Alle Infektionen beseitigen; siehe das Kapitel »Zystitis und interstitielle Zystitis/schmerzhafte Blase«
- Urin ansäuern: Ammoniumchlorid (100–200 Milligramm dreimal pro Tag)

Bei Cystinsteinen

- Methioninreiche Lebensmittel vermeiden (Soja, Weizen, Milchprodukte, Fisch, Fleisch, Limabohnen, Kichererbsen, Pilze und alle Nüsse und Samen außer Kokosnüssen, Haselnüssen und Sonnenblumenkernen).
- Urin durch einer basische Ernährung und die Einnahme von Magnesiumcitrat alkalinisieren (250 Milligramm elementares Magnesium dreimal täglich): Der optimale pH-Wert liegt bei 7,5–8,0.

OSTEOPOROSE

- Für gewöhnlich keine Symptome, bis starke Rückenschmerzen oder Hüftfrakturen auftreten
- Kommt am häufigsten bei weißen Frauen nach der Menopause vor
- Spontane Frakturen der Hüfte und Wirbelknochen
- Abnahme der Körpergröße
- Demineralisierung des Rückgrats und des Beckens, diagnostizierbar durch eine Messung der Knochenmineraldichte

Osteoporose bedeutet wörtlich »poröser Knochen«. Sie ist die häufigste bei Menschen auftretende Knochenkrankheit und stellt ein großes Gesundheitsrisiko für viele Frauen nach der Menopause dar. Sie äußert sich durch verringerte Knochenfestigkeit, was zu erhöhter Frakturgefahr führt. Osteoporose wird heute in erster Linie durch die Messung der Knochenmineraldichte (BMD) festgestellt und wird nach BMD-Werten festgelegt, die niedriger oder auf dem gleichen Stand sind wie eine Standardabweichung von –2,5 der gesamten Hüft-, Oberschenkelhals- oder Lendenwirbelsäulenwerte.[1, 2]

Osteoporose tritt am häufigsten bei Frauen nach der Menopause auf, und das Risiko erhöht sich mit dem Alter. Obwohl sie bei 4 Prozent der Frauen zwischen 50 und 59 Jahren vorliegt, steigt sie bei Frauen ab 80 Jahren auf 52 Prozent an.[3] Osteoporose in der Hüfte tritt bei 13–18 Prozent der weißen US-amerikanischen Frauen auf, und weitere 37–50 Prozent haben eine geringe Knochenmasse (häufig als Osteopenie bezeichnet) in der Hüfte.[4]

Die gefährliche Folge der Osteoporose sind Frakturen. Man schätzt, dass Osteoporose etwa 1,5 Millionen Knochenbrüche jährlich verursacht. Davon sind 250 000 Hüftfrakturen.[5, 6] Trotz der beachtlichen Weiterentwicklung der medizinischen Versorgung sterben bis zu 20 Prozent der Frauen mit einem Hüftbruch innerhalb eines Jahres an der Fraktur, und weitere 25 Prozent brauchen eine Langzeitpflege. Ungefähr die Hälfte der Frauen, die eine Hüftfraktur erleiden, ist dauerhaft nicht in der Lage, ohne Gehstock oder Gehilfe zu laufen. Die Hüfte ist nicht die einzige Stelle, an der Frakturen schwerwiegende Folgen haben. Brüche der Knochen des Rückgrats (Wirbel) treten häufiger bei Frauen in der Mitte ihrer Siebziger auf und verursachen starke Schmerzen sowie eine Abnahme der Körpergröße und eine stark ausgeprägte Kyphose (Buckel). Außerdem können Wirbelfrakturen den Bewegungsbereich einschränken, zu Veränderungen der Körperhaltung führen, die Lungenfunktion schwächen und Verdauungsprobleme hervorrufen. Wenn erst einmal eine Wirbelfraktur aufgetreten ist, vergrößert sich das Risiko für weitere Brüche dieser Art um mindestens das Fünf- bis Achtfache.[7, 8]

Männer sind vor Osteoporose nicht geschützt, doch beträgt ihr Risiko für diese Erkrankung nur 25 Prozent von dem für Frauen. Dennoch machen Hüftfrakturen bei Männern ein Drittel aller Hüftbrüche aus, und die Sterblichkeitsrate ist bei ihnen höher als bei Frauen.[9] Außerdem leiden Männer, die sich die Hüfte brechen, unter schlimmeren Folgen.

Ursachen

Knochen sind ein dynamisches, lebendiges Gewebe, das sich ständig umformt. Abbau und Wiederaufbau von Knochen sind das Ergebnis der Aktionen von zwei Arten von Knochenzellen: Osteoklasten und Osteoblasten. Osteoklasten stimulieren die Produktion von Säuren und Enzymen, die Minerale und Proteine im Knochen auflösen und so den Knochenabbau fördern (Resorption). Osteoblasten stellen eine Proteinmatrix her, vorwiegend aus Kollagen, die den strukturellen Rahmen schafft, auf dem die Mineralisierung ablaufen kann. Bei der Umformung der Knochen halten sich Knochenresorption und Knochenbildung in der Regel die Waage. Ein Ungleichgewicht zwischen Knochenentnahme und Knochenersatz führt zu Knochenschwund und zur Entwicklung von Osteoporose.

In der Kindheit wächst die Knochenmasse rapide. Das Wachstum verlangsamt sich in den späten

Teenagerjahren (bei Frauen etwa mit 17 Jahren), setzt sich aber in den Zwanzigern fort. Nach Erreichen der höchsten Knochenmasse mit etwa 28 Jahren verlieren Frauen allmählich durchschnittlich 0,4 Prozent Knochenmasse im Oberschenkelhals pro Jahr. Nach der Menopause ist die Verlustquote höher, bei einem durchschnittlichen jährlichen Verlust von 2 Prozent während der ersten 5–10 Jahre. Bei älteren Frauen (über 70 Jahre) schreitet der Verlust weiter, jedoch wesentlich langsamer, voran.

Diagnostische Erwägungen

Risikofaktoren

Die wichtigsten Risikofaktoren für Osteoporose bei Frauen nach der Menopause sind fortgeschrittenes Alter, genetische Veranlagung, Lebensstilfaktoren (niedrige Zufuhr von Calcium und Vitamin D, Rauchen), zu geringes Körpergewicht und der Status der Menopause. Die häufigsten Risikofaktoren:

- Alter (50–90 Jahre)
- Weibliches Geschlecht
- Schlanke Statur
- Geringe Körpergröße
- Frühere Fraktur aufgrund von Fragilität
- Hüftfrakturen in der Familie
- Rauchen
- Langzeiteinnahme von Glucocorticoiden
- Rheumatoide Arthritis
- Andere Ursachen für Osteoporose (zum Beispiel primärer Hyperparathyreoidismus, Hypercalciurie)
- Mehr als zwei alkoholische Getränke pro Tag
- Niedriger Vitamin-D-Spiegel
- Genetische Veränderungen der Vitamin-D-Rezeptoren

Genetische Faktoren

Der Höchstwert der Knochenmasse wird stark von genetischen Faktoren beeinflusst.[10-12] Töchter von Frauen mit Osteoporosefrakturen haben in jungen Jahren im Vergleich zu anderen Kindern ihres Alters eine geringere Knochenmasse.[13] Das Risiko für Hüftfrakturen ist um fast 50 Prozent höher, wenn eine familiäre Vorgeschichte von Frakturen vorliegt, und um 127 Prozent höher, wenn ein Elternteil eine Hüftfraktur erlitten hat.[14] Ein inzwischen anerkannter genetischer Schlüsselfaktor sind Unterschiede (Polymorphismus) der Vitamin-D-Rezeptorstelle. Einige dieser Unterschiede erhöhen den Vitamin-D-Bedarf enorm.

Vitamin-D-Mangel

Die Bedeutung von ausreichenden Vitamin-D-Mengen für die Knochengesundheit wurde in der Vergangenheit unterschätzt. Neuere Forschungen zeigen eine direkte Korrelation zwischen der Knochendichte und der Blutkonzentration von Vitamin D_3. Höhere Blutkonzentrationen von Vitamin D werden mit einer geringeren Anzahl eigentlich aller Arten von Brüchen in Verbindung gebracht, niedrigere Blutkonzentrationen von Vitamin D mit einer höheren Anzahl aller Arten von Frakturen. [15]

Es ist weithin bekannt, dass Vitamin D die Absorption von Calcium stimuliert. Da dieses Vitamin in unserem Körper durch die Wirkung der Sonne auf 7-Dehydrocholesterin (eine Verbindung, die der Organismus aus Cholesterin herstellt) in der Haut gebildet werden kann, wird es von vielen Experten eher als ein Hormon als ein Vitamin eingestuft. Laut genauer Definition ist ein Vitamin ein essenzieller Stoff, der vom menschlichen Körper nicht hergestellt werden kann; ein Hormon dagegen ist eine Substanz, die der Körper erzeugt und der für die Kontrolle einer bestimmten Funktion zuständig ist. Im Fall von Vitamin D ist dies die Kontrolle über die Absorption von Calcium.

Der Prozess der Vitamin-D-Erzeugung beginnt, wenn Sonnenlicht das 7-Dehydrocholesterin in der Haut in Vitamin D_3 umwandelt (Cholecalciferol). Diese Form des Vitamin D ist auch die bekannteste Form der Supplementierung, deren Einnahme also die Notwendigkeit der Erzeugung in der Haut umgeht. Mit dem Blutfluss wird dann das Vitamin

Relative Aktivitäten von Vitamin-D_3-Formen

Form	Relatives Aktivitätsniveau
Vitamin D3 (Cholecalciferol)	1
25-(OH) Vitamin D (Calcidiol)	2 bis 5
1,25-(OH) Vitamin D (Calcitriol)	10

D_3 zur Leber transportiert und durch ein Enzym in das 25-(OH) Vitamin D umgewandelt, das zwei- bis fünfmal wirksamer ist als Vitamin D_3. Das 25-(OH) Vitamin D wird dann durch ein Enzym in den Nieren zu 1,25-(OH) Vitamin D umgewandelt, das zehnmal wirksamer ist als Vitamin D_3.

Leber- oder Nierenstörungen führen zur Beeinträchtigung der Cholecalciferol-Umwandlung in wirksamere Vitamin-D-Verbindungen. Bei einigen Osteoporosepatienten tritt eine hohe Konzentration an Cholecalciferol auf, während die Konzentration an Calcitriol ziemlich gering ist, was bedeutet, dass ein Problem mit den Nieren vorliegt. Daher ist ein Supplementierung mit Vitamin D_3 möglicherweise nicht ausreichend, denn viele Osteoporosepatienten können es vielleicht nicht in Calcitriol umwandeln. Bislang wurden viele Theorien über die Ursache dieser verminderten Umwandlung bei Osteoporosepatienten aufgestellt, darunter das Fehlen der Hormone der Nebenschilddrüse und Östrogen, Magnesiummangel und der Mangel des Spurenminerals Bor.

Ernährung und Lebensstil

So bedeutend genetische Faktoren für das Osteoporoserisiko auch sein mögen, besteht doch kein Zweifel darüber, dass Ernährung und Lebensweise die Hauptfaktoren für die Gesundheit der Knochen sind. Zu den Aspekten, die die Knochengesundheit beeinflussen, gehören körperliche Aktivität, Proteinkonsum, Säure-Basen-Haushalt, Rauchen, Alkoholkonsum und die Zufuhr von Calcium sowie der Vitamine K und D. Um den Höchstwert an Knochenmasse zu erreichen, benötigt eine junge Frau angemessene Mengen an Kalorien, Proteinen und Calcium.[16]

Proteine in der Ernährung

Sowohl übermäßige Mengen an Proteinen (vor allem tierisches Protein) als auch zu geringe Mengen führen zu einem erhöhten Risiko für Osteoporose.[17] Zu viel tierisches Protein fördert Osteoporose, da eine Ernährung mit großen Anteilen von rotem Fleisch Säuren erzeugt, und dann kann das Calcium der Knochen mobilisiert werden, die Säure zu kompensieren, um den vom Körper benötigten Säure-Basen-Haushalt aufrechtzuerhalten. (Eine Ernährung mit hohen Anteilen an Obst, Gemüse und Pflanzenproteinen bildet Basen.) Zu geringe Proteinmengen führen zu Osteoporose, weil dadurch die Bildung der Kollagenmatrix der Knochen beeinträchtigt wird.

Rauchen

Raucherinnen neigen eher zu schnellerem Knochenschwund und haben eine geringere Knochenmasse als Nichtraucherinnen.[18, 19] Einige Studien belegen bei Raucherinnen auch eine größere Häufigkeit von Frakturen.[20, 21] Zudem kommen Raucherinnen bis zu 2 Jahre früher in die Menopause als Nichtraucherinnen. Es ist möglich, dass Rauchen in den Östrogenstoffwechsel eingreift, jedoch ist der Mechanismus nicht genau bekannt.

Alkohol

Der Konsum von sieben oder mehr alkoholischen Getränken pro Tag, was als schwere Trinkerei gilt, erhöht nachweislich das Risiko für Stürze und Hüftfrakturen. Bei älteren Frauen jedoch scheint moderater Alkoholkonsum das Risiko für Hüftfrakturen zu senken. Wie man glaubt, hemmen moderate Alkoholmengen die Knochenresorption durch die Erhöhung der Östradiolkonzentration.[22, 23]

Körperliche Aktivität

Die Vorteile von körperlicher Bewegung für die Senkung des Osteoporoserisikos können nicht genug betont werden. Es gibt eindeutige Belege dafür, dass sehr aktive Menschen eine höhere Knochenmasse[24] und bewegungsarme Menschen eine geringere Knochenmasse haben. Bettlägerige Patienten[25] oder Menschen, die auf den Rollstuhl angewiesen sind, erleben einen rapiden und drastischen Knochenschwund. Die Wirkung von Bewegung bei der Senkung des Osteoporoserisikos liegt vornehmlich darin, die Aktivität der Osteoblasten, der knochenbildenden Zellen, zu stimulieren.

Hormonelle Faktoren

Der Hormonstatus einer Frau beeinflusst zweifellos Knochenmasse und Knochenresorption. Alle Frauen erleiden nach der Menopause einen Knochenschwund, und dieser Verlust ist während der ersten 5 Jahre besonders beschleunigt. Der Rückgang der

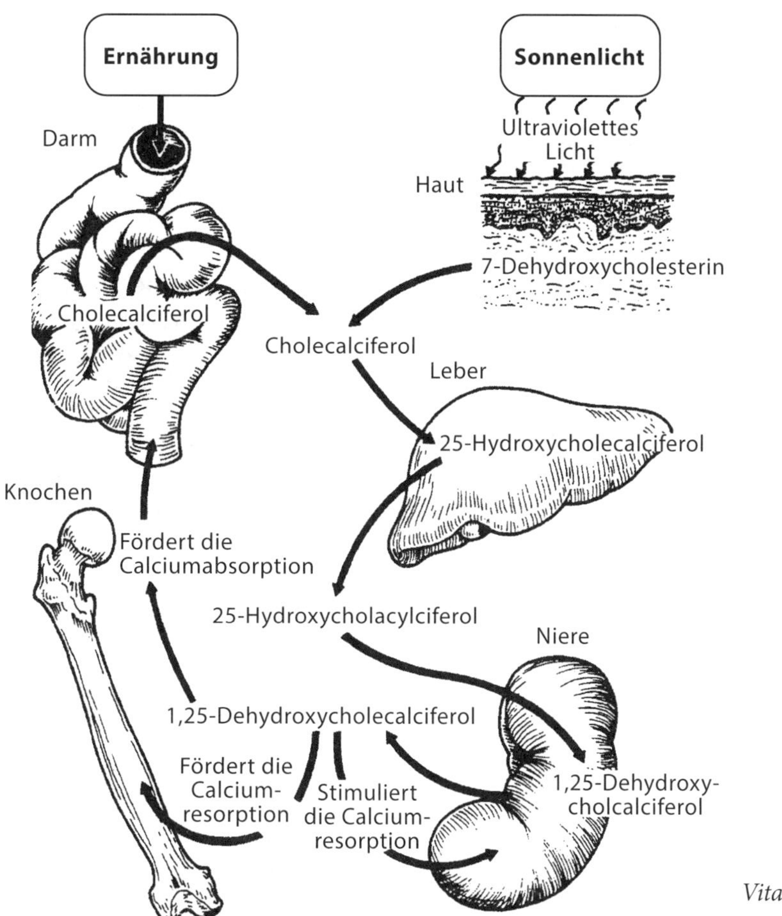

Vitamin-D-Stoffwechsel

Östrogenproduktion, der unabhängig vom Alter mit der Menopause einhergeht, verstärkt die Knochenresorption. Je weiter unter dem durchschnittlichen Eintrittsalter (51 Jahre) die Menopause eintritt, desto eher verlieren die Knochen die Schutzwirkung des körpereigenen Östrogens.

Frauen, die vorzeitig in die Wechseljahre kommen (unter 40 Jahren), deren Menstruation in der späten Pubertät (zum Beispiel mit 15 Jahren) einsetzte, deren Menopause durch eine Operation herbeigeführt wurde, und/oder Frauen, die im gebärfähigen Alter aufgrund von niedrigem Östrogenspiegel längere Menstruationspausen hatten, haben ein höheres Risiko für Osteoporose. Frauen, die aufgrund von niedrigem Östrogenspiegel bis zur Hälfte ihrer Menstruationsperioden nicht bekamen, hatten 12 Prozent weniger Wirbelknochenmasse als jene mit normalen Menstruationszyklen; Frauen, die mehr als die Hälfte nicht bekamen, hatten 31 Prozent weniger Knochenmasse als gesunde Kontrollen.[26]

Die Calciumkonzentration im Blut wird innerhalb enger Grenzen strikt aufrechterhalten. Beginnt der Gehalt zu sinken, steigt die Sekretion des Nebennierenhormons durch die Nebenschilddrüsen, und die Sekretion von Calcitonin durch die Schilddrüse und Nebenschilddrüse sinkt. Beginnt der Calciumgehalt im Blut zu steigen, sinkt die Sekretion des Nebenschilddrüsenhormons, und die Sekretion von Calcitonin nimmt zu.

Das Nebenschilddrüsenhormon erhöht den Serumcalciumgehalt hauptsächlich durch die Erhöhung der Osteoklastenaktivität, obwohl es auch die Calciumexkretion durch die Nieren senkt und die Absorption von Calcium im Darm verstärkt. In den Nieren erhöht es die Umwandlung von Calcidiol in Calcitriol.

Risikobewertung

Je mehr Risikofaktoren vorliegen, desto größer das Potenzial für eine geringere Knochenmasse und desto höher das Risiko einer Fraktur. Die Risikofaktoren für sich genommen eignen sich nicht dazu, zu beurteilen, ob jemand eine niedrige Knochenmasse hat; sie sind vielmehr Hinweise auf die Beurteilung von Osteoporose und Frakturrisiko, und das Wissen um diese Risiken trägt zur Entwicklung der optimalen Präventionsstrategien bei. Darüber hinaus können verschiedene Erkrankungen und Arzneimittel die normale Knochenphysiologie stören und zu Osteoporose führen.

Sekundäre Ursachen von Knochenschwund

- Genetische Probleme
  - Hämochromatose
  - Hypophosphatasie
  - Osteogenese imperfecta (Glasknochenkrankheit)
  - Thalassämie
- Hormonelle Störungen
  - Cortisolüberschuss
  - Cushing-Syndrom
  - Gonadenmangel
  - Schilddrüsenüberfunktion
  - Primäre Hyperparathyroeidismus
  - Diabetes Typ 1
  - Hypothalamische Amenorrhoe
  - Vorzeitige Eierstockinsuffizienz
- Magen-Darm-Erkrankungen
  - Primäre biliäre Zirrhose
  - Zöliakie
  - Morbus Crohn
  - Totale Gastrektomie
  - Magenbypass
- Andere Erkrankungen
  - Morbus Bechterew
  - Chronisches Nierenleiden
  - Lymphom und Leukämie
  - Multiples Myelom
  - Magersucht
  - Bulimie
  - Rheumatoide Arthritis
- • Medikamente
  - Aromatasehemmer
  - Zytotoxische Wirkstoffe
  - Exzessive Schilddrüsendosierung
  - Gonadotropin freisetzende Hormonagonisten oder Analoge
  - Einige krampflösende Mittel (zum Beispiel Phenytoin) bei Langzeiteinnahme
  - Einnahme von Glucocorticoid länger als 3 Monate

Knochendichtemessung

Obwohl die Messung der Knochenmineraldichte (*bone mineral density*, BMD) allein das Risiko für Frakturen nicht sicher voraussagen kann (siehe Kasten auf Seite 712), ist sie eine ausgezeichnete Methode, das Bewusstsein über Osteoporose zu intensivieren und deren Diagnose zu stellen. Es gibt mehrere Techniken zur BMD-Messung, der Standard aber ist die Dual-Röntgen-Absorptiometrie (DEXA). Andere Methoden zur Beurteilung der Knochenmasse sind Computertomografie (CT), Ultraschall der Ferse und Standardröntgenuntersuchungen; nichts davon ist so optimal für Diagnose und Kontrolle des weiteren Verlaufs geeignet wie DEXA.[27]

Abgesehen davon, dass DEXA die zuverlässigste Methode für die Messung der Knochendichte ist, sind die Patienten dabei auch einer geringeren Strahlung ausgesetzt als bei einer konventionellen Röntgen- oder CT-Untersuchung. Für gewöhnlich wird der DEXA-Scan für die Messungen der Knochendichte sowohl der Hüfte als auch der Lendenwirbelsäule angewandt. Die Hüfte ist die bevorzugte Körperstelle für einen BMD-Test, besonders bei über 60-jährigen Frauen, denn die Messungen der Wirbelsäule können unzuverlässig sein. Obwohl periphere DEXA-Stellen akkurat sind, sind sie möglicherweise weniger nützlich, weil sie vielleicht nicht so gut mit Frakturrisiko und BMD der Hüfte und Wirbelsäule korrelieren. Die Richtlinien für die Indikation einer BMD-Untersuchung, die von vielen namhaften und unabhängigen Organisationen erstellt wurden, sind wie folgt:

- Menschen mit sekundären Ursachen für Knochenschwund (zum Beispiel Einnahme von Steroiden, Hyperparathyreoidismus)
- Menschen, bei denen das Röntgenergebnis eine Osteopenie (ungenügende Knochenmineraldichte) belegt

- Alle Frauen mit 65 Jahren und älter (nicht nur für eine Diagnose, sondern auch als Bezug für spätere Vergleiche)
- Jüngere Frauen nach der Menopause mit Frakturen infolge von brüchigen Knochen seit der Menopause, niedrigem Körpergewicht oder einer Familienanamnese mit Hüft- oder Wirbelsäulenfrakturen

Die BMD-Ergebnisse werden als Standardabweichungen angegeben – entweder als Z-Wert oder als T-Wert. Ein Z-Wert basiert auf der Standardabweichung (SD) vom durchschnittlichen BMD-Wert von Frauen derselben Altersgruppe. Ein T-Wert basiert auf der Standardabweichung vom durchschnittlichen BMD-Höchstwert bei gesunden jungen Frauen. Die Weltgesundheitsorganisation wendet für die Diagnose von Osteoporose T-Werte an. Ein T-Wert unter –2,5 wird als Osteoporose bezeichnet. Menschen, deren BMD-Wert zwischen dem eines gesunden Knochens und Osteoporose liegt, werden mit Osteopenie diagnostiziert. Beachten Sie bitte, dass die Anwendung des T-Werts statt des Z-Werts die Wahrscheinlichkeit erhöht, dass Sie mit Osteopenie diagnostiziert werden, obwohl es ganz normal ist, mit dem Älterwerden einen gewissen Knochenschwund zu erleiden.

Laboruntersuchungen zum Knochenstoffwechsel

Tests auf biochemische Marker für den Knochenumsatz beinhalten einen Urintest, der die Abbauprodukte des Knochen misst, zum Beispiel vernetzte N-Telopeptide von Kollagen Typ I oder Deoxypuridium. Diese Tests können mit der Quote des Knochenschwundes zusammenhängen, sind aber nicht dafür vorgesehen, die Diagnose für Osteoporose zu stellen oder den Knochenschwund zu kontrollieren. Derartige Tests können für die Überwachung von Erfolg (oder Scheitern) der Therapie eingesetzt werden, weil sie im Vergleich zu DEXA schnellere Ergebnisse bringen. Bei DEXA kann es bis zu 2 Jahre dauern, bis eine therapeutische Reaktion zu erkennen ist. Die Senkung der Konzentration dieser Knochenabbaumarker im Urin über einen Zeitraum von 2 Jahren wurde mit einem Anstieg der Knochendichtemessungen in Verbindung gebracht.[28]

Therapeutische Erwägungen

Osteoporose ist eine komplexe Erkrankung, zu der genetische und hormonelle Faktoren sowie Aspekte der Lebensweise, Ernährung und Umwelt gehören. Ein umfassender Plan, der all diese Faktoren einbezieht, bietet den größten Schutz. Erfreulicherweise kann Osteoporose in den meisten Fällen durch Ernährung, Lebensweise und korrekte Supplementierung vollständig verhindert werden. Selten sollte eine medizinische Therapie (das heißt der Einsatz von Hormonen und Medikamenten) erforderlich werden, wenn die richtigen Schritte unternommen werden. Da jedoch die medikamentöse Therapie bei der konventionellen Prävention und Behandlung von Osteoporose derart im Mittelpunkt steht, halten wir es für wichtig, dies zu besprechen. Aktuell konzentriert sich die medikamentöse Behandlung auf den Einsatz von Östrogen und Progesteron, Bisphosphonaten, Evista (einen selektiven Östrogenrezeptormodulator), Nebenschilddrüsenhormonen und Calcitonin. Derzeit existieren keine prospektiven Vergleichsstudien über die Wirksamkeit dieser Therapien.

Hormonersatztherapie

Mit dem Erreichen der Menopause und unmittelbar danach sinkt bei Frauen der Östrogenspiegel, und die

Interpretation des Knochendichtewerts		
Status	**T-Wert**	**Interpretation**
Normal	Über –1	BMD liegt innerhalb 1 SD eines gesunden jungen Menschen
Osteopenie	Zwischen –1 und –2,5	BMD liegt zwischen 1 und 2,5 SD unter dem eines gesunden jungen Menschen
Osteoporose	Unter –2,5	BMD liegt 2,5 SD oder mehr unter dem eines gesunden jungen Menschen

Risikobewertung für Osteoporose und Empfehlungen		
Wählen Sie bei jeder Kategorie den Begriff, der Sie am besten beschreibt, und notieren Sie Ihren Wert in der rechten Spalte.		
	Punkte	**Wert**
Körperbau (wählen Sie einen Begriff)		
Klein oder zierlich	10	
Mittel, sehr schlank	5	
Mittel, durchschnittlich oder kräftig	0	
Groß, sehr schlank	5	
Groß, sehr kräftig	0	
Ethnischer Hintergrund (wählen Sie einen Punkt)		
Kaukasisch	10	
Asiatisch	10	
Andere	0	
Körperliche Aktivität (wie oft gehen Sie schnell, joggen, machen Aerobic/andere Sportarten oder verrichten mindestens 30 Minuten lang schwere körperliche Arbeit; wählen Sie einen Punkt)		
Selten	30	
ein- bis zweimal pro Woche	20	
drei- bis viermal pro Woche	5	
fünfmal oder häufiger pro Woche	0	
Rauchen (wählen Sie einen Punkt)		
10 oder mehr Zigaretten pro Tag	20	
Weniger als 10 Zigaretten pro Tag	10	
Mit dem Rauchen aufgehört	5	
Noch nie geraucht	0	
Persönliche Gesundheitsfaktoren (wählen Sie alle zutreffenden Punkte)		
Osteoporose in der Familienanamnese	20	
Langzeiteinnahme von Corticosteroiden	20	
Langzeiteinnahme von krampflösenden Mitteln	20	
Konsum von mehr als drei Gläsern Alkohol pro Woche	20	
Konsum von mehr als einer Tasse Kaffee pro Tag	10	
Selten an der Sonne	10	

Risikobewertung für Osteoporose und Empfehlungen		
Persönliche Gesundheit: Nur Frauen (wählen Sie nur einen Punkt)		
Entfernung der Eierstöcke	10	
Vorzeitige Menopause	10	
Kinderlos	10	
Ernährungsfaktoren (wählen Sie alle zutreffenden Punkte)		
Täglich mehr als 120 Gramm Fleisch	20	
Regelmäßig Softdrinks	20	
Täglich drei bis fünf Portionen Gemüse	−10	
Täglich mindestens 1 Tasse grünes Blattgemüse	−10	
Nahrungsergänzungsmittel mit 1000 Milligramm Calcium und 1000 IE Vitamin D	−10	
Vegetarier	−10	
Gesamtergebnis		
Wenn Ihr Ergebnis höher als 50 ist, haben Sie ein hohes Risiko für Osteoporose. Sie können dieses jedoch erheblich senken, wenn Sie, wie in diesem Kapitel beschrieben, Risikofaktoren eliminieren. Bei Frauen mit einem Osteoporoserisiko oder denjenigen, die bereits einen signifikanten Knochenschwund erlitten haben, wiegen die Vorteile einer natürlichen Hormontherapie (Beschreibung folgt) schwerer als die Risiken. Ausnahmen sind Frauen mit einem hohen Risiko für Brustkrebs oder diejenigen mit einer Erkrankung, die durch Östrogen verschärft wurde, wie etwa akute Lebererkrankungen oder bestimmte kardiovaskuläre Erkrankungen.		

Knochenresorption übertrifft die Knochenbildung. Sowohl die Östrogenersatztherapie (*estrogen replacement therapy*, ERT) als auch die Hormonersatztherapie (*hormone replacement therapy*, HRT, mit einer Kombination aus Östrogen und Progesteron) senken die Geschwindigkeit von Knochenumsatz und -resorption und führen zu niedrigeren Frakturzahlen bei Frauen nach der Menopause. In 2-jährigen Versuchen betrug die durchschnittliche Erhöhung der BMD nach einer ERT oder HRT 6,8 Prozent in der Lendenwirbelsäule und 4,1 Prozent am Oberschenkelhals.[32, 33] Bei einer HRT bestehen jedoch erhebliche Risiken (siehe das Kapitel »Menopause«). Für Frauen mit einem hohen Osteoporoserisiko, Frauen, die sich einer Totaloperation unterziehen mussten oder eine vorzeitige Menopause hatten, und Frauen in anderen speziellen Situationen empfehlen wir unbedingt, eine bioidentische Hormonersatztherapie in Betracht zu ziehen (siehe das Kapitel »Menopause«).

Bisphosphonate

Die am häufigsten für Prävention und Behandlung von Osteoporose verordneten Medikamente sind Bisphosphonate:

- Alendronat (Fosamax, Fosamax Plus D)
- Etidronat (Didronel)
- Ibandronat (Boniva)
- Pamidronat (Aredia)
- Risedronat (Actonel, Actonel mit Calcium)
- Tiludronat (Skelid)
- Zoledronsäure (Reclas, Zometa)

Diese Medikamente sind ein 7-Milliarden-Dollar-Geschäft, dennoch sind sie bestenfalls nur von geringem Nutzen und haben erhebliche Nebenwirkungen.

Das erste Bisphosphonat war Fosamax, ein Produkt des Arzneimittelherstellers Merck. Die Markteinführung fiel zeitlich mit der Veröffentlichung einer von Merck finanzierten Studie – dem Fracture Intervention Trial – zusammen.[34] Auf den ersten

Sagt die Knochendichte ein Frakturrisiko voraus?

Obwohl eine Messung der Knochendichte (BMD) nützliche Informationen über die Knochenstärke liefert, legt eine gründliche Lektüre der Literatur und der Ergebnisse einer sehr großen Studie nahe, dass allein eine BMD-Messung die Möglichkeit von künftigen Frakturen nicht voraussagt.[29] Wie sich herausgestellt hat, ist die Knochendichte nicht der einzige Risikofaktor, der zu Frakturen in der Zukunft beiträgt. In der Tat ist Osteoporose nur für etwa 15–30 Prozent der Hüftfrakturen bei Frauen nach der Menopause verantwortlich; ein Drittel aller Frauen mit einer Hüftfraktur hat eine normale Knochendichte, ansonsten liegen die Werte im Normalbereich oder auf Osteoporoseniveau. Ein wesentlicher Risikofaktor für eine Hüftfraktur ist ein erhöhtes Risiko für Stürze infolge von schlechtem Gleichgewicht und schwacher Muskulatur.[30] Wichtiger als die Verbesserung der Knochendichte ist es für viele Menschen, zur Vorbeugung von Frakturen durch die Veränderung der Lebensweise und der Ernährung Stürze zu vermeiden sowie das Gleichgewicht zu verbessern und die Muskeln zu stärken.[31]

Hinzu kommt, dass die heutige Medikamententherapie die Knochendichte zwar erhöht, nicht aber die Qualität der Knochen oder deren »Härte« verbessert. Als Vergleich kann man Kreide und Bambus heranziehen: Kreide ist dichter als Bambus, aber Bambus ist härter und bricht nicht so leicht. Wahrscheinlich sind Faktoren, die eine verbesserte Knochenqualität und eine gesunde Kollagenmatrix fördern, ebenso entscheidend oder vielleicht noch entscheidender für die Knochenqualität und -härte im Vergleich zum Mineralgehalt des Knochens.

Blick waren die von Merck in der Werbung gemachten Behauptungen ziemlich beeindruckend. Merck behauptete, Fosamax reduziere die Anzahl von Hüftfrakturen im Vergleich zu einem Placebo um 50 Prozent. Sieht man sich die Zahlen aber genauer an, sind sie nicht so rosig. Erstens hatten die Frauen, die an der Studie teilgenommen hatten, ein hohes Risiko und bereits Frakturen aufgrund von Osteoporose erlitten. Zweitens hatten nur zwei von hundert Frauen in der Placebogruppe während der Studie eine Hüftfraktur, im Vergleich zu einer aus hundert in der Fosamax-Gruppe. Anders ausgedrückt: 98 Frauen aus 100 in der Fosamax-Gruppe wäre es nicht anders ergangen, wären sie in der Placebogruppe gewesen. Während die Bisphosphonattherapie bei Patienten mit hohem Risiko vielleicht eine gewisse Wirkung haben kann, glauben wir, dass sich nichtmedikamentöse Methoden mit der Zeit als wirksamer herausstellen werden. Und tatsächlich legen klinische Studien, die die Wirkung von Ernährung, Lebensweise und korrekter Supplementierung untersuchten (siehe Besprechung unten), nahe, die natürliche Herangehensweise könne weit überlegen sein.

Man sollte bedenken, dass die Teilnehmerinnen des Fracture Intervention Trial und vieler anderer Studien ein extrem hohes Risiko für Frakturen hatten. Diese Frauen machen nur eine kleine Gruppe aus. In der Tat werden Bisphosphonate ebenso häufig Frauen mit Osteopenie (hierbei ist die Knochendichte geringer als normal, aber nicht gering genug, um als Osteoporose eingestuft zu werden) verordnet wie Frauen mit Osteoporose, obwohl es keinen Zusammenhang zwischen Osteopenie und dem Risiko für Hüftfrakturen gibt. Weder Bisphosphonate noch andere Medikamente zeigen Wirkung oder sind für die Behandlung von Osteopenie angezeigt, trotz enormer Anstrengungen seitens der Pharmahersteller, Ärzte vom Gegenteil zu überzeugen.[35] Statt sich auf ein Medikament zur Senkung des Risikos für Osteoporose und Hüftfrakturen zu verlassen, wäre es vernünftiger, sich auf Ernährung, Lebensweise und Supplementierungen zu konzentrieren.

Viele Nebenwirkungen der Bisphosphonate sind gering, wie beispielsweise kleinere Verdauungsstörungen (Sodbrennen, Durchfall, Blähungen), Muskel- und Gelenkschmerzen, Kopfschmerzen und allergische Reaktionen. Jedoch können diese Medikamente der Speiseröhre schwere Schädigungen zufügen. Jeder, der Bisphosphonate oral einnimmt, sollte unbedingt 45–60 Minuten lang nach der Einnahme stehen oder aufrecht sitzen.

Bisphosphonate werden auch mit schweren Knochenschäden (Osteonekrose) des Kiefers in Verbindung gebracht. Diese Nebenwirkung tritt am häufigsten bei Krebspatienten auf oder bei Menschen, die sich einer zahnärztlichen Behandlung unterziehen, um potenzielle Entzündungsherde auszuschalten.

Eine Folge der Einnahme von Bisphosphonaten ist die Entwicklung von »brüchigen Knochen« und komplizierten Frakturen des Schenkelknochens (Femur). Das Risiko für brüchige Knochen könnte in Verbindung mit der Langzeiteinnahme stehen und ist ein Grund dafür, dass der Einsatz von Bisphosphonaten auf höchstens 5 Jahre begrenzt sein sollte.

Selektive Östrogenrezeptormodulatoren

Selektive Östrogenrezeptormodulatoren (*selective estrogen-receptor modulators*, SERMs) sind Zusammensetzungen, die die Wirkungen von Östrogenrezeptoren modulieren, ohne die krebserzeugenden Wirkungen von Östrogen auszulösen. Das derzeit einzige für die Behandlung von Osteoporose zugelassene SERM ist Evista (Raloxifen). In einer 20 Jahre andauernden Studie verbesserte Raloxifen bei einer täglichen Dosierung von 60 Milligramm die Knochenmineraldichte in der Lendenwirbelsäule signifikant um 1,6 Prozent und im Oberschenkelhals um 1,2 Prozent.[36] Bei der Multiple Outcomes of Raloxifene Evaluation erhöhte eine Raloxifen-Therapie über einen Zeitraum von 3 Jahren und einer täglichen Dosis von 60 Milligramm bei Frauen nach der Menopause die Knochenmineraldichte der Rückenwirbelsäule um 2,6 Prozent und des Oberschenkelhalses um 2,1 Prozent.[37] Doch diese Vorteile sind nicht ohne Risiko.

Die schwerste Nebenwirkung bei Evista ist die Entstehung von Blutgerinnseln, die Venen blockieren oder sich in der Lunge oder im Herzen festsetzen können. Auch wenn diese Nebenwirkungen bei nur etwa einem von hundert mit Evista behandelten Patienten auftreten, hatten Frauen, die mit diesem Medikament behandelt wurden, ein doppelt so hohes Risiko für die Entwicklung von Blutgerinnseln wie Frauen, die ein Placebo einnahmen. Häufigere Nebenwirkungen von Evista sind erschwertes, brennendes oder schmerzhaftes Wasserlassen, Fieber, erhöhte Infektionsgefahr, Beinkrämpfe, Hautausschlag, Anschwellen der Hände, Knöchel oder Füße sowie Scheidenjucken. Weniger häufig sind Schmerzen am ganzen Körper, Lungenstau, verschlechterte Sicht oder andere Sichtveränderungen, Durchfall, Atembeschwerden, Heiserkeit, Appetitverlust, Übelkeit, Schluckbeschwerden und Schwächegefühl.

Nebenschilddrüsenhormon

Das Nebenschilddrüsenhormon wird einmal täglich durch eine Injektion unter die Haut verabreicht. Es stimuliert die osteoblastische Knochenbildung und erhöht die Knochendichte bei Osteoporosepatientinnen.[38–40] Besonders ein Nebenschilddrüsen-Hormonmedikament, Teriparatid (Forteo), ist für die Behandlung von Frauen nach der Menopause zugelassen. Nach 19-monatiger Behandlung (täglich 20 Mikrogramm) war die Knochendichte der Wirbelsäule um 8,6 Prozent und die des Oberschenkelhalses um 3,5 Prozent gegenüber einem Placebo verbessert.[40] Zudem sank die Häufigkeit neuer vertebraler Frakturen um 65 Prozent und nichtvertebraler Frakturen um 53 Prozent. Interessant ist, dass die Injektion eines Placebos die Knochendichte um 3,5 Prozent verbesserte, eine größere Verbesserung als bei der Verabreichung von Bisphosphonaten oder Evista.

Calcitonin

Calcitonin ist für die postmenopausale Behandlung von Osteoporose zugelassen, nicht aber für die Prävention. Es ist als Nasenspray und subkutane Injektion erhältlich. Bei der Studie Prevent Recurrence of Osteoporotic Fractures[41] wurde bei Osteoporosepatientinnen nach der Menopause 5 Jahre lang ein Calcitonin enthaltendes Nasenspray (mit 200 IE täglich) eingesetzt; das Risiko erneuter vertebraler Frakturen konnte um 33 Prozent gegenüber einem Placebo gesenkt werden. Bei Hüft- oder nichtvertebralen Frakturen war keine Wirkung erkennbar. Ein Calcitoninspray hilft Frauen mit Osteoporose möglicherweise auch, indem es Knochenschmerzen von Wirbelkompressionsfrakturen lindert.

Lebensstil

Rauchen

Rauchen hat die Tendenz, schnelleren Knochenschwund und niedrigere Knochenmasse zu fördern. Frauen, die rauchen, kommen häufig 2 Jahre früher in die Wechseljahre als Nichtraucherinnen.[42–44] Raucherinnen nach der Menopause haben ein höheres Risiko für Knochenbrüche,[45] und Metaanalysen

Vorbeugung gegen Sarkopenie

Sarkopenie ist der mit dem Alterungsprozess einhergehende Verlust der Muskelmasse- und stärke des Skeletts. Für unsere Muskeln bedeutet Sarkopenie das, was Osteoporose für unsere Knochen heißt. Beim Älterwerden gilt die Schwere der Sarkopenie als Indikator für Sterblichkeit und körperliche Einschränkungen. Sarkopenie steht nicht nur in direktem Zusammenhang mit einer erheblich kürzeren Lebenserwartung, sondern auch mit verminderter Vitalität, schlechtem Gleichgewichtssinn und der Geschwindigkeit des Gehens sowie vermehrten Stürzen und Frakturen. Dasselbe, was wir in unseren jungen Jahren für den Aufbau unserer Knochen tun wollen, damit sie uns im Alterungsprozess möglichst lange erhalten bleiben, gilt auch für unsere Muskeln: Wir wollen in unseren jungen Jahren das Höchstmaß an Muskelmasse erreichen. Und für die Bekämpfung der Sarkopenie gilt dasselbe wie für die Bekämpfung der Osteoporose im Alter, nämlich dass wir uns mit Ernährung, Lebensweise und Bewegungsstrategien auseinandersetzen. Weitere Informationen über Sarkopenie und darüber, was man dagegen unternehmen kann, siehe die Erörterungen im Kapitel »Langlebigkeit und Lebensverlängerung«.

weisen darauf hin, dass bei aktiven Raucherinnen das Risiko für Hüftfrakturen erhöht ist.[46] Vor allem Frauen über 60 Jahren könnten hier einem besonderen Risiko ausgesetzt sein. Wie die Weltgesundheitsorganisation berichtet, stellt Rauchen unabhängig von der Knochenmineraldichte ein substanzielles Risiko für künftige Frakturen dar.[47]

Alkohol

Abhängig von der Menge schadet Alkoholkonsum den Knochen. Während moderater Alkoholkonsum bei postmenopausalen Frauen mit einer erhöhten Knochenmineraldichte in Zusammenhang gebracht wird,[48, 49] wird schwerer Alkoholkonsum – mehr als sieben Getränke pro Tag – mit einem erhöhten Risiko für Stürze und Frakturen verbunden.[50] Ein Getränk entspricht 350 Millilitern Bier, 120 Millilitern Wein oder 30 Millilitern Schnaps.[51]

Sport

Körperliche Betätigung ist der entscheidende Faktor für die Knochendichte. Dreimal wöchentlich eine Stunde moderate körperliche Aktivität verhindert nachweislich den Knochenschwund und erhöht die Knochenmasse bei Frauen nach der Menopause.[52–57] Gewichtheben und Krafttraining wirken sich günstig auf die Knochenentwicklung und Aufrechterhaltung der Knochengesundheit und -funktion aus.[58–60] In einer Metaanalyse mit postmenopausalen Frauen erhöhten die sportlichen Frauen die Knochenmineraldichte ihrer Wirbelsäule um etwa 2 Prozent.[61] Das entspricht der mit Bisphosphonaten erzielten Wirkung. Außer der Verbesserung der Knochenmineraldichte beobachtete man durch muskelstärkende und gleichgewichtsfördernde Übungen auch eine Risikosenkung um 75 Prozent für Stürze und sturzbedingte Verletzungen bei Frauen über 75 Jahren oder darüber.[62] Belastungstraining kann einfach sein, wie Walking oder Tai Chi, ebenso wie Krafttraining, etwa mit Hanteln oder Gummibändern, mit denen man zu Hause trainieren kann.

Ernährung

Viele Ernährungsfaktoren spielen eine Rolle für die Knochengesundheit:[63–65]

- Niedrige Calciumzufuhr und/oder hohe Phosphorzufuhr
- Proteinreiche Ernährung
- Proteinarme Ernährung
- Ernährung mit hohen basischen Anteilen (Fleisch und Milchprodukte liefern viele, Obst und Gemüse wenig)
- Hoher Salzkonsum
- Hoher Zuckerkonsum
- Mangel and Spurenelementen

Eine vegetarische Ernährung (entweder vegan oder inklusive Milch und Eier) wird mit einem niedrigeren Osteoporoserisiko verbunden.[66, 67] Obwohl sich die Knochenmasse von Vegetariern im dritten, vierten und fünften Lebensjahrzehnt nicht signifikant von Nichtvegetariern unterscheidet, entstehen in den späteren Jahrzehnten erhebliche Unterschiede. Diese Erkenntnisse zeigen, dass die geringere Häufigkeit von Osteoporose bei Vegetariern nicht auf eine größere anfängliche Knochenmasse, sondern auf einen geringeren Knochenschwund zurückzuführen ist.

Es sind wohl mehrere Faktoren für den bei Vegetariern beobachteten geringeren Knochenschwund verantwortlich. Der wichtigste ist wahrscheinlich der reduzierte Proteinkonsum, kombiniert mit einer basischen Ernährung. Eine protein- und phosphatreiche Ernährung ist mit erhöhter Ausscheidung von Calcium im Urin verbunden, weil das Calcium dazu genutzt wird, die zusätzliche, durch diese Art von Ernährung erzeugte Säure im Körper zwischenzuspeichern. Erhöht man den täglichen Proteinverzehr von 47 auf 142 Gramm, verdoppelt sich die Calciumausscheidung im Urin.[68] In den Vereinigten Staaten ist eine Ernährung mit einem derart hohen Proteinanteil recht verbreitet, und sie kann ein wesentlicher Faktor für die steigende Anzahl von Osteoporosepatienten in diesem Land sein.[69] Aber viel wichtiger als die Reduzierung der Proteinzufuhr ist vielleicht die Erhöhung des Konsums von Obst und Gemüse aufgrund ihrer alkalisierenden Wirkung. Führt die Ernährung zu einer Übersäuerung – was typisch für eine protein- und salzreiche Ernährung ist –, erhält der Körper den pH-Wert aufrecht, indem er sie mit Calcium abpuffert, das er aus den Knochen nimmt.[70] Weitere Informationen über eine basische Ernährung finden Sie im Anhang C »Säure-Basen-Werte ausgewählter Nahrungsmittel«.

Magensäure

Lange Zeit ging man davon aus, die Absorption von Calcium sei von seiner Ionisierung im Darm abhängig, die größtenteils aufgrund der Absonderung von Magensäure erfolge, und man glaubte, eine schlechte Ionisierung von Calcium sei das wesentliche Problem beim Calciumkarbonat – der am häufigsten verabreichten Form von Calcium als Nahrungsergänzungsmittel. Diese Annahme hat zum Teil noch immer ihre Gültigkeit, es ist jedoch ein wenig komplizierter. Den wohl größten Schaden bei der Calciumabsorption hinsichtlich der Produktion von Magensäure richtet möglicherweise die Einnahme von Säureblockern an.

Obwohl bei nicht weniger als 40 Prozent der postmenopausalen Frauen ein Rückgang der Magensäure festgestellt wird,[71] weist eine kritische Durchsicht der vorliegenden Studien darauf hin, dass sich die Wirkung eines erhöhten Magen-pH-Werts nur dann zeigt, wenn schlecht lösliche Calciumsalze (wie Calciumkarbonat) auf leeren Magen eingenommen werden.[72] Auf nüchternen Magen können Patienten mit ungenügender Magensäureproduktion nur etwa 4 Prozent einer oralen Dosis von Calcium in Form von Calciumkarbonat absorbieren, während Menschen mit normaler Magensäure für gewöhnlich etwa 22 Prozent absorbieren können.[72] Patienten mit geringer Magensäureabsonderung brauchen eine lösliche und ionisierte Form von Calcium, wie etwa Calciumcitrat, Calciumlaktat oder Calciumglukonat, wenn sie es auf nüchternen Magen einnehmen. Patienten mit verringerter Magensäure absorbieren etwa 45 Prozent des Calciums aus Calciumcitrat.[73] Wenn jedoch das Calcium in jeder beliebigen Form zu den Mahlzeiten eingenommen wird, besteht wenig Unterschied in der Absorption, selbst bei älteren Patienten, die wenig Magensäure absondern oder Säureblocker einnehmen. Dennoch gibt es einen Zusammenhang zwischen erhöhtem Risiko für Hüftfrakturen und der Langzeiteinnahme von säureblockenden Protonenpumpenhemmern wie den folgenden:[74, 75]

- Omeprazol (Losec, Prilosec, Zegerid, Ocid, Lomac, Omepral, Omez)
- Lansoprazol (Prevacid, Zoton, Monolitum, Inhibitol, Levant, Lupizol)
- Dexlansoprazol (Kapidex, Dexilant)
- Esomeprazol (Nexium, Esotrex)
- Pantoprazol (Protonix, Somac, Pantoloc, Pantozol, Zurcal, Zentro, Pan, Controloc)
- Rabeprazol (Zechin, Rabecid, Nzole-D, AcipHex, Pariet, Rabeloc)
- Revaprazan (Revanex)

Zucker

Raffinierter Zucker ist ein weiterer Ernährungsbestandteil, der den Calciumverlust des Körpers verstärkt. Infolge der Zuckerzufuhr erhöht sich die Calciumausscheidung im Urin.[76] Wenn man bedenkt, dass der durchschnittliche US-Amerikaner jeden Tag 125 Gramm Saccharose, 50 Gramm Maissirup und andere raffinierte, einfache Zuckerformen zu sich nimmt, ist es kein Wunder, dass so viele Menschen an Osteoporose leiden.

Softdrinks

Limonaden tragen wesentlich zu Osteoporose bei, denn sie enthalten hohe Anteile an Phosphaten (Phosphorsäure) und Zucker. Dies führt zu niedrigeren Calcium- und höheren Phosphatkonzentrationen im Blut. Die Vereinigten Staaten stehen unter allen Ländern an erster Stelle, was den Konsum von Softdrinks angeht, mit einem durchschnittlichen Pro-Kopf-Konsum von etwa 450 Millilitern täglich.

Der Zusammenhang zwischen Knochenschwund und Softdrinks wird noch drastischer werden, wenn die Kinder, die praktisch mit Limonade von der Mutterbrust entwöhnt wurden, das Erwachsenenalter erreichen. Der Konsum von Softdrinks bei Kindern stellt einen signifikanten Risikofaktor für eine gestörte Kalkbildung der wachsenden Knochen dar. Da eine derart starke Korrelation zwischen der maximalen Knochenmineraldichte und einem Osteoporoserisiko besteht, könnte die Häufigkeit von Osteoporose schließlich noch größere, epidemische Ausmaße annehmen.

Die schwerwiegende Wirkung von Softdrinks auf die Knochenbildung bei Kindern wurde deutlich in einer Studie demonstriert, an der 57 Kinder mit niedrigem Calciumgehalt im Blut im Alter zwischen 18 Monaten und 14 Jahren sowie 161 entsprechende Kontrollkinder mit normalen Calciumkonzentrationen teilnahmen.[77] Ziel der Studie war es zu beurteilen, ob der Konsum von wöchentlich 1,5 Litern phosphathaltigen Erfrischungsgetränken ein Risiko für die Entwicklung von niedrigeren Calciumkonzentrationen im Blut darstellt. Von den 57 Kindern mit niedrigen Calciumkonzentrationen im Blut tranken 38 (66,7 Prozent) mehr als vier Flaschen (350–500 Milliliter pro Flasche) pro Woche, aber nur 48 (28 Prozent) der 171 Kinder mit normalen Calciumkonzentrationen im Serum nahmen derart große Mengen an Limonaden zu sich. Bei allen 228 Kindern wurde eine signifikante inverse Korrelation zwischen Calciumkonzentration im Serum und der wöchentlichen Menge konsumierter Erfrischungsgetränke festgestellt.[78]

Grünes Blattgemüse

Grünes Blattgemüse wie etwa Grünkohl, Kohlblätter, Petersilie oder Kopfsalat bietet einen enormen Schutz vor Osteoporose. Diese Nahrungsmittel liefern ein breites Spektrum an Vitaminen und Mineralien, die wichtig für die Erhaltung von gesunden Knochen sind, wie etwa Calcium, Vitamin K_1 und Bor.

Vitamin K_1 (Phyllochinon oder Phytochinon) ist die Vitamin-K-Form, die in Pflanzen vorkommt. Eine oft vergessene Funktion des Vitamin K ist die Rolle, die es bei der Umwandlung von inaktivem Osteocalcin (dem wichtigsten nichtkollagenen Protein in den Knochen) in seine aktive Form spielt. Osteocalcin verankert die Calciummoleküle und hält sie innerhalb des Knochens.[79] Ein Vitamin-K-Mangel führt zu beeinträchtigter Knochengesundheit infolge von unzureichenden Osteocalcinkonzentrationen. In einer Studie stellte man bei Patienten, die Frakturen aufgrund von Osteoporose erlitten hatten, sehr niedrige Vitamin-K-Konzentrationen im Blut fest.[80] Die Schwere der Frakturen hing eng mit der Konzentration von zirkulierendem Vitamin K zusammen: je niedriger der Vitamin-K-Gehalt, desto schlimmer die Fraktur. In der Nurses Health Study wurde eine niedrige Vitamin-K-Aufnahme in der Ernährung mit vermehrten Hüftfrakturen in Verbindung gebracht.[81] Trotz einiger Studien, die zeigen, dass die Knochendichte sich als umso niedriger erweist, je niedriger die Konzentration von zirkulierendem Vitamin K ist,[82] zeigen jüngere Studien, dass eine niedrige Calciumzufuhr zwar mit Frakturen infolge von Osteoporose in Zusammenhang steht, nicht aber mit niedriger Knochenmineraldichte zu korrelieren scheint.[83]

Diese Aussage zeigt ganz klar die Bedeutung von Vitamin K bei der Vorbeugung von Frakturen; es erhöht wohl die Belastbarkeit der Knochen, ohne die Knochendichte zu beeinträchtigen. Da Vitamin K in grünem Blattgemüse enthalten ist, kann dieses im Rahmen einer vegetarischen Ernährung einer der Schlüsselfaktoren für den Schutz vor Osteoporose sein. Die reichste Quelle an Vitamin K sind dunkelgrüne Gemüse (wie Brokkoli, Kopfsalat, Kohl und Spinat) sowie grüner Tee. Weitere gute Quellen sind Spargel, Hafer, Weizenvollkorn und frische grüne Erbsen.

Abgesehen von Vitamin K können die hohen Konzentrationen vieler Mineralstoffe in grünem Gemüse wie beispielsweise Calcium und Bor ebenfalls für diesen Schutzeffekt zuständig sein.

Bor

Bor ist ein Spurenelement und ein Schutzfaktor gegen Osteoporose. In einer Studie reduzierte die Nahrungsergänzung von postmenopausalen Frauen mit täglich 3 Milligramm Bor die Ausscheidung von Calcium über den Urin um 44 Prozent und erhöhte drastisch die Konzentration von 17-Beta-Estradiol, dem biologisch aktivsten Östrogen.[84] Bor scheint für die Aktivierung bestimmter Hormone wie Östrogen und Vitamin D erforderlich zu sein.[85] Wir erwähnten ja oben, dass Vitamin D innerhalb der Nieren in seine aktivste Form (1,25-[OH] Vitamin D oder Calcitriol) umgewandelt wird und dass diese Umwandlung bei der postmenopausalen Osteoporose gestört ist. Bor scheint notwendig zu sein, damit diese Umwandlung stattfinden kann. Ein Bormangel könnte erheblich zu Osteoporose und menopausalen Symptomen beitragen.

Da Obst und Gemüse die Hauptlieferanten von Bor sind, kann eine Ernährungsform, die arm an diesen Nahrungsmitteln ist, zum Bormangel beitragen. Die übliche Ernährung der US-Amerikaner weist einen großen Mangel an diesen Nahrungsmitteln auf. Um adäquate Borkonzentrationen sicherzustellen, ergänzen Sie Ihre Ernährung mit 3–5 Milligramm Bor täglich.

Soja-Isoflavone

Sojaprodukte enthalten eine Substanzklasse, die man als Isoflavone bezeichnet; dazu gehören Genistein, Daidzein und Glycitein, die allesamt als Phytoöstrogene betrachtet werden, weil sie eine ähnliche Struktur aufweisen wie das 12-Beta-Östradiol, die Hauptform des im Körper produzierten Östrogens. Die Kopplung von Soja-Isoflavonen an Östrogenrezeptoren bevorzugt den Östrogenrezeptor Beta und indiziert somit, dass Soja-Isoflavone als selektive Östrogenmodulatoren agieren, ähnlich wie Evista, doch wie es scheint, ohne Nebenwirkungen.[87] Das Daidzeinmolekül gleicht in seiner Form dem Molekül des Medikaments Ipriflavon, das in Europa und Japan zur Behandlung von Osteoporose eingesetzt wird (wie unten besprochen). In den Vereinigten Staaten ist Ipriflavon als Nahrungsergänzungsmittel erhältlich.

Trockenpflaumen für den Knochenbau

Trockenpflaumen sind bestens für ihre Fähigkeit bekannt, Verstopfung zu verhindern und zu lindern. Doch können sie möglicherweise auch dabei helfen, das signifikant erhöhte Risiko für beschleunigten Knochenschwund bei Frauen in den ersten 3–5 Jahren nach der Menopause aufzuheben. Bei 58 Frauen, die 3 Monate lang täglich bis zu zwölf Trockenpflaumen aßen, stellte man im Vergleich zu Frauen, die dies nicht taten, erhöhte Blutkonzentrationen von Enzymen und Wachstumsfaktoren fest, ein Hinweis auf Knochenbildung. Auch litt keine dieser Frauen unter unerwünschten Nebenwirkungen im Magen-Darm-Bereich. Die heilsame Wirkung von Trockenpflaumen auf die Knochenbildung ist möglicherweise auf deren hohen Gehalt an phenolischen Verbindungen zurückzuführen, die als Antioxidantien wirken und zur Verringerung des Knochenschwundes beitragen. Auch liefern Trockenpflaumen eine ansehnliche Menge an Bor, einem Spurenelement, das wesentlich im Knochenmetabolismus ist und von dem man glaubt, es spiele eine wichtige Rolle bei der Osteoporoseprävention. Eine einzige Portion Trockenpflaumen (100 Gramm) liefert 2–3 Milligramm Bor.[86]

Sojahaltige Nahrungsmittel oder Supplementierungen mit Soja-Isoflavonen haben das Potenzial, den Knochenstoffwechsel günstig zu beeinflussen, doch sind sie in der medizinischen Literatur aufgrund von widersprüchlichen Ergebnissen der bislang durchgeführten Studien in gewissem Maße umstritten.[88] Zu diesen Ergebnissen gehören Unterschiede in Dosierung und Form der untersuchten Sojaprodukte (Sojaproteinisolat, Sojavollwertprodukte oder Extrakte aus Soja-Isoflavonen), Unterschiede beim Status der Menopause der teilnehmenden Frauen (perimenopausal, frühe oder späte Postmenopause), Unterschiede in der jeweiligen Studiendauer sowie Unterschiede bei den angewandten Tests zur Beurteilung der Knochendichte und des Knochenstoffwechsels. Trotzdem gibt es wichtige Belege, dass Soja einen knochenbildenden Effekt hat, denn wie viele Studien zeigen, können Soja oder Soja-Isoflavone den Knochenumsatz bei Frauen verlangsamen und die Knochendichte erhöhen. Frauen nach den Wechseljahren, die 6 Monate lang 55–90 Milligramm Soja-Isoflavone einnahmen, erfuhren einen Anstieg von Mineralgehalt und Dichte in der Lendenwirbelsäule.[89–91]

Mehrere detaillierte Analysen der klinischen Versuche zu Soja und Soja-Isoflavonen folgerten, für eine günstige Wirkung auf die Knochengesundheit werde eine Tagesdosis von 90 Milligramm Soja-Isoflavonen benötigt.[92, 93] Studien mit niedrigeren Dosierungen zeigten durchweg keinerlei echten Nutzen für die Knochengesundheit. Zudem können die Vorteile von Soja für die Knochengesundheit bei Frauen nach der Menopause besser erkennbar sein als bei Frauen davor.[94, 95]

Ein vielleicht übersehener Einfluss von sojahaltigen Nahrungsmitteln kann die Calciummenge sein, die in einigen von ihnen oder in Ernährungsformen enthalten ist, die sojahaltige Nahrungsmittel umfasst. Eine Ernährung mit vielen Sojaprodukten kann eine bedeutende Menge an Calcium liefern, und einige sojahaltige Lebensmittel enthalten mindestens ebenso viel Calcium wie eine Portion Milchprodukte.

Nahrungsergänzungsmittel

Calcium

Eine angemessene Calciumzufuhr ist ein anerkannter Faktor bei der Erhaltung der Knochengesundheit, in erster Linie bei sehr jungen und bei älteren Frauen. Jedoch bietet Calcium allein einen sehr geringen Nutzen beim Schutz vor Osteoporose, ebenfalls notwendig sind Vitamin D, Vitamin K und andere Nährstoffe.[96] In einer detaillierten Analyse aller kontrollierten Studien mit Calciumsupplementierungen, die die Knochengesundheit bis zum Jahr 2002 beurteilten, lieferte die tägliche Ergänzung mit 500–2000 Milligramm Calcium nur einen moderaten Nutzen für die Knochendichte bei postmenopausalen Frauen: Der Unterschied in der Stärke des Knochenschwundes zwischen Calcium und Placebos lag für den gesamten Körper bei 2,05 Prozent, bei 1,66 Prozent für die Lendenwirbelsäule und bei 1,64 Prozent für die Hüfte.[97]

Eine genauere Überprüfung der größten Studie, der Women's Health Initiative, an der über 36 000 Frauen nach der Menopause teilnahmen, erbrachte ein überraschendes Ergebnis: Obwohl alle Daten aussagten, die Supplementierung mit täglich 1000 Milligramm Calcium und 400 IE Vitamin D habe das Risiko für Hüftfrakturen im Vergleich zu Placebos um 12 Prozent gesenkt, stellte sich bei einer Beschränkung der Analyse auf Frauen, die die Tabletten tatsächlich mindestens 80 Prozent der Zeit einnahmen, heraus, dass Calcium plus Vitamin D die Anzahl der Hüftfrakturen um 29 Prozent gegenüber den Placebos senkte.[98] Das ist bemerkenswert, besonders weil in der Studie Vitamin-D-Supplementierungen in Mengen verabreicht wurden, die, wie man heute weiß, weniger als ideal sind.

Bei postmenopausalen Frauen senkte die Calciumsupplementierung den Knochenschwund um nicht weniger als 50 Prozent an nichtvertebralen Stellen. Am größten war die Wirkung bei Frauen, deren Calciumzufuhr am Anfang gering war, bei älteren Frauen und bei solchen mit diagnostizierter Osteoporose.[99] Es existieren auch Studien, die gewisse Effekte zur Vorbeugung des vertebralen Knochenschwunds zeigen.[100]

Calciumgehalt einzelner Sojaprodukte		
Sojaprodukt	**Portionsgröße**	**Calcium (mg)**
Tofu, fest	¼ Block	553
Tofu, normal	¼ Block	406
Sojamilch, erhöhter Calciumgehalt	1 Tasse*	80–300
Sojamilch	1 Tasse*	7
Sojabohnen, geröstet	¼ Tasse*	119
Sojabohnen, gekocht	¼ Tasse*	88
Tempeh	¼ Tasse*	77
*Tasse als ein Gefäß mit einem Fassungsvermögen von circa 250 Millilitern (Anmerkung der Redaktion)		

Schützt Milch vor Osteoporose oder führt sie dazu?

Während zahlreiche klinische Studien zeigen, dass die Supplementierung mit Calcium und Vitamin D dazu beitragen kann, dem Knochenschwund vorzubeugen, ist das Datenmaterial bezüglich eines Zusammenhangs zwischen hoher Calciumzufuhr aus Milch und der Vorbeugung von Osteoporose und Knochenfrakturen nicht eindeutig. Tatsächlich zeigen die derzeit vorliegenden Daten, dass häufiger Milchkonsum das Osteoporoserisiko sogar erhöht. Wie die Forscher bei der Durchsicht der Daten der Nurses' Health Study mit 77761 Frauen feststellten, hatten Frauen, die täglich zwei oder mehr Gläser Milch tranken, ein um 45 Prozent höheres Risiko für Hüftfrakturen als Frauen, die nur ein Glas Milch oder weniger pro Woche tranken.[103] Anders ausgedrückt: Je mehr Milch eine Frau zu sich nahm, desto höher war ihre Wahrscheinlichkeit für eine Hüftfraktur. Dieser Negativeffekt kann eventuell auf das der Milch zugefügte Vitamin A (in höheren Konzentrationen könnte Vitamin A, nicht aber Betacarotin, in die Knochenbildung eingreifen) zurückgeführt werden. Interessanterweise tritt Osteoporose häufiger in Ländern auf, in denen am meisten Milch getrunken wird.

Hier einige Empfehlungen für Calciumsupplementierungen. Zunächst: Es gibt keinen Grund, pro Tag mehr als 1000 Milligramm als Nahrungsergänzung einzunehmen. Wie Studien deutlich belegen, ist der Nutzen bei 2000 Milligramm pro Tag nicht größer als bei 1000. Die Einnahme von großen Calciummengen kann die Absorption von Magnesium und anderen Mineralstoffen beeinträchtigen. Meiden Sie Calcium aus Austernschalen, Dolomit und Knochenmehlprodukten, denn diese Formen haben normalerweise einen höheren Bleigehalt. Wir bevorzugen leicht ionisierte Formen von Calcium wie zum Beispiel Calciumcitrat, aber tatsächlich wird sogar Calciumkarbonat, wenn zu den Mahlzeiten eingenommen, von den meisten Menschen effektiv absorbiert. Aus folgenden Gründen befürworten wir auch Tricalciumphosphat:[101, 102]

- Tricalciumphosphat liefert drei Calciummoleküle für jedes Phosphormolekül, ist also eine hocheffiziente Calcium- und Phosphorquelle.
- Klinische Studien zeigen, dass die Einnahme von Calcium mit Phosphor in Form von Tricalciumphosphat wirkungsvoller für die Bildung starker Knochen ist als die Einnahme von Calcium allein.
- Calcium kann ohne die Verfügbarkeit von Phosphor nicht verwertet werden.
- Etwa 50 Prozent der US-amerikanischen Frauen leiden an Phosphormangel.
- Phosphor ist eine essenzielle Komponente der Knochen; 85 Prozent des gesamten Phosphorgehalts Ihres Körpers befindet sich in Ihren Knochen.
- Wie klinische Forschungen zeigen, senken Calciumsupplementierungen ohne Phosphor die im Körper verfügbaren Phosphormengen, die für die Knochengesundheit zuständig sind, und tragen damit zu Osteoporose bei.

Obwohl Phosphor in zu großen Mengen nicht gut ist, besonders wenn nicht mit Calcium kombiniert (wie in Limonaden und Fleisch), sind auch zu geringe Mengen schlecht, besonders im Hinblick auf die Absorbierung von Calcium.

Vitamin D

Wie oben unter »Diagnostische Erwägungen« besprochen, spielt Vitamin D eine entscheidende Rolle bei der Knochengesundheit. Angesichts seiner Bedeutung sowohl für die Knochengesundheit als auch für die allgemeine Gesundheit scheint die Supplementierung mit Vitamin D unverzichtbar. Während die Ergebnisse großer randomisierter, kontrollierter Studien feststellten, dass sich die Kombination von Calcium und Vitamin D günstig auf die Senkung des Frakturrisikos auswirkt, setzten praktisch all diese Studien Vitamin-D-Dosierungen ein, die ungeeignet für die Erhöhung des Blutgehalts an Vitamin D_3 auf den effektiven Bereich (45–90 Nanogramm pro Milliliter) waren.[104, 105] Nichtsdestotrotz verband eine detaillierte Analyse randomisierter, kontrollierter Studien bei älteren Frauen nach der Menopause Vitamin D sogar bei einer niedrigen Dosis von 700 bis 800 IE täglich mit einer signifikanten Senkung des Risikos für Hüft- und nichtvertebrale Frakturen.[106] Vitamin D in Kombination mit einer Calciumsupplementierung senkt zweifellos die Geschwindigkeit des postmenopausalen Knochenschwundes, besonders bei älteren Frauen.[107] Vitamin D verbessert ebenfalls nachweislich Muskelstärke[108] und Gleichgewicht[109] und senkt so das Risiko für Stürze.[110]

Wie viel Vitamin D braucht man also? Wie im Kapitel »Supplementierung« ausgeführt, besteht die einzige Möglichkeit, den genauen Vitamin-D-Status zu erfahren, darin, den Blutgehalt zu messen. Wie Studien zeigen, sollten für eine gute Gesundheit die Serum-Vitamin-D-Konzentrationen zwischen 50 und 80 Nanogramm pro Milliliter (125–200 Nanomol pro Liter) liegen. Wir empfehlen unbedingt die Messung, um sicherzustellen, dass optimale Vitamin-D-Konzentrationen erreicht werden. Während einige Menschen optimale Konzentrationen mit nur 600 IE täglich (oder 20 Minuten Sonnenlicht täglich) erzielen können, haben andere einen genetischen Bedarf von nicht weniger als 10 000 IE pro Tag. Die einzige Möglichkeit, die optimale Dosierung herauszufinden, ist ein Bluttest.

Für den gesundheitlichen Allgemeinzustand empfehlen wir eine tägliche Dosierung von 2000 IE, für Frauen und Männer mit verminderter Knochendichte oder Osteoporose jedoch eine von 5000 IE. Schwangere und stillende Frauen neigen ebenfalls zu einem höheren Vitamin-D-Bedarf. In der Vergangenheit wurde Stillen über einen Zeitraum von länger als 6 Monaten als Ursache für Vitamin-D-Mangel bei Kindern erachtet. Heute wissen wir, dass nicht das Stillen das Problem ist, sondern die Tatsache, dass nahezu alle Frauen an Vitamin-D-Mangel leiden.

Magnesium

Magnesium ist für die Knochenmineralisierung ebenso wichtig wie Calcium, erhält aber nicht annähernd dieselbe Aufmerksamkeit. Ein niedriger Magnesiumstatus tritt bei Frauen mit Osteoporose häufig auf, und Magnesiummangel wird mit anormalen Knochenmineralkristallen verbunden.[111] Es gibt Frauen mit geringer Knochendichte, die keine erhöhte Frakturhäufigkeit haben, möglicherweise, weil ihre Knochenmineralkristalle von hoher Qualität sind, teilweise dank eines hohen Magnesiumgehalts. In einer Gruppe postmenopausaler Frauen führte die Supplementierung mit zwischen 250 und 750 Milligramm Magnesium täglich über einen Zeitraum von 6 Monaten, gefolgt von täglich 250 Milligramm über einen Zeitraum von 6 bis 18 Monaten bei 71 Prozent der Frauen, zu einer erhöhten Knochendichte. Dies war ein nennenswerter Anstieg, denn er trat ohne die Supplementierung mit Calcium ein.[112]

Zink

Zink ist essenziell für die korrekte Bildung und Funktion von Osteoblasten und Osteoklasten und verstärkt die biochemische Wirkung von Vitamin D. Es wird auch für die Synthese verschiedener, im Knochen verfügbarer Proteine benötigt. Man hat festgestellt, dass Menschen mit Osteoporose niedrige Zinkkonzentrationen in Serum und Knochen haben.[113]

Kupfer

Kupfermangel erzeugt bekanntlich eine anormale Knochenentwicklung bei wachsenden Kindern und kann eine zusätzliche Ursache für Osteoporose sein. Wie In-vitro-Studien zeigten, hemmt die Supplementierung mit Kupfer die Knochenresorption.[114, 115] In einer Doppelblindstudie senkte die Supplementierung mit täglich 3 Milligramm Kupfer über einen Zeitraum von 2 Jahren den Knochenschwund bei postmenopausalen Frauen signifikant.[116]

Mangan

Ein Manganmangel ist einer der vielleicht weniger bekannten, aber wichtigen Ernährungsfaktoren in Bezug auf Osteoporose. Er führt zu verminderter Calciumablagerung im Knochen. Mangan kurbelt auch die Produktion wichtiger Substanzen in der Kollagenmatrix an, die den Rahmen für den Mineralisierungsprozess liefert.[117]

Kombination von Mineralstoffen

In einer Doppelblindstudie mit postmenopausalen Frauen schien die Kombination von Zink, Kupfer, Mangan und Calcium hilfreicher für die Prävention von Knochenschwund bei postmenopausalen Frauen zu sein als Calcium allein.

Silicium

Wahrend des Knochenwachstums und der frühen Phasen der Knochenkalkbildung spielt Silicium eine entscheidende Rolle bei der Formation von Querverbindungen zwischen Kollagen und Proteoglykanen. Bei Tieren führten Ernährungsformen mit Siliciummangel zu anormalen Schädelentwicklungen und Wachstumsverzögerungen,[118] und die Siliciumsupplementierung hemmte teilweise den Knochenschwund bei weiblichen Ratten, denen zuvor die Eierstöcke entfernt worden waren.[119]

In einer Doppelblindstudie zeigte eine hoch bioverfügbare Form von Silicium (cholinstabilisierte Orthokieselsäure, im Handel als Biosil erhältlich) beeindruckende klinische Ergebnisse bei der Verbesserung der Knochengesundheit von Frauen nach der Menopause mit geringer Knochendichte.[120] Im Vergleich zu einer Kontrollbehandlung mit Calcium und Vitamin D allein konnte die zusätzliche Gabe von Biosil (täglich 6 Milligramm) innerhalb des ersten Behandlungsjahrs den Kollagengehalt des Knochens um 22 Prozent und die Knochendichte um 2 Prozent erhöhen. Das Potenzial zur Verbesserung sowohl der Kollagenmatrix als auch des BMD deutet darauf hin, dass Biosil zu einer größeren Festigkeit und Flexibilität der Knochen führte und damit den Widerstand gegen Frakturen enorm vergrößerte. Die empfohlene Dosierung beträgt täglich 6–10 Milligramm.

Folsäure, Vitamin B_6 und Vitamin B_{12}

Der beschleunigte Knochenschwund bei menopausalen Frauen kann zum Teil auf erhöhte Konzentrationen von Homocystein zurückzuführen sein, einem Abbauprodukt von Methionin, das bei einem Mangel an Folsäure, Vitamin B_6 oder Vitamin B_{12} erhöht ist. Homocystein kann Osteoporose fördern, wenn es nicht entsprechend eliminiert wird. In einer prospektiven Studie hatten Frauen mit hohen Homocysteinkonzentrationen ein annähernd doppelt so hohes Risiko für nichtvertebrale Osteoporosefrakturen wie Frauen mit niedrigem Homocysteingehalt.[121] Da ein Mangel an jenen B-Vitaminen, die am Homocysteinstoffwechsel beteiligt sind, die Ursache für diese erhöhten Homocysteinansammlungen sein kann, ist eine Supplementierung mit diesen drei Komponenten wichtig, um die empfohlenen Konzentrationen zu erreichen. Die Wiederherstellung des korrekten Status dieser B-Vitamine wird das erhöhte Homocystein senken. Der Mangel an mindestens einem dieser Nährstoffe ist bei postmenopausalen Frauen häufig.

Vitamin C

Vitamin C fördert Bildung und Querverbindung einiger der strukturellen Knochenproteine. Tierversuche zeigen, dass ein Vitamin-C-Mangel Osteoporose[122] verursachen kann, und seit Jahrzehnten weiß man, dass Skorbut, eine durch Vitamin-C-Mangel ausgelöste Krankheit, auch Knochenanomalien mit sich bringt.

Vitamin K

Wie oben besprochen, ist Vitamin K für die Bildung des Knochenproteins Osteocalcin, einer Schlüsselkomponente in der Knochenmatrix, notwendig. In Humanstudien wurden Supplementierungen mit unterschiedlichen Formen von Vitamin K eingesetzt: Vitamin K_1 (Phyllochinon oder Phytochinon), Menachinon-4 (MK4, einer Form von Vitamin K_2) und Menachinon-7 (MK7, ebenfalls einer Form von Vitamin K_2).

Untersuchungen zur Wirksamkeit von Vitamin-K-Supplementierungen auf die Knochengesundheit haben gemischte Ergebnisse hervorgebracht. Wir meinen, das liegt daran, dass es nicht die richtige Methode ist, die Knochendichte zur Beurteilung heranzuziehen. Der Großteil der Doppelblindstudien mit Vitamin K_1 erbrachte nur eine moderate oder gar keine Wirkung hinsichtlich der Knochendichte; und während Untersuchungen mit MK4 positive Ergebnisse hinsichtlich der Reduzierung von Knochenschwund und der Anzahl von Frakturen erzielten, war die Dosierung (täglich 45 Milligramm) ausgesprochen hoch, sodass die Ergebnisse wohl eher auf einer medikamentenähnlichen Wirkung als auf einem ernährungsbedingten Effekt beruhen dürften.[106, 123–129] Wie eine Doppelblindstudie mit Vitamin K_1 zeigte, schützte die Einnahme von täglich 5 Milligramm über einen Zeitraum von 2 bis 4 Jahren postmenopausale Frauen mit Osteopenie nicht vor einer altersbedingten Abnahme der Knochendichte, doch sie führte zu wesentlich weniger Frakturen.[124] Da Vitamin K Einfluss auf Osteocalcin hat, ist es durchaus möglich, dass es hilfreich bei der Verbesserung der Knochengesundheit, nicht jedoch der -dichte ist.

MK7 (eine längerkettige Form von Vitamin K_2) kommt in hohen Konzentrationen in Natto vor (einem in Japan geschätzten, fermentierten Sojaprodukt) und wird in kleinen Mengen von den Darmbakterien aus alimentärem Vitamin K_1 produziert.[128] MK7 stellte sich in Tierversuchen als wirksamer und besser bioverfügbar sowie mit einer längeren Halbwertzeit als MK4 heraus. Wenn es als Nahrungsergänzungsmittel (täglich 0,22 Millimol) eingenommen wird, ist MK7 effektiver als Vitamin K_1 bei der Aktivierung von Osteocalcin und bleibt viel länger im Blutkreislauf (Halbwertzeit von 8 Stunden bei K_1 und MK4 gegenüber 96 Stunden bei MK7).[129–130] In einer Studie mit postmenopausalen japanischen Frauen beobachtete man einen signifikanten inversen Zusammenhang zwischen dem Konsum von Natto und der Häufigkeit von Hüftfrakturen.[131] In einer Studie über Osteoporose nach Organtransplantationen führte die 1-jährige Supplementierung mit MK7 (täglich 180 Mikrogramm) im Vergleich zu einem Placebo zu einer erhöhten Knochenmineralisierung.[132] Eine Studie mit Frauen in den frühen Wechseljahren, die 1 Jahr lang eine tägliche Supplementierung von 360 Mikrogramm MK7 erhielten, erbrachte trotz einer Senkung des inaktiven Osteocalcins keine signifikante Verbesserung der Knochenmineraldichte.[133] Nochmals: Zweifellos übt Vitamin K eine wichtige Funktion für die Knochengesundheit aus und scheint die Frakturhäufigkeit zu reduzieren, aber dass es allein zu wesentlichen Verbesserungen der Knochendichte führt, ist unwahrscheinlich.

Strontium

Strontium ist ein nichtradioaktives Erdelement und physikalisch wie auch chemisch dem Calcium ähnlich. Strontiumranelat ist das spezielle Strontiumsalz, das in klinischen Versuchen bei Osteoporose eingesetzt wird. In großen Dosierungen stimuliert Strontium die Knochenbildung und reduziert die Knochenresorption. In einer Doppelblindstudie mit 1649 postmenopausalen Frauen mit Osteoporose reduzierte eine tägliche orale Gabe von 2 Gramm Strontiumranelat (680 Milligramm elementares Strontium) über einen Zeitraum von 3 Jahren das Risiko für vertebrale Frakturen und erhöhte die Knochenmineraldichte.[134] Im ersten Jahr erreichte man in der Strontiumranelatgruppe eine um 49 Prozent geringere Häufigkeit von vertebralen Frakturen; nach Ablauf der 3 Jahre waren es 41 Prozent. Bei der Lendenwirbelsäule erreichte man durch die 3-jährige Supplementierung mit Strontium einen Anstieg der Knochendichte um 6,8 Prozent. Beim Oberschenkelhals ergab sich ebenfalls ein Anstieg, und zwar um 8,3 Prozent.

In einer 2-jährigen Studie erhielten 353 postmenopausale Frauen mit Osteoporose und bereits mindestens einem erlittenen Wirbelbruch ein Placebo oder eine von drei unterschiedlichen Strontiumdosierungen: täglich entweder 170, 340 oder 680 Milligramm.[135] Nach jeder Strontiumdosis konnte ein kleiner Anstieg der Knochendichte der Lendenwirbelsäule beobachtet werden, im Vergleich zu einem Placebo erbrachte jedoch lediglich die höchste Dosis statistisch signifikante Unterschiede. Die Häufigkeit neuer Wirbelfrakturen war mit der kleinsten Strontiumdosis (170 Milligramm) am niedrigsten (38,8 Prozent) gegenüber 54,7 Prozent in der Placebogruppe und 56,7 Prozent beziehungsweise 42 Prozent in der Gruppe mit der 340-Milligramm-Dosis beziehungsweise der 680-Milligramm-Dosis.

Die Tatsache, dass die größte Dosis die Knochendichte am stärksten erhöhte, während die kleinste Dosis die größte Wirkung bei der Vorbeugung vor Wirbelbrüchen hatte, zeigt, dass eine Supplementierung mit Strontium vielleicht nicht auf die maximale Erhöhung der Knochendichte abzielen sollte. Dazu kommt, dass aufgrund der potenziell ungünstigen Effekte durch Strontium, beispielsweise Defekte in der Knochenmineralisierung und Eingriff in den Vitamin-D-Stoffwechsel, eher der Einsatz der kleinstmöglichen Dosis sinnvoll ist.

Über Strontium gibt es noch viele unbeantwortete Fragen, einschließlich der, ob Strontiumchlorid (die häufigste Strontiumform, die in Supplementierungen in den USA eingesetzt wird) dem Strontiumranelat gleichwertig ist. Bislang war Strontiumchlorid kein Thema in veröffentlichten Studien. Weitere Fragen betreffen die Sicherheit und den Langzeitnutzen. Bis zur Beantwortung dieser Fragen empfehlen wir eine Supplementierung mit Strontium, in welcher Form auch immer, nur als letzten Ausweg zu wählen, wenn ältere Frauen mit extrem hohem Frakturrisiko oder einer signifikanten Vorgeschichte mit Knochenbrüchen betroffen sind.

Ipriflavon

Ipriflavon ist ein halbsynthetisches Isoflavonoid, in der Struktur den Soja-Isoflavonen ähnlich, das in Japan, Ungarn und Italien für die Behandlung und Prävention von Osteoporose zugelassen ist. Die Substanz Ipriflavon erzielte in einer Reihe klinischer Versuche beeindruckende Ergebnisse. So erhöhte Ipriflavon (dreimal täglich 200 Milligramm) in einer Studie mit hundert Osteoporosepatientinnen die Knochendichtewerte nach 6 Monaten um 2 Prozent und nach 12 Monaten um 5,8 Prozent.[136] In einer anderen Studie mit Osteoporosepatientinnen erzielte Ipriflavon (täglich 600 Milligramm) nach 12 Wochen eine Erhöhung der Knochendichte um 6 Prozent, während die Knochendichte in der Placebogruppe um 0,3 Prozent sank.[137] Studien über längere Zeiträume zeigten gleichermaßen vielversprechende Ergebnisse in Anbetracht der Sicherheit und offensichtlichen Wirksamkeit von Ipriflavon.[138, 139] Die Wirksamkeit von Ipriflavon legt nahe, dass natürlich vorkommende Soja-Isoflavone, wie Genistein und Diadzein, einen ähnlichen Nutzen bieten. Angesichts des Schutzeffekts von Soja-Isoflavonen gegen Brustkrebs wird der regelmäßige Verzehr von Sojaprodukten befürwortet. Der Wirkmechanismus scheint die Wirkungsverstärkung von Calcitonin auf den Calciumstoffwechsel einzuschließen (siehe oben), denn Ipriflavon übt keine östrogenähnliche Wirkung aus.[140]

In einer 2001 veröffentlichten Untersuchung mit Ipriflavon waren die Ergebnisse nicht annähernd so positiv.[141] In dieser placebokontrollierten Doppelblindstudie wurde 474 postmenopausalen, weißen Osteoporosepatientinnen beliebig entweder dreimal täglich 200 Milligramm Ipriflavon plus 500 Milligramm Calcium oder ein Placebo plus 500 Milligramm Calcium verabreicht. Knochendichte sowie die biochemischen Marker für die Knochenresorption wurden in der Wirbelsäule, Hüfte und im Unterarm gemessen. Nach 36 Behandlungsmonaten war der jährliche prozentuale Unterschied der Knochenmineraldichte kaum feststellbar. Auch die biochemischen Marker waren ähnlich. Die Anzahl der Frauen mit neuen Frakturen der Wirbelsäule war in beiden Gruppen zu jedem Zeitpunkt innerhalb der 36 Monate gleich. Zu den überraschenden Ergebnissen gehörte eine Senkung der Lymphozyten (einer Form der weißen Blutkörperchen) im Blut von 31 mit Ipriflavon behandelten Frauen.

Warum also demonstrierten frühere Studien mit Probandinnen in ihrer frühen oder späteren postmenopausalen Phase oder Osteoporosepatientinnen positive Wirkungen durch Ipriflavon, nicht aber diese? Die wahrscheinlichste Erklärung ist, dass die Osteoporose der Teilnehmerinnen zu schwer war, um eine günstige Wirkung zu erzielen. Möglich wäre aber auch, dass diese Studie, die bislang größte und am besten konzipierte, offenlegte, dass Ipriflavon schlicht keine Rolle bei der Behandlung von Osteoporose spielt. Es mag angezeigt sein für Frauen mit Osteopenie oder als Vorbeugung vor Osteoporose, nicht jedoch für Frauen, deren Knochendichte auf Osteoporoseniveau gesunken ist. Und warum hat Ipriflavon in dieser Studie eine Senkung der Lymphozyten verursacht, nicht aber in den anderen Studien? Nachfolgende Studien mit Ipriflavon ab dem Jahr 2001 zeigten sehr positive Ergebnisse ohne signifikante Nebenwirkungen.[142–144]

Bis zur Klärung des Problems der Lymphozytensenkung halten wir es für angebracht, Soja-Isoflavone statt Ipriflavone einzunehmen. Wenn Sie sich für Ipriflavone entscheiden, lassen Sie regelmäßig die Lymphozytenkonzentration im Blut testen, um jedwede Negativeffekte zu erkennen.

Pflanzliche Arzneimittel

Grüner Tee

Wie bevölkerungsbezogene Studien sowie experimentelle Untersuchungen zeigen, kann der Konsum von grünem Tee *(Camellia sinensis)* einen bemerkenswerten Schutz vor Osteoporose bieten.[145] Grüner Tee ist nicht nur reich an gesundheitsfördernden Polyphenolen, sondern auch an Vitamin K_1.

Um von dieser Schutzfunktion zu profitieren, müssen Sie am Tag drei bis fünf Tassen trinken, die zusammen mindestens 250 Milligramm Polyphenole (auch als Katechine bezeichnet) liefern; alternativ können Sie einen Grüntee-Extrakt einnehmen, der denselben Polyphenolgehalt liefert. In den experimentellen Untersuchungen lag der wesentliche Wirkmechanismus grüner Teepolyphenole in der Störung der Knochenresorption und der gleichzeitigen Aktivierung der Osteoblastenaktivität.[146–148] Die Bestätigung dieser Wirkung in klinischen Humanstudien wäre von immenser Bedeutung.

Schnellüberblick

- Osteoporose wird heute primär durch eine Knochendichtemessung festgestellt.
- Die schwere Folge von Osteoporose sind Frakturen, vor allem bei älteren Frauen und Männern.
- Männer sind nicht immun gegen Osteoporose, ihr Risiko beträgt jedoch im Vergleich zu Frauen nur etwa 25 Prozent.
- Knochen bestehen aus dynamischem, lebendigem Gewebe, das sich ständig umbildet.
- Neuere Forschungsergebnisse zeigen eine direkte Korrelation zwischen der Knochendichte und der Blutkonzentration von Vitamin D_3.
- So bedeutend genetische Faktoren für das Osteoporoserisiko auch sind, es besteht kein Zweifel, dass die Hauptfaktoren für die Knochengesundheit Ernährung und Lebensweise sind.
- Der Nutzen körperlicher Aktivität zur Senkung des Osteoporoserisikos kann nicht genug betont werden.
- Frauen, die vorzeitig in die Wechseljahre kamen (jünger als 40 Jahre), deren Menstruation in der späten Pubertät einsetzte, die durch einen operativen Eingriff in die Menopause eintraten oder infolge von niedrigem Östrogenspiegel im gebärfähigen Alter Phasen ohne Menstruation erlebten, haben ein größeres Osteoporoserisiko.
- Obgleich eine Knochendichtemessung allein nicht unbedingt Frakturrisiken voraussagen kann, ist sie doch eine großartige Methode, das Bewusstsein um die Osteoporose zu verstärken.
- In den meisten Fällen ist Osteoporose durch Ernährung, Lebensweise und korrekte Supplementierung vollständig vermeidbar.
- Bisphosphonate sind ein 7-Milliarden-Dollar-Geschäft, und doch sind sie von kaum nennenswertem Nutzen und haben erhebliche Nebenwirkungen.
- Rauchen, Alkoholkonsum und körperliche Bewegung sind Schlüsselfaktoren in der Lebensweise, die die Knochengesundheit beeinflussen.
- Wenn Calcium, in welcher Form auch immer, zusammen mit den Mahlzeiten eingenommen wird, gibt es kaum einen Unterschied in seiner Absorption, selbst bei älteren Patienten, die wenig Magensäure absondern oder säureblockende Medikamente einnehmen.
- Es besteht ein signifikanter Zusammenhang zwischen dem Konsum von Softdrinks und Knochenschwund.
- Bor ist ein Spurenelement und ein Schutzfaktor gegen Osteoporose.
- Der Konsum von Soja ist mit größerer Knochendichte verbunden.
- Calcium allein schützt nur in sehr geringem Maße vor Osteoporose; es wird auch Vitamin D benötigt (und möglicherweise darüber hinaus auch andere Nährstoffe).
- Nichts spricht dafür, mehr als 1000 Milligramm Calciumsupplementierung pro Tag einzunehmen.
- Die Kombination von Vitamin D und einer Calciumsupplementierung senkt zweifellos das Maß des postmenopausalen Knochenschwundes, vor allem bei älteren Frauen.
- Vitamin D verbessert auch die Muskelstärke sowie das Gleichgewicht und reduziert so das Risiko für Stürze.
- Häufig beobachtet man bei Osteoporosepatientinnen eine niedrige Magnesiumkonzentration, und Magnesiummangel ist mit anormalen Knochenmineralkristallen verbunden.
- Eine reichlich bioverfügbare Form des Siliciums (Biosil) erzielte beeindruckende klinische Ergebnisse bei der Verbesserung der Knochengesundheit postmenopausaler Frauen mit geringer Knochendichte.

Behandlungsübersicht

Wie bei den meisten chronischen Erkrankungen ist auch bei der Osteoporose die Prävention der effektivste Ansatz. Das Risiko, Osteoporose zu bekommen, kann durch die Optimierung der höchsten Knochenmasse in jungen Jahren und der Minimierung des mit dem Alter eintretenden Knochenschwundes gesenkt werden. Zur Maximierung der höchsten Knochenmasse (selbst im Zusammenhang mit vererbten oder nicht zu ändernden Risikofaktoren) sollten schon in Kindheit und Jugend eine gesunde Lebensweise und Ernährung sowie moderate körperliche Bewegung einsetzen und im Erwachsenenalter fortgeführt werden. Verzichten Sie auf Rauchen und exzessiven Alkoholkonsum.

Bei Frauen (und Männern), die bereits eine Osteoporosediagnose erhalten haben, können medikamentöse Therapien, falls erforderlich, als kurzzeitige Ergänzung zu den Empfehlungen in diesem Kapitel dienen. Es ist jedoch keine Frage, dass die hier empfohlenen Verbesserungen in Ernährung und Lebensweise als primärer Ansatz zur Verlangsamung des Knochenschwundes und Senkung des Frakturrisikos dienen sollten.

Ernährung

- Viermal wöchentlich Gewichttraining sowie zwei- oder mehrmals pro Woche Krafttraining
- Weniger als sieben alkoholische Getränke pro Woche; nicht mehr als zwei pro Tag
- Rauchen Sie nicht und vermeiden Sie Passivrauchen.

Ernährung

Die im Kapitel »Eine gesunde Ernährung« besprochenen Richtlinien eignen sich sehr gut für die Bildung starker, gesunder Knochen. Das Hauptaugenmerk sollte auf der ausreichenden täglichen Zufuhr von Protein, Soja-Isoflavonen und grünem Blattgemüse liegen, während alles, was die Calciumausscheidung fördert, wie etwa Salz, Zucker, übermäßige Proteinmengen und Limonaden, einzuschränken ist.

Nahrungsergänzungsmittel

- Ein hochpotentes Multivitamin-Mineralstoffpräparat, wie im Kapitel »Supplementierung« beschrieben
- Wesentliche Nährstoffe:
  - ➔ Calcium: täglich 1000 Milligramm
  - ➔ Magnesium: täglich 350–500 Milligramm
  - ➔ Vitamin B_6: täglich 25–50 Milligramm
  - ➔ Folsäure: täglich 800 Mikrogramm
  - ➔ Vitamin B_{12}: täglich 800 Mikrogramm
  - ➔ Vitamin K_2 (MK7): täglich 100 Mikrogramm
  - ➔ Vitamin D_3: täglich 5000 IE (idealerweise Blutwerte messen und die Dosierung entsprechend anpassen)
- Fischöl: täglich 1000 EPA + DHA
- Eines der folgenden Präparate:
  - ➔ Traubenkernextrakt (mehr als 95 Prozent oligomere Proanthocyanidine): täglich 100–300 Milligramm
  - ➔ Kiefernrindenextrakt (mehr als 95 Prozent oligomere Proanthocyanidine): täglich 100–300 Milligramm
  - ➔ Andere flavonoidreiche Extrakte mit ähnlichem Gehalt an Flavonoiden, »Supergreens« oder andere Antioxidantien auf Pflanzenbasis, die täglich einen ORAC-Wert (Sauerstoffradikal-Absorptionsfähigkeit) von 3000 bis 6000 Einheiten liefern können
- Spezielle Nahrungsergänzungsmittel:
  - ➔ Soja-Isoflavone: 90 Milligramm pro Tag
  - ➔ Strontium: 170–680 Milligramm pro Tag (lesen Sie aber bitte zuvor die Besprechung oben)
  - ➔ Ipriflavon: 600 Milligramm pro Tag (lesen Sie aber bitte zuvor die Besprechung oben)
  - ➔ Cholin-Orthokieselsäure (Biosil): 6–0 Milligramm pro Tag

Pflanzliche Arzneimittel

Grüner Tee: drei bis fünf Tassen pro Tag oder ein Grüntee-Extrakt mit einer täglichen Zufuhr von 250 bis 300 Milligramm Polyphenolen (werden auch als Katechine bezeichnet)

PARKINSONKRANKHEIT

Die Parkinsonkrankheit ist eine fortschreitende neurologische Störung der Bewegungs- und Geistesfunktionen, für die Folgendes typisch ist:

- »Pillendrehertremor« im Daumen und Zeigefinger
- Tremor (am schlimmsten bei ruhenden Gliedmaßen; wird bei absichtlichen Bewegungen und im Schlaf schwächer)
- Langsame Fortbewegung oder Unfähigkeit, sich fortzubewegen; Schwierigkeiten nicht nur bei der Ausführung von Bewegungen, sondern auch bei der Planung und Einleitung von Bewegungen
- Haltungsinstabilität: beeinträchtigtes Gleichgewicht, das zu häufigen Stürzen führt.
- Gebeugte Haltung
- Unrunde Gangart
- Wächserner oder starrer Gesichtsausdruck (»Maskengesicht«), tiefe oder monotone Stimme oder beides
- Magen-Darm-Symptome: Verstopfung (oft eines der ersten Symptome), Schluckschwierigkeiten (im Krankheitsverlauf später)
- Kognitive Störungen wie die Unfähigkeit, Entscheidungen zu fällen und sich an neue Umgebungen anzupassen; Problemlösungsschwäche, Aufmerksamkeitsstörungen und Gedächtnisprobleme
- Verhaltens- und Stimmungsschwankungen wie Depressionen, Apathie und Ängstlichkeit

Die Parkinsonkrankheit wurde erstmals 1817 von James Parkinson beschrieben. Mehr als 7 Millionen Menschen sind weltweit davon betroffen, davon mindestens eine Million in den Vereinigten Staaten, wo jährlich etwa 50000 neue Fälle gemeldet werden. Ein Anstieg dieser Zahlen ist zu erwarten, da sich das Durchschnittsalter der Bevölkerung erhöht. Das Durchschnittsalter beim Ausbrechen der Krankheit liegt bei ungefähr 60 Jahren, und die Prävalenz steigt mit dem Alter an.[1]

Die Parkinsonkrankheit ist das Ergebnis von Beschädigungen der Nerven in dem Bereich des Gehirns, der für die Kontrolle der Muskelspannung und -bewegung zuständig ist – die Substantia nigra der Basalganglien. Die geschädigten Zellen werden für die Produktion der sogenannten Dopaminneurotransmitter benötigt.

Die Krankheit beginnt normalerweise als leichter Tremor in einer Hand, einem Arm oder einem Bein. In den Frühstadien ist der Tremor sichtbarer, während die Person ruht, wenn sie also sitzt oder steht, und weniger auffällig, wenn die Hand oder die Gliedmaße benutzt werden. Ein typisches frühes Symptom der Parkinsonkrankheit ist der »Pillendrehertremor«, bei dem die Betroffenen zwischen den Fingern eine Pille vorwärts und rückwärts zu rollen scheinen. Wenn die Krankheit fortschreitet, werden die Symptome in der Regel stärker. Die Tremores und die Schwäche betreffen die Gliedmaßen beider Körperseiten. Die Hände und der Kopf können kontinuierlich zittern. Die Betroffenen können mit steifen, schlurfenden Schritten gehen. In vielen Fällen verursacht die Krankheit eine permanent starre, gebeugte Körperhaltung und einen abgestumpften, starren Gesichtsausdruck.[1]

Ursachen

Die Parkinsonkrankheit wird wie auch die Alzheimerkrankheit den neurodegenerativen Krankheiten zugeordnet und hat mit der Alzheimerkrankheit einige grundsätzliche Gemeinsamkeiten, wie oxidative Schäden, Entzündungen und eine Funktionsstörung der Mitochondrien, den energieerzeugenden Bereichen der Zelle. Viele der Probleme, die der Parkinsonkrankheit zugrunde liegen, werden im Kapitel »Ein zellulärer Heilansatz« besprochen. Die Ausführungen darin verhelfen auch zu einem tieferen Verständnis der präventiven und therapeutischen Strategien, die für die Parkinsonkrankheit wichtig sind.

Die erste biochemische Abweichung in der Parkinsonkrankheit ist ein erhöhter Spiegel von Glutathion, dem wichtigsten Antioxidans in den Hirnzellen. Wenig Glutathion macht die Zellen für oxidative Schäden anfälliger, etwa solche, die durch Umweltgifte verursacht werden. Damit wird der Zerstörung der Neuronen der Weg bereitet.

Den ersten Hinweis darauf, dass die Parkinsonkrankheit auf ein Umweltgift zurückzuführen ist, lieferte ein Bericht über eine Reihe von Patienten, die die Krankheit entwickelten, nachdem sie MPTP ausgesetzt waren, einer Substanz, die in verunreinigtem synthetischem Heroin zu finden ist.[2] MPTP kann ungehemmt die Blut-Hirn-Schranke durchdringen, wird von den Dopaminsystemzellen der Substantia nigra selektiv aufgenommen und unterdrückt die Energieproduktion der Mitochondrien; diese Unterdrückung führt zum Zelltod. MPTP ist der einzige Wirkstoff aus der Umwelt, der seit 2012 direkt mit der Entstehung der Parkinsonkrankheit in Zusammenhang gebracht wurde, aber es gibt viele weitere Verdächtige. Beobachtungsstudien und Tierexperimentmodelle identifizierten eine Verbindung zwischen der Parkinsonkrankheit und einer Reihe von Umweltfaktoren; dazu gehören das Leben in einem ländlichen Gebiet, Landwirtschaft, das Trinken von Quellwasser sowie der Umstand, Pestiziden und berufsbedingt langfristig Kupfer, Eisen, Blei und Mangan ausgesetzt zu sein.[3–16] Zudem besteht die Möglichkeit, dass Pestizide und Metalle mit anderen Neurotoxinen synergistisch wirken und das Risiko für die Entwicklung der Parkinsonkrankheit erhöhen. Mit anderen Worten: Es könnte sein, dass es die Gesamtbelastung mit Neurotoxinen ist, die für die Entwicklung von Parkinson entscheidend ist, und weniger ein einzelner Wirkstoff.

All diesen Umweltgiften ist gemeinsam, dass sie zu einem substanziellen Verlust an Glutathion führen und die Funktion der Mitochondrien stören.[17] Das ist der Doppelschlag, der schließlich die Hirnzellen zerstört. Zu dem Zeitpunkt, an dem die Parkinsonkrankheit normalerweise diagnostiziert wird, ist bereits über 50 Prozent der Substantia nigra zerstört.

Therapeutische Erwägungen

Zu diesem Zeitpunkt wird die Parkinsonkrankheit am besten mit einer medikamentösen Therapie behandelt, zu der bestimmte Ernährungs-, Nährstoff- und Heilkräuterempfehlungen hinzukommen, die die zugrunde liegenden Krankheitsprozesse ansprechen und/oder die Wirksamkeit der medikamentösen Therapie steigern.

Das bei der Parkinsonkrankheit am häufigsten verwendete Medikament ist Duodopa, das zwei Wirkstoffe enthält: Levodopa und Carbidopa. Levodopa oder L-Dopa ist die »Zwischenstufe« bei der Umwandlung der Aminosäure Tyrosin in Dopamin. L-Dopa kann im Gegensatz zu Dopamin die Blut-Hirn-Schranke durchdringen. Carbidopa ist ein Medikament, das sicherstellt, dass die Konvertierung von L-Dopa zu Dopamin vor allem im Gehirn stattfindet – also dort, wo es benötigt wird – und nicht in anderen Körpergeweben. Andere Medikamente, die zur Behandlung verwendet werden, sind zum Beispiel Xilopar (Selegilin), Bromocriptin und Amantadin.

Auch wenn die medikamentöse Therapie in den frühen Stadien der Krankheit die Symptome wirksam lindert, ändert sie nichts am Krankheitsverlauf und verliert mit der Zeit ihre Wirkung. Zudem sind L-Dopa und andere Medikamente für Parkinson mit häufigen Nebenwirkungen verbunden, etwa Übelkeit, Erbrechen, Sedierung, Halluzinationen und Wahnvorstellungen. Der Hauptfokus der naturheilkundlichen Pflege liegt auf der Verringerung dieser Nebenwirkungen und dem gleichzeitigen Schutz der Neuronen vor weiteren Schäden.[1, 18]

Es gibt erste Vorstudien zu einer Gentherapie, bei der mithilfe eines nicht infektiösen Virus ein Gen in einen spezifischen Hirnbereich befördert wird. Ziel ist es, eine Reihe biochemischer Prozesse in Gang zu bringen, die die Menge an GABA erhöhen, das beim Umgang mit den Symptomen der Parkinsonkrankheit hilft. Eine kontroversere Therapie beinhaltet die Transplantation von Stammzellen in die Substantia nigra. Eine weitere Therapie zur Wiederherstellung der Muskelkontraktion ist die »tiefe Hirnstimulation«, bei der in bestimmte Bereiche des Gehirns ein Hirnstimulator (ein Gerät ähnlich einem Herzschrittmacher) implantiert wird. All diese Behandlungen sind vielversprechend, gelten aber noch als experimentell.

Proteinarme Ernährung

Eine proteinarme Ernährung kann die Wirkung der L-Dopa-Therapie verstärken. Diese einfache Ernährungsempfehlung hat sich in einigen klinischen Studien als extrem hilfreich erwiesen und ist nun eine allgemein akzeptierte Begleittherapie. Die gebräuchliche Empfehlung lautet, beim Frühstück und Mittagessen so viel Protein wie möglich zu vermeiden, aber normal zu Abend zu essen, sodass die tägliche Gesamtaufnahme von Protein bei Männern unter 50 Gramm und bei Frauen unter 40 Gramm sinkt. Diese simple Ernährungspraxis kann den Tremor und andere Symptome der Parkinsonkrankheit in den Wachstunden wirksam reduzieren.[19]

Da die Absorption von L-Dopa durch die Aminosäuren des Proteins verzögert oder verringert wird, sollten Patienten, die L-Dopa bekommen, ihre Medikamente zusammen mit kohlenhydratreichen Mahlzeiten einnehmen.

Nahrungsergänzungsmittel

Antioxidantien

In Anbetracht der Unmenge an Daten, die nahelegen, dass eine übermäßige Last an freien Radikalen zur Parkinsonkrankheit beiträgt, ist es nur logisch zu erwägen, dass eine vermehrte Einnahme von Antioxidantien durch Nahrungsergänzungsmittel einen therapeutischen Nutzen haben könnte. Unglücklicherweise konzentrierten sich die Studien, die es zu diesem Therapiebereich gibt, auf eine sehr begrenzte Anzahl antioxidativer Nährstoffe, und die Ergebnisse waren eher enttäuschend. Hohe ergänzende Dosen an Vitamin E und C scheinen sich auf die Parkinsonkrankheit nicht auszuwirken. Beobachtungsstudien deuten jedoch überwiegend darauf hin, dass eine hohe Aufnahme von antioxidativen Nährstoffen mit der Nahrung, besonders von Vitamin E, der Parkinsonerkrankung vorbeugen könnte.[20, 21] Die Ergebnisse dieser vorläufigen Studien führten zu einem Versuch mit hohen Dosen Vitamin C und E in frühen Stadien der Parkinsonkrankheit sowie zu einer großen Studie mit hochdosiertem Vitamin E und dem Medikament Selegilin (Duodopa).[22]

In der Doppelblindstudie wurden Patienten im frühen Stadium der Parkinsonkrankheit 7 Jahre lang täglich 3000 Milligramm Vitamin C und 3200 IE Vitamin E verabreicht. Der Nahrungsergänzungsgruppe erging es besser als der Placebogruppe.[23] Obwohl alle Patienten letztlich eine Behandlung mit Medikamenten benötigten, wurde bei den Patienten, die die Vitamine erhielten, die Notwendigkeit einer Medikation um bis 2–3 Jahre hinausgeschoben. Diese Ergebnisse waren ziemlich vielversprechend, doch eine 10-Jahres-Studie nur mit Vitamin E (2000 IE pro Tag) konnte keinen wirklichen Nutzen für die Verlangsamung oder Verbesserung der Krankheit aufzeigen.[24] Wahrscheinlich ist eine Kombination aus Nährstoffen und einem sehr breiten antioxidativen Ergänzungsprogramm erforderlich, um irgendeinen signifikanten Nutzen bei der Prävention des Fortschreitens der Parkinsonkrankheit zu sehen.[25]

Coenzym Q_{10} (CoQ_{10})

In Anbetracht dessen, dass CoQ_{10} ein starkes Antioxidans und zudem für die spezifische Mitochondrienfunktion, die bei der Parkinsonkrankheit geschädigt wird, essenziell ist, liegt es nahe, dass es bei dieser Erkrankung hilfreich sein sollte. Doch die Forschung dazu ist nicht eindeutig. Bei Personen mit Parkinsonkrankheit wurden verringerte CoQ_{10}-Spiegel nachgewiesen, und die CoQ_{10}-Werte korrelieren stark mit der Aktivität in der Energieproduktion der Mitochondrien.[26]

Die Ergebnisse der klinischen Studien widersprechen sich. In einer Studie mit einer CoQ_{10}-Ergänzung wurde das Fortschreiten der Parkinsonkrankheit um 44 Prozent verlangsamt.[27] Alle Patienten litten unter den drei primären Merkmalen einer Parkinsonkrankheit – Tremor, Steifigkeit und verlangsamte Bewegungen –, und alle hatten ihre Diagnose nicht mehr als 5 Jahre vor der Teilnahme an der Studie erhalten. Nach der Anfangsuntersuchung und den Basisbluttests wurden die Patienten nach dem Zufallsprinzip auf vier Gruppen aufgeteilt. Drei der Gruppen erhielten 16 Monate lang verschiedene Dosen CoQ_{10} (täglich 300, 600 oder 1200 Milligramm), während die vierte Gruppe ein Placebo bekam. Die Teilnehmer, die die größte Dosis CoQ_{10} erhielten, zeigten eine signifikante Verbesserung ihrer mentalen und motorischen Funktionen und der Fähigkeiten, Aktivitäten des täglichen Lebens auszuüben, wie etwa zu essen oder sich selbst anzuziehen; die größten Wirkungen zeigten sich gerade bei den Tätigkeiten des täglichen Lebens. Die Teilnehmer, die täglich 300 und 600 Milligramm erhielten, entwickelten eine etwas weniger starke Behinderung als die Placebogruppe. Aber die Auswirkungen waren weniger stark als bei der Gruppe, die die höchste CoQ_{10}-Dosierung erhielt. Die durchschnittlichen CoQ_{10}-Plasmaspiegel betrugen bei den 300-, 600- und 1200-Milligramm-Gruppen ungefähr 1,8, 2,1 beziehungsweise 4,5 Mikrogramm pro Milliliter. Diese Ergebnisse weisen darauf hin, dass die nützlichen Effekte von CoQ_{10} bei der Parkinsonkrankheit von entsprechenden Blutwerten abhängen. Es ist wichtig, zu erwähnen, dass in dieser Studie CoQ_{10} zusammen mit Vitamin E in einer Dosierung von täglich 1200 IE verabreicht wurde. Das könnte das Erreichen höherer CoQ_{10}-Spiegel verhindert haben. Wenn kein Vitamin E eingenommen wird, könnte der Zielspiegel an CoQ_{10} auch mit niedrigeren Dosierungen erreichbar sein. Die Forscher waren sich dieses Problems bewusst, doch sie entschieden sich aufgrund der ersichtlichen Schutzwirkung gegen die Parkinsonkrankheit, auch Vitamin E zu verabreichen.

Zwei neuere Studien ließen jedoch Zweifel an der therapeutischen Wirksamkeit von CoQ_{10} bei einer Parkinsonerkrankung aufkommen. In einer deutschen Studie wurde 131 Patienten mit Parkinsonkrankheit 3 Monate lang dreimal täglich eine hoch absorbierbare Form des CoQ_{10} in einer Dosis von 100 Milligramm oder ein Placebo verabreicht. Die Plasmaspiegel des CoQ10 erreichten in der behandelten Gruppe 4,6 Mikrogramm pro Milliliter, es wurde jedoch keine Wirkung auf die Symptome beobachtet. Diese Ergebnisse deuten darauf hin, dass bei einer Parkinsonerkrankung andere Faktoren als das Erreichen effektiver Plasmaspiegel für die Wirksamkeit von CoQ_{10} entscheidend sein könnten.

Am 27. Mai 2011 unterbrach das National Institute of Neurological Diseases and Strokes eine Phase-III-Studie zur Behandlung von Parkinsonpatienten mit dem Coenzym Q_{10}.[28] Die Studie umfasste 600 Teilnehmer mit einer Parkinsonerkrankung im Frühstadium, denen nach dem Zufallsprinzip täglich 1200 oder 2400 Milligramm aktives CoQ_{10} oder ein Placebo verabreicht wurde. Alle Teilnehmer erhielten auch eine tägliche Dosis von 1200 Internationalen Einheiten Vitamin E. Obwohl sich das CoQ_{10} als extrem sicher erwies, zeigten die Ergebnisse einer Zwischenanalyse, dass eine längere Verabreichung vermutlich keinen statistisch signifikanten Unterschied zwischen der aktiven Behandlung und dem Placebo zeigen würde.

Trotz dieses Ergebnisses empfehlen wir, CoQ_{10} bei der Parkinsonkrankheit in ein umfassendes Behandlungsprotokoll einzubeziehen, da es sicher ist, und wegen der oben genannten Gründe für seine Verwendung.

Reduziertes Nicotinamid-Adenindinukleotid (NADH)

NADH ist die aktive Form des Vitamin B_3, das das Gehirn zur Herstellung verschiedener Neurotransmitter sowie als chemische Energie benötigt. Wie Studien am Menschen andeuten, kann NADH den Dopaminspiegel im Gehirn wirksam erhöhen. In zwei Studien wurde dies auch bewiesen: NADH erhöhte die Dopaminspiegel im Gehirn von Parkinsonpatienten signifikant, verringerte die Symptome und verbesserte die Gehirnfunktion.[29–31]

Phosphatidylserin (PS)

Phosphatidylserin ist das wichtigste Phospholipid im Gehirn und spielt dort eine Schlüsselrolle bei der Bestimmung der Integrität und Fluidität der Zellmembranen. In der Regel ist das Gehirn in der Lage, einen ausreichenden Spiegel an Phosphatidylserin herzustellen, doch es gibt Belege dafür, dass eine ungenügende Produktion zu Depressionen und/oder eingeschränkten Geistesfunktionen führen kann, besonders bei Menschen, die über 50 Jahre alt sind. Wie zahlreiche Doppelblindstudien zeigten, verbesserte eine Nahrungsergänzung mit Phosphatidylserin Geistesfunktion, Stimmung und Verhalten der Teilnehmer im fortgeschrittenen Alter, unter anderem auch bei den an Parkinson Erkrankten.[32]

5-Hydroxytryptophan (5-HTP)

Wenn es in Kombination mit Duodopa verwendet wird, kann 5-HTP die Depressionen lindern, die oft im Zusammenhang mit der Parkinsonkrankheit auftreten.[33] Auch wenn es als Ergänzung zu Duodopa hilfreich sein kann, sollte 5-HTP bei einer

Parkinsonerkrankung niemals allein verwendet werden.[34–36] Es wird im Gehirn zu Serotonin umgewandelt und erhöht den Serotoninspiegel dort, ohne dass es den Dopaminspiegel erhöht, was die Symptome verschlimmern kann, vor allem die Steifheit. Auch Patienten, die Xilopar einnehmen, sollten kein 5-HTP einnehmen, außer unter Aufsicht eines Arztes, da ein signifikantes Risiko besteht, dass diese Kombination den Serotoninspiegel in eine exzessive Höhe treibt.[37]

Acetylcystein

Acetylcystein (ACC) erzielte in Tiermodellen der Parkinsonkrankheit vielversprechende Ergebnisse.[38] Es könnte dadurch wirken, dass es die Glutathionspiegel im Gehirn anhebt. Erste Versuche mit intravenösen Glutathion erbrachten einigen Nutzen, der nach dem Ende der Behandlung mehrere Wochen lang anhielt.[39] Einige ernährungsorientierte Ärzte berichten von guten Ergebnissen, sowohl mit intravenösem als auch mit intranasal verabreichtem Glutathion. Es ist noch zu früh, eine besondere Empfehlung auszusprechen, aber wir hoffen, diesen ermutigenden Ergebnissen werden bald genauere Forschungen folgen.

Pflanzliche Arzneimittel

Grüner Tee

Beobachtungsstudien zeigten durchweg, dass der Konsum von grünem Tee *(Camellia sinensis)* einen Schutz vor der Entwicklung einer Parkinsonkrankheit bietet. Besonders die Polyphenole des grünen Tees könnten eine Rolle bei der Prävention und Behandlung des oxidativen Stresses spielen, der der Parkinsonkrankheit zugrunde liegt. In Zellkulturen und Tiermodellen waren die Polyphenole in der Lage, die Hirnzellen gegen Neurotoxine zu schützen.[40, 41]

Ginkgo-biloba-Extrakt

Der Extrakt von Ginkgo hat eine Reihe nützlicher Wirkungen, die bei der Parkinsonkrankheit helfen könnten. In einer offenen, 1-jährigen Studie mit 25 Parkinsonpatienten mit Anzeichen geschwächter Geistesfunktionen traten signifikante Verbesserungen in den Gehirnwellenmustern der Teilnehmer auf – was auf einen verbesserten Stoffwechsel im Gehirn hindeutet.[42] Ginkgo hat sich auch in Tiermodellen der Parkinsonkrankheit als nützlich erwiesen und gezeigt, dass er die Substantia nigra vor einer Schädigung durch das Neurotoxin MPTP schützen kann.[43]

Juckbohne

Der gemahlene Samen der Juckbohne *(Mucuna pruriens)* wird in der ayurvedischen Medizin schon seit Langem gegen Parkinson und andere Erkrankungen verwendet. Er ist eine reiche natürliche Quelle für L-Dopamin, aber auch andere Bestandteile tragen zu seiner medizinischen Wirkung bei. Ein Juckbohnenextrakt (7,5 Gramm Juckbohnenextrakt in Wasser aufgelöst, drei- bis sechsmal täglich) wurde an sechzig Parkinsonpatienten erforscht. 26 von ihnen nahmen vor der Behandlung mit dem Extrakt Duodopa ein, die restlichen 34 erhielten zuvor keinerlei Medikation.[44] Vom Anfang bis zum Ende der 12-wöchigen Studie zeigte sich eine signifikante Verringerung in den Symptombewertungen. In einer anderen Studie wurde acht Parkinsonkranken in wöchentlichen Intervallen in zufälliger Reihenfolge einzelne Dosen mit 200/50 Milligramm L-Dopa/Carbidopa (LD/CD) und 15 sowie 30 Gramm Juckbohnenpräparat verabreicht.[45] Im Vergleich zur Standardbehandlung mit LD/CD führte das Präparat mit 30 Gramm Juckbohnen zu einem beachtlich schnelleren Einsetzen der Wirkung (34,6 gegenüber 68,5 Minuten), was sich in einer kürzeren Zeit widerspiegelte, bis die L-Dopa-Konzentration im Blut den Spitzenwert erreichte. Zudem gab es weniger Nebenwirkungen. Die Forscher hatten den Eindruck, dass die Juckbohne einen Vorteil gegenüber den konventionellen L-Dopa-Präparaten bieten könnte. Dieser wurde in verschiedenen Tiermodellen bestätigt.[46, 47] Patienten, die mit Medikamenten wie Duodopa und L-Dopa behandelt werden, sollten sich jedoch im Klaren darüber sein, dass der Konsum der Juckbohne den L-Dopa-Spiegel auch zu stark ansteigen lassen könnte.

Ackerbohne

1913 wurde auch in der Acker- oder Favabohne *(Vicia faba)* L-Dopamin entdeckt. Seitdem wurde von einzelnen Fällen einer Symptomverbesserung nach dem Konsum von Ackerbohnen bei Parkinsonpatienten berichtet. In einer kleinen klinischen Studie bewirkten 250 Gramm gekochte Ackerbohnen eine substanzielle Zunahme des L-Dopamin-Blutspiegels, was mit einer signifikanten Verbesserung der motorischen Leistung einherging.[48] Patienten, die mit Medikamenten wie Duodopa und L-Dopa behandelt werden, sollten sich jedoch im Klaren darüber sein, dass der Konsum von Favabohnen den L-Dopa-Spiegel auch zu stark ansteigen lassen könnte.

Schnellüberblick

- Die Parkinsonkrankheit ist das Ergebnis einer Schädigung der Nerven in der Hirnregion, die für die Kontrolle der Muskelspannung und Bewegung zuständig ist.
- Die bedeutendste biochemische Anomalität der Parkinsonkrankheit ist ein verringerter Glutathionspiegel, dem wichtigsten Antioxidans der Hirnzellen.
- Die Parkinsonkrankheit könnte mit dem Einwirken von Umweltgiften in Verbindung stehen.
- Sie wird am besten mit einer medikamentösen Therapie behandelt, zu der bestimmte Ernährungs-, Nährstoff- und Heilkräuterempfehlungen hinzukommen, die zugrundeliegende Krankheitsprozesse ansprechen und/oder die Wirksamkeit der medikamentösen Therapie steigern.
- Eine proteinarme Ernährung kann die Aktivität der L-Dopa-Therapie steigern.
- Die Ergebnisse klinischer Studien über die Zuführung von antioxidativen Nahrungsergänzungsmitteln waren uneinheitlich.
- Für Phosphatidylserin wurde in zahlreichen Doppelblindstudien nachgewiesen, dass es bei älteren Patienten Geistesfunktionen, Stimmung und Verhalten verbessern kann, auch bei denjenigen mit Parkinsonerkrankung.
- Wie Beobachtungsstudien durchweg zeigten, bietet der Konsum von grünem Tee einen Schutz vor der Entwicklung einer Parkinsonerkrankung.
- Juckbohnen und Favabohnen sind natürliche Quellen für L-Dopamin.

Behandlungsübersicht

Die naturheilkundliche Therapie der Parkinsonkrankheit versucht, die zugrunde liegenden Krankheitsprozesse zu behandeln, indem Strategien eingesetzt werden, die die Nervenzellen in der Substantia nigra schützen und die laufende medikamentöse Therapie unterstützen.

Ernährungsempfehlungen

Halten Sie sich an die Richtlinien im Kapitel »Eine gesunde Ernährung« sowie an die folgenden Empfehlungen:

- Nehmen Sie ballaststoffreiche Nahrung zu sich, vor allem Hülsenfrüchte und Gemüse sowie geringe Mengen an tierischen Produkten.
- Essen Sie Lebensmittel, die reich an Antioxidantien sind: Nüsse und Samen, grünblättriges Gemüse (Pak Choi, Mangold etc.), Bohnen, Gewürze (Kurkuma, Gewürznelke, Zimt), Kaffee und Schokolade.
- Vermeiden Sie Pestizide, indem Sie weitestgehend Bio-Produkte verwenden.
- Essen sie schwefelreiche Lebensmittel wie Knoblauch, Zwiebeln und Eier sowie lösliche Ballaststoffe wie Guarkernmehl, Haferkleie, Pektin und indische Flohsamenschalen, um die Gesundheit des Darms zu erhalten und die Entgiftungsprozesse der Leber zu fördern.
- Patienten, die L-Dopa einnehmen, wird eine proteinärmere Ernährung empfohlen (50 Gramm täglich für Männer, 40 Gramm täglich für Frauen). Sie sollten ihre Medikamente zusammen mit kohlenhydratreichen Mahlzeiten einnehmen und die Proteinaufnahme auf die letzte Mahlzeit des Tages verschieben, um die therapeutische Wirksamkeit der Medikamente zu optimieren.

Nahrungsergänzungsmittel

- Ein hochpotentes Multivitamin-Mineralstoffpräparat (ohne Eisen), wie im Kapitel »Supplementierung« beschrieben
- Vitamin D_3: täglich 2000–4000 IE (idealerweise Blutwerte messen und die Dosierung entsprechend anpassen)
- Fischöl: täglich 1000–3000 Milligramm EPA + DHA
- Besondere Nahrungsergänzungsmittel:
  - → Acetylcystein: 400–600 Milligramm pro Tag
  - → NADH (Enada): 10–20 Milligramm pro Tag
  - → CoQ_{10}:
    - – Ubichinonpulver in harten Gelatinekapseln: dreimal täglich 400 Milligramm zu den Mahlzeiten
    - – Ubichinon suspendiert in Reiskleieöl in weichen Gelatinekapseln: dreimal täglich 200 Milligramm zu den Mahlzeiten
    - – Aufgeschlossenes Ubichinon (zum Beispiel Q-Gel) in weichen Gelatinekapseln: dreimal täglich 100 Milligramm zu den Mahlzeiten
    - – Nanonisiertes Ubichinon in weichen oder harten Gelatinekapseln: dreimal täglich 100 Milligramm zu den Mahlzeiten
    - – Mit Sojapeptiden emulgiertes Ubichinon (BioQ10 SA) in weichen oder harten Gelatinekapseln: zweimal täglich 100 Milligramm zu den Mahlzeiten
    - – Ubiquinol in weichen Gelatinekapseln: zweimal täglich 100 Milligramm zu den Mahlzeiten

Pflanzliche Arzneimittel

- Eines der folgenden Präparate:
  - → Grüntee-Extrakt (90 Prozent Polyphenolgehalt): täglich 150–300 Milligramm
  - → Traubenkernextrakt (mehr als 95 Prozent oligomere Proanthocyanidine): täglich 150–300 Milligramm
  - → Kiefernrindenextrakt (mehr als 95 Prozent oligomere Proanthocyanidine): täglich 150–300 Milligramm
  - → *Ginkgo-biloba*-Extrakt: (24 Prozent Ginkgo-Flavonolglykoside): täglich 240–320 Milligramm
- Juckbohnen *(Mucuna pruriens):* eine Dosierung entsprechend 30 Gramm getrockneter und gemahlener Samen

PARODONTITIS

- Gingivitis: Eine Entzündung des Zahnfleischs erkennt man an Rötungen, Schwellungen und Blutungen.
- Parodontitis: lokale Schmerzen, lockere Zähne, Taschen im Zahnfleisch, Rötung, Schwellungen des Zahnfleischs oder Eiter; auf dem Röntgenbild können Schäden am Knochen zu erkennen sein.

Ist das Zahnfleisch entzündet, spricht man von einer Gingivitis, ist der Zahnhalteapparat betroffen, ist es eine Parodontitis. Eine Parodontalerkrankung entwickelt sich typischerweise von einer Gingivitis zu einer Parodontitis. Sie kann Ausdruck einer eher systemischen Erkrankung sein wie etwa Diabetes, Anämie, Vitaminmangel, Leukämie oder einer anderen Störung der Funktion der weißen Blutkörperchen.[1] Auch über einen Zusammenhang mit einer Arterienverkalkung wurde berichtet, da eine Parodontalerkrankung mit einem Anstieg des C-reaktiven Proteins verbunden ist, das ein wichtiger Marker für systemische Entzündungen und ein unabhängiger Risikofaktor für Herzerkrankungen ist.[2]

Da es auch ohne große Entzündung zu einem signifikanten Abbau des Knochens kommen kann, der den Zahn hält (Alveolarknochen), schließt die Definition der Parodontalerkrankung in diesem Kapitel die Prozesse aus, die nur einen Zahnverlust verursachen, was meistens auf Osteoporose zurückzuführen ist.[1] Diese nichtentzündlichen Erkrankungen spiegeln systemische Erkrankungen wider, bei denen lokale Faktoren nur eine untergeordnete Rolle spielen. Der Fokus sollte in solchen Fällen daher auf der Behandlung der zugrunde liegenden Erkrankungen liegen und weniger auf der »Parodontalerkrankung«. Für die Erörterung der Faktoren, die an einem nichtentzündlichen Abbau des Alveolarknochens beteiligt sind, lesen sie bitte das Kapitel »Osteoporose«.

Der Fokus dieses Kapitels liegt auf der Ernährung und den Lebensstilfaktoren, die dabei helfen können, eine entzündliche Parodontalerkrankung zu verhindern und in den Griff zu bekommen. Diese Erkrankung ist ein gutes Beispiel für einen Zustand, der vermutlich am besten in der Zusammenarbeit zwischen Zahnarzt und einem ernährungsorientierten Arzt behandelt wird. Auch wenn die Mundhygiene bei der Behandlung und Prävention einer Parodontalerkrankung von großer Bedeutung ist, ist sie in vielen Fällen nicht ausreichend. Das Immunsystem des Patienten und andere Verteidigungsmechanismen müssen normalisiert werden, wenn die Entwicklung und das Fortschreiten der Erkrankung unter Kontrolle gebracht werden sollen.[1,3] Der Verteidigungsmechanismus eines Menschen wird in großem Ausmaß durch seinen Ernährungsstatus bestimmt.

Die Häufigkeit einer Parodontalerkrankung nimmt mit dem Alter zu. Die Rate der Parodontalerkrankungen liegt bei 10-Jährigen etwa bei 15 Prozent, bei 20-Jährigen bei 38 Prozent, bei 35-Jährigen bei 46 und bei 50-Jährigen bei 54 Prozent. Männer haben insgesamt eine höhere Prävalenz und schwerere Erkrankungen als Frauen. Das Auftreten von Parodontalerkrankungen ist reziprok verbunden mit einer Zunahme des Bildungsniveaus und Einkommens; bei Landbewohnern verläuft sie schwerer und kommt öfter vor als bei Stadtbewohnern.[1]

Ursachen

Versteht man die zugrunde liegenden Prozesse einer Krankheit, führt das zu einem effektiveren Behandlungsplan. Bei Parodontalerkrankungen bedeutet dies, die normalen Schutzfaktoren des Zahnfleischs und des Zahnhalteapparats (Parodontium) zu kennen. Viele Experten stimmen darin überein, dass die Gegenwart von Bakterien nicht ausreicht, um eine Erkrankung zu verursachen; der Status des Immunsystems und der anderen Verteidigungsmechanismen einer Person müssen darin verwickelt sein.[3] Sie werden weiter unten besprochen.

Die Umgebung des gingivalen Sulkus

Der gingivale Sulkus ist die v-förmige Vertiefung zwischen Zahn und Zahnfleisch, die um jeden Zahn herum verläuft. Ihre Anatomie ist für das Wachstum von Bakterien ideal, da die reinigende Wirkung des Speichels dort nicht greift. Darüber hinaus ist die gingivale Sulkusflüssigkeit eine nährstoffreiche Quelle für Mikroorganismen. Die klinische Bestimmung der Tiefe des gingivalen Sulkus ist ein wichtiger Teil der Diagnose. Personen mit einer Parodontalerkrankung sollten mindestens alle 6 Monate für eine gründliche Untersuchung und professionelle Reinigung ihren Zahnarzt aufsuchen.

Bakterielle Faktoren

Lange wurde die bakterielle Plaque als Verursacher der meisten Formen von Parodontalerkrankungen angesehen.[1] Heute weiß man jedoch, dass auch Faktoren des Immunsystems daran beteiligt sind.[1, 3] Bakterien sondern zahlreiche Verbindungen ab, die das Immunsystem schwächen, darunter Endotoxine und Exotoxine, freie Radikale und das Kollagen zerstörende Enzyme sowie Abfallprodukte.[1]

Die Aufgabe der Neutrophile

Weiße Blutkörperchen, sogenannte Neutrophile, bilden die erste Verteidigungslinie gegen ein übermäßiges Wachstum von Mikroben. Wenn sie nicht mehr hinreichend arbeiten, kann der Zahnhalteapparat geschädigt werden.[1, 3] Die Neutrophile arbeiten bei älteren Menschen sowie bei Patienten mit Diabetes, Morbus Crohn und Down-Syndrom schlechter.[1, 3] Diese Patienten haben ein extrem hohes Risiko, eine schnell fortschreitende Parodontalerkrankung zu entwickeln, ebenso Menschen mit zeitweise niedrigen Neutrophilspiegeln.

Neutrophile können aber auch bei der Zerstörung des Gewebes eine Rolle spielen. Indem sie den Körper gegen Mikroben verteidigen, setzen sie zahlreiche freie Radikale frei, die das Kollagen abbauen, sowie entzündliche Verbindungen und eine Substanz, die die Zerstörung des Alveolarknochen stimuliert.[1, 3]

Das Komplementsystem

Das Komplementsystem ist aus mindestens 22 Proteinen zusammengesetzt, die im Blut zirkulieren. Sobald es aktiviert wird, entfalten seine Bestandteile eine kaskadenhafte Tätigkeit. Das Komplementsystem spielt beim Widerstand gegen Infektionen eine wichtige Rolle, aber auch bei der Schädigung des Gewebes infolge einer Parodontalerkrankung, da durch die Auslösung des Komplementsystems die Durchlässigkeit des Zahnfleischs erhöht wird. Das ermöglicht es Bakterien und bakteriellen Abbaustoffen, in das Zahnfleischgewebe einzudringen.[1, 3] Bei einer Parodontalerkrankung ist die Aktivierung des Komplementsystems innerhalb der Alveolartasche möglicherweise der Hauptfaktor für die Zerstörung des Gewebes.

Funktion von IgE und Mastzellen

Mastzellen sind weiße Blutkörperchen im Gewebe. Sie enthalten Körnchen, die sogenannten *Granula*, aus Histaminen und anderen entzündlichen Verbindungen. Das Freisetzen dieser Inhaltsstoffe (als Antwort auf Allergieantikörper, die Aktivierung des Komplementsystems, Trauma, Endotoxine und freie Radikale) ist ein Hauptfaktor für Parodontalerkrankungen.[1] Wird bei Patienten mit einer Parodontalerkrankung eine erhöhte Konzentration von Allergieantikörpern (IgE) gefunden, kann das für einige dieser Patienten bedeuten, dass allergische Reaktionen ein für den Verlauf der Erkrankung verantwortlicher Faktor sein könnten.[4]

Amalgam als Zahnfüllung

Schlechte Arbeit von Zahnärzten ist ein häufiger Grund für Zahnfleischentzündungen und Zerstörungen des Zahnhalteapparats.[1] Überhängende Ränder einer schlecht gemachten Füllung oder Krone sind der ideale Ort für die Ansammlung von Plaque und die Vermehrung von Bakterien. Wenn zur Zahnrestauration eine Füllung aus Silberamalgam verwendet wurde, können die dauerhaften Auswirkungen noch umfassender sein, denn das Quecksilber in diesen Füllungen wird in den Körper freigesetzt, wo es die Aktivität der antioxidativen Enzyme schwächt, darunter Glutathionperoxidase, Superoxiddismutase und Katalase.[5] Der Halteapparat der Zähne ist für die Schädigung durch freie Radikale besonders empfänglich.[6]

Die Kollagenmatrix

Die Kollagenmatrix der Paradontalmembran verankert die Zähne im Alveolarknochen und verteilt die enormen Druckkräfte, die während des Kauens ausgeübt werden. Die Gesundheit dieser Kollagenmatrix beeinflusst ihre Fähigkeit, Entzündungsverursachern, Bakterien und ihren Nebenprodukten sowie destruktiven Enzymen zu widerstehen. Da das Kollagen des Zahnfleischs fortwährend erneuert wird, ist es extrem angreifbar, wenn die für die Kollagensynthese notwendigen Kofaktoren (etwa Protein, Zink, Kupfer oder die Vitamine C, B_6 und A) fehlen oder in zu geringer Konzentration vorhanden sind.

Verschiedene Faktoren

Zahlreiche lokale Faktoren begünstigen das Fortschreiten einer Parodontalerkrankung. Zu diesen gehören Speisereste, Zahnlücken, Fehlbiss, Zungenpressen, Bruxismus (Zähneknirschen), Verletzungen durch die Zahnbürste, Mundatmung und Rauchen.

Rauchen steht in einem Zusammenhang mit einer erhöhten Anfälligkeit für eine schwere Parodontalerkrankung und Zahnausfall.[1, 7, 8] Viele der schädlichen Effekte des Rauchens sind auf Schädigungen durch freie Radikale zurückzuführen. Darüber hinaus senkt Rauchen den Vitamin-C-Spiegel stark und verstärkt dadurch die schädlichen Wirkungen.[9]

Therapeutische Erwägungen

Aus Sicht der Ernährung sind die Ziele bei der Behandlung einer Parodontalerkrankung:

- Verkürzung der Zeit bis zur Wundheilung (die benötigte Zeit für die Wundheilung ist bei Patienten, die anfälliger für Parodontalerkrankungen sind, länger)[10]
- Verbesserung der Integrität der Membrane und des Kollagens
- Eindämmung der Schädigungen durch Entzündungen und freie Radikale (Entzündungen können Parodontalerkrankungen fördern)
- Verbesserung des Immunstatus

Ernährung und Nahrungsergänzungsmittel

Vitamin C

Vitamin C spielt bei der Vorbeugung von Parodontalerkrankungen eine wichtige Rolle, wie viele experimentelle Studien zeigten.[1, 11–14] Die klassischen Symptome einer Gingivitis, die man bei Skorbut sieht (schwerer Vitamin-C-Mangel), verdeutlichen die lebenswichtige Funktion, die Vitamin C bei der Aufrechterhaltung der Integrität der Paradontolmembran und der Kollagenmatrix spielt.[1] Zu den Auswirkungen eines Mangels auf die Knochen gehören Osteoporose und die Hemmung oder der Stillstand der Knochenbildung. Durch diese Wirkungen und die gleichzeitige Verlangsamung der Wundheilung spielt ein subklinischer Vitamin-C-Mangel bei Parodontalerkrankungen eine signifikante Rolle.

Ein abgesenkter Vitamin-C-Spiegel wird auch mit einer erhöhten Anfälligkeit des oralen Gewebes für Endotoxine und bakterielle Nebenprodukte in Verbindung gebracht, ebenso mit einer geschwächten Funktion der weißen Blutkörperchen (besonders der Neutrophile).

Zucker

Es ist bekannt, dass Zucker die Ansammlung von Plaque signifikant erhöht, während er die Funktion der weißen Blutkörperchen einschränkt.[15, 16] Die Hemmung der Neutrophilfunktion geschieht durch seine Konkurrenz zum Vitamin C. Wie man weiß, wetteifern Vitamin C und Glucose um die intrazellulären Transportstellen, wobei der intrazelluläre Transport weitgehend vom Insulin abhängig ist. (Für weitere Informationen zu Ernährungsfaktoren und Immunfunktion siehe das Kapitel »Unterstützung des Immunsystems«.)

Angesichts der Tatsache, dass der durchschnittliche Amerikaner mehr als 150 Gramm Zucker und andere raffinierte Kohlenhydrate pro Tag konsumiert, kann man ganz sicher sagen, dass die meisten Amerikaner einen chronisch geschwächten Immunstatus haben, der sie einem erhöhten Risiko für eine Parodontalerkrankung aussetzt.

Vitamin A

Ein Vitamin-A-Mangel macht Menschen für Parodontalerkrankungen anfällig. Der Mangel an diesem Vitamin ist verbunden mit einer anormalen Zellstruktur im Zahnhalteapparat, der Bildung von Zahnfleischtaschen, der Bildung von Plaque, einer erhöhten Anfälligkeit für Infektionen und einer anormalen Ausprägung des Alveolarknochen.[1] Vitamin A ist für die Kollagensynthese, die Wundheilung und die Stärkung zahlreicher Immunfunktionen notwendig.

Zink
Die Bedeutung von Zink für die Behandlung einer Parodontalerkrankung kann nicht genug betont werden. Bei vielen Körperprozessen wirken Zink und Vitamin A synergetisch.[17] Die Schwere einer Parodontalerkrankung steht mit einem abgesenkten Zinkspiegel in direktem Zusammenhang.[18] In den Vereinigten Staaten ist ein leichter Zinkmangel weitverbreitet, besonders unter älteren Menschen. Das ist zweifellos ein Faktor für die zunehmende Anfälligkeit für Parodontalerkrankungen im Alter, obwohl die ältere Bevölkerung als Ganzes ohnehin ein höheres Risiko für die Entwicklung zahlreicher Nährstoffmängel hat.

Zu den Funktionen des Zinks im Zahnfleisch und Zahnhalteapparat gehören die Stabilisierung der Membrane, antioxidative Aktivitäten, die Kollagensynthese, die Hemmung des Plaquewachstums, die Hemmung der Auflösung der Granula in den Mastzellen und zahlreiche immunstärkende Aktivitäten.[17–20] Zink ist auch dafür bekannt, die Dauer der Wundheilung zu verkürzen.

Mit einer Mundspülung zweimal am Tag, die 5 Prozent Zink enthält, kann das Wachstum der Plaque gestoppt werden. Niedrigere Zinkkonzentrationen oder ein weniger häufiges Spülen sind jedoch nicht besonders wirksam.

Vitamin E und Selen
Die beiden Nährstoffe wirken in antioxidativen Mechanismen synergetisch und scheinen ihre Wirkungen gegenseitig zu potenzieren. Schon für Vitamin E allein wurde nachgewiesen, dass es bei der Behandlung von Patienten mit schweren Parodontalerkrankungen von beträchtlichem Wert ist.[1, 21] Das kann weitgehend der verringerten Dauer der Wundheilung zugeschrieben werden, die mit Vitamin E einhergeht.

Die antioxidativen Wirkungen von Vitamin E werden vor allem dann benötigt, wenn Amalgamfüllungen vorhanden sind. Quecksilber dezimiert die antioxidativen Enzyme Superoxiddismutase, Glutathionperoxidase und Katalase. In Tierstudien wird diese Wirkung durch die Ergänzung mit Vitamin E verhindert.[5] Ein weiterer Grund, weshalb eine Selenergänzung nützlich ist, besteht darin, dass es in mehreren Enzymsystemen durch Quecksilber verdrängt wird. Höhere Spiegel erhöhen die Chance, dass es anstatt des Quecksilbers in den Enzymen eingebaut wird.

Auch die antioxidativen Wirkungen von Selen und Vitamin E verhindern Parodontalerkrankungen, da die Wirkungen der freien Radikale das Zahnfleisch extrem schädigen.

Coenzym Q_{10}
Das Coenzym Q_{10} ist an der Energieproduktion beteiligt und zudem ein wirksames Antioxidans. In Japan wird es für die Behandlung vieler Erkrankungen genutzt; dazu gehören auch Parodontalerkrankungen. Wie eine Übersicht über sieben Studien herausfand, reagierten von den 332 daran beteiligten Patienten 70 Prozent vorteilhaft auf eine Nahrungsergänzung mit CoQ_{10}.[22] Eine Doppelblindstudie mit 56 Teilnehmern ergab, dass die Gruppe mit der Supplementierung signifikant darauf ansprach, während die Placebogruppe nur geringe Veränderungen in der Tiefe der Zahnfleischtaschen und der Zahnfestigkeit zeigte.[23]

Flavonoide
Diese Verbindungen sind als Gruppe ein essenzieller Nährstoffbestandteil eines jeden Programms zur Behandlung von Parodontitis. Flavonoide sind extrem wirksam bei der Abschwächung einer Entzündung und der Stabilisierung der Kollagenstruktur. Sie beeinflussen die Kollagenstruktur, indem sie die Durchlässigkeit der Membran verringern und so die Belastung durch Entzündungsverursacher und bakterielle Produkte verringern, ferner indem sie die Zerstörung des Kollagens und die Auflösung der Granula in den Mastzellen verhindern und indem sie sich direkt mit den Kollagenfasern verbinden und so ihre Stabilität und Stärke erhöhen.[24–26]

Die vielleicht beste Quelle für Flavonoide sind Traubenkern- oder Kiefernrindenextrakt, da für die Proanthocyanidine in beiden nachgewiesen wurde, dass sie ein breites Spektrum von Funktionen haben, die bei Parodontalerkrankungen helfen.[27,28]

Auch die Flavonoidbestandteile des grünen Tees *(Camellia sinensis)* sind nützlich, da sie gegen Bakterien im Zahnfleisch wirken und auch direkte entzündungshemmende Wirkungen entfalten. Wie Beobachtungsstudien nachwiesen, schützt das Trinken von grünem Tee vor Parodontalerkrankungen und Zahnausfall.[29] Klinische Studien konzentrierten sich auf die direkten, lokalen Wirkungen von kaubaren Süßigkeiten oder von löslichen Streifen, die mit Catechinen des grünen Tees imprägniert waren. In der Studie mit den Streifen wurden die Taschentiefe und die Menge an krankheitsverursachenden Bakterien deutlich verringert.[30] Die Studie, die die kaubaren Süßigkeiten verwendete, war doppelblind und deutete darauf hin, dass das Kauen von Produkten mit grünem Tee die Plaque und den Entzündungsgrad des Zahnfleischs signifikant verringert.[31] Wie ferner eine Doppelblindstudie zeigte, minimiert auch Kaugummi, der oligomere Proanthocyanidine enthält, Zahnfleischbluten und Plaqueansammlungen.[32]

Folsäure

Die Verwendung von Folsäure, entweder als Mundspülung oder als Tablette, hat in Doppelblindstudien zu signifikanten Rückgängen von Zahnfleischentzündungen geführt, die durch eine Verringerung der Rötung, der Tendenz zu Blutungen und der Plaquerate bestimmt wurde.[33–37] Mundspülungen mit Folsäure (0,1 Prozent Folsäure) sind signifikant wirksamer als eine orale Supplementierung mit entweder 2 oder 5 Milligramm Folsäure pro Tag, was auf einen lokalen Wirkmechanismus hinweist.[35–37] Folsäure hat ferner gezeigt, dass es von der Plaque stammende Toxine binden kann.

Die Verwendung von Mundspülungen mit Folsäure ist besonders für schwangere Frauen und für diejenigen, die eine Antibabypille verwenden, angezeigt, bei denen eine hormonelle Veränderung die Menge an Folsäure in den Zellen der Mundhöhle zu reduzieren scheint.[38–40] Von Mundspülungen mit Folsäure profitieren auch Menschen, die Medikamente einnehmen, welche störend auf Folsäure einwirken (zum Beispiel Wirkstoffe der Chemotherapie, Epilepsiemedikamente und Pharmazeutika gegen Morbus Crohn und Colitis ulcerosa).

Pflanzliche Arzneimittel

Eine Reihe pflanzlicher Verbindungen sind nachweislich in der Lage, die Bildung von Plaque zu unterbinden; dazu gehören die Polyphenole des grünen Tees und die Glycyrrhizinsäure des echten Süßholzes. Die am intensivsten untersuchte Verbindung ist jedoch ein alkoholischer Extrakt der Blutwurz.

Kanadische Blutwurz

Die kanadische Blutwurz *(Sanguinaria canadensis)* enthält eine Alkaloidmischung, doch es ist vor allem das Sanguinarin, das in kommerziellen Zahnpasten und Mundspülungen erhältlich ist. Es besitzt Eigenschaften, die zur Vorbeugung von Plaquebildung an den Zähnen nützlich sind. Es weist eine breite antimikrobielle Wirksamkeit sowie entzündungshemmende Eigenschaften auf. Wie In-vitro-Studien nahelegen, entsteht die Antiplaquewirkung von Sanguinarin durch seine Fähigkeit, die Bakterien daran zu hindern, sich an das Gewebe anzulagern. Elektronenmikroskopische Studien zeigen, dass sich Bakterien, die Sanguinarin ausgesetzt werden, zusammenballen und eine unkorrekte Form bekommen.[41]

Sanguinarin scheint eine geringere Wirksamkeit zu besitzen als eine Mundspülung mit Chlorhexidin. Aber es wirkt in vielen Fällen und hat den Vorteil, dass es eine natürliche und keine synthetische Verbindung ist.[41,42]

Gotu Kola

Ein Extrakt mit den Triterpenoiden des Gotu Kola *(Centella asiatica)* hat beeindruckende Eigenschaften bei der Wundheilung demonstriert. Diese können bei der Behandlung schwerer Parodontalerkrankungen oder bei chirurgischen Eingriffen sinnvoll eingesetzt werden. Eine Studie wies nach, dass der Extrakt von Gotu Kola recht hilfreich dabei ist, nach der Laseroperation einer schweren Parodontalerkrankung die Genesung zu beschleunigen.[43]

Schnellüberblick

- Eine Parodontalerkrankung wird am besten durch die kombinierte Expertise eines Zahnarztes und eines ernährungsorientierten Arztes behandelt.
- Auch wenn die Mundhygiene für die Behandlung und Prävention einer Parodontalerkrankung von großer Bedeutung ist, ist sie in vielen Fällen nicht ausreichend.
- Das Immunsystem und andere Verteidigungsmechanismen sind für die Vorbeugung und Kontrolle einer Parodontalerkrankung essenziell.
- Schlampige Zahnbehandlungen sind oft der Grund für Zahnfleischentzündungen und die Zerstörung des Zahnhalteapparats.
- Rauchen wird mit einer erhöhten Anfälligkeit für schwere Parodontalerkrankungen und Zahnausfall in Verbindung gebracht.
- Vitamin C spielt bei der Prävention von Parodontalerkrankungen eine bedeutende Rolle.
- Es ist bekannt, dass Zucker die Ansammlung von Plaque signifikant erhöht und gleichzeitig die Arbeit der weißen Blutkörperchen behindert.
- Vitamin E ist bei der Behandlung von Patienten mit schwerer Parodontalerkrankung nachweislich von beträchtlichem Wert.
- Das Coenzym Q_{10} ist bei Parodontalerkrankungen hilfreich.
- Flavonoide, besonders die in den Extrakten von Traubenkernen, Kiefernrinde und grünem Tee, sind bei der Reduzierung von Entzündungen und der Stabilisierung der Kollagenstrukturen des Zahnfleischs extrem wirksam.
- Folsäure bewirkte in Doppelblindstudien einen signifikanten Rückgang von Zahnfleischentzündungen.
- Sanguinarin, ein Alkaloid der kanadischen Blutwurz, ist für die Prävention von Plaque auf den Zähnen nützlich.

Behandlungsübersicht

Da bei der Entstehung und dem Fortschreiten von Parodontalerkrankungen viele Aspekte beteiligt sind, erfordert eine wirksame Therapie, dass alle relevanten Faktoren unter Kontrolle gebracht werden. Bis jetzt gibt es noch keine klaren Richtlinien, nach denen festgestellt wird, welche Faktoren für eine gegebene Person die wichtigsten sind; daher ist ein umfassender Ansatz zu empfehlen. Wenn Sie Raucher sind, ermutigen wir Sie nachdrücklich, damit aufzuhören, da das Rauchen den Erfolg einer jeden Therapie gegen die Parodontalerkrankung weitgehend verringern wird.

Mundhygiene

Gehen Sie regelmäßig zum Zahnarzt, um Plaque und Zahnstein entfernen zu lassen. Sie sollten sich nach jeder Mahlzeit die Zähne putzen und täglich die Zähne mit Zahnseide reinigen.

Ernährung

Eine ballaststoffreiche Ernährung könnte eine schützende Wirkung haben, indem sie die Speichelsekretion erhöht. Es ist äußerst wichtig, Zucker und raffinierte Kohlenhydrate zu vermeiden. Folgen Sie den allgemeinen Richtlinien des Kapitels »Eine gesunde Ernährung«.

Nahrungsergänzungsmittel

- Ein hochpotentes Multivitamin-Mineralstoffpräparat, wie im Kapitel »Supplementierung« beschrieben
- Wichtige Nährstoffe:
  - → Vitamin B_6: täglich 25–50 Milligramm
  - → Folsäure: täglich 800 Mikrogramm bis 2 Milligramm oder zweimal täglich eine Mundspülung mit 15 Milliliter 0,1-prozentiger Folsäurelösung
  - → Vitamin B_{12}: täglich 800 Mikrogramm
  - → Vitamin C: dreimal täglich 500–1000 Milligramm
  - → Vitamin E (gemischte Tocopherole): täglich 100–200 IE
  - → Selen: täglich 100–200 Mikrogramm
  - → Zink: täglich 30 Milligramm Zinkpicolinat (in einer anderen Form täglich 45 Milligramm) oder zweimal täglich eine Mundspülung mit 15 Millilitern einer 5-prozentigen Zinklösung
  - → Vitamin D_3: täglich 2000–4000 IE (idealerweise den Blutspiegel bestimmen und entsprechend dosieren)
- Fischöl: 1000 Milligramm EPA + DHA pro Tag
- Eines der folgenden Präparate:
  - → Traubenkernextrakt (mehr als 95 Prozent oligomere Proanthocyanidine): täglich 100–300 Milligramm
  - → Kiefernrindenextrakt (mehr als 95 Prozent oligomere Proanthocyanidine): täglich 100–300 Milligramm
  - → Grüner-Tee-Extrakt (mehr als 80 Prozent Polyphenolgehalt): täglich 150–300 Milligramm
  - → Coenzym Q_{10}: dreimal täglich 50–100 Milligramm

Pflanzliche Arzneimittel

- Kanadische Blutwurz: Benutzen Sie eine Zahncreme, die Sanguinarinextrakt enthält.
- Gotu Kola: Die Dosierung hängt vom Gehalt an Triterpensäure ab. Empfohlen werden zweimal täglich 30 Milligramm Triterpene. Enthält ein Extrakt zum Beispiel 6 Prozent Triterpene, würde die Dosierung bei 500 Milligramm zweimal täglich liegen.

PRÄMENSTRUELLES SYNDROM

- Wiederkehrende Anzeichen und Symptome, die sich 7–14 Tage vor der Menstruation entwickeln
- Zu den typischen Symptomen gehören Energielosigkeit, Spannungen, Reizbarkeit, Depressionen, Kopfschmerzen, Völlegefühl sowie angeschwollene Finger und Knöchel.

Schätzungsweise 30–40 Prozent der menstruierenden Frauen sind vom prämenstruellen Syndrom (PMS) betroffen, wobei es bei den 30- bis 40-Jährigen am häufigsten auftritt. In den meisten Fällen sind die Symptome relativ schwach ausgeprägt. Bei etwa 10 Prozent aller Frauen können sie jedoch ziemlich stark sein. Ein schweres PMS – mit Depressionen, Reizbarkeit und extremen Stimmungsschwankungen – wird als prämenstruelle dysphorische Störung (PMDS) bezeichnet.

Anzeichen und Symptome des prämenstruellen Syndroms

Psyche

- Nervosität, Angstgefühle und Reizbarkeit
- Stimmungsschwankungen und leichte bis schwere Persönlichkeitsveränderungen
- Erschöpfung, Lethargie und Depressionen

Magen-Darm-Trakt

- Völlegefühl
- Durchfall und/oder Verstopfung
- Veränderungen im Appetit (normalerweise Verlangen nach Zucker)

Brust und Geschlechtsorgane

- Spannungen und Schwellungen an den Brüsten
- Krämpfe im Unterleib
- Veränderte Libido

Allgemein

- Kopfschmerzen
- Rückenschmerzen
- Angeschwollene Finger und Knöchel

Ursachen

Der normale Menstruationszyklus

Um die hormonellen Anomalien zu beurteilen, die bei einigen Frauen mit einem PMS festgestellt wurden, ist es wichtig, kurz den normalen Menstruationszyklus zu betrachten. Er spiegelt die monatlichen rhythmischen Sekretveränderungen der weiblichen Hormone und die entsprechenden Veränderungen in der Auskleidung der Gebärmutter und anderer weiblicher Organe wider.

Der Menstruationszyklus wird durch komplexe Wechselwirkungen zwischen Hypothalamus, Hypophyse und Eierstöcken gesteuert. Während der Fortpflanzungsjahre ist die monatlich auftretende Sekretion verschiedener Hormone darauf ausgerichtet, zwei Hauptziele zu erreichen: erstens sicherstellen, dass jeden Monat nur eine einzige Eizelle von den Eierstöcken freigesetzt wird, und zweitens die Gebärmutterschleimhaut (das Endometrium) für die Einlagerung des befruchteten Eis vorbereiten. Um diese Ziele zu erreichen, fluktuieren die Konzentrationen der primären weiblichen Sexualhormone Östrogen und Progesteron während des Menstruationszyklus.

Das Kontrollzentrum für das weibliche Hormonsystem ist der Hypothalamus, eine etwa kirschgroße Region des Gehirns, die sich über der Hypophyse und unter dem Thalamus, einem anderen Bereich des Gehirns, befindet. Der Hypothalamus und die Hypophyse befinden sich in der Mitte des Kopfes direkt hinter den Augen. Der Hypothalamus steuert das weibliche Hormonsystem, indem er Hormone wie das Gonadotropin-Releasing-Hormon (GnRH) und das follikelstimulierende Hormon-Releasing-Hormon (FSH-RH) freisetzt, die ihrerseits wiederum die Ausschüttung von Hypophysenhormonen anregen.

Als Reaktion auf den Hypothalamus setzt die Hypophyse das follikelstimulierende Hormon (FSH) und das luteinisierende Hormon (LH) frei. FSH ist das Hormon, das in erster Linie für die Reifung der Eizelle in der ersten Phase des Menstruationszyklus verantwortlich ist. Es wird als follikelstimulierendes

Hormon bezeichnet, da jede Eizelle im Eierstock in einem einzelnen Follikel untergebracht ist. LH ist verantwortlich für den Beginn des Eisprungs, die Freisetzung der voll entwickelten Eizelle.

Die Ausschüttung von LH wird durch steigende Östrogenspiegel infolge des wachsenden Follikels ausgelöst. Nach dem Eisprung wird der eierlose Follikel in den Gelbkörper umgewandelt, der vor allem Progesteron und Östrogen ausscheidet, damit eine befruchtete Eizelle sich in der Gebärmutterschleimhaut gut festsetzen kann. Erfolgt keine Befruchtung, bildet sich der Gelbkörper zurück, die Hormonproduktion sinkt, die Menstruation setzt etwa 2 Wochen später ein, und der gesamte Menstruationszyklus beginnt von Neuem.

Der normale Menstruationszyklus ist innerhalb von etwa einem Monat abgeschlossen. Er ist in drei Phasen unterteilt, die in der folgenden Reihenfolge auftreten: follikulär, ovulatorisch und luteal. Die follikuläre Phase dauert 10–14 Tage; die ovulatorische Phase erstreckt sich über etwa 36 Stunden – sie beinhaltet die Freisetzung der Eizelle –, und die luteale Phase hält 14 Tage an.

Andere Hormone

Aufgrund der komplexen Zusammenhänge zwischen den einzelnen Komponenten des endokrinen Systems kann die Störung eines einzelnen Bestandteils des Systems (Hypophyse, Eierstöcke, Nebennieren, Schilddrüse, Nebenschilddrüsen und Bauchspeicheldrüse) zu Menstruationsanomalien und/oder einem PMS führen. So haben Frauen mit einem prämenstruellen Syndrom zum Beispiel häufig eine Schilddrüsenunterfunktion (Hypothyreose) und einen erhöhten Spiegel an Cortisol (einem Nebennierenhormon).

Auch Prolaktin, ein weiteres von der Hypophyse produziertes Hormon, spielt beim PMS und bei weiblicher Unfruchtbarkeit eine wichtige Rolle. Die Hauptfunktion von Prolaktin ist die Förderung der Entwicklung der Milchdrüsen und der Milchabsonderung während der Schwangerschaft und Stillzeit. Eine erhöhte Produktion von Prolaktin bei stillenden Frauen kann die Reifung der Follikel in den Eierstöcken hemmen und so die Rückkehr der Fruchtbarkeit nach der Geburt verzögern. Bei nicht stillenden Frauen sind erhöhte Prolaktinspiegel oft mit Fällen von prämenstruellem Syndrom, von Menstruationsstörungen, Eierstockzysten, spannender Brust und fehlendem Eisprung verbunden.

Hormonelle Muster bei Frauen mit PMS

Es gibt keine einheitliche Veränderung der hormonellen Muster bei PMS-Patientinnen, wenn man sie mit Frauen vergleicht, die diese Symptome nicht haben. Viele Jahre lang wurde allgemein angenommen, Frauen mit einem PMS hätten 5–10 Tage vor der Menstruation einen erhöhten Östrogenspiegel und reduzierte Progesteronspiegel, wodurch das Verhältnis von Östrogen zu Progesteron erhöht wäre. Auch wenn dieser Zusammenhang in der medizinischen Literatur in den meisten Fällen eines PMS nicht mehr als ursächlicher Faktor akzeptiert wird, kann er bei einigen Frauen durchaus ein Faktor sein. In einigen Fällen eines PMS können andere Aspekte ein Rolle spielen, wie Hypothyreose, erhöhte Prolaktinspiegel, erhöhte FSH-Spiegel 6–9 Tage vor Beginn der Menstruation und übermäßige Mengen an Aldosteron (einem von den Nebennieren produzierten Hormon, das zu Natrium- und Wassereinlagerung führt).

Heute herrscht die Annahme vor, PMS sei das Ergebnis von Veränderungen in der Hirnchemie, die die Empfindlichkeit des Gehirns gegenüber Hormonen beeinflussen. Niedrigere Werte des Neurotransmitters Serotonin werden am häufigsten als zugrunde liegendes Problem bei einem PMS vorgeschlagen. Der Einfluss von Serotonin auf Stimmung und Verhalten wird im Kapitel »Depressionen« ausführlich behandelt. Es ist daher nicht verwunderlich, dass sich die jüngste Forschung und Therapie auf die Verwendung von Antidepressiva gegen das PMS konzentriert hat, besonders auf die selektiven Serotonin-Wiederaufnahmehemmer wie Fluoxetin (Prozac), Sertralin (Zoloft) und Paroxetin (Paxil). Interessanterweise erweisen sich viele der natürlichen antidepressiven Wirkstoffe auch bei PMS als nützlich.

Therapeutische Erwägungen

Auch wenn heute verstanden wird, dass in den meisten Fällen keine signifikante Störung in den Serumwerten von Progesteron und Östrogen vorliegt, ist es möglich, dass ein relativer Überschuss oder ein Mangel eines der Hormone eine Wirkung auf das Zentralnervensystem ausüben kann. Da es an wissenschaftlichen Erkenntnissen auf diesem Gebiet und an klinischen Erfahrungen bei der Stabilisierung des Östrogenstoffwechsels bei Frauen mit einem PMS mangelt, sollte man dies noch nicht außer Acht lassen. Letztendlich gibt es nicht die eine Ursache für das prämenstruelle Syndrom, sondern jede Frau muss ihr individuell gestörtes Gleichgewicht verstehen, das dann behandelt werden muss.

Östrogenstoffwechsel

In den frühen 1940er-Jahren beobachtete Dr. Morton Biskind eine offensichtliche Beziehung zwischen einem Vitamin-B-Mangel und dem PMS.[1, 2] Er postulierte, das prämenstruelle Syndrom entstehe ebenso wie Mastopathie aufgrund eines erhöhten Östrogenspiegels, der – bedingt durch einen Vitamin-B-Mangel – aufgrund einer verringerten Entgiftung und Beseitigung von Östrogen in der Leber verursacht werde.

Für diese Theorie Biskinds scheint es Unterstützung zu geben. Man weiß, dass ein Östrogenüberschuss Cholestase (verminderter Fluss von Gallenflüssigkeit) herbeiführt. Cholestase ist Ausdruck einer minimalen Schwächung der Leberfunktion, da die normalen Indikatoren des Leberstatus (wie etwa die Konzentration der Leberenzyme im Blut) nicht erhöht sind. Die Messungen dieser Enzyme sind das konventionelle Mittel zur Einschätzung des Leberstatus. Sie sind hier jedoch nicht sehr nützlich, da sie nur dazu dienen, Leberschädigungen festzustellen, und sie sind nur dann erhöht, wenn die Enzyme aus den Leberzellen entweichen. Aufgrund der bedeutenden Rolle der Leber bei zahlreichen Stoffwechselprozessen kann jedoch schon eine geringe Schwächung ihrer Funktion weitreichende Auswirkungen haben.

Cholestase kann außer durch einen Östrogenüberschuss durch eine große Zahl weiterer Faktoren verursacht werden, die wichtigsten darunter sind Fettleibigkeit und/oder Insulinresistenz (siehe das Kapitel »Nichtalkoholische Fettleber [NAFLD]/ Nichtalkoholische Steatohepatitis [NASH]«). Das Vorhandensein einer Cholestase kann ein prädisponierender Faktor für das prämenstruelle Syndrom sein, da mit einer Cholestase eine reduzierte Östrogenentgiftung und -beseitigung einhergeht, was zu einem positiven Feedback-Kreislauf führt. Das gehäufte Auftreten von Gallensteinen und Erkrankungen an nichtalkoholischer Fettleber ist ein klarer Hinweis darauf, dass viele amerikanische Frauen an Cholestase leiden.

Eine Studie stellte einen direkten Zusammenhang zwischen dem Verhältnis Östrogen/Progesteron und der Endorphinaktivität im Gehirn fest.[3] Im Wesentlichen heißt das: Nimmt das Verhältnis Östrogen zu Progesteron zu, kommt es zu einem Absinken der Endorphinwerte. Dieses Absinken ist signifikant, in Anbetracht der bekannten Fähigkeit des Endorphins, die Stimmung zu normalisieren oder zu verbessern. Andere Studien wiesen nach, dass bei Frauen mit PMS während der lutealen Phase häufig niedrige Endorphinspiegel vorliegen.[4] Endorphinwerte sinken bei Stress und steigen bei Sport an. Die Rolle der Endorphine wird später noch besprochen.

Die Art und Weise, wie der Östrogenspiegel während der lutealen Phase den Neurotransmitter- und Endorphinspiegel negativ beeinflusst, kann mit der Art und Weise verbunden sein, wie Östrogen die Wirkung von Vitamin B_6 beeinträchtigt. Der Vitamin-B_6-Spiegel ist bei depressiven Patienten typischerweise recht niedrig, vor allem bei Frauen, die Östrogene einnehmen (Antibabypillen oder konjugierte Östrogene wie Premarin).[5, 6] Eine Vitamin-B_6-Ergänzung hat bei vielen Frauen positive Auswirkungen auf alle Symptome des PMS gezeigt, besonders im Hinblick auf Depressionen (was später noch ausführlicher behandelt wird). Historisch wurde diese Verbesserung als das Ergebnis einer Kombination aus einer Senkung des Östrogenspiegels und einer Erhöhung des Progesteronspiegels in der mittleren lutealen Phase angesehen. Heute aber konzentriert sich die mögliche Erklärung auf den Einfluss von B_6 auf die Gehirnchemie. Vitamin B_6 hat die Fähigkeit, die Synthese mehrerer Neurotransmitter im Gehirn zu erhöhen, einschließlich Serotonin, Dopamin, Noradrenalin, Epinephrin, Taurin und Histamin.

Ernährung

Frauen, die an PMS leiden, ernähren sich in der Regel schlechter als der Durchschnitt. Verglichen mit der Kost einer Frau, die frei von PMS-Symptomen ist, enthält die Ernährung von PMS-Patientinnen sehr wahrscheinlich Folgendes:[7]

- 62 Prozent mehr raffinierte Kohlenhydrate
- 275 Prozent mehr raffinierten Zucker
- 79 Prozent mehr Milchprodukte
- 78 Prozent mehr Natrium
- 53 Prozent weniger Eisen
- 77 Prozent weniger Mangan
- 52 Prozent weniger Zink

Auch eine Ernährung mit einem hohen Anteil an Milchprodukten kann zu einigen der PMS-Symptome beitragen. Eine Untersuchung von 39 Frauen mit und 14 Frauen ohne ein prämenstruelles Syndrom hielt fest, dass die Frauen mit PMS fünfmal mehr Milchprodukte und dreimal mehr raffinierten Zucker als die Frauen ohne PMS konsumierten.[8] Wie eine andere Studie beobachtete, tendieren Frauen mit PMS zu einer erhöhten Aufnahme von Nahrungsfetten, Kohlenhydraten und einfachen Zuckern sowie zu einem verringerten Verzehr von Protein.[9]

Zudem haben Frauen mit PMS öfter Heißhunger; dies kann zum Teil auf dem Rückgang des Serotonins während der lutealen Phase bei Frauen mit PMS beruhen. Behandlungen, die den Serotoninwert wieder erhöhen (zum Beispiel mit 5-HTP), können bei der Beherrschung dieses Heißhungers hilfreich sein.[10]

Ein weiterer Ernährungsfaktor bei PMS ist die Wirkung von raffiniertem Zucker. Dieser führt zu einer rapiden Zunahme des Insulins, was dann zur Bindung von Natrium und daraus folgend Wasser führt, und dies verursacht ein Anschwellen von Händen und Füßen, Völlegefühl und Blutandrang in der Brust. Zucker, besonders in Kombination mit Koffein, ist der Stimmung abträglich (dies wird später noch besprochen).[11] Ein hoher Zuckerkonsum schwächt auch den Östrogenstoffwechsel. Diese Feststellung basiert darauf, dass Frauen, die viel Zucker zu sich nehmen, häufiger PMS-Symptome haben, und auf der Tatsache, dass eine hohe Zuckeraufnahme auch mit höheren Östrogenspiegeln verbunden ist.[12] Wie eine Studie herausfand, verringert eine fettarme Ernährung mit hochkomplexen Kohlenhydraten prämenstruelle Brustspannungen.[13] Natürlich führt der Verzehr von Zucker und anderen raffinierten Kohlenhydraten zu einem erhöhten Verlangen nach mehr, wenn der Blutzuckerspiegel wieder fällt, wodurch ein Teufelskreis entsteht. (Für ausführlichere Informationen siehe das Kapitel »Hypoglykämie«.)

C-reaktives Protein, ein Marker für Entzündungen, steht mit der Schwere der physischen und psychischen Symptome des prämenstruellen Syndroms in einer Wechselbeziehung.[14] Eine Ernährung, die große Mengen an Zucker, Geflügel, Eiern, Käse, Milch, Weißmehl, weißem Reis und teilweise hydrierten Ölen beinhaltet, stimuliert Entzündungspfade. Zu den Lebensmitteln, die Entzündungen reduzieren können, gehören frisches Obst (besonders Beeren), grünes Blattgemüse, Fisch, Nüsse, Samen, Kurkuma, Knoblauch und Zwiebeln.

Sich vegetarisch ernährende Frauen scheiden nachweislich zwei- bis dreimal mehr Östrogen in ihrem Stuhl aus und haben 50 Prozent weniger freies Östrogen im Blut als Allesesserinnen.[15, 16] Diese Unterschiede sind vermutlich auf den geringeren Fettkonsum der Vegetarier und die höhere Ballaststoffzufuhr zurückzuführen. Diese Ernährungsunterschiede können auch das niedrige Auftreten von Brustkrebs, Endometriose und Gebärmutterkrebs bei Vegetarierinnen erklären und spielen vielleicht auch eine Rolle beim prämenstruellen Syndrom.

Zumindest sollten Frauen, die an einem PMS leiden, die Zufuhr von gesättigten Fettsäuren und Cholesterin senken, indem sie den Konsum von tierischen Lebensmitteln reduzieren und den von ballaststoffreichen pflanzlichen Lebensmitteln (Obst, Gemüse, Vollkorn und Hülsenfrüchte) erhöhen.

Wird der Anteil des Fetts, besonders in Form von gesättigtem Fett, an den zugeführten Kalorien verringert, so hat dies starke Auswirkungen auf die Reduzierung des zirkulierenden Östrogens.[17, 18] In einer Studie, in der siebzehn Frauen von der amerikanischen Standardernährung (40 Prozent der Kalorien aus Fett und nur 12 Gramm Ballaststoffe pro Tag) auf eine fettarme, ballaststoffreiche Ernährung (25 Prozent der Kalorien aus Fett und 40 Gramm Ballaststoffe pro Tag) umgestellt wurden, gab es eine 36-prozentige Senkung des Östrogenspiegels im Blut, wobei sechzehn von siebzehn Frauen eine signifikante Senkung nach nur 8–10 Wochen aufwiesen.[19]

Es sollte angemerkt werden, dass nicht jede Forschung zur Ernährung einen eindeutigen Zusammenhang mit dem prämenstruellen Syndrom aufzeigt. In der »Study of Women's Health Across the Nation« wurde in einer multiethnischen Stichprobe von 3302 Frauen im mittleren Lebensalter eine Querschnittsanalyse der PMS-Symptome durchgeführt.[20] Die Forscher versuchten zu bestimmen, ob die Häufigkeit der physischen oder emotionalen prämenstruellen Symptome mit der Nahrungsaufnahme von Phytoöstrogenen, Ballaststoffen, Fett oder Calcium, dem Konsum von Alkohol oder Koffein, dem Ausgesetztsein von Zigarettenrauch, mangelnder körperlicher Bewegung sowie mit Rasse/Ethnizität oder dem sozioökonomischen Status verbunden war. In dieser Studie schienen die meisten Ernährungsfaktoren nicht mit dem prämenstruellen Syndrom zusammenzuhängen. Eine geringere Fettaufnahme war mit Heißhunger und Blähungen verbunden. Eine höhere Ballaststoffaufnahme stand im Zusammenhang mit der Reduzierung von Brustschmerzen. Der Alkoholkonsum war negativ mit Angst, Stimmungsschwankungen und Kopfschmerzen verbunden. Das Ausgesetztsein von Zigarettenrauch, ob passiv oder aktiv, war mit Krämpfen und Rückenschmerzen verbunden. Es wurden auch ethnische Unterschiede bei der Meldung von Symptomen und in Verbindung mit anderen medizinischen Erkrankungen beobachtet.

Schilddrüsenfunktion

Ein großer Teil der Frauen mit PMS ist nachweislich von einer Unterfunktion der Schilddrüse (Hypothyreose) betroffen.[21, 22] In einer Studie zeigten zum Beispiel 51 von 54 Teilnehmerinnen mit PMS einen niedrigen Schilddrüsenstatus im Vergleich zu null von zwölf in der Kontrollgruppe.[23] In einer anderen Studie hatten sieben von zehn Teilnehmerinnen in der PMS-Gruppe einen niedrigen Schilddrüsenstatus im Vergleich zu null von neun in der Kontrollgruppe.[22] In anderen Studien trat bei Frauen mit PMS Hypothyreose nur geringfügig häufiger auf als in den Kontrollgruppen.[23, 24] Viele Frauen mit PMS und einer bestätigten Hypothyreose, denen Schilddrüsenhormone verabreicht wurden, erfuhren eine vollständige Linderung der Symptome.[21] Weitere Informationen finden Sie im Kapitel »Schilddrüsenunterfunktion«.

Stress

Studien über die Wechselwirkung von Stress/Serotonin und PMS wiesen nach, dass die Serotoninwerte bei Frauen mit PMS nach dem Eisprung fallen. Frauen ohne prämenstruelles Syndrom wiesen während der letzten Hälfte des Menstruationszyklus wesentlich höhere Serotoninwerte auf.[25] Ein Schlüsselfaktor könnte die Art und Weise sein, wie von PMS Geplagte mit Stress umgehen, da viele Frauen mit diesem Syndrom dazu neigen, negative Bewältigungsstrategien anzunehmen, wie etwa:[26]

- sich überessen
- zu viel fernsehen
- Gefühlsausbrüche
- zu viel Geld ausgeben
- übertriebene Verhaltensweisen
- Abhängigkeit von chemischen Präparaten
  - legalen oder illegalen Drogen
  - Alkohol
  - Rauchen

Es gibt auch einige wichtige Zusammenhänge zwischen PMS und Depressionen. Depressionen gehen in vielen Fällen mit dem prämenstruellen Syndrom einher, und die PMS-Symptome sind bei depressiven Frauen normalerweise stärker. Der Grund dafür scheint ein Absinken der Spiegel verschiedener Neurotransmitter im Gehirn zu sein, wobei es Serotonin und GABA am signifikantesten trifft.[27, 28] Sowohl beim PMS als auch bei Depression werden im medizinischen Standardansatz Antidepressiva eingesetzt. Verschiedene psychotherapeutische Methoden waren jedoch bei der Verbesserung der psychologischen Aspekte des PMS genauso erfolgreich, wenn nicht sogar erfolgreicher. Besonders Bio-Feedback-Therapien und kurzzeitige Einzeltherapien (vor allem kognitive Verhaltenstherapien) erwiesen sich als klinisch wirksam.[29, 30] Einer der Vorteile dieser Therapien bei PMS gegenüber einer Behandlung mit Antidepressiva besteht darin, dass das Erlernen besserer Bewältigungsstrategien ausgezeichnete Ergebnisse zeigen kann, die auch über die Zeit hinweg erhalten bleiben.

Sport

Wie mehrere Studien belegten, leiden Frauen, die sich regelmäßig bewegen, nicht annähernd so oft an einem PMS wie Frauen, die sich nicht körperlich betätigen.[31–33] In einer der gründlicheren Studien wurden bei 97 Frauen, die regelmäßig trainierten, und bei einer zweiten Gruppe von 159 Frauen, die nicht trainierten, Stimmung und körperliche Symptome an verschiedenen Punkten während des Menstruationszyklus bewertet.[31] Stimmungswerte und körperliche Symptome zeigten, dass Bewegung signifikant negative Stimmungslagen und körperliche Symptome verringerte. Die regelmäßig Sport Treibenden hatten signifikant niedrigere Werte für Konzentrationsschwäche, negative Stimmung, unerwünschte Verhaltensänderungen und Schmerzen.

In einer weiteren Studie wurden 143 Frauen in jeder der drei Phasen ihres Zyklus 5 Tage lang beobachtet.[32] Die Gruppe umfasste 35 Leistungssportlerinnen, zwei Gruppen von Sport Treibenden (33 häufig und 36 gelegentlich Sport Treibende) und 39 Frauen, die sich gar nicht körperlich betätigten. Die häufig Sport Treibenden hatten die höchsten positiven Stimmungswerte und die sich nicht betätigenden Frauen die niedrigsten. Die häufig Sport Treibenden berichteten auch am wenigsten über Depressionen und Ängste. Die Unterschiede waren am deutlichsten in der prämenstruellen und menstruellen Phase. Diese Ergebnisse stimmen mit der Annahme überein, Frauen, die häufig trainierten (aber keine Leistungssportlerinnen sind), seien vor PMS-Symptomen geschützt. Vor allem regelmäßige Bewegung schützt vor und während der Menstruation vor einer Verschlechterung der Stimmung.

Die Studien liefern überzeugende Belege dafür, dass Frauen mit einem PMS regelmäßig Sport treiben sollten. Körperliche Betätigung kann die PMS-Symptome durch eine Reihe verschiedener Mechanismen abschwächen, wie etwa durch eine Anhebung der Endorphinspiegel.[34]

Nahrungsergänzungsmittel

Vitamin B_6

Der erste Einsatz von Vitamin B_6 bei der Behandlung von zyklischen Erkrankungen bei Frauen war die erfolgreiche Behandlung von Depressionen, die durch Antibabypillen ausgelöst wurden, wie in mehreren Studien in den frühen 1970er-Jahren festgestellt wurde. Diese Ergebnisse führten dazu, dass Forscher versuchten, die Wirksamkeit von Vitamin B_6 bei der Linderung von PMS-Symptomen zu bestimmen. Seit 1975 wurde mindestens ein Dutzend klinische Doppelblindstudien durchgeführt. In einigen dieser Studien zeigte sich keine Wirkung, doch in den meisten Untersuchungen erbrachten Dosierungsbereiche von 50 bis 500 Milligramm pro Tag eine signifikante Wirkung auf der gesamten Bandbreite der PMS-Symptome.[35] In einer doppelblinden Cross-over-Studie stuften zum Beispiel 84 Prozent der Teilnehmerinnen während der Zeit der Behandlung mit B_6 die Stärke ihrer Symptome als niedriger ein.[36] In einer weiteren doppelblinden Cross-over-Studie verringerten täglich 50 Milligramm B_6 prämenstruelle Depressionen, Müdigkeit und Reizbarkeit.[37]

Obwohl die Supplementierung mit B_6 allein für die meisten Patientinnen nützlich zu sein scheint, erzielten nicht alle Doppelblindstudien mit Vitamin B_6 einen positiven Effekt.[35, 38] Eine zusätzliche Unterstützung mag erforderlich sein. So könnten die negativen Ergebnisse in einigen Studien zum Beispiel darauf zurückzuführen sein, dass einige Frauen nicht in der Lage waren, B_6 in seine aktive Form Pyridoxalphosphat (P5P) umzuwandeln, da ein Mangel an einem anderen Nährstoff (zum Beispiel Vitamin B_2 oder Magnesium) vorlag, der nicht ergänzt wurde.

Wir halten eine hohe Dosierung von B_6 nicht für notwendig oder für eine gute Idee. Für die meisten Indikationen beträgt die therapeutische Dosis von Vitamin B_6 50–100 Milligramm pro Tag. Eine Einzeldosis von 100 Milligramm Pyridoxin führte nicht zu signifikant höheren Pyridoxalphosphatspiegeln im Blut als eine Dosis von 50 Milligramm; dies deutet möglicherweise darauf hin, dass eine orale Dosis von 50 Milligramm Pyridoxin etwa dem entspricht, was die Leber auf einmal verarbeiten kann.[39] Wir empfehlen eine Dosis von 25 bis 50 Milligramm zweimal täglich. Diese Dosierung liegt weit unter der angegebenen Toxizität. Wenn Sie keine ausreichende Verbesserung erfahren, versuchen Sie es mit täglich 15 Milligramm des teureren P5P.

Magnesium
Ein weiterer Mechanismus, durch den Vitamin B_6 die Symptome eines PMS verbessern kann, ist die Erhöhung der Magnesiumakkumulation in den Körperzellen.[40] Ohne Vitamin B_6 gelangt kein Magnesium in die Zelle. Ein Mangel an diesem Mineral wurde als ursächlicher Faktor mit PMS in Verbindung gebracht.[41] Der Magnesiumspiegel der roten Blutkörperchen ist bei Patientinnen mit PMS nachweislich signifikant niedriger als bei Frauen ohne PMS.[42] Da Magnesium ein unerlässlicher Bestandteil der normalen Zellfunktion ist, könnte sein Mangel die Vielzahl der Symptome erklären, die dem PMS zugeschrieben werden. Darüber hinaus haben Magnesiummangel und das prämenstruelle Syndrom viele gemeinsame Merkmale, und die Supplementierung hat sich beim PMS als wirksame Behandlung erwiesen. In einer Studie wurden 32 Frauen mit PMS von der Mitte des Zyklus bis zum Beginn des Menstruationsflusses dreimal täglich 360 Milligramm Magnesium verabreicht.[43] Die Linderung prämenstrueller Stimmungsschwankungen und Depressionen während der Magnesiumbehandlung war signifikant.

Die jüngste Studie, die mit ihrem Design das Verständnis des Zusammenhangs zwischen Magnesium und dem Menstruationszyklus verbessern sollte, maß bei 26 Frauen mit bestätigtem PMS und in einer Kontrollgruppe aus 19 Probandinnen während der follikulären, der ovulatorischen, der frühen lutealen und der späten lutealen Phase des Menstruationszyklus die Magnesiumkonzentrationen im Plasma sowie in den roten und den mononukleären Blutkörperchen.[44] Obwohl es beim Magnesiumspiegel im Plasma keine signifikanten Unterschiede zwischen den PMS-Patientinnen und den Teilnehmerinnen der Kontrollgruppe gab und sich der Menstruationszyklus nicht auf das Plasmamagnesium auswirkte, hatten die Frauen mit PMS signifikant niedrigere Magnesiumkonzentrationen in den roten Blutkörperchen als die Frauen der Kontrollgruppe, und dieser Befund war während des gesamten Menstruationszyklus konsistent.

Die Beobachtung niedriger Magnesiumkonzentrationen in den roten Blutkörperchen der PMS-Patientinnen wurde nun durch vier unabhängige Studien bestätigt. Im Allgemeinen wird angenommen, dass Frauen mit PMS eine »Anfälligkeit für die Destabilisierung des Stimmungszustands in der lutealen Phase«[44] haben und dass die chronische intrazelluläre Magnesiumentleerung ein wichtiger prädisponierender Faktor ist.

Neben der emotionalen Instabilität ist für den Magnesiummangel bei PMS eine übermäßige Nervenempfindlichkeit mit allgemeinen Schmerzen und einer niedrigeren prämenstruellen Schmerzgrenze typisch. Eine klinische Studie über den Zusammenhang zwischen prämenstruellem Syndrom und Magnesium erbrachte bei den Teilnehmerinnen eine bemerkenswerte Reduktion der Gereiztheit (89 Prozent), der Brustspannungen (96 Prozent) und der Gewichtszunahme (95 Prozent).[7] In einer anderen Doppelblindstudie linderte eine hochdosierte Supplementierung mit Magnesium (dreimal täglich 360 Milligramm) die mit dem PMS verbundenen Stimmungsschwankungen drastisch.[43]

Obwohl sich zeigte, dass Magnesium auch allein wirksam ist, können durch die Kombination mit Vitamin B_6 und anderen Nährstoffen noch bessere Ergebnisse erzielt werden. Wie mehrere Studien nachwiesen, erfahren PMS-Patientinnen, die eine Multivitamin-Mineralstoff-Ergänzung mit hohen Dosen von Magnesium und Pyridoxin erhalten, eine erhebliche Verringerung ihrer PMS-Symptome.[45, 46]

Die optimale Zufuhr an Magnesium sollte sich nach dem Körpergewicht richten und 6 Milligramm pro Kilogramm betragen. Für eine 50 Kilogramm schwere Frau wäre die Empfehlung 300 Milligramm, für eine 90 Kilogramm schwere Frau 540 Milligramm. Da diese Dosierungen allein durch die Ernährung schwer zu erreichen sind, wird ein Nahrungsergänzungsmittel empfohlen. Zur Behandlung des prämenstruellen Syndroms kann eine Dosierung mit der doppelten Menge, nämlich 12 Milligramm pro Kilogramm, erforderlich sein.

Magnesium, das an Aspartat, Citrat, Fumarat, Malat, Glycinat oder Succinat gebunden ist, wird gegenüber Magnesiumoxid, Gluconat, Sulfat oder Chlorid bevorzugt, da es dann eine bessere Absorptionsfähigkeit besitzt und eine abführende Wirkung weniger wahrscheinlich ist.[47, 48]

Calcium

Calcium ist bei PMS zu einem häufigen Nahrungsergänzungsmittel geworden. Da ein Calciummangel tatsächlich einigen Symptomen des prämenstruellen Syndroms gleichen kann, wurde eine Supplementierung dieses Minerals als Behandlungsform getestet. Eine bedeutende multizentrische klinische Studie wurde mit 479 Frauen durchgeführt, denen drei Menstruationszyklen lang entweder 1200 Milligramm Calciumcarbonat oder ein Placebo verabreicht wurden.[49] In der Calciumgruppe wurde während der lutealen Phase des Zyklus sowohl für den zweiten als auch für den dritten Zyklus ein signifikant niedrigerer Symptomwert beobachtet. Am Ende des dritten Zyklus führte Calcium zu einer 48-prozentigen Verringerung der Gesamtsymptomwerte gegenüber dem Ausgangswert im Vergleich zu einer 30-prozentigen Minderung in der Placebogruppe. Auch andere Studien erbrachten mit einer Calciumsupplementierung (1000–1336 Milligramm) eine Reduzierung der PMS-Symptome.[50, 51] In einer der späteren Studien verbesserte die Ergänzung mit Calcium und Mangan (1,336 beziehungsweise 5,6 Milligramm) Stimmung, Konzentration und Verhalten. In einer weiteren Studie hoben 1000 Milligramm pro Tag die Stimmung und senkten die Wassereinlagerungen.[50]

Zink

Frauen mit PMS haben nachweislich niedrige Zinkspiegel.[52] Zink ist für die angemessene Wirkung vieler Hormone im Körper, wie etwa die der Sexualhormone, sowie für die Synthese und Sekretion der Hormone erforderlich. Besonders Zink dient als einer der Kontrollfaktoren für die Sektretion von Prolaktin.[53] Sind die Zinkspiegel niedrig, steigt die Absonderung von Prolaktin an, während hohe Zinkspiegel diese Freisetzung hemmen. Daher ist bei einem hohen Prolaktinwert eine Supplementierung mit Zink sehr nützlich. Bei Frauen mit erhöhten Prolaktinspiegeln liegt der wirksame Dosierungsbereich für eine Nahrungsergänzung mit Zink als Zinkpicolinat zwischen 30 und 45 Milligramm.

Vitamin E

Obwohl sich die Forschung zu Vitamin E und prämenstruellem Syndrom vor allem auf Brustspannungen konzentrierte, ergaben Doppelblindstudien auch bei anderen PMS-Symptomen signifikante Verbesserungen.[7, 54] So wurden Gereiztheit, Kopfschmerzen, Müdigkeit, Depressionen und Schlaflosigkeit signifikant reduziert. In einer Doppelblindstudie zeigten Patientinnen, die Vitamin E (400 IE pro Tag) erhielten, nach 3 Monaten Anwendung eine 33-prozentige Verringerung der körperlichen Symptome (wie Gewichtszunahme und Brustspannungen), eine 38-prozentige Linderung von Ängsten und eine 27-prozentige Reduzierung von Depressionen.[54] Im Gegensatz dazu berichtete die Placebogruppe nur von einer 14-prozentigen Verbesserung der körperlichen Symptome. Die Gruppe, die Vitamin E einnahm, hatte auch mehr Energie, weniger Kopfschmerzen und weniger Verlangen nach Süßigkeiten.

Essenzielle Fettsäuren

Bei Frauen mit PMS wurden essenzielle Fettsäure- und Prostaglandinanomalien nachgewiesen, wobei die Hauptanomalie ein Rückgang der Gamma-Linolensäure (GLA) ist.[55] Öle aus Nachtkerze, Johannisbeeren und Borretsch enthalten GLA, wobei die typischen Werte 9, 12 und 22 Prozent betragen. Obwohl diese essenziellen Fettsäurequellen sehr beliebt sind, zeigt die Forschung über GLA-Ergänzungen bei der Behandlung des PMS keinerlei Nutzen gegenüber Placebos. In den vier doppelblinden, kontrollierten Cross-over-Studien mit Nachtkerzenöl könnte dieser Sachverhalt durch eine sehr hohe Reaktion in der Placebogruppe verkompliziert worden sein.[56, 57] Eine dieser Studien verwendete 3 Gramm pro Tag, die anderen 4 Gramm. Eine Metaanalyse der klinischen Studien mit Nachtkerzenöl ergab, dass es im Zusammenhang mit dem prämenstruellem Syndrom von nur geringem Nutzen ist.[56]

Vermutlich wird sich Fischöl als bessere Empfehlung bei PMS erweisen, da die langkettigen Omega-3-Fettsäuren EPA und DHA bei Depressionen von Vorteil sind (siehe das Kapitel »Depressionen«). Zum jetzigen Zeitpunkt gibt es keine klinischen Studien zur Supplementierung mit Fischöl bei PMS, trotz erheblicher Hinweise auf mögliche Vorteile.

Multivitamin-Mineralstoffergänzungen

Angesichts der zahlreichen Nährstoffe, die sich beim PMS als hilfreich erweisen, kann man auf der Grundlage eines hochqualitativen Multivitamin-Mineralstoffpräparats, das alle bekannten Vitamine und Mineralien liefert, aufbauen. Frauen mit PMS haben zwei gute Gründe, ein hochpotentes Multivitaminpräparat einzunehmen: Nährstoffmangel ist unter Frauen mit prämenstruellem Syndrom relativ weit verbreitet, und hochpotente Multivitamin-Mineralstoffpräparate haben beim PMS nachweislich signifikanten Nutzen.

Es wurde nachgewiesen, dass Patientinnen mit PMS sehr viel seltener Nahrungsergänzungsmittel einnehmen und die berechnete Zufuhr von ausgewählten Nährstoffen bei ihnen sehr viel geringer ist als bei normalen Frauen.[16] Wie mehrere Doppelblindstudien nachwiesen, erfahren Patientinnen mit PMS, denen eine Multivitamin-Mineralstoffergänzung verabreicht wird, die hohe Dosen an Magnesium und Pyridoxin enthält, eine Verbesserung ihrer Symptome (normalerweise von mindestens 70 Prozent).[45, 46]

Tryptophan

Wie schon früher in diesem Kapitel besprochen, könnte ein Absinken der Serotoninwerte die Ursache für das prämenstruelle Syndrom sein oder es zumindest verschlimmern. Tryptophan ist eine Vorstufe von Serotonin. Studien, die 17 Tage vor dem Eisprung bis zum dritten Tag der Menstruation Tryptophan in Dosierungen von 6 Gramm pro Tag verwendeten, zeigten signifikante Verringerungen bei Stimmungsschwankungen, Schlaflosigkeit, Verlangen nach Kohlenhydraten, Spannungen, Reizbarkeit und Missstimmung.[58, 59] Wir haben jedoch den Eindruck, dass die Verwendung von 5-HTP – einem Zwischenprodukt zwischen Tryptophan und Serotonin – eher zu empfehlen ist. Es kann in wesentlich niedrigeren Dosierungen verwendet werden und hat eine größere Wirksamkeit. Die Vorteile von 5-HTP bei niedrigen Serotoninwerten werden ausführlich im Kapitel »Depressionen« besprochen.

Pflanzliche Arzneimittel

Mönchspfeffer

Der Mönchspfeffer *(Vitex agnus-castus)* wächst im Mittelmeerraum und wird schon seit Langem zur Behandlung von Frauenleiden benutzt. Der Extrakt daraus ist zur Behandlung des prämenstruellen Syndroms vermutlich das allerwichtigste Heilkraut, nicht nur wegen seiner langen traditionellen Verwendung, sondern auch aufgrund der Ergebnisse der modernen wissenschaftlichen Forschung. In zwei Überblicksstudien in gynäkologischen Arztpraxen in Deutschland stuften die Ärzte Mönchspfefferextrakt bei der Behandlung von PMS als gut oder sehr gut ein. An diesen Studien nahmen über 1500 Frauen teil.[60, 61] Bei einem Drittel der Frauen verschwanden die Symptome völlig, und 57 Prozent berichteten von signifikanten Verbesserungen.

Die nützliche Wirkung des Mönchspfeffers beim PMS und bei einigen anderen Problemen scheint mit den starken Wirkungen auf die Funktionen des Hypothalamus und der Hypophyse zusammenzuhängen. Der Mönchspfeffer ist in der Lage, die Sekretion verschiedener Hormone zu normalisieren – zum Beispiel die von Prolaktin – und das Verhältnis zwischen Östrogen und Progesteron zu senken.

In einer der neuesten Studien, einer Doppelblindstudie mit 170 Frauen mit PMS, wurde über drei aufeinanderfolgende Menstruationszyklen hinweg 20 Milligramm auf Casticin standardisierter Mönchspfefferextrakt mit einem Placebo verglichen.[62] Die Frauen wurden aufgefordert, die Veränderungen ihrer PMS-Symptome zu bewerten, wie etwa Reizbarkeit, Stimmungsschwankungen, Groll, Kopfschmerz, Brustspannungen und Völlegefühl. Am Ende der Studie berichteten die Probandinnen, die den Mönchspfeffer einnahmen, von einem Rückgang der PMS-Symptome um insgesamt 52 Prozent, die Frauen, die das Placebo bekamen, hingegen nur um 24 Prozent. Diejenigen, die den Mönchspfefferextrakt erhielten, berichteten von signifikant größeren Rückgängen bei Reizbarkeit, Stimmungsschwankungen, Ärger, Kopfschmerzen und Brustspannungen als die Frauen, die das Placebo einnahmen; das Völlegefühl war das einzige Symptom, das sich nicht signifikant änderte. Eine weitere Studie untersuchte die Wirksamkeit des Mönchspfefferextrakts im Vergleich zu Fluoxetin

(Prozac) bei der Reduzierung der PMS-Symptome und befand, dass die beiden Behandlungsansätze vergleichbare Resultate liefern, wobei der Hauptunterschied darin bestand, dass Fluoxetin wirksamer bei der Behandlung der psychischen Symptome und Mönchspfeffer bei der Behandlung der physischen Symptome war.[63] Gut gestaltete Studien zeigen darüber hinaus einen signifikanten Vorteil des Mönchspfefferextrakts bei moderatem bis schweren PMS.[64]

Bei Frauen kurz vor der Menopause wurde eine Kombination aus den Extrakten des Johanniskrauts und des Mönchspfeffers bei der Behandlung von PMS-ähnlichen Symptomen untersucht.[65] Diese klinische Studie lief über 16 Wochen, und die Bewertung der PMS-Symptome durch die Frauen, die in den Wechseljahren waren und unregelmäßige Menstruationen hatten, wurden in 4-wöchigen Intervallen dokumentiert. Die Ergebnisse für alle PMS-Symptome und auch für die mit dem PMS zusammenhängenden Untergruppen Depressionen sowie Heißhunger waren bei der aktiv behandelten Gruppe statistisch besser als bei der Placebogruppe.

Ginkgo biloba

An der ersten randomisierten, placebokontrollierten klinischen Studie mit *Ginkgo-biloba*-Extrakt beim prämenstruellen Syndrom nahmen 165 Frauen im gebärfähigen Alter teil, die Wassereinlagerungen, Brustspannungen und Blutandrang hatten. Sie erhielten ab dem 16. Tag ihres Zyklus bis zum 5. Tag des darauffolgenden Zyklus entweder zweimal täglich 80 Milligramm Ginkgo oder ein Placebo. Die Symptomtagebücher, die die Patientinnen führten, und die ärztlichen Untersuchungen der Symptome zeigten, dass der Ginkgoextrakt gegen die Blutandrangsymptome des PMS wirkte, vor allem gegen die Schmerzen und Spannungen in der Brust.[66]

In einer Folgestudie mit 85 Frauen erhielten die Patientinnen ab dem 16. Tag ihres Zyklus bis zum 5. Tag des darauffolgenden Zyklus entweder dreimal täglich 40 Milligramm *Ginkgo-biloba*-Extrakt oder ein Placebo. Die Gesamtschwere der Symptome bei den Frauen der Ginkgogruppe wurde vor der Behandlung mit 34,80 bewertet und fiel auf 11,11 nach der Behandlung. Die Vergleichswerte in der Placebogruppe waren 34,38 und 25,64.[67]

Johanniskraut

Johanniskraut *(Hypericum perforatum)* wird aufgrund seines serotoninsteigernden Einflusses häufig bei Depressionen verwendet. Es sollte also nicht überraschen, dass dieses Heilkraut eine wichtige Pflanze bei der Behandlung des prämenstruellen Syndroms ist. In einer Doppelblindstudie mit 36 Teilnehmerinnen mit regelmäßigen Menstruationszyklen und leichtem PMS erhielten die Frauen über zwei Menstruationszyklen hinweg nach dem Zufallsprinzip entweder Johanniskrautextrakt (900 Milligramm pro Tag und auf 0,18 Prozent Hypericin sowie 3,38 Prozent Hyperforin standardisiert) oder ein Placebo.[68] Nach einer 1-monatigen Ausleitungszeit kamen die Frauen für zwei weitere Menstruationszyklen in die jeweils andere Gruppe. Das Johanniskraut war bei der Linderung von Heißhunger, Schwellungen, Koordinationsschwierigkeiten, Schlaflosigkeit, Verwirrung, Kopfschmerzen, Weinkrämpfen und Erschöpfung statistisch gesehen nützlicher als das Placebo. Hinsichtlich Ängstlichkeit, Reizbarkeit, Depressionen, nervlicher Anspannung, Stimmungsschwankungen, dem Gefühl von Kontrollverlust oder Schmerzen war das Johanniskraut über zwei Behandlungszyklen hinweg statistisch jedoch nicht nützlicher. Schmerzbedingte Symptome schienen sich jedoch gegen Ende der Behandlungsperioden stärker zu verbessern als mit dem Placebo.

In einer Beobachtungsstudie führten neunzehn Frauen mit diagnostiziertem PMS ein Tagebuch, in dem sie einen Menstruationszyklus lang täglich ihre Symptome bewerteten; anschließend hatten sie ein Gespräch mit einem Arzt. Die Teilnehmerinnen nahmen dann zwei komplette Menstruationszyklen lang täglich Johanniskrautextrakt ein.[69] Der Grad der Verbesserung in der Gesamtbewertung des PMS vom Anfang der Studie bis zum Ende erreichte 51 Prozent, wobei über zwei Drittel der Frauen eine mindestens 50-prozentige Abnahme der Symptomschwere erfuhren. Die Teilbewertung der Stimmung zeigte den höchsten Verbesserungsgrad (57 Prozent); die spezifischen Symptome mit der größten Abnahme der Werte waren Weinkrämpfe (92 Prozent), Depressionen (85 Prozent), Verwirrung (75 Prozent), Gefühl von Kontrollverlust (72 Prozent), nervliche Anspannung (71 Prozent), Ängstlichkeit (69 Prozent) und Schlaflosigkeit (69 Prozent).

Safran

Safran *(Crocus sativus L.)* zeigt bei Frauen mit leichten bis mäßigen Depressionen nachweislich eine antidepressive Wirkung. So ist es wiederum nicht überraschend, dass er auch beim PMS nützlich ist. Eine placebokontrollierte Doppelblindstudie untersuchte, ob Safran zur Linderung von PMS-Symptomen eingesetzt werden kann. 50 Frauen im gebärfähigen Alter mit regelmäßigen Menstruationszyklen, die mindestens in den vergangenen 6 Monaten PMS-Symptome hatten, erhielten nach dem Zufallsprinzip vier vollständige Menstruationszyklen lang entweder zweimal täglich 15 Milligramm Safran oder ein Placebo.[70] Den täglichen Symptomberichten zufolge reagierten 19 der 25 Frauen in der Safrangruppe mit einem mindestens 50-prozentigen Rückgang der Schwere der Symptome. In der Placebogruppe waren es nur 2 der 25 Frauen. Der signifikante Unterschied zwischen der Safran- und der Placebogruppe trat zwischen dem dritten und vierten Zyklus auf und war am Ende der Studie statistisch signifikant. 15 der 25 Frauen der Safrangruppe sprachen den Depressionsbewertungen zufolge auf die Behandlung an, während es in der Placebogruppe nur eine von 25 Frauen war.

Safran, also die getrocknete Blütennarbe der Blume, kann sehr teuer sein. Wir empfehlen daher die Verwendung eines Extrakts, der aus dem Blütenblatt des Safrankrokus hergestellt wird. Bitte lesen Sie für weitere Informationen die Besprechung von Safran im Kapitel »Depressionen«.

Schnellüberblick

- Das prämenstruelle Syndrom (PMS) betrifft schätzungsweise 30–40 Prozent der menstruierenden Frauen.
- Es gibt unter den PMS-Patientinnen keine einheitlichen Veränderungen in den hormonellen Mustern im Vergleich zu Frauen ohne PMS-Symptome.
- Heute herrscht die Meinung vor, das prämenstruelle Syndrom sei das Ergebnis von Veränderungen in der Hirnchemie, die von vielen Faktoren beeinflusst werden, einschließlich der Empfindlichkeit des Gehirns für Hormone.
- Eine eingeschränkte Leberfunktion kann zu abgesenkten Spiegeln an Serotonin und Endorphin sowie zu einer verringerter Vitamin-B_6-Aktivität im Gehirn führen sowie zu Veränderungen anderer Hormonspiegel.
- Die wichtigste Ernährungsempfehlung beim PMS lautet, den Konsum von pflanzlicher Nahrung (Gemüse, Früchte, Hülsenfrüchte, Vollkorn, Nüsse und Samen) zu erhöhen. Nehmen Sie nur kleine bis mittlere Mengen an Fleisch und Milchprodukten zu sich, reduzieren Sie den Konsum von Fett und Zucker, vermeiden Sie Koffein und verwenden Sie nur wenig Salz.
- Ein großer Prozentsatz von Frauen mit PMS ist von einer geschwächten Schilddrüsenfunktion (Hypothyreose) betroffen.
- Die meisten Frauen mit prämenstruellem Syndrom neigen dazu, mit negativen Bewältigungsstrategien auf Stress zu reagieren.
- Vitamin B_6 und Magnesium sind für die Behandlung des PMS die zwei wichtigsten Nahrungsergänzungsmittel.
- Körperliche Betätigung ist für das Beheben des PMS extrem hilfreich.
- Mönchspfefferextrakt ist für die Behandlung eines PMS das vermutlich wichtigste Heilkraut.
- *Ginkgo-biloba*-Extrakt ist bekannt dafür, die Blutzufuhr zum Gehirn nachweislich zu steigern. Zudem wurde in einigen klinischen Studien nachgewiesen, dass er beim PMS von großem Vorteil ist.
- Auch Extrakte von Johanniskraut sowie Safran haben ihre Nützlichkeit bei der Linderung von PMS-Symptomen erwiesen.

Behandlungsübersicht

Der Umgang mit dem prämenstruellen Syndrom erfordert normalerweise einen umfassenden Plan, der viele allgemeine gesundheitsfördernde Strategien umfasst. Sowohl Ernährung, Lebensstil und innere Haltung als auch eine angemessene Nahrungsergänzung sind für die Reduzierung der Symptome sehr wichtig. Das PMS hat viele verschiedene Ursachen und ebenso viele Behandlungsansätze, sodass jede Frau lernen muss, welche Therapien ihren individuellen Bedürfnissen am besten entspricht.

Ernährung

Die Ernährungsempfehlungen im Kapitel »Eine gesunde Ernährung« sind auch beim PMS wichtig. Es ist sehr wichtig, Salz zu vermeiden, sich mit mediterraner Kost zu ernähren, die den Blutzuckerwert nur wenig ansteigen lässt, vermehrt ballaststoffreiche Pflanzen (Obst, Gemüse, Getreide, Hülsenfrüchte, Nüsse und Samen) zu verzehren sowie Koffein und Alkohol zu vermeiden.

Lebensstil und innere Haltung

- Treiben Sie mindestens dreimal die Woche 30 Minuten lang Sport.
- Verbringen Sie täglich mindestens 10–15 Minuten mit Entspannungs- oder Stressreduktionsübungen.
- Folgen Sie den Empfehlungen aus dem Kapitel »Eine positive mentale Einstellung«.

Nahrungsergänzungsmittel

- Ein hochpotentes Multivitamin-Mineralstoffpräparat, wie im Kapitel »Supplementierung« beschrieben
- Wichtige Nährstoffe:
  - → Vitamin B_6: täglich 100 Milligramm
  - → Magnesium (als Aspartat, Citrat, Malat, Succinat oder Glycinat): zweimal täglich 250 Milligramm
  - → Zink: täglich 15–20 Milligramm
  - → Vitamin E (gemischte Tocopherole): täglich 400 IE
  - → Vitamin C: täglich 500–1000 Milligramm
  - → Vitamin D_3: täglich 2000–4000 IE
- Fischöl: täglich 1000 Milligramm EPA + DHA
- Eines der folgenden Präparate:
  - → Traubenkernextrakt (mehr als 95 Prozent oligomere Proanthocyanidine): täglich 100–300 Milligramm
  - → Kiefernrindenextrakt (mehr als 95 Prozent oligomere Proanthocyanidine): täglich 100–300 Milligramm
  - → Andere flavonoidreiche Extrakte mit einem ähnlichen Flavonoidgehalt, »Supergreens« oder ein anderes pflanzliches Antioxidans, das eine Sauerstoffradikal-Absorptionsfähigkeit (ORAC) von 3000 bis 6000 Einheiten oder mehr pro Tag liefern kann
  - → 5-HTP: dreimal täglich 50–100 Milligramm

Pflanzliche Arzneimittel

Eines oder mehrere der folgenden Mittel:

- Mönchspfeffer: Tabletten oder Kapseln auf 0,5 Prozent Agnusid standardisiert: täglich 175–225 Milligramm; Flüssigextrakt: täglich 2–4 Milliliter (0,5–1 TL)
- Johanniskrautextrakt (mit 0,3 Prozent Hypericin-Gehalt): täglich 600–1800 Milligramm oder vom 17. Tag eines Menstruationszyklus bis zum dritten Tag des nächsten
- *Ginkgo-biloba*-Extrakt (mit 24 Prozent Ginkgo-Flavonglycosiden): täglich 240–320 Milligramm
- Safranblütenblätterextrakt: zweimal täglich 15 Milligramm

PROSTATAKREBS (PRÄVENTION)

Prostatakrebs kann jedes der folgenden Symptome verursachen:

- Das Bedürfnis, häufig zu urinieren, besonders nachts
- Schwierigkeiten, mit dem Urinieren anzufangen oder Urin zurückzuhalten
- Unfähigkeit zu urinieren
- Schwacher oder unterbrochener Urinfluss
- Schmerzen oder Brennen während des Urinierens
- Erektionsstörungen
- Schmerzhafte Ejakulation
- Blut im Urin oder Samen
- Häufige Schmerzen oder Steifigkeit im unteren Rückenbereich, an den Hüften oder in den Oberschenkeln

Prostatakrebs ist eine Krebsform, die sich in der Prostata entwickelt, einer ringförmigen Drüse von der Größe einer Walnuss, die unter der Blase liegt und die Harnröhre umgibt (die Röhre, die die Blase mit der Spitze des Penis verbindet). Prostatakrebs ist bei amerikanischen Männern die häufigste Krebsdiagnose. Jedes Jahr wird er bei etwa 200 000 Männern diagnostiziert, und über 30 000 sterben daran. Prostatakrebs ist in vielerlei Hinsicht das männliche Gegenstück zum Brustkrebs der Frauen: Es ist ein hormonempfindlicher Krebs, der in den USA mindestens einen von sechs Männern betrifft.

Die meisten Prostatakrebse wachsen langsam. Es gibt jedoch auch Fälle von aggressivem Prostatakrebs. Die Krebszellen können von der Prostata in andere Bereiche des Körpers metastasieren, besonders in die Knochen und Lymphknoten. Nach dem Lungenkrebs ist Prostatakrebs der Krebs, der bei Männern am zweithäufigsten zum Tod führt.

Die oben aufgeführten Symptome sind für Prostatakrebs nicht spezifisch, besonders die ersten vier, die in der Regel ein Zeichen für eine benigne Prostatahyperplasie (BPH) sind, eine nichtkanzeröse Vergrößerung der Prostata (siehe das Kapitel »Prostatavergrößerung [BPH]«). Sie können auch auf eine Prostatainfektion hinweisen. Wenn Sie irgendeines dieser Symptome haben, sollten Sie sofort einen Arzt aufsuchen.

Ursachen

Die Forschung untersucht Faktoren, die das Risiko für diese Krankheit erhöhen könnten. Wie Studien ergeben haben, sind die folgenden Risikofaktoren mit Prostatakrebs verbunden:

- **Prostatakrebs (oder Brustkrebs) in der Familie.** Das Risiko eines Mannes, Prostatakrebs zu bekommen, ist zweimal höher, wenn sein Vater diese Krankheit hatte, fünfmal höher, wenn sein Bruder sie hatte, und zweimal höher, wenn seine Mutter oder Schwester Brustkrebs hatte.
- **Alter.** In den Vereinigten Staaten haben vor allem Männer in einem Alter von über 55 Jahren Prostatakrebs, und in mehr als acht von zehn Fällen sind die Männer über 65. Das Durchschnittsalter der Patienten zur Zeit der Diagnose beträgt 70 Jahre.
- **Rasse.** Prostatakrebs tritt bei Afroamerikanern doppelt so häufig auf wie bei weißen Männern und ist bei asiatischen und indianischen Männern weniger häufig.
- **Hormonelle Faktoren.** Testosteron soll angeblich hormonabhängigen Prostatakrebs in derselben Weise stimulieren, wie Östrogen Brustkrebs anregt. Andere beteiligte Hormone sind Östrogen und Prolaktin.
- **Ernährung und Ernährungsfaktoren.** Aktuelle Studien weisen darauf hin, dass eine Ernährung mit viel Fleisch und gesättigten Fetten mit einem erhöhten Risiko für Prostatakrebs einhergeht. Die Risiken sind auch für diejenigen höher, die wenig Früchte, Gemüse, Phytoöstrogene, Selen, Vitamin E, Lycopen und andere Antioxidantien in der Nahrung zu sich nehmen.

Diagnostische Erwägungen

Um bei Männern über 50 Jahren Prostatakrebs festzustellen, ist es am wichtigsten, sich jedes Jahr von einem Arzt untersuchen zu lassen. Dazu gehört Folgendes:

- **Die digital-rektale Untersuchung.** Der Arzt fährt mit einem eingecremten Finger in das Rektum und tastet durch die Rektumwand die Prostata nach harten oder knotigen Bereichen ab.
- **Bluttest auf das prostataspezifische Antigen (PSA).** Der PSA-Wert ist bei Männern mit Prostatakrebs in der Regel erhöht. Der normale PSA-Spiegel reicht von 0 bis 4 ng/ml (Nanogramm pro Milliliter). Ein PSA-Wert von 4 bis 10 ng/ml gilt als leicht erhöht, Werte zwischen 10 und 20 ng/ml werden als mäßig erhöht eingestuft, und alles darüber wird als stark erhöht betrachtet. Je höher der PSA-Wert, desto wahrscheinlicher ist ein Krebs vorhanden. Etwa 35 Prozent aller Männer mit Prostatakrebsdiagnose haben allerdings einen PSA-Wert von weniger als 4 ng/ml. Der PSA-Spiegel im Blut steigt bei Prostatakrebs tendenziell an, doch geringe Erhöhungen können auch auf weniger ernsthafte Erkrankungen wie Prostatitis (Entzündung der Prostata) und Prostatavergrößerung zurückzuführen sein. Der PSA-Spiegel allein ist für den Arzt keine ausreichende Information, um zwischen gutartiger Prostatahyperplasie und Krebs zu unterscheiden. Er wird das Ergebnis dieses Tests bei seiner Entscheidung, ob er nach weiteren Zeichen für Prostatakrebs suchen soll, berücksichtigen. Der PSA-Wert wird neben seiner Verwendung bei der Reihenuntersuchung auch zur Überwachung von Patienten verwendet, die Prostatakrebs hatten, um zu erkennen, ob dieser zurückgekommen ist. Die Forscher suchen nach Wegen, um zwischen bösartigen und gutartigen Erkrankungen sowie zwischen langsam wachsendem und schnell wachsendem, potenziell tödlichem Krebs zu unterscheiden. Einige der untersuchten Methoden sind:
  - *Anstiegsgeschwindigkeit des PSA-Werts.* Die Geschwindigkeit, mit der der PSA-Wert ansteigt, wird anhand der zu verschiedenen Zeiten gemessenen PSA-Spiegel ermittelt. Ein schneller Anstieg verstärkt den Verdacht auf Krebs.
  - *Altersgemäßer PSA-Wert.* Das Alter ist für den Anstieg des PSA-Spiegels ein wichtiger Faktor. Aus diesem Grund verwenden einige Ärzte auf das Alter angepasste PSA-Werte, um zu bestimmen, wann diagnostische Tests notwendig sind. Wenn altersangepasste PSA-Werte verwendet werden, wird für jedes Altersjahrzehnt ein anderer PSA-Wert als normal definiert. Ärzte, die diese Methode verwenden, gehen davon aus, dass Männer, die jünger als 50 Jahre sind, einen PSA-Wert von unter 2,5 ng/ml haben sollten, während für Männer in den 70ern ein PSA-Wert von 6,5 ng/ml für normal gehalten wird.
  - *PSA-Dichte.* Die PSA-Dichte betrachtet das Verhältnis zwischen PSA-Wert und Größe und Gewicht der Prostata. Das heißt, ein erhöhter PSA-Wert kann bei einem Mann mit einer sehr großen Prostata unverdächtig sein. Die Verwendung der PSA-Dichte zur Interpretation der PSA-Werte wird kontrovers diskutiert, da bei einem Mann mit einer vergrößerten Prostata der Krebs übersehen werden könnte.
  - *Freies und gebundenes PSA.* Das PSA zirkuliert im Blut in zwei Formen: frei oder an ein Proteinmolekül gebunden. Bei einer benignen Prostatahyperplasie ist mehr freies PSA vorhanden, während ein Krebs mehr PSA in der gebundenen Form produziert. Wenn der PSA-Wert zwischen 4 und 10 ng/ml liegt, verweist ein Anteil von unter 10 Prozent freiem PSA auf ein hohes Krebsrisiko, während ein Anteil von über 25 Prozent freiem PSA auf ein niedriges Krebsrisiko verweist.
- **Biopsie.** Bei der Prostatabiopsie werden mittels einer Feinnadelbiopsie durch das Rektum Gewebeproben aus der Prostata entnommen. Dabei werden in weniger als einer Sekunde mit Hohlnadeln in der Regel zwischen drei und sechs Proben auf jeder Seite der Prostata entnommen. Prostatabiopsien sind ambulante Routineeingriffe. Die Gewebeproben werden dann unter dem

Vorsorgeuntersuchung oder nicht?

Wird ein Krebs frühzeitig erkannt, erweist sich die Behandlung als wirksamer. Unglücklicherweise stützen die Daten für die PSA-Untersuchung auf Prostatakrebs diese Annahme nicht. Mehrere Metaanalysen zur Auswirkung der PSA-Untersuchung zeigten bei Prostatakrebs keinerlei statistisch signifikanten Unterschiede in der Todesrate zwischen Männern, die zufälligerweise daraufhin untersucht wurden, und solchen, die nicht untersucht wurden.[1, 2] Tatsache ist, dass die Centers for Disease Control and Prevention und die U.S. Preventive Services Task Force aufgrund von umfangreichen Analysen annehmen, dass eine PSA-Untersuchung mehr schadet als Gutes bewirkt. Zu den negativen Aspekten einer Untersuchung gehören eine hohe Rate an falsch-positiven Ergebnissen beim PSA-Test sowie die nachteiligen Auswirkungen, die mit einer Biopsie verbunden sein können (zum Beispiel Infektionen, Blutungen und Schmerzen) und mit der Behandlung des Prostatakrebs durch eine Chemotherapie und Bestrahlung. Es wird angenommen, der Prostatakrebs habe in den meisten Fällen keine ernsthaften Auswirkungen auf die Lebenserwartung des Patienten, wenn er einfach unbehandelt bliebe. Die meisten Prostatakrebse wachsen extrem langsam, was bedeutet, dass die Männer mit einem Prostatakrebs leben können und nicht daran sterben. Wie kritische Studien berichten, haben tatsächlich über 30 Prozent aller Männer über 50 Jahren Anzeichen eines Prostatakrebs, aber nur 3 Prozent werden daran sterben.

Unserem Eindruck nach ist das Problem weniger die Vorsorgeuntersuchung, als vielmehr das, was danach geschieht. Im Fall der PSA-Untersuchung sollte der Ansatz »beobachtendes Warten« lauten statt sofortige Biopsie, es sei denn, es liegen begleitend signifikante Daten zur PSA-Geschwindigkeit oder aber familiengeschichtliche Hinweise vor, oder der Patient ist Afroamerikaner. Und selbst wenn die Biopsie positiv ist, sollte bei der Mehrheit der Männer ein konservativer Ansatz verfolgt werden. Das heißt nicht, dass wir mit dem beobachtenden Warten Untätigkeit befürworten. Im Gegenteil empfehlen wir ein aggressives Vorgehen mit den Maßnahmen, die wir in diesem Kapitel ausführen und die dabei helfen, die Krankheit zu verhindern oder sie sogar rückgängig zu machen.

Mikroskop auf Krebszellen untersucht und diese auf ihre mikroskopischen Eigenschaften (oder Gleason-Score) ausgewertet. Im Allgemeinen gilt: je höher der Gleason-Score, desto aggressiver der Krebs.

Therapeutische Erwägungen

Das Behandlungsziel ist, durch die Umsetzung von Ernährungs- und Lebensweisen, die der Vorbeugung von Prostatakrebs dienen, so viele Risikofaktoren wie möglich zu reduzieren. Die meisten Lebensstilfaktoren, die mit der Krebsprävention verbunden sind, – etwa die Vermeidung von Zigarettenrauch oder von exzessivem Alkoholkonsum –, gelten auch für Prostatakrebs. Wir empfehlen daher, die »vier Eckpfeiler guter Gesundheit« zu stärken, die wir in Teil 2 dieses Buches ausgeführt haben:

- Eine positive mentale Einstellung
- Ein gesunder Lebensstil
- Eine gesunde Ernährung
- Supplementierung mit Nahrungsergänzungsmitteln

Sich auf diese entscheidenden Grundlagen zu konzentrieren bietet den stärksten allgemeinen Schutz vor jeder Art von Krebs.

Ernährung

Es gibt so viele überzeugende Belege für die Rolle der Ernährung bei Prostatakrebs, dass Dr. William Fair und seine Kollegen vom Memorial Sloan-Kettering Cancer Center so weit gingen nahezulegen, dass Prostatakrebs eine Ernährungskrankheit sein könnte.[4] Zu den entscheidenden auslösenden Faktoren gehören eine Kost mit vielen tierischen Lebensmitteln, besonders gegrilltes und gebratenes Fleisch, mit gesättigten Fetten und Milchprodukten sowie mit wenigen schützenden Nährstoffen wie Lycopen, Selen, Vitamin E, Soja-Isoflavonen und anderen in Nahrungsmitteln enthaltenen Phytoöstrogenen, Omega-3-Fettsäuren (besonders jenen aus Fisch) und Isothiocyanate aus Gemüsen der Kohlfamilie. Wie auch bei Brustkrebs beeinflussen diese Ernährungsfaktoren die Sexualhormonspiegel, die Entgiftungsmechanismen und den antioxidativen Status.[5, 6]

Es wäre in der Tat lohnend, das Kapitel »Brustkrebs (Prävention)« zu lesen, um noch besser einschätzen zu können, wie sich die Ernährung auf hormonsensible Gewebe wie die Brust oder die Prostata auswirkt. Eine der interessanten Beziehungen zwischen Ernährung und Brustkrebs ist das hohe Risiko, das durch das Essen von gut durchgebratenem oder auf Holzkohle gegrilltem Fleisch entsteht; der häufige Verzehr von gut durchgebratenem Fleisch wird zum Beispiel mit einer fast 500-prozentigen Zunahme von Brustkrebs in Verbindung gebracht. Bei Prostatakrebs ist dieses Risiko etwas geringer, aber immer noch sehr signifikant. Ein erhöhter Konsum von Hamburgern, verarbeitetem, gegrilltem und gut durchgebratenem Fleisch wird mit einer 50- bis 80-prozentigen Zunahme der aggressiven Form des Prostatakrebses in Zusammenhang gebracht.[7]

Ein weiteres Lebensmittel, das im Verdacht steht, Prostatakrebs auszulösen, ist Milch. In einer in Kanada durchgeführten Studie brachten die Forscher einen erhöhten Milchkonsum mit einem doppelt so hohen Risiko für Prostatakrebs in Zusammenhang. Interessanterweise war es das einzige Molkereiprodukt, das mit einem erhöhten Risiko für Prostatakrebs in Verbindung gebracht wurde.[8] Ursprünglich dachten die Forscher, das Risiko könnte mit dem Calcium in Verbindung stehen, aber heute scheint es eher so zu sein, dass der hohe Phosphorgehalt der Milch dafür verantwortlich ist.[9]

Der umfangreiche Konsum bestimmter Lebensmittel wird mit einer Verringerung des Prostatakrebsrisikos verbunden, während andere Nahrungsmittel mit einem erhöhten Risiko verbunden werden:[5–10]

- Fisch: 44 Prozent geringeres Risiko
- Tomaten, Tomatensauce, Tomatensaft: um 35 Prozent geringeres Risiko
- Grünblättriges Gemüse: um 34 Prozent geringeres Risiko
- Soja: um 30 Prozent geringeres Risiko
- Gemüse reich an Carotinoiden: um 29 Prozent geringeres Risiko
- Lebensmittel mit einem hohen glykämischen Index: um 64 Prozent erhöhtes Risiko
- Hamburger: um 79 Prozent erhöhtes Risiko
- Verarbeitetes Fleisch: um 57 Prozent erhöhtes Risiko
- Gegrilltes rotes Fleisch: um 63 Prozent erhöhtes Risiko
- Gut durchgebratenes rotes Fleisch: um 52 Prozent erhöhtes Risiko
- Milch: um 111 Prozent erhöhtes Risiko

Die Ernährungsempfehlungen im Kapitel »Eine gesunde Ernährung« sind für den Schutz vor Prostatakrebs ohne Frage sehr wirksam. Es ist auch wichtig, darauf hinzuweisen, dass eine mediterrane Ernährungsweise zur Vorbeugung vor Prostatakrebs nachweislich hilfreich ist. Das ist auch zu erwarten, da sie reich an Gemüsen, Hülsenfrüchten, getrocknetem und frischem Obst sowie Fisch ist, Olivenöl die wichtigste Fettquelle ist – sie enthält wenige tierische

Androgenetisch bedingter Haarausfall und Prostatakrebs

Männer mit einem androgenetisch bedingten Haarausfall scheinen laut einer Studie mit über 4000 Männern, die seit den 1970er-Jahren läuft, ein erhöhtes Risiko für Prostatakrebs zu haben. Die Studie wird von einem Team des amerikanischen National Institute of Health durchgeführt. Die Ergebnisse deuten darauf hin, dass Männer, bei denen mit Mitte 20 ein androgenetischer Haarausfall – der allmähliche Haarausfall an der Stirn und/oder am Scheitel – einsetzt, eine um 50 Prozent höhere Wahrscheinlichkeit für die Entwicklung von Prostatakrebs haben.[3]

Es wird vermutet, dass zwischen androgenetischem Haarausfall und Prostatakrebs ein Zusammenhang besteht, und zwar insofern, als beides empfindlich auf den Testosteronspiegel reagiert. Sowohl auf den Haarfollikelzellen als auch auf den Prostatazellen gibt es Rezeptoren für Testosteron. Androgenetischer Haarausfall wird auch mit einem erhöhten Risiko für Herzerkrankungen in Zusammenhang gebracht.

Diese Befunde bedeuten nicht, dass Männer mit Haarausfall definitiv Prostatakrebs bekommen, sondern nur, dass sie ein erhöhtes Risiko dafür haben. Das heißt, es wäre klug, wenn sie das Ernährungs- und Ergänzungsprogramm energischer angehen, um das Risiko für die Entwicklung von Prostatakrebs zu reduzieren.

Fette –, verarbeitetes rotes Fleisch, Milch und andere Milchprodukte meidet, und sie beinhaltet regelmäßigen, aber geringen Alkoholkonsum (Wein mit den Mahlzeiten).[11]

Sojaprodukte

Einer Beobachtungsstudie zufolge schützen Soja-Isoflavone – Genistein und Daidzein – signifikant vor Prostatakrebs.[12] Reagenzglas- und Tierstudien bestätigten, dass die Soja-Isoflavone das Wachstum der Prostatakrebszellen hemmen.[13] Da sowohl testosteronabhängige als auch testosteronunabhängige Prostatakrebszellen gehemmt werden, scheint es, als würden die Isoflavone der Soja mehrere Arten von antikanzerösen Wirkungen entfalten. Ein hoher Sojakonsum könnte einer der entscheidenden Schutzfaktoren sein, die im Vergleich zu anderen Teilen der Welt für die geringen Fälle von Prostatakrebs in Japan und China verantwortlich sind: Wie sich herausstellte, ist die Konzentration der Soja-Isoflavone im Blut und im Urin (ein Indikator für die aufgenommene Menge) bei japanischen Männern, die sich traditionell japanisch ernähren, sieben- bis zehnmal höher als bei finnischen Männern, die sich typisch westlich ernähren.[12] Eine Studie mit 12 395 kalifornischen Männern der Sieben-Tage-Adventisten fand heraus, dass Männer, die Sojamilch tranken, ein um 70 Prozent niedrigeres Prostatakrebsrisiko hatten.[14] Eine Studie in 42 Ländern kam zu dem Ergebnis, dass Soja für den Schutz vor Prostatakrebs einen höheren Stellenwert hat als jeder andere Ernährungsfaktor.[12] Mit dem signifikant geringeren Risiko, Prostatakrebs zu entwickeln, werden die höheren Genisteinspiegel im Blut in Verbindung gebracht.[15] Für die Vorbeugung von Prostatakrebs wird eine tägliche Aufnahme von 45 bis 90 Gramm Soja-Isoflavone mit der Nahrung empfohlen. Informationen zum Isoflavongehalt der üblichen Sojaprodukte finden Sie auf Seite 628.

Omega-3-Fettsäuren

Mit einer höheren Zufuhr der in Fisch vorkommenden Omega-3-Fettsäuren Eicosapentaensäure (EPA) und Docosahexaensäure (DHA) sinkt auch das Risiko, Prostatakrebs zu bekommen. In einer Beobachtungsstudie wurde ein hoher Gehalt an EPA und DHA in den roten Blutkörperchen mit einem geringeren Prostatakrebsrisiko in Zusammenhang gebracht.[16] Diese Untersuchung unterstützt vorhergehende Beobachtungs- sowie Reagenzglasstudien und Tierexperimente, die gezeigt haben, dass diese Omega-3-Fettsäuren Prostatakrebszellen hemmen.

Der Nutzen dieser langkettigen Omega-3-Fettsäuren wird – auch hier wie bei Brustkrebs – noch größer, wenn gleichzeitig der Konsum tierischer Fette (gesättigte Fette und vor allem Arachidonsäure) reduziert wird. Ein hohes Verhältnis von Omega-6- zu Omega-3-Fettsäuren ist einer der Hauptrisikofaktoren für Prostatakrebs.[17]

Während die Daten deutlich zeigen, dass ein erhöhter Konsum von langkettigen Omega-3-Fettsäuren in Fischen einen Schutz vor Prostatakrebs bietet, gibt es eine kontroverse Diskussion darum, ob Männern Leinöl zu empfehlen ist, das die Omega-3-Fettsäure Alpha-Linolensäure (ALA) enthält; wir glauben, dass hier eine Fehlinterpretation von Studienergebnissen vorliegt. Zwar zeigt ALA einen Nutzen bei Brustkrebs, aber erste Studien deuten darauf hin, dass ALA das Risiko für Prostatakrebs vielmehr erhöhen könnte.[18–20] In einigen dieser Studien wurde die ALA-Aufnahme allerdings lediglich als Marker für den Fleischkonsum verwendet. Wenn pflanzliche Quellen wie Leinöl oder Rapsöl in der Nahrung fehlen, ist die Hauptquelle in der Nahrung dafür das Fleisch. Es ist auch möglich, dass ein Mangel an Zink oder anderen Nährstoffen, die an der Umwandlung der kürzerkettigen ALA zu den längerkettigen EPA und DHA beteiligt sind, letztlich für die Erhöhung des ALA-Werts verantwortlich ist, der bei Männer mit Prostatakrebs festgestellt wird. Etwa 50 Prozent aller Männer mit Prostatakrebs haben einen Zinkmangel. Wie neuere Analysen zeigen, ist ALA jedenfalls kein Risikofaktor für Prostatakrebs.[21]

Dennoch scheinen die Studien auch darauf hinzudeuten, dass es ein Problem sein könnte, wenn die Nahrung viel ALA und wenig Antioxidantien (vor allem Lycopen; wird weiter unten besprochen) enthält. Leider hat sich noch niemand die Wirkung von Leinöl auf Prostatakrebs angesehen. Sehr wahrscheinlich ist der Gehalt an Lignan hier viel bedeutender als irgendein Problem mit ALA. Zum jetzigen Zeitpunkt scheint es, dass Männer eine Nahrungsergänzung mit Leinöl besser meiden und eher gemah-

Afroamerikanische Männer, Fettverzehr und Prostatakrebs

Afroamerikanische Männer bekommen doppelt so häufig Prostatakrebs wie weiße. Obwohl die Gene möglicherweise eine Rolle spielen, ist die wahrscheinlichere Erklärung ein Unterschied in der Ernährung. In einer Studie des National Cancer Institute mit Männern, denen kurz zuvor anhand einer Biopsie die Diagnose Prostatakrebs gestellt worden war, und einer Kontrollgruppe ohne Prostatakrebs wurde nachgewiesen, dass der erhöhte Verzehr von Lebensmitteln mit viel tierischen Fetten bei schwarzen Männern im Vergleich zu Weißen in Verbindung mit Prostatakrebs steht, unabhängig von der Zufuhr anderer Kalorien. Je umfangreicher der Konsum von tierischen Fetten war, desto größer war das Risiko für fortgeschrittenen Prostatakrebs. Wie diese Ergebnisse andeuten, spielt die Ernährung eine wichtige Rolle dabei, warum bei schwarzen Männern Prostatakrebs häufiger auftritt, und sie zeigen, dass eine Reduzierung des Fetts aus tierischen Quellen in der Ernährung zu einem geringeren Auftreten von Prostatakrebs und zu einer niedrigeren Mortalitätsrate führen könnte, besonders unter Afroamerikanern.[22]

lenen Leinsamen (für das Lignan) und Fisch (für die Omega-3-Fettsäuren) wählen sollten.

Leinsamen

Gemahlener Leinsamen scheint sehr hilfreich zu sein, nicht nur zur Vorbeugung von Prostatakrebs, sondern auch für Männer mit Prostatakrebs. Neben seiner phytoöstrogenen Wirkung bindet sich das Lignan im Leinsamen auch an die männlichen Hormonrezeptoren und fördert die Beseitigung von Testosteron. In einer Studie mit Männern mit Prostatakrebs reduzierte eine Ernährung mit wenig Fett (Fett lieferte 20 Prozent oder weniger aller Kalorien) und ergänzt mit 30 Gramm gemahlenem Leinsamen (etwa 2 Teelöffel) nach nur 34 Tagen das Testosteron im Serum um 15 Prozent, verlangsamte das Wachstum der Krebszellen und erhöhte die Todesrate der Krebszellen.[23]

Vitamin E

Wie mehrere Beobachtungsstudien nahelegen, verhindert eine Nahrungsergänzung mit Vitamin E Prostatakrebs.[5, 6] Dieselbe Art von Schutz wurde auch in einigen klinischen Studien aufgezeigt. In einer erhielten insgesamt 29 133 männliche Raucher in Alter von 50 bis 69 Jahren aus dem Südwesten Finnlands nach dem Zufallsprinzip für 5–8 Jahre lang (Mittelwert 6,1 Jahre) entweder Vitamin E (50 Milligramm), Betacarotin (20 Milligramm), beide Nährstoffe oder ein Placebo. Unter den 14 564 Teilnehmern, die Vitamin E bekamen, wurde im Vergleich zu den 14 569 Teilnehmern, die es nicht erhielten, ein um 32 Prozent geringeres Auftreten von Prostatakrebs beobachtet. Die Mortalität aufgrund von Prostatakrebs war unter den Männern, die Vitamin E erhielten, um 41 Prozent geringer. Unter den 14 560 Teilnehmern, die Betacarotin erhielten, trat Prostatakrebs sogar 23 Prozent öfter auf, und die Mortalität war im Vergleich zu den 14 573 Teilnehmern, die es nicht erhielten, 15 Prozent höher.[24] Diese Ergebnisse unterstreichen noch einmal die Bedeutung einer breitbandigen Unterstützung mit Antioxidantien.

Eine andere Form von Vitamin E, das Gamma-Tocopherol, könnte sich bei Prostatakrebs als wichtiger erweisen als die Alpha-Tocopherol-Form, die in beinahe allen Forschungen zu Vitamin E verwendet wurde. Die Familie der E-Vitamine wird aus acht verschiedenen Verbindungen – vier Tocopherolen und vier Tocotrienolen – gebildet. Sie haben einige Funktionen, die einander ähnlich sind, und andere, bei denen sie sich völlig unterscheiden. Alpha-Tocopherol wurde aus zwei wichtigen Gründen zum Synonym für Vitamin E: Erstens kommt es von diesen acht Verbindungen im menschlichen Körper am häufigsten vor, und zweitens ist es bei dem, was ursprünglich für die Hauptfunktion des Vitamin E gehalten wurde – die Unterstützung der Fortpflanzung –, das bei Weitem wirksamste der acht.

Unser Blut und Gewebe enthalten weit mehr Alpha-Tocopherol als Gamma-Tocopherol, trotz der Tatsache, dass die typische amerikanische Ernährung doppelt so viel Gamma-Tocopherol enthält wie die Alpha-Form. Der Grund dafür ist, dass die Leber in der Lage ist, das Alpha-Tocopherol zu erkennen, wenn es vom Darm absorbiert wird, und an ein spezielles Protein zu binden, das sogenannte Alpha-Tocopherol-Transfer-Protein. Es erkennt das Alpha-Tocopherol und lagert es vorzugsweise in Lipoproteine ein – Proteine, die Fett und Cholesterin (LDL, VLDL und HDL) transportieren.

Warum ist nun Gamma-Tocopherol wichtig? Es hat zwar einige eigene Wirkungen, aber das meiste davon wird zu einem aktiveren Wirkstoff verstoffwechselt, der als LLU-Alpha-Tocopherol – ein Stoffwechselprodukt des Gamma-Tocopherols – bekannt ist. Diese Verbindung und andere Metaboliten können die Prostata besser vor oxidativen Schäden schützen und die Apoptose (den programmierten Zelltod) fördern, die verhindert, dass Zellen kanzerös werden.

In einer Studie wurden bei 117 Männern, die Prostatakrebs entwickelt hatten, und 233 Kontrollteilnehmern Proben von Zehennägeln und Plasma auf Selen, Alpha-Tocopherol und Gamma-Tocopherol analysiert.[25] Das Prostatakrebsrisiko sank (aber nicht linear) mit einer zunehmenden Konzentration von Alpha-Tocopherol. Bei Gamma-Tocopherol hatten die Männer mit den höchsten Werten im Vergleich zu denen mit den niedrigsten Werten ein fünffach geringeres Risiko für die Entwicklung von Prostatakrebs. Es deutete sich eine schützende Verbindung zwischen Selen und Prostatakrebsrisiko an. Ein statistisch signifikanter Zusammenhang von hohen Selen- und Alpha-Tocopherolwerten mit Schutz wurde jedoch nur dann beobachtet, wenn auch die Konzentration von Gamma-Tocopherol hoch war. Wie diese Ergebnisse zeigen, sollte für einen größtmöglichen Schutz nicht nur Alpha-Tocopherol allein, sondern eine natürliche Tocopherolmischung verwendet werden, die sowohl Alpha- als auch Gamma-Tocopherol enthält.

Denken Sie daran, dass Vitamin E in vielen verschiedenen Formen erhältlich ist. Zunächst einmal gibt es natürliche und synthetische Formen. Natürliche Formen des Vitamin E werden mit »D-« gekennzeichnet, wie in D-Alpha-Tocopherol, während synthetische Formen mit »DL-« gekennzeichnet werden wie in DL-Alpha-Tocopherol. Die Präfixe »D-« und »L-« beziehen sich auf zwei Versionen des Vitamin-E-Moleküls, die im Wesentlichen Spiegelbilder voneinander sind, so wie Ihre rechte Hand ein Spiegelbild Ihrer linken Hand ist. Im menschlichen Körper wird nur die natürliche Form erkannt. Auch die synthetische Form entfaltet eine antioxidative Wirkung, sie kann aber die natürliche Form auch daran hindern, in die Zellmembran einzudringen. Daher hat das natürliche Vitamin E (D-Alpha-Tocopherol) einen größeren Nutzen als die synthetische Form (DL-Alpha-Tocopherol). Wir empfehlen dringend, synthetisches Vitamin E zu vermeiden.

Selen

Wie Vitamin E zeigte auch Selen in einigen Studien einen Nutzen bei der Vorbeugung von Prostatakrebs. Eine 10-jährige Krebspräventionsstudie ergab, dass die Selensupplementierung bei Menschen, die bereits Hautkrebs hatten, das Auftreten nicht nur von Prostatakrebs, sondern auch von Lungen- und Darmkrebs signifikant zu senken scheint.[26] Der Hauptzweck der Studie bestand ursprünglich darin zu untersuchen, ob Nahrungsergänzungsmittel mit Selen das Auftreten von Basalzellen- oder Plattenepithelkarzinomen senken könnten. Doch 7 Jahre nach Beginn der Studie wurden mehrere sekundäre Endpunkte (einschließlich des Auftretens von drei häufig auftretenden Krebsarten: Lunge, Dickdarm und Prostata) hinzugefügt.

Die Ergebnisse der Studie waren für die Forscher spannend, da sie das Potenzial aufzeigten, das eine einfache Ergänzung der normalen Kost für die Krebsprävention hat. Die Teilnehmer der randomisierten Doppelblindstudie nahmen 4,5 Jahre lang entweder 200 Mikrogramm Selen pro Tag oder ein Placebo ein und wurden mehr als 6 weitere Jahre lang beobachtet. Drei Viertel der Teilnehmer waren Männer. Die Gesamthäufigkeit der Krebserkrankungen war in der Selengruppe deutlich niedriger als in der Placebogruppe (77 Fälle gegenüber 119), ebenso wie das Auftreten einiger spezifischer Krebsarten: Die Selengruppe hatte weniger Lungenkrebs (17 gegenüber 31), weniger Darmkrebs (8 gegenüber 19) und weniger Prostatakrebs (13 gegenüber 35, also 63 Prozent weniger).

Die Ergebnisse zeigten auch, dass die Gesamtmortalität in der Selengruppe um 17 Prozent geringer ausfiel als in der Kontrollgruppe (108 Todesfälle gegenüber 129), wobei diese Differenz vor allem auf die 50 Prozent weniger Krebstoten (29 gegenüber 57) zurückzuführen ist.

Die Prostatakrebs-Vorsorgestudie SELECT

Da die Belege aus Vorstudien mit Vitamin E und Selen so überzeugend waren, versuchte der »SELECT Prostate Cancer Prevention Trial«, die bisher größte Studie zur Prävention von Prostatakrebs, zu ermitteln, ob diese beiden Nahrungsergänzungsmittel vor Prostatakrebs schützen. Die Studie teilte nach dem Zufallsprinzip 35 533 Männer auf vier Gruppen auf: Selen (200 Mikrogramm täglich) plus ein Placebo, Vitamin E (400 IE täglich) plus ein Placebo, Selen plus Vitamin E und Placebo plus Placebo. Teilnahmekriterien waren ein Alter von 50 Jahren oder älter für Afroamerikaner, 55 Jahre oder älter für Kaukasier, ein Serum-PSA-Spiegel von 4 ng/ml oder weniger, eine digital-rektale Untersuchung mit für Krebs unauffälligem Ergebnis und ein normaler Blutdruck. Eigentlich war die Studie auf 12 Jahre angelegt, doch sie wurde bereits nach 7 Jahren beendet, da bei diesen relativ gesunden Männern weder mit Selen noch mit Vitamin E oder mit den in der Studie verwendeten Dosis- und Rezeptur-Kombinationen eine Wirkung im Hinblick auf das Prostatakrebsrisiko nachgewiesen werden konnte. Sorgen bereitete bei der SELECT-Studie ein leichter Anstieg von 6 Prozent des Risikos für Prostatakrebs mit Vitamin E und des Risikos für Typ-2-Diabetes in der Selengruppe von 7 Prozent.[27]

Die Gründe dafür, warum in der SELECT-Studie Selen und Vitamin E, allein oder in Kombination, Prostatakrebs nicht verhindern konnten, sind nicht klar. Unserem Eindruck nach könnten die Forscher jedoch die falsche Form von Tocopherol untersucht haben (siehe die Ausführungen oben zu Gamma-Tocopherol). Aber auch andere Studien mit hochdosiertem Vitamin E zur Krankheitsprävention wiesen keinen Nutzen nach. Es könnte sein, dass Vitamin E seine vorbeugenden Wirkungen verliert, wenn es in so hohen Dosen eingenommen wird. Ohne antioxidative Begleiter könnte Vitamin E selbst zu einem freien Radikal werden oder einfach nicht in der Lage sein, seine Funktion auszuüben (siehe die Ausführungen zu Lycopen weiter unten). Die früheren positiven Studien verwendeten eine Dosierung von 50 IE und nicht von 400 IE wie die SELECT-Studie. Wie mehrere Studien außerdem nahelegen, schützt Vitamin E vor allem Raucher vor Prostatakrebs. In der SELECT-Studie waren aber weniger als 60 Prozent der Männer Raucher oder ehemalige Raucher, wohingegen in einigen der anderen Studien mit Vitamin E alle Teilnehmer Raucher waren. Die Tatsache, dass Selen bei der Vorbeugung von Prostatakrebs nicht wirksam war, könnte möglicherweise darauf zurückzuführen sein, dass die Teilnehmer vor dem Beginn der Studie schon ausreichend hohe Selenspiegel hatten.[28]

Lycopen

Einer der wichtigsten Nährstoffe gegen Krebs, besonders für die Prostata, ist Lycopen – ein Carotin, das in Tomatenprodukten die rote Farbe liefert. Lycopen ist eines der wichtigsten Carotine in der Ernährung von Nordamerikanern und Europäern. Mehr als 80 Prozent des in den Vereinigten Staaten konsumierten Lycopens stammt aus Tomatenprodukten, obwohl auch Aprikosen, Papayas, rosa Grapefruits, Guaven und Wassermelonen zur Aufnahme mit der Nahrung beitragen. Der Lycopengehalt der Tomaten kann je nach Tomatenart und Reifephase stark variieren. In den rötesten Tomatensorten liegt die Lycopenkonzentration bei fast 50 Milligramm pro Kilogramm, verglichen mit nur 5 Milligramm pro Kilogramm bei den gelben Sorten. Lycopen scheint beim Kochen und bei der Lebensmittelverarbeitung relativ stabil zu sein. Tatsächlich sind Aufnahme und Verwertung von Lycopen bei Tomatenmark oder -saft bis zu fünfmal höher als bei rohen Tomaten, da es besser aus der Pflanzenzelle gelöst wird. Auch der Verzehr einer Lycopenquelle mit etwas Öl (zum Beispiel Olivenöl) kann die Aufnahme verbessern.

Lycopen ist ein stärkerer Fänger von Sauerstoffradikalen als andere wichtige Nahrungscarotine und weist zusätzliche krebsbekämpfende Wirkungen auf. Die Rolle des Lycopens bei der Prävention von Prostatakrebs wird durch die Erkenntnis von Harvard-Forschern unterstrichen, dass von all den verschiedenen Arten von Carotinen nur Lycopen eindeutig mit dem Schutz vor Prostatakrebs in Verbindung gebracht werden kann.[29] Die Männer, deren Ernährung die größten Mengen an Lycopen lieferte (6,5 Milligramm pro Tag), zeigten ein um 21 Prozent verringertes Risiko für Prostatakrebs im Vergleich zu denen, die am wenigsten davon konsumierten. Betrachteten die Forscher nur die fortgeschrittenen Prostatakrebsfälle, hatte die Gruppe mit viel Lycopen ein um 86 Prozent verringertes Risiko, was allerdings aufgrund der wenigen Fälle für eine statistische Signifikanz nicht ausreichend ist. In einer Studie mit Patienten mit Prostatakrebs wurde nachgewiesen, dass die Supplementierung mit Lycopen (15 Milligramm pro Tag) das Tumorwachstum verlangsamt. Bei den Teilnehmern, die das Lycopen-Nahrungsergänzungsmittel einnahmen, schrumpften die Prostatatumore, und sie wiesen einen niedrigeren PSA-Spiegel auf.[30]

Wie Beobachtungsstudien außerdem erkennen lassen, schützt Lycopen vor Darm-, Gebärmutterhals-, Lungen- und Brustkrebs. Die Forscher stellten auch einen statistisch signifikanten Zusammenhang zwischen einer umfangreichen Aufnahme von Lycopen mit der Nahrung und einem geringeren Risiko für Herzerkrankungen fest.[31]

Die Erhöhung der Lycopenzufuhr ist ganz klar ein Hauptziel bei der Prävention vieler Krebsarten einschließlich Prostatakrebs. Auch wenn Nahrungsergänzungsmittel mit Lycopen in Pillenform erhältlich sind, gibt es doch auch ausgezeichnete Nahrungsquellen für Lycopen, die erheblich preiswerter sind. Eine Dose mit 340 Gramm Tomatenmark enthält zum Beispiel 192 Milligramm Lycopen und kostet umgerechnet erheblich weniger als entsprechende Lycopenkapseln. Lycopen allein ist zwar eindeutig nützlich, aber es ist wichtig, darauf hinzuweisen, dass Lycopen allein kein starker Hemmer für die Ausbreitung der Prostatakrebszellen ist, wie in einer Reagenzglasstudie festgestellt wurde. Wurde der Nährstoff jedoch zusammen mit Alpha-Tocopherol (Vitamin E) zugeführt, so erzielte dies einen 90-prozentigen Rückgang der Zellwucherungen.[32]

Vitamin D

Wie Beobachtungsstudien nahelegen, schützt Vitamin D vor Prostatakrebs, auch wenn die Belege dafür begrenzt und widersprüchlich sind. In der neuesten Studie wurde nachgewiesen, dass bei Männern mit Vitamin-D-Mangel die Wahrscheinlichkeit, an einer aggressiven Form von Prostatakrebs zu erkranken, doppelt so hoch war. Doch es gab keine Belege für einen Zusammenhang mit dem Gesamtrisiko für Prostatakrebs.[33]

Beeren und andere Proanthocyanidinquellen

Brombeeren, Himbeeren, Blaubeeren, schwarze Johannisbeeren, Cranberrys, Acaibeeren und Erdbeeren sowie andere Früchte, die reich an ähnlichen Flavonoiden sind, wie Granatäpfel, Kirschen und Pflaumen, scheinen bei der Vorbeugung von Prostatakrebs äußerst hilfreich zu sein, denn Reagenzglasstudien zeigten beeindruckende Antikrebswirkungen auf.[34–37] Darüber hinaus stellte eine Studie fest, dass die Verabreichung von Traubenkernextrakt mit einem um 41 Prozent geringeren Risiko für Prostatakrebs einhergeht.[38] Studien in Italien wiesen einen ähnlichen Schutz bei einer Vielzahl von Krebsarten durch den Verzehr von Procyanidin nach.[39] Daraus kann geschlossen werden, dass auch andere konzentrierte Quellen oligomerer Proanthocyanidine (zum Beispiel Kiefernrinde oder Extrakte aus Preiselbeeren, Heidelbeeren, Granatäpfeln oder Acaibeeren) einen solchen Schutz bieten könnten. Der regelmäßige Verzehr dieser Lebensmittel und die Ergänzung mit einer konzentrierten Quelle oligomerer Proanthocyanidine werden empfohlen.

Grüner Tee

Wie Beobachtungsstudien zeigten, könnte der Konsum von grünem Tee *(Camellia sinensis)* einen signifikanten Schutz vor vielen Krebsarten, einschließlich Prostatakrebs, bieten.[40] Um diesen Schutz zu erhalten, müssten Sie pro Tag drei bis fünf Tassen davon trinken, die zusammen mindestens 250 Milligramm Polyphenole (werden auch als Catechine bezeichnet) enthalten. Neuere klinische Daten deuten jedoch darauf hin, dass diese Dosierung bei Hochrisikopersonen möglicherweise nicht ausreicht.

Die besten Daten über die krebsbekämpfenden Wirkungen des grünen Tees könnten tatsächlich für Prostatakrebs vorliegen. Wie Reagenzglas- und Tierversuche nachgewiesen haben, hemmt Epigallocatechingallat (EGCG) – ein wichtiges Polyphenol des grünen Tees – sowohl hormonempfindliche als auch hormonunempfindliche Prostatakrebszellen. In einer Studie wurden Männer mit klinisch lokalisiertem Prostatakrebs in Gruppen eingeteilt und konsumierten 3–6 Wochen lang täglich entweder sechs Tassen grünen Tee oder Wasser, ehe sie sich einer Operation zur Entfernung der Prostata unterzogen (Prostatektomie).[41] Sowohl im Prostatagewebe als auch im Urin der Männer, die den grünen Tee tranken, waren mit einer hochempfindlichen Laboranalyse Metaboliten von EGCG nachweisbar. Diese

Studie erbrachte auch erste Hinweise darauf, dass EGCG-Metaboliten in den Prostatakrebszellen helfen, Apoptose auszulösen.

In einer anderen Studie wurde Männern, die im Begriff waren, sich wegen des Prostatakrebes einer Prostatektomie zu unterziehen, bis zum Zeitpunkt der Operation täglich entweder 1300 Milligramm Grünteepolyphenole oder ein Placebo gegeben. Die Ergebnisse zeigten bei den Männern mit Prostatakrebs nach einer kurzen Behandlungsdauer mit Polyphenolen des grünen Tees eine signifikante Verringerung des PSA-Spiegels im Serum.[42]

Um die Sicherheit und Wirksamkeit von Grünteepolyphenolen bei der Verhinderung der Entwicklung von präkanzerösen Läsionen zu Prostatakrebs innerhalb eines Jahres zu bewerten, wurde eine klinische Proof-of-Principle-Studie entwickelt.[43] Den sechzig Männern in der Studie wurden täglich entweder ein Placebo oder 600 Milligramm Grünteepolyphenolextrakt verabreicht. Nach einem Jahr wurde unter den dreißig mit dem Extrakt behandelten Männern nur noch ein Tumor diagnostiziert, während es unter den dreißig Männern, die das Placebo erhalten hatten, neun Krebsfälle gab. Die Gesamt-PSA-Werte waren in der Grünteegruppe durchgängig niedriger als in der Placebogruppe. Auch den Männern, die eine benigne Prostatahyperplasie (BPH) hatten, ging es mit dem Polyphenolextrakt aus grünem Tee signifikant besser.

Pygeum

Der Afrikanische Pflaumenbaum *(Pygeum africanum)* ist ein in Afrika heimischer immergrüner Baum. Ein aus der Rinde hergestellter Extrakt zur Förderung einer gesunden Prostata wurde gut erforscht (siehe das Kapitel »Prostatavergrößerung [BPH]«). Die derzeitige Therapie von Prostatakrebs beinhaltet oft die Verwendung von Antiandrogenen, synthetischen Verbindungen, die die Wirkung von Testosteron blockieren, indem sie die Androgenrezeptoren hemmen. Diese Verbindungen haben zahlreiche Nebenwirkungen und wirken typischerweise nur etwa 16–24 Monate, danach hören die Prostatakrebszellen auf, androgenabhängig zu sein. Pygeum hat hingegen einen anderen Wirkmechanismus und unterdrückt sowohl das Wachstum androgenabhängiger Prostatakrebszellen als auch einiger Arten androgenunabhängiger Prostatakrebszellen effizient. Wir empfehlen Männern mit einem hohen Risiko für Prostatakrebs die Verwendung von Pygeumextrakt.[44, 45]

Schnellüberblick

- Prostatakrebs ist bei amerikanischen Männern die am häufigsten diagnostizierte Krebsform.
- Es ist wichtig, so viele Risikofaktoren wie möglich zu reduzieren und gleichzeitig Ernährungs- und Lebensstilfaktoren umzusetzen, die für die Vorbeugung von Prostatakrebs von Belang sind.
- Es gibt so viele überzeugende Belege für die Rolle der Ernährung bei Prostatakrebs, dass einige Fachleute nahelegen, Prostatakrebs könnte eine Ernährungskrankheit sein.
- Ein höherer Verzehr von Hamburgern, verarbeitetem, gegrilltem und gut durchgebratenem Fleisch wird mit einem ungefähr 50- bis 80-prozentigen Anstieg von aggressiven Formen von Prostatakreb in Zusammenhang gebracht.
- Eine mediterrane Ernährungsweise hilft nachweislich bei der Prävention von Prostatakrebs.
- Wie Studien nahelegen, haben Männer, die viel Sojamilch trinken, ein geringeres Risiko für Prostatakrebs.
- Ein hohes Verhältnis der Omega-6- zu Omega-3-Fettsäuren in der Ernährung ist ein Hauptrisikofaktor für Prostatakrebs.
- Bei der höheren Prostatakrebsrate von schwarzen Männern spielt die Ernährung eine wichtige Rolle.
- Es wurde nicht nachgewiesen, dass Selen und Vitamin E irgendeine Wirkung in Bezug auf das Prostatakrebsrisiko haben.
- Es könnte sich erweisen, dass Gamma-Tocopherol gegen Prostatakrebs wichtiger ist als Alpha-Tocopherol.
- Diejenigen Männer, die die größten Mengen Lycopen konsumieren, haben das geringste Prostatakrebsrisiko.
- Die Verwendung von Traubenkernextrakt wird mit einem verringerten Prostatakrebsrisiko in Verbindung gebracht.
- Die Polyphenole des grünen Tees haben einen beträchtlichen Nutzen bei der Vorbeugung vor Prostatakrebs gezeigt.

Behandlungsübersicht

Konzentrieren Sie sich auf die Verringerung der Risikofaktoren für Prostatakrebs sowie auf die Umsetzung von Ernährungs- und Lebensstilaspekten, die der Prävention dienen. In vielen Fällen haben Männer mit Prostatakrebs auch eine gutartige Prostatavergrößerung. Wenn Sie eine solche BPH (benigne Prostatahyperplasie) haben, befolgen Sie auch die Empfehlungen in diesem Kapitel.

Ernährung und Lebensstil

- Befolgen Sie die Empfehlungen des Kapitels »Ein gesunder Lebensstil«.
- Befolgen Sie die Empfehlungen des Kapitels »Eine gesunde Ernährung«. Wenden Sie vor allem die Prinzipien der mediterranen Ernährungsweise an: Essen Sie mehr Fisch, Vollkorn, Gemüse und einfach ungesättigte Fette. Nehmen Sie regelmäßig Lebensmittel aus Soja und Gemüse aus der Kohlfamilie zu sich. Ergänzen Sie Ihre Ernährung täglich mit einem Esslöffel gemahlenem Leinsamen. Meiden Sie hochglykämische Lebensmittel und ungesunde Fette. Erreichen und halten Sie das ideale Körpergewicht.

Nahrungsergänzungsmittel

- Ein hochpotentes Multivitamin-Mineralstoffpräparat, wie im Kapitel »Supplementierung« beschrieben
- Besondere Ergänzungen:
  - → Vitamin E (gemischte Tocopherole): täglich 100–200 IE
  - → Selen: täglich 100–200 Mikrogramm
  - → Lycopen: täglich 10–15 Milligramm
  - → Vitamin D_3: täglich 2000 IE
- Fischöl: 1000 Milligramm EPA + DHA
- Eines der folgenden Mittel:
  - → Traubenkernextrakt (mehr als 95 Prozent oligomere Proanthocyanidine): täglich 100–300 Milligramm
  - → Kiefernrindenextrakt (mehr als 95 Prozent oligomere Proanthocyanidine): täglich 100–300 Milligramm
  - → Andere flavonoidreiche Extrakte mit einem ähnlichen Flavonoidgehalt, »Supergreens« oder ein anderes pflanzliches Antioxidans, das eine Sauerstoffradikal-Absorptionsfähigkeit (ORAC) von 3000 bis 6000 Einheiten oder mehr pro Tag liefern kann

Pflanzliche Arzneimittel

- Grüntee-Extrakt (80 Prozent Gesamtpolyphenolgehalt): täglich 300–400 Milligramm
- Pygeumextrakt (mit 14 Prozent Triterpengehalt): täglich 50–100 Milligramm für Hochrisikopersonen

PROSTATAVERGRÖSSERUNG (BPH)

- Symptome einer Abschnürung des Blasenauslasses (erhöhte Harnfrequenz, Dringlichkeit und Notwendigkeit des Urinierens während der Nacht; Schwierigkeiten beim Beginn des Urinierens; Urinstrahl startet und stoppt; langsamer Urinfluss)
- Vergrößerte, unempfindliche Prostata

Die Prostata ist eine ringförmige Drüse von der Größe einer Walnuss, die unterhalb der Blase liegt und die Harnröhre umschließt. Sie sondert eine dünne, milchige, alkalische Flüssigkeit ab, die das selbstständige Bewegungsvermögen der Spermien erhöht, den Harnweg schmiert und die Prävention vor Infektionen unterstützt. Die Prostatasekrete sind für eine erfolgreiche Befruchtung der Eier sowie die sexuellen Empfindungen des Mannes extrem wichtig.

Eine Vergrößerung der Prostata deutet auf eine *benigne Prostatahyperplasie* (BPH) hin, einen Zustand, der über 50 Prozent der Männer irgendwann in ihrem Leben betrifft. Die Wahrscheinlichkeit nimmt mit fortschreitendem Alter zu, von ungefähr 5 bis 10 Prozent bei 30-Jährigen bis zu 50 Prozent bei 50-Jährigen und über 90 Prozent bei Männern über 85 Jahren.[1]

Obwohl die BPH in der Regel eher ein lästiger Zustand ist, der die Lebensqualität stark beeinträchtigen kann, kann sie auch zu schwerwiegenden Folgen wie Harnwegserkrankungen führen, mit dem damit verbundenen Risiko von wiederkehrenden Harnwegsinfektionen, Blasensteinen und mitunter sogar Nierenversagen.

Warnung

Prostataerkrankungen können nur von einem Arzt festgestellt werden. Versuchen Sie keine Selbstdiagnose. Wenn Sie irgendwelche Symptome habe, die auf eine BPH oder Prostatakrebs hinweisen, wenden Sie sich für eine korrekte Diagnose sofort an Ihren Arzt.

Ursachen

Bei der Prostatavergrößerung spielt die genetische Veranlagung eine untergeordnete Rolle, vor allem wenn die BPH bei einem jüngeren Mann auftritt.[1–3] Die Gene können eine Voraussetzung sein, aber letztendlich handelt es sich um eine Erkrankung, die durch den Einfluss von Ernährungs-, Lebensstil- und Umweltfaktoren auf den Stoffwechsel der männlichen Sexualhormone (Androgene) verursacht wird. Der Testosteronspiegel, vor allem das freie Testosteron, sinkt nach dem fünften Lebensjahrzehnt mit zunehmendem Alter. Im Gegensatz dazu nehmen Hormone wie Prolaktin, Estradiol, sexualhormonbindender Ligand, luteinisierendes Hormon (LH) und follikelstimulierendes Hormon (FSH) zu. Die grundlegende Wirkung dieser Veränderungen besteht darin, dass in der Prostata dann eine erhöhte Konzentration an Dihydrotestosteron (DHT), einem starken, aus Testosteron gebildeten Androgen, vorliegt. Dieser Anstieg ist weitgehend auf eine verminderte Ausscheidungsrate zurückzuführen, kombiniert mit einer Erhöhung der Aktivität des Enzyms, das Testosteron in DHT umwandelt.[4] Die Östrogene kommen ins Spiel, weil sie die angemessene Ausscheidung von Testosteron und DHT hemmen.

Diagnostische Erwägungen

Es wird oft empfohlen, Männer über 40 Jahren sollten jährlich die Prostata untersuchen lassen. Diese ist keine Hightech-Überprüfung. Dabei führt ein Arzt einfach einen behandschuhten Finger in das Rektum ein, um den unteren Teil der Prostata auf Anomalien hin abzutasten. Bei einer BPH hat sich die Prostata jedoch oft nicht so weit vergrößert, dass dies durch eine körperliche Untersuchung erkannt werden kann. Und bei Krebs ist eine manuelle Untersuchung nicht zuverlässig genug.

Die klassische, durch eine BPH vergrößerte Prostata fühlt sich in der Regel weicher an als normal und kann zwei- bis dreimal größer sein. Sie ist nicht empfindlich; dies unterscheidet sie von der Prostatitis – einer Infektion der Prostata. Der klassische Befund bei Prostatakrebs ist, dass sich die Prostata viel härter anfühlt und ihre Grenze nicht so gut definiert ist wie bei einer gesunden Prostata.

Die endgültige Diagnose einer BPH kann mithilfe von Ultraschallmessungen gestellt werden. Da die Symptome von Vergrößerung und Krebs der Prostata jedoch ähnlich sein können, wird ein einfacher Bluttest verwendet, um die BPH von dem ernsteren Prostatakrebs zu unterscheiden. Dieser misst den Spiegel des prostataspezifischen Antigens (PSA), eines Proteins, das in der Prostata produziert wird. Der PSA-Test wird als hochsignifikanter und sensitiver Marker für Prostatakrebs betrachtet. Der Normalwert für das PSA liegt unter 4 ng/ml (Nanogramm/Milliliter). Ein Wert über 10 ng/ml ist ein starker Hinweis auf Prostatakrebs.

Es hat Bedenken gegeben, die Verwendung des PSA als Früherkennungstest für Prostatakrebs sei nicht zuverlässig genug und führe zu vielen unnötigen Biopsien, um einen Prostatakrebs auszuschließen. Wie noch erschwerend hinzukommt, wachsen viele Formen von Prostatakrebs sehr langsam, sodass die Behandlung oft schwerwiegender ist als die Krankheit selbst. Obwohl ein erhöhter Wert des prostataspezifischen Antigens in etwa 90 Prozent der Fälle auf Prostatakrebs hinweist, muss man bedenken, dass auch eine BPH mittlere Erhöhungen des PSA-Werts verursachen kann, während umgekehrt in einigen Fällen von Prostatakrebs der PSA-Wert nicht erhöht ist. Obwohl dieser Test also nicht perfekt ist, ist er eine einfache, relativ wenig invasive Methode, die wertvolle Informationen liefern kann.

Wenn Sie ein Mann über 50 sind und einer Ihrer nächsten Verwandten – Vater, Bruder oder Onkel – Prostatakrebs hatte, sind jedes Jahr eine Prostatauntersuchung und ein PSA-Test anzuraten. Weitere Informationen finden Sie im Kapitel »Prostatakrebs (Prävention)«.

Therapeutische Erwägungen

Wenn sie unbehandelt bleibt, kann eine Prostatavergrößerung schließlich den Blasenausgang abdrücken, was zur Zurückhaltung von Urin und schließlich zu Nierenschäden führt. Da dies potenziell lebensbedrohlich ist, ist eine angemessene Behandlung entscheidend. Bei Patienten, bei denen die medikamentöse Therapie nicht funktioniert hat, solchen, die wiederkehrende Infektionen haben oder Anzeichen von Nierenversagen aufweisen, ist möglicherweise eine Operation angezeigt. In der Vergangenheit bestand sie in einer sogenannten transurethralen Resektion der Prostata. Da diese Operation mit einer hohen Rate an Erkrankungen (sexueller Dysfunktion, Inkontinenz und Blutungen) verbunden ist und die Situation oft verschlimmert, sollte sie vermieden werden, sofern sie nicht absolut notwendig ist. Es gibt auch chirurgische Verfahren, die Mikrowellen oder Laser verwenden. Im Allgemeinen sind diese neueren Methoden kostengünstiger als die transurethrale Resektion der Prostata und bringen weniger Komplikationen mit sich, auch wenn oft Nachfolgetherapien erforderlich sind.[5]

Sport

Es gibt einen Zusammenhang zwischen erhöhter körperlicher Aktivität und geringeren BPH-Raten sowie einen zwischen Bauchfett und Prostatavergrößerung.[6, 7] Eine höhere Kalorienzufuhr fördert nicht nur einen dicken Bauch, sondern erhöht auch die Aktivität des sympathischen Nervensystems (die Kampf-oder-Flucht-Reaktion). Dies kann dazu führen, dass sich der glatte Muskel der Prostata zusammenzieht, was zu einer Verschlechterung der Harnwegssymptome führt. Interessanterweise scheint eine vermehrte Kalorienzufuhr das BPH-Risiko nicht zu erhöhen, wenn sie von gesteigerter körperlicher Aktivität begleitet wird.[7]

Möglicherweise erfüllt die körperliche Aktivität einen dreifachen Zweck. Erstens: Sie vermag die Durchblutung des Bereichs zu erhöhen, was es dem Körper ermöglicht, Abfallprodukte effizient zu entfernen. Zweitens: Sie kann Stressreaktionen des sympathischen Nervensystems verringern und so das Prostatagewebe entspannen. Und drittens ist sie in der Lage, das überschüssige Bauchfett zu reduzieren, die Aktivität des sympathischen Nervensystems zu verringern und so die Prostata/Rektalregion zu entspannen und den Blutfluss in den und aus dem Bereich zu verbessern.

Ernährung

Die Ernährung scheint eine entscheidende Rolle für die Gesundheit der Prostata zu spielen. Eine Kost mit einem hohen Gesamtfettwert, besonders aus gesättigten Fetten, ist ebenso wie der Verzehr von viel rotem Fleisch mit einem erhöhten Risiko für eine Prostatavergrößerung verbunden.[7] Eine Studie mit chinesischen Bauern ergab einen Zusammenhang zwischen einer Ernährung mit mehr tierischen Produkten und der Häufigkeit einer BPH (91,1 Prozent derjenigen, die viele tierische Produkten aßen, hatten eine BPH, gegenüber 11,8 Prozent der Teilnehmer, die kein tierisches Protein konsumierten).[8]

Die Empfehlungen im Kapitel »Eine gesunde Ernährung« sind auch in Bezug auf eine BPH angemessen. Es ist besonders wichtig, den Verzehr von Obst und Gemüse zu erhöhen (am besten in Bio-Qualität, um Pestizidrückstände zu vermeiden),[9, 10] die Aufnahme von Zink und essenziellen Fettsäuren zu erhöhen, den Kaffeekonsum zu reduzieren,[11] den Butterverzehr zu verringern sowie Margarine und andere Transfettquellen zu meiden.[9–11] Es ist auch wichtig, den Blutcholesterinspiegel unter 200 Milligramm pro Deziliter zu halten.

Zink

Für einen effektiven BPH-Behandlungsplan ist die ausreichende Einnahme und Absorption von Zink ausschlaggebend. In den 1970er-Jahren durchgeführte Studien zeigten, dass eine Zinksupplementierung die Größe der Prostata minimiert und die Symptome bei der Mehrheit der Patienten verringert.[12, 13] Die klinische Wirksamkeit von Zink ist vermutlich auf seine entscheidende Bedeutung für viele Aspekte des Androgenstoffwechsels zurückzuführen. Seine Absorption im Darm wird durch Östrogene beeinträchtigt, aber durch Androgene verstärkt. Da der Östrogenspiegel bei Männern mit einer Prostatavergrößerung erhöht ist, könnte die Zinkaufnahme gering sein.

Wie Studien gezeigt haben, hemmt Zink die Aktivität des Enzyms, das Testosteron in DHT (Dihydrotestosteron) umwandelt.[14–18] Es verhindert auch die Bindung von Androgenen an die Androgenrezeptoren der Zellen.[14] Und nachweislich hemmt Zink die Prolaktinsekretion durch die Hypophyse.[19, 20] Prolaktin erhöht die Aufnahme von Testosteron durch die Prostata und führt so zu einem erhöhten DHT-Wert.[20] Medikamente, die Prolaktin blockieren, können nachweislich viele der Symptome der Prostatahyperplasie verringern. Doch diese Medikamente haben schwere Nebenwirkungen und sind nur von begrenztem Wert.[21] Bier (nicht aber reiner Alkohol), Tryptophan und Stress erhöhen die Prolaktinsekretion und könnten daher erschwerende Faktoren sein.[22, 23]

Die Autoren einer Studie mit 184 Patienten und 356 Kontrollpersonen berichteten von einem positiven Zusammenhang zwischen Zink und Prostatavergrößerung. Ein möglicher Grund für dieses Ergebnis besteht darin, dass die höheren Zinkwerte in dieser Studie mit dem Verzehr von Fleisch verbunden waren, einem bekannten Risikofaktor für eine erhöhte BPH.[24] Wie es scheint, hebt ein hoher Fleischkonsum die positiven Wirkungen von Zink bei einer BPH wieder auf.

Alkohol

Obwohl nur Bier den Prolaktinspiegel anhebt, könnte ein höherer Alkoholkonsum durchaus mit einer Prostatavergrößerung verbunden sein. In einer 17 Jahre dauernden Studie mit 6581 Männern auf Hawaii wurde ein direkter Zusammenhang zwischen einem Alkoholkonsum von mindestens 0,75 Liter pro Monat und der Diagnose einer BPH festgestellt.[25] Diese Verbindung war bei Bier, Wein und Sake am signifikantesten, weniger bei destillierten Spirituosen. Eine kleinere Studie mit 889 Männern beschrieb eine reziproke Korrelation zwischen Alkoholkonsum und Männern, die chirurgisch wegen einer Prostatavergrößerung oder in »beobachtender Erwartung« eines chirurgischen Eingriffs behandelt wurden. Mit anderen Worten: Je höher der Alkoholkonsum, desto wahrscheinlicher war es, dass Männer eine schwerere BPH hatten.

Aminosäuren

Die Kombination von Glycin, Alanin und Glutaminsäure hat in mehreren Studien nachweislich viele

BPH-Symptome reduziert. In einer kontrollierten Studie mit 45 Männern wurde die erhöhte nächtliche Harnfrequenz bei 95 Prozent der Teilnehmer gelindert oder verringert, der Harndrang bei 81 Prozent, die Harnfrequenz tagsüber bei 73 Prozent und das verzögerte Wasserlassen bei 70 Prozent minimiert.[26] Solche Ergebnisse wurden auch von anderen kontrollierten Studien berichtet.[27] Der Wirkmechanismus ist unbekannt, steht aber wahrscheinlich im Zusammenhang mit den Aminosäuren, die als hemmende Neurotransmitter wirken und das Gefühl einer vollen Blase reduzieren. Mit anderen Worten: Die Aminosäurentherapie verringert lediglich die Symptome.

Cholesterin

Toxische Stoffwechselprodukte des Cholesterins reizen die Blase. Wie sich gezeigt hat, sammeln sie sich in einer vergrößerten oder kanzerösen Prostata an. Cholesterin, das durch freie Radikale geschädigt wurde, kann wiederum Prostatazellen schädigen, was zu einem erhöhten Zellwachstum bei einer BPH führt. Sie sollten sich daher bemühen, den Cholesterinspiegel zu senken, indem Sie die im Kapitel »Hohe Cholesterin- und/oder Triglyceridwerte« beschriebenen Prinzipien anwenden sowie die Bildung toxischer Formen durch eine hohe Zufuhr von Antioxidantien über die Nahrung verhindern.

Sojaprodukte

Sojabohnen sind besonders reich an Phytosterinen, vor allem an Beta-Sitosterin. Die cholesterinsenkende Wirkung von Phytosterinen ist gut dokumentiert.[28] Phytosterine verbessern auch eine Prostatavergrößerung. In einer kürzlich durchgeführten Doppelblindstudie erhielten 200 Männer dreimal täglich Beta-Sitosterin (20 Milligramm) oder ein Placebo.[29] Das Beta-Sitosterin führte zu einer Erhöhung der Harnflussrate und einer Abnahme des Resturins in der Blase nach dem Entleeren. In der Placebogruppe wurden keine Veränderungen beobachtet. Eine 100-Gramm-Portion Sojabohnen, Tofu oder anderer Sojalebensmittel liefert ungefähr 90 Milligramm Beta-Sitosterin. Auch ein erhöhter Konsum von Soja und Sojalebensmitteln wird mit einer Abnahme des Prostatakrebsrisikos verbunden (siehe das Kapitel »Prostatakrebs [Prävention]«).

Pflanzliche Arzneimittel

Pflanzliche Arzneimittel werden in Europa bei einer Prostatavergrößerung weitaus häufiger als ihre synthetischen Pendants verschrieben. Vor allem in Deutschland und Österreich gelten pflanzliche Arzneien als Mittel der ersten Wahl bei der Behandlung einer BPH und machen mehr als 90 Prozent aller Medikamente aus, die bei der medizinischen Behandlung der Prostatavergrößerung eingesetzt werden. In Italien machen Pflanzenextrakte etwa 50 Prozent aller für die BPH verschriebenen Arzneimittel aus, während nur 5,1 Prozent beziehungsweise 4,8 Prozent der Rezepte für Alphablocker und 5-Alpha-Reduktasehemmer ausgestellt werden.[30]

Derzeit sind in Europa etwa dreißig pflanzliche Wirkstoffe für die Behandlung der BPH verfügbar. Mindestens fünfzehn von ihnen enthalten einen Extrakt der Sägepalme *(Serenoa repens)*. Andere bekannte pflanzliche Arzneimittel sind Pygeum *(Pygeum africanum)*, Brennnessel *(Urtica dioica)* und Cernilton, ein spezieller Blütenpollenextrakt. Auf der Grundlage einer sorgfältigen Prüfung der veröffentlichten Literatur bewerten wir Sägepalme als am wirksamsten, gefolgt von Cernilton, Pygeum und Brennnessel. Jede Pflanze hat jedoch einen leicht anderen Wirkmechanismus, und ein Heilkraut kann bei einer bestimmten Person besser wirken als ein anderes. Auch können sich Kombinationen als effektiver erweisen als jedes einzelne Mittel für sich.

Die Wahrscheinlichkeit eines klinischen Erfolgs bei der Behandlung der BPH mit einem der pflanzlichen Arzneimittel scheint vom Grad der Abschnürung bestimmt zu sein, der durch den Restharngehalt (des nach dem Wasserlassen in der Blase verbleibenden Harns) angezeigt wird. Bei Mengen unter 50 Millilitern sind die Ergebnisse in der Regel ausgezeichnet. Bei Mengen zwischen 50 und 100 Millilitern sind sie in der Regel ziemlich gut. Restharnmengen zwischen 100 und 150 Millilitern machen es allerdings schwieriger, signifikante Verbesserungen zu erreichen. Wenn der Restharngehalt mehr als 150 Milliliter beträgt, ist es unwahrscheinlich, dass Säge-

Verunglimpfung von Sägepalmextrakt durch die Medien

Im Lauf der Jahre haben viele von uns im Bereich der Naturheilkunde gesehen, wie die Medien fragwürdige Ergebnisse von Forschungsstudien in großen medizinischen Fachzeitschriften verbreiteten und als »Beweis« dafür anführten, dass die Öffentlichkeit getäuscht wird, um Geld für wertlose Naturprodukte auszugeben. Natürlich versuchen diejenigen, die über den Wert dieser besagten Naturprodukte Bescheid wissen, alle verfügbaren Mittel zu mobilisieren, um diesen negativen Aussagen entgegenzuwirken. Aber das ist oft schwierig, wenn wir es mit einem Artikel zu tun haben, der in einer angesehenen Zeitschrift wie dem *New England Journal of Medicine, Lancet, British Medical Journal* oder *Journal of the American Medical Association* veröffentlicht wurde. Solche Zeitschriften sind scheinbar glaubwürdiger als selbst die angesehensten Organisationen, Unternehmen und Experten in der Branche der Naturprodukte.

Um diesen Punkt zu veranschaulichen, werfen wir einen kurzen Blick auf eine Doppelblindstudie, die die Medien als Beweis dafür präsentierten, Sägepalmenextrakt tauge nicht zur Linderung der Symptome der benignen Prostatahyperplasie (BPH). Die Studie wurde im *New England Journal of Medicine* veröffentlicht.[35] Eine der daraufhin erschienen Pressemitteilungen war von *Associated Press*, die berichtete, dass eine »beliebte Kräuterpille, die von Millionen von Männern verwendet wird, den häufigen Drang, auf die Toilette zu gehen, oder andere lästige Symptome einer vergrößerten Prostata nicht verringert«. Das stimmt nicht im Geringsten. Wir schreiben seit über 20 Jahren über die Vorteile des Sägepalmenextrakts bei der Behandlung von BPH. Wir haben immer darauf hingewiesen, dass der Erfolg des Sägepalmenextrakts am deutlichsten in den Frühstadien der Prostatavergrößerung zu erkennen ist. Das Problem ist, dass diese Studie, die viel Aufmerksamkeit erregte, bei Männern mit einer schweren, fortgeschrittenen Erkrankung durchgeführt wurde. Wie jedoch bereits bekannt ist, hilft der Sägepalmenextrakt dabei nicht. Die Medien haben diese Unterscheidung nicht gemacht, sondern nur behauptet, Sägepalmen würden nicht helfen.

Was die Medien hätten berichten sollen, ist, dass die Studie die Bedeutung des Sägepalmenextrakts bei Einnahme zu Beginn des Krankheitsverlaufs bestätigt hat, also sobald Symptome einer BPH auftreten (zum Beispiel erhöhte Harnfrequenz, Harndrang, häufigeres nächtliches Wasserlassen, Schwierigkeiten zu Beginn des Urinierens, unterbrochener und langsamer Harnfluss). Wenn ein Mann wartet, bis sich seine Prostata so stark vergrößert hat, dass es zu einer erheblichen Abschnürung der Blase kommt, ist es sehr unwahrscheinlich, dass Sägepalmenextrakt hilft. Doch wenn er früh genug damit beginnt, ist der Extrakt so wirksam oder sogar wirksamer als beliebte verschreibungspflichtige Medikamente, allerdings ohne deren Nebenwirkungen.

palmenextrakt und andere pflanzliche Arzneimittel allein irgendeine signifikante Besserung bringen.

Sägepalme

Der fettlösliche Extrakt aus der Frucht der in Florida heimischen Sägepalme *(Serenoa repens)* vermindert nachweislich die Anzeichen und Symptome einer BPH deutlich. Der Wirkmechanismus hängt mit der Hemmung der DHT-Bindung an zelluläre Rezeptoren, der Hemmung des Enzyms 5-Alpha-Reduktase und der Blockierung der Östrogenrezeptoren der Prostata zusammen. In zahlreichen klinischen Studien wurden ausgezeichnete Ergebnisse erzielt, wobei etwa 90 Prozent der Männer, die eine leichte bis mittelschwere BPH hatten, in den ersten 4–6 Wochen der Therapie mit Sägepalmenextrakt eine gewisse Verbesserung der Symptome erfuhren.[31–34] Tatsächlich hatten Männer, die mit Sägepalme behandelt wurden, vergleichbare Ergebnisse wie Männer, die Finasterid (Proscar) einnahmen. Die Nebenwirkungen des Sägepalmenextrakts waren leicht und selten, wobei Erektionsstörungen mit Finasterid (4,9 Prozent) häufiger auftraten als mit Sägepalme (1,1 Prozent).[31] Im Allgemeinen wird Sägepalme gut vertragen und hat keine bekannten Arzneimittelwechselwirkungen.[34] Eine mögliche Nebenwirkung sind Schmerzen im Magen-Darm-Trakt, aber sie sind nur schwach und leicht zu vermeiden, indem die Sägepalme mit dem Essen eingenommen wird. Künftige Untersuchungen werden hoffentlich direkte Vergleichsstudien beinhalten, in denen Sägepalme mit Alphablockern wie Tamsulosin (Flomax), Doxazosin (Cardura) und Prazosin (Minipress) verglichen wird.

Cernilton

Cernilton ist ein Extrakt aus Roggengrasblütenpollen, der in Europa seit mehr als 40 Jahren zur Behandlung von Prostatitis und Prostatavergrößerung eingesetzt wird.[36] In mehreren klinischen Doppelblindstudien zur Behandlung von BPH hat sich Cernilton als sehr wirksam erwiesen.[37, 38] Die Gesamterfolgsrate bei Patienten mit BPH liegt bei etwa 70 Prozent.[37] Bei Patienten, die darauf ansprechen, verringert sich die Harnfrequenz in der Nacht und am Tag um etwa 70 Prozent, zudem bleibt nach dem Wasserlassen signifikant weniger Harn in der Blase zurück.[38] Der Extrakt hat erwiesenermaßen eine entzündungshemmende und kontraktile Wirkung auf die Blase, während er gleichzeitig die Harnröhre entspannt. Darüber hinaus enthält Cernilton eine Substanz, die das Wachstum der Prostatazellen hemmt.[39]

In einer Studie wurde über einen Zeitraum von einem Jahr die Wirksamkeit von Cernilton bei der Behandlung einer symptomatischen BPH untersucht.[36] 79 Männer im Alter von durchschnittlich 68 Jahren (62–89 Jahre) erhielten 12 Wochen lang zweimal täglich 63 Milligramm Cernilton. Es kam zu Verbesserungen bei der durchschnittlichen maximalen Harnflussrate, der durchschnittlichen Durchflussrate und dem Restharnvolumen. Insgesamt verspürten 85 Prozent der Teilnehmer einen Nutzen: 11 Prozent beschrieben ihr Behandlungsergebnis als »ausgezeichnet«, 39 Prozent als »gut«, 35 Prozent als »befriedigend« und 15 Prozent als »schlecht«.

Eine zusammenfassende Übersicht über zwei placebokontrollierte Studien, zwei Vergleichsstudien (die beide 12–24 Wochen dauerten) und drei Doppelblindstudien mit 444 Männern ergab, dass Cernilton zwar die Schnelligkeit des Harnflusses, das Restvolumen oder die Größe der Prostata nicht verbesserte, aber im Vergleich zu einem Placebo und einer Aminosäuremischung die Eigenbewertung der Harnwegssymptome verbesserte und die nächtliche Harnfrequenz reduzierte.[40] Mit Cernilton müssen eindeutig mehr Langzeitstudien durchgeführt werden, um die Bedingungen zu erhellen, wann es eine Alternative oder Ergänzung zu Sägepalme sein kann.

Pygeum

Die Rinde von *Pygeum africanum,* einem immergrünen Baum aus Afrika, wurde in der Vergangenheit bei der Behandlung von Harnwegserkrankungen eingesetzt. Die wichtigsten aktiven Bestandteile der Rinde sind fettlösliche Sterine und Fettsäuren. Praktisch die gesamte Forschung zu Pygeum wurde mit einem Extrakt durchgeführt, der auf 14 Prozent Triterpene standardisiert war, darunter Beta-Sitosterin und 0,5 Prozent 1-Docosanol. Dieser Extrakt wurde sowohl in Tierversuchen als auch in klinischen Studien am Menschen umfassend erforscht. Eine Studie an Prostatazellen von Ratten legt nahe, dass die therapeutische Wirkung von Pygeum zum Teil auf die Hemmung von Wachstumsfaktoren (zum Beispiel EGF, FGF-2 und IGF-1) zurückzuführen ist, die für das übermäßige Wachstum der Prostata verantwortlich sind.[41]

Zahlreiche klinische Studien mit mehr als 600 Patienten haben nachgewiesen, dass der Pygeumextrakt bei der Verringerung der Symptome und klinischen Anzeichen von BPH wirksam ist, besonders in frühen Stadien.[41] In einer Doppelblindstudie, die den Pygeumextrakt mit dem Extrakt von Sägepalmen verglich, führte die Sägepalme jedoch zu einer stärkeren Reduzierung der Symptome und wurde besser vertragen.[42] Darüber hinaus sind die Wirkungen auf die Harnflussgeschwindigkeit und den Restharngehalt in den klinischen Studien mit Sägepalme besser. Es kann jedoch Umstände geben, unter denen Pygeum wirksamer ist als Sägepalme. Zum Beispiel hat die Sägepalme einige der Wirkungen, die Pygeum auf die Prostatasekretion hat, nicht gezeigt. Da die Wirkungsmechanismen der beiden Extrakte sich in gewisser Weise überschneiden, können sie natürlich auch kombiniert werden.

Brennnessel

Extrakte aus der Wurzel der Brennnessel *(Urtica dioica)* erwiesen sich bei der Behandlung der Prostatavergrößerung ebenfalls als wirksam. Mit Brennnesselwurzelextrakt wurden allerdings weniger Studien durchgeführt als mit den anderen besprochenen pflanzlichen Arzneimitteln. Zwei Doppelblindstudien zeigten, dass er wirksamer als ein Placebo ist.[43, 44] Allerdings sind die Ergebnisse mit Brennnessel wie bei Pygeum weniger beeindruckend als mit dem Extrakt der Sägepalme oder mit Cernilton. Eine randomisierte, multizentrische, doppelblinde Studie mit 431 Patienten, die sowohl die Extrakte der Sägepalme als auch die der Brennnessel verwendete, fand einen klinischen Nutzen, der dem von Finasterid entsprach.[45] Wie der Extrakt der Sägepalme scheint auch der Brennnesselextrakt die Bindung von DHT an Zell- und Kernrezeptoren zu beeinflussen.[46] Reagenzglasstudien zeigten, dass diese pflanzliche Arznei auch hormonelle Effekte regulieren kann.[47]

Schnellüberblick

- Über 50 Prozent aller Männer bekommen irgendwann in ihrem Leben eine vergrößerte Prostata.
- BPH ist weitgehend das Ergebnis von hormonellen Veränderungen, die mit dem Altern verbunden sind.
- Fettleibigkeit ist einer der Hauptrisikofaktoren für die Prostatavergrößerung.
- Für einen wirksamen Behandlungsplan bei einer BPH ist eine angemessene Zinkzufuhr und -aufnahme ausschlaggebend.
- Durch freie Radikale beschädigtes Cholesterin ist für die Prostata besonders giftig und krebserregend.
- Der vermehrte Verzehr von Soja und Sojalebensmitteln steht in einem Zusammenhang mit der Abnahme des Risikos, Prostatakrebs zu bekommen, und könnte auch bei der Behandlung einer BPH helfen.
- Bei einer Prostatavergrößerung sind pflanzliche Arzneimittel in Europa die am häufigsten verschriebenen Medikamente.
- Das Herangehen an eine BPH mit dem Extrakt der Sägepalme und mit anderen Heilkräutern ist bei leichten bis moderaten Fällen am wirksamsten. Bei schweren Fällen wirkt die Sägepalme voraussichtlich nicht.
- Etwa 90 Prozent der Männer mit einer leichten bis mäßigen Prostatavergrößerung erfahren eine Verbesserung der Symptome während der ersten 4–6 Wochen, nachdem sie begonnen haben, Sägepalmenextrakt einzunehmen.
- Pygeum, Blütenpollenextrakt (Cernilton) und Brennnesselwurzelextrakt zeigten in Doppelblindstudien ausgezeichnete Ergebnisse bei der Besserung der BPH-Symptome.

Behandlungsübersicht

Die therapeutischen Ziele bei einer Prostatavergrößerung sind die Normalisierung des Nährstoffspiegels in der Prostata, die Hemmung einer übermäßigen Umwandlung von Testosteron in DHT, die Hemmung der DHT-Rezeptorbindung und die Begrenzung von Prolaktin, das das Wachstum der Prostatazellen fördert.

Eine schwere BPH, die zu einem signifikanten akuten Harnverhalt führt, kann zur Linderung eine Katheterisierung erfordern; ein hinreichend fortgeschrittener Fall reagiert möglicherweise nicht schnell genug auf die Therapie und erfordert die kurzfristige Anwendung eines Alpha-1-Antagonisten (zum Beispiel Flomax, Cardura, Hytrin, Uroxatral) oder einen chirurgischen Eingriff.

Sport

Sport schützt vor einer Prostatavergrößerung. Folgen Sie den Empfehlungen im Kapitel »Ein gesunder Lebensstil«.

Ernährung

Die Empfehlungen im Kapitel »Eine gesunde Ernährung« sind auch bei einer Prostatavergrößerung angemessen. Es ist wichtig, den Verzehr von Fleisch und anderen tierischen Produkten zu begrenzen, ebenso wie Alkohol und Kaffee sowie durch Medikamente, Pestizide und Hormone kontaminierte und cholesterinreiche Lebensmittel. Sojalebensmittel sollten regelmäßig konsumiert werden.

Nahrungsergänzungsmittel

- Ein hochpotentes Multivitamin-Mineralstoffpräparat, wie im Kapitel »Supplementierung« beschrieben
- Zink: täglich 30–45 Milligramm (vorzugsweise als Zinkpicolinat)
- Fischöl: 1000 Milligramm EPA + DHA
- Eines der folgenden Mittel:
  - → Traubenkernextrakt (mehr als 95 Prozent oligomere Proanthocyanidine): täglich 150–300 Milligramm
  - → Kiefernrindenextrakt (mehr als 90 Prozent oligomere Proanthocyanidine): täglich 150–300 Milligramm
  - → Andere flavonoidreiche Extrakte mit einem ähnlichen Flavonoidgehalt, »Supergreens« oder ein anderes pflanzliches Antioxidans, das eine Sauerstoffradikal-Absorptionsfähigkeit (ORAC) von 3000 bis 6000 Einheiten oder mehr pro Tag liefern kann
- Besondere Ergänzungen:
  - → Glycin: 200 Milligramm pro Tag
  - → Glutaminsäure: 200 Milligramm pro Tag
  - → Alanin: 200 Milligramm pro Tag
  - → Beta-Sitosterin: 60–100 Milligramm pro Tag

Pflanzliche Arzneimittel

Eines oder mehrere der folgenden Präparate:

- Sägepalmenextrakt (standardisiert auf 85 bis 95 Prozent Fettsäuren und Sterine): täglich 320–640 Milligramm
- Blütenpollenextrakt (zum Beispiel Cernilton): zwei- bis dreimal täglich 63 Milligramm
- Pygeumextrakt (mit 14 Prozent Triterpengehalt): täglich 50–100 Milligramm
- Brennnesselwurzelextrakt: täglich 120–150 Milligramm

REIZDARMSYNDROM

Kennzeichen sind eine Kombination aus folgenden Symptomen:

- Bauchschmerzen oder aufgeblähter Bauch
- Veränderte Darmfunktion, Verstopfung oder Durchfall
- Exzessive Absonderung von Darmschleim
- Dyspeptische Symptome (Blähungen, Übelkeit, Anorexie)
- Ängstlichkeit oder Depressionen in unterschiedlicher Ausprägung

Das Reizdarmsyndrom (RDS) ist die häufigste Magen-Darm-Erkrankung und für 30–50 Prozent aller Besuche beim Gastroenterologen verantwortlich. Die tatsächliche Häufigkeit zu bestimmen ist eigentlich unmöglich, weil viele Betroffene nie einen Arzt aufsuchen. Schätzungen gehen jedoch davon aus, dass etwa 15 Prozent der Bevölkerung unter RDS leiden, darunter doppelt so viele Frauen wie Männer (es kann durchaus sein, dass ebenso viele Männer betroffen sind, doch sie sprechen weniger häufig entsprechende Symptome an). Das Reizdarmsyndrom wird auf physiologische, psychische und nahrungsbedingte Faktoren zurückgeführt.

Erkrankungen, die das Reizdarmsyndrom imitieren

- Abführmittelmissbrauch
- Darmcandidose
- Divertikulitis
- Durchfall, der von Infektionen wie Amöbiasis oder Giardiasis hervorgerufen wird
- Entzündliche Darmerkrankung
- Gestörte bakterielle Mikroflora als Folge von Antibiotika- oder Antazidabehandlungen
- Krebs
- Laktoseintoleranz
- Malabsorptionskrankheiten wie Pankreasinsuffizienz und Zöliakie
- Mechanische Ursachen, wie zum Beispiel Fäkalieneinwirkung
- Reaktion auf diätetische Faktoren, die die Verdauung stören, wie übermäßiger Konsum von Tee, Kaffee, kohlensäurehaltigen Getränken und einfachem Zucker
- Stoffwechselstörungen wie Nebenniereninsuffizienz, Diabetes oder Hyperthyreose

Ursachen

Das Reizdarmsyndrom ist eine funktionelle Verdauungsstörung, die aus einem Zusammenwirken von Verdauungssäften, bakterieller Flora und Ernährungsfaktoren resultiert. Die Diagnose wird häufig nach dem Ausschlussverfahren hergeleitet, bei dem andere Erkrankungen, die RDS ähneln, ausgeschlossen werden (siehe Liste). Wir raten Ihnen, einen Arzt aufzusuchen, wenn Sie Symptome haben, die auf RDS schließen lassen. Der Arzt wird dann entscheiden, wie umfangreich der diagnostische Prozess sein muss. Eine detaillierte Krankengeschichte und körperliche Untersuchung sind für den Befund sehr wichtig. Ein aufgeblähter Bauch, Schmerzlinderung nach der Darmentleerung und weicher oder häufigerer Stuhlgang mit Schmerzen passen anscheinend am besten zur Diagnose RDS.

Therapeutische Erwägungen

Sind andere Erkrankungen ausgeschlossen, bieten sich mehrere Methoden an, um das Reizdarmsyndrom erfolgreich zu beheben:

- Vermehrter Ballaststoffkonsum
- Vermeiden von Allergien oder Unverträglichkeiten auslösenden Nahrungsmitteln
- Vermeiden von raffinierten Zuckern
- Reduzierung von FODMAPs (fermentierbaren Oligo-, Di- und Monosacchariden und Polyolen)
- Probiotika
- Pfefferminzöl in magensaftresistenten Kapseln
- Kontrolle psychischer Komponenten, besonders von Stress

Leider ist die medizinische Behandlung des Reizdarmsyndroms allein auf Medikamente ausgerichtet, die die Symptome unterdrücken, statt die zugrunde liegenden Faktoren anzugehen.[1, 2] Wir empfehlen generell, das Kapitel »Verdauung und Ausscheidung« durchzulesen. Unserer Erfahrung nach beseitigt eine verbesserte Verdauung manchmal schon die RDS-Symptome.

Ballaststoffe

Die Behandlung des Reizdarmsyndroms durch eine Erhöhung des Ballaststoffkonsums hat eine lange Erfolgsgeschichte. Patienten mit Verstopfung sprechen auf Ballaststoffe wahrscheinlicher an als Patienten mit Durchfall. Ein Problem, das in Studien über den therapeutischen Einsatz von Ballaststoffen bislang nicht beachtet wurde, ist die Rolle von Lebensmittelallergien. Sowohl in der Forschung als auch in der klinischen Praxis wird Weizenkleie als Ballaststoff eingesetzt.[3] Weizen und anderes Getreide gehören zu den Lebensmitteln, die am häufigsten an malabsorptiven und allergischen Erkrankungen beteiligt sind, und Lebensmittelallergie ist ein bedeutender ursächlicher Faktor beim Reizdarmsyndrom, sodass die Verwendung von Weizenkleie in der Regel kontraindiziert ist.

Für manche Menschen wäre die erhöhte Ballaststoffzufuhr in Form von Obst und Gemüse vorzuziehen, obwohl in einer nicht kontrollierten klinischen Studie keine signifikanten Unterschiede festgestellt wurden zwischen einer Ernährung, die 30 Gramm Obst und Gemüse und 10 Gramm Ballaststoffe enthielt, und einer mit dem umgekehrten Verhältnis.[4] Obwohl beide Ernährungsweisen zu ähnlich signifikanten Verbesserungen hinsichtlich Bauchschmerzen, Stuhlverhalten und Wohlbefinden führten, haben in beiden Ernährungsweisen eventuell große Mengen an potenziell allergieauslösenden Getreideballaststoffen mögliche Unterschiede verschleiert.

Flohsamenschalen sind ein beliebtes volumenbildendes Abführmittel (sie sind zum Beispiel die Hauptzutat in handelsüblichen Produkten wie Metamucil) und können RDS-Symptome lindern.[5] Eine andere Form löslicher Ballaststoffe, die hilfreich sein kann – noch dazu ohne die allergene Komponente von Weizenballaststoffen –, ist teilweise hydrolisiertes Guarkernmehl (*partially hydrolyzed guar gum*, PHGG). Die Guarbohne *(Cyamoptis tetragonoloba)* wird schon seit langer Zeit in Indien und Pakistan angebaut. PHGG ist ein natürlicher, löslicher Ballaststoff, der aus dieser Pflanze gewonnen wird, und er senkt nachweislich die Häufigkeit von RDS-Symptomen wie Bauchkrämpfe, Blähungen und Spannungsgefühl im Bauch.[6] Forscher schlussfolgerten, dass PHGG in Fällen veränderter Darmmotilität gut wirkt und leicht anzuwenden ist, weil es nicht geliert – anders als nicht hydrolisiertes Guarkernmehl, das zäher und schwieriger in die Ernährung einzubauen ist.

Einfach ausgedrückt können bei Reizdarmsyndrom meistens Ballaststoffe aus Nichtweizenquellen – ballaststoffreiches Gemüse und Obst oder voluminöse lösliche Ballaststoffe wie Flohsamenschalen oder Guarkernmehl – die beste Wahl sein, um die Symptome zu reduzieren.

Lebensmittelallergien

Die Bedeutung von Lebensmittelallergien für das Reizdarmsyndrom ist seit Anfang des 20. Jahrhunderts bekannt.[7, 8] Spätere Studien haben den Zusammenhang zwischen Lebensmittelallergien und RDS dokumentiert.[9–12] Doppelblind-Provokationstests zufolge reagieren rund zwei Drittel aller RDS-Patienten auf mindestens ein Nahrungsmittel mit Unverträglichkeit, viele auf mehrere.[9] Kohlenhydrate und fettreiche Nahrung sowie Kaffee, Alkohol und scharfe Gewürze verursachen am häufigsten Symptome.[1, 2] Die gängigsten Allergene sind Milchprodukte (40–44 Prozent) und Getreide (40–60 Prozent).[11] Viele Patienten berichten von deutlichen klinischen Verbesserungen mithilfe von Eliminationsdiäten.[9–13]

In einer der neuesten Studien wurden 20 Patienten mit Reizdarmsyndrom, die mit der medizinischen Standardtherapie keinen Erfolg hatten, mit IgG-Bluttests auf Lebensmittelallergien untersucht und mit einer Eliminationsdiät, gefolgt von einer Allergierotationsdiät und Probiotika, behandelt. Die Resultate waren beeindruckend: 100 Prozent der Probanden berichteten über eine Symptomlinderung. Nach der Behandlung war zwar ein Trend in Richtung verbesserter Darmflora zu verzeichnen, aber keine Veränderung in der Anzahl und Art abnormaler Flora.

Weitere Informationen über die Eliminations- und die Allergierotationsdiät liefert das Kapitel »Lebensmittelallergie«.

Zucker

Mahlzeiten mit hohem Anteil an raffiniertem Zucker können sowohl zum Reizdarmsyndrom als auch zur bakteriellen Überwucherung des Dünndarms beitragen, indem sie die Beweglichkeit des Darms verringern.[14] Steigt der Blutzuckerspiegel zu schnell an, verlangsamt sich die Peristaltik des Magen-Darm-Traktes. Da Glucose hauptsächlich in den ersten Abschnitten des Dünndarms (im Zwölffinger- und Leerdarm) absorbiert wird, ist dieser Teil des Magen-Darm-Trakts am stärksten betroffen. Grundsätzlich werden Zwölffinger- und Leerdarm durch hohe Zuckeraufnahme gelähmt. Eine Ernährung mit einen hohem Anteil an raffiniertem Zucker kann der wichtigste Grund dafür sein, dass das RDS in den Vereinigten Staaten so häufig ist.

FODMAPs (fermentierbare Oligo-, Di- und Monosaccharide und Polyole)

Es gibt eine Gruppe kurzkettiger Kohlenhydrate, die im Dünndarm schlecht absorbiert und deshalb sehr wahrscheinlich von Darmbakterien fermentiert werden, wodurch große Mengen von Gasen entstehen (wie Wasserstoff und Kohlendioxid), die zu Blähungen führen. Zu diesen Kohlenhydraten gehören fermentierbare Oligosaccharide (Mehrfachzucker), Disaccharide (Zweifachzucker), Monosaccharide (Einfachzucker) und Pylole (mehrwertige Alkohole), kurz: FODMAPs. Vor Kurzem haben Studien diese kurzkettigen Kohlenhydrate als bedeutende Auslöser für funktionelle Darmsymptome identifiziert.

Eine besondere Art von FODMAP sind die Oligosaccharide, die Fructane genannt werden, also Fructoseketten mit einem Glucosemolekül am Ende. Fructanreiche Lebensmittel sind Weizen und Lebensmittel aus Weizenmehl (etwa Brot, Teigwaren, Gebäck oder Kekse), Zwiebeln und Artischocken. Fructane mit mehr als zehn Fructosemolekülen in einer Kette werden als Inuline bezeichnet, solche mit weniger als zehn Fructosemolekülen als Fructooligosaccharide (FOS) oder Oligofructosen. Diese Verbindungen werden heute in vielen Lebensmitteln und Nahrungsergänzungsmitteln als Quelle für präbiotische Ballaststoffe verwendet, um das Wachstum von »freundlichen« Darmbakterien anzukurbeln.

Den Fructanen ähnlich sind Galactane (wie Stachyose und Raffinose), die sich aus Fructoseketten mit einem Galactosemolekül am Ende zusammensetzen. Galactanreich sind Hülsenfrüchte (Soja, Kichererbsen, Linsen und andere getrocknete Bohnen), Kohl und Rosenkohl.

Das wichtigste Disaccharid, das bei RDS ein Problem darstellt, ist Lactose (Milchzucker). Lactose befindet sich in Milchprodukten, aber auch in Schokolade und anderen Süßwaren, in Bier oder Fertigsuppen und -saucen. Menschen mit Lactoseintoleranz, einem übermäßigem Wachstum von Bakterien im Dünndarm, Morbus Crohn und Zöliakie können Lactose schlecht absorbieren.

Sogar Fructose (Fruchtzucker), ein Einfachzucker, kann für manche ein Problem darstellen. Fructosereich sind zum Beispiel Honig, Trockenfrüchte (Backpflaumen, Feigen, Datteln und Rosinen), Äpfel, Birnen, Süßkirschen, Pfirsiche, Agavensirup, Wassermelonen und Papayas. Auch handelsüblichen Speisen und Getränken ist häufig Fructose in Form von fructosereichem Maissirup zugefügt.

Zu den Polyolen, auch Zuckeralkohole genannt, die oft als künstliche Süßstoffe in Fertiggerichte und Getränke gegeben werden, gehören Mannitol, Sorbitol, Erythritol, Arabitol, Glycol, Glycerin, Lactitol und Ribitol. Auch sie können ein Problem darstellen, besonders wenn sie in großen Mengen konsumiert werden.

Offene Studien haben gezeigt, dass drei von vier Patienten mit Reizdarmsyndrom eine Linderung der Symptome feststellen, wenn sie die Aufnahme von FODMAPs einschränken.[15] Wie eine randomisierte placebokontrollierte Studie feststellte, ist der positive Effekt sehr wahrscheinlich auf die Reduzierung des FODMAP-Konsums zurückzuführen.[16]

Nahrungsergänzungsmittel

Probiotika sind Nahrungsergänzungsmittel, die nützliche lebende Mikroorganismen enthalten. Zu den am häufigsten verwendeten und untersuchten

Prozentsatz der Patienten, deren RDS-Symptome mit ECPO oder einem Placebo gelindert wurden		
Parameter	% Linderung mit ECPO	% Linderung mit einem Placebo
Bauchschmerzen	79	43
Aufgeblähter Bauch	83	29
Stuhlfrequenz	83	33
Bauchgeräusche	73	31
Blähungen	79	22

gehören *Lactobacillus* (mehrere Arten), *Bifidobacterium* (mehrere Arten) und *Saccharomyces boulardii*. Randomisierte kontrollierte klinische Versuche mit Probiotika zur Behandlung von RDS-Symptomen haben einen gewissen Nutzen ergeben, allerdings beseitigen Probiotika sehr wahrscheinlich nicht alle Symptome.[17] In zwei Studien linderte *Bifidobacterium infantis* alle RDS-Symptome mit Ausnahme von Stuhlfrequenz und -konsistenz.[18, 19] Andere haben mit *Lactobacillus rhamnosus GG* und *Lactobacillus plantaris* allein sowie in Kombination mit anderen Probiotika positive Effekte ergeben.[20–22] Für eine Studie wurden RDS-Patienten 6 Monate lang mit einer probiotischen Mixtur aus *Lactobacillus rhamnosus GG, L rhamnosus, Bifidobacterium breve* und *Propionibacterium freudenreichii* behandelt. In dieser Gruppe kam es zu einer Verbesserung der Gesamtsymptomwerte (Bauchschmerzen, Auftreibung, Blähungen und Flatulenz) im Vergleich zur Placebogruppe.[21] Andere Studien mit einer Kombination verschiedener Probiotikaspezies kamen ebenfalls zu positiven Ergebnissen.[19–25]

Probiotika scheinen zwar eine Schlüsselkomponente in einem umfassenden Ansatz zur RDS-Behandlung zu sein, sollten aber in Kombination mit einer Ernährungstherapie eingesetzt werden. Im Allgemeinen bevorzugen wir probiotische Rezepturen, die mehrere Arten statt einer einzigen enthalten, da diese denjenigen in der Natur ähnlicher sind.

Pflanzliche Arzneimittel

Pfefferminzöl (und vermutlich auch andere ähnliche ätherische Öle) hemmt die Tätigkeit der gastrointestinalen glatten Muskulatur sowohl in Versuchstierpräparaten als auch beim Menschen. Klinisch wird Pfefferminzöl verwendet, um bei der Endoskopie Darmkrämpfe zu reduzieren,[26] und magensaftresistente Kapseln mit Pfefferminzöl (*enteric-coated peppermint oil*, ECPO) werden zur RDS-Behandlung eingesetzt.[27] Die magensaftresistente Umhüllung ist, so glaubt man, nötig, weil Menthol (der Hauptbestandteil von Pfefferminzöl) und andere pflanzliche Monoterpene im Pfefferminzöl schnell absorbiert werden.[28] Aufgrund dieser raschen Absorption beschränkt sich die Wirkung des Öls auf den oberen Darmtrakt, was zur Entspannung des kardioösophagealen Schließmuskels und zu häufigen Nebenwirkungen wie Speiseröhrenreflux und Sodbrennen nach der Verabreichung führt. Einige Patienten berichteten bei ECPO-Einnahme über ein vorübergehendes heißes Brennen im Rektum während der Stuhlentleerung, verursacht durch nicht absorbiertes Menthol.

Eine detaillierte Analyse von fünf Studien bestätigte die Wirksamkeit von Pfefferminzöl. Die meisten dieser Studien verwendeten ECPO in einer Dosierung von zweimal täglich 0,2 Milliliter zwischen den Mahlzeiten.[28, 29] An einer gut konzipierten Studie nahmen zehn Patienten mit RDS Symptomen teil.[30] Sie nahmen 4 Wochen lang drei- oder viermal täglich jeweils 15–30 Minuten vor den Mahlzeiten eine Kapsel mit ECPO (0,2 Milliliter) oder ein Placebo ein. Die Ergebnisse (siehe Liste unten) sind recht eindrucksvoll, besonders angesichts der Sicherheit von ECPO. Nur zwei Nebenwirkungen wurden erwähnt: Ein Patient hatte Sodbrennen (weil er die Kapsel gekaut hatte), ein anderer bekam vorübergehend Hautausschlag.

Man nimmt an, dass ECPO durch die Verbesserung der rhythmischen Kontraktionen des Darmtraktes und die Linderung von Darmkrämpfen wirkt. Ein weiterer Vorzug dieser ätherischen Öle ist ihre Wirksamkeit gegen *Candida albicans*.[31] Ein übermäßiges Wachstum von *C. albicans* kann nämlich ein ursächlicher Faktor für das Reizdarmsyndrom sein, vor allem bei Patienten, die nicht auf Ernährungsempfehlungen ansprechen und/oder große Mengen Zucker konsumieren. Die Verabreichung des Antimykotikums Nystatin (10 Tage lang 600 000 IE täglich) an Patienten, deren RDS nicht auf eine Eliminationsdiät reagierte, führte zu einer dramatischen klinischen Verbesserung.[10]

Besonders hilfreich ist ECPO für Kinder mit RDS – wenn sie denn die Kapseln schlucken können. Bei einer randomisierten, kontrollierten Doppelblindstudie mit 42 Kindern mit moderatem Reizdarmsyndrom erwies sich Pfefferminzöl als sicher und effektiv.[32]

Psychische Faktoren

Fast alle RDS-Patienten klagen über mentale und emotionale Probleme – Ängste, Erschöpfung, feindselige Gefühle und Schlafstörungen. Die Schwere und Häufigkeit der Symptome korreliert häufig mit diesen psychischen Faktoren. Ängste sind beim Reizdarmsyndrom mit einem hohen Grad an nahrungsbedingten Symptomen verbunden.[1] Besonders signifikant ist die Schlafqualität: Ein schlechter Schlaf führt zu einem Anstieg des Symptomschweregrads.[33] Im Kapitel »Schlafstörungen« finden Sie, falls nötig, Empfehlungen zur Verbesserung der Schlafqualität.

Mehrere Theorien bringen psychische Faktoren in Zusammenhang mit RDS-Symptomen. Dem »Lernmodell« zufolge lernen einige Kinder in stressreichen Situationen, Magen-Darm-Symptome zu entwickeln, um mit dem Stress umzugehen. Eine andere Theorie besagt, RDS sei eine Manifestation von Depressionen, chronischer Angst oder beidem.

Stress ist sicherlich ein wichtiger Faktor. Wie sich gezeigt hat, tritt eine größere Beweglichkeit des Darms in Stresssituationen sowohl bei normalen Probanden als auch bei Menschen mit Reizdarmsyndrom auf.[34] Diese Erkenntnis ist augenscheinlich für vermehrte Bauchschmerzen und eine unregelmäßige Darmfunktion verantwortlich, die sowohl bei RDS-Patienten als auch bei normalen Probanden in Zeiten emotionalen Stresses zu verzeichnen sind.

Eine psychologische Behandlung in Form von Entspannungstherapie, Bio-Feedback, Hypnose, Psychotherapie oder Stressmanagementtraining reduziert bei RDS nachweislich die Symptomhäufigkeit und -schwere.[35–38]

Schnellüberblick

- Das Reizdarmsyndrom ist eine funktionelle Erkrankung des Dickdarms.
- Da RDS von vielen zusammenhängenden Faktoren verursacht wird, besteht der beste Heilungsansatz darin, die wichtigsten Faktoren anzugehen.
- Statt sich mit den zugrunde liegenden Faktoren zu befassen, konzentriert sich die konventionelle medizinische Behandlung hauptsächlich auf Medikamente, die die Symptome unterdrücken.
- Die Erhöhung der Ballaststoffzufuhr kann das Reizdarmsyndrom erfolgreich heilen.
- Die meisten RDS-Patienten leiden unter der Unverträglichkeit mindestens eines Nahrungsmittels, und manche haben multiple Unverträglichkeiten.
- Mahlzeiten, die reich an raffiniertem Zucker sind, können zum Reizdarmsyndrom beitragen.
- Wie offene Studien gezeigt haben, stellen drei von vier RDS-Patienten eine Linderung der Symptome fest, wenn sie die Aufnahme von FODMAPs einschränken.
- Probiotika scheinen zwar eine Schlüsselkomponente in einem umfassenden Ansatz zur RDS-Behandlung zu sein, sollten aber in Kombination mit einer Ernährungstherapie eingesetzt werden.
- Magensaftresistentes Pfefferminzöl kann die Symptome des Reizdarmsyndroms erfolgreich lindern.

Behandlungsübersicht

Da das Reizdarmsyndrom von vielen zusammenhängenden Faktoren verursacht wird, besteht der beste Heilungsansatz darin, die folgenden wichtigsten Faktoren anzugehen:

- Erhöhung der Ballaststoffzufuhr
- Eliminierung von Nahrungsmitteln, gegen die eine Allergie oder Intoleranz besteht
- Eliminierung raffinierter Zucker
- Reduzierung der FODMAPs
- Einnahme von Probiotika
- Einnahme von magensaftresistentem Pfefferminzöl
- Kontrolle psychischer Komponenten, besonders von Stress

Ernährung

Mit den Richtlinien im Kapitel »Eine gesunde Ernährung« kann man das Reizdarmsyndrom lindern. Besonders wichtig ist eine ausreichende Ballaststoffzufuhr. Zudem müssen Lebensmittel, gegen die man allergisch ist, identifiziert und aus der Ernährung gestrichen werden. Hilfreich kann auch die Eliminierung oder Reduzierung von FODMAPs sein.

Nahrungsergänzungsmittel

- Folgen Sie den Empfehlungen im Kapitel »Supplementierung«.
- Probiotische Ergänzungsmittel (Probiotika aus verschiedenen Stämmen, unter anderem *Lactobacillus-* und *Bifidobacteria*-Spezies): 5–20 Milliarden lebende Organismen pro Tag

Pflanzliche Arzneimittel

Magensaftresistentes Pfefferminzöl: zweimal täglich 0,2–0,4 Milliliter zwischen den Mahlzeiten

RHEUMATOIDE ARTHRITIS

- Erschöpfung, leichtes Fieber, Schwäche, Gewichtsverlust, Gelenkstarre und dumpfe Gelenkschmerzen, ehe Wochen später Schmerzen und Schwellungen an den Gelenken auftreten
- Starke Gelenkschmerzen mit schweren Entzündungen, die in der Regel an den kleinen Gelenken beginnen und nach und nach alle Gelenke betreffen
- Röntgenaufnahmen zeigen üblicherweise Schwellungen der Weichteilgewebe, einen Verschleiß des Knorpelgewebes und eine Verschmälerung der Gelenkspalte.
- Im Blut ist der Rheumafaktor bestimmbar.

Rheumatoide Arthritis (RA) ist eine chronisch entzündliche Erkrankung, die den ganzen Körper, vor allem jedoch die Gelenke befällt. Typischerweise sind die Gelenke der Hände, Füße und Knie sowie die Hand- und Fußgelenke betroffen. An RA leiden zwischen 1 und 3 Prozent der Bevölkerung, Frauen fast dreimal so häufig wie Männer. Meist bricht die Krankheit bei Menschen zwischen 20 und 40 Jahren aus, sie kann jedoch in jedem Alter auftreten.

In der Regel beginnt die RA allmählich, setzt gelegentlich aber auch sehr plötzlich ein. Beim Ausbruch der Krankheit sind meist mehrere Gelenke, typischerweise symmetrisch betroffen (das heißt beide Hände, Hand- oder Fußgelenke). Bei etwa einem Drittel der Erkrankten treten die Beschwerden zunächst an einem oder wenigen Gelenken auf.

Die betroffenen Gelenke sind charakteristisch überhitzt, empfindlich und geschwollen und weisen eine verlängerte Morgensteifigkeit auf. Die Haut an den Gelenken verfärbt sich rötlich-violett. Im Verlauf der Erkrankung treten an den Gelenken der Hände und Füße Fehlstellungen auf. Diese werden unter anderem als Schwanenhalsdeformität, Knopflochdeformität und Ulnardeviation bezeichnet.

Die Diagnose der rheumatoiden Arthritis basiert auf Schmerzen und Entzündung in mindestens einem Gelenk, für die es keine alternative Erklärung gibt, und dem Erreichen von sechs oder mehr Punkten in einem Bewertungsschema, das vier Bereiche umfasst (siehe Tabelle unten).[1]

Ursachen

Zahlreiche Belege deuten darauf hin, dass die rheumatoide Arthritis eine Autoimmunreaktion ist, bei der sich Antikörper gegen Komponenten der Gelenkgewebe bilden. Was jedoch diese Autoimmunreaktion hervorruft, ist weitgehend unbekannt. Vermutungen und Forschung konzentrierten sich bislang auf genetische Faktoren, eine abnormale Darmdurchlässigkeit, Lebensstil- und Ernährungsfaktoren, Lebensmittelallergien und Mikroorganismen. Die RA ist ein klassisches Beispiel für eine multifaktorielle Krankheit, zu deren Verlauf ver-

Betroffene Gelenke (wählen Sie das Kriterium mit dem höchsten Punktewert)	
1 mittelgroßes Gelenk	0 Punkte
2–10 mittelgroße Gelenke	1 Punkt
1–3 kleine Gelenke	2 Punkte
4–10 kleine Gelenke	3 Punkte
10+ kleine Gelenke	5 Punkte
Serologie:	
Seronegativ für RF und CCP-AK	0 Punkte
Niedriger RF- und/oder CCP-AK-Titer	2 Punkte
Hoher RF- und/oder CCP-AK-Titer	3 Punkte
(mehr als das Dreifache des oberen Normallimits)	
Dauer der Synovitis:	
Weniger als 6 Wochen	0 Punkte
6+ Wochen	1 Punkt
Akutphasereaktanten	
ESR und CRP normal	0 Punkte
ESR oder CRP erhöht	1 Punkt
Anti-CCP = Antikörper gegen cyclische citrullinierte Peptide; CRP = C-reaktives Protein; ESR = Erythrozytensedimentationsrate; RF = Rheumafaktor	

schiedene genetische, alimentäre und Umweltfaktoren beitragen.

Diagnostische Erwägungen

Weitere Autoimmunerkrankungen, die das Bindegewebe betreffen

Neben der rheumatoiden Arthritis betreffen noch einige andere Autoimmunkrankheiten das Bindegewebe (Kollagenstrukturen, die sowohl innere Organe als auch Knorpel, Sehnen, Muskel und Knochen stützen). Zu diesen gehören systemischer Lupus erythematodes (SLE oder Lupus, siehe das entsprechende Kapitel), Spondylitis ankylosans, Sklerodermie, Polymyalgia rheumatica und verschiedene Bindegewebserkrankungen. Diese Krankheiten gleichen sich enorm in Hinblick auf die zugrunde liegenden Ursachen, Symptome und Behandlung. Sie weisen viele Merkmale der RA auf, doch der Autoimmun- und Entzündungsprozess verläuft bei allen jeweils unterschiedlich. Die naturheilkundliche Behandlung sollte sich bei jeder dieser Autoimmunerkrankungen auf die Behandlungsempfehlungen konzentrieren, die in diesem Kapitel für die rheumatoide Arthritis aufgeführt sind.

Genetische Disposition

Eine positive Familienanamnese ist ein Risikofaktor, eine rheumatoide Arthritis zu entwickeln. Hinweise auf einen genetischen Faktor wurden erstmals in Zwillingsstudien erwähnt, wobei bei eineiigen Zwillingen die Wahrscheinlichkeit, dass ein Zwilling die Krankheit auch entwickelt, wenn der andere sie bereits hat, nur bei 15 Prozent liegt. Wenn die RA eine rein genetisch bedingte Krankheit wäre, würden stets beide Zwillinge daran erkranken. Diese Ergebnisse führten dazu, dass sich Genetiker auf epigenetische Faktoren konzentrieren – Faktoren also, die die Genexpression an- und ausschalten können.[2] Die bedeutendsten Determinanten, die sich epigenetisch auf die DNA-Expression auswirken, sind Ernährung und Umweltgifte. Wie man annimmt, stehen epigenetische Faktoren mit einem aggressiveren Krankheitsverlauf in Zusammenhang, indem sie die Immunfunktion, Antioxidantienwege, Entgiftungsmechanismen und weitere Prozesse beeinflussen. Interessanterweise weisen Patienten mit rheumatoider Arthritis auch Veränderungen in der Fäkalflora auf, die vermutlich zum Krankheitsverlauf beitragen (siehe Diskussion unten). Wie Untersuchungen zudem ergeben haben, ähnelt die Flora von eineiigen Zwillingen sich mehr als die von zweieiigen, und zwar unabhängig von anderen Zusatzfaktoren, was darauf hindeutet, dass genetische Faktoren die Art der Bakterienflora eines Menschen durchaus beeinflussen.[3]

Umweltfaktoren

Genetische Studien weisen darauf hin, dass alimentäre und Umweltfaktoren erforderlich sind, damit sich eine rheumatoide Arthritis manifestiert. So reagieren zum Beispiel Toxine im Zigarettenrauch und epigenetische Faktoren miteinander, was den Entzündungsprozess verstärkt und das Risiko einer RA erhöht.[4] Für Raucher ist das Risiko fast achtfach erhöht, wenn sie genetisch anfällig sind, und fast sechzehnfach bei eineiigen Zwillingen. Rauchen erhöht auch das RA-Risiko in der Allgemeinbevölkerung, das Rauchen aufzugeben verringert es.[5] Andere Faktoren wie schlechte Ernährung, mehr als drei Tassen Kaffee am Tag, Silikatexposition und psychische Faktoren können auch eine Rolle bei der Entwicklung der Krankheit spielen und die Schmerzstärke und körperliche Behinderung von RA-Patienten beeinflussen,[6] orale Kontrazeptiva (Antibabypille), der Genuss von Tee (schwarz oder grün) und eine erhöhte Vitamin-D-Aufnahme haben sich hingegen als schützend erwiesen. Weitere Umweltfaktoren wie niedrige Temperatur, hoher Luftdruck und hohe Luftfeuchtigkeit schlagen sich in stärkeren Schmerzen nieder.[7]

Oxidativer Stress

Wie mehrere Studien ergeben haben, weisen Menschen mit sehr niedrigem alimentärem Antioxidantienspiegel das höchste Risiko für rheumatoide Arthritis auf. Niedrige Antioxidantienspiegel können sich durch genetische Faktoren noch verschärfen.[8] Der daraus resultierende oxidative Stress kann durch freie Radikale DNA-Schäden und -Mutationen verursachen, die zur Entwicklung einer RA führen können.[9] Sobald die Krankheit besteht, erhöht sich die Konzentration der freien Radikale in der Gelenkflüssigkeit, und die der Antioxidantien nimmt ab, was die Entzündung und Gelenkzerstörung beschleunigt.

Antikörperbildung

Das Serum der meisten Menschen mit RA enthält einen Rheumafaktor (RF) genannten Antikörper sowie Autoantikörper gegen zyklische citrullinierte Peptide (Anti-CCP). Die Blutspiegel dieser Antikörper entsprechen oft, aber nicht in allen Fällen der Schwere der Arthritissymptome und der Prognose, doch die Antikörper sind nicht direkt für die Gelenkzerstörung verantwortlich. Autoantikörper wurden schon bis zu 10 Jahren vor Ausbruch der klinischen Erkrankung entdeckt, und andere Entzündungsmarker waren bis zu 12 Jahren vor der Diagnose erhöht.[10, 11] Dies legt ein »Modell multipler Schläge« nahe, demzufolge die Krankheit in bestimmten Stadien verläuft, was vielleicht erklärt, warum Autoantikörper schon Jahre vor den klinischen Symptomen vorhanden sind.

Mikrobielle Einflüsse: Infektion und Kreuzreaktivität

Mikroorganismen können im Krankheitsprozess der rheumatoiden Arthritis vielleicht eine Rolle spielen. Dem Ausbruch der RA geht in 8–15 Prozent der Fälle ein erregendes Ereignis wie eine Infektion voraus, und Antimikrobiotika wie Metronidazol, Clotrimazol, Aciclovir, Roxithromycin, Tetracyclin, Sulfasalazin und Minocyclin brachten eine Verbesserung der Symptome und in manchen Fällen sogar eine vollständige Remission mit sich.[12–18] Viele krankheitserregende Organismen wie Epstein-Barr-Virus, Zytomegalovirus, Parvovirus, Rötelnvirus, Mykoplasma, Amöben, *E. coli*, *Proteus*-Bakterien und Influenzavirus AH2N2 wurden mit rheumatoider Arthritis in Verbindung gebracht. Dass in RA-Patienten jedoch kein einzelner mikrobieller Erreger durchgängig isoliert wurde, weist darauf hin, dass durch die Bildung von kreuzreaktiven Antikörpern eine Vielzahl von Organismen direkt oder indirekt am Krankheitsprozess beteiligt ist, die anstelle der infektiösen Organismen die Körperzellen angreifen. Wie gut belegt ist, lösen über ein Dutzend verschiedener Erreger bei genetisch anfälligen Menschen nach einer Magen-Darm-, Harnwegs- oder Atemwegsinfektion eine der RA ähnliche Arthritis aus, und die Erkrankung kann in 15–60 Prozent der Fälle chronisch werden.

Dysbiose und Dünndarmfehlbesiedlung

Vielleicht wichtiger als die spezifischen Krankheitserreger ist der unterschwellige Einfluss der Darmflora auf unser Darmmilieu. Unser Verdauungstrakt enthält mehr Mikroorganismen als unser Körper Zellen, und die Zusammensetzung ihrer Hunderten von Arten wird bekanntermaßen durch die Gene, medizinische Behandlungen, Ernährung und Stress beeinflusst.[19]

Die Bakterienflora unseres Darmtrakts hat einen umfassenden Einfluss auf die Immunfunktion, den Ernährungszustand und die Stressreaktion und kann an vielen Krankheiten beteiligt sein.[20, 21] Wie man vermutet, sind viele dieser Darmfunktionen mit dem Krankheitsprozess der rheumatoiden Arthritis verbunden.

Es ist gut belegt, dass die Fäkalflora bei RA signifikant verändert ist, wobei Bifidobakterien und Bakterien der Gattungen *Bacteroides, Porphyromonas* und *Prevotella* erheblich reduziert sind.[22] Dieser Zustand heißt *Dysbiose*. Wie sich in klinischen Studien zeigte, ergeben Veränderungen der Mikroflora eine Verbesserung.[23, 24] Desgleichen weisen viele RA-Patienten eine bakterielle Dünndarmfehlbesiedlung (SIBO, Small intestinal bacterial overgrowth) auf, in einer Studie 51 Prozent, wobei der Grad der SIBO mit der Symptomschwere und der Krankheitsaktivität in Verbindung stand.[25] Selbst Bakterien des Parodontalgewebes im Mund können eine Rolle spielen. In einer Studie fand man identische DNA von Parodontalbakterien in 100 Prozent der Gelenksflüssigkeitsproben und 83,5 Prozent der Blutproben von RA-Patienten;[26] eine andere Untersuchung stellte eine Korrelation zwischen der Schwere der Parodontose und der Schwere der RA-Symptome fest.[27] Antikörper gegen Parodontalbakterien sind mit einem erhöhten Anti-CCP-Spiegel verbunden und unterstützen die Autoimmunantwort bei RA.[28]

Lebensmittelunverträglichkeiten

10 Prozent der Bevölkerung hat eine Lebensmittelallergie, und für Patienten, die positiv auf Lebensmittelallergien getestet wurden, geht der Verzehr von für sie allergieauslösenden Nahrungsmitteln mit einem Anstieg der Entzündungsmarker im Blut einher.[29, 30] Die Ergebnisse in Lebensmittelallergiestudien bei rheumatoider Arthritis waren widersprüchlich. Zudem muss betont werden, dass Nahrungsmittel-Unverträglichkeitsreaktionen wie Nahrungsmittelintoleranz und -empfindlichkeit nicht antikörpervermittelt sind und sich deshalb nicht beim Antikörpertest zeigen.[31] Dennoch könnten diese Reaktionen mitverursachend sein.

Eine Gruppe, die Untersuchungen zur quantitativen Belastung mit allergenen Lebensmitteln analysierte, fand dabei heraus, dass sich bei Studien mit höher dosierten Lebensmittelantigenen bei 20–40 Prozent der Patienten eine positive Korrelation zwischen rheumatoider Arthritis und Lebensmittelallergien ergab.[32] Dieselben Autoren untersuchten Jejunal- (Leerdarm) und Serumantikörpersekrete von RA-Patienten und verglichen sie mit Kontrollgruppen. Während Serum-Lebensmittelantikörper nicht mit der RA korrelierten, waren im Vergleich zu den Kontrollgruppen bei RA-Patienten Jejunum-IgA, -IgG und vor allem -IgM in Bezug auf fast alle Lebensmittelantigene signifikant erhöht, und die Antikörper wiesen eine wesentliche Kreuzreaktivität mit normalen Körperproteinen auf. Die Forscher schließen daraus, dass RA-Patienten mehrere geringe Überempfindlichkeitsreaktionen haben können und die additive Wirkung zu einer weit gestreuten antikörpervermittelten Zerstörung des Gewebes führen könnte.

Toxine und Bildung von Autoantikörpern

Pestizide, Herbizide und andere synthetische Toxine sind sowohl für RA-Patienten als auch für RA-gefährdete Menschen aufgrund der beeinträchtigten Entgiftungsprozesse besonders problematisch.[33] Eine langsame Entgiftung prognostiziert auch die Schwere der RA.[34]

Auch andere Toxine scheinen bei genetisch anfälligen Patienten ähnliche Autoimmunreaktionen hervorzurufen. Bakterientoxine können sich an die Darmschleimhaut binden und die Bildung von Antikörpern gegen Peptide und normale Gewebeproteine stimulieren.[35] Dieselbe Reaktion wurde durch Gliadinpeptide (aus Getreide, besonders Weizen, Roggen und Gerste), Kasein (ein Milchprotein) und Ethylquecksilber (das Impfstoffadjuvans Thiomersal) angeregt.[36]

Erhöhte Darmdurchlässigkeit

Menschen mit rheumatoider Arthritis weisen eine übermäßige Darmdurchlässigkeit für Nahrungsmittel- und bakterielle Antigene sowie Veränderungen in der Bakterienflora auf.[37–39] Chronische Entzündungen in den Eingeweiden können eine erhöhte Darmpermeabilität verursachen und sind mit Gelenkentzündungen verbunden. Nahrungsmittel-Unverträglichkeitsreaktionen und bakterielle Endotoxine[40] können eine chronische Darmentzündung in erheblichem Maße mitverursachen, wobei nichtsteroidale Antirheumatika (NSARs), die für gewöhnlich bei rheumatoider Arthritis verschrieben werden, diesen Zustand ebenfalls möglicherweise verschlimmern.[41] Allerdings treten bei RA auch unabhängig von der NSAR-Einnahme häufigere Darmentzündungen und eine erhöhte Durchlässigkeit auf.[42] Durch diesen »durchlässigen Darm« (Leaky Gut) können diätetische und im Darm gebildete Antigene und Bakterien der Darmflora leichter in das Blut, die Mesenteriallymphknoten, die Milz und die Nieren gelangen.[43] In Verbindung mit Dysbiose und bakterieller Fehlbesiedlung kann eine erhöhte Darmdurchlässigkeit für bakterielle Endotoxine und Nahrungsmittelantigene eine Immunaktivierung und zirkulierende Immunkomplexe (*circulating immune complexes*, CIC) auslösen, von denen viele in der Synovialflüssigkeit entdeckt wurden und die Gelenkentzündung und -degeneration mitverursachen könnten.

Niedriger Androgenspiegel

Mit der rheumatoiden Arthritis stehen niedrige Androgenspiegel (männliche Sexualhormone) in Zusammenhang. Im Einzelnen wurden bei RA im Frühstadium und bei etablierter RA chronisch niedrige Testosteron- und Dehydroepiandrosteronspiegel (DHEA) gefunden.[44–46] In einer kleinen Studie zeigte eine Testosteronersatztherapie positive Wirkungen bei männlichen RA-Patienten, indem sie den Rheumafaktorspiegel, die Anzahl der betroffenen Gelenke und den NSAR-Gebrauch senkte.[47]

Abnormaler Östrogenspiegel

Im Gegensatz zu Androgenen sind Östrogene (weibliche Geschlechtshormone) möglicherweise an der Aufrechterhaltung der entzündlichen Aktivität aktivierter Immunzellen beteiligt.[48] So hat man entdeckt, dass der Estradiolspiegel bei RA-Patienten höher als bei Kontrollgruppen und stark und positiv mit Entzündungsmarkern verbunden ist. Wie eine Fünfjahresstudie mit 689 Patienten mit ähnlicher Krankheitsdauer und -schwere ergab, war das Geschlecht ein wichtiger Prädiktor für die Remission der RA im Frühstadium. Frauen hatten eine niedrigere Androgen-Östrogen-Ratio und wiesen nach 2 und 5 Jahren häufiger eine schwere Erkrankung sowie 16–22 Prozent weniger Remissionen als Männer auf. Dies ließ sich nicht durch andere Unterschiede zwischen den Gruppen erklären, einschließlich Krankheitsdauer, Alter oder angewandte Behandlungen.[49]

Therapeutische Erwägungen

Die medizinische Standardtherapie ist begrenzt, weil sie übermäßig auf Medikamenten zur Unterdrückung des Krankheitsprozesses und seiner Symptome beruht, ohne die komplexen zugrunde liegenden Ursachen dieser Krankheit zu behandeln.[50] Die Wirkungen und Nebenwirkungen dieser Medikamente verschlimmern jedoch tatsächlich viele Faktoren, die zum Krankheitsprozess beitragen; zudem besitzen die Medikamente signifikante eigene Morbiditäts- und Mortalitätsrisiken. Medikamentöse Therapien lassen sich in der Regel in drei Kategorien einteilen: nichtsteroidale Antirheumatika (NSARs), langwirksame Antirheumatika (LWAR oder DMARD, *disease-modifying anti-rheumatic drugs*) und Biologika.

Nichtsteroidale Antirheumatika und Cyclooxygenasehemmer

NSARs unterdrücken Symptome und beschleunigen gleichzeitig Faktoren, die den Krankheitsprozess fördern. Während NSARs die Symptome lindern, indem sie die Entzündung verringern, können sie die Knorpelbildung hemmen und tatsächlich die Zerstörung der Gelenke fördern.[51, 52] Darüber hinaus unterstützen sie mehrere Faktoren, von denen man annimmt, dass sie zum Krankheitsprozess der rheumatoiden Arthritis beitragen, indem sie die Hyperpermeabilität des Magen-Darm-Traktes, Dysbiose (Veränderung der normalen Darmflora), freie Radikale in der Gelenkflüssigkeit und bakterielle Fehlbesiedlung steigern.[53, 54] NSARs verursachen auch schwere Nebenwirkungen im Magen-Darm-Trakt, einschließlich Geschwüren, Blutungen und Perforationen. Einer Studie zufolge führte dies allein bei Arthritispatienten in einem Jahr zu 107 000 Krankenhausaufenthalten und 16 500 Todesfällen.[55]

Um die gastrointestinale Toxizität zu verringern, werden NSARs manchmal zusammen mit säurehemmenden Medikamenten verabreicht. Diese helfen, Schäden im oberen Magen-Darm-Trakt zu reduzieren, verursachen aber letztlich zusätzliche Probleme, darunter niedrigere Salzsäurewerte im Magen (was zu einer beeinträchtigten Nahrungsverdauung und damit zu mehr Lebensmittelallergien führt) und Dünndarmfehlbesiedlung (ein weiterer Faktor, der zum Krankheitsprozess der RA beiträgt).[56]

Neuere NSARs wie der Cyclooxygenasehemmer Celebrex sind magenfreundlicher, schützen den unteren Magen-Darm-Trakt aber nicht vollständig vor Verletzungen und sind mit negativen kardiovaskulären Ereignissen verbunden.[57, 58] Da RA-Patienten bereits ein erhöhtes Risiko für Herz-Kreislauf-Erkrankungen haben, sind diese Medikamente möglicherweise nicht für den allgemeinen Gebrauch durch Patienten mit rheumatoider Arthritis geeignet.[59] Darüber hinaus sind alle Medikamente auch nierentoxisch, und ihr chronischer hochdosierter Einsatz bei Arthritispatienten erhöht das Risiko für Nierenversagen.[60]

Corticosteroide

Corticosteroidmedikamente wie Prednison sind in der Regel Patienten vorbehalten, die nicht auf eine NSAR-Therapie ansprechen. Indem sie die Entzündungsreaktion, einschließlich Produktion und Sekretion von Entzündungsmediatoren wie Histamin, Prostaglandinen und Leukotrienen, vollständiger blockieren, unterdrücken sie nicht nur Entzündungen, sondern auch die normale Immunantwort. Diese Medikamente können bei der Behandlung akuter Symptome von großem Nutzen sein, werden aber bei längerer Einnahme problematisch. Corticosteroide sind mit häufigeren schweren Infektionen (die einen Krankenhausaufenthalt erfordern) und einer erhöhten Sterblichkeit verbunden. Selbst kleine Dosen (bis zu 7,5 Milligramm Prednison oder ein Äquivalent) bergen bei langfristiger Anwendung ein erhöhtes Infektions- und Sterberisiko. Eine Studie ergab, dass sich das Mortalitätsrisiko bei Probanden nach einem Jahr um 14 Prozent und nach mehr als 10 Jahren Anwendung um 49 Prozent im Vergleich zu RA-Patienten erhöhte, die nicht mit niedrig dosierten Corticosteroiden behandelt wurden.[61]

Zu den häufigen Nebenwirkungen des Langzeitkonsums, die sich negativ auf die RA auswirken, gehören schwere Knorpelschäden, Osteoporose, erhöhte Darmdurchlässigkeit und Herz-Kreislauf-Erkrankungen.[61–65] Darüber hinaus ist das Risiko von Magengeschwüren und Magen-Darm-Blutungen bei Patienten, die bereits NSARs nehmen, bei gleichzeitiger Anwendung von Corticosteroiden stark erhöht. Eine weitere Nebenwirkung ist Schlaflosigkeit, für die RA-Patienten anfälliger sind als die allgemeine Bevölkerung.[66] Tatsächlich kam eine Studie zu dem Schluss, dass die bleierne Müdigkeit von RA-Patienten möglicherweise eher eine Folge von Schlafstörungen denn ein unspezifisches Symptom der Krankheit ist.[67] Darüber hinaus sind Depressionen eine häufige Nebenwirkung von Prednison und kommen zudem häufig bei Patienten mit chronischen Schmerzen vor, die durch Krankheiten wie rheumatoide Arthritis verursacht werden. RA-Patienten, die an Depressionen leiden, haben schlechtere Ergebnisse als nichtdepressive Patienten, was mit ein Grund gegen die Verwendung von Corticosteroiden ist.[68]

Langwirksame Antirheumatika

Die früher nur schweren Fällen vorbehaltenen langwirksamen oder krankheitsmodifizierenden Antirheumatika (LWAR oder DMARD, *disease-modifying antirheumatic drugs*) werden bei konventionellen Behandlungsansätzen heute als Erstlinientherapie eingesetzt. Methotrexat, das das beste Verhältnis von Wirksamkeit und Toxizität aufweist, ist das am häufigsten verwendete Medikament.[69] Es wurde ursprünglich als Chemotherapeutikum verwendet und wirkt immununterdrückend, indem es die Bildung von weißen Blutkörperchen reduziert. Zu den schwereren Nebenwirkungen von Methotrexat gehören Magen-Darm-Geschwüre, schwere Knochenmarkssuppression, häufige Infektionen, erhöhtes Krebsrisiko und Schäden an Lunge, Leber oder Nieren. Andere Medikamente dieser Klasse, wie Hydroxychloroquin (Plaquenil), Azathioprin, Cyclophosphamid und Leflunomid, haben ähnliche und manchmal noch schwerere Nebenwirkungen. Viele Patienten setzen die Langzeittherapie mit LWARs aufgrund der Nebenwirkungen oder mangelnder Wirksamkeit möglicherweise nicht über die ersten Jahre hinaus fort. Es gibt jedoch Hinweise darauf, dass der Beginn einer LWAR-Einnahme innerhalb der ersten 3 Monate der Diagnose mit einem verminderten Risiko einer Gelenkserosion verbunden ist. Daher werden Patienten, bei denen eine RA-Diagnose vorliegt, nun meist mit – einzelnen und immer mehr auch kombinierten – LWARs und eventuell zusätzlichen Medikamenten gegen die Nebenwirkungen behandelt.

Krankheitsmodifizierende antirheumatische Biologika

Neuere biologische Wirkstoffe sind Infliximab, Etanercept und Adalimumab. Andere Mitglieder dieser Klasse sind Tocilizumab und Abatacept. Diese Medikamente sind nicht wirksamer als Methotrexat, wenn sie als einziges Heilmittel eingesetzt werden. In einer Analyse von Vergleichsstudien erwies sich jedoch die Kombination dieser Medikamente mit Methotrexat als wirksamer als die Gabe von Methotrexat allein, vor allem bei anfänglich schwerer rheumatoider Arthritis.[70] Leider wird eine medikamentenfreie Remission noch immer nur sehr selten erreicht, und die meisten Patienten erleben eine höhere Krankheitsaktivität, wenn sie die Medikamente absetzen. Auch biologische Wirkstoffe bergen erhebliche Gesundheitsrisiken, einschließlich Infektionen, Anämie und möglicherweise einer Beschleunigung der Atherosklerose.[71, 72]

Ernährung

Wie Bevölkerungsstudien gezeigt haben, tritt die rheumatoide Arthritis in Gesellschaften mit westlicher Ernährung häufiger auf.[73] Eine Ernährung mit Bio-Vollwertkost mit viel Gemüse und Ballaststoffen und wenig Zucker, Fleisch, raffinierten Kohlenhydraten, gesättigten Fettsäuren und Zusatzstoffen scheint einen gewissen Schutz vor einer RA-Entwicklung zu bieten und bei der Behandlung vielversprechend zu sein.[74–79]

Nahrungsmittelunverträglichkeitsreaktionen

Wie sich gezeigt hat, wirkt sich bei einigen Menschen mit rheumatoider Arthritis die Vermeidung von Lebensmittelallergenen oder reaktiven Lebensmitteln signifikant heilsam aus.[79–82] In einer Studie gehörten zu den häufigsten Auslösern Mais (56 Prozent), Weizen (54 Prozent), Speck/Schwein (39 Prozent), Orangen (39 Prozent), Milch oder Hafer (37 Prozent), Roggen (34 Prozent), Eier, Rindfleisch und Kaffee (32 Prozent), Malz (27 Prozent), Käse oder Grapefruit (24 Prozent), Tomaten (22 Prozent), Erdnüsse oder Rohrzucker (20 Prozent) sowie Butter, Lamm, Soja oder Zitrone (17 Prozent). Von den Teilnehmern, die weiterhin die für sie reaktiven Lebensmittel eliminierten, fühlten sich 19 Prozent ohne Medikamente in bis zu 5 Jahre langen Folgeperioden gut.[83]

Eliminations- und Provokationsdiäten sind Methoden, auslösende Lebensmittel zu ermitteln, die bei jedem Patienten unterschiedlich sein können. Bei einigen Studien, die den Nutzen einer diätetischen Intervention nicht belegen, erhielt die gesamte Versuchsgruppe die gleiche hypoallergene Ernährung, die nicht auf die besondere Empfindlichkeit oder Sensibilität jedes einzelnen Teilnehmers zugeschnitten war.

Heilfasten

Patienten mit rheumatoider Arthritis haben in der Vergangenheit vom Fasten profitiert. 3- bis 5-tägiges Kurzzeitfasten wird bei akuten Anfällen empfohlen, um eine erhebliche Verringerung von Gelenkschmerzen, Schwellungen, Morgensteifigkeit und anderen RA-Symptomen zu erreichen.[84] Mit dieser naheliegenden Methode, reaktive Lebensmittel auszusondern, erzielt man noch bessere Effekte als mit der Allergenelimination. Fasten erhöht das DHEA im Serum, verringert die Entzündungsmediatoren[85] und wirkt sich positiv auf die Darmdurchlässigkeit aus.[86] Auch längeres, bis zu 10-tägiges Fasten mit Säften, Brühe und Wasser hat sich als wirksam erwiesen.[87] Weitere Informationen zur diätetischen Reinigung finden Sie im Kapitel »Entgiftung und innere Reinigung«.

Vegetarische Ernährung

Eine überwiegend vegetarische Ernährung bei der Behandlung von rheumatoider Arthritis wird durch die medizinische Literatur erheblich gestützt. Eine 13-monatige kontrollierte Studie begann mit 7- bis 10-tägigem Fasten und ging dann zu vegetarischer Ernährung über.[88] Während des Fastens wurden Kräutertees, Knoblauch, Gemüsebrühe, Kartoffel-Petersilie-Sud sowie Karotten-, Rüben- und Selleriesaft verzehrt. Danach wurde alle 2 Tage ein weiteres Nahrungsmittel hinzugenommen, und alle Lebensmittel, die die RA-Symptome verschlimmerten, wurden eliminiert. Im Vergleich zur Kontrollgruppe zeigte die Behandlungsgruppe signifikante Verbesserungen, die auch beim 1-jährigen Follow-up bei den Patienten weiterhin bestanden, welche die Diät fortgeführt hatten. Diese Studie unterstützte die positiven Ergebnisse früherer Untersuchungen über Kurzzeitfasten und anschließende vegetarische Ernährung. Der systematische Überblick der zusammengefassten Daten ergab eine statistisch und klinisch signifikante positive Langzeitwirkung.[89–91] Eine vegetarische Diät eliminiert nicht nur Allergien, sondern ist auch mit einer höheren Ballaststoffaufnahme und einer verbesserten Darmflora verbunden, bewirkt eine Reduzierung der Antikörper gegen Organismen, die vermutlich mit RA in Verbindung stehen, und von Dünndarmfehlbesiedlung sowie eine Verbesserung der RA-Symptome.[92] Weitere Veränderungen sind eine erhöhte Kaliumaufnahme (was zu einer verbesserten Biosynthese und Freisetzung von Cortisol führen kann) und eine vorteilhafte Zufuhr von Fettsäuren und Antioxidantien.

Mittelmeerdiät

In einer Studie ergab sich bei Patienten mit etablierter rheumatoider Arthritis, die sich 12 Wochen lang nach dem Vorbild der mediterranen Diät ernährten, eine Verringerung der Entzündungsaktivität, eine Steigerung der körperlichen Funktion und eine verbesserte Vitalität.[93, 94] Die Mittelmeerdiät gleicht mit ihrem hohen Anteil an frischen pflanzlichen saisonalen Lebensmitteln einer vegetarischen Ernährung; sie beinhaltet zudem Fisch und Geflügel, in geringen bis moderaten Mengen rotes Fleisch sowie in moderaten Mengen Milchprodukte und Rotwein. Darüber hinaus dient Olivenöl als Hauptquelle für Lipide. Verschiedene Arten von Nahrungsfetten können die rheumatoide Arthritis entweder lindern oder verschlimmern, indem sie den Eicosanoidstoffwechsel beeinflussen.[93, 95] Sowohl die vegetarische als auch die mediterrane Ernährung sind grundsätzlich arm an gesättigten Fetten und Arachidonsäure, dem Vorläufer der entzündlichen Serie-II-Prostaglandine und Leukotriene, und reich an Gamma- und Alpha-Linolensäure, den Vorläufern der entzündungshemmenden Serie-I- und Serie-III-Prostaglandinen. Der Verzehr von Kaltwasserfischen wie Sardellen, Makrelen, Hering, Sardinen und Lachs, die reich an Eicosapentaensäure (EPA) und Docosahexaensäure (DHA) sind, fördert zusätzlich entzündungshemmende Prostaglandine.

Eine bevölkerungsbezogene Fall-Kontroll-Studie an Frauen, die im Raum Seattle leben, verglich den Fischkonsum in 324 RA-Fällen mit 1245 Kontrollfällen.[96] Der Verzehr von gegrilltem oder gebackenem Fisch war mit einem dosisabhängig verringerten Risiko für rheumatoide Arthritis verbunden. Dies kann einige der entzündungshemmenden Effekte der mediterranen Ernährung erklären, die Fisch, aber relativ wenig Fleisch beinhaltet. Durch die Fleischvermeidung wird nicht nur entzündungsfördernde Arachidonsäure aus der Ernährung eliminiert, sondern auch ein potenzielles Nahrungsmittelallergen: Wie mehrere Studien ergeben haben, reagieren RA-Patienten häufig auf Fleisch, besonders Rind- und Schweinefleisch, allergisch.[97, 98] Des Weiteren erbringt der Verzehr von Olivenöl zusätzliche positive Effekte bei rheumatoider Arthritis, die unter anderem in einer antioxidativen und entzündungshemmenden Wirkung, kompetitiver Hemmung von Omega-6-Fettsäuren, Schmerzreduktion, verminderter Morgensteifigkeit und einer verbesserten Bewertung der Gesamtgesundheit durch die Patienten bestehen.[99] Darüber hinaus scheinen diese Effekte durch die Verwendung von Fischöl noch steigerbar zu sein.

Antioxidantien

Die andauernde Bildung von freien Radikalen in arthritischen Gelenken fördert die Gelenkdegeneration, erschöpft die Antioxidationssysteme und kann zu niedrigen Antioxidantienwerten führen, die bei RA-Patienten häufig auftreten.[100] Die Bedeutung einer an frischem Obst und Gemüse reichen Ernährung bei der diätetischen Behandlung von RA kann nicht genug betont werden. Sie sind die besten Quellen für Antioxidantien, wie Vitamin C, Carotinoide, Vitamin E, Selen und Bioflavonoide, die gesunde Gelenke fördern, indem sie Entzündungen neutralisieren und Kollagenstrukturen fördern. Antioxidantien wirken synergistisch in Systemen – Vitamin C ist zum Beispiel für die Regenerierung von Vitamin E erforderlich –, was erklären kann, warum systematische Überprüfungen nicht einzelne Antioxidantien für wirksam befanden, sondern den Nutzen von antioxidantienreichen Diäten dokumentierten. Der Gehalt von Antioxidantien in der vegetarischen und Mittelmeerdiät trägt mit ziemlicher Sicherheit zu deren Wirksamkeit bei der Behandlung von rheumatoider Arthritis bei.

Nahrungsergänzungsmittel

Blut- und Gewebeproben von RA-Patienten ergaben einen Mangel an vielen Nährstoffen, einschließlich Magnesium, Folsäure, Vitamin B_{12}, Vitamin B_6, Zink und Selen.[101–106] Dazu können viele Faktoren beitragen, so eine verringerte Nährstoffaufnahme bei RA-Patienten, eine verminderte Absorption aufgrund einer beeinträchtigten Darmfunktion, ein gesteigerter Verbrauch von antioxidativen Nährstoffen aufgrund von vermehrtem oxidativem Stress und eine erhöhte Ausscheidung von Nährstoffen aufgrund von Stress und Medikamenten. Die wenigen Studien erbrachten widersprüchliche Ergebnisse; zudem wiesen systematische Übersichtsarbeiten nicht den Nutzen einer Supplementierung einzelner Nährstoffe nach. Es ist jedoch fast sicher, dass eine multifaktorielle Erkrankung wie die rheumatoide Arthritis einen facettenreichen Behandlungsansatz und keine Nährstoffmonotherapie erfordert. Es erscheint sinnvoll, sicher und zumindest hypothetisch wirksam, mehrere Nährstoffmängel gleichzeitig zu beheben.

Dies ist ein wesentlicher konzeptioneller Unterschied zur konventionellen Medizin, bei der typischerweise ein einzelnes Medikament gegeben wird, um ein Enzymsystem zu hemmen oder zu vergiften, um die Bildung von Entzündungsmediatoren oder eines anderen Mechanismus im Krankheitsprozess einzudämmen. In der Naturheilkunde arbeiten wir daran, die vielen Dysfunktionen zu normalisieren, die zusammen die Krankheit verursachen. Einzelne Naturheilverfahren sind selten in der Lage, alle physiologischen Bedürfnisse einer Person zu erfüllen. Ein umfassender Ansatz, der alle oder zumindest die meisten Ursachen anspricht, ist immer viel wirksamer. Leider wird praktisch die gesamte Nährstoffforschung an einzelnen Wirkstoffen durchgeführt. Basierend auf unserer jahrzehntelangen klinischen Erfahrung können wir Ihnen mit Sicherheit sagen, dass der umfassende naturmedizinische Ansatz, der Ernährung, Lebensstil und Nahrungsergänzungsmittel kombiniert, weitaus effektiver ist als Einzelmittel. Da sich die meiste verfügbare Forschung jedoch nur auf einzelne Substanzen bezieht, decken wir hier spezifische Nährstoffe ab, die sich in einigen klinischen Studien zur rheumatoiden Arthritis als unzureichend vorhanden und/oder förderlich erwiesen haben.

Selen und Vitamin E

Diese Nährstoffe wirken zusammen daran, die Bildung von Entzündungsstoffen zu reduzieren und die Gewebeschädigung durch freie Radikale unter Kontrolle zu bringen. Klinische Studien haben keine Verbesserung der rheumatoiden Arthritis durch eine Selensupplementierung nachgewiesen; eine klinische Studie ergab jedoch eine positive Wirkung von Selen in Kombination mit Vitamin E.[107, 108] In einer weiteren randomisierten, kontrollierten Studie zeigten Patienten mit diagnostizierter Arthritis, die zweimal täglich 600 Milligramm Vitamin E einnahmen, eine signifikante Schmerzlinderung, aber keine Veränderungen bei den klinischen und biochemischen Entzündungsindikatoren.[109] Eine Übersicht über fünf Studien erbrachte jedoch keine schlüssigen Beweise für den Nutzen von Vitamin-E- oder die Selensupplementierung allein.[107] Um förderlich zu wirken, müssen beide Nährstoffe bereitgestellt werden.

Zink

Zinkmangel ist bei RA-Patienten weitverbreitet und kann sie für erhöhte Entzündungswerte anfällig machen. Niedrigere Plasmazinkspiegel sind mit höheren Werten von entzündlichen Verbindungen im Blut verbunden.[110] Zink hat auch antioxidative Effekte und ist ein Kofaktor für das Enzym Superoxiddismutase (SOD). Patienten, die Corticosteroide einnehmen, können ein erhöhtes Risiko für Zinkmangel haben, da diese Medikamente nachweislich das Zink im Plasma verringern und die Ausscheidung dieses Elements über den Urin erhöhen.[111] Mehrere Studien haben eine leichte therapeutische Wirkung der Zinksupplementierung bei RA-Patienten gezeigt.[112–114]

Mangan und Superoxiddismutase

Mangan ist im antioxidativen Enzym Superoxiddismutase (SOD) enthalten, das Schäden durch das giftige Sauerstoffmolekül Superoxid verhindert. Patienten mit rheumatoider Arthritis haben einen Mangel an manganhaltigem SOD.[115] Die injizierbare Form dieses Enzyms hat sich bei der Behandlung von RA als wirksam erwiesen;[116] es wurde allerdings nicht nachgewiesen, dass eine orale Supplementierung dieses Enzyms den SOD-Spiegel im Gewebe beeinflusst.[117] Wie sich jedoch zeigte, erhöht eine orale Mangansupplementierung die SOD-Aktivität.[118] Auch wenn keine klinischen Studien in Bezug auf die Wirksamkeit von Mangan bei der Behandlung der rheumatoiden Arthritis durchgeführt wurden, scheint es aufgrund der niedrigen Manganspiegel bei Patienten mit RA sowie seiner biochemischen Funktionen durchaus indiziert zu sein.

Vitamin C

Bei RA-Patienten ist die Konzentration des wichtigen Antioxidans Vitamin C in weißen Blutkörperchen und im Plasma signifikant verringert.[119] Eine Supplementierung mit Vitamin C erhöht die SOD-Aktivität, verringert den Histaminspiegel und hat eine entzündungshemmende Wirkung.[120, 121] Eine Interventionsstudie mit der Mittelmeerdiät, die eine negative Korrelation zwischen dem Plasma-Vitamin-C-Spiegel und der RA-Krankheitsaktivität zeigte,[122] wurde durch eine andere Studie bestätigt, bei der höhere Vitamin-C-Spiegel mit niedrigeren Entzündungsmarkern wie CRP verbunden waren.[123]

Pantothensäure

Wie sich gezeigt hat, ist der Pantothensäuregehalt im Blut bei RA-Patienten niedriger als bei normalen Kontrollgruppen und korreliert umgekehrt mit der Krankheitsaktivität.[124] Eine Korrektur des niedrigen Pantothensäurespiegels führt zu einer gewissen Linderung der RA-Symptome. In einer Doppelblindstudie stellten Patienten, die täglich 2 Gramm Calciumpantothenat erhielten, eine subjektive Verbesserung der RA-Symptome fest.[125] Dazu gehörten Verbesserungen bei der Dauer der Morgensteifigkeit, dem Grad der Behinderung und der Schwere der Schmerzen.

Pyridoxin (Vitamin B_6)

Es besteht ein deutlicher Zusammenhang zwischen einem niedrigen Vitamin-B_6-Blutspiegel und RA-Entzündungindikatoren, stärkerer Behinderung, Schmerzen, Müdigkeit und geschwollenen Gelenken.[126] Dabei wurde ein niedriger Pyridoxinspiegel nicht auf eine zu geringe Zufuhr des Vitamins zurückgeführt, sondern auf anhaltende chronische Entzündungsprozesse, durch die sich das Pyridoxin schneller verbraucht. Auch erhöhte Homocysteinwerte – ein Risikofaktor für Herzerkrankungen – wurden bei RA-Patienten festgestellt und mit einem niedrigen Vitamin-B_6-Status in Verbindung gebracht.[127]

Kupfer

Kupferarmbänder sind ein altes Hausmittel, das sich bis zu einem gewissen Grad wissenschaftlich belegen lässt, wie eine in Australien durchgeführte Doppelblindstudie ergab. Vermutlich wird Kupfer über die Haut aufgenommen und zu einer anderen Verbindung chelatisiert, die entzündungshemmend wirkt.[128] Es wird auch bei der Superoxiddismutase verwertet. Ein Mangel dieses Spurenelements kann zu einer signifikanten Anfälligkeit für Schäden durch freie Radikale als Folge eines gesunkenen SOD-Wertes führen. Eine übermäßige Aufnahme von Kupfer kann allerdings schädlich sein.[129]

Vitamin D

Bevölkerungsbezogene Studien deuten auf einen signifikanten Zusammenhang zwischen Vitamin-D-Mangel und einem vermehrten Auftreten von rheumatoider Arthritis und einigen anderen Autoimmunerkrankungen hin.[130] Eine Studie ermittelte einen niedrigeren Vitamin-D-Spiegel und eine höhere Inzidenz von RA in nordeuropäischen Ländern im Vergleich zu südeuropäischen. Sowohl in Nord- als auch in Südeuropa korrelierten niedrige 25(OH)-Vitamin-D-Spiegel jedoch signifikant mit schwereren RA-Symptomen.[131]

Pankreasenzyme und Salzsäure

Eine beeinträchtigte Verdauung durch unzureichende Sekretion von Bauchspeicheldrüsenenzymen und/oder Salzsäure, wie sie bei RA-Patienten häufig vorkommt, kann beim Krankheitsprozess wesentlich mitwirken.[132, 133] Dadurch werden nicht nur Nährstoffe schlecht assimiliert, sondern es können auch unvollständig verdaute Lebensmittelmoleküle inadäquat aufgenommen werden, was eine Immunantwort (zum Beispiel Nahrungsmittelallergie) stimuliert. In einer Studie war bei 80 Prozent der unbehandelten RA-Patienten die Magensäureproduktion reduziert.[134] Magensäure spielt auch eine Rolle beim Schutz vor Infektionen, sodass Menschen, die zu wenig Salzsäure produzieren, für Dünndarmfehlbesiedlung (*small bowel bacterial overgrowth,* SIBO) anfällig sein können. Die Hälfte der RA-Patienten mit unzureichender Salzsäuresekretion hat auch SIBO, und die Wiederherstellung des gastrischen pH-Werts kann helfen, die Fehlbesiedlung aufzulösen. Informationen zur Salzsäuresupplementierung finden Sie im Kapitel »Verdauung und Ausscheidung«.

Neben ihrer Rolle bei der Unterstützung der Verdauung können Pankreasenzyme zusätzlich nützen, wenn sie zwischen den Mahlzeiten eingenommen werden. Besonders die proteinverdaulichen Enzyme (Proteasen) reduzieren nachweislich den Spiegel von zirkulierenden Immunkomplexen bei rheumatoider Arthritis und anderen Autoimmunerkrankungen.[135, 136] Da klinische Verbesserungen in der Regel mit einer Abnahme des Immunkomplexniveaus korrespondieren, ist die proteolytische Enzymergänzung sehr wichtig.

Probiotika

Eine probiotische Supplementierung kann das Immunsystem positiv modulieren, Entzündungen reduzieren und das Wachstum von mit rheumatoider Arthritis verbundenen Organismen eindämmen.[137] Eine kleine Humanstudie mit *Lactobacillus rhamnosus GG* erbrachte keinen klinischen Nutzen; eine aktuelle Studie mit *Bacillus coagulans GBI-30, 6080* ergab jedoch im Vergleich zu einem Placebo eine statistisch signifikante Verbesserung auf der Schmerzskala.[138] Die Behandlung führte auch zu einer stärkeren Verbesserung der allgemeinen Patientenbewertung, der selbstbewerteten Behinderung, beim CRP, der Fähigkeit, 2 Meilen zu gehen, und der Teilnahme an täglichen Aktivitäten.[139]

Omega-3-Fettsäuren

Viele veröffentlichte Studien dokumentieren die Wirksamkeit einer Fischölsupplementierung bei rheumatoider Arthritis.[140–147] Wie sich in diesen Studien zeigte, ließ sich durch die Supplementierung der langfristige Gebrauch von NSARs effektiv verringern. Eine kürzlich durchgeführte sehr detaillierte Untersuchung kam zu dem Schluss, dass es überzeugende Beweise für ihren Nutzen bei RA gibt; dazu gehören eine kürzere Dauer der Morgensteifigkeit, eine Verringerung der Anzahl der empfindlichen oder geschwollenen Gelenke, der Gelenkschmerzen, der Dauer der Erschöpfung und der Entzündungsmarker im Serum.[147] Die Supplementierung aus kombinierter EPA und DHA muss möglicherweise mindestens 12 Wochen lang bei einer Mindestdosis von 3 Gramm pro Tag erfolgen, ehe eine Wirkung ersichtlich wird. Darüber hinaus kann Fischöl Patienten mit rheumatoider Arthritis auch deshalb zugutekommen, weil es das kardiovaskuläre Risiko senkt. Dabei ist es wichtig, ein Produkt auszuwählen, das streng auf Verunreinigungen durch Schwermetalle, polychlorierte Biphenyle (PCBs), Dioxine und Lipidperoxide getestet wurde. Zudem lassen sich die positiven Wirkungen einer Supplementierung mit Omega-3-Fettsäure erheblich steigern, wenn zugleich Arachidonsäurelieferanten wie rotes Fleisch und Milchprodukte deutlich reduziert werden.

Pflanzliche Arzneimittel

Viele Pflanzen besitzen eine signifikante entzündungshemmende Wirkung und sind bei der Behandlung der rheumatoiden Arthritis förderlich. Die folgenden Pflanzen werden vorgeschlagen, weil ihr Nutzen durch einen historisch langen Gebrauch und durch Forschungen stärker belegt ist.

Curcumin

Curcumin, das gelbe Pigment der Kurkuma *(Curcuma longa)*, besitzt eine hervorragende entzündungshemmende und antioxidative Wirkung und hat sich bei akuten Entzündungsmodellen als ebenso wirksam erwiesen wie Cortison oder Phenylbutazon.[148] In einer klinischen Doppelblindstudie zu rheumatoider Arthritis wurden Curcumin (1200 Milligramm pro Tag) und Phenylbutazon (300 Milligramm pro Tag) miteinander verglichen.[149] Die Verbesserungen hinsichtlich der Dauer der Morgensteifigkeit und der Gehzeit sowie bei der Gelenkschwellung waren in beiden Gruppen vergleichbar. Darüber hinaus ist Phenylbutazon mit erheblichen Nebenwirkungen verbunden, wohingegen Curcumin keine Nebenwirkungen zeigte. Bemerkenswerterweise hat Curcumin keine direkte schmerzlindernde Wirkung, sondern verringert Schmerzen, indem es die Entzündungsfaktoren, die die Schmerzen verursachen, reduziert.

Bei Curcumin war die Aufnahme allerdings problematisch, die jedoch bei einer Reihe von Verfahren und Produkten verbessert wurde. Zu den ersten Verfahren gehörte die Verwendung der Verbindung Piperin, die in schwarzem Pfeffer enthalten ist.[150] In einem neueren, verbesserten Verfahren wird Curcumin mit Sojaphospholipiden verbunden; das so entstandene Produkt wird unter dem Namen Meriva verkauft.[151] In Tierstudien zur Curcuminabsorption waren die Curcuminhöchstspiegel im Plasma nach Verabreichung von Meriva fünfmal höher als nach der Gabe von normalem Curcumin. Studien mit einer anderen weiterentwickelten Form von Curcumin, Theracurmin, zeigen sogar eine noch höhere Absorption (27-fach im Vergleich zu normalem Curcumin).[152]

Bromelain

Als Bromelain bezeichnet man eine Mischung von Enzymen, die in der Ananas vorkommen. Seit 1957 sind mehr als 200 wissenschaftliche Abhandlungen in der Forschungsliteratur erschienen, die für Bromelain eine Vielzahl von positiven Wirkungen dokumentieren, unter anderem eine Entzündungsreduktion bei rheumatoider Arthritis.[153, 154] Ein Großteil der Wirkung ist auf die Aktivierung von Verbindungen zurückzuführen, die die entzündungsinduzierte Fibrinmatrix (eine Art internes Narbenprotein), die zu einer unzureichenden Gewebsdrainage und Schwellung führt, abbauen. Bromelain blockiert auch die Produktion von Kininen. Diese Verbindungen entstehen bei Entzündungen, verstärken die Schwellungen und verursachen Schmerzen. Ein proteinverdauliches Enzymprodukt, das Bromelain, Papain (ein Enzym aus der Papaya) sowie Trypsin und Chymotrypsin (Pankreasenzyme von Schweinen) enthält, verringerte nachweislich einen erhöhten TGF-Spiegel (*Transforming Growth Factor,* transformierender Wachstumsfaktor).[155] Dieser Entzündungsmarker ist mit dem Fortschreiten der Gelenkzerstörung bei RA verbunden.[156]

Ingwer

Ingwer *(Zingiber officinalis)* enthält Antioxidantien und wirkt entzündungshemmend, indem er die Bildung mehrerer verschiedener Entzündungsmediatoren verhindert. In einer vorläufigen klinischen Studie mit sieben RA-Patienten, bei denen konventionelle Medikamente nur eine vorübergehende oder teilweise Linderung bewirkt hatten,[157] wurden alle Probanden mit Ingwer behandelt. Ein Teilnehmer nahm täglich 50 Gramm leicht gekochten Ingwer ein, die anderen sechs entweder 5 Gramm frischen Ingwer oder 0,1–1 Gramm Ingwerpulver. Trotz der unterschiedlichen Dosierung berichteten alle Patienten von einer deutlichen Verbesserung, einschließlich Schmerzlinderung, Gelenkmobilität sowie Rückgang der Schwellung und Morgensteifigkeit.

Im Anschluss an diese Studie wurden 28 Patienten mit rheumatoider Arthritis, 18 mit Arthrose und 10 mit Muskelbeschwerden, die 3–30 Monate lang 500–4000 Milligramm Ingwerpulver eingenommen hatten, evaluiert.[158] Auf Basis klinischer Beobachtungen wurde berichtet, dass 75 Prozent der Patienten mit Arthrose (entweder RA oder Arthrose) und 100 Prozent der Patienten mit Muskelbeschwerden eine Linderung bei Schmerzen oder Schwellungen erfuhren und dass die Effekte dosisabhängig waren.

Frischer Ingwer enthält höhere Mengen Gingerol und eine Protease, die möglicherweise ähnlich entzündungshemmend wirkt wie Bromelain; es könnte deshalb bei der RA-Behandlung wirksamer sein als getrocknete Präparate.[159] In den meisten Studien wurde ein Gramm Ingwerpulver verwendet, eine relativ geringe Dosis im Vergleich zu den durchschnittlichen 8–10 Gramm, die in Indien täglich pro Kopf konsumiert werden. Eine tägliche Dosis von 2 bis 4 Gramm Ingwerpulver ist sicher und kann bei rheumatoider Arthritis wirksam sein. Diese Menge entspricht etwa 20 Gramm oder einer circa 1,3 Zentimeter dicken Scheibe frischem Ingwer. In diesen Mengen kann Ingwer leicht als Zutat in frischen Frucht- oder Gemüsesäften in die Ernährung integriert werden.

Sport

Bewegung kann die Kraft und Leistungsfähigkeit verbessern und zugleich den Bewegungsumfang von RA-Patienten erhalten. Darüber hinaus senkt sie das kardiovaskuläre Risiko, die RA-Krankheitsaktivität und die systemische Entzündung.[160] Patienten mit ausgeprägter Erkrankung sollten mit progressiven, passiven Bewegungs- und isometrischen Übungen beginnen und schrittweise aktive Bewegungs- und isotonische Übungen einführen. Eine randomisierte, kontrollierte Studie untersuchte die Auswirkungen von hochintensiven Übungen bei mehr als 300 Patienten mit rheumatoider Arthritis. Die Teilnehmer erhielten entweder eine Standardphysiotherapie oder ein intensives Trainingsprogramm über 2 Jahre. Während es keine Röntgennachweise für eine erhöhte Schädigung der großen Gelenke gab, außer möglicherweise bei Patienten, die bereits erhebliche Ausgangsschäden hatten, verbesserte die hochintensive Bewegung sowohl die Funktionsfähigkeit als auch die Stimmung und sorgte für Wohlbefinden.[161]

Hydrotherapie

Um die Steifheit und die Schmerzen zu lindern, die Muskeln zu entspannen und den Bewegungsumfang zu erhöhen, wird typischerweise Wärme angewendet. Feuchte Wärme (zum Beispiel Wickel, heiße Bäder) ist effektiver als trockene Wärme (zum Beispiel Heizkissen), und Paraffinbäder werden verwendet, wenn durch regelmäßiges Eintauchen in Wasser Hautirritationen entstehen. Kühlpackungen sind bei akuten Entzündungsherden oder nach heißen Anwendungen von Vorteil.

Psychologische Überlegungen

Optimistische Patienten mit rheumatoider Arthritis zeigen eine bessere psychosoziale und körperliche Funktionsfähigkeit als pessimistische, die passive Bewältigungsstrategien anwenden, wie zum Beispiel viele Stunden am Tag im Bett zu bleiben. Patienten, die glauben, durch spirituelle oder religiöse Bewältigungsmethoden sehr gut Schmerzen kontrollieren und verringern zu können, haben eher weniger Gelenkschmerzen und seltener negative Stimmungen und erhalten mit großer Wahrscheinlichkeit mehr allgemeine soziale Unterstützung.[162] Positive Unterstützung durch einen Ehepartner oder eine Familie beugt Depressionen vor und kann die Lebensqualität signifikant verbessern.[163]

Schnellüberblick

- Rheumatoide Arthritis ist eine Autoimmunreaktion, bei der sich Antikörper gegen Bestandteile des Gelenkgewebes bilden.
- RA ist ein klassisches Beispiel für eine multifaktorielle Erkrankung, bei der genetische sowie Ernährungs- und Umweltfaktoren zum Krankheitsprozess beitragen.
- Die medizinische Standardtherapie ist bei der Behandlung der meisten RA-Fälle nur von begrenztem Wert, da sie die komplexen zugrunde liegenden Ursachen dieser Krankheit nicht angeht.
- Die Ernährung wird seit vielen Jahren sowohl bei der Ursache als auch bei der Heilung von rheumatoider Arthritis in Betracht gezogen.
- Die Eliminierung von allergieauslösenden Nahrungsmitteln hat bei einigen Menschen mit RA signifikanten Nutzen erbracht.
- Eine veränderte Darmflora wurde mit rheumatoider Arthritis und weiteren Autoimmunkrankheiten in Verbindung gebracht.
- Wie sich gezeigt hat, wirkt sich eine vegetarische Ernährung signifikant positiv bei der Behandlung von RA aus.
- Bei der diätetischen Behandlung von rheumatoider Arthritis kann die Bedeutung einer Ernährung mit viel frischem Obst und Gemüse nicht genug betont werden.
- Einige natürliche antiinflammatorische Verbindungen (zum Beispiel Curcumin, Bromelain und Ingwer) haben bei der Behandlung von RA positive Wirkung gezeigt.
- Physikalische Anwendungen (das heißt Bewegung, Wärme, Kälte, Massage, Diathermie, Laserbehandlung und Paraffinbäder) spielen eine wichtige Rolle beim Umgang mit rheumatoider Arthritis.

Behandlungsübersicht

Rheumatoide Arthritis ist eine oft aggressive Krankheit, die wiederum eine aggressive Behandlung erfordert. Bei leichter bis mittlerer RA sind die im Folgenden aufgezählten Maßnahmen äußerst wirksam. An erster Stelle steht die Ernährung, um die Ursachen der RA zu minimieren und ihre Symptome zu lindern. Eine Symptomlinderung kann auch durch Nahrungsergänzungs- und Pflanzenheilmittel sowie physikalische Anwendungen erreicht werden. In schweren Fällen mag eine medikamentöse Therapie zumindest in der Akutphase notwendig sein. Verzichten Sie jedoch nicht auf Naturheilmittel – sie erhöhen tatsächlich die Wirksamkeit der Medikamente, ermöglichen es, unverzichtbare Medikamente niedriger dosieren zu können, und schaffen gleichzeitig die Basis zur Heilung, indem sie die zugrunde liegenden ursächlichen Faktoren auf eine Art und Weise behandeln, die langfristig sicher und heilsam ist.

Ernährung

Der erste Schritt ist Heilfasten oder eine Eliminationsdiät; anschließend werden nach und nach einzelne Lebensmittel vorsichtig wiedereingeführt, um diejenigen zu erkennen, die Symptome auslösen. Zwar kann jedes Lebensmittel eine Reaktion hervorrufen, die häufigsten sind aber dennoch Weizen, Mais, Milchprodukte, Rindfleisch, Lebensmittel aus der Familie der Nachtschattengewächse (Tomaten, Kartoffeln, Auberginen, Paprika), Schweinefleisch, Zitrusfrüchte, Hafer, Roggen, Eier, Kaffee, Erdnüsse, Rohrzucker, Lamm und Soja.

Nachdem alle Allergene isoliert und eliminiert wurden, ist eine vegetarische oder Mittelmeerdiät mit hohem Anteil an Bio-Vollwertkost, Gemüse, Kaltwasserfischen (Makrele, Hering, Sardinen und Lachs), Olivenöl und Beeren angezeigt, die wenig Zucker, Fleisch, raffinierte Kohlenhydrate und tierische Fette enthält. Die Empfehlungen im Kapitel »Eine gesunde Ernährung« sind für den langfristigen Umgang mit der rheumatoiden Arthritis geeignet.

Nahrungsergänzungsmittel

- Ein hochpotentes Multivitamin-Mineralstoffpräparat, wie im Kapitel »Supplementierung« beschrieben
- Wichtige einzelne Nährstoffe:
  - ➔ Vitamin B_6: täglich 25–50 Milligramm
  - ➔ Vitamin C: täglich 500–1000 Milligramm
  - ➔ Vitamin E täglich (gemischte Tocopherole): 200–400 IE
  - ➔ Vitamin D_3: täglich 2000–4000 IE
  - ➔ Selen: täglich 100–200 Mikrogramm
  - ➔ Zink: täglich 15–30 Milligramm
  - ➔ Mangan: täglich 1,5–2 Milligramm
- Fischöl: 3000 Milligramm EPA + DHA pro Tag
- Eines der folgenden Präparate:
  - ➔ Traubenkernextrakt (mehr als 95 Prozent oligomere Proanthocyanidine): täglich 100–300 Milligramm
  - ➔ Kiefernrindenextrakt (mehr als 95 Prozent oligomere Proanthocyanidine): täglich 100–300 Milligramm
  - ➔ Andere flavonoidreiche Extrakte mit einem ähnlichen Flavonoidgehalt, »Supergreens« oder ein anderes pflanzliches Antioxidans, das eine Sauerstoffradikal-Absorptionskapazität (ORAC) von 3000 bis 6000 Einheiten oder mehr pro Tag liefern kann
- Probiotika (*Lactobacillus*- und *Bifidobacterium*-Arten): mindestens 5–10 Milliarden koloniebildende Einheiten
- Eines der folgenden Mittel:
  - ➔ Pancreatin (10X USP): 350–750 Milligramm dreimal täglich zwischen den Mahlzeiten oder
  - ➔ Bromelain: 250–750 Milligramm (1800–2000 MCU) dreimal täglich zwischen den Mahlzeiten

Pflanzliche Arzneimittel

- Eines der folgenden:
  - ➔ Meriva: zweimal täglich 500–1000 Milligramm
  - ➔ BCM-95: zweimal täglich 750–1500 Milligramm
  - ➔ Theracurmin: ein- bis dreimal täglich 300 Milligramm
- Ingwer: täglich 8–10 Gramm getrocknetes Ingwerpulver oder dreimal täglich 100–200 Milligramm Ingwerextrakt (standardisiert auf einen Anteil von 20 Prozent Gingerol und Shogaol)

Physikalische Anwendungen

Physikalische Anwendungen (das heißt Bewegung, Wärme, Kälte, Massage, Diathermie, Laserbehandlung und Paraffinbäder) spielen eine wichtige Rolle beim Umgang mit der rheumatoiden Arthritis.

- Wärme (feuchte Wickel, heiße Bäder etc.): ein- bis dreimal täglich 20–30 Minuten
- Kühlkompressen bei akuten Anfällen oder nachfolgender Erhitzung

Weitere Erwägungen

Eine Verbesserung der Verdauung durch Salzsäuresupplemierung kann sinnvoll sein. Positive Ergebnisse aus anderen Tests deuten darauf hin, dass DHEA, Testosteron und die Behandlung von Darmdurchlässigkeit, Dysbiose und Umwelttoxizität empfehlenswert sind.

ROSAZEA

- Chronischer akneartiger Ausschlag im Gesicht von Erwachsenen mittleren und höheren Alters, verbunden mit Gesichtsrötungen
- Primär sind die geröteten Bereiche der Wangen und der Nase betroffen.
- Tritt häufiger bei Frauen auf, ist aber schwerer bei Männern

Rosazea ist eine häufige, chronische, progressive entzündliche Hauterkrankung, bei der Nase und Wangen ungewöhnlich rot sind und mit Pickeln bedeckt sein können, die denen der Akne ähneln (siehe das Kapitel »Akne«). Rosazea wurde ursprünglich Acne rosacea genannt, weil die entzündlichen Papeln und Pusteln sehr den Aknepickeln gleichen. Während jedoch Akne auf dem Zusammenspiel von abnormaler Keratinisierung, erhöhter Talgproduktion und bakteriell bedingter Entzündung basiert, ist die Entzündung bei Rosazea vaskulär. Die Hauterkrankung tritt in der Regel bei Patienten im Alter zwischen 25 und 70 Jahren und sehr viel häufiger bei Menschen mit hellem Hautbild auf. Im Vergleich zu Männern bilden Frauen mit einer dreifach höheren Wahrscheinlichkeit eine Rosazea aus, allerdings verläuft die Krankheit bei Männern allgemein schwerer. Nachweislich sind mindestens 13 Millionen Amerikaner betroffen.[1]

Rosazea wird in die folgenden drei Stadien unterteilt oder, da eine Progredienz nicht unbedingt stattfindet, oft auch in vier spezifische Subtypen (Rosazea erythematosa-teleangiectatica, Rosazea papulopustulosa, glandulär-hyperplastische Rosazea und Ophthalmorosacea):[1,2]

- **Stadium I:** In Stadium I, der Rosazea erythematosa-teleangiectatica, lösen heiße Getränke, scharfe Lebensmittel und Alkohol Hautrötungen und Flushs aus, die stundenlang anhalten können; Gefäßerweiterungen (Teleangiektasien) sind im zentralen Gesichtsdrittel sichtbar, und nach der Anwendung von Kosmetika, Duftstoffen und Sonnenschutzmitteln kommt es zu Brennen, Stechen und Juckreiz.
- **Stadium II:** Entzündliche eitrige Bläschen (Pusteln) und Knötchen (Papeln) sind die Kennzeichen des Stadiums II, der Rosazea papulopustulosa. Hautrötungen, Teleangiektasien, erhöhte Hautfettigkeit (Seborrhö) und minimale Gesichtsporenvergrößerung werden deutlich.
- **Stadium III:** Bei wenigen Patienten schreitet die Krankheit zu Stadium III, der glandulär-hyperplastischen Rosazea, fort. Sie ist durch tiefe entzündliche Knötchen, große Gefäßerweiterungen, deutlich erweiterte Gesichtsporen, Talgdrüsenvergrößerung und Wucherungen an der Nase (Rhinophym) gekennzeichnet.

Bei der Ophthalmorosacea ist das Befundspektrum der Augen mit dem Hautbefall verbunden. Hierbei können die Augen wässrig oder blutunterlaufen sein. Zu den vielen weiteren Anzeichen und Symptomen gehören das Gefühl eines Fremdkörpers im Auge, Brennen oder Stechen, Trockenheit, Juckreiz und Lichtempfindlichkeit. Gerstenkörner sind ein häufiges Anzeichen für eine mit Rosazea verbundene Augenerkrankung, bei einigen Betroffenen tritt eine Sehverschlechterung aufgrund von Hornhautkomplikationen auf.

Es ist wichtig zu wissen, dass sich die Flushs von Rosazeapatienten in ihrer Dauer und Intensität von einem Erröten durch Verlegenheit, Bewegung oder heißer Umgebung unterscheidet. Während ein normales Erröten von einigen Sekunden bis zu wenigen Minuten dauert, halten die typischen Flushs von Rosazeapatienten länger als 10 Minuten an, sind eher rot als rosa und werden von einem brennenden oder stechenden Gefühl begleitet. Die auslösenden Reize dafür können akuter emotionaler Stress, heiße Getränke, Alkohol, scharfe Lebensmittel, Bewegung, kaltes oder heißes Wetter sowie heiße Bäder oder Duschen sein. Allerdings treten die Episoden oft auch ohne bekannte Stimuli auf.

Ursachen

Die Ursache der Rosazea ist wenig bekannt, wenngleich es dazu zahlreiche Theorien gibt. Unter anderem stehen folgende Faktoren im Verdacht, die Hauterkrankung zu verursachen:

- Die Milbe *Demodex folliculorum*
- *Helicobacter pylori*
- Alkoholismus
- Magensäuremangel
- Menopausale Hitzewallungen
- Lokale Infektion
- Lebensmittelallergien
- Vitamin-B-Mangel
- Magen-Darm-Erkrankungen

Die meisten Fälle von Rosazea sind mit einer mittelschweren bis schweren Seborrhö (erhöhte Hautfettigkeit) verbunden, obwohl die Talgproduktion in vielen Fällen nicht erhöht ist. Vasomotorische Instabilität ist weit verbreitet, und Migränekopfschmerzen treten dreimal so häufig bei Menschen mit Rosazea auf wie in gleichaltrigen Kontrollgruppen desselben Geschlechts.

Es zeichnet sich zudem ab, dass *Helicobacter pylori* bei Rosazea eine Rolle spielt. Bekanntermaßen steigert eine Infektion mit diesem Bakterium die Produktion einiger vasoaktiver Substanzen wie Histamine, Prostaglandine und Leukotriene. Diese Gefäßmediatoren finden sich jedoch nur bei *H.-pylori*-Stämmen, die auch das spezifische Cytotoxin CagA produzieren. Das Vorhandensein von Cytotoxin CagA produzierenden *H.-pylori*-Stämmen ist bei Rosazea möglicherweise wichtiger als das von anderen Stämmen. Als sechzig Rosazeapatienten auf CagA untersucht und die Ergebnisse mit denen von Kontrollpersonen verglichen wurden, entdeckten die Forscher für Verdauungsstörungen, dass 67 Prozent der Rosazeapatienten und nur 32 Prozent der Kontrollpersonen bei einer *H-Pylori*-Infektion positiv auf CagA getestet wurden. Nach Eradikation der *H.-pylori*-Infektion bei den Rosazeapatienten verschwanden die Symptome bei fast allen von ihnen (51 von 53).[3]

Fazit: Da viele der implizierten Rosazea-Auslöser auch bei gesunden Menschen vorhanden sind, die nie Roseacasymptome oder -anzeichen entwickeln, besitzen rosazeagefährdete Menschen sehr wahrscheinlich eine angeborene Empfindlichkeit diesen Triggern gegenüber.

Therapeutische Erwägungen

Eine der ersten Empfehlungen besteht darin, die Reize zu vermeiden, die die Krankheit verschlimmern können: extreme Hitze und Kälte, übermäßige Sonneneinstrahlung und der Konsum von heißen Flüssigkeiten, Alkohol und scharfen Lebensmitteln. Konventionell wird Rosazea, besonders die papulösen und pustulösen Läsionen, mit oralem Tetracyclin behandelt, wobei auf diese Weise die Krankheit in der Regel nur gezügelt und nicht behoben wird. Die lokale Behandlung der Rosazea mit Antibiotika oder synthetischen Retinoiden ist in der Regel weniger erfolgreich als die systemische Antibiotikatherapie. Auch wenn topische Corticosteroide zunächst die Anzeichen und Symptome verbessern können, ist eine langfristige Corticosteroidtherapie nicht ratsam, da sie tatsächlich zu einer Rosazea führen kann. Die Behandlung von chronischen Hautveränderungen und ausgeprägtem Rhinophym kann Laserbehandlungen beziehungsweise chirurgische Eingriffe erfordern.

Der naturheilkundliche Ansatz bei einer Rosazea beinhaltet, nach Möglichkeit mitverursachende Faktoren zu identifizieren und zu eliminieren. Schlüsselfaktoren sind die Behandlung von Hypochlorhydrie (zu wenig Magensäurebildung), die Ausrottung von *Helicobacter pylori*, die Beseitigung von Lebensmittelallergien und die optimale Zufuhr von B-Vitaminen.

Hypochlorhydrie

Magenanalysen von Rosazeapatienten führten zu der Annahme, dass sie das Ergebnis einer Hypochlorhydrie ist.[4] Psychische Faktoren wie Sorgen, Depressionen und Stress reduzieren oft den Magensäuregehalt. Die Supplementierung mit Salzsäure führt bei Rosazeapatienten mit Achlorhydrie oder Hypochlorhydrie zu einer deutlichen Verbesserung.[4, 5] Die Betroffenen wiesen nachweislich auch eine verringerte Sekretion von Lipase auf (einem fettverdauenden

Enzym, das von der Bauchspeicheldrüse ausgeschieden wird) und profitierten von einer Supplementierung mit Pankreasenzymen.[6] Weitere Informationen finden Sie im Kapitel »Verdauung und Ausscheidung«.

Helicobacter pylori

Angesichts des gehäuften Auftretens von Hypochlorhydrie ist es vielleicht nicht verwunderlich, dass *H.-pylori*-Infektionen im Magen oft auch bei Patienten mit Rosazea gefunden wurden.[7, 8] In einer Pilotstudie wurde *H. pylori* bei 46 von 94 Patienten mit Rosazea, 38 von 88 Patienten mit anderen entzündlichen Erkrankungen und fünf von vierzehn Patienten ohne entzündliche Erkrankung gefunden. Die Forscher nahmen an, die Flush-Reaktion bei Rosazea würde durch Gastrin oder vasoaktive Darmpeptide verursacht. Sie zitierten auch eine irische Studie, derzufolge neunzehn von zwanzig Patienten mit Rosazea positiv auf *H. pylori* getestet wurden.

In einer anderen Studie ergab die Auswertung von Magenschleimhautbiopsien, dass von 31 Patienten 84 Prozent *H.-pylori*-positiv waren.[9] Interessanterweise testeten 20 Prozent der biopsiepositiven Patienten im Bluttest negativ auf den Organismus. Das Antibiotikum Metronidazol ist bei Rosazea wirksam, auch die Eliminierung von *H. pylori* ist mit einer klinischen Verbesserung verbunden. Diese Faktoren sprechen zusätzlich für eine Beteiligung von *H. pylori.* Es ist bemerkenswert, dass Rosazeapatienten deutlich häufiger über »Verdauungsstörungen« klagen und sie mehr Antazida verwenden als die Allgemeinbevölkerung.[10]

Nahrungsergänzungsmittel

B-Vitamine

Die Verabreichung von B-Vitaminen in großen Dosen hat sich als sehr wirksam erwiesen,[11] wobei Riboflavin der Schlüsselfaktor zu sein scheint. Interessanterweise konnten Forscher die Haut von riboflavinarmen Ratten mit der Milbe *D. folliculorum* infizieren, nicht aber die Haut von normalen Ratten.[12] Diese Milbe galt früher als ursächlicher Faktor bei Rosazea und ist es möglicherweise bei einigen Patienten noch heute, besonders bei denjenigen mit granulomatösen Läsionen. Die Anzeichen sprechen dafür, dass eine verzögerte Überempfindlichkeitsreaktion in Follikeln durch *D.-folliculorum*-Antigene ausgelöst wird und das Fortschreiten der Erkrankung in das papulopustulöse Stadium stimuliert.[13]

Obwohl B-Vitamine für Rosazeapatienten wichtig sind, muss bei der Supplementierung vorsichtig vorgegangen werden, da hohe Dosierungen dieser gebräuchlichen Nährstoffe die Erkrankung bei einigen Patienten verschlimmern können. Es gibt einen Fallbericht von einer 53-jährigen Frau, die sich in einer dermatologischen Klinik mit einem bereits 9 Monate andauernden Gesichtsausschlag vorstellte, der an Rosazea erinnerte. In diesen 9 Monaten hatte sich die Behandlung mit oralem Hydroxychloroquin, Ibuprofen, Terfenadin, Prednison, Erythromycin und Tetracyclin als erfolglos erwiesen. Topische Corticosteroide (Desoximetason, Hydrocortison) und kosmetisches Entfernen brachten ebenfalls keinen Nutzen. Der Epikutantest ergab eine positive Reaktion auf Nickel. Der Ausschlag begann zu einem Zeitpunkt, als die Patientin wegen der Trennung von ihrem Ehemann unter persönlichem Stress stand. Um diesen besser zu ertragen, begann sie täglich 100 Milligramm Pyridoxin und 100 Mikrogramm Vitamin B_{12} einzunehmen. Als sie die Vitamine absetzte, zeigte sich eine drastische Verbesserung, als sie die Einnahme fortsetzte, trat die Erkrankung erneut auf. Die Forscher stellten fest, dass in der europäischen Fachliteratur über Entzündungen und Verschlechterungen von Akne im Zusammenhang mit den Vitaminen B_2, B_6 und B_{12} berichtet wurde.[14]

Zink

Eine Zinksupplementierung, die sich bei Akne vulgaris als hilfreich erwies, könnte auch bei Rosazea wirksam sein. Um diese Hypothese zu testen, wurden 25 Roazeapatienten mit einer klinischen Punktezahl bewertet und erhielten anschließend nach einer Zufallsverteilung entweder dreimal täglich Zink (23 Milligramm aus Zinksulfat) oder identisch aussehende Placebokapseln. Nach 3 Behandlungsmonaten wurden die Patientengruppen ausgetauscht. Neunzehn Patienten setzten die Studie bis zum Ende fort. In der Gruppe, die mit Zink anfing, lag der Punktestand vor der Therapie zwischen 5 und 11. Der Durchschnittswert begann unmittelbar nach dem ersten Monat der Therapie mit Zinksulfat deutlich zu sinken. Nachdem die Probanden zur Placebobehandlung übergewechselt waren, begann der Mittelwert im fünften Monat allmählich zu steigen, blieb aber deutlich unter dem Niveau vor der Therapie. In der Gruppe, die mit dem Placebo begann, lag der Wert vor der Therapie zwischen 5 und 9 Punkten. Der Durchschnittswert blieb in den ersten 3 Monaten der Therapie hoch, während die Patienten das Placebo einnahmen. Nachdem sie auf Zinksulfat umgestiegen waren, begann der Mittelwert nach dem vierten Monat auf ein deutlich niedrigeres Niveau zu sinken. Abgesehen von einer leichten Magenverstimmung traten bei drei (12 Prozent) der Patienten, die Zinksulfat erhielten, keine bedeutenden Nebenwirkungen auf. Die Autoren kamen zu dem Schluss, dass Zink bei der Rosazea-Behandlung eine gute Option darstellt, da es sicher ist und ohne signifikante Nebenwirkungen wirkt.[15]

Lokale Anwendungen

Bei der papulopustulären Rosazea scheinen die lokalen Anwendungen von Azelainsäure (AzA) äußerst wirksam zu sein. Zunächst erwies sich eine 20-prozentige AzA-Creme bei der Behandlung von leichter bis mittelschwerer Rosazea als wirksam. Ein 15-prozentiges AzA-Gel mit erheblich verbesserter AzA-Abgabe erwies sich in der direkten Vergleichsstudie der 20-prozentigen AzA-Creme als überlegen und als genauso wirksam wie Metronidazolcreme oder -gel.[16–18] In einer Metaanalyse von fünf doppelblinden Studien, in denen Rosazea mit topischer AzA (Creme oder Gel) und zum Vergleich mit einem Placebo oder einem anderen topischen Mittel behandelt wurde, trat in vier der fünf Studien nach der Behandlung mit Azelainsäure im Vergleich zum Placebo ein signifikanter Rückgang der durchschnittlichen Anzahl von Entzündungsherden und Rötungen auf; darüber hinaus entsprach die Wirkung der von Metronidazol bei papulopustulärer Rosazea. Bei keiner Behandlungsgruppe verminderte sich der Schweregrad der Teleangiektasien jedoch signifikant.[16]

Schnellüberblick

- Rosazea wurde ursprünglich als Acne rosacea bezeichnet, weil die entzündlichen Papeln und Pusteln sehr den Aknepickeln ähneln.
- Die Hauterkrankung ist in den meisten Fällen mit einer mittelschweren bis schweren Seborrhö (erhöhte Hautfettigkeit) verbunden.
- Zu den ersten Empfehlungen gehört es, die Reize zu vermeiden, die die Krankheit verschlimmern können: extreme Hitze und Kälte, übermäßige Sonneneinstrahlung und den Konsum von heißen Flüssigkeiten, Alkohol und scharfen Lebensmitteln.
- Die Supplementierung mit Salzsäure führt zu einer deutlichen Verbesserung bei Rosazeapatienten mit Achlorhydrie oder Hypochlorhydrie.
- Die Betroffenen weisen häufig auch eine Mageninfektion mit *Helicobacter pylori* auf.
- B-Vitamine sind für Rosazeapatienten wichtig, allerdings muss dabei vorsichtig vorgegangen werden, da sich die Erkrankung bei manchen Patienten durch hohe Dosierungen dieser geläufigen Nährstoffe verschlimmern kann.
- Eine Zinksupplementierung hat sich bei Acne vulgaris als hilfreich erwiesen und kann auch bei Rosazea wirksam sein.
- Die äußerliche Anwendung Azelainsäure (AzA) scheint bei papulopustulärer Rosazea äußerst wirksam zu sein.

Behandlungsübersicht

Grundlagen der Therapie sind die Eradikation der H.-pylori-Infektion (falls vorhanden) sowie die Kontrolle von Hypochlorhydrie und Lebensmittelintoleranzen. Diesen Ansatz unterstützen eine Supplementierung mit dem Vitamin-B-Komplex und die Vermeidung von gefäßerweiternden Nahrungsmitteln.

Allgemeine Empfehlungen

Für allgemeine Empfehlungen siehe das Kapitel »Akne«.

Ernährung

Vermeiden Sie Kaffee, Alkohol, heiße Getränke, scharfe Lebensmittel und alle anderen Nahrungsmittel oder Getränke, die Anfälle von Gesichtsrötung verursachen. Eliminieren Sie aus Ihrer Ernährung sämtlichen raffinierten und/oder konzentrierten Zucker, Lebensmittel, die Transfettsäuren enthalten, wie Milch, Milchprodukte, Margarine, Backfett und andere gehärteten Pflanzenfette sowie Frittiertes.

Nahrungsergänzungsmittel

- Ein hochpotentes Multivitamin-Mineralstoffpräparat, wie im Kapitel »Supplementierung« beschrieben (beachten Sie jedoch, dass die B-Vitamine in einigen Fällen die Rosazea verschlimmern können)
- Wichtige einzelne Nährstoffe:
  - ➔ Zink: 3 Monate lang täglich 45–60 Milligramm, anschließend täglich 20–30 Milligramm
- Fischöl: täglich 3000 Milligramm EPA + DHA
- Eines der folgenden Mittel:
  - ➔ Traubenkernextrakt (mehr als 95 Prozent oligomere Proanthocyanidine): täglich 100–300 Milligramm
  - ➔ Kiefernrindenextrakt (mehr als 95 Prozent oligomere Proanthocyanidine): täglich 100–300 Milligramm
  - ➔ Andere flavonoidreiche Extrakte mit einem ähnlichen Flavonoidgehalt, »Supergreens« oder ein anderes pflanzliches Antioxidans, das eine Sauerstoffradikal-Absorptionskapazität (ORAC) von 3000 bis 6000 Einheiten oder mehr pro Tag liefern kann
- Probiotika (*Lactobacillus*-Arten und *Bifidobacterium*-Arten): mindestens 5–10 Milliarden koloniebildende Einheiten
- Pancreatin (8 bis 10X USP): 350–500 Milligramm vor den Mahlzeiten
- Salzsäure: entsprechend den Vorgaben auf S. 792

Lokale Anwendungen

Topische Anwendung von 15-prozentigem Azelainsäure- (AzA-)Gel

SCHEIDENENTZÜNDUNG

- Erhöhte Menge an Vaginalsekret
- Anormale Farbe, Konsistenz oder Geruch des Vaginalsekrets
- Vulvovaginaler Juckreiz, Brennen oder Reizung
- Schmerzen beim Wasserlassen oder beim Geschlechtsverkehr

Scheidenentzündung oder Vaginitis ist eine Infektion des Vaginaltraktes und für Frauen einer der häufigsten Gründe, medizinische Hilfe zu suchen. Sie verursacht körperliche Beschwerden, kann Verlegenheit auslösen und ist darüber hinaus noch aus mehreren weiteren Gründen von medizinischer Bedeutung. Erstens: Sie kann ein Symptom einer schwerwiegenderen Grunderkrankung sein, wie zum Beispiel einer chronischen Entzündung des Gebärmutterhalses (Zervizitis) oder einer sexuell übertragbaren Krankheit. Zweitens: Die Infektion kann in die Gebärmutter vordringen und zu einer entzündlichen Beckenerkrankung führen, ein schwerwiegender Umstand, der aufgrund einer Vernarbung der Eileiter Unfruchtbarkeit bewirken kann. Drittens: Chronische Scheidenentzündungen sind häufig die zugrunde liegende Ursache für wiederkehrende Harnwegsinfektionen, weil sich die infektiösen Bakterien dadurch wie in einem Reservoir aufhalten.

Ursachen

Scheidenentzündung kann sexuell übertragen werden oder aus einer Störung des empfindlichen Milieus der gesunden Vagina resultieren. In vielen Fällen handelt es sich bei Vaginalinfektionen um eine Überbesiedlung durch gängige Organismen, die normalerweise in der Scheide vieler gesunder Frauen vorkommen. Im Normalfall verursachen diese Mikroben keine Probleme, doch wenn es zu einer Störung im vaginalen Milieu kommt, kann eine normal vorhandene Mikrobe zu wuchern beginnen und eine Infektion verursachen.

Zu den Faktoren, die das vaginale Milieu beeinflussen, gehören der pH-Wert, der Gewebezuckergehalt (Glykogen), der Blutzuckerspiegel (Glucose), das Vorhandensein von »freundlichen« Organismen (vor allem *Lactobacillus acidophilus*), die natürliche Säuberungswirkung des Vaginalsekrets, das Vorhandensein von Blut (Menstruation), Spermiziden und Gleitmitteln sowie das Vorhandensein von Antikörpern und anderen Verbindungen in den Vaginalsekreten. Diese Faktoren werden wiederum unter anderem durch eine schwache Immunfunktion infolge von Nährstoffmängel, Medikamenten (zum Beispiel Steroiden, Antibabypillen), Schwangerschaft, schweren Krankheiten und Diabetes beeinflusst, aber auch durch das Tragen von Feinstrumpfhosen (die verhindern, dass der Bereich trocken ist). Tatsächlich sind vaginale Pilzinfektionen bei Frauen, die Feinstrumpfhosen tragen, dreimal häufiger als bei Frauen, die Baumwollunterwäsche benutzen.[1]

Zu den Risikofaktoren für sexuell übertragbare Infektionen gehören eine hohe Zahl von Sexualpartnern, ungewöhnliche Sexualpraktiken und die Verhütungsmethode (Methoden, die eine Barriere schaffen, reduzieren das Infektionsrisiko, während die Antibabypille es erhöht).

Etwa 90 Prozent der Vulvovaginitisfälle sind mit einem von diesen drei Organismen verbunden: *Trichomonas vaginalis, Candida albicans* oder *Gardnerella vaginalis*. Die relative Häufigkeit jeder Form variiert je nach untersuchter Bevölkerung sowie dem Grad der sexuellen Aktivität. Seltenere Verursacher von Scheidenentzündung sind *Neisseria gonorrhea*, Herpesvirus und *Chlamydia trachomatis*. Jeder dieser Erreger wird unten näher beschrieben.

Die nebenstehende Tabelle fasst die diagnostische Unterscheidung der häufigsten Ursachen für eine infektiöse Vaginitis zusammen.

Candida albicans

Die relative Häufigkeit und die Gesamtinzidenz von vaginalen Pilzinfektionen (vaginaler Candidose) haben in den vergangenen 40 Jahren drastisch zugenommen. Zu diesem erhöhten Auftreten haben mehrere Faktoren beigetragen, darunter vor allem

Diagnostische Differenzierung der häufigen Ursachen einer Scheidenentzündung						
	Candida	UV/BV	Tricho-monaden	Gonorrhö	Herpes	Chlamydien
Haupt-symptome	Juckreiz	Geruch	Geruch und Juckreiz	Keine Symptome oder schmerzhafte Zervizitis	Vesikel (Bläschen) oder Ulzera	In der Regel ohne Symptome
pH-Wert Ausfluss	<4.5	>4.5	>5.0	<4.5	<4.5	<4.5
Geruch	Keiner	Fischgeruch/ Amine	Fischgeruch möglich	Keiner	Keiner	Keiner
Aussehen	Bröckelig, adhärent, spärlich bis dick	Grau, gleichmäßige Konsistenz	Grünlich-gelb, schaumig	Blutig und eitrig	Keiner	Keiner
Gynäkolo-gische Unter-suchung	Adhärente weiße Flecken mit gerötetem Rand	Unauffällig	Kann gerötete Schwellungen auf dem Zervix – »Erdbeerzervix« – oder der Scheiden-schleimhaut aufweisen	Zervikaler Ausfluss, möglicherweise empfindlicher Unterleib	Kleine, multiple Vesikel auf Zervix oder Schamlippen	Kann Zeichen einer Unter-leibsentzün-dung zeigen

der verstärkte Einsatz von Antibiotika. Das Problem der vaginalen Pilzinfektion durch Antibiotikaeinsatz ist praktisch jeder Frau bekannt.

Bei einer wiederkehrenden vaginalen Candidose werden in den meisten Fällen entweder *Candida* aus dem Magen-Darm-Trakt übertragen oder ein oder mehrere prädisponierende Faktoren nicht erkannt und behandelt.[2] In extrem hartnäckigen Fällen kann die Reinfektion durch Sexualpartner erfolgen. Auch Allergien verursachen nachweislich rezidivierende Candidose, die jedoch abklingt, wenn die Allergien behandelt werden.[3]

Prädisponierende Faktoren bei vaginaler Candidose

- Allergien
- Antibiotika
- Diabetes
- Erhöhter vaginaler pH-Wert
- Feinstrumpfhosen
- Gastrointestinale Candidose
- Orale Kontrazeptiva
- Schwangerschaft
- Steroide

Das Hauptsymptom einer vaginalen Pilzinfektion ist der teils sehr starke Juckreiz der Vulva. Vaginale Candidose geht oft mit einem dickflüssigen, bröckeligen, an Hüttenkäse erinnernden Ausfluss einher, der bei der Entfernung punktförmige Einblutungen aufdecken kann. Das Auftreten eines solchen Ausflusses ist ein starker Beleg für eine Hefepilzinfektion, die aber auch vorhanden sein kann, wenn kein Ausfluss auftritt.

Unspezifische Vaginitis oder bakterielle Vaginose

In diese Kategorie fallen Vaginitisformen, die nicht auf Trichomonaden, Gonorrhö oder Candida zurückzuführen sind. Während Juckreiz das vorherrschende Symptom der vaginalen Candidose ist, sind es bei der unspezifischen Vaginitis (UV) und der bakteriellen Vaginose (BV) Ausfluss und Geruch. Mit beiden Begriffen wird eine Veränderung der Vaginalflora beschrieben, in der nicht mehr die Milchsäurebakterien dominieren, sondern Bakterien, die die Schleimstoffe (Muzine) abbauen und eine natürliche Barriere auf der Vaginalschleimhaut bilden. Diese Zerstörung der Muzinschicht führt zu einem vaginalen Ausfluss, der für UV/BV charakteristisch ist. Der Geruch wird unterschiedlich als fischig, faulig oder übel beschrieben und ergibt sich aus dem bakteriellen Proteinabbau. Der Ausfluss ist nicht reizend, grau und in der Regel von gleichmäßiger Konsistenz, obwohl er gelegentlich schaumig oder sogar dick und pastös sein kann.

Eine der häufigsten Ursachen für UV/BV sind routinemäßige Spülungen, durch die die vaginalen Milchsäurebakterien verlorengehen. Als häufigster Verursacher von UV/BV wird *Gardnerella vaginalis* (frühere Bezeichnung: *Haemophilus vaginalis*) genannt. Obwohl dieses Bakterium bei 95 Prozent der Frauen mit UV/BV vorhanden ist, wird es auch bei 40 Prozent der Frauen gefunden, die keine Vaginitis haben. Es ist sehr wahrscheinlich, dass *Gardnerella vaginalis* bei UV/BV gedeiht, der verantwortliche Organismus jedoch möglicherweise eine andere Bakterienart ist oder dass einfach der Verlust des richtigen Gleichgewichts im Scheidenmilieu die Ursache ist.

Trichomonas vaginalis

Trichomonas vaginalis ist ein Einzeller, der durch Geschlechtsverkehr übertragen wird. Trichomonaden dringen nicht in das Gewebe ein und verursachen selten schwere Komplikationen. Das häufigste Symptom ist der Vaginalausfluss mit Juckreiz und Brennen. Der Ausfluss ist häufig stinkend, grünlichgelb und schaumig. *Trichomonas vaginalis* wächst optimal bei einem pH-Wert von 5,5 bis 5,8. Damit ist ein vaginaler pH-Wert außerhalb dieses Bereichs bei einer Frau mit Vaginitis ein Hinweis auf einen anderen Verursacher als Trichomonaden. Der Blick auf die Vaginalflüssigkeit unter dem Mikroskop bestätigt die Diagnose in 80–90 Prozent der Fälle.

Gonorrhö

Neisseria gonorrhea ist eine seltene Ursache für Vaginitis und für weniger als 4 Prozent der Fälle verantwortlich. Die Gonokokkenvaginitis tritt bei jungen Mädchen häufiger auf, da das Vaginalepithel vor der Pubertät dünner ist. In den Fortpflanzungsjahren ist eine schwere Infektion des Gebärmutterhalses das primäre Symptom (schmerzhafter, blutiger, eitriger Ausfluss). *Neisseria gonorrhea*, entweder allein oder in Kombination mit anderen Organismen, wird in 40–60 Prozent der Fälle von entzündlicher

> **Warnung**
>
> Halten Sie unbedingt die für Gonorrhö und Chlamydieninfektionen vorgeschriebene Dosierung und Dauer der Antibiotikagabe ein. Werden die Bakterien im tieferen Gewebe nur unvollständig ausgerottet, so kann dies zu einer chronischen, nicht erkannten Infektion führen, die möglicherweise Unfruchtbarkeit verursacht.

Beckenerkrankung, einer der Hauptursachen für Unfruchtbarkeit, kultiviert. Aufgrund der potenziellen schwerwiegenden Folgen müssen sexuell aktive Frauen mit Symptomen, die auf Gonorrhö (umgangssprachlich »Tripper«) hindeuten, sofort einen Arzt aufsuchen.

Herpes simplex

Herpes simplex (Herpesvirusinfektion) ist in den USA die häufigste Ursache für Genitalulzera. Für eine ausführlichere Diskussion siehe das Kapitel »Herpes«.

Chlamydia trachomatis

Chlamydia trachomatis ist ein Parasit, der in menschlichen Zellen lebt. Er verursacht selten selbst eine Vaginitis, wird aber oft in Verbindung mit anderen häufigen Verursachern wie *Candida albicans* gefunden. Die Chlamydieninfektion stellt eine weitere sexuell übertragbare Krankheit dar, die in den USA mittlerweile als ein großes Gesundheitsproblem anerkannt ist. Chlamydien infizieren 5–10 Prozent der sexuell aktiven Frauen, die in der Regel bis zur Entwicklung von Komplikationen, wie zum Beispiel Infektionen des Gebärmutterhalses, der Eileiter oder der Harnröhre, symptomfrei bleiben. *Chlamydia trachomatis* ist der Organismus, der am häufigsten in Kulturen von Frauen mit einer entzündlichen Beckenerkrankung oder einer schweren Infektion des weiblichen Genitaltraktes gefunden wird. Chlamydieninfektionen sind die Hauptursache für Unfruchtbarkeit aufgrund von Vernarbungen der Eileiter.

Während der Schwangerschaft erhöht eine Chlamydieninfektion das Risiko für Frühgeburt und Kindstod. Wenn eine infizierte Frau ein gesundes Baby zur Welt bringt, besteht eine 50-prozentige Wahrscheinlichkeit, dass das Kind eine Chlamydieninfektion der Augen hat, und eine 10-prozentige

Wahrscheinlichkeit, dass es eine Lungenentzündung entwickelt. Aufgrund der erheblichen Risiken einer unbehandelten Chlamydienerkrankung empfehlen wir Ihnen deshalb auch hier, bei verdächtigen Symptomen sofort einen Arzt aufzusuchen.

Therapeutische Erwägungen

Eine Scheidenentzündung ist zwar in der Regel auf *Candida albicans* zurückzuführen und wird fast immer mit rezeptfreien Präparaten selbst behandelt, dennoch besteht die Möglichkeit, dass der Erkrankung eine schwerwiegendere Ursache zugrunde liegt. Deshalb empfehlen wir dringend, einen Arzt aufzusuchen, um eine eindeutige Diagnose zu erhalten. Die unten aufgeführten naturmedizinischen Behandlungen werden nur nach Rücksprache mit einem Arzt empfohlen. Der Schwerpunkt liegt auf der vaginalen Candidose, die gleichen Prinzipien gelten aber auch für Trichomonaden, UV und BV. Bei Chlamydien- und Gonorrhövaginitis empfehlen wir eine konventionelle Antibiotikatherapie, da das Risiko einer Vernarbung der Eileiter und anderer Komplikationen sehr hoch ist.

Ziel der Therapie ist, auslösende Faktoren zu identifizieren, zu eliminieren oder zu reduzieren, die Immunfunktion und die Abwehrmechanismen zu verbessern und die richtige Bakterienflora wiederherzustellen.

Nahrungsergänzungsmittel

Lactobacillus acidophilus

In der normalen Mikroflora der Vagina dominieren Milchsäurebakterien, die die Adhäsion und das Wachstum von infektiösen Organismen hemmen können. Sie erzeugen diese Wirkung auf mindestens drei Arten. Erstens: Sie helfen, Milchsäure und andere Säuren zu produzieren, um ein normales vaginales saures Milieu von 3,5 bis 4,5 zu erzeugen, das das Wachstum vieler krankheitserzeugender Organismen hemmt. Zweitens: Milchsäurebakterien produzieren Wasserstoffperoxid, das das mikrobielle Wachstum hemmt. Drittens: Sie sind in Lage, mit anderen Mikroorganismen um die Anhaftung an der Scheidenschleimhaut zu konkurrieren.[4–6]

Aufgrund der Bedeutung der Milchsäurebakterien ist eines der Hauptziele bei der erfolgreichen Behandlung und Prävention von rezidivierenden Scheideninfektionen die Wiederherstellung der normalen Vaginalflora. Besonders *Lactobacillus acidophilus* ist ein integraler Bestandteil der normalen Vaginalflora. Er hilft, eine Überbesiedlung von *Candida albicans* und unerwünschten Bakterienarten zu verhindern.

Der Wiederaufbau der normalen vaginalen Milchsäurebakterienflora lässt sich durch zweimal tägliches Spülen mit einer *Acidophilus*-haltigen Lösung erreichen. Diese kann mit einem hochwertigen *Acidophilus*-Supplement oder einem Joghurt aus aktiver Kultur hergestellt werden (lesen Sie unbedingt sorgfältig die Etiketten, da die meisten handelsüblichen Joghurts keine lebenden Milchsäurebakterien verwenden). Lösen Sie entweder so viel Nahrungsergänzungsmittel oder Joghurt in 10 Millilitern Wasser auf, dass 10 Milliarden Organismen zur Verfügung stehen. Spülen Sie die Lösung mithilfe einer Spritze in Ihre Scheide. Da Milchsäurebakterien normale Bewohner der Vaginalflora sind, kann die Lösung beliebig lange in der Scheide gehalten werden. Wir empfehlen, die Milchsäurebakterien auch oral einzunehmen, da Frauen mit einer vaginalen Pilzüberbesiedlung oft auch eine Überbesiedlung im Darm aufweisen. Mehrere klinische Studien haben bestätigt, dass die Verwendung von Milchsäurebakterien in der Vagina sowie die orale Nahrungsergänzung wirksam sind, um die vaginale Candidose zu beseitigen und die Vaginalflora zu verbessern.[7–11]

Lokale Anwendungen

Vitamin C

Die vaginale Vitamin-C-Therapie wurde zur Behandlung der bakteriellen Scheidenentzündung eingesetzt. In einer randomisierten, placebokontrollierten Doppelblindstudie wurde 6 Tage lang täglich eine Tablette mit 250 Milligramm Vitamin C vaginal eingesetzt. Fünfzig Probandinnen erhielten die aktive Behandlung und fünfzig ein Placebo. Im Vergleich zur Vitamin-C-Gruppe (14 Prozent) hatten deutlich mehr Patientinnen in der Placebogruppe noch bakterielle Vaginits (35,7 Prozent). Anaerobe Bakterien verschwanden bei 77 Prozent der Vitamin-C-Gruppe gegenüber 54 Prozent der Placebogruppe, Milchsäu-

Therapie-Ergebnisse mit konventionellen Antimykotika und Borsäure		
Mittel	Abklingen der Symptome (% der Patientinnen)	Anormale mikroskopische Befunde (% der Patientinnen)
Antimykotika	52 Prozent	100 Prozent
Borsäure	98 Prozent	2 Prozent

rebakterien erschienen wieder bei 79,1 Prozent der Vitamin-C-Gruppe gegenüber 53,3 Prozent in der Placebogruppe.[12]

Lokale Antiseptika

Eine Reihe von natürlichen antiseptischen Verbindungen kann während der infektiösen Phase verwendet werden, um die betreffenden Organismen zu eliminieren. Die folgende Erörterung konzentriert sich auf Iod, Borsäure und Teebaumöl, da diese am wirksamsten zu sein scheinen. Tatsächlich hat sich gezeigt, dass ihre Wirksamkeit gegenüber den häufigsten Verursachern von Vaginitis (*Trichomonas vaginalis, Candida albicans* und *Gardnerella vaginalis*) genauso gut oder sogar noch besser ist als die der Standardantibiotikatherapie. Achten Sie darauf, dass Sie nach diesen antimikrobiellen Behandlungen immer Milchsäurebakterienspülungen vornehmen.

Jod. Jod wird äußerlich als Spülung verwendet und wirkt gegen eine Vielzahl von Infektionserregern, die mit Scheideninfektionen verbunden sind, einschließlich Trichomonaden, Candida, Chlamydien und den Verursachern von unspezifischer Vaginitis. Wir empfehlen diese stärkste der vorgestellten Spülungen nur dann zu verwenden, wenn mildere Behandlungen nicht anschlagen. Eine Povidon-Jod-Lösung (Betadine) bietet alle Vorteile von Jod, jedoch ohne zu brennen oder zu färben. Betadine ist in jeder Apotheke erhältlich. Eine Lösung aus 480 Millilitern Wasser und 2 Teelöffeln Povidon-Jod-Lösung, die 14 Tage lang zweimal täglich angewendet wurde, erwies sich gegenüber den meisten Organismen als wirksam.[13–19] In einer 1962 veröffentlichten Studie war Povidon-Jod bei 100 Prozent der vaginalen Candidosefälle als Behandlung wirksam, bei 80 Prozent der Trichomonadenfälle und bei 93 Prozent der Fälle mit Kombinationsinfektionen.[18] Eine übermäßige Verwendung sollte jedoch vermieden werden, da etwas Jod in das System aufgenommen wird und dies eine Unterdrückung der Schilddrüsenfunktion verursachen kann. Darüber hinaus muss man sich bewusst sein, dass Jod Bakterien unterschiedslos abtötet und deshalb eine anschließende Spülung mit einer Milchsäurebakterienlösung entscheidend ist.

Borsäure. Bei der Behandlung von Candidose erzielten Borsäurezäpfchen, die in die Scheide eingeführt wurden, gleiche oder bessere Erfolgsraten als Nystatin und Salben, die Miconazol, Clotrimazol oder Butoconazol enthalten.[20–23] Die Borsäurebehandlung ist eine kostengünstige, leicht verfügbare Therapie bei vaginalen Pilzinfektionen. In einer Studie an 92 Frauen mit chronischer vaginaler Hefepilzinfektion erwies sich die Borsäurebehandlung als signifikant wirksamer.[23] Die Dosierung betrug 600 Milligramm Borsäure in Vaginalzäpfchen, die 2 Wochen lang zweimal täglich eingeführt wurden. Borsäure linderte nicht nur wirksamer die Symptome, sondern zeigte auch bei der mikroskopischen Untersuchung eines Vaginalabstriches eine deutlichere Verbesserung. Tatsächlich ergab sich bei keiner Patientin, die Antimykotika erhielt, bei der mikroskopischen Überprüfung ein normales Ergebnis. Bei allen Untersuchungen zeigten sich bei diesen Patientinnen ständiges Hefepilzvorkommen, beschädigte Zellen in der Scheidenschleimhaut oder andere Anomalien.

Bei chronischen vaginalen Pilzinfektionen sind Standardantimykotika oft wirkungslos. In diesen Fällen wird unbedingt empfohlen, Borsäure (600 Milligramm) 4 Monate lang zweimal täglich zu verwenden. Nach dieser Zeit ist eine weitere Anwendung außer während der Menstruation wohl nicht mehr erforderlich.

Nebenwirkungen treten bei Borsäure sehr selten auf. Als häufigste Nebenwirkung kommt ein Brennen an den Schamlippen vor, wenn die Borsäure aus der Scheide austritt. Sollte dies der Fall sein, reduzieren Sie die Borsäuremenge oder brechen Sie die Behandlung ab.

Teebaumöl. Teebaumöl *(Melaleuca alternifolia)* in einer einprozentigen Wasserlösung hat eine starke antibakterielle und fungizide Wirkung. In einer Studie zeigte es sich wirksam bei der Behandlung von Trichomoniasis, Candidose und Zervizitis. Die Behandlung bestand aus einer täglichen Spülung in Kombination mit getränkten Tampons, die wöchentlich verwendet wurden. Es wurden keine Nebenwirkungen gemeldet, und die Patientinnen kommentierten die lindernde Wirkung positiv.[24]

Schnellüberblick

- Konsultieren Sie einen Arzt, um sofort eine genaue Diagnose Ihrer Scheidenentzündung zu erhalten.
- Scheidenentzündung kann durch eine sexuelle Übertragung oder durch eine Störung des gesunden Vaginamilieus entstehen.
- Etwa 90 Prozent der Vulvovaginitisfälle sind mit einem der folgenden drei Organismen verbunden: *Trichomonas vaginalis, Candida albicans* oder *Gardnerella vaginalis.*
- Ziel der Therapie ist es, unterstützende Faktoren zu identifizieren, zu eliminieren oder zu reduzieren, die Immunfunktion und die Abwehrmechanismen zu verbessern und die richtige Bakterienflora mit *Lactobacillus acidophilus* wiederherzustellen.
- Jod, Borsäure und Teebaumöl können als vaginale Antiseptika eingesetzt werden.

Behandlungsübersicht

Da etwa 90 Prozent aller Scheidenentzündungen auf *Candida-*, *Trichomonas-* oder *Gardnerella*-Infektionen zurückzuführen ist, richten sich die folgenden Empfehlungen in erster Linie auf die Behandlung dieser Organismen. Die Immununterstützung (durch richtige Ernährung, Nahrungsergänzungsmittel und pflanzliche Heilmittel) ist ein wichtiger Aspekt der Therapie. Bei wiederkehrenden Infektionen beachten Sie bitte die Empfehlungen im Kapitel »Unterstützung des Immunsystems«.

Allgemeine Empfehlungen

- Konsultieren Sie einen Arzt, um eine genaue Diagnose zu erhalten.
- Behandlungsfehler können auf eine falsche Diagnose, Reinfektion, Nichtbehandlung prädisponierender Faktoren oder Resistenz gegen die angewandte Behandlung zurückzuführen sein.
- Bei allen Fällen von Scheideninfektion ist es wichtig, mithilfe von Präparaten mit lebenden Milchsäurebakterien in der Vagina eine gesunde Flora aus diesen erwünschten Organismen wiederherzustellen.
- Sexuelle Aktivität sollte während der Behandlung vermieden werden, um Reinfektionen auszuschließen und Traumata an entzündeten Geweben zu reduzieren. Sollte dies nicht möglich sein, stellen Sie zumindest sicher, dass Sie Kondome verwenden.
- In wiederkehrenden Fällen ist es sinnvoll, auch den Sexualpartner zu behandeln.
- Tragen Sie Baumwollunterwäsche.

Ernährung

Hierzu eignen sich die Empfehlungen im Kapitel »Candidose, chronische«, besonders im Umgang mit vaginaler Candidose. Verzehren Sie keine raffinierten Kohlenhydrate und einfachen Zucker. Essen Sie keine Lebensmittel mit einem hohen Gehalt an Hefe oder Schimmelpilzen, einschließlich alkoholischer Getränke, Käse, Trockenfrüchte, Melonen und Erdnüsse. Vermeiden Sie alle bekannten oder vermuteten Lebensmittelallergien.

Nahrungsergänzungsmittel

- Ein hochpotentes Multivitamin-Mineralstoffpräparat, wie im Kapitel »Supplementierung« beschrieben
- Vitamin D_3: täglich 2000–4000 IE (idealerweise wird der Blutspiegel gemessen und die Dosis angepasst)
- Fischöl: täglich 1000 Milligramm EPA + DHA
- Eines der folgenden Präparate:
  - → Traubenkernextrakt (mehr als 95 Prozent oligomere Proanthocyanidine): täglich 100–300 Milligramm
  - → Kiefernrindenextrakt (mehr als 95 Prozent oligomere Proanthocyanidine): täglich 100–300 Milligramm
  - → Andere flavonoidreiche Extrakte mit einem ähnlichen Flavonoidgehalt, »Supergreens« oder ein anderes pflanzliches Antioxidans, das eine Sauerstoffradikal-Absorptionsfähigkeit (ORAC) von 3000 bis 6000 Einheiten oder mehr pro Tag liefern kann
- Probiotika (*Lactobacillus-* und *Bifidobacterium*-Arten): mindestens 5–20 Milliarden koloniebildende Einheiten

Lokale Anwendungen

Eines oder mehrere der folgenden Mittel (versuchen Sie nicht, alle auf einmal zu verwenden, damit bei resistenten Fällen dank der Vielfalt Alternativen verfügbar sind):

- Betadine (Povidon-Jod-Lösung): 1:100 Verdünnung, 14 Tage lang zweimal täglich als Spülung
- Borsäure-Zäpfchen: 600-Milligramm-Zäpfchen, 14 Tage lang zweimal täglich in die Scheide einführen (Vorsicht: Die wiederholte Anwendung von Povidon-Jod-Lösung oder Borsäure kann Irritationen zur Folge haben; zudem kann eine mehr als 7 Tage dauernde Anwendung durch die systemische Absorption zu Problemen führen).
- *Lactobacillus*-Arten: Lösen Sie so viel in 10 Millilitern Wasser auf, dass 10 Milliarden Organismen zur Verfügung stehen, und verwenden Sie die Lösung 14 Tage lang einmal täglich für eine Spülung.

SCHILDDRÜSEN-ÜBERFUNKTION

- Schwäche, Schwitzen, Gewichtsverlust, Nervosität, weicher Stuhl, Hitzeunverträglichkeit, Reizbarkeit, Ermüdung
- Rasender Herzschlag; warme, dünne, feuchte Haut; starrer Blick, Zittern
- Diffuse Vergrößerung der Schilddrüse, schmerzlose Struma (Kropf)
- Erhöhter Blutspiegel des Schilddrüsenhormons

Die Schilddrüsenüberfunktion ist eine Erkrankung, die sich durch eine Erhöhung der Konzentration der Schilddrüsenhormone äußert: Thyroxin (T4) und Triiodthyronin (T3). Die Autoimmunerkrankung Morbus Basedow macht 85 Prozent aller Fälle einer Schilddrüsenüberfunktion aus. Obwohl nicht eine einzige immunologische Anomalie alle klinischen Faktoren der Krankheit erklärt, ist der gemeinsame Nenner die Existenz von Antikörpern gegen Rezeptoren für das schilddrüsenstimulierende Hormon (TSH) in der Schilddrüse. THS-Rezeptor-Antikörper (TSH-R Ab) oder schilddrüsenstimulierende Immunglobine (TSI) sind in 80 Prozent der Fälle von Morbus Basedow zu finden. Etwa zwischen 25 und 30 Prozent der Morbus-Basedow-Patienten leiden auch unter endokriner Orbitopathie (eines oder beide Augen treten hervor), bei der sich die Augenmuskeln entzünden und die Autoantikörper angegriffen werden.

Es gibt ganz klare Muster für die Anfälligkeit für Morbus Basedow. Vor allem kommt sie bei Frauen achtmal häufiger vor als bei Männern und tritt üblicherweise im Alter zwischen 20 und 40 Jahren auf. Das klassische klinische Bild ist eine junge Frau, die über Nervosität, Reizbarkeit, Schwitzen, Herzrasen, Schlaflosigkeit, Zittern, häufigen Stuhlgang und unerklärlichen Gewichtsverlust klagt.

Zu den physischen Anzeichen einer Schilddrüsenüberfunktion gehören ein weicher, diffuser, schmerzunempfindlicher Kropf am Hals, ein rasender Puls, besonders nach Anstrengung, laute Herzgeräusche und ein leichtes Hervortreten der Augen und Lidretraktion. Andere Anzeichen und Symptome sind Muskelschwäche und Ermüdung, Angstzustände, Hitzeempfindlichkeit und Flüssigkeitseinlagerungen. Die Haut kann auch feucht, erhitzt und fein strukturiert werden. Die Transpiration verstärkt sich, eine Reaktion auf die erhöhte Körpertemperatur. Pigmentveränderungen wie die Weißfleckenkrankheit (Stellen ohne Pigmente) können mit Morbus Basedow zusammenhängen, ebenso verstärkte Pigmentierung auf Stellen wie Hautfalten und Knöcheln. Das Haar kann dünner werden oder auf dem gesamten Kopf stellenweise ganz ausfallen. Die Nägel können sich vorzeitig aus dem Nagelbett lösen.

Ursachen

Stress

Eine der Hauptursachen für eine Schilddrüsenüberfunktion und/oder Morbus Basedow ist kürzlich erlebter Stress. Dieser Zusammenhang ist seit der Entdeckung von Morbus Basedow als Triggerfaktor bekannt. In der Tat ist der häufigste Auslöser eine »tatsächliche oder drohende Trennung von einem Menschen, von dem der Patient emotional abhängig ist«.[1] Studien untermauern inzwischen, was schon seit Langem beobachtet wird, nämlich dass Morbus Basedow häufig nach einem emotionalen Schock ausbricht, besonders nach einem Verlust wie einer Scheidung, einem Todesfall oder einer schwierigen Trennung.[2, 3]

Der zweithäufigste Grund für eine Schilddrüsenüberfunktion ist eine toxische Knotenstruma. Eine weitere Ursache ist eine früh auftretende Hashimoto-Thyreoiditis (siehe das Kapitel »Schilddrüsenunterfunktion«).

Genetik

Menschen mit einer bestimmten Form von genetischen Markern neigen statistisch eher zu Morbus

Basedow, während Menschen mit anderen Markern weniger häufig betroffen scheinen. Wenn bei eineiigen Zwillingen einer der Zwillinge betroffen ist, besteht bei dem anderen ein Risiko von 50 Prozent, die Krankheit zu entwickeln. Ist einer von zweieiigen Zwillingen betroffen, so hat der andere eine Wahrscheinlichkeit von 9 Prozent, die Krankheit ebenfalls zu bekommen.

Rauchen

Es ist bekannt, dass Rauchen das Risiko und die Schwere der endokrinen Orbitopathie verstärkt.[4–6]

Supplementierung mit Jod

Wie mehrere Studien belegen, kann die alimentäre Supplementierung mit Jod, für gewöhnlich durch den Verzehr von Jodsalz, in Gebieten, wo ohnehin ausreichend Jod in der Nahrungszufuhr vorhanden ist, die Häufigkeit der Schilddrüsenüberfunktion bei empfindlichen Menschen erhöhen. In einer Studie wurde die Wirkung der Jodsalzzufuhr bei 267 330 Einwohnern Galiziens untersucht. Die Häufigkeit der Schilddrüsenüberfunktionen erhöhte sich während der Studie mit 4,89 neuen Fällen pro 100 000 Menschen, obwohl der Anstieg auf einer höhere Anzahl von Knoten- und diffusen Strumae beruhte und nicht auf der Basedowkrankheit. Auch Jod aus anderen Quellen in Dosierungen über 600 Mikrogramm wie zum Beispiel Kaliumjod sowie Jodsupplementierungen, Medikamente wie Amiodaron und Kontrastmittel für bildgebende Untersuchungen können Morbus Basedow und toxische, mehrknotige Strumae auslösen.[7]

Therapeutische Erwägungen

In den USA besteht die konventionelle Therapie einer Schilddrüsenüberfunktion in der Zerstörung der Schilddrüse mit radioaktivem Jod (Radiojodablation, RIA). Die Vorteile bestehen darin, dass sehr viele Patienten darauf ansprechen und kein weiterer Suppressionsbedarf besteht. Die Nachteile sind Progression zu einer Schilddrüsenunterfunktion, erhöhtes Risiko für nicht lokalisierte Krebsarten sowie für Erkrankungen der Nebenschilddrüse. Eine Operation zur Entfernung der Schilddrüse empfehlen wir nicht, es sei denn, es bestehen signifikante zu berücksichtigende Umstände. Im Vergleich zur RIA sind damit zu viele Risiken verbunden.

Wir sind der Ansicht, vor der RIA sollte ein Versuch mit schilddrüsenblockierenden Medikamenten unternommen werden. Solche Pharmazeutika wirken, indem sie in die Schilddrüse eindringen und dort die Bildung entsprechender Hormone hemmen; vor allem verhindern sie, dass sich Jod an Tyrosin bindet. In vielen Teilen der Welt, auch in Europa und Japan, werden diese Medikamente als Erstes zur Behandlung von Schilddrüsenüberfunktion eingesetzt, denn oft geht die Erkrankung spontan innerhalb von 18 Monaten zurück. Es gibt Patienten, die nach der Behandlung mit schilddrüsenhemmenden Medikamenten eine Schilddrüsenunterfunktion entwickeln, und andere, die dann eine Radiojodablation benötigen.

Naturheilkundliche Behandlung

Die wesentlichen Ziele der natürlichen Behandlung von Morbus Basedow und Schilddrüsenüberfunktion sind die Reduzierung der Symptome und die gleichzeitige Wiederherstellung des normalen Schilddrüsenstatus. Wie empfehlen den Einsatz von schilddrüsenhemmenden Medikamenten zur Linderung der akuten Schwere der Symptome der Überfunktion. Die Empfehlungen für Maßnahmen in Ernährung und Lebensweise können die Einnahmedauer oder Dosis der schilddrüsenhemmenden Medikamente reduzieren oder die Wahrscheinlichkeit einer Remission der Krankheit mit konventioneller Behandlung erhöhen.

Zu den praktischen Schritten gehört eine Reduktion der Risikofaktoren (Stress, Rauchen, übermäßige Jodzufuhr). Stressmanagement ist wichtig für die Normalisierung der Schilddrüse, und Beratung kann dabei helfen, nicht wieder in stresserzeugende Lebensgewohnheiten zurückzufallen. Gönnen Sie sich mehr Ruhe – dazu gehören ein Nickerchen nach dem Mittagessen und ausreichend Nachtschlaf.

Ernährung

Patienten mit einer autoimmunen Schilddrüsenerkrankung – entweder Morbus Basedow oder Hashimoto-Thyreoiditis (der Hauptursache für eine

Schilddrüsenunterfunktion) – haben ein größeres Risiko als die Allgemeinbevölkerung für Zöliakie und/oder Glutenunverträglichkeit. Daher müssen diese Erkrankungen ausgeschlossen werden. Siehe das Kapitel »Zöliakie« für spezifische Informationen. Finden Sie zudem heraus, ob Sie Lebensmittelallergien haben, und meiden Sie problematische Nahrungsmittel; siehe das Kapitel »Lebensmittelallergie«. Andernfalls sind hier die Empfehlungen im Kapitel »Eine gesunde Ernährung« geeignet. Beachten Sie, dass die Ernährung möglicherweise eine höhere Kalorienzufuhr enthalten muss, um die Stoffwechselerhöhung zu kompensieren. Wir empfehlen auch, Kaffee und jodhaltige Nahrungsquellen (besonders Jodsalz, Seetang und andere Algen, Meeresfrüchte und Nahrungsergänzungsmittel, die mehr als 300 Mikrogramm Jod enthalten) zu meiden.

Strumigene Substanzen (Goitrogene)

Einige Nahrungsmittel enthalten Goitrogene, Substanzen, die die Verwertung von Jod verhindern. Diese Substanzen – hauptsächlich Isothiocyanat, die in Wirkungsweise und Struktur schilddrüsenhemmenden Medikamenten wie Propylthiouracil ähneln – sind in Nahrungsmitteln wie Weißrüben, Kohl, Steckrüben, indischem Senf, Raps, Maniokwurzel, Sojabohnen, Erdnüssen, Pinienkernen und Hirse zu finden.

Aus folgenden Gründen können diese Nahrungsmittel jedoch nicht zuverlässig zur Behandlung einer Schilddrüsenüberfunktion eingesetzt werden:

- Ihr Gehalt an Goitrogenen ist im Vergleich zur Dosierung von Propylthiouracil, das zu Behandlung einer Schilddrüsenüberfunktion benötigt wird, relativ niedrig.
- Kochen deaktiviert die Goitrogene.
- Es ist nicht zuverlässig dokumentiert, dass diese natürlich vorkommenden strumigenen Substanzen in irgendeiner Form Einfluss auf die Schilddrüsenfunktion haben, wenn die über die Ernährung zugeführte Jodmenge angemessen ist.

Trotz dieser Defizite kann es vorkommen, dass Naturheilkundler in leichten Fällen natürlich vorkommende Goitrogene anstelle von Propylthiouracil und verwandten Medikamenten einsetzen. Einzelnen Berichten zufolge entspricht die übliche Empfehlung dem Äquivalent eines halben Kohlkopfs täglich.

Carnitin

Carnitin wird im Körper produziert, wo es eine wichtige Rolle im Energiestoffwechsel spielt. Es hat sich im peripheren Gewebe als Antagonist des Schilddrüsenhormons erwiesen und hemmt das Eindringen des Hormons in den Zellkern. Eine placebokontrollierte, randomisierte Doppelblindstudie über 6 Monate untersuchte den Einsatz von Carnitin bei Patienten, denen ein hohe Dosis von Schilddrüsenhormonen verordnet worden war.[8] Während dieser Untersuchung wurden fünfzig Frauen mit gutartigen Knotenstrumae, die bereits eine Suppressionsdosis Thyroxin einnahmen, beliebig in Gruppen zu jeweils zehn Teilnehmerinnen aufgeteilt. Eine Gruppe erhielt 6 Monate lang ein Placebo. Zwei Gruppen begannen zunächst für 2 Monate mit dem Placebo, erhielten dann täglich 2 oder 4 Gramm Carnitin und kehrten für die restlichen 2 Monate zum Placebo zurück. Die letzten beiden Gruppen fingen zunächst mit entweder täglich 2 oder 4 Gramm Carnitin über die ersten 4 Monate an und erhielten in den verbleibenden 2 Monaten das Placebo. Die Symptome für Schilddrüsenüberfunktion, Knochenmineralisierungsmarker und Indikatoren der Leberfunktion wurden festgehalten.

In der zweiten und dritten Gruppe kehrten die Werte, die sich während der Behandlung mit Thyroxin plus dem Placebo verschlechtert hatten, zu den Anfangswerten zurück, sobald das Placebo durch Carnitin ersetzt wurde. In der vierten und fünften Gruppe blieben die Symptome stabil oder verbesserten sich, so lange wie Carnitin zusammen mit Thyroxin gegeben wurde. Dies lässt vermuten, dass der Carnitineffekt stärker ist als der T4-Effekt. Die Probandinnen, die eine Carnitinsupplementierung erhielten, hatten verbessere Leberwerte, obwohl der Cholesterinspiegel praktisch unverändert blieb. Die Nebenwirkungen waren geringfügig. Symptome und biochemische Variable verschlechterten sich nur in der Placebogruppe.

Da Carnitin eine ausgesprochen niedrige Toxizität hat, empfehlen die Autoren dieser Studie den Einsatz von Carnitin für die Behandlung der durch

Morbus Basedow ausgelösten Thyreotoxikose während Schwangerschaft, Stillzeit und in anderen Situationen, in denen schilddrüsenhemmende Medikamente nicht erwünscht sind, wie zum Beispiel bei Lebererkrankungen oder Unregelmäßigkeiten im Blut.

Pflanzliche Arzneimittel

Es gibt eine lange Liste von Pflanzen, die traditionell bei der Behandlung einer Schilddrüsenüberfunktion eingesetzt werden. Leider wurden sie nicht angemessen in klinischen Studien untersucht. Statt sie hier zu besprechen, möchten wir alle Interessierten dazu anregen, einen Naturheilarzt zu konsultieren, der die geeignete Kontrolle sicherstellen kann.

Schnellüberblick

- Eine Schilddrüsenüberfunktion ist eine Erkrankung, die sich durch erhöhte Konzentrationen der Schilddrüsenhormone äußert.
- Morbus Basedow macht 85 Prozent aller Fälle von Schilddrüsenüberfunktion aus.
- Eine der Schlüsselauslöser für eine Schilddrüsenüberfunktion und/oder Morbus Basedow ist kürzlich erlebter Stress.
- Es ist bekannt, dass Rauchen das Risiko und den Schweregrad der endokrinen Ophtalmopathie erhöht.
- Die Zufuhr von Jod in der Ernährung in Gegenden, wo ausreichend Jod vorhanden ist, kann die Häufigkeit der Schilddrüsenüberfunktion bei empfindlichen Menschen vergrößern.
- Vor der Durchführung einer Radiojodablation sollte ein Versuch mit schilddrüsenhemmenden Medikamenten unternommen werden.
- Wesentlich für die Behandlung einer Schilddrüsenüberfunktion ist Stressmanagement.
- Patienten mit einer autoimmunen Schilddrüsenerkrankung, entweder Morbus Basedow oder Hashimoto-Thyreoditis, haben ein größeres Risiko als die allgemeine Bevölkerung für Zöliakie und/oder Glutenunverträglichkeit.
- Carnitin wirkt nachweislich den Folgen von erhöhtem Thyroxin entgegen.

Behandlungsübersicht

Ein akuter Morbus Basedow ist nicht leicht mit naturheilkundlichen Methoden zu behandeln. In schweren Fällen gibt es keine Garantie dafür, dass die natürliche Behandlung die Symptome angemessen verringert. In leichten Fällen können natürliche Therapien die Symptome gut unter Kontrolle halten, jedoch müssen die Patienten umsichtig begleitet werden.

Ernährung

Schließen Sie eine Glutenunverträglichkeit aus und folgen Sie den Richtlinien im Kapitel »Eine gesunde Ernährung«. Eine höhere Kalorienzufuhr kann notwendig sein, um dem Stoffwechselbedarf eines Schilddrüsenpatienten mit einer Überfunktion gerecht zu werden. In leichten Fällen kann der Verzehr großer Mengen aus der Kohlfamilie geeignet für die Symptomkontrolle sein – vorausgesetzt, die Jodzufuhr wird reduziert.

Nahrungsergänzungsmittel

- Basissupplementierung wie im Kapitel »Supplementierung« beschrieben.
- Carnitin: täglich 2–4 Gramm

SCHILDDRÜSEN-UNTERFUNKTION

Anzeichen und Symptome einer Schilddrüsenunterfunktion:

- Ausdünnen des Kopfhaars
- Depressionen
- Gedächtnisprobleme
- Hyperlipidämie
- Kälteempfindlichkeit
- Kopfschmerzen
- Lethargie oder Ermüdung
- Menstruelle Probleme
- Schwierigkeiten bei der Gewichtsreduzierung
- Ständig wiederkehrende Infektionen
- Stimmveränderungen
- Trockene Haut

Schilddrüsenunterfunktion bedeutet eine schwache Funktion der Schilddrüse. Die Schilddrüse befindet sich am vorderen Hals, genau unter dem Larynx (Kehlkopf). Da die Hormone der Schilddrüse den Stoffwechsel in allen Körperzellen regulieren, kann ein Mangel an Schilddrüsenhormonen praktisch sämtliche Körperfunktionen betreffen. Der Schweregrad der Symptome bei Erwachsenen reicht von sehr leichten, kaum merklichen Mangelzuständen (subklinische Hypothyreose) bis zu schweren, lebensbedrohlichen defizitären Situationen (Myxödem).

Ein Mangel an Schilddrüsenhormonen kann auf eine gestörte Hormonsynthese oder fehlende Stimulierung durch die Hypophyse zurückzuführen sein. Die Hypophyse ist verantwortlich für die Absonderung des schilddrüsenstimulierenden Hormons (TSH). Wenn die Konzentration der Schilddrüsenhormone im Blut niedrig ist, sondert die Hypophyse TSH ab. Zeigt ein Bluttest, dass die Schilddrüsenhormonkonzentration niedrig und die THS-Konzentration im Blut hoch ist, weist dies in der Regel auf eine mangelhafte Schilddrüsenhormonsynthese hin. Diese Situation bezeichnet man als *primäre Hypothyreose*.

Wenn der THS-Gehalt niedrig ist und der Gehalt an Schilddrüsenhormonen ebenfalls, deutet dies darauf hin, dass die Hypophyse für die schlechte Schilddrüsenfunktion verantwortlich ist. Diese Situation bezeichnet man als sekundäre Hypothyreose.

Das Kriterium der Blutkonzentration von Schilddrüsenhormonen kann viele Menschen mit leichter Hypothyreose ausschließen, aber diesem Kriterium zufolge schätzt man, dass etwa 5–10 Prozent der erwachsenen Bevölkerung eine Schilddrüsenunterfunktion aufweist.[1–4] Wie die Colorado Thyroid Disease Prevalence Study vermuten lässt, sind weniger als 10 Prozent der erwachsenen Bevölkerung betroffen, wobei der Prozentsatz bei den älteren Bürgern bei über 20 liegt.[5]

Insgesamt treten alle Formen von Schilddrüsenerkrankungen zwei- bis achtmal häufiger bei Frauen auf. Die Hypothyreose kommt mit einer Quote von 5,7 Prozent öfter bei Weißen und Amerikanern mexikanischen Ursprungs vor als bei Afroamerikanern mit 1,7 Prozent.[6]

Autoren bekannter Bücher schätzen, dass man 40 Prozent aller Erwachsenen als hypothyreot einstufen müsste, würde man die Symptome und die basale Körpertemperatur zur Diagnose anwenden.[7, 8] Nach diesen Kriterien ist es wahrscheinlich, dass die tatsächliche Hypothyreosequote eher bei circa 25 Prozent der Erwachsenen und deutlich höher bei den Senioren liegt. Das macht die Erkrankung zu einem überraschend häufigen, gewöhnlich nicht erkannten Leiden.

Symptome

Der Schweregrad der Symptome bei Erwachsenen reicht von frühen, leichten Mangelzuständen, die mit Standardbluttests nicht festgestellt werden (hypothyreotes Syndrom), bis hin zu schweren defizitären Situationen, die lebensbedrohlich sein können (Myxödem).

Psyche

Das Gehirn scheint recht empfindlich auf eine niedrige Konzentration des Schilddrüsenhormons zu reagieren; Depressionen, Schwäche und Ermüdung sind für gewöhnlich die ersten Symptome einer Schilddrüsenunterfunktion.[9–11] Später kommen Konzentrationsschwierigkeiten und Vergesslichkeit hinzu.

Stoffwechsel

Ein Mangel an Schilddrüsenhormonen führt zu einer allgemeinen Reduzierung der Verwertung von Fett, Proteinen und Kohlenhydraten. Moderate Gewichtszunahme in Kombination mit Empfindlichkeit bei kaltem Wetter (zeigt sich durch kalte Hände oder Füße) sind häufig anzutreffen. Die Hypothyreose führt oftmals zu Gewebeschwellungen und Flüssigkeitseinlagerungen (Ödem).

Herz-Kreislauf-System

Man geht davon aus, dass die Hypothyreose, selbst in leichten Fällen, eine Prädisposition für Atherosklerose ist, weil sowohl die Werte von Cholesterin- und Triglyceriden als auch für Homocystein und das C-reaktive Protein (CRP) steigen. Die Erkrankung kann auch zu hohem Blutdruck führen und Herzfunktion sowie Herzfrequenz schwächen.[9, 12–14]

Hormonsystem

Bei einer Hypothyreose können verschiedene hormonelle Symptome auftreten. Das vielleicht häufigste ist der Libidoverlust bei Männern und menstruelle Anomalien bei Frauen. Frauen mit einer leichten Hypothyreose haben eine längere und stärkere Menstruationsblutung bei kürzerem Menstruationszyklus. Auch Unfruchtbarkeit kann zum Problem werden. Wenn eine an Hypothyreose leidende Frau schwanger wird, kommt es häufiger zu Fehlgeburten, Früh- und Todgeburten.

Eine niedrige Schilddrüsenfunktion wird oft von einer niedrigen Adrenalinfunktion begleitet, weil Patienten mit Schilddrüsen-Antikörpern auch eine Wahrscheinlichkeit für Nebennieren-Antikörper haben.

Haut, Haare und Nägel

Die meisten Hypothyreosepatienten haben trockene, raue Haut, bedeckt mit feinen oberflächlichen Schuppen, und ihr Haar ist spröde, trocken und brüchig. Es kann zu starkem Haarausfall kommen, der im Allgemeinen diffus, nicht stellenweise ist. Die Nägel werden dünn und brüchig und haben meistens quer verlaufende Rillen.

Muskeln und Skelett

Die vorrangigen Merkmale bei Hypothyreose sind Muskelschwäche und Gelenksteifheit.[15] Bei einigen Betroffenen kann es auch zu Muskel- und Gelenkschmerzen sowie Berührungsempfindlichkeit kommen.[16]

Sonstige Symptome

Kurzatmigkeit, Verstopfung und eine gestörte Leberfunktion sind einige weitere häufige Merkmale einer Hypothyreose.

Ursachen

Die primäre Hypothyreose macht etwa 95 Prozent aller Fälle einer klinischen Hypothyreose aus. Rund um den Globus ist Jodmangel die häufigste Ursache für eine Schilddrüsenunterfunktion. Zur Bildung von Schilddrüsenhormonen führt die Schilddrüse der Aminosäure Tyrosin Jod zu. Jodmangel führt zu Hypothyreose oder der Entwicklung einer vergrößerten Schilddrüse (Struma) oder zu beidem.

Man schätzt, dass 200 Millionen Menschen weltweit von einem Struma betroffen sind. In fast 4 Prozent dieser Fälle ist Jodmangel die Ursache. Dieser ist in den Vereinigten Staaten und anderen Industrieländern recht selten, weil man hier dem Tafelsalz Jod zufügt. Dies geschah erstmals in Michigan, wo im Jahr 1924 die Häufigkeit einer Strumae unglaubliche 47 Prozent betrug. Die Häufigkeit eines Mangels ist jedoch aufgrund mehrerer Faktoren gestiegen: Mehr Menschen essen auswärts, in Restaurants, in denen das Salz im Essen üblicherweise nicht jodiert ist (viele Köche glauben, Jod beeinträchtige den Geschmack des Essens), jodhaltige Verbindungen werden in industriell hergestelltem Brot nicht mehr verwendet, und Milchprodukte enthalten weniger Jod, weil die

Kuheuter nicht mehr mit jodhaltigen Substanzen sterilisiert werden. Dies resultierte darin, dass der Jodkonsum in den zurückliegenden 20 Jahren um 50 Prozent abnahm.

Obwohl es heute in den Vereinigten Staaten wenig Menschen gibt, die an Jodmangel leiden, entwickeln trotzdem noch einige Strumae, und viele Fälle von leichter Hypothyreose werden nicht erkannt. Eine mögliche Ursache für Strumae (Kröpfe) Knoten bei Patienten, die angemessene oder oder noch ausreichende Mengen von Jod konsumieren, ist der exzessive Verzehr von Goitrogenen (strumigenen Substanzen) – Nahrungsmitteln, die die Jodverwertung blockieren. Dazu gehören Gemüse der Kohlfamilie (Rüben, Kohl, Brokkoli, Rosenkohl, Senf, Grünkohl, Blumenkohl), Maniokwurzel, Sojabohnen, Erdnüsse, Pinienkerne und Hirse. Durch das Kochen werden die Goitrogene jedoch für gewöhnlich deaktiviert.

Zu den Goitrogenen in der Umwelt zählen Perchlorat, Fluorid und Quecksilber. Arzneimittel, die Strumae hervorrufen und die Schilddrüsenfunktion unterdrücken, sind Supplementierungen mit Jod in Dosen über 1000 Mikrogramm täglich, Amiodaron, Carbamazepin, Lithium, Phenobarbital, Phenytoin und Rifampicin. Zudem sind die derzeit verwendeten Bromate in Industriebrot Jodantagonisten.

Strumae können auch die Folge von Hashimoto-Thyreoiditis sein, einer Autoimmunerkrankung, die die häufigste Ursache für klinische Hypothyreose in den Vereinigten Staaten ist. Bei dieser Krankheit hemmen Antikörper, die sich an die Schilddrüse binden, die Produktion von ausreichenden Mengen des Schilddrüsenhormons. Außer an Schilddrüsengewebe können sich diese Antikörper auch an die Nebennieren, die Bauchspeicheldrüse und säureproduzierenden Magenzellen (Parietalzellen) binden.

Man kann ziemlich sicher von Hashimoto-Thyreoiditis ausgehen, wenn es Anzeichen für eine autoimmune Schilddrüsenerkrankung gibt. Das können die folgenden sein:

- Serumantikörper gegen Schilddrüsenproteine wie Thyreoglobulin oder Thyreoperoxidase
- Diffuse Vergrößerung der Drüsen, die durch eine körperliche Untersuchung, Ultraschall oder ein CT festgestellt werden
- Diffuse Jodaufnahme und Vergrößerung der Drüsen auf dem Radiojod-Aufnahme-Scan

Weitere Ursachen einer klinischen Hypothyreose können eine Schilddrüsenoperation und/oder Ablation und eine postnatale Hypothyreose sein; Letzteres ist eine vorübergehende Form der Hypothyreose, die in den USA 5–10 Prozent der Frauen trifft.

Subklinische Hypothyreose und Hypothyreotes Syndrom

Der klassischen Definition zufolge ist bei der subklinischen Hypothyreose das TSH erhöht, während die Serumkonzentration des Schilddrüsenhormons normal ist. Nach diesem Kriterium kommt die subklinische Hypothyreose recht häufig vor und betrifft 2–7 Prozent der Erwachsenen.[9] Wenn labortechnisch nichts festgestellt wird, ist der korrektere Begriff für die Symptome einer Hypothyreose »hypothyreotes Syndrom«, und diese Erkrankung wird mit Folgendem verbunden:

- Hypothyreote Symptome
- Keine anderen erklärbaren Krankheiten
- Mögliche Anomalien der Schilddrüsenfunktion wie niedrige Basalkörpertemperatur oder langsamer Achillesreflex

Für die Diagnose einer klinischen Hypothyreose bei Patienten mit einem hypothyreotem Syndrom müssen die Patienten auch einen oder mehrere der folgenden objektiven Befunde aufweisen:

- Zu niedrige Blutkonzentration des Schilddrüsenhormons
- Anormale Schilddrüsen-Antikörper-Untersuchung
- Anormale Ultraschallergebnisse
- Anormale Biopsieergebnisse (Punktion der Schilddrüse mit einer feinen Nadel)

Viele Patienten mit hypothyreotem Syndrom können eine frühe Hashimoto-Thyreoiditis haben, während es Fälle gibt, die einer gestörten Schilddrüsenhormonsynthese oder -umwandlung aufgrund von Nährstoffmangel oder Umweltgiften zugeschrieben

Normale Blutkonzentration von Schilddrüsenhormonen	
Hormon	**Blutkonzentration**
T4	4,8–13,2 mcg/dl
Freies T4	0,9–2 ng/dl
T3	80–220 ng/dl
Schilddrüsenstimulierendes Hormon (TSH)	0,35–5,50 mIU/ml

werden können. Angesichts der wachsenden Häufigkeit von Jodmangel rechnen wir damit, dass letzterer Grund häufiger anerkannt wird.

Diagnostische Erwägungen

Ein Hypothyreose-Screening sollte Marker für Schilddrüsenregulierung (TSH), Schilddrüsenfreisetzung (freies T4, freies T3), und Schilddrüsenentzündung (mikrosomale Schilddrüsen-Antikörper, Thyreoperoxidase-Antikörper, Anti-Thyreoglobulin-Antikörper) enthalten. Die American Thyroid Association empfiehlt, ab einem Alter von 35 Jahren alle 5 Jahre ein TSH-Screening durchführen zu lassen.

Die Diagnose einer Hypothyreose durch labortechnische Methoden basiert in erster Linie auf den Ergebnissen der Konzentration der Gesamtanzahl von T4, freiem T4, T3 und TSH.

Basalkörpertemperatur

Vor der Verwendung der Blutkontrolle war es üblich, die Hypothyreose mittels der Basalkörpertemperatur (Körpertemperatur im Ruhezustand) und des Achillesreflexes (bei Hypothyreose verlangsamt) zu diagnostizieren. Mit der Einführung genauer Laborkontrollen der Schilddrüsenhormone im Blut gerieten diese Diagnosemethoden der Schilddrüsenfunktion in Vergessenheit. Die normale Basalkörpertemperatur beträgt zwischen 36,4 und 36,7 Grad Celsius. Eine Anleitung zur Messung der basalen Körpertemperatur finden Sie unten.

Viele erachten die Basalkörpertemperatur als speziellen Indikator für den Schilddrüsenstatus. Sie wird jedoch noch von derart vielen anderen Variablen beeinflusst, wie beispielsweise Nebennierenfunktion, Körperbau, Aktivität, menstruellem Status und Immunfunktion, dass sie nur wenig Aussagekraft über die Schilddrüsenfunktion hat. Trotzdem ist sie eine gute allgemeine Kontrolle, die leicht durchzuführen und praktisch kostenlos ist.

Messen der Basalkörpertemperatur

Ihre Körpertemperatur reflektiert Ihren Grundumsatz, der hauptsächlich durch die von der Schilddrüse abgesonderten Hormone bestimmt wird. Die Schilddrüsenfunktion kann einfach durch Messen der Basalkörpertemperatur ermittelt werden. Man braucht lediglich ein Fieberthermometer.

- 1. Schütteln Sie das Thermometer, bis es weniger als 35 Grad Celsius anzeigt, und legen Sie es vor dem Schlafengehen auf den Nachttisch.
- 2. Wenn Sie aufwachen, legen Sie das Thermometer 10 Minuten lang in Ihre Armbeuge. Am besten ist es, mit geschlossenen Augen ruhig zu liegen. Stehen Sie nicht vor Ablauf der 10 Minuten auf.
- 3. Nach 10 Minuten lesen Sie das Ergebnis ab und halten es fest.
- 4. Messen Sie die Temperatur mindestens dreimal nacheinander morgens (vorzugsweise zur gleichen Uhrzeit) und geben Sie diese Information an Ihren Arzt weiter. Menstruierende Frauen müssen die Messung am zweiten, dritten und vierten Tag der Menstruation durchführen. Frauen nach der Menopause und Männer können die Messung an beliebigen Tagen vornehmen.

Die Basalkörpertemperatur sollte zwischen 36,4 und 36,7 Grad Celsius liegen. Niedrige Körpertemperaturen sind sehr häufig und können eine Hypothyreose reflektieren. Erhöhte Körpertemperaturen (über 37 Grad Celsius) sind seltener, können aber ein Hinweis auf eine Schilddrüsenüberfunktion sein (siehe das Kapitel »Schilddrüsenüberfunktion«).

Therapeutische Erwägungen

Die medizinische Behandlung einer Hypothyreose besteht außer bei leichten Formen in der Gabe von getrockneten, natürlichen oder synthetischen Schilddrüsenhormonen. Obwohl synthetische Hormone inzwischen häufig eingesetzt werden, bevorzugen viele Ärzte (besonders Naturheilärzte) den Einsatz von getrockneter, natürlicher Schilddrüse, die sämtliche Schilddrüsenhormone enthält, nicht nur Thyroxin. Derzeit scheint bei den meisten Patienten mit einer Schilddrüsenunterfunktion eine Schilddrüsen-Hormonersatztherapie erforderlich. Bei Hashimoto-Thyreoiditis-Patienten ist der Schilddrüsen-Hormonersatz besonders wichtig, weil er zwei Ziele erreicht: Er normalisiert den Schilddrüsen-Hormonspiegel und verringert Autoimmunprozesse. Die Dosis von getrocknetem oder synthetischem Schilddrüsenersatz sollte jedenfalls hoch genug sein, um das TSH auf zwischen 0,5 und 1,5 mIU/ml (internationale Millieinheiten pro Milliliter) Urin zu senken. Wir bevorzugen getrocknete Schilddrüse, da dieses Mittel blockierende Antikörper gegen antithyreoidale Antikörper stimuliert oder als Ablenkungsmanöver für Schilddrüsenantikörper agieren kann. Einige Hashimoto-Patienten sind nach längerer Behandlungszeit mit Schilddrüsenhormonen geheilt und benötigen keine weitere Ersatzbehandlung, die Mehrheit jedoch braucht die Ersatztherapie ein Leben lang.

Die in Reformhäusern erhältlichen Schilddrüsenextrakte dürfen gemäß der US-amerikanischen Gesundheitsbehörde Food and Drug Administration kein Thyroxin enthalten. Es ist jedoch nahezu unmöglich, der Drüse sämtliche Hormone zu entziehen. Mit anderen Worten, die Schilddrüsenpräparate aus dem Reformhaus sollten als schwächere Rezepturen von getrockneter, natürlicher Schilddrüse eingestuft werden. Wenn Sie eine leichte Schilddrüsenunterfunktion haben, können diese Präparate Ihnen angemessen bei der Bewältigung Ihrer Schilddrüsenerkrankung helfen. (Übers Internet sind sie auch hierzulande erhältlich; Anmerkung der Redaktion.)

Die meisten Schilddrüsenprodukte aus dem Reformhaus enthalten zusätzliche Nährstoffe wie Jod, Zink, Selen und Tyrosin, was sinnvoll ist, da diese Substanzen für die Produktion von Schilddrüsenhormonen und das Meiden von Goitrogenen (siehe oben) erforderlich sind.

Jod und Tyrosin

Schilddrüsenhormone bestehen aus Jod und der Aminosäure Tyrosin. Die empfohlene alimentäre Zufuhr (RDI) für Jod ist bei Erwachsenen recht gering, 150 Mikrogramm. In den Vereinigten Staaten beträgt die durchschnittliche Jodzufuhr, die man früher auf über 600 Mikrogramm täglich schätzte, heute weniger als die Hälfte davon. Veganer, besonders schwangere Frauen, sollten genau darauf achten, ausreichend Jod zu sich zu nehmen, da deren Jodkonzentration in der Regel niedrig ist.

Zu viel Jod kann die Synthese der Schilddrüse hemmen. Aus diesem Grund, und weil Jod im Körper nur für die Funktion der Schilddrüsensynthese zuständig ist, wird empfohlen, dass die Zufuhr von Jod über die Ernährung oder über eine Supplementierung 600 Mikrogramm täglich auf unbestimmte Zeit nicht übersteigt.

Vitamine und Mineralstoffe

Zink, Selen, Vitamin E und Vitamin A wirken bei vielen Prozessen im Körper zusammen, auch bei der Erzeugung der Schilddrüsenhormone. Ein Mangel an einem dieser Nährstoffe würde zu einer niedrigeren Produktion von aktiven Schilddrüsenhormonen führen. Niedrige Zinkkonzentrationen und Schilddrüsenunterfunktionen treten häufig bei älteren Menschen auf.[17] Hier kann ein Zusammenhang bestehen. Die Supplementierung mit Zink stellt nachweislich wieder eine normale Schilddrüsenfunktion bei Patienten mit Schilddrüsenunterfunktion her, die einen Zinkmangel aufwiesen, auch wenn ihre Serumkonzentration von T4 anscheinend normal war.[18]

Ebenso wichtig kann die Supplementierung mit Selen sein, da Menschen in Gebieten mit niedrigen Selenvorkommen häufiger Schilddrüsenerkrankungen haben.[19] Auch wenn ein Selenmangel die Umwandlung von T4 zu T3 in der Schilddrüse oder Hypophyse nicht einschränkt, so reduziert er doch stark die Umwandlung in anderen Körperzellen.[20] Menschen mit Selenmangel haben erhöhte T4- und

THS-Werte. Die Supplementierung mit Selen führt zu einer Senkung von T4 und TSH, zu einer Normalisierung der Schilddrüsenaktivität[21] und verminderter Konzentration von Schilddrüsenantikörpern bei autoimmunen Schilddrüsenerkrankungen.[22] Ungenügende Selenkonzentration ist eine häufige Mangelerscheinung. Vitamin B_2 (Riboflavin), B_3 (Niacin), B_6 (Pyridoxin) und C sind für eine normale Erzeugung von Schilddrüsenhormonen ebenfalls notwendig.

Dehydroepiandrosteron (DHEA)

Bei Hypothyreosepatienten ist die DHEA-Konzentration häufig niedrig, und eine Supplementierung erwies sich bei der Behandlung von Autoimmunerkrankungen als nutzbringend.[23] Obwohl viele klinische Studien mit hohen Dosierungen arbeiteten (täglich 100–200 Milligramm), empfehlen wir, falls keine ärztliche Kontrolle gewährleistet ist, viel niedrigere Dosierungen: für Frauen täglich 5–15 Milligramm und für Männer 10–20 Milligramm. Höhere Dosen erfordern eine Blutkontrolle der DHEA-Konzentration und der klinischen Symptome für einen Überschuss an Östrogenen (Männer) oder Testosteron (Frauen). Da die Langzeitwirkung von DHEA nicht bekannt ist, sollte es mit Bedacht eingesetzt werden, besonders bei Patienten, die Risikoträger für die Entwicklung einer hormonbedingten Krebsart sind.

Sport

Bewegung ist bei der Behandlung einer Schilddrüsenunterfunktion ein besonders wichtiger Bestandteil. Körperliche Aktivität stimuliert die Schilddrüsensekretion und verstärkt die Gewebesensitivität für das Schilddrüsenhormon. Viele Vorteile von Bewegung für die Gesundheit können von einer verbesserten Schilddrüsenfunktion herrühren.

Besonders wichtig kann der gesundheitliche Nutzen von körperlicher Betätigung für übergewichtigen Patienten mit Schilddrüsenunterfunktion sein, die gerade eine Diät machen. Denn bei einer Diät wird der Grundumsatz ständig niedrig gehalten, weil der Körper danach strebt, Treibstoff zu erhalten. Bewegung verhindert dies nachweislich.[24]

Schnellüberblick

- Da die Schilddrüsenhormone sämtliche Körperzellen beeinflussen, äußert sich ein Mangel für gewöhnlich in einer großen Anzahl von Anzeichen und Symptomen.
- Depressionen, Schwäche und Ermüdung sind meistens die ersten Symptome einer Schilddrüsenunterfunktion.
- Die medizinische Behandlung einer Schilddrüsenunterfunktion besteht außer bei ihrer leichtesten Form in der Verabreichung getrockneter Schilddrüse oder synthetischer Schilddrüsenhormone.
- Man kann die Schilddrüse durch das Vermeiden von Goitrogenen (Nahrungsmittel, die die Verwertung von Jod stören) und die angemessene Zufuhr von wesentlichen Nährstoffen unterstützen, die für die Produktion von Schilddrüsenhormonen notwendig sind.
- Bei sehr leichten Fällen können Schilddrüsenpräparate aus dem Reformhaus hilfreich sein.

Behandlungsübersicht

Die natürlichen Behandlungsstrategien zur Normalisierung der Schilddrüsenfunktion variieren, je nachdem, ob eine autoimmune Hypothyreoseerkrankung, eine klinische Schilddrüsenunterfunktion, eine subklinische Schilddrüsenunterfunktion oder ein hypothyreotes Syndrom vorliegt. Unten stehend finden Sie allgemeine Empfehlungen zur Verbesserung der Schilddrüsenfunktion.

Ernährung

Geeignet sind die Empfehlungen im Kapitel »Eine gesunde Ernährung«, allerdings mit einer Einschränkung: Die Ernährung sollte wenig Goitrogene enthalten und reich an Nahrungsmitteln sein, die Spurenelemente für die Produktion und Aktivierung von Schilddrüsenhormonen enthalten. Zu den einzuschränkenden Goitrogenen gehören Sorten der Kohlfamilie (Steckrüben, Kohl, Kohlrüben, Senf, Radieschen), Maniokwurzel, Sojabohnen, Erdnüsse, Pinienkerne und Hirse. Diese Nahrungsmittel sollten gekocht verzehrt werden, da dies ihre goitrogenen Bestandteile abbaut.
Wir empfehlen auch, eine Glutenunverträglichkeit auszuschließen, da Gluten bei anfälligen Menschen zur Bildung von mit der Schilddrüse in Verbindung stehenden Antikörpern führen kann.[25]

Nahrungsergänzungsmittel

- Ein hochpotentes Multivitamin-Mineralstoffpräparat, wie im Kapitel »Supplementierung« beschrieben
- Wesentliche Nährstoffe:
  - → Kupfer: 1–1,5 Milligramm pro Tag
  - → Jod: 300 Mikrogramm pro Tag
  - → Selen: 100–200 Mikrogramm pro Tag
  - → Zink: 15–30 Milligramm pro Tag
  - → Vitamin D_3: täglich 2000–4000 IE (am besten Blutwerte messen und die Dosierung entsprechend anpassen)
- Fischöl: täglich 1000 Milligramm EPA + DHA
- Eines der folgenden Präparate:
- Traubenkernextrakt (mehr als 95 Prozent oligomere Proanthocyanidine): täglich 100–300 Milligramm
- Kiefernrindenextrakt (mehr als 95 Prozent oligomere Proanthocyanidine): täglich 100–300 Milligramm
- Einige andere flavonoidreiche Extrakte mit ähnlichem Gehalt an Flavonoiden, »Supergreens« oder andere Antioxidantien auf Pflanzenbasis, die einen täglichen ORAC-Wert (Sauerstoffradikal-Absorptionsfähigkeit) von 3000 bis 6000 Einheiten liefern können

Sport

Tägliche sportliche Übungen, besonders hochintensive Aktivitäten, können die Schilddrüsenfunktion stimulieren.

SCHLAFSTÖRUNGEN

- Einschlafprobleme (Einschlafstörungen)
- Häufiges oder frühes Aufwachen (Durchschlafstörungen)

Schlafstörungen gehören zu den häufigsten Gründen für einen Arztbesuch. Im Lauf eines Jahres leiden bis zu 30 Prozent der Bevölkerung unter Schlafstörungen, bei rund 10 Prozent aller Erwachsenen sind diese chronisch.[1] Viele Menschen nehmen frei verkäufliche Medikamente, um das Problem zu bekämpfen, andere verwenden stärkere Sedativa. Im Durchschnitt nehmen innerhalb eines Jahres 12,5 Prozent der Erwachsenen ein verschreibungspflichtiges Anxiolytikum oder sedatives Hypnotikum; etwa 2 Prozent nehmen solche Medikamente tagtäglich ein. Fast 100 Millionen Rezepte werden im Jahr dafür ausgestellt.[2]

Ursachen

Psychische Faktoren wie Depressionen oder Angststörungen liegen der Hälfte aller Schlafprobleme zugrunde.[1] Eine psychologische Beratung mit kognitiver Verhaltenstherapie kann die Schlafqualität häufig verbessern.[3]

Eine weitere wichtige Erwägung besteht darin, die Faktoren auszuschalten, die die Schlafqualität beeinträchtigen. Zu den zahlreichen Freizeitdrogen, verschreibungspflichtigen und frei verkäuflichen Medikamenten sowie Nahrungsmitteln und Getränken, die den Schlaf beeinflussen können, gehören folgende:

- Alkohol
- Antibabypille
- Betablocker
- Koffein und ähnliche Substanzen:
  - Kaffee
  - Tee
  - Schokolade
  - Koffeinhaltige Colagetränke und Energiedrinks
- Marihuana
- Schilddrüsenpräparate

Schlafapnoe

Es ist wichtig, bei jedem, der unter Schlafstörungen leidet, Apnoen auszuschließen. Die 1965 erstmals beschriebene Schlafapnoe ist eine Atemstörung, die durch kurze Atemaussetzer während des Schlafes gekennzeichnet ist. Diese Atemaussetzer (bis zu hundert in einer Nacht) gehen fast immer mit Schnarchen zwischen den Atempausen einher, auch wenn nicht jeder Schnarcher unter Apnoen leidet. Bei Schlafapnoe kann es auch zu Erstickungsgefühlen kommen. Menschen mit Schlafapnoe erleben jedesmal Phasen der Anoxie (Sauerstoffmangel im Gehirn); sie weckt den Schläfer so weit, dass die Atmung wieder aufgenommen wird. Selten wird man davon aber so wach, dass man sich des Problems bewusst wird. Doch die häufigen Unterbrechungen bedeuten, dass man zu wenig tiefen, erholsamen Schlaf bekommt, und dieser Mangel führt oftmals zu großer Müdigkeit am Tag, frühmorgendlichen Kopfschmerzen und anderen Problemen, die die Lebensqualität einschränken.[4] Schätzungsweise 18 Millionen US-Bürger leiden unter Schlafapnoen.

Eine frühzeitige Diagnose und Behandlung sind bei Schlafapnoe wichtig, weil die Erkrankung auch mit Herzarrythmien, Bluthochdruck, Herzinfarkt und Schlaganfall sowie mit Gedächtnisverlust und anderen intellektuellen Störungen einhergehen kann. Der Patient weiß für gewöhnlich gar nicht, dass er ein Problem hat. Es ist also wichtig, einen Arzt aufzusuchen, wenn man heftig schnarcht oder der Partner Atemaussetzer feststellt. Auch bei ausgeprägter Schläfrigkeit am Tag oder bei Veränderungen der intellektuellen Fähigkeiten sollte Schlafapnoe in Erwägung gezogen werden. Eine eindeutige Diagnose kann nur ein Spezialist für Schlafstörungen stellen, und meist ist der Aufenthalt in einem Schlaflabor erforderlich.

Schlafapnoe ist meistens die Folge einer Verengung der Atemwege aufgrund einer Ansammlung von Fettgewebe. Diese Art der Apnoe wird *obstruktive Schlafapnoe* genannt. Bei einer Verengung der Atemwege kann die Luft nicht ohne Weiteres in die

Ursachen von Schlafstörungen	
Einschlafstörungen*	Durchschlafstörungen*
Ängste oder Anspannung	Depressionen
Umweltveränderungen	Umweltveränderungen
Emotionale Erregung	Schlafapnoe
Angst vor Schlafstörungen	Nächtlicher Myoklonus
Schlafphobie	Unterzuckerung
Störendes Umfeld	Parasomnien
Schmerzen oder Unbehagen	Schmerzen oder Unbehagen
Koffein	Medikamente
Alkohol	Alkohol
* Die Kategorien sind nicht eindeutig voneinander abzugrenzen	

Nase oder den Mund eindringen oder austreten. Das führt zu massivem Schnarchen, Atemaussetzern und häufigem Erwachen (abruptem Wechsel von Tiefschlaf zu Leichtschlaf). Alkohol und Schlafmittel erhöhen bei Menschen mit Schlafapnoe die Häufigkeit und die Dauer der Atempausen. In manchen Fällen kommt es zu Schlafapnoen auch ohne Atemwegsverengung oder Schnarchen. Diese Form, *zentrale Schlafapnoe* genannt, wird durch einen Verlust der Hirnkontrolle über die Atmung verursacht. Sowohl bei obstruktiver als auch bei zentraler Schlafapnoe ist Adipositas der größte Risikofaktor, und der wichtigste Aspekt zur langfristigen Behebung ist eine Gewichtsabnahme.

Das gängigste Mittel gegen Schlafapnoe ist die nasale CPAP-Beatmung (CPAP steht für *continuous positive airway pressure*). Der Patient trägt beim Schlafen eine Maske über der Nase, und durch den Druck eines Gebläses wird Luft durch die Nasenwege getrieben. Der Luftdruck wird so angepasst, dass er gerade ausreicht, um ein Kollabieren der Kehle im Schlaf zu verhindern. Die nasale CPAP-Beatmung verhindert die Atemwegsverengung, aber sobald sie abgesetzt oder falsch eingesetzt wird, kommt es erneut zu Apnoe-Episoden. Chirurgische Eingriffe, um weiches Gewebe in der Kehle oder im Gaumensegel zu entfernen, sollten die allerletzte Maßnahme sein, weil sie häufig nichts nützen oder das Problem sogar noch verschlimmern. Die lasergestützte Chirurgie (Uvulopalatoplastik) wird stark beworben. Dabei wird mithilfe von Lasern überschüssiges weiches Gewebe aus der Kehle und vom Gaumen entfernt. Diese operative Maßnahme führt bei circa 90 Prozent der Schlafapnoepatienten zu guten Verbesserungen, aber innerhalb eines Jahres geht es vielen Patienten genauso wie zuvor oder noch schlechter, weil sich unweigerlich Narbengewebe bildet.[4]

Therapeutische Erwägungen

Ausreichend Schlaf ist für die Gesundheit und Regeneration auf lange Sicht zwingend erforderlich. Die meisten Menschen können ein paar Tage ohne Schlaf auskommen und sich wieder vollständig erholen. Doch chronischer Schlafmangel beschleunigt anscheinend den Alterungsprozess des Gehirns, verursacht neuronale Schäden und führt zu nächtlichen Erhöhungen des Cortisolspiegels.[5]

Vermeiden von Stimulanzien, besonders Koffein

Wie bei allen Erkrankungen ist die Beseitigung der Ursachen der erste Schritt der Behandlung. Der durchschnittliche Amerikaner konsumiert am Tag 150–225 Milligramm Koffein, das entspricht etwa zwei Tassen Kaffee. Die meisten Menschen können diese Menge vertragen, aber die Geschwindigkeit, in der man Stimulanzien wie eben Kaffee entgiftet, ist höchst unterschiedlich. Aufgrund der genetischen Variation des Leberenzyms, das das Koffein abbauen kann, sind einige Menschen in der Lage, das Koffein sehr schnell zu beseitigen (eine Dosis Koffein wird zum Beispiel in 30 Minuten zur Hälfte abgebaut), während bei anderen der Abbauprozess weit weniger effektiv ist (es kann bis zu 12 Stunden dauern, um eine halbe Dosis Koffein zu eliminieren). Jeder, der morgens mehr als eine Tasse Kaffee trinkt und Schlafprobleme hat, sollte einfach mal 7–10 Tage auf Koffein verzichten, und zwar auf alles, was Koffein enthält – nicht nur Kaffee, sondern auch Tee, Schokolade, koffeinhaltige Medikamente und Energy Drinks.

Sport

Regelmäßige körperliche Bewegung verbessert nachweislich das allgemeine Wohlbefinden und unterstützt eine höhere Schlafqualität.[3] Der Sport sollte am Morgen oder am frühen Abend stattfinden, nicht direkt vor dem Zubettgehen, und sollte von mäßiger Intensität sein. Normalerweise reichen 20 Minuten aeroben Trainings bei einer Herzfrequenz zwischen 60 und 75 Prozent des Maximums (für das Maximum werden von 220 die Lebensjahre des Patienten abgezogen).

Progressive Muskelentspannung

Zahlreiche Techniken können die Entspannung fördern und Körper und Geist auf den Schlaf vorbereiten. Eine der populärsten und leichtesten Methoden ist die progressive Muskelentspannung, bei der der Person beigebracht wird, wie sich Entspannung anfühlt, indem Muskelanspannung und -entspannung verglichen werden. Jeder Muskel wird 1 oder 2 Sekunden lang energisch angespannt und dann entspannt. Die Übung beginnt mit An- und Entspannung der Muskeln im Gesicht und im Hals, dann folgen Oberarme und Brustkorb, dann Unterarme und Hände. Der Vorgang wird anschließend von oben nach unten in der unteren Körperhälfte durchgeführt: Bauch, Po, Oberschenkel, Waden bis zu den Füßen. Da die Übung progressiv den ganzen Körper durchläuft, entsteht schließlich ein Zustand tiefer Entspannung. Das ganze Procedere wird zwei- oder dreimal wiederholt.

Nächtlicher Blutzuckerspiegel

Das Abfallen des Blutzuckerspiegels während der Nacht kann eine wichtige Ursache für Durchschlafprobleme sein, besonders wenn es rapide erfolgt. Das Gehirn ist im höchsten Maße auf Glucose als Energielieferant angewiesen, und rasante Einbrüche im Blutzuckerspiegel kurbeln die Freisetzung von Adrenalin und Cortisol an, die dann zum Aufwachen führen. Im Kapitel »Hypoglykämie« finden Sie Strategien zur Stabilisierung des Blutzuckerspiegels.

Serotoninvorstufe- und Kofaktortherapie

Serotonin ist ein wichtiger Impulsgeber für den Schlaf. Die Serotoninsynthese im zentralen Nervensystem ist auf die Verfügbarkeit der Aminosäure Tryptophan angewiesen. Eine Supplementierung mit L-Tryptophan hat bei der Behandlung von Schlafstörungen leichte Effekte gezeigt.[6–8] Es ist ganz gewiss kein Wundermittel, aber selbst in schweren Fällen konnten sehr gute Resultate erzielt werden. Zwar sprach in klinischen Versuchen nicht jeder Patient auf Tryptophan an, aber diejenigen, die darauf reagierten, erlebten eine enorme Linderung. Der wichtigste Vorteil von Tryptophan im Vergleich zu verschreibungspflichtigen und frei verkäuflichen Medikamenten liegt darin, dass es die normalen Schlafabläufe nicht signifikant beeinflusst. Dosierungen von unter 2000 Milligramm Tryptophan sind im Allgemeinen ineffektiv.

Der derzeitige Wissensstand über die schlaffördernden Eigenschaften von Tryptophan geht davon aus, dass es generell effektiver bei Einschlafproblemen und weniger effektiv bei Durchschlafproblemen ist.[6] Die schlaffördernde Wirkung ist, so glauben viele, das Resultat der verbesserten Serotoninsynthese, aber es gibt auch Hinweise darauf, dass andere Mechanismen eine Rolle spielen wie etwa die von Tryptophan angekurbelte Melatoninbildung. Die Verabreichung großer Dosen Tryptophan führt zum Beispiel zu einem massiven Anstieg der Melatoninkonzentration im Plasma.[9] Es kann aber auch andere Effekte geben, die weder etwas mit Serotonin noch mit Melatonin zu tun haben.[10, 11]

Anscheinend sind die schlaffördernden Eigenschaften von Tryptophan kumulativ, denn es dauert häufig ein paar Nächte, ehe es zu wirken beginnt. In einer Doppelblindstudie wurde bei 20 Männern mit chronischen Einschlafstörungen die Wirkung von 3 Gramm L-Tryptophan auf Schlafverhalten, Aufwachschwelle und elektrische Gehirnaktivität im Schlaf gemessen.[12] Nach einer Nacht im Schlaflabor bekamen alle Probanden drei Nächte hintereinander ein Placebo verabreicht; dann erhielten zehn Probanden sechs Nächte lang Tryptophan und die anderen ein Placebo. In den letzten beiden Nächten bekamen alle Teilnehmer wieder ein Placebo. In den ersten drei Nächten der L-Tryptophan-Behandlung waren keinerlei Effekte zu verzeichnen. Doch in der vierten bis sechsten Nacht war die Dauer bis zum Einschlafen deutlich verkürzt. Übereinstimmend mit anderen Studien fand diese heraus, dass Tryptophan im Gegensatz zu Schlafmitteln (vor allem Benzodiazepinen) die Schlafphasen nicht veränderte, die Leistungsfähigkeit am Tag nicht beeinträchtigte und die elektrische Gehirnaktivität im Schlaf nicht beeinflusste. Wie diese Untersuchung nahelegt, sollte Tryptophan mindestens eine Woche lang verwendet werden, ehe seine Auswirkungen bei chronischer Schlaflosigkeit beurteilt werden können. In anderen Situationen kann jedoch schon eine einzige Tryptophangabe gute schlaffördernde Wirkung zeigen, etwa bei Menschen, die regelmäßig unter Schlafstörungen leiden, wenn sie in einer anderen Umgebung – etwa einem Hotel – übernachten.

Die Einnahme höherer Dosen Tryptophan (4 Gramm) während des Tages kann zu Schläfrigkeit führen. Deshalb könnte der Verzehr tryptophanreicher Nahrungsmittel am Tag zu Schläfrigkeit beitragen. Umgekehrt kann eine Abendmahlzeit, die mehr Tryptophan als rivalisierende Aminosäuren enthält, den Schlaf fördern.

Zusammen mit dem Tryptophan sollten die wichtigen Kofaktoren Vitamin B_6, Niacin und Magnesium eingenommen werden, um die Umwandlung des Tryptophans in Serotonin sicherzustellen. Und weil andere Aminosäuren mit Tryptophan um den Transport zum zentralen Nervensystem konkurrieren, ist es ratsam, den gleichzeitigen Konsum von Eiweiß und Tryptophan zu vermeiden. Da aber Insulin die Tryptophanaufnahme erhöht, sollte man eine Kohlenhydratquelle (wie Obst oder Fruchtsaft) dazu verzehren.

Niacin soll eine beruhigende Wirkung haben, wahrscheinlich aufgrund seiner Fähigkeit, periphere Blutgefäße zu erweitern und den Tryptophanstoffwechsel in Richtung Serotoninsynthese zu beeinflussen.

5-Hydroxytryptophan (5-HTP)

Chemisch ist 5-HTP noch einen Schritt näher an Serotonin als Tryptophan, und es ist auch nicht auf ein Transportsystem angewiesen, um ins Gehirn zu gelangen. Mehrere kinische Studien haben gezeigt, dass 5-HTP fürs Ein- und Durchschlafen erheblich bessere Resultate als Tryptophan erbringt, und das schon in niedrigerer Dosierung.[13–16]

Einer der wichtigsten Vorzüge von 5-HTP besteht darin, dass es den REM-Schlaf (normalerweise um 25 Prozent) fördert, während es den Tiefschlaf (Phasen 3 und 4) verbessert, ohne die Gesamtdauer des Schlafs zu verlängern.[10, 11] Die Schlafphasen, die zum Ausgleich reduziert werden, sind die Nicht-REM-Phasen 1 und 2, die unwichtigsten also.

Die empfohlene Dosis von 5-HTP liegt bei 100–300 Milligramm 30–45 Minuten vor dem Schlafengehen. Nehmen Sie zunächst 3 Tage lang die niedrigste Dosis und erhöhen Sie sie dann nach und nach.

Melatonin

Das beliebteste natürliche Schlafmittel ist Melatonin. Eine Supplementierung damit hat sich in mehreren Studien als Hilfe zum Ein- und Durchschlafen sowohl bei Kindern als auch bei Erwachsenen mit normalen Schlafmustern oder auch mit Schlafproblemen als sehr effektiv erwiesen. Doch die schlaffördernden Effekte von Melatonin sind nur dann zu erkennen, wenn der Melatoninspiegel zuvor niedrig ist.[17] Nehmen normale Probanden oder an Schlafstörungen leidende Patienten, die normale Melatoninspiegel haben, kurz vor dem Zubettgehen Melatonin, hat es keinen sedierenden Wirkung. Das liegt daran, dass der Melatoninspiegel kurz vor dem Einschlafen sowieso ansteigt. Eine Supplementierung dieses Schlafhormons wirkt anscheinend am effektivsten bei älteren Personen, bei denen niedrige Melatoninspiegel recht häufig sind.[18]

In einer der interessantesten Studien bekamen 26 ältere Patienten mit Schlafstörungen und niedrigen Melatoninspiegeln eine Woche lang 2 Stunden vor dem Zubettgehen 1–2 Milligramm Melatonin. Obwohl es zwischen den beiden Formen keinen erkennbaren Unterschied in Bezug auf Einschlafen und Schlafeffizienz (Dauer des Schlafs in Relation zur im Bett verbrachten Zeit insgesamt) gab, erzielte die Form mit langsamer Freisetzung bessere Auswirkungen aufs Durchschlafen.[19]

Eine Dosis von 3 Milligramm vor dem Schlafengehen ist mehr als genug (tatsächlich haben schon Dosierungen von 0,1 oder 0,3 Milligramm eine sedative Wirkung gezeigt, wenn der Melatoninspiegel zuvor niedrig ist).[20] Melatonin hat in der empfohlenen Dosierung anscheinend keine schweren Nebenwirkungen, es könnte aber den normalen zirkadianen Rhythmus stören. In einer Studie führte eine Dosis von täglich 8 Milligramm über 4 Tage zu deutlichen Veränderungen in den Hormonsekretionen.[21]

Restless-Legs-Syndrom und nächtlicher Myoklonus

Das Restless-Legs-Syndrom und nächtliche Beinkrämpfe (Myoklonus) stören den Schlaf erheblich. Zum Restless-Legs-Syndrom kommt es, wenn der Patient wach ist. Es ist vom unwiderstehlichen Drang gekennzeichnet, die Beine zu bewegen. Fast alle Patienten mit Restless-Legs-Syndrom haben auch nächtlichen Myoklonus.[1] Dieser nächtliche Myoklonus ist eine neuromuskuläre Erkrankung, die durch wiederholte Kontraktionen einer oder mehrerer Muskelgruppen, typischerweise des Beins, im Schlaf gekennzeichnet ist. Jedes Zucken dauert in der Regel weniger als 10 Sekunden. Normalerweise ist sich der Patient des Myoklonus nicht bewusst und klagt nur darüber, dass er nachts häufig aufwacht oder tagsüber sehr schläfrig ist. Erst die Befragung des Bettnachbarn weist häufig auf den Myoklonus hin.

Wenn es eine familiäre Vorgeschichte des Restless-Legs-Syndroms gibt (eine solche ist in etwa einem Drittel aller Fälle des Syndroms vorhanden), kann hochdosierte Folsäure, 35–60 Milligramm pro Tag, hilfreich sein.[22] Dosierungen in dieser Höhe sind verschreibungspflichtig, weil die Food and Drug Administration der USA die Menge pro Kapsel auf 800 Mikrogramm festgelegt hat. Das Restless-Legs-Syndrom ist häufig auch bei Patienten mit Resorptionsstörungen zu sehen.[22]

Wenn es keine familiäre Vorgeschichte gibt, kann ein niedriger Eisenspiegel zugrunde liegen, weshalb sich ein Serum-Ferritin-Bluttest anbietet. Der Zusammenhang zwischen niedrigem Eisenspiegel und Restless-Legs-Syndrom wurde bereits vor 30 Jahren in klinischen Studien dokumentiert. Eine spätere Untersuchung bestätigte diese Ergebnisse und kam zu dem Schluss, dass der Serum-Ferritin-Spiegel bei achtzehn Patienten mit Restless-Legs-Syndrom niedriger war als bei achtzehn Kontrollprobanden.[23] Serumeisen-, Vitamin B_{12}-, Folsäure- und Hämoglobinspiegel waren in beiden Gruppen gleich. Doch die Serum-Ferritin-Konzentration entsprach umgekehrt der Schwere der Symptome. Fünfzehn Patienten mit dem Syndrom wurden mit Eisen behandelt. Sie bekamen 2 Monate lang dreimal täglich 200 Milligramm Eisensulfat. Der Schweregrad des Restless-Legs-Syndroms sank bei sechzehn Patienten mit einem anfänglichen Ferritinspiegel unter 18 Milligramm pro Liter um durchschnittlich 4 Punkte, bei vier Patienten mit einem Ferritinspiegel zwischen 18 und 45 Milligramm pro Liter um 3 Punkte und bei fünf Patienten mit einem Ferritinspiegel zwischen 45 und 100 Milligramm pro Liter um einen Punkt.

Neben dem Restless-Legs-Syndrom wurden niedrige Serum-Ferritin-Spiegel auch bei psychiatrischen Patienten mit einer Erkrankung namens Akathisie (der Name kommt aus dem Griechischen und bedeutet »kann nicht stillsitzen«) festgestellt, einer medikamenteninduzierten Agitiertheit. Die Medikamente, die am häufigsten zu Akathisie führen, sind Antidepressiva wie Fluoxetin (Paxil, Prozac) und Sertralin (Zoloft). Der Grad des Eisenmangels korreliert auch mit dem Schweregrad der Akathisie. Jeder, der an medikamentenbedingter Akathisie leidet, sollte einen Arzt bitten, den Serum-Ferritin-Spiegel zu messen. Liegt er unter 35 Milligramm pro Liter, nehmen Sie zweimal täglich zwischen den Mahlzeiten 30 Milligramm Eisen ein, das entweder an Succinat oder Fumarat gebunden ist. Wenn diese Dosis Bauchbeschwerden verursacht, versuchen Sie es mit dreimal täglich 30 Milligramm zu den Mahlzeiten.

Pflanzen mit sedativen Eigenschaften

Zahlreiche Pflanzen haben eine beruhigende Wirkung. Zu denjenigen, die häufig als Hilfsmittel zur Förderung des Schlafes verschrieben werden, gehören unter anderem:

- Baldrian *(Valeriana officinalis)*
- Passionsblume *(Passiflora incarnata)*
- Hopfen *(Humulus lupulus)*

Die Schattenseite von Schlaftabletten

Die meisten Schlafmittel sind technisch gesehen »sedativ wirkende Hypnotika«. Diese Medikamentenklasse wird häufig bei Ängsten und Stress verordnet. Ein paar Beispiele:

Alprazolam (Alprazolam, Xanax) • Chlordiazepoxid (Librium) • Diazepam (Valium) • Eszopiclone (Lunesta) Flurazepam (Dalmane) • Quazepam (Doral) • Ramelteon (Rozerem) • Temazepam (Restoril) • Triazolam (Halcion) Zaleplon (Sonate) • Zolpidem (Ambien)

All diese Wirkstoffe gehen mit erheblichen Risiken einher. Die meisten sind stark suchterzeugend und für die langfristige Einnahme nicht geeignet. Häufig kommt es zu Nebenwirkungen wie Schwindel, Schläfrigkeit und Koordinationsstörungen; unter dem Einfluss dieser Medikamente sollte man keinesfalls ein Fahrzeug lenken und keinerlei potenziell gefährliche Unternehmungen machen. Auf Alkohol sollte man während der Einnahme dieser Wirkstoffe vollkommen verzichten, denn das könnte tödlich enden.

Die schwerwiegendsten Nebenwirkungen konventioneller Angstlöser sind ihre Wirkung auf Gedächtnis und Verhalten. Weil diese Medikamente in die Chemie des Gehirns eingreifen, kann es zu deutlichen Veränderungen der Gehirnfunktion und des Verhaltens kommen. Starke Gedächtnisstörungen und Amnesie, Nervosität, Verwirrung, Halluzinationen, bizarres Verhalten und extreme Reizbarkeit und Aggressivität können die Folge sein. Wie sich außerdem gezeigt hat, verstärken sie depressive Gefühle, einschließlich selbstmörderischer Gedanken.

Dr. Daniel F. Kripke, emeritierter Professor für Psychiatrie an der University of California, San Diego, erforschte über 30 Jahre lang die Risiken von Schlaftabletten. Die schockierendste seiner Erkenntnisse war, dass Menschen, die Schlafmittel einnehmen, früher sterben als jene, die dies nicht tun. Dr. Kripke analysierte Daten einer sehr groß angelegten Studie, die als Cancer Prevention Study I bekannt ist. Bei dieser Untersuchung verteilten Freiwillige für die Cancer Society Fragebögen an mehr als eine Million US-Bürger, 6 Jahre später folgte ein Follow-up. Wie Dr. Kripke und seine Kollegen herausfanden, waren von denjenigen, die anfangs sagten, sie nähmen Schlaftabletten, 50 Prozent mehr nach 6 Jahren gestorben– im Vergleich zu Teilnehmern mit dem gleichen Alter, Geschlecht und Gesundheitszustand, die niemals Schlafmittel einnahmen.[26]

Um diese Risiken zu überprüfen, erklärte sich die American Cancer Society bereit, 1,1 Millionen neuen Teilnehmern einer anderen Studie, der sogenannten Cancer Prevention Study II (CPSII), neue Fragen über Schlaftabletten zu stellen. Bei der CPSII wurde erneut festgestellt, dass die Sterblichkeitsrate unter den Probanden, die Schlafmittel einnahmen, deutlich höher war. Diejenigen, die angaben, 30-mal im Monat oder noch häufiger Schlaftabletten zu nehmen, hatten eine um 25 Prozent höhere Sterblichkeitsrate als jene, die gar keine verwendeten. Bei den Teilnehmern, die nur ein paarmal im Monat eine Schlaftablette einnahmen, war die Sterblichkeitsrate immer noch um 10–15 Prozent erhöht. Todesfälle durch häufige Ursachen wie Herzerkrankungen, Krebs und Schlaganfall waren alle bei den Schlafmittelkonsumenten erhöht. Schlaftabletten scheinen also in jeder Dosierung riskant zu sein.[27]

Insgesamt zeigen inzwischen achtzehn bevölkerungsbezogene Studien einen eindeutigen Zusammenhang zwischen dem Konsum von Schlaftabletten und einem erhöhten Mortalitätsrisiko. Vier dieser Studien fanden im Einzelnen heraus, dass die Verwendung von Schlaftabletten ein erhöhtes Risiko für den Tod durch Krebs voraussagte.[27–29]

In einer neueren Studie analysierte Dr. Kripkes Team medizinische Daten von 10 529 Personen, denen hypnotisch wirkende Schlaftabletten verordnet worden waren, und von 23 676 vergleichbaren Personen, die niemals verschreibungspflichtige Schlafmittel genommen hatten. Über einen Zeitraum von rund 2,5 Jahren lag die Sterblichkeitsrate der Teilnehmer, die keine Schlaftabletten einnahmen, bei 1,2 Prozent. Bei den Probanden, die Schlaftabletten nahmen, lag sie bei 6,1 Prozent, zudem hatten sie ein um 35 Prozent höheres Krebsrisiko. Basierend auf diesen Erkenntnissen schätzten Kripke und seine Kollegen, dass Schlafmittel mit 320 000 bis 507 000 Todesfällen pro Jahr in Zusammenhang stehen.[29]

Was aber bedeuten all diese Zahlen? Man könnte daraus schließen, dass der Konsum von Schlaftabletten lediglich ein Indikator für Stress, Angst, Schlafstörungen und Depressionen ist. Anders gesagt: Vielleicht nahmen diese Menschen Schlafmittel, weil sie sehr gestresst oder depressiv waren, und tatsächlich war das, was sie tötete, der Stress oder die Depressionen. Es ist aber auch denkbar, dass die Medikamente zu Komplikationen führten. Möglicherweise beeinträchtigen sie normale Schlafreparaturmechanismen und fördern Depressionen. Unter dem Strich ist klar, dass die Risiken der Einnahme dieser Medikamente den Nutzen bei Weitem überwiegen.

- Helmkraut *(Scutellaria lateriflora)*
- Kamille *(Matricaria chamomilla)*

Am umfassendsten erforscht ist davon der Baldrian. Mehr als zwanzig klinische Doppelblindstudien haben inzwischen bestätigt, dass er die Schlafqualität fördern und Schlafstörungen lindern kann.[24, 25] Weitere Forschung ist zwar gerechtfertigt, aber wie diese Studien bereits gezeigt haben, verbessern Extrakte aus Baldrianwurzel die Schlafqualität und verkürzen die Zeit bis zum Einschlafen. Die Studien, die für gewöhnlich unter strengen Laborbedingungen stattfanden, zeigten recht eindeutig, dass Baldrian zum Einschlafen genauso effektiv ist wie Barbiturate oder Benzodiazepine in niedriger Dosierung. Doch während Letztere auch zu Schläfrigkeit am Morgen führen, verringert Baldrian die Morgenmüdigkeit sogar.

Schnellüberblick

- Psychische Faktoren liegen der Hälfte aller in Schlaflaboren untersuchten Schlafprobleme zugrunde.
- Viele Freizeitdrogen, verschreibungspflichtige und frei verkäufliche Medikamente sowie Nahrungsmittel und Getränke können den Schlaf beeinträchtigen.
- Eine frühzeitige Diagnose und Behandlung sind bei Schlafapnoe wichtig, weil die Erkrankung auch mit Herzarrythmien, Bluthochdruck, Herzinfarkt und Schlaganfall sowie mit Gedächtnisverlust und anderen intellektuellen Störungen einhergehen kann.
- Sowohl bei obstruktiver als auch bei zentraler Schlafapnoe ist Adipositas der größte Risikofaktor, und der wichtigste Aspekt zur langfristigen Behebung ist eine Gewichtsabnahme.
- Chronischer Schlafmangel beschleunigt anscheinend den Alterungsprozess des Gehirns, verursacht neuronale Schäden und führt zu nächtlichen Erhöhungen des Cortisolspiegels.
- Regelmäßige körperliche Betätigung fördert die Schlafqualität.
- Rasante Einbrüche im Blutzuckerspiegel können zum Aufwachen führen.
- Mehrere klinische Studien haben gezeigt, dass 5-HTP fürs Ein- und Durchschlafen effektiv ist.
- Eine Supplementierung mit Melatonin hat sich in mehreren Studien als Hilfe zum Ein- und Durchschlafen als sehr effektiv erwiesen.
- Mehr als zwanzig klinische Doppelblindstudien haben inzwischen bestätigt, dass Baldrian die Schlafqualität fördern und Schlafstörungen lindern kann.

Behandlungsübersicht

Das Ziel einer Behandlung mit natürlichen Methoden ist es, die Schlafqualität ohne die Nebenwirkungen von frei verkäuflichen und verschreibungspflichtigen Medikamenten zu verbessern. Neben psychologischer Unterstützung, falls nötig, ist der wichtigste Aspekt die Kontrolle aller Faktoren, die bekanntlich normale Schlafmuster stören, darunter folgender:

- Stimulanzien (zum Beispiel Kaffee, Tee, Schokolade, Energydrinks, Mokka-Eis)
- Alkohol
- Unterzuckerung
- Stimulanzien enthaltende Kräuter (zum Beispiel Ephedra, Guarana)
- Marihuana und andere Freizeitdrogen
- Zahlreiche frei verkäufliche Medikamente
- Verschreibungspflichtige Medikamente

Führt diese Herangehensweise zu keinerlei Verbesserung, können Sie natürliche Schlafmittel probieren. Sobald ein normales Schlafmuster wiederhergestellt ist, sollten die empfohlenen Ergänzungsmittel und Pflanzenarzneien langsam wieder abgesetzt werden.

Wenn in der Familiengeschichte das Restless-Legs-Syndrom bekannt ist, kann Folsäure in hoher Dosierung (35–60 Milligramm pro Tag) hilfreich sein, sie ist aber verschreibungspflichtig. Ob auch schon niedrigere Dosierungen wirken, ist nicht bekannt. Falls aus der Familiengeschichte nichts bekannt ist, lassen Sie einen Serum-Ferritin-Test machen, um einen Eisenmangel auszuschließen.

Sport

Treiben Sie mindestens 20 Minuten pro Tag eine Sportart, die die Herzfrequenz auf 60–75 Prozent des Maximalwertes bringt (aber bitte nicht kurz vor dem Schlafengehen).

Ernährung

Die Richtlinien im Kapitel »Eine gesunde Ernährung« können hilfreich sein. Besonders wichtig, um Durchschlafstörungen vorzubeugen, ist eine niedrigglykämische Ernährung zur Verringerung der Blutzuckerschwankungen. Weitere Informationen über die Stabilisierung des Blutzuckerspiegels liefert das Kapitel »Hypoglykämie«.

Nahrungsergänzungsmittel

Die folgenden Ergänzungsmittel können 45 Minuten vor dem Zubettgehen genommen werden:

- Niacin: 30–50 Milligramm
- Vitamin B_6: 25–50 Milligramm
- Magnesium: 150–200 Milligramm
- 5-HTP: 25–50 Milligramm
- Melatonin: 1–3 Milligramm
- L-Theanin: 200–600 Milligramm

Pflanzliche Arzneimittel

Baldrian *(Valeriana officinalis)*, 45 Minuten vor dem Schlafengehen:

- Getrocknete Wurzel (oder als Tee): 2–3 Gramm
- Tinktur (1:5): 4–6 Milliliter (1–1,5 Esslöffel)
- Flüssigextrakt (1:1): 2–4 Milliliter (0,5–1 Esslöffel)
- Getrockneter Pulverextrakt (0,8 Prozent Valeriansäure): 150–300 Milligramm

SCHLAGANFALL (GENESUNG)

Anzeichen eines Schlaganfalls sind:

- Plötzlicher, unerklärlicher Schwindel, Gehstörungen, Gleichgewichtsstörungen oder Unsicherheit
- Verwirrung, Sprech- und Sprachverständnisstörungen
- Unerklärliche Schwäche oder Taubheit des Gesichts, der Arme oder Beine oder einer Körperhälfte
- Sehstörungen auf einem oder beiden Augen
- Plötzliche, unerklärliche starke Kopfschmerzen

Ein Schlaganfall ist der mindestens 24 Stunden dauernde Verlust der Nervenfunktion aufgrund von Sauerstoffmangel. Diese Dauer unterscheidet ihn von einer transitorischen ischämischen Attacke (TIA), die keine bleibende Behinderung verursacht. Ein Schlaganfall kann die Folge mangelnder Durchblutung (Ischämie) sein, die durch eine Verstopfung durch ein Blutgerinnsel (Embolie) oder eine Blutung (Blutverlust) verursacht wird. Ohne Sauerstoff werden die Nervenzellen geschädigt oder sterben ab, und der betroffene Hirnbereich kann nicht mehr funktionieren. Ein Schlaganfall kann die Lähmung von einem oder beiden Gliedmaßen einer Körperhälfte, Sprach- und Sprechstörungen oder Sehstörungen auf einer Seite des Gesichtsfeldes verursachen. Je nachdem, wie schwer der Schlaganfall ist und wo er erfolgt, zum Beispiel in Bereichen des Hirnstamms, kann er zu Koma oder Tod führen.

In den Vereinigten Staaten ist Schlaganfall bei Erwachsenen die häufigste Ursache für Invalidität und die dritthäufigste Todesursache. Zu den Schlaganfallrisikofaktoren gehören Alter, Hypertension (Bluthochdruck), ein früherer Schlaganfall oder eine frühere transitorische ischämische Attacke (TIA), Diabetes, ein hoher Cholesterinspiegel, Zigarettenrauchen und Vorhofflimmern. Bluthochdruck wird durch eine neurologische Untersuchung diagnostiziert und in der Regel mit einem CT- oder MRT-Scan bestätigt.

Entscheidend für die Begrenzung der durch einen Schlaganfall verursachten Hirnschäden ist, wie schnell der Betroffene die Arzneimittelform der natürlich vorkommenden Verbindung gewebespezifischer Plasminogenaktivator (rt-PA) erhält. Dieser Arzneistoff muss innerhalb weniger Stunden nach einem Schlaganfall verabreicht werden, um einen signifikanten Nutzen zu erzielen. Leider werden nur 1–3 Prozent der Schlaganfallpatienten mit rtPA behandelt.

Die Auswirkungen eines Schlaganfalls können die betroffenen Patienten körperlich, geistig und/oder emotional beeinflussen und je nach Größe und Lage der Läsion stark variieren. Die Behinderungen treten entsprechend der geschädigten Hirnareale auf.

Zu den möglichen körperlichen Behinderungen, die durch einen Schlaganfall verursacht werden, gehören Muskelschwäche, Taubheitsgefühl, Druckwunden, Lungenentzündung, Inkontinenz, Apraxie

Risikofaktoren für einen Schlaganfall	
Risikofaktor	Signifikanz
Hoher Blutdruck	35–50-prozentiges Schlaganfallrisiko
Vorhofflimmern	jährlich 5-prozentiges Schlaganfallrisiko
Diabetes	Mindestens zwei- bis dreifach erhöhte Schlaganfallwahrscheinlichkeit
Operation	Vor allem Karotis-Endartektomie (siehe Kapitel »Zerebrale Gefäßinsuffizienz«)
Ernährungsfaktoren	Ernährung mit viel gesättigten Fettsäuren sowie wenig Obst, Gemüse und Omega-3-Fettsäuren
Rauchen	Erhöht das Risiko einer Atherosklerose
Hoher Cholesterinspiegel	Erhöht das Risiko einer Atherosklerose

(Unfähigkeit, erlernte Bewegungen auszuführen), Schwierigkeiten bei der Ausführung alltäglicher Aktivitäten, Appetitlosigkeit, Sprachverlust, Sehverlust und Schmerzen.

Emotionale Probleme nach einem Schlaganfall können durch direkte Schäden an den emotionalen Zentren im Gehirn entstehen oder auch aufgrund von Frustration und Schwierigkeiten, sich an die neue Einschränkungen zu gewöhnen. Zu den emotionalen Beschwerden nach dem Schlaganfall gehören Angstzustände, Panikattacken, Affektverflachung (das Unvermögen, Emotionen auszudrücken), Manie, Apathie und Psychose.

Fast die Hälfte der Schlaganfallüberlebenden leidet unter einer Poststroke-Depression, die durch Lethargie, Reizbarkeit, Schlafstörungen, verringertes Selbstwertgefühl und Rückzug gekennzeichnet ist. Eine weitere Folge eines Schlaganfalls ist emotionale Labilität. Sie bewirkt, dass der Patient schnell zwischen emotionalen Höhen und Tiefen wechselt und Emotionen unangemessen ausdrückt, zum Beispiel durch übermäßiges Lachen oder Weinen bei keiner oder nur geringer Provokation. Während diese Gefühlsäußerungen in der Regel den tatsächlichen Emotionen des Patienten entsprechen, führt eine schwerwiegendere Form der emotionalen Labilität dazu, dass die Patienten pathologisch lachen und weinen, ohne Rücksicht auf Kontext oder Emotion. Einige zeigen das Gegenteil dessen, was sie fühlen, und weinen zum Beispiel, wenn sie sich freuen. Emotionale Labilität tritt bei etwa 20 Prozent der Schlaganfallpatienten auf.

Zu den kognitiven Defiziten, die sich aus einem Schlaganfall ergeben, gehören Wahrnehmungsstörungen, Sprachstörungen, Demenz sowie Aufmerksamkeits- und Gedächtnisprobleme. Mitunter sind sich Schlaganfallpatienten ihrer eigenen Behinderung nicht bewusst; diese Erkrankung wird als Anosognosie bezeichnet. Bei der »visueller Neglect« genannten Störung ist ein Patient nicht in der Lage, die Hälfte seines Wahrnehmungsfelds wahrzunehmen, die gegenüber der beschädigten Hemisphäre liegt.

Bis zu 10 Prozent aller Schlaganfallpatienten erleiden Krampfanfälle, am häufigsten in der Woche nach dem Ereignis; je schwerer ein Schlaganfall, desto höher ist die Wahrscheinlichkeit von Krampfanfällen.

Therapeutische Erwägungen

Für die meisten Patienten, die nach einem Schlaganfall an einer Behinderung leiden, erfordert die Genesung eine Kombination aus Physiotherapie, Ergotherapie und Sprachtherapie. Wir empfehlen, diese Behandlungen zu nutzen, da sie den Rehabilitationsprozess erheblich unterstützen können.

Die medizinische Versorgung konzentriert sich oft auf die Vorbeugung eines weiteren Schlaganfalls und nutzt am häufigsten die Antikoagulanzientherapie mit Warfarin (Coumadin) oder die Antiplättchentherapie beispielsweise mit Aspirin, Clopidogrel (Plavix) oder Ticlopidin (Ticlid). Diese Medikamente sollen verhindern, dass sich Blutgerinnsel bilden und im Gehirn festsetzen, wo sie einen weiteren Schlaganfall verursachen können. Sie werden natürlich nicht eingesetzt, wenn der Schlaganfall auf eine Blutung zurückzuführen ist.

Aus Sicht der Naturheilkunde sind die Ziele die gleichen, wenn auch stärker auf die Maximierung der Durchblutung und Versorgung der geschädigten Bereiche ausgerichtet. Darüber hinaus kann Akupunktur bei der Schlaganfallgenesung nachweislich signifikante Unterstützung bieten.

Hier gelten die allgemeinen Richtlinien des Kapitels »Zerebrale Gefäßinsuffizienz«. Für die Schlaganfallgenesung ist besonders *Ginkgo-biloba*-Extrakt sehr wichtig. Er steigert die Durchblutung des Gehirns, verbessert die Energieproduktion in den Nervenzellen und wirkt sich positiv auf die Viskosität (Zähflüssigkeit) des Blutes aus, was die Durchblutungseigenschaften im Gehirn verbessert.[1] Wir empfehlen auch Coenzym Q_{10}, da es helfen kann, die Energieproduktion in den sich regenerierenden Gehirnzellen zu verbessern.

Natürliche Antiplättchen- und fibrinolytische Therapie

Eine Reihe von Nahrungsmitteln und Nahrungsergänzungsmitteln tragen dazu bei, die Blutplättchenaggregation und Fibrinbildung zu verringern und so die Blutgerinnselbildung zu verhindern. Die allgemeinen Ernährungsfaktoren, die die Blutplättchenaggregation reduzieren und den Fibrinabbau (Fibrinolyse) fördern, werden im Kapitel »Ein gesundes

Herz-Kreislauf-System« behandelt. Dazu gehören Omega-3-Fettsäuren, antioxidative Nährstoffe, Flavonoide, flavonoidreiche Extrakte (zum Beispiel Traubenkern- und Kiefernrindenextrakt), Nattokinase und auf ihren Alliingehalt standardisierte Knoblauchpräparate. Eine Fischölsupplementierung kann definitiv in Kombination mit Aspirin und anderen Thrombozytenhemmern eingesetzt werden;[2] wenn jedoch mehrere natürliche Plättchenhemmer gleichzeitig eingenommen werden oder Nattokinase gegeben wird, ist es wichtig, keine Plättchenhemmer (einschließlich Aspirin) einzusetzen. In Fallberichten traten hämorrhagische Schlaganfälle auf, wenn ein natürlicher Wirkstoff (zum Beispiel Nattokinase) mit einem Plättchenhemmer kombiniert wurde.[3] Allerdings ist die Alleingabe von Aspirin auch mit ähnlichen Fallberichten verbunden, sodass sich die Signifikanz einer Interaktion nur abschätzen lässt. Dennoch gilt die Vorsichtsmaßnahme, Plättchenhemmer nicht zu vermischen.

Vorsichtsmaßnahmen bei Coumadin

Das Medikament Coumadin hebt die Wirkung von Vitamin K auf. Deshalb sollte man während einer Behandlung mit Coumadin nicht vermehrt grünes Blattgemüse und grünen Tee zu sich nehmen, da beide einen hohen Vitamin-K-Gehalt haben. In der Regel kann man sie in den Mengen verzehren, an die man gewöhnt ist – aber man sollte diese Mengen nicht steigern. Ihr Arzt wird die Gerinnungsfähigkeit Ihres Bluts überwachen und je nach Bedarf Ihre Dosis nach oben oder unten korrigieren. Neben Lebensmitteln mit hohem Vitamin-K-Gehalt können auch andere Naturheilmittel mit Coumadin interagieren, zum Beispiel:

- Coenzym Q_{10} und Johanniskraut *(Hypericum perforatum)* können die Wirksamkeit des Coumadins reduzieren.
- Proteolytische Enzyme wie Nattokinase und Bromelain sowie verschiedene Kräuter, darunter Ginseng *(Panax ginseng)*, Teufelskralle *(Harpagophytum procumbens)* und chinesische Engelwurz *(Angelica sinensis)*, können die Wirkung von Coumadin verstärken.
- Wahrscheinlich ist es möglich, diese Produkte weiterhin einzunehmen, Sie sollten jedoch die Dosis, an die Ihr Körper gewöhnt ist, nicht verändern. Die Gerinnungswerte müssen entsprechend überwacht werden.
- Knoblauch *(Allium sativum)* und *Ginkgo-biloba*-Extrakte können die Fähigkeit der Blutplättchen, zusammenzukleben, verringern und die Wahrscheinlichkeit von Blutungen erhöhen. Beide scheinen jedoch nicht direkt mit Coumadin zu interagieren. Generell empfehlen wir Menschen, die Coumadin einnehmen, diese Produkte in höheren Dosierungen zu vermeiden (mehr als das Äquivalent einer Knoblauchzehe pro Tag bei Knoblauch beziehungsweise mehr als 240 Milligramm pro Tag Ginkgoextrakt), sich jedoch keine Sorgen zu machen, wenn sie Knoblauch oder Ginkgo nur in der typischen unterstützenden Dosis einnehmen.
- Eisen, Magnesium und Zink können sich mit Coumadin verbinden und so potenziell seine Absorption und Aktivität verringern. Nehmen Sie Coumadin und Präparate, die Eisen-, Magnesium- oder Zinkprodukte enthalten, im Abstand von mindestens 2 Stunden ein.

Um die Wahrscheinlichkeit von Blutungen und leicht auftretenden Blutergüssen bei der Coumadinbehandlung zu verringern, empfehlen wir die Einnahme von täglich 150–300 Milligramm Traubenkern- oder Kiefernrindenextrakt.

Citicolin (CDP-Cholin) und Glycerophosphocholin (GPC)

Citicolin (CDP-Cholin) und Glycerophosphocholin (GPC) werden gut absorbiert und sind hoch bioverfügbare Cholinquellen. In Doppelblindstudien haben sich beide als nützliche Unterstützer bei der Genesung vom Schlaganfall erwiesen.[4]

Eine Analyse aus dem Jahr 2002 untersuchte vier Doppelblindstudien mit oralem Citicolin bei akutem ischämischem Schlaganfall.[5] Alle wurden in den USA durchgeführt und verwendeten verschiedene orale Citicolindosen (täglich 500, 1000 oder 2000 Milligramm) oder Placebos. In allen Fällen wurde die Citicolingabe innerhalb von 24 Stunden nach dem Schlaganfall begonnen und 6 Wochen lang fortgesetzt. Wie die Ergebnisse bei der 3-monatigen Untersuchung zeigten, steigerte Citicolin die Wahrscheinlichkeit, dass ein Patient die Fähigkeit zur Teilnahme an Aktivitäten des täglichen Lebens wiedererlangen würde, um 29 Prozent, und verbesserte die Wahrscheinlichkeit, die Funktionsfähigkeit wiederherzustellen, um 42 Prozent. Allerdings konnte die neurologische Genesung nicht wesentlich gesteigert werden. Dennoch sind diese Ergebnisse sehr ermutigend, da jede Verbesserung gegenüber einem Placebo erhebliche Fortschritte im realen Leben erbringen kann.[6]

GPC ist noch besser untersucht, da es in sechs klinischen Studien an fast 3000 Schlaganfallpatienten verabreicht wurde.[7–13] In all diesen Studien begann die Verabreichung bei den Patienten innerhalb von 10 Tagen nach ihrem Schlaganfall. Die Studien bestanden aus zwei Phasen: In der 28 Tage langen ersten Phase wurden, in der Regel im Krankenhaus, täglich 1000 Milligramm GPC intramuskulär verabreicht. In der zweiten Phase – vom 29. bis 180. Tag – wurden täglich 1200 Milligramm (dreimal täglich 400 Milligramm) GPC oral gegeben. Die größte Einzelstudie wurde in 176 Zentren in Italien durchgeführt und umfasste 2044 Patienten.[8] Am Ende der 6-monatigen Studie fanden die Forscher heraus, dass GPC mehr als 95 Prozent der Patienten signifikant half und ohne Nebenwirkungen war. Insgesamt wurde GPC von 78 Prozent der Forscher als »sehr gut« oder »gut«, von 17 Prozent als »mäßig« und von nur 5 Prozent als »schlecht« oder »nicht wirksam« bewertet.

Akupunktur

Wie einige klinische Studien zeigen, kann auch Akupunktur die Genesung nach einem Schlaganfall fördern. Sie kann Schlaganfallpatienten vor allem oft helfen, sich besser selbst zu versorgen und somit möglicherweise weniger Pflege und Rehabilitationstherapie zu benötigen, was wiederum die Kosten des Gesundheitswesens senken könnte. Mögliche Wirkungsmechanismen sind die Stimulation des Wachstums von Nervenzellen, die Förderung einer verbesserten Funktion der Nervenzellen, die Reduzierung von Entzündungsreaktionen nach einem Schlaganfall und die Vorbeugung gegen das Absterben von Nervenzellen. Angesichts seiner Sicherheit und seiner möglichen Vorteile ist die Akupunktur sehr empfehlenswert.[14, 15]

Schnellüberblick

- In den USA ist Schlaganfall bei Erwachsenen die häufigste Ursache für eine Invalidität und die dritthäufigste Todesursache.
- Bluthochdruck ist der wichtigste Risikofaktor für einen Schlaganfall.
- *Ginkgo-biloba*-Extrakt erhöht die Durchblutung des Gehirns, beeinflusst die Energieproduktion in den Nervenzellen und die Viskosität (Zähflüssigkeit) des Blutes positiv, was zu verbesserten Durchblutungseigenschaften im Gehirn führt.
- Bei der Einnahme von Medikamenten, die die Blutplättchenaggregation oder Blutgerinnung hemmen, müssen manche Naturheilmittel mit Vorsicht verwendet werden.
- Citicolin und Glycerophosphocholin werden gut absorbiert und sind hoch bioverfügbare Cholinquellen, die sich als nützliche Unterstützer bei der Regeneration nach einem Schlaganfall erwiesen haben.
- Akupunktur kann oft dabei helfen, dass sich Schlaganfallpatienten besser selbst versorgen können und somit weniger Pflege und weniger Rehabilitationstherapie benötigen, was wiederum die Kosten des Gesundheitswesens senken könnte.

Behandlungsübersicht

In den meisten Fällen ist ein Schlaganfall eine Folge der Atherosklerose. Um weitere Schlaganfälle auf geeignete Weise zu verhindern, sollten die Empfehlungen im Kapitel »Ein gesundes Herz-Kreislauf-System« befolgt werden. Es kann auch sinnvoll sein, das Kapitel »Hohe Cholesterin- und/oder Triglyceridwerte« und das Kapitel »Bluthochdruck« zu konsultieren, zumal Bluthochdruck eine Hauptursache für Schlaganfälle ist. Das primäre therapeutische Ziel bei der Genesung nach einem Schlaganfall ist die Verbesserung der Blut- und Sauerstoffversorgung des Gehirns sowie der Funktion der Nervenzellen.

Nahrungsergänzungsmittel

- Ein hochpotentes Multivitamin-Mineralstoffpräparat, wie im Kapitel »Supplementierung« beschrieben
- Vitamin D_3: täglich 2000–4000 IE (idealerweise Blutwerte messen und die Dosierung entsprechend anpassen)
- Fischöl: täglich 1000–3000 Milligramm EPA + DHA
- Eines der folgenden Präparate:
  - → Traubenkernextrakt (mehr als 95 Prozent oligomere Proanthocyanidine): täglich 100–300 Milligramm
  - → Kiefernrindenextrakt (mehr als 95 Prozent oligomere Proanthocyanidine): täglich 100–300 Milligramm
  - → Andere flavonoidreiche Extrakte mit einem ähnlichen Flavonoidgehalt, »Supergreens« oder ein anderes pflanzliches Antioxidans, das eine Sauerstoffradikal-Absorptionsfähigkeit (ORAC) von 3000 bis 6000 Einheiten oder mehr pro Tag liefern kann
- Eines der folgenden Mittel:
  - → Citicolon: 1000–2000 Milligramm pro Tag
  - → Glycerophosphocholin: dreimal täglich 400 Milligramm
  - → CoQ_{10}: dreimal täglich 50–100 Milligramm

Pflanzliche Arzneimittel

- *Ginkgo-biloba*-Extrakt (24 Prozent Ginkgo-Flavonglykoside): 240–320 Milligramm pro Tag
- Knoblauch: täglich das Äquivalent von 4000 Milligramm frischem Knoblauch

SCHUPPENFLECHTE

- Scharf abgegrenzte rötliche Ausschläge oder Flecken, die mit überlappenden silbrigen Schuppen bedeckt sind
- Typische Stellen: Kopfhaut, Handgelenksrücken, Ellbogen, Knie, Gesäß und Fußknöchel und oft wunde Regionen
- In 50 Prozent der Fälle gibt es eine familiäre Vorgeschichte.
- Sind die Nägel betroffen, kommt es zu charakteristischen Pünktchen wie »Öltropfen« (fingerhutartige Erscheinung).
- Arthritis ist möglich.

Die Schuppenflechte ist eine extrem häufige Hauterkrankung. In den USA tritt sie bei 2–4 Prozent der Bevölkerung auf. Sie kommt vor allem bei Weißhäutigen vor. Sie betrifft nur wenige Schwarze in tropischen Zonen, ist aber häufiger bei Schwarzen in gemäßigten Zonen zu finden. Sie tritt häufig unter Japanern auf, ist aber bei Indianern selten und fehlt bei den Einheimischen der Andenregion Südamerikas völlig. Die Schuppenflechte kommt bei Männern und Frauen gleichermaßen vor und bricht im Durchschnitt im Alter von 27,8 Jahren aus, auch wenn sie bei 2 Prozent schon mit 2 Jahren auftritt.[1]

Schuppenflechte befällt nicht nur die Haut, sondern kann auch eine entzündliche Form der Arthritis verursachen und die Nägel betreffen. Die Nägel erhalten ein charakteristisches, fingerhutartiges Aussehen, was als »Öltropfen«-Punktierung bezeichnet wird.

Ursachen

Schuppenflechte wird durch eine Anhäufung von Hautzellen verursacht, die sich zu schnell vermehrt haben. Die Teilungsrate der Hautzellen ist bei einer Schuppenflechte etwa tausendfach höher als bei normaler Haut. Diese Reproduktionsrate ist einfach zu hoch, als dass die Zellen abfallen könnten, daher sammeln sie sich an und führen zu den für die Schuppenflechte charakteristischen silbernen Schuppen.

Schuppenflechte ist das Ergebnis eines grundlegenden Defekts in den Hautzellen. Die Häufigkeit der Erkrankung ist bei Menschen mit bestimmten genetischen Markern höher, was einen möglichen genetischen Fehler bei der Steuerung der Teilung von Hautzellen widerspiegelt. Der genetische Zusammenhang wird auch insofern durch die Beobachtung bestätigt, als 36 Prozent der Patienten einen oder mehrere Verwandte mit Schuppenflechte haben. Es gibt in der Haut und den Immunzellen von Patienten mit Schuppenflechte auch mehrere Defekte, was auf ein komplexes Zusammenspiel genetischer Faktoren hinweist.[2–4] Der primäre Defekt bei der Schuppenflechte scheint eine Zunahme der Zellsignalisierung durch Verbindungen zu sein, die als Chemokine und Zytokine bekannt sind und von weißen Blutkörperchen abgesondert werden. Dies führt dazu, dass sich Hautzellen übermäßig vermehren. Wie es scheint, ist Schuppenflechte nicht eine Störung in den Hautzellen, sondern in erster Linie eine Erkrankung, die das Immunsystem beeinträchtigt.[5–7]

Der vielleicht stärkste Beleg für eine Verbindung zum Immunsystem ist, dass sich die Schuppenflechte bei Menschen entwickelte, die Knochenmarktransplantate von Spendern mit Schuppenflechte erhalten hatten, und bei Knochenmarkempfängern mit Schuppenflechte aufhörte, wenn sie ein Transplantat von Spendern ohne Schuppenflechte erhalten hatten. Medikamente, die das Immunsystem unterdrücken, sind bei der Eindämmung der Schuppenflechte wirksam.[8, 9]

Auch wenn die Schuppenflechte eine sehr starke genetische Komponente aufweist, lässt sich die Wirkungsweise dieser Gene verändern. Es besteht ein klarer Zusammenhang zwischen Schuppenflechte und Erkrankungen, die mit einer veränderten Durchlässigkeit des Magen-Darm-Trakts verbunden sind, wie zum Beispiel Zöliakie[10] und Morbus Crohn[11], und Erkrankungen, die mit einer beeinträchtigten Leberfunktion verbunden sind.[12] Darüber hinaus hat die Auskleidung des Magen-Darm-Trakts von Patienten mit Schuppenflechte mikroskopische Läsionen und eine höhere Darmdurchlässigkeit gezeigt.[13] Faktoren, die zu einer schlechten Darmfunktion und einer erhöhten Darmdurchlässigkeit führen, ermöglichen es letztlich, dass mikrobielle und Nahrungsantigene sowie Endotoxine aus dem Magen-Darm-Trakt aufgenommen werden, durch den Blutkreislauf wandern und zu einer aktivierten Immunaktivität führen, die letztendlich zur Reproduktion der Hautzellen führt. Diese Daten verweisen auf einen klaren Schwerpunkt in der Therapie.

Therapeutische Erwägungen

Obwohl die Schuppenflechte eine signifikante genetische Komponente aufweist, kann die Behandlung der Faktoren, die das Immunsystem oder Hautzellen aktivieren können, zu einer signifikanten klinischen Verbesserung führen.

Unvollständige Proteinverdauung

Die unvollständige Verdauung von Proteinen oder die schlechte Aufnahme von Proteinabbauprodukten im Darm können zu einer Ansammlung von Aminosäuren und Polypeptiden im Darm führen. Diese werden von Darmbakterien in mehrere toxische Verbindungen umgewandelt. Besonders die Blutspiegel der toxischen Stoffwechselprodukte der Aminosäuren Arginin und Ornithin, bekannt als Polyamine (zum Beispiel Putrescin, Spermidin und Cadaverin), sind bei Personen mit Schuppenflechte erhöht. Es wurde nachgewiesen, dass diese Polyamine bei Schuppenflechte zur übermäßigen Rate der Zellvermehrung beitragen.[14–16] Sinkende Haut- und Harnwerte der Polyamine sind mit einer klinischen Verbesserung der Schuppenflechte verbunden.[14]

Eine Reihe von natürlichen Verbindungen kann die Bildung von Polyaminen hemmen und bei der Behandlung einer Schuppenflechte vorteilhaft sein. So wirken zum Beispiel Vitamin A und die Alkaloide der Goldsiegelwurzel *(Hydrastis canadensis)* wie Berberin der bakteriellen Decarboxylase entgegen, dem Enzym, das Aminosäuren in Polyamine umwandelt.[17, 18] Die beste Methode, die übermäßige Bildung von Polyaminen zu verhindern, besteht jedoch darin, für eine ausreichende Absonderung von Salzsäure und Verdauungsenzymen der Bauchspeicheldrüse im Magen-Darm-Trakt zu sorgen. Lesen Sie für weitere Informationen das Kapitel »Verdauung und Ausscheidung«, da das Sicherstellen einer angemessenen Verdauung ein wichtiger Schritt beim Umgang mit einer Schuppenflechte ist.

Darmvergiftung

Auch eine Reihe von aus dem Darm stammenden Toxinen sind an der Entwicklung einer Schuppenflechte beteiligt, darunter Endotoxine (Bestandteile der Zellwand gramnegativer Bakterien), *Candida albicans* und Hefeverbindungen.[19–21] Im Blut von Patienten mit Schuppenflechte wurden Endotoxine in hohen Konzentrationen gefunden.[22] Diese Verbindungen führen zu einem drastischen Anstieg der Vermehrung der Hautzellen. Bei einigen Patienten mit Schuppenflechte kann auch ein übermäßiges Wachstum von *C. albicans* im Darm (chronische Candidose) eine Rolle spielen.

Eine ballaststoffarme Ernährung ist mit erhöhten Werten von aus dem Darm stammenden Toxinen verbunden.[19] Ballaststoffe sind entscheidend für die Erhaltung eines gesunden Dickdarms. Viele Faserbestandteile binden Darmgifte und fördern deren Ausscheidung im Stuhl. Es ist daher wichtig, dass die Ernährung eines Menschen mit Schuppenflechte reich an Bohnen, Obst und Gemüse ist. Es können auch natürliche Präparate verwendet werden, die Endotoxine binden und deren Ausscheidung fördern. So wurde zum Beispiel in einer Studie aus dem Jahr 1942 festgestellt, dass ein wässriger Extrakt aus der Stechwindenart Sarsaparilla *(Smilax glauca)* bei einer Schuppenflechte wirksam ist, besonders bei der chronischeren, großflächigeren Variante.[23] In dieser kontrollierten Studie mit 92 Patienten verbesserte *Smilax glauca* die Schuppenflechte bei 62 Prozent der Patienten deutlich und führte bei weiteren 18 Prozent zu einer vollständigen Beseitigung. Das heißt, 80 Prozent der Studienteilnehmer erlebten signifikante Vorteile. Dieser Nutzen ist offenbar auf die Inhaltsstoffe der *Smilax glauca* zurückzuführen, die sich an bakterielle Endotoxine binden und ihre Ausscheidung fördern.

Da sich die Schwere einer Schuppenflechte sowie das Ansprechen auf eine Therapie gut mit dem Spiegel der zirkulierenden Endotoxine in Verbindung bringen lassen, ist die Kontrolle der aus dem Darm stammenden Toxine für die Behandlung der Schuppenflechte wichtig.

Leberfunktion

Die Verbesserung einer anormalen Leberfunktion kann bei der Behandlung der Schuppenflechte nützlich sein.[12, 24] Der Zusammenhang von Leber und Schuppenflechte ist durch eine der grundlegenden Aufgaben der Leber bedingt – die Filterung und Entgiftung des Bluts, das über das Pfortadersystem aus dem Darm zurückkehrt. Patienten mit Schuppenflechte weisen häufig eine veränderte Leberfunktion auf.[25] Wie bereits erwähnt, ist die Schuppenflechte mit dem Vorhandensein mehrerer mikrobieller Nebenprodukte im Blut verbunden. Wird die Leberfunktion durch übermäßige Mengen dieser Toxine aus dem Darm beeinträchtigt oder nimmt die Entgiftungsleistung der Leber ab, so steigt der systemische Toxinspiegel, und die Schuppenflechte verschlimmert sich.

Es ist bekannt, dass Alkoholkonsum die Schuppenflechte deutlich verschlimmert.[26] Alkohol hat diese Wirkung, weil er sowohl die Aufnahme von Giftstoffen aus dem Darm erhöht (durch Schädigung der Darmschleimhaut) als auch die Leberfunktion beeinträchtigt. Menschen mit Schuppenflechte müssen ihren Alkoholkonsum einschränken.

Es wurde berichtet, dass Silymarin, der flavonoide Bestandteil der Mariendistel *(Silybum marianum)*, bei der Behandlung einer Schuppenflechte nützlich ist.[27] Vermutlich ist dies ein Ergebnis seiner Fähigkeit, die Leberfunktion zu verbessern, Entzündungen zu hemmen und eine übermäßige Zellvermehrung zu reduzieren.[27, 28]

Gallensäuremangel

Bei Patienten mit Schuppenflechte werden Endotoxine aus dem Darm in die Blutbahn aufgenommen.[22] Gallensäuren, die normalerweise im Darm vorhanden sind, entgiften bakterielle Endotoxine. Sind keine ausreichenden Mengen an Gallensäuren vorhanden, können Endotoxine in den Blutkreislauf gelangen und eine Vielzahl von Problemen verursachen, so etwa die Freisetzung von entzündlichen Zytokinen, von denen bekannt ist, dass sie bei der Schuppenflechte eine Rolle spielen.

Bei einer Studie mit 800 Patienten mit Schuppenflechte wurden 551 Patienten mit einer oralen Gallensäuresupplementierung (Dehydrocholsäure) behandelt, in akuten Fällen 1–6 Wochen und in chronischen Fällen 3–8 Wochen lang. 249 Patienten erhielten als Vergleichsgruppe konventionelle Therapien. Beide Gruppen wurden angewiesen, viel Gemüse und Obst zu essen und scharfe Gewürze, Alkohol, rohe Zwiebeln, Knoblauch sowie kohlensäurehaltige Erfrischungsgetränke zu vermeiden. Von den 551 Patienten, die die Gallensäure erhielten, verzeichneten 434 (78,8 Prozent) eine vollständige Heilung ihrer Schuppenflechte, während nur 62 (24,9 Prozent) der 249 Patienten, die konventionelle Therapien erhielten, während dieser Behandlungszeit eine klinische Genesung erzielten. Darüber hinaus war die heilende Wirkung der Gallensäurergänzung bei der akuten Form der Schuppenflechte stärker ausgeprägt: 95,1 Prozent der Patienten in dieser Gruppe wurden symptomfrei. 2 Jahre später waren 319 der 551 Patienten mit akuter und chronischer Schuppenflechte, die mit Gallensäure behandelt worden waren (57,9 Prozent), symptomfrei, verglichen mit nur 15 der 249 Patienten (6 Prozent), die die konventionelle Behandlung erhalten hatten.[22] Die Dosierung der in den Studien verwendeten Dehydrocholsäure betrug 250 Milligramm pro Tag, aufgeteilt auf zwei bis drei Gaben. Dehydrocholsäure ist verschreibungspflichtig, aber Mischungen von Gallensäuren aus Ochsengalle sind in Reformhäusern erhältlich und könnten sich als geeignete Alternative erweisen.

Ernährung und Nährstoffe

Omega-3-Fettsäuren

Wie bei anderen entzündlichen Erkrankungen auch (zum Beispiel rheumatoider Arthritis) ist es wichtig, den Verzehr von Fleisch und Milchprodukten zu reduzieren, um die Aufnahme von Arachidonsäure zu verringern – einer Fettsäure, von der man weiß, dass sie die Entzündungsreaktion erhöht und in großen Mengen in der von der Schuppenflechte betroffenen Haut vorkommt – und gleichzeitig die Aufnahme der langkettigen Omega-3-Fettsäuren Eicosapentaensäure (EPA) und Docosahexaensäure (DHA) zu erhöhen. Wie mehrere klinische Doppelblindstudien zeigten, führt eine Nahrungsergänzung mit 3000 Milligramm EPA und DHA zu einer signifikanten Verbesserung der Schuppenflechte.[29–32] Detaillierte Studien bestätigen eine Reihe von positiven Effekten von EPA und DHA bei einer Schuppenflechte, einschließlich der Verringerung der Produktion entzündlicher Verbindungen, die die Vermehrung von Hautzellen stimulieren. Darüber hinaus dämpfen EPA und DHA einige der Immunmechanismen, die auch die Vermehrung von Hautzellen auslösen. Es ist wichtig, die Zufuhr von EPA und DHA zu erhöhen, um die Schuppenflechte zu verbessern, und gleichzeitig ist es unerlässlich, auch die Aufnahme von Arachidonsäure zu reduzieren.

Fasten, vegetarische Ernährung und Kontrolle von Nahrungsmittelallergien

Die diätetische Behandlung der Schuppenflechte ist derjenigen der rheumatoiden Arthritis sehr ähnlich (siehe dieses Kapitel). Wie die Forschung ergab, die die Auswirkungen von Fasten und vegetarischen Therapieschemata auf chronische Entzündungskrankheiten untersuchte, ist therapeutisches Fasten, gefolgt von einer vegetarischen Ernährung mit sorgfältiger Beachtung von Lebensmittelallergien, bei beiden Erkrankungen sehr hilfreich. Während des Fastens bestand die Ernährung aus Kräutertees, Knoblauch, Gemüsebrühe, einem Sud aus Kartoffeln und Petersilie sowie dem Saft von Karotten, Rüben und Sellerie. Nach dem Fasten wurde die Ernährung systematisch alle 2 Tage um ein einzelnes Nahrungsmittel ergänzt, wobei Lebensmittel, die die Symptome verschlimmerten, wieder weggelassen wurden.[33] Die Verbesserung ist vermutlich auf eine verringerte Darmdurchlässigkeit zurückzuführen, die zu einem reduzierten Gehalt an Toxinen und Polyaminen führt, die aus dem Darm stammen und in die Blutbahn gelangen. Auch andere Studien zeigten erhebliche Vorteile durch Ausschluss- und glutenfreie Diäten (siehe das Kapitel »Zöliakie«).[34, 35]

Eine vegetarische Ernährung umfasst oft die Kräuter und Gewürze Kurkuma, Paprika, Nelken, Ingwer, Kreuzkümmel, Anis, Fenchel, Basilikum, Rosmarin, Knoblauch und Granatapfel, die alle die Aktivierung der entzündlichen Zytokine blockieren können, die mit einer Schuppenflechte in Verbindung stehen. Somit beinhaltet eine solche Diät einen noch weiteren Nutzen.[36] Eine großzügige Verwendung dieser Kräuter und Gewürze wird empfohlen.

Einzelne Nährstoffe

Patienten mit Schuppenflechte haben häufig niedrige Vitamin-A- und Zinkspiegel.[37–39] Angesichts der kritischen Rolle dieser Nährstoffe für die Gesundheit der Haut mag eine Nahrungsergänzung auch ohne diesen Zusammenhang gerechtfertigt sein.

Eine Chromergänzung kann angezeigt sein, um die Empfindlichkeit der Insulinrezeptoren zu erhöhen, da Patienten mit Schuppenflechte typischerweise Anzeichen von Insulinresistenz (erhöhte Serumspiegel von Insulin und Glucose) zeigen und ein erhöhtes Risiko für Typ-2-Diabetes und das Stoffwechselsyndrom haben.[40]

Umfangreiche Belege deuten darauf hin, dass die Schuppenflechte ein unabhängiger Risikofaktor für Herz-Kreislauf-Erkrankungen ist.[41] Entzündungsfaktoren wie das C-reaktive Protein (CRP) und andere Risikofaktoren für Atherosklerose werden bei Patienten mit Schuppenflechte deutlich häufiger gefunden.[42] Schon allein diese Verbindung betont die Bedeutung von Omega-3-Fettsäuren, Folsäure, Vitamin B_6 und Vitamin B_{12}.[43] Hohe Homocysteinwerte (ein Stoffwechselprodukt der Aminosäure Methionin, das mit Atherosklerose in Verbindung steht; der Spiegel erhöht sich, wenn jemand zu wenig Folsäure, Vitamin B_6 und Vitamin B_{12} hat) und ein geringer Folsäurespiegel führen zu einer Zunahme der Schwere der Schuppenflechte. Die hohe Erneuerungsrate der Hautzellen kann einen gesteigerten Verbrauch von Folsäure und daraus folgend einen Mangel bewirken.[44] Die Autoren einer Studie kamen zu dem Schluss, dass »bei Patienten mit Schuppenflechte, besonders bei solchen mit erhöhtem Homocystein, niedrigen Folsäurewerten und zusätzlichen kardiovaskulären Risikofaktoren, eine Nahrungsergänzung mit Folsäure, B_6 und $B_1$2 sinnvoll erscheint«.[45]

Der Spiegel des selenhaltigen, antioxidativen Enzyms Glutathionperoxidase ist bei Patienten mit Schuppenflechte niedrig, möglicherweise aufgrund von Faktoren wie Alkoholmissbrauch, Unterernährung und der übermäßigen Vermehrung und dem

Verlust von Hautzellen. Zu niedrige Glutathionperoxidasespiegel normalisieren sich durch eine orale Selen- und Vitamin-E-Therapie.[46] Wie mehrere Untersuchungen ergaben, weisen Patienten mit länger andauernder Schuppenflechte (3 Jahre oder mehr) einen niedrigen Selenstatus im Plasma auf.[47, 48]

Der Vitamin-D-Status ist bei Patienten mit Schuppenflechte niedrig und scheint ein Zusatzfaktor zu sein.[49] Hautzellen wandeln unter ultraviolettem B-Licht natürlich produziertes 7-Dehydrocholesterin in Vitamin D_3 um. Es überrascht nicht, dass Sonnenlicht, UVB-Lichttherapie, orale Vitamin-D-Analoga und topisches Vitamin D_3 die Schuppenflechte verbessern und die Fähigkeit von Vitamin D bestätigen, die übermäßige Vermehrung von Hautzellen bei Schuppenflechte zu kontrollieren.[50] Vitamin D beeinflusst auch das Immunsystem und die Expression von Genen in den Hautzellen in einer Weise, die auch die Verbesserungen bei Schuppenflechte erklären könnte.[51–54]

Angesichts der Bedeutung von Vitamin D bei der Schuppenflechte sowie für die allgemeine Gesundheit scheint eine Nahrungsergänzung damit entscheidend zu sein. Und während Sonnenlicht bei Schuppenflechte hilfreich sein kann, ist es durchaus möglich, dass es nicht dabei hilft, den Vitamin-D-Spiegel zu erhöhen. Wie Studien, die in Honolulu, Miami und im südlichen Arizona durchgeführt wurden, zeigten, gewährleistet eine starke Sonneneinstrahlung nicht notwendigerweise einen angemessenen Vitamin-D-Spiegel; dieser Befund deutet auf die Notwendigkeit einer Vitamin-D-Supplementierung hin, um optimale Blutwerte zu erreichen.[55] Bei einer Schuppenflechte empfehlen wir für die Dosierung von Vitamin D eine Obergrenze von bis zu 5000 IE pro Tag.[56]

Fumarsäure

In den vergangenen 3 Jahrzehnten wurde in Westeuropa bei Schuppenflechte die Fumarsäuretherapie zunehmend beliebter. Die Therapie besteht aus der oralen Einnahme von Dimethylfumarat (240 Milligramm pro Tag) oder Monoethylfumarat (720 Milligramm pro Tag) und der topischen Anwendung von 1- bis 3-prozentigem Monoethylfumarat. Wie klinische Studien zeigten, hilft sie zwar vielen Patienten mit Schuppenflechte,[57] aber Nebenwirkungen wie Hautrötungen, Übelkeit, Durchfall, allgemeines Unwohlsein, Magenschmerzen und leichte Leber- und Nierenstörungen können auftreten.[58] Wir empfehlen die Fumarsäuretherapie erst dann, wenn sich andere naturheilkundliche Therapien als wirkungslos erwiesen haben.

Psychologische Aspekte

Stress ist oft ein Faktor, der Ausbrüche von Schuppenflechte herbeiführt. Stressmanagement, Psychotherapie und Bio-Feedback-Training können daher oft hilfreich sein.[59] Weitere Informationen dazu finden Sie im Kapitel »Stressmanagement«.

Sonnen- und Ultraviolettlicht

Sonnenlicht ist für Menschen mit Schuppenflechte extrem heilsam.[60, 61] In einer Studie zeigte sich, dass eine 4-wöchige Sonnenbadtherapie im Freien bei 84 Prozent von 373 Teilnehmern eine signifikante Beseitigung der Schuppenflechtesymptome förderte.[62] Studien mit kommerziellen Solarien zeigten, dass die Mehrheit der Patienten sie als hilfreich empfindet.[63] Sie fördern auch eine Verbesserung der Lebensqualität.[64]

Sonnenlicht und ultraviolettes Licht können auch deswegen von Vorteil sein, da sie die Vitamin-D-Synthese in der Haut auslösen. Die standardmäßige medizinische Behandlung der Schuppenflechte mit Ultraviolettlicht beinhaltet typischerweise den Einsatz einer Photochemotherapie mit dem Medikament Psoralen und UV-A-Licht (PUVA-Therapie). Auch die Bestrahlung mit UVB-Licht allein führt zur Hemmung der Zellvermehrung; in bestimmten Studien erwies sie sich als ebenso wirksam wie die PUVA-Therapie, hatte aber weniger Nebenwirkungen.[65, 66] Wie man weiß, dominieren am Toten Meer, wo sich 80–85 Prozent der Schuppenflechteerkrankungen in 4 Wochen geben, die UVB-Wellenlängen.[67, 68] Insgesamt deuten diese Studien darauf hin, dass das Medikament Psoralen möglicherweise nicht notwendig ist und der Schlüsselfaktor das Sonnenlicht oder UVB-Licht sein könnte; beide müssen vorsichtig eingesetzt werden, vor allem bei Menschen, die hautkrebsgefährdet sind.

Lokale Behandlung

Zur Linderung einer leichten bis moderaten Schuppenflechte können eine Reihe natürlicher Markenpräparate sowie nicht rezeptpflichtiger Präparate verwendet werden.

Auf die Haut aufgetragenes Vitamin D

Am häufigsten wird Schuppenflechte mit lokal aufgetragenen Corticosteroiden behandelt, deren lang andauernde Anwendung jedoch mit einem potenziellen Risiko für Nebenwirkungen verbunden ist. Oberflächlich wirkende Vitamin-D-Modulatoren wurden als Option für den Einsatz anstelle von oder zusätzlich zu Corticosteroiden entwickelt. Auf die Haut aufgetragenes Vitamin D hemmt bei einer Schuppenflechte die Vermehrung der Hautzellen und reguliert die Aktivität der Immunzellen auf positive Weise.[69] Calcipotriol (Psorcutan), ein Analogon des Vitamin D, ist das am weitesten verbreitete topische Vitamin D. Obwohl es langfristig etwa so wirksam ist wie niedrig- bis mittelstarke Corticosteroide (die Reaktion wird nicht so schnell wie bei Corticosteroiden erzielt), ist es mit Hautirritationen verbunden, vor allem wenn es auf empfindlicher Haut angewendet wird. Die Calcipotriolsalbe wurde vor Kurzem zugelassen; sie enthält die natürlich vorkommende aktive Form von Vitamin D_3 und ist mit einer niedrigen Rate an kutanen und systemischen Nebenwirkungen verbunden.

Aloe vera

Wie eine Doppelblindstudie herausfand, war bei der gewöhnlichen Schuppenflechte (Psoriasis vulgaris) der lokale oberflächliche Auftrag eines Aloeextrakts als Salbe hochwirksam.[70] Sechzig Patienten mit leichter bis mittelschwerer chronischer Schuppenflechte vom Plaquetyp trugen dreimal täglich entweder die *Aloe-vera-* oder eine Placebosalbe auf. Am Ende der Studie (4–12 Monate nach der Behandlung) hatte die Aloe-Extrakt-Salbe die Schuppenflechte bei 25 von 30 Patienten (83,3 Prozent) verbessert gegenüber nur 2 von 30 (6,6 Prozent) in der Placebogruppe, was zu einer signifikanten Klärung der Plaques der Schuppenflechte führte (82,8 Prozent mit Aloe gegenüber 7,7 Prozent mit Placebo). In einer weiteren Doppelblindstudie wandten achtzig Patienten mit Schuppenflechte entweder *Aloe vera* oder eine beliebte verschreibungspflichtige Corticosteroidsalbe (0,1 Prozent Triamcinolonacetonid) an.[71] Nach 8 Wochen Behandlung sank der mittlere klinische Schuppenflechtewert in der Aloegruppe von 11,6 auf 3,9 und in der Corticosteroidgruppe von 10,9 auf 4,3. Wie diese Ergebnisse andeuten, kann die Wirkung von *Aloe vera* ebenso stark sein wie die einer konventioneller Corticosteroidsalbe, aber ohne deren Nebenwirkungen.

Capsaicin

Capsaicin aus Cayennepfeffer *(Capsicum frutescens)* ist dafür bekannt, Schmerznervenfasern mit kleinem Durchmesser zu stimulieren und dann zu blockieren, indem es sie von der Neurotransmittersubstanz P entleert, die als der wichtigste chemische Vermittler von Schmerzimpulsen gilt. Wie außerdem nachgewiesen wurde, aktiviert die Substanz P bei Schuppenflechte Entzündungsmediatoren. Mehrere klinische Studien fanden heraus, dass die lokale Anwendung von 0,025- oder 0,075-prozentigem Capsaicin Schuppenflechte wirksam lindert.[72, 73]

In einer Studie trugen zum Beispiel 98 Patienten 6 Wochen lang viermal täglich 0,025-prozentige Capsaicinsalbe auf, während 99 Patienten eine Placebosalbe verwendeten.[72] Die Wirksamkeit wurde mittels einer allgemeinen Bewertung des Arztes und einer Schwereeinstufung der Schuppenflechte bewertet, die Abschuppung, Dicke, Rötung und Juckreiz umfasste. Die mit Capsaicin behandelten Patienten zeigten eine signifikant stärkere Verbesserung der globalen Bewertung und der Linderung von Juckreiz sowie eine signifikant stärkere Verringerung der kombinierten Schuppenflechte-Schwereeinstufung.

Curcumin

Curcumin aus Kurkuma *(Curcuma longa)* ist ein bekannter entzündungshemmender Wirkstoff. In einer Studie führte die lokale oberflächliche Anwendung von Curcumin als Gel innerhalb von 2 bis 6 Wochen bei 50 Prozent der Patienten zu einer Auflösung von 90 Prozent der Plaques; der Rest der Studienteilnehmer wies eine Verbesserung um 50–85 Prozent auf.[74] Curcumin war doppelt so wirksam wie Calcipotriolsalbe, die in der Regel 3 Monate benötigt, um ihre volle Wirkung zu entfalten.

Emollienzien

Emollienzien (Hautweichmacher) wie zum Beispiel Ceramide beeinflussen die Schuppigkeit und Härte der von der Schuppenflechte betroffenen Haut positiv. Diese Verbindungen können dazu beitragen, die Wasserspeicherkapazität der Haut zu verbessern. Es wurde nachgewiesen, dass die von Schuppenflechte betroffene Haut einen zu niedrigen Ceramidgehalt hat. Neuere ceramidhaltige Emollienzien (zum Beispiel CeraVe, MimyX oder Aveeno Eczeme Therapy) haben sich bei Schuppenflechte bewährt und können die Hautbarrierefunktion verbessern und den Wasserverlust verringern.[75]

Schnellüberblick

- Schuppenflechte wird durch eine Anhäufung von Hautzellen verursacht, die sich zu schnell vermehren.
- In der Haut und den Immunzellen von Patienten mit Schuppenflechte sind mehrere Anomalien vorhanden, die auf ein komplexes Zusammenspiel von genetischen Faktoren hindeuten.
- Auch wenn die Gene bei Schuppenflechte eine signifikante Rolle spielen, kann ein Angehen der Faktoren, die das Immunsystem oder die Hautzellen aktivieren, zu einer deutlichen klinischen Verbesserung führen.
- Mit einer Schuppenflechte werden eine unvollständige Proteinverdauung, Darmvergiftung, beeinträchtigte Leberfunktion und Gallensäuremangel verbunden.
- Eine der wichtigsten Empfehlungen zur Ernährung ist, die Aufnahme von Arachidonsäure (einem ausschließlich in tierischen Lebensmitteln vorhandenen Fett) zu reduzieren und gleichzeitig den Konsum von Omega-3-Fettsäuren zu erhöhen.
- Therapeutisches Fasten und eine daran anschließende vegetarische Ernährung, die sorgsam auf Lebensmittelallergien achtet, ist bei Schuppenflechte sehr angemessen.
- Sonnenlicht, UVB-Lichttherapie, orale Vitamin-D-Analoga und topisches Vitamin D_3 verbessern die Schuppenflechte und bestätigen, dass Vitamin D bei Schuppenflechte die übermäßige Vermehrung von Hautzellen zu kontrollieren vermag.
- Eine Sonnenbadtherapie im Freien fördert die Beseitigung der Symptome der Schuppenflechte nachweislich signifikant.
- Die lokale Behandlung mit Präparaten, die Vitamin D, *Aloe vera*, Curcumin oder Capsaicin enthalten, kann helfen.

Behandlungsübersicht

Trotz der Komplexität dieser Erkrankung ist der therapeutische Ansatz recht einfach: Verringern Sie die Darmvergiftung, gleichen Sie die Fettsäurewerte und Entzündungsprozesse im gesamten Körper und in der Haut aus, gehen Sie gegen die anormale Vermehrung von Hautzellen vor und wenden Sie topische Wirkstoffe an, um eine schnellere Linderung der Symptome zu erreichen und den Heilungsprozess zu unterstützen. Das folgende Verfahrensprotokoll erfüllt all diese Ziele. Im Falle einer psoriatischen Arthritis empfehlen wir, die Behandlungsübersicht für rheumatoide Arthritis zu beachten (siehe dieses Kapitel).

Ernährung

Der erste Schritt ist ein therapeutisches Fasten oder eine Ausschlussdiät, gefolgt von einer sorgfältigen Wiedereinführung einzelner Lebensmittel, sodass diejenigen erkannt werden können, die Symptome auslösen. Auch wenn jedes Lebensmittel eine Reaktion hervorrufen kann, sind die häufigsten Weizen, Mais, Milchprodukte, Rindfleisch, Lebensmittel aus der Familie der Nachtschattengewächse (Tomaten, Kartoffeln, Auberginen, Paprika), Schweinefleisch, Zitrusfrüchte, Hafer, Roggen, Eier, Kaffee, Erdnüsse, Rohrzucker, Lamm und Soja.

Nachdem alle Allergene isoliert und beseitigt wurden, ist eine vegetarische oder mediterrane Ernährung mit einem hohen Anteil an Bio-Vollwertkost, Gemüse, Meeresfischen (Sardellen, Makrelen, Heringen, Sardinen und Lachsen), Olivenöl und Beeren sowie mit wenig Zucker, Fleisch, raffinierten Kohlenhydraten und Tierfetten angezeigt. Die Empfehlungen im Kapitel »Eine gesunde Ernährung« sind für eine längere Unterstützung geeignet.

Fortsetzung Behandlungsübersicht

Nahrungsergänzungsmittel

- Ein hochpotentes Multivitamin-Mineralstoffpräparat, wie im Kapitel »Supplementierung« beschrieben
- Wichtige Nährstoffe:
  - → Vitamin C: täglich 500–1000 Milligramm
  - → Vitamin E (gemischte Tocopherole): täglich 200–400 IE
  - → Vitamin D_3: täglich 5000 IE (idealerweise Blutwerte messen und die Dosierung entsprechend anpassen)
  - → Vitamin B_6: täglich 25–50 Milligramm
  - → Folsäure: täglich 800 Mikrogramm
  - → Vitamin B_{12}: täglich 800 Mikrogramm
  - → Selen: täglich 100–200 Mikrogramm
  - → Chrom: täglich 200–400 Mikrogramm
- Fischöl: täglich 3000 Milligramm EPA+ DHA
- Eines der folgenden Präparate:
  - → Traubenkernextrakt (mehr als 95 Prozent oligomere Proanthocyanidine): täglich 100–300 Milligramm
  - → Kiefernrindenextrakt (mehr als 95 Prozent oligomere Proanthocyanidine): täglich 100–300 Milligramm
  - → Andere flavonoidreiche Extrakte mit einem ähnlichen Flavonoidgehalt, »Supergreens« oder ein anderes pflanzliches Antioxidans, das eine Sauerstoff-radikal-Absorptionsfähigkeit (ORAC) von 3000 bis 6000 Einheiten oder mehr pro Tag liefern kann
- Besondere Ergänzungen:
  - → Lösliche Ballaststoffe (indischer Flohsamen, Pektin, Guarkernmehl): täglich 5 Gramm vor dem Schlafengehen
  - → Gallensäuren (gemischt, aus Ochsengalle): 500 Milligramm zu den Mahlzeiten
  - → Pankreatin (10X USP): dreimal täglich 350–750 Milligramm zu den Mahlzeiten oder das Äquivalent als Multi-Enzympräparat zu den Mahlzeiten
  - → Probiotika (*Lactobacillus*- und *Bifidobacteria*-Arten): mindestens 5–10 Milliarden koloniebildende Einheiten
  - → Fumarsäure: Dimethylfumarat (täglich 240 Milligramm) oder Monoethylfumarat (täglich 720 Milligramm) und lokaler Auftrag von 1- bis 3-prozentigem Monoethylfumarat (nur anwenden, wenn andere Anwendungen scheitern

Pflanzliche Arzneimittel

- Mariendistel *(Silybum marianum):* Die Dosierung ist vom Silymaringehalt abhängig (vorzugsweise ein standardisierter Extrakt). Die besten Ergebnisse werden mit höheren Dosierungen erreicht, das heißt mit dreimal täglich 140–210 Milligramm Silymarin; bei Silymarin-phytosome beträgt die Dosierung 120 Milligramm zwei- bis dreimal täglich zwischen den Mahlzeiten.

Bei einer beeinträchtigten Verdauung ziehen Sie Folgendes in Betracht:

- Goldsiegelwurzel (vorzugsweise ein standardisierter Extrakt):
  - → Getrocknete Wurzel oder als Tee: 2–3 Gramm dreimal täglich
  - → Flüssigextrakt (1:1): 2–4 Milliliter (ein halber bis ganzer Teelöffel) dreimal täglich
  - → Trockenpulverextrakt (4:1 oder 8–12 Prozent Alkaloidgehalt): 250–500 Milligramm dreimal täglich
- Sarsaparilla:
  - → Getrocknete Wurzel oder als Absud: 1–4 Gramm dreimal täglich
  - → Flüssigextrakt (1:1): 4–8 Milliliter (1–2 Teelöffel) dreimal täglich
  - → Fester Extrakt (4:1): 250–500 Milligramm dreimal täglich

Psychologische Maßnahmen

Wenden sie Strategien zum Stressmanagement an.

Physikalische Medizin

- Sonnenbäder (ergreifen Sie aber Vorsichtsmaßnahmen, um keinen Sonnenbrand zu bekommen): so viel wie möglich
- UVB: 295–305 Nanometer, 2 Milliwatt pro Quadratzentimeter, dreimal wöchentlich 3 Minuten

Lokale Behandlung

- Vitamin-D-, *Aloe-vera-*, Capsaicin- oder Curcuminsalbe: zwei- bis dreimal täglich auf betroffene Stellen auftragen. Probieren Sie verschiedene Salben aus, um zu sehen, welche am besten wirkt.
- Emollients mit Ceramiden: zwei- bis dreimal täglich auf betroffene Stellen auftragen

SEBORRHOISCHE DERMATITIS

- Oberflächliche gerötete kleine Krusten und schuppige Ausschläge an Kopfhaut, Wangen und Hautfalten (Achselhöhle, Leiste und Hals)
- In der Regel kein Juckreiz
- Saisonal, schlimmer im Winter

Seborrhoische Dermatitis ist eine häufige Hauterkrankung, die wie ein Ekzem aussieht. Sie kann mit übermäßig fettiger Haut (Seborrhö) und Schuppenbildung verbunden sein. Die Schuppen können gelblich, trocken oder fettig sein. Die geröteten, schuppigen Krusten können sich zu großen Plaques oder Flecken verbinden.

Die seborrhoische Dermatitis bricht oft im Säuglingsalter (in der Regel zwischen 2 und 12 Wochen) als »Kopfgneis« aus; ihrer Prognose zufolge tritt sie lebenslang auf und verschlimmert sich tendenziell mit zunehmendem Alter.

Ursachen

Die Ursache der seborrhoischen Dermatitis ist unbekannt. Daran beteiligt sind genetische Veranlagung, emotionaler Stress, Ernährung, Hormone und Hefepilzinfektionen. Seborrhoische Dermatitis gilt als eine der häufigsten Erkrankungen bei AIDS und betrifft bis zu 83 Prozent aller AIDS-Patienten. Durch diese neuere Beobachtung gewann die Infektionstheorie der seborrhoischen Dermatitis an Akzeptanz.

Lebensmittelallergien

Seborrhoische Dermatitis ist zwar keine hauptsächlich allergische Erkrankung, wurde aber mit Lebensmittelallergien in Verbindung gebracht – 67 Prozent der Menschen mit seborrhoischer Dermatitis entwickeln bis zum Alter von 10 Jahren eine Allergie.[1]

Therapeutische Erwägungen

Ein Mangel an einem oder mehreren B-Vitaminen kann an seborrhoischer Dermatitis beteiligt sein. So scheint beispielsweise der zugrunde liegende Faktor bei Säuglingen ein Biotinmangel zu sein.[2] Bei Ratten konnte ein Syndrom, das klinisch der seborrhoischen Dermatitis ähnelt, hervorgerufen werden, indem man ihnen Futter mit viel rohem Eiweiß verabreichte. Rohes Eiweiß ist reich an dem Protein Avidin, das Biotin bindet und auf diese Weise nicht für die Aufnahme zur Verfügung stellt. Da beim Menschen ein großer Teil der Biotinversorgung durch Darmbakterien erfolgt und Neugeborene einen sterilen Magen-Darm-Trakt haben, nahm man an, dass möglicherweise das Fehlen einer normalen Darmflora für den Biotinmangel bei Säuglingen verantwortlich ist.[2] In einer Reihe von Studien wurde seborrhoische Dermatitis sowohl bei der stillenden Mutter als auch beim Säugling erfolgreich mit Biotin behandelt.[3]

Bei Erwachsenen ist die Behandlung mit Biotin allein in der Regel nutzlos. Es muss in Kombination mit anderen B-Vitaminen (Pyridoxin, Pantothensäure, Niacin, Thiamin etc.) eingenommen werden, die für einen guten Hautstoffwechsel unerlässlich sind.

Nahrungsergänzungsmittel

Vitamin B_6

Die Einnahme von Medikamenten, die einen Vitamin-B_6-Mangel (4-Desoxypyridoxin) bewirken, und bei Ratten die Verabreichung einer Vitamin-B_6-Mangeldiät verursachen Hautläsionen, die nicht von seborrhoischer Dermatitis zu unterscheiden sind.[4] Vitamin B_6 hat sich bei einer Form der Seborrhö (Seborrhoe sicca) als wirksam erwiesen, bei der nur die Kopfhaut (Schuppen), Augenbrauen, Nasolabialfalten und der Bartbereich eine gerötete Haut und in unterschiedlichem Grad fettige Schuppen aufweisen.

Folsäure und Vitamin B_{12}

Die orale Behandlung mit Folsäure war nur mäßig erfolgreich; die besten Ergebnisse werden mit einer speziellen Form, Tetrahydrofolat, erzielt.[5] Sie sollte zudem in Kombination mit Vitamin B_{12} eingenommen werden, das sich in vielen Fällen in Form von

Injektionen als sehr wirksam erwiesen hat.[6] Dies kann auf die Rolle von Vitamin B_{12} als Kofaktor bei der Umwandlung von Folsäure in seine aktive Form, das Tetrahydrofolat, zurückzuführen sein.

Pflanzliche Arzneimittel

Aloe-vera-Gel

Aloe-vera-Gel kann bei äußerlicher Anwendung sehr hilfreich sein. In einer Doppelblindstudie mit Menschen mit seborrhoischer Dermatitis führte die zweimal tägliche Anwendung einer 30-prozentigen Roh-Aloe-Emulsionscreme über einen Zeitraum von 4–6 Wochen bei 62 Prozent der Probanden zu Besserungen der Schuppung und des Juckreizes, im Vergleich dazu verzeichnete die Placebogruppe nur bei 25 Prozent eine Linderung.[7]

Teebaumöl

Teebaumöl *(Melaleuca alternifolia)* ist bei der Behandlung von seborrhoischer Dermatitis aufgrund seiner antimykotischen Wirkung möglicherweise wirksam.[8] Es scheint besonders hilfreich zu sein, wenn die Kopfhaut beteiligt ist. In einer Studie an 126 Patienten führte die Behandlung mit 5-prozentigem Teebaumölshampoo zu einer 41-prozentigen Verbesserung des Schweregrads gegenüber 11 Prozent in der Placebogruppe.[9] Teebaumöl-Shampoos sind im Handel erhältlich, Sie können aber auch das Öl einfach in Ihr Lieblingsshampoo mischen (1 Esslöffel Teebaumöl auf 230 Milliliter Shampoo).

Schnellüberblick

- Seborrhoische Dermatitis kann aufgrund eines Vitamin-B-Mangels auftreten.
- Ein Biotinmangel ist die häufigste Ursache für Kopfgneis.
- Äußerlich aufgetragenes *Aloe-vera*-Gel kann helfen.

Behandlungsübersicht

Bei Säuglingen sind die Biotinsupplementierung (zweimal täglich 3 Milligramm) und die Kontrolle von Lebensmittelallergien entscheidend. Für Erwachsene ist die hochdosierte Supplementierung des Vitamin-B-Komplexes im Rahmen einer hochwirksamen Multivitamingabe die Schlüsseltherapie. Wir empfehlen auch eine optimale Zufuhr von essenziellen Fettsäuren, sowohl mit Lein- als auch mit Fischöl.

Ernährung

Schließen Sie Lebensmittelallergien aus. Bei stillenden Säuglingen sollten die Nahrungsmittelallergien der Mutter berücksichtigt werden. Ansonsten sind die Empfehlungen im Kapitel »Eine gesunde Ernährung« zu beachten.

Nahrungsergänzungsmittel

- Ein hochpotentes Multivitamin-Mineralstoffpräparat, wie im Kapitel »Supplementierung« beschrieben
- Fischöl: täglich 1000 Milligramm EPA + DHA
- Leinöl: täglich 1 Esslöffel
- Eines der folgenden Präparate:
  - → Traubenkernextrakt (mehr als 95 Prozent oligomere Proanthocyanidine): täglich 100–300 Milligramm
  - → Kiefernrindenextrakt (mehr als 95 Prozent oligomere Proanthocyanidine): täglich 100–300 Milligramm
  - → Andere flavonoidreiche Extrakte mit einem ähnlichen Flavonoidgehalt, »Supergreens« oder ein anderes pflanzliches Antioxidans, das eine Sauerstoffradikal-Absorptionsfähigkeit (ORAC) von 3000 bis 6000 Einheiten oder mehr pro Tag liefern kann
- Probiotika (*Lactobacillus*-Arten und *Bifidobacterium*-Arten): mindestens 5–10 Milliarden koloniebildende Einheiten

Äußerliche Anwendungen

- *Aloe-vera*-Gel: zweimal täglich auf die betroffenen Stellen auftragen
- Teebaumölshampoo: Haare und Kopfhaut täglich waschen

SPORTVERLETZUNGEN, SEHNEN- UND SCHLEIMBEUTELENTZÜNDUNG

- Sehnenentzündung:
  - Akute oder chronische Schmerzen in einer Sehne
  - Eingeschränkte Bewegungsfreiheit
- Schleimbeutelentzündung:
  - Starke Schmerzen im betroffenen Gelenk, besonders bei Bewegung
  - Eingeschränkte Bewegungsfreiheit

Dieses Kapitel befasst sich mit Sportverletzungen (zum Beispiel Verstauchungen, Zerrungen und Prellungen), Sehnenentzündung *(Tendinitis)* und Schleimbeutelentzündung *(Bursitis)*. Bei einer *Tendinitis* ist eine Sehne – das Gewebe, das Muskeln mit Knochen verbindet – entzündet. Eine Sehnenentzündung entsteht in der Regel durch Belastung. Akut heilt sie in der Regel in einem Zeitraum zwischen wenigen Tagen bis zu 2 Wochen ab, doch sie kann auch chronisch werden. In diesem Fall lagern sich Calziumsalze typischerweise entlang der Sehnenfasern ab. Die am häufigsten betroffenen Sehnen sind die Achillessehne (Knöchel), der Bizeps (vor der Schulter), Pollicis brevis und longus (Daumen), die obere Patellasehne (Knie), die hintere Schienbeinsehne (Fußinnenseite) und die Rotatorenmanschette (Schulter).

Bursitis ist eine Entzündung des Schleimbeutels. Diese beutelartige Membran enthält Flüssigkeit, die die Gelenke schmiert. Eine Schleimbeutelentzündung kann durch Verletzung, Belastung, Infektion oder arthritische Erkrankungen verursacht werden. Am häufigsten sind Schulter, Ellenbogen, Hüfte und unteres Knie betroffen. Gelegentlich bilden sich in Schleimbeuteln Verkalkungen aus, wodurch sie zu einem chronischen Problem werden.

Ursachen

Die häufigste Ursache für Sportverletzungen ist eine plötzliche übermäßige Belastung an einer Sehne oder einem Schleimbeutel, die eine Zerrung oder Verstauchung verursacht. Eine wiederholte Muskelkontraktion, die eine Erschöpfung des Muskels hervorruft, kann zu ähnlichen Verletzungen führen. Manchmal entwickelt sich eine Sehnenentzündung, wenn sich an den Sehnenrinnen Knochensporne oder andere mechanische Anomalien entwickeln. Richtiges Dehnen und Aufwärmen vor dem Training sind wichtige Präventivmaßnahmen.

Therapeutische Erwägungen

Nach einer Verletzung oder Verstauchung ist eine sofortige Erste Hilfe sehr wichtig. Mit der Abkürzung PECH werden die Maßnahmen der Erstversorgung zusammengefasst:

- **Pause** – den betroffenen Körperteil ruhigstellen, wenn er schmerzt, um weitere Verletzungen zu vermeiden
- **Eis** – den schmerzenden Bereich kühlen, um Schwellungen und Blutungen zu verringern
- **Compression (Kompresse)**– mit einem Kompressionsverband an dem betroffenen Bereich die Ausbreitung von Schwellungen und Blutungen verlangsamen
- **Hochlagern** – den verletzten Körperteil über Herzhöhe hochlagern, damit Flüssigkeiten aus dem verletzten Bereich leichter abfließen können

Für die besten Ergebnisse ist die richtige Anwendung dieser Maßnahmen wichtig. Beim Kühlen muss man zuerst die verletzte Stelle mit einem Handtuch abdecken, ehe man einen Eisbeutel darauf legt. Es ist wichtig, die verletzte Region nicht so fest zu verbinden, dass die Durchblutung beeinträchtigt wird.

Das Eis und die Kompresse sollten 30 Minuten lang aufgelegt werden, gefolgt von 15 Minuten ohne Eis, um eine Rezirkulation zu ermöglichen. Der betroffene Bereich soll gekühlt, aber nicht so kalt werden, dass er zu Erfrierungen oder Gewebeschäden führt. Natürlich sollte bei einer schweren Verletzung sofort ein Arzt konsultiert werden. Notwendig ist dies bei folgenden Beschwerden: starke Schmerzen, Gelenkverletzungen, Funktionsverluste sowie Blutergüsse an der Oberfläche oder tiefer im Gewebe oder Schmerzen, die länger als 2 Wochen anhalten.

Nach der akuten Entzündungsphase (24–48 Stunden) steigern Sie allmählich Dehn- und Bewegungsübungen, um die Beweglichkeit zu erhalten und zu verbessern sowie Verwachsungen zu verhindern (abnormale Narbenbildung). Auch abwechselnde Heiß- und Kühlkompressen tragen zu einer verbesserten Durchblutung bei, durch die Nährstoffe zugeführt und die Ablagerungen schneller von den verletzten Geweben entfernt werden.

Nährstoffe

Mehrere Nährstoffe sind für die Förderung der Heilung wertvoll. So ist beispielsweise eine Supplementierung mit Vitamin C wichtig, da es eine große Rolle bei der Prävention und Reparatur von Verletzungen spielt. Ein Vitamin-C-Mangel ist mit einer mangelhaften Bildung und Erhaltung von Sehnen- und Schleimhautgewebe verbunden. Neben Vitamin C sind Vitamin A, Zink, Vitamin E und Selen von Bedeutung – nicht nur wegen ihrer wundheilenden Eigenschaften, sondern auch wegen ihrer antioxidativen Wirkung.

Flavonoide

Flavonoide, eine Gruppe von Pflanzenstoffen, die für die Farben vieler Früchte und Blumen verantwortlich sind, grenzen äußerst wirksam Entzündungen ein und stärken Kollagenstrukturen. Kollagen ist das Hauptprotein in Sehnen und anderem Bindegewebe. Flavonoide helfen, eine gesunde Kollagenstruktur aufrechtzuerhalten, indem sie erstens die Durchlässigkeit der Blutgefäße verringern und dadurch den Zustrom von Entzündungsmediatoren in die Schadensbereiche reduzieren, zweitens mittels ihrer starken antioxidativen Eigenschaften Schäden durch freie Radikale verhindern, drittens Schäden auf Grund von kollagenabbauenden Enzymen am Kollagengewebe hemmen, viertens die Freisetzung von entzündlichen Chemikalien einschränken und fünftens die natürliche Vernetzung von Kollagenfasern verstärken und sie so kräftigen.

In placebokontrollierten Doppelblindstudien verkürzte eine Supplementierung mit Zitrusflavonoiden die Genesungszeit von Sportverletzungen nachweislich um die Hälfte.[1, 2] Angesichts der höheren biologischen Aktivität der oligomeren Proanthocyanidine in Kiefernrinden- oder Traubenkernextrakt bevorzugen wir diese Quellen allerdings gegenüber Zitrusflavonoiden.

Bromelain und andere proteolytische Enzyme

Seitdem Bromelain (der proteinspaltende Enzymkomplex der Ananas) 1957 als Medikament eingeführt wurde, sind mehr als 400 wissenschaftliche Arbeiten über seine therapeutischen Anwendungen in der medizinischen Literatur erschienen. In diesen Studien zeigte Bromelain nachweislich eine Vielzahl von positiven Wirkungen; unter anderem reduziert es Entzündungen bei Sportverletzungen oder Traumata und beugt Schwellungen nach Traumata oder Operationen vor.[3]

An einer der interessantesten Studien über Bromelain bei der Behandlung von Sportverletzungen waren 146 Boxer beteiligt.[4] Von den 74 Boxern, die Bromelain erhielten, waren bei 58 innerhalb von 4 Tagen alle Anzeichen von Hämatomen verschwunden, bei den restlichen innerhalb von 8 bis 10 Tagen. Bei den 72 Boxern, die kein Bromelain nahmen, waren nach 4 Tagen nur bei 10 die Hämatome vollständig verschwunden, bei den restlichen innerhalb von 7–14 Tagen. Wie diese Ergebnisse andeuten, trägt Bromelain in großem Umfang dazu bei, durch Traumata bedingte Prellungen, Entzündungen und Schwellungen zu verringern.

Wichtig ist hierbei die Erkenntnis, dass Bromelain zwar nachweislich Schmerzen effektiv lindert, dies aber wahrscheinlich das Ergebnis einer Verringerung von Gewebeentzündungen und Schwellungen und nicht einer direkten analgetischen Wirkung ist.

In einigen Studien wurde ein kommerzielles Präparat (Phlogenzym) verwendet, das Bromelain

(90 Milligramm), Trypsin (48 Milligramm) und Rutin (100 Milligramm pro Tablette) enthält. In einer Studie über Knöchelverstauchung wurde Phlogenzym nicht als wirksam befunden.[5] In einer anderen Untersuchung, die am Canadian College of Naturopathic Medicine durchgeführt wurde, wurden Postbeamte mit Schulter-(Rotatorenmanschetten-)Sehnenentzündung nach dem Zufallsprinzip entweder für eine mehr als 6 Wochen lange naturheilkundliche Behandlung oder für eine 12 Wochen lange Behandlung mit standardisierten körperlichen Übungen ausgewählt. Die Teilnehmer der Naturheilkundegruppe erhielten Ernährungsberatung, Akupunktur und Phlogenzym (dreimal täglich 2 Tabletten). Der Bewegungsgruppe wurden passive, aktiv unterstützte und Übungen mit aktivem Bewegungsumfang sowie ein abgestimmtes Placebo verordnet. Die abschließenden Gesamtwerte in Bezug auf Schulterschmerzen und Behinderung sanken in der naturheilkundlich behandelten Gruppe um 54,5 Prozent und in der Bewegungsgruppe um 18 Prozent.[6]

Pflanzliche Arzneimittel

Curcumin

Curcumin – der gelbe Farbstoff von Kurkuma, *Curcuma longa* – besitzt eine ausgezeichnete entzündungshemmende und antioxidative Wirkung. Es ist in Tierversuchen genauso wirksam wie Cortison oder das starke entzündungshemmende Medikament Phenylbutazon. Während Phenylbutazon und Cortison jedoch mit einer signifikanten Toxizität verbunden sind, hat Curcumin keine Nebenwirkungen. Auch in Humanstudien hat es positive Wirkungen gezeigt, die mit denen von Standardarzneimitteln vergleichbar sind.[7]

Bei Curcumin stellte die Aufnahme ein Problem dar; mittlerweile gibt es jedoch eine Reihe von Methoden und Produkten, die die Absorption von Curcumin verbessern. Eine dieser Methoden ist die Komplexierung des Curcumins mit Sojaphospholipiden; auf diese Weise wird ein Präparat namens Meriva hergestellt. Bei Absorptionsstudien an Tieren waren die Curcumin-Spitzenplasmaspiegel nach Verabreichung von Meriva fünfmal höher als nach der Gabe von regulärem Curcumin.[8] Studien mit einer anderen fortgeschrittenen Form von Curcumin, Theracurmin, zeigen eine noch höhere Absorption (zum Beispiel 27-mal höher als bei normalem Curcumin).[9]

Physikalische Therapie

Eine Reihe von physikalischen Therapien kann dazu beitragen, die Genesung und Schmerzlinderung zu beschleunigen. Die beiden vielleicht beliebtesten Techniken sind die transkutane elektrische Nervenstimulation (TENS) und der Ultraschall. Bei der TENS werden mithilfe von Strom Muskelkontraktionen stimuliert. Die Verwendung von TENS zur Schmerzkontrolle ist gut dokumentiert. Personen mit Sehnenentzündung reagierten nachweislich gut auf TENS. Die TENS-Therapie kann von einem Physiotherapeuten oder Arzt durchgeführt werden. Darüber hinaus sind mittlerweile auch Geräte für den Hausgebrauch erhältlich.

Ultraschall ist eine Form der hochfrequenten Schallschwingung, mit deren Hilfe man Bereiche erwärmen und so die Durchblutung und Lymphdrainage steigern kann. Ultraschall ist während des akuten Stadiums (die ersten 24–48 Stunden) einer Verletzung hilfreich, am nützlichsten jedoch in der Genesungsphase und besonders dann, wenn sich durch die Schleimbeutel- oder Sehnenentzündung Kalkablagerungen oder inadäquate Verwachsungen (Narbengewebe) gebildet haben, was die Funktion einschränkt und das Risiko künftiger Verletzungen erhöht.

Schnellüberblick

- Richtiges Dehnen und Aufwärmen vor dem Training sind wichtige Präventivmaßnahmen.
- Nach einer Verletzung oder Verstauchung ist die sofortige Erste Hilfe im verletzten Bereich (PECH: Pause, Eis, Compression (Kompresse) und Hochlagern) sehr wichtig.
- Ein Vitamin-C-Mangel ist mit einer fehlerhaften Bildung und Erhaltung von Sehnen- und Schleimhautgewebe verbunden.
- Vitamin A, Zink, Vitamin E und Selen sowie Vitamin C sind nicht nur wegen ihrer wundheilenden Eigenschaften, sondern auch wegen ihrer antioxidativen Wirkung wichtig.
- In wissenschaftlichen Studien zeigte Bromelain eine Vielzahl von positiven Wirkungen, unter anderem reduzierte es Entzündungen bei Sportverletzungen oder Traumata.
- Curcumin besitzt eine hervorragende antientzündliche und antioxidative Wirkung.
- Physikalische Therapie kann zur Schmerzlinderung und zur Genesung von einer Verletzung beitragen.

Behandlungsübersicht

Die Behandlung von Muskel-, Gelenk-, Sehnen- oder Schleimbeutelschäden, die durch akute und chronische Verletzungen verursacht werden, erfolgt in zwei Phasen: zuerst Entzündungshemmung und Schutz des verletzten Gewebes, anschließend nach Abschluss der Akutphase Förderung der Heilung. Bei schweren Verletzungen (mit starken Schmerzen, Gelenkschäden, Funktionsverlust oder Schmerzen, die länger als 2 Wochen andauern) sollten Sie sofort einen Arzt aufsuchen. Wenden Sie die PECH-Methode 24–48 Stunden lang an; danach sollten Sie mit zunehmenden Bewegungsumfangs- und Dehnübungen die Beweglichkeit erhalten und verbessern und eine abnormale Narbenbildung verhindern.

Nahrungsergänzungsmittel

- Ein hochpotentes Multivitamin-Mineralstoffpräparat, wie im Kapitel »Supplementierung« beschrieben
- Wichtige einzelne Nährstoffe:
  - → Vitamin C: dreimal täglich 500–1000 Milligramm
  - → Vitamin D_3: täglich 2000–4000 IE (idealerweise Blutwerte messen und die Dosierung entsprechend anpassen)
- Fischöl: täglich 3000 Milligramm EPA + DHA, bis die Symptome abklingen, danach täglich 1000 Milligramm EPA + DHA
- Eines der folgenden Präparate:
  - → Traubenkernextrakt (mehr als 95 Prozent oligomere Proanthocyanidine): täglich 150–300 Milligramm
  - → Kiefernrindenextrakt (mehr als 95 Prozent oligomere Proanthocyanidine): täglich 150–300 Milligramm
  - → Andere flavonoidreiche Extrakte mit ähnlichem Gehalt an Flavonoiden, »Supergreens« oder andere Antioxidantien auf Pflanzenbasis, die täglich einen ORAC-Wert (Sauerstoffradikal-Absorptionsfähigkeit) von 3000 bis 6000 Einheiten liefern können

- **Pflanzliche Arzneimittel**
- Bromelain: (1800–2000 MCU): dreimal täglich 250–750 Milligramm zwischen den Mahlzeiten
- Eines der folgenden Mittel:
  - → Meriva: zweimal täglich 500–1000 Milligramm
  - → BCM95 Complex: zweimal täglich 750–1500 Milligramm
  - → Theracurmin: ein- bis dreimal täglich 300 Milligramm

Physikalische Anwendungen

- Gegebenenfalls ist TENS für die Schmerzkontrolle erforderlich.
- Ultraschall: dreimal wöchentlich in der Genesungsphase und wenn sich Verwachsungen und Kontrakturen bilden

SYSTEMISCHER LUPUS ERYTHEMATODES

Systemischer Lupus erythematodes (SLE) ist eine systemische Autoimmunerkrankung, die jeden Körperteil betreffen kann. Bei Autoimmunerkrankungen greift das Immunsystem die Zellen und das Gewebe des Körpers an, was zu Entzündungen und Gewebeschäden führt. Bei SLE sind die am häufigsten geschädigten Gewebe Herz, Gelenke, Haut, Lunge, Blutgefäße, Leber, Nieren und Nervensystem.

Systemischer Lupus erythematodes kann hinsichtlich seines Schweregrades und klinischen Verlaufs variieren. Häufige Remissionsphasen werden durch Krankheitsperioden (akute Schübe) unterbrochen. SLE tritt bei Frauen neunmal häufiger auf als bei Männern. Am häufigsten sind Frauen im gebärfähigen Alter (15–35 Jahre) und zudem häufiger Frauen außereuropäischer Herkunft betroffen.

Ursachen

Zahlreiche Hinweise deuten darauf hin, dass SLE eine Autoimmunreaktion ist, bei der vom Immunsystem gebildete Antikörper Verbindungen der Gelenkgewebe angreifen. Was diese Autoimmunreaktion auslöst, ist jedoch bislang weitgehend unbekannt. Vermutungen und Forschung konzentrieren sich auf genetische Faktoren, abnormale Durchlässigkeit des Darms, Lebensstil, alimentäre Faktoren, Lebensmittelallergien und Mikroorganismen.

Wie bei anderen Autoimmunerkrankungen ist auch bei SLE definitiv eine genetische Veranlagung vorhanden. Forschungen ergaben jedoch, dass diese Prädisposition einen umweltbedingten Trigger benötigt. Da 90 Prozent der SLE-Patienten weiblich sind, scheint ein hormoneller Aspekt oder ein Schutzfaktor auf dem X-Chromosom zu bestehen. Als ein potenzieller prädisponierender Faktor für SLE wurde eine fehlerhafte Herstellung männlicher Sexualhormone (Androgene) vorgeschlagen.[1]

Forscher haben auch versucht, eine Verbindung zu bestimmten Infektionserregern (Viren und Bakterien) zu finden, aber kein Organismus lässt sich durchgängig mit der Krankheit in Verbindung bringen.

Der medikamenteninduzierte Lupus erythematodes (DILE, drug-induced Lupus erythematodes) ist eine dem SLE ähnliche Autoimmunerkrankung und wird durch den chronischen Gebrauch bestimmter Medikamente verursacht. Die Liste der Medikamente, die bekanntermaßen DILE verursachen, ist lang, mit der größten Zahl der Fälle verbunden sind jedoch Hydralazin, Procainamid und Isoniazid. Im Allgemeinen gehen die Symptome zurück, nachdem die Medikamente abgesetzt wurden.

Therapeutische Erwägungen

Die allgemeine naturheilkundliche Behandlung von SLE ist nahezu identisch mit der Behandlung von rheumatoider Arthritis (RA), siehe dieses Kapitel. Wie bei RA liegt der Schwerpunkt der Ernährungstherapie bei SLE auf der Eliminierung von Lebensmittelallergien, einer gesteigerten Aufnahme von antioxidantienreichen Nahrungsmitteln und Nährstoffen, einer vegetarischen Ernährung und einer Umstellung bei den Nahrungsfetten und -ölen. Eine vegetarische Diät erweist sich oft als nützlich bei der Behandlung von Entzündungskrankheiten wie dem systemischen Lupus erythematodes, vermutlich weil dadurch weniger Arachidonsäure (in tierischen Produkten enthalten) für die Umwandlung in entzündliche Verbindungen verfügbar ist. Wichtig für die positive Wirkung der vegetarischen Ernährung ist wohl auch, dass sie eine höhere Alkalität aufweist als eine fleischbasierte Ernährung. Und genauso wie bei der RA erzielt auch bei SLE Fischöl einen offensichtlich erheblichen Nutzen bei der Verbesserung der Symptome und der Krankheitsaktivität.[2–4]

DHEA

Wie bereits unter »Ursachen« erwähnt, tritt bei SLE häufig ein Defekt in der Produktion männlicher Sexualhormone auf. Eine DHEA-Supplementierung hat in mehreren Studien einen therapeutischen Nutzen bei Patienten mit systemischem Lupus erythematodes erbracht. Die klinische Forschung begann mit einer kleinen Vorstudie, in der die DHEA-Anwendung mit verbesserten Werten für die Krankheitsaktivität und vermindertem Prednisongebrauch einherging.[5] Jeder Patient erhielt 3–6 Monate lang täglich 200 Milligramm DHEA. Acht der zehn Patienten berichteten über Verbesserungen des allgemeinen Wohlbefindens, der Müdigkeit, der Energie und/oder anderer Symptome. Für die ganze Gruppe ergab sich eine deutliche Verbesserung in der Gesamtbewertung der Krankheitsaktivität durch den Arzt. Nach 3 Monaten war der durchschnittliche tägliche Prednisonbedarf von 14,5 auf 9,4 Milligramm gesunken.

Warnung

Angesichts der hohen DHEA-Dosierungen, die bei der SLE-Behandlung erforderlich sind, um einen Nutzen zu zeigen, raten wir dringend von einer Selbstmedikation ab. Aufgrund des erheblichen Risikos von Nebenwirkungen ist es notwendig, mit einem Arzt zusammenzuarbeiten, um die richtige Dosierung und den Nutzen von DHEA zu überwachen.

Diese Studie wurde mit mehreren höher qualifizierten Untersuchungen fortgesetzt. In einer Doppelblindstudie erhielten 28 Patientinnen mit leichtem bis mittelschwerem systemischem Lupus erythematodes 3 Monate lang DHEA (täglich 200 Milligramm) oder ein Placebo.[6] Bei den Patientinnen, die DHEA erhielten, sank die durchschnittliche Dosis der Corticosteroide um 30 Prozent, in der Placebogruppe stieg hingegen die Dosierung um 40 Prozent. In der DHEA-Gruppe wurden drei Lupusschübe verzeichnet, im Vergleich dazu acht in der Placebogruppe. Eine größere Doppelblindstudie mit 191 SLE-Patienten bestätigte, dass die DHEA-Supplementierung mit einer leichten Stabilisierung der Erkrankung und einer Verringerung der Steroiddosis verbunden sein könnte.[7] Andere Studien haben auch gezeigt, dass DHEA die Lebensqualität bei SLE-Patienten verbesserte.[8, 9] In all diesen Studien trat leichte Akne als eine häufige Nebenwirkung von DHEA in diesen Dosierungen auf.

Pflanzliche Arzneimittel

Weitere Informationen finden Sie im Kapitel »Rheumatoide Arthritis«. Die Dosierungen sind unten bei unseren Empfehlungen aufgeführt.

Schnellüberblick

- Systemischer Lupus erythematosus (SLE) ist eine systemische Autoimmunkrankheit, die jeden Körperteil befallen kann.
- Wie bei anderen Autoimmunkrankheiten besteht auch für SLE eine genetische Prädisposition. Forschungen weisen jedoch darauf hin, dass diese Prädisposition einen umweltbedingten Auslöser braucht.
- Die allgemeine naturheilkundliche Behandlung von SLE ist nahezu identisch mit der Behandlung von rheumatoider Arthritis.
- Vegetarische Ernährung erweist sich häufig als nützlich bei der Behandlung von Entzündungskrankheiten wie SLE, vermutlich weil durch sie weniger Arachidonsäure für die Umwandlung in entzündliche Verbindungen verfügbar ist.
- Fischöl bringt nachweislich einen erheblichen Nutzen bei der Verbesserung der Symptome und Krankheitsaktivität von SLE.
- Bei SLE tritt häufig ein Defekt bei der Produktion männlicher Sexualhormone auf. Eine DHEA-Supplementierung (unter ärztlicher Aufsicht) hat in mehreren Studien einen therapeutischen Nutzen bei SLE-Patienten gezeigt.

Behandlungsübersicht

SLE ist häufig eine aggressive Krankheit, die wiederum eine aggressive Behandlung erfordert. In leichten bis mittleren Fällen sind die unten aufgeführten Mittel äußerst wirksam. An erster Stelle steht die Ernährung, um Ursachen zu reduzieren und Symptome zu lindern. Eine Symptomlinderung kann auch durch Nahrungsergänzungsmittel, Pflanzenheilmittel und physikalische Medizin erreicht werden. In schweren Fällen mag eine medikamentöse Therapie zumindest in der Akutphase notwendig sein. Setzen Sie in diesem Fall jedoch nicht die Naturheilmittel ab – denn tatsächlich steigern diese die Wirksamkeit der Medikamente und ermöglichen gegebenenfalls eine niedrigere Dosierung, während sie gleichzeitig die Basis für die Heilung bilden, indem sie die zugrunde liegenden ursächlichen Faktoren behandeln und ihre Modalitäten sowohl sicher als auch langfristig nützlich sind. Im Kapitel »Rheumatoide Arthritis« finden Sie eine ausführlichere Beschreibung der von uns empfohlenen Therapien.

Ernährung

Der erste Schritt ist eine therapeutische Fasten- oder Eliminationsdiät; anschließend werden nach und nach einzelne Nahrungsmittel vorsichtig wieder eingeführt und auf diese Weise diejenigen erkannt, die Symptome auslösen. Generell kann jedes Lebensmittel eine Reaktion hervorrufen, am häufigsten jedoch Weizen, Mais, Milchprodukte, Rindfleisch, Lebensmittel aus der Familie der Nachtschattengewächse (Tomaten, Kartoffeln, Auberginen, Paprika), Schweinefleisch, Zitrusfrüchte, Hafer, Roggen, Eier, Kaffee, Erdnüsse, Rohrzucker, Lamm und Soja.

Nachdem alle Allergene isoliert und eliminiert wurden, ist eine vegetarische Ernährung oder eine Mittelmeerdiät mit einem hohen Anteil an Bio-Vollwertkost, Gemüse, Kaltwasserfischen (Makrele, Hering, Sardinen und Lachs), Olivenöl und Beeren sowie wenig Zucker, Fleisch, raffinierten Kohlenhydraten und tierischen Fetten indiziert. Die Empfehlungen im Kapitel »Eine gesunde Ernährung« sind als langfristige Unterstützung bei SLE geeignet.

Nahrungsergänzungsmittel

- Ein hochpotentes Multivitamin-Mineralstoffpräparat, wie im Kapitel »Supplementierung« beschrieben
- Wichtige einzelne Nährstoffe:
  - → Vitamin C: täglich 500–1000 Milligramm
  - → Selen: täglich 200–400 Miklrogramm
  - → Vitamin E (gemischte Tocopherole): täglich 200–400 IE
  - → Vitamin D_3: täglich 2000–4000 IE (idealerweise Blutwerte messen und die Dosierung entsprechend anpassen)
- Fischöl: 7 Tage lang täglich 3000 Milligramm EPA + DHA, danach täglich 1000 Milligramm
- Eines der folgenden Präparate:
  - → Traubenkernextrakt (mehr als 95 Prozent oligomere Proanthocyanidine): täglich 150–300 Milligramm
  - → Kiefernrindenextrakt (mehr als 95 Prozent oligomere Proanthocyanidine): täglich 150–300 Milligramm
- Probiotika (*Lactobacillus*-Arten und *Bifidobacterium*-Arten): mindestens 5–10 Milliarden koloniebildende Einheiten
- Eines der folgenden Mittel:
  - → Pancreatin (10X USP): 350–750 Milligramm dreimal täglich zwischen den Mahlzeiten
  - → Bromelain: 250–750 Milligramm (1800–2000 MCU) dreimal täglich zwischen den Mahlzeiten

- **Pflanzliche Arzneimittel**
- Eines der folgenden:
  - → Meriva: zweimal täglich 500–1000 Milligramm
  - → BCM95 Complex: zweimal täglich 750–1500 Milligramm
  - → Theracurmin: ein- bis dreimal täglich 300 Milligramm
- Ingwer:
  - → 8–10 Gramm getrockneter Ingwer pro Tag
  - → Ingwerextrakt (standardisiert auf einen Anteil von 20 Prozent Gingerol und Shogaol): dreimal täglich 100–200 Milligramm

Physikalische Anwendungen

- Wärme (feuchte Wickel, heiße Bäder etc.): ein- bis dreimal täglich 20–30 Minuten
- Kühlkompressen bei akuten Anfällen oder anschließender Überhitzung

Andere Überlegungen

- Sinnvoll kann eine Verbesserung der Verdauung durch eine Salzsäuresupplementierung sein. Positive Ergebnisse aus anderen Tests deuten darauf hin, dass eine Behandlung auf Durchlässigkeit des Darms, Dysbiose und Umwelttoxizität ratsam ist.
- DHEA kann unter ärztlicher Aufsicht eingenommen werden.

UNFRUCHTBARKEIT (MÄNNLICH)

- Unfähigkeit, nach 6 Monaten mit mindestens zweimal wöchentlich ungeschütztem Geschlechtsverkehr mit derselben Partnerin ein Kind zu zeugen (sofern Ursachen seitens der Frau ausgeschlossen sind)
- Gesamtspermienanzahl unter 5 Millionen pro Milliliter
- Mehr als 50 Prozent abnormale Spermien
- Unfähigkeit des Spermas, die Eizelle zu befruchten, bestimmt durch postkoitalen oder Hamsterei-Penetrationstest

Unfruchtbarkeit betrifft allein in den USA etwa 7,3 Millionen Paare und damit rund 12 Prozent der Bevölkerung im fortpflanzungsfähigen Alter. Schätzungen gehen davon aus, dass in den USA von sieben Paaren eines unter Unfruchtbarkeit leidet. Bei etwa 50 Prozent davon liegt das Problem bei der Frau. Nach derzeitigen Schätzungen sind rund 6 Prozent der Männer zwischen 15 und 50 Jahren unfruchtbar.[1]

Ursachen

Männliche Unfruchtbarkeit geht in den meisten Fällen auf abnormale Spermienquantität und -qualität zurück. Zwar ist nur ein einziges Spermium nötig, um ein Ei zu befruchten, aber in jedem Ejakulat befinden sich durchschnittlich fast 200 Millionen Spermien. Doch wegen der natürlichen Barrieren im weiblichen Fortpflanzungstrakt gelangen nur rund vierzig Spermien in die Nähe eines Eis. Zwischen Fruchtbarkeit und der Anzahl der Spermien im Ejakulat gibt es einen engen Zusammenhang.

Eine niedrige Spermienanzahl ist in 90 Prozent aller Fälle auf eine mangelhafte Spermienproduktion zurückzuführen. Unglücklicherweise kann die Ursache dafür in rund 9 von 10 Fällen nicht identifiziert werden, und das Problem wird dann *idiopathische Oligospermie* (geringe Spermienanzahl) oder *Azoospermie* (keinerlei lebende Spermien im Ejakulat) genannt.

Ursachen männlicher Unfruchtbarkeit

- Mangelhafte Spermienproduktion
- Duktale Obstruktion
- Angeborene Störungen
- Postinfektiöse Obstruktion
- Mukoviszidose
- Vasektomie
- Ejakulatorische Dysfunktion
- Vorzeitige Ejakulation
- Retrograde Ejakulation
- Störungen der Nebennieren
- Infektion
- Entzündungen
- Antisperma-Antikörper
- Koitale Störungen
- Technische Mängel
- Vorzeitiger Abbruch
- Erektile Dysfunktion

Da die überwiegende Mehrheit der unfruchtbaren Männer unter mangelhafter Spermienproduktion leidet, gilt diesem Problem das Hauptaugenmerk

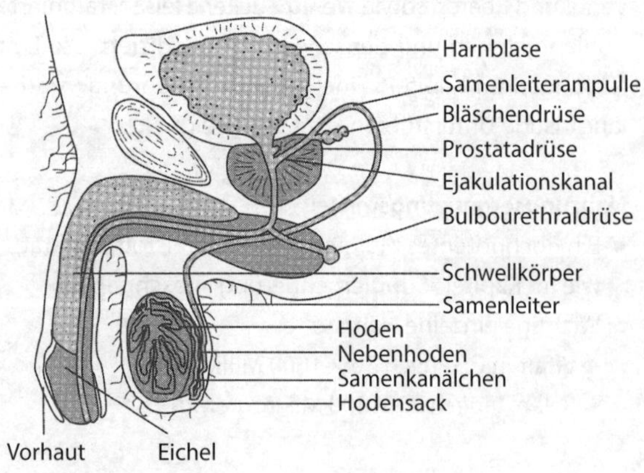

Anatomie des männlichen Geschlechtssystems

in diesem Kapitel. Normales Sperma weist folgende Kennzeichen auf:

- Glatter, ovaler Kopf, der 5–6 Mikrometer lang und 2,5–3,5 Mikrometer dick ist (kleiner als ein Stecknadelkopf)
- Gut ausgebildete Kopfkappe (Akrosom), die 40–70 Prozent des Kopfes bedeckt
- Keine sichtbaren Defekte von Kopf, Mittelstück oder Schwanz
- Keines der Flüssigkeitströpfchen im Spermium ist größer als der halbe Kopf des Spermiums.

Diagnostische Erwägungen

Ein Spermiogramm, das die Konzentration der Spermien und ihre Qualität analysiert, ist der am häufigsten durchgeführte Test, um das Fruchtbarkeitspotenzial bei Männern zu ermitteln. Die Spermienanzahl und -qualität ist in den vergangenen Jahrzehnten insgesamt zurückgegangen. 1940 betrug die durchschnittliche Spermienanzahl 113 Millionen pro Milliliter, 1990 war dieser Wert auf 66 Millionen pro Milliliter gesunken, und inzwischen liegt er stabil bei 60 Millionen pro Milliliter. Zudem sank die Menge des Samens bei einer Ejakulation um fast 20 Prozent von 3,4 Milliliter auf 2,75 Milliliter. Zusammengenommen bedeuten diese Veränderungen: Männer liefern heute im Vergleich zu 1940 nur noch 40 Prozent der Spermien pro Ejakulation.

Der Abwärtstrend in der Spermienanzahl führte zu der Vermutung, dass Veränderungen in der Umwelt, der Ernährung und im Lebensstil in den vergangenen Jahrzehnten möglicherweise die männliche Fähigkeit zur Spermienproduktion beeinträchtigen. Diese Theorie ist zwar umstritten, es gibt aber durchaus stichhaltige Beweise dafür.

Mögliche Ursachen für die sinkende Spermienanzahl

- Sinkende skrotale Temperatur
- Enge Hosen und Slips
- Varikozelen (Krampfadern an den Hoden)
- Umwelt
- Vermehrte Luftverschmutzung
- Schwermetalle (zum Beispiel Blei, Quecksilber oder Arsen)
- Organische Lösungsmittel
- Pestizide (etwa DDT, PCBs oder DBCP)
- Ernährung
- Vermehrter Konsum gesättigter Fette
- Geringerer Konsum von Obst, Gemüse und Vollkorn
- Geringerer Konsum von Ballaststoffen
- Erhöhte Exposition gegenüber synthetischen Östrogenen

So wie die Spermienanzahl in der Gesamtbevölkerung zurückging, sank parallel dazu die allgemeingültige Grenze zwischen unfruchtbaren und fruchtbaren Männern: Die Mindestspermienanzahl für Fruchtbarkeit sank von 40 Millionen pro Milliliter auf den derzeitigen Wert von 5 Millionen pro Milliliter. Dieser Wert ging deshalb so drastisch zurück, weil die Forscher erkennen, dass die Qualität wichtiger ist als die Quantität. Eine hohe Spermienanzahl bedeutet gar nichts, wenn der Prozentsatz gesunder Spermien nicht hoch ist.

Ist der Großteil der Spermien abnormal geformt oder vollständig oder relativ unbeweglich, kann ein Mann trotz normaler Spermienkonzentration unfruchtbar sein. Umgekehrt bedeutet eine geringe Spermienanzahl nicht unbedingt, dass ein Mann unfruchtbar ist. Auch bei sehr geringer Spermienanzahl kann es zu Schwangerschaften kommen. In Studien in Kinderwunschkliniken zum Beispiel kam es bei 52 Prozent der Paare, bei denen die Spermienanzahl beim Mann unter 10 Millionen pro Milliliter lag, und bei 40 Prozent der Paare mit einer Spermienanzahl unter 5 Millionen pro Milliliter zu einer Schwangerschaft.[1]

Aufgrund dieser nachgewiesenen Erfolgsraten bei Männern mit niedriger Spermienanzahl raten wir, konventionelle Spermatogramme hinsichtlich einer möglichen Schwangerschaft mit Vorsicht zu interpretieren. Es sollten ausgeklügeltere funktionelle Tests durchgeführt werden, besonders bei der Untersuchung von Paaren vor In-vitro-Fertilisationen.

Ursachen von temporär erniedrigter Spermienanzahl

- Erhöhte skrotale Temperatur
- Infektionen (Erkältung, Grippe etc.)

Sperma-Terminologie	
Syndrom	**Definition**
Aspermie	Kein Samen trotz männlichem Orgasmus
Azoospermie	Komplettes Fehlen von Spermien im Samen
Oligozoospermie	Verringerte Anzahl normal beweglicher Spermazellen im Ejakulat
Teratozoospermie	Sperma mit abnormaler Morphologie
Asthenozoospermie	Verringerte Spermienbeweglichkeit
Nekrospermie	Abgestorbene Spermatozoen
Oligoasthenoteratozoospermie	Niedrige Spermienanzahl, geringe Beweglichkeit und abnormale Morphologie

- Erhöhter Stress
- Schlafmangel
- Übermäßiger Alkohol-, Tabak- oder Marihuanakonsum
- Viele verschreibungspflichtige Medikamente
- Exposition mit Strahlung
- Kontakt mit Lösungsmitteln, Pestiziden und anderen Toxinen

Bis vor Kurzem war eine Schwangerschaft der einzig mögliche Beweis für die Fähigkeit des Spermas zur Befruchtung. Heute gibt es hierfür mehrere funktionelle Tests. Der postkoitale Test misst die Fähigkeit der Spermien, nach dem Geschlechtsverkehr in die Gebärmutterschleimhaut einzudringen. Es gibt auch In-vitro-Varianten dieses Tests. Einer der vielversprechendsten Tests basiert auf der Erkenntnis, dass menschliche Spermien unter den passenden Bedingungen in Hamstereier eindringen können. Wie man feststellte, weisen fruchtbare Männer eine Penetrationsrate zwischen 10 und 100 Prozent auf, und eine Penetrationsrate von weniger als 10 Prozent weist auf Unfruchtbarkeit hin. Der Hamsterei-Penetrationstest soll zu 66 Prozent auf Fruchtbarkeit schließen lassen, verglichen mit nur 30 Prozent beim konventionellen Spermiogramm.

Ein anderer wichtiger Test bei der Diagnose von Unfruchtbarkeit ist die Ermittlung von Antispermien-Antikörpern. Produziert der Mann diese Antikörper, greifen sie für gewöhnlich den Schwanz des Spermiums an und behindern dadurch dessen Fähigkeit, sich zu bewegen und in den Gebärmutterschleim einzudringen. Wenn hingegen die Frau diese Antikörper produziert, werden diese normalerweise direkt zum Kopf des Spermiums geleitet. Werden bei der Samenanalyse Antispermien-Antikörper festgestellt, deutet dies meist auf vergangene oder akute Infektionen im männlichen Fortpflanzungstrakt hin.

Normale Spermienanzahl	
Kriterium	**Wert**
Volumen	1,5–5,0 ml
Dichte	>20 Millionen Spermien/ml
Beweglichkeit	>30 Prozent beweglich
Normale Formen	>60 Prozent

Therapeutische Erwägungen

Der erste Schritt, um die Anzahl, die Morphologie und die Funktion der Spermien zu verbessern, ist die Kontrolle von Faktoren, die ihre Bildung beeinträchtigen oder hemmen können.

Temperatur des Skrotums

Der Hodensack (Skrotum) hält die Hoden normalerweise auf einer Temperatur zwischen 34,5 und 35,5 Grad Celsius.[2] Bei höheren Temperaturen wird die Spermienproduktion deutlich verringert oder hört ganz auf. Die skrotale Temperatur bei unfruchtbaren Männern ist für gewöhnlich signifikant höher als bei fruchtbaren. Reduziert man die Temperatur des Skrotums, wird der Mann häufig fruchtbar. Die beste Art, die Temperatur zu senken, ist der Verzicht auf enge Unterwäsche oder Hosen sowie auf warme Bäder.

Jogging oder Training auf Rudermaschinen, Langlaufsimulationsmaschinen oder Laufbändern kann die skrotale Temperatur erhöhen, besonders wenn der Mann dabei synthetische Stoffe, enge Shorts oder knappe Unterwäsche trägt. Nach dem

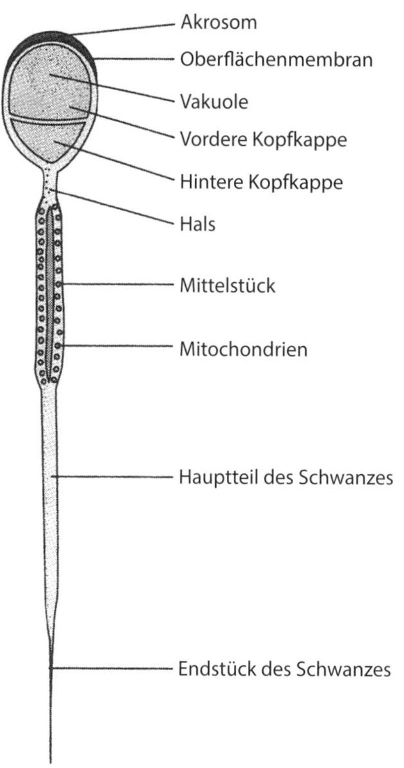

Anatomie eines Spermiums

Sport sollten Männer ihre Hoden frei hängen lassen, damit sie sich vom Hitzeaufbau erholen können.

Unfruchtbare Männer sollten Boxershorts tragen und regelmäßig kalt duschen oder das Skrotum mit Eis kühlen. Sie können auch ein Hodenhypothermiegerät (auch Hodenkühler genannt) verwenden, um die skrotale Temperatur zu senken. Diese Geräte befinden sich noch in einem primitiven Stadium und sehen wie ein Suspensorium mit langen, dünnen Schläuchen aus. Diese sind mit einem kleinen, mit kaltem Wasser gefüllten Behälter verbunden, der an einer Art Gurt befestigt ist, den man um die Taille legt. Der Wasserbehälter ist zugleich eine Pumpe, die das Wasser in die Schläuche pumpt. Wenn das Wasser die Oberfläche des Hodensacks erreicht, verdampft es und hält den Hodensack kühl. Wegen der Verdampfung muss der Behälter etwa alle 6 Stunden neu gefüllt werden.

Eine erhöhte skrotale Temperatur kann auf Varikozelen (Krampfadern am Hoden) zurückzuführen sein. Eine große Varikozele kann die Temperatur des Hodensacks so erhöhen, dass die Spermienproduktion und -beweglichkeit eingeschränkt wird. Dann kann ein chirurgischer Eingriff nötig sein, aber zunächst sollte man es mit Kühlung versuchen.

Infektionen

Infektionen des männlichen Fortpflanzungstrakts, etwa des Nebenhodens, der Samenblasen, der Prostata, der Blase und der Harnröhre, spielen bei Unfruchtbarkeit in vielen Fällen eine große Rolle.[3] Wie viel Einfluss dies genau hat, weiß man nicht, weil es keine geeigneten diagnostischen Kriterien gibt und viele Infektionen symptomfrei verlaufen. Gibt es keine anderen klinischen Befunde, gelten Antisperma-Antikörper oder hohe Ablagerungskonzentrationen in einer Samenprobe als sichere Indikatoren für eine chronische Infektion.

Es gibt eine lange Reihe von Bakterien, Viren und anderen Organismen, die das männliche Urogenitalsystem befallen können. Es würde den Rahmen dieses Kapitels sprengen, jede Art von Infektion zu erörtern, deshalb konzentrieren wir uns hier auf *Chlamydia trachomatis*. Chlamydien gelten heute als die häufigsten und schwerwiegendsten Infektionen des männlichen Urogenitaltrakts.

Sie werden als sexuell übertragbare Erkrankung eingestuft. Bei Frauen kann eine Chlamydieninfektion zu Beckenentzündung und zur Vernarbung der Eileiter führen. Frühere Chlamydieninfektionen sind sehr häufig die Ursache weiblicher Unfruchtbarkeit. Bei Männern kann eine Chlamydieninfektion zu ähnlichen Resultaten führen. Chlamydien sind die häufigste Ursache akuter nichtbakterieller Prostata- und Harnröhrenentzündungen. Die typischen Symptome sind Schmerzen oder Brennen beim Wasserlassen oder bei der Ejakulation.

Ernsthafter sind Chlamydieninfektionen von Nebenhoden und Samenleiter. Die daraus resultierenden Schäden an diesen Organen entsprechen den Schäden an den weiblichen Eileitern: Es kann zu schlimmen Vernarbungen und Blockaden kommen. Bei einer akuten Chlamydieninfektion sind Antibiotika unumgänglich. Chlamydien sind empfindlich gegen Tetracycline und Erythromycin. Da sie im Inneren von humanen Zellen leben, kann es leider schwierig sein, sie mit Antibiotika allein vollständig auszumerzen.

Akute Chlamydieninfektionen sind normalerweise mit großen Schmerzen verbunden, chronische Infektionen von Harnleiter, Nebenhoden oder Prostata können jedoch mit geringen Symptomen oder sogar ganz symptomfrei ablaufen. Schätzungen zufolge weisen 28–71 Prozent aller unfruchtbaren Männer Anzeichen einer Chlamydieninfektion auf. Aufgrund des möglichen Zusammenhangs zwischen Chlamydien und geringer Spermienanzahl haben mehrere Doppelblindstudien die Folgen von Antibiotika auf die Spermienanzahl untersucht. Sie ergaben nur eingeschränkte Verbesserungen der Spermienquantität und -qualität. Doch in einzelnen Fällen kam es nach der Antibiotikabehandlung zu einem deutlichen Anstieg der Spermienanzahl und -qualität. Antibiotika sollten nur bei begründetem Verdacht auf eine chronische Infektion eingesetzt werden, und beide Partner sollten sie einnehmen.

Exposition mit Umweltöstrogenen

Laut Experten über die Auswirkungen von Umwelt und Ernährung auf die fetale Entwicklung leben wir heute in einer Umgebung, die als »ein virtuelles Meer von Östrogenen« bezeichnet werden kann.[4, 5] Die vermehrte Exposition mit Umweltöstrogenen und anderen Schadstoffen aus der Umwelt während der fetalen Entwicklung und im Fortpflanzungsalter gilt als Hauptursache für den enormen Anstieg von Störungen der Entwicklung und Funktion des männlichen Sexualsystems.[6, 7]

Der Zusammenhang zwischen Östrogenen und der männlichen Geschlechtsentwicklung ist am besten zu erkennen, wenn man die Auswirkungen des synthetischen Östrogens Diethylstilbestrol (DES) analysiert. Zwischen 1945 und 1971 wurden mehrere Millionen Frauen mit DES behandelt, von dem inzwischen bekannt ist, dass es zu Problemen bei männlichen Nachkommen führt. DES und andere synthetische Östrogene wurden nicht nur am Menschen, sondern auch 20–30 Jahre lang in der Viehzucht verwendet, um die Tiere zu mästen und ihr Wachstum zu beschleunigen. Die DES-Exposition wird mit einem deutlichen Anstieg der Anzahl von Männern mit Entwicklungsproblemen des Fortpflanzungstrakts und mit einer Verminderung von Samenvolumen und Spermienanzahl verbunden.[4] Obwohl DES nicht mehr eingesetzt wird, werden Geflügel und Nutzvieh, besonders Milchkühe, noch immer hormonell manipuliert. Kuhmilch enthält aufgrund der modernen Viehzuchtmethoden beträchtliche Mengen an Östrogen. Der gestiegene Konsum von Milchprodukten seit den 1940er-Jahren entspricht umgekehrt dem Sinken der Spermienanzahl. Fleisch und Milch von mit Hormonen behandelten Tieren zu vermeiden ist wichtig für die männliche Sexualkraft, ganz besonders bei Männern mit niedriger Spermienanzahl oder niedrigem Testosteronspiegel.

Berichten zufolge wurden Östrogene im Trinkwasser nachgewiesen.[4] Die Quelle könnten ausgeschiedene synthetische Östrogene (Antibabypillen) sein, die von Wasseraufbereitungsanlagen nicht beseitigt werden. Diese können sich schädlich auf die männliche Sexualkraft auswirken. Gereinigtes oder Quellwasser kann eine geeignete Option sein, um eine Exposition zu verhindern (aber stellen Sie sicher, dass Plastikflaschen kein BPA enthalten, das ebenfalls östrogene Wirkung haben kann).

Viele Chemikalien, mit denen wir in den zurückliegenden 50 Jahren unsere Umwelt kontaminiert haben, sind schwach östrogen. Die meisten davon, wie polychlorierte Biphenyle (PCB), Dioxin und Dichlorodiphenyltrichloroethan (DDT), sind nicht leicht biologisch abbaubar und werden in unserer Umwelt recycelt, bis sie sich in unserem Körper ansammeln. Ein Beispiel: Obwohl DDT seit fast 30 Jahren verboten ist, wird es noch immer häufig im Boden und in Wurzelgemüse wie Karotten und Kartoffeln nachgewiesen. Diese giftigen Chemikalien sind dafür bekannt, die Spermatogenese zu stören, aber ihre Wirkung während der sexuellen Entwicklung kann noch wichtiger sein.

Alle östrogenen Faktoren, die wir erörtert haben, haben ihren größten Einfluss wohl während der fetalen Entwicklung. Tierstudien zufolge hemmen diese Östrogene die Vermehrung von Sertolizellen. Die Anzahl von Sertolizellen ist direkt proportional zur Anzahl der Spermien, die produziert werden können, weil jede Sertolizelle nur eine bestimmte Anzahl an Samenzellen aufnehmen kann, die sich zu Sperma entwickeln. Die Vermehrung der Sertolizellen findet hauptsächlich in der fetalen Phase und vor der Pubertät statt und wird durch das follikelstimulierende Hormon (FSH) gesteuert. In Tierversuchen hemmen früh verabreichte Östrogene die FSH-Sekretion, was zu einer reduzierten Anzahl von Sertolizellen und im Erwachsenenalter zu einer reduzierten Anzahl von Spermien führt. Die Auswirkungen von Umweltöstrogenen können über mehrere Generationen fortdauern. Vinclozolin beispielsweise ist ein Fungizid, das im Weinanbau eingesetzt wird. Beunruhigenderweise wurde festgestellt, dass die einmalige Exposition einer schwangeren weiblichen Ratte mit diesem Fungizid die Spermatogenese bei mehr als 90 Prozent der männlichen Nachkommen über mindestens vier Generationen stört.[8]

Andere Umweltfaktoren

Schwermetalle

Spermien sind auch besonders anfällig für die negativen Effekte von Schwermetallen wie Blei, Cadmium, Arsen und Quecksilber.[9] Bei allen Männern mit reduzierter Spermienanzahl sollte eine Haarmineralanalyse auf Schwermetalle durchgeführt werden, um Schwermetalle als Ursache auszuschließen. Eine genauere und sensitivere Beurteilung der Körperbelastung durch Metalle erfordert jedoch einen Provokationstest, der mit einem Chelatbildner durchgeführt wird; siehe dazu das Kapitel »Entgiftung und innere Reinigung«.

Strahlung

Mobiltelefone arbeiten zwischen 400 und 2000 Megahertz und senden elektromagnetische Wellen aus, die mit DNA-Schäden verbunden sind.[10, 11] Während der Zusammenhang zwischen Handynutzung und männlicher Unfruchtbarkeit nach wie vor ungewiss ist, gibt es Beweise dafür, dass von Mobiltelefonen ausgesendete schädliche elektromagnetische Wellen die normale Spermatogenese beeinträchtigen und zu einer deutlichen Verschlechterung der Spermienqualität führen. Spezifische Befunde zur Spermienmotilität beim Menschen wurden ebenfalls festgestellt.[12, 13]

In einer Studie nahmen Anzahl, Motilität, Lebensfähigkeit und normale Morphologie der Spermien durch Handynutzung ab.[14] Der Rückgang der Spermienvariablen war abhängig von der Dauer der Mobiltelefonexposition und unabhängig von der Qualität des Ausgangsspermas. Von größter Bedeutung war, dass Spermienanzahl, -lebensfähigkeit und -morphologie mit zunehmender Nutzung des Handys zurückgingen. Besonders die Nutzung des Mobiltelefons für mehr als 4 Stunden am Tag führte zu einem Rückgang der Anzahl der produzierten Spermien um 25 Prozent, und nur 20 Prozent von ihnen sahen normal aus.

Diese vorläufigen Beweise sind signifikant genug für uns, um von der Nutzung von Mobiltelefonen abzuraten, und wir empfehlen unfruchtbaren Männern auf jeden Fall, Mobiltelefone nicht in ihre Hosentaschen zu stecken.

Zigaretten, Alkohol und illegale Drogen

Zigaretten

Eine häufige Quelle von Oxidantien ist das Zigarettenrauchen, das die DNA-Schädigung des Spermas beschleunigt und mit einer verringerten Anzahl von Spermien und Spermienmotilität sowie einer höheren Frequenz von abnormalen Spermien verbunden ist.[15–17] Das Rauchen von Zigaretten sowie die Zunahme der Umweltverschmutzung gelten als Hauptverantwortliche für den Rückgang der Spermienanzahl in vielen Industrieländern in den vergangenen Jahrzehnten.

Alkohol

Übermäßiger Alkoholkonsum bei Männern ist eng mit einer reduzierten Spermienfunktion verbunden. Allerdings ist die Forschung auf diesem Gebiet begrenzt. Dennoch ist es ratsam, Alkohol in der Zeit vor einer gewünschten Empfängnis zu meiden.

Marihuana und andere Freizeitdrogen

Die Auswirkungen von Marihuana und anderen Freizeitdrogen sind schwer zu bestimmen, da ihr Konsum illegal ist. Dennoch sollte von dem Gebrauch solcher Drogen generell abgeraten werden, besonders weil sie gut dokumentierte schädliche Auswirkungen auf den sich entwickelnden Fötus haben. Marihuana, ein bekanntes Fertilitätsgift, enthält Cannabinoide, die nachweislich Signalwege beeinträchtigen, die hormonelle Regulation verändern und Probleme bei der Einnistung des Embryos verursachen. Bei Männern hemmen Cannabinoide erwiesenermaßen die Testosteronproduktion, reduzieren die Energiegewinnung im menschlichen Sperma, beschränken die Spermienbeweglichkeit, führen zu Problemen mit der Spermienmorphologie und setzen die Spermienfunktion herab.[18–20] Ein weiterer zu berücksichtigender Faktor ist, dass Marihuana mit Herbiziden und Pestiziden verunreinigt sein kann. Diese Toxine werden beim Rauchen sehr effizient in den Körper aufgenommen.

Adipositas

Dass adipöse Männer eine geringere Spermienanzahl haben (bis zu 50 Prozent weniger), ihr Sperma weniger beweglich, ihre Spermaproduktion herabgesetzt ist, es häufiger zu DNA-Fragmentierung des Spermas und vermehrt zu erektiler Dysfunktion kommen kann, ist bekannt. Außerdem kann Übergewicht die skrotale Temperatur erhöhen. Für die Veränderungen bei adipösen Männern sind hauptsächlich hormonelle Faktoren verantwortlich. Der Spiegel von Gesamt- und freiem Testosteron ist bei fettleibigen Männern im Verhältnis proportional zur Fettleibigkeit reduziert. Der Östrogenspiegel ist aufgrund peripherer Aromatisierung von Androgenen im Fettgewebe erhöht. Die produzierten Östrogene haben einen negativen Rückkopplungseffekt auf die Gonadotropinproduktion, wodurch der FSH-Spiegel sinkt. Dadurch reduziert sich die Testosteron- und Spermaproduktion weiter. Zudem sind erhöhtes Körperfett und ein sitzender Lebensstil mit einer erhöhten Hodentemperatur verbunden, die sich zusätzlich negativ auf die Spermienproduktion auswirkt.[21]

Ernährung

Das Kapitel »Eine gesunde Ernährung« bietet einen soliden Leitfaden zur Verbesserung der Fruchtbarkeit. Besondere wichtig ist es, die richtigen Fette zu konsumieren. Das Sperma umgibt ein »Schild« aus essenziellen Fettsäuren, der das Sperma schützt, Bewegung ermöglicht und die Befruchtung unterstützt.[22] Meiden Sie Transfette (gehärtete Öle), ranziges oder oxidiertes Fett und zu viele gesättigte Fettsäuren.

Wie Studien zeigen, hängt die Spermienmotilität eng mit dem Omega-3-Fettgehalt (vor allem DHA) der Spermienmembran zusammen.[23] Eine Studie ergab, dass ein hoher Omega-6-Fettgehalt – im Vergleich zu Omega-3-Fetten – in der Samenflüssigkeit zu verminderter Spermienkonzentration, -motilität und -morphologie führt.[24] Eine gute Idee wäre es, die Verwendung beliebter Omega-6-Öle wie Soja-, Maiskeim- und Distelöl einzuschränken. Nehmen Sie Omega-3-Nahrungsergänzungsmittel (die optimale Dosierung liegt bei 1000–2000 Milligramm EPA + DHA), erhöhen Sie den Konsum roher Nüsse und Samen, kaltgepresster einfach ungesättigter Öle wie Oliven-, Raps- und Macadamianussöl, essen Sie mehr Avocados und mehr wilden und nachhaltig gezüchteten Fisch mit einem hohen Gehalt an essenziellen Fettsäuren.

Verzichten Sie vor allem auf Baumwollsamenöl, da es toxische Pestizidrückstände enthalten kann. Zudem enthält es hohe Konzentrationen an Gossypol, das erwiesenermaßen die Spermienfunktion beeinträchtigt. Gossypol wird sogar als »männliche Antibabypille« untersucht. Seine Verwendung als Antifruchtbarkeitspräparat begann, nachdem Studien nachgewiesen hatten, dass Männer, die rohes Baumwollsamenöl zum Kochen verwendeten, eine reduzierte Spermienanzahl und in der Folge eine totale Hodeninsuffizienz aufwiesen.[25]

Nahrungsergänzungsmittel

Antioxidantien

Eine kürzlich veröffentlichte Cochrane-Studie bewertete die Auswirkungen von Antioxidantien auf die männliche Subfertilität, indem sie 34 Studien untersuchte, an denen 2876 Paare beteiligt waren.[26] Die Autoren kamen zu dem Schluss, dass eine antioxidative Nahrungsergänzung bei subfertilen Männern das Ergebnis – die Rate an Lebendgeburten und Schwangerschaften – verbessert. Wichtige Punkte waren unter anderem folgende:

- Der Konsum von Antioxidantien war mit einem statistisch signifikanten Anstieg der Schwangerschaftsrate (im Vergleich zu Kontrollgruppen) verbunden.
- Keine Studie berichtete von negativen Nebenwirkungen der Antioxidantientherapie.
- Männliche Subfertilität kann in bis zu 80 Prozent der Fälle auf oxidativen Stress zurückgehen.

- Subfertile Männer haben niedrigere Antioxidantienspiegel im Sperma als fruchtbare Männer.
- Die Konzentration an freien Radikalen in Samenproben ist bei unfruchtbaren Männern deutlich höher als bei gesunden Kontrollprobanden.

Freie Radikale verursachen Fruchtbarkeitsprobleme, indem sie die Spermienmembran beschädigen und dadurch die Spermienmotilität und die Fähigkeit der Spermien, ins Ei einzudringen, beeinträchtigen. Sie können auch die DNA des Spermiums verändern, was die Befruchtung und das Wachstum des Embryos beeinflusst.

Bei gesunden Männern ist das Samenplasma von Natur aus reich an Antioxidantien, die es vor dieser Schädigung schützen. Antioxidantien finden sich auch im Kopf des Spermiums, wo sie für den Schutz der DNA zuständig sind, das Überleben und die Langlebigkeit des Spermiums sicherstellen und dafür sorgen, dass es chemische Signale des Eis erkennt.

Freie Radikale oder oxidative Schäden des Spermiums sind für viele Fälle männlicher Unfruchtbarkeit verantwortlich. Bei etwa 40 Prozent der unfruchtbaren Männer sind hohe Konzentrationen freier Radikale zu finden.[27–29]

Obwohl die meisten freien Radikale bei normalen Stoffwechselprozessen entstehen, trägt die Umwelt wesentlich zur Radikalbelastung bei. Männer, die vermehrt Quellen freier Radikale ausgesetzt sind, haben viel häufiger abnormale Spermien und Spermienanzahlen.[27–29]

Vitamin C. Vitamin C verbessert alle Samenvariablen. Schon ein leichtes Defizit führt zu oxidativen Schäden der Spermien und somit zu reduzierter Spermienmotilität und -lebensfähigkeit. Eine Vitamin-C-Supplementierung verbessert sowohl Lebensfähigkeit als auch Motilität, reduziert die Anzahl abnormaler Spermien und von Spermienagglutination (Spermien verkleben, wenn vom Immunsystem produzierte Antikörper sich an sie binden; wenn mehr als 25 Prozent der Spermien verkleben, ist es sehr unwahrscheinlich, dass der Mann fruchtbar ist).[30–32]

Bei unfruchtbaren Männern ist der Vitamin-C-Gehalt des Samenplasmas verringert.[33, 34] Männer mit zu wenig Vitamin-C im Samen leiden zudem an DNA-Schäden des Spermas.

Wenn das diätetische Vitamin C bei gesunden Menschen von 250 auf 5 Milligramm täglich reduziert wird, sinkt der Ascorbinsäuregehalt der Samenflüssigkeit um 50 Prozent, und die Anzahl der Spermien mit DNA-Schäden steigt um 91 Prozent.[35]

Es ist inzwischen gut dokumentiert, dass das Zigarettenrauchen den Vitamin-C-Spiegel im ganzen Körper stark reduziert und dass Raucher mindestens doppelt so viel Vitamin C benötigen wie Nichtraucher. In einer Studie erhielten Männer, die eine Schachtel Zigaretten am Tag rauchten, entweder null oder 200 oder 1000 Milligramm Vitamin C. Nach einem Monat war die Spermienqualität proportional zur Vitamin-C-Supplementierung gestiegen.[36]

Nichtraucher profitieren anscheinend von Vitamin C genauso wie Raucher. In einer Studie wurden dreißig unfruchtbaren, aber ansonsten gesunden Männern täglich entweder 200 oder 1000 Milligramm Vitamin C oder ein Placebo verabreicht.[37] Anzahl, Lebensfähigkeit, Beweglichkeit, Agglutination, Anomalien und Unausgereiftheit wurden wöchentlich gemessen. Nach einer Woche war in der 1000-Milligramm-Gruppe ein Anstieg der Spermienanzahl um 140 Prozent zu verzeichnen, in der 200-Milligramm-Gruppe um 112 Prozent, und in der Placebogruppe war kein Unterschied festzustellen. Nach 3 Wochen waren in beiden Vitamin-C-Gruppen weitere Verbesserungen zu verzeichnen, und die 200-Milligramm-Gruppe hatte die 1000-Milligramm-Gruppe eingeholt. Am Anfang der Studie hatten alle drei Gruppen mehr als 25 Prozent verklebte Spermien. Nach 3 Wochen sank der Agglutinationsanteil in den Vitamin-C-Gruppen auf 11 Prozent. Obwohl dieses Ergebnis schon signifikant ist, war das eindrucksvollste Resultat der Studie, dass nach 60 Tagen, am Ende der Studie, alle Männer der Vitamin-C-Gruppen ihre Frauen geschwängert hatten, in der Placebogruppe hingegen kein einziger.

Vitamin E. Eine Supplementierung mit Vitamin E ist anscheinend besonders anzuraten, weil es das wichtigste Antioxidans in verschiedenen Zellmembranen ist, auch im Sperma. Es spielt nachweislich eine wichtige Rolle dabei, die ungesättigten Fettsäuren der Spermienmembran vor Schäden durch freie Radikale zu schützen.[38]

In einer Studie wurde festgestellt, dass die Supplementierung mit Vitamin E Malondialdehyd (ein Indikator für Lipidperoxidation) reduziert und die Beweglichkeit der Spermien verbessert.[39] Noch wichtiger ist jedoch, dass 11 von 52 behandelten unfruchtbaren Männern (21 Prozent) ihre Frauen schwängerten, aber keiner aus der Placebogruppe. Nach Ablauf der Studie bekamen auch 26 Männer aus der Placebogruppe Vitamin E, und vier von ihnen schwängerten ihre Frauen.

Eine Vitamin-E-Supplementierung kann auch für Paare sinnvoll sein, die eine In-vitro-Fertilisation planen. Bei fruchtbaren Männern mit normalem Sperma, die aber niedrige Fruchtbarkeitsraten aufwiesen, konnte Vitamin E (mindestens 3 Monate lang täglich 200 Milligramm) die In-vitro-Fertilisationsrate verbessern, vermutlich indem es die Lipidperoxidation verringerte.[40]

Vitamin A, Betacarotin und Lycopen. Vitamin A ist ein Antioxidans, das für Zellwachstum und -differenzierung, Genexpression, Regulationsfunktionen und Integrität des epithelialen Gewebes erforderlich ist. Es ist notwendig für die Gesundheit der Hoden und für die Spermienproduktion. Niedrige Konzentrationen von Vitamin A sind mit abnormalen Spermavariablen bei Männern verbunden,[41] und in Tierstudien hat sich gezeigt, dass ein Vitamin-A-Mangel zu einem Verlust der Spermienproduktion führt.[42]

Der Betacarotinspiegel ist bei Männern, deren Unfruchtbarkeit auf Autoimmunerkrankungen – Erkrankungen, bei denen sich Antikörper gegen Spermienbestandteile bilden – zurückzuführen ist, deutlich reduziert. Die Zufuhr von Betacarotin geht mit einer höheren Spermienkonzentration und größeren Mengen an beweglichen Spermien einher.[43] Lycopen ist eventuell noch hilfreicher als Betacarotin. Es findet sich in hohen Konzentrationen in den Hoden und im Samenplasma, und bei unfruchtbaren Männern wurde ein verringerter Spiegel festgestellt. In einem klinischen Versuch bekamen dreißig Männer mit Fruchtbarkeitsproblemen 3 Monate lang zweimal täglich 2 Milligramm Lycopen. zwanzig Männer (66 Prozent) wiesen danach höhere Spermienkonzentrationen auf, sechzehn (53 Prozent) hatten beweglichere Spermien, und bei vierzehn (46 Prozent) hatte sich die Morphologie der Spermien verbessert.[44]

Zink. Zink ist vermutlich das für die männliche Geschlechtsfunktion wichtigste Spurenelement und findet sich in hohen Konzentrationen in Prostata, Hoden und Samen (bei jeder Ejakulation gehen circa 2,5 Milligramm Zink verloren). Es ist an nahezu jedem Aspekt der männlichen Fortpflanzung beteiligt: am Hormonstoffwechsel, an der Spermienproduktion und an der Spermienmotilität.

Zink spielt in allen lebenden Humanzellen eine wichtige Rolle und ist an RNA-Transkription, DNA-Replikation und Proteinsynthese beteiligt, die alle für die Fortpflanzung und die Fruchtbarkeit entscheidend sind. Zudem schützt Zink vor Schäden durch freie Radikale, die das Sperma beeinträchtigen können. Ein Zinkmangel kann zu gonadaler Dysfunktion führen und steht erwiesenermaßen mit der männlichen Unfruchtbarkeit und Impotenz in Zusammenhang.[45]

Der Zinkspiegel ist typischerweise bei Männern mit geringer Spermienanzahl viel niedriger, was darauf hinweist, dass ein niedriger Zinkstatus zur Unfruchtbarkeit beitragen könnte.[45–47] Nachgewiesen ist auch, dass der Zinkstatus direkt mit einem Anstieg der Spermienanzahl und mit Verbesserungen in Morphologie und Motilität korreliert.[48] Letztendlich hat Zink nachweislich einen antimikrobiellen Effekt auf das Samenplasma. Diese Wirkung kann wichtig sein, wenn Sperma-Antikörper oder eine Urogenitalinfektion vorliegen.[49]

Mehrere Studien haben den Effekt der Zinksupplementierung auf die Anzahl und Beweglichkeit der Spermien ausgewertet.[50–52] Die Ergebnisse all dieser Studien bestätigen den Nutzen der Zinksupplementierung bei der Behandlung niedriger Spermienanzahlen, vor allem bei gleichzeitig niedrigem Testosteronspiegel. Die Effektivität von Zink illustriert am besten eine Studie mit 37 Männern, die seit über 5 Jahren unfruchtbar waren und deren Spermienanzahl unter 25 Millionen pro Milliliter lag.[53] Auch der Testosteronspiegel im Blut wurde gemessen. Die

Männer erhielten 45–50 Tage lang ein Nahrungsergänzungsmittel mit Zinksulfat (täglich 60 Milligramm elementares Zink). Bei 22 Patienten mit anfänglich niedrigem Testosteronspiegel erhöhte sich die durchschnittliche Spermienanzahl signifikant: von 8 Millionen auf 20 Millionen pro Milliliter. Auch der Testosteronspiegel stieg an, und 9 der 22 Ehefrauen wurden während der Studie schwanger. Diese Resultate sind eindrucksvoll, wenn man bedenkt, wie lange die Männer schon unfruchtbar waren und wie schnell die Verbesserungen eintraten. Im Gegensatz dazu stieg die Spermienanzahl bei den fünfzehn Männern, die anfangs normale Testosteronwerte hatten, nur leicht an, der Testosteronspiegel veränderte sich nicht, und es kam auch zu keinen Schwangerschaften.

Selen. Selen ist ein starkes Antioxidans, das aufgrund seiner Rolle bei der Testosteronsynthese, der normalen Spermienreifung und -beweglichkeit für die männliche Fruchtbarkeit essenziell ist. Klinische Versuche bestätigten, dass Selen die Spermienmotilität verbessert und zur Produktion gesunder Spermatozoen beiträgt.[54, 55] Zudem hilft es, das Spermium vor Oxidierung zu schützen.[56, 57]

Die Auswirkungen von Selen auf die Beweglichkeit der Spermien werden in einer Studie mit einer Gruppe von Männern mit schlecht beweglichen Spermien hervorgehoben.[58] Über einen Zeitraum von 3 Monaten kam es bei Männern, die Selen einnahmen (entweder pur oder in Kombination mit anderen Antioxidantien wie Vitamin A, C und E), im Vergleich zur Placebogruppe zu erhöhter Spermienmotilität. Fünf Männer aus der Selengruppe (11 Prozent) schwängerten ihre Frauen, aus der Placebogruppe keiner. Obwohl diese Studie klein angelegt war, lässt sich daraus schließen, dass eine Selensupplementierung die Chance einer erfolgreichen Empfängnis erhöht. Dieses Ergebnis ist noch signifikanter, wenn man bedenkt, dass die Kosten und der Aufwand einer Supplementierung viel niedriger sind als bei einer In-vitro-Fertilisation oder anderen Methoden.

In jüngerer Zeit wurde Selen (200 Mikrogramm pro Tag) in Kombination mit dem Antioxidans N-Acetylcystein (600 Milligramm pro Tag) zur Verbesserung der Spermienanzahl, der Spermienmotilität und der normalen Spermienmorphologie eingesetzt.[59] Doch sobald man mit der Supplementierung aufhörte, kehrte das Spermium wieder auf seinen Ausgangswert zurück. Bei dieser Studie wurden Schwangerschaften nicht ermittelt.

Folsäure und Vitamin B_{12}. Folsäure und Vitamin B_{12} sind im Kopf des Spermiums konzentriert und für den Schutz der DNA darin verantwortlich.[52, 60–62] Mehrere Studien haben gezeigt, dass ein niedriger Folsäurespiegel in der Samenflüssigkeit mit vermehrten DNA-Schäden einhergeht, während ein Vitamin-B_{12}-Mangel in engem Zusammenhang mit verminderter Spermienmotilität und -anzahl steht.[61, 62] Da der menschliche Körper einen hohen Umsatz an diesen Nährstoffen hat und eine kontinuierliche Versorgung benötigt, ist eine Nahrungsergänzung für alle Männer mit Unfruchtbarkeit ratsam, unabhängig davon, ob ein nachgewiesener Mangel vorliegt, besonders bei Männern, die eine Spermienanzahl von weniger als 20 Millionen pro Milliliter oder eine Motilitätsrate von weniger als 50 Prozent haben. In einer Studie konnten 27 Prozent der Probanden mit einer Spermienanzahl unter 20 Millionen pro Milliliter, die täglich 1000 Milligramm Vitamin B_{12} bekamen, eine Gesamtspermienanzahl über 100 Millionen pro Milliliter erreichen.[63] In einer anderen Studie kam es bei 57 Prozent der Probanden mit niedriger Spermienanzahl, die täglich 6000 Milligramm einnahmen, zu Verbesserungen.[64] Wie erwartet, ist bei Männern mit erhöhtem Homocysteinspiegel – meist aufgrund unzureichender Vitamin-B-Aufnahme – die Fruchtbarkeit enorm eingeschränkt.

Alpha-Liponsäure. Alpha-Liponsäure ist ein Antioxidans, das sowohl fett- als auch wasserlöslich ist und zur Chelatbildung von Schwermetallen beiträgt. Sie ist besonders nützlich, weil sie andere Antioxidantien wie Vitamin C und E, CoQ_{10} und Glutathion neu generiert.[65] In Tierstudien hat Alpha-Liponsäure unter Beweis gestellt, dass sie das Sperma schützt.[66–68] Anscheinend agiert sie als eine Art Schutzschild, indem sie rund um und innerhalb des Mittelstücks eines Spermiums eine Barriere aufbaut. Dieser Schutz ist überaus wichtig, weil der mittlere

Bereich einer der ersten Angriffsziele freier Radikale darstellt.

Carnitin. Carnitin ist eine vom Körper natürlich produzierte Substanz. Es wird aus den Aminosäuren Lysin und/oder Methionin gewonnen und spielt eine wichtige Rolle beim Fettsäurestoffwechsel. Es arbeitet synergistisch mit CoQ_{10} zusammen. Carnitin zeigt schützende antioxidative Eigenschaften und versorgt Hoden und Sperma mit Energie. Mehrere Studien, die fruchtbare Männer mit unfruchtbaren verglichen, fanden heraus, dass fruchtbare Männer eine statistisch signifikante größere Menge Carnitin in den Samenproben aufwiesen als unfruchtbare und dass ein niedriger L-Carnitinspiegel im Samenplasma ein wichtiger Marker für Unfruchtbarkeit sein kann.[69]

Besonders hoch ist die Carnitinkonzentration im Nebenhoden und im Sperma, was darauf schließen lässt, dass sie eine Rolle bei der männlichen Fortpflanzungsfunktion spielt. Der Nebenhoden bezieht einen Großteil seines Energiebedarfs aus Fettsäuren, ebenso das Sperma während des Transports durch den Nebenhoden. Nach der Ejakulation korreliert die Beweglichkeit des Spermiums direkt mit dem Carnitingehalt – je höher der Carnitinspiegel, desto beweglicher das Spermium. Umgekehrt gilt: Ist der Carnitinspiegel niedrig, sind Entwicklung, Funktion und Motilität des Spermiums drastisch eingeschränkt.

Wie diverse klinische Studien gezeigt haben, kann eine Supplementierung mit Carnitin die Spermienanzahl und -motilität enorm verbessern.[69] In der Italian Study Group on Carnitine and Male Infertility wurde hundert Probanden 4 Monate lang 3000 Milligramm L-Carnitin pro Tag verabreicht.[70] Carnitin konnte Anzahl und Beweglichkeit der Spermien ankurbeln:

- Die Anzahl der ejakulierten Spermien pro Milliliter stieg von 142 auf 163 Milliarden.
- Der Anteil beweglicher Spermien stieg von 26,9 auf 37,7 Prozent.
- Der Anteil der Spermien, die in der Lage waren, auf einer geraden Linie zu schwimmen, stieg von 10,8 auf 18 Prozent.
- Die durchschnittliche Spermiengeschwindigkeit (also wie schnell sie schwimmen konnten) stieg von 28,4 auf 32,5 Prozent.

Die Resultate sind noch beeindruckender, betrachtet man nur Patienten mit der niedrigsten Spermienmotilität. In dieser Untergruppe waren noch deutlichere Steigerungen aller Variablen zu verzeichnen. Der Anteil beweglicher Spermien etwa stieg von 19,3 auf 40,9 Prozent, und der Anteil derjenigen, die geradeaus schwimmen konnten, stieg von 3,1 auf 20,3 Prozent. Diese Ergebnisse konnten in mehreren Doppelblindstudien bestätigt werden.[71–75]

Coenzym Q_{10} (CoQ_{10}). CoQ_{10} liegt konzentriert im Kopf und im Mittelstück (Hals) des Spermiums vor und befindet sich auch in der Samenflüssigkeit. Aufgrund seiner Rolle bei der mitochondrialen Energiefreisetzung gilt es als wichtigstes und stärkstes Antioxidans im Spermiumaufbau. Man glaubt, es unterstütze die Motilität und das Überleben des Spermiums und liefere Energie, um bei der Reise des Spermiums zum Ei behilflich zu sein.

Als fettlösliches Antioxidans und Freie-Radikale-Fänger ist CoQ_{10} für die Aufrechterhaltung gesunder Zellmembranen und -funktionen erforderlich, besonders für neue Zellen wie Spermien. Bei Männern mit idiopathischer und varikozeleassoziierter Asthenospermie sind die CoQ_{10}-Spiegel in der Samenflüssigkeit und im Sperma niedrig.[76–78]

Arginin. Die Aminosäure Arginin ist für die Zellvermehrung nötig und deshalb für die Spermienbildung unabdingbar. Wie eine Reihe von Studien gezeigt hat, kann Arginin Spermienanzahl und -motilität verbessern. Besonders Stress senkt nachweislich den Argininspiegel in den Bahnen der Spermienproduktion. Eine Supplementierung mit Arginin ist oftmals, aber nicht immer ein effektiver Weg, männliche Unfruchtbarkeit zu behandeln. Der entscheidende Faktor scheint die Spermienanzahl zu sein: Liegt sie unter 20 Millionen pro Milliliter, ist es weniger wahrscheinlich, dass eine Argininsupplementierung hilft. Um tatsächlich Wirkung zu zeigen, muss die Arginindosis über 3 Monate hinweg bei mindestens 4 Gramm täglich liegen. In der vielleicht erfolgreichsten Studie kam es nach der Arginintherapie unter 178 Probanden mit niedriger Spermienanzahl bei 74 Prozent zu deutlichen Verbesserungen in Spermienanzahl und -motilität.[79]

In einer randomisierten, placebokontrollierten Doppelblind-Cross-over-Studie waren nach der Verabreichung von Prelox, einer Kombination aus 80 Milligramm Pycnogenol und 3 Gramm L-Arginin, verbesserte Spermienvariablen zu beobachten.[80] Über einen Behandlungszeitraum von 4 Wochen erlebten fünfzig Männer mit idiopathischer Unfruchtbarkeit im Vergleich zur Placebogruppe einen deutlichen Anstieg von Ejakulatvolumen, Spermienkonzentration und -anzahl sowie dem Prozentsatz vitaler Spermatozoen. Der Anteil an Spermien mit guter Motilität stieg ebenfalls signifikant, während der Anteil unbeweglicher Spermien sank. Dieser Effekt geht anscheinend auf eine Kombination aus der antioxidativen Eigenschaft von Pycnogenol und/oder der Fähigkeit von Arginin, die Stickoxidproduktion anzukurbeln, zurück. Pycnogenol allein (90 Tage lang täglich 200 Milligramm) verbesserte in einer kleinen Pilotstudie die Spermienmorphologie um 38 und die Lebensfähigkeit um 19 Prozent.[81]

Pflanzliche Arzneimittel

Chinesischer Ginseng

Derzeitige wissenschaftliche Untersuchungen weisen darauf hin, dass Chinesischer Ginseng *(Panax ginseng)* für die männliche Fruchtbarkeit von Nutzen sein kann. Er hat eine lange Geschichte als Stärkungsmittel für den Mann. Wie sich in Tierversuchen gezeigt hat, fördert Chinesischer Ginseng das Wachstum der Hoden, erhöht die Spermienbildung und den Testosteronspiegel und kurbelt die sexuelle Aktivität und das Paarungsverhalten an. Die aktiven Komponenten (Ginsenoside) fördern die Stickoxidproduktion und verbessern so die Fähigkeit zur Befruchtung und die Beweglichkeit der Spermien.[82, 83] Zudem haben sie unter Beweis gestellt, dass sie die Funktionen von Teilen des endokrinen Systems verbessern, was bei stressinduzierter Unfruchtbarkeit oder einem niedrigen Testosteronspiegel aufgrund unzureichender DHEA-Synthese hilfreich sein kann.[84] In klinischen Versuchen konnte *Panax ginseng* bei Männern mit niedrigem Testosteronspiegel diesen erhöhen und somit Erektionsfunktion und Libido steigern. Außerdem verbesserte er die Spermienanzahl und -beweglichkeit (auch bei einigen Patienten mit Variozelen).[84, 85] Zu beachten ist aber, dass Ginseng bei Männern mit normalen Werten das Testosteron nicht erhöht.

Pygeum

Pygeum *(Pygeum africanum)* erhöht nachweislich die prostatische Sekretion und verbessert die Zusammensetzung der Samenflüssigkeit.[86–88] Besonders bei Männern mit verminderter Prostatasekretion führte die Verabreichung von Pygeum zu einer erhöhten Gesamtmenge an Samenflüssigkeit sowie zu einer Steigerung des Gehalts an alkalischer Phosphatase und Proteinen. Am effektivsten scheint Pygmeum bei Männern zu wirken, bei denen die Aktivität der alkalischen Phosphatase eingeschränkt ist (das heißt unter 400 IE/cm^3 liegt) und nichts auf eine Entzündung oder Infektion hinweist (keine weißen Blutkörperchen und kein Immunglobulin A, IgA). Befindet sich kein IgA im Samen, ist dies ein guter Indikator für klinischen Erfolg. In einer Studie kam es bei Patienten ohne IgA im Samen zu einem Anstieg alkalischer Phosphatase von 261 auf 485 IE/cm^3.[88] Im Gegensatz dazu zeigten Patienten mit IgA nur einen mäßigen Anstieg von 213 auf 281 IE/cm^3.

Pygeumextrakt kann bei Patienten mit gutartiger Prostatahypertrophie oder Prostatitis auch die Fähigkeit zur Erektion verbessern, das bewiesen nächtliche Penisschwellungen in einer klinischen Doppelblindstudie.[89]

Tribulus

Tribulus *(Tribulus terrestris)* wird in der ayurvedischen Medizin traditionell als Tonikum und Aphrodisiakum und in der europäischen Volksheilkunde zur Erhöhung der sexuellen Potenz verwendet. Ein steroidales Saponin, Protodioscin, gilt als die Hauptkomponente, die für die Wirkung der Pflanze auf Libido und Sexualfunktion verantwortlich ist. Von größter Bedeutung ist die Quelle des Extrakts. Alle klinischen Studien, die positive Effekte ergaben, verwendeten einen Blattextrakt aus Bulgarien, weil er den höchsten Protodioscingehalt aufweist. Ein Tribulusprodukt aus Wurzeln oder Früchten der Pflanze oder aus anderen Regionen außerhalb Osteuropas liefert vermutlich weniger Protodioscin.

In Tierstudien erhöhte Tribulus die Konzentration bestimmter Sexualhormone (darunter Testosteron) sowie die Stickoxidsynthese.[90] Doch in einigen Humanstudien wurden diese Effekte nicht beobachtet.[91] Eine mögliche Ursache dafür sind Unterschiede im verwendeten Extrakt; außerdem waren die Probanden vieler dieser Studien gesunde Männer mit normalem Testosteronspiegel statt mit Testosteronanomalien.

Tribulus fördert die männliche Fruchtbarkeit anscheinend durch die Steigerung von Spermienanzahl und -lebensfähigkeit sowie der Libido; die veröffentlichten Studien waren jedoch schlecht konzipiert und führten zu widersprüchlichen Ergebnissen.[92]

Juckbohne

Die Juckbohne *(Mucuna pruriens)* wird in der ayurvedischen Medizin eingesetzt, um die Belastbarkeit zu erhöhen, die allgemeine Widerstandsfähigkeit gegen Infektionen zu verbessern, den Alterungsprozess aufzuhalten und die männliche Sexualfunktion zu fördern. Sie lindert nachweislich Probleme wie psychogene Impotenz und unerklärliche Unfruchtbarkeit.[93] Eine Abhandlung belegte, dass *Mucuna-pruriens*-Samenpulver bei 70 Prozent der Probanden zu drastischen Verbesserungen führte. Es trug dazu bei, stressbedingte schlechte Samenqualität zu bekämpfen, und erwies sich bei unfruchtbaren Männern als Stärkungsmittel.[94] Die Wirkung geht wohl auf signifikante Verbesserungen der Konzentrationen von Testosteron, luteinisierendem Hormon, Dopamin, Adrenalin und Noradrenalin sowie auf eine Reduzierung der Spiegel von follikelstimulierendem Hormon und Prolaktin zurück.[95] Nach der Behandlung waren auch Spermienanzahl und -beweglichkeit bei unfruchtbaren Männern deutlich besser.

Ashwagandha

Ashwagandha *(Withania somnifera)* hat beträchtliche Antistress- und Anpassungseffekte unter Beweis gestellt. In einer 3-monatigen klinischen Studie wurden 75 normale, gesunde, fruchtbare Männer (die Kontrollgruppe) mit 75 anderen verglichen, die sich wegen Unfruchtbarkeit behandeln ließen und täglich 5 Gramm Wurzelpulver erhielten. Heraus kam, dass Ashwagandha die Lipidperoxidation hemmte und Spermienanzahl und -motilität verbesserte. Die Behandlung erhöhte zudem die Serumkonzentration von Testosteron und luteinisierendem Hormon deutlich und senkte die Konzentration von follikelstimulierendem Hormon und Prolaktin – all diese Wirkungen sind bei unfruchtbaren Männern wünschenswert.[96]

Schnellüberblick

- Die durchschnittliche Spermienanzahl ist seit 1940 um 40 Prozent gesunken.
- Eine hohe Spermienanzahl bedeutet nichts, wenn der Anteil gesunder Spermien nicht ebenfalls hoch ist.
- Eine Senkung der skrotalen Temperatur kann unfruchtbare Männer häufig fruchtbar machen.
- Unfruchtbare Männer sollten Boxershorts tragen und regelmäßig kalt duschen oder den Hodensack mit Eis kühlen.
- Antisperma-Antikörper oder hohe Ablagerungskonzentrationen in einer Samenprobe gelten als gute Indikatoren für eine chronische Infektion.
- Die vermehrte Exposition mit Umweltöstrogenen und anderen Schadstoffen aus der Umwelt während der fetalen Entwicklung und im Fortpflanzungsalter gilt als Hauptursache für den enormen Anstieg von Störungen der Entwicklung und Funktion des männlichen Sexualsystems.
- In einer Studie nahmen Anzahl, Motilität, Lebensfähigkeit und normale Morphologie der Spermien durch Handynutzung ab.
- Dass adipöse Männer eine geringere Spermienanzahl haben, ihr Sperma weniger beweglich ist, ihre Spermaproduktion herabgesetzt ist, es häufiger zu DNA-Fragmentierung des Spermas und vermehrt zu erektiler Dysfunktion kommen kann, ist bekannt.
- Schäden durch freie Radikale am Sperma gelten als Ursache vieler Fälle männlicher Unfruchtbarkeit.
- Antioxidantien wie Vitamin C, Betacarotin, Selen und Vitamin E sind nachweislich sehr wichtig, um das Sperma vor Schäden zu schützen und die männliche Fruchtbarkeit zu verbessern.
- Eine Supplementierung mit Zink kann für die Fruchtbarkeit sehr hilfreich sein, besonders bei Männern mit niedrigem Testosteronspiegel.
- Zahlreiche Studien haben ergeben, dass niedrige Folsäurekonzentrationen in der Samenflüssigkeit mit vermehrten Schäden an der Spermien-DNA einhergehen, während ein Vitamin-B_{12}-Mangel in engem Zusammenhang mit verminderter Spermienbeweglichkeit und -anzahl steht.
- Eine Supplementierung mit Carnitin kann Spermienanzahl und -motilität verbessern.
- Pygeum erhöht nachweislich die prostatische Sekretion und verbessert die Zusammensetzung der Samenflüssigkeit.
- Ashwagandha hemmt die Lipidperoxidation, verbessert Spermienzahl und -motilität und hat einen positiven Effekt auf Hormonkonzentrationen.

Behandlungsübersicht

An der männlichen Fruchtbarkeit sind viele Faktoren beteiligt, und für den Erfolg ist immer ein umfassender Behandlungsplan erforderlich. Wir empfehlen, für eine vollständige Beurteilung einen Urologen oder Fertilitätsspezialisten zu konsultieren. Zu Beginn der Behandlung ist ein Entgiftungsprogramm anzuraten; siehe dazu das Kapitel »Entgiftung und innere Reinigung«.

Da eine erhöhte skrotale Temperatur häufig einer Unfruchtbarkeit zugrunde liegt, empfehlen wir locker sitzende Unterwäsche, das Vermeiden von Aktivitäten, die die Hodentemperatur ansteigen lassen (zum Beispiel warme Bäder), und die Kühlung der Hoden (mit kaltem Wasser oder Eis).

Optimieren Sie Ihren Ernährungsstatus und meiden Sie alle ungesunden Gewohnheiten; nehmen Sie nötigenfalls Nahrungsergänzungsmittel und pflanzliche Arzneimittel ein, die die Fruchtbarkeit fördernd. Vermeiden Sie Schadstoffe und giftige Substanzen wie Zigarettenrauch.

Allgemeine Empfehlungen

- Halten Sie die skrotale Temperatur zwischen 34,5 und 35,5 Grad Celsius.
- Meiden Sie die Exposition mit freien Radikalen.
- Erkennen und eliminieren Sie Umweltgifte.
- Sprechen Sie mit Ihrem Arzt, um Medikamente wie Antihypertensiva, Antineoplastika (zum Beispiel Cyclophosphamid) und Entzündungshemmer (zum Beispiel Sulfasalazin) abzusetzen oder zu reduzieren.
- Wenden Sie effektive Stressreduzierungstechniken an; lassen Sie sich psychologisch beraten, falls nötig.
- Vermeiden Sie Zigarettenrauch und Freizeitdrogen.

Ernährung

- Folgen Sie den Empfehlungen im Kapitel »Eine gesunde Ernährung«.

Fortsetzung Behandlungsübersicht

- Meiden Sie Nahrungsmittel, die freie Radikale, gesättigte Fette und Transfettsäuren sowie Baumwollöl enthalten.
- Erhöhen Sie den Konsum von Hülsenfrüchten (vor allem Soja), hochwertigen Quellen antioxidativer Vitamine, Carotine und Flavonoide (viel dunkles oder farbiges Obst und Gemüse) sowie von essenziellen Fettsäuren und Zink (aus Nüssen und Samen).
- Essen Sie acht bis zwölf Portionen Gemüse und ein bis zwei Portionen frische Früchte am Tag.
- Optimieren Sie die Eiweißzufuhr aus pflanzlichen und biologischen tierischen Quellen.
- Trinken Sie täglich sechs bis acht Gläser Wasser.
- Streichen Sie Koffein, Alkohol, Zucker und Lebensmittelzusatzstoffe (wie Konservierungsmittel und Lebensmittelfarben).

Nahrungsergänzungsmittel

- Ein hochpotentes Multivitamin-Mineralstoffpräparat, wie im Kapitel »Supplementierung« beschrieben
- Wichtige Nährstoffe:
  - ➔ Vitamin B_6: täglich 25–50 Milligramm
  - ➔ Folsäure: täglich 800 Mikrogramm bis 2 Milligramm
  - ➔ Vitamin B_{12}: täglich 800 Mikrogramm
  - ➔ Vitamin C: täglich 500–1000 Milligramm
  - ➔ Vitamin E (gemischte Tocophenole): täglich 200–400 IE
  - ➔ Betacarotin: täglich 15 000–30 000 IE (vorzugsweise gemischte Carotinoide)
  - ➔ Magnesium (an Aspartat, Citrat, Fumarat, Malat oder Succinat gebunden): dreimal täglich 200–300 Milligramm
  - ➔ Selen: täglich 100–200 Mikrogramm
  - ➔ Zink: täglich 30–45 Milligramm
  - ➔ Vitamin D_3: täglich 2000–4000 IE (am besten den Blutspiegel messen und die Dosis daran anpassen)
  - ➔ Fischöl: täglich 1000 Milligramm EPA + DHA
- Eines der folgenden Präparate:
  - ➔ Traubenkernextrakt (mehr als 95 Prozent oligomere Proanthocyanidine): 100–300 Milligramm pro Tag
  - ➔ Kiefernrindenextrakt (mehr als 95 Prozent oligomere Proanthocyanidine): 100–300 Milligramm pro Tag
  - ➔ Ein anderer flavonoidreicher Extrakt mit ähnlichem Flavonoidgehalt, »Supergreens« oder ein anderes pflanzliches Antioxidans, das täglich eine Sauerstoffradikal-Absorptionsfähigkeit (ORAC) von 3000 bis 6000 Einheiten oder mehr liefert
- Spezielle Nahrungsergänzungsmittel:
  - ➔ Lycopen: täglich 2–5 Milligramm
  - ➔ CoQ_{10}: 200–400 Milligramm pro Tag
  - ➔ L-Carnitin: 1000–1500 Milligramm pro Tag
  - ➔ L-Arginin: 4000 Milligramm pro Tag

Pflanzliche Arzneimittel

Eines oder mehrere der Folgenden:

- Chinesischer Ginseng *(Panax ginseng)*:
  - ➔ Hochwertige rohe Ginsengwurzel: 1,5–2 Gramm pro Tag
  - ➔ Flüssigextrakt (mit mindestens 10,5 Milligramm pro Milliliter Ginsenoside mit Rgl:Rbl entsprechend 0,5 HPLC): 2–6 Milliliter (½ –1½ Esslöffel) pro Tag
  - ➔ Getrockneter Pulverextrakt, auf 5 Prozent Ginsenoside mit Rbl:Rgl von 2:1: 250–500 Milligramm pro Tag
- Pygenum *(Pygenum africanum)*, liposterolischer Extrakt, standardisiert auf 14 Prozent Triterpene: 100–200 Milligramm pro Tag, aufgeteilt auf mehrere Dosen
- Tribulus *(Tribulus terrestris)*:
  - ➔ Getrocknete Blätter mit einem Protodioscingehalt von 12,22 Milligramm pro Gramm: 9–18 Gramm pro Tag
  - ➔ Getrockneter Pulverextrakt, standardisiert auf 45 Prozent steroidale Saponine: 250–500 Milligramm pro Tag
  - ➔ Flüssigextrakt (2:1): 7–21 Milliliter pro Tag
- Juckbohne *(Mucuna pruriens)*: Äquivalent zu 5 Gramm pulverisierte getrocknete Samen pro Tag
- Ashwagandha *(Withania somnifera)*:
  - ➔ Wurzelpulver: 5 Gramm pro Tag
  - ➔ Getrockneter Pulverextrakt (Wurzel und Blätter), standardisiert auf 8 Prozent Withalonid-Glycosid-Konjugate und 32 Prozent Oligosaccharide: 125–250 Milligramm pro Tag
  - ➔ Flüssigextrakt (2:1) mit mindestens 4 Milligramm pro Milliliter Withanoside: 2,5–5 Milliliter pro Tag

UNFRUCHTBARKEIT (WEIBLICH)

Unter weiblicher Unfruchtbarkeit versteht man die Unfähigkeit, nach 12 Monaten mit regelmäßigem Geschlechtsverkehr mindestens zweimal pro Woche mit demselben männlichen Partner schwanger zu werden – sofern Ursachen beim Mann ausgeschlossen sind.

In den USA leidet schätzungsweise eines von sieben Paaren unter Unfruchtbarkeit. In etwa 50 Prozent der Fälle liegt das Problem bei der Frau.

Die weibliche Fruchtbarkeit spiegelt für gewöhnlich ihren allgemeinen Gesundheitszustand und ihr Wohlergehen wider. Zwischen 18 und 31 Jahren befindet sich eine Frau normalerweise auf dem Höhepunkt ihrer Fruchtbarkeit. Die normale monatliche Erfolgsrate für Paare, die sich ein Kind wünschen, liegt im Alter von 25 Jahren bei 25 Prozent. Diese Zahl sinkt mit dem Älterwerden, bei Frauen ganz besonders ab 35 Jahren. Die Fortpflanzungsfähigkeit wird als die Wahrscheinlichkeit eines Paares, innerhalb eines einzigen Menstruationszyklus ein Kind zu zeugen, definiert. In den ersten 3 Monaten ungeschützten Geschlechtsverkehrs ist die Fruchtbarkeit eines Paares für gewöhnlich am höchsten. Danach sinkt die Rate einer erfolgreichen Empfängnis nach und nach.[1]

Ursachen

Eine der Hauptursachen weiblicher Unfruchtbarkeit ist das Alter, weil die Quantität und die Qualität der in den Eierstöcken eingelagerten Eier sinken.[2] Wie bevölkerungsbasierte und klinische Studien gezeigt haben, liegt die optimale Fortpflanzungsfähigkeit bei Frauen vor dem 31. Geburtstag.[3, 4] Danach sinkt die Wahrscheinlichkeit einer Empfängnis rapide. Mit 40 Jahren hat die Hälfte aller Frauen die Fähigkeit zur Fortpflanzung vollständig eingebüßt. Mit 45 Jahren wird nur noch eine von hundert befruchteten Frauen tatsächlich schwanger.[5] Zudem steigt mit dem Alter die Wahrscheinlichkeit für Geburtsfehler oder einen unerwünschten Schwangerschaftsausgang.[6]

Therapeutische Erwägungen

Um Unfruchtbarkeit zu diagnostizieren und zu behandeln, ist häufig eine sehr gründliche Begutachtung durch einen Arzt und möglicherweise einen Fruchtbarkeitsspezialisten erforderlich. Die allgemeinen Empfehlungen in diesem Kapitel können zusätzlich zu konventionellen medizinischen Behandlungen berücksichtigt werden.

Wichtig ist die Erkenntnis, dass es drei Arten von Patientinnen, die unter Unfruchtbarkeit leiden, gibt:

- Frauen, die schwanger werden, indem sie ihre Fruchtbarkeit maximiert haben
- Frauen, die Unterstützung in Form von In-vitro-Fertilisation oder anderen Reproduktionstechniken brauchen
- Frauen, die aufgrund ihres Alters, genetischer Störungen oder verschiedener Erkrankungen, die die Fruchtbarkeit beeinträchtigen, nicht schwanger werden können

Der erste Schritt zu einer erfolgreichen Empfängnis besteht darin, den Versuch dazu genau in das Zeitfenster zu verlegen, in dem eine Frau fruchtbar ist. Es ist ein weitverbreitetes Missverständnis, häufige Ejakulationen würden die männliche Fruchtbarkeit mindern. Eine retrospektive Studie analysierte 9489 Männer mit normaler Spermaqualität, -konzentration und -beweglichkeit; wie sie herausfand, blieben die Profile auch bei täglichen Ejakulationen normal.[8] Noch wichtiger ist die Feststellung, dass bei Männern mit Anomalitäten im Sperma die Fruchtbarkeit bei häufigeren Ejakulationen (pro Tag) sogar gesteigert werden kann. Anders ausgedrückt: Täglicher Geschlechtsverkehr ist wahrscheinlich wichtiger als das richtige Timing.

Ein frisch ovuliertes Ei überlebt nur maximal 24 Stunden, während Spermien bis zu 5 oder 6 Tage überleben können. Deshalb wird das Fruchtbarkeitsfenster am besten als 6-Tage-Spanne vor dem Tag der Ovulation definiert.[9] Ein Fruchtbarkeitsdia-

Ursachen weiblicher Unfruchtbarkeit[7]	
Störung	**Ursache**
Ovulationsstörungen (40 %)	Alterungsprozess Verringerte Eierstockreserve Endokrine Störungen (zum Beispiel Hyperprolaktinämie, Schilddrüsenerkrankungen, Nebennierenerkrankungen) Polyzystisches Ovarialsyndrom Vorzeitiges Versagen der Eierstöcke Rauchen
Eileiterstörungen (30 %)	Blockierung (zum Beispiel frühere Beckenentzündungen, Eileiteroperation)
Endometriose (15 %)	
Andere (ca. 10 %)	
Störungen in der Gebärmutter/ im Gebärmutterhals (ca. 3 %)	Angeborene Gebärmutteranomalie Myome Endometriale Polypen Herabgesetzte Schleimquantität/-qualität im Gebärmutterhals (aufgrund von Rauchen, Infektionen); feindliches Schleimmilieu (Spermaantikörper) Gebärmutterverwachsungen oder -verklebungen (Asherman-Syndrom)

gramm kann dabei helfen, das richtige Fenster zu bestimmen. Ein hilfreiches Mittel zur Bestimmung des Eisprungs ist ein Set zur Messung des luteinisierenden Hormons (LH) im Urin. Der Spiegel dieses Hormons steigt 24–48 Stunden vor dem Eisprung an. Der LH-Anstieg löst den Eisprung aus.

Körperfettanteil

Für die optimale Fruchtbarkeit sollten Frauen sicherstellen, dass ihr Körperfettanteil zwischen 20 und 25 Prozent liegt. Ein Körperfettanteil unter 17 Prozent kann zu unregelmäßigen Menstruationszyklen führen, und einige Studien weisen darauf hin, dass es selbst dann, wenn wieder ein idealer Körperfettanteil erreicht wird, bis zu 2 Jahre dauern kann, ehe eine normale Empfängnis möglich ist.[10] Untergewicht ist also ein Problem, aber auch Adipositas stellt einen signifikanten Risikofaktor für die Fruchtbarkeit dar. Fettleibigkeit erhöht das Risiko für Fehlgeburten, Geburtsfehler und Schwangerschaftskomplikationen.[11] Die mütterliche Adipositas erhöht das Risiko, dass das Kind als Erwachsener ebenfalls übergewichtig ist und damit einhergehende Krankheiten bekommt.

Umweltfaktoren

Die Industrialisierung und der Einsatz landwirtschaftlicher Chemikalien haben zu vermehrtem Kontakt mit Tausenden von Chemikalien geführt, die wir heute mit negativen Einflüssen auf die männliche wie weibliche Fruchtbarkeit in Zusammenhang bringen. Die Exposition mit Umweltgiften wie Strahlung, Schwermetallen und Chemikalien kann oxidativen Stress und Schäden verursachen und die weibliche Fruchtbarkeit negativ beeinflussen. Diese Faktoren werden im Kapitel »Unfruchtbarkeit (männlich)« näher beschrieben, können aber auch die weibliche Unfruchtbarkeit begünstigen.

Rauchen

Zigarettenrauchen, ob aktiv oder passiv, reduziert sowohl die Schwangerschaftsrate als auch die langfristige Funktion der Eierstöcke. Zudem kommen Raucherinnen häufiger frühzeitig in die Menopause, wodurch Rauchen eine der am leichtesten zu vermeidenden Ursachen für Unfruchtbarkeit ist. Das Rauchen mindert offenbar die Fruchtbarkeit, indem es sich direkt auf Gebärmutter, Eier und Embryonen auswirkt.[12, 13] Wie die Forschung insgesamt nahelegt, kann Rauchen die Eier um bis zu 10 Jahre schneller altern lassen. Bedenkt man, dass das durchschnittliche Alter der Empfängnis heute bei 30 Jahren liegt und die Fruchtbarkeit nach 38 Jahren deutlich nachlässt, liegt es auf der Hand, dass eine Frau, die schwanger werden möchte, zu rauchen aufhören sollte. Selbst Passivrauchen führt zu verminderter Fruchtbarkeit und verringert die Chance auf eine gesunde Lebendgeburt in fruchtbaren und unfruchtbaren Populationen.[14]

Koffein

Paare, die sich Nachwuchs wünschen, sollten am besten auf Koffein verzichten, da der regelmäßige Koffeingenuss die Zeit bis zur Empfängnis verlängert.[15–17] Schon *ein* koffeinhaltiges Getränk pro Tag wird in einer ganzen Reihe von Studien mit einer vorübergehenden Minderung der Empfängnisrate verbunden.[18] Beispielsweise werden Frauen, die weniger als eine Tasse Kaffee pro Tag trinken, doppelt so häufig schwanger wie mäßige Kaffeetrinkerinnen.[16] Koffein beeinflusst sowohl die Spiegel weiblicher Geschlechtshormone als auch die der Stresshormone.[19] Außerdem beeinträchtigt Koffein wahrscheinlich auch die Nebennierenfunktion und die damit einhergehende Cortisolausschüttung. Und da es entwässernd wirkt, verstärkt es den Verlust von Nährstoffen, die für die Fruchtbarkeit hilfreich sind.

Alkohol

Wie sich Alkoholkonsum auf die weibliche Fruchtbarkeit auswirkt, ist von Frau zu Frau unterschiedlich, aber zweifellos kann er bei vielen Frauen die Fruchtbarkeit negativ beeinflussen. Eine Studie ergab, dass schon *ein* alkoholisches Getränk pro Woche die Wahrscheinlichkeit einer Empfängnis um 50 Prozent reduziert.[20] Häufiger oder übermäßiger Alkoholkonsum geht mit erhöhten Prolaktinwerten und Veränderungen in anderen Hormonspiegeln einher, die sich negativ auf den Menstruationszyklus und die Fruchtbarkeit auswirken können.[21, 22] Auch zwischen Alkoholkonsum und Fehlgeburten gibt es einen engen Zusammenhang.[23] Offensichtlich sollten also Alkoholgenuss sowie das Rauchen auch in der Zeit vor der Empfängnis ebenso wie in der Schwangerschaft unbedingt vermieden werden. Es ist eine bekannte Tatsache, dass Alkoholkonsum während der Schwangerschaft zu Anomalien des Fötus führen kann.

Ernährung und Lebensstil

Zahlreiche wissenschaftliche Studien belegen die große Bedeutung von Ernährung und Lebensstil für die weibliche Fruchtbarkeit. Die Forschung deutet besonders darauf hin, dass eine gesunde Ernährung die Wahrscheinlichkeit für Eisprung, Empfängnis und ein gesundes Kind erhöht.

Die aussagekräftigsten Beweise dafür, wie wichtig Ernährung und Lebensstil für die Fruchtbarkeit sind, liefern die Daten aus der Nurses Health Study II.[24] Folgende Faktoren wurden mit einer verbesserten Fruchtbarkeit verbunden:

- Reduzierter Konsum von Transfettsäuren und erhöhte Aufnahme von einfach ungesättigten Fetten[25]
- Verringerte Zufuhr von tierischem Protein und erhöhter Verzehr von pflanzlichem Protein[26]
- Höherer Konsum von ballaststoffreichen, niedrigglykämischen Kohlenhydraten
- Vermehrter Verzehr von fettreichen Milchprodukten (sie senkten das Risiko für Unfruchtbarkeit aufgrund fehlenden Eisprungs um 50 Prozent mehr als fettarme Milchprodukte, die die Wahrscheinlichkeit einer erfolgreichen Empfängnis um 11 Prozent reduzierten)
- Höherer Konsum von Nicht-Hämeisen (grünem Blattgemüse und anderen Pflanzen mit relativ hohem Eisengehalt)
- Häufigere Multivitamineinnahme
- Körperliche Aktivität (täglich intensive Bewegung für 30 Minuten oder länger)
- Nichtrauchen
- Keine langen Menstruationszyklen
- BMI zwischen 20 und 25

Wie bei vielen anderen gesundheitlichen Problemen haben Forscher auch in diesem Bereich festgestellt, dass eine auf den Prinzipien der Mittelmeerdiät basierende Ernährung (siehe das Kapitel »Eine gesunde Ernährung«) auch die Chancen auf eine erfolgreiche Schwangerschaft erhöht.[27]

Nahrungsergänzungsmittel

Die allgemeinen Richtlinien im Kapitel »Supplementierung« sind äußerst wichtig, um den Ernährungsstatus zu optimieren und möglicherweise die Fruchtbarkeit zu verbessern, da sie jeden ernährungsspezifischen Mangel ausgleichen, vor oxidativen Schäden schützen und die allgemeine Gesundheit stärken. Besonders wichtig ist es hervorzuheben, dass ein Eisenmangel bei Frauen das häufigste Ernährungsdefizit darstellt und eine Ursache für Unfruchtbarkeit sein kann.[28] Eisen ist für die Bildung roter Blutkörperchen, den nachfolgenden Transport von Sauerstoff ins Gewebe sowie die DNA-Formation erforderlich und darüber hinaus an zahlreichen Enzymsystemen im Körper beteiligt.[29] Erkenntnisse aus der Nurses Health Study II weisen darauf hin, dass Frauen, die ein Eisenergänzungsmittel einnehmen, ein um 60 Prozent niedrigeres Risiko für Unfruchtbarkeit haben.[30] Den Gehalt von Ferritin und eisenbindendem Speicherprotein im Blut zu messen ist bei der Ermittlung der Ursache einer Unfruchtbarkeit unerlässlich. Vor einer erfolgreichen Empfängnis müssen Werte von 70 bis 80 Nanogramm pro Milliliter erreicht werden.

Eine hohe Zufuhr von Antioxidantien, sowohl über die Nahrung als auch durch Ergänzungsmittel, verbessert die Fruchtbarkeit bei Frauen und reduziert das Risiko einer Fehlgeburt.[31, 32] Die Eizelle hat einen hohen Bedarf an Antioxidantien, und oxidativer Stress verlängert nachweislich die Zeit bis zu einer Empfängnis, verringert die Befruchtungsrate, die Lebensfähigkeit der Eier und die Einnistungsrate.[33, 34]

Carnitin
Wie in Tierstudien nachgewiesen wurde, schützt Carnitin vor Beschädigung der Eier und vor Tod des Embryos aufgrund von Endometriose.[35] Obwohl noch Humanstudien erforderlich sind, scheint Carnitin doch empfehlenswert für Frauen zu sein, die aufgrund von Endometriose unfruchtbar sind.

Arginin
Arginin ist eine Vorstufe der Synthese von Stickoxid, das für die Bildung neuer Blutgefäße nötig ist, um den sich entwickelnden Fötus zu nähren, doch es ist auch für andere Aspekte der Fruchtbarkeit wichtig.[36] In einer Studie wurden Frauen, die nach hormoneller Stimulation keine ausreichende Anzahl reifer Follikel und/oder nicht ausreichend Serumöstradiol erreichten, 16 Gramm Arginin verabreicht.[37] Die Ergebnisse wiesen darauf hin, dass die Supplementierung die Reaktion der Eierstöcke, die endometriale Empfängsnisbereitschaft und die Schwangerschaftsrate verbesserte. Drei der siebzehn Frauen in der Argininguppe wurden schwanger, in der Kontrollgruppe keine einzige. Arginin ist kein Allheilmittel, aber es kann in einigen Situationen hilfreich sein.

Probiotika
Veränderungen in der Mikroflora der Vagina und daraus folgende genitale und intrauterine Infektionen werden mit Unfruchtbarkeit und negativen Schwangerschaftsergebnissen wie vorzeitigen Wehen, Fehlgeburten und spontanen Frühgeburten in Zusammenhang gebracht.[38] In einer Studie war die Wahrscheinlichkeit für spontane Frühgeburten bei Frauen mit veränderter Vaginalflora viermal höher.[39]

Pflanzliche Arzneimittel

Mönchspfeffer
Die am besten dokumentierte Pflanze zur Verbesserung der Fruchtbarkeit ist Mönchspfeffer *(Vitex agnus-castus)*. Wie klinische Studien gezeigt haben, trägt er zu gesunden Menstruationszyklen bei. Besonders hilfreich scheint er zu sein, wenn der Blutspiegel des Hormons Prolaktin erhöht ist, das den Menstruationszyklus stören und zu Unfruchtbarkeit beitragen kann. Mönchspfeffer kann die Prolaktinfreisetzung unterbinden und behebt erwiesenermaßen Zyklusunregelmäßigkeiten, die von geringfügig erhöhten Prolaktinspiegeln hervorgerufen werden.[40–42] In einer Doppelblindstudie verbesserte Mönchspfeffer die Hormonspiegel, stellte bei Amenorrhö die Regelblutung wieder her und trug dazu bei, dass Frauen mit Unfruchtbarkeitsproblemen schwanger wurden.[43]

Schnellüberblick

- Die Fruchtbarkeit einer Frau spiegelt normalerweise ihren allgemeinen Gesundheitszustand wider.
- Mit 45 Jahren wird nur noch eine von hundert befruchteten Frauen tatsächlich schwanger.
- Für die Diagnose und Behandlung der Unfruchtbarkeit sind häufig eine gründliche ärztliche Untersuchung und eventuell der Besuch bei einem Fruchtbarkeitsspezialisten erforderlich.
- Der erste Schritt zu einer erfolgreichen Empfängnis besteht darin, den Versuch dazu genau in das Zeitfenster zu verlegen, in dem eine Frau fruchtbar ist.
- Für die optimale Fruchtbarkeit sollten Frauen sicherstellen, dass ihr Körperfettanteil zwischen 20 und 25 Prozent liegt.
- Die Exposition mit Umweltgiften wie Strahlung, Schwermetallen und Chemikalien kann oxidativen Stress und Schäden verursachen und die weibliche Fruchtbarkeit negativ beeinflussen.
- Zigarettenrauchen, ob aktiv oder passiv, reduziert sowohl die Schwangerschaftsrate als auch die langfristige Funktion der Eierstöcke.
- Frauen, die weniger als eine Tasse Kaffee pro Tag trinken, werden doppelt so häufig schwanger wie mäßige Kaffeetrinkerinnen.
- Häufiger oder übermäßiger Alkoholkonsum geht mit erhöhten Prolaktinwerten und Veränderungen in anderen Hormonspiegeln einher, die sich negativ auf den Menstruationszyklus und die Fruchtbarkeit auswirken können.
- Die Forschung deutet ganz klar darauf hin, dass eine gesunde Ernährung die Wahrscheinlichkeit auf Eisprung, Empfängnis und ein gesundes Kind erhöht.
- Eisenmangel stellt bei Frauen das häufigste Ernährungsdefizit dar und kann eine Ursache für Unfruchtbarkeit sein.
- Carnitin scheint empfehlenswert für Frauen zu sein, die wegen Endometriose unfruchtbar sind.
- Vitamine des B-Komplexes sind für die Fruchtbarkeit wichtig.
- Mönchspfeffer verbessert nachweislich die Hormonspiegel, stellt bei Amenorrhö die Regelblutung wieder her und trägt dazu bei, dass Frauen mit Unfruchtbarkeitsproblemen schwanger werden.

Behandlungsübersicht

Das primäre Ziel natürlicher Medizin ist es, durch Veränderungen von Ernährung und Lebensstil den allgemeinen Gesundheitszustand zu stärken und damit die besten Voraussetzungen für eine Empfängnis zu schaffen.

Allgemeine Empfehlungen

- Meiden Sie den Kontakt zu Umweltgiften wie Pestiziden, Lösungsmitteln, Schwermetallen und anderen Toxinen.
- Wenden Sie effektive Techniken zur Stressreduktion an (falls nötig, mit psychologischer Beratung).
- Meiden Sie Rauchen, Alkohol und Freizeitdrogen.
- Verwenden Sie keine Intimduschen, Vaginalsprays, parfümierte Tampons und andere Damenhygieneartikel, die den pH-Wert der Vagina verändern und die vaginale Mikroökologie beeinflussen.
- Sorgen Sie für einen gesunden Körperfettanteil (20–25 Prozent).
- Meiden Sie Medikamente, die die Qualität der Zervikalflüssigkeit beeinflussen und die Empfängnis beeinträchtigen, zum Beispiel Antihistaminika, bestimmte Hustensäfte, Dicyclomin, Progesteron (vor dem oder beim Eisprung eingenommen), Propanthelin und Tamoxifen.
- Verwenden Sie keinerlei Gleitmittel (bis auf spermaschonende), weil gängige Gleitmittel Spermien abtöten.

Ernährung

- Folgen Sie den Empfehlungen im Kapitel »Eine gesunde Ernährung«.
- Vermeiden Sie Nahrungsmittel, die freie Radikale, gesättigte Fette und Transfettsäuren enthalten, sowie Baumwollöl (weil es Gossypol enthält, das zu Unfruchtbarkeit führen kann).
- Essen Sie täglich ¼ Tasse roher Nüsse oder Samen und verwenden Sie zum Kochen Olivenöl.
- Erhöhen Sie den Verzehr hochwertiger Nahrungsmittel mit Carotinen und Flavonoiden (dunkles oder intensiv farbiges Obst und Gemüse).
- Essen Sie täglich acht bis zehn Portionen Gemüse und ein bis zwei Portionen frische Früchte.
- Optimieren Sie die Eiweißzufuhr aus vegetarischen und biologischen tierischen Quellen.
- Streichen Sie Koffein, Alkohol, Zucker und Lebensmittelzusatzstoffe (wie Konservierungsmittel und Farbstoffe).

Nahrungsergänzungsmittel

- Ein hochwirksames Multivitamin-Mineralstoffpräparat, wie im Kapitel »Supplementierung« beschrieben
- Vitamin D_3: 2000 bis 4000 IE täglich (idealerweise Blutwerte messen und die Dosierung entsprechend anpassen)
- Fischöl: 1000 Milligramm EPA + DHA täglich
- Eines der folgenden Präparate:
  - → Traubenkernextrakt (mehr als 95 Prozent oligomere Proanthocyanidine): 100–300 Milligramm pro Tag
  - → Kiefernrindenextrakt (mehr als 95 Prozent oligomere Proanthocyanidine): 100–300 Milligramm pro Tag
  - → Ein anderer flavonoidreicher Extrakt mit ähnlichem Flavonoidgehalt, »Supergreens« oder ein anderes pflanzliches Antioxidans, das täglich eine Sauerstoffradikal-Absorptionsfähigkeit (ORAC) von 3000 bis 6000 Einheiten oder mehr liefert
- Spezielle Nahrungsergänzungsmittel:
  - → L-Carnitin: 1000–1500 Milligramm pro Tag
  - → Probiotika (*Lactobacillus*- und *Bifidobacter*-Arten): mindestens 5–10 Milliarden kolonienbildende Einheiten

Pflanzliche Arzneimittel

Mönchspfeffer *(Vitex agnus-castus):* Die normale Dosierung von Mönchspfefferextrakt (auf 0,5 Prozent Agnusid standardisiert) in Tabletten- oder Kapselform beträgt 175–225 Milligramm täglich. Bei Flüssigextrakt liegt sie bei 2–4 Millilitern (½–1 Teelöffel) pro Tag.

UTERUSMYOME

- Die Mehrheit der Uterusmyome ist symptomlos, kann aber mit vagen Gefühlen von Unbehagen, Druck, Verstopfung, Blähungen und Schwere verbunden sein; Schmerzen bei vaginaler sexueller Aktivität, häufiges Wasserlassen, Rückenschmerzen, eine abdominale Vergrößerung und abnormale Blutungen sind möglich.
- Bei 30 Prozent der Frauen mit Myomen kommt es zu abnormalen Blutungen.

Uterusmyome sind Bündel aus glattem Muskel- und Bindegewebe, die so klein wie eine Erbse oder so groß wie eine Grapefruit sein können. Obwohl sie manchmal als Tumoren bezeichnet werden, sind Myome nicht krebsartig. Da sie jedoch die Blutgefäße und Drüsen in der Gebärmutter stören, können sie zu Blutungen und zum Verlust anderer Flüssigkeiten führen. Etwa 30 Prozent der Frauen über 30 Jahre haben mindestens ein Myom. Hysterektomien aufgrund von Myomen sind die häufigste große Operation bei Frauen. Uterusmyome werden nach ihrer Lage wie folgt klassifiziert:

- Submukosös (direkt unter der Gebärmutterschleimhaut)
- Intramural (direkt in der Uteruswand)
- Subserös (direkt in der Außenwand der Gebärmutter)
- Interligamentär (im Gebärmutterhals zwischen den beiden Schichten des »breiten Gebärmutterbands« Ligamentum latum uteri)
- Gestielt (entweder submukös oder subserös)

Ursachen

Es wird angenommen, dass eine Erhöhung der lokalen Östrogenkonzentration (besonders Östradiol) im Myom selbst eine Rolle bei der Entwicklung und dem Wachstum von Myomen spielt. Östrogenrezeptoren sind im Myomgewebe in höherer Konzentration vorhanden als im umgebenden Gewebe. Neben einer übermäßigen Östrogenproduktion im Körper sprechen starke Argumente für eine Rolle der wichtigsten Umweltfaktoren, die die weibliche Hormongesundheit angreifen – die sogenannten Xenoöstrogene. Diese Verbindungen werden auch als endokrine oder hormonelle Disruptoren, Umweltöstrogene, hormonelle Wirkstoffe, östrogene Substanzen, östrogene Xenobiotika und bioaktive Chemikalien bezeichnet. Beispiele für Xenoöstrogene sind Phthalate (in Kunststoffen), Pestizide, Tabakrauchnebenprodukte und verschiedene Lösungsmittel. Xenoöstrogene verstärken oder blockieren die Wirkung von Östrogen im Körper, indem sie sich an Östrogenrezeptoren binden. Sie fördern auch den Wandel von gesunden Östrogenabbauprodukten in krebserregende Östrogenmetaboliten.

Therapeutische Erwägungen

Größe und Symptome von Uterusmyomen lassen sich in den meisten Fällen leicht mit Naturheilmitteln verringern. Leider wird diese Aussage mehr durch die klinischen Erfahrungen der Naturheilärzte als durch wissenschaftliche Evidenz gestützt, obwohl der Ansatz wissenschaftlich logisch ist: Wenn nämlich Uterusmyome durch einen im Körper produzierten Östrogenüberschuss sowie durch die Wirkung von Xenoöstrogenen verursacht werden, dann ergibt es Sinn, dass eine Reduzierung der Östrogeneinflüsse die Uterusmyome schrumpfen lässt. Dabei gilt es zu beachten, dass Frauen in den Wechseljahren weniger Östrogen aufweisen und somit auch die Tendenz besteht, dass Myome von selbst schrumpfen.

Ernährung

Die wichtigsten Ernährungsempfehlungen sind eine ballaststoffreiche Ernährung mit hohem Gehalt an Phytoöstrogenen (pflanzlichen Östrogenen) und die Vermeidung von gesättigten Fetten, Zucker und Koffein. Diese einfachen Veränderungen können den zirkulierenden Östrogenspiegel drastisch senken und den Einfluss von Östrogen auf das Myom reduzieren. In einer Studie wurden Frauen von der amerikanischen Standarddiät (40 Prozent der Kalorien aus Fett, nur 12 Gramm Ballaststoffe pro Tag) auf eine gesündere Ernährung (25 Prozent der Kalorien aus Fett, 40 Gramm Ballaststoffe) umgestellt. Die Ergebnisse zeigten eine 36-prozentige Senkung des Östrogenspiegels im Blut innerhalb von 8–10 Wochen.[1]

Phytoöstrogene können sich an die gleichen Zellrezeptoren binden wie das Östrogen, das Ihr Körper produziert. Das ist gut so, denn wenn Phytoöstrogene die Rezeptoren besetzen, kann das Östrogen nicht auf die Zellen einwirken. Indem sie mit Östrogen konkurrieren, bewirken Phytoöstrogene einen Rückgang der Östrogenwirkung und werden daher manchmal als Antiöstrogene bezeichnet. Zu den wichtigsten Quellen von Phytoöstrogenen gehören Soja und Sojalebensmittel, gemahlener Leinsamen sowie Nüsse und Samen. Vor allem empfehlen wir, täglich ein bis zwei Esslöffel gemahlenen Leinsamen zu essen.

Diese Ernährungsempfehlungen sind nicht nur für die Behandlung von Uterusmyomen, sondern auch für die Reduzierung von Gebärmutterkrebs extrem wichtig. Frauen mit Uterusmyomen haben ein vierfach höheres Gebärmutterkrebsrisiko. In einer Fallkontrollstudie an einer multiethnischen Population (japanisch, weiß, indigen-hawaiianisch, philippinisch und chinesisch), die die Rolle von Soja, Ballaststoffen und verwandten Lebensmitteln und Nährstoffen in der Ernährung in Bezug auf Gebärmutterkrebsrisiko untersuchte, wurden 332 Gebärmutterkrebspatientinnen mit Frauen aus der allgemeinen multiethnischen Bevölkerung verglichen; dabei wurden alle Frauen mithilfe eines Fragebogens befragt.[2] Die Forscher fanden folgende Zusammenhänge: Eine höhere Fettaufnahme erhöhte das Gebärmutterkrebsrisiko, eine höhere Ballaststoffaufnahme reduzierte es, ebenso verringerte ein hoher Konsum von Sojaprodukten und anderen Hülsenfrüchten das Gebärmutterkrebsrisiko. Ähnliche Risikominderungen stellte man beim verstärkten Konsum anderer Phytoöstrogenquellen wie Vollkorn, Gemüse, Obst und Algen fest. Die Forscher kamen zu dem Schluss, dass eine pflanzenbasierte Ernährung, die wenig Kalorien aus Fetten liefert und reich an Ballaststoffen und Hülsenfrüchten (besonders Sojabohnen), Vollkornprodukten, Gemüse und Obst ist, das Gebärmutterkrebsrisiko reduziert. Diese Ernährungszusammenhänge können zumindest teilweise die im Vergleich zu den USA niedrigeren Gebärmutterkrebsraten in asiatischen Ländern erklären. Vegetarier haben auch einen niedrigeren Östrogenspiegel als Frauen mit einer omnivoren Ernährung.[3]

Da Sojalebensmittel einen hohen Anteil an Phytoöstrogenen (besonders Isoflavonen) besitzen, die eine schwache östrogene Wirkung haben, wurde teilweise vorgeschlagen, dass Frauen mit Uterusmyomen oder Gebärmutterkrebs Phytoöstrogene vermeiden sollten. Diese Empfehlung hat nichts für sich. Soja-Isoflavone sind in Bezug auf die Gewebe, auf die sie östrogene beziehungsweise antiöstrogene Wirkung haben, offenbar selektiv. Sojaphytoöstrogene haben, wie es scheint, keine östrogene Wirkung auf die menschliche Gebärmutter und können aufgrund ihrer antiöstrogenen Wirkung tatsächlich helfen, Uterusmyome zu schrumpfen. Wir empfehlen einen moderaten, aber nicht übermäßigen Sojakonsum im Bereich von täglich 45–90 Milligramm Soja-Isoflavonen. Weitere Informationen zum Isoflavongehalt von Sojalebensmitteln finden Sie im Kapitel »Menopause«.

Nahrungsergänzungsmittel

Es ist historisch verbürgt, dass Naturheilärzte lipotrope Faktoren wie Inositol und Cholin einsetzten, um die gesunde Entgiftung von Östrogen zu unterstützen. Lipotrope Nahrungsergänzungsmittel fördern die Entfernung von Fett aus der Leber. Sie bestehen in der Regel aus einer Kombination aus Vitaminen und Kräutern, die die Leberfunktion bei der Fettreinigung, der Entgiftung der körpereigenen Abfallprodukte, der Entgiftung externer Schadstoffe (etwa Pestizide, Flammschutzmittel oder Kunststoffe) sowie der Verstoffwechslung und Ausscheidung von Östrogenen unterstützen. Diese lipotropen Präparate unterscheiden sich je nach Hersteller in ihrer Rezeptur, sind aber alle ähnlich und für die gleiche Anwendung bestimmt.

Viele enthalten heute Antikrebs-Phytonährstoffe, die in Gemüse aus der Kohlfamilie vorkommen, wie Indol-3-Carbinol, Diindoylmethan und Sulforaphan. Wie Forschungen gezeigt haben, können diese Verbindungen dazu beitragen, krebserregende Östrogenformen in atoxische Formen abzubauen, weshalb sie besonders wichtig für Frauen mit Uterusmyomen sind.[4–6]

Pflanzliche Arzneimittel

In der traditionellen Kräuterheilkunde werden viele Pflanzen für die Behandlung von Frauen mit Uterusmyomen eingesetzt. Die meisten dieser Pflanzen enthalten Phytoöstrogene. Ihre Aktivität ist jedoch sicherlich geringer als die Wirkung von diätetischen Phytoöstrogenen wie Soja und Leinsamen. Wir empfehlen daher, sich auf diätetische Phytoöstrogene und nicht auf botanische Quellen zu konzentrieren.

Schnellüberblick

- Es wird angenommen, dass eine Erhöhung der lokalen Östrogenkonzentration (vor allem Östradiol) im Uterusmyom selbst eine Rolle bei Ursache und Wachstum des Uterusmyoms spielt.
- Vermutlich spielen Xenoöstrogene auch bei Uterusmyomen eine Rolle.
- Die wichtigsten Ernährungsempfehlungen sind eine ballaststoffreiche Ernährung mit hohem Phytoöstrogengehalt und die Vermeidung von gesättigten Fettsäuren, Zucker und Koffein.
- Forschungen haben gezeigt, dass Verbindungen aus Gemüse der Kohlfamilie dazu beitragen, krebserregende Östrogenformen in atoxische Formen abzubauen, weshalb sie besonders wichtig für Frauen mit Uterusmyomen sind.

Behandlungsübersicht

Wenn Uterusmyome schwere Blutungen verursachen, ist unbedingt eine medizinische Behandlung erforderlich. Manchmal ist eine Operation nötig. Mittlerweile stehen auch neuere, nichtchirurgische Techniken wie hochintensiver fokussierter Ultraschall zur Verfügung.

Ernährung

Befolgen Sie die Anweisungen im Kapitel »Eine gesunde Ernährung«. Halten Sie sich an eine fettarme und ballaststoffreiche Ernährung mit Vollkornprodukten und Sojalebensmitteln und vermeiden Sie gesättigte Fette, Zucker, Koffein und Alkohol. Die Zufuhr von Soja-Isoflavonen sollte zwischen 45 und 90 Milligramm pro Tag liegen. Empfohlen wird auch gemahlener Leinsamen in einer Dosierung von ein bis zwei Esslöffeln pro Tag.

Nahrungsergänzungsmittel

- Ein hochpotentes Multivitamin-Mineralstoffpräparat, wie im Kapitel »Supplementierung« beschrieben
- Vitamin D_3: täglich 2000 bis 4000 IE (idealerweise werden die Blutwerte gemessen und die Dosierung entsprechend angepasst)
- Fischöl: täglich 1000 Milligramm EPA + DHA
- Leinöl: täglich ein Esslöffel
- Eines der folgenden Präparate:
  - → Traubenkernextrakt (mehr als 95 Prozent oligomere Proanthocyanidine): täglich 100–300 Milligramm
  - → Kiefernrindenextrakt (mehr als 95 Prozent oligomere Proanthocyanidine): täglich 100–300 Milligramm
  - → Andere flavonoidreiche Extrakte mit einem ähnlichen Flavonoidgehalt, »Supergreens« oder ein anderes pflanzliches Antioxidans, das eine Sauerstoffradikal-Absorptionsfähigkeit (ORAC) von 3000 bis 6000 Einheiten oder mehr pro Tag liefern kann
- Eine der folgenden Spezialsupplementierungen:
  - → Lipotrope Supplementierung mit 1000 Milligramm Betain, 1000 Milligramm Cholin und 1000 Milligramm Cystein oder Methionin
  - → SAM-e (S-Adenosylmethionin): täglich 200–400 Milligramm
- Eines der folgenden Mittel oder eine Kombination daraus:
  - → Indol-3-Carbinol (I3C): täglich 300–600 Milligramm
  - → Diindoylmethan (DIM): täglich 100–200 Milligramm

VERSTOPFUNG

- Nur gelegentlich Stuhlgang (normalerweise zwei- bis dreimal oder weniger pro Woche)
- Schwierigkeiten während der Darmentleerung (Anstrengung bei über 25 Prozent der Stuhlgänge oder der subjektive Eindruck harter Stühle)
- Das Gefühl einer nicht vollständigen Entleerung beim Stuhlgang

Verstopfung ist das häufigste Verdauungsleiden in den Vereinigten Staaten. Mehr als 4 Millionen Amerikaner haben sie häufig, was zu 2,5 Millionen Arztbesuchen im Jahr führt. Zudem werden in Amerika jedes Jahr über 725 Millionen Dollar für Abführmittel ausgegeben.

Wie oft man Stuhlgang haben sollte, ist umstritten. Es hängt stark von der jeweiligen Person ab, doch im Allgemeinen sollte ein täglicher Stuhlgang als normal betrachtet werden, auch wenn manche Menschen mit einer besonders ballaststoffhaltigen Ernährung durchaus dreimal täglich Stuhlgang haben können. Länger als drei Tage keine Darmentleerung zu haben ist definitiv bedenklich, da der Stuhl oder Kot nach 3 Tagen härter und schwerer auszuscheiden wird.

Ursachen

Es gibt eine Reihe von möglichen Gründen für eine Verstopfung, wie unten aufgeführt, doch die häufigste Ursache ist eine ballaststoffarme Ernährung.

Gründe für eine Verstopfung

- Nicht genügend Ballaststoffe im Essen
- Ungenügende Flüssigkeitszufuhr
- Keine körperliche Aktivität (besonders bei Älteren)
- Medikamente:
  - Schmerztabletten (besonders Narkotika)
  - Antazida, die Aluminium und Calcium enthalten.
  - Medikamente für den Blutdruck (Calcium-Kanalblocker)
  - Medikamente gegen die Parkinsonkrankheit
  - Antispasmodika
  - Antidepressiva
  - Eisensupplementierung
  - Diuretika
  - Krampflösende Mittel
- Milch
- Reizdarmsyndrom
- Schwangerschaft
- Missbrauch von Abführmitteln
- Verdrängung des Bedürfnisses nach Stuhlgang
- Spezielle Krankheiten und Probleme:
  - Schlaganfall
  - Multiple Sklerose
  - Niedrige Kaliumwerte
  - Diabetes
  - Nierenerkrankungen
  - Hypothyreose
  - Störungen der Hypophyse
- Probleme mit dem Dickdarm und dem Rektum:
  - Divertikulose
  - Reizdarmsyndrom (abwechselnd Durchfall und Verstopfung)
  - Darmkrebs

Therapeutische Erwägungen

Eine Verstopfung gibt sich oft mit einer ballaststoffreichen Kost, reichlich Flüssigkeitskonsum und Sport. Es ist im Bereich der Medizin absolut unbestritten, dass diese Empfehlungen der erste Schritt zur Behandlung einer chronischen Verstopfung sein sollten.

Besonders wichtig ist die Empfehlung, den Anteil an Ballaststoffen in der Kost zu erhöhen. Dies steigert sowohl die Häufigkeit als auch den Umfang des Stuhlgangs, senkt die Transitzeit des Stuhls sowie die Absorption von Toxinen aus dem Stuhl und scheint ein vorbeugender Faktor gegen mehrere Krankheiten zu sein. Die empfohlene tägliche Aufnahme von Ballaststoffen mit der Kost beträgt 25–35 Gramm. Größere Mengen könnten für die Gesundheit noch besser sein, da die Nahrung, mit der sich der Mensch entwickelte, an die 100 Gramm Ballaststoffe pro Tag enthielt. Die westliche Ernährung liefert nur 10–15 Gramm.

Bei der Lösung von Verstopfung sind Kleie und Trockenpflaumen besonders wirksam. Die typische Empfehlung für Haferkleie beträgt etwa 40 Gramm pro Tag, was über mehrere Wochen auf circa 120 Gramm gesteigert wird. Wenn Sie Kleie verwenden, müssen Sie sicherstellen, dass Sie genügend trinken: mindestens sechs bis acht Gläser Wasser pro Tag. Auch Trockenpflaumen haben ebenso wie Pflaumensaft eine gut abführende Wirkung. 100–200 Milliliter Pflaumensaft oder fünf bis zehn Trockenpflaumen pro Tag sind in der Regel eine wirksame Dosis.

Wenn Sie noch mehr brauchen, sollten Sie Ballaststoffpräparate in Betracht ziehen, die als Füllstoff wirken. Sie können aus löslichen natürlichen Ballaststoffen zusammengesetzt sein, die aus indischen Flohsamenschalen, Seetang, Agar, Pektin und Pflanzengummi wie Karaya und Guar gewonnen wurden, oder es können aufbereitete halbsynthetische Polysaccharide wie Methylcellulose und Croscarmellose-Natrium sein. Abführmittel, die indische Flohsamenschalen enthalten, sind am beliebtesten und in der Regel auch am wirksamsten. Sie werden aus den Samen der Pflanze *Plantago ovata* gewonnen, die im Iran und in Indien wächst. Sie besitzen abführende Eigenschaften, da die Schale stark aufquillt, wenn sie mit Wasser in Berührung kommt, und eine gallertartige Masse bildet, was den Kot wasserhaltig und weich hält. Das so entstehende Volumen stimuliert eine reflexhafte Kontraktion der Darmwände, gefolgt von einer Entleerung. Volumenbildende Ballaststoffergänzungsmittel wie Flohsamenschalen sind Abführmittel, die dem natürlichen Mechanismus, der den Stuhlgang fördert, am nächsten kommen. Sie sind bei der Behandlung einer chronischen Verstopfung sowohl sicher als auch wirksam.[1] Dennoch können Trockenpflaumen den Ergebnissen einer Studie zufolge noch wirksamer sein.[2] Die Teilnehmer, die an chronischer Verstopfung litten, erhielten in dieser Cross-over-Studie jeweils 3 Wochen lang entweder Trockenpflaumen (50 Gramm pro Tag, was etwa zehn Trockenpflaumen entspricht, die 6 Gramm Ballaststoffe liefern) oder Flohsamenschalen (11 Gramm pro Tag, die 6 Gramm Ballaststoffe liefern) und dann das andere. Dazwischen lag eine Woche Ausleitungsphase. Die Teilnehmer führten Tagebuch über die täglichen Symptome und den Stuhl. Die Anzahl der spontanen völligen Darmentleerungen pro Woche und die Bewertung der Stuhlkonsistenz verbesserten sich im Vergleich zu Flohsamenschalen mit Trockenpflaumen deutlich. Jedoch gab es keine signifikanten Unterschiede zwischen den beiden Behandlungen hinsichtlich Anstrengung und allgemeinen Verstopfungssymptomen.

Verstopfung bei Kindern

Bei Kindern kommt es normalerweise zu drei Zeitpunkten zu Verstopfungen: im Säuglingsalter, wenn sie beginnen, Kindernahrung oder zubereitete Kost zu sich zu nehmen, im Kleinkindalter, wenn sie anfangen, auf die Toilette zu gehen, und kurz danach, wenn sie in den Kindergarten kommen. Es gibt viele zu berücksichtigende Faktoren, aber genauso wie bei Erwachsenen erzielt ein erhöhter Ballaststoffgehalt normalerweise das gewünschte Ergebnis. Wenn Kinder schon häufiger Verstopfung hatten, ist darüber hinaus das Erste, was wir empfehlen, Milch und Milchprodukte in der Nahrung zu meiden. Es ist allgemein anerkannt, dass eine Unverträglichkeit von Kuhmilch (entweder Allergie oder Lactoseintoleranz) Durchfall verursachen kann. Weniger bekannt ist, dass sie einer der Hauptgründe für Verstopfung in der Kindheit ist.[3] Etwa 70 Prozent der Fälle von Verstopfung bei Kindern werden geheilt, indem man Kuhmilch in der Nahrung vermeidet und sie durch Soja-, Nuss- (zum Beispiel Mandel-) oder Reismilch ersetzt. Kinder mit Verstopfung, die auf die Vermeidung von Milch ansprechen, bekommen auch weniger häufig Allergiesymptome, wie eine laufende Nase, Ekzeme und Asthma. Wenn ein Kind eine Verstopfung hat, lautet unsere Empfehlung, damit zu beginnen, Kuhmilch und Milchprodukte wegzulassen, und ihnen stattdessen verstärkt ballaststoffreiche Nahrung zu geben, besonders Birnen, Äpfel und andere ganze Früchte. Ist dieser Versuch nicht erfolgreich, versuchen Sie es mit Gerstenmalzsirup oder -pulver. Vermeiden Sie unbedingt Mineralöl sowie stimulierende Abführmittel, solange es nicht unbedingt notwendig ist.

Sorten von Abführmitteln		
Abführmittel	**Wie es funktioniert**	**Nebenwirkungen**
Volumenbildende Ballaststoffe (Flohsamenschalen, Guar, Methylcellulose)	Sie absorbieren Wasser und bilden einen weichen, massigen Stuhl, der eine normale Kontraktion der Darmmuskeln auslöst.	Blähungen, Krämpfe, Würgereiz oder verstärkte Verstopfung, wenn sie nicht mit ausreichend Wasser eingenommen werden
Orale Osmotika (Magnesium, Hydroxid)	Sie ziehen Wasser aus dem umgebenden Gewebe in den Dickdarm, um die Passage des Kots zu erleichtern.	Blähungen, Krämpfe, Durchfall, Übelkeit, vermehrter Durst
Orale Weichmacher (Docusatnatrium)	Sie befeuchten den Kot und ermöglichen so einen Stuhlgang ohne Anstrengung.	Hustenreiz, Krämpfe
Orale Stimulanzien (Sennesblätter, Faulbaumrinde)	Sie lösen rhythmische Kontraktionen der Darmmuskulatur aus, um den Kot herauszupressen.	Aufstoßen, Krämpfe, Durchfall, Übelkeit, verfärbter Urin
Rektale Stimulanzien (Glycerinzäpfchen)	Sie lösen rhythmische Kontraktionen der Darmmuskulatur aus, um den Kot herauszupressen.	rektale Reizungen, Bauchweh, Krämpfe

Abführmittel

Die Supplementierung mit volumenbildenden Ballaststoffen ist gegenüber anderen Formen von Abführmitteln zu bevorzugen. Allerdings hat die gelegentliche Verwendung anderer Arten von Abführmitteln definitiv ihre Berechtigung. Im Allgemeinen sollten stimulierende Abführmittel, auch natürliche wie Faulbaumrinde *(Rhamnus purshiana)* oder Sennesblätter *(Cassia senna),* nicht für länger verwendet werden. Werden sie es doch, muss der Darm »neu trainiert« werden. Die folgende Liste bietet einen Plan zur Wiederherstellung einer Regelmäßigkeit beim Stuhlgang; die empfohlene Vorgehensweise dauert 4–6 Wochen.

Regeln für das Darmtraining

- Finden und beseitigen Sie die Gründe für die Verstopfung.
- Unterdrücken Sie niemals Stuhldrang.
- Essen Sie ballaststoffreiche Kost, besonders Früchte und Gemüse.
- Trinken Sie sechs bis acht Gläser Flüssigkeit pro Tag.
- Setzen Sie sich jeden Tag zur selben Zeit auf die Toilette (auch wenn Sie keinen Stuhldrang verspüren), vorzugsweise sofort nach dem Frühstück oder Sport.
- Treiben Sie mindestens dreimal wöchentlich 20 Minuten Sport.

Trockenpflaumen: Nicht nur ein Abführmittel

Eine Trockenpflaume ist eine getrocknete Pflaume, so wie eine Rosine eine getrocknete Traube ist. Trockenpflaumen sind für ihre Fähigkeit bekannt, Verstopfungen zu verhindern und zu lindern. Die unlöslichen Fasern der Trockenpflaumen liefern nicht nur Volumen und verkürzen die Zeit der Darmpassage der Fäkalien, sondern versorgen auch die »freundlichen« Bakterien im Dickdarm mit Nahrung. Wenn diese hilfreichen Bakterien die unlöslichen Ballaststoffe der Trockenpflaumen fermentieren, produzieren sie die kurzkettige Fettsäure Buttersäure, die als primärer Brennstoff für die Zellen des Dickdarms dient und hilft, einen gesunden Dickdarm zu erhalten. Diese hilfreichen Bakterien bilden auch zwei weitere kurzkettige Fettsäuren, Propionsäure und Essigsäure, die von den Zellen der Leber und Muskeln als Brennstoff genutzt werden.

Trockenpflaumen enthalten große Mengen an phenolischen Verbindungen (184 Milligramm pro 100 Gramm), hauptsächlich als Neochlor- und Chlorsäuren. Diese Verbindungen helfen nicht nur bei der abführenden Wirkung, sondern hemmen auch die Schädigung des LDL-Cholesterins durch freie Radikale und können als Schutz vor Herzerkrankungen und Osteoporose dienen. Der Verzehr von fünf Trockenpflaumen oder das Trinken von 100 Millilitern Pflaumensaft ist alles, was benötigt wird, um vielen Betroffenen bei Verstopfung zu helfen.

- Hören Sie auf, Abführmittel und Einläufe zu verwenden (außer um die Darmaktivität wiederherzustellen, wie unten ausgeführt).
  - Erste Woche: Nehmen Sie jeden Abend, bevor Sie zu Bett gehen, ein stimulierendes Abführmittel ein, das entweder Faulbaumrinde oder Sennesblätter enthält. Nehmen Sie nur so viel, wie für einen zuverlässigen Stuhlgang jeden Morgen unbedingt nötig ist.
  - Wöchentlich: Verringern Sie jede Woche die Dosis des Abführmittels um die Hälfte. Wenn es zu einer Verstopfung kommt, kehren Sie wieder zur Dosis der vorhergehenden Woche zurück. Wenn Sie Durchfall bekommen, reduzieren Sie die Einnahmemenge.

Wenn ein stimulierendes Abführmittel erforderlich ist, bevorzugen wir Sennesblätter. Die abführenden Bestandteile sind Verbindungen, die Sennoside genannt werden. Sennesblätter lindern die Verstopfung, indem sie die Stärke der Kontraktion der Darmmuskulatur erhöhen. Wie andere stimulierende Abführmittel auch sollten sie nur gelegentlich verwendet werden, da eine längere Verwendung von Sennesblättern zu Abhängigkeit führen kann.

Stimulierende Abführmittel wie Sennesblätter können leichte Bauchkrämpfe, Übelkeit und eine erhöhte Schleimsekretion verursachen. Mit einer chronischen Verwendung sind weniger geläufige Nebenwirkungen verbunden, die in der Regel den Verlust von Kalium und anderen Elektrolyten nach sich ziehen, unter anderem Muskelspasmen, Schwäche und Erschöpfung. Rufen Sie sofort Ihren Arzt an, wenn Sie irgendeine dieser Nebenwirkungen spüren: eine plötzliche Veränderung der Darmgewohnheiten, die über einen Zeitraum von 2 Wochen andauert, rektale Blutungen oder fehlender Stuhlgang nach Verwendung der Abführmittel.

Verwenden Sie Sennesblätter länger (mindestens 4 Monate), können aufgrund der darin enthaltenen Anthrachinone im Deckgewebe des Dickdarms gutartige schwarzbraune Pigmentierungen (Pseudomelanosis coli) auftreten. Dieser Zustand verschwindet im Allgemeinen innerhalb von 4 bis 15 Monaten nach dem Absetzen.

Sennesblätter und andere stimulierende Abführmittel können die Absorption von Medikamenten, die den Magen-Darm-Trakt passieren, verschlechtern. Wenn Sie zu diesem Zeitpunkt oral Arzneien einnehmen, sprechen Sie mit Ihrem Apotheker oder Arzt darüber, bevor Sie sich selbst mit Sennesblättern behandeln. Sennesblätter können die Wirkung von Digoxin und anderen Herzmedikamenten aufgrund des damit verbundenen Verlusts von Kalium potenzieren. Die Verwendung von Sennesblättern mit Thiaziddiuretika und Kortikosteroiden kann die Kaliumspiegel weiter sinken lassen.

Nehmen Sie Sennesblätter generell nur auf leeren Magen ein. Wenn Sie dieses oder irgendein anderes Abführmittel einnehmen, trinken Sie sechs bis acht Gläser Flüssigkeit pro Tag.

Vorsichtsmaßnahmen und Warnhinweise

Verwenden Sie Sennesblätter nicht länger als 7 Tage, es sei denn, es wird von Ihrem Arzt angeordnet.

Stimulierende Abführmittel sollten von Patienten mit Unterleibsschmerzen, Übelkeit oder Erbrechen, Darmverschluss, chronisch entzündlichen Darmerkrankungen oder Blinddarmentzündung oder von Frauen, die schwanger sind oder stillen, nicht verwendet werden.

Nehmen Sie nicht mehr als die empfohlene Menge ein. Die übermäßige Verwendung von Abführmitteln oder eine zu geringe Flüssigkeitsaufnahme können zu signifikanten Flüssigkeits- und Elektrolytungleichgewichten führen.

Schnellüberblick

- Verstopfung ist in westlichen Gesellschaften ein weitverbreitetes Problem.
- Die häufigsten Ursachen sind eine ballaststoffarme Kost, zu wenig Flüssigkeit und/oder ein sitzender Lebensstil.
- Die Behandlung beinhaltet, die Ursache anzugehen und bei Bedarf mit ergänzenden Ballaststoffen und pflanzlichen Abführmitteln nachzuhelfen.

Behandlungsübersicht

Bedenken Sie, dass eine Verstopfung ein Symptom ist und keine Erkrankung. Der erste Schritt der Behandlung besteht darin, die Ursachen festzustellen. In den meisten Fällen ist eine Verstopfung nichts Ernsthaftes, und sie spricht schnell auf Ernährungs- und Nahrungsergänzungsstrategien an.

Ernährung

Befolgen Sie die Richtlinien aus dem Kapitel »Eine gesunde Ernährung«. Versuchen Sie vor allem, jeden Tag 25–35 Gramm Ballaststoffe mit der Nahrung aufzunehmen, und trinken Sie mindestens sechs bis acht Gläser Flüssigkeit pro Tag. Haferkleie kann hilfreich sein; beginnen Sie mit 40 Gramm Kleieflocken pro Tag und steigern Sie diese Menge über mehrere Wochen auf 120 Gramm. Auch ganze Trockenpflaumen und Pflaumensaft besitzen gute abführende Wirkungen. 100–200 Milliliter Pflaumensaft oder fünf bis zehn Trockenpflaumen sind in der Regel eine wirksame Dosis.

Nahrungsergänzungsmittel

- Lösliche Ballaststoffergänzung (zum Beispiel Flohsamenschalen): 5 Gramm in mindestens 250 Milliliter Wasser, ein- oder zweimal täglich
- Probiotika (aktive Laktobazillen- und Bifido-Bakterienkulturen): mindestens 5 Milliarden bis 10 Milliarden koloniebildende Einheiten pro Tag

Pflanzliche Arzneien

Sennesblätter: Folgen Sie den Anweisungen auf dem Etikett (die Dosierungsempfehlung beruht normalerweise auf dem Gehalt an Sennosiden: 15–30 Milligramm Sennoside beim Schlafengehen). Verwenden Sie sie nur gelegentlich.

ZEREBRALE GEFÄSSINSUFFIZIENZ

Erkennbar durch das Vorhandensein eines oder mehrerer der folgenden Symptome:

- Kurzzeitiger Gedächtnisverlust
- Schwindelgefühl
- Kopfschmerzen
- Klingeln in den Ohren
- Depressionen
- Verschwommene Sicht
- Reduzierte Hirndurchblutung laut einer Ultraschalluntersuchung

Eine zerebrale Gefäßinsuffizienz (ZGI) – eine verminderte Blutversorgung des Gehirns – ist unter den Älteren in den entwickelten Ländern aufgrund der starken Verbreitung von Atherosklerose (Verhärtung der Arterien) extrem häufig. Die betroffene Arterie ist in den meisten Fällen die Halsschlagader (Arteria carotis). Die beiden Halsschlagadern – auf jeder Seite des Halses eine, die jeweils parallel zur Drosselvene verläuft – sind die beiden Hauptarterien, die das Gehirn mit Blut versorgen.

Typischerweise entwickelt sich das Problem an der Karotisgabel, wo sich die Halsschlagader aufteilt in die innere Halsschlagader, die Blut ins Gehirn transportiert, und die äußere Halsschlagader, die das Gesicht und die Kopfhaut versorgt. Diese Gabelung gleicht einem Strom, der sich in zwei Zweige aufteilt. An der Gabelung sammeln sich Schutt und Sedimente an, genauso wie an der Stelle, wo sich der Fluss teilt. Signifikante Symptome beginnen in den meisten Fällen erst dann aufzutreten, wenn die Blockade der Arterie 90 Prozent erreicht hat. Diese Situation ähnelt dem, was bei Angina Pectoris geschieht (siehe das gleichnamige Kapitel).

Die Symptome einer zerebralen Gefäßinsuffizienz werden durch den verminderten Blutfluss zum Gehirn und die verringerte Sauerstoffversorgung des Gehirns verursacht. Die Unterbrechung der Blut- und Sauerstoffversorgung führt zu einem Schlaganfall. Nach offizieller Definition ist ein Schlaganfall der Verlust der Nervenfunktionen für mindestens 24 Stunden aufgrund von Sauerstoffmangel. Einige Schlaganfälle sind sehr leicht, andere können zu einer Lähmung, zu Koma oder zur Unfähigkeit zu sprechen führen, je nachdem, welcher Bereich des Gehirns betroffen ist. Kleinere »Minischläge« oder transitorische ischämische Attacken (TIAs) können zum Verlust der Nervenfunktion für eine oder mehrere Stunden führen, jedoch für weniger als 24 Stunden. TIAs können vorübergehende Symptome einer zerebralen Gefäßinsuffizienz herbeiführen, beispielsweise Schwindelgefühl, Klingeln in den Ohren, verschwommene Sicht oder Verwirrtheit. Wiederholte transitorische ischämische Attacken sind eine ernste Angelegenheit, da sie mit der Zeit zu substanziellen, zunehmenden Schädigungen der Hirnfunktionen führen können. Was sie so tückisch macht, ist das Fehlen eines plötzlichen Ereignisses, wodurch das Problem unentdeckt bleiben kann, bis es zu spät ist.

Diagnostische Erwägungen

Jeder, der Anzeichen und Symptome für eine ZGI sieht, sollte für eine sorgfältige Untersuchung sofort einen Arzt aufsuchen. Früher waren für die Untersuchung der Durchblutung des Gehirns invasive Techniken erforderlich, wie etwa eine zerebrale Angiografie. Diese Prozedur glich der eines kardiologischen (Herz-)Angiogramms (siehe das Kapitel »Angina Pectoris«) und hatte eine relativ hohe Nebenwirkungsrate: Sie verursachte bei grob geschätzt 4 Prozent der Untersuchten einen Schlaganfall. Die moderne Untersuchung der Hirndurchblutung wird vorwiegend mit einer Ultraschalltechnik durchgeführt. Diese Methode bestimmt die Durchblutungsrate und den Grad der Blockierung, indem sie Schallwellen verwendet.

Therapeutische Erwägungen

Die Erwägungen und Empfehlungen im Kapitel »Ein gesundes Herz-Kreislauf-System« sind auch hier angebracht, da das Hauptziel eine Verbesserung der Durchblutung ist, indem die Arterien gesünder gemacht werden. Besonders wichtig ist die Ernährung, da Schlaganfallpatienten, vor allem solche mit einer signifikanten Blockade der Halsschlagader, zu unvorteilhaften Ernährungsmustern neigen, wie dem Verzehr vieler gesättigter Fettsäuren sowie geringem Konsum von Früchten, Gemüsen und Omega-3-Fettsäuren. Das kann einer der Schlüsselfaktoren für einen Schlaganfall sein.[1] Wichtig ist auch, alle vorbestehenden Faktoren, wie hohe Cholesterinspiegel oder hohen Blutdruck, zu behandeln. Über die allgemeinen Empfehlungen hinausgehend werden wir zwei naturheilkundliche Arzneimittel erörtern, die sich im Fall einer zerebralen Gefäßinsuffizienz als nützlich erwiesen haben: Fischöl und ein Ginkgoextrakt.

Bevor wir diese natürlichen Ansätze besprechen, ist es wichtig, einen Blick auf das chirurgische Verfahren zu werfen, das Patienten mit einer ZGI oft empfohlen wird: die *Karotis-Endarteriektomie*. Die innere, die gemeinsame und die äußere Halsschlagader werden festgeklammert, die Ummantelung der inneren Halsschlagader wird geöffnet und die arteriosklerotische Plaque entfernt. Diese Operation ist riskant: Ungefähr 6–10 Prozent der Patienten sterben oder erleiden schwere neurologische Schäden aufgrund eines Schlaganfalls während der Operation, und etwa 7–11 Prozent der Patienten sterben während oder bald (weniger als ein Monat) nach einer Karotis-Endarteriektomie. Zu den neueren, weniger invasiven Methoden gehört die Angioplastie, bei der ein Katheder durch die Oberschenkelarterie im Bein bis in die Halsschlagader geschoben wird. Dort wird anschließend ein Ballon aufgeblasen, um die Arterie zu weiten. Oft wird dabei ein Drahtgitterstent (Röhrchen) in der Arterie platziert. Es bleibt jedoch umstritten, ob eine Angioplastie tatsächlich risikoloser ist oder bessere Ergebnisse erzielt. Bekannt ist, dass eine Karotis-Endarteriektomie oder eine Angioplastie für Patienten mit einer geringeren Blockade als 70 Prozent (durch eine Angiografie bestimmt) wertlos ist.[2–6]

Wenn Sie neben einer schweren (mehr als 70-prozentigen) Blockade der Halsschlagader Symptome für eine schwere zerebrale Gefäßinsuffizienz aufweisen, inklusive häufiger transitorischer ischämischer Attacken, oder schon einen Schlaganfall hatten, dann könnte eine Karotis-Endarteriektomie oder Angioplastie angemessen sein. Wir empfehlen jedoch, dass Sie einen qualifizierten EDTA-Chelat-Spezialisten konsultieren, bevor Sie sich für diese Verfahren entscheiden. Für eine Diskussion von EDTA und Empfehlungen lesen Sie das Kapitel »Angina Pectoris«.

Nahrungsergänzungsmittel

Die Bedeutung von Fischöl für Patienten mit zerebraler Gefäßinsuffizienz kann man gar nicht genug betonen. So wie die langkettigen Omega-3-Fettsäuren Eicosapentaensäure (EPA) und Docosahexaensäure (DHA) vor Herzerkrankungen schützen, schützen sie auch vor Schlaganfällen. In der arteriosklerotischen Plaque der Karotisarterie von Patienten mit signifikanter Halsschlagaderblockade finden sich niedrige EPA- und DHA-Spiegel. Die Supplementierung mit EPA und DHA ist mit einer Verringerung der Entzündung innerhalb der arteriosklerotischen Plaque verbunden. Sie senkt dadurch die Wahrscheinlichkeit, dass sich die Plaque löst und zu Blutklumpen führt, die einen Schlaganfall auslösen können.[7, 8] Die empfohlene Dosierung für die Prävention beträgt 1000 Milligramm EPA und DHA.

Pflanzliche Arzneien

Der Extrakt von *Ginkgo biloba* (GBE) war bereits Bestandteil von mehr als vierzig Doppelblindstudien zur Behandlung der zerebralen Gefäßinsuffizienz. In gut angelegten Studien hat GBE zu statistisch signifikanten Verbesserungen der Hauptsymptome der ZGI geführt, ebenso bei beeinträchtigter geistiger Leistungsfähigkeit. Diese Symptome umfassen kurzzeitigen Gedächtnisverlust, Schwindelgefühl, Kopfschmerzen, Klingeln in den Ohren, mangelnde Wachheit und Depressionen. Wie diese Ergebnisse nahelegen, könnte eine Gefäßinsuffizienz und nicht ein wirklich degenerativer Prozess die Hauptursache der sogenannten altersbedingten zerebralen Störungen sein.[9]

Es gibt einige Bedenken, dass ein GBE das Blutungsrisiko erhöht, wenn er zusammen mit Warfarin, Aspirin und Thrombozytenaggregationshemmern eingenommen wird. Eine Studie, die die gleichzeitige Verwendung von GBE und Warfarin untersuchte, zeigte jedoch keine Veränderung der International Normalized Ratio (INR). Dies ist ein Bluttest für die Überwachung potenzieller Blutungsrisiken bei Patienten, die als Reaktion auf eine medikamentöse Gerinnungshemmung stattfinden.[10] Die Ergebnisse kontrollierter Studien zeigen durchweg, dass Ginkgo weder die Blutungszeit oder die Plättchenaggregation signifikant beeinflusst noch der Sicherheit von Aspirin oder Warfarin entgegenwirkt.[11]

Schnellüberblick

- Die Symptome einer zerebralen Gefäßinsuffizienz stehen mit einer verminderten Durchblutung und Sauerstoffversorgung des Gehirns in Verbindung.
- Jeder, der die Anzeichen und Symptome einer zerebralen Gefäßinsuffizienz bemerkt, sollte sofort einen Arzt konsultieren.
- Die moderne Untersuchung der Durchblutung des Gehirns erfolgt mit Ultraschalltechnik.
- Karotis-Endarteriektomie und Angioplastie sind hoch umstrittene Methoden, da ungefähr 6–10 Prozent entweder sterben oder ernsthafte neurologische Schäden als Resultat eines Schlaganfalls während der Prozedur erleiden.
- Fischöl ist besonders hilfreich, da es die mit einem Schlaganfall einhergehende Entzündung verringert.
- In gut gestalteten Studien hat der Extrakt von *Ginkgo biloba* zu einer statistisch signifikanten Abnahme der Hauptsymptome einer zerebralen Gefäßinsuffizienz und der beeinträchtigten geistigen Leistungsfähigkeit geführt.

Behandlungsübersicht

In den meisten Fällen ist die zerebrale Gefäßinsuffizienz eine Folge von Atherosklerose. Eine angemessene Behandlung beinhaltet, den Empfehlungen aus dem Kapitel »Ein gesundes Herz-Kreislauf-System« zu folgen. Es könnte auch angebracht sein, die Kapitel »Hohe Cholesterin- und/oder Triglyceridwerte« und »Bluthochdruck« zurate zu ziehen. Das wichtigste therapeutische Ziel bei der Behandlung einer ZGI ist es, die Blut- und Sauerstoffversorgung des Gehirns zu steigern. Der Extrakt von *Ginkgo biloba* bringt diesbezüglich nachweislich gute Ergebnisse. Die empfohlene Dosierung des Extrakts (24 Prozent *Ginkgo*-Flavonglycoside) beträgt 240–320 Milligramm pro Tag.

ZERVIKALE INTRAEPITHELIALE NEOPLASIE

Ein Abstrich des Gebärmutterhalses zeigt anormale (aber nicht krebsartige) Zellen.

Der Gebärmutterhals ist ein kleines, zylindrisches Organ, das den unteren Teil und den Hals der Gebärmutter umfasst. Der Gebärmutterhals enthält einen zentralen Kanal (den Zervixkanal), den Sperma, Menstruationsblut und das Kind bei der Geburt passieren. Sowohl der Kanal als auch die äußere Oberfläche des Gebärmutterhalses sind von zwei Zelltypen ausgekleidet: schleimbildenden (Zylinderepithel) und schützenden Zellen (Plattenepithel).

Der Begriff Neoplasie bezieht sich auf anormale Zellen, die noch keine Krebszellen sind, aber das Potenzial haben, solche zu werden. Die Zervikale intraepitheliale Neoplasie (CIN) ist also eine Präkanzerose des Gebärmutterhalses. Sie wird durch einen Abstrich diagnostiziert – eine Zellprobe von der Oberfläche des Gebärmutterhalses. Noch bevor ein Krebs entsteht, tauchen in den Zellen der Oberfläche des Gebärmutterhalses anormale Veränderungen auf. Gebärmutterhalskrebs ist eine der häufigsten Krebsformen bei Frauen. Glücklicherweise ist er eine der wenigen Krebsformen mit klar definierten präkanzerösen Stufen. Wenn er also früh entdeckt wird, kann er ziemlich erfolgreich behandelt werden. Ein Abstrich wird stets bei der jährlichen Vorsorgeuntersuchung gemacht.

Den Pap-Test verstehen

Der Pap-Test (Abstrich) untersucht die Zellen, die den Gebärmutterhals bedecken. Die meisten Labore in den Vereinigten Staaten verwenden die standardisierten Begriffe des Bethesda-Systems, um die Ergebnisse des Abstrichs mitzuteilen. Im Bethesda-System werden die Anomalien des Plattenepithels – der dünnen, flachen Zellen, die die Oberfläche des Gebärmutterhalses bilden – und des Zylinderepithels – der schleimbildenden Zellen im Zervixkanal oder im Deckgewebe des Uterus – gesondert beurteilt. Anomalien im Zylinderepithel sind wesentlich seltener als Anomalien im Plattenepithel. Die Proben mit Zellanomalien werden in die folgenden Kategorien unterteilt, von den harmlosesten bis zu den ernsthaftesten:

Anomalien des Plattenepithels

- **ASC** (atypische Plattenepithelzellen). Das ist der häufigste Anomaliebefund des Pap-Tests. Das Bethesda-System unterteilt diese Kategorie in zwei Gruppen:
  - **ASC-US** (atypische Plattenepithelzellen mit unbestimmter Signifikanz);
  - **ASC-H** (atypische Plattenepithelzellen, bei denen eine hochgradige intraepitheliale Läsion des Plattenepithels nicht ausgeschlossen werden kann). Die Zellen scheinen nicht normal zu sein, doch die Ärzte sind unsicher, was diese Zellveränderungen bedeuten. ASC-H-Läsionen können im Vergleich zu ASC-US-Läsionen ein höheres Risiko bergen, präkanzerös zu sein.
- **LSIL** (*low-grade squamous intraepithelial lesion* = geringgradige Plattenepithelläsion innerhalb des Epithels). *Geringgradig* bedeutet, dass es Anfänge von Veränderungen in der Größe und Form der Zellen gibt. *Innerhalb des Epithels* bezieht sich auf die Lage der Zellen, die die Oberfläche des Gebärmutterhalses bilden. LSILs werden als leichte Anomalien betrachtet, die durch eine Infektion aufgrund humaner Papillomviren (HPV) verursacht werden. LISLs werden gelegentlich als leichte Dysplasie bewertet. Sie können auch als Zervikale Intraepitheliale Neoplasie (CIN 1, leichte Dysplasie) eingestuft werden. *Neoplasie* bedeutet ein anormales Zellenwachstum, und die Zahl beschreibt die Höhe des Epithels, die anormale Zellen enthält – in diesem Fall nur die oberste Schicht.

- **HSIL** (*high-grade squamous intraepithelial lesion* = hochgradige Plattenepithelläsion innerhalb des Epithels). *Hochgradig* bedeutet, dass es mehr sichtbare Veränderungen in der Größe und Form der anormalen (präkanzerösen) Zellen gibt und dass sich das Aussehen von dem normaler Zellen stark unterscheidet. HSILs sind stärkere Anomalien mit einer höheren Wahrscheinlichkeit, zu Krebszellen zu werden. HSILs enthalten Läsionen mit moderaten bis starken Dysplasien oder mit Carcinoma in situ. (Bei einem Carcinoma in situ befinden sich die Zellanomalien nur auf der Oberfläche des Gebärmutterhalses. Auch wenn sie noch kein Krebs sind, können die anormalen Zellen zu einem Krebs werden und sich in das umliegende gesunde Gewebe ausbreiten.) HSIL-Läsionen werden manchmal als CIN 2, CIN 3 oder CIN 2/3 bezeichnet, was angibt, dass die anormalen Zellen den größten Teil der auskleidenden Gewebeschicht des Gebärmutterhalses einnehmen.
- **Plattenepithelkarzinom.** Gebärmutterhalskrebs entsteht, wenn die anormalen Zellen des Plattenepithelkarzinoms tiefer in den Gebärmutterhals oder in andere Gewebe oder Organe vordringen. In einer gut durch Vorsorgeuntersuchungen erfassten Bevölkerung wie der in den Vereinigten Staaten wird bei einem Pap-Test sehr selten ein Krebs gefunden.

Anomalien des Zylinderepithels

- AGC (atypical glandular cells = atypische Zellen des Zylinderepithels). Die Zylinderepithelzellen scheinen nicht normal zu sein, doch die Ärzte sind unsicher, was die Zellveränderungen bedeuten.
- AIS (endozervikales Adenocarcinoma in situ). Im Zylinderepithel werden präkanzeröse Zellen gefunden.

Ursachen

Da eine Dysplasie im Gebärmutterhals eine präkanzeröse Läsion ist, entspricht das Risiko einer Dysplasie im Gebärmutterhals dem eines Gebärmutterhalskrebses. Diese Risikofaktoren umfassen das humane Papillomvirus (HPV), früher Geschlechtsverkehr, eine Vielzahl von Sexualpartnern, niedriges Einkommen, Rauchen, Verwendung oraler Verhütungsmittel und viele Ernährungsfaktoren.[1]

Von diesen Einflussgrößen ist die signifikanteste das HPV, da es in fast alle (99,8 Prozent) der 320 000 Fälle von Gebärmutterhalskrebs verwickelt ist, die jährlich weltweit bei Frauen auftreten. Zudem wird das HPV bei ungefähr 50–80 Prozent der Vagina-, 50 Prozent der Vulva- und bei fast allen Penis- und Analkarzinomen gefunden.

Das HPV, das beim Geschlechtsverkehr leicht übertragbar ist, kann Genitalwarzen verursachen. Die Zeit von der Ansteckung bis zum Erscheinen einer Genitalwarze oder eines anormalen Pap-Testergebnisses kann von einigen Wochen bis zu Jahrzehnten reichen. Die Anzahl der ärztlichen Untersuchungen auf eine HPV-Erkrankung hat in den vergangenen 30 Jahren um über 500 Prozent zugenommen. HPV-Infektionen werden oft als Epidemie betrachtet. Bei mindestens 60 Prozent der jungen Frauen können HP-Viren im Gebärmutterhals nach-

Begrifflichkeit zur Beschreibung der Ergebnisse eines Pap-Tests und einer Biopsie

Bethesda-System	Dysplasie	CIN
Negativ	Gutartig	Gutartig
ASC-US	Gutartig mit Entzündung	Gutartig mit Entzündung
Geringgradige SIL	Leichte Dysplasie	CIN 1
Hochgradige SIL	Moderate Dysplasie	CIN 2
Hochgradige SIL	Schwere Dysplasie	CIN 3
Hochgradige SIL	Carcinoma in situ	CIN 3
Karzinom	Karzinom	Invasiver Krebs

CIN = Cervikale Intraepitheliale Neoplasie; SIL = Plattenepithelläsion; Karzinom = Plattenepithelkarzinom

gewiesen werden; von ihnen entwickeln jedoch weniger als 10 Prozent irgendein Anzeichen für eine Infektion oder eine Veränderung im Gebärmutterhals. Wie dies nahelegt, ist das Immunsystem offenbar in der Lage, sich gegen die Entwicklung einer klinischen Infektion, einer Dysplasie oder Krebs im Gebärmutterhals zu verteidigen.

Ein komplexes Zusammenspiel von Verteidigungsmechanismen (inklusive der Immunität), Virenbelastung, Virentyp und Anfälligkeit der Frau bestimmen den natürlichen Verlauf der Erkrankung. Nach einer Infektion mit dem HPV kann eines der folgenden drei Dinge passieren. Erstens:Die Infektion bleibt dauerhaft latent (still) oder ruft nur temporäre Zellveränderungen im Gebärmutterhals hervor. Zweitens: Die Frauen entwickeln durch das HPV eine geringgradige Dysplasie im Gebärmutterhals oder Zellveränderungen. Drittens: Die Frauen entwickeln ernsthaftere, hochgradige Plattenepithelläsionen (HSIL). Die anderen oben genannten Risikofaktoren bestimmen weitgehend, welche dieser Möglichkeiten eintreten wird. Rauchen ist zum Beispiel ein signifikanter Risikofaktor für Gebärmutterhalskrebs und Dysplasien im Gebärmutterhals: Bei Raucherinnen treten sie ungefähr dreimal häufiger auf als bei Nichtraucherinnen. Eine Studie zeigte bei Frauen im Alter zwischen 20 und 29 sogar eine Zunahme um das 17-Fache.[2–6] Mögliche Erklärungen für diesen Zusammenhang sind:

- Rauchen belastet das Immunsystem, was einem sexuell übertragenen Urheber erlaubt, die Entwicklung anormaler Zellen auszulösen.
- Rauchen verursacht einen Vitamin-C-Mangel, sodass die Vitamin-C-Spiegel bei Rauchern signifikant niedriger sind.
- Die Gebärmutterhalszellen sind besonders empfindlich für die schädlichen freien Radikale aus dem Zigarettenrauch.
- Es könnte eine noch unbekannte Verbindung zwischen Rauchen und Sexualverhalten geben.

Therapeutische Erwägungen

Um festzulegen, welche Behandlung nötig ist, ist immer ein zweiter Pap-Test erforderlich. Viele Fälle leichter Dysplasien im Gebärmutterhals (LSIL) gehen von alleine weg. Die mittlere Dauer, bis sich aus einer Gebärmutterhalsdysplasie ein Carcinoma in situ gebildet hat, beträgt bei einer LSIL 86 Monate und bei einer HSIL 12 Monate. Bei einer LSIL ist genügend Zeit vorhanden, die natürlichen Herangehensweisen – mit einem zweiten Pap-Test und 3 Monate später einer Kolposkopie – zu versuchen, die in diesem Kapitel behandelt werden. Eine Kolposkopie ist ein Verfahren, bei dem ein Kolposkop – ein Instrument sehr ähnlich einem Mikroskop – benutzt wird, um die Vagina und den Gebärmutterhals zu untersuchen. Während einer Kolposkopie führt der Arzt ein Spekulum ein, um die Vagina zu weiten, und trägt im Gebärmutterhals möglicherweise eine verdünnte Essiglösung auf. Durch diese Lösung werden die anormalen Bereiche weiß. Der Arzt benutzt dann das Kolposkop (das außerhalb des Körpers bleibt) zur Betrachtung des Gebärmutterhalses. Wenn bei einer Kolposkopie anormales Gewebe gefunden wird, führt der Arzt vielleicht eine Kürettage durch – eine Art Biopsie, bei der die Schleimhautzellen aus dem Inneren des Zervixkanals mit einem kleinen löffelförmigen Instrument, der sogenannten Kürette, ausgeschabt werden.

Wenn die Untersuchung ein Carcinoma in situ oder eine HSIL zeigt, ist eine konventionelle medizinische Behandlung zu empfehlen. Zu den gegenwärtigen Behandlungsoptionen gehören die folgenden:

- Bei einer Konisation wird mit einer dünnen Drahtschlinge, an der elektrische Spannung anliegt, mit einem Messer oder mit einem Laser Gewebe entnommen.
- Bei einer Kryotherapie wird das anormale Gewebe durch Gefrieren zerstört.
- Bei einer Lasertherapie werden die anormalen Zellen mit Licht zerstört oder entfernt.

Sollten diese Methoden nicht erforderlich oder von der Patientin erwünscht sein, die eine HSIL hat, kann man einen natürlichen Ansatz verfolgen, auf den dann, wie oben erwähnt, ein zweiter Pap-Test und nach 3 Monaten eine Kolposkopie erfolgen. Die Patientin, die eine CIN 3 hat, sollte jedoch unbedingt mit einer der konventionellen, oben angeführten Methoden behandelt werden, wenn nach 3 Monaten keine Regression erkennbar ist.

Ernährung

Zahlreiche Ernährungsfaktoren wurden schon als Kofaktoren mit Dysplasien des Gebärmutterhalses in Zusammenhang gebracht. Ein großer Teil (67 Prozent) der Patientinnen mit Gebärmutterhalskrebs haben mindestens einen Nährstoffmangel (besonders an Betacarotin und Vitamin A, Folsäure, Vitamin B_6 und Vitamin C), während 38 Prozent mehr als ein Defizit zeigen.[7] Zudem haben viele Patientinnen einen grenzwertigen Ernährungsstatus – am unteren Ende des Normalbereichs.[8]

Auch ganz allgemeine Ernährungsfaktoren sind wichtig. Eine hohe Fettaufnahme wird mit einem erhöhten Risiko für Gebärmutterhalskrebs verbunden, während eine Kost, die reich an Früchten und Gemüsen ist, einen signifikanten Schutz vor der Entstehung von Krebs bieten soll, vermutlich aufgrund der damit verbundenen hohen Aufnahme von Ballaststoffen, Betacarotin und Vitamin C.[5] Eine zunehmende Konzentration von Lycopin im Blutserum und ein erhöhter Verzehr von dunkelgrünen und tiefgelben Gemüsen und Früchten senkt das Risiko für eine Dysplasie und Krebs im Gebärmutterhals.[9] Bei Frauen, die die höchste Zufuhr von Ballaststoffen, Vitamin C, Vitamin E, Vitamin A, Alphacarotin, Betacarotin, Lutein und Folsäure vorzuweisen hatten, wurde eine signifikante Senkung (um rund 40–60 Prozent) des Risikos für Gebärmutterhalskrebs beobachtet.[10]

Nahrungsergänzungsmittel

Im Folgenden werden einige besonders wichtige Supplementierungen behandelt, doch eine Kombination der Produkte könnte am besten helfen. Eine Studie zeigte, dass Multivitamin-Mineralstoffpräparate, die Vitamine A und E sowie Calcium signifikant mit einem niedrigeren Risiko für Gebärmutterhalskrebs und einer geringeren HPV-Belastung verbunden sind.[11]

Vitamin A und Betacarotin

Es gibt einen starken reziproken Zusammenhang zwischen einer Kost mit Betacarotin und dem Risiko für eine Dysplasie oder Krebs im Gebärmutterhals.[8, 12–16] Leider sind die Reaktionen auf eine Intervention mit ergänzenden Betacarotin widersprüchlich. In einer randomisierten, placebokontrollierten Doppelblindstudie mit über hundert Frauen, die entweder 30 Milligramm Betacarotin pro Tag oder ein Placebo zu sich nahmen, schien das Betacarotin die Regression eines Carcinoma in situ nicht zu fördern, vor allem nicht bei HPV-positiven Teilnehmerinnen.[17] Obwohl in einer Studie beim Vergleich von 30 Milligramm Betacarotin mit einem Placebo höhere Regressionsraten bei leichten bis schweren Dysplasien gefunden wurden[18], gelang ein solcher Nachweis eines großen oder irgendeines Vorteils bei den meisten anderen Studien nicht:

- Keine Unterschiede bei der Regression von leichten Dysplasien nach 12 Monaten mit 30 Milligramm Betacarotin pro Tag im Vergleich zum Placebo[19]
- Keine Regression der Dysplasien im Gebärmutterhals mit 10 Milligramm Betacarotin pro Tag im Vergleich zum Placebo[20]
- Leicht erhöhte Progression von leichten Dysplasien mit 30 Milligramm Betacarotin pro Tag im Vergleich zu keiner Behandlung[21]

Eine der Unzulänglichkeiten dieser Studien könnte die Verwendung von isoliertem, synthetischem Betacarotin sein. Naturheilkundliche Ärzte bevorzugen gemischte natürliche Carotinoide.

Wie mehrere Studien nachgewiesen haben, erzielt eine lokale Vitamin-A-Therapie recht beeindruckende Ergebnisse. In einer Untersuchung erhielten 301 Frauen entweder vier aufeinanderfolgende 2-Stunden-Anwendungen (unter Verwendung eines Kollagenschwamms in einer Portiokappe) mit Vitamin A oder mit einem Placebo, gefolgt von zwei weiteren Anwendungen nach 3 und 6 Monaten. Vitamin A (Retinsäure) steigerte die Rate völliger Regression einer moderaten Dysplasie von 27 Prozent in der Placebogruppe auf 43 Prozent in der behandelten Gruppe. Bei Frauen mit schwerer Dysplasie gab es allerdings keine Verbesserung.[22] In einer weiteren Studie wurde zwanzig Frauen mithilfe einer Portiokappe Vitamin A verabreicht. Bei zehn der zwanzig Frauen verschwand die Dysplasie im Gebärmutterhals völlig. Von den zehn Patientinnen, bei denen sie vollständig verschwunden war, hatten fünf eine leichte und fünf eine moderate Dysplasie.[23] Für eine

Bewertung von schwerer Dysplasie nahmen zu wenige Patientinnen teil.

Vitamin C

Patientinnen mit Dysplasien im Gebärmutterhals nehmen signifikant weniger Vitamin C auf und haben niedrigere Plasmaspiegel. Es wurde dokumentiert, dass eine ungenügende Aufnahme von Vitamin C ein unabhängiger Risikofaktor für die Entwicklung von Dysplasien und eines Carcinoma in situ im Gebärmutterhals ist.[24, 25] Bekanntermaßen bewirkt Vitamin C Folgendes:

- Es fungiert als Antioxidans.
- Es stärkt und erhält die Integrität der normalen Epithelzellen.
- Es verbessert die Wundheilung.
- Es stärkt die Immunfunktion.

Selen

Der Selengehalt in der Ernährung und im Blut soll bei Patientinnen mit Dysplasien im Gebärmutterhals signifikant niedriger sein. In einer Studie wurden sowohl bei Patientinnen mit einer HSIL als auch bei Patientinnen mit Gebärmutterhalskrebs im Vergleich zu einer Kontrollgruppe signifikant niedrigere Selen- und Zinkspiegel festgestellt. Auch die Aktivität des antioxidativen Enzyms Glutathionperoxidase, das Selen enthält, war bei Patientinnen mit einer HSIL oder Krebs signifikant niedriger, und die gesamte antioxidative Fähigkeit nahm von der Kontrollgruppe über die CIN-Gruppe bis zur Krebsgruppe ab. Eine erhöhte Aktivität der Glutathionperoxidase aufgrund einer gesteigerten Selenaufnahme soll der Faktor sein, der für die antikarzinogene Wirkung des Selens verantwortlich ist, auch wenn andere Einflüsse von ähnlicher Bedeutung sein mögen.[26]

Folsäure

Niedrige Folsäurespiegel sind bei vielen Fällen von Dysplasien im Gebärmutterhals involviert, obwohl sich das nun ändern könnte, da viele Lebensmittel heute mit Folsäure angereichert werden. Wenn den Zellen Folsäure fehlt, weisen sie anormale Formen und Größen auf. Ein Folsäuremangel in roten Blutkörperchen bewirkt zum Beispiel, dass sie makrozytisch oder größer als normal werden. Interessanterweise wird die anormale Zellstruktur aufgrund eines Folsäuremangels im Gebärmutterhals sichtbar, ehe sie sich bei den roten Blutkörperchen zeigt.[27, 28] Vor der Anreicherung der Lebensmittel mit Folsäure war dies die häufigste Form des Vitaminmangels in der Welt und vor allem bei Frauen verbreitet, die schwanger waren oder orale Verhütungsmittel einnahmen.[28, 29] Es ist wahrscheinlich, dass viele anormale Pap-Tests früherer Zeiten eher diesen Folsäuremangel widerspiegelten als echte Dysplasien.[28, 30, 31]

Trotz der Anreicherung von Lebensmitteln spielt die Folsäure bei vielen Fällen von Dysplasien im Gebärmutterhals noch immer eine Rolle. Diese Beobachtung gilt vor allem für Patientinnen, die orale Verhütungsmittel einnehmen. Wie man vermutet, lösen die Hormone eine lokale Störung des Folsäurestoffwechsels aus, sodass die Spiegel im Gewebe der Endorgane – wie dem Gebärmutterhals – unzureichend sein können, auch wenn die Serumspiegel erhöht sind.[30, 31] Dies stimmt mit der Beobachtung überein, dass der Gewebezustand (wie er durch die Folsäure in den Erythrozyten gemessen wird) normalerweise zurückgegangen ist, vor allem bei denjenigen mit Dysplasien im Gebärmutterhals, während die Serumspiegel normal oder sogar erhöht sein können.[32] In kontrollierten klinischen Studien mit Frauen mit Dysplasien im Gebärmutterhals, die orale Verhütungsmittel einnahmen, führte eine sehr hohe Dosis Folsäure (10 Milligramm pro Tag) zu einer Verbesserung oder Normalisierung der Pap-Tests.[30, 33, 34] Die Regressionsraten bei Patientinnen mit unbehandelten Dysplasien im Gebärmutterhals liegen normalerweise bei 1,3 Prozent im Falle von leichten Dysplasien und bei 0 Prozent im Falle moderater Dysplasien. Wurden die Patientinnen mit Folsäure behandelt, lag den Beobachtungen einer Studie zufolge die Rate der Regression zum Normalzustand, wie sie mithilfe einer Kolposkopie-/Biopsieuntersuchung bestimmt wurde, bei 20 Prozent,[34] in einer anderen bei 63,7 Prozent[33] und bei einer dritten bei 100 Prozent.[30] Ferner liegt die Progressionsrate der Dysplasien im Gebärmutterhals bei unbehandelten Patientinnen nach 4 Monaten normalerweise bei 16 Prozent, einem Wert, der in einer Studie mit der Placebogruppe übereinstimmte, während die Gruppe mit der Folsäuresupplementierung eine Progressionsrate von 0 Prozent hatte.[31] Diese Werte wurden trotz der Tatsache erreicht, dass die Frauen weiterhin orale Verhütungsmittel einnahmen.

Ein niedrigerer Folsäurestatus verstärkt nachweislich die Wirkungen anderer Risikofaktoren für Dysplasien im Gebärmutterhals. Wenig Folsäure in den roten Blutkörperchen scheint zum Beispiel ein Hauptrisikofaktor für eine HPV-Infektion im Gebärmutterhals zu sein.[33–35] Vor allem höhere zirkulierende Konzentrationen von Folsäure werden immer wieder unabhängig voneinander mit einer niedrigeren Wahrscheinlichkeit in Verbindung gebracht, positiv auf die Hochrisikotypen der humanen Papillomviren (HR-HPVs) getestet zu werden und eine hartnäckige HR-HPV-Infektion und damit ein höheres Risiko für eine HSIL zu bekommen.

Eine Supplementierung mit Folsäure sollte immer von Gaben mit Vitamin B_{12} begleitet werden, um die Möglichkeit auszuschließen, dass Ersteres einen bestehenden Vitamin-B_{12}-Mangel verschleiert. Zudem hatten Frauen mit höheren Folsäurekonzentrationen im Plasma, die auch ausreichend Vitamin B_{12} im Plasma aufwiesen, ein um 70 Prozent niedrigeres Risiko, auf Dysplasien im Gebärmutterhals diagnostiziert zu werden.[36]

Indol-3-Carbinol/3,3'-Diindolylmethan

Indol-3-Carbinol (I3C) ist eine Phytochemikalie, die in den Gemüsesorten der Kohlfamilie vorkommt. Im Magen wird es in verschiedene Verbindungen umgewandelt, darunter auch 3,3'-Diindolylmethan (DIM). I3C und DIM sind Antioxidantien und potente Stimulatoren natürlicher Entgiftungsenzyme in der Leber. Studien wiesen nach, das ein erhöhter Verzehr von Kohlgemüsen oder die Einnahme von I3C oder DIM als Nahrungsergänzungsmittel die Umwandlung des Östrogens von seiner krebserregenden Form zu ungiftigen Abbauprodukten signifikant erhöht.[37, 38] Der Körper baut Östrogen auf mehreren Wegen ab. Es kann in eine Substanz mit dem Namen 16α-Hydroxyestron konvertiert werden, eine Verbindung, die östrogenabhängigen Krebs fördert. Ein weiterer Abbauweg produziert 2-Hydroxyestron, das die Krebszellen nicht stimuliert. Frauen mit einer HSIL haben einen veränderten Östrogenstoffwechsel mit einem erhöhten Spiegel an 16α-Hydroxyestron und weniger 2-Hydroxyestronmetaboliten als normal.[39]

Angesichts der Fähigkeit von I3C oder DIM, den Östrogenstoffwechsel zu verbessern und möglicherweise eine Anti-HPV-Aktivität zu entfalten, scheinen diese Wirkstoffe hervorragende Kandidaten für die Behandlung von Dysplasien im Gebärmutterhals zu sein.[37, 38] Erste Untersuchungen waren sehr ermutigend. In einer placebokontrollierten Doppelblindstudie mit dreißig Frauen mit HSIL (mit Biopsie nachgewiesene CIN 2 oder 3) bekamen die Frauen 12 Wochen lang entweder 200 oder 400 Milligramm I3C oder ein Placebo.[39] Bei vier der acht Patientinnen der Gruppe, die 200 Milligramm I3C pro Tag bekamen, und vier der neun Patientinnen der 400-Milligramm-Gruppe kam es zu einer völligen Regression ihrer schweren Dysplasien. In der Kontrollgruppe gab es zum Vergleich keine einzige Regression. Der HPV wurde bei sieben der zehn Patientinnen der Placebogruppe gefunden, bei sieben von acht in der 200-Milligramm-Gruppe und bei acht von neun in der 400-Milligramm-Gruppe.

In einer anderen Studie mit 64 Patientinnen mit HSIL (mit Biopsie nachgewiesene CIN 2 oder 3), die bereits einen Termin für eine Konisation hatten, wurde DIM verwendet. Die Patientinnen erhielten nach dem Zufallsprinzip 12 Wochen lang entweder eine tägliche Dosis DIM (etwa 2 Milligramm pro Kilogramm Körpergewicht) oder ein Placebo. Obwohl es alles in allem in den Ergebnissen keine statistisch signifikanten Unterschiede zwischen DIM und Placebo gab, zeigten die Ergebnisse mit DIM bei 49 Prozent einen verbesserten Pap-Test, mit entweder weniger ernsten Anomalien oder einem normalen Ergebnis. Auch eine Kolposkopie erbrachte bei 56 Prozent der Teilnehmerinnen in der DIM-Gruppe ein verbessertes Ergebnis.[40]

Pflanzliche Arzneimittel

Sowohl in Labor- als auch in klinischen Studien erwiesen sich die Bestandteile von grünem Tee *(Camellia sinensis)*, vor allem Polyphenol E und Epigallocatechingallat (EGCG), bei Gebärmutterhalszellen, die mit dem HPV infiziert waren, sowie bei Läsionen als wirksam. Grüner Tee scheint bei Gebärmutterhalszellen, die mit dem HPV infiziert sind, die Apoptose auszulösen, Zellzyklen aufzuhalten, die Genexpression zu modifizieren und die Bildung von Tumoren zu unterdrücken.[41]

Eine klinische Studie bestätigte diese Befunde bei Patientinnen, die entweder eine Grünteepolyphenolsalbe lokal auftrugen oder eine Grünteepolyphenolkapsel beziehungsweise eine EGCG-Kapsel oral einnahmen. 20 von 27 Patientinnen (74 Prozent), die die lokal angewandte Grünteetherapie erhielten, zeigten eine Reaktion. Auch bei sechs von acht Patientinnen (75 Prozent), die die Grünteesalbe plus die EGCG-Kapsel bekamen, schlug die Therapie an, und sechs der zehn Patientinnen (60 Prozent), die die EGCG-Kapseln einnahmen, sprachen ebenfalls auf die Behandlung an. Insgesamt wurde bei der Therapie mit einem Extrakt von grünem Tee eine Reaktionsrate von 69 Prozent bemerkt, im Vergleich zu einer Rate von nur 10 Prozent in der unbehandelten Kontrollgruppe.[41]

Schnellüberblick

- Dysplasien im Gebärmutterhals sind anormale Zellen und stellen normalerweise eine Vorstufe zu Krebs dar.
- Starke Dysplasien (Stufe IV im Pap-Test) benötigen einen chirurgischen Eingriff in Form einer Konisation oder einer ähnlichen Methode.
- Zu den Risikofaktoren für Dysplasien im Gebärmutterhals gehören früher Geschlechtsverkehr, mehrere Sexualpartner, Viren, niedriges Einkommen, Rauchen, Einnahme oraler Verhütungsmittel und viele Ernährungsfaktoren.
- Frauen, die einen niedrigen Vitamin-C-Spiegel haben, bekommen mit 6,7-facher höherer Wahrscheinlichkeit Gebärmutterhalskrebs als Frauen mit einem ausreichenden Vitamin-C-Spiegel.
- Je mehr Lebensmittel mit Betacarotinen verzehrt werden, desto niedriger ist die Rate an Dysplasien im Gebärmutterhals.
- Viele anormale Pap-Testergebnisse sind eher auf einen Mangel an Folsäure zurückzuführen als auf tatsächliche Dysplasien.
- Eine Supplementierung mit Folsäure (täglich 10 Milligramm) führt bei Patientinnen mit Dysplasien im Gebärmutterhals zu einer Verbesserung oder Normalisierung der Pap-Tests.
- Bei Patientinnen mit Dysplasien im Gebärmutterhals sind die Selenspiegel signifikant niedriger.

Behandlungsübersicht

Eine angemessene medizinische Untersuchung und Überwachung ist erforderlich. Die Grundstrategie besteht in der Beseitigung aller bekannten Faktoren, die mit Dysplasien im Gebärmutterhals in Verbindung gebracht werden, und in der Optimierung des Ernährungszustands der Patientin, ungeachtet des aktuellen Krankheitsstadiums. Bei Patientinnen mit einer HSIL ist eine Koloskopie mit einer Ausschabung des Gebärmutterhalses zu empfehlen.

Ernährung

Folgen Sie den Richtlinien im Kapitel »Eine gesunde Ernährung«. Versuchen Sie, die empfohlenen Verzehrmengen an Obst und Gemüse zu erreichen, vor allem von Früchten, die eine grüne, gelbe oder orange Farbe haben. Essen Sie regelmäßig Gemüsesorten aus der Kohlfamilie.

Nahrungsergänzungsmittel

- Ein hochpotentes Multivitamin-Mineralstoffpräparat, wie im Kapitel »Supplementierung« beschrieben
- Einzelne entscheidende Nährstoffe:
  - ➔ Betacarotin (bevorzugt gemischte Carotine): 50 000–150 000 IE pro Tag
  - ➔ Vitamin B_6: 25–50 Milligramm pro Tag
  - ➔ Folsäure: 800–2000 Mikrogramm pro Tag
  - ➔ Vitamin B_{12} (Methylcobalamin): 1000 Mikrogramm pro Tag
  - ➔ Vitamin C: 500–1000 Milligramm pro Tag
  - ➔ Vitamin E (gemischte Tocopherole): 100–200 IE pro Tag, ein Multivitamin-Mineralstoffpräparat
  - ➔ Selen: 100–200 Mikrogramm pro Tag
  - ➔ Zink: 30–45 Milligramm pro Tag
  - ➔ Vitamin D_3: 2000–4000 IE pro Tag (idealerweise Blutwerte messen und die Dosierung entsprechend anpassen)
- Fischöl: 1000 Milligramm EPA und DHA pro Tag
- Eines oder mehrere der folgenden Mittel:
  - ➔ Traubenkernextrakt (mehr als 95 Prozent oligomere Proanthocyanidine): 100–300 Milligramm pro Tag
  - ➔ Kiefernrindenextrakt (mehr als 95 Prozent oligomere Proanthocyanidine): 100–300 Milligramm pro Tag
  - ➔ Andere flavonoidreiche Extrakte mit einem ähnlichen Flavonoidgehalt, »Supergreens« oder ein anderes pflanzliches Antioxidans, das eine Absorptionsfähigkeit von 3000 bis 6000 Einheiten freier Sauerstoffradikale oder mehr pro Tag hat
- Eines oder mehrere der folgenden Präparate:
  - ➔ I3C: 200–400 Milligramm pro Tag
  - ➔ DIM: 2,2 Milligramm pro Kilogramm Körpergewicht pro Tag

Pflanzliche Arzneien

Extrakt von grünem Tee (mehr als 90 Prozent Gesamtmenge an Polyphenolen): 150–300 Milligramm pro Tag

ZÖLIAKIE

- Krankhafte chronische Malabsorption im Darm, die durch eine Glutenintoleranz verursacht wird
- Voluminöser, blasser, schaumiger, faul riechender, schmieriger Stuhl mit hohem Fettgehalt
- Gewichtsverlust und Zeichen für einen Multivitamin- und Mineralstoffmangel
- Erhöhte Blutspiegel von Antikörpern gegen Endomysium IgG/IgA, gegen Gewebetransglutaminase und gegen Gliadin

Zöliakie, auch glutensensitive Enteropathie oder Sprue genannt, ist durch verschiedene schwere Symptome charakterisiert, von sehr leichtem Unbehagen im Verdauungstrakt bis zur ernsthaften Malabsorption (wie zum Beispiel Diarrhö, verstärkte Flatulenz, Völlegefühl und erhöhte Mengen an Fett und unverdauter Nahrung im Stuhl). Charakteristisch sind auch Anomalien in der Struktur des Dünndarms, die sich mit der Beseitigung von Gluten und – spezifischer – seines kleineren Derivats Gliadin, die vor allem in Weizen-, Gersten- und Roggenkörnern vorhanden sind, wieder zurückbilden. Die Symptome treten am häufigsten während der ersten 3 Lebensjahre auf, nachdem die Nahrung um Lebensmittel ergänzt wird, die Gluten enthalten. Ein zweiter Zeitpunkt des häufigeren Auftretens ist das frühe Erwachsenenalter. Obwohl die Zöliakie oft für eine Krankheit des Lebensanfangs gehalten wird, erfolgt die Diagnose eher im Erwachsenen- als im Kindesalter.[1]

Das Auftreten von Zöliakie hat drastisch zugenommen, und das nicht einfach dadurch, dass sie öfter entdeckt wird. Bis vor einigen Jahrzehnten galt sie als relativ selten, in den Vereinigten Staaten wurde ein Fall auf 5000 Einwohner geschätzt. Doch inzwischen vermutet man, dass ein Prozent aller Amerikaner davon betroffen ist, auch wenn die meisten Fälle nicht diagnostiziert werden.[1–3] Eine unentdeckte Zöliakie bringt ein erhöhtes Erkrankungsrisiko und eine frühere Sterblichkeit mit sich. Ausgedehnte Vorsorgeuntersuchungen könnten daher ökonomisch gerechtfertigt sein.

Früher war zur definitiven Diagnose einer Zöliakie eine Biopsie des Dünndarms erforderlich. Heute gibt es Bluttests, die spezifische Antikörper gegen Glutenbestandteile messen. Diese Tests schließen endomysiale Antikörper und Antikörper gegen Gewebetransglutaminase sowie Gliadin mit ein. Bei Patienten mit Zöliakie werden die Gliadinantikörper gegen das Gliadin in der Nahrung produziert, und die endomysialen und Gewebetransglutaminase-Antikörper sind Antikörper, die gegen das körpereigene Gewebe wirken – eine verhängnisvolle Nebenwirkung der Reaktion des Immunsystems auf Gliadin.

Ursachen

Zöliakie scheint eine starke genetische Komponente zu haben. Sie tritt häufiger bei Menschen mit den Genmarkern HLA-B8 und DRw3 auf, die ähnlich wie die genetischen Marker für die Blutgruppe an der Zelloberfläche liegen.[3, 4] HLA-B8 wird zum Beispiel bei 85–90 Prozent der Zöliakiepatienten gefunden, verglichen mit 20–25 Prozent bei nicht kranken Menschen. In traditionsreichen bäuerlichen Bevölkerungen wie in Asien gibt es eine geringe Häufigkeit von HLA-B8, während die Häufigkeit in Nord- und Mitteleuropa und im nordwestlichen Teil des indischen Subkontinents viel höher ist.[3] Der Weizenanbau ist in diesen Gebieten mit häufigem Auftreten von HLA-B8 eine relativ neue Entwicklung (1000 v. Chr.). In diesen Gebieten nimmt Zöliakie wesentlich mehr überhand als in anderen Teilen der Welt. In den Vereinigten Staaten mit ihren mannigfaltigen genetischen Herkünften liegt die Häufigkeitsrate heute bei etwa eins zu hundert. Auch die frühe Einführung von Kuhmilch soll ein wichtiger verursachender Faktor sein.[1–4] Wie die Forschungen der letzten Jahre eindeutig nahegelegt haben, sind Stillen und ein erst späterer Konsum von Kuhmilch und Zerealien die wichtigsten Präventivmaßnahmen, um das Risiko der Entwicklung von Zöliakie stark zu senken.[5–7]

Krankheits- und Sterblichkeitsrisiko

Eine bahnbrechende Studie, die zwischen 1969 und 2008 fast 30 000 Patienten umfasste, fand heraus, dass Menschen mit Glutenempfindlichkeit ein höheres Risiko für einen frühen Tod haben als normal.[8] Diejenigen mit einer voll entwickelten Zöliakie hatten im Vergleich zu einer Kontrollgruppe ein um 39 Prozent höheres Risiko für einen vorzeitigen Tod. Diejenigen mit einer Entzündung im Darm, aber ohne eine voll entwickelte Zöliakie, hatten ein um 72 Prozent erhöhtes Risiko. Und diejenigen mit einer Glutenempfindlichkeit (erhöhte Zahl an Glutenantikörpern), aber einer negativen Darmbiopsie wiesen ein um 35 Prozent erhöhtes Risiko auf.

Ein Bericht listet 55 Krankheiten auf, die mit Zöliakie und Glutenempfindlichkeit zusammenhängen, darunter Reizdarmsyndrom, chronisch-entzündliche Darmerkrankungen, Anämie, Migräne, Epilepsie, Erschöpfung, Mundfäule, Osteoporose, rheumatoide Arthritis, Lupus, Multiple Sklerose und fast alle anderen Autoimmunkrankheiten.[9] Auch Schilddrüsenanomalien, insulinabhängiger Diabetes, psychische Störungen (wie etwa Schizophrenie), Dermatitis herpetiformis Duhring und Nesselsucht wurden mit Glutenintoleranz in Verbindung gebracht.[1] Eine unheilvollere Verbindung ist das erhöhte Risiko für bösartigen Krebs, das man bei Zöliakiepatienten festgestellt hat, besonders für ein Non-Hodgkin-Lymphom.[10]

Es gibt auch Hinweise aus Populationsstudien sowie aus klinischen und experimentellen Studien darauf, dass Gluten ein Faktor ist, der in einigen Fällen zur Schizophrenie beiträgt.[11–13] Verdaute Weizenglutenteilchen haben eine Wirkung gezeigt, die derjenigen von Opiaten (morphinähnlichen Verbindungen) gleicht.[14] Die Opiataktivität soll der Faktor sein, der für die Verbindung zwischen Weizenkonsum und Schizophrenie verantwortlich ist.

Eine Glutenempfindlichkeit wurde auch schon mit gedrückter Stimmung, geschwächter Geisteskraft und Autismus in Verbindung gebracht.[15–17]

Therapeutische Erwägungen

Eine Zöliakie führt oft zur Entwicklung einer multiplen Lebensmittelallergie, einer Lactoseintoleranz und einer erhöhten Durchlässigkeit des Darms.[18] Eine Optimierung des Nährstoffstatus scheint eine signifikante Verbesserung in die Lebensqualität von Zöliakiepatienten zu bringen. Sogar etwas so Einfaches, wie ein B-Komplex-Präparat einzunehmen, bringt beträchtliche Vorteile. In einer Doppelblindstudie erhielten 65 Zöliakiepatienten mit einer strikt glutenfreien Ernährung nach dem Zufallsprinzip 6 Monate lang entweder 800 Mikrogramm Folsäure, 500 Mikrogramm Vitamin B_{12} (Cyanocobalamin)

Gluten- und Gliadin-Gehalt von ausgewählten Getreidesorten

Getreide	Gesamtprotein	Prolamin[a] (prozentualer Anteil an Proteinen)	Gliadin (mg/100 g)	Glutelin[b] (prozentualer Anteil an Proteinen)	Reaktivität mit Gliadin
Weizen	10–15	40–50	6900	30 – 40	++++–
Roggen	9–14	30–50	580	30 – 50	+++–
Hafer	8–14	10–15	100	5	++–
Mais	7–13	50–55	0	30 – 45	+–
Reis	8–10	1–5	0	85 – 90	–
Sorghum	9–13	> 60	k. A.	k. A.	k. A
Hirse	7–16	57	0	30	k. A
Buchweizen	13–15	k. A.	4	hoch	–

k. A. = keine Daten vorhanden; + bis +++ = Grad der Reaktivität; – = keine Reaktivität
[a] hauptsächlich Gliadin; [b] hauptsächlich Gluten
Daten aus P. G. Baker in: *Lancet*, 1975; ii:1307; S. U. Friis in: *Clin Chim Acta*, 1988; 178:261–270; L. J. Chartrand, P. A. Russo, A. G. Duhaime et al. in: *J Am Diet Assoc*, 1997; 97:612–618.

und 3 Milligramm Vitamin B_6 (Pyridoxin) täglich oder ein Placebo.[19] Nach einer Vitaminsupplementierung fiel der Homocysteinspiegel, eine mit Herz-Kreislauf-Erkrankungen und einigen Krebsarten verbundene Aminosäure, um durchschnittlich 34 Prozent. Dieser Rückgang führte zu einer signifikanten Steigerung des Wohlbefindens, weniger Ängsten und einer verbesserten Stimmung.

Ernährung

Sobald die Diagnose erfolgt ist, ist eine glutenfreie Ernährung angezeigt. Diese enthält keinen Weizen, Roggen, Hafer, Triticale und keine Gerste. Auch Buchweizen und Hirse werden oft ausgeschlossen; obwohl Buchweizen nicht zur Familie der Gräser gehört und Hirse näher mit Reis und Mais verwandt ist, enthalten Buchweizen und Hirse Verbindungen, die man als Prolamin kennt und die Antigenaktivitäten entfalten, die denen von Gliadin gleichen.

In Bio-Läden und Onlineshops findet man viele glutenfreie Produkte, doch es ist wichtig, die Etiketten sorgfältig zu lesen, denn bei einigen Produkten »ohne Weizen« wird Gluten – die Quelle von Gliadin – hinzugefügt, um die Qualität der Backwaren zu verbessern. Zu den Getreidesorten, die als Ersatz für Getreide mit Gluten verwendet werden können, gehören Amaranth, Quinoa und verschiedene Sorten von Reis (brauner, roter, schwarzer und wilder). Zudem legen neueste Erkenntnisse nahe, dass eine völlige Beseitigung von Verbindungen aus dem Gluten (zum Beispiel Secalin, Hordein und Avenin) für viele Patienten nicht notwendig sein könnte. Das gilt vor allem für Hafer. In einer 5-jährigen Studie, in der eine Gruppe eine gluten- und haferfreie Diät bekam und eine andere eine glutenfreie Diät, aber gleichzeitig Hafer konsumierte, waren im Hinblick auf den zottigen Aufbau des Zwölffingerdarms, auf ein Eindringen von Entzündungszellen in die Schleimhaut des Zwölffingerdarms oder auf die Antikörpertiter keine Unterschiede festzustellen.[20]

Detaillierte Studien mit Zöliakiepatienten, die Hafer aßen, erbrachten keine Anzeichen für eine Aktivierung des Immunsystems.[21–24] In einer Studie wurden zum Beispiel 116 Kinder mit frischer Zöliakiediagnose nach dem Zufallsprinzip auf zwei Gruppen aufgeteilt: Eine Gruppe bekam eine glutenfreie Standarddiät (GFD-Std) und eine GFD mit zusätzlich weizenfreien Haferprodukten (GFD-Hafer). Nach einem Jahr unterschieden sich die GFD-Hafer- und die GFD-Std-Gruppen nicht signifikant hinsichtlich ihrer Blutmarker für Zöliakie oder im Aufbau der Dünndarmschleimhaut, einschließlich der Anzahl der Lymphozyten in den Darmzellen.[21]

Auch wenn eine Ernährung mit Hafer die Krankheit nicht auslöst, ist allerdings zu beachten, dass er die Magen-Darm-Symptome verstärken kann. In einer Studie bekamen 39 Zöliakiepatienten 1 Jahr lang nach dem Zufallsprinzip entweder täglich 50 Gramm glutenfreie Produkte mit oder ohne Hafer.[24] Die Patienten, die Hafer bekamen, litten signifikant öfter an Durchfall, doch gleichzeitig zeigte sich ein Trend zu durchschnittlich schwereren Verstopfungssymptomen. Das Innengewebe des Darms war nicht gestört, doch in der Hafergruppe zeigten sich mehr Hinweise auf Entzündungen und Allergien. Wie es scheint, ist Hafer bei der glutenfreien Ernährung eine Alternative, doch Zöliakiepatienten sollten sich einer möglichen Zunahme an Darmsymptomen bewusst sein. Wenn sich die Symptome zu verschlimmern scheinen, kann auf Hafer verzichtet werden. Letzten Endes hängt es von der Empfindlichkeit eines jeden Menschen ab. Während viele Menschen mit einer Zöliakie in der Lage sind, Reis und Hafer zu essen, können manche es nicht.

Zudem sollte man die Nahrungsmittel immer wieder wechseln und auf Milch und Milchprodukte verzichten, bis sich wieder eine Darmstruktur entwickelt hat und die Verdauung normal funktioniert.

Normalerweise tritt mit der Vermeidung von Gluten innerhalb weniger Tage oder Wochen eine sichtbare Verbesserung ein, 30 Prozent der Zöliakiepatienten sprechen innerhalb von 3 Tagen darauf an, weitere 50 Prozent innerhalb eines Monats und 10 Prozent innerhalb eines weiteren Monats. Bei 10 Prozent der Patienten dauert es jedoch 24–36 Monate.[1] Wenn ein Patient nicht darauf zu reagieren scheint, ist entweder die Diagnose falsch, oder es könnte ein Hindernis für die Heilung vorhanden sein wie etwa ein Zinkmangel. (Die Symptome einer Zöliakie werden nicht auf den Glutenverzicht ansprechen, wenn ein Zinkmangel besteht.[25]) Die Bedeutung einer Multivitamin- und Mineralstoffsupplementierung kann man im Falle einer Zöliakie gar nicht genug betonen. Neben einer Behandlung aller zugrunde liegenden Mängel liefert eine Supplementierung auch die notwendigen Kofaktoren für das Wachstum und die Wiederherstellung.

Nahrungsergänzungsmittel

Pankreasenzyme

In einer Doppelblindstudie wurde die Wirkung einer Pankreasenzymtherapie in den 2 Monaten nach der Erstdiagnose einer Zöliakie untersucht.[26] Die Untersuchung versuchte den Nutzen einer Pankreasenzymtherapie zu klären, da vorhergehende Studien bei 8–30 Prozent der Zöliakiepatienten eine Pankreasinsuffizienz nachgewiesen hatten. In dieser Studie hielten die Patienten eine glutenfreie Diät ein, die Standardbehandlung bei Zöliakie, und bekamen zu jeder Mahlzeit entweder zwei Kapseln mit Pankreasenzymen (jede Kapsel enthielt 5000 IE Lipase, 2900 IE Amylase und 330 IE Protease) oder zwei Placebokapseln. Die Ergebnisse weisen darauf hin, dass eine Supplementierung mit Pankreasenzymen den Nutzen einer glutenfreien Ernährung innerhalb der ersten 30 Tage verstärkte, aber nach 60 Tagen keinen größeren Vorteil gegenüber einem Placebo zeigte. Diese Ergebnisse unterstützen die Verwendung von Pankreasenzympräparaten in den ersten 30 Tagen nach der Diagnose einer Zöliakie.

Alternativ dazu könnten Enzympräparate mit Dipeptidylpeptidase 4 (DPP IV) aus Pilzen eine bessere Wahl sein als Pankreasenzyme. Dieses Enzym zielt sowohl auf Gliadin als auch auf Casein (Milchprotein) und ist gegen den Abbau durch andere Verdauungsenzyme resistent. DPP IV soll für die Verdauung dieser Proteine ein Schlüsselenzym sein, und es ist bekannt, dass es in geringen Mengen in der Darmschleimhaut von Personen mit Zöliakie vorkommt und auch in einem umgekehrten Zusammenhang zum Grad der Schleimhautschädigung bei Zöliakiepatienten steht, ebenso wie bei denjenigen ohne die Krankheit. Mit anderen Worten: Je weniger DPP IV vorhanden ist, desto signifikanter ist die Schädigung der Darmschleimhaut. Eine Verwendung von Präparaten mit DPIV wird oft zum Schutz vor irgendwelchen versteckten Glutenquellen empfohlen.

Schnellüberblick

- Eine Zöliakie kennzeichnen verschiedene ernste Symptome, von leichtem Unwohlsein im Magen-Darm-Bereich bis zur Malabsorption (zum Beispiel Durchfall, Flatulenz, Blähungen, erhöhte Mengen von Fett und unverdauten Nahrungspartikeln im Stuhl).
- Die Krankheit wird durch die Reaktion des Immunsystems auf ein Protein verursacht, das als Gluten bekannt ist.
- Eine glutenfreie Ernährung ist heilend.
- Eine Supplementierung mit Pankreasenzymen verstärkt innerhalb der ersten 30 Tage nach der Erstdiagnose den Nutzen einer glutenfreien Ernährung.
- Präparate mit DPP IV werden oft zum Schutz vor irgendwelchen versteckten Glutenquellen empfohlen.

Behandlungsübersicht

Der therapeutische Ansatz ist ziemlich einfach: Eliminieren Sie alle Glutenquellen (siehe Tabelle Seite 885), verzichten Sie am Anfang auf Milchprodukte, beheben Sie zugrunde liegende Ernährungsmängel, behandeln sie alle damit verbundenen Probleme und bestimmen und beseitigen Sie alle Lebensmittelallergien.

Ernährung

Die Einhaltung einer strikt glutenfreien Ernährung ist in den Vereinigten Staaten aufgrund der allgegenwärtigen Anwesenheit von Gliadin und anderen Auslösern einer Zöliakie ziemlich schwierig. Menschen mit Zöliakie müssen die Etiketten sorgfältig lesen, um versteckte Gliadinquellen zu vermeiden, wie etwa bestimmte Sojasaucenmarken, modifizierte Lebensmittelstärke, Eiscreme, Suppen, Bier, Wein, Wodka, Whiskey und Malz.

Nahrungsergänzungsmittel

- Ein hochpotentes Multivitamin-Mineralstoffpräparat, wie im Kapitel »Supplementierung« beschrieben
- Vitamin D_3: 2000–4000 IE pro Tag (idealerweise Blutwerte messen und die Dosierung entsprechend anpassen)
- Fischöl: 1000 Milligramm EPA und DHA pro Tag
- Eines oder mehrere der folgenden Präparate:
  - → Traubenkernextrakt (mehr als 95 Prozent oligomere Proanthocyanidine): 100–300 Milligramm pro Tag
  - → Kiefernrindenextrakt (mehr als 95 Prozent oligomere Proanthocyanidine): 100–300 Milligramm pro Tag
  - → Einige andere flavonoidreiche Extrakte mit einem ähnlichen Flavonoidgehalt, »Supergreens« oder ein anderes pflanzliches Antioxidans, das eine Absorptionsfähigkeit von 3000 bis 6000 Einheiten freier Sauerstoffradikale oder mehr pro Tag hat
- Spezialsupplemente:
  - → Probiotische (aktive *Lactobacillus*- und *Bifidobacterium*-Kulturen): mindestens 5–10 Milliarden koloniebildende Einheiten pro Tag
  - → Enzympräparate mit Dipeptidylpeptidase 4 (DPP IV)

ZYSTITIS UND INTERSTITIELLE ZYSTITIS/SCHMERZHAFTE BLASENENTZÜNDUNG

Eines oder mehrere der folgenden Anzeichen oder Symptome:

- erhöhte Harnfrequenz, Dringlichkeit, Nykturie (Aufwachen zum nächtlichen Wasserlassen)
- brennender Schmerz beim Urinieren
- trüber, faulig riechender oder dunkler Urin
- Unterleibsschmerzen
- chronische Beckenschmerzen
- anhaltend dringendes Bedürfnis zu urinieren
- Schmerzen beim Geschlechtsverkehr

Entzündungen der Blase (Zystitis) sind vor allem bei Frauen sehr verbreitet. Es wird geschätzt, dass 10–20 Prozent aller Frauen mindestens einmal im Jahr Harnwegsbeschwerden haben; 37,5 Prozent der Frauen ohne Vorgeschichte mit einer Harnwegsinfektion (HWI) werden innerhalb von 10 Jahren eine haben, und 2 bis 4 Prozent der scheinbar gesunden Frauen weisen erhöhte Bakterienspiegel im Urin auf, was auf eine nicht erkannte HWI hinweist. Bei Frauen mit einer Vorgeschichte von wiederkehrenden Harnwegsinfektionen treten diese normalerweise mindestens einmal im Jahr auf. Für einige können wiederkehrende Blasenentzündungen ein großes Problem sein, da 55 Prozent schließlich die Nieren betreffen und wiederkehrende Niereninfektionen schwerwiegende Folgen haben können, einschließlich Bildung von Abszessen, chronisch progressiven Nierenschäden und Nierenversagen.

Harnwegsinfektionen sind bei Männern viel seltener als bei Frauen, mit Ausnahme von Säuglingen, und deuten bei ihnen im Allgemeinen auf eine anatomische Anomalie, eine Prostatainfektion oder Analverkehr hin.

Die chronische interstitielle Zystitis (IZ) ist eine anhaltende Form der Blasenreizung, die nicht auf eine Infektion zurückzuführen ist. Neben den nachfolgend aufgeführten allgemeinen Maßnahmen liegt der therapeutische Schwerpunkt auf der Verbesserung der Integrität des Gewebes (Interstitium) sowie der Auskleidung der Blasenwand. Die Symptome einer IZ können sich mit denen von Erkrankungen wie Endometriose, wiederkehrenden Harnwegsinfektionen, chronischen Beckenschmerzen, überaktiver Blase und Vulvodynie überschneiden. Wie Studien gezeigt haben, betrifft die interstitielle Zystitis in den USA 52–67 Personen pro 100 000 Einwohner.[1] Einige Forscher glauben, dass diese Zahlen aufgrund fehlender Diagnosen noch viel zu gering sind.

Diagnostische Erwägungen

Die Diagnose wird in der Regel entsprechend den Anzeichen und Symptomen sowie nach den Harnwegsbefunden gestellt. Die mikroskopische Untersuchung des infizierten Urins weist einen hohen Anteil an weißen Blutkörperchen (WBK) und Bakterien auf. Die Menge und Art der beteiligten Bakterien werden durch die Kultivierung des Urins bestimmt. Am weitesten verbreitet ist das Bakterium *Escherichia coli*. Das Vorhandensein von Fieber, Schüttelfrost und Rückenschmerzen kann auf eine Beteiligung der Nieren hinweisen.[2]

Eine interstitielle Zystitis kann schwierig zu diagnostizieren sein, da sich die Symptome mit denen einer Vielzahl anderer Erkrankungen überschneiden, darunter Endometriose, Harnwegsinfektion, chronische Beckenschmerzen, überaktive Blase und Vulvodynie. Da es keinen definitiven Diagnosetest gibt, lässt sich eine IZ nur durch Ausschlussverfahren feststellen. Das Vorhandensein zusätzlicher Symptome, die durch andere Erkrankungen verursacht werden, kann die Diagnose noch weiter erschweren. So kommt es vor, dass Patienten jahrelang keine genaue Diagnose erhalten. Die durchschnittliche Zeit zwischen der Entwicklung von Symptomen für eine interstitielle Zystitis und der Diagnose beträgt etwa 5 Jahre.[3]

Therapeutische Erwägungen

Obwohl die meisten Blasenentzündungen nicht schwerwiegend sind, ist es wichtig, dass sie richtig diagnostiziert, behandelt und überwacht werden. Wenn Sie Symptome haben, die auf eine Blasenentzündung hinweisen, konsultieren Sie einen Arzt. Das gilt vor allem, wenn auch Fieber, Bauch- oder Seitenstiche, Übelkeit und Erbrechen vorliegen. Weist eine Urinkultur auf das Vorhandensein von Bakterien hin, so ist es angebracht, 7–14 Tage nach Beginn der Behandlung eine weitere Kultur anzulegen, um sicherzustellen, dass das Problem behoben ist. Die meisten Ärzte werden Antibiotika verschreiben wollen. Bitte sprechen Sie jedoch Ihren Wunsch an, einen natürlicheren Ansatz zu verfolgen. Benachrichtigen Sie Ihren Arzt, wenn bei Ihrer Erkrankung eine Veränderung eintritt, zum Beispiel Fieber, schmerzhafteres Wasserlassen oder Schmerzen im unteren Rückenbereich.

Für die meisten Blasenentzündungen, vor allem solche, die chronisch oder wiederkehrend sind, scheint die beste Behandlung der natürliche Ansatz zu sein. Es wächst die Sorge, dass die Therapie mit Antibiotika eine wiederkehrende Blasenentzündung sogar fördert, indem sie die Bakterienflora der Vagina schädigt und zu antibiotikaresistenten Stämmen von *E. coli* führt. Eine der wichtigsten Abwehrkräfte des Körpers gegen die bakterielle Besiedlung der Blase ist ein Schutzschild aus gesunden Bakterien, die den äußeren Teil der Harnröhre auskleiden und schützen. Werden Antibiotika verwendet, kann dieser normale Schutzschild entfernt oder durch weniger wirksame Organismen ersetzt werden.

Wenn eine Frau dazu neigt, an wiederkehrenden Blasenentzündungen zu leiden, oder wenn Antibiotika eingesetzt wurden, ist es angebracht, wieder freundliche Bakterien in der Scheide anzusiedeln. Am besten ist es, wenn dazu im Handel verfügbare Produkte mit *Lactobacillus acidophilus* verwendet werden. Führen Sie einfach 2 Wochen lang jede zweite Nacht vor dem Zubettgehen eine oder zwei entsprechende Kapseln oder Tabletten in in die Vagina ein. Darüber hinaus wird eine orale Supplementierung mit einem Probiotikum empfohlen (5–10 Milliarden lebende Bakterien pro Tag).

Das Hauptziel des natürlichen Ansatzes zur Behandlung einer infektiösen Blasenentzündung ist die Verbesserung der normalen Schutzmaßnahmen des Wirts gegen Harnwegsinfekte. Dies bezieht sich vor allem auf die Verbesserung des Urinflusses, indem eine angemessene Hydrierung erreicht und aufrechterhalten und ein pH-Wert angestrebt wird, der das Wachstum von infektiösen Organismen hemmt, eine Anhaftung von Bakterien an die Endothelzellen der Blase verhindert und das Immunsystem stärkt. Darüber hinaus können mehrere pflanzliche Arzneimittel mit antimikrobieller Wirkung eingesetzt werden.

Bei einer interstitiellen Zystitis liegt der therapeutische Schwerpunkt auch auf der Verbesserung der Integrität des Gewebes sowie der Auskleidung der Blasenwand – des Interstitiums. Die Ausschaltung von Lebensmittelallergenen scheint ein begründetes Ziel zu sein, da Nahrungsmittelallergien bei einigen Patienten nachweislich Blasenentzündungen verursachen. Die wiederholte Einnahme eines Nahrungsmittelallergens könnte leicht die chronische Natur der interstitiellen Zystitis erklären. Zudem sind bestimmte Lebensmittel berüchtigt dafür, Symptome hervorzurufen.[4] Eine Studie ergab zum Beispiel, dass 90 Prozent der Patienten mit einer IZ einen Anstieg der Symptome erleben, wenn sie bestimmte Lebensmittel und Getränke konsumieren, vor allem Kaffee, Tee, Soda, alkoholische Getränke, Zitrusfrüchte und -säfte, künstliche Süßstoffe und scharfe Paprika.[5]

Die Kräuter Gotu Kola *(Centella asiatica)* und *Aloe vera* scheinen einige der anderen Merkmale einer chronischen IZ anzusprechen. Vor allem Gotu-Kola-Extrakte heilen nachweislich Blasengeschwüre und verbessern die Integrität des Bindegewebes, das die Blasenwand auskleidet.[6, 7] *Aloe vera* kann ebenfalls von Nutzen sein.

Natriumpentosanpolysulfat (NPP), das unter dem Namen Elmiron verkauft wird, ist ein von der FDA zugelassenes Medikament, das die schadhafte Blasenauskleidung wieder anreichern soll. Es ist der natürlichen Hyaluronsäure (*hyaluronic acid*, HA) sehr ähnlich, einem entscheidenden Bestandteil des Interstitiums. Eine Nahrungsergänzung mit HA

(100–200 Milligramm pro Tag) kann ähnlich wertvoll sein, da sie nachweislich die Bindegewebsmatrix des Interstitiums der Haut verbessert.

Erhöhung des Harnflusses

Die Erhöhung des Harnflusses kann einfach erreicht werden, indem die Menge der konsumierten Flüssigkeit gesteigert wird. Idealerweise sollte die Flüssigkeit aus Wasser oder Kräutertee oder frischen Frucht- und Gemüsesäften bestehen, die mit mindestens derselben Menge an Wasser verdünnt sind. Trinken Sie mindestens 2 Liter, wovon mindestens die Hälfte Wasser sein sollte. Vermeiden Sie Softdrinks, konzentrierte Fruchtsaftgetränke, Kaffee und alkoholische Getränke.

Ansäuern oder alkalisieren?

Auch wenn viele Ärzte meinen, das Ansäuern des Urins sei der beste Ansatz zur Behandlung einer Zystitis, können mehrere Argumente für ein Alkalisieren des Urins vorgebracht werden. Zunächst einmal ist es oft schwierig, den Urin saurer zu machen. Viele der beliebten Methoden, mit denen versucht wird, den Urin anzusäuern, wie eine Supplementierung mit Vitamin C und Cranberrysaft, haben bei den normalerweise verschriebenen Dosierungen wenig Einfluss auf den pH-Wert.

Den Urin zu alkalisieren geht hingegen mit Citratsalzen wie zum Beispiel Kaliumcitrat oder Natriumcitrat ganz einfach. Diese Salze werden schnell absorbiert und metabolisiert, ohne dass sich dies auf den pH-Wert im Magen auswirkt oder eine abführende Wirkung herbeigeführt wird. Sie werden zum Teil als Carbonat ausgeschieden und erhöhen so den pH-Wert des Urins.

Kaliumcitrat und Natriumcitrat wurden lange zur Behandlung von Infekten der unteren Harnwege verwendet. Sie werden oft zur vorübergehenden Linderung eingesetzt, bis die Ergebnisse der Urinkultur vorliegen. Einige klinische Studien stützen diese Praxis. In einer Studie bekamen Frauen mit den Symptomen einer HWI zum Beispiel 48 Stunden lang alle 8 Stunden 4 Gramm Natriumcitrat.[8] Von den 64 bewerteten Frauen ließen die Symptome bei 80 Prozent von ihnen nach, bei 12 Prozent verschlimmerten sich die Symptome, und 91,8 Prozent der Frauen bewerteten die Behandlung als angenehm. Von den 64 Frauen wurde bei 19 eine positive Bakterienkultur nachgewiesen. In der Gruppe der Frauen mit einer erwiesenen bakteriellen Infektion gab es eine größere Variationsbreite. Diejenigen mit Symptomen wie Harnröhrenschmerzen (sieben von zehn) und Dysurie (dreizehn von achtzehn) profitierten davon mehr als diejenigen mit Symptomen wie Häufigkeit (neun von siebzehn) und Dringlichkeit (sechs von dreizehn) des Wasserlassens. Diese Ergebnisse glichen denen einer vorhergehenden Studie, die eine signifikante Linderung der Symptome bei 80 Prozent von 159 Frauen erbrachte, die keine Bakterien in ihrem Urin hatten.[9]

Ein weiterer möglicher Vorteil eines Alkalisierens statt Ansäuerns des Urins liegt darin, dass viele Heilkräuter, die zur Behandlung von Harnwegsinfekten verwendet werden, wie etwa *Hydrastis canadensis* oder *Arctostaphylos uva ursi*, antibakterielle Bestandteile enthalten, die am besten in einer alkalischen Umgebung wirken.

Pflanzliche Arzneimittel

Cranberry

Die Cranberry *(Vaccinium macrocarpon)* hat aufgrund umfangreicher experimenteller Forschung und positiver klinischer Ergebnisse bei der Prävention und Behandlung von HWIs viel Aufmerksamkeit als mögliche Alternative zu Antibiotika erhalten.[10] Viele Jahre lang wurde angenommen, die Wirkung von Cranberrysaft bei der Ansäuerung des Urins und seine antibakterielle Wirkung seien auf einen Bestandteil der Cranberry, der Hippursäure, zurückzuführen. Dies ist vermutlich jedoch nicht der Hauptwirkmechanismus. Die wahrscheinlichste Erklärung für die vorteilhaften Wirkungen der Cranberry ist, dass ihre Bestandteile, die man Proanthocyanidine nennt, die Anhaftung von Bakterien an den Zellen, die die Harnwege auskleiden, behindern, das heißt, es geht weniger um ihre Wirkung als Antibiotikum oder ihr Ansäuern des Urins. Um eine Infektion der Harnwege zu verursachen, müssen sich die Bakterien zunächst an diese Zellen binden. Wenn die Bakterien dort also nicht mehr anhaften können, lässt sich eine Infektion verhindern. Und im Falle einer aktiven Infektion sind die Proanthocyanidine in der

Lage, es den Bakterien zu »rutschig« zu machen, sodass sie dort nicht mehr haften bleiben können. Wie in den Studien, die sich mit Cranberrys und dem Anhaften der Bakterien befassen, festgestellt wurde, verringern die Cranberrys die Anhaftung bei mehr als 60 Prozent der getesteten Bakterienstämme.[11–14]

Die wissenschaftliche Untermauerung der positiven Wirkung von Cranberrypräparaten bei der Vorbeugung und Behandlung von Harnwegsinfekten ist ein wenig uneinheitlich.[10] Dies kann jedoch daran liegen, dass sie nicht die Anhaftung aller Bakterien an die Blasenzellen verhindern. Während also viele Frauen (und Männer) mit HWIs von Cranberrys profitieren werden, werden einige es nicht tun. Die Wirksamkeit von Cranberrys lässt sich durch die Verwendung klar definierter Präparate mit standardisiertem Proanthocyanidingehalt anstelle von handelsüblichem Cranberrysaft verbessern. Die meisten Cranberrysäfte auf dem Markt enthalten ein Drittel Cranberrysaft gemischt mit Wasser und Zucker. Da Zucker einen so schädlichen Einfluss auf das Immunsystem hat (siehe das Kapitel »Unterstützung des Immunsystems«), kann die Verwendung von gesüßtem Cranberrysaft nicht empfohlen werden. Frischer Cranberrysaft (mit Blaubeersaft gesüßt) oder Blaubeersaft wird bevorzugt. In hartnäckigen Fällen empfehlen wir stattdessen die Verwendung von Cranberryextrakten.

Eine Studie verglich über einen Zeitraum von einem Jahr bei 150 Frauen die Wirksamkeit und die Kosten der Einnahme eines Cranberryextrakts (CranMax) in Tablettenform bei der Prävention von Harnwegsinfekten mit denjenigen von Cranberrysaft. Sowohl Cranberrysaft als auch Cranberrytabletten verringerten die Anzahl der Patienten mit mindestens einer symptomatischen Infektion pro Jahr (20 Prozent und 18 Prozent) im Vergleich zu einem Placebo (32 Prozent) deutlich. Die durchschnittlichen jährlichen Kosten für Cranberrytabletten lagen bei 624 US-Dollar, während der Saft 1400 US-Dollar kostete.[15]

Um zu veranschaulichen, wie effektiv Cranberrysaft bei der Vorbeugung einer Blasenentzündung sein kann: In einer Studie senkten 300 Milliliter Cranberrysaft pro Tag das Niveau der Bakterien im Urin und die Häufigkeit des Wiederauftretens der Infektion bei 153 Frauen (Durchschnittsalter 78,5 Jahre) drastisch.[16] In einer anderen Studie mit 319 Studentinnen ließ sich jedoch kein signifikanter Effekt beobachten. In dieser Doppelblindstudie wurden die Teilnehmerinnen bis zu einer zweiten HWI oder aber 6 Monate lang beobachtet, je nachdem, was zuerst eintrat. Die Studie kam zu dem Schluss, dass 300 Milliliter kalorienarmer Cranberrysaft zweimal täglich bei Frauen im Hochschulalter im Vergleich zu einem Placebosaft keinen größeren Schutz vor dem Risiko einer wiederholten HWI bietet.[17] Vermutlich ist nicht der Mangel an aktiven Verbindungen der Grund für das Scheitern der Studie, da der in der Studie verwendete Saft standardisiert war, um 112 Milligramm Proanthocyanidine pro Tag zu liefern. Eine Erklärung könnte hingegen sein, dass die Proanthocyanidine der Cranberry nicht alle Arten von Bakterien daran hindern, am Deckgewebe der Harnwege haften zu bleiben, weshalb Cranberrys nicht in allen Fällen wirksam sind.

Das Fazit: Cranberrys sind gefahrlos und können sehr wirksam sein. Daher lohnt es sich, sie zu verwenden. Ein sicherer Vorteil ist, dass die Einnahme von Cranberrys den strengen Harngeruch deutlich reduzieren kann – ein häufiges Problem bei älteren Menschen, vor allem in Pflegeheimen oder betreuten Wohneinrichtungen.[18, 19]

Uva Ursi

Ein anderes, bei Harnwegsinfekten beliebtes medizinisches Heilkraut ist Uva Ursi (Echte Bärentraube, *Arctostaphylos uva ursi*). Es wird seit Jahrhunderten von Frauen verwendet, wobei die erste Verwendung im 13. Jahrhundert dokumentiert wurde. Durch seinen Bestandteil Arbutin, das typischerweise 6,3–9,6 Prozent der Blätter ausmacht, wirkt es auf die Harnwege antiseptisch.[20] Nach der Einnahme wird Arbutin zu Hydrochinon abgebaut und in den Urin ausgeschieden. Es ist das Hydrochinon, das das Bakterienwachstum verhindert, und es ist in einem alkalischen Urin am wirksamsten. Die vorbeugende Wirkung eines standardisierten Uva-Ursi-Extrakts auf wiederkehrende Blasenentzündungen wurde in einer Doppelblindstudie an 57 Frauen untersucht.[21] Am Ende eines Jahres war sie bei 5 von 27 Frauen in der Placebogruppe wieder aufgetreten, während sie bei keiner der dreißig Frauen, die den Uva-Ursi-Extrakt erhalten hatten, zurückkehrte. In beiden Gruppen wurden keine Nebenwirkungen gemeldet. Wie diese beeindruckenden Ergebnisse andeuten, kann die regelmäßige Einnahme von Uva Ursi ebenso wie von Cranberrys Blasenentzündungen verhindern. Uva Ursi hat sich auch als hilfreich dabei erwiesen, die Empfindlichkeit von antibiotikaresistenten Bakterien gegen Antibiotika zu erhöhen.

Es ist darauf zu achten, übermäßige Dosierungen von Uva Ursi zu vermeiden – schon so wenig wie 15 Gramm der getrockneten Blätter haben sich bei anfälligen Personen als toxisch erwiesen. Zu den ersten Anzeichen von Toxizität gehören Ohrensausen, Übelkeit und Erbrechen.[22]

Goldsiegelwurzel

Die Goldsiegelwurzel *(Hydrastis canadensis)* ist einer der wirksamsten antimikrobiellen pflanzlichen Wirkstoffe. Ihre lange Geschichte der Verwendung bei der Behandlung von Infektionen durch Kräuter- und Naturheilkundler ist in der wissenschaftlichen Literatur gut dokumentiert. Von besonderer Bedeutung ist hier ihre Wirksamkeit gegen *E. coli*, *Proteus*- und *Klebsiella*-Arten (wobei *Klebsiella aerogenes* große Dosen erfordert), diverse Arten von Staphylokokken und Pseudomonaden.[22, 23] Ihr aktiver Bestandteil Berberin wirkt wie das Hydroquinon aus Uva Ursi in alkalischem Urin besser.

Immununterstützung

Eine umfassende Erörterung dazu, wie man die Funktion des Immunsystems optimiert, finden Sie im Kapitel »Unterstützung des Immunsystems«.

Schnellüberblick

- Wenn Sie Symptome haben, die auf eine Blaseninfektion hindeuten, suchen Sie einen Arzt auf.
- Es wächst die Sorge, dass die Therapie mit Antibiotika eine wiederkehrende Blasenentzündung sogar fördert.
- Das erste Ziel bei der natürlichen Behandlung einer infektiösen Zystitis besteht darin, die normalen Schutzmechanismen des Patienten gegen eine Harnwegsinfektion zu stärken.
- Trinken Sie mindestens 2 Liter Wasser pro Tag.
- Alkalisieren Sie den Urin mit Citraten.
- Cranberrysaft hat sich in mehreren klinischen Studien als sehr wirksam erwiesen.
- Uva Ursi ist sowohl bei der Behandlung einer akuten Blaseninfektion als auch als Präventionsmaßnahme wirksam.
- Bei einer interstitiellen Zystitis liegt der therapeutische Schwerpunkt auf der Stärkung der Integrität des Gewebes und der Auskleidung der Blasenwand.
- Gotu-Kola-Extrakt heilt nachweislich Blasengeschwüre und verbessert die Unversehrtheit des Blasendeckgewebes.

Behandlungsübersicht

Auch wenn die meisten Fälle von Zystitis relativ gutartig sind, ist es außerordentlich wichtig, sich für eine angemessen Diagnose und Überwachung in ärztliche Betreuung zu begeben. Wenn Fieber, Schmerzen im unteren Rückenbereich, Übelkeit oder Erbrechen auftreten, ist dies womöglich auf eine Niereninfektion zurückzuführen; daher ist es unerlässlich, einen Arzt zu konsultieren. Niereninfektionen (zum Beispiel Nierenbeckenentzündung) erfordern eine sofortige Antibiotikatherapie und manchmal sogar einen Krankenhausaufenthalt.

Auch wenn eine gelegentlich auftretende Blaseninfektion leicht zu behandeln ist, kann eine chronische Zystitis bedrohlich sein. Ein lang anhaltender Erfolg erfordert die Bestimmung der zugrunde liegenden Ursache, wie etwa der Verlust des probiotischen Schutzschilds der Harnröhre, strukturelle Anomalien, übermäßiger Zuckerkonsum, Lebensmittelallergien, Nährstoffmängel oder chronische Vaginitis.

Allgemeine Empfehlungen

- Trinken Sie große Mengen an Flüssigkeit (mindestens 2 Liter pro Tag) inklusive mindestens 500 Millilitern ungesüßten Cranberrysafts oder 250 Millilitern Blaubeersafts pro Tag. Oder nehmen Sie einen klinisch getesteten Cranberryextrakt ein.
- Urinieren Sie nach dem Geschlechtsverkehr.

Ernährung

- Befolgen Sie die Richtlinien aus dem Kapitel »Eine gesunde Ernährung«.
- Vermeiden Sie einfache Zucker, raffinierte Kohlenhydrate, unverdünnte Fruchtsäfte (verdünnte Fruchtsäfte sind annehmbar) und Nahrungsmittelallergene.

Nahrungsergänzungsmittel

- Ein hochpotentes Multivitamin-Mineralstoffpräparat wie im Kapitel »Supplementierung« beschrieben
- Wichtige Nährstoffe:
  - → Vitamin C: 500–1000 Milligramm pro Tag
  - → Magnesium (an Aspartat, Citrat, Fumarat, Malat oder Succinat gebunden): 200–300 Milligramm dreimal täglich
  - → Vitamin D_3: 2000–4000 IE pro Tag (idealerweise Blutwerte messen und die Dosierung entsprechend anpassen)
- Fischöl: 1000 Milligramm EPA und DHA pro Tag
- Eines der folgenden Präparate:
  - → Traubenkernextrakt (mehr als 95 Prozent oligomere Proanthocyanidine): 100–300 Milligramm pro Tag
  - → Kiefernrindenextrakt (mehr als 95 Prozent oligomere Proanthocyanidine): 100–300 Milligramm pro Tag
- Bei einer akuten Zystitis:
  - → Citrat; die Dosierung kann sich auf den Gehalt an elementaren Mineralstoffen wie Kalium, Magnesium oder Calcium beziehen. Empfohlen werden 125–250 Milligramm drei- bis viermal täglich
  - → Vitamin C: 500 Milligramm alle 2 Stunden
  - → Zink: 30 Milligramm pro Tag

Pflanzliche Arzneimittel

Bei Symptomen, die mit einer Blaseninfektion in Verbindung stehen, wählen Sie eines der folgenden Mittel. Die Dosen können dreimal täglich eingenommen werden, zusammen mit einem großen Glas Wasser: (Während einer Schwangerschaft werden weder Uva Ursi noch Goldsiegelwurzel empfohlen.)

- Uva Ursi
  - → Getrocknete Blätter oder als Tee: 1,5–4,0 Gramm (1–2 Teelöffel)
  - → Gefriergetrocknete Blätter: 500–1000 Milligramm
  - → Tinktur (1:5): 4 bis 6 Milliliter (1–1,5 Teelöffel)
  - → Flüssigextrakt (1:1): 0,5–2 Milliliter (¼–½ Teelöffel)
  - → Fester Pulverextrakt (10 Prozent Arbutin): 250–500 Milligramm
- Goldsiegelwurzel *(Hydrastis canadensis):*
  - → Getrocknete Wurzel (oder als Tee): 1–2 Gramm
  - → Gefriergetrocknete Wurzel: 500–1000 Milligramm
  - → Tinktur (1:5): 4–6 Milliliter (1–1,5 Teelöffel)
  - → Flüssigextrakt (1:1): 0,5–2 Milliliter (¼–½ Teelöffel)
  - → Fester Pulverextrakt (8 Prozent Alkaloide): 250–500 Milligramm

Bei Symptomen, die eher mit einer nichtbakteriellen interstitiellen Zystitis oder Blasenschmerzen verbunden sind, nehmen Sie eines der folgenden Präparate:

- Gotu Kola *(Centella asiatica):* 60–120 Milligramm pro Tag eines Extrakts, der auf einen Gehalt von 40 Prozent Asiaticoside, 29–30 Prozent Madecass-Säure und 1–2 Prozent Madecassoside standardisiert ist
- *Aloe-vera*-Saft: bis zu 1 Liter pro Tag als Getränk

TEIL 5

ANHANG

GLOSSAR

Abortivum: Substanz, die einen Schwangerschaftsabbruch herbeiführt.

Abszess: Ansammlung von Eiter und verflüssigtem Gewebe in einem Hohlraum.

Acetylcholin: Eine der Chemikalien, die Impulse zwischen Nerven sowie zwischen Nerven und Muskelzellen überträgt.

Adaptogen: Sichere Substanz, die die Widerstandskraft gegen Stress erhöht und auf Körperfunktionen ausgleichend wirkt.

Adjuvans: Substanz, die die Wirkung eines medizinischen Wirkstoffs verbessert oder die Antigenität einer Krebszelle erhöht.

Adrenalin: Von der Nebenniere freigesetztes Hormon, das die »Kampf-oder-Flucht«-Reaktion auslöst. Auch Epinephrin genannt.

Adstringent: Wirkstoff, der Gewebe sich zusammenziehen lässt.

Akut: Schnell einsetzend, mit schweren Symptomen und kurzem Verlauf; nicht chronisch.

Aldosteron: Von der Nebenniere freigesetztes Hormon, das die Speicherung von Natrium und Wasser bewirkt.

Alkaloide: Natürlich vorkommende Amine (Stickstoff enthaltende Komponenten), die aus heterozyklischen und häufig komplexen Strukturen entstehen, die pharmakologisch aktiv sind. Alkaloide enden normalerweise auf »-in«.

Allopathie: Die konventionelle Medizin, die Krankheiten mit Substanzen und Methoden bekämpft, die speziell auf diese Erkrankung ausgerichtet sind.

Alterans: Substanz, die auf eine bestimmte Körperfunktion ausgleichend wirkt.

Aminosäuren: Eine Gruppe von stickstoffhaltigen chemischen Verbindungen, die die grundlegenden Struktureinheiten von Proteinen bilden.

Amöbiasis: Eine durch den Parasiten *Entamoeba histolytica* verursachte Darminfektion, die durch schweren Durchfall gekennzeichnet ist.

Analgetikum: Substanz, die die Schmerzempfindung lindert.

Androgen: Hormon, das männliche Eigenschaften stimuliert.

Anthelminthikum: Substanz, die Würmer aus dem Körper entfernt.

Anthocyanidin: Bestimmte Klasse von Flavonoiden, die Pflanzen, Früchten und Blüten Farben von Rot bis Blau verleiht.

Antidot: Substanz, die die Effekte eines Gifts neutralisiert oder ihnen entgegenwirkt.

Antigen: Substanz, die, wenn sie in den Körper gelangt, die Bildung von Antikörpern verursacht, die sie bekämpfen.

Antihypertensiv: Blutdrucksenkend.

Antikörper: Vom Körper gebildetes Protein, das sich an Antigene bindet, um sie zu neutralisieren, zu hemmen oder zu zerstören.

Antioxidans: Verbindung, die vor Schäden durch freie Radikale oder durch Oxidation schützt.

Aphrodisiakum: Substanz, die die sexuelle Lust anregt.

Arterie: Blutgefäß, das sauerstoffreiches Blut vom Herzen wegtransportiert.

Atherosklerose: Prozess, bei dem sich Fettsubstanzen (Cholesterin und Triglyceride) in den Wänden mittlerer bis großer Arterien ablagern und schließlich zu deren Blockade führen.

Ätherische Öle: In der Regel komplexe Gemische aus einer Vielzahl von organischen Verbindungen (etwa Alkoholen, Ketonen, Phenolen, Säuren, Äther, Estern, Aldehyden oder Oxiden), die unter Luftabschluss verdunsten. Stellen im Allgemeinen die Geruchsfaktoren von Pflanzen dar.

Atopie: Neigung zu verschiedenen allergischen Erkrankungen, einschließlich Ekzemen und Asthma.

Aufguss: Tee, hergestellt durch Kochen von Pflanzenteilen in Wasser für einen bestimmten Zeitraum, danach wird er gesiebt oder gefiltert.

Autoimmunität: Prozess, bei dem Antikörper die körpereigenen Gewebe angreifen.

Balsam: Beruhigende oder heilende Salbe, die auf die Haut aufgetragen wird.

Basophile: Eine Art von weißen Blutkörperchen, die an allergischen Reaktionen beteiligt sind.

Becherzelle: Kelchförmige Zelle, die Schleim ausscheidet.

Betacarotin: Provitamin A; ein pflanzliches Carotin, das in zwei Vitamin-A-Moleküle umgewandelt werden kann.

Betazellen: Die Zellen in der Bauchspeicheldrüse, die Insulin produzieren.

Bilirubin: Abbauprodukt des Hämoglobinmoleküls der roten Blutkörperchen.

Bindegewebe: Die Art von Gewebe, die dem Körper Stütze, Struktur und Zellzement gibt.

Biopsie: Diagnostische Untersuchung, bei der Gewebe oder Zellen aus dem Körper entnommen und unter dem Mikroskop untersucht werden.

Blut-Hirn-Schranke: Eine Barriere, die den Durchgang von Materialien aus dem Blut ins Gehirn verhindert.

Blutdruck: Die Kraft, die das Blut ausübt, wenn es gegen die Blutgefäße drückt und versucht, diese zu dehnen.

Blutungszeit: Die Zeit, die für die Beendigung der Blutung aus einer kleinen Hautpunktion infolge des Zerfalls von Blutplättchen und der Verengung von Blutgefäßen benötigt wird. Reicht von einer bis vier Minuten.

Bösartig: Ein Begriff, der eine Erkrankung beschreibt, die sich tendenziell verschlimmert und schließlich zum Tod führt.

Bromelain: Das Proteine verdauende Enzym in der Ananas.

Bursa (Schleimbeutel): Ein Beutel mit einer speziellen Flüssigkeit, die die Gelenke schmiert.

Bursitis: Schleimbeutelentzündung.

Candida albicans: Ein im Darmtrakt verbreiteter Hefepilz.

Candidose: Komplexes medizinisches Syndrom, das durch eine chronische Überbesiedelung mit dem Hefepilz *Candida albicans* verursacht wird.

Carotin: Fettlösliches Pflanzenpigment, das zum Teil vom Körper in Vitamin A umgewandelt werden kann.

Cholagogum: Verbindung, die die Kontraktion der Gallenblase stimuliert.

Cholelithiasis: Gallensteine.

Cholerotikum: Verbindung, die den Gallenfluss fördert.

Cholestase: Stagnation der Galle in der Leber.

Cholezystitis: Entzündung der Gallenblase.

Cholinergisch: Den parasympathischen Teil des vegetativen Nervensystems und die Freisetzung von Acetylcholin als Übertragungssubstanz betreffend.

Chronisch: Lang anhaltend oder regelmäßig wiederkehrend.

Coenzym: Notwendige Nichtproteinkomponente eines Enzyms, in der Regel ein Vitamin oder Mineral.

Colitis: Entzündung des Dickdarms, die in der Regel mit Durchfall einhergeht, der Blut und Schleim enthält.

Corticosteroidhormone: Gruppe von in der Nebenniere produzierten Hormonen, die die Auswertung von Nährstoffen und die Ausscheidung von Salz und Wasser mit dem Urin kontrollieren.

Corticosteroidmedikamente: Gruppe von Arzneimitteln ähnlich den natürlichen Corticosteroidhormonen, die überwiegend zur Behandlung von Entzündungen und zur Unterdrückung des Immunsystems eingesetzt werden.

Cushing-Syndrom: Eine Erkrankung, die durch eine Übersekretion von Cortison verursacht wird und durch spindelförmige Beine, »Mondgesicht«, »Büffelbuckel«, Bauchfettleibigkeit, gerötete Gesichtshaut und schlechte Wundheilung gekennzeichnet ist.

Dehydrierung: Übermäßiger Wasserverlust des Körpers.

Demenz: Senilität; Verlust der geistigen Funktion.

Demineralisierung: Verlust von Mineralien aus den Knochen.

Demulzens: Substanz, die gereizte Schleimhäute beruhigt.

Dermatitis: Entzündung der Haut, manchmal aufgrund von Allergien.

Diastole: Der untere Wert beim Blutdruckmessen; Maß für den Druck in den Arterien während der Entspannungsphase des Herzschlags.

Disaccharid: Zucker, der aus zwei Monosaccharideinheiten besteht.

Diuretikum: Substanz, die den Harndrang erhöht.

Divertikel: Sackartige Ausstülpungen der Darmwand.

Doppelblindstudie: Eine Methode, gegen experimentelle Verzerrungen vorzugehen, indem sichergestellt wird, dass weder der Forscher noch der Proband weiß, wann ein Wirkstoff oder ein Placebo verwendet wird.

Dysfunktion: Anormale Funktion.

Dysplasie: Wachstumsstörung.

Eicosapentaensäure (EPA): Fettsäure, die hauptsächlich in Kaltwasserfischen vorkommt.

Elektroenzephalogramm: Messung und Aufzeichnung der Gehirnströme.

Eliminationsdiät: Eine Diät, bei der allergieauslösende Nahrungsmittel aus der Kost gestrichen werden.

Emulgieren: Große Fettkügelchen in kleinere, gleichmäßig verteilte Partikel zerlegen.

Endometrium: Die Schleimhaut der Gebärmutter.

Enzephalitis: Entzündung des Gehirns, meist durch Virusinfektion.

Enzym: Organischer Katalysator, der chemische Reaktionen beschleunigt.

Epidemiologie: Lehre über das Auftreten und die Verbreitung von Krankheiten in der menschlichen Bevölkerung.

Epinephrin: Siehe Adrenalin.

Epithel: Die Zellen, die die gesamte Oberfläche des Körpers bedecken und die meisten inneren Organe auskleiden.

Epstein-Barr-Virus: Virus, das eine infektiöse Mononukleose verursacht und mit dem Burkitt-Lymphom und dem Nasopharynxkarzinom verbunden wird.

Essenzielle Fettsäure: Eine Fettsäure, die der Körper nicht selbst herstellen kann; Beispiele sind Linolsäure und Linolensäure.

Exkretion: Prozess der Ausscheidung von Abfallprodukten aus Zellen, Geweben und dem ganzen Körper.

Exsudat: Austretendes flüssiges oder halbflüssiges Material, das aus einem Raum sickert, der Serum, Eiter und zelluläre Ablagerungen enthalten kann.

Extrakt: Konzentrierte Form eines Naturprodukts, die gewonnen wird, indem ein Rohmaterial, das eine bestimmte Substanz enthält, mit einem Lösungsmittel behandelt und dann das Lösungsmittel ganz oder teilweise entfernt wird. Die gebräuchlichsten sind Flüssig-, Fest- und Pulverextrakte, Tinkturen sowie native Extrakte.

Extrazellulärer Raum: Der Raum außerhalb der Zelle, der aus Flüssigkeit besteht.

Fäulnis: Der Abbauprozess von Proteinverbindungen durch Verrottung.

Festextrakt: Extrakt, aus dem das gesamte restliche Lösungsmittel oder die gesamte Flüssigkeit entfernt wurde.

Fibrin: Ein weißes unlösliches Protein, das durch die Gerinnung von Blut gebildet wird und der Ausgangspunkt für die Wundheilung und Narbenbildung ist.

Fibrinolyse: Die Auflösung von Fibrin oder einem Blutgerinnsel durch die Wirkung von Enzymen, die unlösliches Fibrin in lösliche Partikel umwandeln.

Fieberbläschen: Eine kleine Hautblase am Mund, die durch das Herpesvirus verursacht wird.

Flavonoid: Oberbegriff für eine Gruppe von flavonhaltigen Verbindungen, die in der Natur weit verbreitet sind. Dazu gehören viele der Verbindungen, die für pflanzliche Pigmente verantwortlich sind (etwa Anthocyane, Anthoxanthine, Apigenine, Flavone, Flavonole oder Bioflavonole). Sie üben eine Vielzahl von physiologischen Wirkungen auf den menschlichen Körper aus.

Flüssigextrakt: Typischerweise eine hydroalkoholische Lösung mit einem Gehalt von einem Teil Lösungsmittel bis einem Teil Kräuter. Der Alkoholgehalt variiert je nach Produkt. Im Wesentlichen eine konzentrierte Tinktur.

Freies Radikal: Hochreaktives Molekül, gekennzeichnet durch ein ungepaartes Elektron, das sich an Zellverbindungen binden und diese zerstören kann.

Furunkel: Anderer Name für ein Geschwür, das einen Haarfollikel beinhaltet.

Ganzheitliche Medizin: Eine Therapieform, die darauf abzielt, die ganze Person zu behandeln, nicht nur den Teil oder die Teile, in denen Symptome auftreten.

Gelbsucht: Eine Erkrankung, die durch die Erhöhung von Bilirubin im Körper verursacht wird und von Gelbfärbung der Haut gekennzeichnet ist.

Gerontologie: Lehre vom Altern.

Gesättigtes Fett: Fett, dessen Kohlenstoffatome an die maximale Anzahl von Wasserstoffatomen gebunden sind; in tierischen Produkten wie Fleisch, Milch, Milchprodukten und Eiern.

Giardiasis: Infektion des Dünndarms, verursacht durch den Protozoon (Einzeller) *Giardia lamblia*.

Gingivitis: Entzündung des Zahnfleisches.

Glaukom (Grüner Star): Eine Erkrankung, bei der der Druck der Flüssigkeit im Auge so hoch ist, dass er Schäden verursacht.

Glucose: Ein Monosaccharid im Blut und eine der primären Energiequellen des Körpers.

Gluten: Eines der Proteine in Weizen und bestimmten anderen Getreidearten, das dem Teig seinen zähen, elastischen Charakter verleiht.

Glycosid: Zuckerhaltige Verbindung, bestehend aus einem Glycon (Zuckerkomponente) und einem Aglycon (nicht zuckerhaltige Komponente), die durch Hydrolyse gespalten werden kann. Der Glyconanteil kann Glucose, Rhamnose, Xylose, Fructose, Arabinose oder jeder andere Zucker sein. Der Aglyconanteil kann jede Art von Verbindung sein, zum Beispiel Sterol, Triterpen, Anthrachinon, Hydrochinon, Tannin, Carotinoid oder Anthocyanidin.

Grundsubstanz: Das dicke, gelartige Material, in das die Zellen, Fasern und Blutkapillaren von Knorpel, Knochen und Bindegewebe eingebettet sind.

Grundumsatz: Stoffwechselrate des Körpers im Ruhezustand.

Gutartig: Begriff, der eine leichte Erkrankung beschreibt, die normalerweise nicht tödlich ist.

Hämatokrit: Der Prozentsatz des Blutes, der von Blutzellen eingenommen wird.

Hämorrhoiden: Erweiterte Venen in der Auskleidung des Anus.

Harz: Komplexes oxidatives Produkt eines Terpens, das natürlich als Pflanzenexsudat auftritt oder durch Alkoholextraktion eines Pflanzenmaterials hergestellt wird, welches einen harzartigen Bestandteil enthält.

Helfer-T-Zellen: Lymphozyten, die die Immunantwort unterstützen.

Hepatisch: Die Leber betreffend.

Hepatomegalie: Vergrößerung der Leber.

Herzinsuffizienz: Eine chronische Krankheit, die entsteht, wenn das Herz nicht in der Lage ist, den Sauerstoffbedarf des Körpers zu decken.

Herzleistung: Blutvolumen, das in einer Minute aus dem Herzen gepumpt wird.

Hormon: Absonderung einer endokrinen Drüse, die Körperfunktionen steuert und reguliert.

Hyperglykämie: Hoher Blutzucker.

Hyperlipidämie: Hoher Cholesterin- und Triglyceridspiegel im Blut.

Hypersekretion: Übermäßige Sekretion.

Hypertonie: Bluthochdruck.

Hypochlorhydria: Unzureichende Magensäurebildung.

Hypoglykämie: Niedriger Blutzucker.

Hypolipidemie: Niedriger Cholesterin- und Triglyceridspiegel im Blut.

Hypotonie: Niedriger Blutdruck.

Hypoxie: Unzureichende Sauerstoffzufuhr.

Iatrogen: Wörtlich »vom Arzt produziert«; kann auf jeden medizinischen Zustand, jede Krankheit oder andere unerwünschte Erscheinung angewendet werden, die sich aus der medizinischen Behandlung ergibt.

Idiopathisch: Von unbekannter Ursache.

Immunglobulin: Antikörper.

In vitro: Außerhalb eines lebenden Körpers und in einer künstlichen Umgebung.

In vivo: Im lebenden Körper eines Tieres oder einer Pflanze.

Infarkt: Absterben eines lokalisierten Gewebebereichs durch Sauerstoffmangel.

Inkontinenz: Unfähigkeit, Urinieren und/oder Stuhlgang zu kontrollieren.

Insulin: Von der Bauchspeicheldrüse ausgeschiedenes Hormon, das den Blutzuckerspiegel senkt.

Interferon: Starke immunstärkende Substanz, die von den Körperzellen produziert wird, um Virusinfektionen und Krebs abzuwehren.

Intimdusche: Einführung von Wasser und/oder einem Reinigungsmittel in die Scheide mithilfe eines Beutels mit Schlauch und Düse.

Inzidenz: Die Anzahl der neuen Fälle einer Krankheit, die während eines bestimmten Zeitraums (in der Regel Jahre) in einer definierten Population auftreten.

Kalorie: Eine Wärmeeinheit. Eine Nährstoffkalorie ist die Wärmemenge, die benötigt wird, um 1 Kilogramm Wasser um 1 Grad Celsius zu erhöhen.

Kardiopulmonal: Herz und Lunge betreffend.

Kardiotonikum: Verbindung, die das Herz stärkt.

Karminativ: Substanz, die die Ausscheidung von Darmgas fördert.

Karzinogene: Wirkstoffe oder Substanzen, die Krebs erregen können.

Karzinogenese: Die Entstehung von Krebs, durch die Wirkung bestimmter Chemikalien, Viren und unbekannter Faktoren auf primär normale Zellen verursacht.

Kathartikum: Substanz, die den Stuhlgang anregt; stärker als ein Abführmittel.

Keratin: Unlösliches Protein, das in Haaren, Haut und Nägeln vorkommt.

Knorpel: Eine Art von Bindegewebe, das als Stoßdämpfer an einer Gelenkschnittstelle wirkt.

Kohlenhydrate: Zucker und Stärken.

Kolik: Starke, krampfhafte Schmerzen, die in Wellen mit zunehmender Intensität auftreten, einen Höhepunkt erreichen und dann für kurze Zeit nachlassen, bevor sie wiederkehren.

Kollagen: Das Protein, das der Hauptbestandteil des Bindegewebes ist.

Kompresse: Leinen- oder Wattepad, das unter Druck auf einen Hautbereich aufgebracht und an seinem Platz gehalten wird.

Kontagiös: Übertragbar von einer Person auf eine andere durch sozialen Kontakt, wie zum Beispiel die gemeinsame Nutzung von Wohnung oder Arbeitsplatz.

Koronare Herzkrankheit: Erkrankung, bei der das Herz aufgrund von Atherosklerose nicht ausreichend Blut und Sauerstoff erhält.

Lactase: Enzym, das die Lactose in die Monosaccharide Glucose und Galactose spaltet.

Lactose: Einer der in der Milch enthaltenen Zucker; ein Disaccharid.

Läsion: Jede lokale, abnormale Veränderung der Gewebebildung.

Laxativ: Substanz, die die Darmentleerung anregt; Abführmittel.

LD: Die Dosis, die 50 Prozent der Tiere, denen eine Substanz verabreicht wird, tötet.

Lethargie: Gefühl von Müdigkeit, Schläfrigkeit oder Energiemangel.

Leukotrien: Entzündliche Verbindung, die entsteht, wenn Sauerstoff mit mehrfach ungesättigten Fettsäuren interagiert.

Leukozyten: Weiße Blutkörperchen.

Lipide: Fette, Phospholipide, Steroide und Prostaglandine.

Lipotrop: Unterstützt den Lipidfluss zur und von der Leber.

Lymphe: In Lymphgefäßen enthaltene Flüssigkeit, die durch das Lymphsystem fließt, um ans Blut abgegeben zu werden.

Lymphozyten: Eine Art von weißen Blutkörperchen, die hauptsächlich in Lymphknoten vorkommen.

Magensaftresistent: Eine Tablette oder Kapsel ist beschichtet, um sicherzustellen, dass sie sich im Magen nicht auflöst und den Darmtrakt erreichen kann.

Malabsorption: Beeinträchtigte Aufnahme von Nährstoffen, meist aufgrund von Durchfall.

Manipulationstherapie: Der geschickte Einsatz der Hände zur Bewegung eines Körperteils oder eines bestimmten Gelenks oder Muskels.

Mastzellen: Zellen, die in vielen Geweben des Körpers vorkommen und einen großen Beitrag zu allergischen und entzündlichen Prozessen leisten, indem sie Histamin und andere entzündliche Partikel ausscheiden.

Menorrhagie: Übermäßiger Blutverlust während der Menstruationsperiode.

Menstruum: Lösungsmittel, das zur Extraktion verwendet wird, zum Beispiel Wasser, Alkohol oder Aceton.

Metaboliten: Produkte einer chemischen Reaktion.

Metalloenzym: Enzym, das an seiner aktiven Stelle ein Metall enthält.

Mikroben: Weitverbreiteter Begriff für Mikroorganismen.

Mikrobiom: Die mikrobiellen Bewohner einer bestimmten Körperregion, zum Beispiel des Dickdarms.

Milben: Achtbeinige Tiere mit einer Länge von weniger als 1,2 Millimetern, winzigen Spinnen ähnlich.

Molekül: Die kleinste vollständige Einheit einer Substanz, die unabhängig existieren kann und dennoch die charakteristischen Eigenschaften der Substanz hat.

Monoklonaler Antikörper: Gentechnisch veränderter Antikörper, der auf ein bestimmtes Antigen ausgerichtet ist.

Monosaccharid: Ein einfach aufgebauter Zucker wie Fructose oder Glucose.

Myelinscheide: Weiße Fettsubstanz, die Nervenzellen umgibt und die Übertragung von Nervenimpulsen unterstützt.

Mykotoxin: Gift, das von Hefe oder einem Pilz produziert wird.

Nachtblindheit: Unfähigkeit, bei schlechtem Licht oder bei Nacht gut zu sehen.

Neoplasie: Eine Tumorbildung, die durch eine progressive, abnormale Replikation von Zellen gekennzeichnet ist.

Neurofibrilläres Gewirr: Ansammlung von degenerierten Nerven.

Neurotransmitter: Substanz, die Nervenimpulse modifiziert oder überträgt.

Nokturie: Störung des nächtlichen Schlafes durch die Notwendigkeit, Wasser zu lassen.

Ödem: Ansammlung von Flüssigkeit im Gewebe (Schwellung).

Oleoresin: Im Allgemeinen eine Mischung aus Harzen und ätherischen Ölen, die entweder auf natürliche Weise entstanden ist oder durch Extraktion der öligen und harzigen Materialien aus Pflanzenstoffen mit organischen Lösungsmitteln (zum Beispiel Hexan, Aceton, Äther oder Alkohol) hergestellt wurde. Das Lösungsmittel wird dann unter Vakuum entfernt und hinterlässt einen zähflüssigen, halbfesten Extrakt, das Oleoresin. Gängige Beispiele sind Paprika-, Ingwer- und Peperoni-Oleoresin.

Östrogen: Hormon, das weibliche Eigenschaften stimuliert.

Otitis media: Akute Mittelohrentzündung.

Pankreatin: Extrakt aus Schweinepankreas.

Papain: Das eiweißspaltende Enzym in der Papaya.

Parkinsonkrankheit: Langsam fortschreitende, degenerative Erkrankung des Nervensystems, die durch Ruhezittern, »Pillenrollen« mit den Fingern, einen maskenhaften Gesichtsausdruck, einen schlurfenden Gang sowie Muskelsteifigkeit und Schwäche gekennzeichnet ist.

Pathogene: Alle Erreger, besonders Mikroorganismen, die Krankheiten verursachen.

Pathogenese: Der Prozess, durch den eine Krankheit entsteht und sich entwickelt, besonders zelluläre und physiologische Prozesse.

Peristaltik: Aufeinanderfolgende Muskelkontraktionen des Darms, durch die Nahrung durch den Darmtrakt transportiert wird.

Physiologie: Die Lehre von den Funktionsweisen des Körpers, einschließlich der physikalischen und chemischen Prozesse seiner Zellen, Gewebe, Organe und Systeme.

Physostigmin: Medikament, das den Abbau von Acetylcholin blockiert.

Phytoöstrogen: Pflanzenverbindung, die eine östrogene Wirkung ausübt.

Placebo: Eine inerte oder inaktive Substanz, die verwendet wird, um die Wirksamkeit einer anderen Substanz zu testen.

Polysaccharid: Molekül, das aus vielen miteinander verbundenen Zuckermolekülen besteht.

Prostaglandin: Hormonähnliche Verbindung, hergestellt aus essenziellen Fettsäuren.

Psychosomatisch: Die Beziehung zwischen Geist und Körper betreffend. Häufig für physiologische Störungen verwendet, von denen angenommen wird, dass sie ganz oder teilweise durch psychologische Faktoren verursacht werden.

Pulverextrakt: Fester Extrakt, der als Pulver getrocknet wurde.

Quaddel: Für Nesselsucht typische Läsion; kleine Schwiele.

RDA: *Recommended Dietary Allowance*; empfohlene Tagesdosis.

Saccharid: Zuckermolekül.

Saponin: Nichtstickstoffhaltiges Glycosid, typischerweise mit Sterol oder Triterpen als Aglykon, das die Eigenschaft besitzt, Schaum zu bilden, wenn es stark in wässriger Lösung gerührt wird.

Schleim: Glatte, schleimige Flüssigkeit, die von den Schleimhäuten ausgeschieden wird und als Gleitmittel und mechanischer Schutz der Schleimhäute dient.

Schleimhaut: Das weiche, rosafarbene Gewebe, das die meisten Hohlräume und Kanäle des Körpers auskleidet, einschließlich Atemwege, Magen-Darm-Trakt, Urogenitaltrakt und Augenlider. Die Schleimhäute sondern Schleim ab.

Senile Demenz: Mentale Verschlechterung im Zusammenhang mit dem Altern.

Sklerose: Prozess des Verhärtens oder Vernarbens.

Slow-reacting substance of anaphylaxis (SRSA, langsam reagierende Substanz der Anaphylaxie): Ein starker allergischer Mediator, der von Mastzellen produziert und freigesetzt wird.

Sterblichkeitsrate: Anzahl der Todesfälle pro 100 000 Einwohner und Jahr.

Stoffwechsel: Sammelbegriff für alle chemischen Prozesse, die im Körper ablaufen.

Submukosa: Das Gewebe direkt unter der Schleimhaut.

Suppressor-T-Zelle: Ein Lymphozyt, der von der Thymusdrüse gesteuert wird und die Immunantwort unterdrückt.

Syndrom: Gruppe von Anzeichen und Symptomen, die zusammen in einem für eine bestimmte Krankheit oder einen anormalen Zustand charakteristischen Muster auftreten.

T-Zelle: Eine Lymphozyt, der unter der Kontrolle der Thymusdrüse steht.

Tinktur: Eine alkoholische oder hydroalkoholische Lösung, die in der Regel die Wirkstoffe eines Pflanzenschutzmittels in einer niedrigen Konzentration enthält. Es wird in der Regel durch Mazeration, Perkolation oder Verdünnung der entsprechenden flüssigen oder nativen Extrakte hergestellt. Die Stärke einer Tinktur beträgt typischerweise 1:10 oder 1:5; der Alkoholgehalt variiert.

Tonikum: Substanz, die eine leicht stärkende Wirkung auf den Körper ausübt.

Transfettsäure: Eine schädliche Art von Fett, die in Margarine, Milchprodukten und vielen verarbeiteten Lebensmitteln enthalten ist.

Urämie: Speicherung von Urin im Körper und das Vorhandensein von hohen Konzentrationen von Urinkomponenten im Blut.

Urtikaria: Nesselsucht.

Vasodilatation: Erweiterung von Blutgefäßen.

Vasokonstriktion: Verengung von Blutgefäßen.

Vitamin: Eine essenzielle Verbindung, die notwendig ist, um als Katalysator bei normalen Prozessen des Körpers zu wirken.

Westliche Ernährung: Eine für westliche Gesellschaften charakteristische Ernährung, das heißt reich an Fett, raffinierten Kohlenhydraten und verarbeiteten Lebensmitteln und arm an Ballaststoffen.

Zirrhose: Schwere Lebererkrankung, gekennzeichnet durch den Ersatz von Leberzellen durch Narbengewebe.

Zyste: Ein abnormaler Knoten oder eine abnormale Schwellung, gefüllt mit Flüssigkeit oder halbfestem Material in einem Körperorgan oder Gewebe.

Zystitis (Blasenentzündung): Entzündung der Innenauskleidung der Blase, in der Regel durch eine bakterielle Infektion hervorgerufen.

SIND SIE EIN OPTIMIST?

Was einen Optimisten von einem Pessimisten unterscheidet, ist die Art, sowohl gute als auch schlechte Erlebnisse zu interpretieren. Dr. Martin Seligman hat einen einfachen Test entwickelt, um den eigenen Optimismuslevel zu bestimmen (siehe *Pessimisten küsst man nicht – Optimismus kann man lernen*). Nehmen Sie sich dafür so viel Zeit, wie Sie brauchen. Es gibt keine richtigen und keine falschen Antworten. Wichtig ist, dass Sie zuerst den Test machen und erst dann die Interpretation dazu lesen. Lesen Sie sich die Beschreibung jeder Situation durch und stellen Sie sich anschaulich vor, dass sie Ihnen widerfährt. Wählen Sie die Antwort, die am besten auf Sie zutrifft, und kreisen Sie entsprechend A oder B ein. Ignorieren Sie zunächst die Buchstaben und Zahlen rechts; sie werden später erklärt.

1. Das Projekt, für das Sie verantwortlich sind, ist ein großer Erfolg. PsG
   A. *Ich habe genau darauf geachtet, was jeder arbeitet.* 1
   B. *Jeder hat viel Zeit und Energie dafür aufgewandt.* 0

2. Sie und Ihr Partner/Ihre Partnerin versöhnen sich nach einem Streit. DG
   A. *Ich habe ihm/ihr vergeben.* 0
   B. *Normalerweise verzeihe ich.* 1

3 Sie haben sich auf dem Weg zu einem Freund verfahren. PsS
   A. *Ich habe eine Abzweigung verpasst.* 1
   B. *Mein Freund hat den Weg schlecht erklärt.* 0

4. Ihr Partner/Ihre Partnerin überrascht Sie mit einem Geschenk. PsG
   A. *Er/Sie hat eine Gehaltserhöhung bekommen.* 0
   B. *Ich habe ihn/sie den Abend zuvor zu einem besonderen Abendessen eingeladen.* 1

5. Sie haben den Geburtstag Ihres Partners/Ihrer Partnerin vergessen. DS
   A. *Ich bin nicht gut darin, an Geburtstage zu denken.* 1
   B. *Ich war mit anderen Dingen beschäftigt.* 0

6. Sie bekommen von einem/einer heimlichen Verehrer/in eine Blume. GG
   A. *Er/Sie findet mich attraktiv.* 0
   B. *Ich bin eben beliebt.* 1

7. Sie bewerben sich um eine öffentliche Position und gewinnen. GG
   A. *Ich habe viel Zeit und Energie in die Bewerbung investiert.* 0
   B. *Ich arbeite sehr hart bei allem, was ich tue.* 1

8. Sie vergessen ein wichtiges Versprechen. GS
   A. *Zuweilen lässt mich mein Gedächtnis im Stich.* 1
   B. *Manchmal vergesse ich, meinen Terminkalender zu checken.* 0

9. Sie bewerben sich um eine öffentliche Position und verlieren. PsS
   A. *Ich habe nicht hart genug darum gekämpft.* 1
   B. *Die Person, die gewonnen hat, kennt mehr Leute.* 0

10. Sie geben ein erfolgreiches Dinner. DG
   A. *Ich war an diesem Abend besonders charmant.* 0
   B. *Ich bin ein guter Gastgeber.* 1

11. Sie stoppen ein Verbrechen, indem Sie die Polizei rufen. PsG
   A. *Ein seltsames Geräusch erregte meine Aufmerksamkeit.* 0
   B. *Ich war an diesem Tag wachsam.* 1

12. Sie waren das ganze Jahr über extrem gesund. PsG
    A. *Um mich herum waren nur wenige krank, also war ich kaum gefährdet.* 0
    B. *Ich habe dafür gesorgt, dass ich mich gut ernähre und ausreichend Ruhe habe.* 1

13. Sie schulden der Bücherei 10 Euro für ein überfälliges Buch. DS
    A. *Wenn ich von der Lektüre fasziniert bin, vergesse ich oft, wann ich das Buch zurückgeben muss.* 1
    B. *Ich war so sehr in das Schreiben des Berichts involviert, dass ich vergessen habe, das Buch zurückzugeben.* 0

14. Ihre Aktien bringen Ihnen viel Geld ein. DG
    A. *Mein Broker hatte beschlossen, in etwas Neues zu investieren.* 0
    B. *Mein Broker ist ein erstklassiger Investor.* 1

15. Sie gewinnen bei einem sportlichen Wettkampf. DG
    A. *Ich fühlte mich unbesiegbar.* 0
    B. *Ich hatte hart trainiert.* 1

16. Sie fallen durch eine wichtige Prüfung. PsS
    A. *Ich war nicht so klug wie die anderen, die die Prüfung ablegt haben.* 1
    B. *Ich habe mich nicht gut genug dafür vorbereitet.* 0

17. Sie haben für einen Freund/eine Freundin ein besonderes Gericht zubereitet, und er/sie rührt das Essen kaum an. GS
    A. *Ich war kein guter Koch.* 1
    B. *Ich habe das Essen in aller Eile zubereitet.* 0

18. Sie verlieren einen sportlichen Wettkampf, für den Sie lange trainiert haben. GS
    A. *Ich bin nicht sehr sportlich.* 1
    B. *Ich bin in dieser Sportart nicht gut.* 0

19. Ihrem Auto geht auf einer dunklen Straße spät in der Nacht das Benzin aus. PsS
    A. *Ich hatte nicht nachgeschaut, wie viel Benzin im Tank ist.* 1
    B. *Die Benzinanzeige war kaputt.* 0

20. Sie verlieren gegenüber einem Freund die Beherrschung. DS
    A. *Er nörgelt ständig an mir herum.* 1
    B. *Er war in feindseliger Stimmung.* 0

21. Sie werden dafür bestraft, dass Sie Ihre Einkommensteuerformulare nicht rechtzeitig einreichen. DS
    A. *Ich schiebe es immer hinaus, meine Steuererklärung zu machen.* 1
    B. *Ich war dieses Jahr zu faul, meine Steuererklärung zu machen.* 0

22. Sie bitten jemanden um ein Date, und er/sie lehnt ab. GS
    A. *Ich war an diesem Tag ein Wrack.* 1
    B. *Ich brachte keinen Ton heraus, als ich ihn/sie um ein Date bat.* 0

23. Ein Game-Show-Moderator wählt Sie aus dem Publikum aus, um an der Show teilzunehmen. PsG
    A. *Ich saß einfach auf dem richtigen Platz.* 0
    B. *Ich wirkte am begeistertsten.* 1

24. Auf einer Party werden Sie häufig zum Tanzen aufgefordert. DG
    A. *Ich bin auf Partys kontaktfreudig.* 1
    B. *Ich war an diesem Abend in perfekter Form.* 0

25. Sie kaufen Ihrem Partner/Ihrer Partnerin ein Geschenk, und er/sie mag es nicht. PsS
    A. *Ich denke über solche Dinge zu wenig nach.* 1
    B. *Er/Sie ist sehr wählerisch.* 0

26. Sie machen sich hervorragend in einem Vorstellungsgespräch. DG
    A. *Ich fühlte mich in dem Gespräch sehr zuversichtlich.* 0
    B. *Ich bewerbe mich gut.* 1

27. Sie erzählen einen Witz, und alle lachen. PsG
    A. *Der Witz war gut.* 0
    B. *Mein Timing war perfekt.* 1

28. Ihr Chef gibt Ihnen für ein Projekt zu wenig Zeit, Sie schaffen es trotzdem, rechtzeitig fertig zu werden. GG
    A. *Ich bin gut in meinem Job.* 0
    B. *Ich bin eine effiziente Person.* 1

29. Sie fühlen sich in letzter Zeit schlapp. DS
    A. *Ich bekomme nie die Möglichkeit zu entspannen.* 1
    B. *Ich war diese Woche extrem viel beschäftigt.* 0

30. Sie fordern jemanden zum Tanzen auf, und er/sie lehnt ab. PsS
    A. *Ich bin als Tänzer/Tänzerin nicht gut genug.* 1
    B. *Er/Sie mag nicht tanzen.* 0

31. Sie retten jemanden vor dem Erstickungstod. GG
    A. *Ich kenne eine Technik, jemanden vor dem Ersticken zu bewahren.* 0
    B. *Ich weiß, was in Krisensituationen zu tun ist.* 1

32. Ihr Liebster/Ihre Liebste möchte die Liaison für eine Weile abkühlen lassen. GS
    A. *Ich bin zu egozentrisch.* 1
    B. *Ich verbringe nicht genügend Zeit mit ihm/ihr.* 0

33. Ein Freund sagt etwas, das Ihre Gefühle verletzt. DS
    A. *Er platzt immer mit Sachen heraus, ohne an andere zu denken.* 1
    B. *Er hatte schlechte Laune und ließ sie an mir aus.* 0

34. Ihr Arbeitgeber bittet Sie um einen Rat. GG
    A. *Ich bin Experte auf dem Gebiet, zu dem ich gefragt wurde.* 0
    B. *Ich bin gut darin, hilfreiche Ratschläge zu geben.* 1

35. Ein Freund bedankt sich bei Ihnen, weil Sie ihm durch eine schwere Zeit geholfen haben. GG
    A. *Ich helfe ihm gern durch schwere Zeiten.* 0
    B. *Ich kümmere mich um Menschen.* 1

36. Sie haben eine wunderbare Zeit auf einer Party. PsG
    A. *Jeder war freundlich.* 0
    B. *Ich war freundlich.* 1

37. Ihr Arzt sagt, sie seien in guter körperlicher Verfassung. GG
    A. *Ich achte darauf, dass ich regelmäßig Sport treibe.* 0
    B. *Ich bin sehr gesundheitsbewusst.* 1

38. Ihr Partner/Ihre Partnerin lädt Sie zu einem romantischen Wochenende ein. DG
    A. *Er/Sie muss für ein paar Tage raus.* 0
    B. *Er/Sie liebt es, neue Gegenden kennenzulernen.* 1

39. Ihr Arzt sagt, dass Sie zu viel Zucker konsumieren. PsS
    A. *Ich achte nicht sehr auf meine Ernährung.* 1
    B. *Man kann Zucker nicht vermeiden, er ist überall drin.* 0

40. Sie werden gebeten, ein wichtiges Projekt zu leiten. DG
    A. *Ich habe gerade erst ein ähnliches Projekt erfolgreich abgeschlossen.* 0
    B. *Ich bin ein guter Projektleiter.* 1

41. Sie und Ihr Partner/Ihre Partnerin streiten sehr viel. PsS
    A. *Ich fühle mich in letzter Zeit missmutig und unter Druck.* 1
    B. *Er/Sie ist in letzter Zeit feindselig.* 0

42. Sie stürzen beim Skifahren häufig. DS
    A. *Skifahren ist schwierig.* 1
    B. *Die Piste ist vereist.* 0

43. Sie gewinnen eine prestigeträchtige Auszeichnung. GG
   A. *Ich habe ein bedeutendes Problem gelöst.* 0
   B. *Ich war der beste Mitarbeiter.* 1

44. Ihre Aktien befinden sich auf einem historischen Tiefstand. GS
   A. *Ich wusste nicht viel über das damalige Wirtschaftsklima.* 1
   B. *Ich habe eine schlechte Aktienauswahl getroffen.* 0

45. Sie gewinnen in der Lotterie. DG
   A. *Es war reines Glück.* 0
   B. *Ich habe die richtigen Zahlen angekreuzt.* 1

46. Sie haben über die Feiertage an Gewicht zugelegt und werden es nicht wieder los. DS
   A. *Diäten funktionieren auf lange Sicht nicht.* 1
   B. *Die Diät, die ich ausprobiert habe, hat nicht funktioniert.* 0

47. Sie sind im Krankenhaus und bekommen kaum Besuch. PsS
   A. *Ich bin gereizt, wenn ich krank bin.* 1
   B. *Meine Freunde sind in solchen Dingen fahrlässig.* 0

48. In einem Laden akzeptiert man Ihre Kreditkarte nicht. GS
   A. *Manchmal überschätze ich mein Guthaben.* 1
   B. *Manchmal vergesse ich, meine Kreditkartenabrechnung zu begleichen.* 0

Bewertungsschlüssel

DS _____ **D.** _____

GS _____ **G.** _____

Hoffnung _____

PsS _____ **PsG** _____

S gesamt _____ **G gesamt** _____

G–S _____

Auslegung Ihrer Testergebnisse

Die Ergebnisse geben Ihnen einen Hinweis auf Ihren Interpretationsstil. Anders ausgedrückt: Sie sagen Ihnen, wie Sie sich selbst Dinge erklären, wie Sie denken. Führen Sie sich noch einmal vor Augen, dass es keine richtigen oder falschen Antworten gibt.

Ihr Interpretations- beziehungsweise Erklärungsstil hat drei entscheidende Dimensionen: Dauerhaftigkeit, Geltungsbereich und Personalisierung. Jede dieser Dimensionen (und ein paar weitere) wird in diesem Test bewertet.

Dauerhaftigkeit. Wenn Pessimisten mit Herausforderungen oder negativen Ereignissen konfrontiert werden, sehen sie die Ereignisse als dauerhaft an. Optimisten hingegen neigen dazu, Herausforderungen oder negative Erlebnisse als vorübergehend einzustufen. Hier sind ein paar Aussagen, die die subtilen Unterschiede aufzeigen:

Dauerhaft (pessimistisch)
»Mein Chef ist immer ein Idiot.«
»Nie hörst du zu.«
»Diese Pechsträhne wird niemals aufhören.«

Vorübergehend (optimistisch)
»Mein Chef ist heute schlecht gelaunt.«
»Du hörst nicht zu.«
»Mein Glück muss sich wenden.«

Um zu ermitteln, wie Sie negative Ereignisse sehen, müssen Sie auf die acht Situationen achten, die mit DS (dauerhaft schlecht) gekennzeichnet sind: 5, 13, 20, 21, 33, 42 und 46. Jede Aussage mit einer 0 dahinter ist optimistisch, jede mit einer 1 dahinter ist pessimistisch. Zählen Sie die Zahlen dieser rechten Spalte zusammen und schreiben Sie die Summe auf die DS-Linie.

Wenn die Summe 0 oder 1 ist, sind Sie in dieser Dimension sehr optimistisch, bei 2 oder 3 sind Sie etwas optimistisch, bei 4 durchschnittlich, bei 5 oder 6 ziemlich pessimistisch und bei 7 oder 8 sehr pessimistisch.

Nun wollen wir die Unterschiede im Interpretationsstil zwischen Pessimisten und Optimisten betrachten, wenn ihnen etwas Positives widerfährt. Es ist genau umgekehrt wie bei einem negativen Ereignis. Pessimisten sehen positive Erlebnisse als vorübergehend an, Optimisten als dauerhaft. Hier wieder ein paar Beispiele für die subtilen Unterschiede, wie Pessimisten und Optimisten ihr Glück bewerten:

Vorübergehend (pessimistisch)
»Heute ist mein Glückstag.«
»Mein Widersacher war heute nicht da.«
»Ich habe mich heute sehr bemüht.«

Dauerhaft (optimistisch)
»Ich habe immer Glück.«
»Ich werde von Tag zu Tag besser.«
»Ich gebe immer mein Bestes.«

Zählen Sie nun die Werte aller mit DG (dauerhaft gut) gekennzeichneten Situationen – 2, 10, 14, 15, 24, 26, 38 und 40 – zusammen. Schreiben Sie die Zahl auf die DG-Linie.

Bei 7 oder 8 sind Sie in dieser Dimension sehr optimistisch, bei 6 mäßig optimistisch, 4 und 5 sind Durchschnitt, bei 3 sind Sie pessimistisch und bei 0, 1 und 2 sehr pessimistisch.

Erkennen Sie inzwischen ein Muster? Wenn Ihr Wert auf eine pessimistische Haltung schließen lässt, möchten Sie vielleicht lernen, wie Sie optimistischer werden können. Ihre Angst kann auf Ihren Glauben zurückzuführen sein, dass schlechte Dinge immer passieren werden, während gute Dinge nur ein Zufall sind.

Geltungsbereich. Der Geltungsbereich bezieht sich auf die Neigung, Dinge entweder als allgemeingültig (etwa jeder, immer oder niemals) oder aber konkret (eine bestimmte Person, eine bestimmte Zeit) zu beschreiben. Pessimisten neigen dazu, Dinge allgemeingültig zu interpretieren, Optimisten bewerten Dinge konkret.

Allgemeingültig (pessimistisch)
»Alle Anwälte sind Idioten.«
»Bedienungsanleitungen sind nutzlos.«
»Er ist abscheulich.«

Konkret (optimistisch)
»Mein Anwalt war ein Idiot.«
»Diese Bedienungsanleitung ist nutzlos.«
»Er ist abscheulich zu mir.«

Zählen Sie die Werte aller mit GS (generell schlecht) gekennzeichneten Situationen – 8, 17, 18, 22, 32, 44 und 48 – zusammen. Schreiben Sie die Zahl auf die GS-Linie.

Bei 0 oder 1 sind Sie in dieser Dimension sehr optimistisch, bei 2 oder 3 mäßig optimistisch, 4 ist durchschnittlich, bei 5 und 6 sind Sie recht pessimistisch, bei 7 oder 8 sehr pessimistisch.

Nun betrachten wir den Geltungsbereich bei positiven Ereignissen. Optimisten sehen Positives eher als allgemeingültig, Pessimisten als konkret. Auch hier ist es genau das Gegenteil davon, wie jeder ein negatives Ereignis sieht.

Zählen Sie die Werte für die mit GG (generell gut) gekennzeichneten Situationen zusammen: 6, 7, 28, 31, 34, 35, 37 und 43. Die Summe notieren Sie auf der GG-Linie.

Bei Werten von 7 oder 8 sind Sie in dieser Dimension sehr optimistisch, bei 6 mäßig optimistisch, bei 4 oder 5 durchschnittlich, bei 3 pessimistisch und bei 0, 1 oder 2 sehr pessimistisch.

Hoffnung. Unser Grad an Hoffnung oder Hoffnungslosigkeit wird von der Kombination aus Dauerhaftigkeits- und Geltungsbereichslevel bestimmt. Ihr Hoffnungslevel ist möglicherweise der deutlichste Wert in diesem Test. Dazu addieren Sie Ihren GS- und Ihren DS-Wert und erhalten so Ihren Hoffnungswert.

Liegt dieser bei 0, 1 oder 2, sind sie sehr hoffnungsvoll, 3–6 sind mäßige Hoffnungswerte, 7 oder 8 Durchschnitt, bei 9–11 sind Sie mäßig hoffnungslos und bei 12–16 ernsthaft hoffnungslos.

Menschen, die für ihre Probleme ständig und verallgemeinernd Erklärungen finden, neigen dazu, unter Stress, Ängsten und Depressionen zu leiden und zusammenzubrechen, wenn etwas schiefläuft. Laut Dr. Seligman ist kein Wert so wichtig wie Ihr Hoffnungswert.

Personalisierung. Der letzte Aspekt des Interpretationsstils ist die Personalisierung. Wenn negative Ereignisse passieren, können wir entweder uns selbst die Schuld geben (internal) und in der Folge unser Selbstwertgefühl schwächen, oder wir geben die Schuld Dingen, die außerhalb unserer Macht liegen (external). Obwohl es vielleicht nicht richtig ist, die persönliche Verantwortung zu leugnen, haben Menschen, die dazu neigen, die Schuld in Bezug auf schlechte Ereignisse zu externalisieren, ein höheres Selbstwertgefühl und sind optimistischer.

Addieren Sie die Werte für die mit PsS (Personalisierung schlecht) gekennzeichneten Situationen: 3, 9, 16, 19, 25, 30, 39, 41 und 47.

Ein Wert von 0 oder 1 weist auf sehr hohes Selbstwertgefühl und Optimismus hin, 2 und 3 auf mäßiges Selbstwertgefühl, 4 ist Durchschnitt, 5 oder 6 deuten auf eher niedriges und 7 oder 8 auf ein sehr geringes Selbstwertgefühl hin.

Nun wollen wir auf die Personalisierung bei positiven Ereignissen schauen. Hier geschieht wiederum genau das Gegenteil von dem, was bei negativen Erlebnissen passiert: Ereignen sich angenehme Dinge, internalisiert die Person mit hohem Selbstwertgefühl, und die Person mit geringem Selbstwertgefühl externalisiert.

Zählen Sie Ihre Werte der mit PsG (Personalisierung gut) gekennzeichneten Situationen – 1, 4, 11, 12, 23, 27, 36 und 45 – zusammen und schreiben Sie die Summe auf die PsG-Linie.

Bei einem Wert von 7 oder 8 sind Sie in dieser Dimension sehr optimistisch, bei 6 mäßig optimistisch, 4 und 5 sind Durchschnitt, 3 ist pessimistisch, und 0, 1 oder 2 bedeuten eine sehr pessimistische Einstellung.

Ihre Gesamtpunktzahl. Zur Berechnung Ihrer Gesamtpunktzahl addieren Sie zunächst die drei S (DS + GS + PsS). Dies ist Ihr S-Wert (für negative Ereignisse). Dasselbe tun Sie nun für alle G (DG + GG + PsG), dies ist Ihr G-Wert (für positive Ereignisse). Anschließend ziehen Sie den S-Wert vom G-Wert ab, und Sie erhalten Ihren Gesamtwert.

Liegt Ihr S-Wert zwischen 3 und 6, sind Sie wunderbar optimistisch, wenn Negatives geschieht, 10 oder 11 bedeuten Durchschnitt, 12 bis 14 pessimistisch, und alles über 14 weist auf großen Pessimismus hin.

Liegt Ihr G-Wert über 19, denken Sie über positive Ereignisse extrem optimistisch, 14–16 bedeuten Durchschnitt, 11–13 Pessimismus, und ein Wert von 10 oder niedriger weist auf großen Pessimismus hin.

Liegt Ihr Gesamtwert (G minus S) über 8, sind Sie generell sehr optimistisch, zwischen 6 und 8 sind Sie mäßig optimistisch, 3–5 bedeuten Durchschnitt, 1 oder 2 weisen auf eine pessimistische Einstellung hin, und ein Wert von 0 oder darunter bedeutet ausgeprägten Pessimismus.

GLYKÄMISCHER INDEX, KOHLENHYDRATGEHALT UND GLYKÄMISCHE LAST

Eine vollständige Liste des glykämischen Indexes und der glykämischen Last aller darauf getesteten Lebensmittel würde den Rahmen dieses Buches sprengen; sie würde allein schon ein ganzes Buch ausmachen. Wir haben also die gängigsten Nahrungsmittel ausgewählt. Diese Tabelle vermittelt Ihnen einen allgemeinen Überblick darüber, was Lebensmittel mit hoher beziehungsweise niedriger glykämischer Last (GL) sind. Wir haben die Nahrungsmittel in Lebensmittelgruppen eingeteilt, von niedriger bis hoher glykämischer Last. Vielleicht fällt Ihnen auf, dass bestimmte Gruppen fehlen. So sind etwa Nüsse, Samen, Fisch, Geflügel und Fleisch nicht aufgeführt, weil diese den Blutzuckerspiegel kaum beeinflussen, da sie nämlich kohlenhydratarm sind.

Eine umfassendere Liste finden Sie auf *http://www.mendosa.com,* einer kostenlosen Website des Medizinautors Rick Mendosa. Dies ist eine ganz wunderbare Informationsquelle.

Nahrungsmittel	GI	Kohlenhydrate (Gramm)	Ballaststoffe (Gramm)	GL
Hülsenfrüchte				
Bohnen, dicke, TK, gekocht, 80 g	79	9	6,0	7,1
Bohnen, Kidney-, Dose, abgetropft, 95 g	52	13	7,3	6,7
Bohnen, Lima-, gekocht, 90 g	27	18	7,3	4,8
Bohnen, Lima-, Sau-, gekocht, 85 g	32	17	4,5	5,4
Bohnen, schwarz, Dose, 95 g	45	15	7,0	5,7
Bohnen, Stangen-, Dose, 95 g	45	13	6,7	5,8
Bohnen, weiß, gekocht, 90 g	38	11	6,0	4,2
Erbsen, getrocknet, gekocht, 70 g	22	4	4,7	8,0
Erbsen, grün, frisch, TK, gekocht, 80 g	48	5	2,0	2,0
Erbsen, Spalterbsen, geschält, gelb, gekocht, 90 g	32	16	4,7	5,1
Gebackene Bohnen, Dose, mit Tomatensauce, 120 g	48	21	8,8	10,0
Kichererbsen, Dose, abgetropft, 95 g	42	15	5,0	6,3
Linsen, 100 g	28	19	3,7	5,3
Schwarzaugenbohnen, eingeweicht, gekocht, 120 g	42	24	5,0	10,0
Sojabohnen, gekocht, 100 g	14	12	7,0	1,6
Brot				
Bagel, 70 g	72	35	0,4	25,0
Baguette, 30 g	95	15	0,4	14,0
Croissant, 50 g	67	27	0,2	18,0
Haferkleie-Honig, 1 Scheibe, 40 g	31	14	1,5	4,5
Hamburgerbrötchen, 50 g	61	24	0,5	15,0

Nahrungsmittel	GI	Kohlenhydrate (Gramm)	Ballaststoffe (Gramm)	GL
Kaiserbrötchen, 50 g	73	25	0,4	18,0
Mehrkorn, glutenfrei, 1 Scheibe, 35 g	79	15	1,8	12,0
Mehrkorn, ungesüßt, 1 Scheibe, 30 g	43	9	1,4	4,0
Pita, 65 g	57	38	0,4	22,0
Pumpernickel, 1 Scheibe, 60 g	41	21	0,5	8,6
Roggen, 1 Scheibe, 50 g	65	23	0,4	15,0
Roggen, dunkel, 1 Scheibe, 50 g	76	21	0,4	16,0
Roggen, leicht, 1 Scheibe, 50 g	68	23	0,4	16,0
Sauerteig, Roggen, 1 Scheibe, 30 g	48	12	0,4	6,0
Sauerteig, Weizen, 1 Scheibe, 30 g	54	14	0,4	7,5
Siebenkorn, 1 Scheibe, 38 g	56	18	1,4	10,0
Steingemahlener Vollkornweizen, 1 Scheibe, 30 g	53	11	1,4	6,0
Vollkorn, 100 %, 1 Scheibe, 38 g	62	18	1,4	11
Vollkornweizen, 1 Scheibe, 35 g	69	14	1,4	9,6
Weiß (Weizenmehl), 1 Scheibe, 30 g	70	15	0,4	10,5
Weißbrot, angereichert 1 Scheibe, 20 g	73	10	0,4	7,0
Frühstückszerealien				
»All-Bran«, 40 g	42	22	6,5	9,2
»Cheerios«, 30 g	74	20	2,0	15,0
»Coco Pops«, 30 g	77	26	1,0	20,0
»Corn Chex«, 30 g	83	25	1,0	20,8
Cornflakes, 30 g	84	26	0,3	21,8
»Froot Loops«, 30 g	69	27	1,0	18,0
»Grape Nuts«, 58 g	71	47	2,0	33,3
Haferflocken, gekocht, mit Wasser, 245 g	42	24	1,6	10,0
Haferkleie, roh, 1 EL, 10 g	55	7	1,0	4,0
»Just Right«, 30 g	60	36	2,0	21,6
»Kellogg's Crispix, 30 g	87	26	1,0	22,6
»Kellogg's Crunchy Nut«, 30 g	72	25	2,0	18,0
»Kellogg's Frosted Flakes«, 30 g	55	27	1,0	15,0
»Kellogg's Frosted Mini-Wheats« (Vollkorn), 30 g	58	21	4,4	12,0
»Kellogg's Honey Smacks«, 30 g	56	27	1,0	15,0
Kleie, 30 g	58	14	14,0	8,0
Kleieflocken, 30 g	74	24	2,0	18,0
Kleie mit Flohsamen, 30 g	47	12	12,5	5,6
Maiskleie, 30 g	75	20	1,0	15,0
»Oats'n Honey«, 45 g	77	31	2,0	24,0
Puffweizen, 30 g	80	22	2,0	17,6
»Raisin Bran«, 45 g	73	35	4,0	25,5
»Rice Chex«, 30 g	89	25	1,0	22,0
»Rice Krispies«, 30 g	82	27	0,3	22,0

Nahrungsmittel	GI	Kohlenhydrate (Gramm)	Ballaststoffe (Gramm)	GL
»Weetabix«, 30 g	69	19	2,0	13,0
Weizen, gemahlen, 25 g	67	18	1,2	12,0
Kuchen				
Bananenkuchen, 1 Stück, 80 g	47	46	<1,0	21,6
Biskuitkuchen, 1 Stück, 60 g	46	32	<1,0	14,7
Cupcake mit Glasur und Sahnefüllung, 38 g	73	26	<1,0	19,0
Engelskuchen, 1 Stück, 30 g	67	17	<1,0	11,5
Französischer Vanillekuchen (Betty Crocker), 73 g Kuchen + 33 g Glasur	42	58	<1,0	24,4
Lamingtons, 50 g	87	29	<1,0	25,0
Obsttorte, 1 Stück, 80 g	65	55	<1,0	35,8
Sandkuchen, 1 Stück, 80 g	54	42	<1,0	22,6
Schokocremetorte (Betty Crocker), 73 g Kuchen + 33 g Glasur	38	54	<1,0	20,5
Scones, aus Backmischung, 40 g	92	90	<1,0	83,0
Cracker				
Breton wheat, 6, 25 g	67	14	2,0	9,4
Graham, 1, 30 g	74	22	1,4	16,0
»Kavli«, 4, 20 g	71	13	3,0	9,2
Premium soda, 3, 25 g	74	17	0,0	9,4
Reiswaffel, 2, 25 g	82	21	0,4	17,0
»Ryvita« oder »Wasa«, 2, 20 g	69	16	3,0	11,0
»Stoned Wheat Thins«, 5, 25 g	67	17	1,0	11,4
Wassercracker, 5, 25 g	78	18	0,0	14,0
Milch, Sojamilch und Säfte				
Ananassaft, ungesüßt, Dose, 250 ml	46	27	1,0	12,4
Andere Softdrinks, mit Zucker oder fructosereichem Maissirup, 375 ml	68	51	0,0	34,7
Apfelsaft, ungesüßt, 250 ml	40	33	1,0	13,2
»Coca-Cola«, 375 ml	63	40	0,0	25,2
»Gatorade«, 250 ml	78	15	0,0	11,7
Grapefruitsaft, ungesüßt, 250 ml	48	16	1,0	7,7
Kondensmilch, gesüßt, 125 ml	61	90	0,0	55,0
Magermilch, 250 ml	32	13	0,0	4,0
»Nesquik«-Kakaopulver, 3 TL in 250 ml Milch	55	14	0,0	7,7
»Ocean Spray«-Cranberry-Cocktail, 250 ml	68	34	0,0	23,0
Orangensaft, 250 ml	46	21	1,0	9,7
Sojamilch, 250 ml	31	12	0,0	3,7
Trinkschokolade, fettarm, 250 ml	34	23	0,0	7,8
Vollmilch, 250 ml	27	12	0,0	3,0

Nahrungsmittel	GI	Kohlenhydrate (Gramm)	Ballaststoffe (Gramm)	GL
Früchte				
Ananas, frisch, 2 Scheiben, 125 g	66	10	2,8	6,6
Apfel, 1 mittlerer, 150 g	38	18	3,5	6,8
Apfel, getrocknet, 30 g	29	24	3,0	6,9
Aprikosen, Dose, in leichtem Sirup, 125 g	64	13	1,5	8,3
Aprikosen, frisch, 3 mittlere, 100 g	57	7	1,9	4,0
Aprikosen, getrocknet, 5–6, 30 g	31	13	2,2	4,0
Backpflaumen, entkernt (Sunsweet), 6, 40 g	29	25	3,0	7,3
Banane, roh, 1 mittlere, 150 g	55	32	2,4	17,6
Birne, Dose, in Natursaft, 125 g	43	13	1,5	5,5
Birne, frisch, 1 mittlere, 150 g	38	21	3,1	8,0
Datteln, getrocknet, 40 g	103	27	3,0	27,8
Feigen, getrocknet, eingeweicht, 50 g	61	22	3,0	13,4
Früchtecocktail, Dose, in Natursaft, 125 g	55	15	1,5	8,3
Kirschen, 20, 80 g	22	10	2,4	2,2
Kiwi, roh, geschält, 1, 80 g	52	8	2,4	4,0
Mango, 1 kleine, 150 g	55	19	2,0	10,4
Orange, 1 mittlere, 130 g	44	10	2,6	4,4
Pfirsich, Dose, in leichtem Sirup, 125 g	52	18	1,5	9,4
Pfirsich, Dose, in Natursaft, 125 g	38	12	1,5	4,5
Pfirsich, frisch, 1 große, 110 g	42	7	1,9	3,0
Pflaumen, 3–4 kleine, 100 g	39	7	2,2	2,7
Rosinen, 40 g	64	28	3,1	18,0
Sultaninen, 40 g	56	30	3,1	16,8
Trauben, grün, 100 g	46	15	2,4	6,9
Wassermelone, 150 g	72	8	1,0	5,7
Getreide				
Arborioreis, weiß, gekocht, 100 g	69	35	0,2	29,0
Basmatireis, weiß, gekocht, 180 g	58	50	0,2	29,0
Buchweizen, gekocht, 80 g	54	57	3,5	30,0
Bulgur, gekocht, 120 g	48	22	3,5	10,6
Couscous, gekocht, 120 g	65	28	1,0	18,0
Gerstengraupen, gekocht, 80 g	25	17	6,0	4,3
Hirse, gekocht, 120 g	71	12	1,0	8,5
Instantreis, gekocht, 180 g	87	38	0,2	33,0
Jasminreis, weiß, Langkorn, gedämpft, 180 g	109	39	0,2	42,5
Reis, braun, gedämpft, 150 g	50	32	1,0	16,0
Reis, weiß, gekocht, 150 g	72	36	0,2	26,0
Reiskleie, stranggepresst, 1 EL, 10 g	19	3	1,0	0,6
Tapioka, 1 Std. gedämpft, 100 g	70	54	<1,0	38,0
Tapioka, mit Milch gekocht, 265 g	81	51	<1,0	41,0

Nahrungsmittel	GI	Kohlenhydrate (Gramm)	Ballaststoffe (Gramm)	GL
Eiscreme				
Fettarmes Vanilleeis, 2 Kugeln, 50 g	38	5	0,0	5,7
Vollfette Eiscreme, 2 Kugeln, 50 g	61	10	0,0	6,1
Marmelade				
Gesüßte Marmelade, 1 EL, 25 g	48	17	<1,0	8,0
Zuckerfreie Marmelade, 1 EL, 25 g	55	11	<1,0	6,0
Muffins und Pfannkuchen				
Apfel-Hafer-Sultaninen-Muffin, aus Backmischung, 50 g	54	28	1,0	15,0
Apfelmuffin, 80 g	44	44	1,5	19,0
Aprikosen-Kokos-Honig-Muffin, aus Backmischung, 50 g	60	27	1,5	16,0
Bananen-Hafer-Honig-Muffin, aus Backmischung, 50 g	65	28	1,5	18,0
Blaubeermuffin, 80 g	59	41	1,5	24,0
Buchweizenpfannkuchen, aus Trockenmischung, 1 kleiner, 40 g	102	30	2,0	30,0
Kleiemuffin, 80 g	60	34	2,5	20,0
Pfannkuchen, aus Trockenmischung, 1 großer, 80 g	67	58	1,0	39,0
Schoko-Butterscotch-Muffin, aus Backmischung, 50 g	53	28	1,0	15,0
Pasta				
Fettucine, gekocht, 180 g	32	57	2,0	18,2
Käsetortellini, gekocht, 180 g 50	50	21	2,0	10,5
Macaroni mit Käse, Packung, gekocht, 220 g	64	30	2,0	19,2
Ravioli, Fleischfüllung, gekocht, 220 g	39	30	2,0	11,7
Reisnudeln, frisch, gekocht, 176 g	40	44	0,4	17,6
Reispasta, braun, gekocht, 180 g	92	57	2,0	52,0
Spaghetti, glutenfrei, in Tomatensauce, 1 kl. Dose, 220 g	68	27	2,0	18,5
Spaghetti, weiß, gekocht, 180 g	41	56	2,0	23,0
Sternchennudeln, gekocht, 180 g	38	56	2,0	21,0
Vermicelli, gekocht, 180 g	35	45	2,0	15,7
Vollkornspaghetti, gekocht, 180 g	37	48	3,5	17,8
Zucker				
Fructose, 1 TL, 10 g	23	10	0,0	2,3
Glucose, 1 TL, 10 g	102	10	0,0	10,2
Honig, 1,5 EL, 10 g	58	16	0,0	4,6
Lactose, 1 TL, 10 g	46	10	0,0	4,6
Maltose, 1 TL, 10 g	105	10	0,0	10,5
Saccharose, 1 TL, 10 g	65	10	0,0	6,5

Nahrungsmittel	GI	Kohlenhydrate (Gramm)	Ballaststoffe (Gramm)	GL
Snacks				
Brezeln, 50 g	83	22	<1,0	18,3
Gefrorenes Tofu-Dessert (milchfrei), 100 g	115	13	<1,0	15,0
Mais-Chips, »Doritos original«, 50 g	42	33	<1,0	13,9
»Mars«-Riegel, 60 g	65	41	0,0	26,6
»Real Fruit«-Riegel, Erdbeere, 20 g	90	17	<1,0	15,3
»Snickers«-Riegel, 59 g	41	35	0,0	14,3
»Twix«-Riegel (Karamell), 59 g	44	37	<1,0	16,2
Suppen				
Linsensuppe, Dose, 220 ml	44	14	3,0	6,0
Schälerbsensuppe, Dose, 220 ml	60	13	3,0	8,0
Schwarze-Bohnen-Suppe, 220 ml	64	9	3,4	6,0
Tomatensuppe, Dose, 220 ml	38	15	1,5	6,0
Gemüse				
Niedrig-glykämisches Gemüse:	≈20	≈7	≈ 1,5	≈1,4
Aubergine, 1 Tasse*				
Blumenkohl, gekocht oder roh, 1 Tasse*				
Brokkoli, gekocht oder roh, 1 Tasse*				
Grüne Bohnen, gekocht oder roh, 1 Tasse*				
Grünkohl, 1 Tasse* gekocht, 2 Tassen roh				
Gurke, 1 Tasse*				
Kopfkohl, gekocht oder roh, 1 Tasse*				
Kopfsalat, 2 Tassen* roh				
Paprikaschoten, gekocht oder roh, 1 Tasse*				
Pilze, 1 Tasse*				
Rosenkohl, gekocht oder roh, 1 Tasse*				
Sellerie, gekocht oder roh, 1 Tasse*				
Spargel, gekocht oder roh, 1 Tasse*				
Spinat, 1 Tasse* gekocht, 2 Tassen* roh				
Tomaten, 1 Tasse*				
Zucchini, gekocht oder roh, 1 Tasse*				
Gnocchi, gekocht, 145 g	68	71	1,0	48,0
Instant-Kartoffelpüree, zubereitet, ½ Tasse*	83	18	1,0	15,0
Karotten, geschält, gekocht, 70 g	49	3	1,5	1,5
Kartoffeln, neu, ungeschält, gekocht, 175 g	78	25	2,0	20,0
Karotten, roh, 80 g	16	6	1,5	1
Kartoffel, geschält, gekocht, 120 g	87	13	1,4	10,0
Kartoffel, ungeschält, gekocht, 120 g	79	15	2,4	11,0
Kartoffelbrei, 120 g	91	16	1,0	14,0

* Tasse als ein Gefäß mit einem Fassungsvermögen von circa 250 Millilitern (Anmerkung der Redaktion)

Nahrungsmittel	GI	Kohlenhydrate (Gramm)	Ballaststoffe (Gramm)	GL
Kürbis, geschält, gekocht, 85 g	75	6	3,4	4,5
Mais, Dose, abgetropft, 80 g	55	15	3,0	8,5
Maiskolben, süß, 20 Min. gekocht, 80 g	48	14	2,9	8,0
Maismehl (Polenta), 40 g	68	30	2,0	20,0
Ofenkartoffel, 120 g	93	15	2,4	14,0
Pastinaken, gekocht, 75 g	97	8	3,0	8,0
Pommes frites, kleine Portion, 120 g	75	49	1,0	36,0
Rote Bete, Dose, abgetropft, 60 g	64	5	1,0	3,0
Süßkartoffel, geschält, gekocht, 80 g	54	16	3,4	8,6
Yamswurzel, gekocht, 80 g	51	26	3,4	13,0
Zuckermais, gekocht, 80 g	55	18	3,0	10,0
Joghurt				
Fettarmer Joghurt, 200 g	33	26	0,0	8,5
Fettarmer Joghurt mit künstlichem Süßstoff, 200 g	14	12	0,0	2,0
Fruchtjoghurt, 200 g	26	30	0,0	8,0

SÄURE-BASEN-WERTE EINZELNER NAHRUNGSMITTEL

Eines der Ziele des Körpers ist es, das richtige Gleichgewicht von Säure und Alkalität (pH-Wert) im Blut und in anderen Körperflüssigkeiten aufrechtzuerhalten, um richtig zu funktionieren. Die Säure-Basen-Theorie von Krankheiten ist eine starke Vereinfachung, doch sie besagt im Wesentlichen, dass viele Krankheiten durch eine überschüssige Säureansammlung im Körper verursacht werden. Es gibt immer mehr Hinweise darauf, dass bestimmte Krankheiten wie Osteoporose, rheumatoide Arthritis, Gicht und viele andere durch das Fettsäure-Basen-Gleichgewicht beeinflusst werden können. So ist beispielsweise Osteoporose möglicherweise das Ergebnis einer chronischen Zufuhr von säurebildenden Lebensmitteln, die die Aufnahme von basischen Lebensmitteln permanent überwiegt, sodass die Knochen ständig gezwungen sind, ihre alkalischen Mineralien (Calcium und Magnesium) abzugeben, um die überschüssige Säure abzupuffern.

Das Ernährungsziel für eine gute Gesundheit ist einfach: Sorgen Sie dafür, mehr basenproduzierende als säureproduzierende Lebensmittel zu sich zu nehmen. Denken Sie daran, dass säurehaltige und säurebildende Nahrungsmittel nicht dasselbe sind. Obwohl beispielsweise Lebensmittel wie Zitronen und andere Zitrusfrüchte azid (säurehaltig) sind, wirken sie sich auf den Körper basisch (alkalisch) aus.

Was den pH-Wert eines Nahrungsmittels im Körper bestimmt, ist das Stoffwechselendprodukt am Ende der Verdauung. Die Zitrussäure in Zitrusfrüchten etwa wird im Körper in ihre alkalische Form (Citrat) verstoffwechselt und kann sogar zu Bicarbonat, einer anderen alkalischen Verbindung, umgebaut werden.

Die Tabelle unten stammt von Professor Jürgen Vormann vom Institut für Prävention und Ernährung in Ismaning bei München (die Verwendung hier erfolgt mit seiner Genehmigung; das Original finden Sie unter *www.saeure-basen-forum.de/nahrungsmitteltabelle*. Nahrungsmittel mit einem Minuswert üben einen basischen (B) oder alkalischen Effekt aus, diejenigen mit einem positiven Wert wirken sich azid (A) aus. Neutrale Produkte sind mit N gekennzeichnet. Die Berechnung basiert auf der potenziellen Säurebelastung der Nieren in Milliäquivalenten pro 100-Gramm-Portion.

Nahrungsmittel	Azid, basisch oder neutral	Potenzielle Säurebelastung
Getränke		
Bier, Fassbier	B	–0,2
Bier, Helles	A	0,9
Bier, Starkbier	B	–0,1
Coca-Cola	A	0,4
Kaffee, 5 Min. gebrüht	B	–1,4
Kaffee, Espresso	B	–2,3
Kakao, mit teilentrahmter Milch	B	–0,4
Saft, Apfel-, ungesüßt	B	–2,2
Saft, Gemüsemischung (Tomate, Rote Bete, Karotte)	B	–3,6
Saft, Karotten-	B	–4,8
Saft, Orangen-, ungesüßt	B	–2,9
Saft, Rote-Bete-	B	–3,9

Nahrungsmittel	Azid, basisch oder neutral	Potenzielle Säurebelastung
Saft, Tomaten-	B	–2,8
Saft, Trauben-	B	–1,0
Saft, Zitronen-	B	–2,5
Tee, Früchte-	B	–0,3
Tee, grün	B	–0,3
Tee, indisch	B	–0,3
Tee, Kräuter-	B	–0,2
Wasser, Mineral- (Apollinaris)	B	–1,8
Wasser, Mineral- (Volvic)	B	–0,1
Wein, rot	B	–2,4
Wein, weiß, trocken	B	–1,2
Fette, Öle und Nüsse		
Butter	A	0,6
Erdnüsse, unbehandelt	A	8,3
Haselnüsse	B	–2,8
Mandeln	A	4,3
Margarine	B	–0,5
Ölivenöl	N	0,0
Pistazien	A	8,5
Sonnenblumenöl	N	0,0
Walnüsse	A	6,8
Fische und Meeresfrüchte		
Aal, geräuchert	A	11,0
Forelle, gedämpft	A	10,8
Heilbutt	A	7,8
Hering	A	7,0
Kabeljau, Filets	A	7,1
Karpfen	A	7,9
Krabben	A	7,6
Lachs	A	9,4
Matjes, gesalzen	A	8,0
Miesmuscheln	A	15,3
Ölsardinen	A	13,5
Riesengarnele	A	18,2
Rotbarsch	A	10,0
Schellfisch	A	6,8
Seezunge	A	7,4
Früchte		
Ananas	B	–2,7
Äpfel	B	–2,2
Aprikosen	B	–4,8

Nahrungsmittel	Azid, basisch oder neutral	Potenzielle Säurebelastung
Bananen	B	–5,5
Birnen	B	–2,9
Erdbeeren	B	–2,2
Feigen, getrocknet	B	–18,1
Grapefruit	B	–3,5
Johannisbeeren, schwarz	B	–6,5
Kirschen	B	–3,6
Kiwis	B	–4,1
Mangos	B	–3,3
Orangen	B	–2,7
Pfirsiche	B	–2,4
Rosinen	B	–21,0
Trauben	B	–3,9
Wassermelonen	B	–1,9
Zitronen	B	–2,6
Getreide und Mehl		
Amaranth	A	7,5
Buchweizen, Vollkorn	A	3,7
Cornflakes	A	6,0
Dinkel	A	8,8
Gerste, Vollkorn	A	5,0
Haferflocken	A	10,7
Hirse, Vollkorn	A	8,6
Mais, Vollkorn	A	3,8
Reis, braun	A	12,5
Reis, weiß	A	4,6
Roggenmehl	A	4,4
Roggenmehl, Vollkorn	A	5,9
Weizenmehl, Vollkorn	A	8,2
Weizenmehl, weiß	A	6,9
Pasta		
Makkaroni	A	6,1
Nudeln	A	6,4
Spaghetti, Vollkorn	A	7,3
Spaghetti, weiß	A	6,5
Spätzle	A	9,4
Brot		
Knäckebrot, Roggen	A	3,3
Pumpernickel	A	4,2
Roggenbrot	A	4,1
Roggenbrot, gemischt	A	4,0

Nahrungsmittel	Azid, basisch oder neutral	Potenzielle Säurebelastung
Weißbrot	A	3,7
Weizenbrot, gemischt	A	3,8
Weizenbrot, grobes Vollkorn	A	5,3
Weizenbrot, Vollkorn	A	7,2
Hülsenfrüchte		
Bohnen, grüne/Schnittbohnen	B	–3,1
Erbsen	A	1,2
Linsen, grün oder braun, ganz, getrocknet	A	3,5
Sojabohnen	B	–3,4
Sojamilch	B	–0,8
Tofu	B	–0,8
Fleisch und Wurst		
Cervelatwurst	A	8,9
Cornedbeef, Dose	A	13,2
Ente	A	4,1
Ente, nur mager	A	8,4
Gans, nur mager	A	13,0
Hühnchen, nur Fleisch	A	8,7
Jagdwurst	A	7,2
Kalbsfilet	A	9,0
Kalbsleber	A	14,2
Kaninchen, nur mager	A	19,0
Lamm, nur mager	A	7,6
Leberwurst	A	10,6
Pute, nur Fleisch	A	9,9
Rinderleber	A	15,4
Rindfleisch, mager	A	7,8
Rumpsteak, durchwachsen	A	8,8
Salami	A	11,6
Schwein, nur mager	A	7,9
Schweineleber	A	15,7
Schweinewurst	A	7,0
Wiener Würstchen	A	6,7
Wurst mit Schinkenanteil	A	8,3
Milch, Milchprodukte und Eier		
Buttermilch	A	0,5
Camembert	A	14,6
Cheddar, fettreduziert	A	26,4
Edamer, vollfett	A	19,4
Emmentaler, vollfett	A	21,1
Frischkäse, cremig, vollfett	A	13,2

Nahrungsmittel	Azid, basisch oder neutral	Potenzielle Säurebelastung
Fruchteis, gemischt	B	–0,6
Fruchtjoghurt	A	1,2
Gouda	A	18,6
Hartkäse	A	19,2
Hühnerei, ganz	A	8,2
Hühnereigelb	A	23,4
Hühnereiweiß	A	1,1
Hüttenkäse, pur	A	8,7
Kondensmilch	A	1,1
Magermilch	A	0,7
Molke	B	–1,6
Naturjoghurt	A	1,5
Parmesan	A	34,2
Pasteurisierte und sterilisierte Milch	A	0,7
Saure Sahne	A	1,2
Schmelzkäse, pur	A	28,7
Vanilleeis	A	0,6
Weichkäse, vollfett	A	4,3
Süßigkeiten		
Bitterschokolade	A	0,4
Honig	B	–0,3
Marmelade	B	–1,5
Milchschokolade	A	2,4
Nuss-Nougat-Creme	B	–1,4
Sandkuchen	A	3,7
Zucker, braun	B	–1,2
Zucker, weiß	N	0,0
Gemüse		
Aubergine	B	–3,4
Blumenkohl	B	–4,0
Brokkoli	B	–1,2
Champignons, weiß	B	–1,4
Chicorée	B	–2,0
Eisbergsalat	B	–1,6
Essiggurke, eingelegt	B	–1,6
Fenchel	B	–7,9
Grünkohl	B	–7,8
Gurke	B	–0,8
Karotten	B	–4,9
Kartoffeln	B	–4,0
Knoblauch	B	–1,7

Nahrungsmittel	Azid, basisch oder neutral	Potenzielle Säurebelastung
Kohlrabi	B	−5,5
Lauch	B	−1,8
Paprikaschote, grün	B	−1,4
Radieschen, rot	B	−3,7
Romanasalat	B	−2,5
Rosenkohl	B	−4,5
Rucola	B	−7,5
Sauerkraut	B	−3,0
Sellerie	B	−5,2
Spargel	B	−0,4
Spinat	B	−14,0
Tomate	B	−3,1
Zucchini	B	−4,6
Zwiebel	B	−1,5
Kräuter und Essig		
Apfelessig	B	−2,3
Balsamicoessig, weiß	B	−1,6
Basilikum	B	−7,3
Petersilie	B	−12,0
Schnittlauch	B	−5,3

QUELLENANGABEN

Die angegebenen Quellen sind keineswegs als vollständige Liste aller in diesem Buch besprochenen oder erwähnten Studien gedacht. Tatsächlich haben wir uns entschieden, uns auf die wichtigsten Studien und ausführliche Übersichtsartikel zu konzentrieren, die die Leser, insbesondere Mediziner, hilfreich finden könnten.

Wir empfehlen allen Interessierten für weitere Studien die Website der National Library of Medicine (NLM) unter *www.nlm.nih.gov* für zusätzliche Studien. Das HSR Project *https://hsrproject.nlm.nih.gov/* ist ein webbasiertes System, mit dem Benutzer gleichzeitig in mehreren Abrufsystemen in der NLM suchen können. Von dieser Website aus können Sie auf alle NLM-Datenbanken zugreifen, einschließlich der PubMed-Datenbank. Die PubMed-Datenbank wurde in Zusammenarbeit mit Verlagen biomedizinischer Literatur als Suchmaschine für den Zugriff auf Literaturzitate und die Verknüpfung mit Volltext-Journalartikeln auf Websites der beteiligten Verlage entwickelt. Herausgeber, die an PubMed teilnehmen, stellen der NLM ihre Zitate vor oder zum Zeitpunkt der Veröffentlichung elektronisch zur Verfügung. Hat der Verlag eine Website mit dem vollständigen Text seiner Zeitschriften, bietet PubMed Links zu dieser Website sowie beispielsweise zu Seiten mit anderen biologischen Daten oder zu Sequenzzentren. Manchmal ist eine Registrierung, eine Abo-Gebühr oder eine andere Art von Gebühr nötig, um die vollständigen Artikel bestimmter Zeitschriften lesen zu können.

PubMed bietet Zugriff auf bibliografische Informationen, etwa auf MEDLINE, die wichtigste bibliografische Datenbank der NLM, die die Bereiche Medizin, Pflege, Zahnmedizin, Tiermedizin, Gesundheitssystem und vorklinische Wissenschaften abdeckt. MEDLINE beinhaltet bibliografische Zitate und Autoren-Abstracts aus über 4000 in den USA und 70 weiteren Ländern veröffentlichten medizinischen Zeitschriften. Die Datenbank enthält mehr als 12 Millionen Zitate, die bis in die Mitte der 1960er-Jahre zurückreichen. Sie stammen aus der ganzen Welt, die meisten jedoch aus englischsprachigen Quellen – oder sie haben zumindest Abstracts (Zusammenfassungen) in Englisch. Ein Suchvorgang ist recht einfach, und die Website hat einen Link zu einem Tutorial, in dem der Suchprozess detailliert erklärt wird.

Was ist Naturheilkunde?

1 Lust, B.: *Universal naturopathic directory and buyer's guide.* American Naturopathic Association, New York, 1918.

2 Campion, F.: *AMA and U.S. health policy since 1940.* Chicago: AMA Publications, 1984.

3 French, G. L.: »The continuing crisis in antibiotic resistance« in: *International Journal of Antimicrobial Agents,* Nov. 2010; 36 Anh. 3:S3–S7.

4 Gootz, T. D.: »The global problem of antibiotic resistance« in: *Critical Reviews in Immunology,* 2010; 30(1):79–93.

5 Wolfe, M. M., Lichtenstein, D. R., Singh, G.: »Gastrointestinal toxicity of nonsteroidal anti-inflammatory drugs« in: *The New England Journal of Medicine,* 1999; 340:1888–1899.

6 Vaithianathan, R., Hockey, P. M., Moore, T. J., Bates, D. W.: »Iatrogenic effects of COX-2 inhibitors in the US population: findings from the Medical Expenditure Panel Survey« in: *Drug Safety,* 2009; 32(4):335–343.

7 Dingle, J. T.: »The effect of NSAIDs on human articular cartilage glycosaminoglycan synthesis« in: *European Journal of Rheumatology and Inflammation,* 2009; 16:47–52.

8 Brandt, K. D.: »Effects of nonsteroidal anti-inflammatory drugs on chondrocyte metabolism in vitro and in vivo« in: *The American Journal of Medicine,* 1987; 83 Anh. 5A:29–34.

9 Shield, M. J.: »Anti-inflammatory drugs and their effects on cartilage synthesis and renal function« in: *European Journal of Rheumatology and Inflammation,* 1993; 13:7–16.

10 Brooks, P. M., Potter, S. R., Buchanan, W. W.: »NSAID and osteoarthritis – help or hindran-

ce?« in: *The Journal of Rheumatology,* 1982; 9:3–5.

11 Newman, N. M., Ling, R. S. M.: »Acetabular bone destruction related to non-steroidal anti-inflammatory drugs« in: *The Lancet,* 1985; 2:11–13.

12 Solomon, L.: »Drug-induced arthropathy and necrosis of the femoral head« in: *Journal of Bone and Joint Surgery,* 1973; 55B: 246–251.

13 Rønningen, H., Langeland, N.: »Indomethacin treatment in ostearthritis of the hip joint« in: *Acta orthopaedica,* 1979: 50:169–174.

14 Bruyere, O., Honore, A., Ethgen, O., et al.: »Correlation between radiographic severity of knee osteoarthritis and future disease progression. Results from a 3-year prospective, placebo-controlled study evaluating the effect of glucosamine sulfate« in: *Osteoarthritis and Cartilage,* 2003, 1:1–5.

15 Christgau, S., Henrotin, Y., Tanko, L. B., et al.: »Osteoarthritic patients with high cartilage turnover show increased responsiveness to the cartilage protecting effects of glucosamine sulphate« in: *Clinical and Experimental Rheumatology,* 2004; 22:36–42.

16 Bruyere, O., Pavelka, K., Rovati, L. C., et al.: »Total joint replacement after glucosamine sulphate treatment in knee osteoarthritis: results of a mean 8-year observation of patients from two previous 3-year, randomised, placebo-controlled trials« in: *Osteoarthritis and Cartilage,* Feb. 2008; 16(2):254–60.

17 Müller-Fassbender, H., Bach, G. L., Haase, W., et al.: »Glucosamine sulfate compared to ibuprofen in osteoarthritis of the knee« in: *Osteoarthritis and Cartilage,* 1994; 2:61–69.

18 Rovati, L. C., Giacovelli, G., Annefeld, M., et al.: »A large, randomized, placebo controlled, double-blind study of glucosamine sulfate vs piroxicam and vs their association, on the kinetics of the symptomatic effect in knee osteoarthritis« in: *Osteoarthritis and Cartilage,* 1994; 2 Anh. 1:56.

19 Qiu, G. X., Gao, S. N., Giacovelli, G., et al.: »Efficacy and safety of glucosamine sulfate versus ibuprofen in patients with knee osteoarthritis« in: *Arzneimittelforschung,* 1998; 48:469–474.

20 Sawitzke, A. D., Shi, H., Finco, M. F., et al.: »Clinical efficacy and safety of glucosamine, chondroitin sulphate, their combination, celecoxib or placebo taken to treat osteoarthritis of the knee: 2-year results from GAIT« in: *Annals of the Rheumatic Diseases,* Aug. 2010; 69(8):1459–1464.

21 Pelletier, K. R.: »A review and analysis of the health and cost-effective outcome of comprehensive health promotion and disease promotion at the worksite: 1991–1993 update« in: *American Journal of Health Promotion,* 1993; 8:50–61.

22 Verbrugge, L. M., Patrick, D. L.: »Seven chronic conditions: their impact on U.S. adults' activity levels and use of medical services« in: *The American Journal of Public Health,* 1995; 85:173–182.

23 Wilper, A. P., Woolhandler, S., Lasser, K. E., et al.: »A national study of chronic disease prevalence and access to care in uninsured U.S. adults« in: *Annals of Internal Medicine,* 2008; 149:170–176.

24 Oojendijk, W. T. M., Mackenbach, J. P., Limberger, H. H. B.: *What is better? An investigation into the use and satisfaction with complementary and official medicine in the Netherlands.* Netherlands Institute of Preventive Medicine and the Technical Industrial Organization, London, UK, 1980.

25 Oakley, G. P.: »Folic-acid–preventable spina bifida and anencephaly« in: *JAMA, The Journal of the American Medical Association,* 1993; 269:1292–1293.

Die innewohnende Heilkraft

1 Klopfer, B.: »Psychological variables in human cancer« in: *Journal of Projective Techniques,* 1957; 21:331–340.

2 Benedetti, F.: »Mechanisms of placebo and placebo-related effects across diseases and treatments« in: *Annual Review of Pharmacology and Toxicology,* 2008; 48:33–60.

3 Price, D. D., Finniss, D. G., Benedetti, F.: »A comprehensive review of the placebo effect: recent advances and current thought« in: *Annual Review of Psychology,* 2008; 59:565–590.

4 Beecher, H. K.: »The powerful placebo« in: *JAMA, The Journal of the American Medical Association,* 1955; 159:1602–1606.

5 Benson, H., Friedman, R.: »Harnessing the power of the placebo effect and renaming it ›remembered wellness‹« in: *Annual Review of Medicine,* 1996; 47:193–199.

6 Benedetti, F., Lanotte, M., Lopiano, L., Colloca, L.: »When words are painful: unraveling the mechanisms of the nocebo effect« in: *Neuroscience,* 2007; 147(2):260–271.

7 Olshansky, B.: »Placebo and nocebo in cardiovascular health: implications for healthcare, research, and the doctor-patient relationship« in: *Journal of the American College of Cardiology,* 2007; 49(4):415–421.

8 O'Hara, D. P.: »Is there a role for prayer and spirituality in health care?« in: *Medical Clinics of North America,* 2002; 86(1):33– 46.

9 Pizzorno L.: »Spirituality and Healing« in: *A Textbook of Natural Medicine,* hrsg. von Pizzorno, J. E., Murray, M. T. London: Churchill-Livingston, 2005, 519–532.

10 10 McNichol, T.: »The new faith in medicine« in: *USA Today, 7.* April 1996, 4.

11 Benson, H.: »The relaxation response: therapeutic effect« in: *Science,* 1997; 278:1694–1651.

12 Levin, J.: »Spiritual determinants of health and healing: an epidemiologic perspective on salutogenic mechanisms« in: *Alternative Therapies in Health and Medicine,* 2003; 9(6):48–57.

Eine positive mentale Einstellung

1 Maruta, T., Colligan, R. C., Malinchoc, M., Offord, K. P.: »Optimism-pessimism assessed in the 1960s and self-reported health status 30 years later« in: *Mayo Clinic Proceedings,* 2002; 77:748–753.

2 Taylor, S. E., Kemeny, M. E., Reed, G. M., et al.: »Psychological resources, positive illusions, and health« in: *American Psychologist,* 2000; 55:99–109.

3 Schweizer, K., Beck-Seyffer, A., Schneider, R.: »Cognitive bias of optimism and its influence on psychological wellbeing« in: *Psychological Reports,* 1999; 84:627–636.

4 Segerstrom S. C.: »Optimism, goal conflict, and stressor-related immune change« in: *Journal of Behavioral Medicine,* 2001; 24:441–467.

5 Maruta T., Colligan, R. C., Malinchoc, M., Offord, K. P.: »Optimists vs pessimists: survival rate among medical patients over a 30-year period« in: *Mayo Clinic Proceedings,* 2000; 75:140–143.

6 Kubzansky, L. D., Sparrow, D., Vokonas, P., Kawachi, I.: »Is the glass half empty or half full? A prospective study of optimism and coronary heart disease in the normative aging study« in: *Psychosomatic Medicine,* 2001; 63: 910–916.

7 Peterson, C., Seligman, M., Valliant, G.: »Pessimistic explanatory style as a risk factor for physical illness: a thirty-five year longitudinal study« in: *Journal of Personality and Social Psychology,* 1988; 55:23–27.

8 Wood, A. M., Joseph, S.: »The absence of positive psychological (eudemonic) wellbeing as a risk factor for depression: a ten year cohort study« in: *Journal of Affective Disorders,* 2010; 122:213–217.

9 Brennan, F. X., Charnetski, C. J.: »Explanatory style and immunoglobulin A (IgA)« in: *Integrative Physiological and Behavioral Science,* 2000; 35:251–255.

10 Kamen-Siegel, L., Rodin, J., Seligman, M. E., Dwyer, J.: »Explanatory style and cell-mediated immunity in elderly men and women« in: *Health Psychology,* 1991; 10:229–235.

11 Imai, K., Nakachi, K.: »Personality types, lifestyle, and sensitivity to mental stress in association with NK activity« in: *International Journal of Hygiene and Environmental Health,* 2001; 204: 67–73.

12 Segerstrom, S. C.: »Personality and the immune system: models, methods, and mechanisms« in: *Annals of Behavioral Medicine,* 2000; 22:180–190.

13 Jung, W., Irwin, M.: »Reduction of natural killer cytotoxic activity in major depression:

interaction between depression and cigarette smoking« in:*Psychosomatic Medicine,* 1999; 61:263–270.
14 Kiecolt-Glaser, J. K., McGuire, L., Robles, T. F., Glaser, R.: »Emotions, morbidity, and mortality: new perspectives from psychoneuro-immunology« in: *Annual Review of Psychology,* 2002; 53:83–107.
15 Kiecolt-Glaser, J. K., Glaser, R.: »Psychoneuroimmunology and cancer: fact or fiction?« in: *European Journal of Cancer,* 1999; 35:1603–1607.
16 Raikkonen, K., Matthews, K. A., Flory, J. D., et al.: »Effects of optimism, pessimism, and trait anxiety on ambulatory blood pressure and mood during everyday life« in: *Journal of Personality and Social Psychology,* 1999; 76:104–113.
17 Maslow, A.: *The farther reaches of human nature.* New York: Viking, 1971.
18 Seligman, M.: *Learned optimism.* New York: Knopf, 1991.

Ein gesunder Lebensstil

1 Chandler, M. A., Rennard, S. I.: »Smoking cessation« in: *Chest,* Febr. 2010; 137(2):428–435.
2 Law, M., Tang, J. L.: »An analysis of the effectiveness of interventions intended to help people stop smoking« in: *Archives of Internal Medicine,* 1995; 155:1933–1941.
3 Nettle, H., Sprogis, E.: »Pediatric exercise: truth and/or consequences« in: *Sports Medicine and Arthroscopy Review,* März 2011; 19(1):75–80.
4 Farmer, M. E., Locke, B. Z., Mosciki, E. K., et al.: »Physical activity and depressive symptomatology: the NHANES 1 epidemiologic follow-up study« in: *American Journal of Epidemiology,* 1988; 1328:1340–1351.
5 Carr, D. B., Bullen, B. A., Skrinar, G. S., et al.: »Physical conditioning facilitates the exercised-induced secretion of beta-endorphin and beta-lipoprotein in women« in: *The New England Journal of Medicine,* 1981; 305:560–565.
6 Lobstein, D., Mosbacher, B. J., Ismail, A. H.: »Depression as a powerful discriminator between physically active and sedentary middle-aged men« in: *Journal of Psychosomatic Research,* 1983; 27:69–76.
7 Blair, S. N.: »Changes in physical fitness and all-cause mortality: a prospective study of healthy and unhealthy men« in: *JAMA, The Journal of the American Medical Association,* 1995; 273:1093–1098.
8 Dement, W. C., Vaughan, C.: *The promise of sleep: a pioneer in sleep medicine explores the vital connection between health, happiness, and a good night's sleep.* New York: Dell, 2000.

Eine gesunde Ernährung

1 Ryde, D.: »What should humans eat?« in: *Practitioner,* 1985; 232:415– 418.
2 Milton, K.: »Nutritional characteristics of wild primate food: do the diets of our closest living relatives have lessons for us?« in: *Nutrition,* 1999;15:488–498.
3 Cordain, L., Eaton, S. B., Miller, J. B,. et al.: »The paradoxical nature of hunter-gatherer diets: meat-based, yet non-atherogenic« in: *European Journal of Clinical Nutrition,* 2002; 56 Anh. 1:S42– S52.
4 Eaton, S. B., Eaton, S. B. 3rd.: »Paleolithic vs. modern diets – selected pathophysiological implications« in: *European Journal of Nutrition,* 2000; 39:67–70.
5 Trowell, H., Burkitt, D.: *Western diseases: their emergence and prevention.* Cambridge, Mass.: Harvard University Press, 1981.
6 Steinmetz, K. A., Potter, J. D.: »Vegetables, fruit, and cancer. II. Mechanisms« in: *Cancer Causes and Control,* 1991; 2:427–442.
7 Steinmetz, K. A., Potter, J. D.: »Vegetables, fruit, and cancer prevention: a review« in: *Journal of the American Dietetic Association,* 1996; 96:1027–1039.
8 La Vecchia, C., Tavani, A.: »Fruit and vegetables, and human cancer« in: *European Journal of Cancer Prevention,* 1998; 7:3–8.
9 Van Duyn, M. A., Pivonka, E.: »Overview of the health benefits of fruit and vegetable consumption for the dietetics professional: selected literature« in: *Journal of the American Dietetic Association,* 2000; 100:1511–1521.

10 Baris, D., Zahm, S. H.: »Epidemiology of lymphomas« in: *Current Opinion in Oncology,* 2000; 12:383–394.

11 Blair, A., Zahm, S. H.: »Agricultural exposures and cancer« in: *Environmental Health Perspectives,* 1995; 103 Anh. 8:205–208.

12 Mao, Y., Hu, J., Ugnat, A. M,. White, K.: »Non-Hodgkin's lymphoma and occupational exposure to chemicals in Canada. Canadian Cancer Registries Epidemiology Research Group« in: *Annals of Oncology,* 2000; 11 Anh. 1:69–73.

13 Aronson, K. J., Miller, A. B., Woolcott, C. G., et al.: »Breast adipose tissue concentrations of polychlorinated biphenyls and other organochlorines and breast cancer risk« in: *Cancer Epidemiology, Biomarkers & Prevention,* 2000; 9:55–63.

14 Jaga, K, Brosius, D.: »Pesticide exposure: human cancers on the horizon« in: *Reviews on Environmental Health,* 1999; 14:39–50.

15 Lu, C., Knutson, D. E., Fisker-Andersen, J., Fenske, R. A.: »Biological monitoring survey of organophosphorus pesticide exposure among preschool children in the Seattle metropolitan area« in: *Environmental Health Perspectives,* 2001; 109(3):299–303.

16 Consumers Union of United States. *Do you know what you're eating? An analysis of U.S. government on data of pesticide residues in foods.* Washington, D. C.: Consumers Union, 1999.

17 Jenkins, D. J., Kendall, C. W., Augustin, L. S., et al.: »Glycemic index: overview of implications in health and disease« in: *The American Journal of Clinical Nutrition,* 2002; 76:266S–273S.

18 Willett, W., Manson, J., Liu, S.: »Glycemic index, glycemic load, and risk of type 2 diabetes« in: *The American Journal of Clinical Nutrition,* 2002; 76:274S–280S.

19 Liu, S., Willett, W. C., Stampfer, M. J., et al.: »A prospective study of dietary glycemic load, carbohydrate intake, and risk of coronary heart disease in US women« in: *The American Journal of Clinical Nutrition,* 2000; 71:1455–1461.

20 Sinha, R., Cross, A. J., Graubard, B. I., et al.: »Meat intake and mortality: a prospective study of over half a million people« in: *Archives of Internal Medicine,* 23. März 2009; 169(6):562–571.

21 Bingham, S. A.: »High-meat diets and cancer risk« in: *Proceedings of the Nutrition Society,* 1999; 58:243–248.

22 Segasothy, M., Phillips, P. A.: »Vegetarian diet: panacea for modern lifestyle diseases?« in: *QJM,* 1999; 92:531–544.

23 Zheng, W., Gustafson, D. R., Sinha, R., et al.: »Well-done meat intake and the risk of breast cancer« in: *Journal of the National Cancer Institute,* 1998; 90:1724–1729.

24 Blot, W. J., Henderson, B. E., Boice, J. D. Jr.: »Childhood cancer in relation to cured meat intake: review of the epidemiological evidence« in: *Nutrition and Cancer,* 1999; 34:111–118.

25 Preston-Martin, S., Pogoda, J. M., Mueller, .B. A., et al.: »Maternal consumption of cured meats and vitamins in relation to pediatric brain tumors« in: *Cancer Epidemiology, Biomarkers & Prevention,* 1996; 5:599–605.

26 Bougnoux, P.: »N-3 polyunsaturated fatty acids and cancer« in: *Current Opinion in Clinical Nutrition and Metabolic Care,* 1999; 2:121–126.

27 Bucher, H. C., Hengstler, P., Schindler, C., Meier, G.: »N-3 polyunsaturated fatty acids in coronary heart disease: a meta-analysis of randomized controlled trials« in: *The American Journal of Medicine,* 2002; 112:298–304.

28 Fraser, G. E.: »Nut consumption, lipids, and risk of a coronary event« in: *Clinical Cardiology,* 1999; 22 Anh.:11–15.

29 Jiang, R., Manson, J. E., Stampfer, M. J., et al.: »Nut and peanut butter consumption and risk of type 2 diabetes in women« in: *JAMA, The Journal of the American Medical Association,* 2002; 288:2554–2560.

30 Alarcon de la Lastra, C., Barranco, M. D., Motilva, V., Herrerias, J. M.: »Mediterranean diet and health: biological importance of olive oil« in: *Current Pharmaceutical Design,* 2001; 7:933–950.

31 Whelton, P. K., He, J.: »Potassium in preventing and treating high blood pressure« in: *Seminars in Nephrology,* 1999; 19:494–499.

32 Sacks, F. M., Svetkey, L. P., Vollmer, W. M., et al.: »Effects on blood pressure of reduced dietary sodium and the Dietary Approaches to Stop Hypertension (DASH) diet. DASH-Sodium Collaborative Research Group« in: *The New England Journal of Medicine,* 2001; 344:3–10.

33 Jansson, B.: »Potassium, sodium, and cancer: a review« in: *Journal of Environmental Pathology, Toxicology and Oncology,* 1996; 15: 65–73.

34 Boris, M., Mandel, F. S.: »Foods and additives are common causes of the attention deficit hyperactive disorder in children« in: *Annals of Allergy, Asthma & Immunology,* 1994; 72:462–468.

35 Lessof, M. H.: »Reactions to food additives« in: *Clinical & Experimental Allergy,* 1995; 25 Anh. 1:27–28.

36 Groten, J. P., Butler, W., Feron, V. J., et al.: »An analysis of the possibility for health implications of joint actions and interactions between food additives« in: *Regulatory Toxicology and Pharmacology,* 2000; 31:77–91.

37 Simon, R. A.: »Adverse reactions to food additives« in: *Current Allergy and Asthma Reports,* 2003; 3:62–66.

38 Lasky, T.: »Foodborne illness – old problem, new relevance« in: *Epidemiology,* 2002; 13:593–598.

39 Tauxe, R. V.: »Emerging foodborne pathogens« in: *International Journal of Food Microbiology,* 2002; 78:31–41.

40 Kleiner, S. M.: »Water: an essential but overlooked nutrient« in: *Journal of the American Dietetic Association,* 1999; 99:200–206.

Supplementierung

1 Li, C., Balluza, L. S., Ford, E. S., Okoroa, C. A., Zhao, G., Pierannunzi, C.: »A comparison of prevalence estimates for selected health indicators and chronic diseases or conditions from the Behavioral Risk Factor Surveillance System, the National Health Interview Survey, and the National Health and Nutrition Examination Survey, 2007–2008« in: *Preventive Medicine,* 6. Juni 2012, Vol.54, I.6, 381–387; *https://www.sciencedirect.com/science/article/pii/S0091743512001090* [abgerufen 18.01.2020].

2 Davis, D. R., Epp, M. D., Riordan, H. D.: »Changes in USDA food composition data for 43 garden crops, 1950 to 1999« in: *Journal of the American College of Nutrition,* 2004; 23:669–682.

3 Thomas, D.: »A study on the mineral depletion of the foods available to us as a nation over the period 1940 to 1991« in: *Nutrition and Health,* 2003; 17:85–115.

4 Havsteen, B. H.: »The biochemistry and medical significance of the flavonoids« in: *Pharmacology & Therapeutics,* 2002; 96:67–202.

5 Calder, P. C., Yaqoob, P.: »Understanding omega-3 polyunsaturated fatty acids« in: *Postgraduate Medicine,* Nov. 2009; 121(6):148–157.

6 Prentice, A.: »Vitamin D deficiency: a global perspective« in: *Nutrition Reviews,* Okt. 2008; 66 (10 Anh. 2):S153–S164.

7 Goldstein, D.: »The epidemic of vitamin D deficiency« in: *Journal of Pediatric Nursing,* August 2009; 24(4):345–346.

8 Holick, M. F., Chen, T. C.: »Vitamin D deficiency: a worldwide problem with health consequences« in: *The American Journal of Clinical Nutrition,* April 2008; 87(4):1080S–1086S.

9 Semba, R. D., Houston, D. K., Ferrucci, L., et al.: »Low serum 25-hydroxyvitamin D concentrations are associated with greater all-cause mortality in older community-dwelling women« in: *Nutrition Research,* 2009; 29(8):523–525.

10 Hollis, B. W., Johnson, D., Hulsey, T. C., et al.: »Vitamin D supplementation during pregnancy: double-blind, randomized clinical trial of safety and effectiveness« in: *Journal of Bone and Mineral Research,* 2011; 26(10):2341–2357.

Ein zellulärer Heilansatz

1 Schmitz, G., Ecker, J.: »The opposing effects of n-3 and n-6 fatty acids« in: *Progress in Lipid Research,* März 2008; 47(2):147–155.

2 Siscovick, D. S., Raghunathan, T. E., King, I., et al.: »Dietary intake and cell membrane levels of long-chain n-3 polyunsaturated fatty acids and the risk of primary cardiac arrest« in: *JAMA,*

The Journal of the American Medical Association, 1. November 1995; 274(17):1363–1367.

3 Block, R. C., Harris, W. S., Reid, K. J., et al.: »EPA and DHA in blood cell membranes from acute coronary syndrome patients and controls« in: *Atherosclerosis,* April 2008; 197(2):821–828.

4 Lemaitre, R. N., King, I. B., Raghunathan, T. E., et al.: »Cell membrane trans-fatty acids and the risk of primary cardiac arrest« in: *Circulation,* 12. Febr. 2002; 105(6):697–701.

5 Salmeron, J., Hu, F. B., Manson, J. E., et al.: »Dietary fat intake and risk of type 2 diabetes in women« in: *The American Journal of Clinical Nutrition,* 2001; 73:1019–1026.

6 Rivellese, A. A., De Natale, C., Lilli, S.: »Type of dietary fat and insulin resistance« in: *Annals of the New York Academy of Sciences,* 2002; 967:329–335.

7 Ramel, A., Martinéz, A., Kiely, M., et al.: »Beneficial effects of long-chain n-3 fatty acids included in an energy-restricted diet on insulin resistance in overweight and obese European young adults« in: *Diabetologia,* Juli 2008; 51(7):1261–1268.

8 Abete, I., Parra, D., Crujeiras, A. B., et al.: »Specific insulin sensitivity and leptin responses to a nutritional treatment of obesity via a combination of energy restriction and fatty fish intake« in: *Journal of Human Nutrition and Dietetics,* Dezember 2008; 21(6):591–600.

9 Mozaffarian, D., Aro, A., Willett, W. C.: »Health effects of trans-fatty acids: experimental and observational evidence« in: *European Journal of Clinical Nutrition,* Mai 2009; 63 Anh. 2:S5–S21.

10 Wilson, J. X.: »Regulation of vitamin C transport« in: *Annual Review of Nutrition*; 2005; 25:105–125.

11 Biolo, G., Williams, B. D., Fleming, R. Y., Wolfe, R. R.: »Insulin action on muscle protein kinetics and amino acid transport during recovery after resistance exercise« in: *Diabetes,* Mai 1999; 48(5):949–957.

12 Christensen, N. J., Hilsted J.: »Insulin facilitates transport of macromolecules and nutrients to muscles« in: *International Journal of Obesity and Related Metabolic Disorders,* Dezember 1993; 17 Anh. 3:S83–S85.

13 Bonadonna, R. C., Saccomani, M. P., Cobelli, C., et al.: »Effect of insulin on system A amino acid transport in human skeletal muscle« in: *Journal of Clinical Investigation,* Februar 1993; 91(2):514–521.

14 Duarte, A. I., Santos, M. S., Seiça, R., de Oliveira, C. R.: »Insulin affects synaptosomal GABA and glutamate transport under oxidative stress conditions« in: *Brain Research,* 4. Juli 2003; 977(1):23–30.

15 Longo, N.: »Insulin stimulates the Na+,K(+)-ATPase and the Na+/K+/Cl-cotransporter of human fibroblasts« in: *Biochimica et Biophysica Acta,* 22. Mai 1996; 1281(1):38–44.

16 Tiwari, S., Riazi, S., Ecelbarger, C. A.: »Insulin's impact on renal sodium transport and blood pressure in health, obesity, and diabetes« in: *American Journal of Physiology—Renal Physiology,* Oktober 2007; 293(4):F974–F984.

17 Bhopal, R. S., Rafnsson, S. B.: »Could mitochondrial efficiency explain the susceptibility to adiposity, metabolic syndrome, diabetes and cardiovascular diseases in South Asian populations?« in: *International Journal of Epidemiology,* August 2009; 38(4):1072–1081.

18 Richter, C., Park, J. W., Ames, B. N.: »Normal oxidative damage to mitochondrial and nuclear DNA is extensive« in: *Proceedings of the National Academy of Sciences of the United States of America,* September 1988; 85(17):6465–6467.

19 Lee, H. C., Wei, Y. H.: »Oxidative stress, mitochondrial DNA mutation, and apoptosis in aging« in: *Experimental Medicine and Biology (Maywood),* Mai 2007; 232(5):592–606.

20 Aliev, G., Palacios, H. H., Walrafen, B., et al.: »Brain mitochondria as a primary target in the development of treatment strategies for Alzheimer disease« in: *The International Journal of Biochemistry & Cell Biology,* Oktober 2009; 41(10):1989–2004.

21 Palmieri, L., Papaleo, V., Porcelli, V., et al.: »Altered calcium homeostasis in autism-spectrum disorders: evidence from biochemical and genetic studies of the mitochondrial aspartate/

glutamate carrier AGC1« in: *Molecular Psychiatry,* 2010; 15:38–52.

22 Myhill, S., Booth, N. E., McLaren-Howard, J.: »Chronic fatigue syndrome and mitochondrial dysfunction« in: *International Journal of Clinical and Experimental Medicine,* 2009; 2(1):1–16.

23 Di Donato, S.: »Multisystem manifestations of mitochondrial disorders« in: *Journal of Neurology,* Mai 2009; 256(5):693–710.

24 Finsterer, J.: »Central nervous system manifestations of mitochondrial disorders« in: *Acta Neurologica Scandinavica,* Oktober 2006, ZS114(4):217–238.

25 Monroe, R. K., Halvorsen. S.W.: »Environmental toxicants inhibit neuronal Jak tyrosine kinase by mitochondrial disruption« in: *Neurotoxicology,* Juli 2009; 30(4):589–598.

26 Lim, S., Ahn, S. Y., Song, I. C., Chung, M. H.: »Chronic exposure to the herbicide, atrazine, causes mitochondrial dysfunction and insulin: resistance«, in: *PLoS One,* 2009; 4(4):e5186.

27 Lee, H. K., Cho, Y. M., Kwak, S. H., et al.; »Mitochondrial dysfunction and metabolic syndrome – looking for environmental factors« in: *Biochimica et Biophysica Acta,* 2010; 1800(3):282–289.

28 Przedborski, S., Jackson-Lewis, V., Muthane, U., et al.: »Chronic levodopa administration alters cerebral mitochondrial respiratory chain activity« in: *Annals of Neurology,* 1993; 34:715–723.

29 Kupsch, K., Hertel, S., Kreutzmann, P., et al.: »Impairment of mitochondrial function by minocycline« in: *FEBS Journal,* März 2009; 276(6):1729–1738.

30 Golomb, B. A., Evans, M. A.: »Statin adverse effects: a review of the literature and evidence for a mitochondrial mechanism« in: *American Journal of Cardiovascular Drugs,* 2008; 8(6):373–418.

31 Quinzii, C. M., DiMauro, S., Hirano, M.: »Human coenzyme Q_{10} deficiency« in: *Neurochemical Research,* 2007; 32:723–727.

32 Quinzii, C. M., Hirano, M.: »Co-enzyme Q and mitochondrial disease« in: *Developmental Disabilities Research Reviews,* Juni 2010; 16(2):183–188.

33 Miles, M. V., Horn, P. S., Tang, P. H., et al.: »Age-related changes in plasma coenzyme Q_{10} concentrations and redox state in apparently healthy children and adults« in: *Clinica Chimica Acta,* 2004; 34:139–144.

34 Rundek, T., Naini, A., Sacco, R., et al.: »Atorvastatin decreases the coenzyme Q_{10} level in the blood of patients at risk for cardiovascular disease and stroke« in: *Archives of Neurology,* 2004; 61(6):889–892.

35 Mortensen, S. A., Leth, A., Agner, A., Rohde, M.: »Dose-related decrease of serum coenzyme Q_{10} during treatment with HMG-CoA reductase inhibitors« in: *Mol Aspects Med,* 1997; 18:S137–S144.

36 Bonakdar, R. A, Guarneri, E.: »Co-enzyme Q_{10}« in: *American Family Physician,* 2005; 72:1065–1070.

37 Littarru, G. P., Tiano, L.: »Bioenergetic and antioxidant properties of coenzyme Q_{10}: recent developments« in: *Molecular Biotechnology,* 2007; 37:31–37.

38 Kumar, A., Kaur, H., Devi, P., Mohan, V.: »Role of coenzyme Q_{10} (CoQ_{10}) in cardiac disease, hypertension and Ménière-like syndrome« in: *Pharmacology & Therapeutics,* 2009; 124:259–268.

39 Ochiai, A., Itagaki, S., Kurokawa, T., et al.: »Improvement in intestinal coenzyme Q_{10} absorption by food intake« in: *Yakugaku Zasshi,* August 2007; 127(8):1251–1254.

40 Bhagavan, H. N., Chopra, R. K.: »Plasma coenzyme Q_{10} response to oral ingestion of coenzyme Q_{10} formulations« in: *Mitochondrion,* 2007; 7 Anh.:S78–S88.

41 Hosoe, K., Kitano, M., Kishida, H., et al.: »Study on safety and bioavailability of ubiquinol (Kaneka QH) after single and 4-week multiple oral administration to healthy volunteers« in: *Regulatory Toxicology and Pharmacology,* Februar 2007; 47(1):19–28.

42 Beg, S., Javed, S., Kohli, K.: »Bioavailability enhancement of coenzyme Q_{10}: an extensive review of patents« in: *Recent Patents on Drug*

Delivery & Formulation, November 2010; 4(3):245–255.

43 Takeda, R., Sawabe, A., Nakano, R., et al.: »Effect of various food additives and soy constituents on high CoQ_{10} absorption« in: *Japanese Journal of Medicine and Pharmaceutical Science,* 2011; 64(4):614–620.

44 Vormann, J., Worlitschek, M., Goedecke, T., Silver, B.: »Supplementation with alkaline minerals reduces symptoms in patients with chronic low back pain« in: *Journal of Trace Elements in Medicine and Biology,* 2001; 15(2–3):179–183.

Krebsprävention

1 Greenlee, R. T., Murray, T., Bolden, S., Wingo, P. A.: »Cancer statistics, 2000. CA: A« in: *The Cancer Journal for Clinicians,* 2000; 50:7–33.

2 Hackshaw, A. K., Law, M. R., Wald, N. J.: »The accumulated evidence on lung cancer and environmental tobacco smoke« in: *BMJ,* 1997; 315:980–988.

3 Thune, I., Furberg, A. S.: »Physical activity and cancer risk: dose-response and cancer, all sites and site-specific« in: *Medicine & Science in Sports & Exercise,* 2001; 33 Anh. 6:S530–S550.

4 Hardman, A. E.: »Physical activity and cancer risk« in: *Proceedings of the Nutrition Society,* 2001; 60(1):107–113.

5 Segerstrom, S. C.: »Personality and the immune system: models, methods, and mechanisms« in: *Annals of Behavioral Medicine,* 2000; 22:180–190.

6 Imai, K., Nakachi, K.: »Personality types, lifestyle, and sensitivity to mental stress in association with NK activity« in: *International Journal of Hygiene and Environmental Health,* 2001; 204:67–73.

7 Sturm, R., Wells, K. B.: »Does obesity contribute as much to morbidity as poverty or smoking?« in: *Public Health,* 2001;115: 229–235.

8 Lash, T. L., Aschengrau, A.: »Active and passive cigarette smoking and the occurrence of breast cancer« in: *American Journal of Epidemiology,* 1999; 149:5–12.

9 Caplan, L. S., Schoenfeld, E. R., O'Leary, E. S., Leske, M. C.: »Breast cancer and electromagnetic fields: a review« in: *Annals of Epidemiology,* 2000; 10(1):31–44.

10 Terry, P., Lichtenstein, P., Feychting, M., et al.: »Fatty fish consumption and risk of prostate cancer« in: *The Lancet,* 2001; 357(9270):1764–1766.

11 Singh, P. N., Fraser, G. E.: »Dietary risk factors for colon cancer in a low-risk population« in: *American Journal of Epidemiology,* 1998; 148:761–774.

12 Zheng, W., Gustafson, D. R., Sinha, R., et al.: »Well-done meat intake and the risk of breast cancer« in: *Journal of the National Cancer Institute,* 1998; 90:1724–1729.

13 Terry, P., Giovannucci, E., Michels, K. B., et al.: »Fruit, vegetables, dietary fiber, and risk of colorectal cancer« in: *Journal of the National Cancer Institute,* 2001; 93:525– 533.

14 Silverman, D. T., Swanson, C. A., Gridley, G., et al.: »Dietary and nutritional factors and pancreatic cancer: a case-control study based on direct interviews« in: *Journal of the National Cancer Institute,* 1998; 90:1710–1719.

15 Zhang, S., Folsom, A. R., Sellers, T. A., et al. »Breast cancer survival for postmenopausal women who are less overweight and eat less fat« in: *Cancer,* 1995; 76:275–283.

16 Slattery, M. L., Benson, J., Berry, T. D., et al.: »Dietary sugar and colon cancer« in: *Cancer Epidemiology, Biomarkers & Prevention,* 1997; 6(9):677–685.

17 Levi, F., Pasche, C., La Vecchia, C., et al.: »Food groups and colorectal cancer risk« in: *British Journal of Cancer,* 1999; 79:1283–1287.

18 Franceschi, S., Dal Maso, L., Augustin, L., et al.: »Dietary glycemic load and colorectal cancer risk« in: *Annals of Oncology,* 2001; 12:173–178.

19 Penninx, B. W., Guralnik, J. M., Pahor, M., et al.: »Chronically depressed mood and cancer risk in older persons« in: *Journal of the National Cancer Institute,* 1998; 90:1888–1893.

20 Bruske-Hohlfeld, I., Mohner, M., Ahrens, W., et al.: »Lung cancer risk in male workers occupationally exposed to diesel motor emissions in Germany« in: *American Journal of Industrial Medicine,* 1999; 36:405–414.

21 Johnson, K.: »Dairy products linked to ovarian cancer risk« in: *Family Practice News,* Juni 2000; 15:8.

22 Chan, J. M., Giovannucci, E. L.: »Dairy products, calcium, phosphorus, vitamin D, and risk of prostate cancer« in: *Cancer Causes and Control,* 1998; 9:559–566.

23 Levi, F., Pasche, C., La Vecchia, C., et al.: »Food groups and colorectal cancer risk« in: *British Journal of Cancer,* 1999; 79:1283–1287.

24 La Vecchia, C., Favero, A., Franceschi, S.: »Monounsaturated and other types of fat, and the risk of breast cancer« in: *European Journal of Cancer Prevention,* 1998; 7(6):461–464.

25 Zhong, L., Goldberg, M. S., Gao, Y. T., Jin, F.: »Lung cancer and indoor air pollution arising from Chinese-style cooking among nonsmoking women living in Shanghai, China« in: *Epidemiology,* 1999; 10:488–494.

26 Prescott, E., Gronbaek, M., Becker, U., Sorensen, T. I.: »Alcohol intake and the risk of lung cancer: influence of type of alcoholic beverage« in: *American Journal of Epidemiology,* 1999; 149:463–470.

27 Garland, M., Hunter, D. J., Colditz, G. A., et al.: »Alcohol consumption in relation to breast cancer risk in a cohort of United States women 25–42 years of age« in: *Cancer Epidemiology, Biomarkers & Prevention,* 1999; 8:1017–1021.

28 Mannisto, S., Virtanen, M., Kataja, V., et al.: »Lifetime alcohol consumption and breast cancer: a case-control study in Finland« in: *Public Health Nutrition,* 2000; 3:11–18.

29 Garland, C. F., Garland, F. C.: »Do sunlight and vitamin D reduce the likelihood of colon cancer?« in: *International Journal of Epidemiology,* September 1980; 9(3):227–231.

30 Autier, P., Gandini. S.: »Vitamin D supplementation and total mortality: a meta-analysis of randomized controlled trials« in: *Archives of Internal Medicine,* 2007; 167:1730–1737.

31 Trump, D. L., Deeb, K. K., Johnson, C. S.: »Vitamin D: considerations in the continued development as an agent for cancer prevention and therapy« in: *The Cancer Journal,* Januar/Februar 2010; 16(1):1–9.

32 Giovannucci, E., Stampfer, M. J., Colditz, G. A., et al.: »Multivitamin use, folate, and colon cancer in women in the Nurses' Health Study« in: *Annals of Internal Medicine,* 1998; 129(7):517–524.

33 Michaud, D. S., Spiegelman, D., Clinton, S. K., et al.: »Fluid intake and the risk of bladder cancer in men« in: *The New England Journal of Medicine,* 1999; 340:1390–1397.

34 Combs, G. F. Jr., Clark, L. C., Turnbull, B. W.: »Reduction of cancer risk with an oral supplement of selenium« in: *Biomedical and Environmental Sciences,* 1997; 10: 227–234.

35 van Poppel, G., Verhoeven, D. T., Verhagen, H., Goldbohm, R. A.: »Brassica vegetables and cancer prevention. Epidemiology and mechanisms« in: *Advances in Experimental Medicine and Biology,* 1999; 472:159–168.

36 Michaud, D. S., Spiegelman, D., Clinton, S. K., et al.: »Fruit and vegetable intake and incidence of bladder cancer in a male prospective cohort« in: *Journal of the National Cancer Institute,* 1999; 91:605–613.

37 Jacobsen, B. K., Knutsen, S. F., Fraser, G. E.: »Does high soy milk intake reduce prostate cancer incidence? The Adventist Health Study (United States)« in: *Cancer Causes and Control,* 1998; 9:553–557.

38 Messina, M. J.: »Legumes and soybeans: overview of their nutritional profiles and health effects« in: *The American Journal of Clinical Nutrition,* 1999; 70 Anh. 3:439S–450S.

39 Kristal, A. R., Stanford, J. L., Cohen, J. H., et al.: »Vitamin and mineral supplement use is associated with reduced risk of prostate cancer« in: *Cancer Epidemiology, Biomarkers & Prevention,* 1999; 8:887–892.

40 Hardman, A. E.: »Physical activity and cancer risk« in: *Proceedings of the Nutrition Society,* 2001; 60(1):107–113.

41 Cohen, J. H., Kristal, A. R., Stanford, J. L.: »Fruit and vegetable intakes and prostate cancer risk« in: *Journal of the National Cancer Institute,* 2000; 92(1):61–68.

42 Clinton, S. K.: »The dietary antioxidant network and prostate carcinoma« in: *Cancer,* 1999; 86:1629–31.

43 Michaud, D. S., Spiegelman, D., Clinton, S. K., et al.: »Prospective study of dietary supplements, macronutrients, micronutrients, and risk of bladder cancer in US men« in: *American Journal of Epidemiology,* 2000; 152:1145–1153.

44 Inoue, M., Tajima, K., Mizutani, M., et al.: »Regular consumption of green tea and the risk of breast cancer recurrence: follow-up study from the hospital-based Epidemiologic Research Program at Aichi Cancer Center (HERPACC), Japan« in: *Cancer Letters,* 2001; 167:175–182.

45 Setiawan, V. W., Zhang, Z. F., Yu, G. P., et al.: »Protective effect of green tea on the risks of chronic gastritis and stomach cancer« in: *International Journal of Cancer,* 2001; 92:600–604.

46 Nakachi, K., Matsuyama, S., Miyake, S., et al.: »Preventive effects of drinking green tea on cancer and cardiovascular disease: epidemiological evidence for multiple targeting prevention« in: *Biofactors,* 2000; 13:49–54.

47 Fleischauer, A. T., Poole, C., Arab, L.: »Garlic consumption and cancer prevention: meta-analyses of colorectal and stomach cancers« in: *The American Journal of Clinical Nutrition,* 2000; 72:1047–1052.

48 German, J. B., Walzem, R. L.: »The health benefits of wine« in: *Annual Review of Nutrition,* 2000; 20:561–593.

49 Lappe, J. M., Travers-Gustafson, D., Davies, K. M., et al.: »Vitamin D and calcium supplementation reduces cancer risk: results of a randomized trial« in: *The American Journal of Clinical Nutrition,* Juni 2007; 85(6):1586–1591.

Entgiftung und innere Reinigung

1 Passwater, R. A., Cranton, E. M.: *Trace elements, hair analysis and nutrition.* New Canaan, Conn.: Keats, 1983.

2 Rutter, M., Russell-Jones, R., (Hrsg): *Lead versus health: sources and effects of low level lead exposure.* New York: John Wiley, 1983.

3 Yost, K. J.: »Cadmium, the environment and human health. An overview« in: *Experentia,* 1984; 40:157–164.

4 Gerstner, B. G., Huff, J. E.: »Clinical toxicology of mercury« in: *Journal of Toxicology and Environmental Health,* 1977; 2:471–526.

5 Nation, J. R., Hare, M. F., Baker, D. M., et al.: »Dietary administration of nickel: effects on behavior and metallothionein levels« in: *Physiology & Behavior,* 1985; 34:349–353.

6 »Toxicologic consequences of oral aluminum (editorial)« in: *Nutrition Reviews,* 1987; 45:72–74.

7 Marlowe, M., Cossairt, A., Welch, K., Errara, J.: »Hair mineral content as a predictor of learning disabilities« in: *Journal of Learning Disabilities,* 1984; 17:418–421.

8 Pihl, R., Parkes, M.: »Hair element content in learning disabled children« in: *Science* 1977; 198:204–206.

9 David, O., Clark, J., Voeller, K.: »Lead and hyperactivity« in: *The Lancet,* 1972; 2:900–903.

10 David, O., Hoffman, S., Sverd, J.: »Lead and hyperactivity. Behavioral response to chelation: a pilot study« in: *The American Journal of Psychiatry,* 1976; 133:1155–1188.

11 Benignus, V. A., Otto, D. A., Muller, K. E., Seiple, K. J.: »Effects of age and body lead burden on CNS function in young children: EEG spectra« in: *Electroencephalography and Clinical Neurophysiology,* 1981; 52:240–248.

12 Rimland, B., Larson, G.: »Hair mineral analysis and behavior: an analysis of 51 studies« in: *Journal of Learning Disabilities,* 1983; 16:279–285.

13 Hunter, B.: »Some food additives as neuroexcitors and neurotoxins« in: *Clinical Ecology,* 1984; 2:83–89.

14 Cullen, M. R., (Hrsg.): *Workers with multiple chemical sensitivities.* Philadelphia: Hanley & Belfus, 1987.

15 Stayner, L. T., Elliott, L., Blade, L., et al.: »A retrospective cohort mortality study of workers exposed to formaldehyde in the garment industry« in: *American Journal of Industrial Medicine,* 1988; 13:667–681.

16 Kilburn, K. H., Warshaw, R., Boylen, C. T., et al.: »Pulmonary and neurobehavioral effects of formaldehyde exposure« in: *Archives of Environmental Health,* 1985; 40:254–260.

17 Sterling, T. D., Arundel, A. V.: »Health effects of phenoxy herbicides« in: *Scandinavian Journal of Work, Environment & Health,* 1986; 12:161–173.

18 Dickey, L. (Hrsg.): *Clinical ecology.* Springfield, Ill.: Charles C. Thomas, 1976.

19 Linström, K., Riihimäki, H., Hänninen, K.: »Occupational solvent exposure and neuropsychiatric disorders« in: *Scandinavian Journal of Work, Environment & Health,* 1984; 10:321–323.

20 Talska, G.: »Genetically based n-acetyltransferase metabolic polymorphism and low-level environmental exposure to carcinogens« in: *Nature,* 1994; 369:154–156.

21 Gallagher, J. E., Everson, R. B., Lewtas, J., et al.: »Comparison of DNA adduct levels in human placenta from polychlorinated biphenyl exposed women and smokers in which CYP 1A1 levels are similarly elevated« in: *Teratogenesis, Carcinogenesis, and Mutagenesis,* 1994;14:183–192.

22 Campbell, M. E., Grant, D. M., Inaba, T., Kalow, W.: »Biotransformation of caffeine, paraxanthine, theophylline, and theobromine by polycyclic aromatic hydro-carbon-inducable cytochrome P-450 in human liver microsomes« in: *Drug Metabolism and Disposition,* 1987; 15:237–249.

23 Beecher, C. W. W.: »Cancer preventive properties of varieties of *Brassica oleracea.* A review« in: *The American Journal of Clinical Nutrition,* 1994; 59 Anh.:1166S–1170S.

24 Crowell, P. L., Gould, M. N.: »Chemoprevention and therapy of cancer by d-limonene« in: *Critical Reviews in Oncogenesis,* 1994; 5:1–22.

25 Yee, G. C., Stanley, D. L., Pessa, L. J., et al.: »Effect of grapefruit juice on blood cyclosporin concentration« in: *The Lancet,* 1995; 345:955–956.

26 Nagabhushan, M., Bhide, S. V.: »Curcumin as an inhibitor of cancer« in: *Journal of the American College of Nutrition,* 1992; 11:192–198.

27 Polasa, K., Raghuram, T. C., Krishna, T. P., Krishnaswamy, K.: »Effect of turmeric on urinary mutagens in smokers« in: *Mutagenesis,* 1992; 7:107–109.

28 Hagen, T. M., Wierzbicka, G. T., Bowman, B. B., et al.: »Fate of dietary glutathione. Disposition in the gastrointestinal tract« in: *American Journal of Physiology—Gastrointestinal and Liver Physiology,* 1990; 259:G524–G529.

29 Witschi, A., Reddy, S., Stofer, B., Lauterburg, B. H.: »The systemic availability of oral glutathione« in: *European Journal of Clinical Pharmacology,* 1992; 43:667–669.

30 Johnston, C. J., Meyer, C. G., Srilakshmi, J. C.: »Vitamin C elevates red blood cell glutathione in healthy adults« in: *The American Journal of Clinical Nutrition,* 1993; 58:103–105.

31 Jain, A., Buist, N. R., Kennaway, N. G., et al.: »Effect of ascorbate or N-acetylcysteine treatment in a patient with hereditary glutathione synthetase deficiency« in: *Journal of Pediatrics,* 1994; 124:229–233.

32 Kleinveld, H. A., Demacker, P. N. M., Stalenhoef, A. F. H.: »Failure of N-acetylcysteine to reduce low-density lipoprotein oxidizability in healthy subjects« in: *European Journal of Clinical Pharmacology,* 1992; 43:639–642.

33 Quick, A. J.: »Clinical value of the test for hippuric acid in cases of disease of the liver« in: *Archives of Internal Medicine,* 1936; 57:544–556.

34 Frezza, M., Pozzato, G., Chiesa, L., et al.: »Reversal of intrahepatic cholestasis of pregnancy in women after high dose S-ade-nosyl-L-methionine (SAMe) administration« in: *Hepatology,* 1984; 4:274–278.

35 Gregus, S., Oguro, T., Klaassen, C. D.: »Nutritionally and chemically induced impairment of sulfate activation and sulfation of xenobiotics in vivo« in: *Chemico-Biological Interactions,* 1994; 92:169–177.

36 Barzatt, R., Beckman, J. D.: »Inhibition of phenol sulfotransferase by pyridoxal phosphate« in: *Biochemical Pharmacology,* 1994; 47:2087–2095.

37 Skvortsova, R. I., Pozniakovskiĭ, W. M., Agarkowa, I. A.: [»Role of the vitamin factor in

preventing phenol poisoning«] in: *Voprosy Pitanija,* 1981; 2:32–35.

38 Bombardieri, G.: »Effects of S-adenosyl-methionine (SAMe) in the treatment of Gilbert's syndrome« in: *Current Therapeutic Research,* 1985; 37:580–585.

39 Birkmayer, J. G. D., Beyer, W.: »Biological and clinical relevance of trace elements« in: *Das ärztliche Laboratorium,* 1990; 36:284–287.

40 Di Padova, C., Triapepe, T., Di Padova F., et al.: »S-adenosyl-L-methionine antagonizes oral contraceptive-induced bile cholesterol supersaturation in healthy women: preliminary report of a controlled randomized trial« in: *The American Journal of Gastroenterology,* 1984; 79:941–944.

41 Flora, S. J. S., Singh, S., Tandon, S. K.: »Prevention of lead intoxication by vitamin B complex« in: *Zeitschrift für die gesamte Hygiene und ihre Grenzgebiete,* 1984; 30:409–411.

42 Shakman, R. A.: »Nutritional influences on the toxicity of environmental pollutants: a review« in: *Archives of Environmental Health,* 1974; 28:105–133.

43 Flora, S. J. S., Jain, V. K., Behari, J. R., Tandon, S. K.: »Protective role of trace metals in lead intoxication« in: *Toxicology Letters,* 1982; 13:51–56.

44 Wisniewska-Knypl, J., Sokal, J. A., Klimczark, J., et al.: »Protective effect of methionine against vinyl chloride-mediated depression of non-protein sulfhydryls and cytochrome P-450« in:.*Toxicology Letters,* 1981; 8:147–152.

45 Barak, A. J., Beckenhauer, H. C., Junnila, M., Tuma, D. J.: »Dietary betaine promotes generation of hepatic S-adenosylmethionine and protects the liver from ethanol-induced fatty infiltration« in: *Alcoholism: Clinical and Experimental Research,* 1993; 17:552–555.

46 Zeisel, S. H., Da Costa, K. A., Franklin, P. D., et al.: »Choline, an essential nutrient for humans« in: *The FASEB Journal,* 1991; 5:2093–2098.

47 Hikino, H., Kiso, Y., Wagner. H., Fiebig. M.: »Antihepatotoxic actions of flavonolignans from Silybum marianum fruits« in: *Planta Medica,* 1984; 50:248–250.

48 Vogel, G., Trost, W.: »Studies on pharmacodynamics, site and mechanism of action of silymarin, the antihepatotoxic principle from *Silybum marianum* (L.) Gaert« in: *Arzneimittelforschung,* 1975; 25:179–185.

49 Valenzuela, A., Aspillaga, M., Vial, S., Guerra, R.: »Selectivity of silymarin on the increase of the glutathione content in different tissues of the rat« in: *Planta Medica,* 1989; 55:420–422.

50 Sarre, H.: »Experience in the treatment of chronic hepatopathies with silymarin« in: *Arzneimittelforschung,* 1971; 21: 1209–1212.

51 Canini, F., Bartolucci, L., Cristallini, E., et al.: [»Use of silymarin in the treatment of alcoholic hepatic steatosis«] in: *La Clinica Terapeutica,* 1985; 114:307–314.

52 Salmi, H. A., Sarna, S.: »Effect of silymarin on chemical, functional, and morphological alteration of the liver. A double-blind controlled study« in: *Scandinavian Journal of Gastroenterology,* 1982; 17:417–421.

53 Boari, C., Gennari. P., Violante, F. S., et al.: »Occupational toxic liver diseases. Therapeutic effects of silymarin« in: *Minnesota Medicine,* 1985; 72:2679–2688.

54 Ferenci, P., Dragosics, H., Frank, H., et al.: »Randomized controlled trial of silymarin treatment in patients with cirrhosis of the liver« in: *Journal of Hepatology,* 1989; 9:105–113.

55 Imamura, M., Tung, T.: »A trial of fasting cure for PCB poisoned patients in Taiwan« in: *American Journal of Industrial Medicine,* 1984; 5:147–153.

56 Kilburn, K., Warsaw, R. H., Shields, M. G.: »Neurobehavioral dysfunction in firemen exposed to polychlorinated biphenyls (PCBs). Possible improvement after detoxification« in: *Archives of Environmental Health,* 1989; 44:345–350.

Verdauung und Ausscheidung

1 McCarthy, D. M.: »Adverse effects of proton pump inhibitor drugs: clues and conclusions« in: *Current Opinion in Gastroenterology,* November 2010; 26(6):624–631.

2 Tran, T., Lowry, A. M., El-Serag, H. B.: »Meta-analysis: the efficacy of over-the-counter gastrooesophageal reflux disease therapies« in: *Alimentary Pharmacology & Therapeutics,* 15. Januar 2007; 25(2):143–153.

3 Sun, J.: »D-limonene: safety and clinical applications« in: *Alternative Medicine Review,* September 2007; 12(3):259–264.

4 Howden, C. W., Hunt, R. H.: »Spontaneous hypochlorhydria in man: possible causes and consequences« in: *Digestive Diseases,* 1986; 4(1):26–32.

5 Rawls, W. B., Ancona, V. C.: »Chronic urticaria associated with hypochlorhydria or achlorhydria« in: *The Review of Gastroenterology,* 1951;18:267–271.

6 Giannella. R. A., Broitman, S. A., Zamcheck, N.: »Influence of gastric acidity on bacterial and parasitic enteric infections: a perspective« in: *Annals of Internal Medicine,* 1973; 78:271–276.

7 De Witte, T. J., Geerdink, P. J., Lamers, C. B., et al.: »Hypochlorhydria and hypergastrinaemia in rheumatoid arthritis« in: *Annals of the Rheumatic Diseases,* 1979; 38:14–17.

8 Ryle, J. A., Barber, H. W.: »Gastric analysis in acne rosacea« in: *The Lancet,* 1920; 2:1195–1196.

9 Ayres, S.: »Gastric secretion in psoriasis, eczema and dermatitis herpetiformis« in: *Archives of Dermatology,* Juli 1929; 854–859.

10 Dotevall, G., Walan, A.: »Gastric secretion of acid and intrinsic factor in patients with hyper and hypothyroidism« in: *Acta Medica Scandinavica,* 1969; 186:529–533.

11 Howitz, J., Schwartz, M.: »Vitiligo, achlorhydria, and pernicious anemia« in: *The Lancet,* 1971; 1:1331–1334.

12 Howden, C. W., Hunt, R. H.: »Relationship between gastric secretion and infection« in: *Gut,* 1987; 28:96–107.

13 Rafsky, H. A., Weingarten, M.: »A study of the gastric secretory response in the aged« in: *Gastroenterology,* Mai 1947:348–352.

14 Davies, D., James, T. G.: »An investigation into the gastric secretion of a hundred normal persons over the age of sixty« in: *British Medical Journal,* 1930; 1:1–14.

15 Baron, J. H.: »Studies of basal and peak acid output with an augmented histamine test« in: *Gut,* 1963; 4:136–144.

16 Mojaverian, P., Ferguson, R. K., Vlasses, P. H., et al.: »Estimation of gastric residence time of the Heidelberg capsule in humans: effect of varying food composition« in: *Gastroenterology,* 1985; 89:392–397.

17 Atherton, J. C.: »The pathogenesis of *Helicobacter pylori*-induced gastro-duodenal diseases« in: *Annual Review of Pathology,* 2006; 1:63–96.

18 Ghoshal, U. C., Chourasia, D.: »Gastroesophageal reflux disease and *Helicobacter pylori:* what may be the relationship?« in: *Journal of Neurogastroenterology & Motility,* Juli 2010; 16(3):243–250.

19 Sarker, S. A., Gyr, K.: »Non-immunological defense mechanisms of the gut« in: *Gut,* 1992; 33:987–993.

20 Williams, C.: »Occurrence and significance of gastric colonization during acid-inhibitory therapy« in: *Best Practice & Research: Clinical Gastroenterology,* Juni 2001; 15(3):511–521.

21 Shibata, T., Imoto, I., Taguchi, Y., et al.: »High acid secretion may protect the gastric mucosa from injury caused by ammonia produced by *Helicobacter pylori* in duodenal ulcer patients« in: *Journal of Gastroenterology and Hepatology,* 1996; 11:674–680.

22 Rokkas, T., Papatheodorou, G., Karameris, A., et al.: »*Helicobacter pylori* infection and gastric juice vitamin C levels: impact of eradication« in: *Digestive Diseases and Sciences,* 1995; 40:615–621.

23 Phull, P. S., Price, A. B., Thorniley, M. S., et al.: »Vitamin E concentrations in the human stomach and duodenum: correlation with *Helicobacter pylori* infection« in: *Gut* 1996; 39:31–35.

24 Baik, S. C., Youn, H. S., Chung, M. H., et al.: »Increased oxidative DNA damage in *Helicobacter pylori*-infected human gastric mucosa« in: *Cancer Research,* 1996; 56:1279–1282.

25 Beil, W., Birkholz, C., Sewing, K. F.: »Effects of flavonoids on parietal cell acid secretion,

gastric mucosal prostaglandin production and *Helicobacter pylori* growth« in: *Arzneimittelforschung,* 1995; 45:697–700.

26 Marshall, B. J., Valenzuela, J. E, McCallum, R. W., et al.: »Bismuth subsalicylate suppression of *Helicobacter pylori* in nonulcer dyspepsia. A double-blind placebo-controlled trial« in: *Digestive Diseases and Sciences,* 1993; 38:1674–1680.

27 Kang, J. Y., Tay, H. H., Wee, A., et al.: »Effect of colloidal bismuth subcitrate on symptoms and gastric histology in non-ulcer dyspepsia: a double blind placebo controlled study« in: *Gut,* 1990; 31:476–480.

28 May, B., Kuntz, H. D., Kieser, M., et al.: »Efficacy of a fixed peppermint oil/caraway oil combination in non-ulcer dyspepsia« in: *Arzneimittelforschung,* 1996; 46:1149–1153.

29 May, B., Kohler, S., Schneider, B.: »Efficacy and tolerability of a fixed combination of peppermint oil and caraway oil in patients suffering from functional dyspepsia« in: *Alimentary Pharmacology & Therapeutics,* 2000; 14:1671–1677.

30 Taylor, J. R., Gardner, T. B., Waljee, A. K., et al.: »Systematic review: efficacy and safety of pancreatic enzyme supplements for exocrine pancreatic insufficiency« in: *Alimentary Pharmacology & Therapeutics,* Januar 2010; 31(1):57–72.

31 Schneider, M. U., Knoll-Ruzicka, M. L., Domschke, S., et al.: »Pancreatic enzyme replacement therapy: comparative effects of conventional and enteric-coated microspheric pancreatin and acid-stable fungal enzyme preparations on steatorrhoea in chronic pancreatitis« in: *Hepatogastroenterology,* 1985; 32:97–102.

32 Raithel, M., Weidenhiller, M., Schwab, D., et al.: »Pancreatic enzymes: a new group of antiallergic drugs?« in: *Inflammation Research,* April 2002; 51 Anh. 1: S13–S14.

33 Bures, J., Cyrany. J., Kohoutova, D., et al.: »Small intestinal bacterial overgrowth syndrome« in: *World Journal of Gastroenterology,* 28. Juni 2010; 28;16(24):2978–2990.

34 Watanabe, A., Obata, T., Nagashima, H.: »Berberine therapy of hypertyraminemia in patients with liver cirrhosis« in: *Acta Medica Okayama,* 1982; 36:277–281.

Ein gesundes Herz-Kreislauf-System

1 Viles-Gonzalez, J. F., Anand, S. X., Valdiviezo, C., et al.: »Update in atherothrombotic disease« in: *Mount Sinai Journal of Medicine,* 2004; 71:197–208.

2 Qiao, Q., Tervahauta, M., Nissinen, A., et al.: »Mortality from all causes and from coronary heart disease related to smoking and changes in smoking during a 35-year follow-up of middle-aged Finnish men« in: *European Heart Journal,* 2000; 21:1621–1626.

3 Imamura, H., Tanaka, K., Hirae, C., et al.: »Relationship of cigarette smoking to blood pressure and serum lipids and lipoproteins in men« in: *Clinical and Experimental Pharmacology and Physiology,* 1996; 23:397–402.

4 Levenson, J., Simon, A. C., Cambien, F. A.: »Cigarette smoking and hypertension. Factors independently associated with blood hyperviscosity and arterial rigidity« in: *Arteriosclerosis,* 1987; 7:572–577.

5 Kritz, H., Schmid, P., Sinzinger, H.: »Passive smoking and cardiovascular risk« in: *Archives of Internal Medicine,* 1995; 155:1942–1948.

6 Critchley, J. A., Capewell, S.: »Mortality risk reduction associated with smoking cessation in patients with coronary heart disease: a systematic review« in: *JAMA, The Journal of the American Medical Association,* 2003; 290:86–97.

7 Law, M., Tang, J. L.: »An analysis of the effectiveness of interventions intended to help people stop smoking« in *Archives of Internal Medicine,* 1995; 155:1933–1941.

8 Ip, S., Lichtenstein, A. H., Chung, M.: »Systematic review: association of low-density lipoprotein subfractions with cardiovascular outcomes« in: *Annals of Internal Medicine,* 7. April 2009; 150(7):474–484.

9 Davidson, M. H.: »Apolipoprotein measurements: is more widespread use clinically

indicated?« in: *Clinical Cardiology,* September 2009; 32(9):482–486.

10 Centers for Disease Control and Prevention (CDC): »Trends in leisure-time physical inactivity by age, sex, and race/ethnicity – United States, 1994–2004« in: *Morbidity and Mortality Weekly Report,* 7. Oktober 2005; 54(39):991–994.

11 Danesh, J., Whincup, P., Walker, M., et al.: »Low grade inflammation and coronary heart disease: prospective study and updated meta-analysis« in: *BMJ,* 2000; 321:199–204.

12 Ridker, P. M., Rifai, N., Rose, L., et al.: »Comparison of C-reactive protein and low-density lipoprotein cholesterol levels in the prediction of first cardiovascular events« in: *The New England Journal of Medicine,* 2002; 347:1557–1565.

13 Lee, W. Y., Park, J. S., Noh, S. Y., et al.: »C-reactive protein concentrations are related to insulin resistance and metabolic syndrome as defined by the ATP III report« in: *International Journal of Cardiology,* 2004; 97:101–106.

14 Khaw, K. T., Wareham, N., Bingham, S., et al.: »Combined impact of health behaviours and mortality in men and women: the EPIC-Norfolk prospective population study« in: *PLoS Medicine,* 8. Januar 2008; 5(1):e12.

15 De Lorgeril, M., Salen, P., Martin, J. L., et al.: »Mediterranean diet, traditional risk factors, and the rate of cardiovascular complications after myocardial infarction: final report of the Lyon Diet Heart Study« in: *Circulation,* 1999; 99:779–785.

16 Esposito, K., Marfella, R., Ciotola, M., et al.: »Effect of a Mediterranean-style diet on endothelial dysfunction and markers of vascular inflammation in the metabolic syndrome: a randomized trial« in: *JAMA, The Journal of the American Medical Association,* 2004; 292:1440–1446.

17 Martinez-González, M. A., Sánchez-Villegas, A.: »The emerging role of Mediterranean diets in cardiovascular epidemiology: monounsaturated fats, olive oil, red wine or the whole pattern?« in: *European Journal of Epidemiology,* 2004; 19:9–13.

18 Sieri, S., Krogh, V., Berrino, F., et al.: »Dietary glycemic load and index and risk of coronary heart disease in a large Italian cohort: the EPICOR study« in: *Archives of Internal Medicine,* 12. April 2010; 170(7):640–647.

19 Alarcon de la Lastra, C., Barranco, M. D., Motilva, V., et al.: »Mediterranean diet and health: biological importance of olive oil« in: *Current Pharmaceutical Design,* 2001; 7:933–950.

20 Bucher, H. C., Hengstler, P., Schindler, C., et al.: »N-3 polyunsaturated fatty acids in coronary heart disease: a meta-analysis of randomized controlled trials« in: *The American Journal of Medicine,* 2002; 112:298–304.

21 Harris, W. S., von Schacky, C.: »The omega-3 index: a new risk factor for death from coronary heart disease?« in: *Preventive Medicine,* 2004; 39:212–220.

22 Harris, W. S.: »The omega-3 index as a risk factor for coronary heart disease« in: *The American Journal of Clinical Nutrition,* Juni 2008; 87(6):1997S–2002S.

23 Hu, F. B., Bronner, L., Willett, W. C., et al.: »Fish and omega-3 fatty acid intake and risk of coronary heart disease in women« in: *JAMA, The Journal of the American Medical Association,* 2002; 287:1815–1821.

24 Albert, C. M., Campos, H., Stampfer, M. J., et al.: »Blood levels of long-chain n-3 fatty acids and the risk of sudden death« in: *The New England Journal of Medicine,* 2002; 346:1113–1118.

25 Skulas-Ray, A. C., Kris-Etherton, P. M., Harris, W. S., et al.: »Dose-response effects of omega-3 fatty acids on triglycerides, inflammation, and endothelial function in healthy persons with moderate hypertriglyceridemia« in: *The American Journal of Clinical Nutrition,* Februar 2011; 93(2):243–252.

26 Sandker, G. W., Kromhout, D., Aravanis, C.: »Serum cholesterol ester fatty acids and their relation with serum lipids in elderly men in Crete and the Netherlands« in: *European Journal of Clinical Nutrition,* 1993; 47:201–208.

27 Kagawa, Y., Nishizawa, M., Suzuki, M., et al.: »Eicosapolyenoic acids of serum lipids of Japanese islanders with low incidence of car-

diovascular diseases« in: *Journal of Nutritional Science and Vitaminology,* 1982; 28:441–453.

28 Hu, F. B., Stampfer, M. J.: »Nut consumption and risk of coronary heart disease: a review of epidemiologic evidence« in: *Current Atherosclerosis Reports,* 1999; 1:204–209.

29 Ros, E., Nunez. I., Perez-Heras, A., et al.: »A walnut diet improves endothelial function in hypercholesterolemic subjects: a randomized crossover trial« in: *Circulation,* 2004; 109:1609–1614.

30 Ford, E. S., Liu, S., Mannino, D. M., et al.: »C-reactive protein concentration and concentrations of blood vitamins, carotenoids, and selenium among United States adults« in: *European Journal of Clinical Nutrition,* 2003; 57:1157–1163.

31 Weisburger, J. H.: »Lycopene and tomato products in health promotion« in: *Advances in Experimental Medicine and Biology,* 2002; 227:924–927.

32 Williams, M. J., Sutherland, W. H., Whelan, A. P., et al. »Acute effect of drinking red and white wines on circulating levels of inflammation-sensitive molecules in men with coronary artery disease« in: *Metabolism,* 2004; 53: 318–323.

33 Rimm, E. B., Williams, P., Fosher, K., et al.: »Moderate alcohol intake and lower risk of coronary heart disease: meta-analysis of effects on lipids and haemostatic factors« in: *BMJ,* 1999; 319:1523–1528.

34 Skaltsounis, A. L., Kremastinos, D. T.: »Polyphenolic compounds from red grapes acutely improve endothelial function in patients with coronary heart disease« in: *European Journal of Cardiovascular Prevention & Rehabilitation,* 2005; 12(6):596–600.

35 Oak, M. H., El Bedoui, J., Schini-Kerth, V. B.: »Antiangiogenic properties of natural polyphenols from red wine and green tea« in: *The Journal of Nutritional Biochemistry,* 2005; 16(1):1–8.

36 Sumner, M. D., Elliott-Eller, M., Weidner, G., et al.: »Effects of pomegranate juice consumption on myocardial perfusion in patients with coronary heart disease« in: *American Journal of Cardiology,* 2005; 96(6):810–814.

37 Aviram, M., Rosenblat, M., Gaitini, D., et al.: »Pomegranate juice consumption for 3 years by patients with carotid artery stenosis reduces common carotid intimamedia thickness, blood pressure and LDL oxidation« in: *Clinical Nutrition,* 2004; 23(3):423–433.

38 Esmaillzadeh, A., Tahbaz, F., Gaieni, I., et al.: »Concentrated pomegranate juice improves lipid profiles in diabetic patients with hyperlipidemia« in: *Journal of Medicinal Food,* 2004; 7(3):305–308.

39 Clarke, R., Armitage, J.: »Anti-oxidant vitamins and risk of cardiovascular disease. Review of large-scale randomised trials« in: *Cardiovascular Drugs and Therapy,* 2002; 16:411–415.

40 Vivekananthan, D. P., Penn, M. S., Sapp, S. K., et al.: »Use of anti-oxidant vitamins for the prevention of cardiovascular disease: meta-analysis of randomised trials« in. *The Lancet,* 2003; 361:2017–2023.

41 Salonen, R. M., Nyyssonen, K., Kaikkonen, J., et al.: »Six-year effect of combined vitamin C and E supplementation on atherosclerotic progression: the Antioxidant Supplementation in Atherosclerosis Prevention (ASAP) Study« in: *Circulation,* 2003; 107:947–953.

42 Lowe, G. M., Bilton, R. F., Davies, I. G.: »Carotenoid composition and antioxidant potential in subfractions of human low-density lipoprotein« in: *Annals of Clinical Biochemistry,* 1999; 36:323–332.

43 Church, T. S., Earnest, C. P., Wood, K. A., et al.: »Reduction of C-reactive protein levels through use of a multivitamin« in: *The American Journal of Medicine,* 2003; 115:702–707.

44 Princen, H. M., Van Duyvenvoorde, W., Buytenhek, R., et al.: »Supplementation with low doses of vitamin E protects LDL from lipid peroxidation in men and women« in: *Arteriosclerosis, Thrombosis, and Vascular Biology,* 1995; 15:325–333.

45 Gey, K. F., Puska, P., Jordan, P.: »Inverse correlation between plasma vitamin E and mortality from ischemic heart disease in cross-cultural epidemiology« in: *The American Journal of Clinical Nutrition,* 1991; 53:326S–334S.

46 Bellizzi, M. C., Franklin, M. F., Duthie, G. G.: »Vitamin E and coronary heart disease: the European paradox« in: *European Journal of Clinical Nutrition,* 1994; 48:822–831.

47 Stampfer, M. J., Hennekens, C. H., Manson, J. E.: »Vitamin E consumption and the risk of coronary disease in women« in: *The New England Journal of Medicine,* 1993; 328:1444–1449.

48 Rimm, E. B., Stampfer, M. J., Ascherio, A.: »Vitamin E consumption and the risk of coronary heart disease in men« in: *The New England Journal of Medicine,* 1993; 328:1450–1456.

49 Saremi, A., Arora, R.: »Vitamin E and cardiovascular disease« in: *American Journal of Therapeutics,* Mai/Juni 2010; 17(3):e56–e65.

50 Kaikkonen, J., Nyyssönen, K., Tomasi, A., et al.: »Antioxidative efficacy of parallel and combined supplementation with coenzyme Q_{10} and d-alpha-tocopherol in mildly hypercholesterolemic subjects: a randomized placebo-controlled clinical study« in: *Free Radical Research,* 2000; 33:329– 340.

51 Wang, X. L., Rainwater, D. L., Mahaney, M. C., et al.: »Cosupplementation with vitamin E and coenzyme Q_{10} reduces circulating markers of inflammation in baboons« in: *The American Journal of Clinical Nutrition,* 2004; 80:649–655.

52 Thomas, S. R., Leichtweis, S. B., Pettersson, K., et al.: »Dietary cosupplementation with vitamin E and coenzyme $Q_{(10)}$ inhibits atherosclerosis in apo-ipoprotein E gene knockout mice« in: *Arteriosclerosis, Thrombosis, and Vascular Biology,* 2001; 21:585–593.

53 Yegin, A., Yegin, H., Aliciguzel, Y., et al.: »Erythrocyte selenium-glutathione peroxidase activity is lower in patients with coronary atherosclerosis« in: *Japanese Heart Journal,* 1997; 38:793–798.

54 Bor, M. V., Cevik, C., Uslu, I., et al.: »Selenium levels and glutathione peroxidase activities in patients with acute myocardial infarction« in: *Acta Cardiologica,* 1999; 54:271–276.

55 Frei, B., England, L., Ames, B. N.: »Ascorbate is an outstanding antioxidant in human blood plasma« in: *Proceedings of the National Academy of Sciences of the United States of America,* 1989; 86:6377–6381.

56 Harats, D., Ben-Naim, M., Dabach, Y.: »Effect of vitamin C and E supplementation on susceptibility of plasma lipoproteins to peroxidation induced by acute smoking« in: *Atherosclerosis,* 1990; 85:47–54.

57 Salonen, R. M., Nyyssönen, K., Kaikkonen, J., et al.: »Six-year effect of combined vitamin C and E supplementation on atherosclerotic progression: the Antioxidant Supplementation Atherosclerosis Prevention (ASAP) study« in: *Circulation,* 2003; 107:947–953.

58 Simon, J. A.: »Vitamin C and cardiovascular disease. A review« in: *Journal of the American College of Nutrition,* 1992; 11:107–125.

59 Howard, P. A., Meyers, D. G.: »Effect of vitamin C on plasma lipids« in: *The Annals of Pharmacotherapy,* 1995; 29:1129–1136.

60 Jacques, P. F., Sulsky, S. I., Perrone, G. A.: »Ascorbic acid and plasma lipids« in: *Epidemiology,* 1994; 5:19–26.

61 Hallfrisch, J., Singh, V. N., Muller, D. C., et al.: »High plasma vitamin C associated with high plasma HDL- and HDL2-cholesterol« in: *The American Journal of Clinical Nutrition,* 1994; 60:100–105.

62 Padayatty, S. J., Katz, A., Wang, Y., et al.: »Vitamin C as an antioxidant: evaluation of its role in disease prevention« in: *Journal of the American College of Nutrition,* 2003; 22:18–35.

63 Tousoulis, D., Antoniades, C., Tountas, C., et al.: »Vitamin C affects thrombosis/fibrinolysis system and reactive hyperemia in patients with type 2 diabetes and coronary artery disease« in: *Diabetes Care,* 2003; 26:2749–2753.

64 Shi, J., Yu, J., Pohorly, J. E., et al.: »Polyphenolics in grape seeds – biochemistry and functionality« in: *Journal of Medicinal Food,* 2003; 6:291–299.

65 Rohdewald, P.: »A review of the French maritime pine bark extract (Pycnogenol), a herbal medication with a diverse clinical pharmacology« in: *Int J Clin Pharmacol Ther,* 2002; 40:158–168.

66 Freese, R., Mutanen, M.: »Alpha-linolenic acid and marine longchain n-3 fatty acids differ only slightly in their effects on hemostatic factors in healthy subjects« in: *The American Journal of Clinical Nutrition,* 1997; 66:591–598.

67 Smith, R. D., Kelly, C. N., Fielding, B. A., et al.: »Longterm monounsaturated fatty acid diets reduce platelet aggregation in healthy young subjects« in: *British Journal of Nutrition,* 2003; 90:597–606.

68 Lam, S. C., Harfenist, E. J., Packham, M. A., et al.: »Investigation of possible mechanisms of pyridoxal 5-phosphate inhibition of platelet reactions« in: *Thrombosis Research,* 1980; 20:633–645.

69 Sermet, A., Aybak, M., Ulak, G., et al.: »Effect of oral pyridoxine hydrochloride supplementation on in vitro platelet sensitivity to different agonists« in: *Arzneimittelforschung,* 1995; 45:19–21.

70 Friso, S., Girelli, D., Martinelli, N., et al.: »Low plasma vitamin B-6 concentrations and modulation of coronary artery disease risk« in: *The American Journal of Clinical Nutrition,* 2004; 79:992–998.

71 Kiesewetter, H., Jung, F., Pindur, G.: »Effect of garlic on thrombocyte aggregation, microcirculation, and other risk factors« in: *International Journal of Clinical Pharmacology, Therapy and Toxicology,* 1991; 29:151–155.

72 Ernst, E.: »Fibrinogen: an important risk factor for atherothrombotic diseases« in: *Annals of Medicine,* 1994; 26:15–22.

73 Hsia, C. H., Shen, M. C., Lin, J. S., et al.: »Nattokinase decreases plasma levels of fibrinogen, factor VII, and factor VIII in human subjects« in: *Nutrition Research,* März 2009; 29(3):190–196.

74 Chrysohoou, C., Panagiotakos, D. B., Pitsavos, C., et al.: »Adherence to the Mediterranean diet attenuates inflammation and coagulation process in healthy adults: the ATTICA Study« in: *Journal of the American College of Cardiology,* 2004; 44:152–158.

75 Boushey, C., Beresford, S., Omenn, G., et al.: »A quantitative assessment of plasma homocysteine as a risk factor for vascular disease. Probable benefits of increasing folic acid intakes« in: *JAMA, The Journal of the American Medical Association,* 1995; 274:1049–1057.

76 Gauthier, G. M., Keevil, J. G., McBride, P. E.: »The association of homocysteine and coronary artery disease« in: *Clinical Cardiology,* 2003; 26:563–568.

77 Bozkurt, E., Keles, S., Acikel, M., et al.: »homocysteine level and the angiographic extent of coronary artery disease« in: *Angiology,* 2004; 55:265–270.

78 Humphrey, L. L., Fu, R., Rogers, K., et al.: »Homocysteine level and CHD incidence: a systematic review and meta-analysis« in: *Mayo Clinic Proceedings,* Nov. 2008; 83(11):1203–1212.

79 Ubbink, J. B., Vermaak, W. J., van der Merwe, A., et al.: »Vitamin B-12, vitamin B-6, and folate nutritional status in men with hyperhomocysteinemia« in: *The American Journal of Clinical Nutrition,* 1993; 57: 47–53.

80 Anderson, J. L., Jensen, K. R., Carlquist, J. F., et al.: »Effect of folic acid fortification of food on homocysteine-related mortality« in: *The American Journal of Medicine,* 2004; 116:158–164.

81 Matthews, K. A., Haynes, S. G.: »Type A behavior pattern and coronary disease risk« in: *American Journal of Epidemiology,* 1986; 123:923–960.

82 Müller, M. M., Rau, H., Brody, S.: »The relationship between habitual anger coping style and serum lipid and lipoprotein concentrations« in: *Biological Psychology,* 1995; 41:69–81.

83 Strike, P. C., Steptoe, A.: »Psychosocial factors in the development of coronary artery disease« in: *Progress in Cardiovascular Diseases,* 2004; 46:337–347.

84 Suarez, E. C.: »C-reactive protein is associated with psychological risk factors of cardiovascular disease in apparently healthy adults« in. *Psychosomatic Medicine,* 2004; 66:684–691.

85 Maier, J. A.: »Low magnesium and atherosclerosis: an evidence-based link« in: *Molecular Aspects of Medicine,* 2003; 24:137–146.

86 Maier, J. A., Malpuech-Brugere, C., Zimowska, W., et al.: »Low magnesium promotes endothelial cell dysfunction: implications for atherosclerosis, inflammation and thrombosis« in: *Biochimica et Biophysica Acta,* 2004; 1689:13–21.

87 Hampton, E. M., Whang, D. D., Whang, R.: »Intravenous magnesium therapy in acute myocardial infarction« in: *The Annals of Pharmacotherapy,* 1994; 28:212–219.

88 Teo, K. K., Yusuf, S.: »Role of magnesium in reducing mortality in acute myocardial infarction. A review of the evidence« in: *Drugs,* 1993; 46:347–359.

89 Schechter, M., Kaplinsky, E:, Rabinowitz, B.: »The rationale of magnesium supplementation in acute myocardial infarction. A review of the literature« in: *Archives of Internal Medicine,* 1992; 152:2189–2196.

90 Kim, D. H., Sabour, S., Sagar, U. N., et al.: »Prevalence of hypovitaminosis D in cardiovascular diseases (from the National Health and Nutrition Examination Survey 2001 to 2004) « in: *American Journal of Cardiology,* 1. Dezember 2008, 1;102(11):1540–1544.

91 Dobnig, H., Pilz, S., Scharnagl, H., et al.: »Independent association of low serum 25-hydroxyvitamin d and 1,25-dihydroxyvitamin d levels with all-cause and cardiovascular mortality« in: *Archives of Internal Medicine,* 23. Juni 2008; 168(12):1340–1349.

92 Eidelman, R. S., Hebert, P. R., Weisman, S. M., et al.: »An update on aspirin in the primary prevention of cardiovascular disease« in: *Archives of Internal Medicine,* 2003; 163:2006–2010.

93 Weisman, S. M., Graham, D. Y.: »Evaluation of the benefits and risks of low-dose aspirin in the secondary prevention of cardiovascular and cerebrovascular events« in: *Archives of Internal Medicine,* 2002; 162:2197–2202.

94 Willard, J. E., Lange, R. A., Hillis, L. D.: »The use of aspirin in ischemic heart disease« in: *The New England Journal of Medicine,* 1992; 327:175–181.

95 Weil, J., Colin-Jones, D., Langman, M.: »Prophylactic aspirin and risk of peptic ulcer bleeding« in: *BMJ,* 1995; 310:827–830.

96 Ornish, D.: »Can lifestyle changes reverse coronary heart disease?« in: *The Lancet,* 1990; 336:129–133.

97 Burr, M. L., Fehily, A. M., Gilbert, J. F., et al.: »Effects of changes in fat, fish, and fiber intakes on death and myocardial reinfarction: Diet and Reinfarction Trial (DART)« in: *The Lancet,* 1989; 2:757–761.

98 de Lorgeril, M., Renaud, S., Mamelle, N., et al.: »Mediterranean alpha-linolenic acid-rich diet in secondary prevention of coronary heart disease« in: *The Lancet,* 1994; 343:1454–1459.

99 Elliott, W. J.: »Ear lobe crease and coronary artery disease« in: *The American Journal of Medicine,* 1983; 75:1024–1032.

100 Elliott, W. J., Powell, L. H.: »Diagonal earlobe creases and prognosis in patients with suspected coronary artery disease« in: *The American Journal of Medicine,* 1996; 100:205–211.

Unterstützung des Immunsystems

1 Campeau, S., Day, H. E., Helmreich, D. L., et al.: »Principles of psychoneuroendocrinology« in: *Psychiatric Clinics of North America,* 1998; 21:259–276.

2 Bartrop, R. W., Luckhurst, E., Lazarus, L., et al.: »Depressed lymphocyte function after bereavement« in: *The Lancet,* 1977; 1:834–836.

3 Padgett, D. A., Glaser, R.: »How stress influences the immune response« in: *Trends in Immunology,* 2003; 24:444–448.

4 Cousins, N.: *Anatomy of an illness.* New York: Bantam, 1979.

5 Dillon, K. M., Minchoff, B.: »Positive emotional states and enhancement of the immune system« in: *International Journal of Psychiatry in Medicine,* 1986; 15:13–17.

6 Martin, R. A., Dobbin, J. P.: »Sense of humor, hassles, and immunoglobulin A: evidence for a stress-moderating effect of humor« in: *International Journal of Psychiatry in Medicine,* 1988; 18:93–105.

7 Kiecolt-Glaser, J. K., Glaser, R.: »Psychoneuroimmunology: can psychological interventions modulate immunity?« in: *Journal of Consulting and Clinical Psychology,* 1992; 60:569–575.

8 Mulla, A., Buckingham, J. C.: »Regulation of the hypothalamo-pituitary-adrenal axis by cytokines« in: *Best Practice and Research: Clinical Endocrinology & Metabolism,* 1999; 13:503–521.

9 Matalka, K. Z.: »Neuroendocrine and cytokines-induced responses to minutes, hours, and days of mental stress« in: *Neuroendocrinology Letters,* 2003; 24:283–292.

10 Elenkov, I. J.: »Glucocorticoids and the Th1/Th2 balance« in: *Annals of the New York Academy of Sciences,* 2004; 1024:138–146.

11 Kiecolt-Glaser, J. K., Glaser, R., Gravenstein, S., et al.: »Chronic stress alters the immune response to influenza virus vaccine in older adults« in: *Proceedings of the National Academy of Sciences of the United States of America,* 1996; 93:3043–3047.

12 Burns, V. E., Carroll, D., Drayson, M., et al.: »Life events, perceived stress and antibody response to influenza vaccination in young, healthy adults« in: *Journal of Psychosomatic Research,* 2003; 55:569–572.

13 MacDonald, C. M.: »A chuckle a day keeps the doctor away: therapeutic humor and laughter« in: *Journal of Psychosocial Nursing and Mental Health Services,* 2004; 42:18–25.

14 Kusaka, Y., Kondou, H., Morimoto, K.: »Healthy lifestyles are associated with higher natural killer cell activity« in: *Preventive Medicine,* 1992; 21:602–615.

15 Nakachi, K., Imai, K.: »Environmental and physiological influences on human natural killer cell activity in relation to good health practices« in: *Japan Journal of Cancer Research,* 1992; 83:789–805.

16 Morimoto, K., Takeshita, T., Inoue-Sakurai, C., et al.: »Lifestyles and mental health status are associated with natural killer cell and lymphokine-activated killer cell activities« in: *Science of the Total Environment,* 2001; 270:3–11.

17 Heiser, P., Dickhaus, B., Opper, C., et al.: »Alterations of host defence system after sleep deprivation are followed by impaired mood and psychosocial functioning« in: *World Journal of Biological Psychiatry,* 2001; 2:89–94.

18 Marcos, A., Nova, E., Montero, A.: »Changes in the immune system are conditioned by nutrition« in: *European Journal of Clinical Nutrition,* 2003; 57 Anh. 1:S66– S69.

19 Chandra, R. K.: »Nutrition and the immune system from birth to old age« in: *European Journal of Clinical Nutrition,* 2002; 56 Anh. 3:S73–S76.

20 Chandra, R. K.: »Impact of nutritional status and nutrient supplements on immune responses and incidence of infection in older individuals« in: *Aging Research Reviews,* 2004; 3:91–104.

21 Sanchez, A., Reeser, J., Lau, H., et al.: »Role of sugars in human neutrophilic phagocytosis« in: *The American Journal of Clinical Nutrition,* 1973; 26:1180–1184.

22 Ringsdorf, W. M. Jr., Cheraskin, E., Ramsay, R. R. Jr.: »Sucrose, neutrophilic phagocytosis and resistance to disease« in: *Dental Survey,* 1976; 52:46–48.

23 Nauss, K., Bernstein, J., Alpert, S., et al.: »Depressed lymphocyte transformation in a whole blood culture system after oral glucose ingestion« in: *Nutrition Research,* 1984; 4:819–822.

24 Mann, G.: »Hypothesis: the role of vitamin C in diabetic angiopathy« in: *Perspectives in Biology and Medicine,* 1974; 17:210–217.

25 Mann, G., Newton, P.: »The membrane transport of ascorbic acid« in: *Annals of the New York Academy of Sciences,* 1975; 258:243–252.

26 Martí, A., Marcos, A., Martínez, J. A.: »Obesity and immune function relationships« in: *Obesity Reviews,* Mai 2001; 2(2):131–134.

27 Hersoug, L. G., Linneberg, A.: »The link between the epidemics of obesity and allergic diseases: does obesity induce decreased immune tolerance?« in: *Allergy,* Oktober 2007; 62(10):1205–1213.

28 Waddell, C. C., Taunton, O. D., Twomey, J. J.: »Inhibition of lymphoproliferation by hyperli-

poproteinemic plasma« in: *Journal of Clinical Investigation,* 1976; 58:950–954.

29 Dianzani, M., Torrielli, M., Canuto, R., et al.: »The influence of enrichment with cholesterol on the phagocytic activity of rat macrophages« in: *The Journal of Pathology,* 1976; 118:193–199.

30 De Simone, C., Ferrari, M., Lozzi, A., et al.: »Vitamins and immunity. II. Influence of l-carnitine on the immune system« in: *Acta Vitaminologica et Enzymologica,* 1982; 4:135–140.

31 Frank, J., Witte, K., Schrodl, W., et al.: »Chronic alcoholism causes deleterious conditioning of innate immunity« in: *Alcohol and Alcoholism,* 2004; 39:386–392.

32 Semba, R. D.: »Vitamin A, immunity, and infection« in: *Clinical Infectious Diseases,* 1994; 19:489–499.

33 Seifter, E., Rettura, G., Seiter, J., et al.: »Thymotrophic action of vitamin A« in: *Federation Proceedings,* 1973; 32:947.

34 Bendich, A.: »Vitamin C and immune responses« in: *Food Technology,* 1987; 41:112–114.

35 Scott, J.: »On the biochemical similarities of ascorbic acid and interferon« in: *Journal of Theoretical Biology,* 1982; 98:235–238.

36 Bendich, A., Langseth, L.: »The health effects of vitamin C supplementation: a review« in: *Journal of the American College of Nutrition,* 1995; 14:124–136.

37 Jacob, R. A., Sotoudeh, G.: »Vitamin C function and status in chronic disease« in: *Nutrition in Clinical Care,* 2002; 5:66–74.

38 Di Carlo, G., Mascolo, N., Izzo, A. A., et al.: »Flavonoids: old and new aspects of a class of natural therapeutic drugs« in: *Life Sciences,* 1999; 65:337–353.

39 Kamen, D. L., Tangpricha, V.: »Vitamin D and molecular actions on the immune system: modulation of innate and autoimmunity« in: *Journal of Molecular Medicine,* Mai 2010; 88(5):441–450.

40 Hewison, M.: »Vitamin D and the immune system: new perspectives on an old theme« in: *Endocrinology Metabolism Clinics of North America,* Juni 2010; 39(2):365–379.

41 Hayes, C. E., Nashold, F. E., Spach, K. M., Pedersen, L. B.: »The immunological functions of the vitamin D endocrine system« in: *Cellular and Molecular Biology,* März 2003; 49(2):277–300.

42 Baeke, F., Takiishi, T., Korf, H., et al.: »Vitamin D: modulator of the immune system« in: *Current Opinion in Pharmacology,* August 2010; 10(4):482–496.

43 Maruotti, N., Cantatore, F. P.: »Vitamin D and the immune system« in: *The Journal of Rheumatology,* März 2010; 37(3):491–495.

44 Yamshchikov, A. V., Desai, N. S., Blumberg, H. M., et al.: »Vitamin D for treatment and prevention of infectious diseases: a systematic review of randomized controlled trials« in: *Endocrine Practice,* Juli/August 2009; 15(5):438–449.

45 Kelleher, J.: »Vitamin E and the immune response« in: *Proceedings of the Nutrition Society,* 1991; 50:245–249.

46 Meydani, S. N., Meydani, M., Blumberg, J. B., et al.: »Vitamin E supplementation and in vivo immune response in healthy elderly subjects: a randomized controlled trial« in: *JAMA, The Journal of the American Medical Association,* 1997; 277:1380–1386.

47 Meydani, S. N., Leka, L. S., Fine, B. C., et al.: »Vitamin E and respiratory tract infections in elderly nursing home residents: a randomized controlled trial« in: *JAMA, The Journal of the American Medical Association,* 2004; 292:828–836.

48 Stockman, J.: »Infections and iron: too much of a good thing?« in: *American Journal of Diseases of Children,* 1981; 135:18–20.

49 Hadden, J. W.: »The treatment of zinc deficiency is an immunotherapy« in: *International Journal of Immunopharmacology,* 1995; 17:697–701.

50 Walker, C. F., Black, R. E.: »Zinc and the risk for infectious disease« in: *Annual Review of Nutrition,* 2004; 24:255–275.

51 Eby, G. A., Davis, D. R., Halcomb, W. W.: »Reduction in duration of common colds by zinc gluconate lozenges in a double-blind study« in:

Antimicrobial Agents and Chemotherapy, 1984; 25:20–24.

52 Mossad, S. B., Macknin, M. L., Medendorp, S. V., et al.: »Zinc gluconate lozenges for treating the common cold: a randomized, double-blind, placebo-controlled study« in: *Annals of Internal Medicine,* 1996; 125:81–88.

53 Kiremidjian-Schumacher, L., Stotzky, G.: »Selenium and immune responses« in: *Environmental Research,* 1987; 42:277–303.

54 Kiremidjian-Schumacher, L., Roy, M., Wishe, H. I., et al.: »Supplementation with selenium and human immune cell functions. II. Effect on cytotoxic lymphocytes and natural killer cells« in: *Biological Trace Element Research,* 1994; 41:115–127.

55 Roy, M., Kiremidjian-Schumacher, L., Wishe, H. I., et al.: »Supplementation with selenium and human immune cell functions. I. Effect on lymphocyte proliferation and interleukin 2 receptor expression« in: *Biological Trace Element Research,* 1994; 41:103–114.

56 Broome, C. S., McArdle, F., Kyle, J. A., et al.: »An increase in selenium intake improves immune function and poliovirus handling in adults with marginal selenium status« in: *The American Journal of Clinical Nutrition,* 2004; 80:154–162.

57 Dardenne, M., Pleau, J. M., Nabarra, B., et al.: »Contribution of zinc and other metals to the biological activity of the serum thymic factor« in: *Proceedings of the National Academy of Sciences of the United States of America,* 1982; 9:5370–5373.

58 Bogden, J. D., Oleske, J. M., Munves, E. M., et al.: »Zinc and immunocompetence in the elderly: baseline data on zinc nutriture and immunity in unsupplemented subjects« in: *The American Journal of Clinical Nutrition,* 1987; 46:101–109.

59 Chang, H. M., But, P. P. H., (Hrsg.): *Pharmacology and applications of Chinese materia medica.* Singapore: World Scientific. 1986, 1041–1046.

60 Block, K. I., Mead, M. N.: »Immune system effects of echinacea, ginseng, and astragalus: a review« in: *Integrative Cancer Therapies,* 2003; 2:247–267.

61 Zhao, K. S., Mancini, C., Doria, G.: »Enhancement of the immune response in mice by *Astragalus membranaceus* extracts« in: *Immunopharmacology,* 1990; 20:225–233.

62 Chu, D. T., Wong, W. L., Mavligit, G. M.: »Immunotherapy with Chinese medicinal herbs. I. Immune restoration of local xenogeneic graft-versus-host reaction in cancer patients by fractionated *Astragalus membranaceus* in vitro« in: *Journal of Clinical Laboratory & Immunology,* 1988; 25:119–123.

63 Goodridge, H. S., Wolf, A. J., Underhill, D. M.: »Beta-glucan recognition by the innate immune system« in: *Immunological Reviews,* Juli 2009; 230(1):38–50.

64 Volman, J. J., Ramakers, J. D., Plat, J.: »Dietary modulation of immune function by beta-glucans« in: *Physiology & Behavior,* 23. Mai 2008; 94(2):276–284.

65 Talbott, S, Talbott, J.: »Effect of beta 1,3/1, 6 glucan on upper respiratory tract infection symptoms and mood state in marathon athletes« in: *Journal of Sports Science and Medicine,* 2009; 8:509–515.

66 Feldman, S., Schwartz, H., Kalman, D., et al.: »Randomized phase II clinical trials of Wellmune WGP® for immune support during cold and flu season« in: *Journal of Applied Research,* 2009; 9:20–42.

67 Talbott, S., Talbott, J.: »Beta 1,3/1,6 glucan decreases upper respiratory tract infection symptoms and improves psychological wellbeing in moderate to highly-stressed subjects« in: *Agro Food Industry Hi-Tech,* 2010; 21:21–24.

Lebenserwartung und -verlängerung

1 Kochanek, K. D., Xu, J., Murphy, S. L., et al.: »Deaths: preliminary data for 2009« in: *National Vital Statistics Reports,* 2011; 59(4):1–51.

2 Jia, H., Lubetkin, E. I.: »Trends in quality-adjusted life-years lost contributed by smoking and obesity« in: *American Journal of Preventive Medicine,* Februar 2010; 38(2):138–44.

3 Mazess, R. B., Forman, S. H.: »Longevity and age exaggeration in Vilcabamba, Ecuador« in: *The Journals of Gerontology,* 1979; 34:94–98.

4 Medvedev, Z. A.: »Myths about the Caucasian mountain centers of longevity« in: *Geriatric Medicine Today,* 1982; 5:96–112.

5 Young, R. D., Desjardins, B., McLaughlin, K., et al.: »Typologies of extreme longevity myths« in: *Current Gerontology and Geriatrics Research,* 2010; 2010:423087.

6 Taubman. L. B.: »Theories of aging« in: *Resident and Staff Physician,* 1986; 32:31–37.

7 Hayflick, L.: »The cell biology of human aging« in: *The New England Journal of Medicine,* 1976; 295:302–308.

8 Harley, C. B., Futcher, A. B., Greider, C. W.: »Telomeres shorten during aging of human fibroblasts« in: *Nature,* 1990; 345:458–460.

9 Ahmed, A., Tollefsbol, T.: »Telomeres and telomerase: basic science implications for aging« in: *Journal of the American Geriatrics Society,* August 2001; 49(8):1105–1109.

10 Ornish, D., Lin, J., Daubenmier, J., et al.: »Increased telomerase activity and comprehensive lifestyle changes: a pilot study« in: *The Lancet Oncology,* November 2008; 9(11):1048–1057.

11 Cherkas, L. F., Hunkin, J. L., Kato, B. S., et al.: »The association between physical activity in leisure time and leukocyte telomere length« in: *Archives of Internal Medicine,* 28. Januar 2008; 168(2):154–158.

12 Epel, E., Daubenmier, J., Moskowitz, J. T.: »Can meditation slow rate of cellular aging? Cognitive stress, mindfulness, and telomeres« in: *Annals of the New York Academy of Sciences,* August 2009; 1172:34–53.

13 Richards, J. B., Valdes, A. M., Gardner, J. P., et al.: »Higher serum vitamin D concentrations are associated with longer leukocyte telomere length in women« in: *The American Journal of Clinical Nutrition,* November 2007; 86(5):1420–1425.

14 Rubio, M. A., Davalos, A. R., Campisi, J.: »Telomere length mediates the effects of telomerase on the cellular response to genotoxic stress« in: *Experimental Cell Research,* 1. August 2004; 298(1):17–27.

15 Harman, D.: »Free radical theory of aging: the free radical diseases« in: *Age,* 1984; 7:111–131.

16 Finkel, T., Holbrook, N. J.: »Oxidants, oxidative stress and the biology of ageing« in: *Nature,* 9. November 2000; 408(6809):239–247.

17 Cutler, R. G.: »Peroxide-producing potential of tissues: inverse correlation with longevity of mammaliam species« in: *Proceedings of the National Academy of Sciences of the United States of America,* 1985; 82:4798–4802.

18 Grillo, M. A., Colombatto, S.: »Advanced glycation end-products (AGEs): involvement in aging and in neurodegenerative diseases« in: *Amino Acids,* Juni 2008; 35(1):29–36.

19 Cantó, C., Auwerx, J.: »Caloric restriction, SIRT1 and longevity« in: *Trends in Endocrinology & Metabolism,* September 2009; 20(7):325–331.

20 Visser, M., Schaap, L. A.: »Consequences of sarcopenia« in: *Clinics in Geriatric Medicine,* August 2011; 27(3):387–399.

21 Boirie, Y.: »Physiopathological mechanism of sarcopenia« in: *Journal of Nutrition, Health & Aging,* Oktober 2009; 13(8):717–723.

22 Morley, J. E., Argiles, J. M., Evans, W. J., et al.: »Nutritional recommendations for the management of sarcopenia« in: *Journal of the American Medical Directors Association,* Juli 2010; 11(6):391–614.

23 Pennings, B., Boirie, Y., Senden, J. M., et al.: »Whey protein stimulates postprandial muscle protein accretion more effectively than do casein and casein hydrolysate in older men« in: *The American Journal of Clinical Nutrition,* Mai 2011; 93(5):997–1005.

24 Schneider, E. L., Reed, J. D.: »Life extension« in: *The New England Journal of Medicine,* 1985; 312:1159–1168.

25 Cutler, R. G.: »Peroxide-producing potential of tissues: inverse correlation with longevity of mammaliam species« in: *Proceedings of the National Academy of Sciences of the United States of America,* 1985; 82:4798–4802.

26 Cutler, R. G.: »Carotenoids and retinol: their possible importance in determining longevity of primate species« in: *Proceedings of the National Academy of Sciences of the United States of America,* 1984; 81:7627–7631.
27 De la Iglesia, R., Milagro, F. I., Campión, J., et al.: »Healthy properties of proanthocyanidins« in: *Biofactors,* Mai/Juni 2010; 36(3): 159–168.
28 Khan, N., Mukhtar, H.: »Tea polyphenols for health promotion« in: *Life Sciences,* 26. Juli 2007; 81(7):519–533.
29 Gertz, H. J., Kiefer, M.: »Review about *Ginkgo biloba* special extract EGb 761 (ginkgo)« in: *Current Pharmaceutical Design,* 2004; 10(3):261–264.
30 Kaschel, R.: »*Ginkgo biloba:* specificity of neuropsychological improvement – a selective review in search of differential effects« in: *Human Psychopharmacology,* Juli 2009; 24(5):345–370.
31 Agarwal, B., Baur, J. A.: »Resveratrol and life extension« in: *Annals of the New York Academy of Sciences,* Januar 2011; 1215:138–143.
32 Patel, K. R., Scott, E., Brown, V. A., et al.: »Clinical trials of resveratrol« in: *Annals of the New York Academy of Sciences,* Januar 2011; 1215:161–169.
33 Autier, P., Gandini, S.: »Vitamin D supplementation and total mortality: a meta-analysis of randomized controlled trials« in: *Archives of Internal Medicine,* 2007; 167(16):1730–1737.
34 Holick, M. F.: »The vitamin D epidemic and its health consequences« in: *Journal of Nutrition,* 2005; 135(11):2739S–2748S.
35 Richards, J. B., Valdes, A. M., Gardner, J. P., et al.: »Higher serum vitamin D concentrations are associated with longer leukocyte telomere length in women« in: *The American Journal of Clinical Nutrition,* 2007; 86(5):1420–1425.
36 Baker, W. L., Karan, S., Kenny, A. M.: »Effect of dehydroepiandrosterone on muscle strength and physical function in older adults: a systematic review« in: *Journal of the American Geriatrics Society,* Juni 2011; 59(6):997–1002.
37 Sorwell, K. G., Urbanski, H. F.: »Dehydroepiandrosterone and age-related cognitive decline« in: *Age* (Dordrecht), März 2010; 32(1):61–67.
38 Buford, T. W., Willoughby, D. S.: »Impact of DHEA(S) and cortisol on immune function in aging: a brief review« in: *Applied Physiology, Nutrition, and Metabolism,* Juni 2008; 33(3):429–433.
39 Weiss, E. P., Villareal, D. T., Fontana, L., et al.: »Dehydroepiandrosterone (DHEA) replacement decreases insulin resistance and lowers inflammatory cytokines in aging humans« in: *Aging,* Mai 2011; 3(5):533–542.
40 Karasek, M.: »Does melatonin play a role in aging processes?« in: *Journal of Physiology and Pharmacology,* 2007; 58 Anh.:105–113.
41 Chokroverty, S.: »Sleep and neurodegenerative diseases« in: *Seminars in Neurology,* September 2009; 29(4):446–467.
42 Dhand, R., Sohal, H.: »Good sleep, bad sleep! The role of daytime naps in healthy adults« in: *Current Opinion in Pulmonary Medicine,* November 2006; 12(6):379–382.
43 Tanaka, H., Shirakawa, S.: »Sleep health, lifestyle and mental health in the Japanese elderly: ensuring sleep to promote a healthy brain and mind« in: *Journal of Psychosomatic Research,* Mai 2004; 56(5):465–477.

Stille Entzündungen

1 Windgassen, E. B., Funtowicz, L., Lunsford, T. N., et al.: »C-reactive protein and high-sensitivity C-reactive protein: an update for clinicians« in: *Postgraduate Medicine,* Januar 2011; 123(1):114–119.
2 Cushman, M., Arnold, A. M., Psaty, B. M., et al.: »C-reactive protein and the 10-year incidence of coronary heart disease in older men and women: the Cardiovascular Health Study« in: *Circulation,* Juli 2005; 112(1):25–31.
3 Dayer, E., Dayer, J. M., Roux-Lombard, P.: »Primer: The practical use of biological markers of rheumatic and systemic inflammatory diseases« in: *Nature Clinical Practice Rheumatology,* September 2007; 3(9):512–520.
4 Hamer, M., Stamatakis, E.: »The accumulative effects of modifiable risk factors on inflammation and haemostasis« in: *Brain, Behavior, and Immunity,* Oktober 2008; 22(7):1041–1043.

5 Brooks, G. C., Blaha, M. J., Blumenthal, R. S.: »Relation of C-reactive protein to abdominal adiposity« in: *American Journal of Cardiology,* 1. Juli 2010; 106(1):56–61.

6 Liu, S., Manson, J. E., Buring, J. E., et al.: »Relation between a diet with a high glycemic load and plasma concentrations of high-sensitivity C-reactive protein in middle aged women« in: *The American Journal of Clinical Nutrition,* März 2002; 75(3):492–498.

7 Chrysohoou, C., Panagiotakos, D. B., Pitsavos, C., et al.: »Adherence to the Mediterranean diet attenuates inflammation and coagulation process in healthy adults: the ATTICA Study« in: *Journal of the American College of Cardiology,* 7. Juli 2004; 44(1):152–158.

8 Nanri, A., Yoshida, D., Yamaji, T., et al.: »Dietary patterns and C-reactive protein in Japanese men and women« in:*The American Journal of Clinical Nutrition,* Mai 2008; 87(5):1488–1496.

9 Chun, O. K., Chung, S. J., Claycombe, K. J.: »Serum C-reactive protein concentrations are inversely associated with dietary flavonoid intake in U.S. adults« in: *Journal of Nutrition,* April 2008; 138(4):753–760.

10 Simopoulos, A. P.: »The importance of the omega-6/omega-3 fatty acid ratio in cardiovascular disease and other chronic diseases« in: *Experimental Medicine and Biology (Maywood),* Juni 2008; 233(6):674–688.

11 Schmitz, G., Ecker, J.: »The opposing effects of omega-3 and omega-6 fatty acids« in: *Progress in Lipid Research,* März 2008; 47(2):147–155.

12 Handschin, C., Spiegelman, B. M.: »The role of exercise and PG-C1alpha in inflammation and chronic disease« in: *Nature,* 24. Juli 2008; 454(7203):463–469.

13 Nicklas, B. J., Hsu, F. C., Brinkley, T. J., et al.: »Exercise training and plasma C-reactive protein and interleukin-6 in elderly people« in: *Journal of the American Geriatrics Society,* November 2008; 56(11):2045–2052.

14 Campbell, K. L., Campbell, P. T., Ulrich, C. M., et al.: »No reduction in C-reactive protein following a 12-month randomized controlled trial of exercise in men and women« in: *Cancer Epidemiology, Biomarkers & Prevention,* Juli 2008; 17(7):1714–1718.

15 Belcaro, G., Cesarone, M. R., Errichi, S., et al.: »Variations in C-reactive protein, plasma free radicals and fibrinogen values in patients with osteoarthritis treated with Pycnogenol« in: *Redox Report,* 2008; 13(6):271–276.

16 Kar, P., Laight, D., Rooprai, H. K., et al.: »Effects of grape seed extract in type 2 diabetic subjects at high cardiovascular risk: a double blind randomized placebo controlled trial examining metabolic markers, vascular tone, inflammation, oxidative stress and insulin sensitivity« in: *Diabetic Medicine,* Mai 2009; 26(5):526–531.

17 Jurenka, J. S.: »Anti-inflammatory properties of curcumin, a major constituent of *Curcuma longa:* a review of preclinical and clinical research« in: *Alternative Medicine Review,* Juni 2009; 14(2):141–153.

18 Marczylo, T. H., Verschoyle, R. D., Cooke, D. N., et al.: »Comparison of systemic availability of curcumin with that of curcumin formulated with phosphatidylcholine« in: *Cancer Chemotherapy and Pharmacology,* Juli 2007; 60(2):171–177.

19 Appendino, G., Belcaro, G., Cesarone, M. R., et al.: »Efficacy and safety of Meriva, a curcumin-phosphatidylcholine complex, during extended administration in osteoarthritis patients« in: *Alternative Medicine Review,* Dezember 2010; 15(4):337–344.

20 Sasaki, H., Sunagawa, Y., Takahashi, K., et al.: »Innovative preparation of curcumin for improved oral bioavailability« in: *Biological and Pharmaceutical Bulletin,* 2011; 34(5):660–665.

Stressmanagement

1 Benson, H.: *The relaxation response.* New York: William Morrow, 1975.

2 Selye, H.: *Stress beherrscht unser Leben.* München: Heyne-Verlag, 1991.

3 Holmes, T. H., Rahe, R. H.: »The social readjustment rating scale« in: *Journal of Psychosomatic Research,* 1967; 11:213–218.

4 Törnhage, C. J.: »Salivary cortisol for assessment of hypothalamic-pituitary-adrenal axis

function« in: *Neuroimmunomodulation,* 2009; 16(5):284–289.

5 Lewis, J. G.: »Steroid analysis in saliva: an overview« in: *The Clinical Biochemist Reviews,* August 2006; 27(3):139–146.

6 Stetler, C., Miller, G. E.: »Blunted cortisol response to awakening in mild to moderate depression: regulatory influences of sleep patterns and social contacts« in: *Journal of Abnormal Psychology,* November 2005; 114(4):697–705.

7 Backhaus, J., Junghanns, K., Hohagen, F.: »Sleep disturbances are correlated with decreased morning awakening salivary cortisol« in: *Psychoneuroendocrinology,* Oktober 2004; 29(9):1184–1191.

8 Steptoe, A., Butler, N.: »Sports participation and emotional wellbeing in adolescents« in: *The Lancet,* 1996; 347:1789–1792.

9 Chou, T.: »Wake up and smell the coffee: caffeine, coffee, and the medical consequences« in: *Western Journal of Medicine,* 1992; 157:544–553.

10 Monteiro, M. G., Schuckit, M. A., Irwin, M.: »Subjective feelings of anxiety in young men after ethanol and diazepam infusions« in: *Journal of Clinical Psychiatry,* 1990; 51:12–16.

11 Winokur, A., Maislin, G., Phillips, J. L., et al.: »Insulin resistance after oral glucose tolerance testing in patients with major depression« in: *The American Journal of Psychiatry,* 1988; 145:325–330.

12 Wright, J. H., Jacisin, J. J., Radin, N. S., et al.: »Glucose metabolism in unipolar depression« in: *The British Journal of Psychiatry,* 1978; 132:386–393.

13 Rowe, A. H., Rowe, A. Jr.: *Food allergy: its manifestations and control and the elimination diets: a compendium.* Springfield, Ill.: Charles C. Thomas, 1972.

14 Abdoua, A. M., Higashiguchia, S., Horiea, K., et al.: »Relaxation and immunity enhancement effects of gamma-aminobutyric acid (GABA) administration in humans« in: *Biofactors,* 2006; 26:201–208.

15 Bhattacharya, S. K., Mitra, S. K.: »Anxiolytic activity of *Panax ginseng* roots: an experimental study« in: *Journal of Ethnopharmacology,* 1991; 34:87–92.

16 Davydov, M., Krikorian, A. D.: »*Eleutherococcus senticosus* (Rupr. & Maxim.) Maxim. (Araliaceae) as an adaptogen: a closer look« in: *Journal of Ethnopharmacology,* 2000; 72:345–393.

17 Hallstrom, C., Fulder, S., Carruthers, M.: »Effect of ginseng on the performance of nurses on night duty« in: *Comparative Medicine East & West,* 1982; 6:277–282.

18 Shevtsov, V. A., Zholus, B. I., Shervarly, V. I., et al.: »A randomized trial of two different doses of a SHR-5 *Rhodiola rosea* extract versus placebo and control of capacity for mental work« in: *Phytomedicine* 2003; 10:95–105.

19 Darbinyan, V., Kteyan, A., Panossian, A., et al.: »*Rhodiola rosea* in stress induced fatigue – a double blind cross-over study of a standardized extract SHR-5 with a repeated low-dose regimen on the mental performance of healthy physicians during night duty« in: *Phytomedicine,* 2000; 7:365–371.

20 Spasov, A. A., Wikman, G. K., Mandrikov, V. B., et al.: »A double-blind, placebo-controlled pilot study of the stimulating and adaptogenic effect of *Rhodiola rosea* SHR-5 extract on the fatigue of students caused by stress during an examination period with a repeated low-dose regimen« in: *Phytomedicine,* 2000; 7:85–89.

21 Olsson, E. M., von Schéele, B., Panossian, A. G.: »A randomised, double-blind, placebo-controlled, parallel-group study of the standardised extract shr-5 of the roots of *Rhodiola rosea* in the treatment of subjects with stress-related fatigue« in: *Planta Medica,* Februar 2009; 75(2):105–112.

22 Auddy, B., Hazra, J., Mitra, A., et al.: »A standardized *Withania somnifera* extract significantly reduces stress-related parameters in chronically stressed humans: a double-blind, randomized, placebo-controlled study« in: *Journal of the American Neutraceutical Association,* 2008; 11:50–56.

23 Buford, T. W., Willoughby, D. S.: »Impact of DHEA(S) and cortisol on immune function

in aging: a brief review« in: *Applied Physiology, Nutrition, and Metabolism,* Juni 2008; 33(3):429–433.

24 Bellarosa, C., Chen, P.Y.: »The effectiveness and practicality of occupational stress management interventions: a survey of subject matter expert opinions« in: *Journal of Occupational Health Psychology,* 1997; 2:247–262.

25 Williams, K. A., Kolar, M. M., Reger, B. E., et al.: »Evaluation of a wellness-based mindfulness stress reduction intervention: a controlled trial« in: *American Journal of Health Promotion,* 2001; 15:422–432.

Adipositas und Gewichtskontrolle

1 Centers for Disease Control and Prevention: »Vital signs: state-specific obesity prevalence among adults – United States, 2009« in: *Morbidity and Mortality Weekly Report,* 2010; 59:951–955.

2 Flegal, K. M., Carroll, M. D., Ogden, C. L., Curtin, L. R.: »Prevalence and trends in obesity among U.S. adults, 1999–2008« in: *JAMA, The Journal of the American Medical Association,* 2010; 303(3):235–241.

3 Ogden, C. L., Carroll, M. D., Curtin, L. R., et al.: »Prevalence of high body mass index in U.S. children and adolescents, 2007–2008« in: *JAMA, The Journal of the American Medical Association,* 2010, 303(3):242–249.

4 Jia, H., Lubetkin, E. I.: »Trends in quality-adjusted life-years lost contributed by smoking and obesity« in: *American Journal of Preventive Medicine,* Februar 2010; 38(2):138–144.

5 Jia, H., Lubetkin, E. I.: »Obesity-related quality-adjusted life years lost in the U.S. from 1993 to 2008« in: *American Journal of Preventive Medicine,* September 2010; 39(3):220–227.

6 Finkelstein, E. A., Trogdon, J. G., Cohen, J. W., Dietz, W.: »Annual medical spending attributable to obesity: payer- and service-specific estimates« in: *Health Affairs,* 2009: 5:w822–w831.

7 Hancox, R. J., Milne, B. J., Poulton, R.: »Association between child and adolescent television viewing and adult health: a longitudinal birth cohort study« in: *The Lancet,* 2004; 364:257–262.

8 Hu. F. B., Li, T. Y., Colditz, G. A., et al.: »Television watching and other sedentary behaviors in relation to risk of obesity and type 2 diabetes mellitus in women« in: *JAMA, The Journal of the American Medical Association,* 2003; 289:1785–1791.

9 Havel, P. J.: »Update on adipocyte hormones: regulation of energy balance and carbohydrate/lipid metabolism« in: *Diabetes,* 2004; 53 Anh. 1:S143–S151.

10 Jazet, I. M., Pijl, H., Meinders, A. E.: »Adipose tissue as an endocrine organ: impact on insulin resistance« in: *Netherlands Journal of Medicine,* 2003; 61:194–212.

11 Small, C. J., Bloom, S. R.: »Gut hormones and the control of appetite« in: *Trends in Endocrinology & Metabolism,* 2004; 15:259–263.

12 Batterham, R. L., Cohen, M. A., Ellis, S. M., et al.: »Inhibition of food intake in obese subjects by peptide YY3–36« in: *The New England Journal of Medicine,* 2003; 349:941–948.

13 Cummings, D. E., Weigle, D. S., Frayo, R. S., et al.: »Plasma ghrelin levels after diet-induced weight loss or gastric bypass surgery« in: *The New England Journal of Medicine,* 2002; 346:1623–1630.

14 Laville, M., Cornu, C., Normand, S., et al.: » Decreased glucose-induced thermogenesis at the onset of obesity« in: *The American Journal of Clinical Nutrition,* 1993; 57:851–856.

15 Ravussin, E., Acheson, K. J., Vernet, O., et al.: »Evidence that insulin resistance is responsible for the decreased thermic effect of glucose in human obesity« in: *Journal of Clinical Investigation,* 1985; 76:1268–1273.

16 Nelson, K. M., Weinsier, R. L., James, L. D., et al.: »Effect of weight reduction on resting energy expenditure, substrate utilization, and the thermic effect of food in moderately obese women« in: *The American Journal of Clinical Nutrition,* 1992; 55:924–933.

17 Schulz, L. O.: »Brown adipose tissue: regulation of thermogenesis and implications for obesity«

in: *Journal of the American Dietetic Association,* 1987; 87:761–764.

18 Sims, E. A., Danforth, E. Jr., Horton, E. S., et al.: »Endocrine and metabolic effects of experimental obesity in man« in: *Recent Progress in Hormone Research,* 1973; 29:457–496.

19 Leibel, R. L., Hirsch, J.: »Diminished energy requirements in reduced obese patients« in: *Metabolism,* 1984; 33:164–170.

20 Eck, L. H., Klesges, R. C., Hanson, C. L., et al.: »Children at familial risk for obesity: an examination of dietary intake, physical activity, and weight status« in: *International Journal of Obesity and Related Metabolic Disorders,* 1992; 16:71–78.

21 Wurtman, R. J., Wurtman, J. J.: »Brain serotonin, carbohydrate-craving, obesity and depression« in: *Advances in Experimental Medicine and Biology,* 1996; 398:35–41.

22 Wurtman, J., Suffes, S.: *The serotonin solution.* New York: Fawcett Columbine, 1996.

23 Goodwin, G. M., Cowen, P. J., Fairburn, C. G., et al.: »Plasma concentrations of tryptophan and dieting« in: *BMJ,* 1990; 300:1499–1500.

24 Villareal, D. T., Chode, S., Parimi, N., et al.: »Weight loss, exercise, or both and physical function in obese older adults« in. *The New England Journal of Medicine,* 31. März 2011; 364(13):1218–1229.

25 Hunter, G. R., Brock, D. W., Byrne, N. M., et al.: »Exercise training prevents regain of visceral fat for 1 year following weight loss« in: *Obesity,* April 2010; 18(4):690- 695.

26 Wing, R. R., Phelan, S.: »Long-term weight loss maintenance« in: *The American Journal of Clinical Nutrition,* Juli 2005; 82(1 Anh.):222S–225S.

27 Larsen, T. M., Dalskov, S. M., van Baak, M., et al.: »Diets with high or low protein content and glycemic index for weight-loss maintenance« in: *The New England Journal of Medicine,* 25. November 2010; 363(22):2102–2113.

28 Dennis, E. A., Dengo, A. L., Comber, D. L., et al.: »Water consumption increases weight loss during a hypocaloric diet intervention in middle-aged and older adults« in: *Obesity,* Februar 2010; 18(2):300–307.

29 Foster, G. D., Wyatt, H. R., Hill, J. O., et al.: »A randomized trial of a low-carbohydrate diet for obesity« in: *The New England Journal of Medicine,* 2003; 348:2082–2090.

30 Hays, N. P., Starling, R. D., Liu, X., et al.: »Effects of an ad libitum low-fat, high-carbohydrate diet on body weight, body composition, and fat distribution in older men and women« in: *Archives of Internal Medicine,* 2004; 164:210–217.

31 Stern, L., Iqbal, N., Seshadri, P., et al.: »The effects of low-carbohydrate versus conventional weight loss diets in severely obese adults: one-year follow-up of a randomized trial« in: *Annals of Internal Medicine,* 2004; 140:769–777.

32 Yancy, W. S. Jr., Olsen, M. K., Guyton, J. R., et al.: »A low-carbohydrate, ketogenic diet versus a low-fat diet to treat obesity and hyperlipidemia« in: *Annals of Internal Medicine,* 2004; 140:769–777.

33 Howarth, N. C., Saltzman, E., Roberts, S. B.: »Dietary fiber and weight regulation« in: *Nutrition Reviews,* 2001; 59:129–139.

34 Spiller, G. A.: *Dietary fiber in health and nutrition.* Boca Raton, Fla.: CRC Press, 1994.

35 Krotkiewski, M.: »Effect of guar on body weight, hunger ratings and metabolism in obese subjects« in: *British Journal of Nutrition,* 1984; 52:97–105.

36 Walsh, D. E., Yaghoubian, V., Behforooz, A.: »Effect of glucomannan on obese patients: a clinical study« in: *International Journal of Obesity,* 1984; 8:289–293.

37 Biancardi, G., Palmiero, L., Ghirardi, P. E.: »Glucomannan in the treatment of overweight patients with osteoarthrosis« in: *Current Therapeutic Research,* 1989; 46: 08–912.

38 El-Shebini, S. M., Hanna, L. M., Topouzada, S. T., et al.: »The role of pectin as a slimming agent« in: *Journal of Clinical Biochemistry and Nutrition,* 1988; 4:255–262.

39 Rossner, S., von Zwigbergk, D., Ohlin, A., et al.: »Weight reduction with dietary fibre supple-

ments. Results of two double-blind studies« in: *Acta Medica Scandinavica,* 1987; 222:83–88.

40 Rigaud, D., Ryttig, K. R., Leeds, A. R., et al.: »Mild overweight treated with energy restriction and a dietary fiber supplement: a 6-month randomized, doubleblind, placebo-controlled trial« in: *International Journal of Obesity,* 1990; 14:763–771.

41 Abdelhameed, A. S., Ang, S., Morris, G. A., et al.: »An analytical ultracentrifuge study on ternary mixtures of konjac glucomannan supplemented with sodium alginate and xanthan gum« in: *Carbohydrate Polymers,* 2010; 81:141–148.

42 Harding, S. E., Smith, I. H., Lawson, C. J., et al.: »Studies on macromolecular interactions in ternary mixtures of konjac glucomannan, xanthan gum and sodium alginate« in: *Carbohydrate Polymers,* 2010; 10:1016–1020.

43 Brand-Miller, J. C., Atkinson, F. S., Gahler, R. J., et al.: »Effects of PGX, a novel functional fibre, on acute and delayed postprandial glycaemia« in: *European Journal of Clinical Nutrition,* Dezember 2010; 64(12):1488–1493.

44 Jenkins, A. L., Kacinik, V., Lyon, M. R., Wolever, T. M. S.: »Reduction of postprandial glycemia by the novel viscous polysaccharide PGX in a dose-dependent manner, independent of food form« in: *Journal of the American College of Nutrition,* 2010; 29(2):92–98.

45 Vuksan, V., Sievenpiper, J. L., Owen, R., et al.: »Beneficial effects of viscous dietary fiber from konjac-mannan in subjects with the insulin resistance syndrome: results of a controlled metabolic trial« in: *Diabetes Care,* 2000; 23:9–14.

46 Reimer, R. A., Pelletier, X., Carabin, I. G., et al.: »Increased plasma PYY levels following supplementation with the functional fiber PolyGlycopleX in healthy adults« in: *European Journal of Clinical Nutrition,* Oktober 2010; 64(10):1186–1191.

47 Lyon, M. R., Reichert, R. G.: »The effect of a novel viscous polysaccharide along with lifestyle changes on short-term weight loss and associated risk factors in overweight and obese adults: an observational retrospective clinical program analysis« in: *Alternative Medicine Review,* April 2010; 15(1):68–75.

48 Noakes, M., Foster, P. R., Keogh, J. B., et al.: »Meal replacements are as effective as structured weight-loss diets for treating obesity in adults with features of metabolic syndrome« in: *Journal of Nutrition,* 2004; 134:1894–1899.

49 Ashley, J. M., St Jeor, S. T., Perumean-Chaney, S., et al.: »Meal replacements in weight intervention« in: *Obesity Research,* 2001; 9 Anh. 4:312S–320S.

50 Ditschuneit, H. H., Flechtner-Mors, M.: »Value of structured meals for weight management: risk factors and long-term weight maintenance« in: *Obesity Research,* 2001; 9 Anh. 4:284S–289S.

51 Allison, D. B., Gadbury, G., Schwartz, L. G., et al.: »A novel soy-based meal replacement formula for weight loss among obese individuals: a randomized controlled clinical trial« in:. *European Journal of Clinical Nutrition,* 2003; 57:514–522.

52 Treyzon, L., Chen, S., Hong, K., et al.: »A controlled trial of protein enrichment of meal replacements for weight reduction with retention of lean body mass« in: *Nutrition Journal,* 27. August 2008; 7:23.

53 Davis, L. M., Coleman, C., Kiel, J., et al.: »Efficacy of a meal replacement diet plan compared to a food-based diet plan after a period of weight loss and weight maintenance: a randomized controlled trial« in: *Nutrition Journal,* 11. März 2010; 9:11.

54 Mertz, W.: »Chromium in human nutrition: a review« in: *Journal of Nutrition,* 1993; 123:626–633.

55 Anderson, R. A.: »Chromium, glucose tolerance, and diabetes« in: *Biological Trace Element Research,* 1992; 32:19–24.

56 Anderson, R. A., Polansky, M. M., Bryden, N. A., et al.: »Effects of supplemental chromium on patients with symptoms of reactive hypoglycemia« in: *Metabolism,* 1987; 36:351–355.

57 McCarthy, M. F.: »Hypothesis: sensitization of insulin-dependent hypothalamic glucoreceptors may account for the fat-reducing effects of

chromium picolinate« in: *Journal of Optimal Nutrition,* 1993; 21:36–53.

58 Evans, G. W., Pouchnik, D. J.: »Composition and biological activity of chromium-pyridine carboxylate complexes« in: *Journal of Inorganic Biochemistry,* 1993;49:177–187.

59 Evans, G. W.: »Chromium picolinate is an efficacious and safe supplement« in: *International Journal of Sport Nutrition,* 1993; 3:117–122.

60 Campbell, W. W., Joseph, L. J., Anderson, R. A., et al.: »Effects of resistive training and chromium picolinate on body composition and skeletal muscle size in older women« in: *International Journal of Sport Nutrition and Exercise Metabolism,* 2002; 12:125–135.

61 Volpe, S. L., Huang, H. W,. Larpadisorn, K., et al.: »Effect of chromium supplementation and exercise on body composition, resting metabolic rate and selected biochemical parameters in moderately obese women following an exercise program« in: *Journal of the American College of Nutrition,* 2001; 20:293–306.

62 Ceci, F., Cangiano, C., Cairella, M., et al.: »The effects of oral 5-hydroxytryptophan administration on feeding behavior in obese adult female subjects« in: *Journal of Neural Transmission,* 1989; 76:109–117.

63 Ceci, F., Cangiano, C., Cairella, M., et al.: »Effects of 5-hydroxytryptophan on eating behavior and adherence to dietary prescriptions in obese adult subjects« in: *Advances in Experimental Medicine and Biology,* 1991; 294:591–593.

64 Cangiano, C., Ceci, F., Cascino, A., et al.: Eating behavior and adherence to dietary prescriptions in obese adult subjects treated with 5-hydroxytryptophan« in: *The American Journal of Clinical Nutrition,* 1992; 56:863–867.

65 Chee, H., Romsos, D. R., Leveille, G. A.: »Influence of (-)-hydroxycitrate on lipogenesis in chickens and rats« in: *Journal of Nutrition,* 1977; 107:112–119.

66 Sullivan, A. C., Triscari, J., Hamilton, J. G., et al.: »Effect of (-)-hydroxycitrate upon the accumulation of lipid in the rat. I. Lipogenesis« in: *Lipids,* 1974; 9:121–128.67.

67 Rao, R. N., Sakariah, K. K.: »Lipid-lowering and antiobesity effect of (-)-hydroxycitric acid« in: *Nutrition Research,* 1988; 8:209–212.

68 Preuss, H. G., Garis, R. I., Bramble, J. D., et al.: »Efficacy of a novel calcium/potassium salt of (-)-hydroxycitric acid in weight control« in: *International Journal of Clinical Pharmacology Research,* 2005; 25(3):133–144.

69 Baba, N., Bracco, E. F., Hashim, S. A.: »Enhanced thermogenesis and diminished deposition of fat in response to overfeeding with diet containing medium chain triglyceride« in: *The American Journal of Clinical Nutrition,* 1982; 35:678–682.

70 St-Onge, M. P., Jones, P. J.: »Greater rise in fat oxidation with medium-chain triglyceride consumption relative to long-chain triglyceride is associated with lower initial body weight and greater loss of subcutaneous adipose tissue« in: *International Journal of Obesity and Related Metabolic Disorders,* 2003; 27:1565–1571.

71 St-Onge, M. P., Ross, R., Parsons, W. D., et al.: »Medium-chain triglycerides increase energy expenditure and decrease adiposity in overweight men« in: *Obesity Research,* 2003; 11:395–402.

72 Seaton, T. B., Welle, S. L., Warenko, M. K., et al.: »Thermic effect of medium-chain and long-chain triglycerides in man« in: *The American Journal of Clinical Nutrition,* 1986; 44:630–634.

73 Hill, J. O., Peters, J. C., Yang, D., et al.: »Thermogenesis in humans during overfeeding with medium-chain triglycerides« in: *Metabolism* 1989; 3 8:641–648.

AIDS (Acquired Immunodeficiency Syndrome) und HIV-Infektion

1 Simon, V., Ho, D. D., Abdool, Karim, Q.: »HIV/AIDS epidemiology, pathogenesis, prevention, and treatment« in: *The Lancet,* 5. Aug. 2006; 368(9534):489–504.

2 Casey, K. M.: »Malnutrition associated with HIV/AIDS. Part one: definition and scope, epidemiology, and pathophysiology« in: *Journal of the Association of Nurses in AIDS Care,* 1997; 8:24–32.

3 Babameto, G., Kotler, D. P.: »Malnutrition in HIV infection« in: *Gastroenterology Clinics of North America,* 1997; 26:393–415.

4 Baum, M. K., Shor-Posner, G., Lu, Y., et al.: »Micronutrients and HIV-1 disease progression« in: *AIDS,* September 1995; 9(9):1051–1056.

5 Jiamton, S., Pepin, J., Suttent, R., et al.: »A randomized trial of the impact of multiple micronutrient supplementation on mortality among HIV-infected individuals living in Bangkok« in: *AIDS,* 2003; 17:2461–2469.

6 Fawzi, W., Msamanga, G.: »Micronutrients and adverse pregnancy outcomes in the context of HIV infection« in: *Nutrition Reviews,* 2004; 62:269–275.

7 Rabeneck, L., Palmer, A., Knowles, J. B., et al.: »A randomized controlled trial evaluating nutrition counseling with or without oral supplementation in malnourished HIV-infected patients« in: *Journal of the American Dietetic Association,* 1998; 98:434–438.

8 Fawzi, W. W., Msamanga, G. I., Spiegelman, D., et al.: »A randomized trial of multivitamin supplements and HIV disease progression and mortality« in: *The New England Journal of Medicine,* 2004; 351:23–32.

9 Winkler, P., Ellinger, S., Boetzer, A. M., et al.: »Lymphocyte proliferation and apoptosis in HIV-seropositive and healthy subjects during long-term ingestion of fruit juices or a fruit-vegetable-concentrate rich in polyphenols and antioxidant vitamins« in: *European Journal of Clinical Nutrition,* 2004; 58:317–325.

10 Arendt, B. M., Boetzer, A. M., Lemoch, H., et al.: »Plasma antioxidant capacity of HIV-seropositive and healthy subjects during long-term ingestion of fruit juices or a fruit-vegetable-concentrate containing antioxidant polyphenols« in: *European Journal of Clinical Nutrition,* 2001; 55:786–792.

11 Ichimura, T., Otake, T., Mori, H., Maruyama, S.: »HIV-1 protease inhibition and anti-HIV effect of natural and synthetic water-soluble lignin-like substances« in: *Bioscience, Biotechnology, and Biodiversity,* 1999; 63:2202–2204.

12 Hendricks, K. M., Dong, K. R., Tang, A. M., et al.: »High-fiber diet in HIV-positive men is associated with lower risk of developing fat deposition« in: *The American Journal of Clinical Nutrition,* 2003; 78:790–795.

13 Carroccio, A., Di Prima, L., Di Grigoli, C., et al.: »Exocrine pancreatic function and fat malabsorption in human immunodeficiency virus-infected patients« in: *Scandinavian Journal of Gastroenterology,* 1999; 34:729–734.

14 Koch, J., Garcia-Shelton, Y. L., Neal, E. A., et al.: »Steatorrhea: a common manifestation in patients with HIV/AIDS« in: *Nutrition,* 1996; 12:507–510.

15 Quinones-Galvan, A., Lifshitz-Guinzberg, A., Ruiz-Arguelles, G. J.: »Gluten-free diet for AIDS-associated enteropathy« in: *Annals of Internal Medicine,* 1990; 113:806–807.

16 Monachese, M., Cunningham-Rundles, S., Diaz, M. A., et al.: »Probiotics and prebiotics to combat enteric infections and HIV in the developing world: a consensus report« in: *Gut Microbes,* Mai/Juni 2011; 2(3):198–207.

17 Hummelen, R., Changalucha, J., Butamanya, N. L., et al.: »Effect of 25 weeks probiotic supplementation on immune function of HIV patients« in: *Gut Microbes,* März/April 2011; 2(2):80–85.

18 Williams, S. B., Bartsch, G., Muurahainen, N., et al.: »Protein intake is positively associated with body cell mass in weight-stable HIV-infected men« in: *Journal of Nutrition,* 2003; 133:1143–1146.

19 Agin, D., Gallagher, D., Wang, J., et al.: »Effects of whey protein and resistance exercise on body cell mass, muscle strength, and quality of life in women with HIV« in: *AIDS,* 2001; 15:2431–2440.

20 Micke, P., Beeh, K. M., Buhl, R.: »Effects of long-term supplementation with whey proteins on plasma glutathione levels of HIV-infected patients« in: *European Journal of Nutrition,* 2002; 41:12–18.

21 Villamor, E., Mbise, R., Spiegelman, D., et al.: »Vitamin A supplements ameliorate the adverse effect of HIV-1, malaria, and diarrheal

infections on child growth« in: *Pediatrics,* 2002; 109:E6.

22 Filteau, S. M., Rollins, N. C., Coutsoudis, A., et al.: »The effect of antenatal vitamin A and beta-carotene supplementation on gut integrity of infants of HIV-infected South African women« in: *Journal of Pediatric Gastroenterology and Nutrition,* 2001; 32:464–470.

23 Coodley, G. O., Nelson, H. D., Loveless, M. O., Folk, C.: »Beta-carotene and HIV infection« in: *Journal of Acquired Immune Deficiency Syndromes,* 1993; 6:272–276.

24 Ullrich, R., Schneider, T., Heise, W., et al.: »Serum carotene deficiency in HIV-infected patients. Berlin Diarrhoea/Wasting Syndrome Study Group« in: *AIDS,* 1994; 8:661–665.

25 Falguera, M., Perez-Mur, J., Piug, T., Cao, G.: »Study of the role of vitamin B12 and folinic acid supplementation in preventing hemologic toxicity of zidovudine« in: *European Journal of Haematology,* 1995; 55:97–102.

26 Herzlich, B. C., Ranginwala, M., Nawabi, I., Herbert, V.: »Synergy of inhibition of DNA synthesis in human bone marrow by azidothymidine plus deficiency of folate and/or vitamin B_{12}?« in: *American Journal of Hematology,* 1990; 33:177–183.

27 Arici, C., Tebaldi, A., Quinzan, G. P., et al.: »Severe lactic acidosis and thiamine administration in an HIV-infected patient on HAART« in: *International Journal of STD & AIDS,* 2001; 12:407–409.

28 Shoji, S., Furuishi, K., Misumi, S., et al.: »Thiamine disulfide as a potent inhibitor of human immunodeficiency virus (type-1) production« in: *Biochemical and Biophysical Research Communications,* 1994; 205:967–975.

29 Müri, R. M., von Overbeck, J., Furrer, J., Ballmer, P. E.: »Thiamin deficiency in HIV-positive patients: evaluation by erythrocyte transketolase activity and thiamin pyrophosphate effect« in: *Clinical Nutrition,* 1999; 18:375–378.

30 Baum, M. K., Mantero-Atienza, E., Shor-Posner, G., et al.: »Association of vitamin B6 status with parameters of immune function in early HIV-1 infection« in: *Journal of Acquired Immune Deficiency Syndromes,* 1991; 4:1122–1132.

31 Trakatellis, A., Dimitriadou, A., Trakatelli, M.: »Pyridoxine deficiency: new approaches in immunosuppression and chemotherapy« in: *Postgraduate Medicine,* 1997; 73:617–622.

32 Folkers, K., Morita, M., McRee, J. Jr.: »The activities of coenzyme Q_{10} and vitamin B6 for immune responses« in: *Biochemical and Biophysical Research Communications,* 1993; 193:88–92.

33 Tamura, J., Kubota, K., Murakami, H., et al.: »Immunomodulation by vitamin B_{12}: augmentation of CD8+ T-lymphocytes and natural killer (NK) cell activity in vitamin B_{12}-deficient patients by methyl-B_{12} treatment« in: *Clinical & Experimental Immunology,* 1999; 116:28–32.

34 Herzlich, B. C., Schiano, T. D.: »Reversal of apparent AIDS dementia complex following treatment with vitamin B12« in: *Journal of Internal Medicine,* 1993; 233:495–497.

35 Tang, A. M., Graham, N. M., Chandra, R. K., Saah, A. J.: »Low serum vitamin B12 concentrations are associated with faster human immunodeficiency virus type 1 (HIV-1) disease progression« in: *Journal of Nutrition,* 1997; 127:345–351.

36 Rule SA, Hooker M, Costello C, et al. »Serum vitamin B12 and transcobalamin levels in early HIV disease« in:. *American Journal of Hematology* 1994; 47:167–171.

37 Burkes, R. L., Cohen, H., Krailo, M., et al.: »Low serum cobalamin levels occur frequently in the acquired immune deficiency syndrome and related disorders« in: *European Journal of Haematology,* 1987; 38:141–147.

38 Harakeh, S., Jariwalla, R. J.: »Ascorbate effect on cytokine stimulation of HIV production« in: *Nutrition,* 1995; 11 Anh. 5:684–687.

39 Allard, J. P., Aghdassi, E., Chau, J., et al.: »Effects of vitamin E supplementation on oxidative stress and viral load in HIV-infected subjects« in: *AIDS,* 1998; 12:1653–659.

40 Edeas, M. A., Claise, C., Vergnes, L., et al.: »Protective effects of the lipophilic redox conjugate tocopheryl succinyl-ethyl ferulate

on HIV replication« in: *FEBS Letters,* 1997; 418:15–18.

41 de la Asunción, J. G., del Olmo, M. L., Gómez-Cambronero, L. G., et al.: »AZT induces oxidative damage to cardiac mitochondria: protective effect of vitamins C and E« in: *Life Sciences,* 2004; 76:47–56.

42 Tang, A. M., Graham, N. M., Semba, R. D., Saah, A. J.: »Association between serum vitamin A and E levels and HIV-1 disease progression« in: *AIDS,* 1997; 11:613–620.

43 Pacht, E. R., Diaz, P., Clanton, T., et al.: »Serum vitamin E decreases in HIV-seropositive subjects over time« in: *Journal of Laboratory and Clinical Medicine,* 1997; 130:293–296.

44 Wasserman, P., Rubin, D. S.: »Highly prevalent vitamin D deficiency and insufficiency in an urban cohort of HIV-infected men under care« in: *AIDS Patient Care and STDs,* April 2010; 24(4):223–227.

45 Haug, C. J., Aukrust, P., Haug, P., et al.: »Severe deficiency of 1,25-dihydroxyvitamin D_3 in human immunodeficiency virus infection: association with immunological hyperactivity and only minor changes in calcium homeostasis« in:. *The Journal of Clinical Endocrinology & Metabolism,* November 1998; 83(11):3832–3838.

46 Davis, D. A., Branca, A. A., Pallenberg, A. J., et al.: »Inhibition of the human immunodeficiency virus-1 protease and human immunodeficiency virus–1 replication by bathocuproine disulfonic acid CU^{1+}« in: *Archives of Biochemistry and Biophysics,* 1995; 322:127–134.

47 Baum, M. K., Javier, J. J., Mantero-Atienza, E., et al.: »Zidovudine-associated adverse reactions in a longitudinal study of asymptomatic HIV-1-infected homosexual males« in: *Journal of Acquired Immune Deficiency Syndromes,* 1991; 4:1218–1226.

48 Beach, R. S., Mantero-Atienza, E., Shor-Posner, G., et al.: »Specific nutrient abnormalities in asymptomatic HIV-1 infection« in: *AIDS,* 1992; 6:701–708.

49 Moreno, Díaz, M. T., Ruiz, López, M. D., Navarro Alarcón, M., et al.: [»Magnesium deficiency in patients with HIV-AIDS«] in: *Nutrición Hospitalaria,* 1997; 12:304–308.

50 Seguro, A. C., de Araujo, M., Seguro, F. S., et al.: »Effects of hypokalemia and hypomagnesemia on zidovudine (AZT) and didanosine (ddI) nephrotoxicity in rats« in: *Clinical Nephrology,* 2003; 59:267–272.

51 Hurwitz, B. E., Klaus, J. R.: »Suppression of human immunodeficiency virus type 1 viral load with selenium supplementation: a randomized controlled trial« in: *Archives of Internal Medicine,* 22. Januar 2007; 167(2):148–154.

52 Baum, M. K., Shor-Posner, G., Lai, S., et al.: »High risk of HIV-related mortality is associated with selenium deficiency« in: *Journal of Acquired Immune Deficiency Syndromes and Human Retrovirology,* 1997; 15:370–374.

53 Shor-Posner, G., Lecusay, R., Miguez, M. J., et al.: »Psychological burden in the era of HAART: impact of selenium therapy« in: *International Journal of Psychiatry in Medicine,* 2003; 33:55–69.

54 Burbano, X., Miguez-Burbano, M. J., McCollister, K., et al.: »Impact of a selenium chemoprevention clinical trial on hospital admissions of HIV-infected participants« in: *HIV Clinical Trials,* 2002; 3:483–491.

55 Rayman, M. P.: »The argument for increasing selenium intake« in: *Proceedings of the Nutrition Society,* 2002; 61:203–215.

56 Mocchegiani, E., Muzzioli, M.: »Therapeutic application of zinc in human immunodeficiency virus against opportunistic infections« in: *Journal of Nutrition,* 2000; 130 Anh. 5S:1424S–1431S.

57 Koch, J., Neal, E. A., Schlott, M. J., et al.: »Zinc levels and infections in hospitalized patients with AIDS« in: *Nutrition,* 1996; 12:515–518.

58 Mocchegiani, E., Veccia, S., Ancarani, F., et al.: »Benefit of oral zinc supplementation as an adjunct to zidovudine (AZT) therapy against opportunistic infections in AIDS« in: *International Journal of Immunopharmacology,* 1995; 17:719–727.

59 Pace, G. W., Leaf, C. D.: »The role of oxidative stress in HIV disease« in: *Free Radical Biology & Medicine* 1995; 19:523–528.

60 de la Asunción, J. G., del Olmo, M. L., Sastre, J., et al.: »AZT treatment induces molecular and ultrastructural oxidative damage to muscle mitochondria. Prevention by antioxidant vitamins« in: *Journal of Clinical Investigation,* 1998; 102:4–9.

61 de la Asunción, J. G., del Olmo, M. L., Gómez-Cambronero, L. G., et al.: »AZT induces oxidative damage to cardiac mitochondria: protective effect of vitamins C and E« in: *Life Sciences,* 2004; 76:47–56.

62 Breitkreutz, R., Pittack, N., Nebe, C. T., et al.: »Improvement of immune functions in HIV infection by sulfur supplementation: two randomized trials« in: *Journal of Molecular Medicine,* 2000; 78: 55–62.

63 Akerlund, B., Jarstrand, C., Lindeke, B., et al.: »Effect of N-acetylcysteine (NAC) treatment on HIV-1 infection: a double-blind placebo-controlled trial« in: *European Journal of Clinical Pharmacology,* 1996; 50:457–461.

64 Spada, C., Treitinger, A., Reis, M., et al.: »The effect of N-acetylcysteine supplementation upon viral load, CD4, CD8, total lymphocyte count and hematocrit in individuals undergoing antiretroviral treatment« in: *Clinical Chemistry and Laboratory Medicine,* 2002; 40:452–455.

65 Witschi, A., Junker, E., Schranz, C., et al.: »Supplementation of N-acetylcysteine fails to increase glutathione in lymphocytes and plasma of patients with AIDS« in: *AIDS Research and Human Retroviruses,* 1995; 11:141–143.

66 Grieb, G.: [»Alpha-lipoic acid inhibits HIV replication«] in: *Medizinische Monatsschrift für Pharmazeuten,* 1992; 15:243–244.

67 Suzuki, Y. J., Aggarwal, B. B., Packer, L.: »Alpha-lipoic acid is a potent inhibitor of NF-kappa B activation in human T cells« in: *Biochemical and Biophysical Research Communications,* 1992; 189:1709–1715.

68 Fuchs, J., Schöfer, H., Milbradt, R., et al.: »Studies on lipoate effects on blood redox state in human immunodeficiency virus infected patients« in: *Arzneimittelforschung,* 1993; 43:1359–1362.

69 Folkers, K., Langsjoen, P., Nara, Y., et al.: »Biochemical deficiencies of coenzyme Q_{10} in HIV-infection and exploratory treatment« in: *Biochemical and Biophysical Research Communications,* 1988; 153:888–896.

70 Folkers, K., Hanioka, T., Xia, L. J., et al.: »Coenzyme Q_{10} increases T4/T8 ratios of lymphcytes in ordinary subjects and relevance to patients having the AIDS related complex« in: *Biochemical and Biophysical Research Communications* ,1991; 176:786–791.

71 Mintz, M.: »Carnitine in human immunodeficiency virus type 1 infection/acquired immune deficiency syndrome« in: *Journal of Child Neurology,* 1995; 10 Anh. 2:S40–S44.

72 De Simone, C., Famularo, G., Tzantzoglou, S., et al.: »Carnitine depletion in peripheral blood mononuclear cells from patients with AIDS: effect of oral L-carnitine« in. *AIDS,* 1994; 8:655–660.

73 Virmani, M. A., Biselli, R., Spadoni, A., et al.: »Protective actions of L-carnitine and acetyl-L-carnitine on the neurotoxicity evoked by mitochondrial uncoupling or inhibitors« in: *Pharmacological Research,* 1995; 32:383–389.

74 Claessens, Y. E., Cariou, A., Monchi, M., et al.: »Detecting life-threatening lactic acidosis related to nucleoside-analog treatment of human immunodeficiency virus-infected patients, and treatment with L-carnitine« in: *Critical Care Medicine,* 2003; 31:1042–1047.

75 De Simone, C., Tzantzoglou, S., Famularo, G., et al.: »High dose L-carnitine improves immunologic and metabolic parameters in AIDS patients« in: *Immunopharmacology and Immunotoxicology,* 1993; 15:1–12.

76 Scarpini, E., Sacilotto, G., Baron, P., et al. »Effect of acetyl-L-carnitine in the treatment of painful peripheral neuropathies in HIV+ patients« in: *Journal of the Peripheral Nervous System,* 1997; 2:250–252.

77 Li, C. J., Zhang, L. J., Dezube, B. J., et al.: »Three inhibitors of human type 1 immunodeficiency

virus: long terminal repeat, directed gene expression, and virus replication« in: *Proceedings of the National Academy of Sciences of the United States of America,* 1993; 90:1839–1841.

78 Mazumder, A., Raghavan, K., Weinstein, J., et al.: »Inhibition of human immunodeficiency virus type-1 integrase by curcumin« in: *Biochemical Pharmacology,* 1995; 49:1165–1170.

79 Vajragupta, O., Boonchoong, P., Morris, G. M., Olson, A. J.: »Active site binding modes of curcumin in HIV-1 protease and integrase« in: *Bioorganic & Medicinal Chemistry Letters,* 15. Juli 2005; 15(14):3364–3368.

80 Jiang, M. C., Lin, J. K., Chen, S. S.: »Inhibition of HIV-1 Tat-mediated transactivation by quinacrine and chloroquine« in: *Biochemical and Biophysical Research Communications,* September 1996; 4;226(1):1–7.

81 Chan, M. M.: »Inhibition of tumor necrosis factor by curcumin, a phytochemical« in: *Biochemical Pharmacology,* 1995; 49(11):1551–1556.

82 Singh, S., Aggarwal, B. B.: »Activation of transcription factor NF-kappa B is suppressed by curcumin (diferulolymethane)« in: *The Journal of Biological Chemistry,* 1995; 270(42):24995–25000.

83 Copeland, R., Baker, D., Wilson, H.: »Curcumin therapy in HIV-infected patients«. International Conference on AIDS, 1994; 10:216.

84 Conteas, C. N., Panossian, A. M., Tran, T. T., Singh, H. M.: »Treatment of HIV-associated diarrhea with curcumin« in: *Digestive Diseases and Sciences,* Oktober 2009; 54(10):2188–2191.

85 Marczylo, T. H., Verschoyle, R. D., Cooke, D. N., et al.: »Comparison of systemic availability of curcumin with that of curcumin formulated with phosphatidylcholine« in: *Cancer Chemotherapy and Pharmacology,* Juli 2007; 60(2):171–177.

86 Sasaki, H., Sunagawa, Y., Takahashi, K., et al.: »Innovative preparation of curcumin for improved oral bioavailability« in: *Biological and Pharmaceutical Bulletin,* 2011; 34(5):660–665.

87 Ikegami, N., Akatani, K., Imai, M., et al.: »Prophylactic effect of longterm oral administration of glycyrrhizin on AIDS development of asymptomatic patients«. International Conference on AIDS, 1993; 9(1):234.

88 Mori, K., Sakai, H., Suzuki, S., et al.: »Effects of glycyrrhizin (SNMC: Stronger Neo-Minophagen C) in hemophilia patients with HIV-1 infection« in: *The Tohoku Journal of Experimental Medicine,* 1990, 162:183–93.

89 Yamamoto, Y., Yasuoka, A., Tachikawa, N., et al.: »Mitigation of hepato-cellular injury caused by HAART with glycyrrhizin compound in patients co-infected with HIV and HCV« in: *Japanese Journal of Infectious Diseases,* Dezember 1999; 52(6):248– 249.

90 Ullum, H., Palmo, J., Halkjaer-Kristensen, J., et al.: »The effect of acute exercise on lymphocyte subsets, natural killer cells, proliferative responses, and cytokines in HIV-seropositive persons« in: *Journal of Acquired Immune Deficiency Syndromes,* 1994; 7:1122–1133.

91 LaPerriere, A., Antoni, M. H., Ironson, G., et al.: »Effects of aerobic exercise training on lymphocyte subpopulations« in: *International Journal of Sports Medicine,* 1994; 15:S127–S130.

92 Galantino, M. L., Findley, T., Krafft, L., et al.: »Blending traditional and alternative strategies for rehabilitation: measuring functional outcomes and quality of life issues in an AIDS population«. The Eighth World Congress of International Rehabilitation Medicine Association; Monduzzi Editore, 1997; 1:713–716.

93 Rehse, A.: »Body movement workshop for people with HIV/AIDS«. Internaitonal Conference on AIDS, 1992; 8:126.

Akne

1 Pochi, P. E.: »Acne: endocrinologic aspects« in: *Cutis,* 1982; 30:212–214,216–217,219.

2 Schiavone, F. E., Rietschel, R. L., Squotas, D., Harris, R.: »Elevated free testosterone levels in women with acne« in: *Archives of Dermatology,* 1983;119:799–802.

3 Darley, C. R., Moore, J. W., Besser, G. M., et al.: »Androgen status in women with late onset or persistent acne vulgaris« in: *Clinical and Experimental Dermatology,* 1984; 9:28–35.

4 Takayasu, S., Wakimoto, H., Itami, S., Sano, S.: »Activity of testosterone 5-alpha-reductase in various tissues of human skin« in: *Journal of Investigative Dermatology,* 1980; 74:187–191.

5 Sansone, G., Reisner, R. M.: »Differential rates of conversion of testosterone to dihydrotestosterone in acne and normal human skin – a possible pathogenic factor in acne« in: *Journal of Investigative Dermatology,* 1971; 56:366–372.

6 Goulden, V., McGeown, C. H., Cunliffe, W. J.: »The familial risk of adult acne: a comparison between first-degree relatives of affected and unaffected individuals« in: *British Journal of Dermatology,* August 1999; 141(2):297–300.

7 Juhlin, L., Michaelsson, G.: »Fibrin microclot formation in patients with acne« in: *Acta Dermato-Venereologica,* 1983; 63:538–540.

8 Bowe, W. P., Logan, A. C.: »Acne vulgaris, probiotics and the gut-brain-skin axis – back to the future?« in: *Gut Pathogens,* 31. Januar 2011; 3(1):1.

9 Cordain, L., Lindeberg, S., Hurtado, M., et al.: »Acne vulgaris: a disease of Western civilization« in: *Archives of Dermatology,* 2002; 138:1584–1590.

10 Danby, F. W.: »Nutrition and acne« in: *Clinics in Dermatology,* November/Dezember 2010; 28(6):598–604.

11 Pappas, A.: »The relationship of diet and acne: a review« in: *Dermatoendocrinology,* September 2009; 1(5):262–267.

12 Spencer, E. H., Ferdowsian, H. R., Barnard, N. D.: »Diet and acne: a review of the evidence« in: *International Journal of Dermatology,* April 2009; 48(4):339–347.

13 Melnik, B. C., Schmitz, G.: »Role of insulin, insulin-like growth factor-1, hyperglycaemic food and milk consumption in the pathogenesis of acne vulgaris« in: *Experimental Dermatology,* Oktober 2009; 18(10):833–841.

14 Semon, H., Herrmann, F.: »Some observations on the sugar metabolism in acne vulgaris, and its treatment by insulin« in: *British Journal of Dermatology,* 1940; 52:123–128.

15 Grover, R. W., Arikan, N.: »The effect of intralesional insulin and glucagon in acne vulgaris« in: *Journal of Investigative Dermatology,* 1963; 40:259–261.

16 Kader, M. M., El-Mofty, A. M., Ismail, A. A., Bassili, F.: »Glucose tolerance in blood and skin of patients with acne vulgaris« in: *Indian Journal of Dermatology,* 1977; 22:139–149.

17 Berra, B., Rizzo, A. M.: »Glycemic index, glycemic load: new evidence for a link with acne« in: *Journal of the American College of Nutrition,* August 2009; 28 Anh.:450S–454S.

18 Kappas, A., Anderson, K., Conney, A., et al.: »Nutrition-endocrine interactions: induction of reciprocal changes in the delta 4–5 alpha-reduction of testosterone and the cytochrome P-450-dependent oxidation of estradiol by dietary macronutrients in man« in: *Proceedings of the National Academy of Sciences of the United States of America,* 1983; 80:7646–7649.

19 Offenbacher, E. G., Pi-Sunyer, F. X.: »Beneficial effect of chromium-rich yeast on glucose tolerance and blood lipids in elderly patients« in: *Diabetes,* 1980; 29:919–925.

20 McCarty, M.: »High-chromium yeast for acne?« in: *Medical Hypotheses,* 1984; 14:307–310.

21 Kilgman, A. M., Mills, O. H. Jr., Leyden, J. J., et al.: »Oral vitamin A in acne vulgaris: a preliminary report« in: *International Journal of Dermatology,* 1981; 20:278–285.

22 Michaelsson, G., Juhlin, L., Ljunghall, K.: »A double-blind study of the effect of zinc and oxytetracycline in acne vulgaris« in: *British Journal of Dermatology,* 1977; 97:561–566.

23 Weimar, V. M., Puhl, S. C., Smith, W. H., tenBroeke, J. E.: »Zinc sulphate in acne vulgaris« in: *Archives of Dermatology,* 1978; 114:1776–1778.

24 Dreno, B., Amblard, P., Agache, P., Litoux, P.: »Low doses of zinc gluconate for inflammatory acne« in: *Acta Dermato-Venereologica,* 1989; 69:541–543.

25 Meynadier, J.: »Efficacy and safety study of two zinc gluconate regimens in the treatment of inflammatory acne« in: *European Journal of Dermatology,* 2000; 10:269–273.

26 Kobayashi, H., Aiba, S., Tagami, H.: »Successful treatment of dissecting cellulitis and acne conglobata with oral zinc« in: *British Journal of Dermatology,* 1999; 141:1137–1138.

27 Michaelsson, G., Juhlin, L., Vahlquist, A.: »Effects of oral zinc and vitamin A in acne« in: *Archives of Dermatology,* 1977; 113:31–36.

28 Leake, A., Chisholm, G. D., Habib, F. K.: »The effect of zinc on the 5-alpha-reduction of testosterone by the hyperplastic human prostate gland« in: *Journal of Steroid Biochemistry,* 1984; 20:651–655.

29 Michaelsson, G., Vahlquist, A., Juhlin, L.: »Serum zinc and retinol-binding protein in acne« in: *British Journal of Dermatology,* 1977; 96:283–286.

30 Michaelsson, G., Edqvist, L.: »Erythrocyte glutathione peroxidase activity in acne vulgaris and the effect of selenium and vitamin E treatment« in: *Acta Dermato-Venereologica,* 1984; 64:9–14.

31 Carson, C. F., Riley, T. V.: »The antimicrobial activity of tea tree oil« in: *The Medical Journal of Australia,* 1994; 160:236.

32 Bassett, I. B., Pannowitz, D. L., Barnetson, R. S.: »A comparative study of tea-tree oil versus benzoyl peroxide in the treatment of acne« in: *The Medical Journal of Australia,* 1990; 153:455–458.

33 Nazzaro-Porro, M.: »Azelaic acid« in: *Journal of the American Academy of Dermatology,* 1987; 17:1033–1041.

34 Nguyen, Q. H., Bui, T. P.: »Azelaic acid. Pharmacokinetic and pharmacodynamic properties and its therapeutic role in hyperpigmentary disorders and acne« in: *International Journal of Dermatology,* 1995; 34:75–84.

Alkoholabhängigkeit

1 Hasin, D. S., Stinson, F. S., Ogburn, E., Grant, B. F.: »Prevalence, correlates, disability, and co-morbidity of DSM-IV alcohol abuse and dependence in the United States: results from the National Epidemiologic Survey on Alcohol and Related Conditions« in: *Archives of General Psychiatry,* Juli 2007; 64(7):830–842.

2 Enoch, M. A., Goldman, D.: »Problem drinking and alcoholism: diagnosis and treatment« in: *American Family Physician,* 2002; 65:441–448.

3 Rohde, P., Lewinsohn, P. M., Kahler, C. W., et al.: »Natural course of alcohol use disorders from adolescence to young adulthood« in: *Journal of the American Academy of Child and Adolescent Psychiatry,* 2001; 40:83–90.

4 Day, C. P.: »Who gets alcoholic liver disease: nature or nurture?« in: *Journal of the Royal College of Physicians London,* 2000; 34:557–562.

5 Kimura, M., Higuchi, S.: »Genetics of alcohol dependence« in: *Psychiatry and Clinical Neurosciences,* April 2011; 65(3):213–225.

6 Pohorecky, L. A., Brick, J.: »Pharmacology of ethanol« in: *Pharmacology & Therapeutics,* 1988; 36:335–427.

7 Tipton, K. F., Heneman, G. T. M., McCrodden, J. M.: »Metabolic and nutritional aspects of alcohol« in: *Biochemical Society Transactions,* 1983; 11:59–61.

8 Lieber, C. S.: »Alcohol, liver, and nutrition« in: *Journal of the American College of Nutrition,* 1991; 10:602–632.

9 Piche, T., Vandenbos, F., Abakar-Mahamat, A., et al.: »The severity of liver fibrosis is associated with high leptin levels in chronic hepatitis C« in: *Journal of Viral Hepatitis,* 2004; 11:91–96.

10 Nicolás, J. M., Fernández-Solà, J., Fatjó, F., et al.: »Increased circulating leptin levels in chronic alcoholism« in: *Alcoholism: Clinical and Experimental Research,* 2001; 25:83–88.

11 Das, I., Burch, R. E., Hahn, H. K.: »Effects of zinc deficiency on ethanol metabolism and alcohol and aldehyde dehydrogenase activities« in: *Journal of Laboratory and Clinical Medicine,* 1984; 104:610–617.

12 Wu, C. T., Lee, J. N., Shen, W. W., et al.: »Serum zinc, copper, and ceruloplasmin levels in male alcoholics« in: *Biological Psychiatry,* 1984; 19:1333–1338.

13 Schölmerich, J., Löhle, E., Köttgen, E., Gerok, W.: »Zinc and vitamin A deficiency in liver cirrhosis« in. *Hepatogastroenterology,* 1983; 30:119–125.

14 Yunice, A. A., Lindeman, R. D.: »Effect of ascorbic acid and zinc sulphate on ethanol toxicity and metabolism« in: *Proceedings of the Society for Experimental Biology and Medicine,* 1977; 154:146–150.

15 Messiha, F. S.: »Vitamin A, gender and ethanol interactions« in: *Neurobehavioral Toxicology and Teratology,* 1983; 5:233–236.

16 Morin, L. P., Forger, N. G.: »Endocrine control of ethanol intake by rats or hamsters: relative contributions of the ovaries, adrenals and steroids« in: *Pharmacology Biochemistry and Behavior,* 1982; 17:529–537.

17 Lecomte, E., Herbeth, B., Pirollet, P.: »Effect of alcohol consumption on blood antioxidant nutrients and oxidative stress indicators« in: *The American Journal of Clinical Nutrition,* 1994; 60:255–261.

18 Sher, L.: »Role of selenium depletion in the etiopathogenesis of depression in patients with alcoholism« in: *Medical Hypotheses,* 2002; 59:330–333.

19 Suematsu, T., Matsumura, T., Sato, N., et al.: »Lipid peroxidation in alcoholic liver disease in humans« in: *Alcoholism: Clinical and Experimental Research,* 1981; 5:427–430.

20 DiLuzio, N. R.: »A mechanism of the acute ethanol-induced fatty liver and the modification of liver injury by antioxidants« in: *American Journal of Pharmacy and the Sciences Supporting Public Health,* 1966; 15:50–63.

21 Stanko, R. T., Mendelow, H., Shinozuka, H., et al: »Prevention of alcohol-induced fatty liver by natural metabolites and riboflavin« in: *Journal of Laboratory and Clinical Medicine,* 1978; 91:228–235.

22 Hartroft, W. S., Porta, E. A., Suzuki, M.: »Effects of choline chloride on hepatic lipids after acute ethanol intoxication« in: *Journal of Studies on Alcohol and Drugs,* 1964; 25:427–437.

23 Sachan, D. S., Rhew, T. H., Ruark, R. A.: »Ameliorating effects of carnitine and its precursors on alcohol-induced fatty liver« in: *The American Journal of Clinical Nutrition,* 1984; 39:738–744.

24 Sachan, D. A., Rhew, T. H.: »Lipotropic effect of carnitine on alcohol-induced hepatic stenosis« in: *Nutrition Reports International,* 1983; 27:1221–1226.

25 Majumdar, S. K., Shaw, G. K., Thomson, A. D.: »Changes in plasma amino acid patterns in chronic alcoholic patients during ethanol withdrawal syndrome: their clinical implications« in: *Medical Hypotheses,* 1983; 12:239–251.

26 Branchey, L., Branchey, M., Shaw, S., et al.: »Relationship between changes in plasma amino acids and depression in alcoholic patients« in: *The American Journal of Psychiatry,* 1984; 141:1212–1215.

27 Rosen, H. M., Yoshimura, N., Hodgman, J. M., et al.: »Plasma amino acid patterns in hepatic encephalopathy of differing etiology« in: *Gastroenterology,* 1977; 72:483–487.

28 Fischer, J. E., Rosen, H. M., Ebeid, A. M., et al.: »The effect of normalization of plasma amino acids on hepatic encephalopathy« in: *Surgery,* 1976; 80:77–91.

29 Lieber, C. S.: »Hepatic, metabolic, and nutritional disorders of alcoholism: from pathogenesis to therapy« in: *Critical Reviews in Clinical Laboratory Sciences,* 2000; 37:551–584.

30 Baines, M.: »Detection and incidence of B and C vitamin deficiency in alcohol-related illness« in: *Annals of Clinical Biochemistry,* 1978; 15:307–312.

31 Yunice, A. A., Hsu, J. M., Fahmy, A., et al.: »Ethanol-ascorbate interrelationship in acute and chronic alcoholism in the guinea pig« in: *Proceedings of the Society for Experimental Biology and Medicine,* 1984; 177:262–271.

32 Finley, J. W., Penland, J. G.: »Adequacy or deprivation of dietary selenium in healthy men: clinical and psychological findings« in: *The Journal of Trace Elements in Experimental Medicine,* 1998; 11:11–27.

33 Cornelius, J. R., Salloum, I. M., Mezzich, J., et al.: »Disproportionate suicidality in patients with comorbid major depression and alcoholism« in: *The American Journal of Psychiatry,* 1995; 152:358–364.

34 Koike, H., Mori, K., Misu, K., et al.: »Painful alcoholic polyneuropathy with predominant small-fiber loss and normal thiamine status« in: *Neurology,* 2001; 56:1727–1732.

35 Zimatkin, S. M., Zimatkina, T. I.: »Thiamine deficiency as predisposition to, and consequence of, increased alcohol consumption« in: *Alcohol and Alcoholism,* 1996; 31:421–427.

36 Thomson, A. D.: »Mechanisms of vitamin deficiency in chronic alcohol misusers and the development of the Wernicke-Korsakoff syndrome« in: *Alcohol and Alcoholism,* 2000; 35 Anh. 1:2–7.

37 Lumeng, L.: »The role of acetaldehyde in mediating the deleterious effect of ethanol on pyridoxal 5-phosphate metabolism« in: *Journal of Clinical Investigation,* 1978; 62:286–293.

38 McMartin, K. E., Collins, T. D., Bairnsfather, L.: »Cumulative excess urinary excretion of folate in rats after repeated ethanol treatment« in: *Journal of Nutrition,* 1986; 116:1316–1325.

39 Abbott,. L., Nadler, J., Rude, R. K.: »Magnesium deficiency in alcoholism: possible contribution to osteoporosis and cardiovascular disease in alcoholics« in: *Alcoholism: Clinical and Experimental Research,* 1994; 18:1076–1082.

40 Reitz, R. C.: »Dietary fatty acids and alcohol: effects on cellular membranes« in: *Alcohol and Alcoholism,* Januar 1993; 28(1):59–71.

41 Pawlosky, R. J., Bacher, J., Salem, N. Jr.: »Ethanol consumption alters electroretinograms and depletes neural tissues of docosahexaenoic acid in rhesus monkeys: nutritional consequences of a low n-3 fatty acid diet« in: *Alcoholism: Clinical and Experimental Research,* 2001; 25:1758–1765.

42 Rogers, L. L., Pelton, R. B., Williams, R. J.: Voluntary alcohol consumption by rats following administration of glutamine« in: *The Journal of Biological Chemistry,* 1955; 214:503–506.

43 Rogers, L. L., Pelton, R. B.: »Glutamine in the treatment of alcoholism« in: *Journal of Studies on Alcohol and Drugs,* 1957; 18:581–587.

44 Ravel, J. M., Felsing, B., Lansford, E. M. Jr., et al.: »Reversal of alcohol toxicity by glutamine« in: *The Journal of Biological Chemistry,* 1955; 214:497–501.

45 Branchey, L., Shaw, S., Lieber, C. S.: »Ethanol impairs tryptophan transport into the brain and depresses serotonin« in: *Life Sciences,* 1981; 29:2751–2755.

46 Ireland, M. A., Vandongen, R., Davidson, L., et al.: »Acute effects of moderate alcohol consumption on blood pressure and plasma catecholamines« in: *Clinical Science,* 1984; 66:643–648.

47 Bode, J. C., Bode, C., Heidelbach, R., et al.: »Jejunal microflora in patients with chronic alcohol abuse« in: *Hepatogastroenterology,* 1984; 31:30–34.

48 Worthington, B. S., Meserole, L., Syrotuck, J. A.: »Effect of daily ethanol ingestion on intestinal permeability to macromolecules« in: *American Journal of Digestive Diseases,* 1978; 23:23–32.

49 Sinyor, D., Brown, T., Rostant, L., et al.: »The role of a physical fitness program in the treatment of alcoholism« in: *Journal of Studies on Alcohol,* 1982; 43:380–386.

50 Keung, W. M., Vallee, B. L.: »Kudzu root: an ancient Chinese source of modern antidipsotropic agents« in: *Phytochemistry,* Februar 1998; 47(4):499–506.

51 Arolfo, M. P., Overstreet, D. H., Yao, L., et al.: »Suppression of heavy drinking and alcohol seeking by a selective ALDH-2 inhibitor« in: *Alcoholism: Clinical and Experimental Research,* November 2009; 33(11):1935–1944.

52 Lukas, S. E., Penetar, D., Berko, J., et al.: »An extract of the Chinese herbal root kudzu reduces alcohol drinking by heavy drinkers in a naturalistic setting« in: *Alcoholism: Clinical and Experimental Research,* Mai 2005; 29(5):756–762.

53 Shebek, J., Rindone, J. P.: »A pilot study exploring the effect of kudzu root on the drinking habits of patients with chronic alcoholism« in: *The Journal of Alternative and Complementary Medicine,* Februar 2000; 6(1):45–48.

54 Ferenci, P., Dragosics, B., Dittrich, H.: »Randomized controlled trial of silymarin treatment in

patients with cirrhosis of the liver« in: *Journal of Hepatology,* 1989; 9:105–113.
55 Deak, G., Muzes, G., Lang, I., et al.: [»Immunomodulator effect of silymarin therapy in chronic alcoholic liver diseases«] in: *Orvosi Hetilap,* 1990; 131:1291–1292, 1295–1296.

Alzheimerkrankheit

1 Ballard, C., Gauthier, S., Corbett, A., et al.: »Alzheimer's disease« in: *The Lancet,* 19. März 2011; 377(9770):1019–1013.
2 Wick, G., Berger, P., Jansen-Durr, P., Grubeck-Loebenstein, B. A.: »Darwinian-evolutionary concept of age-related diseases« in: *Experimental Gerontology,* 2003; 38:13–25.
3 Fu, H. J., Liu, B., Frost, J. L., Lemere, C. A.: »Amyloid-beta immunotherapy for Alzheimer's disease« in: *CNS & Neurological Disorders – Drug Targets,* April 2010; 9(2):197–206.
4 Solfrizzi, V., Panza, F., Capurso, A.: »The role of diet in cognitive decline« in: *Journal of Neural Transmission,* 2003; 110:95–110.
5 Grant, W. B., Campbell, A., Itzhaki, R. F., Savory, J.: »The significance of environmental factors in the etiology of Alzheimer's disease« in: *Journal of Alzheimer's Disease,* 2002; 4:179–189.
6 Bonda, D. J., Wang, X., Perry, G., et al.: »Oxidative stress in Alzheimer disease: a possibility for prevention« in: *Neuropharmacology,* September/Oktober 2010; 59(4–5):290–294.
7 Craft, S.: »Insulin resistance and Alzheimer's disease pathogenesis: potential mechanisms and implications for treatment« in: *Current Alzheimer Research,* April 2007; 4(2):147–152.
8 Luchsinger, J. A., Small, S., Biessels, G. J.: »Should we target insulin resistance to prevent dementia due to Alzheimer disease?« in: *Archives of Neurology,* Januar 2011; 68(1):17–18.
9 Feldman, H. H., Jacova, C., Robillard, A., et al.: »Diagnosis and treatment of dementia. 2. Diagnosis« in: *Canadian Medical Association Journal,* 25. März 2008; 178(7):825–836.
10 Weinreb, H. J:. »Fingerprint patterns in Alzheimer's disease« in: *Archives of Neurology,* 1985; 42: 50–54.
11 Solfrizzi, V., Panza, F., Frisardi, V., et al.: »Diet and Alzheimer's disease risk factors or prevention: the current evidence.« in: *Expert Review of Neurotherapeutics,* Mai 2011; 11(5):677–708.
12 Frisardi, V., Panza, F., Seripa, D., et al.: »Nutraceutical properties of Mediterranean diet and cognitive decline: possible underlying mechanisms« in: *Journal of Alzheimer's Disease,* 1. Januar 2010; 22(3):715–740.
13 Gu, Y., Luchsinger, J. A., Stern, Y., Scarmeas, N.: »Mediterranean diet, inflammatory and metabolic biomarkers, and risk of Alzheimer's disease« in: *Journal of Alzheimer's Disease,* 2010; 22(2):483–492.
14 Darvesh, A. S., Carroll, R. T., Bishayee, A., et al.: »Oxidative stress and Alzheimer's disease: dietary polyphenols as potential therapeutic agents« in: *Expert Review of Neurotherapeutics,* Mai 2010; 10(5):729–745.
15 Hamaguchi, T., Ono, K., Murase, A., Yamada, M.: »Phenolic compounds prevent Alzheimer's pathology through different effects on the amyloid-beta aggregation pathway« in: *The American Journal of Pathology,* Dezember 2009; 175(6):2557–2565.
16 Liu, R. H.: »Health benefits of fruit and vegetables are from additive and synergistic combinations of phytochemicals« in: *The American Journal of Clinical Nutrition,* 2003; 78 Anh. 3:517S–520S.
17 Kim, J., Lee, H. J., Lee, K. W.: »Naturally occurring phytochemicals for the prevention of Alzheimer's disease« in: *Journal of Neurochemistry,* März 2010; 112(6):1415–1430.
18 Hamaguchi, T., Ono, K., Murase, A., Yamada, M.: »Phenolic compounds prevent Alzheimer's pathology through different effects on the amyloid-beta aggregation pathway« in: *The American Journal of Pathology,* Dezember 2009; 175(6):2557–2565.
19 Williams, P., Sorribas, A., Howes, M. J.: »Natural products as a source of Alzheimer's drug leads« in: *Natural Product Reports,* 17. Januar 2011; 28(1):48–77.
20 Wang, Y. J., Thomas, P., Zhong, J. H., et al.: »Consumption of grape seed extract prevents

amyloid-beta deposition and attenuates inflammation in brain of an Alzheimer's disease mouse« in: *Neurotoxicity Research,* Januar 2009; 15(1):3–14.

21 Wang, J., Santa-Maria, I., Ho, L., et al.: »Grape derived polyphenols attenuate tau neuropathology in a mouse model of Alzheimer's disease« in: *Journal of Alzheimer's Disease,* 2010; 22(2):653–661.

22 Janle, E. M., Lila, M. A., Grannan, M., et al.: »Pharmacokinetics and tissue distribution of 14C-labeled grape polyphenols in the periphery and the central nervous system following oral administration« in: *Journal of Medicinal Food,* August 2010; 13(4):926–933.

23 Peng, Y., Sun, J., Hon, S., et al.: » L-3-n-butylphthalide improves cognitive impairment and reduces amyloid-beta in a transgenic model of Alzheimer's disease« in: *The Journal of Neuroscience,* 16. Juni 2010; 30(24):8180–8189.

24 Henderson, V. W.: »Action of estrogens in the aging brain: dementia and cognitive aging« in: *Biochimica et Biophysica Acta,* Oktober 2010; 1800(10):1077–1083.

25 Matthews, K. A., Kuller, L. H., Wing, R. R., et al.: »Prior to use of estrogen replacement therapy, are users healthier than nonusers?« in: *American Journal of Epidemiology,* 1996; 143:971–978.

26 Craig, M. C., Maki, P. M., Murphy, D. G.: »The Women's Health Initiative Memory Study: findings and implications for treatment« in: *The Lancet Neurology,* März 2005; 4(3):190–194.

27 Almeida, O. P., Flicker, L.: »Association between hormone replacement therapy and dementia: is it time to forget?« in: *International Psychogeriatrics,* Juni 2005; 17(2): 155–164.

28 Craig, M. C., Murphy, D. G.: »Estrogen therapy and Alzheimer's dementia« in: *Annals of the New York Academy of Sciences,* September 2010; 1205:245–253.

29 Hogervorst, E., Yaffe, K., Richards, M., Huppert, F. A.: »Hormone replacement therapy to maintain cognitive function in women with dementia«. Cochrane Database of Systematic Reviews, 21. Januar 2009; 1:CD003799.

30 Shin, R. W.: »Interaction of aluminum with paired helical filament tau is involved in neurofibrillary pathology of Alzheimer's disease« in: *Gerontology,* 1997; 43 Anh. 1:16–23.

31 Zapatero, M. D., Garcia, de Jalon, A., Pascual, F., et al.: »Serum aluminum levels in Alzheimer's disease and other senile dementias« in: *Biological Trace Element Research,* 1995; 47:235–240.

32 Walton, J., Tuniz, C., Fink, D., et al.: »Uptake of trace amounts of aluminum into the brain from drinking water« in: *Neurotoxicology,* 1995; 16:187–190.

33 Nolan, C. R., DeGoes, J. J., Alfrey, A. C.: »Aluminum and lead absorption from dietary sources in women ingesting calcium citrate« in: *Southern Medical Journal,* 1994; 87:894–898.

34 Glick, J. L.: »Dementias: the role of magnesium deficiency and hypothesis concerning the pathogenesis of Alzheimer's disease« in: *Medical Hypotheses,* 1990; 31:211–225.

35 Tucker, D. M., Penland, J. G., Sandstead, H. H., et al.: »Nutrition status and brain function in aging« in: *The American Journal of Clinical Nutrition,* 1990; 52:93–102.

36 Praticò, D.: »Oxidative stress hypothesis in Alzheimer's disease: a reappraisal« in: *Trends in Pharmacological Sciences,* Dezember 2008; 29(12):609–615.

37 Gella, A., Durany, N.: »Oxidative stress in Alzheimer disease« in: *Cell Adhesion & Migration,* Januar–März 2009; 3(1):88–93.

38 Jama, J. W., Launer, L. J., Witteman, J. C., et al.: »Dietary antioxidants and cognitive function in a population-based sample of older persons« in: *American Journal of Epidemiology,* 1996; 144:275–280.

39 Luchsinger, J. A., Tang, M. X., Shea, S., Mayeux, R.: »Antioxidant vitamin intake and risk of Alzheimer disease« in: *Archives of Neurology,* Februar 2003; 60(2):203–208.

40 Masaki, K. H., Losonczy, K. G., Izmirlian, G., et al.: »Association of vitamin E and C supplement use with cognitive function and dementia in elderly men« in: *Neurology,* 2000; 54:1265–1272.

41 Klatte, E. T., Scharre, D. W., Nagaraja, H. N., et al.: »Combination therapy of donepezil and vitamin E in Alzheimer disease« in: *Alzheimer Disease & Associated Disorders,* 2003; 17:113–116.

42 Gray, S. L., Anderson, M. L., Crane, P. K., et al.: »Antioxidant vitamin supplement use and risk of dementia or Alzheimer's disease in older adults« in: *Journal of the American Geriatrics Society,* 2008; 56:291–295.

43 Chen, M. F., Chen, L. T., Gold, M., et al.: »Plasma and erythrocyte thiamin concentration in geriatric outpatients« in: *Journal of the American College of Nutrition,* 1996; 15:231–236.

44 Meador, K. J., Nichols, M. E., Franke, P., et al.: »Evidence for a central cholinergic effect of high dose thiamine« in: *Annals of Neurology,* 1993; 34:724–726.

45 Meador, K., Loring, D., Nichols, M., et al.: »Preliminary findings of high-dose thiamine in dementia of Alzheimer's type« in: *Journal of Geriatric Psychiatry and Neurology,* 1993; 6:222–229.

46 Benton, D., Fordy, J., Haller, J.: »The impact of long-term vitamin supplementation on cognitive functioning« in: *Psychopharmacology,* 1995; 117:298–305.

47 van Goor, L., Woiski, M. D., Lagaay, A. M., et al.: »Review: cobalamin deficiency and mental impairment in elderly people« in: *Age and Ageing,* 1995; 24:536–542.

48 Shevell, M. I., Rosenblatt, D. S.: The neurology of cobalamin« in: *Canadian Journal of Neurological Sciences,* 1992; 19:472–486.

49 Yao, Y., Lu-Yao, G., Mesches, D. N., Lou, W.: »Decline of serum cobalamin levels with increasing age among geriatric outpatients« in: *Archives of Family Medicine,* 1994; 3:918–922.

50 Aronow, W. S.: »Homocysteine. The association with atherosclerotic vascular disease in older persons« in: *Geriatrics,* 2003; 58:22–24, 27–28.

51 Savage, D. G., Lindenbaum, J., Stabler, S. P., Allen, R. H.: »Sensitivity of serum methylmalonic acid and total homocysteine determinations for diagnosing cobalamin deficiency« in: *The American Journal of Medicine,* 1994; 96:239–246.

52 Norman, E. J., Morrison, J. A.: »Screening elderly populations for cobalamin (vitamin B_{12}) deficiency using the urinary methylmalonic acid assay by gas chromatography mass spectrophotometry« in: *The American Journal of Medicine,* 1993; 94:589–594.

53 Seshadri, S., Beiser, A., Selhub, J., et al.: »Plasma homocysteine as a risk factor for dementia and Alzheimer's disease« in: *The New England Journal of Medicine,* 2002; 346:476–483.

54 Nilsson, K., Gustafson, L., Fäldt, R.: »Plasma homocysteine in relation to serum cobalamin and blood folate in a psychogeriatric population« in: *European Journal of Clinical Investigation,* 1994; 24:600–606.

55 Healton, E. B., Savage, D. H., Brust, J. C., et al.: »Neurologic aspects of cobalamin deficiency« in: *Medicine,* 1991; 70:229–245.

56 Martin, D. C., Francis, J., Protetch, J., Huff, F. J.: »Time dependency of cognitive recovery with cobalamin replacement. A report of a pilot study« in: *Journal of the American Geriatrics Society,* 1992; 40:168–172.

57 Levitt, A. J., Karlinsky, H.: »Folate, vitamin B12 and cognitive impairment in patients with Alzheimer's disease« in: *Acta Psychiatrica Scandinavica,* 1992; 86:301–305.

58 Kristensen, M. O., Gulmann, M. C., Christensen, J. E., et al.: »Serum cobalamin and methylmalonic acid in Alzheimer dementia« in: *Acta Neurologica Scandinavica,* 1993; 87:475–481.

59 Seal, E. C., Metz, J., Flicker, L., Melny, J.: »A randomized, double-blind, placebo-controlled study of oral vitamin B12 supplementation in older patients with subnormal or borderline serum vitamin B12 concentrations« in: *Journal of the American Geriatrics Society,* 2002; 50:146–151.

60 van Dyck, C. H., Lyness, J. M., Rohrbaugh, R. M., Siegal, A. P.: »Cognitive and psychiatric effects of vitamin B_{12} replacement in dementia with low serum B_{12} levels: a nursing home study« in: *International Psychogeriatrics,* Februar 2009; 21(1):138–147.

61 Constantinidis, J.: »The hypothesis of zinc deficiency in the pathogenesis of neurofibril-

lary tangles« in: *Medical Hypotheses,* 1991; 35:319–323.

62 Burnet, F. M.: »A possible role of zinc in the pathology of dementia« in: *The Lancet,* 1981; 1:186–188.

63 Tully, C. L., Snowdon, D. A., Markesbery, W. R.: »Serum zinc, senile plaques, and neurofibrillary tangles: findings from the Nun Study« in: *Neuroreport,* 1995; 6:2105–2108.

64 Constantinidis, J.: »Treatment of Alzheimer's disease by zinc compounds« in: *Drug Development Research,* 1992; 27:1–14.

65 Cuajungco, M. P., Faget, K. Y.: »Zinc takes the center stage: its paradoxical role in Alzheimer's disease« in: *Brain Research Reviews,* 2003; 41:44–56.

66 Cuajungco, M. P., Lees, G. J.: »Zinc and Alzheimer's disease: is there a direct link?« in: *Brain Research Reviews,* 1997; 23:219–236.

67 Furuta, A., Price, D. L., Pardo, C. A., et al.: »Localization of superoxide dismutases in Alzheimer's disease and Down's syndrome neocortex and hippocampus« in: *The American Journal of Pathology,* 1995; 146:357–367.

68 Walter, A., Korth, U., Hilgert, M., et al.: »Glycerophosphocholine is elevated in cerebrospinal fluid of Alzheimer patients« in: *Neurobiology of Aging,* November/Dezember 2004; 25(10):1299–1303.

69 Rosenberg, G., Davis, K. L.: »The use of cholinergic precursors in neuropsychiatric diseases« in: *The American Journal of Clinical Nutrition,* 1982; 36:709–720.

70 Levy, R., Little, A., Chuaqui, P., Reith, M.: »Early results from double-blind, placebo controlled trial of high dose phosphatidylcholine in Alzheimer's disease« in: *The Lancet,* 1983; 1:987–988.

71 Sitaram, N., Weingartner, B., Caine, E. D., Gillin, J. C.: »Choline: selective enhancement of serial learning and encoding of low imagery words in man« in: *Life Sciences,* 1978; 22:1555–1560.

72 Higgins, J. P., Flicker, L.: »Lecithin for dementia and cognitive impairment«. Cochrane Database of Systematic Reviews, 2003; 3:CD001015.

73 Amenta, F., Parnetti, L., Gallai, V., Wallin, A.: »Treatment of cognitive dysfunction associated with Alzheimer's disease with cholinergic precursors. Ineffective treatments or inappropriate approaches?« in: *Mechanisms of Ageing and Development,* 2001; 122:2025–2040.

74 De Jesus, Moreno Moreno M.: »Cognitive improvement in mild to moderate Alzheimer's dementia after treatment with the acetylcholine precursor choline alfoscerate: a multicenter, double-blind, randomized, placebo-controlled trial« in: *Clinical Therapeutics,* Januar 2003; 25(1):178–193.

75 Caamano, J., Gomez, M. J., Franco, A., et al.: »Effects of CDP-choline on cognition and cerebral hemodynamics in patients with Alzheimer's disease« in: *Methods & Findings in Experimental & Clinical Pharmacology,* 1994; 16:211–218.

76 Parnetti, L., Amenta, F., Gallai, V.: »Choline alphoscerate in cognitive decline and in acute cerebrovascular disease: an analysis of published clinical data« in: *Mechanisms of Ageing and Development,* 2001; 122:2041–2055.

77 Cenacchi, T., Bertoldin, T., Farina, C., et al.: »Cognitive decline in the elderly. A double-blind, placebo-controlled multicenter study on efficacy of phosphatidylserine administration« in: *Aging* (Milano), 1993; 5:123–133.

78 Engel, R. R., Satzger, W., Günther, W., et al.: »Double-blind cross-over study of phosphatidylserine vs. placebo in patients with early dementia of the Alzheimer type« in: *European Neuropsychopharmacology,* 1992; 2:149–155.

79 Crook, T., Petri, W., Wells, C., Massari, D. C.: »Effects of phosphatdylserine in Alzheimer's disease« in: *Psychopharmacology Bulletin,* 1992; 28:61–66.

80 Crook, T. H., Tinklenberg, J., Yeseavage, J., et al.: »Effects of phosphatidylserine in age-associated memory impairment« in: *Neurology,* 1991; 41:644–649.

81 Fünfgeld, E. W., Baggen, M., Nedwidek, P., et al.: »Double-blind study with phosphatidylserine (PS) in Parkinsonian patients with senile dementia of Alzheimer's type (SDAT)« in: *Pro-*

gress in Clinical and Biological Research, 1989; 317:1235–1246.

82 Amaducci, L.: »Phosphatidylserine in the treatment of Alzheimer's disease: results of a multicenter study« in: *Psychopharmacology Bulletin,* 1988; 24:1030–1034.

83 Nerozzi, D., Aceti, F., Melia, E., et al.: [»Phosphatidylserine and memory disorders in the aged«] in: *La Clinica Terapeutica,* 1987; 120:399–404.

84 Palmieri, G., Palmieri, R., Inzoli, M. R., et al.: »Double-blind controlled trial of phosphatidylserine in patients with senile mental deterioration« in: *Clinical Trials,* 1987; 24:73–78.

85 Villardita, C., Grioli, S., Salmeri, G., et al.: »Multicentre clinical trial of brain phosphatidylserine in elderly patients with intellectual deterioration« in: *Clinical Trials,* 1987; 24:84–93.

86 Delwaide, P. J., Gyselynck-Mambourg, A. M., Hurlet, A., Ylieff, M.: »Double-blind randomized controlled study of phosphatidylserine in demented patients« in: *Acta Neurologica Scandinavica,* 1986; 73:136–140.

87 Bowman, B.: »Acetyl-carnitine and Alzheimer's disease« in: *Nutrition Reviews,* 1992; 50:142–144.

88 Carta, A., Calvani, M., Bravi, D., Bhuachalla, S. N.: »Acetyl-L-carnitine and Alzheimer's disease. Pharmacological considerations beyond the cholinergic sphere« in: *Annals of the New York Academy of Sciences,* 1993; 695:324–326.

89 Calvani, M., Carta, A., Caruso, G., et al.: »Action of acetyl-L-carnitine in neurodegeneration and Alzheimer's disease« in: *Annals of the New York Academy of Sciences,* 1992; 663:483–486.

90 Montgomery, S. A., Thal, L. J., Amrein, R.: »Meta-analysis of double blind randomized controlled clinical trials of acetyl-L-carnitine versus placebo in the treatment of mild cognitive impairment and mild Alzheimer's disease« in: *International Clinical Psychopharmacology,* 2003;18:61–71.

91 Bianchetti, A., Rozzini, R., Trabucchi, M.: »Effects of acetyl-L-carnitine in Alzheimer's disease patients unresponsive to acetylcholinesterase inhibitors« in: *Current Medical Research & Opinion,* 2003; 19:350–353.

92 Vecchi, G. P., Chiari, G., Cipolli, C., et al.: »Acetyl-L-carnitine treatment of mental impairment in the elderly. Evidence from a multicenter study« in: *Archives of Gerontology and Geriatrics,* 1991; 2:159–168.

93 Salvioli, G., Neri, M.: »L-acetyl-carnitine treatment of mental decline in the elderly« in: *Drugs Under Experimental and Clinical Research,* 1994; 20:169–176.

94 Cipolli, C., Chiari, G.: [»Effects of L-acetylcarnitine on mental deterioration in the aged. Initial results«] in: *La Clinica Terapeutica* 1990; 132 Anh. 6:479–510.

95 Yamada, S., Akishita, M., Fukai, S.: »Effects of dehydroepiandrosterone supplementation on cognitive function and activities of daily living in older women with mild to moderate cognitive impairment« in: *Geriatrics & Gerontology International,* Oktober 2010; 10(4):280–287.

96 Kritz-Silverstein, D., von Mühlen, D., Laughlin, G. A., Bettencourt, R.: »Effects of dehydroepiandrosterone supplementation on cognitive function and quality of life: the DHEA and Well-Ness (DAWN) Trial« in: *Journal of the American Geriatrics Society,* Juli 2008; 56(7):1292–1298.

97 Grimley, Evans, J., Malouf, R., Huppert, F., van Niekerk, J. K.: »Dehydroepiandrosterone (DHEA) supplementation for cognitive function in healthy elderly people«. Cochrane Database of Systematic Reviews, 18. Oktober 2006; 4:CD006221.

98 Wolkowitz, O. M., Kramer, J. H., Reus, V. I., et al.: »DHEA treatment of Alzheimer's disease: a randomized, double-blind, placebo-controlled study« in: *Neurology,* 2003; 60:1071–1076.

99 Olivieri, G., Hess, C., Savaskan, E., et al.: »Melatonin protects SHSY5Y neuroblastoma cells from cobalt-induced oxidative stress, neurotoxicity and increased beta-amyloid secretion« in: *Journal of Pineal Research,* 2001; 31:320–325.

100 Asayama, K., Yamadera, H., Ito, T., et al.: »Double blind study of melatonin effects on

the sleep-wake rhythm, cognitive and non-cognitive functions in Alzheimer type dementia« in: *Journal of Nippon Medical School,* 2003; 70:334–341.

101 Burns, A., Allen, H., Tomenson, B., et al.: »Bright light therapy for agitation in dementia: a randomized controlled trial« in: *International Psychogeriatrics,* August 2009; 21(4):711–721.

102 Dowling, G. A., Mastick, J., Hubbard, E. M., et al.: »Effect of timed bright light treatment for rest-activity disruption in institutionalized patients with Alzheimer's disease« in: *International Journal of Geriatric Psychiatry,* August 2005; 20(8):738–743.

103 Ancoli-Israel, S., Gehrman, P., Martin, J. L., et al.: »Increased light exposure consolidates sleep and strengthens circadian rhythms in severe Alzheimer's disease patients« in: *Behavioral Sleep Medicine,* 2003; 1(1):22–36.

104 Dowling, G. A., Burr, R. L., Van Someren, E. J., et al.: »Melatonin and bright-light treatment for rest-activity disruption in institutionalized patients with Alzheimer's disease« in: *Journal of the American Geriatrics Society,* Februar 2008; 56(2):239– 246.

105 Shi, C., Liu, J., Wu, F., Yew, D. T.: »*Ginkgo biloba* extract in Alzheimer's disease: from action mechanisms to medical practice« in: *International Journal of Molecular Sciences,* 8. Januar 2010; 11(1):107–123.

106 Weinmann, S., Roll, S., Schwarzbach, C., et al.: »Effects of *Ginkgo biloba* in dementia: systematic review and meta-analysis« in: *BMC Geriatrics,* 17. März 2010; 10:14.

107 Ihl, R., Bachinskaya, N., Korczyn, A. D., et al.: »Efficacy and safety of a once-daily formulation of *Ginkgo biloba* extract EGb 761 in dementia with neuropsychiatric features: a randomized controlled trial« in: *International Journal of Geriatric Psychiatry,* November 2011; 26(11):1186–1194.

108 Dodge, H. H., Zitzelberger, T., Oken, B. S., et al.: » A randomized placebo-controlled trial of *Ginkgo biloba* for the prevention of cognitive decline« in: *Neurology,* 6. Mai 2008; 70(19 Teil 2):1809–1817.

109 Wang, B. S., Wang, H., Song, Y. Y., et al.: »Effectiveness of standardized *ginkgo biloba* extract on cognitive symptoms of dementia with a six-month treatment: a bivariate random effect meta-analysis« in: *Pharmacopsychiatry,* Mai 2010; 43(3):86–91.

110 Kanowski, S., Hermann, W. M., Stephan, K., et al.: »Proof of efficacy of the *Ginkgo biloba* special extract EGb 761 in outpatients suffering from mild to moderate primary degenerative dementia of the Alzheimer type or multi-infarct dementia« in: *Phytomedicine,* 1997; 4:3–13.

111 Le Bars, P. L., Katz, M. M., Berman, N., et al.: »A placebo-controlled, double-blind, randomized trial of an extract of *Ginkgo biloba* for dementia. North American EGb Study Group« in: *JAMA, The Journal of the American Medical Association,* 1997; 278:1327–1332.

112 Bachinskaya, N., Hoerr, R., Ihl, R.: »Alleviating neuropsychiatric symptoms in dementia: the effects of *Ginkgo biloba* extract EGb 761. Findings from a randomized controlled trial« in: *Neuropsychiatric Disease and Treatment,* 2011; 7:209–215.

113 Wettstein, A.: »Cholinesterase inhibitors and ginkgo extracts – are they comparable in the treatment of dementia? Comparison of published placebo-controlled efficacy studies of at least six months' duration« in: *Phytomedicine,* 2000; 6:393–401.

114 Oken, B. S., Storzbach, D. M., Kaye, J. A.: »The efficacy of *Ginkgo biloba* on cognitive function in Alzheimer disease« in: *Archives of Neurology* 1998; 55:1409– 1415.

115 Skolnick, A.: »Old Chinese herbal medicine used for fever yields possible new Alzheimer disease therapy« in: *JAMA, The Journal of the American Medical Association,* 1997; 277:776.

116 Xu, S. S., Gao, Z. X., Weng, Z., et al.: »Efficacy of tablet huperzine-A on memory, cognition and behavior in Alzheimer's disease« in: *Zhongguo Yao Li Xue Bao,* 1995; 16:391–395.

117 Rafii, M. S., Walsh, S., Little, J. T., et al.: »A phase II trial of huperzine A in mild to moderate

Alzheimer disease« in: *Neurology,* 19. April 2011; 76(16):1389–1394.

118 Hamaguchi, T., Ono, K., Yamada, M.: »Curcumin and Alzheimer's disease« in: *CNS Neuroscience & Therapeutics,* Oktober 2010; 16(5):285–97.

119 Marczylo, T. H., Verschoyle, R. D., Cooke, D. N., et al.: »Comparison of systemic availability of curcumin with that of curcumin formulated with phosphatidylcholine« in: *Cancer Chemotherapy and Pharmacology,* Juli 2007; 60(2):171–177.

120 Sasaki, H., Sunagawa, Y., Takahashi K, et al.: »Innovative preparation of curcumin for improved oral bioavailability« in: *Biological and Pharmaceutical Bulletin,* 2011; 34(5):660–665.

Anämie

1 Killip, S., Bennett, J. M., Chambers, M. D.: »Iron deficiency anemia« in: *American Family Physician,* 1. März 2007; 75(5):671–678.

2 Arvidsson, B., Ekenved, G., Rybo, G., Sölvell, L.: »Iron prophylaxis in menorrhagia« in: *Acta Obstetricia et Gynecologica Scandinavica,* 1981; 60:157–160.

3 Taymor, M. L., Sturgis, S. H., Yahia, C.: »The etiological role of chronic iron deficiency in production of menorrhagia« in: *JAMA, The Journal of the American Medical Association,* 1964; 187:323–327.

4 Sharp, P. A.: »Intestinal iron absorption: regulation by dietary and systemic factors« in: *International Journal for Vitamin and Nutrition Research,* Oktober 2010; 80(4–5):231–242.

5 Fidler, M. C., Walczyk, T., Davidsson, L., et al.: »A micronised, dispersible ferric pyrophosphate with high relative bioavailability in man« in: *British Journal of Nutrition,* Januar 2004; 91(1):107–112.

6 Andrès, E., Dali-Youcef, N., Vogel, T., et al.: »Oral cobalamin (vitamin B_{12}) treatment: an update« in: *International Journal of Laboratory Hematology,* Februar 2009; 31(1):1–8.

7 Berlin, R., Berlin, H., Brante, G., Pilbrant, A.: »Vitamin B_{12} body stores during oral and parenteral treatment of pernicious anaemia« in: *Acta Medica Scandinavica,* 1978; 204(1–2):81–84.

8 Pietrzik, K., Bailey. L., Shane. B.: »Folic acid and L-5-methyltetrahydrofolate: comparison of clinical pharmacokinetics and pharmacodynamics« in: *Clinical Pharmacokinetics,* 1. August 2010; 49(8):535–548.

Angina Pectoris

1 Bansal, S., Toh, S. H., LaBresh, K. A.: »Chest pain as a presentation of reactive hypoglycemia« in: *Chest,* 1983; 84:641–662.

2 Hue, W., Soares, P. R., Gersh, B. J., et al.: »The medicine, angioplasty, or surgery study (MASS-II): a randomized, controlled clinical trial of three therapeutic strategies for multivessel coronary artery disease: one-year results« in: *Journal of the American College of Cardiology,* 2004; 43:1743–1751.

3 Graboys, T. B., Headley, A., Lown, B., et al.: »Results of a second opinion program for coronary artery bypass surgery« in: *JAMA, The Journal of the American Medical Association,* 1987; 258:1611–1614.

4 Alderman, E. L., Bourassa, M. G., Cohen, L. S,. et al.: »Ten-year follow-up of survival and myocardial infarction in the randomized Coronary Artery Surgery Study« in: *Circulation,* 1990; 82:1629–1646.

5 »Myocardial infarction and mortality in the coronary artery surgery study (CASS) randomized trial« in: *The New England Journal of Medicine,* 1984; 310:750–758.

6 Winslow, C. M., Kosecoff, J. B., Chassin, M., et al.: »The appropriateness of performing coronary artery bypass surgery« in: *JAMA, The Journal of the American Medical Association,* 1988; 260:505–509.

7 White, C. W., Wright, C. B., Doty, D. B., et al.: »Does visual interpretation of the coronary angiogram predict the physiologic importance of a coronary stenosis« in: *The New England Journal of Medicine,* 1984; 310:819–824.

8 Boden, W. E., O'Rourke, R. A., Teo, K. K., et al.: »Impact of optimal medical therapy with or without percutaneous coronary intervention on

long-term cardiovascular end points in patients with stable coronary artery disease (from the COURAGE Trial)« in: *American Journal of Cardiology,* 1. Juli 2009; 104(1):1–4.

9 Ballmer, P. E., Reinhart, W. H., Jordan, P., et al.: »Depletion of plasma vitamin C but not vitamin E in response to cardiac operations« in: *The Journal of Thoracic and Cardiovascular Surgery,* 1994; 108:311–320.

10 Chello, M., Mastroroberto, P., Romano, R., et al.: »Protection of coenzyme Q_{10} from myocardial reperfusion injury during coronary artery bypass grafting« in: *The Annals of Thoracic Surgery,* 1994; 58:1427–1432.

11 Kostner, K., Hornykewycz, S., Yang, P., et al.: »Is oxidative stress causally linked to unstable angina pectoris? A study in 100 CAD patients and matched controls« in: *Cardiovascular Research,* 1997; 36:330–336.

12 Vita, J. A., Keaney, J. F. Jr., Raby, K. E., et al.: »Low plasma ascorbic acid independently predicts the presence of an unstable coronary syndrome« in: *Journal of the American College of Cardiology,* 1998; 31:980–986.

13 Watanabe, H., Kakihana, M., Ohtsuka, S., et al.: »Randomized, double-blind, placebo-controlled study of ascorbate on the preventive effect of nitrate tolerance in patients with congestive heart failure« in: *Circulation,* 1998; 97:886–891.

14 Watanabe, H., Kakihana, M., Ohtsuka, S., et al.: »Randomized, double-blind, placebo-controlled study of supplemental vitamin E on attenuation of the development of nitrate tolerance« in: *Circulation,* 1997; 96:2545–2550.

15 Lagioia, R., Scritinio, D., Mangini, S. G., et al.: »Propionyl-L-carnitine: a new compound in the metabolic approach to the treatment of effort angina« in: *International Journal of Cardiology,* 1992; 34:167–172.

16 Bartels, G. L., Remme, W. J., Pillay, M., et al.: »Effects of L-propionyl-carnitine on ischemia-induced myocardial dysfunction in men with angina pectoris« in: *American Journal of Cardiology,* 1994; 74:125–130.

17 Cacciatore, L., Cerio, R., Ciarimboli, M., et al.: »The therapeutic effect of L-carnitine in patients with exercise-induced stable angina. A controlled study« in: *Drugs Under Experimental and Clinical Research,* 1991; 17:225–235.

18 Davini, P., Bigalli, A., Lamanna, F.: »Controlled study on L-carnitine therapeutic efficacy in post-infarction« in: *Drugs Under Experimental and Clinical Research,* 1992; 18:355–365.

19 Kamikawa, T., Suzuki, Y., Kobayashi, A., et al.: »Effects of L-carnitine on exercise tolerance in patients with stable angina pectoris« in: *Japanese Heart Journal,* 1984; 25:587–597.

20 Rebuzzi, A. G., Schiavoni, G., Amico, C. M., et al.: »Beneficial effects of L-carnitine in the reduction of the necrotic area in acute myocardial infarction« in: *Drugs Under Experimental and Clinical Research,* 1984; 10:219–223.

21 Arsenio, L., Bodria, P., Magnati, G., et al.: »Effectiveness of long-term treatment with pantethine in patients with dyslipidemias« in: *Clinical Therapeutics,* 1986; 8:537–545.

22 Miccoli, R., Marchetti, P., Sampietro, T., et al.: »Effects of pantethine on lipids and apolipoproteins in hypercholesterolemic diabetic and non-diabetic patients« in: *Current Therapeutic Research,* 1984; 36:545–549.

23 Gaddi, A., Descovich, G. C., Noseda, G., et al.: »Controlled evaluation of pantethine, a natural hypolipidemic compound, in patients with different forms of hyperlipoproteinemia« in: *Atherosclerosis,* 1984; 50:73–83.

24 Hayashi, H., Kobayashi, A., Terad, H., et al.: »Effects of pantethine on action potential of canine papillary muscle during hypoxic perfusion« in: *Japanese Heart Journal,* 1985; 26:289–296.

25 Folkers, K., Yamamura, Y. (Hrsg.): *Biomedical and clinical aspects of coenzyme Q: proceedings of the International Symposium on Coenzyme Q_{10},* Band 1–4. Amsterdam: Elsevier Scientific, 1977 (Band 1), 1980 (Band 2), 1982 (Band 3), 1984 (Band 4).

26 Kamikawa, T., Kobayashi, A., Yamashita, T., et al.: »Effects of coenzyme Q_{10} on exercise tolerance in chronic stable angina pectoris« in: *American Journal of Cardiology,* 1985; 56:247–251.

27 Turlapaty, P. D., Altura, B. M.: »Magnesium deficiency produces spasms of coronary arteries. Relationship to etiology of sudden death ischemic heart disease« in: *Science,* 1980; 208:198–200.

28 Altura, B. M.: »Ischemic heart disease and magnesium« in: *Magnesium,* 1988; 7:57–67.

29 McLean, R. M.: »Magnesium and its therapeutic uses: a review« in: *The American Journal of Medicine,* 1994; 96:63–76.

30 Purvis, J. R., Movahed, A.: »Magnesium disorders and cardiovascular disease« in: *Clinical Cardiology,* 1992; 15:556–568.

31 Hampton, E. M., Whang, D. D., Whang, R.: »Intravenous magnesium therapy in acute myocardial infarction« in: *The Annals of Pharmacotherapy,* 1994; 28:220–226.

32 Teo, K. K., Yusuf, S.: »Role of magnesium in reducing mortality in acute myocardial infarction: a review of the evidence« in: *Drugs,* 1993; 46:347–359.

33 Shechter, M., Kaplinsky, E., Rabinowitz, B.: »The rationale of magnesium supplementation in acute myocardial infarction: a review of the literature« in: *Archives of Internal Medicine,* 1992; 152:2189–2196.

34 Bednarz, B., Wolk, R., Chamiec, T., et al.: »Effects of oral L-arginine supplementation on exercise-induced QT dispersion and exercise tolerance in stable angina pectoris« in: *International Journal of Cardiology,* 15. September 2000; 75(2–3):205–210.

35 Kobayashi, N., Nakamura, M., Hiramori, K.: »Effects of infusion of L-arginine on exercise-induced myocardial ischemic ST-segment changes and capacity to exercise of patients with stable angina pectoris« in: *Coronary Artery Disease,* Juli 1999; 10(5):321–326.

36 Ceremuzyński, L., Chamiec, T., Herbaczyńska-Cedro, K.: »Effect of supplemental oral L-arginine on exercise capacity in patients with stable angina pectoris« in: *American Journal of Cardiology,* 1. August 1997; 80(3):331–333.

37 Tripathi, P., Chandra, M., Misra, M. K.: »Oral administration of L-arginine in patients with angina or following myocardial infarction may be protective by increasing plasma superoxide dismutase and total thiols with reduction in serum cholesterol and xanthine oxidase« in: *Oxidative Medicine and Cellular Longevity,* September/Oktober 2009; 2(4):231–237.

38 Schulman, S. P., Becker, L. C., Kass, D. A., et al.: »L-arginine therapy in acute myocardial infarction: the Vascular Interaction with Age in Myocardial Infarction (VINTAGE MI) randomized clinical trial« in: *JAMA, The Journal of the American Medical Association,* 4. Januar 2006; 295(1):58–64.

39 Rigelsky, J. M., Sweet, B. V.: »Hawthorn: pharmacology and therapeutic uses« in: *American Journal of Health-System Pharmacy,* 2002; 59:417–422.

40 Walker, A. F., Marakis, G., Morris, A. P., Robinson, P. A.: »Promising hypotensive effect of hawthorn extract: a randomized double-blind pilot study of mild, essential hypertension« in: *Phytotherapy Research,* 2002; 16:48–54.

41 Holubarsch, C. J., Colucci, W. S., Meinertz, T., et al.: »The efficacy and safety of *Crataegus* extract WS 1442 in patients with heart failure: the SPICE trial« in: *European Journal of Heart Failure,* Dezember 2008; 10(12):1255–1263.

42 Osher, H. L., Katz, K. H., Wagner, D. J.: »Khellin in the treatment of angina pectoris« in: *The New England Journal of Medicine,* 1951; 244:315–321.

43 Anrep, G. V., Kenawy, M. R., Barsoum, G. S.: »Coronary vasodilator action of khellin« in: *American Heart Journal,* 1949; 37:531–542.

44 Conn, J. J., Kissane, R. W., Koons, R. A., et al.: »Treatment of angina pectoris with khellin« in: *Annals of Internal Medicine,* 1952; 36:1173–1178.

45 Ballegaard, S., Karpatschoff, B., Holck, J. A., et al.: »Acupuncture in angina pectoris: do psychosocial and neurophysiological factors relate to the effect?« in: *Acupuncture & Electro-Therapeutics Research,* 1995; 20:101–116.

46 Meng, J.: »The effects of acupuncture in treatment of coronary heart diseases« in: *Journal of Traditional Chinese Medicine,* 2004; 24:16–19.

47 Ballegaard, S., Jensen, G., Pedersen, F., et al.: »Acupuncture in severe, stable angina pectoris: a randomized trial« in: *Acta Medica Scandinavica,* 1986; 220:307–313.
48 Richter, A., Herlitz, J., Hjalmarson, A.: »Effect of acupuncture in patients with angina pectoris« in: *European Heart Journal,* 1991; 12:175–178.
49 Gilbert, C.: »Clinical applications of breathing regulation. Beyond anxiety management« in: *Behavior Modification,* 2003; 27:692–709.
50 Cunningham, C., Brown, S., Kaski, J. C.: »Effects of transcendental meditation on symptoms and electrocardiographic changes in patients with cardiac syndrome X« in: *American Journal of Cardiology,* 2000; 85:653–655,A10.
51 Clarke, C. N., Clarke, N. E., Mosher, R. E.: »Treatment of angina pectoris with disodium ethylene diamine tetraacetic acid« in: *The American Journal of the Medical Sciences,* 1956; 232:654–666.
52 Clarke, N. E. Sr.: »Atherosclerosis, occlusive vascular disease and EDTA« in: *American Journal of Cardiology,* 1960; 6:233–236.
53 Steinberg, D., Parthasarathy, S., Carew, T. E., et al.: »Beyond cholesterol. Modifications of low-density lipoprotein that increase its atherogenicity« in: *The New England Journal of Medicine* 1989; 320:915–924.
54 Cranton, E. M., Frackelton, J. P.: »Current status of EDTA chelation therapy in occlusive arterial disease« in: *Journal of Advancement in Medicine,* 1989; 2:107–119.
55 Olszewer, E., Carter, J. P.: »EDTA chelation therapy. A retrospective study of 2,870 patients« in: *Journal of Advancement in Medicine,* 1989; 2:197–211.
56 Olszewer, E., Sabbag, F. C., Carter, J. P.: »A pilot double-blind study of sodium-magnesium EDTA in peripheral vascular disease« in: *Journal of the National Medical Association,* 1990; 82:173–177.
57 Olszewer, E., Carter, J. P.: »EDTA chelation therapy in chronic degenerative disease« in: *Medical Hypotheses,* 1988; 27:41–49.
58 Casdorph, H. R.: »EDTA chelation therapy, efficacy in arteriosclerotic heart disease« in: *Journal of Holistic Medicine,* 1981; 3:53–59.
59 Villarruz, M. V., Dans, A., Tan, F.: »Chelation therapy for atherosclerotic cardiovascular disease«. Cochrane Database of Systematic Reviews, 2002; 4:CD002785.

Angststörung

1 M., Werbach: *Nutritional influences on mental illness: a sourcebook of clinical research.* Tarzana, Kalif.: Third Line Press, 1991.
2 Bruce, M., Lader, M.: »Caffeine abstention in the management of anxiety disorder« in: *Psychological Medicine,* 1989; 19:211–214.
3 Green, P., Hermesh, H., Monselise, A., et al.: »Red cell membrane omega-3 fatty acids are decreased in nondepressed patients with social anxiety disorder« in: *European Neuropsychopharmacology,* 2006; 16:107–113.
4 Buydens-Branchey, L., Branchey, M., Hibbeln, J. R.: »Associations between increases in plasma n-3 polyunsaturated fatty acids following supplementation and decreases in anger and anxiety in substance abusers« in: *Progress in Neuro-Psychopharmacology and Biological Psychiatry,* 2008; 32:568–575.
5 Kiecolt-Glaser, J. K., Belury, M. A., Andridge, R., et al.: »Omega-3 supplementation lowers inflammation and anxiety in medical students: a randomized controlled trial« in: *Brain, Behavior, and Immunity,* November 2011; 25(8):1725–1734.
6 Rudin, D. O.: »The major psychoses and neuroses as omega-3 essential fatty acid deficiency syndrome: substrate pellagra« in: *Biological Psychiatry,* 1981; 16:837–850.
7 Kinzler, E., Kromer, J., Lehmann, E.: »Clinical efficacy of a kava extract in patients with anxiety syndrome. Double-blind placebo controlled study over 4 weeks« in: *Arzneimittelforschung,* 1991; 41:584–588.
8 Boerner, R. J., Sommer, H., Berger, W., et al.: »Kava-kava extract LI 150 is as effective as opipramol and buspirone in generalised anxiety disorder – an 8-week randomized,

double-blind multi-centre clinical trial in 129 out-patients« in: *Phytomedicine,* 2003; 10 Anh. 4:38–49.

9 Cagnacci, A., Arangino, S., Renzi, A, et al.: »Kava-kava administration reduces anxiety in perimenopausal women« in: *Maturitas,* 2003; 44:103–109.

10 De Leo, V., la Marca, A., Morgante, G., et al.: »Evaluation of combining kava extract with hormone replacement therapy in the treatment of postmenopausal anxiety« in: *Maturitas,* 2001; 39:185–188.

11 Warnecke, G.: [»Psychosomatic dysfunctions in the female climacteric. Clinical effectiveness and tolerance of kava extract WS 1490.«] in: *Fortschritte der Medizin,* 1991;109:119–122.

12 Herberg, K. W.: »Effect of kava-special extract WS 1490 combined with ethyl alcohol on safety-relevant performance parameters« in: *Blutalkohol,* 1993; 30:96–105.

13 Munte, T. F., Heinze, H. J., Matzke, M., et al.: »Effects of oxazepam and an extract of kava roots (*Piper methysticum*) on event-related potentials in a word recognition task« in: *Neuropyschobiology,* 1993; 27:46–53.

14 Sarris, J., Kavanagh, D. J., Byrne, G., et al.: »The Kava Anxiety Depression Spectrum Study (KADSS): a randomized, placebo-controlled crossover trial using an aqueous extract of *Piper methysticum*« in: *Psychopharmacology,* August 2009; 205(3):399–407.

15 Ernst, E. »A re-evaluation of kava (*Piper methysticum*)« in: *British Journal of Clinical Pharmacology,* Oktober 2007; 64(4):415–417.

16 Teschke, R., Sarris, J., Lebot, V.: »Kava hepatotoxicity solution: a six-point plan for new kava standardization« in: *Phytomedicine,* 15. Januar 2011; 18(2–3):96–103.

17 World Health Organization: *Assessments of the risk of hepatotoxicity with kava products.* Genf, Schweiz, WHO Document Production Services, 2007.

18 Schröder-Bernhardi, D., Dietlein, G.: »Compliance with prescription recommendations by physicians in practices« in: *International Journal of Clinical Pharmacology and Therapeutics,* 2001; 39:477–479.

19 Escher, M., Desmeules, J., Giostra, E., Mentha, G.: »Hepatitis associated with kava, a herbal remedy for anxiety« in: *BMJ,* 2001;322:139.

20 Teschke, R., Genthner, A., Wolff, A.: »Kava hepatotoxicity: comparison of aqueous, ethanolic, acetonic kava extracts and kava-herbs mixtures« in: *Journal of Ethnopharmacology,* 25. Juni 2009; 123(3):378–384.

21 Mathews, J. M., Etheridge, A. S., Black, S. R.: »Inhibition of human cytochrome P450 activities by kava extract and kavalactones« in: *Drug Metabolism and Disposition,* 2002; 30:1153–1157.

22 Schelosky, L., Raffauf, C., Jendroska, K., et al.: »Kava and dopamine antagonism« in: *Journal of Neurology, Neurosurgery & Psychiatry,* 1995; 58:639–640.

Aphthen

1 Albanidou-Farmaki, E., Poulopoulos, A. K., Epivatianos, A., et al.: »Increased anxiety level and high salivary and serum cortisol concentrations in patients with recurrent aphthous stomatitis« in: *The Tohoku Journal of Experimental Medicine,* April 2008; 214(4):291–296.

2 Hasan, A. A., Ciancio, S.: » Association between ingestion of nonsteroidal anti-inflammatory drugs and the emergence of aphthous-like ulcers« in: *Journal of the International Academy of Periodontology,* Januar 2009; 11(1):155–159.

3 Wilson, C. W. M.: »Food sensitivities, taste changes, aphthous ulcers and atopic symptoms in allergic disease« in: *Annals of Allergy, Asthma & Immunology,* 1980; 44:302–307.

4 Bays, R. A., Hamerlinck, F., Cormane, R. H.: »Immunoglobulin-bearing lymphocytes and polymorphonuclear leukocytes in recurrent aphthous ulcers in man« in: *Archives of Oral Biology,* 1977; 22:147–153.

5 Wray, D., Vlagopoulos, T. P., Siraganian, R. P.: »Food allergens and basophil histamine release in recurrent aphthous stomatitis« in: *Oral Surgery, Oral Medicine, Oral Pathology,* 1982; 54:388–395.

6 Nolan, A., Lamey, P. J., Milligan, K. A.: »Recurrent aphthous ulceration and food sensitivity« in: *Journal of Oral Pathology & Medicine,* 1991; 20:473–475.

7 Ferguson, R., Basu, M. K., Asquith, P., Cooke, W. T.: »Jejunal mucosal abnormalities in patients with recurrent aphthous ulceration« in: *British Medical Journal,* 1976; 1:11–13.

8 Ferguson, M. M., Wray, D., Carmichael, H. A., et al.: »Celiac disease associated with recurrent aphthae« in: *Gut,* 1980; 21:223–226.

9 Wray, D.: »Gluten-sensitive recurrent aphthous stomatitis« in: *Digestive Diseases and Sciences,* 1981; 26:737–740.

10 Besu, I., Jankovic, L., Magdu, I. U. et al.: »Humoral immunity to cow's milk proteins and gliadin within the etiology of recurrent aphthous ulcers?« in: *Oral Diseases,* November 2009; 15(8):560–564.

11 O'Farrelly, C., O'Mahony, D., Graeme-Cook, F., et al.: »Gliadin antibodies identify gluten-sensitive oral ulceration in the absences of villous atrophy« in: *Journal of Oral Pathology & Medicine,* 1991; 20:476–478.

12 Haisraeli-Shalish, M., Livneh, A., Katz, J.: »Recurrent aphthous stomatitis and thiamine deficiency« in: *Oral Surgery, Oral Medicine, Oral Pathology, Oral Radiology & Endodontics,* 1996; 82:634–636.

13 Wray, D., Ferguson, M. M., Hutcheon, A. W., Dagg, J. H.: »Nutritional deficiencies in recurrent aphthae« in: *Journal of Oral Pathology,* 1978; 7:418–423.

14 Nolan, A., McIntosh, W. B., Allam, B. F., Lamey, P. J.: »Recurrent aphthous ulceration. Vitamin B_1, B_2, and B_6 status and response to replacement therapy« in: *Journal of Oral Pathology & Medicine,* 1991; 20:389–391.

15 Arikan, S., Durusoy, C., Akalin, N., et al.: »Oxidant/antioxidant status in recurrent aphthous stomatitis« in: *Oral Diseases,* Oktober 2009; 15(7):512–515.

16 Hay, K. D., Reade, P. C.: »The use of an elimination diet in the treatment of recurrent aphthous ulceration of the oral cavity« in: *Oral Surgery, Oral Medicine, Oral Pathology,* 1984; 57:504–507.

17 Wright, A., Ryan, F. P., Willingham, S. E., et al.: »Food allergy or intolerance in severe recurrent aphthous ulceration of the mouth« in: *British Medical Journal* (Clinical Research Edition), 10. Mai 1986; 292(6530):1237–1238.

18 Wray, D., Ferguson, M. M., Mason, D. K., et al.: »Recurrent aphthae: treatment with vitamin B12, folic acid, and iron« in: *British Medical Journal,* 1975; 2:490–493.

19 Carrozzo, M.: »Vitamin B12 for the treatment of recurrent aphthous stomatitis« in: *Evidence-Based Dentistry,* 2009; 10(4):114–115.

20 Orbak, R., Cicek, Y., Tezel, A., Dogru, Y.: »Effects of zinc treatment in patients with recurrent aphthous stomatitis« in: *Dental Materials Journal,* 2003; 22:21–29.

21 Yasui, K., Kurata, T., Yashiro, M., et al.: »The effect of ascorbate on minor recurrent aphthous stomatitis« in: *Acta Paediatrica,* März 2010; 99(3):442–445.

22 Das, S. K., Das, V., Gulati, A. K., Singh, V. P.: »Deglycyrrhizinated liquorice in aphthous ulcers« in: *Journal of the Association of Physicians of India,* 1989; 37:647.

Arthrose

1 Lawrence, R. C., Helmick, C. G., Arnett, F. C., et al.: »Estimates of the prevalence of arthritis and selected musculoskeletal disorders in the United States« in: *Arthritis & Rheumatism,* 1998; 41:778–799.

2 Zhang, Y., Jordan, J. M.: »Epidemiology of osteoarthritis« in: *Clinics in Geriatric Medicine,* August 2010; 26(3):355–369.

3 Grotle, M., Hagen, K. B., Natvig, B., et al.: »Obesity and osteoarthritis in knee, hip and/or hand: an epidemiological study in the general population with 10 years follow-up« in: *BMC Musculoskeletal Disorders*, Okt. 2008; 2;9:132.

4 Hinton, R., Moody, R. L., Davis, A. W., et al.: »Osteoarthritis: diagnosis and therapeutic considerations« in: *American Family Physician,* 2002; 65:841–848.

5 Summers, M. N., Haley, W. E., Reveille, J. D., et al.: »Radiographic assessment and psychologic variables as predictors of pain and functional impairment in osteoarthritis of the knee or hip« in: *Arthritis & Rheumatism,* 1988; 31:204–209.

6 Heinegård, D., Saxne, T.: »The role of the cartilage matrix in osteoarthritis« in: *Nature Reviews Rheumatology,* Jan. 2011; 7(1):50–57.

7 Bland, J. H., Cooper, S. M.: »Osteoarthritis: a review of the cell biology involved and evidence for reversibility. Management rationally related to known genesis and pathophysiology« in: *Seminars in Arthritis and Rheumatism,* 1984; 14:106–133.

8 Perry, G. H., Smith, M. J., Whiteside, C. G.: »Spontaneous recovery of the hip joint space in degenerative hip disease« in: *Annals of the Rheumatic Diseases,* 1972; 31:440–448.

9 Shield, M. J.: »Anti-inflammatory drugs and their effects on cartilage synthesis and renal function« in: *European Journal of Rheumatology and Inflammation,* 1993; 13:7–16.

10 Brooks, P. M., Potter, S. R., Buchanan, W. W.: »NSAID and osteoarthritis – help or hindrance?« in: *The Journal of Rheumatology,* 1982; 9:3–5.

11 Newman, N. M., Ling, R. S.: »Acetabular bone destruction related to non-steroidal anti-inflammatory drugs« in: *The Lancet,* 1985; 2:11–13.

12 Solomon, L.: »Drug induced arthropathy and necrosis of the femoral head« in: *Journal of Bone and Joint Surgery,* 1973; 55:246–261.

13 Rønningen, H., Langeland, N.: »Indomethacin treatment in osteoarthritis of the hip joint« in: *Acta Orthopaedica,* 1979; 50:169–174.

14 Katz, J. D., Agrawal, S., Velasquez, M.: »Getting to the heart of the matter: osteoarthritis takes its place as part of the metabolic syndrome« in: *Current Opinion in Rheumatology,* September 2010; 22(5):512–519.

15 Huang, M. H., Chen, C. H., Chen, T. W., et al.: »The effects of weight reduction on the rehabilitation of patients with knee osteoarthritis and obesity« in: *Arthritis Care & Research,* 2000; 13:398–405.

16 Messier, S. P., Loeser, R. F., Miller, G. D., et al.: »Exercise and dietary weight loss in overweight and obese older adults with knee osteoarthritis: the Arthritis, Diet, and Activity Promotion Trial« in: *Arthritis & Rheumatism,* 2004; 50:1501–1510.

17 Sköldstam, L., Hagfors, L., Johansson, G.: »An experimental study of a Mediterranean diet intervention for patients with rheumatoid arthritis« in: *Annals of the Rheumatic Diseases,* 2003; 62:208–214.

18 McKellar, G., Morrison, E., McEntegart, A., et al.: »A pilot study of a Mediterranean-type diet intervention in female patients with rheumatoid arthritis living in areas of social deprivation in Glasgow« in: *Annals of the Rheumatic Diseases,* 2007; 66:1239–1243.

19 Childers, N. F., Russo, G. M.: *The nightshades and health.* Somerville, N. J.: Horticulture Publications, Somerset Press, 1977.

20 Crolle, G., D'Este, E.: »Glucosamine sulfate for the management of arthrosis: a controlled clinical investigation« in: *Current Medical Research & Opinion,* 1980; 7:104–109.

21 Pujalte, J. M., Llavore, E. P., Ylescupidez, F. R.: »Double-blind clinical evaluation of oral glucosamine sulphate in the basic treatment of osteoarthrosis« in: *Current Medical Research & Opinion,* 1980; 7:110–114.

22 Drovanti, A., Bignamini, A. A., Rovati, A. L.: »Therapeutic activity of oral glucosamine sulfate in osteoarthrosis: a placebo-controlled double-blind investigation« in: *Clinical Therapeutics,* 1980; 3:260–272.

23 D'Ambrosia, E., Casa, B., Bompani, R., et al.: »Glucosamine sulphate: a controlled clinical investigation in arthrosis« in: *Pharmatherapeutica,* 1982; 2:504–508.

24 Braham, R., Dawson, B., Goodman, C.: »The effect of glucosamine supplementation on people experiencing regular knee pain« in: *British Journal of Sports Medicine,* 2003; 37:45–49.

25 Christgau, S., Henrotin, Y., Tanko, L. B., et al.: »Osteoarthritic patients with high cartilage

turnover show increased responsiveness to the cartilage protecting effects of glucosamine sulphate« in: *Clinical and Experimental Rheumatology,* 2004; 22:36–42.

26 Reginster, J. Y., Deroisy, R., Rovati, L. C., et al.: »Long-term effects of glucosamine sulphate on osteoarthritis progression: a randomised, placebo-controlled clinical trial« in: *The Lancet,* 2001; 357:251–256.

27 Pavelka, K., Gatterova, J., Olejarova, M., et al.: »Glucosamine sulfate use and delay of progression of knee osteoarthritis: a 3-year, randomized, placebo-controlled, double-blind study« in: *Archives of Internal Medicine,* 2002; 162:2113–2123.

28 Bruyere, O., Honore, A., Ethgen, O., et al.: »Correlation between radiographic severity of knee osteoarthritis and future disease progression. Results from a 3-year prospective, placebo-controlled study evaluating the effect of glucosamine sulfate« in: *Osteoarthritis and Cartilage,* 2003; 1:1–5.

29 Bruyere, O., Pavelka, K., Rovati, L. C., et al.: »Glucosamine sulfate reduces osteoarthritis progression in postmenopausal women with knee osteoarthritis: evidence from two 3-year studies« in: *Menopause,* März/April 2004; 11(2):138–43.

30 Bruyere, O, Pavelka, K., Rovati, L. C., et al.: »Total joint replacement after glucosamine sulphate treatment in knee osteoarthritis: results of a mean 8-year observation of patients from two previous 3-year, randomised, placebo-controlled trials« in: *Osteoarthritis and Cartilage,* Februar 2008; 16(2):254–60.

31 Lopes, Vaz, A.: »Double-blind clinical evaluation of the relative efficacy of ibuprofen and glucosamine sulfate in the management of osteoarthrosis of the knee in out-patients« in: *Current Medical Research & Opinion,* 1982; 8:145–149.

32 Müller-Fassbender, H., Bach, G. L., Haase, W., et al.: »Glucosamine sulfate compared to ibuprofen in osteoarthritis of the knee« in: *Osteoarthritis and Cartilage,* 1994; 2:61–69.

33 Rovati, L. C., Giacovelli, G., Annefeld, M., et al.: »A large, randomized, placebo controlled, double-blind study of glucosamine sulfate vs piroxicam and vs their association, on the kinetics of the symptomatic effect in knee osteoarthritis« in: *Osteoarthritis and Cartilage,* 1994; 2 Anh. 1:56.

34 Qiu, G. X., Gao, S. N., Giacovelli, G., et al.: »Efficacy and safety of glucosamine sulfate versus ibuprofen in patients with knee osteoarthritis« in: *Arzneimittelforschung,* 1998; 48:469–474.

35 Thie, N. M., Prasad, N. G., Major, P. W.: »Evaluation of glucosamine sulfate compared to ibuprofen for the treatment of temporomandibular joint osteoarthritis: a randomized double blind controlled 3 month clinical trial« in: *The Journal of Rheumatology,* 2001; 28:1347–1355.

36 Herrero-Beaumont, G., Ivorra, J. A., Del Carmen, Trabado, M., et al.: »Glucosamine sulfate in the treatment of knee osteoarthritis symptoms: a randomized, double-blind, placebo-controlled study using acetaminophen as a side comparator« in: *Arthritis & Rheumatism,* Februar 2007; 56(2):555–567.

37 Petersen, S. G., Saxne, T., Heinegård, D., et al.: »Glucosamine but not ibuprofen alters cartilage turnover in osteoarthritis patients in response to physical training« in: *Osteoarthritis and Cartilage,* Januar 2010; 18(1):34–40.

38 Hughes, R., Carr, A.: »A randomized, double-blind, placebo-controlled trial of glucosamine sulphate as an analgesic in osteoarthritis of the knee« in: *Rheumatology,* 2002; 41:279–284.

39 Rindone, J. P., Hiller, D., Collacott, E., et al.: »Randomized, controlled trial of glucosamine for treating osteoarthritis of the knee« in: *Western Journal of Medicine,* 2000; 172:91–94.

40 Rozendaal, R. M., Koes, B. W., van Osch, G. J., et al.: »Effect of glucosamine sulfate on hip osteoarthritis: a randomized trial« in: *Annals of Internal Medicine,* 19. Februar 2008; 148(4):268–277.

41 Cibere, J., Thorne, A., Kopec, J. A., et al.: »Glucosamine sulfate and cartilage type II collagen degradation in patients with knee osteoarthritis: randomized discontinuation trial results

employing biomarkers« in: *The Journal of Rheumatology* Mai 2005; 32(5):896–902.
42 Tapadinhas, M. J., Rivera, I. C., Bignamini, A. A.: »Oral glucosamine sulfate in the management of arthrosis: report on a multi-centre open investigation in Portugal« in: *Pharmatherapeutica,* 1982; 3:157–168.
43 Yoshimura, M., Sakamoto, K., Tsuruta, A., et al.: »Evaluation of the effect of glucosamine administration on biomarkers for cartilage and bone metabolism in soccer players« in: *International Journal of Molecular Medicine,* Oktober 2009; 24(4):487–494.
44 Ostojic, S. M., Arsic, M., Prodanovic, S., Vukovic, J., Zlatanovic, M.: »Glucosamine administration in athletes: effects on recovery of acute knee injury« in: *Research in Sports Medicine,* April–Juni 2007; 15(2):113–124.
45 Sawitzke, A. D., Shi, H., Finco, M. F., et al.: »The effect of glucosamine and/or chondroitin sulfate on the progression of knee osteoarthritis: a report from the glucosamine/chondroitin arthritis intervention trial« in: *Arthritis & Rheumatism,* Oktober 2008; 58(10):3183–3191.
46 Sawitzke, A. D., Shi, H., Finco, M. F., et al.: »Clinical efficacy and safety of glucosamine, chondroitin sulphate, their combination, celecoxib or placebo taken to treat osteoarthritis of the knee: 2-year results from GAIT« in: *Annals of the Rheumatic Diseases,* August 2010; 69(8):1459–1464.
47 Monauni, T., Zenti, M. G., Cretti, A., et al.: »Effects of glucosamine infusion on insulin secretion and insulin action in humans« in: *Diabetes,* 2000; 49:926–935.
48 Scroggie, D. A., Albright, A., Harris, M. D.: »The effect of glucosamine-chondroitin supplementation on glycosylated hemoglobin levels in patients with type 2 diabetes mellitus: a placebo-controlled, double-blinded, randomized clinical trial« in: *Archives of Internal Medicine,* 2003; 163:1587–1590.
49 Tannis, A. J., Barban, J., Conquer, J. A.: »Effect of glucosamine supplementation on fasting and non-fasting plasma glucose and serum insulin concentrations in healthy individuals« in: *Osteoarthritis and Cartilage,* Juni 2004; 12(6):506–11.
50 Simon, R. R., Marks, V., Leeds, A. R., Anderson, J. W.: »A comprehensive review of oral glucosamine use and effects on glucose metabolism in normal and diabetic individuals« in: *Diabetes/Metabolism Research and Reviews,* Januar 2011; 27(1):14–22.
51 Knudsen, J. F., Sokol, G. H.: »Potential glucosamine-warfarin interaction resulting in increased international normalized ratio: case report and review of the literature and MedWatch database« in: *Pharmacotherapy,* April 2008; 28(4):540–548.
52 Baici, A., Horler, D., Moser, B., et al.: »Analysis of glycosaminoglycans in human sera after oral administration of chondroitin sulfate« in: *Rheumatology International,* 1992; 12:81–88.
53 Conte, A., Volpi, N., Palmieri, L., et al.: »Biochemical and pharmacokinetic aspects of oral treatment with chondroitin sulfate« in: *Arzneimittelforschung,* 1995; 45:918–925.
54 Volpi, N.: »Oral bioavailability of chondroitin sulfate (Condrosulf) and its constituents in healthy male volunteers« in. *Osteoarthritis and Cartilage,* 2002; 10:768–777.
55 Shinmei, M., Kobayashi, T., et al.: »Significance of the levels of carboxy terminal type II procollagen peptide, chondroitin sulfate isomers, tissue inhibitor of metalloproteinases, and metalloproteinases in osteoarthritis joint fluid« in: *The Journal of Rheumatology,* 1995; 43 Anh. 78–81.
56 Conte, A., de Bernardi, M., Palmieri, L., et al.: »Metabolic fate of exogenous chondroitin sulfate in man« in: *Arzneimittelforschung,* 1991; 41:768–772.
57 Baici, A., Wagenhauser, F. J.: »Bioavailability of oral chondroitin sulfate« in: *Rheumatology International,* 1993; 13:41–43.
58 Uebelhart, D., Malaise, M., Marcolongo, R., et al.: »Intermittent treatment of knee osteoarthritis with oral chondroitin sulfate: a one-year, randomized, double-blind, multicenter study versus placebo« in: *Osteoarthritis and Cartilage,* 2004; 12:269–276.

59 Pipitone, V. R.: »Chondroprotection with chondroitin sulfate« in: *Drugs Under Experimental and Clinical Research,* 1991; 18:3–7.

60 L'Hirondel, J.L.: [»Double-blind clinical study with oral administration of chondroitin sulfate versus placebo in tibiofemoral gonarthrosis«] in: *Litera Rheumatologica,* 1992; 14:77–82.

61 Conrozier T, Vignon E.: [»The effect of chondroitin sulfate treatment in coxarthritis. A double-blind placebo study«] in: *Litera Rheumatologica,* 1992; 14:69–75.

62 Morreale, P., Manopulo, R., Galati, M., et al.: »Comparision of the anti-inflammatory efficacy of chondroitinsulfate and diclofenac sodium in patients with knee osteoarthritis« in: *The Journal of Rheumatology,* 1996; 23:1385–1391.

63 Mazières, B., Hucher, M., Zaïm, M., Garnero, P.: »Effect of chondroitin sulphate in symptomatic knee osteoarthritis: a multicentre, randomised, double-blind, placebo-controlled study« in: *Annals of the Rheumatic Diseases,* Mai 2007; 66(5):639–645.

64 Kahan, A., Uebelhart, D., De Vathaire, F., et al.: »Long-term effects of chondroitins 4 and 6 sulfate on knee osteoarthritis: the study on osteoarthritis progression prevention, a two-year, randomized, double-blind, placebo-controlled trial« in: *Arthritis & Rheumatism,* Februar 2009; 60(2):524–533.

65 Bellamy, N., Campbell, J., Robinson, V., et al.: »Viscosupplementation for the treatment of osteoarthritis of the knee«. Cochrane Database of Systematic Reviews, 19. April 2006; 2:CD005321.

66 Kalman, D. S., Heimer, M., Valdeon, A., et al.: »Effect of a natural extract of chicken combs with a high content of hyaluronic acid (Hyal-Joint) on pain relief and quality of life in subjects with knee osteoarthritis: a pilot randomized double-blind placebo-controlled trial« in: *Nutrition Journal,* 21. Januar 2008; 7:3.

67 Sato, T., Iwaso, H.: »An effectiveness study of hyaluronic acid (Hyabest® J) in the treatment of osteoarthritis of the knee on the patients in the United States« in: *Journal of New Remedies and Clinics,* 2008; 57(2):128–137

68 Kaufman, W.: *The common form of joint dysfunction: its incidence and treatment.* Brattleboro, Vt.: E. L. Hildreth, 1949.

69 Hoffer, A.: »Treatment of arthritis by nicotinic acid and nicotinamide« in: *Canadian Medical Association Journal,* 1959; 81:235–238.

70 Jonas, W. B., Rapoza, C. P., Blair, W. F.: »The effect of niacinamide on osteoarthritis: a pilot study« in: *Inflammation Research,* 1996; 45:330–334.

71 Soeken, K. L., Lee, W. L., Bausell, R. B., et al.: »Safety and efficacy of S-adenosylmethionine (SAMe) for osteoarthritis« in: *The Journal of Family Practice,* 2002; 51:425–430.

72 Harmand, M. F., Vilamitjana, J., Maloche, E., et al.: »Effects of S-adenosylmethionine on human articular chondrocyte differentiation: an in vitro study« in: *The American Journal of Medicine,* 1987; 83:48–54.

73 Konig, H., Stahl, H., Sieper, J., et al.: [»Magnetic resonance tomography of finger polyarthritis: morphology and cartilage signals after ademetionine therapy«] in: *Aktuelle Radiologie,* 1995; 5:36–40.

74 Muller-Fassbender, H.: »Double-blind clinical trial of S-adenosylmethionine versus ibuprofen in the treatment of osteoarthritis« in: *The American Journal of Medicine,* 1987; 83:81–83.

75 Glorioso, S., Todesco, S., Mazzi, A., et al.: »Double-blind multicentre study of the activity of S-adenosylmethionine in hip and knee osteoarthritis« in: *International Journal of Clinical Pharmacology Research,* 1985; 5:39–49.

76 Domljan, Z., Vrhovac, B., Durrigl, T., et al.: »A double-blind trial of ademetionine vs naproxen in activated gonarthrosis« in: *International Journal of Clinical Pharmacology, Therapy and Toxicology,* 1989; 27:329–333.

77 Caruso, I., Pietrogrande, V.: »Italian double-blind multicenter study comparing S-adenosylmethionine, naproxen, and placebo in the treatment of degenerative joint disease« in: *The American Journal of Medicine,* 1987; 83:66–71.

78 Vetter, G.: »Double-blind comparative clinical trial with S-adenosylmethionine and indomethacin in the treatment of osteoarthritis«

in: *The American Journal of Medicine,* 1987; 83:78–80.

79 Maccagno, A., DiGiorgio, E. E., Caston, O. L., et al.: »Double-blind controlled clinical trial of oral S-adenosylmethionine versus piroxicam in knee osteoarthritis« in: *The American Journal of Medicine,* 1987; 83:72–77.

80 Konig, B.: »A long-term (two years) clinical trial with S-adenosylmethionine for the treatment of osteoarthritis« in: *The American Journal of Medicine,* 1987; 83:89–94.

81 Berger, R., Nowak, H.: »A new medical approach to the treatment of osteoarthritis. Report of an open phase IV study with ademetionine (Gumbaral)« in: *The American Journal of Medicine,* 1987; 83:84–88.

82 Lund-Olesen, K., Menander, K. B.: »Orgotein: a new anti-inflammatory metalloprotein drug. Preliminary evaluation of clinical efficacy and safety in degenerative joint disease« in: *Current Therapeutic Research Clin Exp,* 1974; 16:706–717.

83 McAlindon, T. E., Jacques, P., Zhang, Y., et al.: »Do antioxidant micronutrients protect against the development and progression of knee osteoarthritis? « in: *Arthritis & Rheumatism,* 1996; 39:648–656.

84 Schwartz, E. R.: »The modulation of osteoarthritic development by vitamins C and E« in: *International Journal for Vitamin and Nutrition Research,* 1984, Anh. 26:141–146.

85 Bates ,C. J.: »Proline and hydroxyproline excretion and vitamin C status in elderly human subjects« in: *Clinical Science & Molecular Medicine,* 1977; 52:535–543.

86 Prins, A. P., Lipman, J. M., McDevitt, C. A., et al.: »Effect of purified growth factors on rabbit articular chondrocytes in monolayer culture. II. Sulfated proteoglycan synthesis« in: *Arthritis & Rheumatism,* 1982; 25:1228–1238.

87 Krystal, G., Morris, G. M., Sokoloff, L.: »Stimulation of DNA synthesis by ascorbate in cultures of articular chondrocytes« in: *Arthritis & Rheumatism,* 1982; 25:318–325.

88 Peregoy, J., Wilder, F. V.: »The effects of vitamin C supplementation on incident and progressive knee osteoarthritis: a longitudinal study« in: *Public Health Nutrition,* April 2011; 14(4):709–715.

89 McAlindon, T. E., Felson, D. T., Zhang, Y., et al.: »Relation of dietary intake and serum levels of vitamin D to progression of osteoarthritis of the knees among participants in the Framingham Study« in: *Annals of Internal Medicine,* 1996; 125:353–359.

90 Heidari, B., Heidari, P., Hajian-Tilaki, K.: »Association between serum vitamin D deficiency and knee osteoarthritis« in: *International Orthopaedics,* November 2011; 35(11):1627–1631.

91 Nawabi, D. H., Chin, K. F., Keen, R. W., Haddad, F. S.: »Vitamin D deficiency in patients with osteoarthritis undergoing total hip replacement: a cause for concern? « in: *Journal of Bone and Joint Surgery, British Volume,* April 2010; 92(4):496–499.

92 Travers, R. L., Rennie, G. C., Newnham, R. E.: »Boron and arthritis. The results of a double-blind pilot study« in: *Journal of Nutritional and Environmental Medicine,* 1990; 1:127–132.

93 Newnham, R. E.: »Arthritis or skeletal fluorosis and boron« in: *Int Clinical Nutrition Reviews,* 1991; 11:68–70.

94 Oka, H., Akune, T., Muraki, S., et al.: »Association of low dietary vitamin K intake with radiographic knee osteoarthritis in the Japanese elderly population: dietary survey in a population-based cohort of the ROAD study« in: *Journal of Orthopaedic Science,* November 2009; 14(6):687–692.

95 Neogi, T., Booth, S. L., Zhang, Y. Q., et al.: »Low vitamin K status is associated with osteoarthritis in the hand and knee« in: *Arthritis & Rheumatism,* April 2006; 54(4):1255–1261.

96 Jurenka, J. S.: »Anti-inflammatory properties of curcumin, a major constituent of *Curcuma longa:* a review of preclinical and clinical research« in: *Alternative Medicine Review,* Juni 2009; 14(2):141–153.

97 Marczylo, T. H., Verschoyle, R. D., Cooke, D. N., et al.: »Comparison of systemic availability of curcumin with that of curcumin formulated with phosphatidylcholine« in: *Cancer*

Chemotherapy and Pharmacology, Juli 2007; 60(2):171–177.

98 Sasaki, H., Sunagawa, Y., Takahashi, K., et al.: »Innovative preparation of curcumin for improved oral bioavailability« in: *Biological and Pharmaceutical Bulletin,* 2011; 34(5):660–665.

99 Belcaro, G., Cesarone, M. R., Dugall, M., et al.: »Product-evaluation registry of Meriva®, a curcumin-phosphatidylcholine complex, for the complementary management of osteoarthritis« in: *Panminerva Medica,* Juni 2010; 52(2 Anh. 1):55–62.

100 Appendino, G., Belcaro, G., Cesarone, M. R., et al.: »Efficacy and safety of Meriva, a curcumin-phosphatidylcholine complex, during extended administration in osteoarthritis patients« in: *Alternative Medicine Review,* Dezember 2010; 15(4):337–344.

101 Singh, G. B., Atal, C. K.: »Pharmacology of an extract of salai guggal ex-*Boswellia serrata,* a new non-steroidal anti-inflammatory agent« in: *Agents & Actions,* 1986; 18:407–412.

102 Reddy, G. K., Chandrakasan, G., Dhar, S. C.: »Studies on the metabolism of glycosaminoglycans under the influence of new herbal anti-inflammatory agents« in: *Biochemical Pharmacology,* 1989; 38:3527–3534.

103 Kulkani, R. R., Patki, P. S., Jog, V. P., et al.: »Treatment of osteoarthritis with a herbomineral formulation: a double-blind, placebo-controlled, cross-over study« in: *Journal of Ethnopharmacology,* 1991; 33:91–95.

104 Sengupta, K., Alluri, K. V., Satish, A. R., et al.: »A double blind, randomized, placebo controlled study of the efficacy and safety of 5-Loxin for treatment of osteoarthritis of the knee« in: *Arthritis Research & Therapy,* 2008; 10(4):R85.

105 Sengupta, K., Krishnaraju, A. V., Vishal, A. A., et al.: »Comparative efficacy and tolerability of 5-Loxin and Aflapin against osteoarthritis of the knee: a double blind, randomized, placebo controlled clinical study« in: *International Journal of Medical Sciences,* 1. November 2010; 7(6):366–377.

106 Kimmatkar, N., Thawani, V., Hingorani, L., Khiyani, R.: »Efficacy and tolerability of *Boswellia serrata* extract in treatment of osteoarthritis of knee – a randomized double blind placebo controlled trial« in: *Phytomedicine,* Januar 2003; 10(1):3–7.

107 Belcaro, G., Cesarone, M. R., Errichi, S., et al.: »Treatment of osteoarthritis with Pycnogenol. The SVOS (San Valentino Osteoarthrosis Study): evaluation of signs, symptoms, physical performance and vascular aspects« in: *Phytotherapy Research,* April 2008; 22(4):518–523.

108 Cisár, P., Jány, R., Waczulíková, I., et al.: »Effect of pine bark extract (Pycnogenol) on symptoms of knee osteoarthritis« in: *Phytotherapy Research,* August 2008; 22(8):1087–1092.

109 Altman, R. D., Marcussen, K. C.: »Effects of a ginger extract on knee pain in patients with osteoarthritis« in: *Arthritis & Rheumatism,* 2001; 44:2531–2538.

110 Bliddal, H., Rosetzsky, A., Schlichting, P., et al.: »A randomized, placebo-controlled, cross-over study of ginger extracts and ibuprofen in osteoarthritis« in: *Osteoarthritis and Cartilage,* 2000; 8:9–12.

111 Gagnier, J. J., Chrubasik, S., Manheimer, E.: »*Harpagophytum procumbens* for osteoarthritis and low back pain: a systematic review« in: *BMC Complementary and Alternative Medicine,* 2004; 4:13–23.

112 Lecomte, A., Costa, J. P.: [»*Harpagophytum* and osteoarthritis: a double-blind placebo-controlled trial«] in: *Le Magazine,* 1992; 15:27–30.

113 Chantre, P., Cappelaere, A., Leblan, D., et al.: »Efficacy and tolerance of *Harpagophytum procumbens* versus diacerhein in treatment of osteoarthritis« in: *Phytomedicine,* 2000; 7:177–183.

114 Vlachojannis, J., Roufogalis, B. D., Chrubasik, S.: »Systematic review on the safety of *Harpagophytum* preparations for osteoarthritic and low back pain« in: *Phytotherapy Research,* 2008; 22:149–152.

115 Hesslink, R. Jr., Armstrong, D. 3rd, Nagendran, M. V., et al.: »Cetylated fatty acids improve knee function in patients with osteoarthritis« in: *The Journal of Rheumatology,* 2002; 29(8):1708–1712.

116 Kraemer, W. J., Ratamess, N. A., Anderson, J. M., et al.: »Effect of a cetylated fatty acid topical cream on functional mobility and quality of life of patients with osteoarthritis« in: *The Journal of Rheumatology,* 2004; 31(4):767–774.

117 Kraemer, W. J., Ratamess, N. A., Maresh, C. M., et al.: »Effects of treatment with a cetylated fatty acid topical cream on static postural stability and plantar pressure distribution in patients with knee osteoarthritis« in: *The Journal of Strength and Conditioning Research,* 2005; 19(1):115–121.

118 Sharma, L., Song, J., Felson, D. T., et al.: »The role of knee alignment in disease progression and functional decline in knee osteoarthritis« in: *JAMA, The Journal of the American Medical Association,* 2001; 286:792.

119 Wright, V.: »Treatment of osteoarthritis of the knees« in: *Annals of the Rheumatic Diseases,* 1964; 23:389–391.

120 Clarke, G. R., Willis, L. A., Stenners, L., et al.: »Evaluation of physiotherapy in the treatment of osteoarthrosis of the knee« in: *Rheumatology and Rehabilitation,* 1974; 13:190–197.

121 Vanharanta, H.: »Effect of short-wave diathermy on mobility and radiological stage of the knee in the development of experimental osteoarthritis« in: *American Journal of Physical Medicine,* 1982; 61:59–65.

122 Falconer, J., Hayes, K. W., Chang, R. W.: »Effect of ultrasound on mobility in osteoarthritis of the knee. A randomized clinical trial« in: *Arthritis Care & Research,* 1992; 5:29–35.

123 Stelian, J., Gil, I., Habot, B., et al.: »Improvement of pain and disability in elderly patients with degenerative osteoarthritis of the knee treated with narrow-band light therapy« in: *Journal of the American Geriatrics Society,* 1992; 40:23–26.

124 Fisher, N. M., Pendergast, D. R., Gresham, G. E.: »Muscle rehabilitation: its effects on muscular and functional performance of patients with knee osteoarthritis« in: *Archives of Physical Medicine and Rehabilitation,* 1991; 72:367–374.

125 Kovar, P. A., Allegrante, J. P., MacKenzie, C. R., et al.: »Supervised fitness walking in patients with osteoarthritis of the knee. A randomized controlled trial« in: *Annals of Internal Medicine,* 1992; 116:529–534.

126 Zelazny, C. M.: »Therapeutic instrumental music playing in hand rehabilitation for older adults with osteoarthritis: four case studies« in: *Journal of Music Therapy,* 2001; 38:97–113.

127 Vas, J., Perea-Milla, E., Mendez, C.: »Acupuncture and moxibustion as an adjunctive treatment for osteoarthritis of the knee – a large case series« in: *Acupuncture in Medicine,* 2004; 22:23–28.

128 Tukmachi, E., Jubb, R., Dempsey, E., et al.: »The effect of acupuncture on the symptoms of knee osteoarthritis – an open randomised controlled study« in: *Acupuncture in Medicine,* 2004; 22:14–22.

129 Ng, M. M., Leung, M. C., Poon, D. M.: »The effects of electro-acupuncture and transcutaneous electrical nerve stimulation on patients with painful osteoarthritic knees: a randomized controlled trial with follow-up evaluation« in: *The Journal of Alternative and Complementary Medicine,* 2003; 9:641–649.

130 Sangdee, C., Teekachunhatean, S., Sananpanich, K.: »Electroacupuncture versus diclofenac in symptomatic treatment of osteoarthritis of the knee: a randomized controlled trial« in: *BMC Complementary and Alternative Medicine,* 2002; 2:3.

131 Panagos, A., Jensen, M., Cardenas, D. D.: »Treatment of myofascial shoulder pain in the spinal cord injured population using static magnetic fields: a case series« in: *The Journal of Spinal Cord Medicine,* 2004; 27:138–142.

132 Pipitone, N., Scott, D. L.: »Magnetic pulse treatment for knee osteoarthritis: a randomised, double-blind, placebo-controlled study« in: *Current Medical Research & Opinion,* 2001; 17:190–196.

133 Wolsko, P. M., Eisenberg, D. M., Simon, L. S., et al.: »Double-blind placebo-controlled trial of static magnets for the treatment of osteoarthritis of the knee: results of a pilot study« in: *Alternative Therapies in Health and Medicine,* 2004; 10:36–43.

134 Jacobson JI, Gorman R, Yamanashi WS, et al. »Low-amplitude, extremely low frequency magnetic fields for the treatment of osteoarthritic knees: a double-blind clinical study« in: *Alternative Therapies in Health and Medicine,* 2001; 7:54–64,66–69.

135 Nicolakis, P., Kollmitzer, J., Crevenna, R., et al.: »Pulsed magnetic field therapy for osteoarthritis of the knee – a double-blind sham-controlled trial« in: *Wiener Klinische Wochenschrift,* 2002; 114:678–684.

136 McCaffrey, R., Freeman, E.: »Effect of music on chronic osteoarthritis pain in older people« in: *Journal of Advanced Nursing,* 2003; 44:517–524.

Asthma

1 Fanta, C. H.: »Asthma« in: *The New England Journal of Medicine,* 2009; 360(10):1002–1014.

2 Murphy, D. M., O'Byrne, P. M.: »Recent advances in the pathophysiology of asthma« in: *Chest,* Juni 2010; 137(6):1417–1426.

3 Joos, L., Carlen, Brutsche, I. E., Laule-Kilian, K., et al.: »Systemic Th1- and Th2-gene signals in atopy and asthma« in: *Swiss Medical Weekly,* 2004; 134:159–164.

4 McGeady, S. J.: »Immunocompetence and allergy« in: *Pediatrics,* 2004; 113 Anh. 4:1107–1113.

5 Yen, S. S., Morris, H. G.: »An imbalance of arachidonic acid metabolism in asthma« in: *Biochemical and Biophysical Research Communications,* 1981; 103:774–779.

6 Tan, Y., Collins-Williams, C.: »Aspirin-induced asthma in children« in: *Annals of Allergy, Asthma & Immunology,* 1982; 48:1–5.

7 Vanderhoek, J. Y., Ekborg, S. L., Bailey, J. M.: »Nonsteroidal anti-inflammatory drugs stimulate 15-lipoxygenase/leukotriene pathway in human polymorphonuclear leukocytes« in: *Journal of Allergy and Clinical Immunology,* 1984; 74:412–417.

8 Scanlon, R. T.: »Asthma. A panoramic view and a hypothesis« in: *Annals of Allergy, Asthma & Immunology,* 1984; 53:203–212.

9 Odent, M. R., Culpin, E. E., Kimmel, T.: »Pertussis vaccination and asthma. Is there a link? « in: *JAMA, The Journal of the American Medical Association,* 1994; 72:592–593.

10 Bergen, R., Black, S., Shinefield, H., et al.: »Safety of cold-adapted live attenuated influenza vaccine in a large cohort of children and adolescents« in: *The Pediatric Infectious Disease Journal,* 2004; 23:138–144.

11 Marra, F., Lynb, L., Coombes, M., et al.: »Does antibiotic exposure during infancy lead to development of asthma? A systematic review and meta-analysis« in: *Chest,* 2006; 129:610–618.

12 Kukkonen, K., Kuitunen, M., Haahtela, T., et al.: »High intestinal IgA associates with reduced risk of IgE-associated allergic diseases« in: *Pediatric Allergy and Immunology,* Februar 2010; 21(1 Teil 1):67–73.

13 Hide, D. W., Matthews, S., Matthews, L., et al.: »Effect of allergen avoidance in infancy on allergic manifestations at age two years« in: *Journal of Allergy and Clinical Immunology,* 1994; 93:842–846.

14 Romieu, I., Werneck, G., Ruiz Velasco, S., et al.: »Breastfeeding and asthma among Brazilian children« in: *Journal of Asthma,* 2000; 37:575–583.

15 Becker, A., Watson, W., Ferguson, A., et al.: »The Canadian Asthma Primary Prevention Study: outcomes at 2 years of age« in: *Journal of Allergy and Clinical Immunology,* 2004; 113:650–656.

16 Bock, S. A.: »Food-related asthma and basic nutrition« in: *Journal of Asthma,* 1983; 20:377–381.

17 Ogle, K. A., Bullocks, J. D.: »Children with allergic rhinitis and/or bronchial asthma treated with elimination diet. A five-year follow-up« in: *Annals of Allergy, Asthma & Immunology,* 1980; 44:273.

18 Businco, L., Falconieri, P., Giampietro, P., et al.: »Food allergy and asthma« in: *Pediatric Pulmonology,* 1995; 11 Anh.:59–60.

19 Bircher, A. J., Van Melle, G., Haller, E., et al.: »IgE to food allergens are highly prevalent in patients allergic to pollens, with and without symptoms of food allergy« in: *Clinical & Experimental Allergy,* 1994; 24:367–374.

20 Hodge, L., Yan, K. Y., Loblay, R. L.: »Assessment of food chemical intolerance in adult asthmatic subjects« in: *Thorax,* 1996; 51:805–809.
21 Bray, G. W.: »The hypochlorhydria of asthma in childhood« in: *Quarterly Journal of Medicine,* 1931; 24:181–197.
22 Benard, A., Desreumeaux, P., Huglo, D., et al.: »Increased intestinal permeability in bronchial asthma« in: *Journal of Allergy and Clinical Immunology,* 1996; 97:1173–1178.
23 Akiyama, K., Shida, T., Yasueda, H., et al.: »Atopic asthma caused by Candida albicans acid protease: case reports« in: *Allergy,* 1994; 49:778–781.
24 Freedman, B. J.: »A diet free from additives in the management of allergic disease« in: *Clinical Allergy,* 1977; 7:417–421.
25 Stevenson D, D., Simon, R. A.: »Sensitivity to ingested metabisulfites in asthmatic subjects« in: *Journal of Allergy and Clinical Immunology,* 1981; 68:26–32.
26 Papaioannou, R., Pfeiffer, C. C.: »Sulfite sensitivity – unrecognized threat. Is molybdenum deficiency the cause?« in: *Journal of Orthomolecular Psychiatry,* 1984; 13:105–110.
27 Carrey, O. J., Locke, C., Cookson, J. B.: »Effect of alterations of dietary sodium on the severity of asthma in men« in: *Thorax,* 1993; 48:714–718.
28 Burney, P. G.: »A diet rich in sodium may potentiate asthma. Epidemiologic evidence for a new hypothesis« in: *Chest,* 1987; 91:143–148.
29 Denny, S. I., Thompson, R. L., Margetts, B. M.: »Dietary factors in the pathogenesis of asthma and chronic obstructive pulmonary disease« in: *Current Allergy and Asthma Reports,* 2003; 3:130–136.
30 McKeever, T. M., Scrivener, S., Broadfield, E., et al.: »Prospective study of diet and decline in lung function in a general population« in: *American Journal of Respiratory and Critical Care Medicine,* 2002; 165:1299–1303.
31 Tabak, C., Smit, H. A., Heederik, D., et al.: »Diet and chronic obstructive pulmonary disease: independent beneficial effects of fruits, whole grains, and alcohol« (the MORGEN study) in: *Clinical & Experimental Allergy,* 2001; 31:747–755.
32 Romieu, I., Trenga, C.: »Diet and obstructive lung diseases« in: *Epidemiologic Reviews,* 2001; 23:268–287.
33 Kelly, Y., Sacker, A., Marmot, M.: »Nutrition and respiratory health in adults: findings from the health survey for Scotland« in: *European Respiratory Journal,* 2003; 21:664–671.
34 Shaheen, S. O., Sterne, J. A., Thompson, R. L., et al.: »Dietary anti-oxidants and asthma in adults: population-based case-control study« in: *American Journal of Respiratory and Critical Care Medicine,* 2001; 164:1823–1828.
35 Smith, L. J., Holbrook, J. T., Wise, R., et al.: »Dietary intake of soy genistein is associated with lung function in patients with asthma« in: *Journal of Asthma,* 2004; 41(8):833–843.
36 Kalhan, R., Smith, L. J., Nlend, M. C., et al.: »A mechanism of benefit of soy genistein in asthma: inhibition of eosinophil p38-dependent leukotriene synthesis« in: *Clinical & Experimental Allergy,* Januar 2008; 38(1):103–112.
37 Liu, X. J., Zhao, J., Gu, X. Y.: »The effects of genistein and puerarin on the activation of nuclear factor-kappaB and the production of tumor necrosis factor-alpha in asthma patients« in: *Pharmazie,* Februar 2010; 65(2):127–131.
38 Lindahl, O., Lindwall, L., Spangberg, A., et al.: »Vegan diet regimen with reduced medication in the treatment of bronchial asthma« in: *Journal of Asthma,* 1985; 22:45–55.
39 Hodge, L., Salome, C. M., Peat, J. K., et al.: »Consumption of oily fish and childhood asthma risk« in: *The Medical Journal of Australia,* 1996; 164:137–140.
40 Arm, J. P., Horton, C. E., Spur, B. W., et al.: »The effects of dietary supplementation with fish oil lipids on the airway response to inhaled allergen in bronchial asthma« in: *American Review of Respiratory Disease,* 1989; 139:1395–1400.
41 Dry, J., Vincent, D.: »Effect of a fish oil diet on asthma. Results of a 1-year double-blind study«

in: *International Archives of Allergy & Applied Immunology,* 1991; 95:156–157.

42 Broughton, K. S., Johnson, C. S., Pace, B. K., et al.: »Reduced asthma symptoms with n-3 fatty acid ingestion are related to 5-series leukotriene production« in: *The American Journal of Clinical Nutrition,* 1997; 65:1011–1017.

43 Unge, G., Grubbström, J., Olsson, P., et al.: »Effects of dietary tryptophan restrictions on clinical symptoms in patients with endogenous asthma« in: *Allergy,* 1983; 38:211–212.

44 Reynolds, R. D., Natta, C. L.: »Depressed plasma pyridoxal phosphate concentrations in adult asthmatics« in: *The American Journal of Clinical Nutrition,* 1985; 41:684–688.

45 Collipp, P. J., Goldzier, S. III, Weiss, N., et al.: »Pyridoxine treatment of childhood asthma« in: *Annals of Allergy, Asthma & Immunology,* 1975; 35:93–97.

46 Sur, S., Camara, M., Buchmeier, A., et al.: »Double-blind trial of pyridoxine (vitamin B6) in the treatment of steroid-dependent asthma« in: *Annals of Allergy, Asthma & Immunology,* 1993; 70:147–152.

47 Shimizu, T., Maeda, S., Mochizuki, H., et al.: »Theophylline attenuates circulating vitamin B_6 levels in children with asthma« in: *Pharmacology,* 1994; 49:392–397.

48 Bartel, P. R., Ubbink, J. B., Delport, R., et al.: »Vitamin B_6 supplementation and theophylline-related effects in humans« in: *The American Journal of Clinical Nutrition,* 1994; 60:93–99.

49 Seaton, A., Godden, D. J., Brown, K.: »Increase in asthma: a more toxic environment or a more susceptible population« in: *Thorax,* 1994; 49:171–174.

50 Katsoulis, K., Kontakiotis, T., Leonardopoulos, I., et al.: »Serum total antioxidant status in severe exacerbation of asthma: correlation with the severity of the disease« in: *Journal of Asthma,* 2003; 40:847–854.

51 Romieu, I., Sienra-Monge, J. J., Ramírez-Aguilar, M., et al.: »Antioxidant supplementation and lung functions among children with asthma exposed to high levels of air pollutants« in: *American Journal of Respiratory and Critical Care Medicine,* 2002; 166:703–709.

52 Hatch, G. E.: »Asthma, inhaled oxidants, and dietary antioxidants« in: *The American Journal of Clinical Nutrition,* 1995; 61:625S–630S.

53 Ford, E. S., Mannino, D. M., Redd, S. C.: »Serum antioxidant concentrations among U.S. adults with self-reported asthma« in: *Journal of Asthma,* 2004; 41:179–187.

54 Bielory, L., Gandhi, R.: »Asthma and vitamin C« in: *Annals of Allergy, Asthma & Immunology,* 1994; 73:89–96.

55 Johnston, C. S., Martin, L. J., Cai, X.: »Antihistamine effect of supplemental ascorbic acid and neutrophil chemotaxis« in: *Journal of the American College of Nutrition,* 1992; 11:172–176.

56 Tecklenburg, S. L., Mickleborough, T. D., Fly, A. D., et al.: »Ascorbic acid supplementation attenuates exercise-induced bronchoconstriction in patients with asthma« in: *Respiratory Medicine,* August 2007; 101(8):1770–1778.

57 Hope, W. C., Welton, A. F., Fiedler-Nagy, C., et al.: »In vitro inhibition of the biosynthesis of slow reacting substance of anaphylaxis (SRS-A) and lipoxygenase activity by quercetin« in: *Biochemical Pharmacology,* 1983; 32:367–371.

58 Middleton, E. Jr., Drzewiecki, G., Krishnarao, D.: »Quercetin. An inhibitor of antigen-induced human basophil histamine release« in: *The Journal of Immunology,* 1981; 127:546–550.

59 Foreman, J. C.: »Mast cells and the actions of flavonoids« in: *Journal of Allergy and Clinical Immunology,* 1984; 73:769–774.

60 Loke, W. M., Proudfoot, J. M., Stewart, S., et al.: »Metabolic transformation has a profound effect on anti-inflammatory activity of flavonoids such as quercetin: lack of association between antioxidant and lipoxygenase inhibitory activity« in: *Biochemical Pharmacology,* 1. März 2008; 75(5):1045–53

61 Lau, B. H., Riesen, S. K., Truong, K. P., et al.: »Pycnogenol as an adjunct in the management of childhood asthma« in: *Journal of Asthma,* 2004; 41(8):825–832.

62 Watson, R. R., Zibadi, S., Rafatpanah, H., et al.: »Oral administration of the purple passion

fruit peel extract reduces wheeze and cough and improves shortness of breath in adults with asthma« in: *Nutrition Research,* März 2008; 28(3):166–171.

63 Grosch, W., Laskawy, G.: »Co-oxidation of carotenes requires one soybean lipoxygenase isoenzyme« in: *Biochimica et Biophysica Acta,* 1979; 575:439–445.

64 Wood, L. G., Gibson, P. G.: »Reduced circulating antioxidant defences are associated with airway hyper-responsiveness, poor control and severe disease pattern in asthma« in: *British Journal of Nutrition,* März 2010; 103(5):735–741.

65 Riccioni, G., Bucciarelli, T., Mancini, B., et al.: »Plasma lycopene and antioxidant vitamins in asthma: the PLAVA study« in: *Journal of Asthma,* Juli/August 2007; 44(6):429–432.

66 Hazlewood, L. C., Wood, L. G., Hansbro, P. M., Foster, P. S.: »Dietary lycopene supplementation suppresses the responses and lung eosinophilia in a mouse model of allergic asthma« in: *The Journal of Nutritional Biochemistry,* Januar 2011; 22(1):95–100.

67 Wood, L. G., Garg, M. L., Powell, H., Gibson, P. G.: »Lycopene-rich treatments modify noneosinophilic airway inflammation in asthma: proof of concept« in: *Free Radical Research,* Januar 2008; 42(1):94–102.

68 Falk, B., Gorev, R., Zigel, L., et al.: »Effect of lycopene supplementation on lung function after exercise in young athletes who complain of exercise-induced bronchoconstriction symptoms« in: *Annals of Allergy, Asthma & Immunology,* April 2005; 94(4):480–485.

69 Neuman, I., Nahum, H., Ben-Amotz, A.: »Reduction of exercise-induced asthma oxidative stress by lycopene, a natural antioxidant« in: *Allergy,* Dezember 2000; 55(12):1184–1189.

70 Misso, N. L., Powers, K. A., Gillon, R. L., et al.: »Reduced platelet glutathione peroxidase activity and serum selenium concentration in atopic asthmatic patients« in: *Clinical & Experimental Allergy,* 1996; 26:838–847.

71 Stone, J., Hinks, L. J., Beasley, R., et al.: »Reduced selenium status of patients with asthma« in: *Clinical Science,* 1989; 77:495–500.

72 Kadrabova, J., Madaric, A., Kovacikova, Z., et al.: »Selenium status is decreased in patients with intrinsic asthma« in: *Biological Trace Element Research,* 1996; 52:241–248.

73 Wright, J. V.: »Treatment of childhood asthma with parenteral vitamin B12, gastric reacidification, and attention to food allergy, magnesium, and pyridoxine: three case reports with background and an integrated hypothesis« in: *Journal of Nutritional and Environmental Medicine,* 1990; 1:277–282.

74 Simon, S. W.: »Vitamin B_{12} therapy in allergy and chronic dermatoses« in: *Journal of Allergy,* 1951; 2:183–185.

75 Trendelenburg, P.: »Physiologische und pharmakologische Untersuchungen an der isolierten Bronchialmuskulatur« in: *Archives of Experimental Pharmacology and Therapy,* 1912; 69:79.

76 Haury, V. G.: »Blood serum magnesium in bronchial asthma and its treatment by the administration of magnesium sulfate« in: *Journal of Laboratory and Clinical Medicine,* 1940; 26:340–344.

77 Skobeloff, E. M., Spivey, W. H., McNamara, R. M., et al.: »Intravenous magnesium sulfate for the treatment of acute asthma in the emergency department« in: *JAMA, The Journal of the American Medical Association,* 1989; 262:1210–1213.

78 Okayama, H., Aikawa, T., Okayama, M., et al.: »Bronchodilating effect of intravenous magnesium sulfate in bronchial asthma« in: *JAMA, The Journal of the American Medical Association,* 1987; 257:1076–1078.

79 Noppeen, M., Vanmaele, L., Impens, N., et al.: »Bronchodilating effect of intravenous magnesium sulfate in acute severe bronchial asthma« in: *Chest,* 1990; 97:373–376.

80 Skorodin, M. S., Tenholder, M. F., Yetter, B., et al.: »Magnesium sulfate in exacerbations of chronic obstructive pulmonary disease« in: *Archives of Internal Medicine,* 1995; 155:496–500.

81 McLean, R. M.: »Magnesium and its therapeutic uses: a review« in: *The American Journal of Medicine,* 1994; 96:63–76.

82 Gullestad, L., Oystein, Dolva, L., Birkeland, K., et al.: »Oral versus intravenous magnesium supplementation in patients with magnesium deficiency« in: *Magnesium and Trace Elements,* 1991/92; 10:11–16.

83 Oladipo, O. O., Chukwu, C. C., Ajala, M. O., et al.: »Plasma magnesium in adult asthmatics at the Lagos University Teaching Hospital, Nigeria« in: *East African Medical Journal,* 2003; 80:488–491.

84 Britton, J., Pavord, I., Richards, K., et al.: »Dietary magnesium, lung function, wheezing, and airway hyper-reactivity in a random adult population sample« in: *The Lancet,* 1994; 344:357–362.

85 Gontijo-Amaral, C., Ribeiro, M. A., Gontijo, L. S., et al.: »Oral magnesium supplementation in asthmatic children: a double-blind randomized placebo-controlled trial« in: *European Journal of Clinical Nutrition,* Januar 2007; 61(1):54–60.

86 Bede, O., Nagy, D., Surányi, A., et al.: »Effects of magnesium supplementation on the glutathione redox system in atopic asthmatic children« in: *Inflammation Research,* Juni 2008; 57(6):279–286.

87 Kazaks, A. G., Uriu-Adams, J. Y., Albertson, T. E., et al.: »Effect of oral magnesium supplementation on measures of airway resistance and subjective assessment of asthma control and quality of life in men and women with mild to moderate asthma: a randomized placebo controlled trial« in: *Journal of Asthma,* Februar 2010; 47(1):83–92.

88 Hughes, R., Goldkorn, A., Masoli, M., et al.: »Use of isotonic nebulised magnesium sulphate as an adjuvant to salbutamol in treatment of severe asthma in adults: randomised placebo-controlled trial« in: *The Lancet,* 2003; 361:2114–2117.

89 Mak, G., Hanania, N. A.: »Vitamin D and asthma« in: *Current Opinion in Pulmonary Medicine,* Januar 2011; 17(1):1–5.

90 Brehm, J. M., Schuemann, B., Fuhlbrigge, A. L., et al.: »Serum vitamin D levels and severe asthma exacerbations in the Childhood Asthma Management Program study« in: *Journal of Allergy and Clinical Immunology,* Juli 2010; 126(1):52–58.

91 Urashima, M., Segawa, T., Okazaki, M., et al.: »Randomized trial of vitamin D supplementation to prevent seasonal influenza A in schoolchildren« in: *The American Journal of Clinical Nutrition,* Mai 2010; 91(5):1255–60.

92 Blanc, P. D., Kuschner, W. G., Katz, P. P., et al.: » Use of herbal products, coffee or black tea, and over-the-counter medications as self-treatments among adults with asthma« in: *Journal of Allergy and Clinical Immunology,* 1997; 100:789–791.

93 American Pharmaceutical Association: *Handbook of nonprescription drugs,* 8. Aufl., Washington, D.C.: American Pharmaceutical Association, 1986.

94 Sieben, A., Prenner, L., Sorkalla, T., et al.: »Alpha-hederin, but not hederacoside C and hederagenin from *Hedera helix,* affects the binding behavior, dynamics, and regulation of beta 2-adrenergic receptors« in: *Biochemistry,* 21. April 2009; 48(15):3477–3482.

95 Hofmann, D., Hecker, M., Völp, A.: »Efficacy of dry extract of ivy leaves in children with bronchial asthma – a review of randomized controlled trials« in: *Phytomedicine,* März 2003; 10(2–3):213–220.

96 Okimasu, E., Moromizato, Y., Watanabe, S., et al.: »Inhibition of phospholipase A2 and platelet aggregation by glycyrrhizin, an anti-inflammatory drug« in: *Acta Medica Okayama,* 1983; 37:385–391.

97 Lundberg, J. M., Saria, A.: »Capsaicin-induced desensitization of airway mucosa to cigarette smoke, mechanical and chemical irritants« in: *Nature,* 1983; 302:251–253.

98 Payan, D. G., Levine, J. D., Goetzl, E. J.: »Modulation of immunity and hypersensitivity by sensory neuropeptides« in: *The Journal of Immunology,* 1984; 132:1601–1604.

99 Cyong, J., Otsuka, Y.: »A pharmacological study of the anti-inflammatory activity of Chinese herbs« in: *Acupuncture & Electro-Therapeutics Research,* 1982; 7:173–202.

100 Hanabusa, K., Cyong, J., Takahashi, M.: »High-level of cyclic AMP in jujube plum« in: *Planta Medica,* 1981; 42:380–384.

101 Udupa, A. L., Udupa, S. L., Guruswamy, M. N.: »The possible site of anti-asthmatic action of *Tylophora asthmatica* on pituitary-adrenal axis in albino rats« in: *Planta Medica,* 1991; 57:409–413.

102 Gopalkrishnan, C., Shankaranarayanan, D., Nazimudeen, S. K., et al.: »Effect of tylophorine, a major alkaloid of *Tylophora indica,* on immunopathological and inflammatory reactions« in: *Indian Journal of Medical Research,* 1980; 71:940–948.

103 Gupta, S., George, P., Gupta, V., et al.: »*Tylophora indica* in bronchial asthma – a double blind study« in: *Indian Journal of Medical Research,* 1979; 69:981–989.

104 Thiruvengadam, K. V., Haranath, K., Sudarsan, S., et al.: »*Tylophora indica* in bronchial asthma (a controlled comparison with a standard anti-asthmatic drug)« in: *Journal of Indian Medical Association,* 1978; 71:172–176.

105 Shivpuri, D. N., Singhal, S. C., Prakash, D.: »Treatment of asthma with an alcoholic extract of *Tylophora indica:* a cross-over, double-blind study« in: *Annals of Allergy, Asthma & Immunology,* 1972; 30:407–412.

106 Shivpuri, D. N., Menon, M. P., Prakash, D.: »A crossover double-blind study on *Tylophora indica* in the treatment of asthma and allergic rhinitis« in: *Journal of Allergy,* 1969; 43:145–150.

107 Wilkens, J. H., Wilkens, H., Uffmann, J., et al.: »Effects of a PAF-antagonist (BN 52063) on bronchoconstriction and platelet activation during exercise induced asthma« in: *British Journal of Clinical Pharmacology,* 1990; 29:85–91.

108 Guinot, P., Brambilla, C., Duchier, J., et al.: »Effect of BN 52063, a specific PAF-acether antagonist, on bronchial provocation test to allergens in asthmatic patients: a preliminary study« in: *Prostaglandins,* 1987; 34:723–731.

109 Shida, T., Tagi, A., Nishimura, H., et al.: »Effect of aloe extract on peripheral phagocytosis in adult bronchial asthma« in: *Planta Medica,* 1985; 51:273–275.

110 Lichey, J., Friedrich, T., Priesnitz, M., et al.: »Effect of forskolin on methacholine-induced bronchoconstriction in extrinsic asthmatics« in: *The Lancet,* 1984; 2:167.

111 Bauer, K., Dietersdorfer, F., Sertl, K., et al.: »Pharmacodynamic effects of inhaled dry powder formulations of fenoterol and colforsin in asthma« in: *Clinical Pharmacology & Therapeutics,* 1993; 53:76–83.

112 Wildfeuer, A., Neu, I. S., Safayhi, H., et al.: »Effects of boswellic acids extracted from a herbal medicine on the biosynthesis of leukotrienes and the course of experimental autoimmune encephalomyelitis« in: *Arzneimittelforschung,* 1998; 48:668–674.

113 Maa, S. H., Sun, M. F., Hsu, K. H., et al.: »Effect of acupuncture or acupressure on quality of life of patients with chronic obstructive asthma: a pilot study« in: *The Journal of Alternative and Complementary Medicine,* 2003; 9:659–670.

114 Wu, H. S., Wu, S. C., Lin, J. G., et al.: »Effectiveness of acupressure in improving dyspnoea in chronic obstructive pulmonary disease« in: *Journal of Advanced Nursing,* 2004; 45:252–259.

Aufmerksamkeitsdefizit-(Hyperaktivitäts-) Störung

1 Centers for Disease Control and Prevention (CDC): »Increasing prevalence of parent-reported attention-deficit/hyperactivity disorder among children – United States, 2003 and 2007« in: *Morbidity and Mortality Weekly Report,* 12. November 2010; 59(44):1439–1443.

2 Khan, S. A., Faraone, Sl. V.: »The genetics of attention-deficit/ hyperactivity disorder: a literature review of 2005« in: *Current Psychiatry Reports,* Oktober 2006; 8:393–397.

3 Wigal, S. B.: »Efficacy and safety limitations of attention-deficit hyperactivity disorder phar-

macotherapy in children and adults« in: *CNS Drugs,* 2009; 23 Anh. 1:21–31.

4 Berman, S., Kuczenski, R., McCracken, J., London, E.: »Potential adverse effects of amphetamine treatment on brain and behavior: a review« in: *Molecular Psychiatry,* Februar 2009; 14(2):123–142.

5 Advokat, C.: »Update on amphetamine neurotoxicity and its relevance to the treatment of ADHD« in: *Journal of Attention Disorders,* Juli 2007; 11(1):8–16.

6 Bangs, M. E., Tauscher-Wisniewski, S., Polzer, J., et al.: »Metaanalysis of suicide-related behavior events in patients treated with atomoxetine« in: *Journal of the American Academy of Child and Adolescent Psychiatry,* Februar 2008; 47(2):209–218.

7 Xu, X., Nembhard, W., Kan, H., et al.: »Urinary trichlorophenol levels and increased risk of attention deficit hyperactivity disorder among US school-aged children« in: *Occupational and Environmental Medicine,* August 2011; 68(8):557–561.

8 Eubig, P. A., Aguiar, A., Schantz, S. L.: »Lead and PCBs as risk factors for attention deficit/ hyperactivity disorder« in: *Environmental Health Perspectives,* Dezember 2010; 118(12):1654–1667.

9 Milberger, S., Biederman, J., Faraone, S., et al.: »Further evidence of an association between attention-deficit/hyperactivity disorder and cigarette smoking: findings from a high-risk sample of siblings« in: *American Journal on Addictions,* 1997; 6:205–217.

10 Wiliams, G., O'Callaghan, M., Najman, J., et al.: »Maternal cigarette smoking and child psychiatric morbidity: a longitudinal study« in: *Pediatrics,* 1998; 102(1):e11.

11 Froehlich, T., Lanphear, B., Kahn, R., et al.: »Association of tobacco and lead exposures with attention-deficit/hyperactivity disorder« in: *Pediatrics,* Dezember 2009; 124(6):e1054–*e1063.*

12 Centers for Disease Control and Prevention: »Preventing Lead Poisoning in Young Children«, verfügbar auf: *https://wonder.cdc.gov/wonder/prevguid/p0000029/p0000029.asp* [abgerufen 02.02.2020].

13 Brockel, B., Cory, S. D.: »Lead, attention, and impulsive behavior: changes in a fixed-ratio waiting-for-reward paradigm« in: *Pharmacology Biochemistry and Behavior,* 1998; 60:545–552.

14 David, O., Hoffman, S., Sverd, J., et al.: »Lead and hyperactivity. Behavioral response to chelation: a pilot study« in: *The American Journal of Psychiatry,* 1976; 133:1155–1158.

15 Kenney, J., Groth, E., Benbrook, C.: *Worst first: high risk insecticide uses, children's foods and safer alternatives.* Washington, D.C.: Consumers Union of the United States, 1999.

16 Bouchard, M. F., Bellinger, D. C., Wright, R. O., Weisskopf, M. G.: »Attention-deficit/hyperactivity disorder and urinary metabolites of organophosphate pesticides« in: *Pediatrics,* 2010; 125:e1270–1277.

17 Curl, C. L., Fenske, R. A., Elgethun, K.: »Organophosphorus pesticide exposure of urban and suburban preschool children with organic and conventional diets« in: *Environmental Health Perspectives,* 2003; 111:377–382.

18 Feingold, B.: *Why your child is hyperactive.* New York: Random House, 1975.

19 Rippere, V.: »Food additives and hyperactive children: a critique of Conners« in: *British Journal of Clinical Psychology,* 1983; 22:19–32.

20 Rimland, B.: »The Feingold diet: an assessment of the reviews by Mattes, by Kavale and Forness and others« in: *Journal of Learning Disabilities,* 1983; 16:331–333.

21 McCann, D., Barrett, A., Cooper, A., et al.: »Food additives and hyperactive behaviour in 3-year-old and 8/9-year-old children in the community: a randomised, double-blinded, placebo-controlled trial« in: *The Lancet,* 3. November 2007; 370(9598):1560–1567.

22 Prinz, R., Roberts, W., Hantman, E.: »Dietary correlates of hyperactive behavior in children« in: *Journal of Consulting and Clinical Psychology,* 1980; 48:760–769.

23 Langseth, L., Dowd, J.: »Glucose tolerance and hyperkinesis« in: *Food and Cosmetics Toxicology,* 1978; 16:129–133.

24 Bloch, M., Qawasmi, A.: »Omega-3 fatty acid supplementation for the treatment of children with attention-deficit/hyperactivity disorder symptomatology: systematic review and meta-analysis« in: *Journal of the American Academy of Child and Adolescent Psychiatry,* Oktober 2011; 50(10):991–1000.

25 Transler, C., Eilander, A., Mitchell, S., van de Meer, N.: »The impact of polyunsaturated fatty acids in reducing child attention deficit and hyperactivity disorders« in: *Journal of Attention Disorders,* November 2010; 14(3):232–246.

26 Hussain, S., Roots, B.: »Effect of essential fatty acid deficiency and immunopathological stresses on blood brain barrier (B-BB) in Lewis rats: a biochemical study« in: *Biochemical Society Transactions,* 1994; 3:338.

27 Uauy, R., De Andraca, I.: »Human milk and breast feeding for optimal mental development« in: *Journal of Nutrition,* 1995; 125:2278S–2280S.

28 Sinn, N.: »Nutritional and dietary influences on attention deficit hyperactivity disorder« in: *Nutrition Reviews,* Okt. 2008; 66(10):558–568.

29 Schnoll, R., Burshteyn, D., Cea-Aravena, J.: »Nutrition in the treatment of attention-deficit hyperactivity disorder: a neglected but important aspect« in: *Applied Psychophysiology and Biofeedback,* 2003; 28:63–75.

30 Kozielec, T., Starobrat, H. B.: »Assessment of magnesium levels in children with attention deficit hyperactivity disorder (ADHD)« in: *Magnesium Research,* 1997; 10:143–148.

31 Starobrat, H. B., Kozielec, T.: »The effects of magnesium physiological supplementation on hyperactivity in children with attention deficit hyperactivity disorder (ADHD). Positive response to magnesium oral loading test« in: *Magnesium Research,* 1997; 10:149–156.

32 Arnold, L., Votolato, N., Kleykamp, D., et al.: »Does hair zinc predict amphetamine improvement of ADD/hyperactivity?« in: *International Journal of Neuroscience,* 1990; 50:103–107.

33 Bekaroglu, M., Aslan, Y., Gedik, Y., et al.: »Relationships between serum free fatty acids and zinc, and attention deficit hyperactivity disorder: a research note« in: *The Journal of Child Psychology and Psychiatry,* 1996; 37:225–227.

34 Bilici, M., Yildirim, F., Kandil, S., et al.: »Double-blind, placebo-controlled study of zinc sulfate in the treatment of attention deficit hyperactivity disorder« in: *Progress in Neuro-Psychopharmacology and Biological Psychiatry,* 2004; 28:181–190.

35 Arnold, L. E., DiSilvestro, R. A.: »Zinc in attention-deficit/hyperactivity disorder« in: *Journal of Child and Adolescent Psychopharmacology,* 2005; 15:619–627.

36 Konofal, E., Lecendreux, M., Arnulf, I., Mouren, M.: »Iron deficiency in children with attention-deficit/hyperactivity disorder« in: *Archives of Pediatrics and Adolescent Medicine,* Dezember 2004; 158(12):1113–1115.

37 Sever, Y., Ashkenazi, A., Tyano, S., Weizman, A.: »Iron treatment in children with attention deficit hyperactivity disorder. A preliminary report« in: *Neuropsychobiology,* 1997; 35:178–180.

38 Konofal, E., Lecendreux, M., Arnulf, I., et al.: »Effects of iron supplementation on attention deficit hyperactivity disorder in children« in: *Pediatric Neurology,* Januar 2008; 38(1):20–26.

39 Pelsser, L., Buitelaar, J., Savelkoul, H.: »ADHD as a (non) allergic hypersensitivity disorder: a hypothesis« in: *Pediatric Allergy and Immunology,* März 2009; 20(2):107–112.

40 Tryphonas, H., Trites, R.: »Food allergy in children with hyperactivity, learning disabilities and/or minimal brain dysfunction« in: *Annals of Allergy, Asthma & Immunology,* 1979; 42:22–27.

41 Carter, C., Urbanowicz, M., Hemsley, R., et al.: »Effects of a few food diet in attention deficit disorder« in: *Archives of Disease in Childhood,* 1993; 69:564–568.

42 Boris, M.: »Foods and food additives are common causes of the attention deficit hyperactivity disorder in children« in: *Annals of Allergy, Asthma & Immunology,* 1994; 72:462–468.

43 Uhlig, T., Merkenschlager, A., Brandmaier, R., Egger, J.: »Topographic mapping of brain electrical activity in children with food-induced attention deficit hyperkinetic disorder« in: *European Journal of Pediatrics,* 1997; 156:557–561.

44 Nsouli, T., Nsouli, S., Linde, R., et al.: » Role of food allergy in serous otitis media« in: *Annals of Allergy, Asthma & Immunology,* 1994; 73:215–219.

45 Hagerman, R. J., Falkenstein, M. A.: »An association between recurrent otitis media in infancy and later hyperactivity« in: *Clinical Pediatrics,* 1987; 26:253–257.

46 Marcotte, A., Thacher, P., Butters, M., et al.: »Parental report of sleep problems in children with attentional and learning disorders« in: *Journal of Developmental & Behavioral Pediatrics,* 1998; 19:178–186.

47 McColley, S., Carroll, J., Curtis, S., et al.: »High prevalence of allergic sensitization in children with habitual snoring and obstructive sleep apnea« in: *Chest,* 1997; 111:170–173.

48 Kaplan, B., McNicol, J., Conte, R., Moghadam, H.: »Sleep disturbance in preschool-aged hyperactive and nonhyperactive children« in: *Pediatrics,* 1987; 80:839–844.

49 Kaplan, B. J.: »Dietary replacement in preschool-aged hyperactive boys« in: *Pediatrics,* 1989; 83:7–17.

50 Egger, J., Carter, C., Graham, P., et al.: »Controlled trial of oligoantigenic treatment in the hyperkinetic syndrome« in: *The Lancet,* 1985; 1:540–545.

51 Schulte-Körne, G., Deimel, W., Gutenbrunner, C., et al.: [»Effect of an oligo-antigen diet on the behavior of hyperkinetic children«] in: *Zeitschrift für Kinder- und Jugendpsychiatrie und -psychotherapie,* 1996; 3:176–183.

52 Egger, J., Stolla, A., McEwen, L.: »Controlled trial of hyposensitisation in children with food-induced hyperkinetic syndrome« in: *The Lancet,* 1992; 339:1150–1153.

53 Salminen, S., Isolauri, E., Salminen, E.: »Clinical uses of probiotics for stabilizing the gut mucosal barrier: successful strains and future challenges« in: *Antonie Van Leeuwenhoek,* 1996; 70:347–358.

54 Majamaa, H., Isolauri, E.: »Probiotics: a novel approach in the management of food allergy« in: *Journal of Allergy and Clinical Immunology,* 1997; 99:179–185.

55 Dvoráková, M., Sivonová, M., Trebatická, J., et al.: »The effect of polyphenolic extract from pine bark, pycnogenol on the level of glutathione in children suffering from attention deficit hyperactivity disorder (ADHD)« in: *Redox Report,* 2006; 11(4):163–172.

56 Chovanová, Z., Muchová, J., Sivonová, M., et al.: »Effect of polyphenolic extract, pycnogenol, on the level of 8-oxoguanine in children suffering from attention deficit/hyperactivity disorder« in: *Free Radical Research,* September 2006; 40(9):1003–1010.

57 Dvoráková, M., Jezová, D., Blazícek, P., et al.: »Urinary catecholamines in children with attention deficit hyperactivity disorder (ADHD): modulation by a polyphenolic extract from pine bark (pycnogenol)« in: *Nutritional Neuroscience,* Juni–August 2007; 10(3–4):151–157.

58 Trebatická, J., Kopasová, S., Hradecná, Z., et al.: »Treatment of ADHD with French maritime pine bark extract, pycnogenol« in: *European Child & Adolescent Psychiatry,* September 2006; 15(6):329–335.

59 Lyon, M. R., Cline, J. C., Totosy de Zepetnek, J., et al.: »Effect of the herbal extract combination *Panax quinquefolium* and *Ginkgo biloba* on attention- deficit hyperactivity disorder: a pilot study« in: *Journal of Psychiatry & Neuroscience,* 2001; 26:221–228.

60 Niederhofer, H.: »*Ginkgo biloba* treating patients with attention-deficit disorder« in: *Phytotherapy Research,* Januar 2010; 24(1):26–27.

61 Lyon, M., Kapoor, M. P., Juneja, L. R.: »The effects of L-theanine (Suntheanine®) in boys with attention deficit hyperactivity disorder (ADHD): a randomized, double-blind, placebo-controlled clinical trial« in: *Alternative Medicine Review,* 2011; 16(4);348–354.

62 Gevensleben, H., Holl, B., Heinrich, H., et al.: »Neurofeedback training in children with

ADHD: 6-month follow-up of a randomised controlled trial« in: *European Child & Adolescent Psychiatry,* September 2010; 19(9):715–724.

63 Bakhshayesh, A., Hansch, S., Wyschkon,. A., Rezai, M., Esser, G.: »Neurofeedback in ADHD: a single-blind randomized controlled trial« in: *European Child & Adolescent Psychiatry,* September 2011; 20(9):481–491.

64 Monastra, V. J., Monastra, D. M., George, S.: »The effects of stimulant therapy, EEG biofeedback, and parenting style on the primary symptoms of attention-deficit/hyperactivity disorder« in: *Applied Psychophysiology and Biofeedback,* 2002; 27:231–249.

65 Fuchs, T., Birbaumer, N., Lutzenberger, W., et al.: »Neurofeedback treatment for attention-deficit/hyperactivity disorder in children: a comparison with methylphenidate« in: *Applied Psychophysiology and Biofeedback,* 2003; 28:1–12.

Autismusspektrumsstörung

1 Elder, J. H.: »The gluten-free, casein-free diet in autism: an overview with clinical implications« in: *Nutrition in Clinical Practice,* Dezember 2008 – Januar 2009; 23(6):583–588.

2 Millward, C., Ferriter, M., Calver, S., Connell-Jones, G.: »Gluten- and casein-free diets for autistic spectrum disorder«. Cochrane Database of Systematic Reviews, 16. April 2008; 2:CD003498.

3 Elder, J. H., Shankar, M., Shuster, J., et al.: »The gluten-free, casein-free diet in autism: results of a preliminary double blind clinical trial« in: *Journal of Autism and Developmental Disorders,* April 2006; 36(3):413–420.

4 Reichelt, K. L., Knivsberg, A. M.: »The possibility and probability of a gut-to-brain connection in autism« in: *Annals of Clinical Psychiatry,* Oktober – Dezember 2009; 21(4):205–211.

5 De Magistris, L., Familiari, V., Pascotto, A., et al.: »Alterations of the intestinal barrier in patients with autism spectrum disorders and in their first-degree relatives« in: *Journal of Pediatric Gastroenterology and Nutrition,* Oktober 2010; 51(4):418–24.

6 Bent, S., Bertoglio, K., Hendren, R. L.: »Omega-3 fatty acids for autistic spectrum disorder: a systematic review« in: *Journal of Autism and Developmental Disorders,* 2009; 39(8):1135–1154.

7 Amminger, G. P., Berger, G. E., Schäfer, M. R., et al.: »Omega-3 fatty acids supplementation in children with autism: a double-blind randomized, placebo-controlled pilot study« in: *Biological Psychiatry,* 15. Februar 2007; 61(4):551–553.

8 Bent, S., Bertoglio, K., Ashwood, P., et al.: »A pilot randomized controlled trial of omega-3 fatty acids for autism spectrum disorder« in: *Journal of Autism and Developmental Disorders* Mai 2011; 41(5):545–554.

9 Politi, P., Cena, H., Comelli, M., et al.: »Behavioral effects of omega-3 fatty acid supplementation in young adults with severe autism: an open label study« in: *Archives of Medical Research,* Oktober 2008; 39(7):682–685.

10 Rimland, B., Callaway, E., Dreyfuss, P.: »The effects of high doses of vitamin B6 on autistic children: a double-blind crossover study« in: *The American Journal of Psychiatry,* 1979; 135:472–475.

11 Lelord, G., Callaway, E., Muh, J.: »Clinical and biological effects of high doses of vitamin B_6 and magnesium on autistic children« in: *Acta Vitaminologica et Enzymologica,* 1982; 4:27–44.

12 Barthelemy, C., Garreau, B., Ernouf, D., et al.: »Behavioral and biochemical effects of oral magnesium, vitamin B_6 and magnesium. Vitamin B_6 administration in autistic children« in: *Magnesium Bulletin,* 1981; 3:23–24.

13 Martineau, J., Barthelemy, C., Garreau, B., Lelord, G.: »Vitamin B6, magnesium, and combined B_6-Mg: therapeutic effects in childhood autism« in: *Biological Psychiatry,* Mai 1985; 20(5):467–478.

14 Murza, K. A., Pavelko, S. L., Malani, M. D., Nye, C.: »Vitamin B_6–magnesium treatment for autism: the current status of the research« in: *Magnesium Research,* Juni 2010; 23(2):115–117.

15 Frye, R. E., Huffman, L. C., Elliott, G. R.: »Tetrahydrobiopterin as a novel therapeutic intervention for autism« in: *Neurotherapeutics,* Juli 2010; 7(3):241–249.

16 Doyen, C., Mighiu, D., Kaye, K., et al.: »Melatonin in children with autistic spectrum disorders: recent and practical data« in: *European Child & Adolescent Psychiatry,* Mai 2011; 20(5):231–239.

17 Rossignol, D. A., Frye, R. E.: »Melatonin in autism spectrum disorders: a systematic review and meta-analysis« in: *Developmental Medicine & Child Neurology,* September 2011; 53(9):783–792.

18 Wright, B., Sims, D., Smart, S., et al.: »Melatonin versus placebo in children with autism spectrum conditions and severe sleep problems not amenable to behaviour management strategies: a randomised controlled crossover trial« in: *Journal of Autism and Developmental Disorders,* Februar 2011; 41(2):175–184.

19 Wirojanan, J., Jacquemont, S., Diaz, R., et al.: »The efficacy of melatonin for sleep problems in children with autism, fragile X syndrome, or autism and fragile X syndrome« in: *Journal of Clinical Sleep Medicine,* 15. April 2009; 5(2):145–150.

20 Garstang, J., Wallis, M.: »Randomized controlled trial of melatonin for children with autistic spectrum disorders and sleep problems« in: *Child: Care, Health and Development,* September 2006; 32(5):585–589.

21 Andersen, I. M., Kaczmarska, J., McGrew, S. G., Malow, B. A.: »Melatonin for insomnia in children with autism spectrum disorders« in: *Journal of Child Neurology,* Mai 2008; 23(5):482–485.

22 Chez, M. G., Buchanan, C. P., Aimonovitch, M. C., et al.: »Double-blind, placebo-controlled study of L-carnosine supplementation in children with autistic spectrum disorders« in: *Journal of Child Neurology,* 2002; 17:833–837.

23 Horvath, K., Stefanatos, G., Sokolski, K., et al.: »Improved social and language skills after secretin administration in patients with autistic spectrum disorders« in: *Journal of the Association for Academic Minority Physicians,* 1998; 9:9–15.

24 Levy, S. E., Hyman, S. L.: »Novel treatments for autistic spectrum disorders« in: *Mental Retardation and Developmental Disabilities Research Reviews,* 2005; 11:131–142.

25 Williams, K. W., Wray, J. J., Wheeler, D. M.: »Intravenous secretin for autism spectrum disorder«. Cochrane Database of Systematic Reviews, März 2005; 24;3:CD003495.

Bluthochdruck

1 Nawrot, T. S., Thijs, L., Den Hond, E. M., et al.: »An epidemiological re-appraisal of the association between blood pressure and blood lead: a meta-analysis« in: *Journal of Human Hypertension,* 2002; 16:123–131.

2 Pizent, A., Jurasovie, J., Telisman, S.: »Blood pressure in relation to dietary calcium intake, alcohol consumption, blood lead, and blood cadmium in female nonsmokers« in: *Journal of Trace Elements in Medicine and Biology,* 2001; 15:123–130.

3 Telisman, S., Jurasovic, J., Pizent, A., Cvitkovic, P.: »Blood pressure in relation to biomarkers of lead, cadmium, copper, zinc, and selenium in men without occupational exposure to metals« in: *Environmental Research,* 2001; 87:57–68.

4 Martin, D., Glass, T. A., Bandeen-Roche, K., et al.: »Association of blood lead and tibia lead with blood pressure and hypertension in a community sample of older adults« in: *American Journal of Epidemiology,* 2006; 163(5):467–478.

5 Chrysant, S. G.: »Treatment of white coat hypertension« in: *Current Hypertension Reports,* 2000; 2:412–417.

6 Munakata, M., Saito, Y., Nunokawa, T., et al.: »Clinical significance of blood pressure response triggered by a doctor's visit in patients with essential hypertension« in: *Hypertension Research,* 2002; 25:343–349.

7 Strandberg, T. E., Salomaa, V.: »White coat effect, blood pressure and mortality in men: prospective cohort study« in: *European Heart Journal,* 2000; 21:1714–1718.

8 Addison, C., Varney, S., Coats, A.: »The use of ambulatory blood pressure monitoring in managing hypertension according to different treatment guidelines« in: *Journal of Human Hypertension,* 2001; 15:535–538.

9 Blumenthal, J. A., Sherwood, A., Gullette, E. C., et al.: »Biobehavioral approaches to the treatment of essential hypertension« in: *Journal of Consulting and Clinical Psychology,* 2002; 70:569–589.

10 Grossman, E., Grossman, A., Schein, M. H., et al.: »Breathing-control lowers blood pressure« in: *Journal of Human Hypertension,* 2001; 15:263–269.

11 Driscoll, D., Dicicco, G.: »The effects of metronome breathing on the variability of autonomic activity measurements« in: *Journal of Manipulative and Physiological Therapeutics,* 2000; 23:610–614.

12 Schein, M. H., Gavish, B., Herz, M., et al.: »Treating hypertension with a device that slows and regularises breathing: a randomised, double-blind controlled study« in: *Journal of Human Hypertension,* 2001; 15:271–278.

13 Anderson, D. E., Bagrov, A. Y., Austin, J. L.: »Inhibited breathing decreases renal sodium excretion« in: *Psychosomatic Medicine,* 1995; 57:373–380.

14 Bernardi, L., Porta, C., Spicuzza, L., et al.: »Slow breathing increases arterial baroreflex sensitivity in patients with chronic heart failure« in: *Circulation,* 2002; 105:143–145.

15 Schein, M. H., Gavish, B., Baevsky, T., et al.: »Treating hypertension in type II diabetic patients with device-guided breathing: a randomized controlled trial« in: *Journal of Human Hypertension,* Mai 2009; 23(5):325–331.

16 Arakawa, K.: »Exercise, a measure to lower blood pressure and reduce other risks« in: *Clinical and Experimental Hypertension,* 1999; 21:797–803.

17 Lesniak, K. T., Dubbert, P. M.: »Exercise and hypertension« in: *Current Opinion in Cardiology,* 2001; 16:356–359.

18 Ohkubo, T., Hozawa, A., Nagatomi, R., et al.: »Effects of exercise training on home blood pressure values in older adults: a randomized controlled trial« in: *Journal of Hypertension,* 2001; 19:1045–1052.

19 Blumenthal, J. A., Sherwood, A., Gullette, E. C., et al.: »Exercise and weight loss reduce blood pressure in men and women with mild hypertension: effects on cardiovascular, metabolic, and hemodynamic functioning« in: *Archives of Internal Medicine,* 2000; 160:1947–1958.

20 Moreira, W. D., Fuchs, F. D., Ribeiro, J. P., Appel, L. J.: »The effects of two aerobic training intensities on ambulatory blood pressure in hypertensive patients: results of a randomized trial« in: *Journal of Clinical Epidemiology,* 1999; 52:637–642.

21 Fogari, R., Zoppi, A., Corradi, L., et al.: »Effect of body weight loss and normalization on blood pressure in overweight non-obese patients with stage 1 hypertension« in: *Hypertension Research,* März 2010; 33(3):236–242.

22 Navaneethan, S. D., Yehnert, H., Moustarah, F., et al.: »Weight loss interventions in chronic kidney disease: a systematic review and meta-analysis« in: *Clinical Journal of the American Society of Nephrology,* Oktober 2009; 4(10):1565–1574.

23 Rouse, I. L., Beilin, L. J., Mahoney, D. P., et al.: »Vegetarian diet and blood pressure« in: *The Lancet,* 1983; 2:742–743.

24 John, J. H., Ziebland, S., Yudkin, P., et al.: »Effects of fruit and vegetable consumption on plasma antioxidant concentrations and blood pressure: a randomised controlled trial« in: *The Lancet,* 2002; 359:1969–1974.

25 Yasunari, K., Maeda, K., Nakamura, M., Yoshikawa, J.: »Oxidative stress in leukocytes is a possible link between blood pressure, blood glucose, and C-reacting protein« in: *Hypertension,* 2002; 39:777–780.

26 Ortiz, M. C., Manriquez, M. C., Romero, J. C., Juncos, L. A.: »Antioxidants block angiotensin II-induced increases in blood pressure and endothelin« in: *Hypertension,* 2001; 38:655–659.

27 Tsi, D., Tan, B. K. H.: »Cardiovascular pharmacology of 3-n-butylphthalide in spontaneously

hypertensive rats« in: *Phytotherapy Research,* 1997; 11:576–582.

28 Silagy, C. A., Neil, H. A.: »A meta-analysis of the effect of garlic on blood pressure« in: *Journal of Hypertension,* 1994; 12:463–468.

29 Appel, L. J., Moore, T. J., Obarzanek, E., et al.: »A clinical trial of the effects of dietary patterns on blood pressure«, DASH Collaborative Research Group, in: *The New England Journal of Medicine,* 1997; 336:1117–1124.

30 Moore, T. J., Conlin, P. R., Ard, J., Svetkey, L. P.: »DASH (Dietary Approaches to Stop Hypertension) diet is effective treatment for stage 1 isolated systolic hypertension« in: *Hypertension,* 2001; 38:155–158.

31 Sacks, F. M., Svetkey, L. P., Vollmer, W. M., et al.: »Effects on blood pressure of reduced dietary sodium and the Dietary Approaches to Stop Hypertension (DASH) diet. DASH-Sodium Collaborative Research Group« in: *The New England Journal of Medicine,* 2001; 344:3–10.

32 Jansson, B.: »Dietary, total body, and intracellular potassium-to-sodium ratios and their influence on cancer« in: *Cancer Detection and Prevention,* 1990; 14:563–565.

33 Khaw, K. T., Barrett-Connor, E.: »Dietary potassium and stroke-associated mortality. A 12-year prospective population study« in: *The New England Journal of Medicine,* 1987; 316:235–240.

34 He, F. J., MacGregor, G. A.: »Salt, blood pressure and cardiovascular disease« in: *Current Opinion in Cardiology,* Juli 2007; 22(4):298–305.

35 Whelton, P. K., He, J.: »Potassium in preventing and treating high blood pressure« in: *Seminars in Nephrology,* 1999; 19:494–499.

36 Patki, P. S., Singh, J., Gokhale, S. V., et al.: »Efficacy of potassium and magnesium in essential hypertension: a double-blind, placebo-controlled, crossover study« in: *BMJ,* 1990; 301:521–523.

37 Fotherby, M. D., Potter, J. F.: »Potassium supplementation reduces clinic and ambulatory blood pressure in elderly hypertensive patients« in: *Journal of Hypertension,* 1992; 10:1403–1408.

38 Thijs, L., Amery, A., Birkenhager, W., et al.: »Age-related effects of placebo and active treatment in patients beyond the age of 60 years: the need for a proper control group« in: *Journal of Hypertension,* 1990; 8:997–1002.

39 Nurminen, M. L., Niittynen, L., Korpela, R., Vapaatalo, H.: »Coffee, caffeine and blood pressure: a critical review« in: *European Journal of Clinical Nutrition,* 1999; 53:831–839.

40 Hodgson, J. M., Puddey, I. B., Burke, V., et al.: »Effects on blood pressure of drinking green and black tea« in: *Journal of Hypertension,* 1999; 17:457–463.

41 Jee, S. H., He, J., Whelton, P. K., et al.: »The effect of chronic coffee drinking on blood pressure: a meta-analysis of controlled clinical trials« in: *Hypertension,* 1999; 33:647–652.

42 Hartley, T. R., Lovallo, W. R., Whitsett, T. L., et al.: »Caffeine and stress: implications for risk, assessment, and management of hypertension« in: *Journal of Clinical Hypertension,* (Greenwich), November/Dezember 2001; 3(6):354–361.

43 Jee, S. H., Miller, E. R. III, Gual-lar, E., et al.: »The effect of magnesium supplementation on blood pressure: a meta-analysis of randomized clinical trials« in: *American Journal of Hypertension,* 2002; 15:691–696.

44 Motoyama, T., Sano, H., Fukuzaki, H.: »Oral magnesium supplementation in patients with essential hypertension« in: *Hypertension,* 1989; 13:227–232.

45 Whelton, P. K., Klag, M. J.: »Magnesium and blood pressure: review of the epidemiologic and clinical trial experience« in: *American Journal of Cardiology* 1989; 63:26G–30G.

46 Joffres, M. R., Reed, D. M., Yano, K.: »Relationship of magnesium intake and other dietary factors to blood pressure. The Honolulu Heart Study« in: *The American Journal of Clinical Nutrition,* 1987; 45:469–475.

47 Lindberg, J. S., Zobitz, M. M., Poindexter, J. R., Pak, C. Y.: »Magnesium bioavailability from magnesium citrate and magnesium oxide« in:

Journal of the American College of Nutrition, 1990; 9:48–55.

48 Bohmer, T., Roseth, A., Holm, H., et al.: »Bioavailability of oral magnesium supplementation in female students evaluated from elimination of magnesium in 24-hour urine« in: *Magnesium and Trace Elements,* 1990; 9:272–278.

49 Cappuccio, F. P., Elliott, P., Allender, P. S., et al.: »Epidemiologic association between dietary calcium intake and blood pressure: a meta-analysis of published data« in: *American Journal of Epidemiology,* 1995; 142:935–945.

50 Meese, R. B., Gonzales, D. G., Casparian, J. M., et al.: »The inconsistent effects of calcium supplements upon blood pressure in primary hypertension« in: *The American Journal of the Medical Sciences,* 1987; 294:219–224.

51 Sowers, J. R., Zemel, M. B., Standley, P. R., Zemel, P. C.: »Calcium and hypertension« in: *Journal of Laboratory and Clinical Medicine,* 1989; 114:338–348.

52 Takagi, Y., Fukase, M., Takata, S., et al.: »Calcium treatment of essential hypertension in elderly patients evaluated by 24 H monitoring« in: *American Journal of Hypertension,* 1991; 4:836– 839.

53 Hajjar, I. M., George, V., Sasse, E. A., Kochar, M. S.: »A randomized, double-blind, controlled trial of vitamin C in the management of hypertension and lipids« in: *American Journal of Therapeutics,* 2002; 9:289–293.

54 Fotherby, M. D., Williams, J. C., Forster, L. A., et al.: »Effect of vitamin C on ambulatory blood pressure and plasma lipids in older persons« in: *Journal of Hypertension,* 2000; 18:411–415.

55 Galley, H. F., Thornton, J., Howdle, P. D., et al.: »Combination oral antioxidant supplementation reduces blood pressure« in: *Clinical Science,* 1997; 92:361–365.

56 Van Dijk, R. A., Rauwerda, J. A., Steyn, M., et al.: »Long-term homocysteine-lowering treatment with folic acid plus pyridoxine is associated with decreased blood pressure but not with improved brachial artery endothelium-dependent vasodilation or carotid artery stiffness: a 2-year, randomized, placebo-controlled trial« in: *Arteriosclerosis, Thrombosis, and Vascular Biology,* 2001; 21:2072–2079.

57 Aybak, M., Sermet, A., Ayyildiz, M. O., Karakilcik, A. Z.: »Effect of oral pyridoxine hydrochloride supplementation on arterial blood pressure in patients with essential hypertension« in: *Arzneimittelforschung,* 1995; 45:1271–1273.

58 Geleijnse, J. M., Giltay, E. J., Grobbee, D. E., et al.: »Blood pressure response to fish oil supplementation: metaregression analysis of randomized trials« in: *Journal of Hypertension,* 2002; 20:1493–1499.

59 Cicero, A. F., Ertek, S., Borghi, C.: »Omega-3 polyunsaturated fatty acids: their potential role in blood pressure prevention and management« in: *Current Vascular Pharmacology,* Juli 2009; 7(3):330–337.

60 Singer, P.: »Alpha-linolenic acid vs. long-chain n-3 fatty acids in hypertension and hyperlipidemia« in: *Nutrition,* 1992; 8:133–135.

61 Berry, E. M., Hirsch, J.: »Does dietary linolenic acid influence blood pressure?« in: *The American Journal of Clinical Nutrition,* 1986; 44:336–340.

62 Kelly, B. S., Alexander, J. W., Dreyer, D., et al.: »Oral arginine improves blood pressure in renal transplant and hemodialysis patients« in: *Journal of Parenteral and Enteral Nutrition,* 2001; 25:194–202.

63 Kelly, J. J., Williamson, P., Martin, A., Whitworth, J. A.: »Effects of oral L-arginine on plasma nitrate and blood pressure in cortisol-treated humans« in: *Journal of Hypertension* 2001; 19:263–268.

64 Ast, J., Jablecka, A., Bogdanski, P., et al.: »Evaluation of the antihypertensive effect of L-arginine supplementation in patients with mild hypertension assessed with ambulatory blood pressure monitoring« in: *Medical Science Monitor,* 28. April 2010; 16(5):CR266–CR271.

65 Campo, C., Lahera, V., Garcia-Robles, R., et al.: »Aging abolishes the renal response to L-arginine infusion in essential hypertension« in: *Kidney International,* 1996; 55 Anh. S126–128.

66 Fujita, H., Yoshikawa, M.: »LKPNM: a prodrug-type ACE-inhibitory peptide derived

from fish protein« in: *Immunopharmacology,* 1999; 44:123–127.

67 Fujita, H., Yamagami, T., Ohshima, K.: »Effects of an ACE-inhibitory agent, katsuobushi oligopeptide, in the spontaneously hypertensive rat and in borderline and mildly hypertensive subjects« in: *Nutrition Research,* 2001; 21:1149–1158.

68 Fujita, H., Yasumoto, R., Hasegawa, M., Ohshima, K.: »Antihypertensive activity of »Katsuobushi Oligopeptide« in hypertensive and borderline hypertensive subjects« in: *Japan Pharmacology & Therapeutics,* 1997; 25:147–151.

69 Fujita, H., Yasumoto, R., Hasegawa, M., Ohshima, K.: »Antihypertensive activity of ›Katsuobushi Oligopeptide‹ in hypertensive and borderline hypertensive subjects« in: *Japan Pharmacology & Therapeutics,* 1997; 25:153–157.

70 Kawasaki, T., Seki, E., Osajima, K., et al.: »Antihypertensive effect of valyl-tyrosine, a short chain peptide derived from sardine muscle hydrolysate, on mild hypertensive subjects« in: *Journal of Human Hypertension,* 2000; 14:519–523.

71 Ho, M. J., Bellusci, A., Wright, J. M.: »Blood pressure lowering efficacy of coenzyme Q_{10} for primary hypertension«, Cochrane Database of Systematic Reviews, 7. Oktober 2009; 4:CD007435.

72 Langsjoen, P., Langsjoen, P., Willis, R., Folkers, K.: »Treatment of essential hypertension with coenzyme Q_{10}« in: *Molecular Aspects of Medicine* 1994; 15 Anh.: S265–S272.

73 Digiesi, V., Cantini, F., Bisi, G., et al.: »Mechanism of action of coenzyme Q_{10} in essential hypertension« in: *Current Therapeutic Research,* 1992; 51:668–672.

74 Walker, A. F., Marakis, G., Morris, A. P., Robinson, P. A.: »Promising hypotensive effect of hawthorn extract: a randomized double-blind pilot study of mild, essential hypertension« in: *Phytotherapy Research,* 2002; 16:48–54.

75 Walker, A. F., Marakis, G., Simpson, E., et al.: » Hypotensive effects of hawthorn for patients with diabetes taking prescription drugs: a randomised controlled trial« in: *British Journal of General Practice,* Juni 2006; 56(527):437–443.

76 Scheffler, A., Rauwald, H. W., Kampa, B., et al.: »*Olea europaea* leaf extract exerts L-type Ca(2+) channel antagonistic effects« in: *Journal of Ethnopharmacology,* 20. November 2008; 120(2):233–240.

77 Cherif, S., Rahal, N., Haouala, M., et al.: [»A clinical trial of a titrated Olea extract in the treatment of essential arterial hypertension«] in: *J Pharm Belg,* 1996; 51:69–71.

78 Perrinjaquet-Moccetti, T., Busjahn, A., Schmidli,n C., et al.: »Food supplementation with an olive (*Olea europaea* L.) leaf extract reduces blood pressure in borderline hypertensive monozygotic twins« in: *Phytotherapy Research,* September 2008; 22(9):1239–1242.

79 Susalit, E., Agus, N., Effendi, I., et al.: »Olive (*Olea europaea*) leaf extract effective in patients with stage-1 hypertension: comparison with Captopril« in: *Phytomedicine,* 15. Februar 2011; 18(4):251–258.

80 McKay, D. L., Chen, C. Y., Saltzman, E., Blumberg, J. B.: »*Hibiscus sabdariffa L.* tea (tisane) lowers blood pressure in prehypertensive and mildly hypertensive adults« in: *Journal of Nutrition,* Februar 2010; 140(2):298–303.

81 Mozaffari-Khosravi, H., Jalali-Khanabadi, B. A., Afkhami-Ardekani, M., et al.: »The effects of sour tea (*Hibiscus sabdariffa*) on hypertension in patients with type II diabetes« in: *Journal of Human Hypertension,* Januar 2009; 23(1):48–54.

82 Haji Faraji, M., Haji Tarkhani, A.: »The effect of sour tea (*Hibiscus sabdariffa*) on essential hypertension« in: *Journal of Ethnopharmacology,* Juni 1999; 65(3):231–236.

83 Herrera-Arellano, A., Miranda-Sánchez, J., Avila-Castro, P., et al.: »Clinical effects produced by a standardized herbal medicinal product of *Hibiscus sabdariffa* on patients with hypertension. A randomized, double-blind, lisinopril-controlled clinical trial« in: *Planta Medica* Januar 2007;73(1): 6–12.

84 Herrera-Arellano, A., Flores-Romero, S., Chávez-Soto, M.A., Tortoriello, J.: »Effectiveness and tolerability of a standardized extract from *Hibiscus sabdariffa* in patients with mild to moderate hypertension: a controlled and randomized clinical trial« in: *Phytomedicine,* Juli 2004; 11(5):375–382.

Bronchitis und Lungenentzündung

1 Centers for Disease Control and Prevention« in: *National Vital Statistics Reports,* Nov. 2003; 52(9):9.
2 Nuorti, J. C., Butler, J. C., Farley, M. M., et al.: »Cigarette smoking and invasive pneumococcal disease« in: *The New England Journal of Medicine,* 2000; 342:681–689.
3 Bauer, T., Ewig, S., Marcos, M. A., et al.: »*Streptococcus pneumoniae* in community-acquired pneumonia: how important is drug resistance?« in: *Medical Clinics of North America,* 2001; 85:1367–1379.
4 Cunha, B. A.: »Clinical relevance of penicillin-resistant *Streptococcus pneumonia*« in: *Seminars in Respiratory Infections,* 2002; 17:204–214.
5 Garau, J.: »Treatment of drugresistant pneumococcal pneumonia« in: *The Lancet Infectious Diseases,* 2002; 2:404–415.
6 Felmingham, D.: »Evolving resistance patterns in community-acquired respiratory tract pathogens: first results from the PROTEKT global surveillance study. Prospective resistant organism tracking and epidemiology for the ketolide telithromycin« in: *Journal of Infection,* 2002; 44 Anh. A:3–10.
7 Jacobs, M. R., Felmingham, D., Appelbaum, P. C., et al.: »The Alexander Project 1998–2000: susceptibility of pathogens isolated from community-acquired lower respiratory tract infection to commonly used antimicrobial agents« in: *Journal of Antimicrobial Chemotherapy,* 2003; 52:229–246.
8 Braman, S. S.: »Chronic cough due to acute bronchitis: ACCP evidence-based clinical practice guidelines« in: *Chest,* 2006; 129(1 Anh.):95S–103S.
9 Gonzales, R., Sande, M.: »What will it take to stop physicians from prescribing antibiotics in acute bronchitis?« in: *The Lancet,* 1995; 345(8951):665–666.
10 Niimi, A., Matsumoto, H., Ueda, T., et al.: »Impaired cough reflex in patients with recurrent pneumonia« in: *Thorax,* 2003; 58:152–153.
11 Cambar. P. J., Shore, S. R., Aviado, D. M.: »Bronchopulmonary and gastrointestinal effects of lobeline« in: *Archives Internationales de Pharmacodynamie et de Thérapie,* 1969; 177:1–27.
12 Brendler, T., van Wyk, B. E.: »A historical, scientific and commercial perspective on the medicinal use of *Pelargonium sidoides (Geraniaceae)*« in: *Journal of Ethnopharmacology,* 28. Oktober 2008; 119(3):420–433.
13 Kim, C. E., Griffiths, W. J., Taylor, P. W.: »Components derived from *Pelargonium* stimulate macrophage killing of *Mycobacterium* species« in: *Journal of Applied Microbiology,* April 2009; 106(4):1184–1193.
14 Michaelis, M., Doerr, H. W., Cinatl, J. Jr.: »Investigation of the influence of EPs® 7630, a herbal drug preparation from *Pelargonium sidoides,* on replication of a broad panel of respiratory viruses« in: *Phytomedicine,* 15. März 2011; 18(5):384–386.
15 Agbabiaka, T. B., Guo, R., Ernst, E.: »*Pelargonium sidoides* for acute bronchitis: a systematic review and meta-analysis« in: *Phytomedicine,* Mai 2008; 15(5):378–385.
16 Matthys, H., Lizogub, V. G., Malek, F. A., Kieser, M.: »Efficacy and tolerability of EPs 7630 tablets in patients with acute bronchitis: a randomised, double-blind, placebo-controlled dose-finding study with a herbal drug preparation from *Pelargonium sidoides*« in: *Current Medical Research & Opinion,* Juni 2010; 26(6):1413–1422.
17 Kamin, W., Maydannik, V., Malek, F. A., Kieser, M.: »Efficacy and tolerability of EPs 7630 in children and adolescents with acute bronchitis: a randomized, double-blind, placebo-controlled multicenter trial with a herbal drug preparation from *Pelargonium sidoides* roots« in:

International Journal of Clinical Pharmacology and Therapeutics März 2010; 48(3):184–191.

18 Sieben, A., Prenner, L., Sorkalla, T., et al.: »Alpha-hederin, but not hederacoside C and hederagenin from *Hedera helix,* affects the binding behavior, dynamics, and regulation of beta 2-adrenergic receptors« in: *Biochemistry* 21. April 2009; 48(15):3477–3482.

19 Stauss-Grabo, M., Atiye, S., Warnke, A., et al.: »Observational study on the tolerability and safety of film-coated tablets containing ivy extract (Prospan® cough tablets) in the treatment of colds accompanied by coughing« in: *Phytomedicine,* 15. April 2011; 18(6):433–436.

20 Hecker, M., Runkel, F., Voelp, A.: [»Treatment of chronic bronchitis with ivy leaf special extract—multicenter post-marketing surveillance study in 1,350 patients«] in: *Forschende Komplementärmedizin und Klassische Naturheilkunde,* April 2002; 9(2):77–84

21 Kemmerich, B., Eberhardt, R., Stammer, H.: »Efficacy and tolerability of a fluid extract combination of thyme herb and ivy leaves and matched placebo in adults suffering from acute bronchitis with productive cough: a prospective, double-blind, placebo-controlled clinical trial« in: *Arzneimittelforschung,* 2006; 56(9):652–660.

22 Grandjean, E. M., Berthet, P., Ruffmann, R., Leuenberger, P.: »Efficacy of oral longterm N-acetylcysteine in chronic bronchopulmonary disease: a meta-analysis of published double-blind, placebo-controlled clinical trials« in: *Clinical Therapeutics,* 2000; 22:209–221.

23 Kelly, G. S.: »Bromelain. A literature review and discussion of its therapeutic applications« in: *Alternative Medicine Review,* 1996; 1:243–257.

24 Rimoldi, R., Ginesu, F., Giura, R.: »The use of bromelain in pneumological therapy« in: *Drugs Under Experimental and Clinical Research,* 1978; 4:55–66.

25 Klenner, F. R.: Virus pneumonia and its treatment with vitamin C« in: *Southern Medicine and Surgery,* Februar 1948; 110(2):36–38.

26 Hunt, C., Chakravorty, N. K., Annan, G., et al.: »The clinical effects of vitamin C supplementation in elderly hospitalized patients with acute respiratory infections« in: *International Journal for Vitamin and Nutrition Research,* 1994; 64:212–219.

27 Stephensen, C. B., Alvarez, J. O., Kohatsec, J.: »Vitamin A is excreted in the urine during acute infection« in: *The American Journal of Clinical Nutrition,* 1994; 60:88–92.

28 Hussey, G. D., Klein, M.: »A randomized, controlled trial of vitamin A in children with severe measles« in: *The New England Journal of Medicine,* 1990; 323:160–164.

29 Kjolhede, C. L., Chew, F. J., Gadomski, A. M., et al.: »Clinical trial of vitamin A as adjuvant treatment for lower respiratory tract infections« in: *Journal of Pediatrics,* 1995; 126:807–812.

30 Bhandari, N., Bahl, R., Taneja, S., et al.: »Effect of routine zinc supplementation on pneumonia in children aged 6 months to 3 years: randomised controlled trial in an urban slum« in: *BMJ,* 2002; 324:1358.

31 Bjorkqvist, M., Wiberg, B., Bodin, L., et al.: »Bottle-blowing in hospital-treated patients with community-acquired pneumonia« in: *Scandinavian Journal of Infectious Diseases,* 1997; 29:77–82.

32 Westerdahl, E., Lindmark, B., Almgren, S. O., et al.: »Chest physiotherapy after coronary artery bypass graft surgery – a comparison of three different deep breathing techniques« in: *Journal of Rehabilitation Medicine,* 2001; 33:79–84.

Brustkrebs (Prävention)

1 Miller, A. B., To, T., Baines, C. J., Wal, C.: »Canadian National Breast Screening Study – 2: 13-year results of a randomized trial in women aged 50–59 years« in: *Journal of the National Cancer Institute,* 20. September 2000; 92(18):1490–1499.

2 Gøtzsche, P. C., Nielsen, M.: »Screening for breast cancer with mammography«, Cochrane Database of Systematic Reviews, 19. Januar 2011; 1:CD001877.

3 Lipworth, L., Bailey, L. R., Trichopoulos, D.: »History of breastfeeding in relation to bre-

ast cancer risk: a review of the epidemiologic literature« in: *Journal of the National Cancer Institute,* 16. Februar 2000; 92(4):302–312.

4 Haller, C. A., Simpser, E.: »Breastfeeding: 1999 perspective« in: *Current Opinion in Pediatrics,* 1999; 11:379–383.

5 Lynch, B. M., Neilson, H. K., Friedenreich, C. M.: »Physical activity and breast cancer prevention« in: *Recent Results in Cancer Research,* 2011; 186:13–42.

6 Schmitz, K. H.: »Exercise for secondary prevention of breast cancer: moving from evidence to changing clinical practice« in: *Cancer Prevention Research,* April 2011; 4(4):476–480.

7 Mock, V., Dow, K. H., Meares, C. J., et al.: »Effects of exercise on fatigue, physical functioning, and emotional distress during radiation therapy for breast cancer« in: *Oncology Nursing Forum,* 1997; 24:991–1000.

8 Schwartz, A. L., Mori, M., Gao, R., et al.: »Exercise reduces daily fatigue in women with breast cancer receiving chemotherapy« in: *Medicine & Science in Sports & Exercise,* 2001; 33:718–723.

9 Demark-Wahnefried, W., Rimer, B. K., Winer, E. P.: »Weight gain in women diagnosed with breast cancer« in: *Journal of the American Dietetic Association,* 1997; 97:519–526.

10 Hauner, H., Hauner, D.: »The impact of nutrition on the development and prognosis of breast cancer« in: *Breast Care,* 2010; 5(6):377–381.

11 Hebert, J., Rosen, A.: »Nutritional, socioeconomic, and reproductive factors in relation to female breast cancer mortality: findings from a cross-national study« in: *Cancer Detection and Prevention,* 1996; 20:234–244.

12 Zheng, W., Gustafson, D. R., Sinha, R., et al.: »Well-done meat intake and the risk of breast cancer« in: *Journal of the National Cancer Institute,* 1998; 90:1724–1729.

13 Wendel, M., Heller, A.R.: »Anticancer actions of omega-3 fatty acids – current state and future perspectives« in: *Anti-Cancer Agents in Medicinal Chemistry,* Mai 2009; 9(4):457–470.

14 Bartsch, H., Nair, J., Owen, R. W.: »Dietary polyunsaturated fatty acids and cancers of the breast and colorectum: emerging evidence for their role as risk modifiers« in: *Carcinogenesis,* 1999; 20:2209–2218.

15 Rose, D. P.: »Dietary fatty acids and breast cancer« in: *The American Journal of Clinical Nutrition,* 1998; 66 Anh.: 998S–1003S.

16 Bougnoux, P., Maillard, V., Chajes, V.: »Omega-6/omega-3 polyunsaturated fatty acids ratio and breast cancer« in: *World Review of Nutrition and Dietetics,* 2005; 94:158–165.

17 Klein, V., Chajes, V., Germain, E., et al.: »Low alpha-linolenic acid content of adipose breast tissue is associated with an increased risk of breast cancer« in: *European Journal of Cancer,* 2000; 36:335–340.

18 Bougnoux, P., Koscielny, S., Chajes, V., et al.: »Alpha-linolenic acid content of adipose breast tissue: a host determinant of the risk of early metastasis in breast cancer« in: *British Journal of Cancer,* 1994; 70:330–334.

19 Thompson, L. U., Seidl, M. M., Rickard, S. E., et al.: »Antitumorigenic effect of a mammalian lignan precursor from flaxseed« in: *Nutrition and Cancer,* 1996; 26:159–165.

20 Saarinen, N. M., Wärri, A., Airio, M., et al.: »Role of dietary lignans in the reduction of breast cancer risk« in: *Molecular Nutrition & Food Research,* Juli 2007; 51(7):857–866.

21 Haggans, C. J., Hutchins, A. M., Olson, B. A., et al.: »Effect of flaxseed consumption on urinary estrogen metabolites in post-menopausal women« in: *Nutrition and Cancer,* 1999; 33:188–195.

22 Thompson, L. U., Chen, J. M., Li, T., et al.: »Dietary flaxseed alters tumor biological markers in postmenopausal breast cancer« in: *Clinical Cancer Research,* 15. Mai 2005; 11(10):3828–3835.

23 Dong, J. Y., Qin, L. Q.: »Soy isoflavones consumption and risk of breast cancer incidence or recurrence: a meta-analysis of prospective studies« in: *Breast Cancer Research and Treatment,* Januar 2011; 125(2):315–323.

24 Nagata, C.: »Factors to consider in the association between soy isoflavone intake and breast cancer risk« in: *Journal of Epidemiology,* 2010; 20(2):83–79.

25 Messina, M.: »Soy, soy phytoestrogens (isoflavones), and breast cancer« in: *The American Journal of Clinical Nutrition,* 1999; 70:574–75.

26 Zeligs, M.: »Diet and estrogen status: the cruciferous connection« in: *Journal of Medicinal Food,* 1998; 1:67–81.

27 Shertzer, H. G., Senft, A. P.: »The micronutrient indole-3-carbinol: implications for disease and chemoprevention« in: *Drug Metabolism and Drug Interactions,* 2000; 17:159–188.

28 Michnovicz, J. J.: »Increased estrogen 2-hydroxylation in obese women using oral indole-3-carbinol« in: *International Journal of Obesity and Related Metabolic Disorders,* 1998; 22 (3):227–229.

29 Del Priore, G., Gudipudi, D. K., Montemarano, N., et al.: »Oral diindolylmethane (DIM): pilot evaluation of a nonsurgical treatment for cervical dysplasia« in: *Gynecology Oncology,* März 2010; 116(3):464–467.

30 Walaszek, Z., Szemraj, J., Narog, M., et al.: »Metabolism, uptake, and excretion of a D-glucaric acid salt and its potential use in cancer prevention« in: *Cancer Detection and Prevention,* 1997; 21:178–190.

31 Walaszek, Z.: »Potential use of D-glucaric acid derivatives in cancer prevention« in: *Cancer Letters,* 1990; 54:1–8.

32 Kolstad, H. A.: »Nightshift work and risk of breast cancer and other cancers – a critical review of the epidemiologic evidence« in: *Scandinavian Journal of Work, Environment & Health,* Februar 2008; 34(1):5–22.

33 Schernhammer, E. S., Laden, F., Speizer, F. E., et al.: »Rotating night shifts and risk of breast cancer in women participating in the nurses' health study« in: *Journal of the National Cancer Institute,* 2001; 93:1563–1568.

34 Davis, S., Mirick, D. K., Stevens, R. G.: »Night shift work, light at night, and risk of breast cancer« in: *Journal of the National Cancer Institute,* 2001; 93:1557–1562.

35 Ogunleye, A. A., Xue, F., Michels, K. B.: »Green tea consumption and breast cancer risk or recurrence: a meta-analysis« in: *Breast Cancer Research and Treatment,* Januar 2010; 119(2):477–484.

Candidose, chronische

1 Truss, C. O.: *The missing diagnosis.* Birmingham, Ala.: Im Selbstverlag veröffentlicht, 1983.

2 Crook, W. G.: *The yeast connection,* 2. Auflage. Jackson, Tenn.: Professional Books, 1984.

3 Kroker, G. F.: »Chronic candidiasis and allergy« in: *Food allergy and intolerance,* hrsg. von Brostoff, J., Challacombe, S. J. Philadelphia: W. B. Saunders, 1987; 850–872.

4 Crook, W. G.: *The yeast connection and the woman.* Jackson, Tenn.: Professional Books, 1995.

5 Bauman, D. S., Hagglund, H. E.: »Correlation between certain polysystem chronic complaints and an enzyme immunoassay with antigens of Candida albicans« in: *Journal of Advancement in Medicine,* 1991; 4:5–19.

6 Boero, M., Pera, A., Andriulli, A., et al.: »Candida overgrowth in gastric juice of peptic ulcer subjects on short- and long-term treatment with H_2-receptor antagonists« in: *Digestion,* 1983; 28:158–163.

7 Rubinstein, E., Mark, Z., Haspel, J., et al.: »Antibacterial activity of the pancreatic fluid« in: *Gastroenterology,* 1985; 88:927–932.

8 Sarker. S. A., Gyr, K.: »Non-immunological defence mechanisms of the gut« in: *Gut,* 1992; 33:987–993.

9 Iwata, K.: »Toxins produced by Candida albicans« in: *Contributions to Microbiology & Immunology,* 1977; 4:77–85.

10 Axelsen, N. H.: »Analysis of human *Candida precipitins* by quantitative immunoelectrophoresis: a model for analysis of complex microbial antigen-antibody systems« in: *Scandinavian Journal of Immunology,* 1976; 5:177–190.

11 Farah, C. S., Elahi, S., Drysdale, K., et al.: »Primary role for CD4+ T lymphocytes in recovery from oropharyngeal candidiasis« in: *Infection and Immunity,* 2002; 70:724–731.

12 Fidel, P. L. Jr.: »Immunity to *Candida*« in: *Oral Diseases,* 2002; 8 Anh. 2:69–75.

13 Klein, A., Pappas, S. C., Gordon, P., et al.: »The effect of nonviral liver damage on the T-lym-

phocyte helper/suppressor ratio« in: *Clinical Immunology and Immunopathology,* 1988; 46:214–220.

14 Abe, F., Nagata, S., Hotchi, M.: »Experimental candidiasis in liver injury« in: *Mycopathologia,* 1987; 100:37–42.

15 Barak, A. J., Beckenhauer, H. C., Junnila, M., et al.: »Dietary betaine promotes generation of hepatic S-adenosylmethionine and protects the liver from ethanol-induced fatty infiltration« in: *Alcoholism: Clinical and Experimental Research,* 1993; 17:552–555.

16 Zeisel, S. H., Da Costa, K. A., Franklin, P. D., et al.: »Choline, an essential nutrient for humans« in: *The FASEB Journal,* 1991; 5:2093–2098.

17 Isolauri, E.: »Probiotics in human disease« in: *The American Journal of Clinical Nutrition,* 2001; 73:1142S–1146S.

18 Sullivan, A., Nord, C. E.: »The place of probiotics in human intestinal infections« in: *International Journal of Antimicrobial Agents* 2002; 20:313–319.

19 Hahn, F. E., Ciak, J.: »Berberine« in: *Antibiotics,* 1976; 3:577–588.

20 Amin, A. H., Subbaiah, T. V., Abbasi, K. M.: »Berberine sulfate. Antimicrobial activity, bioassay, and mode of action« in: *Canadian Journal of Microbiology,* 1969; 15:1067–1076.

21 Johnson, C. C., Johnson, G., Poe, C. F.: »Toxicity of alkaloids to certain bacteria. II. Berberine, physostigmine, and sanguinarine« in: *Acta Pharmacologica et Toxicologica,* 1952; 8:71–78.

22 Kaneda, Y., Torii, M., Tanaka, T., et al.: »In vitro effects of berberine sulphate on the growth of *Entamoeba histolytica*, *Giardia lamblia* and *Trichomonas vaginalis*« in: *Annals of Tropical Medicine and Parasitology,* 1991; 85:417–425.

23 Subbaiah, T. V., Amin, A. H.: »Effect of berberine sulphate on *Entamoeba histolytica*« in: *Nature,* 1967; 215:527–528.

24 Ghosh, A. K., Rakshit, M. M., Ghosh, D. K.: »Effect of berberine chloride on *Leishmania donovani*« in: *Indian Journal of Medical Research,* 1983; 78:407–416.

25 Mahajan, V. M., Sharma, A., Rattan, A.: »Antimycotic activity of berberine sulphate. An alkaloid from an Indian medicinal herb« in: *Sabouraudia,* 1982; 20:79–81.

26 Gupte, S.: »Use of berberine in treatment of giardiasis« in: *American Journal of Diseases of Children,* 1975; 129:866.

27 Bhakat, M. P., Nandi, N., Pal, H. K., et al.: »Therapeutic trial of berberine sulphate in non-specific gastroenteritis« in: *Indian Medical Journal,* 1974; 68:19–23.

28 Kamat, S. A.: »Clinical trial with berberine hydrochloride for the control of diarrhoea in acute gastroenteritis« in: *Journal of the Association of Physicians of India,* 1967; 15:525–529.

29 Desai, A. B., Shah, K. M., Shah, D. M.: »Berberine in the treatment of diarrhoea« in: *Indian Pediatrics,* 1971; 8:462–465.

30 Sharma, R., Joshi, C. K., Goyal, R. K.: »Berberine tannate in acute diarrhoea« in: *Indian Pediatrics,* 1970; 7:496–501.

31 Choudhry, V. P., Sabir, M., Bhide, V. N.: »Berberine in giardiasis« in: *Indian Pediatrics,* 1972; 9:143–146.

32 Rabbani, G. H., Butler, T., Knight. J., et al.: »Randomized controlled trial of berberine sulfate therapy for diarrhea due to enterotoxigenic *Escherichia coli* and *Vibrio cholerae*« in: *Journal of Infectious Diseases,* 1987; 155:979–984.

33 Kowalewski, Z., Mrozikiewicz, A., Bobkiewicz, T., et al.: [»Toxicity of berberine sulfate«] in: *Acta Poloniae Pharmaceutica,* 1975; 32:113–120.

34 Moore, G. S., Atkins, R. D.: »The fungicidal and fungistatic effects of an aqueous garlic extract on medically important yeast-like fungi« in: *Mycologia,* 1977; 69:341–348.

35 Sandhu, D. K., Warraich, M. K., Singh, S.: »Sensitivity of yeasts isolated from cases of vaginitis to aqueous extracts of garlic« in: *Mykosen,* 1980; 23:691–698.

36 Prasad, G., Sharma, V. D.: »Efficacy of garlic (*Allium sativum*) treatment against experimental candidiasis in chicks« in: *British Veterinary Journal,* 1980; 136:448–451.

37 Stiles, J. C., Sparks, W., Ronzio, R. A.: »The inhibition of Candida albicans by oregano« in: *Journal of Applied Nutrition,* 1995; 47:96–102.

38 Vazquez, J. A., Zawawi, A. A.: »Efficacy of alcohol-based and alcohol-free melaleuca oral solution for the treatment of fluconazole-refractory oropharyngeal candidiasis in patients with AIDS« in: *HIV Clinical Trials,* 2002; 3:379–385.

39 Stepanovic, S., Antic, N., Dakic, I., et al.: »In vitro antimicrobial activity of propolis and synergism between propolis and antimicrobial drugs« in: *Microbiological Research,* 2003; 158:353–357.

40 Ota, C., Unterkircher, C., Fantinato, V., et al.: »Antifungal activity of propolis on different species of *Candida*« in: *Mycoses,* 2001; 44:375–378.

41 D'Auria, F. D., Tecca, M., Scazzocchio, F., et al.: »Effect of propolis on virulence factors of Candida albicans« in: *Journal of Chemotherapy,* 2003; 15:454–460.

42 Martins, R. S., Pereira, E. S. Jr., Lima, S. M., et al.: »Effect of commercial ethanol propolis extract on the in vitro growth of Candida albicans collected from HIV-seropositive and HIV-seronegative Brazilian patients with oral candidiasis« in: *Journal of Oral Science,* 2002; 44:41–48.

Chronische obstruktive Lungenerkrankung

1 Hoogendoorn, M., Feenstra, T. L., Hoogenveen, R. T., Ruttenvan, Mölken, M. P. M. H.: »Longterm effectiveness and cost-effectiveness of smoking cessation interventions in patients with COPD« in: *Thorax,* 2010; 65(8):711–718.

2 Stav, D., Raz, M.: »Effect of N-acetylcysteine on air trapping in COPD: a randomized placebo-controlled study« in: *Chest,* August 2009; 136(2):381–386.

3 Rolla, G., Bucca, C., Bugiani, M., et al.: »Hypomagnesemia in chronic obstructive lung disease: effect of therapy« in: *Magnesium and Trace Elements,* 1990; 9:132–136.

4 Fiaccadori, E., Del Canale, S., Coffrini, E., et al.: »Muscle and serum magnesium in pulmonary intensive care unit patients« in: *Critical Care Medicine,* 1988; 16:751–760.

5 Skorodin, M. S., Tenholder, M. F., Yetter, B., et al.: »Magnesium sulfate in exacerbations of chronic obstructive pulmonary disease« in: *Archives of Internal Medicine,* 1995; 155:496–500.

Chronisches Erschöpfungssyndrom

1 Holmes, G. P., Kaplan, J., Gantz, N., et al.: »Chronic fatigue syndrome: a working case definition« in: *Annals of Internal Medicine,* 1988; 108:387–389.

2 Bates, D. W., Schmitt, W., Buchwald, D., et al.: »Prevalence of fatigue and chronic fatigue syndrome in a Primary Care practice« in: *Archives of Internal Medicine,* 1993; 153(24)2759–2765.

3 Reid, S., Chalder, T., Cleare, A., et al.: »Chronic fatigue syndrome« in: *Clinical Evidence,* 2008; 08:1101–1115.

4 Kyle, D. V., deShazo, R. D.: »Chronic fatigue syndrome: a conundrum« in: *The American Journal of the Medical Sciences,* 1992; 303:28–34.

5 Caligiuri, M., Murray, C., Buchwald, D., et al.: »Phenotypic and functional deficiency of natural killer cells in patients with chronic fatigue syndrome« in: *The Journal of Immunology,* 1987; 139:3306–3313.

6 Gupta, S., Vayuvegula, B.: A »comprehensive immunological analysis in chronic fatigue syndrome« in: *Scandinavian Journal of Immunology,* 1991; 33:319–327.

7 Komaroff, A. I., Goldenberg, D.: »The chronic fatigue syndrome: definition, current studies and lessons for fibromyalgia research« in: *The Journal of Rheumatology,* 1989; 16:23–27.

8 Buchwald, D., Garrity, D. L.: »Comparison of patients with chronic fatigue syndrome, fibromyalgia and multiple chemical sensitivities« in: *Archives of Internal Medicine,* 1994; 154:2049–2053.

9 Prins, J. B., Bos, E., Huibers, M. J., et al.: »Social support and the persistence of complaints in chronic fatigue syndrome« in: *Psychotherapy and Psychosomatics,* 2004; 73:174–182.

10 Sharpe, M., Hawton, K., Simkin, S., et al.: »Cognitive behavior therapy for the chronic fatigue syndrome: a randomized controlled trial« in: *BMJ,* 1996; 312:22–26.

11 Deale, A., Chalder, T., Marks, L., et al.: »Cognitive behavior therapy for chronic fatigue syndrome: a randomized controlled trial« in: *The American Journal of Psychiatry,* 1997; 154:408–414.

12 Tintera, J. W.: »The hypoadreno-cortical state and its management« in: *New York State Journal of Medicine,* 1955; 55:1869–1876.

13 Demitrack, M. A.: » Chronic fatigue syndrome: a disease of the hypothalamic-pituitary-adrenal axis?« in: *Annals of Medicine,* 1994; 26:1–3.

14 Roberts, A. D., Wessely, S., Chalder, T., et al.: »Salivary cortisol response to awakening in chronic fatigue syndrome« in: *The British Journal of Psychiatry,* 2004; 184:136–141.

15 Cleare, A. J.: »The HPA axis and the genesis of chronic fatigue syndrome« in: *Trends in Endocrinology & Metabolism,* 2004; 15:55–59.

16 Demitrack, M. A., Dale, J. K., Straus, S. E., et al.: »Evidence for impaired activation of hypothalamic-pituitary-adrenal axis in patients with chronic fatigue syndrome« in: *The Journal of Clinical Endocrinology & Metabolism,* 1991; 73:1224–1234.

17 Seaton, A., Jeelinek, E. H., Kennedy, P.: »Major neurological disease and occupational exposure to organic solvents« in: *Quarterly Journal of Medicine,* 1992; 305:707–712.

18 Rutter, M., Russell-Jones, R. (Hrsg.): *Lead versus health: sources and effects of low level lead exposure.* New York: John Wiley, 1983.

19 Bland, J. S., Barrager, E., Reedy, R. G., et al.: »A medical food-supplemented detoxification program in the management of chronic health problems« in: *Alternative Therapies in Health and Medicine,* 1995; 1:62–71.

20 Rigden, S., Barrager, E., Bland, J. S.: »Evaluation of the effect of a modified entero-hepatic resuscitation program in chronic fatigue syndrome patients« in: *Journal of Advancement in Medicine,* 1998; 11(4):247–262.

21 Rowe, A. H., Rowe, A. Jr.: *Food allergy: its manifestations and control and the elimination diets: a compendium.* Springfield, Ill.: Charles C. Thomas, 1972.

22 Breneman, J. C.: *Basics of food allergy.* Springfield, Ill.: Charles C. Thomas, 1977.

23 Estler, C. J., Ammon, H. P., Herzog, C.: »Swimming capacity of mice after prolonged treatment with psychostimulants. I. Effects of caffeine on swimming performance and cold stress« in: *Psychopharmacology,* 1978; 58:161–166.

24 Greden, J. F., Fontaine, P., Lubetsky, M., et al.: »Anxiety and depression associated with caffeinism among psychiatric inpatients« in: *The American Journal of Psychiatry,* 1978; 135:963–966.

25 Chou, T.: »Wake up and smell the coffee. Caffeine, coffee, and the medical consequences« in: *Western Journal of Medicine,* 1992; 157:544–553.

26 Hughes, J. R., Higgins, S. T., Bickel, W. K., et al.: »Caffeine self-administration, withdrawal, and adverse effects among coffee drinkers« in: *Archives of General Psychiatry,* 1991; 48:611–617.

27 Behan, P. O., Behan, W. M., Horrobin, D.: »Effect of high doses of essential fatty acids on the postviral fatigue syndrome« in: *Acta Neurologica Scandinavica,* 1990; 82:209–216.

28 Puri, B. K., Holmes, J., Hamilton, G.: »Eicosapentaenoic acid-rich essential fatty acid supplementation in chronic fatigue syndrome associated with symptom remission and structural brain changes« in: *International Journal of Clinical Practice,* 2004; 58:297–299.

29 Manuel, Y., Keenoy, B., Moorkens, G., et al.: »Magnesium status and parameters of the oxidant-antioxidant balance in patients with chronic fatigue: effects of supplementation with magnesium« in: *Journal of the American College of Nutrition,* 2000; 19:374–382.

30 Cox, I. M., Campbell, M. J., Dowson, D.: »Red blood cell magnesium and chronic fatigue syndrome. *The Lancet,* 1991; 337:757–760.

31 Ahlborg, H., Ekelund, L. G., Nilsson, C. G.: »Effect of potassium-magnesium aspartate on the capacity for prolonged exercise in man« in: *Acta Physiologica Scandinavica,* 1968; 74:238–245.

32 Hicks, J. T.: »Treatment of fatigue in general practice: a double blind study« in: *Clinical Medicine,* Januar 1964; 71:85–90.

33 Friedlander, H. S.: »Fatigue as a presenting symptom: management in general practice« in: *Current Therapeutic Research,* 1962; 4:441–449.

34 Shaw, D. L. Jr., Chesney, M. A., Tullis, I. F., et al.: »Management of fatigue: a physiologic approach« in: *The American Journal of the Medical Sciences,* 1962; 243:758–769.

35 Gullestad, L., Oystein, Dolva, L., Birkeland, K., et al.: »Oral versus intravenous magnesium supplementation in patients with magnesium deficiency« in: *Magnesium and Trace Elements,* 1991; 10:11–16.

36 Lindberg, J. S., Zobitz, M. M., Poindexter, J. R., et al.: »Magnesium bioavailability from magnesium citrate and magnesium oxide« in: *Journal of the American College of Nutrition,* 1990; 9:48–45.

37 Plioplys, A. V., Plioplys, S.: »Amantadine and L-carnitine treatment of chronic fatigue syndrome« in: *Neuropsychobiology,* 1997; 35:16–23.

38 Maes, M., Mihaylova, I., Kubera, M., *et al.:* »Coenzyme Q_{10} deficiency in myalgic encephalomyelitis/chronic fatigue syndrome (ME/CFS) is related to fatigue, autonomic and neurocognitive symptoms and is another factor explaining the early mortality in ME/CFS due to cardiovascular disorder« in: *Neuroendocrinology Letters,* 2009; 30(4):470–476.

39 LaManca, J. J., Sisto, S. A., DeLuca, J., et al.: »Influence of exhaustive treadmill exercise on cognitive functioning in chronic fatigue syndrome« in: *The American Journal of Medicine,* 1998; 105:S59–S65.

40 Farmer, M. E., Locke, B. Z., Moscicki, E. K., et al.: »Physical activity and depressive symptoms: the NHANES 1 Epidemiologic Follow-up Study« in: *American Journal of Epidemiology,* 1988; 1328:1340–1351.

41 Fiatarone, M. A., Morley, J. E., Bloom, E. T., et al.: »The effect of exercise on natural killer cell activity in young and old subjects« in: *The Journals of Gerontology,* 1989; 44:M37–M45.

42 Makinnon, L. T.: »Exercise and natural killer cells. What is their relationship?« in: *Sports Medicine,* 1989; 7:141–149.

43 Sun, X. S., Xu, Y., Xia, Y. J.: »Determination of E-rosette-forming lymphocytes in aged subjects with taichiquan exercise« in: *International Journal of Sports Medicine,* 1989; 10:217–219.

44 Friedberg, F.: »Does graded activity increase activity? A case study of chronic fatigue syndrome« in: *Journal of Behavior Therapy and Experimental Psychiatry,* 2002; 33:203–215.

45 Wallman, K. E., Morton, A. R., Goodman, C., et al.: »Randomised controlled trial of graded exercise in chronic fatigue syndrome« in: *The Medical Journal of Australia,* 2004; 180:444–448.

46 Bohn, B., Nebe, C. T., Birr, C.: »Flow-cytometric studies with *Eleutherococcus senticosus* extract as an immunomodulatory agent« in: *Arzneimittelforschung,* 1987; 37:1193–1196.

47 Olsson, E. M., von Schéele, B., Panossian, A. G.: »A randomised, double-blind, placebo-controlled, parallel-group study of the standardised extract shr-5 of the roots of *Rhodiola rosea* in the treatment of subjects with stress-related fatigue« in: *Planta Medica,* Februar 2009; 75(2):105–512.

Depressionen

1 Seligman, M.: *Learned optimism.* New York: Knopf, 1991.

2 Peterson, C., Seligman, M., Vaillant, G.: »Pessimistic explanatory style is a risk factor for physical illness: a thirty-five year longitudinal study« in: *Journal of Personality and Social Psychology,* 1988; 55:23–27.

3 Moncrieff, J., Cohen, D.: »Do antidepressants cure or create abnormal brain states?« in: *PLoS Med,* Juli 2006; 3(7):e240.

4 Middleton, H., Moncrieff, J.: »›They won't do any harm and might do some good‹: time to think again on the use of antidepressants?« in: *British Journal of General Practice,* Januar 2011; 61(582):47–49.

5 Möller, H. J.: »Is there evidence for negative effects of antidepressants on suicidality in

depressive patients? A systematic review« in: *European Archives of Psychiatry and Clinical Neuroscience,* Dezember 2006; 256(8):476–496.

6 Fournier, J,. C., DeRubeis, R. J., Hollon, S. D., et al.: »Antidepressant drug effects and depression severity: a patient-level meta-analysis« in: *JAMA, The Journal of the American Medical Association,* 2010; 303(1):47–53.

7 Schwartz, T. L., Nihalani, N., Jindal, S., et al.: »Psychiatric medication-induced obesity: a review« in: *Obesity Reviews,* 2004; 5(2):115–121.

8 Raeder, M. B., Bjelland, I., Emil, Vollset, S., Steen, V. M.: »Obesity, dyslipidemia, and diabetes with selective serotonin reuptake inhibitors: the Hordaland Health Study« in: *Journal of Clinical Psychiatry,* 2006; 67(12):1974

9 Jarrett, R. B., Rush, A. J.: »Short-term psychotherapy of depressive disorders: current status and future directions« in: *Psychiatry,* 1994; 57:115–132.

10 Robins, C. J., Hayes, A. M.: »An appraisal of cognitive therapy« in: *Journal of Consulting and Clinical Psychology,* 1993; 61:205–214.

11 Evans, M., Hollon, S. D., DeRubeis, R. J., et al.: »Differential relapse following cognitive therapy and pharmacotherapy for depression« in: *Archives of General Psychiatry,* 1992; 49:802–808.

12 Gold, M., Pottash. A., Extein, I.: »Hypothyroidism and depression, evidence from complete thyroid function evaluation« in: *JAMA, The Journal of the American Medical Association,* 1981; 245:1919–1922.

13 Joffe, R., Roy-Byrne, P., Udhe, T., et al.: »Thyroid function and affective illness: a reappraisal« in: *Biological Psychiatry,* 1984; 19:1685–1691.

14 Altar, C., Bennett, B., Wallace, R., et al.: »Glucocorticoid induction of tryptophan oxygenase. Attenuation by intragastrically administered carbohydrates and metabolites« in: *Biochemical Pharmacology,* 1983; 32:979–984.

15 Schottenfeld, R. S., Cullen, M. R.: »Organic affective illness associated with lead intoxication« in: *The American Journal of Psychiatry,* 1984; 141:1423–1426.

16 Rutter, M., Russell-Jones, R. (Hrsg.): *Lead versus health: sources and effects of low level lead exposure.* New York: John Wiley, 1983.

17 Seaton, A., Jellinek, E. H., Kennedy, P.: »Major neurological disease and occupational exposure to organic solvents« in: *Quarterly Journal of Medicine,* 1992; 305:707–712.

18 Nunes, E. V., Levin, F. R.: »Treatment of depression in patients with alcohol or other drug dependence: a meta-analysis« in: *JAMA, The Journal of the American Medical Association,* 2004; 291:1887–1896.

19 Chou, T.: »Wake up and smell the coffee: caffeine, coffee, and the medical consequences« in: *Western Journal of Medicine,* 1992; 157:544–553.

20 Gilliland, K., Bullock, W.: »Caffeine: a potential drug of abuse« in: *Advances in Alcohol & Substance Abuse,* 1984; 3:53–73.

21 Greden, J., Fontaine, P., Lubetsky, M., et al.: »Anxiety and depression associated with caffeinism among psychiatric inpatients« in: *The American Journal of Psychiatry,* 1978; 135:963–966.

22 Neil, J. F., Himmelhoch, J. M., Mallinger, A. G., et al.: »Caffeinism complicating hypersomnic depressive episodes« in: *Comprehensive Psychiatry,* 1978; 19:377–385.

23 Charney, D., Heninger, G., Jatlow, P.: »Increased anxiogenic effects of caffeine in panic disorders« in: *Archives of General Psychiatry,* 1985; 42:233–243.

24 Bolton, S., Null, G.: »Caffeine, psychological effects, use and abuse« in: *Orthomolecular Psychiatry,* 1981; 10:202–211.

25 Kreitsch, K.: »Prevalence, presenting symptoms, and psychological characteristics of individuals experiencing a diet-related mood disturbance« in: *Behavior Therapy,* 1985; 19:593–594.

26 Christensen, L.: »Psychological distress and diet – effects of sucrose and caffeine« in: *Journal of Applied Nutrition,* 1988; 40:44–50.

27 Martin, J. E., Dubbert, P. M.: »Exercise applications and promotion in behavioral medicine: current status and future directions« in: *Journal*

of Consulting and Clinical Psychology, 1982; 50:1004–1017.

28 Onyike, C. U., Crum, R. M., Lee, H. B., et al.: »Is obesity associated with major depression? Results from the Third National Health and Nutrition Examination Survey« in: *American Journal of Epidemiology,* 2003; 158:1139–1147.

29 Weyerer, S., Kupfer, B.: »Physical exercise and psychological health« in: *Sports Medicine,* 1994; 17:108–116.

30 Carr, D. B., Bullen, B. A., Skrinar, G. S., et al.: »Physical conditioning facilitates the exercise-induced secretion of beta-endorphin and beta-lipotropin in women« in: *The New England Journal of Medicine,* 1981; 305:560–563.

31 Lobstein, D. D., Mosbacher, B. J., Ismail, A. H.: »Depression as a powerful discriminator between physically active and sedentary middle-aged men« in: *Journal of Psychosomatic Research,* 1983; 27:69–76.

32 Folkins, C. H., Sime, W. E.: »Physical fitness training and mental health« in: *American Psychologist,* 1981; 36:373–389.

33 Martinsen, E. W.: »The role of aerobic exercise in the treatment of depression« in: *Stress Medicine,* 1987; 3:93–100.

34 Byrne, A., Byrne, D. G.: »The effect of exercise on depression, anxiety and other mood states: a review« in: *Journal of Psychosomatic Research,* 1993; 37:565–574.

35 Casper, R. C.: »Exercise and mood« in: *World Review of Nutrition and Dietetics,* 1993; 71:115–143.

36 Sánchez-Villegas, A., Delgado-Rodríguez, M., Alonso, A., et al.: »Association of the Mediterranean dietary pattern with the incidence of depression« in: *Archives of General Psychiatry,* 2009; 66(10):1090–1098.

37 Hadji-Georgopoulus, A., Schmidt, M. I., Margolis, S., et al.: »Elevated hypoglycemic index and late hyperinsulinism in symptomatic postprandial hypoglycemia« in: *The Journal of Clinical Endocrinology & Metabolism,* 1980; 50:371–376.

38 Fabrykant, M.: »The problem of functional hyperinsulinism on functional hypoglycemia attributed to nervous causes. 1. Laboratory and clinical correlations« in: *Metabolism,* 1955; 4:469–479.

39 Westover, A. N., Marangell, L. B.: »A cross-national relationship between sugar consumption and major depression?« in: *Depression and Anxiety,* 2002; 16:118–120.

40 Werbach, M.: *Nutritional influences on mental illness: a sourcebook of clinical research.* Tarzana, Calif.: Third Line Press, 1991.

41 Crellin, R., Bottiglieri, T., Reynolds, E. H.: »Folates and psychiatric disorders: clinical potential« in: *Drugs,* 1993; 45:623–636.

42 Carney, M. W., Chary, T. K., Laundy, M., et al.: »Red cell folate concentrations in psychiatric patients« in: *Journal of Affective Disorders,* 1990; 19:207–213.

43 Godfrey, P. S., Toone, B. K., Carney, M. W., et al.: »Enhancement of recovery from psychiatric illness by methylfolate« in: *The Lancet,* 1990; 336:392–395.

44 Reynolds, E., Preece, J., Bailey, J., et al.: »Folate deficiency in depressive illness« in: *The British Journal of Psychiatry,* 1970; 117:287–292.

45 Thornton, W. E., Thornton, B. P.: »Geriatric mental function and serum folate: a review and survey« in: *Southern Medical Journal,* 1977; 70:919–922.

46 Abalan, F., Subra, G., Picard, M., et al.: [»Incidence of vitamin B_{12} and folic acid deficiencies in old aged psychiatric patients«] in: *Encéphale,* 1984; 10:9–12.

47 Zucker, D., Livingston, R., Nakra, R., et al.: »B_{12} deficiency and psychiatric disorders: case report and literature review« in: *Biological Psychiatry,* 1981; 16:197–205.

48 Kivela, S. L., Pahkala, K., Eronen, A.: »Depression in the aged: relation to folate and vitamins C and B_{12}« in: *Biological Psychiatry* 1989; 26:210–213.

49 Curtius, H., Niederwieser, A., Levine, R., et al.: »Successful treatment of depression with tetrahydrobiopterin« in: *The Lancet,* 1983; 1:657–658.

50 Leeming, R., Harpey, J., Brown, S., et al.: »Tetrahydrofolate and hydroxocobalamin in the

management of dihydropteridine reductase deficiency« in: *Journal of Mental Deficiency Research,* 1982; 26:21–25.

51 Botez, M., Young, S., Bachevalier, J., et al.: »Effect of folic acid and vitamin B_{12} deficiencies on 5-hydroxyindoleacetic acid in human cerebrospinal fluid« in: *Annals of Neurology,* 1982; 12:479–484.

52 Reynolds, E., Stramentinoli, G.: »Folic acid, S-adenosylmethionine and affective disorder« in: *Psychological Medicine,* 1983; 13:705–710.

53 Reynolds, E., Carney, M., Toone, B.: »Methylation and mood« in: *The Lancet,* 1984; 2:196–198.

54 Taylor, M. J., Carney, S., Geddes, J., et al.: »Folate for depressive disorders«. Cochrane Database of Systematic Reviews, 2003; 2:CD003390.

55 Crellin, R., Bottiglieri, T., Reynolds, E. H.: »Folates and psychiatric disorders: clinical potential« in: *Drugs,* 1993; 45:623–636.

56 Russ, C., Hendricks, T., Chrisley, B., et al.: »Vitamin B_6 status of depressed and obsessive-compulsive patients« in: *Nutrition Reports International,* 1983; 27:867–873.

57 Carney, M. W., Williams, D. G., Sheffield, B. F.: »Thiamine and pyridoxine lack in newly-admitted psychiatric patients« in: *The British Journal of Psychiatry,* 1979; 135:249–254.

58 Nobbs, B.: »Letter: Pyridoxal phosphate status in clinical depression« in: *The Lancet,* 1974; 1:405–406.

59 Carney, M. W., Williams, D. G., Sheffield, B. F.: »Thiamine and pyridoxine lack newly-admitted psychiatric patients« in: *The British Journal of Psychiatry,* 1979; 135:249–254.

60 Stewart, J. W., Harrison, W., Quitkin, F., et al.: »Low B_6 levels in depressed outpatients« in: *Biological Psychiatry,* 1984; 19:613–616.

61 Prasad, A. S.: »Clinical, biochemical and nutritional spectrum of zinc deficiency in human subjects: an update« in: *Nutrition Reviews,* 1983; 41:197–208.

62 Nowak, G., Schlegel-Zawadzka, M.: »Alterations in serum and brain trace element levels after antidepressant treatment. Part I. Zinc« in: *Biological Trace Element Research,* 1999; 67:85–92.

63 Nowak, G., Szewczyk, B.: »Mechanism contributing to antidepressant zinc actions« in: *Polish Journal of Pharmacology,* 2002; 54:587–592.

64 Nowak, G., Siwek, M., Dudek, D., et al.: »Effect of zinc supplementation on antidepressant therapy in unipolar depression: a preliminary placebo-controlled study« in: *Polish Journal of Pharmacology,* 2003; 55:1143–1147.

65 Sher, L.: »Role of selenium depletion in the etiopathogenesis of depression in patient with alcoholism« in: *Medical Hypotheses,* 2002; 59:330–333.

66 Finley, J. W., Penland, J. G.: »Adequacy or deprivation of dietary selenium in healthy men: clinical and psychological findings« in: *The Journal of Trace Elements in Experimental Medicine,* 1998; 11:11–27.

67 Davidson, J. R., Abraham, K., Connor, K. M., et al.: »Effectiveness of chromium in typical depression: a placebo-controlled trial« in: *Biological Psychiatry,* 2003; 53:261–264.

68 McLeod, M. N., Golden, R. N.: »Chromium treatment of depression« in: *The International Journal of Neuropsychopharmacology,* 2000; 3:311–314.

69 Harms, L. R., Burne, T. H., Eyles, D. W., McGrath, J. J.: »Vitamin D and the brain. Best Practice & Research« in: *Clinical Endocrinology & Metabolism,* 2011; 25(4):657–669.

70 Jordea, R., Snevea, M., Figenschaua, Y., et al.: »Effects of vitamin D supplementation on symptoms of depression in obese subjects: randomized double blind trial« in: *Journal of Internal Medicine,* 2008; 264(6):599–609.

71 Hoang, M. T., Defina, L. F., Willis, B. L., et al.: »Association between low serum 25-hydroxyvitamin D and depression in a large sample of healthy adults: the Cooper Center Longitudinal Study« in: *Mayo Clinic Proceedings,* November 2011; 86(11):1050–1055.

72 Arvold, D. S., Odean, M. J., Dornfeld, M. P., et al.: »Correlation of symptoms with vitamin D deficiency and symptom response to cholecalciferol treatment: a randomized control-

led trial« in: *Endocrine Practice,* April 2009; 15(3):203–212.

73 Sanders, K. M., Stuart, A. L., Williamson, E. J., et al.: »Annual high-dose vitamin D_3 and mental wellbeing: randomised controlled trial« in: *The British Journal of Psychiatry,* Mai 2011; 198(5):357–364.

74 Freeman, M. P., Rapaport, M. H.: »Omega-3 fatty acids and depression: from cellular mechanisms to clinical care« in: *Journal of Clinical Psychiatry,* Februar 2011; 72(2):258–259.

75 Maes, M., Christophe, A., Delanghe, J., et al.: »Lowered omega-3 polyunsaturated fatty acids in serum phospholipids and cholesteryl esters of depressed patients« in: *Psychiatry Research,* 1999; 85:275–291.

76 Nemets, B., Stahl, Z., Belmaker, R. H.: »Addition of omega-3 fatty acid to maintenance medication treatment for recurrent unipolar depressive disorder« in: *The American Journal of Psychiatry,* 2002; 159:477–479.

77 Severus, W. E., Ahrens, B., Stoll, A. L.: »Omega-3 fatty acids: the missing link? « in: *Archives of General Psychiatry,* 1999; 56:380–381.

78 Baldessarini, R. J.: »Neuropharmacology of S-adenosyl-L-methionine« in: *The American Journal of Medicine,* 1987; 83 Anh. 5A:95–103.

79 Reynolds, E., Carney, M., Toone, B.: »Methylation and mood« in: *The Lancet,* 1984; 2:196–198.

80 Bottiglieri, T., Laundy, M., Martin, R., et al.: »S-adenosylmethionine influences monoamine metabolism« in: *The Lancet,* 1984; 2:224.

81 Janicak, P. G., Lipinski, J., Davis, J. M., et al.: »Parenteral S-adenosyl-methionine (SAMe) in depression: literature review and preliminary data« in: *Psychopharmacology Bulletin,* 1989; 25:238–242.

82 Friedel, H. A., Goa, K. L., Benfield, P.: »S-adenosyl-L-methionine« in: *Drugs,* 1989; 38:389–416.

83 Carney, M. W., Toone, B. K., Reynolds, E. H.: »S-adenosylmethionine and affective disorder« in: *The American Journal of Medicine,* 1987; 83 Anh. 5A:104–106.

84 Vahora, S. A., Malek-Ahmadi, P.: »S-adenosylmethionine in the treatment of depression« in: *Neuroscience & Biobehavioral Reviews,* 1988; 12:139–141.

85 Nguyen, M., Gregan, A.: »S-adenosylmethionine and depression« in: *Australian Family Physician,* 2002; 31:339–343.

86 Kagan, B. L., Sultzer, D. L., Rosenlicht, N., et al.: »Oral S-adenosylmethionine in depression: a randomized, double-blind, placebo-controlled trial« in: *The American Journal of Psychiatry,* 1990; 147:591–595.

87 Rosenbaum, J. F., Fava, M., Falk, W. E., et al.: »An open-label pilot study of oral S-adenosyl-L-methionine in major depression: interim results« in: *Psychopharmacology Bulletin,* 1988; 24:189–194.

88 De Vanna, M., Rigamonti, R.: »Oral S-adenosyl-L-methionine in depression« in: *Current Therapeutic Research,* 1992; 52:478–485.

89 Salmaggi, P., Bressa, G. M., Nicchia, G., et al.: »Double-blind, placebo-controlled study of S-adenosyl-L-methionine in depressed postmenopausal women« in: *Psychotherapy and Psychosomatics,* 1993; 59:34–40.

90 Bell, K. M., Potkin, S. G., Carreon, D., et al.: »S-adenosylmethionine blood levels in major depression: changes with drug treatment« in: *Acta Neurologica Scandinavica,* 1994, Anh. 154:15–18.

91 Rowe, A. H., Rowe, A., Jr.: *Food allergy: its manifestations and control and the elimination diets: a compendium.* Springfield, Ill.: Charles C. Thomas, 1972.

92 Brostoff, J., Challacombe, S. J. (Hrsg.): *Food allergy and intolerance.* Philadelphia: W. B. Saunders, 1987.

93 Hertzman, P. A., Blevins, W. L., Mayer, J., et al.: »Association of the eosinophilia-myalgia syndrome with the ingestion of tryptophan« in: *The New England Journal of Medicine,* 1990; 322:869–873.

94 Kilbourne, E. M.: »Eosinophilia-myalgia syndrome: coming to grips with a new illness« in: *Epidemiologic Reviews,* 1992; 14:16–36.

95 Kilbourne, E. M., Philen, R. M., Kamb, M. L., et al.: »Tryptophan produced by Showa Denko and epidemic eosinophilia-myalgia syndrome« in: *The Journal of Rheumatology,* 1996, Anh. 46:81–88.
96 Filippini, G. A., Costa, C. V. L., Bertazzo, A. (Hrsg.): *Recent advances in tryptophan research: tryptophan and serotonin pathways.* New York: Plenum Press, 1996.
97 »Eosinophilic-myalgia syndrome: review and reappraisal of Clinical, Epidemiologic and Animal Studies Symposium«. Washington, D.C., 7.-8. Dezember 1994. Proceedings in: *The Journal of Rheumatology,* Oktober 1996; 46 Anh.1–110.
98 Belongia, E. A., Hedberg, C. W., Gleich, G. J., et al.: »An investigation of the cause of the eosinophilia-myalgia syndrome associated with tryptophan use« in: *The New England Journal of Medicine,* 1990; 323:357–365.
99 Silver, R. M., McKinley, K., Smith, E. A., et al.: »Tryptophan metabolism via the kynurenine pathway in patients with the eosinophilia-myalgia syndrome« in: *Arthritis & Rheumatism,* 1992; 35:1097–1105.
100 Hertzman, P. A.: »The eosinophilia-myalgia syndrome and the toxic oil syndrome. Pursuing parallels« in: *Advances in Experimental Medicine and Biology,* 1996; 398:339–342.
101 Hatch, D. L., Goldman, L. R.: »Reduced severity of eosinophilia-myalgia syndrome associated with the consumption of vitamin-containing supplements before illness« in: *Archives of Internal Medicine* 1993; 153:2368–2373.
102 Boman, B.: »L-tryptophan: a rational anti-depressant and a natural hypnotic? « in: *Australian and New Zealand Journal of Psychiatry,* 1988; 22:83–97.
103 Moller, S., Kirk, L., Brandrup, E., et al.: »Tryptophan availability in endogenous depression – relation to efficacy of L-tryptophan treatment« in: *Advances in Biological Psychiatry,* 1983; 10:30–46.
104 d'Elia, G., Hanson, L., Raotma, H.: »L-tryptophan and 5-hydroxy-tryptophan in the treatment of depression. A review« in: *Acta Psychiatrica Scandinavica,* 1978; 57:239–252.
105 Carroll, B. J.: »Monoamine precursors in the treatment of depression« in: *Clinical Pharmacology & Therapeutics,* 1971; 12:743–761.
106 van Praag, H. M.: »Studies in the mechanism of action of serotonin precursors in depression« in: *Psychopharmacology Bulletin* 1984; 20:599–602.
107 van Praag, H. M.: »Central monoamine metabolism in depressions. I. Serotonin and related compounds« in: *Comprehensive Psychiatry,* 1980; 21:30–43.
108 Agazzi, A., De Ponti, F., De Giorgio, R., et al.: »Review of the implications of dietary tryptophan intake in patients with irritable bowel syndrome and psychiatric disorders« in: *Digestive and Liver Disease,* 2003; 35:590–595.
109 van Hiele, L. J.: »1-5-Hydroxytryptophan in depression: the first substitution therapy in psychiatry? The treatment of 99 outpatients with ›therapy-resistant‹ depressions« in: *Neuropsychobiology,* 1980; 6:230–240.
110 Byerley, W. F., Judd, L. L., Reimherr, F. W., et al.: »5-hydroxytryptophan: a review of its antidepressant efficacy and adverse effects« in: *Journal of Clinical Psychopharmacology,* 1987; 7:127–137.
111 van Praag, H. M.: »Management of depression with serotonin precursors« in: *Biological Psychiatry,* 1981; 16:291–310.
112 Poldinger, W., Calanchini, B., Schwarz, W.: »A functional-dimensional approach to depression: serotonin deficiency as a target syndrome in a comparison of 5-hydroxytryptophan and fluvoxamine« in: *Psychopathology,* 1991; 24:53–81.
113 van Praag, H. M., Lemus, C.: »Monoamine precursors in the treatment of psychiatric disorders« in: *Nutrition and the brain,* Band 7, Hrsg. Wurtman, R. J., Wurtman, J. J. New York: Raven Press, 1986, 89–139.
114 Takahashi, S., Kondo, H., Kato, N.: »Effect of L-5-hydroxytryptophan on brain monoamine metabolism and evaluation of its clinical effect

in depressed patients« in: *Journal of Psychiatric Research,* 1975; 12:177–187.

115 Fujiwara, J., Otsuki, S.: »Subtype of affective psychosis classified by response on amine precursors and monoamine metabolism« in: *Journal of Oral Pathology,* 1973; 2:93–100.

116 Nakajima, T., Kudo, Y., Kaneko, Z.: »Clinical evaluation of 5-hydroxy-L-tryptophan as an antidepressant drug« in: *Folia Psychiatrica et Neurologica Japonica,* 1978; 32:223–230.

117 Kaneko, M., Kumashiro, H., Takahashi, Y., Hoshino, Y.: »L-5-HTP treatment and serum 5-HTP level after L-5-HTP loading on depressed patients« in: *Neuropsychobiology,* 1979; 5:232–240.

118 Alino, J. J., Gutierrez, J. L., Iglesias, M. L.: »5-hydroxytryptophan (5-HTP) and a MAOI (nialamide) in the treatment of depressions. A double-blind controlled study« in: *International Pharmacopsychiatry,* 1976; 11:8–15.

119 van Praag, H. M., Korf, J.: »5-hydroxytrytophan as an antidepressant. The predictive value of the probenecid test« in: *The Journal of Nervous and Mental Disease,* 1974; 158:331–337.

120 van Praag, H. M., Korf, J.: »Serotonin metabolism in depression: clinical application of the probenecid test« in: *International Pharmacopsychiatry,* 1974; 9:35–51.

121 Kielholz, P.: »Treatment for therapy-resistant depression« in: *Psychopathology,* 1986; 19:194–200.

122 Linde, K.: »St. John's wort – an overview« in: *Forschende Komplementärmedizin,* Juni 2009; 16(3):146–155.

123 Linde, K., Berner, M. M., Kriston, L.: »St John's wort for major depression«. Cochrane Database of Systematic Reviews, 8. Oktober 2008; 4:CD000448.

124 Kasper, S., Caraci, F., Forti, B., Drago, F., Aguglia, E.: »Efficacy and tolerability of *Hypericum* extract for the treatment of mild to moderate depression« in: *European Neuropsychopharmacology,* November 2010; 20(11):747–765.

125 Trautmann-Sponsel, R. D., Dienel, A.: »Safety of *Hypericum* extract in mildly to moderately depressed outpatients: a review based on data from three randomized, placebo-controlled trials« in: *Journal of Affective Disorders,* 15. Oktober 2004; 82(2):303–307.

126 Solomon, D., Ford, E., Adams, J., Graves, N.: »Potential of St John's wort for the treatment of depression: the economic perspective« in: *Australian and New Zealand Journal of Psychiatry,* Februar 2011; 45(2):123–130.

127 Hypericum Depression Trial Study Group: »Effect of *Hypericum perforatum* (St John's wort) in major depressive disorder: a randomized controlled trial« in: *JAMA, The Journal of the American Medical Association,* 2002; 287(14):1807–1814.

128 Gastpar, M., Singer, A., Zeller, K.: »Efficacy and tolerability of hypericum extract STW3 in long-term treatment with a once-daily dosage in comparison with sertraline« in: *Pharmacopsychiatry,* 2005; 38(2):78–86.

129 Szegedi, A., Kohnen, R., Dienel, A., Kieser, M.: »Acute treatment of moderate to severe depression with hypericum extract WS 5570 (St John's wort): randomised controlled double blind non-inferiority trial versus paroxetine« in: *BMJ,* 2005; 330(7490):503.

130 DeFeudis, F. V., Hrsg.: »Ginkgo biloba *extract (EGb 761): pharmacological activities and clinical applications.* Paris: Elsevier, 1991.

131 Funfgeld EW (Hrsg.) »*Rokan* (Ginkgo biloba)*: recent results in pharmacology and clinic.* New York: Springer-Verlag, 1988.

132 Kleijnen, J., Knipschild, P.: »*Ginkgo biloba*« in: *The Lancet,* 1992; 340:1136–1139.

133 Kleijnen, J., Knipschild, P.: »*Ginkgo biloba* for cerebral insufficiency« in: *British Journal of Clinical Pharmacology,* 1992; 34:352–358.

134 Schubert, H., Halama, P.: [»Depressive episode primarily unresponsive to therapy in elderly patients: efficacy of *Ginkgo biloba* (Egb 761) in combination with antidepressants«] in: *Geriatrie Forschung,* 1993; 3:45–53.

135 Huguet, F., Drieu, K., Piriou, A., et al.: »Decreased cerebral 5-HT1a receptors during aging: reversal by *Ginkgo biloba* extract (EGb 761) « in: *Journal of Pharmacy and Pharmacology,* 1994; 46:316–318.

136 Noorbala, A. A., Akhondzadeh, S.: »Hydroalcoholic extract of *Crocus sativus* L. versus fluoxetine in the treatment of mild to moderate depression: a double-blind, randomized pilot trial« in: *Journal of Ethnopharmacology,* 28. Februar 2005; 97(2):281–284.

137 Akhondzadeh, S., Fallah-Pour, H.: »Comparison of *Crocus sativus* L. and imipramine in the treatment of mild to moderate depression: a pilot double-blind randomized trial [ISRCTN45683816«] in: *BMC Complementary and Alternative Medicine,* 2. September 2004; 4:12.

138 Moshir,i E., Basti, A. A., Noorbala, A. A., et al.: »*Crocus sativus* L. (petal) in the treatment of mild-to-moderate depression: a double-blind, randomized and placebo-controlled trial« in: *Phytomedicine,* 2006; 13:607–611.

139 Akhondzadeh, Basti, A, Moshiri, E.: »Comparison of petal of *Crocus sativus* L. and fluoxetine in the treatment of depressed outpatients: a pilot double-blind randomized trial« in: *Progress in Neuro-Psychopharmacology and Biological Psychiatry,* 30. März 2007; 31(2):439–442.

140 Akhondzadeh, S., Kashani, L., Fotouhi, A., et al.: »Comparison of *Lavandula angustifolia* Mill. tincture and imipramine in the treatment of mild to moderate depression: a double-blind, randomized trial« in: *Progress in Neurosychopharmacology and Biological Psychiatry,* 2003; 27:123–127.

Diabetes

1 Ford, E. S.: »Prevalence of the metabolic syndrome defined by the International Diabetes Federation among adults in the U.S.« in: *Diabetes Care,* November 2005; 28(11):2745–2749.

2 Cook, S., Auinger, P., Li, C., et al.: »Metabolic syndrome rates in United States adolescents, from the National Health and Nutrition Examination Survey, 1999–2002« in: *Journal of Pediatrics,* Februar 2008; 152(2):165–170.

3 Ford, E. S., Li, C.: »Metabolic syndrome and health-related quality of life among U.S. adults« in: *Annals of Epidemiology,* März 2008; 18(3):165–171.

4 Perry, R. C., Shankar, R. R., Fineberg, N., et al.: »HbA1C measurement improves the detection of type 2 diabetes in high-risk individuals with nondiagnositc levels of fasting plasma glucose: the Early Diabetes Intervention Program (EDIP)« in: *Diabetes Care,* 2001; 24:465–471.

5 Kelly MA, Mijovic CH, Barnett AH.: »Genetics of type 1 diabetes« in: *Best Practice & Research: Clinical Endocrinology & Metabolism,* 2001; 15:279–291.

6 Akerblom, H. K., Vaarala, O., Hyoty, H., et al.: »Environmental factors in the etiology of Type 1 diabetes« in: *American Journal of Medical Genetics,* 2002; 115:18–29.

7 Knip, M., Akerblom, H. K.: »Environmental factors in the pathogenesis of Type 1 diabetes mellitus« in: *Experimental and Clinical Endocrinology & Diabetes,* 1999; 107 Anh. 3:S93–S100.

8 Kaprio, J., Tuomilehto, J., Koskenvuo, M., et al.: »Concordance for type 1 (insulin-dependent) and type 2 (non-insulin-dependent) diabetes mellitus in a population-based cohort of twins in Finland« in: *Diabetologia,* 1992; 35:1060–1067.

9 Redondo, M. J., Yu, L., Hawa, M., et al.: »Heterogeneity of type 1 diabetes: analysis of monozygotic twins in Great Britain and the United States« in: *Diabetologia,* 2001; 44:354–362 [Erratum in *Diabetologia,* 2001; 44:927].

10 Metcalfe, K. A., Hitman, G. A., Rowe, R. E., et al.: »Concordance for type 1 diabetes in identical twins is affected by insulin genotype« in: *Diabetes Care,* 2001; 24:838–842.

11 Onkamo, P., Vaananen, S., Karvonen, M., et al.: »Worldwide increase in incidence of type 1 diabetes – the analysis of the data on published incidence trends« in: *Diabetologia,* 1999; 42:1395–1403 [Erratum in *Diabetologia,* 2000; 43:685].

12 Feltbower, R. G., Bodansky, H. J., McKinney, P. A., et al.: »Trends in the incidence of childhood diabetes in south Asians and other children in Bradford, UK« in: *Diabetic Medicine,* 2002; 19:162–166.

13 Bodansky, H. J., Staines, A., Stephenson, C., et al.: »Evidence for an environmental effect in

the aetiology of insulin dependent diabetes in a transmigratory population« in: *BMJ,* 1992; 304:1020–1022.

14 Elliott, R. B.: »Epidemiology of diabetes in Polynesia and New Zealand« in: *Pediatric and Adolescent Endocrinology,* 1992; 21:66–71.

15 Vaarala, O.: »The gut immune system and type 1 diabetes« in: *Annals of the New York Academy of Sciences,* 2002; 958:39–46.

16 Hypponen, E., Kenward, M. G., Virtanen, S. M., et al.: »Infant feeding, early weight gain, and risk of Type 1 diabetes. Childhood Diabetes in Finland (DiMe) Study Group« in: *Diabetes Care,* 1999; 22:1961–1965.

17 Monetini, L., Cavallo, M. G., Manfrini, S., et al.: »Antibodies to bovine beta-casein in diabetes and other autoimmune diseases« in: *Hormone and Metabolic Research,* 2002; 34:455–459.

18 Hyoty, H.: »Enterovirus infections and type 1 diabetes« in: *Annals of Medicine,* 2002; 34:138–147.

19 Roivainen, M.: »Enteroviruses: new findings on the role of enteroviruses in type 1 diabetes« in: *The International Journal of Biochemistry & Cell Biology,* 2006; 38(5–6):721–725.

20 »Vitamin D supplement in early childhood and risk for type 1 (insulin-dependent) diabetes mellitus«. The EURODIAB Substudy 2 Study Group in: *Diabetologia,* 1999; 42:51–54.

21 Hypponen, E., Laara, E., Reunanen, A., et al.: »Intake of vitamin D and risk of type 1 diabetes: a birth-cohort study« in: *The Lancet,* 2001; 358:1500–1503.

22 Stene, L. C., Ulriksen, J., Magnus, P., et al.: »Use of cod liver oil during pregnancy associated with lower risk of type 1 diabetes in the offspring« in: *Diabetologia,* 2000; 43:1093–1098.

23 Brekke, H. K., Ludvigsson, J.: »Vitamin D supplementation and diabetes-related autoimmunity in the ABIS study« in: *Pediatric Diabetes,* Februar 2007; 8(1):11–14.

24 Norris, J. M., Yin, X., Lamb, M. M., et al.: »Omega-3 polyunsaturated fatty acid intake and islet autoimmunity in children at increased risk for Type 1 diabetes« in: *JAMA, The Journal of the American Medical Association,* 26. September 2007; 298(12):1420–1428.

25 Krishna, Mohan, I., Das, U. N.: »Prevention of chemically induced diabetes mellitus in experimental animals by polyunsaturated fatty acids« in: *Nutrition,* 2001; 17:126–151.

26 Zhao, H. X., Mold, M. D., Stenhouse, E. A., et al.: »Drinking water composition and childhood-onset type 1 diabetes mellitus in Devon and Cornwall, England« in: *Diabetic Medicine,* 2001; 18:709–717.

27 Parslow, R. C., McKinney, P. A., Law, G. R., et al.: »Incidence of childhood diabetes mellitus in Yorkshire, northern England, is associated with nitrate in drinking water: an ecological analysis« in: *Diabetologia,* 1997; 40:550–556.

28 Kretowski, A., Mysliwiec, J., Szelachowska, M., et al.: »Nicotinamide inhibits enhanced in vitro production of interleukin-12 and tumour necrosis factor-alpha in peripheral whole blood of people at high risk of developing type 1 diabetes and people with newly diagnosed type 1 diabetes« in: *Diabetes Research and Clinical Practice,* 2000; 47:81–86.

29 Kolb, H., Burkart, V.: »Nicotinamide in type 1 diabetes: mechanism of action revisited« in: *Diabetes Care,* 1999; 22 Anh. 2:B16–B20.

30 Cleary, J. P.: »Vitamin B_3 in the treatment of diabetes mellitus: case reports and review of the literature« in: *Journal of Nutritional and Environmental Medicine,* 1990; 1:217–225.

31 Pocoit, F., Reimers, J. I., Andersen, H. U.: »Nicotinamide – biological actions and therapeutic potential in diabetes prevention« in: *Diabetologia,* 1993; 36:574–576.

32 Pozzilli, P., Andreani, D.: »The potential role of nicotinamide in the secondary prevention of IDDM« in: *Diabetes/Metabolism Reviews,* 1993; 9:219–230.

33 Visalli, N., Cavallo, M. G., Signore, A., et al.: »A multi-centre randomized trial of two different doses of nicotinamide in patients with recent-onset type 1 diabetes (the IMDIAB VI)« in: *Diabetes/Metabolism Research and Reviews,* 1999; 15:181–185.

34 Crino, A., Schiaffini, R., Manfrini, S., et al.: »A randomized trial of nicotinamide and vitamin E in children with recent onset type 1 diabetes (IMDIAB IX)« in: *European Journal of Endocrinology,* 2004; 150:719–724.
35 Schatz, D. A., Bingley, P. J.: »Update on major trials for the prevention of type 1 diabetes mellitus: the American Diabetes Prevention Trial (DPT-1) and the European Nicotinamide Diabetes Intervention Trial (ENDIT) « in: *Journal of Pediatric Endocrinology & Metabolism,* 2001; 14 Anh. 1:619–622.
36 Gale, E. A., Bingley, P. J., Emmett, C. L: »European Nicotinamide Diabetes Intervention Trial (ENDIT) Group. European Nicotinamide Diabetes Intervention Trial (ENDIT): a randomised controlled trial of intervention before the onset of type 1 diabetes« in: *The Lancet,* 2004; 363:925–931.
37 Kretowski, A., Mysliwiec, J., Szelachowska, M., et al.: »Nicotinamide inhibits enhanced in vitro production of interleukin-12 and tumour necrosis factor-alpha in peripheral whole blood of people at high risk of developing type 1 diabetes and people with newly diagnosed type 1 diabetes« in: *Diabetes Research and Clinical Practice,* 2000; 47:81–86.
38 Chakravarthy, B. K., Gupta, S., Gode, K. D.: »Functional beta cell regeneration in the islets of pancreas in alloxan induced diabetic rats by epicatechin« in: *Life Sciences,* 1982; 31:2693–2697.
39 Mukoyama, A., Ushijima, H., Nishimura, S., et al.: »Inhibition of rotavirus and enterovirus infections by tea extracts« in: *Japanese Journal of Medical Science & Biology,* 1991; 44:181–186.
40 Guerre-Millo, M.: »Adipose tissue hormones« in: *Journal of Endocrinological Investigation,* 2002; 25:855–861.
41 Trayhurn, P., Beattie, J. H.: »Physiological role of adipose tissue: white adipose tissue as an endocrine and secretory organ« in: *Proceedings of the Nutrition Society,* 2001; 60:329–339.
42 Tschritter, O., Fritsche, A., Thamer, C., et al.: »Plasma adiponectin concentrations predict insulin sensitivity of both glucose and lipid metabolism« in: *Diabetes,* 2003; 52:239–243.
43 Spranger, J., Kroke, A., Mohlig, M., et al:. »Adiponectin and protection against type 2 diabetes mellitus« in: *The Lancet,* 2003; 361:226–228.
44 Gloyn, A. L., McCarthy, M. I.: »The genetics of type 2 diabetes« in: *Best Practice & Research: Clinical Endocrinology & Metabolism,* 2001; 15:293–308.
45 Bennett, P. H.: »Type 2 diabetes among the Pima Indians of Arizona: an epidemic attributable to environmental change?« in: *Nutrition Reviews,* 1999; 57:S51–S54.
46 Nelson, K. M., Reiber, G., Boyko, E. J.: »Diet and exercise among adults with type 2 diabetes: findings from the Third National Health and Nutrition Examination Survey (NHANES III)« in: *Diabetes Care,* 2002; 25:1722–1728.
47 Snitker, S., Mitchell, B. D., Shuldiner, A. R.: »Physical activity and prevention of type 2 diabetes« in: *The Lancet,* 2003; 361:87–88.
48 Hsueh, W. C., Mitchell, B. D., Aburomia, R., et al.: »Diabetes in the Old Order Amish: characterization and heritability analysis of the Amish Family Diabetes Study« in: *Diabetes Care,* 2000; 23:595–601.
49 The Diabetes Prevention Program (DPP): »Description of lifestyle intervention« in: *Diabetes Care,* 2002; 25:2165–2171.
50 Willett, W., Manson, J., Liu, S.: »Glycemic index, glycemic load, and risk of type 2 diabetes« in: *The American Journal of Clinical Nutrition,* 2002; 76:274S–280S.
51 Jenkins, D. J., Kendall, C. W., Augustin, L. S., et al.: »Glycemic index: overview of implications in health and disease« in: *The American Journal of Clinical Nutrition,* 2002; 76:266S–273S.
52 Riccardi, G., Rivellese, A. A., Giacco, R.: »Role of glycemic index and glycemic load in the healthy state, in prediabetes, and in diabetes« in: *The American Journal of Clinical Nutrition,* Januar 2008; 87(1):269S–274S.
53 Liu, S., Willett, W. C., Stampfer, M. J., et al.: »A prospective study of dietary glycemic load, carbohydrate intake, and risk of coronary heart

disease in US women« in: *The American Journal of Clinical Nutrition,* 2000; 71:1455–1461.

54 Wursch, P., Pi-Sunyer, F. X.: »The role of viscous soluble fiber in the metabolic control of diabetes. A review with special emphasis on cereals rich in beta-glucan« in: *Diabetes Care,* 1997; 20:1774–1780.

55 Slama, G.: »Dietary therapy in Type 2 diabetes oriented towards postprandial blood glucose improvement« in: *Diabetes/ Metabolism Reviews,* 1998; 14 Anh. 1:S19–S24.

56 Montonen, J., Knekt, P., Jarvinen, R., et al.: »Whole-grain and fiber intake and the incidence of type 2 diabetes« in: *The American Journal of Clinical Nutrition,* 2003; 77:622–629.

57 Fung, T. T., Hu, F. B., Pereira, M. A., et al.: »Whole-grain intake and the risk of type 2 diabetes: a prospective study in men« in: *The American Journal of Clinical Nutrition,* 2002; 76:535–540.

58 Hung, T., Sievenpiper, J. L., Marchie, A., et al.: »Fat versus carbohydrate in insulin resistance, obesity, diabetes and cardiovascular disease« in: *Current Opinion in Clinical Nutrition and Metabolic Care,* 2003; 6:165–176.

59 Salmeron, J., Hu, F. B., Manson, J. E., et al.: »Dietary fat intake and risk of type 2 diabetes in women« in: *The American Journal of Clinical Nutrition,* 2001; 73:1019–1026.

60 Rivellese, A. A., De Natale, C., Lilli, S.: »Type of dietary fat and insulin resistance« in: *Annals of the New York Academy of Sciences,* 2002; 967:329–335.

61 Jiang, R., Manson, J. E., Stampfer, M. J., et al.: »Nut and peanut butter consumption and risk of type 2 diabetes in women« in: *JAMA, The Journal of the American Medical Association,* 2002; 288:2554–2560.

62 Sargeant, L. A., Khaw, K. T., Bingham, S., et al.: »Fruit and vegetable intake and population glycosylated haemoglobin levels: the EPIC-Norfolk Study« in: *European Journal of Clinical Nutrition,* 2001; 55:342–348.

63 Williams, D. E., Wareham, N. J., Cox, B. D., et al.: »Frequent salad vegetable consumption is associated with a reduction in the risk of diabetes mellitus« in: *Journal of Clinical Epidemiology,* 1999; 52:329–335.

64 Reunanen A, Knekt P, Aaran RK, et al. »Serum antioxidants and risk of non-insulin dependent diabetes mellitus« in: *European Journal of Clinical Nutrition,* 1998; 52:89–93.

65 Feskens, E. J., Virtanen, S. M., Rasanen, L., et al.: »Dietary factors determining diabetes and impaired glucose tolerance. A 20-year follow-up of the Finnish and Dutch cohorts of the Seven Countries Study« in: *Diabetes Care,* 1995; 18:1104–1112.

66 Ruhe, R. C., McDonald, R. B.: »Use of antioxidant nutrients in the prevention and treatment of type 2 diabetes« in: *Journal of the American College of Nutrition,* 2001; 5:363S–369S.

67 Facchini, F. S., Humphreys, M. H., DoNascimento, C. A., et al.: »Relation between insulin resistance and plasma concentrations of lipid hydroperoxides, carotenoids, and tocopherols« in: *The American Journal of Clinical Nutrition,* 2000; 72:776–779.

68 Salonen, J. T., Nyyssonen, K., Tuomainen, T. P.: »Increased risk of non-insulin diabetes mellitus at low plasma vitamin E concentrations. A four year follow-up study in men« in: *BMJ,* 1995; 311:1124–1127.

69 Maritim, A. C., Sanders, R. A., Watkins, J. B. III.: »Diabetes, oxidative stress, and antioxidants: a review« in: *Journal of Biochemical and Molecular Toxicology,* 2003; 17:24–38.

70 Evans, J. L., Goldfine, I. D., Maddux, B. A., et al.: »Are oxidative stress-activated signaling pathways mediators of insulin resistance and beta-cell dysfunction?« in: *Diabetes,* 2003; 52:1–8.

71 Lee, D., H., Lee, I., K., Song, K., et al.: »A strong dose-response relation between serum concentrations of persistent organic pollutants and diabetes: results from the National Health and Examination Survey 1999–2002« in: *Diabetes Care,* Juli 2006; 29(7):1638–1644.

72 Lee, D. H., Lee, I. K., Song, K., et al.: »Relationship between serum concentrations of persistent organic pollutants and the prevalence of metabolic syndrome among non-diabetic

adults: results from the National Health and Nutrition Examination Survey 1999–2002« in: *Diabetologia,* September 2007; 50(9):1841–1851.

73 Lee, D. H., Ha, M. H., Kim, J. H., et al.: »Gamma-glutamyltransferase and diabetes – a 4 year follow-up study« in: *Diabetologia,* 2003; 46:359–364.

74 Knowler, W. C., Barrett-Connor, E., Fowler, S. E., et al.: »Reduction in the incidence of type 2 diabetes with lifestyle intervention or metformin« in: *The New England Journal of Medicine,* 2002; 346:393–403.

75 Goldstein, D. E., Little, R. R.: »Monitoring glycemia in diabetes: short-term assessment« in: *Endocrinology Metabolism Clinics of North America,* 1997; 26:475–486.

76 American Diabetes Association: »Tests of glycemia in diabetes (position statement)« in: *Diabetes Care,* 1997; 20 Anh. 1:518–520.

77 DCCT Research Group: »The effect of intensive treatment of diabetes on the development and progression of long-term complications in insulin-dependent diabetes mellitus« in: *The New England Journal of Medicine,* 1993; 329:977.

78 UK Prospective Diabetes Study (UKPDS) Group: »Intensive blood-glucose control with sulphonylureas or insulin compared with conventional treatment and risk of complications in patients with type 2 diabetes (UKPDS 33)« in: *The Lancet,* 1998; 352:837–853.

79 Bertrand, S., Aris-Jilwan, N., Reddy, S., et al.: »Recommendations for the use of self-monitoring of blood glucose (SMBG) in diabetes mellitus« in: *Diabetes Care,* 1992; 20:14–16.

80 DAFNE Study Group: »Training in flexible, intensive insulin management to enable dietary freedom in people with type 1 diabetes: dose adjustment for normal eating (DAFNE) randomized controlled trial« in: *BMJ,* 2002; 325:746.

81 Ohkubo, Y., Kishikawa, H., Araki, E., et al.: »Intensive insulin therapy prevents the progression of diabetic microvascular complications in Japanese patients with non-insulin-dependent diabetes mellitus: a randomized prospective 6-year study« in: *Diabetes Research and Clinical Practice,* 1995; 28:103–117.

82 Lingenfelser, T., Overkamp, D., Renn, W., et al.: »Insulin-associated modulation of neuroendocrine counterregulation, hypoglycemia perception, and cerebral function in insulin-dependent diabetes mellitus: evidence for an intrinsic effect of insulin on the central nervous system« in: *The Journal of Clinical Endocrinology & Metabolism,* 1996; 81:1197–1205.

83 Maxwell, S. R., Thomason, H., Sandler, D., et al.: »Antioxidant status in patients with uncomplicated insulin-dependent and non-insulin-dependent diabetes mellitus« in: *European Journal of Clinical Investigation,* 1997; 27:484–490.

84 Skrha, J., Hodinar, A., Kvasnicka, J., et al.: »Relationship of oxidative stress and fibrinolysis in diabetes mellitus« in: *Diabetic Medicine,* 1996; 13:800–805.

85 Hoogeveen, E. K., Kostense, P. J., Eysink, P. E., et al.: »Hyperhomocysteinemia is associated with the presence of retinopathy in type 2 diabetes mellitus« in: *Archives of Internal Medicine,* 2000; 160:2984–2990.

86 De Mattia, G., Laurenti, O., Fava, D.: »Diabetic endothelial dysfunction: effect of free radical scavenging in type 2 diabetic patients« in: *Journal of Diabetes and Its Complications,* 2003; 17 Anh. 2:30–35.

87 Price, K. D., Price, C. S., Reynolds, R. D.: »Hyperglycemia-induced ascorbic acid deficiency promotes endothelial dysfunction and the development of atherosclerosis« in: *Atherosclerosis,* 2001; 158:1–12.

88 Heitzer, T., Finckh, B., Albers, S., et al.: »Beneficial effects of alpha-lipoic acid and ascorbic acid on endothelium-dependent, nitric oxide-mediated vasodilation in diabetic patients: relation to parameters of oxidative stress« in: *Free Radical Biology & Medicine,* 2001; 31:53–61.

89 Carr, A., Frei, B.: »The role of natural antioxidants in preserving the biological activity of endothelium-derived nitric oxide« in: *Free Radical Biology & Medicine,* 2000; 28:1806–1814.

90 Gilbertson, H. R., Brand-Miller, J. C., Thorburn, A. W., et al.: »The effect of flexible low glycemic index dietary advice versus measured carbohydrate exchange diets on glycemic control in children with type 1 diabetes« in: *Diabetes Care,* 2001; 24:1137–1143.

91 Giacco, R., Parillo, M., Rivellese, A. A., et al.: »Long-term dietary treatment with increased amounts of fiber-rich low-glycemic index natural foods improves blood glucose control and reduces the number of hypoglycemic events in type 1 diabetic patients« in: *Diabetes Care,* 2000; 23:1461–1466.

92 Buyken, A. E., Toeller, M., Heitkamp, G., et al.: »Glycemic index in the diet of European outpatients with type 1 diabetes: relations to glycated hemoglobin and serum lipids« in: *The American Journal of Clinical Nutrition,* 2001; 73:574–581.

93 Toeller, M., Buyken, A. E., Heitkamp, G., et al.: »Prevalence of chronic complications, metabolic control and nutritional intake in type 1 diabetes: comparison between different European regions. EURODIAB Complications Study Group« in: *Hormone and Metabolic Research,* 1999; 31:680–685.

94 Kalkwarf, H. J., Bell, R. C., Khoury, J. C., et al.: »Dietary fiber intakes and insulin requirements in pregnant women with type 1 diabetes« in: *Journal of the American Dietetic Association,* 2001; 101:305–310.

95 Hung, T., Sievenpiper, J. L., Marchie, A., et al.: »Fat versus carbohydrate in insulin resistance, obesity, diabetes and cardiovascular disease« in: *Current Opinion in Clinical Nutrition and Metabolic Care,* 2003; 6:165–176.

96 Chandalia, M., Garg, A., Lutjohann, D., et al.: »Beneficial effects of high dietary fiber intake in patients with Type 2 diabetes mellitus« in: *The New England Journal of Medicine,* 2000; 342:1392–1398.

97 Jarvi, A. E., Karlstrom, B. E., Granfeldt, Y. E., et al.: »Improved glycemic control and lipid profile and normalized fibrinolytic activity on a low-glycemic index diet in Type 2 diabetic patients« in: *Diabetes Care,* 1999; 22:10–18.

98 Brynes, A. E., Lee, J. L., Brighton, R. E., et al.: »A low glycemic diet significantly improves the 24-h blood glucose profile in people with Type 2 diabetes, as assessed using the continuous glucose MiniMed monitor« in: *Diabetes Care,* 2003; 26:548–549.

99 Grey, M., Boland, E. A., Davidson, M., et al.: »Coping skills training for youths with diabetes on intensive therapy« in: *Applied Nursing Research,* 1999; 12:3–12.

100 Barglow, P., Hatcher, R., Edidin, D. V., et al.: »Stress and metabolic control in diabetes: psychosomatic evidence and evaluation of methods« in: *Psychosomatic Medicine,* 1984; 46:127–144.

101 McGrady, A., Bailey, B. K., Good, M. P.: »Controlled study of biofeedback-assisted relaxation in type 1 diabetes« in: *Diabetes Care,* 1991; 14:360–365.

102 Lane, J. D., McCaskill, C. C., Ross, S. L., et al.: »Relaxation training for NIDDM: predicting who may benefit« in: *Diabetes Care,* 1993; 16:1087–1094.

103 Boule, N. G., Haddad, E., Kenny, G. P., et al. »Effects of exercise on glycemic control and body mass in type 2 diabetes mellitus: a meta-analysis of controlled clinical trials« in: *JAMA, The Journal of the American Medical Association,* 2001; 286:1218–1227.

104 Pronk, N. O., Wing, R. R.: »Physical activity and long term maintenance of weight loss« in: *Obesity Research,* 1994; 2:587–589.

105 Barringer, T., Kirk, J., Santaniello, A., et al.: »Effects of a multivitamin and mineral supplement on infection and quality of life« in: *Annals of Internal Medicine,* 2003; 138:365–371.

106 Althuis, M. D., Jordan, N. E., Ludington, E. A., et al.: »Glucose and insulin responses to dietary chromium supplements: a meta-analysis« in: *The American Journal of Clinical Nutrition,* 2002; 76:148–155.

107 Kleefstra, N., Houweling, S. T., Bakker, S. J., et al.: »Chromium treatment has no effect in patients with type 2 diabetes in a Western population: a randomized, double-blind, pla-

cebo-controlled trial« in: *Diabetes Care,* Mai 2007; 30(5):1092–1096.

108 Albarracin, C. A., Fuqua, B. C., Evans, J. L., Goldfine, I. D.: »Chromium picolinate and biotin combination improves glucose metabolism in treated, uncontrolled overweight to obese patients with type 2 diabetes« in: *Diabetes/Metabolism Research and Reviews,* Januar/Februar 2008; 24(1):41–51.

109 Geohas, J., Daly, A., Juturu, V., et al.: »Chromium picolinate and biotin combination reduces atherogenic index of plasma in patients with type 2 diabetes mellitus: a placebo-controlled, double-blinded, randomized clinical trial« in: *The American Journal of the Medical Sciences,* März 2007; 333(3):145–153.

110 Cunningham, J. J.: »The glucose/insulin system and vitamin C: implications in insulin-dependent diabetes mellitus« in: *Journal of the American College of Nutrition,* 1998; 17:105–108.

111 Eriksson, J., Kohvakka, A.: »Magnesium and ascorbic acid supplementation in diabetes mellitus« in: *Annals of Nutrition and Metabolism,* 1995; 39:217–223.

112 Mullan, B. A., Young, I. S., Fee, H., et al.: »Ascorbic acid reduces blood pressure and arterial stiffness in type 2 diabetes« in: *Hypertension,* 2002; 40:804–809.

113 Vincent, T. E., Mendiratta, S., May, J. M.: »Inhibition of aldose reductase in human erythrocytes by vitamin C« in: *Diabetes Research and Clinical Practice,* 1999; 43: 1–8.

114 Anderson, J. W., Gowri, M. S., Turner, J., et al.: »Antioxidant supplementation effects on low-density lipoprotein oxidation for individuals with type 2 diabetes mellitus« in: *Journal of the American College of Nutrition,* 1999; 18:451–461.

115 Astley, S., Langrish-Smith, A., Southon, S., et al.: »Vitamin E supplementation and oxidative damage to DNA and plasma LDL in type 1 diabetes« in: *Diabetes Care,* 1999; 22:1626–1631.

116 Pinkney, J. H., Downs, L., Hopton, M., et al.: »Endothelial dysfunction in type 1 diabetes mellitus: relationship with LDL oxidation and the effects of vitamin E« in: *Diabetic Medicine,* 1999; 16:993–999.

117 Skyrme-Jones, R. A., O'Brien, R. C., Berry, K. L., et al.: »Vitamin E supplementation improves endothelial function in type 1 diabetes mellitus: a randomized, placebo-controlled study« in: *Journal of the American College of Cardiology,* 2000; 36:94–102.

118 Gazis, A., White, D. J., Page, S. R., et al.: »Effect of oral vitamin E (alpha-tocopherol) supplementation on vascular endothelial function in type 2 diabetes mellitus« in: *Diabetic Medicine,* 1999; 16:304–311.

119 Paolisso, G., Tagliamonte, M. R., Barbieri M, et al.: »Chronic vitamin E administration improves brachial reactivity and increases intracellular magnesium concentration in type 2 diabetic patients« in: *The Journal of Clinical Endocrinology & Metabolism,* 2000; 85:109–115.

120 Barbagallo, M., Dominguez, L. J., Tagliamonte, M. R., et al.: »Effects of vitamin E and glutathione on glucose metabolism: role of magnesium« in: *Hypertension,* 1999; 34:1002–1006.

121 Upritchard, J. E., Sutherland, W. H., Mann, J. I.: »Effect of supplementation with tomato juice, vitamin E, and vitamin C on LDL oxidation and products of inflammatory activity in type 2 diabetes« in: *Diabetes Care,* 2000; 23:733–738.

122 Devaraj, S., Jialal, I.: »Alpha tocopherol supplementation decreases serum C-reactive protein and monocyte interleukin-6 levels in normal volunteers and type 2 diabetic patients« in: *Free Radical Biology & Medicine,* 2000; 29:790–792.

123 Gokkusu, C., Palanduz, S., Ademoglu, E., et al.: »Oxidant and antioxidant systems in NIDDM patients: influence of vitamin E supplementation« in: *Endocrine Research,* 2001; 27:377–386.

124 Tutuncu, N. B., Bayraktar, M., Varli, K.: »Reversal of defective nerve conduction with vitamin E supplementation in type 2 diabetes: a preliminary study« in: *Diabetes Care,* 1998; 21:1915–1918.

125 Bursell, S. E., Clermont, A. C., Aiello, L. P., et al.: »High-dose vitamin E supplementation normalizes retinal blood flow and creatinine

clearance in patients with type 1 diabetes« in: *Diabetes Care,* 1999; 22:1245–1251.

126 Milman, U., Blum, S., Shapira, C., et al.: »Vitamin E supplementation reduces cardiovascular events in a subgroup of middle-aged individuals with both type 2 diabetes mellitus and the haptoglobin 2–2 genotype: a prospective double-blinded clinical trial« in: *Arteriosclerosis, Thrombosis, and Vascular Biology,* Februar 2008; 28(2):341–347.

127 Ward, N. C., Wu, J. H., Clarke, M. W., et al.: »The effect of vitamin E on blood pressure in individuals with type 2 diabetes: a randomized, double-blind, placebo-controlled trial« in: *Journal of Hypertension,* Januar 2007; 25(1):227–234.

128 Polo, V., Saibene, A., Pontiroli, A. E.: »Nicotinamide improves insulin secretion and metabolic control in lean type 2 diabetic patients with secondary failure to sulphonylureas« in: *Acta Diabetologica,* 1998; 35:61–64.

129 Jones, C. L., Gonzalez, V.: »Pyridoxine deficiency: a new factor in diabetic neuropathy« in: *Journal of the American Podiatry Association,* 1978; 68:646–653.

130 Solomon, L. R., Cohen, K.: »Erythrocyte O_2 transport and metabolism and effects of vitamin B_6 therapy in type 2 diabetes mellitus« in: *Diabetes,* 1989; 38:881–886.

131 Coelingh-Bennick, H. J. T., Schreurs, W. H. P.: »Improvement of oral glucose tolerance in gestational diabetes« in: *British Medical Journal,* 1975; 3:13–15.

132 Barbagallo, M., Dominguez, L. J., Galioto, A., et al.: »Role of magnesium in insulin action, diabetes and cardio-metabolic syndrome X« in: *Molecular Aspects of Medicine,* 2003; 24:39–52.

133 Lima, Mde. L., Cruz, T., Pousada, J. C., et al.: »The effect of magnesium supplementation in increasing doses on the control of type 2 diabetes« in: *Diabetes Care,* 1998; 21:682–686.

134 White, J. R., Campbell, R. K.: »Magnesium and diabetes: a review« in: *The Annals of Pharmacotherapy,* 1993; 27:775–780.

135 Salgueiro, M. J., Krebs, N., Zubillaga, M. B., et al.: »Zinc and diabetes mellitus: is there a need of zinc supplementation in diabetes mellitus patients?« in: *Biological Trace Element Research,* 2001; 81:215–228.

136 Maebashi, M., Makino, Y., Furukawa, Y., et al.: »Therapeutic evaluation of the effect of biotin on hyperglycemia in patients with non-insulin dependent diabetes mellitus« in: *Journal of Clinical Biochemistry and Nutrition,* 1993; 14:211–218.

137 Koutsikos, D., Agroyannis, B., Tzanatos-Exarchou, H.: »Biotin for diabetic peripheral neuropathy« in: *Biomedicine & Pharmacotherapy,* 1990; 44:511–514.

138 Farmer, A., Montori, V., Dinneen, S., et al.: »Fish oil in people with type 2 diabetes mellitus«. Cochrane Database of Systematic Reviews, 2001; 3:CD003205.

139 Montori, V. M., Farmer, A., Wollan, P. C., et al.: »Fish oil supplementation in type 2 diabetes: a quantitative systematic review« in: *Diabetes Care,* 2000; 23:1407–1415.

140 Woodman, R. J., Mori, T. A., Burke, V., et al.: »Effects of purified eicosapentaenoic and docosahexaenoic acids on glycemic control, blood pressure, and serum lipids in type 2 diabetic patients with treated hypertension« in: *The American Journal of Clinical Nutrition,* 2002; 76:1007–1015.

141 Bell, D. S.: »Importance of post-prandial glucose control« in: *Southern Medical Journal,* 2001; 94:804–809.

142 Vuksan, V., Jenkins, D. J., Spadafora, P., et al.: »Konjac-mannan (glucomannan) improves glycemia and other associated risk factors for coronary heart disease in type 2 diabetes. A randomized controlled metabolic trial« in: *Diabetes Care,* 1999; 22:913–919.

143 Jenkins, D. J., Kendall, C. W., Axelsen, M., et al.: »Viscous and nonviscous fibres, nonabsorbable and low glycaemic index carbohydrates, blood lipids and coronary heart disease« in: *Current Opinion in Lipidology,* 2000; 11:49–56.

144 Marlett, J. A., McBurney, M. I., Slavin, J. L.: »Position of the American Dietetic Association: health implications of dietary fiber« in: *Jour-*

nal of the American Dietetic Association, 2002; 102:993–1000.

145 Abdelhameed, A. S., Ang, S., Morris, G. A., et al.: »An analytical ultracentrifuge study on ternary mixtures of konjac glucomannan supplemented with sodium alginate and xanthan gum« in: *Carbohydrate Polymers,* 2010; 81:141–148.

146 Harding, S. E., Smith, I. H., Lawson, C. J., Gahler, R. J., Wood, S.: »Studies on macromolecular interactions in ternary mixtures of konjac glucomannan, xanthan gum and sodium alginate« in: *Carbohydrate Polymers,* 2010; 10:1016–1020.

147 Brand-Miller, J. C., Atkinson, F. S., Gahler, R. J., et al.: »Effects of PGX, a novel functional fibre, on acute and delayed postprandial glycaemia« in: *European Journal of Clinical Nutrition,* Dezember 2010; 64(12):1488–1493.

148 Jenkins, A. L., Kacinik, V., Lyon, M. R., Wolever, T. M. S.: »Reduction of postprandial glycemia by the novel viscous polysaccharide PGX in a dose-dependent manner, independent of food form« in: *Journal of the American College of Nutrition,* 2010; 29(2):92–98.

149 Vuksan, V., Sievenpiper, J. L., Owen, R., et al.: »Beneficial effects of viscous dietary fiber from konjac-mannan in subjects with the insulin resistance syndrome: results of a controlled metabolic trial« in: *Diabetes Care,* 2000; 23:9–14.

150 Vuksan, V., Lyon, M., Breitman, P., et al.: »3-week consumption of a highly viscous dietary fibre blend results in improvements in insulin sensitivity and reductions in body fat. Results of a double blind, placebo controlled trial«, presented at the 64th Annual Meeting of the American Diabetes Association, Orlando, Fla., 4.–8. Juni 2004.

151 Fujita, H., Yamagami, T., Ohshima, K.: »Fermented soybean-derived water-soluble touchi extract inhibits alpha-glucosidase and is antiglycemic in rats and humans after single oral treatments« in: *Journal of Nutrition,* 2001; 131:1211–1213.

152 Hiroyuki, F., Tomohide, Y., Kazunori, O.: »Efficacy and safety of touchi extract, an alpha-glucosidase inhibitor derived from fermented soybeans, in non-insulin-dependent diabetic mellitus« in: *The Journal of Nutritional Biochemistry,* 2001; 12:351–356.

153 Fujita, H., Yamagami, T., Ohshima, K.: »Long-term ingestion of a fermented soybean-derived touchi-extract with alpha-glucosidase inhibitory activity is safe and effective in humans with borderline and mild type-2 diabetes« in: *Journal of Nutrition,* 2001; 131:2105–2108.

154 Asano, N., Oseki, K., Tomioka, E., et al.: »N-containing sugars from *Morus alba* and their glycosidase inhibitory activities« in: *Carbohydrate Research,* 1994; 259:243–255.

155 Chen, F., Nakashima, N., Kimura, I., et al.: »Hypoglycemic activity and mechanisms of extracts from mulberry leaves (*folium mori*) and cortex mori radicis in streptozotocin-induced diabetic mice« in: *Yakugaku Zasshi,* 1995; 115:476–482.

156 Andallu, B., Suryakantham, V., Lakshmi, Srikanthi, B., et al.: »Effect of mulberry (*Morus indica* L.) therapy on plasma and erythrocyte membrane lipids in patients with type 2 diabetes« in: *Clinica Chimica Acta,* 2001; 314:47–53.

157 Porchezhian, E., Dobriyal, R. M.: »An overview on the advances of *Gymnema sylvestre:* chemistry, pharmacology and patents« in: *Pharmazie,* 2003; 58:5–12.

158 Shanmugasundaram, E. R., Rajeswari, G., Baskaran, K., et al.: »Use of *Gymnema sylvestre* leaf extract in the control of blood glucose in insulin-dependent diabetes mellitus« in: *Journal of Ethnopharmacology,* 1990; 30:281–294.

159 Baskaran, K., Ahamath, B. K., Shanmugasundaram, K. R., et al.: »Antidiabetic effect of a leaf extract from *Gymnema sylvestre* in non-insulin dependent diabetes mellitus patients« in: *Journal of Ethnopharmacology,* 1990; 30:295–305.

160 Srivastava, Y., Venkatakrishna-Bhatt, H., Verma, Y., et al.: » Antidiabetic and adaptogenic properties of *Momordica charantia* extract: an experimental and clinical evaluation« in: *Phytotherapy Research,* 1993; 7:285–289.

161 Welihinda, J., Karunanaya, E. H., Sheriff, M. H. R., et al.: »Effect of *Momordica charantia* on the glucose tolerance in maturity onset diabe-

tes« in: *Journal of Ethnopharmacology,* 1986; 17:277–282.

162 Vuksan, V., Stavro, M. P., Sievenpiper, J., et al.: »American ginseng (*Panax quinquefolius*) reduces postproandial glycemia in non-diabetic subjects with type 2 diabetes mellitus« in: *Archives of Internal Medicine,* 2000; 160:1009–1013.

163 Vuksan, V., Stavro, M. P., Sievenpiper, J., et al.: »Similar post-prandial glycemic reductions with escalation of dose and administration time of American ginseng in Type 2 diabetes« in: *Diabetes Care,* 2000; 23:1221–1226.

164 Vuksan, V., Sievenpiper, J., Wong, J., et al.: »American ginseng (*Panax quinquefolius*) attenuates postprandial glycemia in a time dependent but not dose dependent manner in healthy individuals« in: *The American Journal of Clinical Nutrition,* 2001; 73:753–758.

165 Vuksan, V., Stavro, M. P., Sievenpiper, J., et al.: »American ginseng improves glycemia in individuals with normal glucose tolerance: effect of dose and time escalation« in: *Journal of the American College of Nutrition,* 2000; 19:738–744.

166 Sievenpiper, J., Arnason, J. T., Leiter, L. A., et al.: »Variable effects of American ginseng: a batch of American ginseng (*Panax quinquefolius*) with a depressed ginsenoside profile does not affect postprandial glycemia« in: *European Journal of Clinical Nutrition,* 2003; 57:243–248.

167 Franz, M. J., Bantle, J. P., Beebe, C. A., et al.: »Evidence-based nutrition principles and recommendations for the treatment and prevention of diabetes and related complications« in: *Diabetes Care,* 2002; 25:148–198.

168 Sotaniemi, E. A., Haapakoski, E., Rautio, A.: »Ginseng therapy in non-insulin-dependent diabetic patients« in: *Diabetes Care,* 1995; 18:1373–1375.

169 Sharma, R. D., Raghuram, T. C., Rao, N. S.: »Effect of fenugreek seeds on blood glucose and serum lipids in type 1 diabetes« in: *European Journal of Clinical Nutrition,* 1990; 44:301–306.

170 Mada, Z., Abel, R., Samish, S., et al.: »Glucose-lowering effect of fenugreek in non-insulin dependent diabetics« in: *European Journal of Clinical Nutrition,* 1988; 42:51–54.

171 Gupta, A., Gupta, R., Lal, B.: »Effect of *Trigonella foenum-graecum* (fenugreek) seeds on glycaemic control and insulin resistance in type 2 diabetes mellitus: a double blind placebo controlled study« in: *Journal of the Association of Physicians of India,* 2001; 49:1057–1061.

172 Sharma, K. K., Gupta, R. K., Gupta, S., et al.: »Antihyperglycemic effect of onion: effect on fasting blood sugar and induced hyperglycemia in man« in: *Indian Journal of Medical Research* 1977; 65:422–429.

173 Manuel, Y., Keenoy, B., Vertommen, J., et al.: »The effect of flavonoid treatment on the glycation and antioxidant status in type 1 diabetic patients« in: *Diabetes, Nutrition & Metabolism,* 1999; 12:256–263.

174 Reljanovic, M., Reichel, G., Rett, K., et al.: »Treatment of diabetic polyneuropathy with the antioxidant thioctic acid (alpha-lipoic acid): a two year multi-center randomized double-blind placebo-controlled trial (ALADIN II). Alpha Lipoic Acid in Diabetic Neuropathy« in: *Free Radical Research,* 1999; 31:171–179.

175 Jacob, S., Ruus, P., Hermann, R., et al.: »Oral administration of RAC-alpha-lipoic acid modulates insulin sensitivity in patients with type-2 diabetes mellitus: a placebo-controlled pilot trial« in: *Free Radical Biology & Medicine,* 1999; 27:309–314.

176 Rindone, J. P., Achacoso, S.: »Effect of low-dose niacin on glucose control in patients with non-insulin-dependent diabetes mellitus and hyperlipidemia« in: *American Journal of Therapeutics,* 1996; 3:637–639.

177 Grundy, S. M., Vega, G. L., McGovern, M. E., et al.: »Efficacy, safety, and tolerability of once-daily niacin for the treatment of dyslipidemia associated with type 2 diabetes: results of the assessment of diabetes control and evaluation of the efficacy of niaspan trial« in: *Archives of Internal Medicine,* 2002; 162:1568–1576.

178 Kane, M. P., Hamilton, R. A., Addesse, E., et al.: »Cholesterol and glycemic effects of Niaspan

in patients with type 2 diabetes« in: *Pharmacotherapy,* 2001; 21:1473–1478.

179 El-Enein, A. M. A., Hafez, Y. S., Salem, H., et al.: »The role of nicotinic acid and inositol hexaniacinate as anticholesterolemic and antilipemic agents« in: *Nutrition Reports International,* 1983; 28:899–911.

180 Schonlau, F., Rohdewald, P.: »Pycnogenol for diabetic retinopathy. A review« in: *International Opthalmology,* 2001; 24:161–171.

181 Passariello, N., Bisesti, V., Sgambato, S.: [»Influence of anthocyanosides on the microcirculation and lipid picture in diabetic and dyslipidic subjects«] in: *Gazzetta Medica Italiana,* 1979; 138:563–566.

182 Stirban, A., Negrean, M., Stratmann, B., et al.: »Benfotiamine prevents macro- and microvascular endothelial dysfunction and oxidative stress following a meal rich in advanced glycation end products in individuals with type 2 diabetes« in: *Diabetes Care,* September 2006; 29(9):2064–2071.

183 Stracke, H., Gaus, W., Achenbach, U., Federlin, K., Bretzel, R. G.: »Benfotiamine in Diabetic Polyneuropathy (BENDIP): results of a randomised, double blind, placebo-controlled clinical study« in: *Experimental and Clinical Endocrinology & Diabetes,* November 2008; 116(10):600–605.

184 Alkhalaf, A., Klooster, A., van Oeveren, W., et al.: »A double-blind, randomized, placebo-controlled clinical trial on benfotiamine treatment in patients with diabetic nephropathy« in: *Diabetes Care,* Juli 2010; 33(7):1598–1601.

185 Du, X., Edelstein, D., Brownlee, M.: »Oral benfotiamine plus alpha-lipoic acid normalises complication-causing pathways in type 1 diabetes« in: *Diabetologia,* Oktober 2008; 51(10):1930–1932.

186 Forst, T., Pohlmann, T., Kunt, T., et al.: »The influence of local capsaicin treatment on small nerve fibre function and neurovascular control in symptomatic diabetic neuropathy« in: *Acta Diabetologica,* 2002; 39:1–6.

187 Rains, C., Bryson, H. M.: »Topical capsaicin: a review of its pharmacological properties and therapeutic potential in postherpetic neuralgia, diabetic neuropathy and osteoarthritis« in: *Drugs & Aging,* 1995; 7:317–328.

188 Hu, H.: »A review of treatment of diabetes by acupuncture during the past forty years« in: *Journal of Traditional Chinese Medicine,* 1995; 15:145–154.

189 Abuaisha, B. B., Costanzi, J. B., Boulton, A. J.: »Acupuncture for the treatment of chronic painful peripheral diabetic neuropathy: a long-term study« in: *Diabetes Research and Clinical Practice,* 1998; 39:115–121.

190 Younes, H., Alphonse, J. C., Behr, S., et al.: »Role of fermentable carbohydrate supplements with a low-protein diet in the course of chronic renal failure: experimental bases« in: *American Journal of Kidney Diseases,* 1999; 33:633–646.

191 Gaede, P., Poulsen, H. E., Parving, H. H., et al.: »Double-blind, randomised study of the effect of combined treatment with vitamin C and E on albuminuria in type 2 diabetic patients« in: *Diabetic Medicine,* 2001; 18:756–760.

192 Parving, H. H., Hovind, P.: »Microalbuminuria in type 1 and type 2 diabetes mellitus: evidence with angiotensin converting enzyme inhibitors and angiotensin II receptor blockers for treating early and preventing clinical nephropathy« in: *Current Hypertension Reports,* 2002; 4:387–393.

Diarrhö

1 Leob, H., Vandenplas, Y., Wursch P., Guesry, P.: »Tannin-rich carob pod for the treatment of acute-onset diarrhea« in: *Pediatr Gastroenterol Nutr = Journal of Pediatric Gastroenterology and Nutrition,* 1989; 8:480–485.

2 Hostettler, M., Steffen, R., Tschopp, A.: »Efficacy of tolerability of insoluble carob fraction in the treatment of travellers' diarrhea« in: *Journal of Diarrhoeal Diseases Research,* 1995; 13:155–158.

3 Majamaa, H., Isolauri, E., Saxelin, M., et al.: »Lactic acid bacteria in the treatment of acute rotavirus gastroenteritis« in: *Journal of Pediatric Gastroenterology and Nutrition,* 1995; 20:333–338.

4 Goossens, D., Jonkers, D., Stobberingh, E., et al.: »Probiotics in gastroenterology: indications and future perspectives« in: *Scandinavian Journal of Gastroenterology,* 2003, Anh. 239:15–23.

5 Guandalini, S.: »Probiotics for prevention and treatment of diarrhea« in: *Journal of Clinical Gastroenterology,* November 2011; 45 Anh. S149–S153.

6 Allen, S. J., Martinez, E. G., Gregorio, G. V., Dans, L. F.: »Probiotics for treating acute infectious diarrhoea«. Cochrane Database of Systematic Reviews, 10. November 2010; 11:CD003048.

7 Zoppi, G., Deganello, A., Benoni, G., et al.: »Oral bacteriotherapy in clinical practice. I. The use of different preparations in infants treated with antibiotics« in: *European Journal of Pediatrics,* 1982; 139:18–21.

8 Gotz, V. P., Romankiewics, J. A., Moss, J.: »Prophylaxis against ampicillin-associated diarrhea with a lactobacillus preparation« in: *American Journal of Hospital Pharmacy,* 1979; 36:754–757.

9 Ahuja, M. C., Khamar, B.: »Antibiotic associated diarrhoea: a controlled study comparing plain antibiotic with those containing protected lactobacilli« in: *Journal of Indian Medical Association,* 2002; 100:334–335.

10 Na, X., Kelly, C.: »Probiotics in *Clostridium difficile* infection« in: *Journal of Clinical Gastroenterology,* November 2011; 45 Anh. S154–S158.

11 Gupte, S.: »Use of berberine in the treatment of giardiasis« in: *American Journal of Diseases of Children,* 1975; 129:866.

12 Bhakat, M. P.: »Therapeutic trial of Berberine sulphate in non-specific gastroenteritis« in: *Indian Medical Journal,* 1974; 68:19–23.

13 Kamat, S. A.: »Clinical trial with berberine hydrochloride for the control of diarrhoea in acute gastroenteritis« in: *Journal of the Association of Physicians of India,* 1967; 15:525–529.

14 Desai, A. B., Shah, K. M., Shah, D. M.: »Berberine in the treatment of diarrhoea« in: *Indian Pediatrics,* 1971; 8:462–465.

15 Sharma, R., Joshi, C. K., Goyal, R. K.: »Berberine tannate in acute diarrhea« in: *Indian Pediatrics,* 1970; 7:496–501.

16 Choudry, V. P., Sabir, M., Bhide, V. N.: »Berberine in giardiasis« in: *Indian Pediatrics,* 1972; 9:143–146.

17 Rabbani, G. H., Butler, T., Knight, J., et al.: »Randomized controlled trial of berberine sulfate therapy for diarrhea due to enterotoxigenic *Escherichia coli* and *Vibrio cholerae*« in: *Journal of Infectious Diseases,* 1987; 155:979–984.

18 Tai, Y. H., Feser, J. F., Mernane, W. G., et al.: »Antisecretory effects of berberine in rat ileum« in: *American Journal of Physiology,* 1981; 241:G253–G258.

19 Swabb, E. A., Tai, Y. H., Jordan, L.: »Reversal of cholera toxin-induced secretion in rat ileum by luminal berberine« in: *American Journal of Physiology,* 1981; 241:G248–G252.

20 Akhter, M. H., Sabir, M., Bhide, N. K.: »Possible mechanism of antidiarrhoeal effect of berberine« in: *Indian Journal of Medical Research,* 1979; 70:233–241.

21 Joshi, P. V., Shirkhedkar, A. A., Prakash, K., Maheshwari, V. L.: »Antidiarrheal activity, chemical and toxicity profile of *Berberis aristata*« in: *Pharmacology and Biology,* Januar 2011; 49(1):94–100.

22 Subbotina, M. D., Timchenko, V. N., Vorobyov, M. M., et al.: »Effect of oral administration of tormentil root extract (*Potentilla tormentilla*) on rotavirus diarrhea in children: a randomized, double blind, controlled trial« in: *The Pediatric Infectious Disease Journal,* 2003; 22:706–711.

Ekzem (Neurodermitis)

1 Barnes, K. C.: »An update on the genetics of atopic dermatitis: scratching the surface in 2009« in: *Journal of Allergy and Clinical Immunology,* Januar 2010; 125(1):16–29.

2 Saarinen, U. M., Kajosaari, M.: »Breastfeeding as prophylaxis against atopic disease: prospective follow-up study until 17 years old« in: *The Lancet,* 1995; 346:1065–1069.

3 Isolauri, E., Tahvanainen, A., Peltola, T., et al.: »Breast-feeding of allergic infants« in: *Journal of Pediatrics,* 1999; 134:27–32.

4 Arvola, T., Moilanen, E., Vuento, R., et al.: »Weaning to hypoallergenic formula improves gut barrier function in breastfed infants with atopic eczema« in: *Journal of Pediatric Gastroenterology and Nutrition,* 2004; 38:92–96.

5 Cant, A. J., Bailes, J. A., et al.: »Effect of maternal dietary exclusion on breast fed infants with eczema: two controlled studies« in: *British Medical Journal,* 1986; 293:231–233.

6 Burks, A. W., Williams, L. W., Mallory, S. B., et al.: »Peanut protein as a major cause of adverse food reaction in patients with atopic dermatitis« in: *Allergy Proceedings,* 1989; 10:265–269.

7 Lever, R., MacDonald, C., Waugh, P., et al.: »Randomised controlled trial of advice on an egg exclusion diet in young children with atopic eczema and sensitivity to eggs« in: *Pediatric Allergy and Immunology,* 1998; 9:13–19.

8 de Maat-Bleeker, F., Bruijnzeel-Koomen, C.: »Food allergy in adults with atopic dermatitis« in: *Monographs in Allergy,* 1996; 32:157–163.

9 Van Bever, H. P., Docx, M., Stevens, W. J.: »Food and food additives in severe atopic dermatitis« in: *Allergy,* 1989; 44:588–594.

10 Sampson, H. A., Scanlon, S. M.: »Natural history of food hypersensitivity in children with atopic dermatitis« in: *Journal of Pediatrics,* 1989; 115:23–27.

11 Savolainen, J., Lammintausta, K., Kalimo, K., et al.: »Candida albicans and atopic dermatitis« in: *Clinical & Experimental Allergy,* 1993; 23:332–339.

12 Adachi, A., Horikawa, T., Ichihashi, M., et al.: [»Role of Candida allergen in atopic dermatitis and efficacy of oral therapy with various antifungal agents«] in: *Arerugi,* Juli 1999; 48(7):719–725.

13 Isolauri, E., Arvola, T., Sutas, Y., et al.: »Probiotics in the management of atopic eczema« in: *Clinical & Experimental Allergy,* 2000; 30:1604–1610.

14 Majamaa, H., Isolauri, E.: »Probiotics: a novel approach in the management of food allergy« in: *Journal of Allergy and Clinical Immunology,* 1997; 99:179–185.

15 Rosenfeldt, V., Benfeldt, E., Nielsen, S. D., et al.: »Effect of probiotic *Lactobacillus* strains in children with atopic dermatitis« in: *Journal of Allergy and Clinical Immunology,* 2003; 111:389–395.

16 Osborn, D. A., Sinn, J. K.: »Probiotics in infants for prevention of allergic disease and food hypersensitivity«. Cochrane Database of Systematic Reviews, 17. Oktober 2007; 4:CD006475.

17 Stewart, J. C. M., Morse, P. F., Moss, M., et al.: »Treatment of severe and moderately severe atopic dermatitis with evening primrose oil (Epogam): a multi-center study« in: *Journal of Nutritional and Environmental Medicine,* 1991; 2:9–15.

18 Hederos, C. A., Berg, A.: »Epogam evening primrose oil treatment in atopic dermatitis and asthma« in: *Archives of Disease in Childhood,* 1996; 75:494–497.

19 Fiocchi, A., Sala, M., Signoroni, P., et al.: »The efficacy and safety of gamma-linolenic acid in the treatment of infantile atopic dermatitis« in: *Journal of International Medical Research,* 1994; 22:24–32.

20 Berth-Jones, J., Graham-Brown, R. A.: »Placebo-controlled trial of essential fatty acid supplementation in atopic dermatitis« in: *The Lancet,* 1993; 341:1557–1560.

21 Takwale, A., Tan, E., Agarwal, S., et al.: »Efficacy and tolerability of borage oil in adults and children with atopic eczema: randomised, double blind, placebo controlled, parallel group trial« in: *BMJ,* 2003; 327:1385.

22 Soyland, E., Funk, J., Rajka, G., et al.: »Dietary supplementation with very long-chain n-3 fatty acids in patients with atopic dermatitis. A double-blind, multicentre study« in: *British Journal of Dermatology,* 1994; 130:757–764.

23 Kremmyda, L. S., Vlachava, M., Noakes, P. S., et al.: »Atopy risk in infants and children in relation to early exposure to fish, oily fish, or long-chain omega-3 fatty acids: a systematic review« in: *Clinical Reviews in Allergy and Immunology,* August 2011; 41(1):36–66.

24 Atherton, D. J., Sheehan, M. P., Rustin, M. H., et al.: »Treatment of atopic eczema with traditional Chinese medicinal plants« in: *Pediatric Dermatology,* 1992; 9:373–375.

25 Sheehan, M. P., Rustin, M. H., Atherton, D. J., et al.: »Efficacy of traditional Chinese herbal therapy in adult atopic dermatitis« in: *The Lancet,* 1992; 340:13–17.

26 Sheehan, M. P., Atherton, D. J.: »A controlled trial of traditional Chinese medicinal plants in widespread non-exudative atopic eczema« in: *British Journal of Dermatology,* 1992; 126:179–184.

27 Evans, F. Q.: »The rational use of glycyrrhetinic acid in dermatology« in: *The British Journal of Clinical Practice,* 1958; 12:269–274.

Endometriose

1 Giudice, L. C.: »Clinical practice. Endometriosis« in: *The New England Journal of Medicine,* 24. Juni 2010; 362(25):2389–2398.

2 Weuve, J., Hauser, R., Calafat, A. M., et al.: »Association of exposure to phthalates with endometriosis and uterine leiomyomata: findings from NHANES, 1999–2004« in: *Environmental Health Perspectives,* Juni 2010; 118(6):825–832.

3 Missmer, S. A., Chavarro, J. E., Malspeis, S., et al.: »A prospective study of dietary fat consumption and endometriosis risk« in: *Human Reproduction,* Juni 2010; 25(6): 1528–1535.

4 Gazvani, M. R., Smith, L., Haggarty, P., et al.: »High omega-3: omega-6 fatty acid ratios in culture medium reduce endometrial-cell survival in combined endometrial gland and stromal cell cultures from women with and without endometriosis« in: *Fertility and Sterility,* 2001; 76:717–722.

5 Kappas, A., Anderson, K. E., Conney, A. H., et al.: »Nutrition-endocrine interactions: induction of reciprocal changes in the delta 4–5 alpha-reduction of testosterone and the cytochrome P-450-dependent oxidation of estradiol by dietary macronutrients in man« in: *Proceedings of the National Academy of Sciences of the United States of America,* 1983; 80:7646–7649.

6 Goldin, B. R., Adlercreutz, H., Dwyer, J. T., et al.: »Effect of diet on excretion of estrogens in pre- and postmenopausal women« in: *Cancer Research,* 1981; 41:3771–3773.

7 Michnovicz, J. J., Bradlow, H. L.: »Altered estrogen metabolism and excretion in humans following consumption of indole-3-carbinol« in: *Nutrition and Cancer,* 1991; 16:59–66.

8 Leibovitz, B. E., Mueller, J. A.: »Bioflavonoids and polyphenols: medical applications« in: *Journal of Optimal Nutrition,* 1993; 2:17–35.

9 Nagata, C., Takatsuka, N., Kawakami, N., Shimizu, H.: »Soy product intake and premenopausal hysterectomy in a follow-up study of Japanese women« in: *European Journal of Clinical Nutrition,* September 2001; 55(9):773–777.

10 Tremblay, L.: »Reproductive toxins conference – pollution prevention network« in: *Endometriosis Association Newsletter,* 1996; 17:13–15.

11 Mathias, J. R., Franklin, R., Quast, D. C., et al.: »Relation of endometriosis and neuromuscular disease of the gastrointestinal tract: new insights« in: *Fertility and Sterility,* Juli 1998; 70(1):81–88.

12 Grodstein, F., Goldman, M. B., Ryan, L., Cramer, D. W.: »Relation of female infertility to consumption of caffeinated beverages« in: *American Journal of Epidemiology,* 1993; 137:1353–1360.

13 Kohama, T., Herai, K., Inoue, M.: »Effect of French maritime pine bark extract on endometriosis as compared with leuprorelin acetate« in: *The Journal of Reproductive Medicine,* 2007; 52(8):703–708.

14 Wuttke, W., Jarry, H., Christoffel, V., et al.: »Chaste tree (*Vitex agnus-castus*) – pharmacology and clinical indications« in: *Phytomedicine,* Mai 2003; 10(4):348–357.

Erektionsstörungen

1 Hatzimouratidis, K.: »Epidemiology of male sexual dysfunction« in: *American Journal of Men's Health,* Juni 2007; 1(2):103–125.

2 Shin, D., Pregenzer, G. Jr., Gardin, J. M.: »Erectile dysfunction: a disease marker for cardio-

vascular disease« in: *Cardiology in Review,* Januar/Februar 2011; 19(1):5–11.

3 Heidelbaugh, J. J.: »Management of erectile dysfunction« in: *American Family Physician,* 1. Februar 2010; 81(3):305–312.

4 Safarinejad, M. R.: »Safety and efficacy of coenzyme Q_{10} supplementation in early chronic Peyronie's disease: a double-blind, placebo-controlled randomized study« in: *International Journal of Impotence Research,* September/Oktober 2010; 22(5):298–309.

5 White, J. R., Case, D. A., McWhirter, D., Mattisson, A. M.: »Enhanced sexual behavior in exercising men« in: *Archives of Sexual Behavior,* 1990; 19:193–209.

6 Sommer, F., Goldstein, I., Korda, J. B.: »Bicycle riding and erectile dysfunction: a review« in: *The Journal of Sexual Medicine,* Juli 2010; 7(7):2346–2358.

7 Chen, J., Wollman, Y., Chernichovsky, T.: »Effect of oral administration of high-dose nitric oxide donor L-arginine in men with organic erectile dysfunction: results of a double-blind, randomized, placebo-controlled study« in: *BJU International,* Februar 1999; 83(3):269–273.

8 Stanislavov, R., Nikolova, V., Rohdewald, P.: »Improvement of erectile function with Prelox: a randomized, double-blind, placebo-controlled, crossover trial« in: *International Journal of Impotence Research,* März/April 2008; 20(2):173–180.

9 Ledda, A., Belcaro, G., Cesarone, M. R., et al.: »Investigation of a complex plant extract for mild to moderate erectile dysfunction in a randomized, double-blind, placebo-controlled, parallelarm study« in: *BJU International,* Oktober 2010; 106(7):1030–1033.

10 Aoki, H., Nagao, J., Ueda, T., et al.: »Clinical assessment of a supplement of Pycnogenol® and l-arginine in Japanese patients with mild to moderate erectile dysfunction« in: *Phytotherapy Research,* Februar 2012; 26(2):204–207.

11 Cormio, L., De Siati, M., Lorusso, F., et al.: »Oral L-citrulline supplementation improves erection hardness in men with mild erectile dysfunction« in: *Urology,* Januar 2011; 77(1):119–122.

12 Ernst, E., Pittler, M. H.: »Yohimbine for erectile dysfunction: a systematic review and meta-analysis of randomized clinical trials« in: *Journal of Urology,* 1998; 159:433–436.

13 Betz, J., White, K. D., der Marderosian, A. H.: »Chemical analysis of 26 commercial yohimbe products« in: *Journal of AOAC International,* 1995; 78(5):1189–1194.

14 Waynberg, J.: »Aphrodisiacs: contribution to the clinical validation of the traditional use of *Ptychopetalum guyanna*«. Präsentiert beim First International Congress on Ethnopharmacology, Strassbourg, Frankreich, 5.–9. Juni 1990.

15 Jang, D. J., Lee, M. S., Shin, B. C., et al.: »Red ginseng for treating erectile dysfunction: a systematic review« in: *British Journal of Clinical Pharmacology,* Oktober 2008; 66(4):444–450.

16 Hong, B., Ji, Y. H., Hong, J. H., et al.: »A double-blind crossover study evaluating the efficacy of Korean red ginseng in patients with erectile dysfunction: a preliminary report« in: *Journal of Urology,* 2002; 168:2070–2073.

17 Zanoli, P., Zavatti, M., Montanari, C., Baraldi, M.: »Influence of *Eurycoma longifolia* on the copulatory activity of sexually sluggish and impotent male rats« in: *Journal of Ethnopharmacology,* 12. November 2009; 126(2):308–313.

18 Ang, H. H., Lee, K. L., Kiyoshi, M.: »Sexual arousal in sexually sluggish old male rats after oral administration of *Eurycoma longifolia* Jack« in: *Journal of Basic and Clinical Physiology and Pharmacology,* 2004; 15(3–4):303–309.

19 Hamzah, S., Yusof, A.: »The ergogenic effects of *Eurycoma longifolia* Jack: a pilot study« in: *British Journal of Sports Medicine,* 2003; 37:464–470.

20 Gauthaman, K., Ganesan, A. P.: »The hormonal effects of *Tribulus terrestris* and its role in the management of male erectile dysfunction – an evaluation using primates, rabbit and rat« in: *Phytomedicine,* 2008; 15(1–2):44–54.

21 Rogerson, S., Riches, C. J., Jennings, C., et al.: »The effect of five weeks of *Tribulus terres-*

tris supplementation on muscle strength and body composition during preseason training in elite rugby league players« in: *The Journal of Strength and Conditioning Research,* 2007; 21(2):348–353.

22 Steels E, Rao A, Vitetta L. »Physiological aspects of male libido enhanced by standardized *Trigonella foenum-graecum* extract and mineral formulation« in: Phytotherapy Research, Sept. 2011; 25(9):1294–1300.

23 Sikora, R., Sohn, M., Deutz et al.: »Ginkgo biloba extract in the therapy of erectile dysfunction« in: Journal of Urology, 1989; 141:188A.

24 Sohn, M., Sikora, R.: »Ginkgo biloba extract in the therapy of erectile dysfunction« in: Journal of Sex Education and Therapy, 1991; 17:53–61.

25 Cohen, A. J., Bartlik, B.: »Ginkgo biloba for antidepressant-induced sexual dysfunction« in: Journal for Sex & Martial Therapy, 1998; 24:139–143.

26 Kang, B. J., Lee, S. J., Kim, M. D., Cho, M. J.: »A placebo-controlled double-blind trial of Ginkgo biloba for antidepressant-induced sexual dysfunction« in: Human Psychopharmacology, Aug. 2002; 17(6):279–284.

Erkältung

1 Sanchez, A., Reeser, J., Lau, H., et al.: »Role of sugars in human neutrophilic phagocytosis« in: *The American Journal of Clinical Nutrition,* 1973; 26:1180–1184.

2 Ringsdorf, W. M. Jr., Cheraskin, E., Ramsay, R. R. Jr.: »Sucrose, neutrophilic phagocytosis and resistance to disease« in: *Dental Survey,* 1976; 52:46–48.

3 Bernstein, J., Alpert, S., Nauss, K., et al.: »Depression of lymphocyte transformation following oral glucose ingestion« in: *The American Journal of Clinical Nutrition,* 1977; 30:613

4 Pauling, L.: *Vitamin C and the common cold.* San Francisco: Freeman, 1970.

5 Douglas, R. M., Hemilä, H., Chalker, E., Treacy, B.: »Vitamin C for preventing and treating the common cold«. Cochrane Database of Systematic Reviews, 18. Juli 2007; 3:CD000980.

6 Katz, E., Margalith, E.: »Inhibition of vaccinia virus maturation by zinc chloride« in: *Antimicrobial Agents and Chemotherapy,* 1981; 19:213–217.

7 Hemilä, H.: »Zinc lozenges may shorten the duration of colds: a systematic review« in: *The Open Respiratory Medicine Journal,* 2011; 5:51–58.

8 Mossad, S. B., Macknin, M. L., Medendorp, S. V., Mason, P.: »Zinc gluconate lozenges for treating the common cold. A randomized, double-blind, placebo-controlled study« in: *Annals of Internal Medicine,* 1996; 125:142–144.

9 Zarembo, J. E., Godfrey, J. C., Godfrey, N. J.: »Zinc (II) in saliva: determination of concentrations produced by different formulations of zinc gluconate lozenges containing common excipients« in: *Journal of Pharmaceutical Sciences,* 1992; 81:128–130.

10 Turner, R. B., Riker, D. K., Gangemi, J. D.: »Ineffectiveness of echinacea for prevention of experimental rhinovirus colds« in: *Antimicrobial Agents and Chemotherapy,* 2000; 44:1708–1709.

11 Goel, V., Lovlin, R., Barton, R., et al.: »Efficacy of a standardized echinacea preparation (Echinilin) for the treatment of the common cold: a randomized, double-blind, placebo-controlled trial« in: *Journal of Clinical Pharmacy and Therapeutics,* 2004; 29:75–83.

12 Melchart, D., Linde, K., Worku, F., et al.: »Immunomodulation with Echinacea – a systematic review of controlled clinical trials« in: *Phytomedicine,* 1994; 1:245–254.

13 Barrett, B., Brown, R., Rakel, D., et al.: »Echinacea for treating the common cold: a randomized trial« in: *Annals of Internal Medicine,* 21. Dezember 2010; 153(12):769–777.

14 Melchart, D., Linde, K., Fischer, P., et al.: »Echinacea for preventing and treating the common cold«. Cochrane Database of Systematic Reviews; 2000; 2:CD000530.

15 Schoneberger, D.: »The influence of immune-stimulating effects of pressed juice from *Echinacea purpurea* on the course and severity of colds. Results of a double-blind study« in: *Forum Immunologie,* 1992; 8:2–12.

16 Hoheisel, O., Sandberg, M., Bertram, S., et al.: »Echinagard treatment shortens the course of the common cold: a double-blind, placebo-controlled clinical trial« in: *European Journal of Clinical Research,* 1997; 9:261–268.
17 Taylor, J. A., Weber, W., Standish, L., et al.: »Efficacy and safety of echinacea in treating upper respiratory tract infections in children: a randomized controlled trial« in: *JAMA, The Journal of the American Medical Association,* 2003; 290:2824–2830.
18 Yale, S. H., Liu, K.: »*Echinacea purpurea* therapy for the treatment of the common cold: a randomized, double-blind, placebo-controlled clinical trial« in: *Archives of Internal Medicine,* 2004; 164:1237–1241.
19 Sperber, S. J., Shah, L. P., Gilbert, R. D., et al.: »*Echinacea purpurea* for prevention of experimental rhinovirus colds« in: *Clinical Infectious Diseases,* 2004; 38:1367–1371.
20 Lizogub, V. G., Riley, D. S., Heger, M.: »Efficacy of a *Pelargonium sidoides* preparation in patients with the common cold: a randomized, double blind, placebo-controlled clinical trial« in: *Explore: The Journal of Science and Healing,* November/Dezember 2007; 3(6):573–584.

Fibrozystische Mastopathie

1 Peters, F., Schuth, W., Scheurich, B., Breckwoldt, M.: »Serum prolactin levels in patients with fibrocystic breast disease« in: *Obstetrics & Gynecology,* 1984; 64:381–385
2 Boyle, C. A., Berkowitz, G. S., LiVolsi, V. A., et al.: »Caffeine consumption and fibrocystic breast disease: a case-control epidemiologic study« in: *Journal of the National Cancer Institute,* 1984; 72:1015–1019.
3 Minton, J. P., Abou-Issa, H., Reiches, N., Roseman, J. M.: »Clinical and biochemical studies on methylxanthine-related fibrocystic breast disease« in: *Surgery,* 1981; 90:299–304.
4 Minton, J. P., Foecking, M. K., Webster, D. J. T., Matthews, R. H.: »Caffeine, cyclic nucleotides, and breast disease« in: *Surgery,* 1979; 86:105–109.
5 Ernster, V. L., Mason, L., Goodson, W. H. III, et al.: »Effects of caffeine-free diet on benign breast disease: a random trial« in: *Surgery,* 1982; 91:263–267.
6 Lubin, F., Ron, E., Wax, Y., et al.: »A case-control study of caffeine and methylxanthine in benign breast disease« in: *JAMA, The Journal of the American Medical Association,* 1985; 253:2388–2392.
7 Shairer, C., Brinton, L. A., Hoover, R. N.: »Methylxanthine and benign breast disease« in: *American Journal of Epidemiology,* 1986; 124:603–611.
8 Marshall, J., Graham, S., Swanson, M.: »Caffeine consumption and benign breast disease: a case-control comparison« in: *The American Journal of Public Health,* 1982; 72:610–612.
9 Baghurst, P. A., Rohan, T. E.: »Dietary fiber and risk of benign proliferative epithelial disorders of the breast« in: *International Journal of Cancer,* 1995; 63:481–485.
10 Petrakis, N. L., King, E. B.: »Cytological abnormalities in nipple aspirates of breast fluid from women with severe constipation« in: *The Lancet,* 1981; 2:1203–1204.
11 Goldin, B., Aldercreutz, H., Dwyer, J. T., et al.: »Effect of diet on excretion of estrogens in pre- and post-menopausal women« in: *Cancer Research,* 1981; 41:3771–3773.
12 Goldin, B., Gorback, S.: »The effect of milk and lactobacillus feeding on human intestinal bacterial enzyme activity« in: *The American Journal of Clinical Nutrition,* 1984; 39:756–761.
13 Boyd, N. F., McGuire, V., Shannon, P., et al.: »Effect of a low-fat high-carbohydrate diet on symptoms of cyclical mastopathy« in: *The Lancet,* 1988; 2:128–132.
14 Rose, D. P., Boyar, A. P., Cohen, C., Strong, L. E.: »Effect of a low-fat diet on hormone levels in women with cystic breast disease. I. Serum steroids and gonadotropins« in: *Journal of the National Cancer Institute,* 1987; 78:623–626.
15 Pye, J., Mansel, R. E., Hughes, L. E.: »Clinical experience of drug treatment for mastalgia« in: *The Lancet,* 1985; 2:373–377.

16 Pashby, N., Mansel, R. E., Hughes, L. E., et al.: »A clinical trial of evening primrose oil in mastalgia« in: *British Journal of Surgery,* 1981; 68:801–824.

17 Shannon, J., King, I. B., Lampe, J. W., et al.: »Erythrocyte fatty acids and risk of proliferative and nonproliferative fibrocystic disease in women in Shanghai, China« in: *The American Journal of Clinical Nutrition,* Januar 2009; 89(1):265–276.

18 London, R. S., Sundaram, G., Manimekalai, S., et al.: »The effect of alpha-tocopherol on premenstrual symptomatology: a double-blind study. II. Endocrine correlates« in: *Journal of the American College of Nutrition,* 1984; 3:351–356.

19 London, R., Sundaram, G., Manimekalai, S., et al.: »Mammary dysplasia: endocrine parameters and tocopherol therapy« in: *Nutrition Research,* 1982; 7:243.

20 London, R., Sundaram, G. S., Schultz, M., et al.: »Endocrine parameters and alpha-tocopherol therapy of patients with mammary dysplasia« in: *Cancer Research,* 1981; 41:3811–3813.

21 Myer, E. C., Sommers, D. K., Reitz, C. J., Mentis, H.: »Vitamin E and benign breast disease« in: *Surgery,* 1990; 107:549–551.

22 London, R. S., Sundaram, G. S., Murphy, L., et al.: »The effect of vitamin E on mammary dysplasia: a double-blind study« in: *Obstetrics & Gynecology,* 1985; 65:104–106.

23 Bespalov, V., Barash, N., Ivanova, O., et al.: [»Study of an antioxidant dietary supplement »Karinat« in patients with benign breast disease«] in: *Voprosy Onkologii,* 2004; 50:467–472.

24 Eskin, B. A., Bartushka, D. G., Dunn, M. R., et al.: »Mammary gland dysplasia in iodine deficiency« in: *JAMA, The Journal of the American Medical Association,* 1967; 200:691–695.

25 Ghent, W. R., Eskin, B. A., Low, D. A., Hill, L. P.: »Iodine replacement in fibrocystic disease of the breast« in: *Canadian Journal of Surgery,* 1993; 36:453–460.

26 Mielens, Z. E., Rozitis, J. Jr., Sansone, V. J. Jr.: »The effect of oral iodides on inflammation« in: *Texas Reports on Biology & Medicine,* 1968; 26:117–121.

27 Estes, N. C.: »Mastodynia due to fibrocystic disease of the breast controlled with thyroid hormone« in: *The American Journal of Surgery,* 1981; 142:764–766.

28 Loch, E., Selle, H., Boblitz, N.: »Treatment of premenstrual syndrome with a phytopharmaceutical formulation containing *Vitex agnus castus*« in: *Journal of Women's Health and Gender-Based Medicine,* 2000; 9:315–320.

29 Halaska, M., Beles, P., Gorkow, C., Sieder, C.: »Treatment of cyclical mastalgia with a solution containing a *Vitex agnus castus* extract: results of a placebo-controlled double-blind study« in: *Breast,* 2000; 8:175–181.

30 Atmaca, M., Kumru, S., Tezcan, E.: »Fluoxetine versus *Vitex agnus castus* extract in the treatment of premenstrual dysphoric disorder« in: *Human Psychopharmacology,* 2003; 18:191–195.

31 Schellenberg, R.: »Treatment for the premenstrual syndrome with agnus castus fruit extract: prospective, randomised, placebo controlled study« in: *British Medical Journal,* 2001; 322:134–137.

Furunkel

1 Altman, P. M.: »Australian tea tree oil« in: *Australian Journal of Pharmacy,* 1988; 69:276–278.

2 Feinblatt, H. M.: »Cajeput-type oil for the treatment of furunculosis« in: *Journal of the National Medical Association,* 1960; 52:32–34.

3 Hahn, F. E., Ciak, J.: »Berberine« in: *Antibiotics,* 1976; 3:577–588.

4 Johnson, C. C., Johnson, G., Poe, C. F.: »Toxicity of alkaloids to certain bacteria« in: *Acta Pharmacologica et Toxicologica,* 1952; 8:71–78.

Gallensteine

1 Trowell, H., Burkitt, D., Heaton, K. (Hrsg.): *Dietary fibre, fibre-depleted foods and disease.* London: Academic Press, 1985, 289–304.

2 Kalloo, A. N., Kantsevoy, S. V.: »Gallstones and biliary disease« in: *Primary Care,* 2001; 28:591–606,vii.

3 Ruhl, C. E., Everhart, J. E.: »Gallstone disease is associated with increased mortality in the United States« in: *Gastroenterology,* Februar 2011; 140(2):508–516.
4 Vitetta, L., Sali, A., Little, P., et al.: »Gallstones and gall bladder carcinoma« in: *ANZ Journal of Surgery,* 2000; 70:667–673.
5 Festi, D., Colecchia, A., Larocca, A., et al.: »Review: low caloric intake and gallbladder motor function« in: *Alimentary Pharmacology & Therapeutics,* 2000; 14 Anh. 2:51–53.
6 Mathus-Vliegen, E. M., Van Ierland-Van Leeuwen, M., Terpstra, A.: »Determinants of gallbladder kinetics in obesity« in: *Digestive Diseases and Sciences,* 2004; 49:9–16.
7 Akin, M. L., Uluutku, H., Erenoglu, C., et al.: »Tamoxifen and gallstone formation in postmenopausal breast cancer patients: retrospective cohort study« in: *World Journal of Surgery,* 2003; 27:395–399.
8 Wang, D. Q.: »Aging per se is an independent risk factor for cholesterol gallstone formation in gallstone susceptible mice« in: *The Journal of Lipid Research,* 2002; 43:1950–1959.
9 Pandey, M., Shukla, V. K.: »Diet and gallbladder cancer: a case-control study« in: *European Journal of Cancer Prevention,* 2002; 11:365–368.
10 Marks, J. W., Cleary, P. A., Albers, J. J.: »Lack of correlation between serum lipoproteins and biliary cholesterol saturation in patients with gallstones« in: *Digestive Diseases and Sciences,* 1984; 29:1118–1122.
11 Van der Linder, W., Bergman, F.: »An analysis of data on human hepatic bile. Relationship between main bile components, serum cholesterol and serum triglycerides« in: *Scandinavian Journal of Clinical & Laboratory Investigation,* 1977; 37:741–747.
12 Smelt, A. H.: »Triglycerides and gallstone formation« in: *Clinica Chimica Acta,* 11. November 2010; 411(21–22):1625–1631.
13 Nervi, F., Covarrubias, C., Bravo, P., et al.: »Influence of legume intake on biliary lipids and cholesterol saturation in young Chilean men« in: *Gastroenterology,* 1989; 96:825–830.
14 Thijs, C., Knipschild, P.: »Legume intake and gallstone risk: results from a case-control study« in: *International Journal of Epidemiology,* September 1990; 19(3):660–663.
15 Pixley, F., Wilson, D., McPherson, K., et al.: »Effect of vegetarianism on development of gallstones in women« in: *British Medical Journal,* 1985; 291:11–12.
16 Kritchevsky, D., Klurfeld, D. M.: »Gallstone formation in hamsters: effect of varying animal and vegetable protein levels« in: *The American Journal of Clinical Nutrition,* 1983; 37:802–804.
17 Breneman, J. C.: »Allergy elimination diet as the most effective gallbladder diet« in: *Annals of Allergy, Asthma & Immunology,* 1968; 26:83–87.
18 Necheles, H., Rappaport, B. Z., Green, R., et al.: »Allergy of the gallbladder« in: *American Journal of Digestive Diseases,* 1949; 7:238–241.
19 Walzer, M., Gray, I., Harten, M., et al.: »The allergic reaction in the gallbladder: experimental studies in rhesus monkeys« in: *Gastroenterology,* 1943; 1:565–572.
20 De Muro, P., Ficari, A.: »Experimental studies on allergic cholecystitis« in: *Gastroenterology,* 1946; 6:302–314.
21 Tomotake, H., Shimaoka, I., Kayashita, J., et al.: »A buckwheat protein product suppresses gallstone formation and plasma cholesterol more strongly than soy protein isolate in hamsters« in: *Journal of Nutrition,* 2000; 130:1670–1674.
22 Kritchevsky, D., Klurfeld, D. M.: »Influence of vegetable protein on gallstone formation in hamsters« in: *The American Journal of Clinical Nutrition,* 1979; 32:2174–2176.
23 Tomotake, H., Shimaoka, I., Kayashita, J., et al.: »Stronger suppression of plasma cholesterol and enhancement of the fecal excretion of steroids by a buckwheat protein product than by a soy protein isolate in rats fed on a cholesterol-free diet« in: *Bioscience, Biotechnology, and Biodiversity,* 2001; 65:1412–1414.
24 Liu, Z., Ishikawa, W., Huang, X., et al.: »A buck-wheat protein product suppresses 1,2-dimethylhydrazine-induced colon carcinogenesis

in rats by reducing cell proliferation« in: *Journal of Nutrition,* 2001; 131:1850–1853.

25 Thornton, J. R., Emmett, P. M., Heaton, K. W.: »Diet and gall stones: effects of refined and unrefined carbohydrate diets on bile cholesterol saturation and bile acid metabolism« in: *Gut,* 1983; 24:2–6.

26 Tsai, C. J., Leitzmann, M. F., Willett, W. C., Giovannucci, E. L.: »Glycemic load, glycemic index, and carbohydrate intake in relation to risk of cholecystectomy in women« in: *Gastroenterology,* Juli 2005; 129(1):105–112.

27 Moerman, C. J., Bueno de Mesquita, H. B., Runia, S.: »Dietary sugar intake in the etiology of biliary tract cancer« in: *International Journal of Epidemiology,* 1993; 22:207–214.

28 Moerman, C. J., Smeets, F. W., Kromhout, D.: »Dietary risk factors for clinically diagnosed gallstones in middle-aged men: a 25-year follow-up study (the Zutphen Study)« in: *Annals of Epidemiology,* 1994; 4:248–254.

29 Tandon, R. K., Saraya, A., Paul, S., et al.: »Dietary habits of gallstone patients in northern India: a case control study« in: *Journal of Clinical Gastroenterology,* 1996; 22:23–27.

30 Caroli-Bosc, F. X., Deveau, C., Peten, E. P., et al.: »Cholelithiasis and dietary risk factors: an epidemiologic investigation in Vidauban, southeast France. General Practitioners' Group of Vidauban« in: *Digestive Diseases and Sciences,* 1998; 43:2131–2137.

31 Kamrath, R. O., Plummer, L. F., Sadur, C. N.: »Cholelithiasis in patients treated with a very-low-calorie diet« in: *The American Journal of Clinical Nutrition,* 1992; 56:255S–257S.

32 van Erpecum, K. J., van Berge Henegouwen, G. P.: »Intestinal aspects of cholesterol gallstone formation« in: *Digestive and Liver Disease,* 2003; 35 Anh. 3:S8–S11.

33 Spirt, B. A., Graves, L. W., Weinstock, R.: »Gallstone formation in obese women treated by a low-calorie diet« in: *International Journal of Obesity and Related Metabolic Disorders,* 1995; 19:593–595.

34 Douglas, B. R., Jansen, J. B., Tham, R. T.: »Coffee stimulation of cholecystokinin release and gallbladder contraction in humans« in: *The American Journal of Clinical Nutrition,* 1990; 52:553–556.

35 Leitzmann, M. F., Stampfer, M. J., Willett, W. C., et al.: »Coffee intake is associated with lower risk of symptomatic gallstone disease in women« in: *Gastroenterology,* 2002; 123:1823–1830.

36 Kasbo, J., Tuchweber, B., Perwaiz, S., et al.: »Phosphatidylcholine-enriched diet prevents gallstone formation in mice susceptible to cholelithiasis« in: *The Journal of Lipid Research,* 2003; 44:2297–2303.

37 Tuzhilin, S. A., Drieling, D. A., Narodetskaja, R. V., et al.: »The treatment of patients with gallstones by lecithin« in: *The American Journal of Gastroenterology,* 1976; 65:231–235.

38 Hanin, I., Ansell, G. B.: *Lecithin: technological, biological, and therapeutic aspects.* New York: Plenum Press, 1987.

39 Jenkins, S. A.: »Vitamin C and gallstone formation: a preliminary report« in: *Experientia,* 1977; 33:1616–1617.

40 Dam, H., Christensen, F.: »Alimentary production of gallstones in hamsters« in: *Acta Pathologica et Microbiologica Scandinavica,* 1952; 30:236–242.

41 Sies, C. W., Brooker, J.: »Could these be gallstones?« in: *The Lancet,* 16.–22. April 2005; 365(9468):1388.

42 Lee, S. P., Tassman-Jones, C., Carlisle, V.: »Oleic acid–induced cholelithiasis in rabbits« in: *The American Journal of Pathology,* 1986; 124:18–24.

43 Beynen, A. C.: »Dietary monounsaturated fatty acids and liver cholesterol« in: *Artery,* 1988; 15:170–175.

44 Baggio, G., Pagnan, A., Muraca, M., et al.: »Olive-oil-enriched diet: effect on serum lipoprotein levels and biliary cholesterol saturation« in: *The American Journal of Clinical Nutrition,* 1988; 47:960–964.

45 Scobey, M. W., Johnson, F. L., Parks, J. S.: »Dietary fish oil effects on biliary lipid secretion and cholesterol gallstone formation in the African

green monkey« in: *Hepatology,* 1991; 14(4 Teil 1):679–684.

46 Magnuson, T. H., Lillemoe, K. D., High, R. C., et al.: »Dietary fish oil inhibits cholesterol monohydrate crystal nucleation and gallstone formation in the prairie dog« in: *Surgery,* 1995; 118:517–523.

47 Jonkers, I. J., Smelt, A. H., Princen, H. M., et al.: »Fish oil increases bile acid synthesis in male patients with hypertriglyceridemia« in: *Journal of Nutrition,* April 2006; 136(4):987–991.

48 Méndez-Sánchez, N., González, V., Aguayo, P., et al.: »Fish oil (n-3) polyunsaturated fatty acids beneficially affect biliary cholesterol nucleation time in obese women losing weight« in: *Journal of Nutrition,* September 2001; 131(9):2300–2303.

49 Hussain, M. S., Chandrasekhara, N.: »Effect on curcumin on cholesterol gallstone induction in mice« in: *Indian Journal of Medical Research,* 1992; 96:288–291.

50 Portincasa, P., Di Ciaula, A., Wang, H. H., et al.: »Medicinal treatments of cholesterol gallstones: old, current and new perspectives« in: *Current Medicinal Chemistry,* 2009; 16(12):1531–1542.

51 Di Ciaula, A., Wang, D. Q., Wang, H. H., et al.: »Targets for current pharmacologic therapy in cholesterol gallstone disease« in: *Gastroenterology Clinics of North America,* Juni 2010; 39(2):245–264.

52 Hordinsky, B. Z.: »Terpenes in the treatment of gallstones« in: *Minnesota Medicine,* 1971; 54:649–652.

53 Bell, G. D., Doran, J.: »Gallstone dissolution in man using an essential oil preparation« in: *British Medical Journal,* 1979; 1:24.

54 Doran, J., Keighley, R. B., Bell, G. D.: »Rowachol – a possible treatment for cholesterol gallstones« in: *Gut,* 1979; 20:312–317.

55 Ellis, W. R., Bell, G. D.: »Treatment of biliary duct stones with a terpene preparation« in: *British Medical Journal* (Clinical Research Edition), 1981; 282:611.

56 Somerville, K. W., Ellis, W. R., Whitten, B. H., et al.: »Stones in the common bile duct: experience with medical dissolution therapy« in: *Postgraduate Medical Journal,* 1985; 61:313–316.

57 Ellis, W. R., Bell, G. D., Middleton, B., et al.: »Adjunct to bile-acid treatment for gall-stone dissolution: low-dose chenodeoxycholic acid combined with a terpene preparation« in: *British Medical Journal,* 1981; 282:611–612.

58 Ellis, W. R., Somerville, K. W., Whitten, B. H., Bell, G. D.: »Pilot study of combination treatment for gall stones with medium dose chenodeoxycholic acid and a terpene preparation« in: *British Medical Journal,* 1984; 289:153–156.

Gicht

1 Richette, P., Bardin, T.: »Gout« in: *The Lancet,* 23. Januar 2010; 375(9711):318–328.

2 Brook, R. A., Forsythe, A., Smeeding, J. E., Lawrence Edwards, N.: »Chronic gout: epidemiology, disease progression, treatment and disease burden« in: *Current Medical Research & Opinion,* Dezember 2010; 26(12):2813–2821.

3 Hernández-Cuevas, C. B., Roque, L. H., Huerta-Sil, G., et al.: »First acute gout attacks commonly precede features of the metabolic syndrome« in: *Journal of Clinical Rheumatology,* März 2009; 15(2):65–67.

4 Choi, H. K., De Vera, M. A., Krishnan, E.: »Gout and the risk of type 2 diabetes among men with a high cardiovascular risk profile« in: *Rheumatology,* Oktober 2008; 47(10):1567–1570.

5 Singh, J. A., Reddy, S. G., Kundukulam, J.: »Risk factors for gout and prevention: a systematic review of the literature« in: *Current Opinion in Rheumatology,* März 2011; 23(2):192–202.

6 Schumacher, H. R. Jr., Becker, M. A., Wortmann, R. L., et al.: »Effects of febuxostat versus allopurinol and placebo in reducing serum urate in subjects with hyperuricemia and gout: a 28-week, phase III, randomized, double-blind, parallel-group trial« in: *Arthritis & Rheumatism,* Nov. 2008, 15;59(11):1540–1548.

7 Graziano, J. H., Blum, C.: »Lead exposure from lead crystal« in: *The Lancet,* 1991; 337:141–142.

8 Kanbara, A., Hakoda, M., Seyama, I.: »Urine alkalization facilitates uric acid excretion« in: *Nutrition Journal,* 19. Oktober 2010; 9:45.

9 Dessein, P. H., Shipton, E. A., Stanwix, A. E., et al.: »Beneficial effects of weight loss associated with moderate calorie/carbohydrate restriction, and increased proportional intake of protein and unsaturated fat on serum urate and lipoprotein levels in gout: a pilot study« in: *Annals of the Rheumatic Diseases,* 2000; 59:539–543.

10 Lewis, A. S., Murphy, L., McCalla, C., et al.: »Inhibition of mammalian xanthine oxidase by folate compounds and amethopterin« in: *The Journal of Biological Chemistry,* 1984; 259:12–15.

11 Oster, K. A.: »Folic acid and xanthine oxidase« in: *Annals of Internal Medicine,* 1977; 86:367.

12 Flouvier, B., Devulder, B.: »Folic acid, xanthine oxidase, and uric acid« in: *Annals of Internal Medicine,* Feb. 1978; 88(2):269.

13 Bindoli, A., Valente, M., Cavallini, L.: »Inhibitory action of quercetin on xanthine oxidase and xanthine dehydrogenase activity« in: *Pharmacological Research Commununications,* 1985; 17:831–839.

14 Busse, W. W., Kopp, D. E., Middleton, E. Jr.: »Flavonoid modulation of human neutrophil function« in: *Journal of Allergy and Clinical Immunology,* 1984; 73:801–809.

15 Yoshimoto, T., Furukawa, M., Yamamoto, S., et al.: »Flavonoids: potent inhibitors of arachidonate 5-lipoxygenase« in: *Biochemical and Biophysical Research Communications,* 1983; 116:612–618.

16 Stein, H. B., Hasan, A., Fox, I. H.: »Ascorbic acid-induced uricosuria. A consequence of megavitamin therapy« in: *Annals of Internal Medicine,* 1976; 84:385–388.

17 Gershon, S. L., Fox, I. H.: »Pharmacologic effects of nicotinic acid on human purine metabolism« in: *Journal of Laboratory and Clinical Medicine,* 1974; 84:179–186.

18 Blau, L. W.: »Cherry diet control for gout and arthritis« in: *Texas Reports on Biology & Medicine,* 1950; 8:309–311.

19 Jacob, R. A., Spinozzi, G. M., Simon, V. A., et al.: »Consumption of cherries lowers plasma urate in healthy women« in: *Journal of Nutrition,* 2003; 133:1826–1829.

20 Soundararajan, S., Daunter, B.: »Ajvine: pilot biomedical study for pain relief in rheumatic pain«. School of Medicine, The University of Queensland, Brisbane, Queensland, Australien, 1991–1992.

21 Venkat, S., Soundararajan, S., Daunter, B., Madhusudhan, S.: »Use of Ayurvedic medicine in the treatment of rheumatic illness«. Department of Orthopaedics, Kovai Medical Center and Hospitals, Coimbatore, India, 1995.

22 Hu, D., Huang, X. X., Feng, Y. P.: [»Effect of dl-3-n-butylphthalide (NBP) on purine metabolites in striatum extracellular fluid in four-vessel occlusion rats«] in: *Yao Hsueh Hsueh Pao,* 1996; 31:13–17.

Glaukom (grüner Star)

1 Distelhorst, J. S., Hughes, G. M.: »Open-angle glaucoma« in: *American Family Physician,* 2003; 67:1937–1944.

2 Tengroth, B., Ammitzboll, T.: »Changes in the content and composition of collagen in the glaucomatous eye – basis for a new hypothesis for the genesis of chronic open-angle glaucoma« in: *Acta Ophthalmologica,* 1984; 62: 999–1008.

3 Weiss, J., Jayson, M.: *Collagen in health and disease.* Edinburgh and New York: Churchill Livingstone, 1982, 388–403.

4 Quigley, H., Addicks, E.: »Regional differences in the structure of the lamina cribrosa and their relation to glaucomatous optic nerve damage« in: *Archives of Ophthalmology,* 1981; 99:137–143.

5 Krakau, T., Bengtsson, B., Holmin, C.: »The glaucoma theory updated« in: *Acta Ophthalmologica,* 1983; 61:737–741.

6 Rohen, J. W.: »Why is intraocular pressure elevated in chronic simple glaucoma? Anatomical considerations« in: *Ophthalmology,* 1983; 90:758–765.

7 Raymond, L. F.: »Allergy and chronic simple glaucoma« in: *Annals of Allergy, Asthma & Immunology,* 1964; 22:146–150.

8 Bietti, G.: »Further contributions on the value of osmotic substances as means to reduce intra-ocular pressure« in: *Transactions of the Ophthalmological Society of Australia,* 1967; 26:61–71.

9 Fishbein, S., Goodstein, S.: »The pressure lowering effect of ascorbic acid« in: *Annals of Ophthalmology,* 1972; 4:487–491.

10 Linner, E.: »The pressure lowering effect of ascorbic acid in ocular hypertension« in: *Acta Ophthalmologica,* 1969; 47:685–689.

11 Shen, T. M., Yu, M. C.: »Clinical evaluation of glycerin-sodium ascorbate solution in lowering intraocular pressure« in: *Chinese Medical Journal,* 1975; 1:64–68.

12 Virno, M., Bucci, M., Pecori-Giraldi, J., et al.: »Oral treatment of glaucoma with vitamin C« in: *Eye, Ear, Nose & Throat Monthly,* 1967; 46:1502–1508.

13 Gabor, M.: »Pharmacologic effects of flavonoids on blood vessels« in: *Angiologica,* 1972; 9:355–374.

14 Monboisse, J., Braquet, P., Borel, J.: »Oxygen-free radicals as mediators of collagen breakage« in: *Agents & Actions,* 1984; 15:49–50.

15 Hagerman, A., Butler, L.: »The specificity of proanthocyanidin-protein interactions« in: *The Journal of Biological Chemistry,* 1981; 256:4494–4497.

16 Steigerwalt, R. D., Gianni, B., Paolo, M., et al.: »Effects of Mirtogenol on ocular blood flow and intraocular hypertension in asymptomatic subjects« in: *Molecular Vision,* 10. Juli 2008; 14:1288–1292.

17 Stocker, F.: »New ways of influencing the intraocular pressure« in: *New York State Journal of Medicine,* 1949; 49:58–63.

18 Chung, H. S., Harris, A., Kristinsson, J. K., et al.: »*Ginkgo biloba* extract increases ocular blood flow velocity« in: *Journal of Ocular Pharmacology and Therapeutics,* Juni 1999; 15(3):233–240.

19 Quaranta, L., Bettelli, S., Uva, M. G., et al.: »Effect of *Ginkgo biloba* extract on preexisting visual field damage in normal tension glaucoma« in: *Ophthalmology,* Februar 2003; 110(2):359–362.

20 Gaspar, A. Z., Gasser, P., Flammer, J.: »The influence of magnesium on visual field and peripheral vasospasm in glaucoma« in: *Ophthalmologica,* 1995; 209:11–13.

21 Aydin, B., Onol, M., Hondur, A., et al.: »The effect of oral magnesium therapy on visual field and ocular blood flow in normotensive glaucoma« in: *Eur J Ophthalmol,* Januar/Februar 2010; 20(1):131–135.

22 Lane, B. C.: »Diet and glaucomas« in: *Journal of the American College of Nutrition,* 1991; 10:536.

23 McGuire, R.: »Fish oil cuts lower ocular pressure« in: *Medical Tribune,* 1991; 19:25.

24 Cellini, M., Caramazza, N., Mangiafico, P., et al.: »Fatty acid use in glaucomatous optic neuropathy treatment« in: *Acta Ophthalmologica Scandinavica,* 1998, Anh. 227:41–42.

25 Avisar, R., Avisar, E., Weinberger, D.: »Effect of coffee consumption on intraocular pressure« in: *The Annals of Pharmacotherapy,* 2002; 36:992–995.

26 Qureshi, I. A.: »The effects of mild, moderate, and severe exercise on intraocular pressure in glaucoma patients« in: *The Japanese Journal of Physiology,* 1995; 45:561–569.

27 Qureshi, I. A.: »Effects of exercise on intraocular pressure in physically fit subjects« in: *Clinical and Experimental Pharmacology and Physiology,* 1996; 23:648–652.

28 Era, P., Parssinen, O., Kallinen, M., et al.: »Effect of bicycle ergometer test on intraocular pressure in elderly athletes and controls« in: *Acta Ophthalmologica,* 1993; 71:301–307.

Grauer Star

1 Bouton, S.: »Vitamin C and the aging eye« in: *Archives of Internal Medicine,* 1939; 63:930–945.

2 Ringvold, A., Johnsen, H., Blika, S.: »Senile cataract and ascorbic acid loading« in: *Acta Ophthalmologica,* 1985; 63:277–280.

3 Atkinson, D. T.: »Malnutrition as an etiological factor in senile cataract« in: *Eye, Ear, Nose & Throat Monthly,* 1952; 31:79–83.

4 Rathbun, W., Hanson, S.: »Glutathione metabolic pathway as a scavenging system in the lens« in: *Ophthalmic Research,* 1979; 11:172–176.

5 Swanson, A. A., Truesdale, A. W.: »Elemental analysis in normal and cataractous human lens tissue« in: *Biochemical and Biophysical Research Communications,* 1971; 45:1488–1496.

6 Karaküçük, S., Ertugrul, Mirza, G., Faruk, Ekinciler, O.: »Selenium concentrations in serum, lens, and aqueous humour of patients with senile cataract« in: *Acta Ophthalmologica Scandinavica,* 1995; 73:329–332.

7 Taylor, A.: »Cataract: relationships between nutrition and oxidation« in: *Journal of the American College of Nutrition,* 1993; 12:138–146.

8 Taylor, A., Jacques, P. F., Chylack, L. T. Jr., et al.: »Long-term intake of vitamins and carotenoids and odds of early age-related cortical and posterior subcapsular lens opacities« in: *The American Journal of Clinical Nutrition,* 2002; 75:540–549.

9 Jacques, P. F., Chylack, L. T. Jr., Hankinson, S. E., et al.: »Long-term nutrient intake and early age-related nuclear lens opacities« in: *Archives of Ophthalmology,* 2001; 119:1009–1019.

10 Kuzniarz, M., Mitchell, P., Cumming, R. G., et al.: »Use of vitamin supplements and cataract: the Blue Mountains Eye Study« in: *American Journal of Ophthalmology,* 2001; 132:19–26.

11 Valero, M. P., Fletcher, A. E., De Stavola, B. L., et al.: »Vitamin C is associated with reduced risk of cataract in a Mediterranean population« in: *Journal of Nutrition,* 2002; 132:1299–1306.

12 Granado, F., Olmedilla, B., Blanco, I.: »Nutritional and clinical relevance of lutein in human health« in: *British Journal of Nutrition,* 2003; 90:487–502.

13 Hankinson, S. E., Stampfer, M. J., Seddon, J. M., et al.: »Nutrient intake and cataract extraction in women: a prospective study« in: *BMJ,* 1992; 305:335–339.

14 Brown, L., Rimm, E. B., Seddon, J. M., et al.: »A prospective study of carotenoid intake and risk of cataract extraction in US men« in: *The American Journal of Clinical Nutrition,* 1999; 70:517–524.

15 Chasan-Taber, L., Willett, W. C., Seddon, J. M., et al.: »A prospective study of carotenoid and vitamin A intakes and risk of cataract extraction in US women« in: *The American Journal of Clinical Nutrition,* 1999; 70:509–516.

16 Lyle, B. J., Mares-Perlman, J. A., Klein, B. E., et al.: »Antioxidant intake and risk of incident age-related nuclear cataracts in the Beaver Dam Eye Study« in: *American Journal of Epidemiology,* 1999; 149:801–809.

17 Olmedilla, B., Granado, F., Blanco, I., et al.: »Lutein, but not alpha-tocopherol, supplementation improves visual function in patients with age-related cataracts: a 2-y double-blind, placebo-controlled pilot study« in: *Nutrition,* 2003; 19:21–24.

18 Christen, W. G., Glynn, R. J., Sesso, H. D., et al.: »Age-related cataract in a randomized trial of vitamins E and C in men« in: *Archives of Ophthalmology,* November 2010; 128(11):1397–1405.

19 McNeil, J. J., Robman, L., Tikellis, G., et al.: »Vitamin E supplementation and cataract: randomized controlled trial« in: *Ophthalmology,* 2004; 111:75–84.

20 »A randomized, placebo-controlled, clinical trial of high-dose supplementation with vitamins C and E and beta carotene for age-related cataract and vision loss« – AREDS report no. 9. Age-Related Eye Disease Study Research Group, in: *Archives of Ophthalmology,* 2001; 119:1439–1452.

21 Whanger, P., Weswig, P.: »Effects of selenium, chromium and antioxidants on growth, eye cataracts, plasma cholesterol and blood glucose in selenium deficient, vitamin E supplemented rats« in: *Nutrition Reports International,* 1975; 12:345–358.

22 Rao, G. N., Cotlier, E.: »The enzymatic activities of GTP cyclohydrolase, sepiapterin reductase, dihydropteridine reductase and dihydrofolate reductase; and tetrahydrobiopterin content in mammalian ocular tissues and in

human senile cataracts« in: *Comparative Biochemistry and Physiology – Part B: Biochemistry & Molecular Biology,* 1985; 80B:61–66.

23 Skalka, H., Prchal, J.: »Cataracts and riboflavin deficiency« in: *The American Journal of Clinical Nutrition,* 1981; 34:861–863.

24 Prchal, J. T., Conrad, M. E., Skalka, H. W.: »Association of presenile cataracts with heterozygosity for galactosemic states and riboflavin deficiency« in: *The Lancet,* 1978; 1:12–13.

25 Rathbun, W. B.: »Influence on lenticular glutathione research« in: *Ophthalmic Research,* 1995; 27 Anh. 1:13–17.

26 Burton, G. W., Ingold, K. U.: »Beta-carotene: an unusual type of lipid antioxidant« in: *Science,* 1984; 224:569–573.

27 Christen, W., Glynn, R., Sperduto, R., et al.: »Age-related cataract in a randomized trial of beta-carotene in women« in: *Ophthalmic Epidemiology,* Dezember 2004; 11(5):401–12.

28 Christen, W. G., Manson, J. E., Glynn, R. J., et al.: »A randomized trial of beta carotene and age-related cataract in US physicians« in: *Archives of Ophthalmology,* März 2003; 121(3):372–378.

29 Hess, H. H., Knapka, J. J., Newsome, D. A., et al.: »Dietary prevention of cataracts in the pink-eyed RCS rat« in: *Laboratory Animal Science,* 1985; 35:47–53.

30 Bravetti, G.: [»Preventive medical treatment of senile cataract with vitamin E and anthocyanosides: clinical evaluation«] in: *Annali di Ottalmologia e Clinica Oculistica,* 1989; 115:109.

Haarausfall bei Frauen

1 Mounsey, A. L., Reed, S. W.: »Diagnosing and treating hair loss« in: *American Family Physician,* 15. August 2009; 80(4):356–362.

2 Azziz, R., Sanchez, L. A., Knochenhauer, E. S., et al.: »Androgen excess in women: experience with over 1000 consecutive patients« in: *The Journal of Clinical Endocrinology & Metabolism,* 2004; 89:453–462.

3 Price, V. H.: »Androgenetic alopecia in women« in: *Journal of Investigative Dermatology Symposium Proceedings,* 2003; 8:24–27.

4 Birch, M. P., Lalla, S. C., Messenger, A. G.: »Female pattern hair loss« in: *Clinical and Experimental Dermatology,* 2002; 27:383–388.

5 Giralt, M., Cervello, I., Nogues, M. R., et al.: »Glutathione, glutathione S-transferase and reactive oxygen species of human scalp sebaceous glands in male pattern baldness« in: *Journal of Investigative Dermatology,* 1996; 107:154–158.

6 Legro, R. S., Carmina, E., Stanczyk, F. Z., et al.: »Alterations in androgen conjugate levels in women and men with alopecia« in: *Fertility and Sterility,* 1994; 62:744–750.

7 Cela, E., Robertson, C., Rush, K., et al.: »Prevalence of polycystic ovaries in women with androgenic alopecia« in: *European Journal of Endocrinology,* 2003; 149:439–442.

8 Matilainen, V., Laakso, M., Hirsso, P., et al.: »Hair loss, insulin resistance, and heredity in middle-aged women. A population-based study« in: *Journal of Cardiovascular Risk,* 2003; 10:227–231.

9 Shum, K. W., Cullen, D. R., Messenger, A. G.: »Hair loss in women with hyperandrogenism: four cases responding to finasteride« in: *Journal of the American Academy of Dermatology,* 2002; 47:733–739.

10 Kantor, J., Kessler, L. J., Brooks, D. G., et al.: »Decreased serum ferritin is associated with alopecia in women« in: *Journal of Investigative Dermatology,* 2003; 12:985–988.

11 Moeinvaziri, M., Mansoori, P., Holakooee, K., et al.: »Iron status in diffuse telogen hair loss among women« in: *Acta Dermatovenerologica Croatica,* 2009; 17(4):279–284.

12 Deloche, C., Bastien, P., Chadoutaud, S., et al.: »Low iron stores: a risk factor for excessive hair loss in non-menopausal women« in: *European Journal of Dermatology,* November/Dezember 2007; 17(6):507–512.

13 Wickett, R. R., Kossmann, E., Barel, A., et al.: »Effect of oral intake of choline-stabilized or -thosilicic acid on hair tensile strength and morphology in women with fine hair« in: *Archives of Dermatological Research,* Dezember 2007; 299(10):499–505.

14 Corazza, G. R., Andreani, M. L., Venturo, N., et al.: »Celiac disease and alopecia areata: report of a new association« in: *Gastroenterology,* 1995; 109:1333–1337.

Halsentzündung (Streptokokken-Pharyngitis)

1 Corneli, H. M.: »Rapid detection and diagnosis of group A streptococcal pharyngitis« in: *Current Infectious Disease Reports,* 2004; 6:181–186.
2 Zwart, S., Rovers, M. M., de Melker, R. A., et al.: »Penicillin for acute sore throat in children: randomised, double blind trial« in: *BMJ,* 2003; 327:1324.
3 Dagnelie, C. F., van der Graaf, Y., De Melker, R. A.: »Do patients with sore throat benefit from penicillin? A randomized double-blind placebo-controlled clinical trial with penicillin V in general practice« in: *British Journal of General Practice,* 1996; 46:589–593.
4 McIsaac, W. J., Goel, V., Slaughter, P. M., et al.: »Reconsidering sore throats. Part I. Problems with current clinical practice« in: *Canadian Family Physician,* 1997; 43:485–493.
5 Stollerman, G. H.: »Rheumatic fever in the 21st century« in: *Clinical Infectious Diseases,* 15. September 2001; 33(6):806–814.
6 Zoppi, G., Deganello, A., Benoni, G., Saccomani, F.: »Oral bacteriotherapy in clinical practice. I. The use of different preparations in infants treated with antibiotics« in: *European Journal of Pediatrics,* 1982; 139:18–21.
7 Gotz, V. P., Romankiewics, J. A., Moss, J., Murray, H. W.: »Prophylaxis against ampicillin-induced diarrhea with a lactobacillus preparation« in: *American Journal of Hospital Pharmacy,* 1979; 36:754–757.
8 Rinehart, J. F.: »Studies relating vitamin C deficiency to rheumatic fever and rheumatoid arthritis: experimental, clinical, and general considerations. I. Rheumatic fever« in: *Annals of Internal Medicine,* 1935; 9:586–599.
9 Rinehart, J. F.: »Studies relating vitamin C deficiency to rheumatic fever and rheumatoid arthritis: experimental, clinical, and general considerations. II. Rheumatoid (atrophic) arthritis« in: *Annals of Internal Medicine,* 1935; 9:671–689.
10 Sharma, S. M., Anderson, M., Schoop, S. R., Hudson, J. B.: »Bactericidal and anti-inflammatory properties of a standardized echinacea extract (Echinaforce): dual actions against respiratory bacteria« in: *Phytomedicine,* Juli 2010; 17(8–9):563–568.
11 Brendler, T., van Wyk, B. E.: »A historical, scientific and commercial perspective on the medicinal use of *Pelargonium sidoides* (Geraniaceae)« in: *Journal of Ethnopharmacology,* 28. Oktober 2008; 119(3):420–433.
12 Bereznoy, V. V., Riley, D. S., Wassmer, G., Heger, M.: »Efficacy of extract of *Pelargonium sidoides* in children with acute non-group A beta-hemolytic streptococcus tonsillopharyngitis: a randomized, double-blind, placebo-controlled trial« in: *Alternative Therapies in Health and Medicine,* September/Oktober 2003; 9(5):68–79.

Hämorrhoiden

1 Trowell, H., Burkitt, D., Hea-ton, K.: *Dietary fibre, fibre-depleted foods and disease.* London: Academic Press, 1985.
2 Moesgaard, F., Nielsen, M. L., Hansen, J. B., Knudsen, J. T.: »High-fiber diet reduces bleeding and pain in patients with hemorrhoids« in: *Diseases of the Colon & Rectum,* 1982; 25:454–456.
3 Alonso-Coello, P., Mills, E., Heels-Ansdell, D., López-Yarto, M.: »Fiber for the treatment of hemorrhoids complications: a systematic review and meta-analysis« in: *The American Journal of Gastroenterology,* Januar 2006; 101(1): 181–188.
4 Annoni, F., Boccasanta, P., Chiurazzi D., et al.: [»Treatment of acute symptoms of hemorrhoid disease with high dose oral O-(beta-hydroxyethyl)-rutosides«] in: *Minerva Medica,* 1986; 77:1663–1668.
5 Wijayanegara, H., Mose, J. C., Achmad, L., et al.: »A clinical trial of hydroxyethylrutosides in the treatment of haemorrhoids of pregnancy«

in: *Journal of International Medical Research,* 1992; 20:54–60.

6 Bennani, A., Biadillah, M. C., Cherkaoui, A., Sebti, M.: »Acute attack of hemorrhoids: efficacy of Cyclo 3 Fort based on results in 124 cases reported by specialists« in: *Phlebologie,* 1999; 52:89–93.

Hepatitis

1 Schuppan, D., Krebs, A., Bauer, M., et al.: »Hepatitis C and liver fibrosis« in: *Cell Death & Differentiation,* 2003; 10 Anh. 1:S59–S67.

2 Centers for Disease Control and Prevention: »Prevention of hepatitis A through active or passive immunization: recommendations of the Advisory Committee on Immunization Practices (ACIP)« in: *Morbidity and Mortality Weekly Report Recommendations and Reports,* 1999; 48:1–37.

3 McMahon, B. J., Beller, M., Williams, J., et al.: »A program to control an outbreak of hepatitis A in Alaska by using an inactivated hepatitis A vaccine« in: *Archives of Pediatrics & Adolescent Medicine,* 1996; 150:733–739.

4 Marsano, L. S.: »Hepatitis« in: *Primary Care,* 2003; 30:81–107.

5 Cathcart, R. F.: »The third face of vitamin C« in: *Journal of Orthomolecular Medicine,* 1993; 7:197–200.

6 Cathcart, R. F.: »The method of determining proper doses of vitamin C for the treatment of disease by titrating to bowel tolerance« in: *Journal of Orthomolecular Psychiatry,* 1981; 10:125–132.

7 Klenner, F. R.: »Observations on the dose of administration of ascorbic acid when employed beyond the range of a vitamin in human pathology« in: *Journal of Applied Nutrition,* 1971; 23:61–88.

8 Baetgen, D.: [»Results of treatment of epidemic hepatitis in childhood with high doses of ascorbic acid in the years 1957–1958«] in: *Medizinische Monatsschrift,* 1961; 15:30–36.

9 Baur, H., Staub, H.: »Treatment of hepatitis with infusions of ascorbic acid: comparison with other therapies« in: *JAMA, The Journal of the American Medical Association,* 1954; 156:565.

10 Murata, A.: »Virucidal activity of vitamin C: vitamin C for prevention and treatment of viral diseases« in: *Proceedings of the First Intersectional Congress of the International Association of the Microbiological Society,* Band 3, Hrsg. Hasegawa T., Tokyo: Tokyo University Press, 1975, 432–442.

11 Czuczejko, J., Zachara, B. A., Staubach-Topczewska, E., et al.: »Selenium, glutathione and glutathione peroxidases in blood of patients with chronic liver diseases« in: *Acta Biochimica Polonica,* 2003; 50:1147–1154.

12 Irmak, M. B., Ince, G., Ozturk, M., et al.: »Acquired tolerance of hepatocellular carcinoma cells to selenium deficiency: a selective survival mechanism?« in: *Cancer Research,* 2003; 63:6707–6715.

13 Jain, S. K., Pemberton, P. W., Smith, A., et al.: »Oxidative stress in chronic hepatitis C: not just a feature of late stage disease« in: *Journal of Hepatology,* 2002; 36:805–811.

14 Evans, J. L., Goldfine, I. D.: »Alpha-lipoic acid: a multifunctional antioxidant that improves insulin sensitivity in patients with type 2 diabetes« in: *Diabetes Technology & Therapeutics,* 2000; 2:401–413.

15 Bustamante, J., Lodge, J. K., Marcocci, L., et al.: »Alpha-lipoic acid in liver metabolism and disease« in: *Free Radical Biology & Medicine,* 1998; 24:1023–1039.

16 Berkson, B. M.: »A conservative triple antioxidant approach to the treatment of hepatitis C. Combination of alpha lipoic acid (thioctic acid), silymarin, and selenium: three case histories« in: *Medizinische Klinik* (München) 1999; 94 Anh. 3:84–89.

17 Gal-Tanamy, M., Bachmetov, L., Ravid, A., et al.: »Vitamin D: an innate antiviral agent suppressing hepatitis C virus in human hepatocytes« in: *Hepatology,* November 2011; 54(5):1570–1579.

18 Bitetto, D., Fabris, C., Fornasiere, E., et al.: »Vitamin D supplementation improves response to antiviral treatment for recurrent hepatitis

C« in: *Transplant International,* Januar 2011; 24(1):43–50.

19 Lange, C. M., Bojunga, J., Ramos-Lopez, E., et al.: »Vitamin D deficiency and a CYP27B1-1260 promoter polymorphism are associated with chronic hepatitis C and poor response to interferon-alfa based therapy« in: *Journal of Hepatology,* Mai 2011; 54(5):887–893.

20 Arteh, J., Narra, S., Nair, S.: »Prevalence of vitamin D deficiency in chronic liver disease« in: *Digestive Diseases and Sciences,* September 2010; 55(9):2624–2628.

21 Milne, A., Hopkirk, N., Lucas, C. R., et al.: »Failure of New Zealand hepatitis B carriers to respond to *Phyllanthus amarus*« in: *New Zealand Medical Journal,* 1994; 107:243.

22 Suzuki, H., Ohta, Y., Takino, T., et al.: »Effects of glycyrrhizin on biochemical tests in patients with chronic hepatitis – double blind trial« in: *Asian Medical Journal,* 1984; 26:423–438.

23 Mori, K., Sakai, H., Suzuki, S., et al.: »Effects of glycyrrhizin (SNMC. Stronger Neo-Minophagen C) in hemophilia patients with HIV-1 infection« in: *The Tohoku Journal of Experimental Medicine,* 1990; 162:183–193.

24 Eisenburg J.: [»Treatment of chronic hepatitis B. Teil 2. Effect of glycyrrhizic acid on the course of illness«] in: *Fortschritte der Medizin,* 1992; 110:395–398.

25 Acharya, S. K., Dasarathy, S., Tandon, A., et al.: »A preliminary open trial on interferon stimulator (SNMC) derived from *Glycyrrhiza glabra* in the treatment of subacute hepatic failure« in: *Indian Journal of Medical Research,* 1993; 98:69–74.

26 Arase, Y., Ikeda, K., Murashima, N., et al.: »The long term efficacy of glycyrrhizin in chronic hepatitis C patients« in: *Cancer,* 1997; 79:1494–1500.

27 Farese, R. V. Jr., Biglieri, E. G., Shackleton, C. H., et al.: »Licorice-induced hypermineralocorticoidism« in: *The New England Journal of Medicine,* 1991; 325:1223–1227.

28 Deak, G., Muzes, G., Lang, I., et al.: [»Immunomodulator effect of silymarin therapy in chronic alcoholic liver diseases«] in: *Orvosi Hetilap,* 1990; 131:1291–1292, 1295–1296.

29 Magliulo, E., Gagliardi, B., Fiori, G. P.: [»Results of a double blind study on the effect of silymarin in the treatment of acute viral hepatitis, carried out at two medical centres«] in: *Med Klin,* 1978; 73:1060–1065.

30 Schandalik, R., Gatti, G., Perucca, E.: »Pharmacokinetics of silybin in bile following administration of silipide and silymarin in cholecystectomy patients« in: *Arzneimittelforschung,* 1992; 42:964–968.

31 Barzaghi, N., Crema, F., Gatti, G., et al.: »Pharmacokinetic studies on IdB 1016, a silybin-phosphatidylcholine complex, in healthy human subjects« in: *European Journal of Drug Metabolism and Pharmacokinetics,* 1990; 15:333–338.

32 Vailati, A., Aristia, L., Sozze, E., et al.: »Randomized open study of the dose-effect relationship of a short course of IdB 1016 in patients with viral or alcoholic hepatitis« in: *Fitoterapia,* 1993; 44:219–228.

33 Moscarella, S., Giusti, A., Marra, F., et al.: »Therapeutic and antilipoperoxidant effects of silybin-phosphatidylcholine complex in chronic liver disease: preliminary results« in: *Current Therapeutic Research,* 1993; 53:98–102.

34 Buzzelli, G., Moscarella, S., Giusti, A., et al.: »A pilot study on the liver protective effect of silybin-phosphatidylcholine complex (IdB 1016) in chronic active hepatitis« in: *International Journal of Clinical Pharmacology, Therapy and Toxicology,* 1993; 31:456–460.

35 Marena, C., Lampertico, M.: »Preliminary clinical development of silipide: a new complex of silybin in toxic liver disorders« in: *Planta Medica,* 1991; 57 Anh. 2:A124–A125.

Herpes

1 Malkin, J. E.: »Epidemiology of genital herpes simplex virus infection in developed countries« in: *Herpes,* 2004; 11 Anh. 1:2A–23A.

2 Lafferty, W. E.: »The changing epidemiology of HSV-1 and HSV-2 and implications for serological testing« in: *Herpes,* 2002; 9:51–55.

3 Roberts, C. M., Pfister, J. R., Spear, S. J.: »Increasing proportion of herpes simplex virus type 1 as a cause of genital herpes infection in college students« in: *Sexually Transmitted Diseases,* 2003; 30:797–800.
4 Fitzherbert, J.: »Genital herpes and zinc« in: *The Medical Journal of Australia,* 1979; 1:399.
5 Brody, I.: »Topical treatment of recurrent herpes simplex and post-herpetic erythema multiforme with low concentrations of zinc sulphate solution« in: *British Journal of Dermatology,* 1981; 104:191–213.
6 Hovi, T., Hirvimies, A., Stenvik, M., et al.: »Topical treatment of recurrent mucocutaneous herpes with ascorbic acid-containing solution« in: *Antiviral Research,* 1995; 27:263–270.
7 Terezhalmy, G.T., Bottomley, W.K., Pelleu, G.B.: »The use of water-soluble bioflavinoid-ascorbic acid complex in the treatment of recurrent herpes labialis« in: *Oral Surgery, Oral Medicine, Oral Pathology,* Januar 1978; 45(1):56–62.
8 Cathcart, R. F.: »Vitamin C in the treatment of acquired immune deficiency syndrome (AIDS)« in: *Medical Hypotheses,* 1984; 14:423–433.
9 Griffith, R., DeLong, D. C., Nelson, J. D.: »Relation of arginine-lysine antagonism to herpes simplex growth in tissue culture« in: *Chemotherapy,* 1981; 27:209–213.
10 DiGiovanna, J. J., Blank, H.: »Failure of lysine in frequently recurrent herpes simplex infection« in: *Archives of Dermatology,* 1984; 120:48–51.
11 Griffith, R., Norins, A., Kagan, C.: »A multicentered study of lysine therapy in herpes simplex infection« in: Dermatologica, 1978; 156:257–267.
12 McCune, M. A., Perry, H. O., Muller, S. A.: »Treatment of recurrent herpes simplex infections with L-lysine monohydrochlorite« in: *Cutis,* 1984; 34:366–373.
13 Griffith, R. S., Walsh, D. E., Myrmel, K. H., et al.: »Success of L-lysine therapy in frequently recurrent herpes simplex infection« in: *Dermatologica,* 1987; 175:183–190.
14 Gaby, A.: »Natural remedies for herpes simplex« in: *Alternative Medicine Review,* Juni 2006; 11(2):93–101.
15 Wolbling, R. H., Leonhardt, K.: »Local therapy of herpes simplex with dried extract from *Melissa officinalis*« in: *Phytomedicine,* 1994; 1:25–31.
16 Koytchev, R., Alken, R. G., Dundarov, S.: »Balm mint extract (Lo-701) for topical treatment of recurring herpes labialis« in: *Phytomedicine,* 1999; 6:225–230.
17 Nolkemper, S., Reichling, J., Stintzing, F. C., et al.: »Antiviral effect of aqueous extracts from species of the Lamiaceae family against *Herpes simplex* virus type 1 and type 2 in vitro« in: *Planta Medica,* Dezember 2006; 72(15):1378–1382.
18 Pompei, R., Pani, A., Flore, O., et al.: »Antiviral activity of glycyrrhizic acid« in: *Experientia,* 1980; 36:304.
19 Partridge, M., Poswillo, D.: »Topical carbenoxolone sodium in the management of herpes simplex infection« in: *British Journal of Oral and Maxillofacial Surgery,* 1984; 22:138–145.
20 Csonka, G., Tyrrell, D.: »Treatment of herpes genitalis with carben-oxolone and cicloxolone creams: a double blind placebo controlled trial« in: *The British Journal of Venereal Diseases,* 1984; 60:178–181.
21 Ikeda, T., Yokomizo, K., Okawa, M., et al.: »Anti-herpes virus type 1 activity of oleanane-type tripterpenoids« in: *Biological and Pharmaceutical Bulletin,* September 2005; 28(9):1779–1781.

Herzinsuffizienz

1 Gorelik, O., Almoznino-Sarafian, D., Feder, I., et al.: »Dietary intake of various nutrients in older patients with congestive heart failure« in: *Cardiology,* 2003; 99:177–181.
2 Gottlieb, S. S., Baruch, L., Kukin, M. L.: »Prognostic importance of serum magnesium concentration in patients with congestive heart failure« in: *Journal of the American College of Cardiology,* 1990; 16:827–831.

3 Gottlieb, S. S.: »Importance of magnesium in congestive heart failure« in: *American Journal of Cardiology,* 1989; 63:39G–42G.

4 Cohen, N., Almoznino-Sarafian, D., Zaidenstein, R., et al.: »Serum magnesium aberrations in furosemide (frusemide) treated patients with congestive heart failure: pathophysiological correlates and prognostic evaluation« in: *Heart,* 2003; 89:411–416.

5 Oladapo, O. O., Falase, A. O.: »Serum and urinary magnesium during treatment of patients with chronic congestive heart failure« in: *African Journal of Medicine and Medical Sciences,* 2000; 29:301–303.

6 Cohen, N., Alon, I., Almoznino-Sarafian, D., et al.: »Metabolic and clinical effects of oral magnesium supplementation in furosemide-treated patients with severe congestive heart failure« in: *Clinical Cardiology,* 2000; 23:433–436.

7 Crippa, G., Sverzellati, E., Giorgi-Pierfranceschi, M., et al.: »Magnesium and cardiovascular drugs: interactions and therapeutic role« in: *Annali Italiani di Medicina Interna,* 1999; 14:40–45.

8 Chen, M. F., Chen, L. T., Gold, M.: »Plasma and erythrocyte thiamin concentration in geriatric outpatients« in: *Journal of the American College of Nutrition,* 1996; 15:231–236.

9 Leslie, D., Gheorghiade, M.: »Is there a role for thiamine supplementation in the management of heart failure« in: *American Heart Journal,* 1996; 131:1248–1250.

10 Mendoza, C. E., Rodriguez, F., Rosenberg, D. G.: »Reversal of refractory congestive heart failure after thiamine supplementation: report of a case and review of literature« in: *Journal of Cardiovascular Pharmacology and Therapeutics,* 2003; 8:313–316.

11 Zenuk, C., Healey, J., Donnelly, J., et al.: »Thiamine deficiency in congestive heart failure patients receiving long term furosemide therapy« in: *The Canadian Journal of Clinical Pharmacology,* 2003; 10:184–188.

12 Goa, K. L., Brogden, R. N.: »L-carnitine: a preliminary review of its pharmacokinetics, and its therapeutic use in ischemic cardiac disease and primary and secondary carnitine deficiencies in relationship to its role in fatty acid metabolism« in: *Drugs,* 1987; 34:1–24.

13 Mancini, M., Rengo, F., Lingetti, M., et al.: »Controlled study on the therapeutic efficacy of propionyl-L-carnitine in patients with congestive heart failure« in: *Arzneimittelforschung,* 1992; 42:1101–1104.

14 Pucciarelli, G., Matsursi, M., Latte, S., et al.: [»The clinical and hemodynamic effects of propio-nyl-L-carnitine in the treatment of congestive heart failure«] in: *La Clinica Terapeutica,* 1992; 141:379–384.

15 Rizos, I.: »Three-year survival of patients with heart failure caused by dilated cardiomyopathy and L-carnitine administration« in: *American Heart Journal,* 2000; 139(2 Teil 3):S120–S123.

16 Ishiyama, T., Morital, Y., Toyama, S., et al.: »A clinical study of the effect of coenzyme Q_{10} on congestive heart failure« in: *Japanese Heart Journal,* 1976; 17:32–42.

17 Tsuyusaki, T., Noro, C., Kikawada, R.: »Mechanocardiography of ischemic or hypertensive heart failure« in: *Biomedical and clinical aspects of coenzyme Q,* Band 2, Hrsg. Yamamura, Y., Folkers, K., Ito, Y., Amsterdam: Elsevier/North-Holland Biomedical Press, 1980, 273–288.

18 Judy, W. V., Stogsdill, W. W., Folkers, K.: »Myocardial effects of co-enzyme Q_{10} in primary heart failure« in: *Biomedical and clinical aspects of coenzyme Q,* Band 4, Hrsg. Folkers, K., Yamamura, Y., Amsterdam: Elsevier Science, 1984, 353–367.

19 Vanfraechem, J. H. P., Picalausa, C., Folkers, K.: »Coenzyme Q_{10} and physical performance in myocardial failure« in: *Biomedical and clinical aspects of coenzyme Q,* Band 4, Hrsg. Folkers, K., Yamamura, Y., Amsterdam: Elsevier Science, 1984:281–290.

20 Hofman-Bang, C., Rehnquist, N., Swedberg, K., et al.: »Coenzyme Q_{10} as an adjunctive treatment of congestive heart failure« in: *Journal of Cardiac Failure,* 1995; 1:101–107.

21 Morisco, C., Trimarco, B., Condorelli, M.: »Effect of coenzyme Q_{10} therapy in patients with congestive heart failure. A long-term multicen-

ter randomized study« in: *Clinical Investigation,* 1993; 71(8 Anh.):S134–S136.

22 Baggio, E., Gandini, R., Plancher, A. C.: »Italian multicenter study on the safety and efficacy of co-enzyme Q_{10} as adjunctive therapy in heart failure« in: *Molecular Aspects of Medicine,* 1994; 15:S287–S294.

23 Khatta, M., Alexander, B. S., Krichten, C. M., et al.: »The effect of coenzyme Q_{10} in patients with congestive heart failure« in: *Annals of Internal Medicine,* 2000; 132:636–640.

24 Langsjoen, P. H., Langsjoen, A. M.: »Supplemental ubiquinol in patients with advanced congestive heart failure« in: *Biofactors,* 2008; 32(1–4):119–128.

25 Rector, T. S., Bank, A., Mullen, K. A., et al.: »Randomized, double-blind, placebo-controlled study of supplemental oral L-arginine in patients with heart failure« in: *Circulation,* 1996; 93:2135–2141.

26 Hambrecht, R., Hilbrich, L., Erbs, S., et al.: »Correction of endothelial dysfunction in chronic heart failure: additional effects of exercise training and oral L-arginine supplementation« in: *Journal of the American College of Cardiology,* 2000; 35:706–713.

27 Watanabe, G., Tomiyama, H., Doba, N.: »Effects of oral administration of L-arginine on renal function in patients with heart failure« in: *Journal of Hypertension,* 2000; 18:229–234.

28 Schulman, S. P., Becker, L. C., Kass, D. A., et al.: »L-arginine therapy in acute myocardial infarction: the Vascular Interaction with Age in Myocardial Infarction (VINTAGE MI) randomized clinical trial« in: *JAMA, The Journal of the American Medical Association,* 4. Januar 2006; 295(1):58–64.

29 Leuchtgens, H.: »Crataegus Special Extract WS 1442 in NYHA II heart failure: a placebo controlled randomized double-blind study« in: *Fortschritte der Medizin,* 1993; 111:352–354.

30 Tauchert, M., Ploch, M., Hubner, W. D.: »Effectiveness of the Hawthorn Extract LI 132 compared to ACE inhibitor Captopril: multicentre double-blind study with 132 NYHA Stage II« in: *Münchener Medizinische Wochenschrift,* 1994; 136 Anh. 1:S27–S33.

31 Zick, S. M., Vautaw, B. M., Gillespie, B., Aaronson, K. D.: »Hawthorn Extract Randomized Blinded Chronic Heart Failure (HERB CHF) trial« in: *European Journal of Heart Failure,* Oktober 2009; 11(10):990–999.

32 Bharani, A., Ganguly, A., Bhargava, K. D.: »Salutary effect of *Terminalia arjuna* in patients with severe refractory heart failure« in: *International Journal of Cardiology* 1995; 49:191–199.

Herzrhythmusstörungen

1 Onalan, O., Crystal, E., Daoulah, A., et al.: »Meta-analysis of magnesium therapy for the acute management of rapid atrial fibrillation« in: *American Journal of Cardiology,* 15. Juni 2007; 99(12):1726–1732.

2 Ho, K. M., Sheridan, D. J., Paterson, T.: »Use of intravenous magnesium to treat acute onset atrial fibrillation: a meta-analysis« in: *Heart,* November 2007; 93(11):1433–1440.

3 McLean, R. M.: »Magnesium and its therapeutic uses: a review« in: *The American Journal of Medicine,* 1994; 96:63–76.

4 Brodsky, M. A., Orlov, M. V., Capparelli, E. V., et al.: »Magnesium therapy in new-onset atrial fibrillation« in: *American Journal of Cardiology,* 15. Juni 1994; 73(16):1227–1229.

Heuschnupfen

1 Cox, L., Wallace, D.: »Specific allergy immunotherapy for allergic rhinitis: subcutaneous and sublingual« in: *Immunology and Allergy Clinics of North America,* August 2011; 31(3):561–599.

2 Sieber, J., Shah-Hosseini, K., Mösges, R.: »Specific immunotherapy for allergic rhinitis to grass and tree pollens in daily medical practice – symptom load with sublingual immunotherapy compared to subcutaneous immunotherapy« in: *Annals of Medicine,* 2011; 43(6):418–424.

3 Egert, S., Wolffram, S., Bosy-Westphal, A., et al.: »Daily quercetin supplementation dose-dependently increases plasma quercetin con-

centrations in healthy humans« in: *Journal of Nutrition,* September 2008; 138(9):1615–1621.

4 Jin, F., Nieman, D. C., Shanely, R. A., et al.: »The variable plasma quercetin response to 12-week quercetin supplementationin humans« in: *European Journal of Clinical Nutrition,* Juli 2010; 64(7):692–697.

5 Kawai, M., Hirano, T., Arimitsu, J., et al.: »Effect of enzymatically modified isoquercitrin, a flavonoid, on symptoms of Japanese cedar pollinosis: a randomized double-blind placebo-controlled trial« in: *International Archives of Allergy and Immunology,* 2009; 149(4):359–368.

6 Hirano, T., Kawai, M., Arimitsu, J., et al.: »Preventative effect of a flavonoid, enzymatically modified isoquercitrin on ocular symptoms of Japanese cedar pollinosis« in: *Allergology International,* September 2009; 58(3):373–382.

7 Kishi, K., Saito, M., Saito, T., et al.: »Clinical efficacy of apple polyphenol for treating cedar pollinosis« in: *Bioscience, Biotechnology, and Biodiversity,* April 2005; 69(4):829–832.

8 Enomoto, T., Nagasako-Akazome, Y., Kanda, T., et al.: »Clinical effects of apple polyphenols on persistent allergic rhinitis: a randomized double-blind placebo-controlled parallel arm study« in: *Journal of Investigative Allergology and Clinical Immunology,* 2006; 16(5):283–289.

Hohe Cholesterin- und/oder Triglyceridwerte

1 Wilson, P. W.: »High-density lipoprotein, low-density lipoprotein and coronary artery disease« in: *American Journal of Cardiology,* 1990; 66:7A–10A.

2 Ip, S., Lichtenstein, A. H., Chung, M.: »Systematic review: association of low-density lipoprotein subfractions with cardiovascular outcomes« in: *Annals of Internal Medicine,* 7. April 2009; 150(7):474–484.

3 Davidson, M. H.: »Apolipoprotein measurements: is more widespread use clinically indicated?« in: *Clinical Cardiology,* September 2009; 32(9):482–486.

4 Schaefer, E. J., Lamon-Fava, S., Jenner, J. L., et al.: »Lipoprotein(a) levels and risk of coronary heart disease in men. The Lipid Research Clinics Coronary Primary Prevention Trial« in: *JAMA, The Journal of the American Medical Association,* 1994; 271:999–1003.

5 Kannel, W. B., Vasan, R. S.: »Triglycerides as vascular risk factors: new epidemiologic insights« in: *Current Opinion in Cardiology,* Juli 2009; 24(4):345–350.

6 Stalenhoef, A. F., de Graaf, J.: »Association of fasting and non-fasting serum triglycerides with cardiovascular disease and the role of remnant-like lipoproteins and small dense LDL« in: *Current Opinion in Lipidology,* August 2008; 19(4):355–361.

7 Pedersen, T. R.: »Pro and con: low-density lipoprotein cholesterol lowering is and will be the key to the future of lipid management« in: *American Journal of Cardiology,* 2001; 87:8B–12B.

8 Ong, H. T.: »The statin studies: from targeting hypercholesterolaemia to targeting the high-risk patient« in: *QJM,* August 2005; 98(8):599–614.

9 Jenkins, D. J., Kendall, C. W., Marchie, A., et al.: »Effects of a dietary portfolio of cholesterol-lowering foods vs lovastatin on serum lipids and C-reactive protein« in: *JAMA, The Journal of the American Medical Association,* 2003; 290:502–510.

10 Jenkins, D. J., Kendall, C. W., Faulkner, D. A., et al.: »Long-term effects of a plant-based dietary portfolio of cholesterol-lowering foods on blood pressure« in: *European Journal of Clinical Nutrition,* Juni 2008; 62(6):781–788.

11 Gigleux, I., Jenkins, D. J., Kendall, C. W., et al.: »Comparison of a dietary portfolio diet of cholesterol-lowering foods and a statin on LDL particle size phenotype in hypercholesterolaemic participants« in: *British Journal of Nutrition,* Dezember 2007; 98(6):1229–1236.

12 Reynolds, K., Chin, A., Lees, K. A., et al.: »A meta-analysis of the effect of soy protein supplementation on serum lipids« in: *American Journal of Cardiology,* 2006; 98(5):633–640.

13 Anderson, J. W., Johnstone, B. M., Cook-Newell, M. E.: »Meta-analysis of the effects of soy protein intake on serum lipids« in: *The New*

England Journal of Medicine, 1995; 333:276–282.

14 Langsjoen, P. H., Langsjoen, A. M.: »The clinical use of HMG CoA-reductase inhibitors and the associated depletion of coenzyme Q_{10}. A review of animal and human publications« in: *Biofactors,* 2003; 18:101–111.

15 Rundek, T., Naini, A., Sacco, R., et al.: »Atorvastatin decreases the coenzyme Q_{10} level in the blood of patients at risk for cardiovascular disease and stroke« in: *Archives of Neurology,* 2004; 61:889–892.

16 McNamara, D. J.: »Dietary cholesterol and atherosclerosis« in: *Biochimica et Biophysica Acta,* 15. Dezember 2000; 1529(1–3):310–320.

17 Glore, S. R., Van Treeck, D., Knehans, A. W., et al.: »Soluble fiber and serum lipids: a literature review« in: *Journal of the American Dietetic Association,* 1994; 94:425–436.

18 Vuksan, V., Jenkins, D. J., Spadafora, P., et al.: »Konjac-mannan (glucomannan) improves glycemia and other associated risk factors for coronary heart disease in type 2 diabetes. A randomized controlled metabolic trial« in: *Diabetes Care,* 1999; 22:913–919.

19 Vuksan, V., Sievenpiper, J. L., Owen, R., et al.: »Beneficial effects of viscous dietary fiber from konjac-mannan in subjects with the insulin resistance syndrome: results of a controlled metabolic trial« in: *Diabetes Care,* 2000; 23:9–14.

20 Ripsin, C. M., Keenan, J. M., Jacobs, D. R., et al.: »Oat products and lipid lowering, a meta-analysis« in: *JAMA, The Journal of the American Medical Association,* 1992; 267:3317–3325.

21 Ajani, U. A., Ford, E. S., Mokdad, A. H.: »Dietary fiber and C-reactive protein: findings from national health and nutrition examination survey data« in: *Journal of Nutrition,* 2004; 134:1181–1185.

22 Weitz, D., Weintraub, H., Fisher, E., Schwartzbard, A. Z.: »Fish oil for the treatment of cardiovascular disease« in: *Cardiology in Review,* September/Oktober 2010; 18(5):258–263.

23 McKenney, J. M., Sica, D.: »Role of prescription omega-3 fatty acids in the treatment of hypertriglyceridemia« in: *Pharmacotherapy,* Mai 2007; 27(5):715–728.

24 Musa-Veloso, K., Binns, M. A., Kocenas, A. C., et al.: »Long-chain omega-3 fatty acids eicosapentaenoic acid and docosahexaenoic acid dose-dependently reduce fasting serum triglycerides« in: *Nutrition Reviews,* März 2010; 68(3):155–167.

25 Skulas-Ray, A. C., Kris-Etherton, P. M., Harris, W. S., et al.: »Dose-response effects of omega-3 fatty acids on triglycerides, inflammation, and endothelial function in healthy persons with moderate hypertriglyceridemia« in: *The American Journal of Clinical Nutrition,* Februar 2011; 93(2):243–252.

26 Davidson, M. H.: »Mechanisms for the hypotriglyceridemic effect of marine omega-3 fatty acids« in: *American Journal of Cardiology,* 21. August 2006; 98(4A):27i–33i.

27 Canner, P. L., Berge, K. G., Wenger, N. K.: »Fifteen year mortality in Coronary Drug Project patients: long-term benefit with niacin« in: *Journal of the American College of Cardiology,* 1986; 8:1245–1255.

28 DiPalma, J. R., Thayer, W. S.: »Use of niacin as a drug« in: *Annual Review of Nutrition,* 1991; 11:169–187.

29 Illingworth, D. R., Stein, E. A., Mitchel, Y. B., et al.: »Comparative effects of lovastatin and niacin in primary hypercholesterolemia« in: *Archives of Internal Medicine,* 1994; 14:1586–1595.

30 Carlson, L. A., Hamsten, A., Asplund, A.: »Pronounced lowering of serum levels of lipoprotein Lp(a) in hyperlipidaemic subjects treated with nicotinic acid« in: *Journal of Internal Medicine,* 1989; 226:271–276.

31 Pan, J., Lin, M., Kesala, R. L., et al.: »Niacin treatment of the atherogenic lipid profile and Lp(a) in diabetes« in: *Diabetes, Obesity and Metabolism,* 2002; 4:255–261.

32 Vega, G. L., Grundy, S. M.: »Lipoprotein responses to treatment with lovastatin, gemfibrozil, and nicotinic acid in normolipidemic patients with hypoalphalipoproteinemia« in: *Archives of Internal Medicine,* 1994; 154:73–82.

33 Van, J. T., Pan, J., Wasty, T., et al.: »Comparison of extended-release niacin and atorvastatin monotherapies and combination treatment of the atherogenic lipid profile in diabetes mellitus« in: *American Journal of Cardiology,* 2002; 89:1306–1308.

34 Rindone, J. P., Achacoso, S.: »Effect of low-dose niacin on glucose control in patients with non–insulin-dependent diabetes mellitus and hyperlipidemia« in: *American Journal of Therapeutics,* 1996; 3:637–639.

35 Kane, M. P., Hamilton, R. A., Addesse, E., et al.: »Cholesterol and glycemic effects of Niaspan in patients with type 2 diabetes« in: *Pharmacotherapy,* 2001; 21:1473–1478.

36 Kuvin, J. T., Dave, D. M., Sliney, K. A., et al.: »Effects of extended-release niacin on lipoprotein particle size, distribution, and inflammatory markers in patients with coronary artery disease« in: *American Journal of Cardiology,* 2006; 98(6):743–745.

37 McKenney, J. M., Proctor, J. D., Harris, S., et al.: »A comparison of the efficacy and toxic effects of sustained- vs immediate-release niacin in hypercholesterolemic patients« in: *JAMA, The Journal of the American Medical Association,* 1994; 271:672–677.

38 Goldberg, A. C.: »A meta-analysis of randomized controlled studies on the effects of extended-release niacin in women« in: *American Journal of Cardiology,* 2004; 94:121–124.

39 Guyton, J. R.: »Extended-release niacin for modifying the lipoprotein profile« in: *Expert Opin Pharmacother,* 2004; 5:1385–1398.

40 Rubenfire, M.: »Impact of Medical Subspecialty on Patient Compliance to Treatment Study Group. Safety and compliance with once-daily niacin extended-release/lovastatin as initial therapy in the Impact of Medical Subspecialty on Patient Compliance to Treatment (IMPACT) study« in: *American Journal of Cardiology,* 2004; 94:306–311.

41 Vogt, A., Kassner, U., Hostalek, U., et al.: »Evaluation of the safety and tolerability of prolonged-release nicotinic acid in a usual care setting: the NAUTILUS study« in: *Current Medical Research & Opinion,* 2006; 22(2):417–425.

42 Welsh, A. L., Ede, M.: »Inositol hexanicotinate for improved nicotinic acid therapy« in: *International Record of Medicine,* 1961; 174:9–15.

43 El-Enein, A. M. A., Hafez, Y. S., Salem, H., et al.: »The role of nicotinic acid and inositol hexaniacinate as anticholesterolemic and antilipemic agents« in: *Nutrition Reports International,* 1983; 28:899–911.

44 Ostlund, R. E. Jr.: »Phytosterols and cholesterol metabolism« in: *Current Opinion in Lipidology,* 2004; 15:37–41.

45 Miettinen, T. A., Gylling, H.: »Plant stanol and sterol esters in prevention of cardiovascular diseases« in: *Annals of Medicine,* 2004; 36:126–134.

46 Kozlowska-Wojciechowska, M., Jastrzebska, M., Naruszewicz, M., et al.: »Impact of margarine enriched with plant sterols on blood lipids, platelet function, and fibrinogen level in young men« in: *Metabolism,* 2003; 52:1373–1378.

47 Yoshida, Y., Niki, E.: »Antioxidant effects of phytosterol and its components« in: *Journal of Nutritional Science and Vitaminology,* August 2003; 49 (4):277–280.

48 de Jong, A., Plat, J., Mensink, R. P.: »Metabolic effects of plant sterols and stanols« in: *The Journal of Nutritional Biochemistry,* 2003; 14:362–369.

49 Arsenio, L., Bodria, P., Magnati, G., et al.: »Effectiveness of long-term treatment with pantethine in patients with dyslipidemias« in: *Clinical Therapeutics,* 1986; 8:537–545.

50 Gaddi, A., Descovich, G. C., Noseda, P., et al.: »Controlled evaluation of pantethine, a natural hypolipidemic compound, in patients with different forms of hyperlipoproteinemia« in: *Atherosclerosis,* 1984; 50:73–83.

51 Coronel, F., Tomero, F., Torrente, J., et al.: »Treatment of hyperlipemia in diabetic patients on dialysis with a physiological substance« in: *American Journal of Nephrology,* 1991; 11:32–36.

52 Donati, C., Bertieri, R. S., Barbi, G.: »Pantethine, diabetes mellitus and atherosclerosis:

clinical study of 1045 patients« in: *La Clinica Terapeutica,* 1989; 128:411–422.

53 Hiramatsu, K., Nozaki, H., Arimori, S.: »Influence of pantethine on platelet volume, microviscosity, lipid composition and functions in diabetes mellitus with hyperlipidemia« in: *The Tokai Journal of Experimental and Clinical Medicine,* 1981; 6:49–57.

54 Lawson, L. D., Wang, Z. J., Papdimitrou, D.: »Allicin release under simulated gastrointestinal conditions from garlic powder tablets employed in clinical trials on serum cholesterol« in: *Planta Medica,* 2001; 67:13–18.

55 Lawson, L. D., Wang, Z. J.: »Tablet quality: a major problem in clinical trials with garlic supplements« in: *Forsch Komplmentärmed,* 2000; 7:45.

56 Banerjee, S. K., Maulik, S. K.: »Effect of garlic on cardiovascular disorders: a review« in: *Nutrition Journal,* 2002; 1:4.

57 Alder, R., Lookinland, S., Berry, J. A., et al.: »A systematic review of the effectiveness of garlic as an anti-hyperlipidemic agent« in: *Journal of American Academy of Nurse Practitioners,* 2003; 15:120–129.

58 Stevinson, C., Pittler, M. H., Erst, E.: »Garlic for treating hypercholesterolemia: a meta-analysis of randomized clinical trials« in: *Annals of Internal Medicine,* 2000; 133:420–429.

Hypoglykämie

1 Chalew, S. A., Koetter, H., Hoffman, S., et al.: »Diagnosis of reactive hypoglycemia. Pitfalls in the use of the oral glucose tolerance test« in: *Southern Medical Journal,* 1986; 79:285–287.

2 Palardy, J., Havrankova, J., Lepage, R., et al.: »Blood glucose measurements during symptomatic episodes in patients with suspected postprandial hypoglycemia« in: *The New England Journal of Medicine,* 1989; 321:1421–1425.

3 Kwentus, J. A., Achilles, J. T., Goyer, P. F.: »Hypoglycemia: etiologic and psychosomatic aspects of diagnosis« in: *Postgraduate Medicine,* 1982; 71:99–104.

4 Yogev, Y., Ben-Haroush, A., Chen, R., et al.: »Undiagnosed asymptomatic hypoglycemia: diet, insulin, and glyburide for gestational diabetic pregnancy« in: *Obstetrics & Gynecology,* 2004; 104:88–93.

5 Galloway, P. J., Thomson, G. A., Fisher, B. M., et al.: »Insulin-induced hypoglycemia induces a rise in C-reactive protein« in: *Diabetes Care,* 2000; 23:861–862.

6 Gross, T. M., Mastrototaro, J. J.: »Efficacy and reliability of the continuous glucose monitoring system« in: *Diabetes Technology & Therapeutics,* 2000; 2 Anh. 1:S19–S26.

7 Murray, M. T., Lyon, M. R.: *Hunger free forever.* New York: Atria, 2008.

8 »Statement on hypoglycemia« in: *JAMA, The Journal of the American Medical Association,* 1973; 223:682.

9 Cahill, G. F. Jr., Soeldner, J. S.: »A non-editorial on non-hypoglycemia« in: *The New England Journal of Medicine,* 1974; 291:905–906.

10 Hofeldt, F. D.: »Patients with bona fide meal-related hypoglycemia should be treated primarily with dietary restriction of refined carbohydrate« in: *Endocrinology Metabolism Clinics of North America,* 1989; 18:185–201.

11 Sanders, L. R., Hofeldt, F. D., Kirk, M. C., Levin, J.: »Refined carbohydrate as a contributing factor in reactive hypoglycemia« in: *Southern Medical Journal,* 1982; 75:1072–1075.

12 National Research Council: *Diet and health: implications for reducing chronic disease risk.* Washington, D.C.: National Academy Press, 1989.

13 Winokur, A., Maislin, G., Phillips, J. L., Amsterdam, J. D.: »Insulin resistance after glucose tolerance testing in patients with major depression« in: *The American Journal of Psychiatry,* 1988; 145:325–330.

14 Wright, J. H., Jacisin, J. J., Radin, N. S., et al.: »Glucose metabolism in unipolar depression« in: *The British Journal of Psychiatry,* 1978; 132:386–393.

15 Schauss, A. G.: »Nutrition and behavior: complex interdisciplinary research« in: *Nutrition and Health,* 1984; 3:9–37.

16 Benton, D.: »Hypoglycemia and aggression: a review« in: *The Journal of Neuroscience,* 1988; 41:163–168.

17 Virkkunen, M.: »Reactive hypoglycemic tendency among arsonists« in: *Acta Psychiatrica Scandinavica,* 1984; 69:445–452.

18 Schoenthaler, S. J.: »Diet and crime: an empirical examination of the value of nutrition in the control and treatment of incarcerated juvenile offenders« in: *International Journal of Biosocial Research,* 1983; 4:25–39.

19 Schoenthaler, S. J.: »The northern California diet-behavior program. An empirical evaluation of 3,000 incarcerated juveniles in Stanislaus County Juvenile Hall« in: *International Journal of Biosocial Research,* 1983; 5:99–106.

20 Abraham, G. E.: »Nutritional factors in the etiology of the premenstrual tension syndromes« in: *The Journal of Reproductive Medicine,* 1983; 28:446–464.

21 Walsh, C. H., O'Sullivan, D. J.: »Studies of glucose tolerance, insulin and growth hormone secretion during the menstrual cycle in healthy women« in: *Irish Journal of Medical Sciences,* 1975; 144:18–24.

22 Critchley, M.: »Migraine« in: *The Lancet,* 1933; 1:123–126.

23 Dexter, J. D., Roberts, J., Byer, J. A.: »The five hour glucose tolerance test and effect of low sucrose diet in migraine« in: *Headache,* 1978; 18:91–94.

24 Mykkanen, L., Laakso, M., Pyorala, K.: »High plasma insulin levels associated with coronary heart disease in the elderly« in: *American Journal of Epidemiology,* 1993; 137:1190–1202.

25 Yudkin, J.: »Metabolic changes induced by sugar in relation to coronary heart disease and diabetes« in: *Nutrition and Health,* 1987; 5:5–8.

26 Pyorala, K.: »Relationship of glucose tolerance and plasma insulin to the incidence of coronary heart disease: results from two population studies in Finland« in: *Diabetes Care,* 1979; 2:131–141.

27 Bansal, S., Toh, S. H., LaBresh, K. A.: »Chest pain as a presentation of reactive hypoglycemia« in: *Chest,* 1983; 84:641–642.

28 Hanson, M., Bergentz, S. E., Ericsson, B. F., et al.: »The oral glucose tolerance test in men under 55 years of age with intermittent claudication« in: *Angiology,* 1987; 38:469–473.

29 Jenkins, D. J., Wolever, T. M., Taylor, R. H., et al.: »Glycemic index of foods: a physiological basis for carbohydrate exchange« in: *The American Journal of Clinical Nutrition,* 1981; 34:362–366.

30 Jenkins, A. L., Kacinik, V., Lyon, M., Wolever, T. M.: »Effect of adding the novel fiber, PGX®, to commonly consumed foods on glycemic response, glycemic index and GRIP: a simple and effective strategy for reducing post prandial blood glucose levels – a randomized, controlled trial« in: *Nutrition Journal,* 22. November 2010; 9:58.

31 Brand-Miller, J. C., Atkinson, F. S., Gahler, R. J., et al.: »Effects of PGX, a novel functional fibre, on acute and delayed postprandial glycaemia« in: *European Journal of Clinical Nutrition,* Dezember 2010; 64(12):1488–1493.

32 Jenkins, A. L., Kacinik, V., Lyon, M. R., Wolever, T. M.: »Reduction of postprandial glycemia by the novel viscous polysaccharide PGX, in a dose-dependent manner, independent of food form« in: *Journal of the American College of Nutrition,* April 2010; 29(2):92–98.

33 Anderson, R. A.: »Chromium, glucose tolerance, and diabetes« in: *Biological Trace Element Research,* 1992; 32:19–24.

34 Anderson, R. A., Polansky, M. M., Bryden, N. A., et al.: »Effects of supplemental chromium on patients with symptoms of reactive hypoglycemia« in: *Metabolism,* 1987; 36:351–355.

35 McCarty, M. F.: »Chromium and other insulin sensitizers may enhance glucagon secretion: implications for hypoglycemia and weight control« in: *Medical Hypotheses,* 1996; 46:77–80.

36 Anderson, R. A.: »Nutritional factors influencing glucose/insulin system: chromium« in: *Journal of the American College of Nutrition,* 1997; 16:404–410.

37 Hirata, Y.: »Diabetes and alcohol« in: *Asian Med J,* 1988; 31:564–569.

38 Selby, J. V., Newman, B., King, M. C., et al.: Environmental and behavioral determinants of fasting plasma glucose in women: a matched co-twin analysis« in: *American Journal of Epidemiology,* 1987; 125:979–988.

39 Vallerand, A. L., Cuerrier, J. P., Shapcott, D., et al.: »Influence of exercise training on tissue chromium concentrations in the rat« in: *The American Journal of Clinical Nutrition,* 1984; 39:402–409.

40 Sato, Y., Nagasaki, M., Nakai, N., Fushimi, M.: »Physical exercise improves glucose metabolism in lifestyle-related diseases« in: *Experimental Medicine and Biology (Maywood),* November 2003; 228(10):1208–1212.

Karpaltunnelsyndrom

1 Stevens, J. C., Sun, S., Beard, C. M., et al.: »Carpal tunnel syndrome in Rochester, Minnesota, 1961 to 1980« in: *Neurology,* 1988; 38:134–138.

2 Viera, A. J.: »Management of carpal tunnel syndrome« in: *American Family Physician,* 2003; 68:265–72,279–80.

3 O'Connor, D., Marshall, S., Massy-Westropp, N.: »Non-surgical treatment (other than steroid injection) for carpal tunnel syndrome«. Cochrane Database of Systematic Reviews, 2003(1): CD003219.

4 Cook, A. C., Szabo, R. M., Birkholz, S. W., King, E. F.: »Early mobilization following carpal tunnel release. A prospective randomized study« in: *The Journal of Hand Surgery: British & European Volume,* April 1995; 20(2):228–230.

5 Jeffrey, S. L., Belcher, H. J.: »Use of arnica to relieve pain after carpal-tunnel release surgery« in: *Alternative Therapies in Health and Medicine,* März/April 2002; 8(2):66–68.

6 Hochberg, J.: »A randomized prospective study to assess the efficacy of two cold-therapy treatments following carpal tunnel release« in: *Journal of Hand Therapy,* Juli–September 2001; 14(3):208–215.

7 Gravlee, J. R., Van Durme, D. J.: »Braces and splints for musculoskeletal conditions« in: *American Family Physician,* 1. Februar 2007; 75(3):342–348.

8 Walker, W. C., Metzler, M., Cifu, D. X., Swartz, Z.: »Neutral wrist splinting in carpal tunnel syndrome: a comparison of night-only versus full-time wear instructions« in: *Archives of Physical Medicine and Rehabilitation,* 2000; 81:424–429.

9 Ellis, J. M., Folkers, K.: »Clinical aspects of treatment of carpal tunnel syndrome with vitamin B6« in: *Annals of the New York Academy of Sciences,* 1990; 585:302–320.

10 Folkers, K., Ellis, J.: »Successful therapy with vitamin B6 and vitamin B2 of the carpal tunnel syndrome and need for determination of the RDA's for vitamin B6 and B2 disease states« in: *Annals of the New York Academy of Sciences,* 1990; 585:295–301.

11 Folkers, K., Wolaniuk, A., Vadhanavikit, S.: »Enzymology of the response of carpal tunnel syndrome to riboflavin and to combined riboflavin and pyridoxine« in: *Proceedings of the National Academy of Sciences of the United States of America,* 1984; 81:7076–7078.

12 Spooner, G. R., Desai, H. B., Angel, J. F., et al.: »Using pyridoxine to treat carpal tunnel syndrome: randomized control trial« in: *Canadian Family Physician,* 1993; 39:2122–2127.

13 Stransky, M., Rubin, A., Lava N. S., Lazaro, R. P.: »Treatment of carpal tunnel syndrome with vitamin B_6: a double-blind study« in: *Southern Medical Journal,* 1989; 82:841–842.

14 Yang, C. P., Hsieh, C. L., Wang, N. H., et al.: »Acupuncture in patients with carpal tunnel syndrome: a randomized controlled trial« in: *The Clinical Journal of Pain,* Mai 2009; 25(4):327–333.

15 Chen, G. S.: »The effect of acupuncture treatment on carpal tunnel syndrome« in: *American Journal of Acupuncture,* 1990; 18:5–9.

Kopfschmerzen (nicht Migräne)

1 Mathew, N. T.: »Chronic refractory headache« in: *Neurology,* 1993; 43 Anh. 3:S26–S33.

2 Hurwitz, E. L. P. D., Aker, A. H., Adams, et al.: »Manipulation and mobilization of the cervical

spine. A systematic review of literature« in: *Spine,* 1996; 21:1746–1760.
3 Haas, M., Bronfort, G., Evans, R. L.: »Chiropractic clinical research: progress and recommendations« in: *Journal of Manipulative and Physiological Therapeutics,* 2006; 29(9):695–706.
4 Biondi, D. M.: »Physical treatments for headache: a structured review« in: *Headache,* 2005; 45(6):738–746.
5 Lenssinck, M. L., Damen, L., Verhagen, A. P., et al.: »The effectiveness of physiotherapy and manipulation in patients with tension-type headache: a systematic review« in: *Pain,* 2004; 112(3):381–388.
6 Larsson, B., Carlsson, J.: »A school-based, nurse-administered relaxation training for children with chronic tension-type headache« in: *Journal of Pediatric Psychology,* 1996; 21:603–614.
7 Larsson, B., Carlsson, J., Fichtel, A., Melin, L.: »Relaxation treatment of adolescent headache sufferers: results from a school-based replication series« in: *Headache,* 2005; 45(6):692–704.
8 Grazzi, L., Andrasik, F., Usai, S., Bussone, G.: »Magnesium as a preventive treatment for paediatric episodic tension-type headache: results at 1-year follow-up« in: *Neurological Sciences,* Juni 2007; 28(3):148–150.
9 Grazzi, L., Andrasik, F., Usai, S., Bussone, G.: »Magnesium as a treatment for paediatric tension-type headache: a clinical replication series« in: *Neurological Sciences,* Februar 2005; 25(6):338–341.

Krampfadern

1 Lim, C. S., Davies, A. H.: »Pathogenesis of primary varicose veins« in: *British Journal of Surgery,* Nov. 2009; 96(11):1231–1242.
2 Raffetto, J. D., Khalil, R. A.: »Mechanisms of varicose vein formation: valve dysfunction and wall dilation« in: *Phlebology,* 2008; 23(2):85–98.
3 Trowell, H., Burkitt, D., Hea-ton, K.: *Dietary fibre, fibredepleted foods and disease.* London: Academic Press, 1985.
4 Vahouny, G., Kritchevsky, D.: *Dietary fiber in health and disease.* New York: Plenum Press, 1982.
5 Latto, C., Wilkinson, R. W., Gilmore, O. J.: »Diverticular disease and varicose veins« in: *The Lancet,* 1973; 1:1089–1090.
6 Gabor, M.: »Pharmacologic effects of flavonoids on blood vessels« in: *Angiologica,* 1972; 9:355–374.
7 Kuhnau, J.: »The flavonoids. A class of semi-essential food components: their role in human nutrition« in: *World Review of Nutrition and Dietetics,* 1976; 24:117–191.
8 Pourrat, H.: »Anthocyanidin drugs in vascular disease« in: *Plant Medicine and Phytotherapy,* 1977; 11:143–151.
9 Ihme, N., Kieswetter, H., Jung, F., et al.: »Leg edema protection from buckwheat herb tea in patients with chronic venous insufficiency: a single-center, randomized, double-blind, placebo-controlled clinical trial« in: *European Journal of Clinical Pharmacology,* 1996; 50:443–447.
10 Nuzum, D. S., Gebru, T. T., Kouzi, S. A.: »Pycnogenol for chronic venous insufficiency« in: *American Journal of Health Systems and Pharmacy,* Sept. 2011; 68(17):1589–90, 1599–1601.
11 Belcaro, G., Cesarone, M. R., Errichi, B. M., et al.: »Venous ulcers: microcirculatory improvement and faster healing with local use of Pycnogenol« in: *Angiology,* November/Dezember 2005; 56(6):699–705.
12 Belcaro, G., Cesarone, M. R., Rohdewald, P., et al.: »Prevention of venous thrombosis and thrombophlebitis in long-haul flights with pycnogenol« in: *Clinical and Applied Thrombosis/Hemostasis,* Oktober 2004; 10(4):373–377.
13 Cesarone, M. R., Belcaro, G., Nicolaides, A. N., et al.: »Prevention of venous thrombosis in long-haul flights with Flite Tabs: the LONFLIT-FLITE randomized, controlled trial« in: *Angiology,* September/Oktober 2003; 54(5):531–539.
14 Cesarone, M. R., Belcaro, G., Rohdewald, P., et al.: »Improvement of signs and symptoms of chronic venous insufficiency and microangiopathy with Pycnogenol: a prospective, control-

led study« in: *Phytomedicine*, September 2010; 17(11):835–839.

15 Cesarone, M. R., Belcaro, G., Rohdewald, P., et al.: »Rapid relief of signs/symptoms in chronic venous microangiopathy with Pycnogenol: a prospective, controlled study« in: *Angiology*, Oktober/November 2006; 57(5):569–576.

16 Belcaro, G., Cesarone, M. R., Ricci, A., et al.: »Control of edema in hypertensive subjects treated with calcium antagonist (nifedipine) or angiotensin-converting enzyme inhibitors with Pycnogenol« in: *Clinical and Applied Thrombosis/Hemostasis*, Oktober 2006; 12(4):440–444.

17 Cesarone, M. R., Belcaro, G., Rohdewald, P., et al.: »Comparison of Pycnogenol and Daflon in treating chronic venous insufficiency: a prospective, controlled study« in: *Clinical and Applied Thrombosis/Hemostasis*, April 2006; 12(2):205–212.

18 Nicolaides, A. N.: »From symptoms to leg edema: efficacy of Daflon 500 mg« in: *Angiology*, 2003; 54 Anh. 1:S33–S44.

19 Lyseng-Williamson, K. A., Perry, C. M.: »Micronised purified flavonoid fraction: a review of its use in chronic venous insufficiency, venous ulcers and haemorrhoids« in: *Drugs*, 2003; 63:71–100.

20 Kreysel, H. W., Nissen, H. P., Enghofer, E.: »A possible role of lysosomal enzymes in the pathogenesis of varicosis and the reduction in their serum activity by Venostasin« in: *VASA*, 1983; 12:377–382.

21 Pittler, M. H., Ernst, E.: »Horsechestnut seed extract for chronic venous insufficiency: a criteria-based systematic review« in: *Archives of Dermatology*, 1998; 134; 1356–1360.

22 Incandela, L., De Sanctis, M. T., Cesarone, M. R., et al.: »Treatment of superficial vein thrombosis: clinical evaluation of Essaven gel – a placebo-controlled, 8-week, randomized study« in: *Angiology*, 2001; 52 Anh. 3:S69– S72.

23 Annoni, F., Mauri, A., Marincola, F., Resele, L. F.: »Venotonic activity of escin on the human saphenous vein« in: *Arzneimittelforschung*, 1979; 29:672–675.

24 Diehm, C., Trampisch, H. J., Lange, S., Schmidt, C.: »Comparison of leg compression stocking and oral horse-chestnut seed extract therapy in patients with chronic venous insufficiency« in: *The Lancet*, 1996; 347:292–294.

25 Cospite, M., Ferrara, F., Milio, G., Meli, F.: [»Study about pharmacologic and clinical activity of *Centella asiatica* titrated extract in the chronic venous deficiency of the lower limbs: valuation with strain gauge plethysmography«] in: *Giornale Italiano di Angiologie* 1984; 4:200–205.

26 Brinkhaus, B., Lindner, M., Schuppan, D., Hahn, E. G.: »Chemical, pharmacological and clinical profile of the East Asian medical plant *Centella asiatica*« in: *Phytomedicine*, 2000; 7:427–448.

27 Cesarone, M. R., Belcaro, G., Rulo, A., et al.: »Microcirculatory effects of total triterpenic fraction of *Centella asiatica* in chronic venous hypertension: measurement by laser Doppler, TcPO2-CO_2, and leg volumetry« in: *Angiology*, 2001; 52 Anh. 2:S45–S48.

28 Pointel, J. P., Boccalon, H., Cloarec, M., et al.: »Titrated extract of *Centella asiatica* (TECA) in the treatment of venous insufficiency of the lower limbs« in: *Angiology*, 1987; 38:46–50.

29 Boccalon, H., Causse, C., Yubero, L.: »Comparative efficacy of a single daily dose of two capsules of Cyclo 3 Fort in the morning versus a repeated dose of one capsule morning and noon. A one month study« in: *International Journal of Angiology*, 1998; 17:155–160.

30 Cappelli, R., Nicora, M., Di Perri, T.: »Use of extract of *Ruscus aculeatus* in venous disease in the lower limbs« in: *Drugs Under Experimental and Clinical Research*, 1988; 14:277–283.

31 Beltramino, R., Penenory, A., Buceta, A. M.: »An open-label, randomized multicenter study comparing the efficacy and safety of Cyclo 3 Fort® versus hydroxyethyl rutoside in chronic venous lymphatic insufficiency« in: *Angiology*, 2000; 51:535–544.

32 Visudhiphan, S., Poolsuppasit, S., Piboonnukarintr, O., Tumliang, S.: »The relationship between high fibrinolytic activity and daily

capsicum ingestion in Thais« in: *The American Journal of Clinical Nutrition,* 1982; 35:1452–1458.

33 Bordia, A., Sharma, K. D., Parmar, Y. K., Verma, S. K.: » Protective effect of garlic oil on the changes produced by 3 weeks of fatty diet on serum cholesterol, serum triglycerides, fibrinolytic activity and platelet adhesiveness in man« in: *Indian Heart Journal,* 1982; 34:86–88.

34 Baghurst, K. I., Raj, M. J., Truswell, A. S.: »Onions and platelet aggregation« in: *The Lancet,* 1977; 1:101.

35 Srivas, K. C.: »Effects of aqueous extracts of onion, garlic and ginger on the platelet aggregation and metabolism of arachidonic acid in the blood vascular system. In vitro study« in: *Prostaglandins, Leukotrienes, and Medicine,* 1984; 13:227–235.

36 Ako, H., Cheung, A. H., Matsuura, P. K.: »Isolation of a fibrinolysis enzyme activator from commercial bromelain« in: *Archives Internationales de Pharmacodynamie et de Thérapie,* 1981; 254:157–167.

37 Hsia, C. H., Shen, M. C., Lin, J. S., et al.: »Nattokinase decreases plasma levels of fibrinogen, factor VII, and factor VIII in human subjects« in: *Nutrition Research,* März 2009; 29(3):190–196.

Lebensmittelallergie

1 Adams, F.: *The genuine works of Hippocrates.* Baltimore: Williams & Williams, 1939.

2 Sampson, H. A.: »Update on food allergy« in: *Journal of Allergy and Clinical Immunology,* 2004; 113:805–819.

3 Sicherer, S., Sampson, H.: »Food allergy« in: *Journal of Allergy and Clinical Immunology,* 2006; 117:S470–S475.

4 Osterballe, M., Hansen, T. K., Mortz, C. G., et al.: »The prevalence of food hypersensitivity in an unselected population of children and adults« in: *Pediatric Allergy and Immunology,* 2005; 16:567–573.

5 Andre, F. A., Andre, C., Colin, L., et al.: »Role of new allergens and of allergens consumption in the increased incidence of food sensitizations in France« in: *Toxicology,* 1994; 93:77–83.

6 Sicherer, S. H.: »Manifestations of food allergy: evaluation and management« in: *American Family Physician,* 1999; 59:415–424, 429–430.

7 Rowe, A. H., Rowe, A.: *Food allergy: its manifestations and control and the elimination diets.* Springfield, Ill.: Charles C. Thomas, 1972.

8 Dockhorn, R. J., Smith, T. C.: »Use of a chemically defined hypoallergenic diet in the management of patients with suspected food allergy« in: *Annals of Allergy, Asthma & Immunology,* 1981; 47:264–266.

9 Metcalfe, D.: »Food hypersensitivity« in: *Journal of Allergy and Clinical Immunology,* 1984; 73:749–761.

10 AAAI Board of Directors. »Measurement of specific and nonspecific IgG4 levels as diagnostic and prognostic tests for clinical allergy« in: *Journal of Allergy and Clinical Immunology,* 1995; 95:652–654.

11 Gwynn, C. M., Ingram, J., Almousawi, T., Stanworth, D. R.: »Bronchial provocation tests in atopic patients with allergen-specific IgG4 antibodies« in: *The Lancet,* 1982; 1(8266):254–256.

12 Shakib, F., Brown, H. M., Phelps, A., Redhead, R.: »Study of IgG subclass antibodies in patients with milk intolerance« in: *Clinical Allergy,* September 1986; 16(5):451–458.

13 el Rafei, A., Peters, S. M., Harris, N., Bellanti, J. A.: »Diagnostic value of IgG4 measurements in patients with food allergy« in: *Annals of Allergy, Asthma & Immunology,* 1989; 62(2):94–99.

14 Hamilton, R.: »Clinical laboratory assessment of IgE-dependent hypersensitivity« in: *Journal of Allergy and Clinical Immunology,* Februar 2003; 111:S687–S701.

15 Biagini, R. E., MacKenzie, B. A., Sammons, D. L., et al.: »Latex specific IgE: performance characteristics of the IMMULITE 2000 3gAllergy assay compared with skin testing« in: *Annals of Allergy, Asthma & Immunology,* 2006; 97:196–202.

16 Cox, L., Williams, B., Sicherer, S., et al.: »Pearls and pitfalls of allergy diagnostic testing: report from the American College of Allergy, Asth-

ma and Immunology/American Academy of Allergy, Asthma and Immunology Specific IgE Test Task Force« in: *Annals of Allergy, Asthma & Immunology,* 2008; 101:580–592.

17 Niggemann, B., Gruber, C.: »Unproven diagnostic procedures in IgE-mediated allergic diseases« in: *Allergy,* 2004; 59:806–808.

18 Bindslev-Jensen, C., Poulsen, L. K.: »What do we at present know about the ALCAT test and what is lacking?« in: *Monographs in Allergy,* 1996; 32:228–232.

19 Lieberman, P., Crawford, L., Bjelland, J., et al.: »Controlled study of the cytotoxic food test« in: *JAMA, The Journal of the American Medical Association,* 1975; 231 (7):728–730.

20 Beyer, K., Teuber, S. S.: »Food allergy diagnostics: scientific and unproven procedures« in: *Current Opinion in Allergy and Clinical Immunology,* 2005; 5:261–266.

21 Gerez, I. F., Shek, L. P., Chng, H. H., Lee, B. W.: »Diagnostic tests for food allergy« in: *Singapore Medical Journal,* 2010; 51:4–9.

22 Teuber, S. S., Porch-Curren, C.: »Unproved diagnostic and therapeutic approaches to food allergy and intolerance« in: *Current Opinion in Allergy and Clinical Immunology,* 2003; 3:217–221.

23 Wuthrich, B.: »Unproven techniques in allergy diagnosis« in: *Journal of Investigative Allergology and Clinical Immunology,* 2005; 15:86–90.

24 Hodsdon, W., Zwickey, H.: »NMJ original research: reproducibility and reliability of two food allergy testing methods« in: *Natural Medicine Journal,* 2010; 2:8–13.

25 Rinkel, H. J.: »Food allergy. IV. The function and clinical application of the rotary diversified diet« in: *Journal of Pediatrics,* 1948; 32:266–274.

26 Oelgoetz, A. W., Oelgoetz, P. A., Wittenkind, J.: »The treatment of food allergy and indigestion of pancreatic origin with pancreatic enzymes« in: *American Journal of Digestive Diseases,* 1935; 2:422–426.

27 Raithel, M., Weidenhiller, M., Schwab, D., et al.: »Pancreatic enzymes: a new group of antiallergic drugs?« in: *Inflammation Research,* 2002; 51 Anh. 1:S13– S14.

28 Zuercher, A. W., Holvoet, S., Weiss, M., Mercenier, A.: »Polyphenol-enriched apple extract attenuates food allergy in mice« in: *Clinical & Experimental Allergy,* Juni 2010; 40(6):942–950.

29 Akiyama, H., Sato, Y., Watanabe, T., et al.: »Dietary unripe apple polyphenol inhibits the development of food allergies in murine models« in: *FEBS Letters,* 15. August 2005; 579(20):4485–4491.

Magengeschwür

1 Yeomans, N. D.: »The ulcer sleuths: the search for the cause of peptic ulcers« in: *Journal of Gastroenterology and Hepatology,* Januar 2011; 26 Anh. 1:35–41.

2 Berstad, K., Berstad, A.: »*Helicobacter pylori* infection in peptic ulcer disease« in: *Scandinavian Journal of Gastroenterology,* 1993; 28:561–567.

3 Weil, J., Colin-Jones, D., Langman, M.: »Prophylactic aspirin and risk of peptic ulcer bleeding« in: *BMJ,* 1995; 310:827–830.

4 Feldman, E. J., Sabovich, K. A.: »Stress and peptic ulcer disease« in: *Gastroenterology,* 1980; 78:1087–1089.

5 Anda, R. F., Williamson, D. F., Escobedo, L. G., et al.: »Self-perceived stress and the risk of peptic ulcer disease. A longitudinal study of US adults« in: *Archives of Internal Medicine,* 1992; 152:829–833.

6 Ogle, C. W.: »Smoking and gastric ulcers: the possible role of nicotine« in: *The Journal of Clinical Pharmacology,* Mai 1999; 39(5):448–453.

7 Siegel, J.: »Gastrointestinal ulcer – Arthus reaction!« in: *Annals of Allergy, Asthma & Immunology,* 1974; 32:127–130.

8 Andre, C., Moulinier, B., Andre, F., et al.: »Evidence for anaphylactic reactions in peptic ulcer and varioliform gastritis« in: *Annals of Allergy, Asthma & Immunology,* 1983; 51:325–328.

9 Siegel, J.: »Immunologic approach to the treatment and prevention of gastrointestinal ulcers« in: *Annals of Allergy, Asthma & Immunology,* 1977; 38:27–41.

10 Rebhun, J.: »Duodenal ulceration in allergic children« in: *Annals of Allergy, Asthma & Immunology,* 1975; 34:145–149.

11 Kumar, N., Kumar, A., Broor, S. L., et al.: »Effect of milk on patients with duodenal ulcers« in: *British Medical Journal,* 1986; 293:666.

12 Rydning, A., Berstad, A., Aadland, E., et al.: »Prophylactic effect of dietary fiber in duodenal ulcer disease« in: *The Lancet,* 1982; 2:736–739.

13 Kang, J. Y., Tay, H. H., Guan, R., et al.: »Dietary supplementation with pectin in the maintenance treatment of duodenal ulcer: a controlled study« in: *Scandinavian Journal of Gastroenterology,* 1988; 23:95–99.

14 Harju, E., Larmi, T. K.: »Effect of guar gum added to the diet of patients with duodenal ulcer« in: *Journal of Parenteral and Enteral Nutrition,* 1985; 9:496–500.

15 Cheney, G.: »Rapid healing of peptic ulcers in patients receiving fresh cabbage juice« in: *California Medicine,* 1949; 70:10–14.

16 Cheney, G.: »Anti-peptic ulcer dietary factor« in: *Journal of the American Dietetic Association,* 1950; 26:668–672.

17 Shive, W., Snider, R. N., DuBilier, B., et al.: »Glutamine in treatment of peptic ulcer; preliminary report« in: *Texas State Journal of Medicine,* 1957; 53:840–842.

18 Yanaka, A., Fahey, J. W., Fukumoto, A., et al.: »Dietary sulforaphane-rich broccoli sprouts reduce colonization and attenuate gastritis in *Helicobacter pylori*–infected mice and humans« in: *Cancer Prevention Research,* April 2009; 2(4):353–360.

19 Marshall, B. J., Valenzuela, J. E., McCallum, R. W., et al.: »Bismuth subsalicylate suppression of *Helicobacter pylori* in nonulcer dyspepsia: a double-blind placebo-controlled trial« in: *Digestive Diseases and Sciences,* 1993; 38:1674–1680.

20 Kang, J. Y., Tay, H. H., Wee, A., et al.: »Effect of colloidal bismuth subcitrate on symptoms and gastric histology in non-ulcer dyspepsia. A double blind placebo controlled study« in: *Gut,* 1990; 31:476–480.

21 Loughlin, M. F.: »Novel therapeutic targets in *Helicobacter pylori*« in: *Expert Opinion on Therapeutic Targets,* 2003; 7:725–735.

22 Thyagarajan, S. P., Ray, P., Das, B. K., et al.: »Geographical difference in antimicrobial resistance pattern of *Helicobacter pylori* clinical isolates from Indian patients: multicentric study« in: *Journal of Gastroenterology and Hepatology,* 2003; 18:1373–1378.

23 Schumpelick, V., Farthmann, E.: [»Study on the protective effect of vitamin A on stress ulcer of the rat«] in: *Arzneimittelforschung,* 1976; 26:386–388.

24 al-Moutairy, A. R., Tariq, M.: »Effect of vitamin E and selenium on hypothermic restraint stress and chemically-induced ulcers« in: *Digestive Diseases and Sciences,* 1996; 41:1165–1171.

25 Patty, I., Benedek, S., Deák, G., et al.: »Cytoprotective effect of vitamin A and its clinical importance in the treatment of patients with chronic gastric ulcer« in: *International Journal of Tissue Reactions,* 1983; 5(3):301–307.

26 Frommer, D. J.: »The healing of gastric ulcers by zinc sulphate« in: *The Medical Journal of Australia,* 1975; 2:793–796.

27 Matsukura, T., Tanaka, H.: »Applicability of zinc complex of L-carnosine for medical use« in: *Biochemistry* (Moskau), Juli 2000; 65(7):817–823.

28 Morgan, A. G., McAdam, W. A., Pacsoo, C., et al.: »Comparison between cimetidine and Caved-S in the treatment of gastric ulceration, and subsequent maintenance therapy« in: *Gut,* 1982; 23:545–551.

29 Tewari, S. N., Trembalowicz, F. C.: »Some experience with deglycyrrhizinated liquorice in the treatment of gastric and duodenal ulcers with special reference to its spasmolytic effect« in: *Gut,* 1968; 9:48–51.

30 Balakrishnan, V., Pillai, M. V., Raveendran, P. M., et al.: »liquorice in the treatment of chronic duodenal ulcer« in: *Journal of the Association of Physicians of India,* 1978; 26:811–814.

31 Rees, W. D., Rhodes, J., Wright, J. E., et al.: »Effect of deglycyrrhizinated liquorice on gastric

mucosal damage by aspirin« in: *Scandinavian Journal of Gastroenterology,* 1979; 14:605–607.

32 Fukai, T., Marumo, A., Kaitou, K., et al.: »Anti-*Helicobacter pylori* flavonoids from licorice extract« in: *Life Sciences,* 2002; 71:1449–1463.

33 Al-Habbal, M. J., Al-Habbal, Z., Huwez, F. U.: »A double-blind controlled clinical trial of mastic and placebo in the treatment of duodenal ulcer« in: *Clinical and Experimental Pharmacology and Physiology,* September/Oktober 1984; 11(5): 541–544.

34 Dabos, K. J., Sfika, E., Vlatta, L. J., Giannikopoulos, G.: »The effect of mastic gum on *Helicobacter pylori:* a randomized pilot study« in: *Phytomedicine,* März 2010; 17(3–4):296–299.

35 Zhou, H., Jiao, D.: [»312 cases of gastric and duodenal ulcer bleeding treated with 3 kinds of alcoholic extract rhubarb tablets«] in: *Zhong Xi Yi Jie He Za Zhi,* 1990; 10:150–151,131–132.

Makuladegeneration

1 de Jong, P. T.: »Age-related macular degeneration« in: *The New England Journal of Medicine,* 2006; 355(14):1474–1485.

2 Kaufman, S. R.: »Developments in age-related macular degeneration: diagnosis and treatment« in: *Geriatrics,* März 2009; 64(3):16–19.

3 Chakravarthy, U., Wong, T. Y., Fletcher, A., et al.: »Clinical risk factors for age-related macular degeneration: a systematic review and meta-analysis« in: *BMC Ophthalmology,* 13. Dezember 2010; 10:31.

4 Vinderling, J. R., Dielemans, I., Bots, M. L.: »Age-related macular degeneration is associated with atherosclerosis. The Rotterdam Study« in: *American Journal of Epidemiology,* 1995; 142:404–409.

5 Chung, M., Lotery, A. J.: »Genetics update of macular diseases« in: *Ophthalmology Clinics of North America,* 2002; 15:459–465.

6 Hall, N. F., Gale, C. R., Syddall, H., et al.: »Relation between size at birth and risk of age-related macular degeneration« in: *Investigative Ophthalmology & Visual Science,* 2002; 43:3641–3645.

7 Eye Disease Case-Control Study Group: »Antioxidant status and neovascular age-related macular degeneration« in: *Archives of Ophthalmology,* 1993; 111:104–109.

8 Snodderly, D. M.: »Evidence for protection against age-related macular degeneration by carotenoids and antioxidant vitamins« in: *The American Journal of Clinical Nutrition,* 1995; 62:1448S–1461S.

9 Mares-Perlman, J. A., Brady, W. E., Klein, R., et al.: »Serum antioxidants and age-related macular degeneration in a population-based case-control study« in: *Archives of Ophthalmology,* 1995; 113:1518–1523.

10 Landrum, J. T., Bone, R. A., Kilburn, M. D.: »The macular pigment: a possible role in protection from age-related macular degeneration« in: *Advances in Pharmacology,* 1997; 38:537–556.

11 Carpentier, S., Knaus, M., Suh, M.: »Associations between lutein, zeaxanthin, and age-related macular degeneration: an overview« in: *Critical Reviews in Food Science and Nutrition,* April 2009; 49(4):313–326.

12 Obisesan, T. O., Hirsch, R., Kosoko, O., et al.: »Moderate wine consumption is associated with decreased odds of developing age-related macular degeneration in NHANES-1« in: *Journal of the American Geriatrics Society,* 1998; 46:1–7.

13 Ritter, L. L., Klein, R., Klein, B. E., et al.: »Alcohol use and age-related maculopathy in the Beaver Dam Eye Study« in: *American Journal of Ophthalmology,* 1995; 120:190–196.

14 Seddon, J. M., Cote, J., Rosner, B.: »Progression of age-related macular degeneration: association with dietary fat, transunsaturated fat, nuts, and fish intake« in: *Archives of Ophthalmology,* 2003; 121:1728–1737.

15 Merle, B., Delyfer, M. N., Korobelnik, J. F., et al.: » Dietary omega-3 fatty acids and the risk for age-related maculopathy: the Alienor Study« in: *Investigative Ophthalmology and Visual Sciences,* Juli 2011; 52(8):6004–11.

16 SanGiovanni, J. P., Chew, E. Y., Agrón, E., et al.: »The relationship of dietary omega-3 long-

chain polyunsaturated fatty acid intake with incident age-related macular degeneration: AREDS report no. 23« in: *Archives of Ophthalmology,* September 2008; 126(9):1274–1279.

17 SanGiovanni, J. P., Agrón, E., Clemons, T. E., Chew, E. Y.: »Omega-3 long-chain polyunsaturated fatty acid intake inversely associated with 12-year progression to advanced age-related macular degeneration« in: *Archives of Ophthalmology,* Januar 2009; 127(1):110–112.

18 AREDS Research Group: »A randomized, placebo-controlled, clinical trial of high-dose supplementation with vitamins C and E, beta carotene, and zinc for age-related macular degeneration and vision loss« in: *Archives of Ophthalmology,* 2001; 119:1417–1436.

19 Richer, S.: »Multicenter ophthalmic and nutritional age-related macular degeneration study. Part 1. Design, subjects and procedures« in: *Journal of the American Optometric Association,* 1996; 67:12–29.

20 Richer, S.: »Multicenter ophthalmic and nutritional age-related macular degeneration study. Part 2. Antioxidant intervention and conclusions« in: *Journal of the American Optometric Association,* 1996; 67:30–49.

21 Bartlett, H., Eperjesi, F.: »Age-related macular degeneration and nutritional supplementation: a review of randomised controlled trials« in: *Ophthalmic and Physiological Optics,* 2003; 23:383–399.

22 Christen, W. G., Glynn, R. J., Chew, E. Y., et al.: »Folic acid, pyridoxine, and cyanocobalamin combination treatment and age-related macular degeneration in women: the Women's Antioxidant and Folic Acid Cardiovascular Study« in: *Archives of Internal Medicine,* 23. Februar 2009; 169(4):335–341.

23 Richer, S., Stiles, W., Statkute, L., et al.: »Double-masked, placebo-controlled, randomized trial of lutein and antioxidant supplementation in the intervention of atrophic age-related macular degeneration: the Veterans LAST study (Lutein Antioxidant Supplementation Trial) « in: *Optometry,* 2004; 75:216–230.

24 Parisi, V., Tedeschi, M., Gallinaro, G., et al.: »Carotenoids and antioxidants in age-related maculopathy Italian study: multifocal electroretinogram modifications after 1 year« in: *Ophthalmology,* Februar 2008; 115(2):324–333.

25 Newsome, D. A., Swartz, M., Leone, N. C., et al.: »Oral zinc in macular degeneration« in: *Archives of Ophthalmology,* 1988; 106:192–198.

26 Newsome, D. A.: »A randomized, prospective, placebo-controlled clinical trial of a novel zinc-monocysteine compound in age-related macular degeneration« in: *Current Eye Research,* Juli 2008; 33(7):591–598.

27 Scharrer, A., Ober, M.: [»Anthocyanosides in the treatment of retinopathies«] in: *Klinische Monatsblätter für Augenheilkunde,* 1981; 178:386–389.

28 Caselli, L.: »Clinical and electroretinographic study on the activity of anthocyanosides« in: *Archivio di Medicina Interna,* 1985; 37:29–35.

29 Lebuisson, D. A., Leroy, L., Rigal, G.: [»Treatment of senile macular degeneration with *Ginkgo biloba* extract. A preliminary double-blind, drug vs. placebo study«] in: *La Presse Médicale,* 1986; 15:1556–1558.

30 Corbe, C., Boisin, J. P., Siou, A.: [»Light vision and chorioretinal circulation. Study of the effect of procyanidolic oligomers (Endotelon)«] in: *Journal Français d'Ophtalmologie.* 1988; 11:453- 460.

31 Rein, D. B., Saaddine, J. B., Wittenborn, J. S., et al.: »Cost-effectiveness of vitamin therapy for age-related macular degeneration« in: *Ophthalmology,* Juli 2007; 114(7):1319–1326.

Menopause

1 Theisen, S. C., Mansfield, P. K.: »Menopause: social construction or biological destiny?« in: *Journal of Health Education,* 1993; 24:209–213.

2 Martin, M. C., Block, J. E., Sanchez, S. D., et al.: »Menopause without symptoms: the endocrinology of menopause among rural Mayan Indians« in: *American Journal of Obstetrics & Gynecology,* 1993; 168:1839–1845.

3 Rossouw, J. E., Anderson, G. L., Prentice, R. L., et al.: »Risks and benefits of estrogen plus

progestin in healthy postmenopausal women: principal results from the Women's Health Initiative randomized controlled trial« in: *JAMA, The Journal of the American Medical Association,* 2002; 288:321–333.

4 Hulley, S., Grady, D., Bush, T., et al.: »Randomized trial of estrogen plus progestin for secondary prevention of coronary heart disease in postmenopausal women. Heart and Estrogen/Progestin Replacement Study (HERS) Research Group« in: *JAMA, The Journal of the American Medical Association,* 1998; 280:605–613.

5 Heckbert, S. R., Weiss, N. S., Koepsell, T. D., et al.: »Duration of estrogen replacement therapy in relation to the risk of incident myocardial infarction in post-menopausal women« in: *Archives of Internal Medicine,* 1997; 157:1330–1336.

6 Grodstein, F., Manson, J. E., Stampfer, M. J.: »Postmenopausal hormone use and secondary prevention of coronary events in the Nurses' Health Study: a prospective, observational study« in: *Annals of Internal Medicine,* 2001; 135:1–8.

7 Grady, D., Herrington, D., Bittner, V., et al.: »Cardiovascular disease outcomes during 6.8 years of hormone therapy: Heart and Estrogen/Progestin Replacement Study follow-up (HERS II)« in: *JAMA, The Journal of the American Medical Association,* 2002; 288:49–57.

8 Colditz, G. A., Rosner, B.: »Cumulative risk of breast cancer to age 70 years according to risk factor status: data from the Nurses' Health Study« in: *American Journal of Epidemiology,* 2000; 152: 950–964.

9 Berry, D. A., Ravdin, P. M.: »Breast cancer trends: a marriage between clinical trial evidence and epidemiology« in: *Journal of the National Cancer Institute,* 2007; 99(15):1139–1141.

10 Hammar, M., Berg, G., Lindgren, R.: »Does physical exercise influence the frequency of post-menopausal hot flushes?« in: *Acta Obstetricia et Gynecologica Scandinavica,* 1990; 69:409–412.

11 Manson, J., Greenland, P., LaCroix, A. Z., et al.: »Walking compared with vigorous exercise for the prevention of cardiovascular events in women« in: *The New England Journal of Medicine,* 2002; 347:716–725.

12 McTiernan, A., Kooperberg, C., White, E., et al.: »Recreational physical activity and the risk of breast cancer in postmenopausal women: the Women's Health Initiative Cohort Study« in: *JAMA, The Journal of the American Medical Association,* 2003; 290:1331–1336.

13 Kemmler, W., Engelke, K., Weineck, J., et al.: »The Erlangen Fitness Osteoporosis Prevention Study: a controlled exercise trial in early postmenopausal women with low bone density-first year results« in: *Archives of Physical Medicine and Rehabilitation,* 2003; 84:673–682.

14 Dalais, F. S., Rice, G. E., Wahlqvist, M. L., et al.: »Effects of dietary phytoestrogens in postmenopausal women« in: *Climacteric,* 1998; 1(2):124–129.

15 Albertazzi, P., Pansini, F., Bonacorsi, G., et al.: »The effect of dietary soy supplementation on hot flushes« in: *Obstetrics & Gynecology,* 1998; 91:6–11.

16 Messina, M., Hughes, C.: »Efficacy of soy foods and soybean isoflavone supplements for alleviating menopausal symptoms is positively related to initial hot flush frequency« in: *Journal of Medicinal Food,* 2003; 6(1):1–11.

17 Upmalis, D. H., Lobo, R., Bradley, L., et al.: »Vasomotor symptom relief by soy isoflavone extract tablets in postmenopausal women: a multicenter, double-blind, randomized, placebo-controlled study« in: *Menopause,* 2000; 7:236–242.

18 Huntley, A., Ernst, E.: »Soy for the treatment of perimenopausal symptoms – a systematic review« in: *Maturitas,* 2004; 47:1–9.

19 Krebs, E., Ensrud, K., MacDonald, R., Wilt, T.: »Phytoestrogens for treatment of menopausal symptoms: a systematic review« in: *Obstetrics & Gynecology,* 2004; 104:824–836.

20 Jou, H. J., Wu, S. S., Change, F. W., et al.: »Effect of intestinal production of equol on menopausal symptoms in women treated with soy isoflavones« in: *International Journal of Gynecology & Obstetrics,* Juli 2008; 102(1):44–49.

21 Haggans, C. J., Hutchins, A. M., Olson, B. A., et al.: »Effect of flaxseed consumption on urinary estrogen metabolites in post-menopausal women« in: *Nutrition and Cancer,* 1999; 33(2):188–195.

22 Haggans, C. J., Travelli, E. J., Thomas, W., et al.: »The effect of flaxseed and wheat bran consumption on urinary estrogen metabolites in premenopausal women« in: *Cancer Epidemiology, Biomarkers & Prevention,* 2000; 9(7):719–725.

23 Pruthi, S. L., Thompson, P. J., Novotny, D. L., et al.: »Pilot evaluation of flaxseed for the management of hot flashes« in: *Journal of the Society for Integrative Oncology,* 2007; 5(3):106–112.

24 Lucas, M., Asselin, G., Merette, C., et al.: »Effects of ethyleicosapentaenoic acid omega-3 fatty acid supplementation on hot flashes and quality of life among middle-aged women: a double-blind, placebo-controlled, randomized clinical trial« in: *Menopause,* 2009; 16(2):357–366.

25 Smith, C. J.: »Non-hormonal control of vasomotor flushing in menopausal patients« in: *Chicago Medicine,* 1964; 67:193–195.

26 Yang, H. M., Liao, M. F., Zhu, S. Y., et al.: »A randomised, double-blind, placebo-controlled trial on the effect of Pycnogenol on the climacteric syndrome in peri-menopausal women« in: *Acta Obstetricia et Gynecologica Scandinavica,* 2007; 86:978–985.

27 Murase, Y., Iishima, H.: »Clinical studies of oral administration of gamma-oryzanol on climacteric complaints and its syndrome« in: *Obstetrics and Gynecology Practice,* 1963; 12:147–149.

28 Ishihara, M.: »Effect of gamma-oryzanol on serum lipid peroxide levels and climacteric disturbances« in: *Asia-Oceania Journal of Obstetrics and Gynaecology,* 1984; 10:317–323.

29 Yoshino, G., Kazumi, T., Amano, M., et al.: »Effects of gamma-oryzanol on hyperlipidemic subjects« in: *Current Therapeutic Research, Clinical and Experimental,* 1989; 45:543–552.

30 Christy, C. J.: »Vitamin E in menopause« in: *American Journal of Obstetrics & Gynecology,* 1945; 50:84–87.

31 McLaren, H. C.: »Vitamin E in the menopause« in: *British Medical Journal,* 1949; 2:1378–1381.

32 Finkler, R. S.: »The effect of vitamin E in the menopause« in: *The Journal of Clinical Endocrinology & Metabolism,* 1949; 9:89–94.

33 Borrelli, F., Ernst, E.: »*Cimicifuga racemosa:* a systematic review of its clinical efficacy« in: *European Journal of Clinical Pharmacology,* 2002; 58:235–241.

34 Stolze, H.: »An alternative to treat menopausal complaints. *Gyne,* 1982; 3:14–16.

35 Wuttke, W., Seidlova-Wuttke, D., Gorkow, C.: »The *Cimicifuga* preparation BNO 1055 vs. conjugated estrogens in a double-blind placebo-controlled study: effects on menopause symptoms and bone markers« in: *Maturitas,* 2003; 44:S67–S77.

36 Chung, D., Kim, H., Park, K., et al.: »Black cohosh and St. John's wort (GYNO-Plus) for climacteric symptoms« in: *Yonsei Medical Journal,* 2007;48(2):289–294.

37 Cancellieri, F., De Leo, V., Genazzani, A., et al.: »Efficacy on menopausal neurovegetative symptoms and some plasma lipids blood levels of an herbal product containing isoflavones and other plant extracts« in: *Maturitas,* 2007; 56:249–256.

38 Meissner, H., Mscisz, A., Reich-Bilinska, R., et al.: »Hormone-balancing effect of pre-gelatinized organic maca (*Lepidium peruvianum* Chacon). III. Clinical response of early-post-menopausal women to maca in a double blind, randomized, placebo-controlled, crossover configuration, outpatient study« in: *International Journal of Biomedical Science,* 2006; 2(4):375–394.

39 Dini, A., Migliuolo, G., Rastrelli, L., et al.: »Chemical composition of *Lepidium meyenii*« in: *Food Chemistry,* 1994; 49:347.

40 Ganzera, M., Zhao, J., Muhammad, I., Khan, I.: »Chemical profiling and standardization of *Lepidium meyenii* (maca) by reversed phase high performance liquid chromatography« in:

Chemical and Pharmaceutical Bulletin, 2002; 50:988.

41 Brooks, N., Wilcox, G., Walker, K., et al.: »Beneficial effects of *Lepidium meyenii* (maca) on psychological symptoms and measures of sexual dysfunction in postmenopausal women are not related to estrogen or androgen content« in: *Menopause,* 2008; 15(6):1157–1162.

42 Thompson, Coon, J., Pittler, M., Ernst, E.: »*Trifolium pretense* isoflavones in the treatment of menopausal hot flushes: a systematic review and meta-analysis« in: *Phytomedicine,* 2007; 14:153–159

43 Baber, R. J., Templeman, C., Morton, T., et al.: »Randomized placebo-controlled trial of an isoflavone supplement and menopausal symptoms in women« in: *Climacteric,* 1999; 2:85–92.

44 Knight, D., Howes, J., Eden, J.: »The effect of Promensil, an isoflavone extract, on menopausal symptoms« in: *Climacteric,* 1999; 2:79–84.

45 Jeri, A., deRomana, C.: »The effect of isoflavone phytoestrogens in relieving hot flushes in Peruvian post-menopausal women« in: *Proceedings of the 9th International Menopause Society World Congress on the Menopause,* Yokohama, Japan, 1999.

46 Nachtigall, L., La Grega, L., Lee, W., Fenichel, R.: »The effects of isoflavones derived from red clover on vasomotor symptoms and endometrial thickness« in: *Proceedings of the 9th International Menopause Society World Congress on the Menopause,* Yokohama, Japan, 1999.

47 Van de Weijer, P., Barentsen, R.: »Isoflavones from red clover (Promensil) significantly reduce menopausal hot flush symptoms compared with placebo« in: *Maturitas,* 2002; 42:187–193.

48 Tice, J., Ettinger, B., Ensrud, K., et al.: »Phytoestrogen supplements for the treatment of hot flashes: the isoflavone clover extract (ICE) study« in: *JAMA, The Journal of the American Medical Association,* 2003; 290:207–214.

49 Hirata, J. D., Swiersz, L. M., Zell, B., et al.: »Does dong quai have estrogenic effects in postmenopausal women? A double-blind, placebo-controlled trial« in: *Fertility and Sterility,* 1997; 68:981–986.

50 Chang, H. M., But, P. P. H. (Hrsg.): *Pharmacology and applications of Chinese materia medica,* vol. 1. Singapore: World Scientific, 1987, 489–505.

51 Yang, Q., Populo, S. M., Zhang, J., et al.: »Effect of *Angelica sinensis* on the proliferation of human bone cells« in: *Clinica Chimica Acta,* 2002; 324:89–97.

52 Abdali, K., Khajehei, M., Tabatabaee, R.: »Effect of St. John's wort on severity, frequency, and duration of hot flashes in premenopausal, perimenopausal and postmenopausal women: a randomized, double-blind, placebo-controlled study« in: *Menopause,* 2010; 17(2):326–331.

53 Al-Akoum, M., Maunsell, E., Verreault, R., et al.: »Effects of *Hypericum perforatum* (St. John's wort) on hot flashes and quality of life in perimenopausal women: a randomized pilot trial« in: *Menopause,* März/April 2009; 16(2):307–314.

54 Grube, B., Walper, A., Whatley, D.: »St. John's wort extract: efficacy for menopausal symptoms of psychological origin. *Advances in Therapy,* 1999; 16:177.

55 Chang, A., Kwak, B. Y., Yi, K., Kim, J. S.: »The effect of herbal extract (EstroG-100) on pre-, peri- and post-menopausal women: a randomized double-blind, placebo-controlled study« in: *Phytotherapy Research,* 2. September 2011; doi:10.1002/ptr.3597.

Menorrhagie (starker Blutverlust bei der Menstruation)

1 Hallberg, L., Hogdahl, A. M., Nilsson, L., Rybo, G.: »Menstrual blood loss – a population study. Variation at different ages and attempts to define normality« in: *Acta Obstetricia et Gynecologica Scandinavica,* 1966; 45:320–351.

2 Chimbira, T. H., Anderson, A. B., Turnbull, A.: »Relation between measured blood loss and patients' subjective assessment of loss, duration of bleeding, number of sanitary towels used, uterine weight and endometrial surface area« in: *British Journal of Obstetrics and Gynaecology,* 1980; 87:603–609.

3 Downing, I., Hutchon, D. J., Poyser, N. L.: »Uptake of [3H]-arachidonic acid by human endometrium. Differences between normal and menorrhagic tissue« in: *Prostaglandins,* 1983; 26:55–69.

4 Kelly, R. W., Lumsden, M. A., Abel, M. H., Baird, D. T.: »The relationship between menstrual blood loss and prostaglandin production in the human: evidence for increased availability of arachidonic acid in women suffering from menorrhagia« in: *Prostaglandins, Leukotrienes, and Medicine,* 1984; 16:69–78.

5 Stoffer, S. S.: »Menstrual disorders and mild thyroid insufficiency: intriguing cases suggesting an» association« in: *Postgraduate Medicine,* 1982; 72:75–82.

6 Stott, P. C.: The outcome of menorrhagia: a retrospective case control study« in: *The Journal of the Royal College of General Practitioners,* 1983; 33:715–720.

7 Taymor, M. L., Sturgis, S. H., Yahia, C.: »The etiological role of chronic iron deficiency in production of menorrhagia« in: *JAMA, The Journal of the American Medical Association,* 1964; 187:323–327.

8 Arvidsson, B., Ekenved, G., Rybo, G., Solvell, L.: »Iron prophylaxis in menorrhagia« in: *Acta Obstetricia et Gynecologica Scandinavica,* 1981; 60:157–160.

9 Lewis, G. J.: »Do women with menorrhagia need iron?« in: *British Medical Journal* (Clinical Research Edition) 1982; 284:1158.

10 Cohen, J. D., Rubin, H. W.: »Functional menorrhagia: treatment with bioflavonoids and vitamin C« in: *Current Therapeutic Research,* 1960; 2:539–542.

11 Schumann, E.: »Newer concepts of blood coagulation and control of hemorrhage« in: *American Journal of Obstetrics & Gynecology,* 1939; 38:1002–1007.

12 Gubner, R., Ungerleider, H. E.: »Vitamin K therapy in menorrhagia« in: *Southern Medical Journal,* 1944; 37:556–558.

13 Biskind, M.: »Nutritional deficiency in the etiology of menorrhagia, metrorrhagia, cystic mastitis and premenstrual tension: treatment with vitamin B complex« in: *The Journal of Clinical Endocrinology & Metabolism,* 1943; 3:227–234.

14 Bleier W. [»Phytotherapy in irregular menstrual cycles or bleeding periods and other gynecological disorders of endocrine origin«] in: *Zentralblatt für Gynäkologie,* 1959; 81:701–709.

Migräne

1 Goadsby, P., Lipton, R., Ferrari, M.: »Migraine – current understanding and treatment« in: *The New England Journal of Medicine,* 2002; 346; 4:257–270.

2 Lanzi, G., Grandi, A. M., Gamba, G., et al.: »Migraine, mitral valve prolapse and platelet function in the pediatric age group« in: *Headache,* 1986; 26:142–145.

3 Isler, H.: »Migraine treatment as a cause of chronic migraine« in: *Advances in migraine research and therapy.* Hrsg. Rose, F. C. New York: Raven Press, 1982, 159–164.

4 Olesen, J.: »Analgesic headache« in: *BMJ,* 1995; 310:479–480.

5 Mansfield, L. E., Vaughan, T. R., Waller, S. F., et al.: »Food allergy and adult migraine: double-blind and mediator confirmation of an allergic etiology« in: *Annals of Allergy, Asthma & Immunology,* 1985; 55:126–129.

6 Carter, C. M., Egger, J., Soothill, J. F.: »A dietary management of severe childhood migraine« in: *Human Nutrition – Applied Nutrition,* 1985; 39:294–303.

7 Hughes, E. C., Gott, P. S., Weinstein, R. C., Binggeli, R.: »Migraine: a diagnostic test for etiology of food sensitivity by a nutritionally supported fast and confirmed by long-term report« in: *Annals of Allergy, Asthma & Immunology,* 1985; 55:28–32.

8 Egger, J., Carter, C. M., Wilson, J., et al.: »Is migraine food allergy? A double-blind controlled trial of oligoantigenic diet treatment« in: *The Lancet,* 1983; 2:865–869.

9 Monro, J., Brostoff, J., Carini, C., Zilkha, K.: »Food allergy in migraine: study of dietary exclusion and RAST« in: *The Lancet,* 1980; 2:1–4.

10 Grant, E. C.: »Food allergies and migraine« in: *The Lancet,* 1979; 1:966–969.

11 Little, C. H., Stewart, A. G., Fennessy, M. R.: »Platelet serotonin release in rheumatoid arthritis: a study in food-intolerant patients« in: *The Lancet,* 1983; 2:297–299.

12 Peatfield, R. C.: »Relationship between food, wine, and beer-precipitated migrainous headaches« in: *Headache,* 1995; 35:355–357.

13 Jarisch, R., Wantke, F.: »Wine and headache« in: *International Archives of Allergy and Immunology,* 1996; 110:7–12.

14 Wantke, F., Gotz, M., Jarisch, R.: »Histamine free diet: treatment of choice for histamine-induced food intolerance and supporting treatment for chronic headaches« in: *Clinical & Experimental Allergy,* 1993; 23:982–985.

15 Jarman, J., Glover, V., Sandler, M.: »Release of (^{14}C)5-hydroxytryptamine from human platelets by red wine« in: *Life Sciences* 1991; 48:2297–2300.

16 Martner-Hewes, P. M., Hunt, I. F., Murphy, N. J., et al.: »Vitamin B_6 nutriture and plasma diamine oxidase activity in pregnant Hispanic teenagers« in: *The American Journal of Clinical Nutrition,* 1988; 44:907–913.

17 Sabbah, A., Heulin, M., Drouet, M., et al.: [»Antihistaminic or anti-degranulating activity of pregnancy serum«] in: *Allergie et Immunologie,* 1988; 20:236–240.

18 Lindberg, S.: »14-C-histamine elimination from blood of pregnant and non-pregnant women with special reference to the uterus« in: *Acta Obstetricia et Gynecologica Scandinavica,* 1963; 42 Anh. 1:3–25.

19 Wilkinson, C. F. Jr.: »Recurrent migrainoid headaches associated with spontaneous hypoglycemia« in: *The American Journal of the Medical Sciences,* 1949; 218:209–212.

20 Dexter, J. D., Roberts, J., Byer, J. A.: »The five hour glucose tolerance test and effect of low sucrose diet in migraine« in: *Headache,* 1978; 18:91–94.

21 Brainard, J. B.: »Angiotensin and aldosterone elevation in saltinduced migraine« in: *Headache,* 1981; 21:222–226.

22 Ratner, D., Shoshani, E., Dubnov, B.: »Milk protein-free diet for nonseasonal asthma and migraine in lactase-deficient patients« in: *Israel Journal of Medical Sciences* 1983; 19:806–809.

23 Koehler, S. M., Glaros, A.: »The effect of aspartame on migraine headache« in: *Headache,* 1988; 28:10–14.

24 Blumenthal, H. R., Vance, D. A.: »Chewing gum headaches« in: *Headache,* 1997; 37:665–666.

25 Gerrard, J. M., White, J. G., Krivit, W.: »Labile aggregation stimulating substance, free fatty acids and platelet aggregation« in: *Journal of Laboratory and Clinical Medicine,* 1976; 87:73–82.

26 Sanders, T. A., Roshanai, F.: »The influence of different types of omega–3 polyunsaturated fatty acids on blood lipids and platelet function in healthy volunteers« in: *Clinical Science,* 1983; 64:91–99.

27 Woodcock, B. E., Smith, E., Lambert, W. H., et al.: »Beneficial effect of fish oil on blood viscosity in peripheral vascular disease« in: *British Medical Journal,* 1984; 288:592–594.

28 McCarren, T., Hitzemann, R., Allen, C., et al.: »Amelioration of severe migraine by fish oil (w-3) fatty acids« in: *The American Journal of Clinical Nutrition,* 1985; 41:874.

29 Glueck, C. J., McCarren, T., Hitzemann, R., et al.: »Amelioration of severe migraine with omega-3 fatty acids: a double-blind, placebo-controlled clinical trial« in: *The American Journal of Clinical Nutrition,* 1986; 43:710.

30 Harel, Z., Gascon, G., Riggs, S., et al.: »Supplementation with omega-3 polyunsaturated fatty acids in the management of recurrent migraines in adolescents« in: *Journal of Adolescent Health,* 2002; 31:154–161.

31 Titus, F., Davalos, A., Alom, J., Codina, A.: »5-hydroxytryptophan versus methysergide in the prophylaxis of migraine. Randomized clinical trial« in: *European Neurology,* 1986; 25:327–329.

32 Bono, G., Criscuoli, M., Martignoni, E., et al.: »Serotonin precursors in migraine prophyla-

xis« in: *Advances in Neurology,* 1982; 33:357–363.

33 Maissen, C. P., Ludin, H. P.: [»Comparison of the effect of 5-hydroxytryptophan and propranolol in the interval treatment of migraine«] in: *Schweizerische Medizinische Wochenschrift,* 1991; 121:1585–1590.

34 Montagna, P., Sacquegna, T., Cortelli, P., Lugaresi, E.: »Migraine as a defect of brain oxidative metabolism: a hypothesis« in: *Journal of Neurology,* 1989; 236:124–125.

35 Schoenen, J., Jacquy, J., Lenaerts, M.: »Effectiveness of high-dose riboflavin in migraine prophylaxis. A randomized controlled trial« in: *Neurology,* 1998; 50:466–470.

36 Welch, K. M. A., Levine, S. R., D'Andrea, G., et al.: »Preliminary observations on brain energy metabolism in migraine studied studied by in vivo phosphorus 31 NMR spectroscopy« in: *Neurology,* 1989; 39:538–541.

37 Sandor, P. S., Afra, J., Ambrosini, A., Schoenen, J.: »Prophylactic treatment of migraine with beta blockers and riboflavin: differential effects on the intensity dependence of auditory evoked cortical potentials« in: *Headache,* 2000; 40:30–35.

38 Schoenen, J., Lenaerts, M., Bastings, E.: »High-dose riboflavin as a prophylactic treatment of migraine: results of an open pilot study« in: *Cephalalgia,* 1994; 14:328–329.

39 Kopjas, T. L.: »The use of folic acid in vascular headache of the migraine type« in: *Headache,* 1969; 8:167–170.

40 Altura, B. M., Brodsky, M. A., Elin, R. J., et al.: »Magnesium: growing in clinical importance« in: *Patient Care,* 1994; 10:130–150.

41 Johnson, S.: »The multifaceted and widespread pathology of magnesium deficiency« in: *Medical Hypotheses,* 2001; 56:163–170.

42 Swanson, D. R.: »Migraine and magnesium: eleven neglected connections« in: *Perspectives in Biology and Medicine,* 1988; 31:526–557.

43 Ramadan, N. M., Halvorson, H., Vande-Linde, A., et al.: »Low brain magnesium in migraine« in: *Headache,* 1989; 29:590–593.

44 Gallai, V., Sarchielli, P., Morucci, P., Abbritti, G.: »Magnesium content of mononuclear blood cells in migraine patients« in: *Headache,* 1994; 34:160–165.

45 Mazzotta, G., Sarchielli, P., Alberti, A., Gallai, V.: »Electromyographical ischemic test and intracellular and extracellular magnesium concentration in migraine and tension-type headache patients« in: *Headache,* 1996; 36:357–361.

46 Pfaffenrath, V., Wessely, P., Meyer, C., et al.: »Magnesium in the prophylaxis of migraine – a double-blind placebo-controlled study« in: *Cephalalgia,* 1996; 16:436–440.

47 Peikert, A., Wilimzig, C., Kohne-Volland, R.: »Prophylaxis of migraine with oral magnesium: results from a prospective, multi-center, placebo-controlled and double-blind randomized study« in: *Cephalalgia,* 1996; 16:257–263.

48 Mauskop, A., Altura, B. T., Cracco, R. Q., et al.: »Intravenous magnesium sulphate relieves migraine attacks in patients with low serum ionized magnesium levels: a pilot study« in: *Clinical Science,* 1995; 89:633–636.

49 Mauskop, A., Altura, B. M.: »Role of magnesium in the pathogenesis and treatment of migraines« in: *Clinical Neuroscience,* 1998; 5:24–27.

50 Galland, L. D., Baker, S. M., McLellan, R. K.: »Magnesium deficiency in the pathogenesis of mitral valve prolapse« in: *Magnesium,* 1986; 5:165–174.

51 Lindberg, J. S., Zobitz, M. M., Poindexter, J. R., Pak, C. Y.: »Magnesium bioavailability from magnesium citrate and magnesium oxide« in: *Journal of the American College of Nutrition,* 1990; 9:48–55.

52 Majumdar, P., Boylan, M.: »Alteration of tissue magnesium levels in rats by dietary vitamin B_6 supplementation« in: *International Journal for Vitamin and Nutrition Research,* 1989; 59:300–303.

53 Johnson, E. S., Kadam, N. P., Hylands, D. M., Hylands, P. J.: »Efficacy of feverfew as prophylactic treatment of migraine« in: *British Medical Journal,* 1985; 291:569–573.

54 Murphy, J. J., Heptinstall, S., Mitchell, J. R.: »Randomised double-blind placebo-controlled

trial of fever-few in migraine prevention« in: *The Lancet,* 1988; 2:189–192.
55 Barsby, R. W., Salan, U., Knight, B. W., Hoult, J. R.: »Feverfew and vascular smooth muscle: extracts from fresh and dried plants show opposing pharmacological profiles, dependent upon sesquiterpene lactone content« in: *Planta Medica,* 1993; 59:20–25.
56 Heptinstall, S., Awang, D. V., Dawson, B. A., et al.: »Parthenolide content and bioactivity of feverfew (*Tanacetum parthenium* [L.] Schultz-Bip.). Estimation of commercial and authenticated feverfew products« in: *Journal of Pharmacy and Pharmacology,* 1992; 44:391–395.
57 Ernst, E., Pittler, M. H.: »The efficacy and safety of feverfew (*Tanacetum parthenium* L.): an update of a systematic review« in: *Public Health Nutrition,* 2000; 3:509–514.
58 Grossman, M., Schmidramsl, H.: »An extract of *Petasites hybridus* is effective in the prophylaxis of migraine« in: *International Journal of Clinical Pharmacy,* 2000; 38:430–435.
59 Eaton, J.: »Butterbur, herbal help for migraine. *Natural Pharmacy,* 1998; 2:23–24.
60 Mustafa, T., Srivastava K.C.: »Ginger (*Zingiber officinale*) in migraine headaches« in: *Journal of Ethnopharmacology,* 1990; 29:267–273.
61 Kiuchi, F., Iwakami, S., Shibuya, M., et al.: »Inhibition of prostaglandin and leukotriene biosynthesis by gingerols and diarylheptanoids« in: *Chemical and Pharmaceutical Bulletin,* 1992; 40:387–391.
62 Srivastava, K. C.: »Isolation and effects of some ginger components on platelet aggregation and eicosanoid biosynthesis« in: *Prostaglandins, Leukotrienes, and Medicine,* 1986; 25:187–198.
63 Lindeberg, T.: »Acupuncture in headache« in: *Cephalalgia,* 1999; 19 Anh. 25:65–68.
64 Melchant, D., Linde, K., Fischer, P., et al.: »Acupuncture for recurrent headache: a systematic review of randomized controlled trials« in: *Cephalalgia,* 1999; 19 Anh. 779–786.
65 Baischer, W.: »Acupuncture in migraine: long-term outcome and predicting factors« in: *Headache,* 1995; 35:472–474.
66 Holroyd, K. A., Penzien, D. B.: »Pharmacological versus non-pharmacological prophylaxis of recurrent migraine headache: a meta-analytic review of clinical trials« in: *Pain,* 1990; 42:1–13.
67 Manias, P., Tagaris, G., Karageorgiou, K.: »Acupuncture in headache: a critical review« in: *The Clinical Journal of Pain,* 2000; 16:334–339.

Mittelohrentzündung (Otitis media)

1 MacIntyre, E. A., Chen, C. M., Herbarth, O: »Early-life otitis media and incident atopic disease at school age in a birth cohort« in: *The Pediatric Infectious Disease Journal,* Dezember 2010; 29(12):e96–e99.
2 Kleinman, L. C., Kosecoff, J., Dubois, R. W., et al.: »The medical appropriateness of tympanostomy tubes proposed for children younger than 16 years in the United States« in: *JAMA, The Journal of the American Medical Association,* 1994; 271:1250–1255.
3 Bluestone, C. D.: »Otitis media in children: to treat or not to treat?« in: *The New England Journal of Medicine,* 1982; 306:1399–1404.
4 van Buchem, F. L., Dunk, J. H., van't Hof, M. A.: »Therapy of acute otitis media: myringotomy, antibiotics, or neither?« in: *The Lancet,* 1981; 2:883–887.
5 Williams, R. L., Chalmers, T. C., Stange, K. C., et al.: »Use of antibiotics in preventing recurrent acute otitis media and in treating otitis media with effusion. A meta-analytic attempt to resolve the brouhaha« in: *JAMA, The Journal of the American Medical Association,* 1993; 270:1344–1351.
6 Rosenfeld, R. M., Vertrees, J. E., Carr, J., et al.: »Clinical efficacy of antimicrobial drugs for acute otitis media: metaanalysis of 5400 children from thirty-three randomized trials« in: *Journal of Pediatrics,* 1994; 124:355–367.
7 Froom, J., Culpepper, L., Jacobs, M., et al.: »Antimicrobials for acute otitis media? A review from the International Primary Care Network« in: *British Medical Journal,* 1997; 315:98–102.
8 Del Castillo, F., Baquero-Artigao, F., Garcia-Perea, A.: »Influence of recent antibiotic therapy on antimicrobial resistance of *Streptococcus*

pneumoniae in children with acute otitis media in Spain« in: *The Pediatric Infectious Disease Journal,* 1998; 17:94–97.

9 Rovers, M. M., Schilder, A. G., Zielhuis, G. A., et al.: »Otitis media« in: *The Lancet,* 2004; 363:465–473.

10 Mandel, E. M., Casselbrant, M. L., Rockette, H. E., et al.: »Systemic steroid for chronic otitis media with effusion in children« in: *Pediatrics,* 2002; 110:1071–1080.

11 Hannley, M. T., Denneny, J. C. III, Holzer, S. S.: »Of ototopical antibiotics in treating three common ear diseases« in: *Otolaryngology – Head and Neck Surgery,* 2000; 122:934–940.

12 Woodhead, M.: »Antibiotic resistance« in: *British Journal of Hospital Medicine,* 1996; 56:314–315.

13 Cates, C.: »An evidence based approach to reducing antibiotic use in children with acute otitis media: controlled before and after study« in: *BMJ,* 1999; 318:715–716.

14 Saarinen, U. M.: »Prolonged breast feeding as prophylaxis for recurrent otitis media« in: *Acta Paediatrica Scandinavica,* 1982; 71:567–571.

15 Uhari, M., Mäntysaari, K., Niemelä, M.: »A meta-analytic review of the risk factors for acute otitis media« in: *Clinical Infectious Diseases,* 1996; 22:1079–1083.

16 »Breast feeding prevents otitis media« in: *Nutrition Reviews,* 1983; 41:241–242.

17 Hasselbalch, H., Jeppesen, D. L., Engelmann, M. D., et al.: »Decreased thymus size in formulafed infants compared with breastfed infants« in: *Acta Paedriatrica,* 1996; 85:1029–1032.

18 Ramakrishnan, J. B.: »The role of food allergy in otolaryngology disorders« in: *Current Opinion in Otolaryngology & Head and Neck Surgery,* Juni 2010; 18(3):195–199.

19 McMahan, J. T., Calenoff, E., Croft, D. J., et al.: »Chronic otitis media with effusion and allergy: modified RAST analysis of 119 cases« in: *Otolaryngology – Head and Neck Surgery,* 1981; 89:427–431.

20 Van Cauwenberge, P. B.: »The role of allergy in otitis media with effusion« in: *Therapeutische Umschau,* 1982; 39:1011–1016.

21 Bellionin, P., Cantani, A., Salvinelli, F.: »Allergy: a leading role in otitis media with effusion« in: *Allergologia et Immunopathologia,* 1987; 15:205–208.

22 Hurst, D. S.: »Association of otitis media with effusion and allergy as demonstrated by intradermal skin testing and eosinophil protein levels in both middle ear effusions and mucosal biopsies« in: *The Laryngoscope,* 1996; 106:1128–1137.

23 Nsouli, T. M., Nsouli, S. M., Linde, R. E., et al.: »Role of food allergy in serous otitis media« in: *Annals of Allergy, Asthma & Immunology,* 1994; 73:215–219.

24 Sarrell, E. M., Cohen, H. A., Kahan, E.: »Naturopathic treatment for ear pain in children« in: *Pediatrics,* 2003; 111:574–579.

25 Sarrell, E. M., Mandelberg, A., Cohen, H. A.: »Efficacy of naturopathic extracts in the management of ear pain associated with acute otitis media« in: *Archives of Pediatrics & Adolescent Medicine,* 2001; 155:796–799.

26 Uhari, M., Kontiokari, T., Koskela, M., et al.: »Xylitol chewing gum in prevention of acute otitis media: double blind randomised trial« in: *BMJ,* 1996; 313:1180–1184.

27 Uhari, M., Kontiokari, T., Niemela, M.: »A novel use of xylitol sugar in preventing acute otitis media« in: *Pediatrics,* 1998; 102:879–884.

28 Lovejoy, H. M., McGuirt, W. F., Ayres, P. H., et al.: »Effects of low humidity on the rat middle ear« in: *The Laryngoscope,* 1994; 104:1055–1058.

Morbus Crohn und Colitis ulcerosa (entzündliche Darmerkrankungen)

1 Jung, C., Hugot, J. P.: »Inflammatory bowel diseases: the genetic revolution« in: *Gastroentérologie Clinique et Biologique,* Juni 2009; 33, Anh. 3:S123–S130.

2 Khor, B., Gardet, A., Xavier, R. J.: »Genetics and pathogenesis of inflammatory bowel disease« in: *Nature,* 15. Juni 2011; 474(7351):307–317.

3 Chassaing, B., Darfeuille-Michaud, A.: »The commensal microbiota and enteropathogens

in the pathogenesis of inflammatory bowel diseases« in: *Gastroenterology,* Mai 2011; 140(6):1720–1728.

4 Shaw, S. Y., Blanchard, J. F., Bernstein, C. N.: »Association between the use of antibiotics and new diagnoses of Crohn's disease and ulcerative colitis« in: *The American Journal of Gastroenterology,* Dezember 2011; 106(12):2133–2142.

5 Hou, J. K., Abraham, B., El-Serag, H.: »Dietary intake and risk of developing inflammatory bowel disease: a systematic review of the literature« in: *The American Journal of Gastroenterology,* April 2011; 106(4): 563–573.

6 Asakura, H., Suzuki, K., Kitahora, T., Morizane, T.: »Is there a link between food and intestinal microbes and the occurrence of Crohn's disease and ulcerative colitis? « in: *Journal of Gastroenterology and Hepatology,* Dezember 2008; 23(12):1794–1801.

7 Cashman, K. D., Shanahan, F.: »Is nutrition an aetiological factor for inflammatory bowel disease?« in: *European Journal of Gastroenterology & Hepatology,* Juni 2003; 15(6):607–613.

8 Thornton, J. R., Emmett, P. M., Heaton, K. W.: »Diet and Crohn's disease: characteristics of the pre-illness diet« in: *British Medical Journal,* 1979; 279:762–764.

9 Reif, S., Klein, I., Lubin, F., et al.: »Pre-illness dietary factors in inflammatory bowel disease« in: *Gut,* 1997; 40:754–760.

10 Sakamoto, N., Kono, S., Wakai, K., et al.: »Dietary risk factors for inflammatory bowel disease: a multicenter case-control study in Japan« in: *Inflammatory Bowel Diseases,* Februar 2005; 11(2):154–163.

11 Persson, P. G., Ahlbom, A., Hellers, G.: »Diet and inflammatory bowel disease: a case-control study« in: *Epidemiology,* 1992; 3:47–52.

12 Shoda, R., Matsueda, K., Yamato, S., Umeda, N.: »Epidemiologic analysis of Crohn's disease in Japan. Increased dietary intake of w-6 polyunsaturated fatty acids and animal protein relates to the increased incidence of Crohn's disease in Japan« in: *The American Journal of Clinical Nutrition,* 1996; 63:741–745.

13 Meyers, S., Janowitz, H. D.: »›Natural history‹ of Crohn's disease: an analytical review of the placebo lesson« in: *Gastroenterology,* 1984; 87:1189–1192.

14 Mekhjian, H. S., Switz, D. M., Melnyk, C. S., et al.: »Clinical features and natural history of Crohn's disease« in: *Gastroenterology,* 1979; 77:898–906.

15 Malchow, H., Ewe, K., Brandes, J. W., et al.: »European Cooperative Crohn's Disease Study (ECCDS): results of drug treatment« in: *Gastroenterology,* 1984; 86:249–266.

16 Calder, P. C.: »Polyunsaturated fatty acids, inflammatory processes and inflammatory bowel diseases« in: *Molecular Nutrition & Food Research,* August 2008; 52(8):885–897.

17 Belluzzi, A., Brignola, C., Compieri, M., et al.: »Effect of an enteric-coated fish oil preparation on relapses in Crohn's disease« in: *The New England Journal of Medicine,* 1996; 334:1557–1560.

18 Loeschke, K., Ueberschaer, B., Pietsch, A., et al.: »W-3 fatty acids only delay early relapse of ulcerative colitis in remission« in: *Digestive Diseases and Sciences,* 1996; 41:2087–2094.

19 Feagan, B. G., Sandborn, W. J., Mittmann, U., et al.: »Omega-3 free fatty acids for the maintenance of remission in Crohn disease: the EPIC Randomized Controlled Trials« in: *JAMA, The Journal of the American Medical Association,* 9. April 2008; 299(14):1690–1697.

20 Podolsky, D. K., Isselbacher, K. J.: »Glycoprotein composition of colonic mucosa. Specific alterations in ulcerative colitis« in: *Gastroenterology,* 1984; 87:991–998.

21 Kim, Y. S., Byrd, J. C.: »Ulcerative colitis: a specific mucin defect?« in: *Gastroenterology,* 1984; 87:1193–1195.

22 Boland, C. R., Lance, P., Levin, B., et al.: »Abnormal goblet cell glycoconjugates in rectal biopsies associated with an increased risk of neoplasia in patients with ulcerative colitis: early results of a prospective study« in: *Gut,* 1984; 25:1364–1371.

23 Hentges, D. J. (Hrsg.): *Human intestinal microflora in health and disease.* New York: Academic Press, 1983.

24 Mottet, N. K.: »On animal models for inflammatory bowel disease [Editorial]. « in: *Gastroenterology,* 1972; 62:1269–1271.

25 Bentiz, K. R., Goldberg, L., Coulston, F.: »Intestinal effect of carrageenans in the rhesus monkey (*Macaca mulatta*)« in: *Food and Cosmetics Toxicology,* 1973; 11:565–575.

26 Bonfils, S.: »Carrageenan and the human gut« in: *The Lancet,* 1970; 2:414.

27 Saller, R., Meier, R., Brignoli, R.: »The use of silymarin in the treatment of liver diseases« in: *Drugs,* 2001; 61:2035–2063.

28 Valentini, L., Schulzke, J. D.: »Mundane, yet challenging: the assessment of malnutrition in inflammatory bowel disease« in: *European Journal of Internal Medicine,* Februar 2011; 22(1):13–15.

29 Zachos, M., Tondeur, M., Griffiths, A. M.: »Enteral nutritional therapy for inducing remission of Crohn's disease. Cochrane Database of Systematic Reviews, 2001; 3:CD000542.

30 Rajendran, N, Kumar D. »Role of diet in the management of inflammatory bowel disease« in: *World Journal of Gastroenterology,* 28. März 2010; 16(12):1442–1448.

31 Mishkin, S.: »Dairy sensitivity, lactose malabsorption, and elimination diets in inflammatory bowel disease« in: *The American Journal of Clinical Nutrition,* Februar 1997; 65(2):564–567.

32 Voitk, A. J., Echave, V., Feller, J. H., et al.: »Experience with elemental diet in the treatment of inflammatory bowel disease. Is this primary therapy?« in: *Archives of Surgery,* 1973; 107:329–333.

33 Borok, G., Segal, I.: »Inflammatory bowel disease. Individualized dietary therapy« in: *South African Family Practice,* 1995; 16:393–399.

34 Jones, V. A., Workman, E., Freeman, A. H., et al.: »Crohn's disease: maintenance of remission by diet« in: *The Lancet,* 1985; 2:177–180.

35 Galvez, J., Rodríguez-Cabezas, M. E., Zarzuelo, A.: »Effects of dietary fiber on inflammatory bowel disease« in: *Molecular Nutrition & Food Research,* Juni 2005; 49(6):601–608.

36 Lih-Brody, L., Powell, S. R., Collier, K. P., et al.: »Increased oxidative stress and decreased antioxidant defenses in mucosa of inflammatory bowel disease« in: *Digestive Diseases and Sciences,* Oktober 1996; 41(10):2078–2086.

37 Romier, B., Schneider, Y. J., Larondelle, Y., During, A.: »Dietary polyphenols can modulate the intestinal inflammatory response« in: *Nutrition Reviews,* Juli 2009; 67(7):363–378.

38 Fleming, C. R., Huizenga, K. A., McCall, J. T., et al.: »Zinc nutrition in Crohn's disease« in: *Digestive Diseases and Sciences,* 1981; 26:865–870.

39 Scrimgeour, A. G., Condlin, M. L.: »Zinc and micronutrient combinations to combat gastrointestinal inflammation« in: *Current Opinion in Clinical Nutrition and Metabolic Care,* November 2009; 12(6):653–660.

40 Franklin, J. L., Rosenberg, I. H.: »Impaired folic acid absorption in inflammatory bowel disease: effects of salicylazosulfapyridine (Azulfidine)« in: *Gastroenterology* 1973; 64:517–525.

41 Carruthers, L. B.: »Chronic diarrhea treated with folic acid« in: *The Lancet,* 1946; 1:849–850.

42 Filipsson, S., Hulten, L., Lindstedt, G.: »Malabsorption of fat and vitamin B_{12} before and after intestinal resection for Crohn's disease« in: *Scandinavian Journal of Gastroenterology,* 1978; 13:529–536.

43 Harries, A. D., Brown, R., Heatley, R. V., et al.: »Vitamin D status in Crohn's disease: association with nutrition and disease activity« in: *Gut,* 1985; 26:1197–1203.

44 Jørgensen, S. P., Agnholt, J., Glerup, H., et al.: »Clinical trial: vitamin D_3 treatment in Crohn's disease – a randomized double-blind placebo-controlled study« in: *Alimentary Pharmacology & Therapeutics,* August 2010; 32(3):377–383.

45 Hallert, C., Bjorck, I., Nyman, M., et al.: »Increasing fecal butyrate in ulcerative colitis patients by diet: controlled pilot study« in: *Inflammatory Bowel Diseases,* März 2003; 9(2):116–121.

46 Seidner, D. L. H., Lashner, B. A. H., Brzezinski, A. H., et al.: »An oral supplement enriched

with fish oil, soluble fiber, and antioxidants for corticosteroid sparing in ulcerative colitis: a randomized, controlled trial« in: *Clinical Gastroenterology and Hepatology,* April 2005; 3(4):358–369.

47 Bamba, T., Kanauchi, O., Andoh, A., Fujiyama, Y.: »A new prebiotic from germinated barley for nutraceutical treatment of ulcerative colitis« in: *Journal of Gastroenterology and Hepatology,* August 2002; 17(8):818–824.

48 Kanauchi, O., Mitsuyama, K., Homma, T., et al.: »Treatment of ulcerative colitis patients by long-term administration of germinated barley foodstuff: multi-center open trial« in: *International Journal of Molecular Medicine,* November 2003; 12(5):701–704.

49 Hanai, H., Kanauchi, O., Mitsuyama, K., et al.: »Germinated barley foodstuff prolongs remission in patients with ulcerative colitis« in: *International Journal of Molecular Medicine,* Mai 2004; 13(5):643–647.

50 Furrie, E., Macfarlane, S., Kennedy, A., et al.: »Synbiotic therapy (*Bifidobacterium longum*/ Synergy 1) initiates resolution of inflammation in patients with active ulcerative colitis: a randomised controlled pilot trial« in: *Gut,* Februar 2005; 54(2):242–249.

51 Cain, A. M., Karpa, K. D.: »Clinical utility of probiotics in inflammatory bowel disease« in: *Alternative Therapies in Health and Medicine,* Januar/Februar 2011; 17(1):72–79.

52 Guandalini, S.: »Update on the role of probiotics in the therapy of pediatric inflammatory bowel disease« in: *Expert Review of Clinical Immunology,* Januar 2010; 6(1):47–54.

53 Hegazy, S. K., El-Bedewy, M. M.: »Effect of probiotics on pro-inflammatory cytokines and NF-kappaB activation in ulcerative colitis« in: *World Journal of Gastroenterology,* 7. September 2010; 16(33):4145–4151.

54 Sood, A., Midha, V., Makharia, G. K., et al.: »The probiotic preparation VSL#3 induces remission in patients with mild-to-moderately active ulcerative colitis« in: *Clinical Gastroenterology and Hepatology,* November 2009; 7(11):1202–1209.

55 Fujimori, S., Gudis, K., Mitsui, K., et al.: »A randomized controlled trial on the efficacy of synbiotic versus probiotic or prebiotic treatment to improve the quality of life in patients with ulcerative colitis« in: *Nutrition,* Mai 2009; 25(5):520–525.

56 Tsuda, Y., Yoshimatsu, Y., Aoki, H., et al.: »Clinical effectiveness of probiotics therapy (BIO-THREE) in patients with ulcerative colitis refractory to conventional therapy« in: *Scandinavian Journal of Gastroenterology,* November 2007; 42(11):1306–1311.

57 Guslandi, M., Mezzi, G., Sorghi, M., Testoni, P. A.: »*Saccharomyces boulardii* in maintenance treatment of Crohn's disease« in: *Digestive Diseases and Sciences,* 2000; 45:1462–1464.

58 Guandalini, S.: »Use of *Lactobacillus*-GG in paediatric Crohn's disease« in: *Digestive and Liver Disease,* 2002; 34 Anh. 2:S63– S65.

59 Wahed, M., Corser, M., Goodhand, J. R., Rampton, D. S.: »Does psychological counseling alter the natural history of inflammatory bowel disease?« in: *Inflammatory Bowel Diseases,* April 2010; 16(4):664–669.

60 Jobin, C., Bradham, C. A., Russo, M. P., et al.: »Curcumin blocks cytokine-mediated NF-kappa B activation and proinflammatory gene expression by inhibiting inhibitory factor I-kappa B kinase activity« in: *The Journal of Immunology,* 1999; 163(6):3474–3483.

61 Sugimoto, K., Hanai, H., Tozawa, K., et al.: »Curcumin prevents and ameliorates trinitrobenzene sulfonic acid-induced colitis in mice« in: *Gastroenterology,* 2002; 123(6):1912–1922.

62 Jian, Y. T., Mai, G. F., Wang, J. D., et al.: »Preventive and therapeutic effects of NF-kappaB inhibitor curcumin in rats colitis induced by trinitrobenzene sulfonic acid« in: *World Journal of Gastroenterology,* 2005; 11(12):1747–1752.

63 Zhang, M., Deng, C., Zheng, J., et al.: »Curcumin inhibits trinitro-benzene sulphonic acid-induced colitis in rats by activation of peroxisome proliferator-activated receptor gamma« in: *International Immunopharmacology,* 2006; 6(8):1233–1242.

64 Holt, P. R., Katz, S., Kirshoff, R.: »Curcumin therapy in inflammatory bowel disease: a pilot study« in: *Digestive Diseases and Sciences,* 2005; 50(11):2191–2193.

65 Hanai, H., Iida, T., Takeuchi, K., et al.: »Curcumin maintenance therapy for ulcerative colitis: randomized, multicenter, double-blind, placebo-controlled trial« in: *Clinical Gastroenterology and Hepatology,* 2006; 4(12):1502–1506.

66 Ammon, H. P. H.: [»Boswellic acids (components of frankincense) as the active principle in treatment of chronic inflammatory diseases«] in: *Wiener Medizinische Wochenschrift,* 2002; 152(15– 16):373–378.

67 Gupta, I., Parihar, A., Malhotra, P., et al.: »Effects of gum resin of *Boswellia serrata* in patients with chronic colitis« in: *Planta Medica,* Juli 2001; 67(5):391–395.

68 Gupta, I., Parihar, A., Malhotra, P., et al.: »Effects of *Boswellia serrata* gum resin in patients with ulcerative colitis« in: *European Journal of Medical Research,* Januar 1997; 2(1):37–43.

69 Gerhardt, H., Seifert, F., Buvari, P., et al.: [»Therapy of active Crohn disease with *Boswellia serrata* extract H 15«] in: *Zeitschrift für Gastroenterologie,* Januar 2001; 39(1):11–17.

70 Langmead, L., Makins, R. J., Rampton, D. S.: »Anti-inflammatory effects of aloe vera gel in human colorectal mucosa in vitro« in: *Alimentary Pharmacology & Therapeutics,* 1. März 2004; 19(5):521–527.

71 Langmead, L., Feakins, R. M., Goldthorpe, S., et al.: »Randomized, double-blind, placebo-controlled trial of oral aloe vera gel for active ulcerative colitis« in: *Alimentary Pharmacology & Therapeutics,* 1. April 2004; 19(7):739–747.

72 Robinson, M.: »Medical therapy of inflammatory bowel disease for the 21st century« in: *European Journal of Surgery,* 1998, Anh.; 582:90–98.

73 Tibble, J. A., Bjarnason, I.: »Non-invasive investigation of inflammatory bowel disease« in: *World Journal of Gastroenterology,* 2001; 7:460–465.

74 Best, W. R., Becktel, J. M., Singleton, J. W., Kern, F.: »Development of a Crohn's disease activity index« in: *Gastroenterology,* 1976; 70:439–444.

Multiple Sklerose

1 Noseworthy, J. H., Lucchinetti, C., Rodriguez, M., Weinshenker, B. G.: »Multiple sclerosis« in: *The New England Journal of Medicine,* 2000; 343:938–952.

2 Lublin, F. D., Reingold, S. C.: »Defining the clinical course of multiple sclerosis: results of an international survey. National Multiple Sclerosis Society (USA) Advisory Committee on Clinical Trials of New Agents in Multiple Sclerosis« in: *Neurology,* 1996; 46:907–911.

3 Frank, J. A., Stone, L. A., Smith, M. E., et al.: »Serial contrast-enhanced magnetic resonance imaging in patients with early relapsing-remitting multiple sclerosis: implications for treatment trials« in: *Annals of Neurology,* 1994; 36:S86–S90.

4 Weinshenker, B. G.: »Epidemiology of multiple sclerosis« in: *Neurologic Clinics,* 1996; 14:291–308.

5 Hogancamp, W. E., Rodriguez, M., Weinshenker, B. G.: »The epidemiology of multiple sclerosis« in: *Mayo Clinic Proceedings,* 1997; 72:871–878.

6 Sadovnick, A. D., Ebers, G. C.: »Epidemiology of multiple sclerosis: a critical overview« in: *Canadian Journal of Neurological Sciences,* 1993; 20:17–29.

7 Ebers, G. C., Sadovnick, A. D.: »The geographic distribution of multiple sclerosis: a review« in: *Neuroepidemiology,* 1993; 12:1–5.

8 Baranzini, S. E.: »Revealing the genetic basis of multiple sclerosis: are we there yet?« in: *Current Opinion in Genetics & Development,* Juni 2011; 21(3):317–324.

9 Sadovnick, A. D., Dyment, D., Ebers, G. C.: »Genetic epidemiology of multiple sclerosis« in: *Epidemiologic Reviews,* 1997; 19:99–106.

10 James, W. H.: »Review of the contribution of twin studies in the search for non-genetic causes of multiple sclerosis« in: *Neuroepidemiology,* 1996; 15:132–141.

11 Taylor, B. V.: »The major cause of multiple sclerosis is environ-mental: genetics has a minor role – Yes« in: *Multiple Sclerosis,* Oktober 2011; 17(10):1171–1173.

12 Lucchinetti, C. F., Rodriguez, M.: »The controversy surrounding the pathogenesis of the multiple sclerosis lesion« in: *Mayo Clinic Proceedings,* 1997; 72:665–678.

13 Ascherio, A., Munger, K. L.: »Environmental risk factors for multiple sclerosis. Part I. The role of infection« in: *Annals of Neurology,* April 2007; 61(4):288–299.

14 Ascherio, A., Munger, K. L.: »Environmental risk factors for multiple sclerosis. Part II. Noninfectious factors« in: *Annals of Neurology,* 2007; 61:504–513.

15 Fernandes de Abreu, D. A., Babron, M. C., Rebeix, C., et al.: »Season of birth and not vitamin D receptor promoter polymorphisms is a risk factor for multiple sclerosis« in: *Multiple Sclerosis,* 2009; 15(10):1146–1152.

16 Lucas, R. M., Ponsonby, A. L., Dear, K., et al.: »Sun exposure and vitamin D are independent risk factors for CNS demyelination« in: *Neurology,* 8. Februar 2011; 76(6):540–548.

17 Swank, R. L., Lerstad, O., Strom, A., Backer, J.: »Multiple sclerosis in rural Norway: its geographic distribution and occupational incidence in relation to nutrition« in: *The New England Journal of Medicine,* 1952; 246:721–728.

18 Lauer, K.: »Diet and multiple sclerosis« in: *Neurology,* 1997; 49 (2 Anh. 2):S55–S61.

19 Zhang, S. M., Willett, W. C., Hernan, M. A., et al.: »Dietary fat in relation to risk of multiple sclerosis among two large cohorts of women« in: *American Journal of Epidemiology,* 2000; 152:1056–1064.

20 Zhang, S. M., Hernan, M. A., Olek, M. J., et al.: »Intakes of carotenoids, vitamin C, and vitamin E and MS risk among two large cohorts of women« in: *Neurology,* 2001; 57:75–80.

21 Ghadirian, P., Jain, M., Ducic, S., et al.: »Nutritional factors in the aetiology of multiple sclerosis: a case-control study in Montreal, Canada« in: *International Journal of Epidemiology,* 1998; 27:845–852.

22 Polman, C. H., O'Conner, P. W., Havrdova, E., et al.: »A randomized, placebo-controlled trial of natalizumab for relapsing remitting multiple sclerosis« in: *The New England Journal of Medicine,* 2006; 354(9):899–910.

23 Miller, D. H., Soon, D., Fernando, K. T., et al.: »MRI outcomes in a placebo controlled trial of natalizumab in relapsing MS« in: *Neurology,* 2007; 68(17):1390–1401.

24 The IFNB Multiple Sclerosis Study Group: »Interferon beta-1b is effective in relapsing-remitting multiple sclerosis. I. Clinical results of a multicenter, randomized, double-blind, placebo-controlled trial« in: *Neurology,* 1993; 43:655–661.

25 Johnson, K. P., Brooks, B. R., Cohen, J. A., et al.: »Copolymer 1 reduces relapse rate and improves disability in relapsing-remitting multiple sclerosis: results of a phase III multicenter, double-blind placebo-controlled trial. The Copolymer 1 Multiple Sclerosis Study Group« in: *Neurology,* 1995; 45:1268–1276.

26 Jacobs, L. D., Cookfair, D. L., Rudick, R. A., et al.: »Intramuscular interferon beta-1a for disease progression in relapsing multiple sclerosis«. The Multiple Sclerosis Collaborative Research Group (MSCRG) in: *Annals of Neurology,* 1996; 39:285–294.

27 Ebers, G. S., PRISMS (Prevention of Relapses and Disability by Interferon beta-1a Subcutaneously in Multiple Sclerosis) Study Group: »Randomised double-blind placebo-controlled study of interferon beta-1a in relapsing/ remitting multiple sclerosis« in: *The Lancet* 1998; 352:1498–1504.

28 Hartung, H. P., Gonsette, R., Konig, N., et al.: »Mitoxantrone in progressive multiple sclerosis: a placebo-controlled, double-blind, randomised, multicentre trial« in: *The Lancet,* 2002; 360:2018–2025.

29 Swank, R. L.: »Multiple sclerosis: twenty years on low fat diet« in: *Archives of Neurology,* 1970; 23:460–474.

30 Swank, R. L., Dugan, B. B.: *The multiple sclerosis diet book: a low fat diet for the treatment of MS.* Garden City, N.Y.: Doubleday, 1987.

31 Swank, R. L., Dugan, B. B.: »Effect of low saturated fat diet in early and late cases of multiple sclerosis« in: *The Lancet,* 1990; 336:37–39.

32 Youdim, K. A., Martin, A., Joseph, J. A.: »Essential fatty acids and the brain: possible health implications« in: *International Journal of Developmental Neuroscience,* 2000; 18:383–399.

33 Nordvik, I., Myhr, K. M., Nyland, H., Bjerve, K. S.: »Effect of dietary advice and n-3 supplementation in newly diagnosed MS patients« in: *Acta Neurologica Scandinavica,* 2000; 102:143–149.

34 Weinstock-Guttman, B., Baier, M., Park, Y., et al.: »Low fat dietary intervention with omega-3 fatty acid supplementation in multiple sclerosis patients« in: *Prostaglandins, Leukotrienes and Essential Fatty Acids,* 2005; 73:397–404.

35 Gallai, V., Sarchielli, P., Trequattrini, A., et al.: »Cytokine secretion and eicosanoid production in the peripheral blood mononuclear cells of MS patients undergoing dietary supplementation with n-3 polyunsaturated fatty acids« in: *Journal of Neuroimmunology,* 1995; 56:143–153.

36 Bates, D., Cartlidge, N. E., French, J. M., et al.: »A double-blind controlled trial of long chain n-3 polyunsaturated fatty acids in the treatment of multiple sclerosis« in: *Journal of Neurology, Neurosurgery & Psychiatry,* 1989; 52:18–22.

37 Dworkin, R. H., Bates, D., Millar, J. H., Paty, D. W.: »Linoleic acid and multiple sclerosis: a reanalysis of three double-blind trials« in: *Neurology,* 1984; 34:1441–1445.

38 Bates, D., Fawcett, P. R., Shaw, D. A., Weightman, D.: »Polyunsaturated fatty acids in treatment of acute remitting multiple sclerosis« in: *British Medical Journal,* 1978; 2:1390–1391.

39 Solomon, A. J.: »Multiple sclerosis and vitamin D« in: *Neurology,* 25. Okt. 2011; 77(17):e99–e100.

40 Munger, K. L., Levin, L. I., Hollis, B. W., et al.: »Serum 25-hydroxyvitamin D levels and risk of multiple sclerosis« in: *JAMA, The Journal of the American Medical Association,* 2006; 296:2832–2838.

41 Munger, K. L., Zhang, S. M., O'Reilly, E., et al.: »Vitamin D intake and incidence of multiple sclerosis« in: *Neurology,* 2004; 62:60–65.

42 Hiremath, G. S., Cettomai, D., Baynes, M., et al.: »Vitamin D status and effect of low-dose cholecalciferol and high-dose ergocalciferol supplementation in multiple sclerosis« in: *Multiple Sclerosis,* 2009; 15:735–740.

43 Lemire, J. M., Archer, D. C.: »1,25-dihydroxyvitamin D_3 prevents the in vivo induction of murine experimental autoimmune encephalomyelitis« in: *Journal of Clinical Investigation,* 1991; 87:1103–1107.

44 Cantorna, M. T., Humpal-Winter, J., DeLuca, H. F.: »Dietary calcium is a major factor in 1,25-dihydroxycholecalciferol suppression of experimental autoimmune encephalomyelitis in mice« in: *Journal of Nutrition,* 1999; 129:1966–1971.

45 Nashold, F. E., Miller, D. J., Hayes, C. E.: »1,25-dihydroxyvitamin D3 treatment decreases macrophage accumulation in the CNS of mice with experimental autoimmune encephalomyelitis« in: *Journal of Neuroimmunology,* 2000; 103:171–179.

46 Kragt, J., van Amerongen, B., Killestein, J., et al.: »Higher levels of 25-hydroxyvitamin D are associated with a lower incidence of multiple sclerosis only in women« in: *Multiple Sclerosis,* 2009; 15:9–15.

47 Smolders, J., Thewissen, M., Peelen, E., et al.: »Vitamin D status is positively correlated with regulatory T cell function in patients with multiple sclerosis« in: *PLoS One,* 2009; 4:e6635.

48 Packer, L., Roy, S., Sen, C. K.: »Alpha-lipoic acid: a metabolic antioxidant and potential redox modulator of transcription« in: *Advances in Pharmacology,* 1997; 38:79–101.

49 Moini, H., Packer, L., Saris, N. E.: »Antioxidant and prooxidant activities of alpha-lipoic acid and dihydrolipoic acid« in: *Toxicology and Applied Pharmacology,* 2002; 182:84–90.

50 Hagen, T. M., Liu, J., Lykkesfeldt, J., et al.: »Feeding acetyl-L-carnitine and lipoic acid to old rats significantly improves metabolic function while decreasing oxidative stress« in: *Procee-*

dings of the National Academy of Sciences of the United States of America, 2002; 99:1870–1875.

51 Marracci, G. H., Jones, R. E., McKeon, G. P., Bourdette, D. N.: »Alpha lipoic acid inhibits T cell migration into the spinal cord and suppresses and treats experimental autoimmune encephalomyelitis« in: *Journal of Neuroimmunology,* 2002; 131:104–114.

52 Morini, M., Roccatagliata, L., Dell'Eva, R., et al.: »α-lipoic acid is effective in prevention and treatment of experimental autoimmune encephalomyelitis« in: *Journal of Neuroimmunology,* 2004; 148:146–153.

53 Schriebelt, G., Musters, R. J., Reijerkerk, A., et al.: »Lipoic acid affects cellular migration into the central nervous system and stabilizes blood-brain barrier integrity« in: *The Journal of Immunology,* 2006; 177:2630–2637.

54 Marracci, G. H., McKeon, G. P., Marquardt, W. E., et al.: »α-lipoic acid inhibits human T-cell migration: implications for multiple sclerosis« in: *Journal of Neuroscience Research,* 2004; 78:362–370.

55 Yadav, V., Marracci, G., Lover, J., et al.: »Lipoic acid in multiple sclerosis: a pilot study« in: *Multiple Sclerosis,* 2005; 11:159–165.

56 Ransberger, K., van Schaik, W.: »Enzyme therapy in multiple sclerosis« in: *Der Kassenarzt,* 1986; 41:42–45.

57 Amato, M. P., Ponziani, G., Siracusa, G., et al.: »Cognitive dysfunction in early-onset multiple sclerosis: a reappraisal after 10 years« in: *Archives of Neurology,* 2001; 58:1602–1606.

58 Lovera, J., Bagert, B., Smoot, K., et al.: »*Ginkgo biloba* for the improvement of cognitive performance in multiple sclerosis: a randomized, placebo-controlled trial« in: *Multiple Sclerosis,* 2007; 13:376–385.

59 Snook, E. M., Motl, R. W.: »Effect of exercise training on walking mobility in multiple sclerosis: a meta-analysis« in: *Neurohabilitation & Neural Repair,* 2009; 23(2):108–116.

60 Motl, R. W., Gosney, J. L.: »Effect of exercise training on quality of life in multiple sclerosis: a meta-analysis« in: *Multiple Sclerosis,* 2008; 14(1):129–135.

61 Sutherland, G., Andersen, M. B.: »Exercise and multiple sclerosis: physiological, psychological, and quality of life issues« in: *The Journal of Sports Medicine and Physical Fitness,* 2001; 41:421–432.

62 Mostert, S., Kesselring, J.: »Effects of a short-term exercise training program on aerobic fitness, fatigue, health perception and activity level of subjects with multiple sclerosis« in: *Multiple Sclerosis,* 2002; 8:161–168.

63 Oken, B. S., Kishiyama, S., Zajdel, D., et al.: »Randomized controlled trial of yoga and exercise in multiple sclerosis« in: *Neurology,* 2004; 62(11):2058–2064.

64 Mills, N., Allen, J.: »Mindfulness of movement as a coping strategy in multiple sclerosis. A pilot study« in: *General Hospital Psychiatry,* 2000; 22:425–431.

65 Husted, C., Pham, L., Hekking, A., Niederman, R.: »Improving quality of life for people with chronic conditions: the example of t'ai chi and multiple sclerosis« in: *Alternative Therapies in Health and Medicine,* 1999; 5:70–74.

66 Gehlsen, G. M., Grigsby, S. A., Winant, D. M.: »Effects of an aquatic fitness program on the muscular strength and endurance of patients with multiple sclerosis« in: *Physical Therapy,* 1984; 64:653–657.

67 Mohr, D. C.: »Stress and multiple sclerosis« in: *Journal of Neurology,* 2007; 254 Anh. 2: II65–II68.

68 Mohr, D. C., Goodkin, D. E., Bacchetti, P., et al.: »Psychological stress and the subsequent appearance of new brain MRI lesions in MS« in: *Neurology,* 2000; 55:55–61.

69 Fischler, B. H., Marks, M., Reich, T.: »Hyperbaric-oxygen treatment of multiple sclerosis« in: *The New England Journal of Medicine,* 1983; 308:181–186.

70 Kleijnen, J., Knipschild, P.: »Hyperbaric oxygen for multiple sclerosis: review of controlled trials« in: *Acta Neurologica Scandinavica,* 1995; 91:330–334.

71 Bennett, M., Heard, R.: »Hyperbaric oxygen therapy for multiple sclerosis« in: *CNS Neuro-*

science & Therapeutics, April 2010; 16(2):115–124.

Nasennebenhöhlenentzündungen

1 Stalman, W. A., van Essen, G. A., van der Graaf, Y.: »Determinants for the course of acute sinusitis in adult general practice patients« in: *Postgraduate Medical Journal,* 2001; 77:778–782.
2 Stalman, W., van Essen, G. A., van der Graf, Y.: »Maxillary sinusitis in adults: an evaluation of placebo-controlled double-blind trials« in: *Family Practice,* 1997; 14:124–129.
3 Ahovuo-Saloranta, A., Borisenko, O. V., et al.: »Antibiotics for acute maxillary sinusitis« in: *Otolaryngology – Head and Neck Surgery,* Oktober 2008; 139(4):486–489.
4 Cohen, R.: »The antibiotic treatment of acute otitis media and sinusitis in children« in: *Diagnostic Microbiology and Infectious Disease,* 1997; 27:35–39.
5 Dohlman, A. W., Hamstreet, M. P. B., Odrezin, G. T., Bartolucci, A. A.: »Subacute sinusitis: are antimicrobials necessary?« in: *Journal of Allergy and Clinical Immunology,* 1993; 91:1015–1023.
6 Gutman, M., Torres, A., Keen, K. J., Houser, S. M.: »Prevalence of allergy in patients with chronic rhinosinusitis« in: *Otolaryngology – Head and Neck Surgery,* 2004; 130:545–552.
7 Emanuel, I. A., Shah, S. B.: »Chronic rhinosinusitis: allergy and sinus computed tomography relationships« in: *Otolaryngology – Head and Neck Surgery,* 2000; 123:687–691.
8 Evans, R. III.: »Environmental control and immunotherapy for allergic disease« in: *Journal of Allergy and Clinical Immunology,* 1992; 90:462–468.
9 Majima, Y.: »Mucoactive medications and airway disease« in: *Paediatric Respiratory Reviews,* 2002; 3:104–109.
10 Grandjean, E. M., Berthet, P., Ruffmann, R., Leuenberger, P.: »Efficacy of oral long-term N-acetylcysteine in chronic bronchopulmonary disease: a meta-analysis of published double-blind, placebo-controlled clinical trials« in: *Clinical Therapeutics,* 2000; 22:209–221.
11 Majima, Y., Inagaki, M., Hirata, K., et al.: »The effect of an orally administered proteolytic enzyme on the elasticity and viscosity of nasal mucus« in: *Archives of Otorhinolaryngology,* 1988; 244:355–359.
12 Nakamura, S., Hashimoto, Y., Mikami, M., et al.: »Effect of the proteolytic enzyme serrapeptase in patients with chronic airway disease« in: *Respirology,* 2003; 8:316–320.
13 Mazzone, A., Catalani, M., Costanzo, M., et al.: »Evaluation of *Serratia* peptidase in acute or chronic inflammation of otorhinolaryngology pathology: a multicentre, double-blind, randomized trial versus placebo« in: *Journal of International Medical Research,* 1990; 18:379–388.
14 Ryan, R. E.: »A double-blind clinical evaluation of bromelains in the treatment of acute sinusitis« in: *Headache,* 1967; 7:13–17.
15 Brendler, T., van Wyk, B. E.: »A historical, scientific and commercial perspective on the medicinal use of *Pelargonium sidoides* (Geraniaceae)« in: *Journal of Ethnopharmacology,* 28. Oktober 2008; 119(3):420–433.
16 Bachert, C., Schapowal, A., Funk, P., Kieser, M.: »Treatment of acute rhinosinusitis with the preparation from *Pelargonium sidoides* EPs 7630: a randomized, double-blind, placebo-controlled trial« in: *Rhinology,* März 2009; 47(1):51–58.

Nesselsucht (Urticaria)

1 Muller, B. A.: »Urticaria and angioedema: a practical approach« in: *American Family Physician,* 2004; 69:1123–1128.
2 Dreskin, S.: »Urticaria« in: *Immunology and Allergy Clinics of North America,* 2004; 24;xi.
3 Ormerod, A. D., Reid, T. M., Main, R. A.: »Penicillin in milk – its importance in urticaria« in: *Clinical Allergy,* 1987; 17:229–234.
4 Wicher, K., Reisman, R. E.: »Anaphylactic reaction to penicillin in a soft drink« in: *Journal of Allergy and Clinical Immunology,* 1980; 66:155–157.
5 Schwartz, H. J., Sher, T. H.: »Anaphylaxis to penicillin in a frozen dinner« in: *Annals of Allergy, Asthma & Immunology,* 1984; 52:342–343.

6 Boonk, W. J., Van Ketel, W. G.: »The role of penicillin in the pathogenesis of chronic urticaria« in: *British Journal of Dermatology,* 1982; 106:183–190.

7 Lindemayr, H., Knobler, R., Kraft, D., et al.: »Challenge of penicillin allergic volunteers with penicillin contaminated meat« in: *Allergy,* 1981; 36:471–478.

8 Settipane, R. A., Constantine, H. P., Settipane, G. A.: »Aspirin intolerance and recurrent urticaria in normal adults and children« in: *Allergy,* 1980; 35:149–154.

9 Warin, R. P.: »The effect of aspirin in chronic urticaria« in: *British Journal of Dermatology,* 1960; 72:350–351.

10 Moore-Robinson, M., Warin, R. P.: »Effects of salicylates in urticaria« in: *British Medical Journal* 1967; 4:262–264.

11 Champion, R. H., Roberts, S. O., Carpenter, R. G., et al.: »Urticaria and angioedema. A review of 554 patients« in: *British Journal of Dermatology,* 1969; 81:588–597.

12 James, J., Warin, R. P.: »Chronic urticaria: the effect of aspirin« in: *British Journal of Dermatology,* 1970; 82:204–205.

13 Grattan, C. E.: »Aspirin sensitivity and urticaria« in: *Clinical and Experimental Dermatology,* 2003; 28:123–127.

14 Rawls, W. B., Ancona, V. C.: »Chronic urticaria associated with hypochlorhydria or achlorhydria« in: *The Review of Gastroenterology,* 1951; 18:267–271.

15 Baird, P. C.: »Etiology and treatment of urticaria: diagnosis, prevention and treatment of poison-ivy dermatitis« in: *The New England Journal of Medicine,* 1941; 224:649–658.

16 Allison, J. R.: »The relation of hydrochloric acid and vitamin B complex deficiency in certain skin diseases« in: *Southern Medical Journal,* 1945; 38:235–241.

17 Zuberbier, T., Chantraine-Hess, S., Hartmann, K., et al.: »Pseudoallergen-free diet in the treatment of chronic urticaria. A prospective study« in: *Acta Dermato-Venereologica* (Stockholm), 1995; 75:484–487.

18 Collins-Williams, C.: »Clinical spectrum of adverse reactions to tartrazine« in: *Journal of Asthma,* 1985; 22:139–143.

19 Lessof, M. H.: »Reactions to food additives« in: *Clinical & Experimental Allergy,* 1995; 25 Anh. 1:27–28.

20 Natbony, S. F., Phillips, M. E., Elias, J. M., et al.: »Histologic studies of chronic idiopathic urticaria« in: *Journal of Allergy and Clinical Immunology,* 1983; 71:177–183.

21 Swain, A. R., Dutton, S. P., Truswell, A. S.: »Salicylates in foods« in: *Journal of the American Dietetic Association,* 1985; 85:950–960.

22 Kulczycki, A.: »Aspartame-induced urticaria« in: *Annals of Internal Medicine,* 1986; 104:207–208.

23 Moneret-Vautrin, D. A., Faure, G., Bene, M. C.: »Chewing-gum preservative induced toxidermic vasculitis« in: *Allergy,* 1986; 41:546–548.

24 Vally, H., Misso, N. L., Madan, V.: »Clinical effects of sulphite additives« in: *Clinical & Experimental Allergy,* November 2009; 39(11):1643–1651.

25 Birkmayer, J. G. D., Beyer, W.: »Biological and clinical relevance of trace elements« in: Ärtzl *Lab,* 1990; 36:284–287.

26 Serrano, H.: [»Hypersensitivity to »candida albicans« and other fungi in patients with chronic urticarial«.] in: *Allergol Immunopathol,* 1975; 3:289–298.

27 James, J., Warin, R. P.: »An assessment of the role of *Candida albicans* and food yeast in chronic urticaria« in: *British Journal of Dermatology,* 1971; 84:227–237.

28 Rives, H., Pellerat, J., Thivolet, J.: [»Chronic urticaria and Quincke's oedema. 100 case reports. Allergology and therapeutic results«] in: *Dermatologica,* 1972; 144:193–204.

29 Green, G., Koelsche, G., Kierland, R.: »Etiology and pathogenesis of chronic urticaria« in: *Annals of Allergy, Asthma & Immunology,* 1965; 23:30–36.

30 Shertzer, C. L., Lookingbill, D. P.: »Effects of relaxation therapy and hypnotizability in chronic urticaria« in: *Archives of Dermatology,* 1987; 123:913–916.

31 Hannuksela, M., Kokkonen, E. L.: »Ultraviolet light therapy in chronic urticaria« in: *Acta Dermato-Venereologica,* 1985; 65:449–450.
32 Olafsson, J. H., Laro, O., Roupe, G., et. al.: »Treatment of chronic urticaria with PUVA or UVA plus placebo: a double-blind study« in: *Archives of Dermatological Research,* 1986; 278:228–231.
33 Johnston, C. S., Martin, L. J., Cai, X.: »Antihistamine effect of supplemental ascorbic acid and neutrophil chemotaxis« in: *Journal of the American College of Nutrition,* 1992; 11:172–176.
34 Simon, S. W.: »Vitamin B_{12} therapy in allergy and chronic dermatoses« in: *Journal of Allergy,* 1951; 22:183–185.
35 Simon, S. W., Edmonds, P.: »Cyanocobalamin (B_{12}): Comparison of aqueous and repository preparations in urticaria; possible mode of action« in: *Journal of the American Geriatrics Society,* 1964; 12:79–85.
36 Healy, E., Newell, L., Howarth, P., Friedmann, P. S.: »Control of salicylate intolerance with fish oils« in: *British Journal of Dermatology,* Dezember 2008; 159(6):1368–1369.
37 Cusack, C., Gorman, D. J.: »Role of thyroxine in chronic urticaria and angioedema« in: *J R Soc Med,* 2004; 97:257.
38 Leznoff, A., Sussman, G. L.: »Syndrome of idiopathic chronic urticaria and angioedema with thyroid autoimmunity: a study of 90 patients« in: *Journal of Allergy and Clinical Immunology,* 1989; 84:66–71.

Nichtalkoholische Fettlebererkrankung (NAFLD)/Nichtalkoholische Steatohepatitis (NASH)

1 Marchesini, G., Brizi, M., Morselli-Labate, A. M., et al.: »Association of nonalcoholic fatty liver disease with insulin resistance« in: *The American Journal of Medicine,* 1999; 107:450–455.
2 Comert, B., Mas, M. R., Erdem, H., et al.: »Insulin resistance in nonalcoholic steatohepatitis« in: *Digestive and Liver Disease,* 2001; 33:353–358.
3 Sanyal, A. J., Campbell-Sargent, C., Mirshahi, F., et al.: »Nonalcoholic steatohepatitis: association of insulin resistance and mitochondrial abnormalities« in: *Gastroenterology,* 2001; 120:1183–1192.
4 Tilg, H., Moschen, A.: »Weight loss: cornerstone in the treatment of non-alcoholic fatty liver disease« in: *Minerva Gastroenterologica e Dietologica,* Juni 2010; 56(2):159–167.
5 Assy, N., Nasser, G., Kamayse, I., et al.: »Soft drink consumption linked with fatty liver in the absence of traditional risk factors« in: *Canadian Journal of Gastroenterology,* Oktober 2008; 22(10):811–816.
6 Younossi, Z. M., Gramlich, T., Bacon, B. R., et al.: »Hepatic iron and nonalcoholic fatty liver disease« in: *Hepatology,* 1999; 30:847–850.
7 Bonkovsky, H. L., Jawaid, Q., Tortorelli, K., et al.: »Non-alcoholic steatohepatitis and iron: increased prevalence of mutations of the HFE gene in non-alcoholic steatohepatitis« in: *Journal of Hepatology,* 1999; 31:421–429.
8 MacDonald, G. A., Ward, P. J., George, D. K., Powell, L. W.: »Iron and fibrosis in nonalcoholic fatty liver disease« in: *Hepatology,* 2000; 31:549–550.
9 Chang, C. Y., Argo, C. K., Al-Osaimi, A. M., Caldwell, S. H.: »Therapy of NAFLD: antioxidants and cytoprotective agents« in: *Journal of Clinical Gastroenterology,* März 2006; 40 Anh. 1:S51–S60.
10 Noto, R., Maugeri, A., Grasso, R., et al.: »Free fatty acids and carnitine in patients with liver disease« in: *Current Therapeutic Research,* 1986; 40:35–39.
11 Sachan, D. S., Rhew, T. H., Ruark, R. A.: »Ameliorating effects of carnitine and its precursors on alcohol-induced fatty liver« in: *The American Journal of Clinical Nutrition,* 1984; 39:738–744.
12 Lim, C. Y., Jun, D. W., Jang, S. S., et al.: »Effects of carnitine on peripheral blood mitochondrial DNA copy number and liver function in non-alcoholic fatty liver disease« in: *The Korean Journal of Gastroenterology,* Juni 2010; 55(6):384–389.

13 Ratziu, V., de Ledinghen, V., Oberti, F., et al.: »A randomized controlled trial of high-dose ursodesoxycholic acid for nonalcoholic steatohepatitis« in: *Journal of Hepatology,* Mai 2011; 54(5):1011–1019.

Nierensteine

1 Griffith, H. M., O'Shea, B., Maguire, M., Kogh, B., Kevany, J. P.: »A case-control study of dietary intake of renal stone patients. II. Urine biochemistry and stone analysis« in: *Urological Research,* 1986; 14(2):75–82.

2 Thom, J., Morris, J., Bishop, A., et al.: »The influence of refined carbohydrate on urinary calcium excretion« in: *British Journal of Urology,* 1978; 50:459–464.

3 Lemann, J., Piering, W., Lennon, E.: »Possible role of carbohydrate-induced calciuria in calcium oxalate kidney-stone formation« in: *The New England Journal of Medicine,* 1969; 280:232–237.

4 Zechner, O., Latal, D., Pfluger, H., et al.: »Nutritional risk factors in urinary stone disease« in: *Journal of Urology,* 1981; 125:51–54.

5 Robertson, W., Peacock, M., Marshall, D.: »Prevalence of urinary stone disease in vegetarian« in: *European Urology,* 1982; 8:334–339.

6 Griffith, H., O'Shea, B., Kevany, J., et al.: »A control study of dietary factors in renal stone formation« in: *British Journal of Urology,* 1981; 53:416–420.

7 Shuster, J., Jenkins, A., Logan, C., et al.: »Soft drink consumption and urinary stone recurrence: a randomized prevention trial« in: *Journal of Clinical Epidemiology,* 1992; 45:911–916.

8 Siener, R., Hesse, A.: »The effect of a vegetarian and different omnivorous diets on urinary risk factors for uric acid stone formation« in: *European Journal of Nutrition,* 2003; 42:332–337.

9 Shah, P., Williams, G., Green, N.: »Idiopathic hypercalciuria: its control with unprocessed bran« in: *British Journal of Urology,* 1980; 52:426–429.

10 Rose, G., Westbury, E.: »The influence of calcium content of water, intake of vegetables and fruit and of other food factors upon the incidence of renal calculi« in: *Urological Research,* 1975; 3:61–66.

11 Kessler, T., Jansen, B., Hesse, A.: »Effect of blackcurrant-, cranberry- and plum-juice consumption on risk factors associated with kidney stone formation« in: *European Journal of Clinical Nutrition,* 2002; 56:1020–1023.

12 Light, I., Gursel, E., Zinnser, H. H.: »Urinary ionized calcium in urolithiasis. Effect of cranberry juice« in: *Urology,* 1973; 1:67–70.

13 Borghi, L., Meschi, T., Amato, F., et al.: »Urinary volume, water and recurrences in idiopathic calcium nephrolithiasis: a 5-year randomized prospective study« in: *Journal of Urology,* März 1966; 155(3):839–843.

14 Nouvenne, A., Meschi, T., Prati, B., et al.: »Effects of low salt diet on idiopathic hypercalciuria in calcium oxalate stone formers: a 3-mo randomized controlled trial« in: *The American Journal of Clinical Nutrition,* 2010; 91:565–570.

15 Ulmann, A., Aubert, J., Bourdeau, A., et al.: »Effects of weight and glucose ingestion on urinary calcium and phosphate excretion: implications for calcium urolithiasis« in: *The Journal of Clinical Endocrinology & Metabolism,* 1982; 54:1063–1068.

16 Rao, N., Gordon, C., Davies, D., et al.: »Are stone formers maladaptive to refined carbohydrates?« in: *British Journal of Urology,* 1982; 54:575–577.

17 Blacklock, N. J.: »Sucrose and idiopathic renal stone« in: *Nutrition and Health,* 1987; 5:9–17.

18 Rushton, H., Spector, M.: »Effects of magnesium deficiency on intratubular calcium oxalate formation and crystalluria in hyperoxaluric rats« in: *Journal of Urology,* 1982; 127:598–604.

19 Wunderlich, W.: »Aspects of the influence of magnesium ions on the formation of calcium oxalate« in: *Urological Research,* 1981; 9:157–161.

20 Hallson, P., Rose, G., Sulaiman, S. M.: »Magnesium reduces calcium oxalate crystal formation in human whole urine« in: *Clinical Science,* 1982; 62:17–19.

21 Johansson, G., Backman, U., Danielson, B., et al.: »Magnesium metabolism in renal stone

formers. Effects of therapy with magnesium hydroxide« in: *Scandinavian Journal of Urology and Nephrology,* 1980; 53 Anh. 125–134.

22 Prien, E., Gershoff, S.: »Magnesium oxide-pyridoxine therapy for recurrent calcium oxalate calculi« in: *Journal of Urology,* 1974; 112:509–512.

23 Gershoff, S., Prien, E.: »Effect of daily MgO and vitamin B_6 administration to patients with recurring calcium oxalate kidney stones« in: *The American Journal of Clinical Nutrition,* 1967; 20:393–399.

24 Will, E., Bijvoet, O.: »Primary oxalosis: clinical and biochemical response to high-dose pyridoxine therapy« in: *Metabolism,* 1979; 28:542–548.

25 Lyon, E., Borden, T., Ellis, J., et al.: »Calcium oxalate lithiasis produced by pyridoxine deficiency and inhibition with high magnesium diets« in: *Investigative Urology,* 1966; 4:133–142.

26 Murthy, M., Farooqui, S., Talwar, H., et al.: »Effect of pyridoxine supplementation on recurrent stone formers« in: *International Journal of Clinical Pharmacology, Therapy and Toxicology,* 1982; 20:434–437.

27 Liebman, M., Chai, W.: »Effect of dietary calcium on urinary oxalate excretion after oxalate loads« in: *The American Journal of Clinical Nutrition,* 1997; 65:1453–1459.

28 Usui, Y., Matsuzaki, S., Matsushita, K., et al.: »Urinary citrate in kidney stone disease« in: *The Tokai Journal of Experimental and Clinical Medicine,* 2003; 28: 65–70.

29 Pak, C. Y., Fuller, C.: »Idiopathic hypocitraturic calcium-oxalate nephrolithiasis successfully treated with potassium citrate« in: *Annals of Internal Medicine,* 1986; 104:33–37.

30 Whalley, N. A., Meyers, A. M., Martins, M., et al.: »Long-term effects of potassium citrate therapy on the formation of new stones in groups of recurrent stone formers with hypocitraturia« in: *British Journal of Urology,* 1996; 78:10–14.

31 Barcelo, P., Wuhl, O., Servitge, E., et al.: Randomized double-blind study of potassium citrate in idiopathic hypocitraturic calcium nephrolithiasis« in: *Journal of Urology,* 1993; 150:1761, 1764.

32 Nakagawa, Y., Margolis, H., Yokoyama, S., et al.: »Purification and characterization of a calcium oxalate monohydrate crystal growth inhibitor from human kidney tissue culture medium« in: *The Journal of Biological Chemistry,* 1981; 256:3936–3944.

33 Dharmsathaphorn, K., Freeman, D., Binder, H., et al.: »Increased risk of nephrolithiasis in patients with steatorrhea« in: *Digestive Diseases and Sciences,* 1982; 27:401–405.

34 Coe, F., Moran, E., Kavalich, A.: »The contribution of dietary purine over-consumption to hyperuricosuria in calcium oxalate stone formers« in: *Journal of Chronic Diseases,* 1976; 29:793–800.

35 Holmes, R. P., Goodman, H. O., Assimos, D. G., et al.: »Contribution of dietary oxalate to urinary oxalate excretion« in: *Kidney International,* 2001; 59:270.

36 Assimos, D. G., Holmes, R. P.: »Role of diet in the therapy of urolithiasis. *Urologic Clinics of North America,* 2000; 27:255–268.

37 Borghi, L., Schianchi, T., Meschi, T., et al.: »Of two diets for the prevention of recurrent stones in idiopathic hypercalciuria« in: *The New England Journal of Medicine,* 2002; 346:77–84.

38 Rivers, J. M.: »Safety of high-level vitamin C ingestion« in: *International Journal for Vitamin and Nutrition Research,* 1989; Anh.; 30:95–102.

39 Wandzilak, T. R., D'Andre, S. D., Davis, P. A., et al.: »Effect of high dose vitamin C on urinary oxalate levels« in: *Journal of Urology,* 1994; 151:834–837.

40 Massey, L. K., Liebman, M., Kynast-Gales, S. A.: »Ascorbate increases human oxaluria and kidney stone risk« in: *Journal of Nutrition,* Juli 2005; 135(7):1673–1677.

41 Moyad, M. A., Combs, M. A., Crowley, D. C., et al.: »Vitamin C with metabolites reduce oxalate levels compared to ascorbic acid: a preliminary and novel clinical urologic finding« in: *Urologic Nursing,* März/April 2009; 29(2):95–102.

42 Grases, F., Costa-Bauza, A.: »Phytate (IP6) is a powerful agent for preventing calcifications

in biological fluids: usefulness in renal lithiasis treatment« in: *Anticancer Research,* 1999; 19:3717–3722.

43 Anton, R., Haag-Berrurier, M.: »Therapeutic use of natural anthraquinone for other than laxative actions« in: *Pharmacology,* 1980; 20:104–112.

44 Berg, W., Hesse, A., Hensel, K., et al.: [»Influence of anthraquinones on the formation of urinary calculi in experimental animals«] in: *Urologe A,* 1976; 15:188–191.

Osteoporose

1 Sweet, M. G., Sweet, J. M., Jeremiah, M. P., Galazka, S. S.: »Diagnosis and treatment of osteoporosis« in: *American Family Physician,* 1. Februar 2009; 79(3):193–200.

2 Kanis, J.: »Assessment of fracture risk and its application to screening for postmenopausal osteoporosis: synopsis of a WHO report. WHO Study Group« in: *Osteoporosis International,* 1994; 4:368–381.

3 Looker, A., Wahner. H., Dunn, W., et al.: »Updated data on proximal femur bone mineral levels of US adults« in: *Osteoporosis International,* 1998; 8:468–489.

4 Looker, A., Orwoll, E., Johnston, C. Jr., et al.: »Prevalence of low femoral bone density in older U.S. adults from NHANES. III« in: *Journal of Bone and Mineral Research,* 1997; 12:1761–1768.

5 Melton, L., Thamer, M., Ray, N., et al.: »Fractures attributable to osteoporosis: report from the National Osteoporosis Foundation« in: *Journal of Bone and Mineral Research,* 1997; 12:16–23

6 Siris, E., Chen, Y., Abbott, T., et al.: »Bone mineral density thresholds for pharmacological intervention to prevent fractures« in: *Archives of Internal Medicine,* 2004; 164:1108–1112.

7 Lindsay, R., Silverman, S., Cooper, C., et al.: »Risk of new vertebral fracture in the year following a fracture« in: *JAMA, The Journal of the American Medical Association,* 2001; 285:320–323.

8 Klotzbuecher, C., Ros, P., Landsman, P., et al.: »Patients with prior fractures have an increased risk of future fractures: a summary of the literature and statistical synthesis« in: *Journal of Bone and Mineral Research,* 2000; 15:721–739.

9 Seeman, E.: »Osteoporosis in men« in: *Baillière's Clinical Rheumatology,* August 1997; 11(3):613–629.

10 Smith, D. M., Nance, W. E., Kang, K. W., et al.: »Genetic factors in determining bone mass« in: *Journal of Clinical Investigation,* 1973; 52:2800–2808.

11 Slemenda, C. W., Christian, J. C., Williams, C. J., et al.: »Genetic determinants of bone mass in adult women: a reevaluation of the twin model and the potential importance of gene interaction on heritability estimates« in: *Journal of Bone and Mineral Research,* 1991; 6:561–567.

12 Pocock, N. A., Eisman, J. A., Hopper, J. L., et al.: »Genetic determinants of bone mass in adults: a twin study« in: *Journal of Clinical Investigation,* 1987; 80:706–710.

13 Evans, R. A., Marel, G. M., Lancaster, E. K., et al.: »Bone mass is low in relatives of osteoporotic patients« in: *Annals of Internal Medicine,* 1988; 109:870–873.

14 Kanis, J., De Laet, C., Delmas, P., et al.: »A meta-analysis of previous fracture and fracture risk« in: *Bone,* 20045; 35:375–382.

15 Bischoff-Ferrari, H. A., Giovannucci, E., Willett, W. C., et al.: »Estimation of optimal serum concentrations of 25-hydroxyvitamin D for multiple health outcomes« in: *The American Journal of Clinical Nutrition,* 2006; 84:18–26.

16 Nieves, J. W., Golden, A. L., Siris, E., et al.: »Teenage and current calcium intake are related to bone mineral density of the hip and forearm in women aged 30–39 years« in: *American Journal of Epidemiology,* 1995; 141:342–351.

17 Feskanich, D., Willett, W. C., Stampfer, M. J., Colditz, G. A.: »Protein consumption and bone fractures in women« in: *American Journal of Epidemiology,* 1996; 143:472–479.

18 Slemenda, C. W., Hui, S. L., Longcope, C., Johnston, C. C. Jr.: »Cigarette smoking, obesity, and bone mass« in: *Journal of Bone and Mineral Research,* 1989; 4:737–741.

19 Krall, E. A., Dawson-Hughes, B.: »Smoking and bone loss among postmenopausal women« in: *Journal of Bone and Mineral Research,* 1991; 6:331–338.

20 Seeman, E., Melton, L. J. III, O'Fallon, W. M., Riggs, B. L.: »Risk factors for spinal osteoporosis in men« in: *The American Journal of Medicine,* 1983; 75:977–983.

21 Cummings, S., Nevitt, M., Browner, W., et al.: »Risk factors for hip fracture in white women. Study of Osteoporotic Fractures Research Group« in: *The New England Journal of Medicine,* 1995; 332:767–773.

22 Laitinen, K., Valimaki, M.: »Alcohol and bone« in: *Calcified Tissue International,* 1991; 49 Anh.: S70–S73.

23 Rico, H.: »Alcohol and bone disease« in: *Alcohol and Alcoholism,* 1990; 25:345–352.

24 Slemenda, C. W., Johnston, C. C.: »High intensity activities in young women: site specific bone mass effects among female figure skaters« in: *Bone and Mineral,* 1993; 20:125–132.

25 Donaldson, C. L., Hulley, S. B., Vogel, J. M., et al.: »Effect of prolonged bed rest on bone mineral« in: *Metabolism,* 1970; 19:1071–1084.

26 Lloyd, T., Myers, C., Buchanan, J. R., Demers, L. M.: »Collegiate women athletes with irregular menses during adolescence have decreased bone density« in: *Obstetrics & Gynecology,* 1988; 72:639–642.

27 Kanis, J.: » Bone density measurements and osteoporosis« in: *Journal of Internal Medicine,* 1997; 241:173–175.

28 Chestnut, C. H. III, Bell, N. H., Clark, G. S., et al.: »Hormone replacement therapy in postmenopausal women: urinary N-telopeptide of type I collagen monitors therapeutic effect and predicts response of bone mineral density« in: *The American Journal of Medicine,* 1997; 102:29–37.

29 Schuit, S. C., van der Klift, M., Weel, A. E., et al.: »Fracture incidence and association with bone mineral density in elderly men and women: the Rotterdam Study« in: *Bone,* 2004; 34(1):195–202.

30 Robbins, J., Aragaki, A. K., Kooperberg, C., et al.: »Factors associated with 5-year risk of hip fracture in postmenopausal women« in: *JAMA, The Journal of the American Medical Association,* 2007; 298(20):2389–2398.

31 Sinaki, M.: »Falls, fractures, and hip pads« in: *Current Osteoporosis Reports,* 2004; 2(4):131–137.

32 Wells, G., Tugwell, P., Shea, B., et al, for the Osteoporosis Methodology Group and the Osteoporosis Research Advisory Group: »Meta-analyses of therapies for postmenopausal osteoporosis. V. Meta-analysis of the efficacy of hormone replacement therapy in treating and preventing osteoporosis in postmenopausal women« in: *Endocrine Reviews,* 2002; 23:529–539.

33 Torgerson, D., Bell-Syer, S.: »Hormone replacement therapy and prevention of nonvertebral fractures: a meta-analysis of randomized trials« in: *JAMA, The Journal of the American Medical Association,* 2001; 285:2891–2897.

34 Black, D. M., Cummings, S. R., Karpf, D. B., et al.: »Randomised trial of effect of alendronate on risk of fracture in women with existing vertebral fractures. Fracture Intervention Trial Research Group« in: *The Lancet,* 1996; 348(9041):1535–1541.

35 Stevenson, M., Jones, M. L., De Nigris, E., et al.: »A systematic review and economic evaluation of alendronate, etidronate, risedronate, raloxifene and teriparatide for the prevention and treatment of postmenopausal osteoporosis« in: *Health Technology Assessment,* 2005; 9(22):1–160.

36 Delmas, P., Bjarnason, N., Mitlak, B., et al.: »Effects of raloxifene on bone mineral density, serum cholesterol concentrations and uterine endometrium in postmenopausal women« in: *The New England Journal of Medicine,* 1997; 337:1641–1647.

37 Ettinger, B., Black, D., Mitlack, B., et al.: »Reduction of vertebral fracture risk in postmenopausal women with osteoporosis treated with raloxifene: results from a 3-year randomized clinical trial. Multiple Outcomes of Raloxifene

Evaluation (MORE) investigators« in: *JAMA, The Journal of the American Medical Association,* 1999; 282:637–645.

38 Dempster, D., Cosman, F., Kurand, E., et al.: »Effects of daily treatment with parathyroid hormone on bone microarchitecture and turnover in patients with osteoporosis: a paired biopsy study« in: *Journal of Bone and Mineral Research,* 2001; 16:1846–1853.

39 Lindsay, R., Nieves, J., Formica, C., et al.: »Randomised controlled study of effect of parathyroid hormone on vertebral-bone mass and fracture incidence among postmenopausal women on oestrogen with osteoporosis« in: *The Lancet,* 1997; 350:550–555.

40 Neer, R., Arnaud, C., Zanchetta, J., et al.: »Effect of parathyroid hormone on fractures and bone mineral density in postmenopausal women with osteoporosis« in: *The New England Journal of Medicine,* 2001; 344:1434–1441.

41 Chestnut, C., Silverman, S., Andriano, K., et al.: »A randomized trial of nasal spray salmon calcitonin in postmenopausal women with established osteoporosis: the Prevent Recurrence of Osteoporotic Fractures Study, PROOF Study Group« in: *The American Journal of Medicine,* 2000; 109:267–276.

42 Slemenda, C., Hui, S., Longcope, C., et al.: »Cigarette smoking, obesity, and bone mass« in: *Journal of Bone and Mineral Research,* 1989; 4:737–741.

43 Kato, I., Toniolo, P., Akhmedkhanov, A., et al.: »Prospective study of factors influencing the onset of natural menopause« in: *Journal of Clinical Epidemiology,* 1998; 51:1271–1276.

44 Krall, E., Dawson-Hughes, B.: »Smoking and bone loss among postmenopausal women« in: *Journal of Bone and Mineral Research,* 1991; 6:331–338.

45 Baron, J., Farahmand, B., Weiderpass, E., et al.: »Cigarette smoking, alcohol consumption, and risk for hip fracture in women« in: *Archives of Internal Medicine,* 2001; 161:983–988

46 Law, M., Hackshaw, A.: »A meta-analysis of cigarette smoking, bone mineral density and risk of hip fracture: recognition of a major effect« in: *BMJ,* 1997; 315:841–846.

47 Kanis, J., Johnell, O., Oden, A., et al.: »Smoking and fracture risk: a meta-analysis« in: *Osteoporosis International,* 2005; 16:155–162.

48 Tucker, K., Jugdaohsingh, R., Powell, J., et al.: »Effects of beer, wine, and liquor intakes on bone mineral density in older men and women« in: *The American Journal of Clinical Nutrition,* 2009; 89:1188–1196.

49 Felson, D., Zhang, Y., Hannan, M., et al.: »Alcohol intake and bone mineral density in elderly men and women: the Framingham Study« in: *American Journal of Epidemiology,* 1995; 142:485–492.

50 Felson, D., Kiel, D., Anderson, J., Kannel, W.: »Alcohol consumption and hip fractures: the Framingham Study« in: *American Journal of Epidemiology,* 1988; 128:1102–1110.

51 Kanis, J., Johansson, H., Johnell, O., et al.: »Alcohol intake as a risk factor for fracture« in: *Osteoporosis International* 2005; 16:737–742.

52 Jaglar, S. B., Kreiger, N., Darlington, G.: »Past and recent physical activity and the risk of osteoporosis« in: *American Journal of Epidemiology,* 1993; 138:107–118.

53 Prior, J. C., Barr, S. I., Chow, R., Faulkner, R. A.: »Prevention and management of osteoporosis: consensus statements from the Scientific Advisory Board of the Osteoporosis Society of Canada. 5. Physical activity as therapy for osteoporosis« in: *Canadian Medical Association Journal,* 1996; 155:940–944.

54 Marcus, R., Drinkwater, B., Dalsky, G., et al.: »Osteoporosis and exercise in women« in: *Medicine & Science in Sports & Exercise,* 1992; 24 Anh. 6:S301–S307.

55 Pocock, N. A., Eisman, J. A., Yeates, M. G., et al.: »Physical fitness is the major determinant of femoral neck and lumbar spine density« in: *Journal of Clinical Investigation,* 1986; 78:618–621.

56 Krolner, B., Toft, B., Pors Nielsen, S., Tondevold, E.: »Physical exercise as prophylaxis against involutional vertebral bone loss: a

controlled trial« in: *Clinical Science,* 1983; 64:541–546.

57 Yeater, R. A., Martin, R. B.: »Senile osteoporosis: the effects of exercise« in: *Postgraduate Medicine,* 1984; 75:147–149.

58 Lunt, M., Masaryk, P., Scheidt-Nve, C., et al.: »The effects of lifestyle, dietary dairy intake and diabetes on bone density and vertebral deformity prevalence: the EVOS study« in: *Osteoporosis International,* 2001; 12:688–698.

59 Wilsgaard, T., Emaus, N., Ahmed, L., et al.: »Lifestyle impact on lifetime bone loss in women and men: the Tromsø Study« in: *American Journal of Epidemiology,* 2009; 169:877–886.

60 Dook, J., James, C., Henderson, N., Price, R.: »Exercise and bone mineral density in mature female athletes« in: *Medicine & Science in Sports & Exercise,* 1997; 29:291–296.

61 Kelley, G., Kelley, K., Tran, Z.: »Exercise and lumbar spine bone mineral density in postmenopausal women: a meta-analysis of individual patient data« in: *The Journals of Gerontology Series A: Biological Sciences and Medical Sciences,* 2002; 57:599–604.

62 Robertson, M., Campbell, A., Gardner, M., Devlin, N.: »Preventing injuries in older people by preventing falls: a meta-analysis of individual-level data« in: *Journal of the American Geriatrics Society,* 2002; 50:905–911.

63 Eaton-Evans, J.: »Osteoporosis and the role of diet« in: *British Journal of Biomedical Science,* 1994; 51:358–370.

64 Saltman, P. D., Strause, L. G.: »The role of trace minerals in osteoporosis« in: *Journal of the American College of Nutrition,* 1993; 12:384–389.

65 Hannan, M., Tucker, K., Dawson-Hughes, B., et al.: »Effect of dietary protein on bone loss in elderly men and women: the Framingham Osteoporosis Study« in: *Journal of Bone and Mineral Research,* 2000; 15:2504–2512.

66 Ellis, F., Holesh, S., Ellis, J.: »Incidence of osteoporosis in vegetarians and omnivores« in: *The American Journal of Clinical Nutrition,* 1972; 25:55–58.

67 Marsh, A. G., Sanchez, T. V., Chaffe, F. L., et al.: »Bone mineral mass in adult lacto-ovo-vegetarian and omnivorous adults« in: *The American Journal of Clinical Nutrition,* 1983; 37:453–456.

68 Licata, A. A., Bou, E., Bartter, F. C., West, F.: »Acute effects of dietary protein on calcium metabolism in patients with osteoporosis« in: *The Journals of Gerontology,* 1981; 36:14–19.

69 Heaney, R., Layman, D.: »Amount and type of protein influences bone health« in: *The American Journal of Clinical Nutrition,* 2008; 87:1567S–1570S.

70 Pizzorno, J., Frassetto, L. A., Katzinger, J.: »Diet-induced acidosis: is it real and clinically relevant?« in: *British Journal of Nutrition,* 2010; 103:1185–1194.

71 Grossman, M., Kirsner, J., Gillespie, I.: »Basal and histalogstimulated gastric secretion in control subjects and in patients with peptic ulcer or gastric cancer« in: *Gastroenterology,* 1963; 45:15–26.

72 Wood, R. J., Serfaty-Lacrosniere, C.: »Gastric acidity, atrophic gastritis, and calcium absorption« in: *Nutrition Reviews,* 1992; 50:33–40.

73 Nicar, M. J., Pak, C. Y.: »Calcium bioavailability from calcium carbonate and calcium citrate« in: *The Journal of Clinical Endocrinology & Metabolism,* 1985; 61:391–393.

74 Ngamruengphong, S., Leontiadis, G. I., Radhi, S., et al.: »Proton pump inhibitors and risk of fracture: a systematic review and meta-analysis of observational studies« in: *The American Journal of Gastroenterology,* Juli 2011; 106(7):1209–1218.

75 Kwok, C. S., Yeong, J. K., Loke, Y. K.: »Meta-analysis: risk of fractures with acid-suppressing medication« in: *Bone,* 1. April 2011; 48(4):768–776.

76 Thom, J. A., Morris, J. E., Bishop, A., Blacklock, N. J.: »The influence of refined carbohydrate on urinary calcium excretion« in: *British Journal of Urology,* 1978; 50:459–464.

77 Mazariegos-Ramos, E., Guerrero-Romero, F., Rodriguez-Moran, M., et al.: »Consumption of soft drinks with phosphoric acid as a risk factor for the development of hypocalcemia in

children: a case-control study« in: *Journal of Pediatrics,* 1995; 126:940–942.

78 Wyshak, G., Frisch, R. E.: »Carbonated beverages, dietary calcium, the dietary calcium/phosphorus ratio, and bone fractures in girls and boys« in: *Journal of Adolescent Health,* 1994; 15:210–215.

79 Vermeer, C., Gijsbers, B. L., Cracium, A. M., et al.: »Effects of vitamin K on bone mass and bone metabolism« in: *Journal of Nutrition,* 1996; 126(4 Anh.):1187S–1191S.

80 Bitensky, L., Hart, J. P., Catterall, A., et al.: »Circulating vitamin K levels in patients with fractures« in: *Journal of Bone and Joint Surgery, British Volume,* 1988; 70:663–664.

81 Feskanich, D., Weber, P., Willett, W. C., et al.: »Vitamin K intake and hip fractures in women: a prospective study« in: *The American Journal of Clinical Nutrition,* 1999; 69:74–79.

82 Kanai, T., Takagi, T., Masuhiro, K., et al.: »Serum vitamin K level and bone mineral density in postmenopausal women« in: *International Journal of Gynecology & Obstetrics,* 1997; 56:25–30.

83 Booth, S. L., Tucker, K. L., Chen, H., et al.: »Dietary vitamin K intakes are associated with hip fracture but not with bone mineral density in elderly men and women« in: *The American Journal of Clinical Nutrition,* 2000; 71:1201–1208.

84 Neilsen, F. H., Hunt, C. D., Mullen, L. M., Hunt, J. R.: »Effect of dietary boron on mineral, estrogen, and testosterone metabolism in postmenopausal women« in: *The FASEB Journal,* 1. Nov. 1987; 1(5):394–397.

85 Nielsen, F. H., Gallagher, S. K., Johnson, L. K., Nielsen, E. J.: »Boron enhances and mimics some of the effects of estrogen therapy in postmenopausal women« in: *The Journal of Trace Elements in Experimental Medicine,* 1992; 5:237–246.

86 Stacewicz-Sapuntzakis, M., Bowen, P. E., Hussain, E. A., et al.: »Chemical composition and potential health effects of prunes: a functional food? « in: *Critical Reviews in Food Science and Nutrition,* 2001; 41(4):251–286.

87 Setchell, K.: »Soy isoflavones-benefits and risk from nature's selective estrogen receptor modulators (SERMS) « in: *Journal of the American College of Nutrition,* 2001; 20:354S–362S.

88 Weaver, C., Cheong, J.: »Soy isoflavones and bone health: the relationship is still unclear« in: *Journal of Nutrition,* 2005; 135:1243–1247.

89 Arjmandi, B., Khalil, D., Smith, B., et al.: »Soy protein has a greater effect on bone in postmenopausal women not on hormone replacement therapy, as evidenced by reducing bone resorption and urinary calcium excretion« in: *The Journal of Clinical Endocrinology & Metabolism,* 2003; 88:1048–1054.

90 Greendale, G., FitzGerald, G., Huang, M., et al.: »Dietary soy isoflavones and bone mineral density: results from the study of women's health across the nation« in: *American Journal of Epidemiology,* 2002; 155(8):746–754.

91 Somekawa, Y., Chiguchi, M., Ishibashi, T., Takeshi, A.: »Soy intake related to menopausal symptoms, serum lipids, and bone mineral density in postmenopausal Japanese women« in: *Obstetrics & Gynecology,* 2001; 97:109–115.

92 Ma, D. F., Qin, L. Q., Want, P.-Y., Katoh, R.: »Soy isoflavone intake inhibits bone resorption and stimulates bone formation in menopausal women: meta-analysis of randomized controlled trials« in: *European Journal of Clinical Nutrition,* 2008; 62:155–161.

93 Branca, F.: »Dietary phyto-oestrogens and bone health« in: *Proceedings of the Nutrition Society,* 2003; 62:877–887.

94 Wangen, K., Duncan, A., Merz-Demlow, B., et al.: »Effects of soy isoflavones on markers of bone turnover in premenopausal and postmenopausal women« in: *The Journal of Clinical Endocrinology & Metabolism,* 2000; 85:3043–3048.

95 Mei, J., Yeung, S., Kung, A.: »High dietary phytoestrogen intake is associated with higher bone mineral density in postmenopausal but not premenopausal women« in: *The Journal of Clinical Endocrinology & Metabolism,* 2001; 86:5217–5221.

96 Bischoff-Ferrari, H., Dawson-Hughes, B., Baron, J., et al.: »Calcium intake and hip fracture risk in men and women: a meta-analysis of prospective cohort studies and randomized controlled trials« in: *The American Journal of Clinical Nutrition,* 2007; 86:1780–1790.

97 Shea, B., Wells, G., Cranney, A., et al.: »Meta-analyses of therapies for postmenopausal osteoporosis. VII. Meta-analysis of calcium supplementation for the prevention of postmenopausal osteoporosis« in: *Endocrine Reviews,* 2002; 23:552–559.

98 Jackson, R., LaCroix, A., Gass, M., et al. for the Women's Health Initiative Investigators: »Calcium plus vitamin D supplementation and the risk of fractures« in: *The New England Journal of Medicine,* 2006; 354:669–683.

99 Cumming, R. G.: »Calcium intake and bone mass: a quantitative review of the evidence« in: *Calcified Tissue International,* 1990; 47:194–201.

100 Elders, P. J., Netelenbos, J. C., Lips, P., et al.: »Calcium supplementation reduces vertebral bone loss in perimenopausal women: a controlled trial in 248 women between 46 and 55 years of age« in: *The Journal of Clinical Endocrinology & Metabolism,* 1991; 73:533–540.

101 Heaney, R. P.: »Phosphorus nutrition and the treatment of osteoporosis« in: *Mayo Clinic Proceedings,* Januar 2004; 79(1):91–7.

102 Heaney, R. P., Nordin, B. E.: »Calcium effects on phosphorus absorption: implications for the prevention and co-therapy of osteoporosis« in: *Journal of the American College of Nutrition,* Juni 2002; 21(3):239–244.

103 Feskanich, D., Willett, W. C., Stampfer, M. J., Colditz, G. A.: »Milk, dietary calcium, and bone fractures in women: a 12-year prospective study« in: *The American Journal of Public Health,* 1997; 87(6):992–997.

104 Grant, A., Avenell, A., Campbell, M., et al. for the RECORD Trial Group: »Oral vitamin D3 and calcium for secondary prevention of low-trauma fractures in elederly people (Randomised Evaluation of Calcium OR vitamin D, RECORD): a randomised placebo-controlled trial« in: *The Lancet,* 2005; 365:1621–1628.

105 Bischoff-Ferrari, H., Willett, W., Wong, J., et al.: »Fracture prevention with vitamin D supplementation: a meta-analysis of randomized controlled trials« in: *JAMA, The Journal of the American Medical Association,* 2005; 293:2257–2264.

106 Bolton-Smith, C., McMurdo, M., Paterson, C., et al.: »Two-year randomized controlled trial of vitamin K_1 (phylloquinone) and vitamin D_3 plus calcium on the bone health of older women« in: *Journal of Bone and Mineral Research,* 2007; 22:509–519.

107 Boonen, S., Vanderschueren, D., Haentjens, P., Lips, P.: »Calcium and vitamin D in the prevention and treatment of osteoporosis – a clinical update« in: *Journal of Internal Medicine,* 2006; 259(6):539–552.

108 Bischoff, H., Stahelin, H., Dick, W., et al.: »Effects of vitamin D and calcium supplementation on falls: a randomized controlled trial« in: *Journal of Bone and Mineral Research,* 2003; 18:343–351.

109 Pfeifer, M., Begerow, B., Minne, H., et al.: »Effects of a short-term vitamin D and calcium supplementation on body sway and secondary hyperparathyroidism in elderly women« in: *Journal of Bone and Mineral Research,* 2000; 15:1113–1118.

110 Bischoff-Ferrari, H., Dawson-Hughes, B., Willett, W., et al.: »Effect of vitamin D on falls: a meta-analysis« in: *JAMA, The Journal of the American Medical Association,* 2004; 291:1999–2006.

111 Cohen, L., Kitzes, R.: »Infrared spectroscopy and magnesium content of bone mineral in osteoporotic women« in: *Israel Journal of Medical Sciences,* 1981; 17:1123–1125.

112 Stendig-Lindberg, G., Tepper, R., Leichter, I.: »Trabecular bone density in a two year controlled trial of peroral magnesium in osteoporosis« in: *Magnesium Research,* 1993; 6:155–163.

113 Palacios, C.: »The role of nutrients in bone health, from A to Z« in: *Critical Reviews in*

Food Science and Nutrition, 2006; 46(8):621–628.

114 Follis, R. H. Jr., Bush, J. A., Cartwright, G. E., Wintrobe, M. M.: »Studies on copper metabolism XVIII. Skeletal changes associated with copper deficiency in swine« in: *Bulletin of the Johns Hopkins Hospital,* 1955; 97:405–409.

115 Smith, R., Smith, J., Fields, M., Reiser, S.: »Mechanical properties of bone from copper deficient rats fed starch or fructose« in: *Federation Proceedings,* 1985; 44:541.

116 Eaton-Evans, J., McIlrath, E. M., Jackson, W. E., et al.: »Copper supplementation and the maintenance of bone mineral density in middle-aged women« in: *The Journal of Trace Elements in Experimental Medicine,* 1996; 9:87–94.

117 Leach, R., Muenster, A., Weign, E.: »Studies on the role of manganese in bone formation. II. Effect upon chondroitin sulfate synthesis in chick epiphyseal cartilage« in: *Archives of Biochemistry and Biophysics,* 1969; 133:22–28.

118 »Silicon and bone formation« in: *Nutrition Reviews,* 1980; 38:194–195.

119 Hott, M., de Pollak, C., Modrowski D, Marie P. »Short-term effects of organic silicon on trabecular bone in mature ovariectomized rats« in: *Calcified Tissue International,* 1993; 53:174–179.

120 Spector, T. D., Calomme, M. R., Anderson, S. H., et al.: »Choline-stabilized orthosilicic acid supplementation as an adjunct to calcium/vitamin D_3 stimulates markers of bone formation in osteopenic females: a randomized, placebo-controlled trial« in: *BMC Musculoskeletal Disorders,* 11. Juni 2008; 9:85.

121 Van Neurs, J., Dhonukshe-Rut-ten, R., Pluijm, S., et al.: »Homocysteine levels and the risk of osteoporotic fractures« in: *The New England Journal of Medicine,* 2004; 350:2042–2090.

122 Hyams, D. E., Ross, E. J.: »Scurvy, megaloblastic anemia and osteoporosis« in: *The British Journal of Clinical Practice,* 1963; 17:332–340.

123 Booth, S., Dallal, G., Shea, K., et al.: »Effect of vitamin K supplementation on bone loss in elderly men and women« in: *The Journal of Clinical Endocrinology & Metabolism,* 2008; 93:1217–1223.

124 Cheung, A., Tile, L., Lee, Y., et al.: »Vitamin K supplementation in postmenopausal women with osteopenia (ECKO Trial): a randomized controlled trial« in: *PLoS Medicine,* 14. Oktober 2008; 5(10):e196.

125 Cockayne, S., Adamson, J., Lanham-New, S., et al.: »Vitamin K and prevention of fractures: systematic review and meta-analysis of randomized controlled trials« in: *Archives of Internal Medicine,* 2006; 166:1256–1261.

126 Binkley, N., Harke, J., Krueger, D., et al.: »Vitamin K treatment reduces undercarboxylated osteocalcin but does not alter bone turnover, density or geometry in healthy postmenopausal, North American women« in: *Journal of Bone and Mineral Research,* 2009; 24(6):983–991.

127 Braam, L., Knapen, M., Geusens, P., et al.: »Vitamin K_1 supplementation retards bone loss in postmenopausal women between 50 and 60 years of age« in: *Calcified Tissue International,* 2003; 73:21–26.

128 Schurgers, L. J., Geleijnse, J. M., Grobbee, D. E., et al.: »Nutritional intake of vitamins K_1 (phylloquinone) and K_2 (menaquinone) in the Netherlands« in: *Journal of Nutritional and Environmental Medicine,* Juni 1999; 9(2):115–122.

129 Schurgers, L. J., Teunissen, K. J., Hamulyák, K., et al.: »Vitamin K-containing dietary supplements: comparison of synthetic vitamin K_1 and natto-derived menaquinone-7« in: *Blood,* 15. April 2007; 109(8):3279–3283.

130 Schurgers, L. J., Vermeer, C.: »Differential lipoprotein transport pathways of K-vitamins in healthy subjects« in: *Biochimica et Biophysica Acta,* 15. Februar 2002; 1570(1):27–32.

131 Kaneki, M., Hedges, S., Hosoi, T., et al.: »Japanese fermented soybean food as the major determinant of the large geographic difference in circulating levels of vitamin K_2: possible implications for hip-fracture risk« in: *Nutrition,* 2001; 17:315–321.

132 Forli, L., Bollerslev, J., Simonsen, S., et al.: »Dietary vitamin K_2 supplement improves

bone status after lung and heart transplantation« in: *Transplantation,* 27. Februar 2010; 89(4):458–464.

133 Emaus, N., Gjesdal, C. G., Almås, B., et al.:»Vitamin K_2 supplementation does not influence bone loss in early menopausal women: a randomised double-blind placebo-controlled trial« in: *Osteoporosis International,* Oktober 2010; 21(10):1731–1740.

134 Mounier, P., Roux, R., Seaman, E., et al.: »The effects of strontium ranelate on the risk of vertebral fracture in women with post-menopausal osteoporosis« in: *The New England Journal of Medicine,* 29. Januar 2004; 350:459–468.

135 Meunier, P., Slosman, D., Delmas, P., et al. »Strontium ranelate: dose-dependent effects in established postmenopausal vertebral osteoporosis – a 2-year randomized placebo controlled trial« in: *The Journal of Clinical Endocrinology & Metabolism,* 2002; 87:2060–2066.

136 Moscarini, M., Patacchiola, F., Spacca, G., et al.: »New perspectives in the treatment of postmenopausal osteoporosis: ipriflavone« in: *Gynecological Endocrinology,* September 1994; 8(3):203–207.

137 Passeri, M., Biondi, M., Costi, D., et al.: »Effect of ipriflavone on bone mass in elderly osteoporotic women« in: *Bone and Mineral,* 1992; 19 Anh. 1:S57–S62.

138 Agnusdei, D., Crepaldi, G., Isaia, G., et al.: »A double blind, placebo-controlled trial of ipriflavone for prevention of postmenopausal spinal bone loss« in: *Calcified Tissue International,* 1997; 61:142–147.

139 Adami, S., Bufalino, L., Cervetti, R., DiMarco, C., DiMunno, O., Fantasia, L., et al.: »Ipriflavone prevents radial bone loss in postmenopausal women with low bone mass over 2 years« in: *Osteoporosis International,* 1997; 7:119–125.

140 Melis, G. B., Paoletti, A. M., Cagnacci, A., et al.: »Lack of any estrogenic effect of ipriflavone in postmenopausal women« in: *Journal of Endocrinological Investigation,* 1992; 15:755–761.

141 Alexandersen, P., Toussaint, A., Christiansen, C., et al.: »Ipriflavone in the treatment of postmenopausal osteoporosis: a randomized controlled trial« in: *JAMA, The Journal of the American Medical Association,* 2001; 285:1482–1488.

142 Zhang, X., Li, S. W., Wu, J. F., et al.: »Effects of ipriflavone on post-menopausal syndrome and osteoporosis« in: *Gynecological Endocrinology,* Februar 2010; 26(2):76– 80.

143 Halpner, A. D., Kellermann, G., Ahlgrimm, M. J., et al.: »The effect of an ipriflavone-containing supplement on urinary N-linked telopeptide levels in post-menopausal women« in: *Journal of Women's Health and Gender-Based Medicine,* November 2000; 9(9):995–998.

144 Ohta, H., Komukai, S., Makita, K., et al.: »Effects of 1-year ipriflavone treatment on lumbar bone mineral density and bone metabolic markers in postmenopausal women with low bone mass« in: *Hormone Research,* 1999; 51(4):178–183.

145 Muraki, S., Yamamoto, S., Ishibashi, H., et al.: »Diet and lifestyle associated with increased bone mineral density: cross-sectional study of Japanese elderly women at an osteoporosis outpatient clinic« in: *Journal of Orthopaedic Science,* Juli 2007; 12(4):317–320.

146 Shen, C. L., Yeh, J. K., Cao, J. J., et al.: »Green tea and bone health: evidence from laboratory studies« in: *Pharmacological Research,* August 2011; 64(2):155–161.

147 Shen, C. L., Cao, J. J., Dagda, R. Y., et al.: »Supplementation with green tea polyphenols improves bone microstructure and quality in aged, orchidectomized rats« in: *Calcified Tissue International,* Juni 2011; 88(6):455–463.

148 Shen, C. L., Yeh, J. K., Cao, J. J., Wang, J. S.: »Green tea and bone metabolism« in: *Nutrition Research,* Juli 2009; 29(7):437–456.

Parkinsonkrankheit

1 Samii, A., Nutt, J. G., Ransom, B. R.: »Parkinson's disease« in: *The Lancet,* 2004; 363:1783–1793.

2 Calne, D. B., Langston, J. W., Martin, W. R., et al.: »Positron emission tomography after MPTP: observations relating to the cause of

Parkinson's disease« in: *Nature,* 1985; 317:246–248.
3 Priyadarshi, A., Khuder, S. A., Schaub, E. A., et al.: »Environmental risk factors and Parkinson's disease: a metaanalysis« in: *Environmental Research,* 2001; 86:122–127.
4 Betarbet, R., Sherer, T. B., MacKenzie, G., et al.: »Chronic systemic pesticide exposure reproduces features of Parkinson's disease« in: *Nature Neuroscience,* 2000; 3:1301–1306.
5 Bashkatova, V., Alam, M., Vanin, A., et al.: »Chronic administration of rotenone increases levels of nitric oxide and lipid peroxidation products in rat brain« in: *Experimental Neurology,* 2004; 186:235–241.
6 Snyder, S. H., D'Amato, R. J.: »Predicting Parkinson's disease« in: *Nature,* 1985; 317:198–199.
7 Di Monte, D. A.: »The environment and Parkinson's disease: Is the nigrostriatal system preferentially targeted by neurotoxins?« in: *The Lancet Neurology,* 2003; 2:531–538.
8 Olanow, C. W.: »Manganese-induced Parkinsonism and Parkinson's disease« in: *Annals of the New York Academy of Sciences,* 2004; 1012:209–223.
9 Logroscino, G.: »The role of early life environmental risk factors in Parkinson disease: what is the evidence?« in: *Environmental Health Perspectives,* 2005; 113:1234–1238.
10 Landrigan, P. J., Sonawane, B., Butler, R. N., et al.: »Early environmental origins of neurodegenerative disease in later life« in: *Environmental Health Perspectives,* 2005; 113:1230–1233.
11 Siderowf, A., Stern, M.: »Update on Parkinson disease« in: *Annals of Internal Medicine,* 2003; 138:651–658.
12 Nisticò, R., Mehdawy, B., Piccirilli, S., Mercuri, N.: »Paraquat- and rotenone-induced models of Parkinson's disease« in: *International Journal of Immunopathology and Pharmacology,* April–Juni 2011; 24(2):313–322.
13 Vanacore, N., Gasparini, M., Brusa, L., et al.: »A possible association between exposure to n-hexane and parkinsonism« in: *Neurological Sciences,* 2000; 21:49–52.
14 McDonnell, L., Maginnis, C., Lewis, S., et al.: »Occupational exposure to solvents and metals and Parkinson's disease« in: *Neurology,* 2003; 61:716–717.
15 Onyango, I. G.: »Mitochondrial dysfunction and oxidative stress in Parkinson's disease« in: *Neurochemical Research,* März 2008; 33(3):589–597.
16 Bharath, S., Hsu, M., Kaur, D., et al.: »Glutathione, iron and Parkinson's disease« in: *Biochemical Pharmacology,* 2002; 64:1037–1048.
17 Büeler, H.: »Impaired mitochondrial dynamics and function in the pathogenesis of Parkinson's disease« in: *Experimental Neurology,* August 2009; 218(2):235–246.
18 Jankovic, J.: »Levodopa strengths and weaknesses« in: *Neurology,* 2002; 58(4 Anh. 1):S19–S32.
19 Karstaedt, P. J., Pincus, J. H.: »Protein redistribution diet remains effective in patients with fluctuating parkinsonism« in: *Archives of Neurology,* 1992; 49:149–151.
20 de Rijk, M. C., Breteler, M. M., den Breeijen, J. H., et al.: »Dietary antioxidants and Parkinson disease. The Rotterdam Study« in: *Archives of Neurology,* 1997; 54:762–765.
21 Scheider, W. L., Hershey, L. A., Vena, J. E., et al.: »Dietary antioxidants and other dietary factors in the etiology of Parkinson's disease« in: *Movement Disorders,* 1997; 12:190–196.
22 Vatassery, G. T., Fahn, S., Kuskowski, M. A.: »Alpha tocopherol in CSF of subjects taking high-dose vitamin E in the DATATOP study« in: Parkinson Study Group. *Neurology,* 1998; 50:1900–1902.
23 Fahn, S.: »A pilot trial of high-dose alpha-tocopherol and ascorbate in early Parkinson's disease« in: *Annals of Neurology,* 1992: 32:S128–S32.
24 Shoulson, I.: »DATATOP: a decade of neuroprotective inquiry. Parkinson Study Group. Deprenyl and tocopherol antioxidative therapy of parkinsonism« in: *Annals of Neurology,* 1998; 44:S160–S166.
25 Zhang, S. M., Hernán, M. A., Chen, H., et al.: »Intakes of vitamins E and C, carotenoids, vitamin supplements, and PD risk« in: *Neurology,* 2002; 59:1161–1169.

26 Shults, C. W., Haas, R. H., Beal, M. F.: »A possible role of coenzyme Q_{10} in the etiology and treatment of Parkinson's disease« in: *Biofactors,* 1999; 9:267–272.

27 Shults, C. W., Oakes D, Kieburtz K, et al. »Effects of coenzyme Q_{10} in early Parkinson disease: evidence of slowing of the functional decline« in: *Archives of Neurology* ,2002; 59:1541–1550.

28 *https://clinicaltrials.gov/ct2/show/NCT00004731* (Aufgerufen am 21.02.2020.)

29 Swerdlow, R. H.: »Is NADH effective in the treatment of Parkinson's disease? « in: *Drugs & Aging,* 1998; 13:263–268.

30 Birkmayer, W., Birkmayer, G. J.: »Nicotinamidadenindinucleotide (NADH): the new approach in the therapy of Parkinson's disease« in: *Annals of Clinical & Laboratory Science,* 1989; 19:38–43.

31 Kuhn, W., Muller, T., Winkel, R., et al.: »Parenteral application of NADH in Parkinson's disease: clinical improvement partially due to stimulation of endogenous levodopa biosynthesis« in: *Journal of Neural Transmission,* 1996; 103:1187–1193.

32 Funfgeld, E. W., Baggen, M., Nedwidek, P., et al.: »Double-blind study with phosphatidylserine (PS) in Parkinsonian patients with senile dementia of Alzheimer's type (SDAT)« in: *Progress in Clinical and Biological Research,* 1989; 317:1235–1246.

33 Mayeux, R., Stern, Y., Sano, M., et al.: »The relationship of serotonin to depression in Parkinson's disease« in: *Movement Disorders,* 1988; 3:237–244.

34 Bastard, J., Truelle, J. L., Émile, J. [»Effectiveness of 5 hydroxy-tryptophan in Parkinson's disease«] in: *La Nouvelle Presse Médicale,* 11. September 1976; 5(29):1836–1837.

35 Sano, V. I., Taniguchi, K.: »L-5-hydroxytryptophan (L-5-HTP) therapy in Parkinson's disease« in: *Morbidity and Mortality Weekly Report,* 1972; 114:1717–1719.

36 Chase, T. N., Ng, L. K., Watanabe, A. M.: »Parkinson's disease: modification by 5-hydroxytryptophan« in: *Neurology,* 1972; 22:479–484.

37 Mendlewicz, J., Youdim, M. B.: »Antidepressant potentiation of 5-hydroxytryptophan by L-deprenil in affective illness« in: *Journal of Affective Disorders,* 1980; 2:137–146.

38 Berman, A. E., Chan, W. Y., Brennan, A. M., et al.: »N-acetylcysteine prevents loss of dopaminergic neurons in the EAAC1-mouse« in: *Annals of Neurology,* März 2011; 69(3):509–520.

39 Hauser, R. A., Lyons, K. E., McClain, T., et al.: »Randomized, double-blind, pilot evaluation of intravenous glutathione in Parkinson's disease« in: *Movement Disorders,* 15. Mai 2009; 24(7):979–983.

40 Pan, T., Jankovic, J., Le, W.: »Potential therapeutic properties of green tea polyphenols in Parkinson's disease« in: *Drugs & Aging,* 2003; 20:711–721.

41 Weinreb, O., Mandel, S., Amit, T., et al.: »Neurological mechanisms of green tea polyphenols in Alzheimer's and Parkinson's diseases« in: *The Journal of Nutritional Biochemistry,* 2004; 15:506–516.

42 Gessner, B., Voelp, A., Klasser, M.: »Study of the long-term action of a *Ginkgo biloba* extract on vigilance and mental performance as determined by means of quantitative pharmaco-EEG and psychometric measurements« in: *Arzneimittelforschung,* 1985; 35:1459–1465.

43 Yang, S. F., Wu, Q., Sun, A. S., et al.: »Protective effect and mechanism of *Ginkgo biloba* leaf extracts for Parkinson disease induced by 1-methyl-4-phenyl-1, 2 , 3 ,6 -tetrahydropyridine« in: *Acta Pharmacologica Sinica,* 2001; 22:1089–1093.

44 N. N.: »An alternative medicine treatment for Parkinson's disease: results of a multicenter clinical trial. HP-200 in Parkinson's Disease Study Group« in: *The Journal of Alternative and Complementary Medicine,* 1995; 1:249–255.

45 Katzenschlager, R., Evans, A., Manson, A., Patsalos, P. N.: »*Mucuna pruriens* in Parkinson's disease: a double blind clinical and pharmacological study« in: *Journal of Neurology, Neurosurgery & Psychiatry,* Dezember 2004; 75(12):1672–1677.

46 Lieu, C. A., Kunselman, A. R., Manyam, B. V., et al.: »A water extract of *Mucuna pruriens* provides long-term amelioration of parkinsonism with reduced risk for dyskinesias« in: *Parkinsonism & Related Disorders,* August 2010; 16(7):458–465.
47 Kasture, S., Pontis, S., Pinna, A., et al.: »Assessment of symptomatic and neuroprotective efficacy of *Mucuna pruriens* seed extract in rodent model of Parkinson's disease« in: *Neurotoxicity Research,* Februar 2009; 15(2):111–122.
48 Rabey, J. M., Vered, Y., Shabtai, H., et al.: »Broad bean (*Vicia faba*) consumption and Parkinson's disease« in: *Advances in Neurology,* 1993; 60:681–684.

Parodontitis

1 Newman, M. G., Takei, H., Klokkevold, P. R., Carranza, F.: *Carranza's Clinical Periodontology,* 11. Auflage. Philadelphia: W. B. Saunders, 2011.
2 Deliargyris, E. N., Madianos, P. N., Kadoma, W., et al.: »Periodontal disease in patients with acute myocardial infarction: prevalence and contribution to elevated C-reactive protein levels« in: *American Heart Journal,* 2004; 147:1005–1009.
3 Page, R. C., Schroeder, H. E.: »Current status of the host response in chronic marginal periodontitis« in: *Journal of Periodontology,* 1981; 52:477–491.
4 Hyyppa, T.: »Gingival IgE and histamine concentrations in patients with asthma and in patients with periodontitis« in: *Journal of Clinical Periodontology,* 1984; 11:132–137.
5 Addya, S., Chakravarti, K., Basu, A., et al.: »Effects of mercuric chloride on several scavenging enzymes in rat kidney and influence of vitamin E supplementation« in: *Acta Vitaminologica et Enzymologica,* 1984; 6:103–107.
6 Bartold, P. M., Wiebkin, O. W., Thonard, J. C.: »The effect of oxygen-derived free radicals on gingival proteoglycans and hyaluronic acid« in: *Journal of Periodontal Research,* 1984; 19:390–400.
7 Schenkein, H. A., Gunsolley, J. C., Koertge, T. E., et al.: »Smoking and its effects on early-onset periodontitis« in: *The Journal of the American Dental Association,* 1995; 126:1107–1113.
8 Kaldahl, W. B., Johnson, G. K., Patil, K. D., et al.: »Levels of cigarette consumption and response to periodontal therapy. *Journal of Periodontology,* 1996; 67:675–681.
9 Pelletier, O.: »Smoking and vitamin C levels in humans« in: *The American Journal of Clinical Nutrition,* 1968; 21:1259–1267.
10 Abbas, F., van der Velden, U., Hart, A. A.: »Relation between wound healing after surgery and susceptibility to periodontal disease« in: *Journal of Clinical Periodontology,* 1984; 11:221–229.
11 Alvares, O., Altman, L. C., Springmeyer, S., et al.: »The effect of subclinical ascorbate deficiency on periodontal health in nonhuman primates« in: *Journal of Periodontal Research,* 1981; 16:628–636.
12 Woolfe, S. N., Hume, W. R., Kenney, E. B.: »Ascorbic acid and periodontal disease: a review of the literature« in: *The Journal of the Western Society of Periodontology/Periodontal Abstracts,* 1980; 28:44–56.
13 Alfano, M. C., Miller, S. A., Drummond, J. F.: »Effect of ascorbic acid deficiency on the permeability and collagen biosynthesis of oral mucosal epithelium« in: *Annals of the New York Academy of Sciences* 1975; 258:253–263.
14 Alvares, O., Siegel, I.: »Permeability of gingival sulcular epithelium in the development of scorbutic gingivitis« in: *Journal of Oral Pathology,* 1981; 10:40–48.
15 Ringsdorf, W. M. Jr., Cheraskin, E., Ramsay, R. R. Jr.: »Sucrose, neutrophilic phagocytosis and resistance to disease« in: *Dental Survey,* 1976; 52:46–48.
16 Sanchez, A., Reeser, J. L., Lau, H. S., et al.: »Role of sugars in human neutrophilic phagocytosis« in: *The American Journal of Clinical Nutrition,* 1973; 26:1180–1184.
17 Prasad, A. S.: »Clinical, biochemical and nutritional spectrum of zinc deficiency in human subjects: an update« in: *Nutrition Reviews,* 1983; 41:197–208.

18 Freeland, J. H., Cousins, R. J., Schwartz, R.: »Relationship of mineral status and intake to periodontal disease« in: *The American Journal of Clinical Nutrition,* 1976; 29:745–749.

19 Harrap, G. J., Saxton, C. A., Best, J. S.: »Inhibition of plaque growth by zinc salts« in: *Journal of Periodontal Research,* 1983; 18:634–642.

20 Hsieh, S., Hayali, A., Navia, J.: »Zinc« in: *Trace elements in dental disease,* hrsg. von Curzon, M., Cutress, T., Boston: John Wright PSG, 1983, 99–220.

21 Kim, J. E., Shklar, G.: »The effect of vitamin E on the healing of gingival wounds in rats« in: *Journal of Periodontology,* 1983; 54:305–308.

22 Folkers, K., Yamamura, Y.: *Biomedical and clinical aspects of coenzyme Q,* Band 1. Amsterdam: Elsevier/Nordholland Biomedical Press, 1977, 294–311.

23 Folkers, K., Yamamura, Y.: *Biomedical and clinical aspects of coenzyme Q,* Band 3. Amsterdam: Elsevier/Nordholland Biomedical Press, 1981, 109–125.

24 Rao, C. N., Rao, V. H., Steinmann, B.: »Influence of bioflavonoids on the metabolism and crosslinking of collagen« in: *Italian Journal of Biochemistry,* 1981; 30:259–270.

25 Pearce, F. L., Befus, A. D., Bienenstock, J.: »Mucosal mast cells. III. Effect of quercetin and other flavonoids on antigen-induced histamine secretion from rat intestinal mast cells« in: *Journal of Allergy and Clinical Immunology,* 1984; 73:819–823.

26 Busse, W. W., Kopp, D. E., Middleton, E. Jr.: »Flavonoid modulation of human neutrophil function« in: *Journal of Allergy and Clinical Immunology,* 1984; 73:801–809.

27 Petti, S., Scully, C.: »Polyphenols, oral health and disease: a review« in: *Journal of Dentistry,* Juni 2009; 37(6):413–423.

28 Houde, V., Grenier, D., Chandad, F.: »Protective effects of grape seed proanthocyanidins against oxidative stress induced by lipopolysaccharides of periodontopathogens« in: *Journal of Periodontology,* August 2006; 77(8):1371–1379.

29 Koyama, Y., Kuriyama, S., Aida, J., et al.: »Association between green tea consumption and tooth loss: cross-sectional results from the Ohsaki Cohort 2006 Study« in: *Preventive Medicine,* April 2010; 50(4):173–179.

30 Hirasawa, M., Takada, K., Makimura, M., et al.: »Improvement of periodontal status by green tea catechin using a local delivery system: a clinical pilot study« in: *Journal of Periodontal Research,* 2002; 37:433–438.

31 Krahwinkel, T., Willershausen, B.: »The effect of sugar-free green tea chew candies on the degree of inflammation of the gingiva« in: *European Journal of Medical Research,* 2000; 5:463–467.

32 Kimbrough, C., Chun, M., dela Roca, G., et al.: »Pycnogenol chewing gum minimizes gingival-bleeding and plaque formation« in: *Phytomedicine,* 2002; 9:410–413.

33 Vogel, R. I., Fink, R. A., Schneider, L. C., et al.: »The effect of folic acid on gingival health« in: *Journal of Periodontology,* 1976; 47:667–668.

34 Vogel, R. I., Fink, R. A., Frank, O., et al.: »The effect of topical application of folic acid on gingival health« in: *Journal of Oral Medicine,* 1978; 33:20–22.

35 Pack, A. R., Thomson, M. E.: »Effects of topical and systemic folic acid supplementation on gingivitis in pregnancy« in: *Journal of Clinical Periodontology,* 1980; 7:402–414.

36 Thomson, M. E., Pack, A. R.: »Effects of extended systemic and topical folate supplementation on gingivitis of pregnancy« in: *Journal of Clinical Periodontology,* 1982; 9:275–280.

37 Pack, A. R.: »Folate mouthwash: effects on established gingivitis in periodontal patients« in: *Journal of Clinical Periodontology,* 1984; 11:619–628.

38 Whitehead, N., Reyner, F., Lindenbaum, J.: »Megaloblastic changes in the cervical epithelium association with oral contraceptive therapy and reversal with folic acid« in: *JAMA, The Journal of the American Medical Association,* 1973; 226:1421–1424.

39 Butterworth, C. E. Jr., Hatch, K. D., Gore, H., et al.: »Improvement in cervical dysplasia associated with folic acid therapy in users of oral

contraceptives« in: *The American Journal of Clinical Nutrition,* 1982; 35:73–82.

40 da Costa, M., Rothenberg, S. P.: »Appearance of a folate binder in leukocytes and serum of women who are pregnant or taking oral contraceptives« in: *Journal of Laboratory and Clinical Medicine,* 1974; 83:207–214.

41 Godowski, K. C.: »Antimicrobial action of sanguinarine« in: *The Journal of Clinical Dentistry,* 1989; 1:96–101.

42 Grossman, E., Meckel, A. H., Isaacs, R. L., et al.: »A clinical comparison of antibacterial mouthrinses: effects of chlorhexidine, phenolics, and sanguinarine on dental plaque and gingivitis« in: *Journal of Periodontology,* 1989; 60:435– 440.

43 Benedicenti, A., Galli, D., Merlini, A.: [»The clinical therapy of periodontal disease, the use of potassium hydroxide and the water-alcohol extract of *Centella asiatica* in combination with laser therapy in the treatment of severe periodontal disease«] in: *Parodontologia e Stomatologia,* 1985; 24:11–26.

Prämenstruelles Syndrom

1 Biskind, M. S., Biskind, G. R.: »Diminution in ability of the liver to inactivate estrone in vitamin B complex deficiency« in: *Science,* 1941; 94:462.

2 Biskind, M. S.: »Nutritional deficiency in the etiology of menorrhagia, metrorrhagia, cystic mastitis and premenstrual tension; treatment with vitamin B complex« in: *The Journal of Clinical Endocrinology & Metabolism,* 1943; 3:227–234.

3 Facchinetti, F., Nappi, G., Petraglia, F., et al.: »Oestradiol/progesterone imbalance and the premenstrual syndrome« in: *The Lancet,* 1983; 2:1302.

4 Chuong, C. J., His, B. P., Gibbons, W. E.: »Periovulatory beta-endorphin levels in premenstrual syndrome« in: *Obstetrics & Gynecology,* 1994; 83:755–760.

5 Wynn, V., Adams, P. W., Folkard, J., Seed, M.: »Tryptophan, depression and steroidal contraception« in: *Journal of Steroid Biochemistry,* 1975; 6:965–970.

6 Bermond, P.: »Therapy of side effects of oral contraceptive agents with vitamin B_6« in: *Acta Vitaminologica et Enzymologica,* 1982; 4:45–54.

7 Abraham, G. E.: »Nutritional factors in the etiology of the premenstrual tension syndromes« in: *The Journal of Reproductive Medicine,* 1983; 28:446–464.

8 Goei, G., Ralston, J., Abraham, G.: »Dietary patterns of patients with premenstrual tension« in: *Journal of Applied Nutrition,* 1982; 34:4.

9 Cross, G., Marley, J., Miles, H., Wilson, K.: »Changes in nutrient intake during the menstrual cycle of overweight women with premenstrual syndrome« in: *British Journal of Nutrition,* 2001; 5(4):475–482.

10 Wurtman, J.: »Carbohydrate craving. Relationship between carbohydrate intake and disorders of mood« in: *Drugs,* 1990; 39 Anh. 3:49–52.

11 Rossignol, A. M., Bonnlander, H.: »Prevalence and severity of the premenstrual syndrome. Effects of foods and beverages that are sweet or high in sugar content« in: *The Journal of Reproductive Medicine,* 1991; 36:131–136.

12 Yudkin, J., Eisa, O.: »Dietary sucrose and oestradiol concentration in young men« in: *Annals of Nutrition and Metabolism,* 1988; 32:53–55.

13 Boyd, N., McGuire, V., Shannon, P., et al.: »Effect of a low-fat high-carbohydrate diet on symptoms of cyclical mastopathy« in: *The Lancet,* 1988; 2(8603):128–132.

14 Puder, J. J., Blum, C. A., Mueller, B., et al.: »Menstrual cycle symptoms are associated with low-grade inflammation« in: *European Journal of Clinical Investigation,* 2006; 36:58–64.

15 Gorbach, S. L., Goldin, B. R.: »Diet and the excretion and enterohepatic cycling of estrogens« in: *Preventive Medicine,* 1987; 16:525–531.

16 Goldin, B. R., Adlercreutz, H., Gorbach, S. L., et al.: »Estrogen patterns and plasma levels in vegetarian and omnivorous women« in: *The New England Journal of Medicine,* 1982; 307:1542–1547.

17 Longcope, C., Gorbach, S., Goldin, B., et al.: »The effect of a low fat diet on estrogen metabolism« in: *The Journal of Clinical Endocrinology & Metabolism,* 1987; 64:1246–1250.

18 Woods, M. N., Gorbach, S. L., Longcope, C., et al.: »Low-fat, high-fiber diet and serum estrone sulfate in premenopausal women« in: *The American Journal of Clinical Nutrition,* 1989; 49:1179–1183.

19 Jones, D. Y.: »Influence of dietary fat on self-reported menstrual symptoms« in: *Physiology & Behavior,* 1987; 40:483–487.

20 Gold, E., Bair, Y., Block, G., et al.: »Diet and lifestyle factors associated with premenstrual symptoms in a racially diverse community sample: Study of Women's Health Across the Nation (SWAN) « in: *Journal of Women's Health,* Juni 2007; 16(5):641–656.

21 Brayshaw, N. D., Brayshaw, D. D.: »Thyroid hypofunction in premenstrual syndrome« in: *The New England Journal of Medicine,* 1986; 315:1486–1487.

22 Roy-Byrne, P. P., Rubinow, D. R., Hoban, M. C., et al.: »TSH and prolactin responses to TRH in patients with premenstrual syndrome« in: *The American Journal of Psychiatry,* 1987; 144:480–484.

23 Girdler, S. S., Pedersen, C. A., Light, K. C.: »Thyroid axis function during the menstrual cycle in women with premenstrual syndrome« in: *Psychoneuroendocrinology,* 1995; 20:395–403.

24 Schmidt, P. J., Grover, G. N., Roy-Byrne, P. P., Rubinow, D. R.: »Thyroid function in women with premenstrual syndrome« in: *The Journal of Clinical Endocrinology & Metabolism,* 1993; 76:671–674.

25 Rapkin, A.: »The role of serotonin in premenstrual syndrome« in: *Clinical Obstetrics and Gynecology,* 1992; 35:629–636.

26 Kuczmierczyk, A. R., Johnson, C. C., Labrum, A. H.: »Coping styles in women with premenstrual syndrome« in: *Acta Psychiatrica Scandinavica,* 1994; 89:301–305.

27 Eriksson, E., Alling. C., Andersch, B., et al.: »Cerebrospinal fluid levels of monoamine metabolites. A preliminary study of their relation to menstrual cycle phase, sex steroids, and pituitary hormones in healthy women and in women with premenstrual syndrome« in: *Neuropsychopharmacology,* 1994; 11:201–213.

28 Halbreich, U., Petty, F., Yonkers, K., et al.: »Low plasma gamma-aminobutyric acid levels during the late luteal phase of women with premenstrual dysphoric disorder« in: *The American Journal of Psychiatry,* 1996; 153:718–720.

29 Van, Zak, D. B.: »Biofeedback treatments for premenstrual and premenstrual affective syndromes« in: *International Journal of Psychosomatics,* 1994; 41:53–60.

30 Kirkby, R. J.: »Changes in premenstrual symptoms and irrational thinking following cognitive-behavioral coping skills training« in: *Journal of Consulting and Clinical Psychology,* 1994; 62:1026–1032.

31 Aganoff, J. A., Boyle, G. J.: »Aerobic exercise, mood states and menstrual cycle symptoms« in: *Journal of Psychosomatic Research,* 1994; 38:183–192.

32 Choi, P. Y., Salmon, P.: »Symptom changes across the menstrual cycle in competitive sports-women, exercisers and sedentary women« in: *British Journal of Clinical Psychology,* 1995; 34:447–460.

33 Steege, J. F., Blumenthal, J. A.: »The effects of aerobic exercise on premenstrual symptoms in middle-aged women. A preliminary study« in: *Journal of Psychosomatic Research,* 1993; 37:127–133.

34 Gannon, L.: »The potential role of exercise in the alleviation of menstrual disorders and menopausal symptoms: a theoretical synthesis of recent research« in: *Women and Health,* 1988; 14:105.

35 Kliejnen, J., Ter Riet, G., Knipschild, P.: »Vitamin B_6 in the treatment of premenstrual syndrome – a review« in: *British Journal of Obstetrics and Gynaecology,* 1990; 97:847–852.

36 Barr, W.: »Pyridoxine supplements in the premenstrual syndrome« in: *Practitioner,* 1984; 228:425–427.

37 Doll, H., Brown, S., Thurston, A., Vessey, M.: »Pyridoxine (vitamin B6) and the premenstrual syndrome: a randomized cross-over trial« in: *Journal of the Royal College of General Practitioners,* 1989; 39:364–368.

38 Berman, M. K., Taylor, M. L., Freeman, E.: »Vitamin B_6 in premenstrual syndrome« in: *Journal of the American Dietetic Association,* 1990; 90:859–861.

39 Zempleni, J.: »Pharmacokinetics of vitamin B_6 supplements in humans« in: *Journal of the American College of Nutrition,* 1995; 14:579–586.

40 Majumdar, P., Boylan, M.: »Alteration of tissue magnesium levels in rats by dietary vitamin B_6 supplementation« in: *International Journal for Vitamin and Nutrition Research,* 1989; 59:300–303.

41 Posaci, C., Erten, O., Uren, A., Acar, B.: »Plasma copper, zinc, and magnesium levels in patients with premenstrual tension syndrome« in: *Acta Obstetricia et Gynecologica Scandinavica,* 1994; 73:452–455.

42 Piesse, J. W.: »Nutritional factors in the premenstrual syndrome« in: *International Clinical Nutrition Review,* 1984; 4:54–81.

43 Facchinetti, F., Borella, P., Sances, G., et al.: »Oral magnesium successfully relieves premenstrual mood changes« in: *Obstetrics & Gynecology,* 1991; 78:177–181.

44 Rosenstein, D. L., Elin, R. J., Hosseini, J. M., et al.: »Magnesium measures across the menstrual cycle in premenstrual syndrome« in: *Biological Psychiatry,* 1994; 35:557–561.

45 London, R. S., Bradley, R., Chiamori, N. Y.: »Effect of a nutritional supplement on premenstrual symptomatology in women with premenstrual syndrome: a double-blind longitudinal study« in: *Journal of the American College of Nutrition,* 1991; 10:494–499.

46 Stewart, A.: »Clinical and biochemical effects of nutritional supplementation on the premenstrual syndrome« in: *The Journal of Reproductive Medicine,* 1987; 32:435–441.

47 Lindberg, J. S., Zobitz, M. M., Poindexter, J. R., Pak, C. Y.: »Magnesium bioavailability from magnesium citrate and magnesium oxide« in: *Journal of the American College of Nutrition,* 1990; 9:48–55.

48 Bohmer, T., Roseth, A., Holm, H., et al.: »Bioavailability of oral magnesium supplementation in female students evaluated from elimination of magnesium in 24-hour urine« in: *Magnesium and Trace Elements,* 1990; 9:272–278.

49 Thys-Jacobs, S., Starkey, P., Bernstein, D., Tian, J.: »Calcium carbonate and the premenstrual syndrome: effects on premenstrual and menstrual symptoms. Premenstrual Syndrome Study Group« in: *American Journal of Obstetrics & Gynecology,* August 1998; 179(2):444–452.

50 Penland, J. G., Johnson, P. E.: »Dietary calcium and manganese effects on menstrual cycle symptoms« in: *American Journal of Obstetrics & Gynecology,* 1993; 168:1417–1423.

51 Thys-Jacobs, S., Ceccarelli, S., Bierman, A.: »Calcium supplementation in premenstrual syndrome: a randomized crossover trial« in: *Journal of General Internal Medicine,* 1989; 4:183–189.

52 Chuong, C. J., Dawson, E. B.: »Zinc and copper levels in premenstrual syndrome« in: *Fertility and Sterility,* 1994; 62:313–320.

53 Judd, A. M., Macleod, R. M., Login, I. S.: »Zinc acutely, selectively and reversibly inhibits pituitary prolactin secretion« in: *Brain Research,* 1984; 294:190–192.

54 London, R. S., Sundaram, G., Manimekalai, S., et al.: »The effect of alpha-tocopherol on premenstrual symptomatology: a double-blind study. II. Endocrine correlates« in: *Journal of the American College of Nutrition,* 1984; 3:351–356.

55 Horrobin, D. F., Manku, M., Brush, M., et al.: »Abnormalities in plasma essential fatty acid levels in women with premenstrual syndrome and with non-malignant breast disease« in: *Journal of Nutritional and Environmental Medicine,* 1991; 2:259–264.

56 Budeiri, D., Li Wan Po, A., Dornan, J. C.: »Is evening primrose oil of value in the treatment of premenstrual syndrome?« in: *Controlled Clinical Trials,* 1996; 17:60–68.

57 Khoo, S. K., Munro, C., Battistutta, D.: »Evening primrose oil and treatment of premenstrual syndrome« in: *The Medical Journal of Australia,* 1990; 153:189–192.
58 Steinberg, S., Annable, L., Young, S. N., Liyanage, N.: »A placebo-controlled study of the effects of L-tryptophan in patients with premenstrual dysphoria« in: *Advances in Experimental Medicine and Biology,* 1999; 467:85–88.
59 Steinberg, S., Annable, L., Young, S. N., Bélanger, M. C.: »Tryptophan in the treatment of late luteal phase dysphoric disorder: a pilot study« in: *Journal of Psychiatry & Neuroscience,* März 1994; 19(2):114–119.
60 Dittmar, F. W.: [»Premenstrual syndrome: treatment with a phytopharmaceutical«] in: *Therapiewoche Gynäkologie,* 1992; 5:60–68.
61 Peteres-Welte, C., Albrecht, M.: [»Menstrual abnormalities and PMS. *Vitex agnus-castus*«] in: *Therapiewoche Gynäkologie,* 1994; 7:49–52.
62 Schellenberg, R.: »Treatment for the premenstrual syndrome with agnus castus fruit extract: prospective, randomized, placebo controlled study« in: *BMJ,* 2001; 322:134–137.
63 Atmaca, M., Kumru, S., Tezcan, C.: »Fluoxetine versus *Vitex agnus castus* extract in the treatment of premenstrual dysphoric syndrome« in: *Human Psychopharmacology,* 2003; 3:191–5.
64 He, Z., Chen, R., Zhou, Y., et al.: »Treatment for premenstrual syndrome with *Vitex agnus castus:* a prospective, randomized, multi-center placebo controlled study in China« in: *Maturitas,* 2009; 63:99–103.
65 Van Die, M., Bone, K., Burger, H., et al.: »Effects of a combination of *Hypericum perforatum* and *Vitex agnus-castus* on PMS-like symptoms in late-perimenopausal women: findings from a subpopulation analysis« in: *The Journal of Alternative and Complementary Medicine,* 2009; 15(9):1045–1048.
66 Tamborini, A., Taurelle, R.: [»Value of standardized *Ginkgo biloba* extract in the management of congestive symptoms of premenstrual syndrome«] in: *Revue Française de Gynécologie et d'Obstetrique,* 1993; 88:447–457.
67 Ozgoli, G., Selselei, E., Mojab, F., Majd, H.: »A randomized, placebo-controlled trial of *Ginkgo biloba* L. in treatment of premenstrual syndrome« in: *The Journal of Alternative and Complementary Medicine,* August 2009; 15(8):845–851.
68 Canning, S., Waterman, M., Orsi, N., et al.: »The efficacy of *Hypericum perforatum* (St John's wort) for the treatment of premenstrual syndrome« in: *CNS Drugs,* 2010; 24(3):207–225.
69 Stevinson, C., Ernst, E.: »A pilot study of *Hypericum perforatum* for the treatment of premenstrual syndrome« in: *British Journal of Obstetrics and Gynaecology,* 2000; 107:870–876.
70 Agha-Hosseini, M., Kashani, L., Aleyaseen, A., et al.: »*Crocus sativus* L. (saffron) in the treatment of premenstrual syndrome: a double-blind, randomised and placebo-controlled tria« in: *British Journal of Obstetrics and Gynaecology,* 2008; 115:515–519.

Prostatakrebs (Prävention)

1 Ilic, D., O'Connor, D., Green, S., Wilt, T. J.: »Screening for prostate cancer: an updated Cochrane systematic review« in: *BJU International,* März 2011; 107(6):882–891.
2 Chou, R., Croswell, J. M., Dana, T., et al.: »Screening for prostate cancer: a review of the evidence for the U.S. Preventive Services Task Force« in: *Annals of Internal Medicine,* 4. November 2011 [E-Publikation vor Drucklegung].
3 Hawk, E., Breslow, R. A., Graubard, B. I.: »Male pattern baldness and clinical prostate cancer in the epidemiologic follow-up of the first National Health and Nutrition Examination Survey« in: *Cancer Epidemiology, Biomarkers & Prevention,* 2000; 9:523–527.
4 Fair, W. R., Fleshner, N. E., Heston, W.: »Cancer of the prostate: a nutritional disease?« in: *Urology,* 1997; 50:840–848.
5 Hori, S., Butler, E., McLoughlin, J.: »Prostate cancer and diet: food for thought?« in: *BJU International,* Mai 2011; 107(9):1348–1359.
6 Venkateswaran, V., Klotz, L. H.: »Diet and prostate cancer: mechanisms of action and

implications for chemoprevention« in: *Nature Reviews Urology,* August 2010; 7(8):442–453.

7 John, E. M., Stern, M. C., Sinha, R., Koo, J.: »Meat consumption, cooking practices, meat mutagens, and risk of prostate cancer« in: *Nutrition and Cancer,* Mai 2011; 63(4):525–537.

8 Raimondi, S., Mabrouk, J. B., Shatenstein, B., et al.: »Diet and prostate cancer risk with specific focus on dairy products and dietary calcium: a case-control study« in: *Prostate,* 1. Juli 2010; 70(10):1054–1065.

9 Newmark, H. L., Heaney, R. P.: »Dairy products and prostate cancer risk« in: *Nutrition and Cancer,* 2010; 62(3):297–299.

10 Hardin, J., Cheng, I., Witte, J. S.: »Impact of consumption of vegetable, fruit, grain, and high glycemic index foods on aggressive prostate cancer risk« in: *Nutrition and Cancer,* 2011; 63(6):860–872.

11 Itsiopoulos, C., Hodge, A., Kaimakamis, M.: »Can the Mediterranean diet prevent prostate cancer?« in: *Molecular Nutrition & Food Research,* Februar 2009; 53(2):227–239.

12 Yan, L., Spitznagel, E. L.: »Soy consumption and prostate cancer risk in men: a revisit of a meta-analysis« in: *The American Journal of Clinical Nutrition,* April 2009; 89(4):1155–1163.

13 Moyad, M. A.: »Soy, disease prevention, and prostate cancer« in: *Seminars in Urologic Oncology,* 1999; 17:97–102.

14 Jacobsen, B. K., Knutsen, S. F., Fraser, G. E.: »Does high soy milk intake reduce prostate cancer incidence?« The Adventist Health Study (United States) in: *Cancer Causes and Control,* 1998; 9:553–557.

15 Travis, R. C., Spencer, E. A., Allen, N. E., et al.: »Plasma phyto-oestrogens and prostate cancer in the European Prospective Investigation into Cancer and Nutrition« in: *British Journal of Cancer,* 2. Juni 2009; 100(11):1817–1823.

16 Norrish, A. E., Skeaff, C. M., Arribas, G. L., et al.: »Prostate cancer risk and consumption of fish oils: a dietary biomarker-based case-control study« in: *British Journal of Cancer,* 1999; 81:1238–1242.

17 Williams, C. D., Whitley, B. M., Hoyo, C., et al.: »A high ratio of dietary n-6/n-3 polyunsaturated fatty acids is associated with increased risk of prostate cancer« in: *Nutrition Research,* Januar 2011; 31(1):1–8.

18 Newcomer, L. M., King, I. B., Wicklund, K. G., Stanford, J. L.: »The association of fatty acids with prostate cancer risk« in: *Prostate,* 2001; 47:262–268.

19 Gann, P. H., Hennekens, C. H., Sacks, F. M., et al.: »Prospective study of plasma fatty acids and risk of prostate cance« in: *Journal of the National Cancer Institute,* 1994; 86:281–286.

20 Giovannucci, E., Rimm, E. B., Colditz, G. A., et al.: »A prospective study of dietary fat and risk of prostate cancer« in: *Journal of the National Cancer Institute,* 1993; 85:1571–1579.

21 Simon, J. A., Chen, Y. H., Bent, S.: »The relation of alpha-linolenic acid to the risk of prostate cancer: a systematic review and meta-analysis« in: *The American Journal of Clinical Nutrition,* Mai 2009; 89(5):1558S–1564S.

22 Hayes, R. B., Ziegler, R. G., Gridley, G., et al.: »Dietary factors and risks for prostate cancer among blacks and whites in the United States« in: *Cancer Epidemiology, Biomarkers & Prevention,* 1999; 8:25–34.

23 Demark-Wahnefried, W., Price, D. T., Polascik, T. J., et al.: »Pilot study of dietary fat restriction and flaxseed supplementation in men with prostate cancer before surgery: exploring the effects on hormonal levels, prostate-specific antigen, and histopathologic features« in: *Urology,* 2001; 58:47–52.

24 Heinonen, O. P., Albanes, D., Virtamo, J., et al.: »Prostate cancer and supplementation with alpha-tocopherol and ß-carotene: incidence and mortality in a controlled trial« in: *Journal of the National Cancer Institute,* 1998; 90:440–446.

25 Helzlsouer, K. J., Huang, H. Y., Alberg, A. J., et al.: »Association between alpha-tocopherol, gamma-tocopherol, selenium, and subsequent prostate cancer« in: *Journal of the National Cancer Institute,* 2000; 92:2018–2023.

26 Clark, L. C., Combs, G. F. Jr., Turnbull, B. W., et al.: »Effects of selenium supplementation for

cancer prevention in patients with carcinoma of the skin. A randomized controlled trial. Nutritional Prevention of Cancer Study Group« in: *JAMA, The Journal of the American Medical Association,* 25. Dezember 1996; 276(24):1957–1963.

27 Lippman, S. M., Klein, E. A., Goodman, P. J., et al.: »Effect of selenium and vitamin E on risk of prostate cancer and other cancers: the Selenium and Vitamin E Cancer Prevention Trial (SELECT)« in: *JAMA, The Journal of the American Medical Association,* 7. Januar 2009; 301(1):39–51.

28 Duffield-Lillico, A. J., Dalkin, B. L., Reid, M. E., et al.: »Selenium supplementation, baseline plasma selenium status and incidence of prostate cancer: an analysis of the complete treatment period of the Nutritional Prevention of Cancer Trial« in: *BJU International,* 2003; 91(7):608–612.

29 Gann, P. H., Ma, J., Giovannucci, E., et al.: »Lower prostate cancer risk in men with elevated plasma lycopene levels: results of a prospective analysis« in: *Cancer Research,* 1999; 59:1225–1230.

30 Kucuk, O., Sarkar, F. H., Sakr, W., et al.: »Phase II randomized clinical trial of lycopene supplementation before radical prostatectomy« in: *Cancer Epidemiology, Biomarkers & Prevention,* 2001; 10:861–868.

31 Weisburger, J. H.: »Lycopene and tomato products in health promotion« in: *Advances in Experimental Medicine and Biology,* 2002; 227:924–927.

32 Pastori, M., Pfander, H., Boscoboinik, D., Azzi, A.: »Lycopene in association with alpha-tocopherol inhibits at physiological concentrations proliferation of prostate carcinoma cells« in: *Biochemical and Biophysical Research Communications,* 1998; 250:582–585.

33 Gilbert, R., Metcalfe, C., Fraser, W. D., et al.: »Associations of circulating 25-hydroxyvitamin D with prostate cancer diagnosis, stage and grade« in: *International Journal of Cancer,* 27. Oktober 2011. DOI: 10.1002/ijc.27327. [E-Publikation vor Drucklegung.]

34 Seeram, N. P., Adams, L. S., Zhang, Y., et al.: »Blackberry, black raspberry, blueberry, cranberry, red raspberry, and strawberry extracts inhibit growth and stimulate apoptosis of human cancer cells in vitro« in: *Journal of Agricultural and Food Chemistry,* 13. Dezember 2006; 54(25):9329–9339.

35 Kampa, M., Theodoropoulou, K., Mavromati, F., et al.: »Novel oligomeric proanthocyanidin derivatives interact with membrane androgen sites and induce regression of hormone-independent prostate cancer« in: *Journal of Pharmacology and Experimental Therapeutics,* April 2011; 337(1):24–32.

36 Shang, X. J., Yao, G., Ge, J. P., et al.: »Procyanidin induces apoptosis and necrosis of prostate cancer cell line PC-3 in a mitochondrion-dependent manner« in: *Journal of Andrology,* März/April 2009; 30(2):122–126.

37 Adhami, V. M., Khan, N., Mukhtar, H.: »Cancer chemoprevention by pomegranate: laboratory and clinical evidence« in: *Nutrition and Cancer,* 2009; 61(6):811–815.

38 Brasky, T. M., Kristal, A. R., Navarro, S. L., et al.: »Specialty supplements and prostate cancer risk in the VITamins and Lifestyle (VITAL) cohort« in: *Prostate,* 1. November 2008; 68(15):1647–1654.

39 Rossi, M., Bosetti, C., Negri, E., et al.: »Flavonoids, proanthocyanidins, and cancer risk: a network of case-control studies from Italy« in: *Nutrition and Cancer,* 2010; 62(7):871–877.

40 Khan, N., Adhami, V. M., Mukhtar, H.: »Review: green tea polyphenols in chemoprevention of prostate cancer: preclinical and clinical studies« in: *Nutrition and Cancer,* 2009; 61(6):836–841.

41 Wang, P., Aronson, W. J., Huang, M., et al.: »Green tea polyphenols and metabolites in prostatectomy tissue: implications for cancer prevention« in: *Cancer Prevention Research,* August 2010; 3(8):985–993.

42 McLarty, J., Bigelow, R. L., Smith, M., et al.: »Tea polyphenols decrease serum levels of prostate-specific antigen, hepatocyte growth factor, and vascular endothelial growth factor

in prostate cancer patients and inhibit production of hepatocyte growth factor and vascular endothelial growth factor in vitro« in: *Cancer Prevention Research,* Juli 2009; 2(7):673–782.

43 Bettuzzi, S., Brausi, M., Rizzi, F., et al.: »Chemoprevention of human prostate cancer by oral administration of green tea catechins in volunteers with high-grade prostate intraepithelial neoplasia: a preliminary report from a one-year proof-of-principle study« in: *Cancer Research,* 15. Januar 2006; 66(2):1234–1240.

44 Papaioannou, M., Schleich, S., Roell, D., et al.: »NBBS isolated from *Pygeum africanum* bark exhibits androgen antagonistic activity, inhibits AR nuclear translocation and prostate cancer cell growth« in: *Investigational New Drugs,* Dezember 2010; 28(6):729–743.

45 Quiles, M. T., Arbós, M. A., Fraga, A., et al.: »Antiproliferative and apoptotic effects of the herbal agent *Pygeum africanum* on cultured prostate stromal cells from patients with benign prostatic hyperplasia (BPH)« in: *Prostate,* 1. Juli 2010; 70(10):1044–1053.

Prostatavergrößerung (BPH)

1 Bushman, W.: »Etiology, epidemiology, and natural history of benign prostatic hyperplasia« in: *Urologic Clinics of North America,* November 2009; 36(4):403–415.

2 Pearson, J. D., Lei, H. H., Beaty, T. H., et al.: »Familial aggregation of bothersome benign prostatic hyperplasia symptoms« in: *Urology,* 2003; 61:781–785.

3 Habuchi, T., Liqing, Z., Suzuki, T., et al.: »Increased risk of prostate cancer and benign prostatic hyperplasia associated with a CYP17 gene polymorphism with a gene dosage effect« in: *Cancer Research,* 2000; 60:5710–5713.

4 Horton, R.: »Benign prostatic hyperplasia. A disorder of androgen metabolism in the male« in: *Journal of the American Geriatrics Society,* 1984; 32:380–385.

5 Dull, P., Reagan, R. W. Jr., Bahnson, R. R.: »Managing benign prostatic hyperplasia« in: *American Family Physician,* 2002; 66:77–84.

6 Platz, E. A., Kawachi, I., Rimm, E. B., et al.: »Physical activity and benign prostatic hyperplasia« in: *Archives of Internal Medicine,* 23. November 1998; 158:2349–2356.

7 Suzuki, S., Platz, E. A., Kawachi, I., et al.: »Intakes of energy and macronutrients and the risk of benign prostatic hyperplasia« in: *The American Journal of Clinical Nutrition,* 2002; 75:689–697.

8 Zhang, S. X., Yu, B., Guo, S. L., et al.: [»Comparison of incidence of BPH and related factors between urban and rural inhabitants in district of Wannan«] in: *Zhonghua Nan Ke Xue,* 2003; 9:45–47.

9 Lagiou, P., Wuu, J., Trichopoulou, A., et al.: »Diet and benign prostatic hyperplasia: a study in Greece« in: *Urology,* 1999; 54:284–290.

10 Ambrosini, G. L., de Klerk, N. H., Mackerras, D., et al.: »Dietary patterns and surgically treated benign prostatic hyperplasia: a case control study in Western Australia« in: *BJU International,* April 2008; 101(7):853–860.

11 Gass, R.: »Benign prostatic hyperplasia: the opposite effects of alcohol and coffee intake« in: *BJU International,* 2002; 90:649–654.

12 Bush, I. M., Berman, E., Nourkayhan, S., et al.: »Zinc and the prostate«, presented at the annual meeting of the American Medical Association, Chicago, 1974.

13 Fahim, M., Fahim, Z., Der, R., et al.: »Zinc treatment for the reduction of hyperplasia of the prostate« in: *Federation Proceedings,* 1976; 35:361.

14 Leake, A., Chrisholm, G. D., Busuttil, A., et al.: »Subcellular distribution of zinc in the benign and malignant human prostate: evidence for a direct zinc androgen interaction« in: *Acta Endocrinologica,* 1984; 105:281–288.

15 Zaichick, V. Y., Sviridova, T. V., Zaichick, S. V.: »Zinc concentration in human prostatic fluid: normal, chronic prostatitis, adenoma and cancer« in: *International Urology and Nephrology,* 1996; 28:687–694.

16 Leake, A., Chisholm, G. D., Habib, F. K.: »The effect of zinc on the 5-alpha-reduction of testosterone by the hyperplastic human prostate

gland« in: *Journal of Steroid Biochemistry,* 1984; 20:651–655.

17 Wallace, A. M., Grant, J. K.: »Effect of zinc on androgen metabolism in the human hyperplastic prostate« in: *Biochemical Society Transactions,* 1975; 3:540–542.

18 Judd, A. M., Macleod, R. M., Login, I. S.: »Zinc acutely, selectively and reversibly inhibits pituitary prolactin secretion« in: *Brain Research,* 1984; 294:190–192.

19 Login, I. S., Thorner, M. O., MacLeod, R. M.: »Zinc may have a physiological role in regulating pituitary prolactin secretion« in: *Neuroendocrinology,* 1983; 37:317–320.

20 Farnsworth, W. E., Slaunwhite, W. R., Sharma, M., et al.: »Interaction of prolactin and testosterone in the human prostate« in: *Urological Research,* 1981; 9:79–88.

21 Farrar, D. J., Pryor, J. S.: »The effect of bromocriptine in patients with benign prostatic hyperplasia« in: *British Journal of Urology,* 1976; 48:73–75.

22 DeRosa, G., Corsello, S. M., Ruffilli, M. P., et al.: »Prolactin secretion after beer« in: *The Lancet,* 1981; 2:934.

23 Corenblum, B., Whitaker, M.: »Inhibition of stress-induced hyperprolactinaemia« in: *British Medical Journal,* 1977; 2:1328.

24 Chyou, P. H., Nomura, A. M., Stemmermann, G. N., et al.: »A prospective study of alcohol, diet, and other lifestyle factors in relation to obstructive uropathy« in: *Prostate,* 1993; 22:253–264.

25 Chyou, P. H., Nomura, A. M., Stemmermann, G. N., et al.: »A prospective study of alcohol, diet, and other lifestyle factors in relation to obstructive uropathy« in: *Prostate,* 1993; 22:253–264.

26 Damrau, F.: »Benign prostatic hypertrophy: amino acid therapy for symptomatic relief« in: *Journal of the American Geriatrics Society,* 1962; 10:426–430.

27 Feinblatt, H. M., Gant, J. C.: »Palliative treatment of benign prostatic hypertrophy; value of glycine-alanine-glutamic acid combination« in: *The Journal of the Maine Medical Association,* 1958; 49:99–101.

28 Tilvis, R. S., Miettinen, T. A.: »Serum plant sterols and their relation to cholesterol absorption« in: *The American Journal of Clinical Nutrition,* 1986; 43:92–97.

29 Berges, R. R., Windeler, J., Tramisch, H. J., et al.: »Randomised, placebo-controlled, double-blind clinical trial of beta-sitosterol in patients with benign prostatic hyperplasia. Beta-sitosterol Study Group« in: *The Lancet,* 1995; 345:1529–1532.

30 Buck, A. C.: »Phytotherapy for the prostate« in: *British Journal of Urology,* 1996; 78:325–336.

31 Wilt, T. J., Ishani, A., Stark, G., et al.: »Saw palmetto extracts for treatment of benign prostatic hyperplasia: a systematic review« in: *JAMA, The Journal of the American Medical Association,* 1998; 280:1604–1609.

32 Wilt, T., Ishani, A., MacDonald, R.: »*Serenoa repens* for benign prostatic hyperplasia«. Cochrane Database of Systematic Reviews, 2002; 3:CD001423.

33 Wilt, T., Ishani, A., Stark, G., et al.: »*Serenoa repens* for benign prostatic hyperplasia«. Cochrane Database of Systematic Reviews, 2000; 2:CD001423.

34 Gordon, A. E., Shaughnessy, A. F.: »Saw palmetto for prostate disorders« in: *American Family Physician,* 2003; 67:1281–1283.

35 Bent, S., Kane, C., Shinohara, K., et al.: »Saw palmetto for benign prostatic hyperplasia« in: *The New England Journal of Medicine,* 2006; 354(6):557–566.

36 Yasumoto, R., Kawanishi, H., Tsujino, et al.: »Clinical evaluation of long-term treatment using cernitin pollen extract in patients with benign prostatic hyperplasia« in: *Clinical Therapeutics,* 1995; 17:82–86.

37 Buck, A. C., Cox, R., Rees, R. W., et al.: »Treatment of outflow tract obstruction due to benign prostatic hyperplasia with the pollen extract, cernilton. A double-blind, placebo-controlled study« in: *British Journal of Urology,* 1990; 66:398–404.

38 Dutkiewicz, S.: »Usefulness of cernilton in the treatment of benign prostatic hyperplasia« in: *International Urology and Nephrology,* 1996; 28:49–53.
39 Habib, F. K., Ross, M., Lawenstein, A.: »Identification of a prostate inhibitory substance in a pollen extract« in: *Prostate,* 1995; 26:133–139.
40 MacDonald, R., Ishani, A., Rutks, I., et al.: »A systematic review of cernilton for the treatment of benign prostatic hyperplasia« in: *BJU International,* 2000; 85:836–841.
41 Edgar, A. D., Levin, R., Constantinou, C. E., Denis, L.: »A critical review of the pharmacology of the plant extract of *Pygeum africanum* in the treatment of LUTS« in: *Neurourology and Urodynamics,* 2007; 26(4):458–463.
42 Duvia, R., Radice, G. P., Galdini, R.: »Advances in the phytotherapy of prostatic hypertrophy« in: *Mediz Praxis,* 1983; 4:143–148.
43 Belaiche, P., Lievoux, O.: »Clinical studies on the palliative treatment of prostatic adenoma with extract of *Urtica* root« in: *Phytotherapy Research,* 1991; 5:267–269.
44 Romics, I.: »Observations with Bazoton in the management of prostatic hyperplasia« in: *International Urology and Nephrology,* 1987; 19:293–297.
45 Sokeland, J.: »Combined sabal and urtica extract compared with finasteride in men with benign prostatic hyperplasia: analysis of prostate volume and therapeutic outcome« in: *BJU International,* 2000; 86:439–442.
46 Wagner, H., Willer, F., Samtleben, R., et al.: »Search for the antiprostatic principle of stinging nettle (*Urtica dioica*) roots« in: *Phytomedicine,* 1994; 1:213–224.
47 Schottner, M., Gansser, D., Spiteller, G.: »Lignans from the roots of *Urtica dioica* and their metabolites bind to human sex hormone binding globulin (SHBG)« in: *Planta Medica,* 1997; 63:529–532.

Reizdarmsyndrom

1 Simren, M., Mansson, A., Langkilde, A. M., et al.: »Food-related gastrointestinal symptoms in the irritable bowel syndrome« in: *Digestion,* 2001; 63:108–115.
2 Eswaran, S., Tack, J., Chey, W. D.: »Food: the forgotten factor in the irritable bowel syndrome« in: *Gastroenterology Clinics of North America,* März 2011; 40(1):141–162.
3 Cann, P. A., Read, N. W., Holdsworth, C. D.: »What is the benefit of coarse wheat bran in patients with irritable bowel syndrome?« in: *Gut,* 1984; 25:168–173.
4 Fielding, J. F., Kehoe, M.: »Different dietary fibre formulations and the irritable bowel syndrome« in: *Irish Journal of Medical Sciences,* 1984; 153:178–180.
5 Chouinard, L. E.: »The role of psyllium fibre supplementation in treating irritable bowel syndrome« in: *Canadian Journal of Dietetic Practice and Research,* Frühjahr 2011; 72(1):e107–e114.
6 Slavin, J. L., Greenberg, N. A.: »Partially hydrolyzed guar gum: clinical nutrition uses« in: *Nutrition,* 2003; 19:549–552.
7 Hollander, E.: »Mucous colitis due to food allergy« in: *The American Journal of the Medical Sciences,* 1927; 174:495–500.
8 Gay, L.: »Mucous colitis, complicated by colonic polyposis, relieved by allergic management« in: *American Journal of Digestive Diseases,* 1937; 3:326–329.
9 Jones, V. A., McLaughlan, P., Shorthouse, M., et al.: »Food intolerance: a major factor in the pathogenesis of irritable bowel syndrome« in: *The Lancet,* 1982; 2:1115–1117.
10 Petitpierre, M., Gumowski, P., Girard, J. P.: »Irritable bowel syndrome and hypersensitivity to food« in: *Annals of Allergy, Asthma & Immunology,* 1985; 54:538–540.
11 Nanda, R., James, R., Smith, H., et al.: »Food intolerance and the irritable bowel syndrome« in: *Gut,* 1989; 30:1099–1104.
12 Gertner, D., Powell-Tuck, J.: »Irritable bowel syndrome and food intolerance« in: *Practitioner,* Juli 1994; 238(1540):499–504.
13 Drisko, J., Bischoff, B., Hall, M., McCallum, R.: »Treating irritable bowel syndrome with a food elimination diet followed by food challenge and

probiotics« in: *Journal of the American College of Nutrition,* Dezember 2006; 25(6):514–522.

14 Russo, A., Fraser, R., Horowitz, M.: »The effect of acute hyperglycemia on small intestinal motility in normal subjects« in: *Diabetologia,* 1996; 39:984–989.

15 Shepherd, S. J., Gibson, P. R.: »Fructose malabsorption and symptoms of irritable bowel syndrome: guidelines for effective dietary management« in: *Journal of the American Dietetic Association,* 2006; 106:1631–1639.

16 Shepherd, S. J., Parker, F. C., Muir, J. G., et al.: »Dietary triggers of abdominal symptoms in patients with irritable bowel syndrome: randomised, placebo-controlled evidence« in: *Clinical Gastroenterology and Hepatology,* 2008; 6:765–771.

17 Brenner, D. M., Moeller, M. J., Chey, W. D., Schoenfeld, P. S.: »The utility of probiotics in the treatment of irritable bowel syndrome: a systematic review« in: *The American Journal of Gastroenterology,* April 2009; 104(4):1033–1049.

18 O'Mahony, L., McCarthy, J., Kelly, P., et al.: »*Lactobacillus* and *bifidobacterium* in irritable bowel syndrome: symptom responses and relationship to cytokine profiles« in: *Gastroenterology,* März 2005; 128(3):541–551.

19 Whorwell, P. J., Altringer, L., Morel, J., et al.: »Efficacy of an encapsulated probiotic *Bifidobacterium infantis* 35624 in women with irritable bowel syndrome« in: *The American Journal of Gastroenterology,* Juli 2006; 101(7):1581–1590.

20 Gawron´ska, A., Dziechciarz, P., Horvath, A., Szajewska, H.: »A randomized double-blind placebo-controlled trial of *Lactobacillus* GG for abdominal pain disorders in children« in: *Alimentary Pharmacology & Therapeutics,* 15. Januar 2007; 25(2):177–184.

21 Niedzielin, K., Kordecki, H., Birkenfeld, B.: »A controlled, double-blind, randomized study on the efficacy of *Lactobacillus plantarum* 299V in patients with irritable bowel syndrome« in: *European Journal of Gastroenterology & Hepatology,* 2001; 13:1143–1147.

22 Kajander, K., Hatakka, K., Poussa, T., et al.: »A probiotic mixture alleviates symptoms in irritable bowel syndrome patients: a controlled 6-month intervention« in: *Alimentary Pharmacology & Therapeutics,* 2005; 22(5):387–394.

23 Kim, H. J., Vazquez Roque, M. I., Camilleri, M., et al.: »A randomized controlled trial of a probiotic combination VSL# 3 and placebo in irritable bowel syndrome with bloating« in: *Neurogastroenterology & Motility,* 2005; 17(5):687–696.

24 Kajander, K., Krogius-Kurikka, L., Rinttilä, T., et al.: »Effects of multispecies probiotic supplementation on intestinal microbiota in irritable bowel syndrome« in: *Alimentary Pharmacology & Therapeutics,* 2007; 26(3):463–473.

25 Kajander, K., Myllyluoma, E., Rajilić-Stojanović, M., et al.: »Clinical trial: multispecies probiotic supplementation alleviates the symptoms of irritable bowel syndrome and stabilizes intestinal microbiota« in: *Alimentary Pharmacology & Therapeutics,* 1. Januar 2008; 27(1):48–45.

26 Leicester, R. J., Hunt, R. H.: »Peppermint oil to reduce colonic spasm during endoscopy« in: *The Lancet,* 1982; 2:989.

27 Somerville, K. W., Richmond, C. R., Bell, G. D.: »Delayed release peppermint oil capsules (Colpermin) for the spastic colon syndrome: a pharmacokinetic study« in: *British Journal of Clinical Pharmacology,* 1984; 18:638–640.

28 Rees, W. D., Evans, B. K., Rhodes, J.: »Treating irritable bowel syndrome with peppermint oil« in: *British Medical Journal,* 1979; 2:835–836.

29 Pittler, M. H., Ernst, E.: »Peppermint oil for irritable bowel syndrome: a critical review and metaanalysis« in: *The American Journal of Gastroenterology,* 1998; 93:1131–1135.

30 Liu, J. H., Chen, G. H., Yeh, H. Z., et al.: »Enteric-coated peppermint oil capsules in the treatment of irritable bowel syndrome: a prospective, randomized trial« in: *Journal of Gastroenterology,* 1997; 32:765–768.

31 Stiles, J. C., Sparks, W., Ronzio, R. A.: »The inhibition of *Candida albicans* by oregano« in: *Journal of Applied Nutrition,* 1995; 47:96–102.

32 Kline, R. M., Kline, J. J., Di Palma, J., et al.: »Enteric-coated, pH-dependent peppermint oil capsules for the treatment of irritable bowel syndrome in children« in: *Journal of Pediatrics,* 2001; 138:125–128.

33 Goldsmith, G., Levin, J. S.: »Effect of sleep quality on symptoms of irritable bowel syndrome« in: *Digestive Diseases and Sciences,* 1993; 38:1809–1814.

34 Narducci, F., Snape, W. J. Jr., Battle, W. M., et al.: »Increased colonic motility during exposure to a stressful situation« in: *Digestive Diseases and Sciences,* 1985; 30:40–44.

35 Blanchard, E. B., Greene, B., Scharff, L., et al.: »Relaxation training as a treatment for irritable bowel syndrome« in: *Biofeedback & Self Regulation,* 1993; 18:125–132.

36 Goldsmith, G., Patterson, M.: »Irritable bowel syndrome: treatment update« in: *American Family Physician,* 1985; 31:191–195.

37 Schwarz, S. P., Taylor, A. E., Scharff, L., et al.: »Behaviorally treated irritable bowel syndrome patients: a four-year follow-up« in: *Behaviour Research and Therapy,* 1990; 28:331–335.

38 Shaw, G., Srivastava, E. D., Sadlier, M., et al.: »Stress management for irritable bowel syndrome: a controlled trial« in: *Digestion,* 1991; 50:36–42.

Rheumatoide Arthritis

1 Aletaha, D., Neogi, T., Silman, A. J.: »Rheumatoid arthritis classification criteria: an American College of Rheumatology/European League Against Rheumatism collaborative initiative« in: *Annals of the Rheumatic Diseases,* September 2010; 69(9):1580–1588.

2 Meda, F., Folci, M., Baccarelli, A., Selmi, C.: »The epigenetics of autoimmunity« in: *Cellular & Molecular Immunology,* Mai 2011; 8(3):226–236.

3 van de Merwe, J. P., Stegeman, J. H., Hazenberg, M. P.: »The resident faecal flora is determined by genetic characteristics of the host. Implications for Crohn's disease?« in: *Antonie van Leeuwenhoek,* 1993; 49:119–124.

4 Kobayashi, S., Momohara, S., Kamatani, N., Okamoto, H.: »Molecular aspects of rheumatoid arthritis: role of environmental factors« in: *FEBS Journal,* September 2008; 275(18):4456–4462.

5 Stolt, P., Bengtsson, C., Nordmark, B., et al.: »Quantification of the influence of cigarette smoking on rheumatoid arthritis: results from a population based case-control study, using incident cases« in: *Annals of the Rheumatic Diseases,* 2003; 62(9):835–841.

6 Symmons, D. P.: »Environmental factors and the outcome of rheumatoid arthritis« in: *Best Practice & Research: Clinical Rheumatology,* 2003; 17:717–727.

7 Strusberg, I., Mendelberg, R. C., Serra, H. A., Strusberg, A. M.: »Influence of weather conditions on rheumatic pain« in: *The Journal of Rheumatology,* 2002; 29:335–338.

8 Ling, S., Li, Z., Borschukova, O., et al.: »The rheumatoid arthritis shared epitope increases susceptibility to oxidative stress by antagonizing an adenosine-mediated anti-oxidative pathway« in: *Arthritis Research & Therapy,* 2007; 9(1):R5.

9 Tak, P. P.: »Rheumatoid arthritis and p53: how oxidative stress might alter the course of inflammatory diseases« in: *Immunology Today,* 2000; 21:78–82.

10 Karlson, E. W., Chibnik, L. B., Tworoger, S. S., et al.: »Biomarkers of inflammation and development of rheumatoid arthritis in women from two prospective cohorts« in: *Arthritis & Rheumatism,* März 2009; 60(3):641–652.

11 van Gaalen, F., Ion-Facsinay, A., Huizinga, T. W., Toes, R. E.: »The devil in the details: the emerging role of anticitrulline autoimmunity in rheumatoid arthritis« in: *The Journal of Immunology,* 2005; 175:5575–5580.

12 Wyburn-Mason, R.: »The naeglerial causation of rheumatoid disease and many human cancers: a new concept in medicine« in: *Medical Hypotheses,* 1979; 5:1237–1249.

13 Wojtulewski, J. A., Gow, P. J., Walter, J., et al.: »Clotriamzole in rheumatoid arthritis«

in: *Annals of the Rheumatic Diseases,* 1980; 39(5):469–472.
14 Agarwal, V., Singh, R., Chauhan, S.: »Remission of rheumatoid arthritis after acute disseminated varicella-zoster infection« in: *Clinical Rheumatology,* Mai 2007; 26(5):779–780.
15 Ogrendik, M.: »Efficacy of roxithromycin in adult patients with rheumatoid arthritis who had not received disease-modifying antirheumatic drugs: a 3-month, randomized, double-blind, placebo-controlled trial« in: *Clinical Therapeutics,* August 2009; 31(8):1754–1764.
16 Stone, M., Fortin, P. R., Pacheco-Tena, C., Inman, R. D.: »Should tetracycline treatment be used more extensively for rheumatoid arthritis? Metaanalysis demonstrates clinical benefit with reduction in disease activity« in: *The Journal of Rheumatology,* Oktober 2003; 30(10):2112–2122.
17 Schipper, L. G., Fransen, J., Barrera, P., et al.: »Methotrexate therapy in rheumatoid arthritis after failure to sulphasalazine: to switch or to add?« in: *Rheumatology,* (Oxford), Oktober 2009; 48(10):1247–1253.
18 Tilley, B. C., Alarcon, G. S., Heyse, S. P., et al.: »Minocycline in rheumatoid arthritis. A 48-week, double-blind, placebo-controlled trial« in: *Annals of Internal Medicine,* 1995; 122(2):81–89.
19 Toivanen, P., Vaahtovuo, J., Eerola, E.: »Influence of major histocompatibility complex on bacterial composition of fecal flora« in: *Infection and Immunity,* April 2001; 69(4):2372–2377.
20 Sekirov, I., Russell, S. L., Caetano, L., et al.: »Gut microbiota in health and disease« in: *Physiology Reviews,* 2010; 90:859–904.
21 Hooper, L. V., Wong, M. H., Thelin, A., et al.: »Olecular analysis of commensal host-microbial relationships in the intestine« in: *Science,* 2. Februar 2001; 291(5505):881–884.
22 Vaahtovuo, J., Munukka, E., Korkeamäki, M., et al.: »Fecal microbiota in early rheumatoid arthritis« in: *The Journal of Rheumatology,* August 2008; 35(8):1500–1505.
23 Peltonen, R., Kjeldsen-Kvagh, J., Haugen, M., et al.: »Changes in faecal flora in rheumatoid arthritis during fasting and one-year vegetarian diet« in: *British Journal of Rheumatology,* Januar 1994; 33(7):638–643.
24 Peltonen, R., Nenonen, M., Helve, T., et al.: »Faecal microbial flora and disease activity in rheumatoid arthritis during a vegan diet« in: *British Journal of Rheumatology,* Januar 1997; 36(1):64–68.
25 Henrikksson, A. E., Blomquist, L., Nord, C. E., et al.: »Small intestinal bacterial overgrowth in patients with rheumatoid arthritis« in: *Annals of the Rheumatic Diseases,* Juli 1993; 52(7):503–510.
26 Martinez-Martinez, R. E., Abud-Mendoza, C., Patiño-Marin, N., et al.: »Detection of periodontal bacterial DNA in serum and synovial fluid in refractory rheumatoid arthritis patients« in: *Journal of Clinical Periodontology,* Dezember 2009; 36(12):1004–1010.
27 Mercado, F. B., Marshall, R. I., Klestov, A. C., Bartold, P. M.: »Relationship between rheumatoid arthritis and periodontitis« in: *Journal of Periodontology,* Juni 2001; 72(6):779–787.
28 Hitchon, C. A., Chandad, F., Ferucci, E. D., et al.: »Antibodies to porphyromonas gingivalis are associated with anticitrullinated protein antibodies in patients with rheumatoid arthritis and their relatives« in: *The Journal of Rheumatology,* Juni 2010; 37(6):1105–1112.
29 Chafen, J. J., Newberry, S. J., Riedl, M. A., et al.: »Diagnosing and managing common food allergies: a systematic review« in: *JAMA, The Journal of the American Medical Association,* 12. Mai 2010; 303(18):1848–1856.
30 Karatay, S., Erdem, T., Yildirim, K., et al.: »The effect of individualized diet challenges consisting of allergenic foods on TNF-α and IL-ß levels in patients with rheumatoid arthritis« in: *Rheumatology,* 2004; 43(11):1429–1433.
31 Cordian, L., Toohey, L., Smith, M. J., Hickey, M. S.: »Modulation of immune function by dietary lectins in rheumatoid arthritis« in: *British Journal of Nutrition,* 2000; 83:207–217.
32 Havatum, M., Kanerud, L., Hällgren, R., Brandtzaeg, P.: »The gut-joint axis: cross-reacti-

ve food antibodies in rheumatoid arthritis« in: *Gut,* 2006; 55:1240–1247.

33 Pawlik, A., Ostanek, L., Brzosko, I., et al.: »Increased genotype frequency of N-acetyltransferase 2 slow acetylation in patients with rheumatoid arthritis« in: *Clinical Pharmacology & Therapeutics,* September 2002: 72(3):319–325.

34 Pawlik, A., Ostanek, L., Brzosko, I., et al.: »The influence of N-acetyltransferase 2 polymorphism on rheumatoid arthritis activity« in: *Clinical and Experimental Rheumatology,* Januar/Februar 2004; 22(1):99–102.

35 Vojdani, A., Bazargan, M., Vojdani, E., et al.: »Heat shock protein and gliadin peptide promote development of peptidase antibodies in children with autism and patients with autoimmune disease« in: *Clinical and Diagnostic Laboratory Immunology,* Mai 2004; 11(3):515–524.

36 Vojdani, A., Pangborn, J. B., Vojdani, E., Cooper, E. L.: »Infections, toxic chemicals and dietary peptides binding to lymphocyte receptors and tissue enzymes are major instigators of autoimmunity in autism« in: *International Journal of Immunopathology and Pharmacology,* September–Dezember 2003; 16(3):189–99.

37 Smith, M. D., Gibson, R. A., Brooks, P. M.: »Abnormal bowel permeability in ankylosing spondylitis and rheumatoid arthritis« in: *The Journal of Rheumatology,* 1985; 12:299–305.

38 Zaphiropoulos, G. C.: »Rheumatoid arthritis and the gut« in: *British Journal of Rheumatology,* 1986; 25:138–140.

39 Segal, A. W., Isenberg, D. A., Hajirousou, V., et al.: »Preliminary evidence for gut involvement in the pathogenesis of rheumatoid arthritis« in: *British Journal of Rheumatology,* Mai 1986; 25(2):162–166.

40 Deitch, E. A., Specian, R. D., Berg, R. D.: »Endotoxin-induced bacterial translocation and mucosal permeability: role of xanthine oxidase, complement activation, and macrophage products« in: *Critical Care Medicine,* Juni 1991; 19(6):785–791.

41 Bjarnason, I., Williams, P., So, A., et al.: »Intestinal permeability and inflammation in rheumatoid arthritis: effects of non-steroidal anti-inflammatory drugs« in: *The Lancet,* 24. November 1984; 2(8413):1171–1174.

42 Bjarnason, I., Peters, T. J.: »Influence of anti-rheumatic drugs on gut permeability and on the gut associated lymphoid tissue« in: *Ballière's Clinical Rheumatology,* 1996; 10:165–176.

43 Berg, R. D.: »Bacterial translocation from the gastrointestinal tract« in: *Advances in Experimental Medicine and Biology,* 1999; 473:11–30.

44 Tengstrand, B., Carlstrom, K., Fellander-Tsai, L., Hafstrom, I.: »Abnormal levels of serum dehydroepiandrosterone, estrone, and estradiol in men with rheumatoid arthritis: high correlation between serum estradiol and current degree of inflammation« in: *The Journal of Rheumatology,* November 2003; 30(11):2338–2343.

45 Straub, R. H., Scholmerich, J., Zietz, B.: »Replacement therapy with DHEA plus corticosteroids in patients with chronic inflammatory diseases – substitutes of adrenal and sex hormones« in: *Zeitschrift für Rheumatologie,* 2000; 59 Anh. 2:II/108–II/118.

46 Kanik, K. S., Chrousos, G. P., Schumacher, H. R., et al.: »Adrenocorticotropin, glucocorticoid, and androgen secretion in patients with new onset synovitis/ rheumatoid arthritis: relations with indices of inflammation« in: *The Journal of Clinical Endocrinology & Metabolism,* April 2000; 85(4):1461–1466.

47 Cutolo, M., Balleari, E., Giusti, M., et al.: »Androgen replacement therapy in male patients with rheumatoid arthritis« in: *Arthritis & Rheumatism,* Januar 1991; 34(1):1–5.

48 Doran, M. F., Crowson, C. S., O'Fallon, W. M., Gabriel, S. E.: »The effect of oral contraceptives and estrogen replacement therapy on the risk of rheumatoid arthritis: a population based study« in: *The Journal of Rheumatology,* 2004; 31:207–213.

49 Forslind, K., Hafström, I., Ahlmén, M., Svensson, B.: »Sex: a major predictor of remission in early rheumatoid arthritis?« in: *Annals of the Rheumatic Diseases,* Januar 2007; 66(1):46–52.

50 Brandt, K. D.: »Effects of nonsteriodal anti-inflammatory drugs on chondrocyte metabolism

in vitro and in vivo« in: *The American Journal of Medicine,* 20. November 1987; 83(5A):29–34.

51 Vidal y Plana, R. R., Bizzarri, D., Rovati, A. L.: »Articular cartilage pharmacology. I. In vitro studies on glucoasamine and non steroidal anti-inflammatory drugs« in: *Pharmacological Research Commununications,* Juni 1978; 10(6):557–569.

52 Jenkins, R. T., Rooney, P. J., Jones, D. B., et al.: »Increased intestinal permeability in patients with rheumatoid arthritis: a side effect of oral nonsteroidal anti-inflammatory drug therapy?« in: *British Journal of Rheumatology,* April 1987; 26(2):103–107.

53 Dearlove, M., Barr, K., Neuman, V., et al.: »The effect of non-steroidal anti-inflammatory drugs of faecal flora and bacterial antibody levels in rheumatoid arthritis« in: *British Journal of Rheumatology,* 1992; 31:443–447.

54 Wade, C. R., Jackson, P. G., Highton, J., VanRij, A. M.: »Lipid peroxidation and malondialdehyde in the synovial fluid and plasma of patients with rheumatoid arthrits« in: *Clinica Chimica Acta,* 1987; 164:245–250.

55 Singh, G.: »Recent considerations in nonsteroidal anti-inflammatory drug gastropathy« in: *The American Journal of Medicine,* 27. Juli 1998; 105(1B):31S–38S.

56 Lombardo, L., Foti, M., Ruggia, O., Chiecchio, A.: »Increased incidence of small intestinal bacterial overgrowth during proton pump inhibitor therapy« in: *Clinical Gastroenterology and Hepatology,* Juni 2010; 8(6):504–508.

57 Laine, L., Smith, R., Min, K., et al.: »Systematic review: the lower gastrointestinal adverse effects of non-steroidal anti-inflammatory drugs« in: *Alimentary Pharmacology & Therapeutics,* 2006; 24:751–767.

58 Mukherjee, D., Nissen, S. E., Topol, E. J.: » Risk of cardiovascular events associated with selective COX-2 inhibitors« in: *JAMA, The Journal of the American Medical Association,* 22.–29. August 2001; 286(8):954–959.

59 Inotai, A., Mészáros, A.: »Economic evaluation of nonsteroidal anti-inflammatory drug strategies in rheumatoid arthritis« in: *International Journal of Technological Assessment in Health Care,* April 2009; 25(2):190–195.

60 Segasothy, M., Chin, G. L., Sia, K. K., et al.: »Chronic nephrotoxicity of anti-inflammatory drugs used in the treatment of arthritis« in: *British Journal of Rheumatology,* Februar 1995; 34(2):162–165.

61 Sihvonen, S., Korpela, M., Mustonen, J., et al.: »Mortality in patients with rheumatoid arthritis treated with low-dose oral glucocorticoids. A population-based cohort study« in: *The Journal of Rheumatology,* September 2006; 33(9):1740–1746.

62 Seshadri, V., Coyle, C. H., Chu, C. R.: »Lidocaine potentiates the chondrotoxicity of methylprednisolone« in: *Arthroscopy,* April 2009; 25(4):337–347.

63 Vosse, D., de Vlam, K.: »Osteoporosis in rheumatoid arthritis and ankylosing spondylitis« in: *Clinical and Experimental Rheumatology,* Juli/August 2009; 27(4 Anh. 55):S62–S67.

64 Mielants, H., Goemaere, S., De Vos, M., et al.: »Intestinal mucosal permeability in inflammatory rheumatic diseases. I. Role of anti-inflammatory drugs« in: *The Journal of Rheumatology,* März 1991; 18(3):389–393.

65 Chung, C. P., Avalos, I., Raggi, P., Stein, C. M.: »Atherosclerosis and inflammation: insights from rheumatoid arthritis« in: *Clinical Rheumatology,* August 2007; 26(8):1228–1233.

66 Belt, N. K., Kronholm, E., Kauppl, M. J.: »Sleep problems in fibromyalgia and rheumatoid arthritis compared with the general population« in: *Clinical and Experimental Rheumatology,* Januar/Februar 2009; 27(10):35–41.

67 Mahowald, M. W., Mahowaldk, M. L., Bundlie, S. R., Ytterberg, S. R.: »Sleep fragmentation in rheumatoid arthritis« in: *Arthritis & Rheumatism,* August 1989; 32(8):974–983.

68 Margaretten, M., Yelin, E., Imboden, J., et al. »Predictors of depression in a multiethnic cohort of patients with rheumatoid arthritis« in: *Arthritis & Rheumatism,* 15. November 2009; 61(11):1586–1591.

69 Gaujoux-Viala, C., Smolen, J. S., Landewé, R, et al.: »Synthetic disease-modifying antirheu-

matic drugs: a systematic literature review informing the EULAR recommendations for the management of rheumatoid arthritis« in: *Annals of the Rheumatic Diseases,* Juni 2010; 69(6):1004–1009.

70 Curtis, J. R., Singh, J. A.: »Use of biologics in rheumatoid arthritis: current and emerging paradigms of care« in: *Clinical Therapeutics,* Juni 2011; 33(6):679–707.

71 Winthrop, K. L.: »Serious infections with antirheumatic therapy: are biologicals worse?« in: *Annals of the Rheumatic Diseases,* November 2006; 65 (Anh. 3):iii54–iii57.

72 Dahlqvist, S. R., Engstrand, S., Berglin, E., Johnson, O.: »Conversion toward an atherogenic lipid profile in rheumatoid arthritis patients during long-term infliximab therapy« in: *Scandinavian Journal of Rheumatology,* 2006; 35:107–111.

73 Trowell, H., Burkitt, D.: *Western diseases: their emergence and prevention.* Cambridge, Mass.: Harvard University Press, 1981.

74 Darlington, L. G., Ramsey, N. W.: »Clinical review: Review of dietary therapy for rheumatoid arthritis« in: *British Journal of Rheumatology,* 1993; 32:507–514.

75 Buchanan, H. M., Preston, S. J., Brooks, P. M., Buchannan, W. W.: »Is diet important in rheumatoid arthritis?« in: *British Journal of Rheumatology,* April 1991; 30(2):125–134.

76 McCrae, F., Veerapen, K., Dieppe, P.: »Diet and arthritis« in: *Practitioner,* 1986; 230:359–361.

77 Kjeldsen-Kragh, J.: »Rheumatoid arthritis treated with vegetarian diets« in: *The American Journal of Clinical Nutrition,* 1999; 70 Anh.:594S–600S.

78 Darlington, L. G., Ramsey, N. W., Mansfield, J. R.: »Placebo-controlled, blind study of dietary manipulation therapy in rheumatoid arthritis« in: *The Lancet,* 1986; 1:236–238.

79 Hicklin, J. A., McEwen, L. M., Morgan, J. E.: »The effect of diet in rheumatoid arthritis« in: *Clinical Allergy,* 1980; 10:463–467.

80 Panush, R. S.: »Delayed reactions to foods. Food allergy and rheumatic disease« in: *Annals of Allergy, Asthma & Immunology,* 1986; 56:500–503.

81 Van de Laar, M. A., van der Korst, J. K.: »Food intolerance in rheumatoid arthritis. I. A double-blind, controlled trial of the clinical effects of elimination of milk allergens and azo dyes« in: *Annals of the Rheumatic Diseases,* 1992; 51:298–302.

82 Darlington, L. G.: »Dietary therapy for arthritis« in: *Rheumatic Disease Clinics of North America,* 1991; 17:273–285.

83 Panush, R., Carter, R. L., Katz, P., et al.: »Diet therapy for rheumatoid arthritis« in: *Arthritis & Rheumatism,* April 1983; 26(4):462–471.

84 Palmblad, J., Hafström, I., Ringertz, B.: »Antirheumatic effects of fasting« in: *Rheumatic Disease Clinics of North America,* Mai 1991; 17(2):351–362.

85 Fraser, D. A., Thoen, J., Djøseland, O., et al.: »Serum levels of interleukin-6 and dehydroepiandrosterone sulphate in response to either fasting or a ketogenic diet in rheumatoid arthritis patients« in: *Clinical and Experimental Rheumatology,* Mai/Juni 2000; 18(3):357–362.

86 Sundqvist, T., Lundström, F., Magnusson, K. E., et al.: »Influence of fasting on intestinal permeability and disease activity in patients with rheumatoid arthritis« in: *Scandinavian Journal of Rheumatology,* 1982; 11(1):33–38.

87 Kjeldsen-Kragh, J., Hougen, M., Borchgrevink, C. F., et al.: »Controlled trial of fasting and one-year vegetarian diet in rheumatoid arthritis« in: *The Lancet,* 12. Oktober 1991; 338(8772):899–902.

88 Skoldstam, L., Larsson, L., Lindstrom, F. D.: »Effects of fasting and lactovegetarian diet on rheumatoid arthritis« in: *Scandinavian Journal of Rheumatology,* 1979; 8:249–255.

89 Kroker, G. F., Stroud, R. M., Marshall, R., et al.: »Fasting and rheumatoid arthritis: a multicenter study« in: *Archives of Clinical Ecology,* 1984; 2:137–144.

90 Hafstrom, I., Ringertz, B., Gyllenhammar, H., et al.: »Effects of fasting on disease activity, neutrophil function, fatty acid composition, and leukotriene biosynthesis in patients with

rheumatoid arthritis« in: *Arthritis & Rheumatism,* Mai 1988; 31(5):585–592.

91 Muller, H., de Toledo, F. W., Resch, K. L.: »Fasting followed by vegetarian diet in patients with rheumatoid arthritis: a systematic review« in: *Scandinavian Journal of Rheumatology,* 2001; 30(1):1–10.

92 Kjeldsen-Kvagh, J., Rashid, T., Dybwald, A., et al.: »Decrease in anti-*Proteus mirabilis* but not anti-*Escherichia coli* antibody levels in rheumatoid arthritis patients treated with fasting and a one year vegetarian diet« in: *Annals of the Rheumatic Diseases,* März 1995; 54(3):221–224.

93 Darlington, L. G., Stone, T. W.: »Antioxidants and fatty acids in the amelioration of RA and related disorders« in: *British Journal of Nutrition,* 2001; 85:251–269.

94 Pattison, D. J., Winyard, P. G.: »Dietary antioxidants in inflammatory arthritis: do they have any role in etiology or therapy?« in: *Nature Clinical Practice Rheumatology,* November 2008; 4(11):590–596.

95 Lucas, P., Power, L.: »Dietary fat aggravates active rheumatoid arthritis« in: *Clinical Research,* 1981; 29:754A.

96 Shapiro, J. A., Koepsell, T. D., Voigt, L. F., et al.: »Diet and rheumatoid arthritis in women. A possible protective effect of fish consumption« in: *Epidemiology,* Mai 1996; 7(3):256–263.

97 Pattison, D. J., Symmons, D. P., Lunt, M., et al.: »Dietary risk factors for the development of inflammatory polyarthritis: evidence for a role of high level of red meat consumption« in: *Arthritis & Rheumatism,* Dezember 2004; 50(12):3804–3812.

98 Grant, W. B.: »The role of meat in the expression of rheumatoid arthritis« in: *British Journal of Nutrition,* 2000; 84:589–595.

99 Waterman, E., Lockwood, B.: »Active components and clinical applications of olive oil« in: *Alternative Medicine Review,* 2007; 12(4):331–342.

100 Pattison, D. J., Winyard, P. G.: »Dietary antioxidants in inflammatory arthritis: do they have any role in etiology or therapy?« in: *Nature Clinical Practice Rheumatology,* November 2008; 4(11):590–596.

101 Pettersson, T., Friman, C., Abrahamsson, L., et al.: »Serum homocysteine and methylmalonic acid in patients with rheumatoid arthritis and cobalaminopenia« in: *The Journal of Rheumatology,* Mai 1998; 25(5):859–863.

102 Schumacher, H. R., Bernhart, F. W., György, P.: »Vitamin B_6 levels in rheumatoid arthritis: effect of treatment« in: *The American Journal of Clinical Nutrition,* November 1975; 28(11):1200–1203.

103 Grennan, D. M., Knudson, J. M., Dunckley, J., et al.: »Serum copper and zinc in rheumatoid arthritis and osteoarthritis« in: *New Zealand Medical Journal,* 23. Januar 1980; 91(652):47–50.

104 Tarp, U., Overvad, K., Hansen, J. C., Thorling, E. B.: »Low selenium level in severe rheumatoid arthritis« in: *Scandinavian Journal of Rheumatology,* 1985; 14(2):97–101.

105 Kremer, J. M., Bigaouette, J.: »Nutrient intake of patients with rheumatoid arthritis is deficient in pyridoxine, zinc, copper, and magnesium« in: *The Journal of Rheumatology,* Juni 1996; 23(6):990–994.

106 Munthe, E., Aaseth, J., Jellum, E.: »Trace elements and rheumatoid arthritis (RA) – pathogenetic and therapeutic aspects« in: *Acta Pharmacologica et Toxicologica,* 1986; 59 Anh. 7:365–373.

107 Canter, P. H., Wider, B., Ernst, E.: »The antioxidant vitamins A, C, E and selenium in the treatment of arthritis: a systematic review of clinical trials« in: *Rheumatology,* (Oxford), August 2007; 46(8):1223–1233.

108 Tarp, U., Overvad, K., Thorling, E. B., et al.: »Selenium treatment in rheumatoid arthritis« in: *Scandinavian Journal of Rheumatology,* 1985; 14(4):364–368.

109 Edmonds, S. E., Winyard, P. G., Guo, R., et al.: »Putative analgesic activity of repeated oral doses of vitamin E in the treatment of rheumatoid arthritis. Results of a placebo controlled double blind trial« in: *Annals of the Rheumatic Diseases,* 1997; 56:649–655.

110 Zoli, A., Altomonte, L., Caricchio, R., et al.: »Serum zinc and copper in active rheumatoid arthritis: correlation with interleukin 1 beta and tumour necrosis factor alpha« in: *Clinical Rheumatology,* 1998; 17(5):378–382.

111 Peretz, A., Neve, J., Famaey, J. P.: »Effects of chronic and acute corticosteroid therapy on zinc and copper status in rheumatoid arthritis patients« in: *Journal of Trace Elements and Electrolytes in Health and Disease,* Juni 1989; 3(2):103–108.

112 Pandley, S. P., Bhattacharya, S. K., Sundar, S.: »Zinc in rheumatoid arthritis« in: *Indian Journal of Medical Research,* 1985; 81:618–620.

113 Simkin, P. A.: »Treatment of rheumatoid arthritis with oral zinc sulfate« in: *Agents & Actions,*1981; Anh. 8:587–595.

114 Mattingly, P. C., Mowat, A. G.: »Zinc sulphate in rheumatoid arthritis« in: *Annals of the Rheumatic Diseases,* 1982; 41:456–457.

115 Pasquier, C., Mach, P. S., Raichvarg, D., et al.: »Manganese-containing superoxide-dismutase deficiency in polymorphonuclear leukocytes of adults with rheumatoid arthritis« in: *Inflammation,* März 1984; 8(1):27–32.

116 Menander-Huber, K. B.: »Orgotein in the treatment of rheumatoid arthritis« in: *European Journal of Rheumatology and Inflammation,* 1981; 4:201–211.

117 Zidenberg-Cherr, S., Keen, C. L., Lonnerdal, B., Hurley, L. S.: »Dietary superoxide dismutase does not affect tissue levels« in: *The American Journal of Clinical Nutrition,* Januar 1983; 37(1):5–7.

118 de Rosa, G. D., Keen, C. L., Leach, R. M., Hurley, L. S.: »Regulation of superoxide dismutase activity by dietary manganese« in: *Journal of Nutrition,* April 1980; 110(4):795–804.

119 Mullen, A., Wilson, C. W.: »The metabolism of ascorbic acid in rheumatoid arthritis« in: *Proceedings of the Nutrition Society,* 1976; 35:8A–9A.

120 Subramanian, N.: »Histamine degradative potential of ascorbic acid« in: *Agents & Actions,* 1978; 8:484–487.

121 Levine, M.: »New concepts in the biology and biochemistry of ascorbic acid« in: *The New England Journal of Medicine,* 1986; 314:892–902.

122 Hagfors, L., Leanderson, P., Sköldstam, L., et al.: »Antioxidant intake, plasma antioxidants and oxidative stress in a randomized, controlled, parallel, Mediterranean dietary intervention study on patients with rheumatoid arthritis« in: *Nutrition Journal,* 30. Juli 2003; 2:5.

123 Jacobsson, L., Lindgärde, F., Manthorpe, R., Akesson, B.: »Correlation of fatty acid composition of adipose tissue lipids and serum phosphatidylcholine and serum concentrations of micronutrients with disease duration in rheumatoid arthritis« in: *Annals of the Rheumatic Diseases,* November 1990; 49(11):901–905.

124 Barton-Wright, E. C., Elliott, W. A.: »The pantothenic acid metabolism of rheumatoid arthritis« in: *The Lancet,* 1963; 2:862–863.

125 General Practitioner Research Group: »Calcium pantothenate in arthritic conditions« in: *Practitioner,* 1980; 224:208–211.

126 Chiang, E. P., Bagley, P. J., Selhub, J., et al.: »Abnormal vitamin B_6 status is associated with severity of symptoms in patients with rheumatoid arthritis« in: *The American Journal of Medicine,* März 2003; 114(4):283–287.

127 Woolf, K., Manore, M. M.: »Elevated plasma homocysteine and low vitamin B_6 status in nonsupplementing older women with rheumatoid arthritis« in: *Journal of the American Dietetic Association,* März 2008; 108(3):443–453.

128 Walker, W. R., Keats, D. M.: »An investigation of the therapeutic value of the »copper bracelet« – dermal assimilation of copper in arthritic/rheumatoid conditions« in: *Agents & Actions,* 1976; 6:454–458.

129 Chung, M. H., Kessner, L., Chan, P. C.: »Degradation of articular cartilage by copper and hydrogen peroxide« in: *Agents & Actions,* 1984; 15:328–335.

130 Adorini, L., Penna, G.: »Control of autoimmune diseases by the vitamin D endocrine system« in: *Nature Clinical Practice Rheumatology,* August 2008; 4(8):404– 412.

131 Cutolo, M., Otsa, K., Laas, K., et al.: »Circannual vitamin D serum levels and disease activity in rheumatoid arthritis: northern versus southern Europe« in: *Clinical and Experimental Rheumatology,* November/Dezember 2006; 24(6):702–704.

132 de Witte, T. J., Geerdink, P. J., Lamers, C. B., et al.: »Hypochlorhydria and hypergastrinaemia in rheumatoid arthritis« in: *Annals of the Rheumatic Diseases,* Februar 1979; 38(1):14–17.

133 Henriksson, K., Uvnas-Moberg, K., Nord, C. E., et al.: »Gastrin, gastric acid secretion, and gastric microflora in patients with rheumatoid arthritis« in: *Annals of the Rheumatic Diseases,* Juni 1986; 45(6):475–483.

134 Kanerud, L., Hafström, I., Berg, A.: »Effects of antirheumatic treatment on gastric secretory function and salivary flow in patients with rheumatoid arthritis« in: *Clinical and Experimental Rheumatology,* 1991; 9:595–601.

135 Horger, I.: »Enzyme therapy in multiple rheumatic diseases« in: *Therapiewoche,* 1983; 33:3948–3957.

136 Ransberger, K.: »Enzyme treatment of immune complex diseases« in: *Arthritis & Rheumatism,* 1986; 8:16–19.

137 Kekkonen, R. A., Lummela, N., Karjalainen, H., et al.: »Probiotic intervention has strain-specific anti-inflammatory effects in healthy adults« in: *World Journal of Gastroenterology,* 7. April 2008; 14(13):2029–2036.

138 Hatakka, K., Martin, J., Korpela, M., et al.: »Effects of probiotic therapy on the activity and activation of mild rheumatoid arthritis – a pilot study« in: *Scandinavian Journal of Rheumatology,* 2003; 32(4):211–215.

139 Mandel, D. R., Eichas, K., Holmes, J.: »*Bacillus coagulans:* a viable adjunct therapy for relieving symptoms of rheumatoid arthritis according to a randomized, controlled trial« in: *BMC Complementary and Alternative Medicine,* 12. Januar 2010; 10:1.

140 James, M., Proudman, S., Cleland, L.: »Fish oil and rheumatoid arthritis: past, present and future« in: *Proceedings of the Nutrition Society,* August 2010; 69(3):316–323.

141 van der Tempel, H., Tulleken, J. E., et al.: »Effects of fish oil supplementation in rheumatoid arthritis« in: *Annals of the Rheumatic Diseases,* Februar 1990; 49:76–80.

142 Kremer, J. M., Lawrence, D. A., Jubiz, W., et al.: »Dietary fish oil and olive oil supplementation in patients with rheumatoid arthritis. Clinical and immunologic effects« in: *Arthritis & Rheumatism,* Juni 1990; 33(6):810–820.

143 Lau, C. S., Morley, K. D., Belch, J. J.: »Effects of fish oil supplementation on non-steroidal anti-inflammatory drug requirement in patients with mild rheumatoid arthritis – a double-blind placebo controlled study« in: *British Journal of Rheumatology,* 1993; 32:982–989.

144 Nielsen, G. L., Faarvang, K. L., Thomsen, B. S., et al.: »The effects of dietary supplementation with Omega-3 polyunsaturated fatty acids in patients with rheumatoid arthritis: a randomized, double-blind trial« in: *European Journal of Clinical Investigation,* Oktober 1992; 22(10):687–691.

145 Volker, D., Fitzgerald, P., Major, G., Garg, M.: »Efficacy of fish oil concentrate in the treatment of rheumatoid arthritis« in: *The Journal of Rheumatology,* Oktober 2000; 27(10):2343–2346.

146 Ariza-Ariza, R., Mestanza-Peralta, M., Cardiel, M. H.: »Omega-3 fatty acids in rheumatoid arthritis: an overview« in: *Seminars in Arthritis and Rheumatism,* 1998; 27:366–370.

147 Galli, C., Calder, P. C.: »Effects of fat and fatty acid intake on inflammatory and immune responses: a critical review« in: *Annals of Nutrition and Metabolism,* 2009; 55:123–139.

148 Jurenka, J. S.: »Anti-inflammatory properties of curcumin, a major constituent of *Curcuma longa:* a review of preclinical and clinical research« in: *Alternative Medicine Review,* Juni 2009; 14(2):141–153.

149 Deodhar, S. D., Sethi, R., Srimal, R. C.: »Preliminary studies on antirheumatic activity of curcumin (diferuloyl methane) « in: *Indian Journal of Medical Research,* 1980; 71:632–634.

150 Benny, M., Antony, B.: »Bioavailability of biocurcumax (BCM- 095™)« in: *Spice India,* 9. September 2006; 19(9):11–15.

151 Marczylo, T. H., Verschoyle, R. D., Cooke, D. N., et al.: »Comparison of systemic availability of curcumin with that of curcumin formulated with phosphatidyl-choline« in: *Cancer Chemotherapy and Pharmacology,* Juli 2007; 60(2):171–177.

152 Sasaki, H., Sunagawa, Y., Takahashi, K., et al.: »Innovative preparation of curcumin for improved oral bioavailability« in: *Biological and Pharmaceutical Bulletin,* 2011; 34(5):660–665.

153 Taussig, S., Batkin, S.: »Bromelain: the enzyme complex of pineapple (*Ananas comosus*) and its clinical application. An update« in: *Journal of Ethnopharmacology,* 1988; 22:191–203.

154 Cohen, A., Goldman, J.: »Bromelain therapy in rheumatoid arthritis« in: *Pennsylvania Medicine Journal,* 1964; 67:27–30.

155 Desser, L., Holomanova, D., Zavadova, E., et al.: »Oral therapy with proteolytic enzymes decreases excessive TGF-beta levels in human blood« in: *Cancer Chemotherapy and Pharmacology,* Juli 2001; 47 Anh.:S10–S15.

156 Kim, S. Y., Han, S. W., Kim, G. W., et al.: »TGF-beta1 polymorphism determines the progression of joint damage in rheumatoid arthritis« in: *Scandinavian Journal of Rheumatology,* 2004; 33(6):389–394.

157 Srivastava, K. C., Mustafa, T.: »Ginger (*Zingiber officinale*) and rheumatic disorders« in: *Medical Hypotheses,* 1989; 29:25–28.

158 Srivastava, K. C., Mustafa, T.: »Ginger (*Zingiber officinale*) in rheumatism and musculoskeletal disorders« in: *Medical Hypotheses,* 1992; 39:342–348.

159 Leung, A.: *Encyclopedia of common natural ingredients used in food, drugs, and cosmetics.* New York: John Wiley, 1980.

160 Lundberg, I. E., Nader, G. A.: »Molecular effects of exercise in patients with inflammatory rheumatic disease« in: *Nature Clinical Practice Rheumatology,* November 2008; 4(11):597–604.

161 De Jong, Z., Munneke, M., Zwinderman, A. H., et al.: »Is a long-term high-intensity exercise program effective and safe in patients with rheumatoid arthritis? Results of a randomized controlled trial« in: *Arthritis & Rheumatism,* September 2003; 48(9):2415–2424.

162 Keefe, F. J., Affleck, G., Lefebvre, J., et al.: »Living with rheumatoid arthritis: the role of daily spirituality and daily religious and spiritual coping« in: *The Journal of Pain,* April 2001; 2(2):101–110.

163 Kraaimaat, F. W., Van Dam-Baggen, R. M., Bijlsma, J. W.: »Association of social support and the spouse's reaction with psychological distress in male and female patients with rheumatoid arthritis« in: *The Journal of Rheumatology,* 1995; 22:644–648.

Rosazea

1 Wilkin, J., Dahl, M., Detmar, M., et al.: »Standard classification of rosacea: Report of the National Rosacea Society Expert Committee on the Classification and Staging of Rosacea« in: *Journal of the American Academy of Dermatology,* 2002; 46:584–587.

2 Buechner, S. A.: »Rosacea: an update« in: *Dermatology,* 2005; 210(2):100–108.

3 Szlachcic, A., Sliwowski, Z., Karczewska, E., et al.: »*Helicobacter pylori* and its eradication in rosacea« in: *Journal of Physiology and Pharmacology,* 1999; 50:777–786.

4 Ryle, J., Barber, H.: »Gastric analysis in acne rosacea« in: *The Lancet,* 1920; 2:1195–1196.

5 Poole, W.: »Effect of vitamin B complex and S-factor on acne rosacea« in: *Southern Medical Journal,* 1957; 50:207–210.

6 Barba, A., Rosa, B., Angelini, G., et al.: »Pancreatic exocrine function in rosacea« in: *Dermatologica,* 1982; 165:601–606.

7 Baker, B.: »*Helicobacter pylori* strikes again: this time it's rosacea« in: *Family Practice News,* September 1994; 1:6.

8 Diaz, C., O'Callaghan, C. J., Khan, A., Ilchyshyn, A.: »Rosacea: a cutaneous marker of *Helicobacter pylori* infection? Results of a pilot study« in: *Acta Dermato-Venereologica,* 2003; 83:282–286.

9 Rebora, A., Drago, F., Parodi, A.: »May *Helicobacter pylori* be important for dermatologists?« in: *Dermatology,* 1995; 191:6–8.

10 Sharma, V. K., Lynn, A., Kaminski, M., et al.: »A study of the prevalence of *Helicobacter pylori* infection and other markers of upper gastrointestinal tract disease in patients with rosacea« in: *The American Journal of Gastroenterology,* 1998; 93:220–222.

11 Tulipan, L.: »Acne rosacea: a vitamin B complex deficiency« in: *New York State Journal of Medicine,* 1929; 29:1063–1064.

12 Johnson, L., Eckardt, R.: »Rosacea keratitis and conditions with vascularization of the cornea treated with riboflavin« in: *Archives of Ophthalmology,* 1940; 23:899.

13 Georgala, S., Katoulis, A. C., Kylafis, G. D., et al.: »Increased density of *Demodex folliculorum* and evidence of delayed hypersensitivity reaction in subjects with papulopustular rosacea« in: *Journal of the European Academy of Dermatology and Venereology,* 2001; 15:441–444.

14 Sherertz, E.: »Acneiform eruption due to ›megadose‹ vitamins B_6 and B_{12}« in: *Cutis,* 1991; 48:119–120.

15 Sharquie, K. E., Najim, R. A., Al-Salman, H. N.: »Oral zinc sulfate in the treatment of rosacea: a double-blind, placebo-controlled study« in: *International Journal of Dermatology,* 2006; 45(7):857–861.

16 Elewski, B., Thiboutot, D.: »A clinical overview of azelaic acid« in: *Cutis,* 2006; 77(2 Anh.):12–16.

17 Liu, R. H., Smith, M. K., Basta, S. A., Farmer, E. R.: »Azelaic acid in the treatment of papulopustular rosacea: a systematic review of randomized controlled trials« in: *Archives of Dermatology,* 2006; 142(8):1047–1052.

18 Czernielewski, J., Liu, Y.: »Comparison of 15% azelaic acid gel and 0.75% metronidazole gel for the topical treatment of papulopustular rosacea« in: *Archives of Dermatology,* 2004; 140(10):1282–1283.

Scheidenentzündung

1 Heidrich, F., Berg, A., Gergman, F., et al.: »Clothing factors and vaginitis« in: *The Journal of Family Practice,* 1984; 19:491–494.

2 Meeker, C. I.: »Candidiasis – an obstinate problem« in: *Medical Times,* 1978; 106:26–32.

3 Fidel, P., Sobel, J.: »Immunopathogenesis of recurrent vulvovaginal candidiasis« in: *Clinical Microbiology Reviews,* 1996; 9:335–348.

4 Erickson, K., Hubbard, N.: »Probiotic immunomodulation in health and disease« in: *Journal of Nutrition,* 2000; 130(25 Anh.):S403–S409.

5 Reid, G., Cook, R., Bruce, A.: »Examination of strains of lactobacilli for properties that may influence bacterial interference in the urinary tract« in: *Journal of Urology,* 1987; 138:330–335.

6 Hawes, S., Hillier, S., Benedetti, J., et al.: »Hydrogen-peroxide-producing lactobacilli and acquisition of vaginal infections« in: *Journal of Infectious Diseases,* 1996; 174:1058–1063.

7 Hilton, E., Rindos, P., Isenberg, H.: »*Lactobacillus* GG vaginal suppositories and vaginitis« in: *Journal of Clinical Microbiology,* 1995; 33:1433.

8 Williams, A., Yu, C., Tashima, K., et al.: »Evaluation of two self care treatments for prevention of vaginal candidiasis in women with HIV« in: *Journal of the Association of Nurses in AIDS Care,* 2001; 12:51–57.

9 Reid, G., Beueman, D., Heinemann, C., et al.: »Probiotic *Lactobacillus* dose required to restore and maintain a normal vaginal flora« in: *FEMS Immunology & Medical Microbiology,* 2001; 32:37–41.

10 Reid, G., Charbonneau, D., Erb, J., et al.: »Oral use of *Lactobacillus rhamnosus* GR01 and *L. fermentum* RC-14 significantly alters vaginal flora: randomized, placebo-controlled trial in 64 healthy women« in: *FEMS Immunology & Medical Microbiology,* 2003; 35:131–134.

11 Reid, G., Bruce, A., Fraser, N., et al.: »Oral probiotics can resolve urogenital infections« in: *FEMS Immunology & Medical Microbiology,* 2001; 30:49–52.

12 Petersen, E., Magnani, P.: »Efficacy and safety of vitamin C vaginal tablets in the treatment of

non-specific vaginitis« in: *European Journal of Obstetrics & Gynecology & Reproductive Biology,* 2004; 117(1):70–75.
13 Ratzen, J.: »Monilial and trichomonal vaginitis – topical treatment with povidone iodine treatments« in: *California Medicine,* 1969; 110:24–27.
14 Shook, D.: »A clinical study of a povidone-iodine regimen for resistant vaginitis« in: *Current Therapeutic Research,* 1963; 5:256–263.
15 Maneksha, S.: »Comparison of povidone-iodine (Betadine) vaginal pessaries and lactic acid pessaries in the treatment of vaginitis« in: *Journal of International Medical Research,* 1974; 2:236–239.
16 Reeve, P.: »The inactivation of *Chlamydia trachomatis* by povidone iodine« in: *Journal of Antimicrobial Chemotherapy,* 1976; 2:77–80.
17 Mayhew, S.: »Vaginitis. A study of the efficacy of povidone iodine in unselected cases« in: *Journal of International Medical Research,* 1981; 9:157–159.
18 Gershenfeld, L.: »Povidone iodine as a trichomoniacide« in: *American Journal of Pharmacy,* 1962; 134:324–331.
19 Gershenfeld, L.: »Povidone iodine as a vaginal microbicide« in: *American Journal of Pharmacy,* 1962; 134:278–291.
20 Singha, H.: »The use of a vaginal cleansing kit in non-specific vaginitis« in: *Practitioner,* 1979; 223:403–404.
21 Jovanovic, R., Congema, E., Nguyen, H.: »Antifungal agents vs boric acid for treating chronic mycotic vulvovaginitis« in: *The Journal of Reproductive Medicine,* 1991; 36:593–597.
22 Swate, T., Weed, J.: »Boric acid treatment of vulvovaginal candidiasis« in: *Obstetrics & Gynecology,* 1974; 43:894–895.
23 Keller, Van Slyke, K.: »Treatment of vulvovaginal candidiasis with boric acid powder« in: *American Journal of Obstetrics & Gynecology,* 1981; 141:145–148.
24 Pena, E. F.: »*Melaleuca alternifolia* oil. Its use for trichomonal vaginitis and other vaginal infections« in: *Obstetrics & Gynecology,* 1962; 19:793–795.

Schilddrüsenüberfunktion

1 Larson, P. R., Ingbar, S. H.: »The thyroid gland« in: *Williams' textbook of endocrinology,* 8. Auflage, Hrsg. Wilson, J. D., Foster, D. W. Philadelphia: W. B. Saunders, 1992, 367–487.
2 Sonino, N., Girelli, M. E., Boscaro, M., et al.: »Life events in the pathogenesis of Graves' disease. A controlled study« in: *Acta Endocrinologica,* 1993; 128:293–296.
3 Radosavljević, V. R., Janković, S. M., Marinković, J. M.: »Stressful life events in the pathogenesis of Graves' disease« in: European Journal of Endocrinology, Juni 1996; 134(6):699–701.
4 Winsa, B., Karlsson, A. Galofre, J. C., Fernandez-Cal-vet, L., Rios, M., et al.: »Increased incidence of thyrotoxicosis after iodine supplementation in an iodine sufficient area« in: *Journal of Endocrinological Investigation,* 1994; 17:23–27.
5 Bartalena, L., Bogazzi, F., Tanda, M. L., et al.: »Cigarette smoking and the thyroid« in: *European Journal of Endocrinology,* 1995; 133:507–512.
6 Shine, B., Fells, P., Edwards, O. M.: »Graves' ophthalmopathy and smoking« in: *The Lancet,* 1990; 335:1261–1263.
7 Galofre, J. C., Fernandez-Calvet, L., Rios, M., et al.: »Increased incidence of thyrotoxicosis after iodine supplementation in an iodine sufficient area« in: *Journal of Endocrinological Investigation,* 1994; 17:23–27.
8 Benvenga, S., Ruggeri, R. M.,Russo, A., et al.: »Usefulness of L-carnitine, a naturally occurring peripheral antagonist of thyroid hormone action, in iatrogenic hyperthyroidism: a randomized, double-blind, placebo-controlled clinical trial« in: *The Journal of Clinical Endocrinology & Metabolism* 2001; 86:3579–3594.

Schilddrüsenunterfunktion

1 Wang, C., Crapo, L. M.: »The epidemiology of thyroid disease and implications for screening« in: *Endocrinology Metabolism Clinics of North America,* 1997; 26:189–218.

2 Weetman, A. P.: »Hypothyroidism: screening and subclinical disease« in: *BMJ,* 1997; 314:1175–1178.

3 Banovac, K., Zakarija, M., McKenzie, J. M.: »Experience with routine thyroid function testing: abnormal results in ›normal‹ populations« in: *J Fla Med Assoc,* 1985; 72:835–839.

4 Arem, R., Escalante, D.: »Subclinical hypothyroidism: epidemiology, diagnosis, and significance« in: *Adv Internal Medicine,* 1996; 41:213–250.

5 Canaris, G. J., Manowitz, N. R., Mayor, G., et al.: »The Colorado Thyroid Disease Prevalence Study« in: *Archives of Internal Medicine,* 2000; 160:526–534.

6 Aoki, Y., Belin, R. M., Clickner, R., Jeffries, R., Phillips, L., Mahaffey, K. R.: »Serum TSH and total T4 in the United States population and their association with participant characteristics: National Health and Nutrition Examination Survey (NHANES 1999–2002)« in: *Thyroid,* Dezember 2007; 17(12):1211–1223.

7 Barnes, B. O., Galton, L.: *Hypothyroidism: the unsuspected illness.* New York: Crowell, 1976.

8 Langer, S. E., Scheer, J. F.: *Solved: the riddle of illness.* New Canaan, Conn.: Keats, 1984.

9 Evans, T. C.: »Thyroid disease« in: *Primary Care,* 2003; 30:625–640.

10 Gold, M. S., Pottash, A. L., Extein, I.: »Hypothyroidism and depression, evidence from complete thyroid function evaluation« in: *JAMA, The Journal of the American Medical Association,* 1981; 245:1919–1922.

11 Esposito, S., Prange, A. J. Jr., Golden, R. N.: »The thyroid axis and mood disorders: overview and future prospects« in: *Psychopharmacology Bulletin,* 1997; 33:205–217.

12 Cappola, A. R., Ladenson, P. W.: »Hypothyroidism and atherosclerosis« in: *The Journal of Clinical Endocrinology & Metabolism,* 2003; 88:2438–2444.

13 Razvi, S., Weaver, J. U., Vanderpump, M. P., Pearce, S. H.: »The incidence of ischemic heart disease and mortality in people with subclinical hypothyroidism: reanalysis of the Whickham Survey cohort« in: *The Journal of Clinical Endocrinology & Metabolism,* April 2010; 95(4):1734–1740.

14 Althaus, U., Staub, J. J., Ryff-De Leche, A., et al.: »LDL/HDL-changes in subclinical hypothyroidism: possible risk factors for coronary heart disease« in: *Clinical Endocrinology,* 1988; 28:157–163.

15 Krupsky, M., Flatan, E., Yarom, R., et al.: »Musculoskeletal symptoms as a presenting sign of longstanding hypothyroidism« in: *Israel Journal of Medical Sciences,* 1987; 23:1110–1113.

16 Hochberg, M. C., Koppes, G. M., Edwards, C. Q., et al.: »Hypothyroidism presenting as a polymyositis-like syndrome« in: *Arthritis & Rheumatism,* 1976; 19:1363–1366.

17 Prasad, A.: »Clinical, biochemical and nutritional spectrum of zinc deficiency in human subjects: an update« in: *Nutrition Reviews,* 1983; 41:197–208.

18 Nishiyama, S., Futagoishi-Suginohara, Y., Matsukura, M., et al.: »Zinc supplementation alters thyroid hormone metabolism in disabled patients with zinc deficiency« in: *Journal of the American College of Nutrition,* 1994; 13:62–67.

19 Toro, T.: »Selenium's role in thyroid found« in: *New Scientist,* 1991; 129:27.

20 Meinhold, H., Campos-Barros, A., Behne, D., et al.: »Effects of selenium and iodine deficiency on iodothyronine deiodinases in brain, thyroid and peripheral tissue« in: *Acta Medica Austriaca,* 1992; 19:8–12.

21 Berry, M. J., Larsen, P. R.: »The role of selenium in thyroid hormone action« in: *Endocrine Reviews,* 1992; 13:207–219.

22 Gärtner, R., Gasnier, B. C. H., Dietrich, J. W., et al.: »Selenium supplementation in patients with autoimmune thyroiditis decreases thyroid peroxidase antibodies concentrations« in: *The Journal of Clinical Endocrinology & Metabolism,* 2002; 87:1687–1691.

23 Van Vollenhoven, R. F.: »Dehydroepiandrosterone for the treatment of systemic lupus erythematosus« in: *Expert Opin Pharmacother,* 2002; 3:23–31.

24 Lennon, D., Nagle, F., Stratman, F., et al.: »Diet and exercise training effects on resting meta-

bolic rate« in: *International Journal of Obesity,* 1985; 9:39–47.

25 Mainardi, E., Montanelli, A., Dotti, M., et al.: »Thyroid-related autoantibodies and celiac disease: a role for a gluten-free diet?« in: *Journal of Clinical Gastroenterology,* 2002; 35:245–248.

Schlafstörungen

1 Roth, T., Roehrs, T.: »Insomnia: epidemiology, characteristics, and consequences« in: *Clinical Cornerstone,* 2003; 5:5–15.

2 Vermeeren, A.: »Residual effects of hypnotics: epidemiology and clinical implications« in: *CNS Drugs,* 2004; 18:297–328.

3 Montgomery, P., Dennis, J.: »A systematic review of non-pharmacological therapies for sleep problems in later life« in: *Sleep Medicine Reviews,* 2004; 8:47–62.

4 Victor, L. D.: »Treatment of obstructive sleep apnea in Primary Care« in: *American Family Physician,* 2004; 69:561–568.

5 Leproult, R., Copinschi, G., Buxton, O., et al.: »Sleep loss results in an elevation of cortisol levels the next evening« in: *Sleep,* 1997; 20:865–870.

6 Hartmann, E.: »L-tryptophan: a rational hypnotic with clinical potential« in: *The American Journal of Psychiatry,* 1977; 134:366–370.

7 George, C. F., Millar, T. W., Hanly, P. J.: »The effect of L-tryptophan on daytime sleep latency in normals: correlation with blood levels« in: *Sleep,* 1989; 12:345–353.

8 Thorleifsdóttir, B., Björnsson, J. K., Kjeld, M., Kristbjarnarsson, H.: »Effects of L-tryptophan on daytime arousal« in: *Neuropsychobiology,* 1989; 21(3):170–176.

9 Hajak, G., Huether, G., Blanke, J., et al.: »The influence of intravenous L-tryptophan on plasma melatonin and sleep in men« in: *Pharmacopsychiatry,* 1991; 24:17–20.

10 Zarcone, V. P. Jr., Hoddes, E.: »Effects of 5-hydroxytryptophan on fragmentation of REM sleep in alcoholics« in: *The American Journal of Psychiatry,* 1975; 132:74–76.

11 Soulairac, A., Lambinet, H.: [»Effect of 5-hydroxytryptophan, a serotonin precursor, on sleep disorders«] in: *Annales Medico-Psychologiques,* 1977; 1:792–798.

12 Hartmann, E., Elion, R.: »The insomnia of ›sleeping in a strange place‹: effects of l-tryptophane« in: *Psychopharmacology,* 1977; 53:131–133.

13 Wyatt, R. J.: »The serotonin-catecholamine-dream bicycle: a clinical study« in: *Biological Psychiatry,* 1972; 5:33–64.

14 Guilleminault, C., Cathala, H. P., Castaigne, P.: »Effects of 5-HTP on sleep of a patient with brain stem lesion« in: *Electroencephalography and Clinical Neurophysiology,* 1973; 34:177–184.

15 Wyatt, R. J., Zarcone, V., Engelman, K.: »Effects of 5-hydroxy-tryptophan on the sleep of normal human subjects« in: *Electroencephalography and Clinical Neurophysiology,* 1971; 30:505–509.

16 Autret, A., Minz, M., Bussel, B., et al.: »Human sleep and 5-HTP. Effects of repeated high doses and of association with benserazide« in: *Electroencephalography and Clinical Neurophysiology,* 1976; 41:408–413.

17 Nave, R., Peled, R., Lavie P.: »Melatonin improves evening napping« in: *European Journal of Pharmacology,* 1995; 275:213–216.

18 Olde Rikkert, M. G., Rigaud, A. S.: »Melatonin in elderly patients with insomnia: a systematic review« in: *Zeitschrift für Gerontologie und Geriatrie,* 2001; 34:491–497.

19 Haimov, I., Lavie, P., Laudon, M., et al.: »Melatonin replacement therapy of elderly insomniacs« in: *Sleep,* 1995; 18:598–603.

20 Dollins, A. B., Zhdanova, I. V., Wurtman, R. J., et al.: »Effect of inducing nocturnal serum melatonin concentrations in daytime on sleep, mood, body temperature, and performance« in: *Proceedings of the National Academy of Sciences of the United States of America,* 1994; 91:1824–1828.

21 Mallo, C., Zaidan, R., Faure, A., et al.: »Effects of a four-day nocturnal melatonin treatment on the 24 h plasma melatonin, cortisol and prolactin profiles in humans« in: *Acta Endocrinologica,* 1988; 119:474–480.

22 Botez, M. I., Cadotte, M., Beaulieu, R., et al.: »Neurologic disorders responsive to folic acid therapy« in: *Canadian Medical Association Journal,* 1976; 115:217–223.

23 O'Keeffe, S. T., Gavin, K., Lavan, J. N.: »Iron status and restless legs syndrome in the elderly« in: *Age and Ageing,* 1994; 23:200–203.

24 Hadley, S., Petry, J. J.: »Valerian« in: *American Family Physician,* 2003; 67:1755–1758.

25 Stevinson, C., Ernst, E.: »Valerian for insomnia: a systematic review of randomized clinical trials« in: *Sleep Medicine,* 2000; 1:91–99.

26 Kripke, D. F.: »Chronic hypnotic use: deadly risks, doubtful benefit« in: *Sleep Medicine Reviews,* Februar 2000; 4(1):5–20.

27 Kripke, D. F.: »Do hypnotics cause death and cancer? The burden of proof« in: *Sleep Medicine,* März 2009; 10(3):275–276.

28 Mallon, L., Broman, J. E., Hetta, J.: »Is usage of hypnotics associated with mortality?« in: *Sleep Medicine,* März 2009; 10(3):279–286.

29 Kripke, D. F., Langer, R. D., Kline, L. E.: »Hypnotics' association with mortality or cancer: A matched cohort study« in: *BMJ Open,* 2012; 2:e000850.

Schlaganfall (Genesung)

1 Anadere, I., Chmiel, H., Witte, S.: »Hemorrheological findings in patients with completed stroke and the influence of *Ginkgo biloba* extract« in: *Clinical Hemorheology and Microcirculation,* 1985; 4:411–420.

2 Larson, M. K., Ashmore, J. H., Harris, K. A., et al.: »Effects of omega-3 acid ethyl esters and aspirin, alone and in combination, on platelet function in healthy subjects« in: *Thrombosis and Haemostasis,* Oktober 2008; 100(4):634–641.

3 Chang, Y. Y., Liu, J. S., Lai, S. L., et al.: »Cerebellar hemorrhage provoked by combined use of nattokinase and aspirin in a patient with cerebral microbleeds« in: *Internal Medicine,* 2008; 47(5):467–469.

4 Kidd, P. M.: »Integrated brain restoration after ischemic stroke – medical management, risk factors, nutrients, and other interventions for managing inflammation and enhancing brain plasticity« in: *Alternative Medicine Review,* März 2009; 14(1):14–35.

5 Dávalos, A., Castillo, J., Alvarez-Sabin, J., et al.: »Oral citicoline in acute ischemic stroke: an individual patient data pooling analysis of clinical trials« in: *Stroke,* 2002; 33:2850–2857.

6 Bolland, K., Whitehead, J., Cobo, E., Secades, J. J.: »Evaluation of a sequential global test of improved recovery following stroke as applied to the ICTUS trial of citicoline« in: *Pharmaceutical Statistics,* April–Juni 2009; 8(2):136–149.

7 Aguglia, E., Ban, T. A., Panzarasa, R. M., et al.: »Choline alphoscerate in the treatment of mental pathology following acute cerebrovascular accident« in: *Functional Neurology,* 1993; 8:S5–S24.

8 Barbagallo, Sangiorgi, G., Barbagallo, M., Giordano, M., et al.: »Alpha-glycerophosphocholine in the mental recovery of cerebral ischemic attacks. An Italian multicenter clinical trial« in: *Annals of the New York Academy of Sciences,* 1994; 717:253–269.

9 Consoli, D., Giunta, V., Grillo, G., et al.: [»Alpha-GPC in the treatment of acute cerebrovascular accident patients«] in: *Archives Medicina Interna,* 1993; 45:13–23.

10 Gambi, D., Onofrj, M.: »Multicenter clinical study of efficacy and tolerability of choline alfoscerate in patients with deficits in higher mental function arising after an acute ischemic cerebrovascular attack« in: *Geriatria,* 1994; 6:91–98.

11 Tomasina, C., Manzino, M., Novello, P., et al.: »Clinical study of the therapeutic effectiveness and tolerability of choline alfoscerate in 15 subjects with compromised cognitive functions subsequent to acute focal cerebral ischemia« in: *Rivista di Neuropsichiatrica e Scienze Affini,* 1996; 37:21–28.

12 Mathew, N. T., Rivera, V. M., Meyer, J. S., et al.: »Double-blind evaluation of glycerol therapy in acute cerebral infarction« in: *The Lancet,* 1972; 2:1327–1329.

13 Parnetti, L., Amenta, F., Gallai, V.: »Choline alfoscerate in cognitive decline and in acute ce-

rebrovascular disease: an analysis of published clinical data« in: *Mechanisms of Ageing and Development,* 2001; 122:2041–2055.

14 Kim, M. K., Choi, T. Y., Lee, M. S., et al.: »Contralateral acupuncture versus ipsilateral acupuncture in the rehabilitation of post-stroke hemiplegic patients: a systematic review« in: *BMC Complementary and Alternative Medicine,* 30. Juli 2010; 10:41.

15 Wu, P., Mills, E., Moher, D., Seely, D.: »Acupuncture in post-stroke rehabilitation: a systematic review and meta-analysis of randomized trials« in: *Stroke,* April 2010; 41(4):e171–e179.

Schuppenflechte

1 Chandran, V., Raychaudhuri, S. P.: »Geoepidemiology and environmental factors of psoriasis and psoriatic arthritis« in: *Journal of Autoimmunity,* Mai 2010; 34(3):J314–J321.

2 Roberson, E. D., Bowcock, A. M.: »Psoriasis genetics: breaking the barrier« in: *Trends in Genetics,* September 2010; 26(9):415–423.

3 Elder, J. T., Bruce, A. T., Gudjonsson, J. E., et al.: »Molecular dissection of psoriasis: integrating genetics and biology« in: *Journal of Investigative Dermatology,* Mai 2010; 130(5):1213–1226.

4 Nair, R. P., Ding, J., Duffin, K. C., et al.: »Psoriasis bench to bedside: genetics meets immunology« in: *Archives of Dermatology,* April 2009; 145(4):462–464.

5 Robert, C., Kupper, T. S.: »Inflammatory skin diseases, T cells and immune surveillance« in: *The New England Journal of Medicine,* 1999; 341:1817–1878.

6 Traub, M., Marshall, K.: »Psoriasis – pathophysiology, conventional, and alternative approaches to treatment« in: *Alternative Medicine Review,* Dezember 2007; 12(4):319–330.

7 Tonel, G., Conrad, C.: »Interplay between keratinocytes and immune cells – recent insights into psoriasis pathogenesis« in: *The International Journal of Biochemistry & Cell Biology,* Mai 2009; 41(5):963–968.

8 Wahie, S., Alexandroff, A., Reynolds, N. J., Meggit, S. J.: »Psoriasis occurring after myeloablative therapy and autologous stem cell transplantation« in: *British Journal of Dermatology,* 2006; 154:194–195.

9 Eedy, D. J., Burrows, D., Bridges, J. M., Jones, F. G.: »Clearance of severe psoriasis after allogenic bone marrow transplantation« in: *BMJ,* 1990; 300:908.

10 Ojetti, V., Aguilar Sanchez, J., Guerriero, C., et al.: »High prevalence of celiac disease in psoriasis« in: *The American Journal of Gastroenterology,* 2003; 98:2574–2575.

11 Najarian, D. J., Gottlieb, A. B.: »Connections between psoriasis and Crohn's disease« in: *Journal of the American Academy of Dermatology,* 2003; 48:805–821.

12 Gisondi, P., Del Giglio, M., Cozzi, A., Girolomoni, G.: »Psoriasis, the liver, and the gastrointestinal tract« in: *Dermatology and Therapy,* März/April 2010; 23(2):155–159.

13 Scarpa, R., Manguso, F., D'Arienzo, A., et al.: »Microscopic inflammatory changes in colon of patients with both active psoriasis and psoriatic arthritis without bowel symptoms« in: *The Journal of Rheumatology,* 2000; 27:1241–1246.

14 Proctor, M., Wilkenson, D., Orenberg, E., et al.: »Lowered cutaneous and urinary levels of polyamines with clinical improvement in treated psoriasis« in: *Archives of Dermatology,* 1979; 115:945–949.

15 Voorhees, J. J.: »Polyamines and psoriasis« in: *Archives of Dermatology,* 1979; 115:943–944.

16 McDonald, C. J.: »Polyamines in psoriasis« in: *Journal of Investigative Dermatology,* 1983; 81:385–387.

17 Haddox, M., Scott, K. F., Russel, D.: »Retinol inhibition of ornithine decarboxylase induction and G1 progression in Chinese hamster ovary cells« in: *Cancer Research,* 1979; 39:4930–4938.

18 Kuwano, S., Yamauchi, K.: »Effect of berberine on tyrosine decarboxylase activity of *Streptococcus faecalis*« in: *Chemical and Pharmaceutical Bulletin,* 1960; 8:491–496.

19 Rosenberg, E., Belew, P.: »Microbial factors in psoriasis« in: *Archives of Dermatology,* 1982; 118:1434–1444.

20 Rao, M., Field, M.: »Enterotoxins and ion transport« in: *Biochemical Society Transactions,* 1984; 12:177–180.

21 Juhlin, L., Vahlquist, C.: »The influence of treatment and fibrin microclot generation in psoriasis« in: *British Journal of Dermatology,* 1983; 108:33–37.

22 Gyurcsovics, K., Bertók, L.: » Pathophysiology of psoriasis: coping endotoxins with bile acid therapy« in: *Pathophysiology,* 2003; 10:57–61.

23 Thurmon, F. M.: »The treatment of psoriasis with sarsaparilla compound« in: *The New England Journal of Medicine,* 1942; 337:128–133.

24 Weber, G., Galle, K.: [»The liver, a therapeutic target in dermatoses«] in: *Medizinische Welt,* 1983; 34:108–111.

25 Pietrzak, A., Lecewicz-Toruń, B., Kadziela-Wypyska, G.: [»Changes in the digestive system in patients suffering from psoriasis«] in: *Annales Universitatis Mariae Curie Sklodowska. Sectio D: Med,* 1998; 53:187–194.

26 Monk, B. E., Neill, S. M.: »Alcohol consumption and psoriasis« in: *Dermatologica,* 1986; 173:57–60.

27 Hikino, H., Kiso, Y., Wagner, H., et al.: »Antihepatotoxic actions of flavonolignans from *Silybum marianum* fruits« in: *Planta Medica,* 1984; 50:248–250.

28 Adzet, T.: »Polyphenolic compounds with biological and pharmacological activity« in: *Herbs, spices, and medicinal plants,* Band 1, Hrsg. Craker, L. E., Simon, J. E., Binghamton, N. Y.: Food Products Press, 1986, 167–184.

29 Bittiner, S. B., Tucker, W. F., Cartwright, I., et al.: »A double-blind, randomized, placebo-controlled trial of fish oil in psoriasis« in: *The Lancet,* 1988; 1:378–380.

30 Grimmunger, F., Mayser, P., Papavassilis, C.: »A double-blind, randomized, placebo-controlled trial of N-3 fatty acid based lipid infusion in acute, extended guttate psoriasis. Rapid improvement of clinical manifestations and changes in neutrophil leukotriene profile« in: *Clinical Investigation,* 1993; 71:634–643.

31 Maurice, P. D., Allen, B. R., Barkley, A. S., et al.: »The effects of dietary supplementation with fish oil in patients with psoriasis« in: *British Journal of Dermatology* 1987; 1117:599–606.

32 Mayser, P., Grimm, H., Grimminger, F.: »N-3 fatty acids in psoriasis« in: *British Journal of Nutrition,* 2002; 87:S77–S82.

33 Lithell, H., Bruce, A., Gustafsson, I. B., et al.: »A fasting and vegetarian diet treatment trial on chronic inflammatory disorders« in: *Acta Dermato-Venereologica,* 1983; 63:397–403.

34 Douglas, J. M.: »Psoriasis and diet« in: *California Medicine,* 1980; 133:450.

35 Bazex, A.: »Diet without gluten and psoriasis« in: *Annals of Dermatology Symposiums,* 1976; 103:648.

36 Aggarwal, B. B., Shishodia, S.: »Suppression of the nuclear factor-kappaB activation pathway by spice-derived phytochemicals: reasoning for seasoning« in: *Annals of the New York Academy of Sciences,* 2004; 1030:434–441.

37 Majewski, S., Janik, P., Langer, A., et al.: »Decreased levels of vitamin A in serum of patients with psoriasis« in: *Archives of Dermatological Research,* 1989; 280:499–501.

38 Hinks, L. J., Young, S., Clayton, B.: »Trace element status in eczema and psoriasis« in: *Clinical and Experimental Dermatology,* 1987; 12:93–97.

39 Donadini, A., Dazzaglia, A., Desirello, G.: [»Plasma levels of Zn, Cu and Ni in healthy controls and in psoriatic patients. Possible correlations with vitamins«] in: *Acta Vitaminologica et Enzymologica,* 1980; 1:9–16.

40 Fratino, P., Pelfini, C., Jucci, A., et al.: »Glucose and insulin in psoriasis: the role of obesity and genetic history« in: *Panminerva Medica,* Oktober–Dezember 1979; 21(4):167–172.

41 Kimball, A. B., Wu, Y.: »Cardiovascular disease and classic cardiovascular risk factors in patients with psoriasis« in: *International Journal of Dermatology,* November 2009; 48(11):1147–1156.

42 Rocha-Pereira, P., Santos-Silva, A., Rebelo, I., et al.: »Dyslipidemia and oxidative stress in mild and in severe psoriasis as a risk for cardiovascular disease« in: *Clinica Chimica Acta,* 2001; 303:33–39.

43 Ludwig, R. J., Herzog, C., Rostock, A., et al.: »Psoriasis: a possible risk factor for development of coronary artery calcification« in: *British Journal of Dermatology,* 2007; 156:271–276.

44 Vanizor, Kural, B., Orem, A., et al.: »Plasma homocysteine and its relationship with atherothrombotic markers in psoriatic patients« in: *Clinica Chimica Acta,* 2003; 332:23–30.

45 Malerba, M., Gisondi, P., Radaeli, A., et al.: »Plasma homocysteine and folate levels in patients with chronic plaque psoriasis« in: *British Journal of Dermatology,* 2006; 155:1165–1169.

46 Juhlin, L., Edqvist, L. E., Ekman, L. G., et al.: »Blood glutathione-peroxidase levels in skin diseases: effect of selenium and vitamin E treatment« in: *Acta Dermato-Venereologica,* 1982; 62:211–214.

47 Serwin, A. B., Wasowicz, W., Gromadzinska, J., et al.: »Selenium status in psoriasis and its relations to the duration and severity of the disease« in: *Nutrition,* 2003; 19:301–304.

48 Michaelsson, G., Berne, B., Calmark, B., et al.: »Selenium in whole blood and plasma is decreased in patients with moderate and severe psoriasis« in: *Acta Dermato-Venereologica,* 1989; 69:29–34.

49 Staberg, B., Oxholm, A., Klemp, P., Christiansen, C.: »Abnormal vitamin D metabolism in patients with psoriasis« in: *Acta Dermato-Venereologica,* 1987; 67:65–68.

50 Reichrath, J.: »Vitamin D and the skin: an ancient friend, revisited« in: *Experimental Dermatology,* 2007; 16:618–625.

51 Mendonça, C. O., Burden, A. D.: »Current concepts in psoriasis and its treatment« in: *Pharmacology & Therapeutics,* 2003; 99:133–147.

52 Peric, M., Koglin, S., Dombrowski, Y., et al.: »Vitamin D analogs differentially control antimicrobial peptide/›alarmin‹ expression in psoriasis« in: *PLoS One,* 22. Juli 2009; 4(7):e6340.

53 Gorman, S., Judge, M. A., Hart, P. H.: »Immune-modifying properties of topical vitamin D: focus on dendritic cells and T cells« in: *The Journal of Steroid Biochemistry and Molecular Biology,* Juli 2010; 121(1–2):247–249.

54 Okita, H., Ohtsuka, T., Yamakage, A., Yamazaki, S.: »Polymorphism of the vitamin D(3) receptor in patients with psoriasis« in: *Archives of Dermatological Research,* 2002; 294:159–162.

55 Jacobs, E. T., Alberts, D. S., Foote, J. A., et al.: »Vitamin D insufficiency in southern Arizona« in: *The American Journal of Clinical Nutrition,* März 2008; 87(3):608–613.

56 Grant, W. B., Holick, M. F.: »Benefits and requirements of vitamin D for optimal health: a review« in: *Alternative Medicine Review,* 2005; 10:94–111.

57 Altmeyer, P. J., Matthes, U., Pawlak, F., et al.: »Antipsoriatic effect of fumaric acid derivatives. Results of a multicenter double-blind study in 100 patients« in: *Journal of the American Academy of Dermatology,* 1994; 30:977–981.

58 Nieboer, C., de Hoop, D., van Loenen, A. C., et al.: »Systemic therapy with fumaric acid derivates: new possibilities in the treatment of psoriasis« in: *Journal of the American Dermatology,* 1989; 20:601–608.

59 Basavaraj, K. H., Navya, M. A., Rashmi, R.: »Stress and quality of life in psoriasis: an update« in: *International Journal of Dermatology,* Juli 2011; 50(7):783–792.

60 Kazandjieva, J., Grozdev, I., Darlenski, R., Tsankov, N.: »Climatotherapy of psoriasis« in: *Clinics in Dermatology,* 2008; 269(5):477–485.

61 Ben-Amitai, D., David, M.: »Climatotherapy at the Dead Sea for pediatric-onset psoriasis vulgaris« in: *Pediatric Dermatology,* 2009; 26(1):103–104.

62 Snellman, E., Lauharanta, J., Reunanen, A., et al.: »Effect of heliotherapy on skin and joint symptoms in psoriasis: a 6-month follow-up study« in: *British Journal of Dermatology,* 1993; 128:172–177.

63 Fleischer, A. B. Jr., Feldman, S. R., Rapp, S. R., et al.: »Alternative therapies commonly used within a population of patients with psoriasis« in: *Cutis,* 1996; 58:216–220.

64 Fleischer, A. B. Jr., Clark, A. R., Rapp, S. R., et al.: »Commercial tanning bed treatment is an effective psoriasis treatment: results from an

uncontrolled clinical trial« in: *Journal of Investigative Dermatology,* 1997; 109:170–174.

65 Markham, T., Rogers, S., Collins, P.: »Narrowband UV-B (TL-01) phototherapy vs oral 8-methoxypsoralen psoralen-UV-A for the treatment of chronic plaque psoriasis« in: *Archives of Dermatology,* 2003; 139:325–328.

66 Das, S., Lloyd, J. J., Walshaw, D., et al.: »Response of psoriasis to sunbed treatment: comparison of conventional ultraviolet A lamps with new higher ultraviolet B-emitting lamps« in: *British Journal of Dermatology,* 2002; 147:966–972.

67 Kudish, A. I., Abels, D., Harari, M.: »Ultraviolet radiation properties as applied to photoclimatherapy at the Dead Sea« in: *International Journal of Dermatology,* 2003; 42:359–365.

68 Kushelevsky, A. P., Harari, M., Kudish, A. I., et al.: »Safety of solar phototherapy at the Dead Sea« in: *Journal of the American Academy of Dermatology,* 1998; 38:447–452.

69 Tanghetti, E. A.: »The role of topical vitamin D modulators in psoriasis therapy« in: *The Journal of Drugs in Dermatology,* August 2009; 8(8 Anh.):s4-s8.

70 Syed, T. A., Ahmad, S. A., Holt, A. H., et al.: »Management of psoriasis with *Aloe vera* extract in a hydrophilic cream: a placebo-controlled, double-blind study« in: *Tropical Medicine & International Health,* August 1996; 1(4):505–509.

71 Choonhakarn, C., Busaracome, P., Sripanidkulchai, B., Sarakarn, P.: »A prospective, randomized clinical trial comparing topical aloe vera with 0.1% triamcinolone acetonide in mild to moderate plaque psoriasis« in: *Journal of the European Academy of Dermatology and Venereology,* Febr. 2010; 24(2):168–172.

72 Ellis, C. N., Berberian, B., Sulica, V. I., et al.: »A double-blind evaluation of topical capsaicin in pruritic psoriasis« in: *Journal of the American Academy of Dermatology,* 1993; 29:438–442.

73 Bernstein, J. E., Parish, L. C., Rapaport, M., et al.: »Effects of topically applied capsaicin on moderate and severe psoriasis vulgaris« in: *Journal of the American Academy of Dermatology,* 1986; 15:504–507.

74 Heng, M. C., Song, M. K., Harker, J., Heng, M. K.: »Drug-induced suppression of phosphorylase kinase activity correlates with resolution of psoriasis as assessed by clinical, histological and immunohistochemical parameters« in: *British Journal of Dermatology,* November 2000; 143(5):937–949.

75 Lew, B. L., Cho, Y., Kim, J., et al.: »Ceramides and cell signaling molecules in psoriatic epidermis: reduced levels of ceramides, PKC-alpha, and JNK« in: *J Korean Med Science,* Februar 2006; 21(1):95–99.

Seborrhoische Dermatitis

1 Eppig, J. J.: »Seborrhea capitis in infants: a clinical experience in allergy therapy« in: *Annals of Allergy, Asthma & Immunology,* 1971; 29:323–324.

2 Nisenson, A.: »Seborrheic dermatitis of infants and Leiner's disease: a biotin deficiency« in: *Journal of Pediatrics,* 1957; 51:537–548.

3 Nisenson, A., Barness, L. A.: »Treatment of seborrheic dermatitis with biotin and vitamin B complex« in: *Journal of Pediatrics,* 1972; 81:630–631.

4 Schreiner, A., Slinger, W., Hawkins, V., et al.: »Seborrheic dermatitis. A local metabolic defect involving pyridoxine« in: *Journal of Laboratory and Clinical Medicine,* 1952; 40:121–130.

5 Callaghan, T.: »The effect of folic acid on seborrheic dermatitis« in: *Cutis,* 1967; 3:584–588.

6 Andrews, G. C., Post, C. F., Domonkos, A. N.: »Seborrheic dermatitis: supplemental treatment with vitamin B_{12}« in: *New York State Journal of Medicine,* 1950; 50:1921–1925.

7 Vardy, D. A., Cohen, A. D., Tchetov, T., et al.: »A double-blind, placebo-controlled trial of an aloe vera (*A. barbadensis*) emulsion in the treatment of seborrheic dermatitis« in: *Journal of Dermatological Treatment,* 1999; 10:7–11.

8 Gupta, A. K., Nicol, K., Batra, R.: »Role of antifungal agents in the treatment of seborrheic dermatitis« in: *American Journal of Clinical Dermatology,* 2004; 5(6):417–422.

9 Satchell, A. C., Sauragen, A., Bell, C., Barnetson, R. S.: »Treatment of dandruff with 5% tea tree oil shampoo« in: *Journal of the American Academy of Dermatology,* Dezember 2002; 47(6):852–825.

Sportverletzungen, Sehnenscheiden- und Schleimbeutelentzündung

1 Miller, M. J.: »Injuries to athletes« in: *Medical Times,* 1960; 88:313–314.
2 Cragin RB. »The use of bioflavonoids in the prevention and treatment of athletic injuries« in: *Medical Times,* 1962; 90:529–530.
3 Taussig, S., Batkin, S.: »Bromelain, the enzyme complex of pineapple (*Ananas comosus*) and its clinical application. An update« in: *Journal of Ethnopharmacology,* 1988; 22:191–203.
4 Blonstein, J.: »Control of swelling in boxing injuries« in: *Practitioner,* 1960; 203:206.
5 Kerkhoffs, G. M., Struijs, P. A., de Wit, C., et al.: »A double blind, randomised, parallel group study on the efficacy and safety of treating acute lateral ankle sprain with oral hydrolytic enzymes« in: *British Journal of Sports Medicine,* August 2004; 38(4):431–435.
6 Szczurko, O., Cooley, K., Mills, E. J., et al.: »Naturopathic treatment of rotator cuff tendinitis among Canadian postal workers: a randomized controlled trial« in: *Arthritis & Rheumatism,* 15. August 2009; 61(8):1037–1045.
7 Jurenka, J. S.: »Anti-inflammatory properties of curcumin, a major constituent of *Curcuma longa:* a review of preclinical and clinical research« in: *Alternative Medicine Review,* Juni 2009; 14(2):141–153.
8 Marczylo, T. H., Verschoyle, R. D., Cooke, D. N., et al.: »Comparison of systemic availability of curcumin with that of curcumin formulated with phosphatidyl-choline« in: *Cancer Chemotherapy and Pharmacology,* Juli 2007; 60(2):171–177.
9 Sasaki, H., Sunagawa, Y., Takahashi, K., et al.: »Innovative preparation of curcumin for improved oral bioavailability« in: *Biological and Pharmaceutical Bulletin,* 2011; 34(5):660–665.

Systemischer Lupus erythematosus

1 Petri, M.: »Sex hormones and systemic lupus erythematosus« in: *Lupus,* Mai 2008; 17(5):412–415.
2 Haija, A. J., Schulz, S. W.: »The role and effect of complementary and alternative medicine in systemic lupus erythematosus« in: *Rheumatic Disease Clinics of North America,* Februar 2011; 37(1):47–62.
3 Duffy, E. M., Meenagh, G. K., Mc-Millan, S. A., et al.: »The clinical effect of dietary supplementation with omega-3 fish oils and/or copper in systemic lupus erythematosus« in: *The Journal of Rheumatology,* 2004; 31:1551–1556.
4 Wright, S. A., O'Prey, F. M., McHenry, M. T., et al.: »A randomised interventional trial of omega-3-polyunsaturated fatty acids on endothelial function and disease activity in systemic lupus erythematosus« in: *Annals of the Rheumatic Diseases,* 2008; 67:841–848.
5 Van Vollenhoven, R. F., Engleman, E. G., McGuire, J. L.: »An open study of dehydroepiandrosterone in systemic lupus erythematosus« in: *Arthritis & Rheumatism,* 1994; 37:1305–1310.
6 van Vollenhoven, R. F., Engleman, E. G., McGuire, J. L.: »Dehydroepiandrosterone in systemic lupus erythematosus. Results of a double-blind, placebo-controlled, randomized clinical trial« in: *Arthritis & Rheumatism,* 1995; 38(12):1826–1831.
7 Petri, M. A., Lahita, R. G., Van Vollenhoven, R. F., et al.: »Effects of prasterone on corticosteroid requirements of women with systemic lupus erythematosus: a double-blind, randomized, placebo-controlled trial« in: *Arthritis & Rheumatism,* 2002; 46:1820–1829.
8 Nordmark, G., Bengtsson, C., Larsson, A., et al.: »Effects of dehydroepiandrosterone supplement on health-related quality of life in glucocorticoid treated female patients with systemic lupus erythematosus« in: *Autoimmunity,* 2005; 38:531–540.
9 Hartkamp, A., Geenen, R., Godaert, G. L., et al.: »Effects of dehydroepiandrosterone on fatigue and wellbeing in women with quiescent

systemic lupus erythematosus: a randomised controlled trial« in: *Annals of the Rheumatic Diseases,* 2010; 69:1144–1147.

Unfruchtbarkeit (männlich)

1 Brugh, V. M. 3rd., Lipshultz, L. I.: »Male factor infertility: evaluation and management« in: *Medical Clinics of North America,* 2004; 88:367–385.
2 Zorgniotti, A. W., Cohen, M. S., Sealfon, A. I.: »Chronic scrotal hypothermia: results in 90 infertile couples« in: *Journal of Urology,* 1986; 135:944–947.
3 Purvis, K., Christiansen, E.: »Review: infection in the male reproductive tract. Impact, diagnosis and treatment in relation to male infertility« in: *International Journal of Andrology,* 1993; 16:1–13.
4 Sharpe, R. M., Skakkebaek, N. E.: »Are oestrogens involved in falling sperm counts and disorders of the male reproduction tract?« in: *The Lancet,* 1993; 341:1392–1395.
5 Field, B., Selub, M., Hughes, C. L.: »Reproductive effects of environmental agents« in: *Seminars in Reproductive Endocrinology,* 1990; 8:44–54.
6 Joffe, M.: »Infertility and environmental pollutants« in: *British Medical Bulletin,* 2003; 68:47–70.
7 Skakkebaek, N. E., Jørgensen, N., Main, N. E., et al.: »Is human fecundity declining?« in: *International Journal of Andrology,* 2006; 29:2–12.
8 Anway, M. D., Cupp, A. S., Uzumcu, M., et al.: »Epigenetic transgenerational actions of endocrine disruptors and male fertility« in: *Science,* 2005; 308:1466–1469.
9 Joffe, M.: »Infertility and environmental pollutants« in: *British Medical Bulletin,* 2003; 68:47–70.
10 British Medical Association Board of Science and Education: »Mobile phones and health: an interim report« in: BMA Policy Report 2001;1–15.
11 Lai H, Singh, N. P.: »Single- and double-strand DNA breaks in rat brain cells after acute exposure to radiofrequency electromagnetic radiation« in: *International Journal of Radiation Biology,* 1996; 69:513–521.
12 Fejes, Z., Zavaczki, J., Szollosi, S., et al.: »Is there a relationship between cell phone use and semen quality?« in: *Archives of Andrology,* 2005;51:385–393.
13 Davoudi, M., Brossner, C., Kuber, W.: »The influence of electromagnetic waves on sperm motility« in: *Journal für Urologie und Urogynäkologie,* 2002; 19:18–22.
14 Agarwal, A., Deepinder, F., Sahrma, R. K., et al.: »Effect of cell phone usage on semen analysis in men attending infertility clinic: an observational study« in: *Fertility and Sterility,* Januar 2008; 89(1):124–128.
15 Saleh, R. A., Agarwal, A., Sharma, R. K., et al.: »Effect of cigarette smoking on levels of seminal oxidative stress in infertile men: a prospective study« in: *Fertility and Sterility,* September 2002; 78:491–499.
16 Chohan, K. R., Badawy, S. Z.: »Cigarette smoking impairs sperm bioenergetics« in: *Int Braz J Urol,* Januar/Februar 2010; 36(1):60–65.
17 Gaur, D. S., Talekar, M. S., Pathak, V. P.: »Alcohol intake and cigarette smoking: impact of two major lifestyle factors on male fertility« in: *Indian Journal of Pathology and Microbiology,* Januar–März 2010; 53(1):35–40.
18 Battista, N., Pasquariello, N., Di Tommaso, M., Maccarrone, M.: »Interplay between endocannabinoids, steroids and cytokines in the control of human reproduction« in: *Journal of Neuroendocrinology,* Mai 2008; 20 Anh. 1:82–89.
19 Badawy, Z. S., Chohan, K. R., Whyte, D. A., et al.: »Cannabinoids inhibit the respiration of human sperm« in: *Fertility and Sterility,* Juni 2009; 91(6):2471–2476.
20 Rossato, M.: »Endocannabinoids, sperm functions and energy metabolism« in: *Molecular and Cellular Endocrinology,* 16. April 2008; 286(1–2 Anh. 1):S31–S35.
21 Lighten, A.: »A weighty issue: managing reproductive problems in the obese« in: *Conceptions,* Juni 2009; 9.
22 Lenzi, L., Gandini, V., Maresca, R., et al.: »Fatty acid composition of spermatozoa and immatu-

re germ cells« in: *Molecular Human Reproduction,* 2000; 6(3):226–231.
23 Gulaya, N. M., Margitich, V. M., Govseeva, N. M., et al.: »Phospholipid composition of human sperm and seminal plasma in relation to sperm fertility« in: *Archives of Andrology,* 2001; 46(3):169–175.
24 Safarinejad, M. R., Hosseini, S. Y., Dadkhah, F., Asgari, M. A.: »Relationship of omega-3 and omega-6 fatty acids with semen characteristics, and anti-oxidant status of seminal plasma: a comparison between fertile and infertile men« in: *Clinical Nutrition,* Februar 2010; 29(1):100–105.
25 Weller, D. P., Zaneveld, J. D., Farnsworth, N. R.: »Gossypol: pharmacology and current status as a male contraceptive« in: *Economic and Medicinal Plant Research,* 1985; 1:87–112.
26 Showell, M. G., Brown, J., Tazdani, A., et al.: »Antioxidants for male subfertility«. Cochrane Database of Systematic Reviews, 19. Januar 2011; 1:CD007411.
27 Agarwal, A., Nallella, K. P., Allamaneni, S. S., et al.: »Role of antioxidants in treatment of male infertility: an overview of the literature« in: *Reproductive Bio-Medicine Online,* 2004; 8:616–627.
28 Zini, A., de Lamirande, E., Gagnon, C.: »Reactive oxygen species in semen of infertile patients: levels of superoxide dismutase- and catalase-like activities in seminal plasma and spermatozoa« in: *International Journal of Andrology,* 1993; 16:183–188.
29 Pasqualotto, F. F., Sharma, R. K., Nelson, D. R., et al.: »Relationship between oxidative stress, semen characteristics, and clinical diagnosis in men undergoing infertility investigation« in: *Fertility and Sterility,* 2000; 73:459–464.
30 Akmal, M., Qadri, J. Q., Al-Waili, N. S., Thangal, S., Haq, A., Saloom, K. Y.: »Improvement in human semen quality after oral supplementation of vitamin C« in: *Journal of Medicinal Food,* Herbst 2006; 9(3):440–442.
31 Colagar, A. H., Marzony, E. T.: »Ascorbic acid in human seminal plasma: determination and its relationship to sperm quality« in: *Journal of Clinical Biochemistry and Nutrition,* September 2009; 45(2):144–149.
32 Patel, S. R., Sigman, M.: »Antioxidant therapy in male infertility« in: *Urologic Clinics of North America,* 2008; 35:319–330.
33 Song, G. J., Norkus, E. P., Lewis, V.: »Relationship between seminal ascorbic acid and sperm DNA integrity in infertile men« in: *International Journal of Andrology,* Dezember 2006; 29(6):569–575.
34 Kao, S. H., Chao, H. T., Chen, H. W., et al.: »Increase of oxidative stress in human sperm with lower motility« in: *Fertility and Sterility,* Mai 2008; 89(5):1183–1190.
35 Fraga, C. G., Motchnik, P. A., Shigenaga, M. K., et al.: »Ascorbic acid protects against endogenous oxidative DNA damage in human sperm« in: *Proceedings of the National Academy of Sciences of the United States of America,* 1991; 88:11003–11006.
36 Dawson, E. B., Harris, W. A., Teter, M. C., Powell, L. C.: »Effect of vitamin C supplementation on sperm quality of heavy smokers« in: *Fertility and Sterility,* 1992; 58(5):1034–1039.
37 Dawson, E. B., Harris, W. A., Rankin, W. E., et al.: »Effect of ascorbic acid on male fertility« in: *Annals of the New York Academy of Sciences,* 1987; 498:312–323.
38 Aitken, R. J., Clarkson, J. S., Hargreave, T. B., et al.: »Analysis of the relationship between defective sperm function and the generation of reactive oxygen species in cases of oligozoospermia« in: *Journal of Andrology,* 1989; 10:214–220.
39 Suleiman, S. A., Ali, M. E., Zaki, Z. M., et al.: »Lipid peroxidation and human sperm mobility: protective role of vitamin E« in: *Journal of Andrology,* 1996; 17:530–537.
40 Geva, E., Bartoov, B., Zabludovsky, N., et al.: »The effect of antioxidant treatment on human spermatozoa and fertilization rate in an in vitro fertilization program« in: *Fertility and Sterility,* September 1996; 66(3):430–434.
41 Al-Azemi, M. K., Omu, A. E., Fatinikun, T., et al.: »Factors contributing to gender differences in serum retinol and alpha-tocopherol in

infertile couples« in: *Reproductive BioMedicine Online,* Oktober 2009; 19(4):583–590.

42 Morales, A., Cavicchia, J. C.: »Spermatogenesis and blood-testis barrier in rats after long-term vitamin A deprivation« in: *Tissue and Cell,* Oktober 2002; 34(5):349–355.

43 Eskenazi, B., Kidd, S.A., Marks, A. R., et al.: »Antioxidant intake is associated with semen quality in healthy men« in: *Human Reproduction,* 2005; 20(4):1006–1012.

44 Gupta, N. P., Kumar, R.: »Lycopene therapy in idiopathic male infertility – a preliminary report« in: *International Urology and Nephrology,* 2002; 34:369–372.

45 Colagar, A. H., Marzony, E. T., Chaichi, M. J.: »Zinc levels in seminal plasma are associated with sperm quality in fertile and infertile men« in: *Nutrition Research,* Februar 2009; 29(2): 82–88.

46 El-Tawil, A. M.: »Zinc deficiency in men with Crohn's disease may contribute to poor sperm function and male infertility« in: *Andrologia,* 2003; 35:337–341.

47 Chia, S. E., Ong, C., Chua, L., et al.: »Comparison of zinc concentration in blood and seminal plasma and various sperm parameters between fertile and infertile men« in: *Journal of Andrology,* 2000; 21:53–57.

48 Bjorndahl, L., Kvist, U.: »Importance of zinc for human sperm head-tail connection« in: *Acta Physiologica Scandinavica,* 1982; 126:51–55.

49 Carreras, A., Mendoza, C.: »Zinc levels in seminal plasma of infertile and fertile men« in: *Andrologia,* Mai/Juni 1990; 22(3):279–283.

50 Takihara, H., Cosentino, M. J., Cockett, A. T.: »Zinc sulfate therapy for infertile males with or without varicocelectomy« in: *Urology,* 1987; 29:638–641.

51 Netter, A., Hartoma, R., Nakoul, K.: »Effect of zinc administration on plasma testosterone, dihydrotestosterone and sperm count« in: *Archives of Andrology,* 1981; 7:69–73.

52 Wong, W. Y., Merkus, H. M., Thomas, C. M., et al.: »Effects of folic acid and zinc sulfate on male factor subfertility: a double-blind, randomized, placebo-controlled trial« in: *Fertility and Sterility,* 2002; 77:491–498.

53 Tremellen, K., Miari, G., Froilan, D., Thompson, J.: »A randomized control trial examining the effect of an antioxidant (Menevit) on pregnancy outcome during IVF-ICSI treatment« in: *Australian and New Zealand Journal of Obstetrics and Gynaecology,* 2007; 47:216–221.

54 Ursini, F., Heim, S., Kiess, M., et al.: »Dual function of the selenoprotein PHGPx during sperm maturation« in: *Science,* 1999; 285:1393.

55 Vézina, D., Mauffette, F., Roberts, K. D., Bleau, G.: »Selenium-vitamin E supplementation in infertile men: effects on semen parameters and micronutrient levels and distribution« in: *Biological Trace Element Research,* Sommer 1996; 53(1–3):65–83.

56 Rayman MP, Rayman MP. »The argument for increasing selenium intake« in: *Proceedings of the Nutrition Society* 2002; 61:203– 215.

57 Schneider, M., Förster, H., Boersma, A., et al.: »Mitochondrial glutathione peroxidase 4 disruption causes male infertility« in: *The FASEB Journal,* September 2009; 23(9):3233–242.

58 Scott, R., MacPherson, A., Yates, R. W., et al.: »The effect of oral selenium supplementation on human sperm motility« in: *British Journal of Urology,* Juli 1998; 82(1):76–80.

59 Safarinejad, M. R., Safarinejad, S.: »Efficacy of selenium and/ or N-acetyl-cysteine for improving semen parameters in infertile men: a double-blind, placebo controlled, randomized study« in: *Journal of Urology,* Februar 2009; 181(2):741–751.

60 Sandler, B., Faragher, B.: »Treatment of oligospermia with vitamin B_{12}« in: *Infertility* 1984; 7:133–138.

61 Boxmeer, J. C., Smit, M., Weber, R. F., et al.: »Seminal plasma cobalamin significantly correlates with sperm concentration in men undergoing IVF or ICSI procedures« in: *Journal of Andrology,* Juli/August 2007; 28(4):521– 527.

62 Boxmeer, J. C., Smit, M., Utomo, E., et al.: »Low folate in seminal plasma is associated with increased sperm DNA damage« in: *Fertility and Sterility,* August 2009; 92(2):548–556.

63 Sandler, B., Faragher, B.: »Treatment of oligospermia with vitamin B_{12}« in: *Infertility,* 1984; 7:133–138.

64 Kumamoto, Y., Maruta, H., Ishigami, J., et al.: [»Clinical efficacy of mecobalamin in treatment of oligozoospermia. Results of a double-blind comparative clinical study«] in: *Acta Urologica Japonica,* 1988; 34:1109–1132.

65 Bilska, A., Włodek L.: »Lipoic acid – the drug of the future?« in: *Phamacological Reports,* September/Oktober 2005; 57(5):570–577.

66 Selvakumar, E., Prahalathan, C., Sudharsan, P. T., Varalakshmi, P.: »Chemoprotective effect of lipoic acid against cyclophosphamide-induced changes in the rat sperm« in: *Toxicology,* 5. Januar 2006; 217(1):71–78.

67 Prahalathan, C., Selvakumar, E., Varalakshmi, P.: »Modulatory role of lipoic acid on adriamycin-induced testicular injury« in: *Chemico-Biological Interactions,* 25. März 2006; 160(2):108–114.

68 Ibrahim, S. F., Osman, K., Das, S., et al.: »A study of the antioxidant effect of alpha lipoic acids on sperm quality« in: *Clinics,* August 2008; 63(4):545–550.

69 Ng, C. M., Blackman, M. R., Wang, C., Swerdloff, R. S.: »The role of carnitine in the male reproductive system« in: *Annals of the New York Academy of Sciences,* November 2004; 1033:177–178.

70 Costa, M., Canale, D., Filicori, M., et al.: »L-carnitine in idiopathic asthenozoospermia: a multi-center study. Italian Study Group on Carnitine and Male Infertility« in: *Andrologia,* 1994; 26:155–159.

71 Vitali, G., Parente, R., Melotti, C.: »Carnitine supplementation in human idiopathic asthenospermia: clinical results« in: *Drugs Under Experimental and Clinical Research,* 1995; 21:157–159.

72 Vicari, E., La Vignera, S., Calogero, A. E.: »Antioxidant treatment with carnitines is effective in infertile patients with prostatovesiculoepididymitis and elevated seminal leukocyte concentrations after treatment with nonsteroidal anti-inflammatory compounds« in: *Fertility and Sterility,* 2002; 78:1203–1208.

73 Lenzi, A., Sgrò, P., Salacone, P., et al.: »A placebo-controlled double-blind randomized trial of the use of combined L-carnitine and L-acetyl-carnitine treatment in men with asthenozoospermia« in: *Fertility and Sterility,* 2004; 81:1578–1584.

74 Lenzi, A., Lombardo, F., Sgrò, P., et al.: »Use of carnitine therapy in selected cases of male factor infertility: a double-blind cross-over trial« in: *Fertility and Sterility,* 2003; 79:292–300.

75 Balercia, G., Regoli, F., Armeni, T., et al.: »Placebo-controlled, double-blind, randomized trial on the use of L-carnitine, L-acetylcarnitine, or combined L-carnitine and L-acetylcarnitine in men with idiopathic asthenozoospermia« in: *Fertility and Sterility,* September 2005; 84(3):662–671.

76 Mancini, L., De Marinis, A., Oradei, E., et al.: »Coenzyme Q_{10} concentration in normal and pathological human seminal fluid« in: *Journal of Andrology,* 1994; 15:591–559.

77 Balercia, G., Mosca, F., Mantero, F., et al.: »Coenzyme Q(10) supplementation in infertile men with idiopathic asthenozoospermia: an open, uncontrolled pilot study« in: *Fertility and Sterility,* Januar 2004; 81(1):93–98.

78 Balercia, G., Buldreghini, E., Vignini, A., et al.: »Coenzyme Q_{10} treatment in infertile men with idiopathic asthenozoospermia: a placebo-controlled, double-blind randomized trial« in: *Fertility and Sterility,* Mai 2009; 91(5):1785–1792.

79 Schacter, A., Goldman, J. A., Zukerman, Z.: »Treatment of oligospermia with the amino acid arginine« in: *Journal of Urology,* 1973; 110:311–313.

80 Stanislavov, R., Nikolova, V., Rohdewald, P.: »Improvement of seminal parameters with Prelox: a randomized, double-blind, placebo-controlled, cross-over trial« in: *Phytotherapy Research,* März 2009; 23(3):297–302.

81 Roseff, S. J.: »Improvement in sperm quality and function with French maritime pine tree bark extract« in: *The Journal of Reproductive Medicine,* 2002; 47:821–824.

82 Zhang, H., Zhou, Q. M., Li, X. D., et al.: »Ginsenoside R(e) increases fertile and asthenozoospermic infertile human sperm motility by induction of nitric oxide synthase« in: *Archives of Pharmacal Research,* Februar 2006; 29(2):145–151.

83 Zhang, H., Zhou, Q., Li, X., et al.: »Ginsenoside Re promotes human sperm capacitation through nitric oxide-dependent pathway« in: *Molecular Reproduction and Development,* April 2007; 74(4):497–501.

84 Salvati, G., Genovesi, G., Marcellini, L., et al.: »Effects of *Panax ginseng* saponins on male fertility« in: *Panminerva Medica,* Dezember 1996; 38(4):249–254.

85 Choi, H. K., Seong, D. H., Rha, K. H.: »Clinical efficacy of Korean red ginseng for erectile dysfunction« in: *International Journal of Impotence Research,* September 1995; 7(3):181–186.

86 Lucchetta, G., Weill, A., Becker, N., et al.: »Reactivation of the secretion from the prostatic gland in cases of reduced fertility: biological study of seminal fluid modifications« in: *Urologia Internationalis,* 1984; 39:222–224.

87 Menchini-Fabris, G. F., Giorgi, P., Reini, F., et al.: [»New perspectives on treatment of prostato-vesicular pathologies with *Pygeum africanum*«] in: *Archivio Italiano di Urologia, Nefrologia, Andrologia,* 1988; 60:313–322.

88 Clavert, A., Cranz, C., Riffaud, J. P., et al.: [»Effects of an extract of the bark of *Pygeum africanum* on prostatic secretions in the rat and man«] in: *Annales d'Urologie,* 1986; 20:341–343.

89 Carani, C., Salvioli, C., Scuteri, A., et al.: [»Urological and sexual evaluation of treatment of benign prostatic disease using *Pygeum africanum* at high dose«] in: *Archivio Italiano di Urologia, Nefrologia, Andrologia,* 1991; 63:341–345.

90 Gauthaman, K., Ganesan, A. P.: »The hormonal effects of *Tribulus terrestris* and its role in the management of male erectile dysfunction – an evaluation using primates, rabbit and rat« in: *Phytomedicine,* Januar 2008; 15(1–2):44–54.

91 Neychev, V. K., Mitev, V. I.: »The aphrodisiac herb *Tribulus terrestris* does not influence the androgen production in young men« in: *Journal of Ethnopharmacology,* 3. Oktober 2005; 101(1–3):319–323.

92 Adimoelja, A.: »Phytochemicals and the breakthrough of traditional herbs in the management of sexual dysfunctions« in: *International Journal of Andrology,* 2000; 23 Anh. 2:82–84.

93 Tripathi, Y. B., Upadhyay, A. K.: »Antioxidant property of *Mucuna pruriens*« in: *Current Science,* 2001; 80:1377–1378.

94 Ahmad, M. K., Mahdi, A. A., Shukla, K. K., et al.: »Effect of *Mucuna pruriens* on semen profile and biochemical parameters in seminal plasma of infertile men« in: *Fertility and Sterility* 2008; 90:627–635.

95 Ahmad, M. K., Mahdi, A. A., Shukla, K. K., et al.: »*Mucuna pruriens* improves male fertility by its action on the hypothalamus-pituitary-gonadal axis« in: *Fertility and Sterility,* 2009; 92:1934–1940.

96 Ahmad, M. K., Mahdi, A. A., Shukla, K. K., et al.: »*Withania somnifera* improves semen quality by regulating reproductive hormone levels and oxidative stress in seminal plasma of infertile males« in: *Fertility and Sterility,* August 2010; 94(3):989–996.

Unfruchtbarkeit (weiblich)

1 Gnoth, C., Godehardt, E., Frank-Hermann, P., Freundi, G.: »Time to pregnancy: results of the German prospective study and impact on the management of infertility« in: *Human Reproduction,* 2003; 18:1959–1966.

2 Te Velde, E. R., Pearson, P. L.: »The variability of female reproduction ageing« in: *Human Reproduction,* Update 2002; 8(2):141–154.

3 Wood, J. W.: »Fecundity and natural fertility in humans« in: *Oxford Reviews of Reproductive Biology,* 1989; 11:61–109.

4 Noord-Zaadstra, B. M., Looman, C. W., Alsbach, H., et al.: »Delaying childbearing: effect of age on fecundity and outcome of pregnancy« in: *British Medical Journal,* 8. Juni 1991; 302(6789):1361–1365.

5 Heffner, L. J.: »Advanced maternal age – how old is too old?« in: *The New England Journal of*

Medicine, 4. November 2004; 351(19):1927–1929.

6 Balasch, J., Gratacós, E.: »Delayed childbearing: effects on fertility and the outcome of pregnancy« in: *Fetal Diagnosis and Therapy,* 2011; 29(4):263–73..

7 Jose-Miller, A., Boyden, J. W., Frey, K. A.: »Infertility« in: *American Family Physician,* 2007; 75:849–856,857–858.

8 Levitas, E., Lunenefeld, E., Weiss, N., et al.: »Relationship between the duration of sexual abstinence and semen quality: analysis of 9,489 semen samples« in: *Fertility and Sterility,* 2005; 83:1680–1686.

9 Wilcox, A. J., Weinberg, C. R., Baird, D. D.: »Timing of sexual intercourse in relation to ovulation – effects on the probability of conception, survival of the pregnancy and sex of the baby« in: *The New England Journal of Medicine,* 1995; 333:1517–1521.

10 Bolúmar, F., Olsen, J., Rebagliato, M., et al.: »Body mass index and delayed conception: a European multicentre study on infertility and subfecundity« in: *American Journal of Epidemiology,* 2000; 151(11):1072–1079.

11 ESHRE Capri Workshop Group: »Nutrition and reproduction in women« in: *Human Reproduction Update,* 2006; 12(3):193–207.

12 Shiloh, H., Lahav, Baratz, S., Koifman, M., et al.: »The impact of cigarette smoking on zona pellucida thickness of oocytes and embryos prior to transfer into the uterine cavity« in: *Human Reproduction,* Januar 2004; 19(1):157–159.

13 Waylen, A. L., Jones, G. L., Ledger, W. L.: » Effect of cigarette smoking upon reproductive hormones in women of reproductive age: a retrospective analysis« in: *Reproductive BioMedicine Online,* Juni 2010; 20(6):861–865.

14 Anderson, K., Norman, R. J., Middleton, P.: »Preconception lifestyle advice for people with subfertility« Cochrane Database of Systematic Reviews, 14. April 2010; 4:CD008189.

15 Bolúmar, F., Olsen, J., Rebagliato, M., Bisanti, L.: »Caffeine intake and delayed conception: a European multicenter study on infertility and subfecundity« in: *American Journal of Epidemiology,* 1997; 145(4):324–334.

16 Wilcox, A. J., Weinberg, C., Baird, D. D.: »Caffeinated beverages and decreased fertility« in: *The Lancet,* 1988; 2(8626–8627):1453–1456.

17 Stanton, C. K., Gray, R. H.: »Effects of caffeine consumption on delayed conception« in: *American Journal of Epidemiology,* 1995; 142(12):1322–1329.

18 Hofman, G. F., Davies, M., Norman, R.: »The impact of lifestyle factors on reproductive performance in the general population and those undergoing infertility treatment: a review« in: *Human Reproduction Update,* 2007; 13(3):209–223.

19 Lucero, J., Harlow, B. L., Barbieri, R. L., et al.: »Early follicular phase hormone levels in relation to patterns of alcohol, tobacco, and coffee use« in: *Fertility and Sterility,* 2001; 76:723–729.

20 Hakim, R. B., Gray, R. H., Zacur, H.: »Alcohol and caffeine consumption and decreased fertility« in: *Fertility and Sterility,* Okt. 1998; 70(4):632–637.

21 Mendelson, J. H.: »Alcohol effects on reproductive function in women« in: *Psychiatry Letter,* 1986; 4(7):35–38.

22 Gill, J.: »The effects of moderate alcohol consumption on female hormone levels and reproductive function« in: *Alcohol and Alcoholism,* September/Oktober 2000; 35(5):417–423.

23 Windham, G. C., Fenster, L., Swan, S. H.: »Moderate maternal and paternal alcohol consumption and the risk of spontaneous abortion« in: *Epidemiology,* 1992; 3:364–370.

24 Chavarro, J. E., Rich-Edwards, J. W., Rosner, B. A., Willett, W. C.: »Diet and lifestyle in the prevention of ovulatory disorder infertility« in: *Obstetrics & Gynecology,* 2007; 110:1050–1058.

25 Chavarro, J. E., Rich-Edwards, J. W., Rosner, B. A., Willett, W. C.: »Dietary fatty acids intakes and the risk of ovulatory infertility« in: *The American Journal of Clinical Nutrition,* 2007; 85:231–237.

26 Chavarro, J. E., Rich-Edwards, J. W., Rosner, B. A., Willett, W. C.: »Protein intake and ovulato-

ry infertility« in: *American Journal of Obstetrics and Gynecology,* 2008; 198(2):210.e1–e7.

27 Vujkovic, M., de Vries, J. H., Lindemans, J., et al.: »The preconception Mediterranean dietary pattern in couples undergoing in vitro fertilization/intracytoplasmic sperm injection treatment increases the chance of pregnancy« in: *Fertility and Sterility,* November 2010; 94(6):2096–2101.

28 Allen, L. H.: »Multiple micronutrients in pregnancy and lactation: an overview« in: *ACJN,* 2005; 81(5):1206S–1212S.

29 Cetin, I., Berti, C., Calabrese, S.: »Role of micronutrients in the periconceptional period« in: *Human Reproduction Update,* Januar/Februar 2010; 16(1):80–95.

30 Chavarro, J. E., Rich-Edwards, J. W., Rosner, B. A., Willett, W. C.: »Iron intake and risk of ovulatory infertility« in: *Obstetrics & Gynecology,* 2006; 108:1145–1152.

31 Stankiewicz, M., Smith, C., Alvino, H., Norman, R.: »The use of complementary medicine and therapies by patients attending a reproductive medicine unit in South Australia: a prospective survey« in: *Aust NZ J Obstet Gynaecol,* 2007; 47(2):145–149.

32 Rumhold, A., Middleton, P., Crowther, C. A.: »Vitamin supplementation for preventing miscarriage«. Cochrane Database of Systematic Reviews, 2005; 2:CD004073.

33 Ruder, E. H., Hartman, T. J., Blumberg, J., Goldman, M. B.: »Oxidative stress and antioxidants: exposure and impact on female fertility« in: *Human Reproduction Update,* Juli/August 2008; 14(4):345–357.

34 Agarwal, A., Gupta, S., Sharma, R. K.: »Role of oxidative stress in female reproduction« in: *Reproductive Biology and Endocrinology,* 14. Juli 2005; 3:28.

35 Mansour, G., Abdelrazik, H., Sharma, R. K., et al.: »L-carnitine supplementation reduces oocyte cytoskeleton damage and embryo apoptosis induced by incubation in peritoneal fluid from patients with endometriosis« in: *Fertility and Sterility,* Mai 2009; 91(5 Anh.):2079–2086.

36 Wu, G.: »Amino acids: metabolism, functions, and nutrition« in: *Amino Acids,* Mai 2009; 37(1):1–17.

37 Battaglia, C., Salvatori, M., Maxia, N., et al.: »Adjuvant L-arginine treatment for in-vitro fertilization in poor responder patients« in: *Human Reproduction,* Juli 1999; 14(7):1690–1697.

38 Goldenberg, R. L., Hauth, J. C., Andrews, W. W.: »Intrauterine infection and preterm delivery« in: *The New England Journal of Medicine,* 2000; 342:1500–1507.

39 Verstraelen, H., Verhelst, R., Roelens, K., et al.: »Modified classification of Gram-stained vaginal smears to predict spontaneous preterm birth: a prospective cohort study« in: *American Journal of Obstetrics & Gynecology,* Juni 2007; 196(6):528.e1–e6.

40 Peters-Welte, C., Albrecht, M.: »Menstrual-cycle disorders and PMS: study on the use of *Vitex agnus castus*« in: *TW Gynäkologie,* 1994; 7(1):49–52.

41 Amann, W.: [»Amenorrhoea. Favourable effect of *Agnus castus* (Agnolyt®) on amenorrhea«] in: *Zeitschrift für Allgemeine Medizin,* 1982; 58(4):228–31.

42 Roeder, D.: »Therapy of cyclical disorders with *Vitex agnus castus*« in: *Z Phytotherapie,* 1994; 15(3):157–163.

43 Gerhard, I. I., Patek, A., Monga, B., et al.: »Mastodynon® in female infertility« in: *Forschende Komplementärmedizin,* 1998; 5 (6):272–278.

Uterusmyome

1 Woods, M. N., Gorbach, S. L., Longcope, C., et al.: »Low-fat, high-fiber diet and serum estrone sulfate in premenopausal women« in: *The American Journal of Clinical Nutrition,* 1989; 49:1179–1183.

2 Goodman, M. T., Wilkens, L. R., Hankin, J. H., et al.: »Association of soy and fiber consumption with the risk of endometrial cancer« in: *American Journal of Epidemiology,* 1997; 146:294–306.

3 Goldin, B., Allercreutz, H., Gorbach, S. L., et al.: »Estrogen excretion patterns and plasma levels in vegetarian and omnivorous women«

in: *The New England Journal of Medicine,* 1982; 307:1542–1547.
4 Michnovicz, J. J., Bradlow, H. L.: »Altered estrogen metabolism and excretion in humans following consumption of indole-3-carbinol« in: *Nutrition and Cancer,* 1991; 16(1):59–66.
5 Stoewsand, G. S.: »Bioactive organosulfur phytochemicals in *Brassica oleracea* vegetables – a review« in: *Food and Chemical Toxicology,* 1995; 33(6):537–543.
6 Rajoria, S., Suriano, R., Parmar, P. S., et al.: »3,3'-diindolylmethane modulates estrogen metabolism in patients with thyroid proliferative disease: a pilot study« in: *Thyroid,* März 2011; 21(3):299–304.

Verstopfung

1 Suares, N. C., Ford, A. C.: »Systematic review: the effects of fibre in the management of chronic idiopathic constipation« in: *Alimentary Pharmacology & Therapeutics,* April 2011; 33(8):895–901.
2 Attaluri, A., Donahoe, R., Valestin, J., Brown, K., Rao, S. S.: »Randomised clinical trial: dried plums (prunes) vs. psyllium for constipation« in: *Alimentary Pharmacology & Therapeutics,* April 2011; 33(7):822–828.
3 Iacono, G., Cavataio, F., Montalto, G., et al.: »Intolerance of cow's milk and chronic constipation in children« in: *The New England Journal of Medicine,* 1998; 339(16):1100–1104.

Zerebrale Gefäßinsuffizienz

1 Mahe, G., Ronziere, T., Laviolle, B., et al.: »An unfavorable dietary pattern is associated with symptomatic ischemic stroke and carotid atherosclerosis« in: *Journal of Vascular Surgery,* Juli 2010; 52(1):62–68.
2 Barnett, H. J. M., Barnes, R. W., Robertson, J. T.: »The uncertainties surrounding carotid endarterectomy« in: *JAMA, The Journal of the American Medical Association,* 1992; 268:3120–3121.
3 NASCET Collaborators: »Beneficial effect of carotid endarterectomy in symptomatic patients with high-grade carotid stenosis« in: *The New England Journal of Medicine,* 1991; 325:445–453.
4 Easton, J. D., Wilterdink, J. L.: »Carotid endarterectomy: trials and tribulations« in: *Annals of Neurology,* 1994; 35:5–17.
5 Ederle, J., Dobson, J., Featherstone, R. L., et al.: »Carotid artery stenting compared with endarterectomy in patients with symptomatic carotid stenosis (International Carotid Stenting Study): an interim analysis of a randomised controlled trial« in: *The Lancet,* 20. März 2010; 375(9719):985–997.
6 Ederle, J., Bonati, L. H., Dobson, J., et al.: »Endovascular treatment with angioplasty or stenting versus endarterectomy in patients with carotid artery stenosis in the Carotid and Vertebral Artery Transluminal Angioplasty Study (CAVATAS): long-term follow-up of a randomised trial« in: *The Lancet Neurology,* Oktober 2009; 8(10):898–907.
7 Bazan, H. A., Lu, Y., Thoppil, D., et al.: »Diminished omega-3 fatty acids are associated with carotid plaques from neurologically symptomatic patients: implications for carotid interventions« in: *Vascular Pharmacology,* November/Dezember 2009; 51(5–6):331–336.
8 Cawood, A. L., Ding, R., Napper, F. L., et al.: »Eicosapentaenoic acid (EPA) from highly concentrated n-3 fatty acid ethyl esters is incorporated into advanced atherosclerotic plaques and higher plaque EPA is associated with decreased plaque inflammation and increased stability« in: *Atherosclerosis,* September 2010; 212(1):252–259.
9 Kleijnen, J., Knipschild, P.: »*Ginkgo biloba* for cerebral insufficiency« in: *British Journal of Clinical Pharmacology,* 1992; 34:352–358.
10 Engelsen, J., Nielsen, J. D., Winther, K.: »Effect of coenzyme Q_{10} and *Ginkgo biloba* on warfarin dosage in stable, long-term warfarin treated outpatients: a randomised, double blind, placebo-crossover trial« in: *Thrombosis and Haemostasis,* 2002; 87:1075–1076.
11 Bone, K. M.: »Potential interaction of *Ginkgo biloba* leaf with antiplatelet or anticoagulant drugs: what is the evidence?« in: *Molecular Nu-*

trition & Food Research, Juli 2008; 52(7):764–771.

Zervikale intraepitheliale Neoplasie

1 De Vet, H. C., Sturmans, F.: »Risk factors for cervical dysplasia: implications for prevention« in: *Public Health* 1994; 108:241–249.
2 Moore, T. O., Moore, A. Y., Carrasco, D.: »Human papillomavirus, smoking, and cancer « in: *Journal of Cutaneous Medicine and Surgery,* Juli/August 2001; 5(4): 323–328.
3 Clarke, E. A., Morgan, R. W., Newman, A. M.: »Smoking as a risk factor in cancer of the cervix: additional evidence from a casecontrol study« in: *American Journal of Epidemiology,* 1982; 115:59–66.
4 Lyon, J. L., Gardner, J. W., West, D. W., et al.: »Smoking and carcinoma in situ of the uterine cervix« in: *The American Journal of Public Health,* 1983; 73:558–562.
5 Marshall, J. R., Graham, S., Byers, T., et al.: »Diet and smoking in the epidemiology of cancer of the cervix« in: *Journal of the National Cancer Institute,* 1983; 70:847–851.
6 Clarke, E. A., Hatcher, J., McKeown-Eyssen, G. E., Lickrish, G. M.: »Cervical dysplasia: association with sexual behavior, smoking, and oral contraceptive use« in: *American Journal of Obstetrics & Gynecology,* 1985; 151:612–616.
7 Orr, J. W. Jr., Wilson, K., Bodiford, C., et al.: »Nutritional status of patients with untreated cervical cancer. II. Vitamin assessment« in: *American Journal of Obstetrics & Gynecology,* 1985; 151:632–635.
8 Orr,J. W. Jr., Wilson, K., Bodiford, C., et al.: »Nutritional status of patients with untreated cervical cancer. I. Biochemical and immunologic assessment« in: *American Journal of Obstetrics & Gynecology,* 1985; 151:625–631.
9 Tomita, L., Filho, A., Costa, M., et al.: »Diet and serum micronutrients in relation to cervical neoplasia and cancer among low-income Brazilian women« in: *International Journal of Cancer,* 2009; 126:703–714.
10 Ghosh, C., Baker, J., Moysich, K., et al.: »Dietary intakes of selected nutrients and food groups and risk of cervical cancer« in: *Nutrition and Cancer,* 2008; 60(3):331–341.
11 Hwang, J., Kim, M., Lee, J.: »Dietary supplements reduce the risk of cervical intraepithelial neoplasia« in: *International Journal of Gynecological Cancer,* 2010; 20(3):398–403.
12 La Vecchia, C., Franceschi, S., Decarli, A., et al.: »Dietary vitamin A and the risk of invasive cervical cancer« in: *International Journal of Cancer,* 1984; 34:319–322.
13 Romney, S. L., Palan, P. R., Duttagupta, C., et al.: »Retinoids and the prevention of cervical dysplasias« in: *American Journal of Obstetrics & Gynecology,* 1981; 141:890–894.
14 Wylie-Rosett, J. A., Romney, S. L., Slagle, N. S., et al.: »Influence of vitamin A on cervical dysplasia and carcinoma in situ« in: *Nutrition and Cancer,* 1984; 6:49–57.
15 Dawson, E., Nosovitch, J., Hannigan, E.: »Serum vitamin and selenium changes in cervical dysplasia« in: *Federation Proceedings,* 1984; 43:612.
16 Romney, S. L., Palan, P. R., Basu, J., Mikhail, M.: »Nutrients antioxidants in the pathogenesis and prevention of cervical dysplasias and cancer« in: *Journal of Cellular Biochemistry,* 1995; 23 Anh.:96–103.
17 Keefe, K., Schell, M., Brewer, C., et al.: »A randomized, double blind, phase III trial using oral beta-carotene supplementation for women with high-grade cervical intraepithelial neoplasia« in: *Cancer Epidemiology,* 2001; 10:1029–1035.
18 Romeny, S., Ho, G., Palan, P., et al.: »Effects of beta-carotene and other factors on outcome of cervical dysplasia and human papillomavirus infection« in: *Gynecology Oncology,* 1997; 65:483–492.
19 Fairley, C., Tabrizi, S., Chen, S., et al.: »A randomized clinical trial of beta-carotene vs. placebo for the treatment of cervical HPV infections« in: *International Journal of Gynecological Cancer,* 1996; 6:225–230.
20 De Vet, H., Knipschild, P., Willebrand, D., et al.: »The effect of beta-carotene on the regression and progression of cervical dysplasia: a clinical

experiment« in: *Journal of Clinical Epidemiology,* 1991; 44:273–283.

21 Mackerras, D., Irwig, L., Simpson, J., et al.: »Randomized double-blind trial of beta-carotene and vitamin C in women with minor cervical abnormalities« in: *British Journal of Cancer,* 1999; 79:1448–1453.

22 Meyskens, F. L. Jr., Surwit, E., Moon, T. E., et al.: »Enhancement of regression of cervical intraepithelial neoplasia II (moderate dysplasia) with topically applied all-transetinoic acid: a randomized trial« in: *Journal of the National Cancer Institute,* 1994; 86:539–543.

23 Graham, V., Surwit, E. S., Weiner, S., Meyskens, F. L. Jr.: »Phase II trial of beta-all-trans-retinoic acid for cervical intraepithelial neoplasia delivered via a collagen sponge and cervical cap« in: *Western Journal of Medicine* 1986; 145:192–195.

24 Wassertheil-Smoller, S., Romney, S. L., Wylie-Rosett, J., et al.: »Dietary vitamin C and uterine cervical dysplasia« in: *American Journal of Epidemiology,* 1981; 114:714–724.

25 Romney, S. L., Duttagupta, C., Basu, J., et al.: »Plasma vitamin C and uterine cervical dysplasia« in: *American Journal of Obstetrics & Gynecology,* 1985; 151:978–980.

26 Kim, S. Y., Kim, J. W., Ko, Y. S., et al.: »Changes in lipid peroxidation and antioxidant trace elements in serum of women with cervical intraepithelial neoplasia and invasive cancer« in: *Nutrition and Cancer,* 2003; 47(2):126–130.

27 Van Niekerk, W.: »Cervical cytological abnormalities caused by folic acid deficiency. *Acta Cytologica,* 1966; 10:67–73.

28 Kitay, D. Z., Wentz, W. B.: »Cervical cytology in folic acid deficiency of pregnancy« in: *American Journal of Obstetrics & Gynecology,* 1969; 104:931–938.

29 Streiff, R. R.: »Folate deficiency and oral contraceptives« in: *JAMA, The Journal of the American Medical Association,* 1970; 214:105–108.

30 Whitehead, N., Reyner, F., Lindenbaum, J.: »Megaloblastic changes in the cervical epithelium: association with oral contraceptive therapy and reversal with folic acid« in: *JAMA, The Journal of the American Medical Association,* 1973; 226:1421–1424.

31 Butterworth, C. E. Jr., Hatch, K. D., Macaluso, M., et al.: »Folate deficiency and cervical dysplasia« in: *JAMA, The Journal of the American Medical Association,* 1992; 267:528–533.

32 Harper, J. M., Levine, A. J., Rosenthal, D. L., et al.: »Erythrocyte folate levels, oral contraceptive use and abnormal cervical cytology« in: *Acta Cytologica,* 1994; 38:324–330.

33 Butterworth, C. E. Jr., Hatch, K. D., Soong, S. J., et al.: »Oral folic acid supplementation for cervical dysplasia. A clinical intervention trial« in: *American Journal of Obstetrics & Gynecology,* 1992; 166:803–809.

34 Butterworth, C. E. Jr., Hatch, K. D., Gore, H., et al.: »Improvement in cervical dysplasia associated with folic acid therapy in users of oral contraceptives« in: *The American Journal of Clinical Nutrition,* 1982; 35:73–82.

35 Flatley, J. E., McNeir, K., Balasubramani, L., et al.: »Folate status and aberrant DNA methylation are associated with HPV infection and cervical pathogenesis« in: *Cancer Epidemiology, Biomarkers & Prevention,* Oktober 2009; 18(10):2782–2789.

36 Piyathilake, C. J., Macaluso, M., Alvarez, R. D., et al.: »Lower risk of cervical intraepithelial neoplasia in women with high plasma folate and sufficient vitamin B_{12} in the post–folic acid fortification era« in: *Cancer Prevention Research,* Juli 2009; 2(7):658–664.

37 Zeligs, M.: »Diet and estrogen status: the cruciferous connection« in: *Journal of Medicinal Food,* 1998; 1:67–81.

38 Newfield, L., Goldsmith, A., Bradlow, H., Auborn, K.: »Estrogen metabolism and human papillomavirus-induced tumors of the larynx: chemo-prophylaxis with indole-3-carbinol« in: *Anticancer Research,* 1993; 13:337–341.

39 Bell, M., Crowley-Nowick, P., Bradlow, H., et al.: »Placebo-controlled trial of indole-3-carbinol in the treatment of CIN« in: *Gynecology Oncology,* 2000; 78:123–129.

40 Del Priore, G., Gudipudi, D. K., Montemarano, N., et al.: »Oral diindolylmethane (DIM): pilot

evaluation of a nonsurgical treatment for cervical dysplasia« in: *Gynecology Oncology,* März 2010; 116(3):464–467.

41 Ahn, W. S., Yoo, J., Huh, S. W., et al.: »Protective effects of green tea extracts (polyphenon E and EGCG) on human cervical lesions« in: *European Journal of Cancer Prevention,* Oktober 2003; 12(5):383–390.

Zöliakie

1 Rubio-Tapia, A., Murray, J. A.: »Celiac disease« in: *Current Opinion in Gastroenterology,* März 2010; 26(2):116–122.

2 Rewers, M.: »Epidemiology of celiac disease: what are the prevalence, incidence, and progression of celiac disease?« in: *Gastroenterology,* April 2005; 128(4 Anh. 1):S47–S51.

3 Tack, G. J., Verbeek, W. H., Schreurs, M. W., Mulder, C. J.: »The spectrum of celiac disease: epidemiology, clinical aspects and treatment« in: *Nature Reviews Gastroenterology & Hepatology,* April 2010; 7(4):204–13.

4 Dewar, D., Pereira, S. P., Ciclitira, P. J.: »The pathogenesis of coeliac disease« in: *The International Journal of Biochemistry & Cell Biology,* 2004; 36:17–24.

5 Persson, L. A., Ivarsson, A., Hernell, O.: »Breast-feeding protects against celiac disease in childhood – epidemiological evidence« in: *Advances in Experimental Medicine and Biology,* 2002; 503:115–123.

6 Ivarsson, A., Hernell, O., Stenlund, H., et al.: »Breast-feeding protects against celiac disease« in: *The American Journal of Clinical Nutrition,* 2002; 75:914–921.

7 Faellstroem, S. P., Winberg, J., Andersen, H. J.: »Cow's milk induced malabsorption as a precursor of gluten intolerance« in: *Acta Paediatrica Scandinavica,* 1965; 54:101–115.

8 Ludvigsson, J. F., Montgomery, S. M., Ekbom, A., et al.: »Small-intestinal histopathology and mortality risk in celiac disease« in: *JAMA, The Journal of the American Medical Association,* 16. September 2009; 302(11):1171–1178.

9 Rubio-Tapia, A., Kyle, R. A., Kaplan, E. L., et al.: »Increased prevalence and mortality in undiagnosed celiac disease« in: *Gastroenterology,* Juli 2009; 137(1):88–93.

10 Green, P. H., Fleischauer, A. T., Bhagat, G., et al.: »Risk of malignancy in patients with celiac disease« in: *The American Journal of Medicine,* 2003; 115:191–195.

11 Dohan, F. C., Harper, E. H., Clark, M. H., et al.: »Is schizophrenia rare if grain is rare?« in: *Biological Psychiatry,* 1984; 19:385–399.

12 Dohan, F. C., Gasberger, J. C.: »Relapsed schizophrenics: earlier discharge from the hospital after cereal-free, milk-free diet« in: *The American Journal of Psychiatry,* 1973; 130:685–688.

13 Ludvigsson, J. F., Osby, U., Ekbom, A., Montgomery, S. M.: »Coeliac disease and risk of schizophrenia and other psychosis: a general population cohort study« in: *Scandinavian Journal of Gastroenterology,* Februar 2007; 42(2):179–185.

14 Paroli E.: »Opioid peptides from food (the exorphins)« in: *World Review of Nutrition and Dietetics,* 1988; 55:58–97.

15 Ludvigsson, J. F., Reutfors, J., Osby, U., et al.: »Coeliac disease and risk of mood disorders – a general population-based cohort study« in: *Journal of Affective Disorders,* April 2007; 99(1–3):117–126.

16 Hu, W. T., Murray, J. A., Greenaway, M. C., et al.: »Cognitive impairment and celiac disease« in: *Archives of Neurology,* Oktober 2006; 63(10):1440–6.

17 Millward, C., Ferriter, M., Calver, S., Connell-Jones, G.: »Gluten- and casein-free diets for autistic spectrum disorder«. Cochrane Database of Systematic Reviews, 2004; 2:CD003498.

18 Saalman, R., Dahlgren, U. I., Fallstrom, S. P., et al.: »Avidity progression of dietary antibodies in healthy and coeliac children« in: *Clinical & Experimental Immunology,* 2003; 134:328–334.

19 Hallert, C., Svensson, M., Tholstrup, J., Hultberg, B.: »Clinical trial: B vitamins improve health in patients with coeliac disease living on a gluten-free diet« in: *Alimentary Pharmacology & Therapeutics,* 15. April 2009; 29(8):811–816.

20 Janatuinen, E. K., Kemppainen, T. A., Julkunen, R. J., et al.: »No harm from five year inges-

tion of oats in coeliac disease« in: *Gut,* 2002; 50(3):332–335.

21 Hollen, E., Holmgren Peterson, K., Sundqvist, T., et al.: »Coeliac children on a gluten-free diet with or without oats display equal anti-avenin antibody titres« in: *Scandinavian Journal of Gastroenterology,* 2006; 41(1):42–47.

22 Hogberg, L., Laurin, P., Falth-Magnusson, K.: »Oats to children with newly diagnosed coeliac disease: a randomised double blind study« in: *Gut,* 2004; 53(5):649–54.

23 Srinivasan, U., Jones, E., Carolan, J., Feighery, C.: »Immunohistochemical analysis of coeliac mucosa following ingestion of oats« in: *Clinical & Experimental Immunology,* 2006; 144(2):197–203.

24 Peraaho, M., Kaukinen, K., Mustalahti, K., et al.: »Effect of an oats-containing gluten-free diet on symptoms and quality of life in coeliac disease: a randomized study« in: *Scandinavian Journal of Gastroenterology,* 2004; 39(1):27–31.

25 Love, A. H. G., Elmes, M., Golden, M., et al.: »Zinc deficiency and celiac disease« in: *Perspectives in coeliac disease* in: *Proceedings of the 3rd International Symposium on Coeliac Disease,* Hrsg. McNicholl, B., McCarthy, C. F., Fottrell, P. F. Baltimore: University Press, 1978, 335–342.

26 Carroccio, A., Iacono, G., Montalto, G., et al.: »Pancreatic enzyme therapy in childhood celiac disease. A double-blind prospective randomized study« in: *Digestive Diseases and Sciences,* 1995; 40:2555–2560.

Zystitis und interstitielle Zystitis / Blasenschmerzen

1 Nickel, J. C.: »Interstitial cystitis: a chronic pelvic pain syndrome« in: *Medical Clinics of North America,* 2004; 88:467–481.

2 Bogart, L. M., Berry, S. H., Clemens, J. Q.: »Symptoms of interstitial cystitis, painful bladder syndrome and similar diseases in women: a systematic review« in: *Journal of Urology,* 2007; 177:450–456.

3 Driscoll, A., Teichman, J. M. H.: »How do patients with interstitial cystitis present?« in: *Journal of Urology,* 2001; 166:2118–2120.

4 Herati, A., Shorter, B., Tai, J., et al.: »Differences in food sensitivities between IC/PBS and CP/CPPS« in: *Journal of Urology,* 2009; 181 Anh. 4:60.

5 Shorter, B., Lesser, M., Moldwin, R., Kushner, L.: »Effect of comestibles on symptoms of interstitial cystitis« in: *Journal of Urology,* 2007; 178(1):145–152.

6 Aziz-Fam, A.: »Use of titrated extract of *Centella asiatica* (TECA) in bilharzial bladder lesions« in: *International Surgery,* 1973; 58:451–452.

7 Etrebi, A., Ibrahim, A., Zaki, K.: »Treatment of bladder ulcer with asiaticoside« in: *The Journal of the Egyptian Medical Association,* 1975; 58:324–327.

8 Munday, P. E., Savage, S.: »Cymalon in the management of urinary tract symptoms« in: *Genitourinary Medicine,* 1990; 66:461.

9 Spooner, J. B.: »Alkalinization in the management of cystitis« in: *Journal of International Medical Research,* 1984; 12:30–34.

10 Guay, D. R.: »Cranberry and urinary tract infections« in: *Drugs,* 2009; 69:775–807.

11 Sobota AE. »Inhibition of bacterial adherence by cranberry juice: potential use for the treatment of urinary tract infections« in: *Journal of Urology,* 1984; 131:1013–1016.

12 Schmidt, D. R., Sobota, A. E.: »An examination of the anti-adherence activity of cranberry juice on urinary and nonurinary bacterial isolates« in: *Microbios,* 1988; 55:173–181.

13 Habash, M. B., Van der Mei, H. C., Busscher, H. J., et al.: »The effect of water, ascorbic acid, and cranberry derived supplementation on human urine and uropathogen adhesion to silicone rubber« in: *Canadian Journal of Microbiology,* 1999; 45:691–694.

14 Sharon, N., Ofek, I.: »Fighting infectious diseases with inhibitors of microbial adhesion to host tissues« in: *Critical Reviews in Food Science and Nutrition,* 2002; 42 Anh.:267–272.

15 Stothers, L.: »A randomized trial to evaluate effectiveness and cost effectiveness of naturopathic cranberry products as prophylaxis against urinary tract infection in women« in: *The Canadian Journal of Urology,* 2002; 9:1558–1562.

16 Avorn J, Monane M, Gurwitz JH, et al. »Reduction of bacteriuria and pyuria after ingestion of cranberry juice« in: *JAMA, The Journal of the American Medical Association,* 1994; 271:751–754.

17 Barbosa-Cesnik, C., Brown, M. B., Buxton, M., et al.: »Cranberry juice fails to prevent recurrent urinary tract infection: results from a randomized placebo-controlled trial« in: *Clinical Infectious Diseases,* Januar 2011; 52(1):23–30.

18 Kraemer, R. J.: »Cranberry juice and the reduction of ammoniacal odor of urine« in: Southwest Medicine, 1964; 45:211–212.

19 DuGan, C. R., Cardaciotto, P. S.: »Reduction of ammoniacal urinary odors by the sustained feeding of cranberry juice« in: *Journal of Psychiatric Nursing,* 1966; 8:467–470.

20 Parejo, I., Viladomat, F., Bastida, J., et al.: »A single extraction step in the quantitative analysis of arbutin in bearberry (*Arctostaphylos uvaursi*) leaves by high-performance liquid chromatography« in: *Phytochemical Analysis,* 2001; 12:336–339.

21 Larsson, B., Jonasson, A., Fianu, S.: »Prophylactic effect of UVA-E in women with recurrent cystitis: a preliminary report« in: *Current Therapeutic Research,* 1993; 53:441–443.

22 Amin, A. H., Subbaiah, T. V., Abbasi, K. M.: »Berberine sulfate: antimicrobial activity, bioassay, and mode of action« in: *Canadian Journal of Microbiology,* 1969; 15:1067–1076.

23 Johnson, C. C., Johnson, G., Poe, C. F.: »Toxicity of alkaloids to certain bacteria. II. Berberine, physostigmine, and sanguinarine« in: *Acta Pharmacologica et Toxicologica,* 1952; 8:71–78.

REGISTER

C

D

E

F

L

N

Q

R

S

U

V

DIE AUTOREN

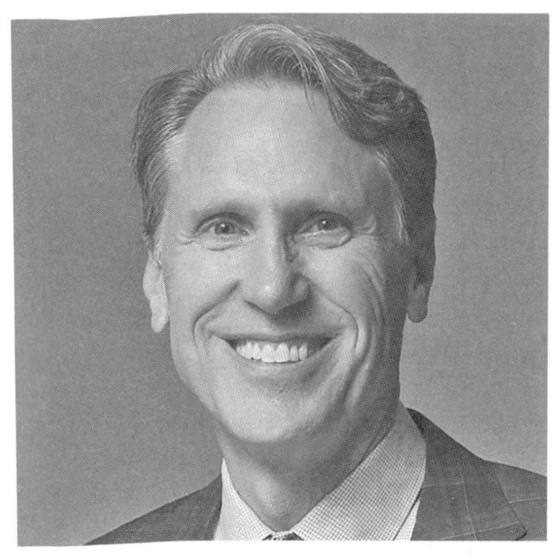

DR. MICHAEL T. MURRAY,
Autor von mehr als dreißig Büchern, gilt weltweit als eine der Top-Koryphäen im Bereich der Naturheilkunde. Er ist regelmäßig bei diversen US-amerikanischen Medien präsent, so auch in *The Dr. Oz Show.* Er ist Berater, Forscher, Pädagoge und Dozent in der Reformkostindustrie. Weitere Informationen finden Sie auf seinem Informationsportal *DoctorMurray.com.*

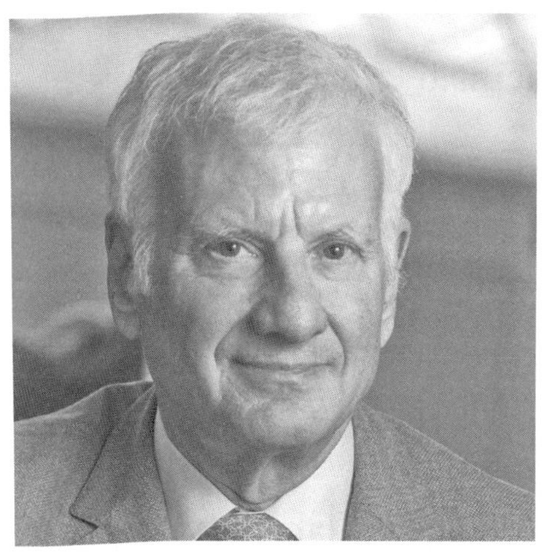

DR. JOSEPH PIZZORNO
ist anerkannter Experte auf dem Gebiet der Naturheilkunde und Mitbegründer der Bastyr University, der ersten zugelassenen multidisziplinarischen Hochschule für Naturheilkunde in den USA und der englischsprachigen Welt. Er hält weltweit Vorträge und schreibt regelmäßig für Zeitschriften wie *Natural Health, Better Nutrition* und *Let's Live.*